Mecanismos das Doenças em Cirurgia de Pequenos Animais

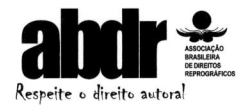

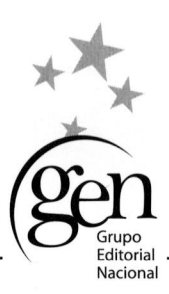

O GEN | Grupo Editorial Nacional reúne as editoras Guanabara Koogan, Santos, Roca, AC Farmacêutica, Forense, Método, LTC, E.P.U. e Forense Universitária, que publicam nas áreas científica, técnica e profissional.

Essas empresas, respeitadas no mercado editorial, construíram catálogos inigualáveis, com obras que têm sido decisivas na formação acadêmica e no aperfeiçoamento de várias gerações de profissionais e de estudantes de Administração, Direito, Enfermagem, Engenharia, Fisioterapia, Medicina, Odontologia, Educação Física e muitas outras ciências, tendo se tornado sinônimo de seriedade e respeito.

Nossa missão é prover o melhor conteúdo científico e distribuí-lo de maneira flexível e conveniente, a preços justos, gerando benefícios e servindo a autores, docentes, livreiros, funcionários, colaboradores e acionistas.

Nosso comportamento ético incondicional e nossa responsabilidade social e ambiental são reforçados pela natureza educacional de nossa atividade, sem comprometer o crescimento contínuo e a rentabilidade do grupo.

Mecanismos das Doenças em Cirurgia de Pequenos Animais

Editor

M. Joseph Bojrab, DVM, MS, PhD

Diplomate, American College of Veterinary Surgeons
Private Consulting Practitioner
Las Vegas, Nevada

Associate Editor

Eric Monnet, DVM, PhD

Professor, Small Animal Surgery
Colorado State University
College of Veterinary Medicine and Biomedical Sciences

Tradução e Revisão Técnica

Pedro Ribas Werner

Graduação em Medicina Veterinária, Universidade Federal do Paraná – Curitiba – PR
Mestrado em Medicina Veterinária, Universidade Federal de Minas Gerais – Belo Horizonte – MG
Doutorado (PhD), Michigan State University – East Lansing – Michigan

3ª Edição

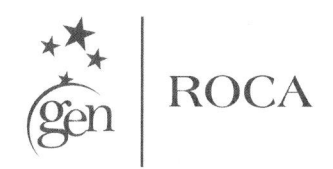

gen | ROCA

- O autor deste livro e a EDITORA ROCA LTDA. empenharam seus melhores esforços para assegurar que as informações e os procedimentos apresentados no texto estejam em acordo com os padrões aceitos à época da publicação, *e todos os dados foram atualizados pelo autor até a data da entrega dos originais à editora.* Entretanto, tendo em conta a evolução das ciências da saúde, as mudanças regulamentares governamentais e o constante fluxo de novas informações sobre terapêutica medicamentosa e reações adversas a fármacos, recomendamos enfaticamente que os leitores consultem sempre outras fontes fidedignas, de modo a se certificarem de que as informações contidas neste livro estão corretas e de que não houve alterações nas dosagens recomendadas ou na legislação regulamentadora. *Adicionalmente, os leitores podem buscar por possíveis atualizações da obra em* http://gen-io.grupogen.com.br.

- O autor e a editora se empenharam para citar adequadamente e dar o devido crédito a todos os detentores de direitos autorais de qualquer material utilizado neste livro, dispondo-se a possíveis acertos posteriores caso, inadvertida e involuntariamente, a identificação de algum deles tenha sido omitida.

- Traduzido de:
  MECHANISMS OF DISEASE IN SMALL ANIMAL SURGERY, THIRD EDITION
  The original English language work has been published by Teton NewMedia
  Jackson, Wyoming, USA
  Copyright © 2010 Teton NewMedia. All rights reserved.
  ISBN: 9781591610380

- Direitos exclusivos para a língua portuguesa
  Copyright © 2014 pela
  EDITORA ROCA LTDA.
  Uma editora integrante do GEN | Grupo Editorial Nacional
  Rua Dona Brígida, 701 – Vila Mariana
  São Paulo – SP – CEP 04111-081
  Tel.: (11) 5080-0770
  www.grupogen.com.br | editorial.saude@grupogen.com.br

- Reservados todos os direitos. É proibida a duplicação ou reprodução deste volume, no todo ou em parte, em quaisquer formas ou por quaisquer meios (eletrônico, mecânico, gravação, fotocópia, distribuição pela Internet ou outros), sem permissão, por escrito, da EDITORA ROCA LTDA.

- Capa: Rosangela Bego
  Editoração eletrônica: Editora Roca
  Projeto gráfico: Editora Roca

- Ficha catalográfica

M432
3. ed.

Mecanismos das Doenças em Cirurgia de Pequenos Animais / editor M. Joseph Bojrab; associate editor Eric Monnet; [tradução Pedro Ribas Werner]. - 3. ed. - São Paulo: Roca, 2014.
  1040 p.: il.; 28 cm.

Tradução de: Mechanisms of disease in small animal surgery
Inclui bibliografia e índice
ISBN 978-85-4120-286-2
  1. Medicina veterinária de pequenos animais. 2. Cirurgia veterinária. I. Bojrab, M. Joseph. II. Monnet, Eric.

13-03663   CDD: 636.0896075
                 CDU: 636.09

Dedicatória

Gostaria de dedicar este livro à minha mãe, Julia Bojrab, de 94 anos de idade. Ela continua ativa e circulando por Ft. Wayne, IN. Ela sempre foi uma inspiração para que seus três filhos trabalhassem muito, fossem os melhores possíveis e fossem gentis para com todos. Cada um é uma criatura de Deus. Obrigado, Mãe!

Dr. M. Joseph Bojrab

Agradecimentos

Gostaria de agradecer ao Dr. Eric Monnet e a todos os seus residentes pelas muitas horas de trabalho pesado para assegurar a precisão e a completude desses manuscritos. Deve-se a eles o fato de este livro ser um dos mais notáveis trabalhos sobre os mecanismos da doença já publicados.

Dr. M. Joseph Bojrab

Prefácio

Mecanismos das Doenças em Cirurgia de Pequenos Animais é um livro-texto que foi projetado para explicar, em linguagem compreensível, como os diversos órgãos e os sistemas orgânicos são individualmente afetados pelos processos mórbidos. Por definir os princípios sobre os quais se baseiam os procedimentos cirúrgicos, o volume é ideal para acompanhar o *Técnicas Atuais em Cirurgia de Pequenos Animais*. Ele não somente auxilia o médico veterinário a entender melhor a função de órgãos específicos afetados pela doença, ele também explica tanto a doença quanto o tratamento cirúrgico selecionado para tratá-la para uma clientela cada vez mais exigente. O texto será de inestimável ajuda para o estudante, para o residente em medicina veterinária e para aqueles que estão se preparando para os exames de qualificação para os Boards. Este livro congrega os mais qualificados especialistas nos campos de cirurgia e de fisiopatologia, que apresentam, em termos práticos e compreensíveis, os mecanismos pelos quais a doença afeta cada sistema orgânico. É uma atualização da segunda edição, de grande sucesso, mas já esgotada e não mais disponível. É também muito útil para o técnico em veterinária devido ao seu enfoque prático, à sua apresentação consistente e à explanação clara dos mecanismos de doença em todas as regiões do corpo. Uma das razões pelas quais as edições anteriores do livro tiveram tanto sucesso é que os médicos veterinários podiam utilizá-lo efetivamente para informação dos clientes. Em outras palavras, este livro servia como uma "segunda opinião" que reforçava a informação dada ao cliente.

Sei que você aproveitará a leitura deste livro, beneficiando-se de sua riqueza em conhecimento aplicável, o que lhe será útil em todos seus casos futuros. Creio que ele se tornará a referência número um em sua biblioteca.

Colaboradores

Tannaz Amalsadvala, DVM, MS
Clinical Instructor
Dept. of Clinical Sciences
Auburn University College of Veterinary Medicine
Alabama 36849

Pierre M. Amsellem, Docteur Vétérinaire, Dip ACVS
Colorado State University
Fort Collins, CO

André Autefage, DMV, PhD
Diplomate, European College of Veterinary Surgeons
Professor and Head of Small Animal Surgery
Department of Small Animal Clinical Sciences
School of Veterinary Medicine – University of Toulouse
Toulouse, France

Rodney S. Bagley, DVM, DACVIM
(Neurology and Internal Medicine)
Professor, Neurology and Neurosurgery
Department of Clinical Sciences
Washington State University
College of Veterinary Medicine
Pullman, WA

Jean-François Bardet, DVM, MS
Diplomate ECVS
Neuilly Sur Seine, France

Daniel P. Beaver, DVM, DACVS
Surgical Specialist in Practice
Chiron Veterinary Surgery
Baton Rouge, LA

Jamie R. Bellah, DVM
Diplomate, American College of Veterinary Surgeons
Professor, Small Animal Surgery
Director, Southeastern Raptor Center
Department of Clinical Sciences
College of Veterinary Medicine
Auburn University
Auburn, AL

R. A. Bennett, DVM, MS, DACVS
Department of Veterinary Clinical Medicine
Veterinary Medicine Teaching Hospital
University of Illinois
Urbana, IL

David Biller, DVM
Kansas State University
Manhattan, KS

Mark W. Bohling, DVM
Department of Small Animal Clinical Sciences
Veterinary Teaching Hospital
College of Veterinary Medicine
University of Tennessee
Knoxville, TN

Janice McIntosh Bright, BSN, MS, DVM
Diplomate ACVIM (Internal Medicine & Cardiology)
Professor of Cardiology
Department of Clinical Sciences
College of Veterinary Medicine and Biomedical Sciences
Colorado State University
Fort Collins, CO

Ronald M. Bright, DVM, MS, Dip ACVS
Staff Surgeon
VCA-Veterinary Specialists of Northern Colorado
Loveland, CO

Brigitte A. Brisson, DMV, DVSc
Diplomate ACVS
Associate Professor, Small Animal Surgery
Department of Clinical Studies
Ontario Veterinary College
University of Guelph
Guelph, Ontario, Canada

Hervé Brissot, DVM, DECVS, MRCVS
Station Farm
London Road
Six Mile Bottom
Suffolk CB8 0UH
United Kingdom

Daniel J. Brockman, BVSc, CVR, CSAO
Diplomate ACVS/ECVS ILTM MRCVS
Senior Lecturer in Small Animal Surgery
Royal Veterinary College
University of London
Hatfield, Hertfordshire, United Kingdom

Loretta J. Bubenik, DVM, MS
Diplomate ACVS
Assistant Professor
Companion Animal Surgery
Louisiana State University
School of Veterinary Medicine
Veterinary Clinical Sciences
Baton Rouge, LA

Stéphane Bureau, DVM
Diplomate ECVS
Bordeaux, France

Colin F. Burrows, PhD, BVetMed
Diplomate ACVIM
University of Florida
College of Veterinary Medicine
Department of Small Animal Clinical Sciences
Gainesville, FL

Laurent Cauzinille, DMV, Diplomate ACVIM (N) & ECVN
East Ipswich Queensland, Australia

Scott J. Campbell, BVSc, MACVSc, DACVN
Clinique Fregis
Arcueil, FRANCE

Daniel L. Chan, DVM, DACVECC, DACVN, MRCVS
Lecturer in Emergency and Critical Care
Department of Veterinary Clinical Sciences
Queen Mother Hospital for Animals
Royal Veterinary College
Hawkshead Lane
North Mymms, Hatfield
Hertfordshire, United Kingdom

Annie V. Chen, DVM
Resident, Neurology and Neurosurgery
Department of Clinical Sciences
Washington State University
College of Veterinary Medicine
Pullman, WA

Joan R. Coates, DVM, MS
Diplomate ACVIM (Neurology)
Associate Professor Veterinary Neurology/Neurosurgery
Department of Veterinary Medicine and Surgery
University of Missouri
Veterinary Medical Teaching Hospital
Columbia, MO

Michael G. Conzemius, DVM, PhD
Diplomate ACVS
Associate Professor
Department of Veterinary Clinical Sciences
College of Veterinary Medicine
Iowa State University
Ames, IA

James L. Cook, DVM, PhD
Diplomate ACVS
Associate Professor, Small Animal Surgery
Director, Comparative Orthopaedic Laboratory
University of Missouri – Columbia
Veterinary Medical Teaching Hospital
Columbia, MO

Bronwyn Crane, DVM, MS
College of Veterinary Medicine
Oregon State University
Corvallis, OR

Autumn P. Davidson, DVM, MS
Diplomate ACVIM
Clinical Professor
Department of Medicine and Epidemiology
School of Veterinary Medicine
SAC VMTH
University of California, Davis
Davis, CA

Charles E. DeCamp, DVM, MS
Diplomate, ACVS
Department of Small Animal Clinical Sciences
Michigan State University
East Lansing, MI

Loïc M. Dejardin, DVM, MS
Diplomate, American College of Veterinary Surgeons
Assistant Professor of Orthopaedic Surgery
College of Veterinary Medicine
Michigan State University
East Lansing, MI

Dianne Dunning, DVM, MS, DACVS
Clinical Associate Professor
College of Veterinary Medicine
North Carolina State University
Raleigh, NC

Gilles P. Dupré, Doctor Veterinary Medicine
Diplomate ECVS
Department of Small Animal Surgery
Clinical Department of Small Animals and Horses
Veterinary University Vienna,
Vienna, AUSTRIA

Erick Egger, DVM
Diplomate ACVS
Associate Professor of Surgery
College of Veterinary Medicine
Colorado State University
Ft. Collins, CO

Gary W. Ellison, DVM, MS
Diplomate ACVS
Professor and Service Chief
Department of Small Animal Clinical Sciences
Health Science Center
University of Florida
Gainesville, FL

Meredith Esterline
South Texas Veterinary Specialists
San Antonio, TX

Richard Evans, PhD
Assistant Professor
College of Veterinary Medicine
Iowa State University
Ames, IA

Catharina Linde Forsberg, DVM, PhD, Diplomate ECAR
Specialist in Dog and Cat Reproduction,
Professor of Small Animal Reproduction
Department of Clinical Sciences
Division of Comparative Reproduction
Obstetrics and Udder Health
Swedish University of Agricultural Sciences
Uppsala, Sweden

Derek B. Fox, DVM, PhD
Diplomate ACVS
Assistant Professor, Small Animal Surgery
Associate Director, Comparative Orthopaedic Laboratory
University of Missouri – Columbia
Veterinary Medical Teaching Hospital
Columbia, MO

Trent Gall, DVM
Small Animal Surgery Resident
Colorado State University
College of Veterinary Medicine and Biomedical Sciences
Fort Collins, CO

James S. Gaynor, DVM, MS
Diplomate, American College of Veterinary Anesthesiologists
Diplomate, American Academy of Pain Management
Medical Director
Animal Anesthesia and Pain Management Center
Colorado Springs, CO

Clare R. Gregory, DVM
Diplomate ACVS
Department of Surgical and Radiological Sciences
School of Veterinary Medicine,
University of California, Davis
Davis, CA

D.J. Griffon, DVM
Department of Veterinary Clinical Medicine
Veterinary Medicine Teaching Hospital
University of Illinois
Urbana IL

Tim Hackett, DVM MS DACVECC
Associate Professor
Small Animal Medical Chief of Staff
James L. Voss Veterinary Teaching Hospital
Colorado State University
Fort Collins, CO

Colin E. Harvey, BVSc, FRCVS
Diplomate ACVS, AVDC
Professor of Surgery and Dentistry
University of Pennsylvania School of Veterinary Medicine
Philadelphia, PA

Kei Hayashi, DVM, PhD, DACVS
Assistant Professor of Orthopedic Surgery
Department of Surgical and Radiological Sciences
School of Veterinary Medicine
University of California, Davis
Davis, CA

Herman A.W. Hazewinkel, DVM, PhD
Diplomate European College of Veterinary Surgeons
Diplomate European College of Veterinary and Comparative Nutrition
Head, Section of Orthopedics-Neurosurgery-Dentistry
Department of Clinical Sciences of Companion Animals
Faculty of Veterinary Medicine
Utrecht University
Utrecht, The Netherlands

Cheryl S. Hedlund, DVM, MS
Diplomate, American College of Veterinary Surgeons
Professor of Surgery
Veterinary Clinical Sciences
School of Veterinary Medicine
Louisiana State University
Baton Rouge, LA

Peter E. Holt, BVMS, PhD, ILTM, DECVS, CBiol, FIBiol, FRCVS
Professor of Veterinary Surgery
University of Bristol
Division of Companion Animals
Department of Clinical Veterinary Science
School of Veterinary Science
University of Bristol
Langford House, Langford
Bristol, United Kingdom

Giselle Hosgood, BVSc, MS, PhD
Diplomate, American College of Veterinary Surgeons
Professor of Surgery
Veterinary Clinical Sciences
School of Veterinary Medicine
Louisiana State University
Baton Rouge, LA

Dr. D. A. Hulse
Texas A&M University
College of Veterinary Med
Veterinary Teaching Hospital
College Station, TX

Geraldine B. Hunt
Associate Professor in Small Animal Surgery
Faculty of Veterinary Science
University Veterinary Centre
University of Sydney, Australia

Susan P. James, PhD
Professor
Director, School of Biomedical Engineering
Colorado State University
Fort Collins, CO

Cheri A. Johnson, DVM, MS
Diplomate, ACVIM (SAIM)
Professor and Chief of Staff
College of Veterinary Medicine
Department of Small Animal Clinical Sciences
Michigan State University
Veterinary Medical Center
East Lansing, MI

Michael D. King, BVSc, MS
Chief Resident, Small Animal Surgery
Department of Small Animal Clinical Sciences
Virginia-Maryland Regional College of Veterinary Medicine
Virginia Polytechnic Institute and State University
Blacksburg, VA

Lisa Klopp, DVM, MS
Diplomate ACVIM (Neurology)
Assistant Professor of Neurology/Neurosurgery
Colorado State University
Fort Collins, CO

Kara A. Kolster, DVM
Resident in Theriogenology
Department of Large Animal Clinical Sciences
Virginia-Maryland Regional College of Veterinary Medicine
Virginia Tech
Blacksburg, VA

Janet R. Kovak, DVM, DACVS
Staff Surgeon
The Animal Medical Center
New York, NY

Dr. U. Krotscheck
Department of Clinical Sciences
College of Veterinary Medicine
Ithaca, NY

Jon M. Kruger, DVM PhD DACVIM
Department of Small Animal Clinical Sciences
College of Veterinary Medicine
Michigan State University
East Lansing, MI

Simon Timothy Kudnig, DVM MS DACVS
Staff Surgeon
Melbourne Veterinary Referral Centre
Glen Waverley, Victoria, Australia

Michelle Anne Kutzler, DVM, PhD, DACT
Assistant Professor of Theriogenology
Department of Clinical Sciences
College of Veterinary Medicine
Oregon State University
Corvallis, OR

Andrew E. Kyles, BVMS, PhD, Diplomate ACVS, ECVS
Associate Professor, Small Animal Surgery
Department of Surgical and Radiological Sciences
School of Veterinary Medicine
University of California, Davis
Davis, CA

Susan E. Lana, DVM, MS, DACVIM
Assistant Professor- Medical Oncology
Department of Clinical Sciences
College of Veterinary Medicine and Biological Sciences
Colorado State University
Ft Collins, CO

Jennifer L. Lansdowne, DVM, MSc
Resident in Small Animal Surgery
Department of Small Animal Clinical Sciences
College of Veterinary Medicine
Michigan State University
East Lansing, MI

Gerald V. Ling, DVM
Urinary Stone Laboratory Analysis
Department of Medicine and Epidemiology
University of California
Davis, CA

Peter Lotsikas, DVM
Surgical Resident
Department of Veterinary Clinical Sciences
College of Veterinary Medicine
Iowa State University
Ames, IA

Jody P. Lulich, DVM PhD DACVIM
Veterinary Clinical Sciences Department
College of Veterinary Medicine
University of Minnesota
St. Paul, MN

Catriona MacPhail, DVM
Diplomate ACVS
Assistant Professor, Small Animal Surgery
Department of Clinical Sciences
Colorado State University
Fort Collins, CO

Denis Marcellin-Little, DEDV, Diplomate ACVS
Diplomate ECVS
Associate Professor, Orthopedic Surgery
College of Veterinary Medicine
North Carolina State University
Raleigh, NC

Robert A. Martin, DVM, DACVS/DABVP
Professor, Small Animal Surgery
Department of Small Animal Clinical Sciences
Virginia-Maryland Regional College of Veterinary Medicine
Virginia Polytechnic Institute and State University
Blacksburg, VA

Elisa M. Mazzaferro, MS, DVM, PhD
Diplomate ACVECC
Director of Emergency Services
Wheat Ridge Veterinary Specialists
Wheat Ridge, CO

C. Wayne McIlwraith, BVSc, PhD, DSc, FRCVS
Diplomate ACVS
Professor of Surgery
Director of Orthopedic Research

Barbara Cox Anthony University Chair
Colorado State University
Ft. Collins, CO

Mary A. McLoughlin, DVM, MS
Diplomate ACVS
Associate Professor
Department of Veterinary Clinical Sciences
The Ohio State University
Columbus, OH

Margo Mehl, DVM
Diplomate ACVS
The Comparative Transplantation Laboratory
Department of Surgical and Radiological Sciences
School of Veterinary Medicine
University of California, Davis
Davis, CA

S. J. Mehler, DVM
Veterinary Hospital of the University of Pennsylvania
Department of Clinical Studies
School of Veterinary Medicine
Philadelphia, PA

Eric Monnet, DVM, PhD, FAHA
Diplomate ACVS, ECVS
Professor
Colorado State University
College of Veterinary Medicine
Department of Clinical Sciences
Fort Collins, CO

Ron Montgomery, DVM, MS
Diplomate, American College of Veterinary Surgeons
Professor of Orthopaedics
Veterinary Teaching Hospital
Department of Clinical Sciences
College of Veterinary Medicine
Auburn University
Auburn, AL

Prudence J. Neath, BSc(Hons), BVetMed,
Diplomate ACVS, Diplomate ECVS, MRCVS
Northwest Surgeons
Delamere House
Ashville Point
Sutton Weaver
Cheshire, England

Dennis Olsen, DVM, MS
Diplomate, American College of Veterinary Surgeons
Program Director, Veterinary Technology
Community College of Southern Nevada
Las Vegas, NV

E. Christopher Orton, DVM, PhD, DACVS
Professor
Department of Clinical Sciences
James L. Voss Veterinary Teaching Hospital
Veterinary Medical Center
College of Veterinary Medicine and Biomedical Sciences
Colorado State University
Fort Collins, CO

Carl A. Osborne, DVM PhD DACVIM
Veterinary Clinical Sciences Department
College of Veterinary Medicine
University of Minnesota
St. Paul, MN

Ross H. Palmer, DVM, MS, DACVS
Associate Professor
Affilate faculty, School of Biomedical Engineering
Colorado State University
Fort Collins, CO

Laurie Pearce, DVM
Diplomate ACVIM (Neurology)
Assistant Professor
College of Veterinary Medicine
Colorado State University
Fort Collins, CO

Elizabeth Pluhar, DVM PhD
Diplomate ACVS
Associate Professor of Surgery
College of Veterinary Medicine
University of Minnesota
Saint Paul, MN

Cyrill Poncet
Centre Hospitalier Veterinaire Frégis
Arcueil, FRANCE

Curtis W. Probst, DVM
Diplomate, American College of Veterinary Surgeons
Professor of Orthopedic Surgery
Department of Small Animal Clinical Sciences
College of Veterinary Medicine
Michigan State University
East Lansing, MI

David A. Puerto, DVM
Diplomate American College of Veterinary Surgeons
Chief of Surgery
Center for Animal Referral and Emergency Services
Langhorne, PA

Beverly J. Purswell, DVM, PhD, DACT
Professor and Interim Head
Department of Large Animal Clinical Sciences
Virginia-Maryland Regional College of Veterinary Medicine
Virginia Tech
Blacksburg, VA

MaryAnn G. Radlinsky, DVM, MS
Diplomate, ACVS
Associate Professor
Department of Small Animal Medicine & Surgery
University of Georgia
Athens, GA

Alexander M. Reiter, Diplomate Tzt.,
Dr. med. vet., Diplomate AVDC, EVDC
Assistant Professor of Dentistry and Oral Surgery
University of Pennsylvania School of Veterinary Medicine
Philadelphia, PA

Mitch Robbins, DVM, DACVS
Veterinary Specialty Center
Buffalo Grove, IL

Mark P. Rondeau, DVM, DACVIM (SA-IM)
Department of Clinical Studies
Matthew J. Ryan Veterinary Hospital
University of Pennsylvania
Philadelphia, PA

Matthew Rooney, DVM, MS DACVS
Mountain State Veterinary Specialist
Longmont, CO

Rod A.W. Rosychuk, DVM, DACVIM
Associate Professor
Dept. of Clinical Sciences
Colorado State University
Ft. Collins, CO

Elizabeth Rozanski, DVM, DACVIM
(SA-IM) DACVECC
Department of Clinical Sciences
Cummings School of Veterinary Medicine
Tufts University
North Grafton, MA

Annette L. Ruby, BA
Urinary Stone Laboratory Analysis
Department of Medicine and Epidemiology
University of California
Davis, CA

S. Kathleen Salisbury, DVM, MS, Dipl ACVS
Professor, Small Animal Surgery
Purdue University
Veterinary Clinical Sciences
West Lafayette, IN

G. Diane Shelton, DVM, PhD,
Diplomate ACVIM (Internal Medicine)
Adjunct Professor
Department of Pathology
School of Medicine
University of California, San Diego
La Jolla, CA,

Andy Shores, DVM, MS, PhD
Diplomate, ACVIM (Neurology)
Associate Clinical Professor, Surgery/Neurology
Mississippi State University
College of Veterinary Medicine
Mississippi State, MS

Brenda Austin Simmons, DVM, MS
Chief Resident, Surgery
Veterinary Teaching Hospital
Department of Clinical Sciences
College of Veterinary Medicine
Auburn University
Auburn, AL

Daniel D. Smeak, DVM, Diplomate, ACVS
Professor of Small Animal Surgery
Department of Veterinary Clinical Sciences
The Ohio State University
Columbus, OH

Emily Soiderer, DVM, Dipl ACVS
Assistant Professor, Small Animal Surgery
Kansas State University
Veterinary Medical Teaching Hospital
Manhattan, KS

Michele A. Steffey,
Department of Clinical Sciences
College of Veterinary Medicine
Cornell University
Ithaca, NY

Steven F. Swaim, DVM, MS
Professor Emeritus
Dept of Clinical Sciences and
Scott-Ritchey Research Center
Auburn University
College of Veterinary Medicine
Auburn, AL

Karen Tobias, DVM, MS
Diplomate ACVS
Professor, Small Animal Surgery
Department of Veterinary Clinical Sciences
University of Tennessee College of Veterinary Medicine
Veterinary Teaching Hospital
Knoxville TN

Rory J. Todhunter
Department of Clinical Sciences
College of Veterinary Medicine
Cornell University
Ithaca, NY

Dr. T. Tohundter
Department of Clinical Sciences
College of Veterinary Medicine
Ithaca, NY

David C. Twedt, DVM, Diplomate ACVIM
Professor
Small Animal Internal Medicine
Colorado State University
Fort Collins, CO

Susan W. Volk, VMD, PhD
Diplomate American College of Veterinary Surgeons
Staff Veterinarian in Small Animal Surgery
Department of Clinical Studies
Matthew J. Ryan Veterinary Hospital
School of Veterinary Medicine
University of Pennsylvania
Philadelphia, PA

Dirsko von Pfeil, Dr. med. vet
Assistant Professor, Small Animal Surgery
Kansas State University
Veterinary Teaching Hospital
1800 Denison Avenue
Manhattan, KS

Don R. Waldron
Diplomate, American College of Veterinary Surgeons
Professor of Surgery
Virginia-Maryland Regional College of Veterinary Medicine
Virginia Polytechnic Institute and State University
Blacksburg, VA

Craig B. Webb, PhD, DVM, DACVIM (SAM)
Assistant Professor
Clinical Sciences Department
Colorado State University
Fort Collins, CO

Chadwick R. West, DVM
Clinical Neurology and Neurosurgery
Animal Medical Center
New York, NY

Jodi L. Westropp, DVM, PhD, DACVIM
Department of Medicine and Epidemiology
School of Veterinary Medicine
University of California
Davis, CA

Richard Wheeler, DVM
Diplomate ACT
Affiliate Faculty
Small Animal Medicine, Reproduction
Colorado State University
James L. Voss Veterinary Teaching Hospital
Fort Collins, CO

Jacqueline Whittemore, C. DVM, DACVIM (SAM), PhD
Clinical Sciences Department
Colorado State University
Fort Collins, CO

Michael Willard, DVM, MS, Dipl ACVIM
College of Veterinary Medicine
Texas A&M University
College Station, TX

Amy Zalcman
Orthopaedic Fellow
College of Veterinary Medicine
The Ohio State University
Columbus, OH

Sumário

Parte 1 | Tópicos Gerais

1 | Síndrome da Resposta Inflamatória Sistêmica, 3
2 | Choque, 9
3 | Medicina de Transfusão, 15
4 | Hemostasia e Coagulação Intravascular Disseminada, 22
5 | Metabolismo e Nutrição do Paciente Cirúrgico, 29
6 | Nutrição Enteral, 36
7 | Nutrição Parenteral, 46
8 | Fisiologia da Dor e Princípios para Seu Tratamento, 52
9 | Princípios das Metástases, 64
10 | Transplante de Órgãos – Resposta de Rejeição, 68
11 | Transplante de Órgãos – Agentes Imunossupressores, 73
12 | Profilaxia Antimicrobiana, 81

Parte 2 | Cirurgia de Tecidos Moles

13 | Hérnia Perineal, 91
14 | Hérnias Abdominais, 98
15 | Hérnia Diafragmática, 108
16 | Peritonite, 117

Parte 3 | Sistema Cardiovascular

17 | Doença Pericárdica, 129
18 | Arritmias Cardíacas Perioperatórias, 135
19 | Fisiopatologia dos Defeitos Cardíacos Congênitos, 146
20 | Insuficiência Cardíaca, 150
21 | Doença Tromboembólica e Estados de Hipercoagulabilidade, 155

Parte 4 | Sistema Gastrintestinal

22 | Doença Periodontal e Endodôntica, 165
23 | Defeito Palatal, 174
24 | Glândula Salivar, 179
25 | Distúrbios da Deglutição, 183
26 | Anormalidades Vasculares em Anel, 187
27 | Hérnia Hiatal, 190
28 | Fisiopatologia Associada à Dilatação Gástrica-Vólvulo, 195
29 | Barreira da Mucosa Gástrica: por que o Estômago não Digere a si Mesmo?, 201
30 | Obstrução do Efluxo Gástrico, 217
31 | Pancreatite, 222
32 | Fisiopatologia das Doenças Hepatocelulares, 225

33 | Obstrução Biliar Extra-Hepática, 234

34 | Anomalias Vasculares Portossistêmicas, 240

35 | Obstrução Intestinal, 250

36 | Íleo Adinâmico, 257

37 | Distúrbios da Cicatrização Visceral, 262

38 | Síndrome do Intestino Curto, 269

39 | Megacólon, 273

Parte 5 | Sistema Neurológico

40 | Lesão ao Encéfalo, 281

41 | Doenças Cirúrgicas do Encéfalo, 289

42 | Compressão da Medula Espinal, 296

43 | Neuropatia Periférica, 314

44 | Doenças Traumáticas e Neoplásicas do Plexo Braquial, 327

45 | Subluxação Atlantoaxial no Cão, 337

46 | Doença do Disco Intervertebral, 343

47 | Discoespondilite: Aspectos Diagnósticos e Terapêuticos, 364

48 | Malformação/Má Articulação Vertebral Cervical Caudal, 369

49 | Mielopatia Degenerativa, 374

50 | Doença Lombossacral, 378

Parte 6 | Sistema Respiratório

51 | Síndrome das Vias Respiratórias Superiores dos Braquicefálicos, 397

52 | Paralisia da Laringe, 402

53 | Colapso Traqueal, 407

54 | Torção de Lobo Pulmonar, 412

55 | Pneumotórax, 415

56 | Piotórax, 420

57 | Derrame Pleural, 425

58 | Parede Torácica e Esterno, 432

Parte 7 | Alterações dos Órgãos dos Sentidos

59 | Orelha, 445

60 | Pólipos Aurais e Nasofaríngeos Felinos, 465

Parte 8 | Pele/Tegumento

61 | Cicatrização do Ferimento Cutâneo, 471

62 | Queimaduras, 477

63 | Doenças Congênitas da Pele, 488

Parte 9 | Sistema Urinário

64 | Insuficiência Renal: Considerações Cirúrgicas, 497

65 | Infecções Bacterianas do Trato Urinário, 506

66 | Urolitíase Canina e Felina: Fisiopatologia, Epidemiologia e Manejo, 513

67 | Doenças do Trato Urinário Inferior Felino, 521

68 | Ectopia Ureteral, 532

69 | Incompetência do Mecanismo Esfincteriano Uretral Canino, 541

70 | Doenças da Uretra e Uropatia Obstrutiva, 547

71 | Transplante de Órgãos – Transplante Renal Clínico em Cães e Gatos, 560

Parte 10 | Sistema Genital

72 | Próstata, 569

73 | Distúrbios do Testículo, 574

74 | Fisiopatologia do Pênis, 581

75 | Distocia na Cadela, 587

76 | Doenças do Útero, 597

77 | Doenças Cirúrgicas da Vulva e da Vagina, 603

78 | Distúrbios da Glândula Mamária do Cão e do Gato, 608

Parte 11 | Sistema Endócrino

79 | Doenças da Glândula Tireoide, 615

80 | Doenças das Glândulas Paratireoides, 619

81 | Doenças Cirúrgicas do Pâncreas Endócrino, 622

82 | Glândulas Adrenais, 637

Parte 12 | Sistema Hematopoiético

83 | Baço, 647

84 | Timo, 654

Parte 13 | Ortopedia

85 | Cicatrização Óssea Primária, 661

86 | Cicatrização Óssea Secundária (Indireta), 670

87 | Aceleração da Cicatrização da Fratura, 681

88 | Enxertos Ósseos, 689

89 | Substitutos Ósseos, 700

90 | Fraturas de Salter, 709

91 | Não União, União Retardada e Má União, 719

92 | Artrite Séptica, 730

93 | Osteomielite, 734

94 | Osteodistrofia Hipertrófica em Cães, 741

95 | Panosteíte, 748

96 | Osteopatia Craniomandibular, 757

97 | Deformidades Angulares dos Membros em Cães, 762

98 | Doenças Ortopédicas Variadas, 776

99 | Distúrbios Ósseos Metabólicos, Nutricionais e Endócrinos, 789

100 | Osteocondrose Canina, 801

101 | Condições do Ombro Canino Adulto, 814

102 | Displasia do Cotovelo, 822

103 | Doença de Legg-Calve-Perthes, 829

104 | Patogênese da Displasia Coxofemoral, 833

105 | Ligamento Cruzado Cranial e Lesões do Menisco em Cães, 845

106 | Luxação Patelar em Cães, 856

107 | Fraturas e Luxações da Coluna Vertebral, 864

108 | Biomecânica das Fraturas do Esqueleto Apendicular, 873

109 | Lesões na Placa de Crescimento, 894

110 | Biomecânica da Luxação, 903

111 | Lesão e Reparação do Tendão, 915

112 | Tendinite e Bursite, 920

113 | Análise da Marcha, 923

114 | Nutrição na Ortopedia, 929

115 | Reparação da Cartilagem Hialina, 941

116 | Osteoartrite, 950

117 | Poliartrite Imunomediada, 966

Parte 14 | Outros Animais Pequenos

118 | Doenças Cirúrgicas do Furão, 977

119 | Doenças Cirúrgicas em Coelhos, 986

Índice Alfabético, 997

Parte 1

Tópicos Gerais

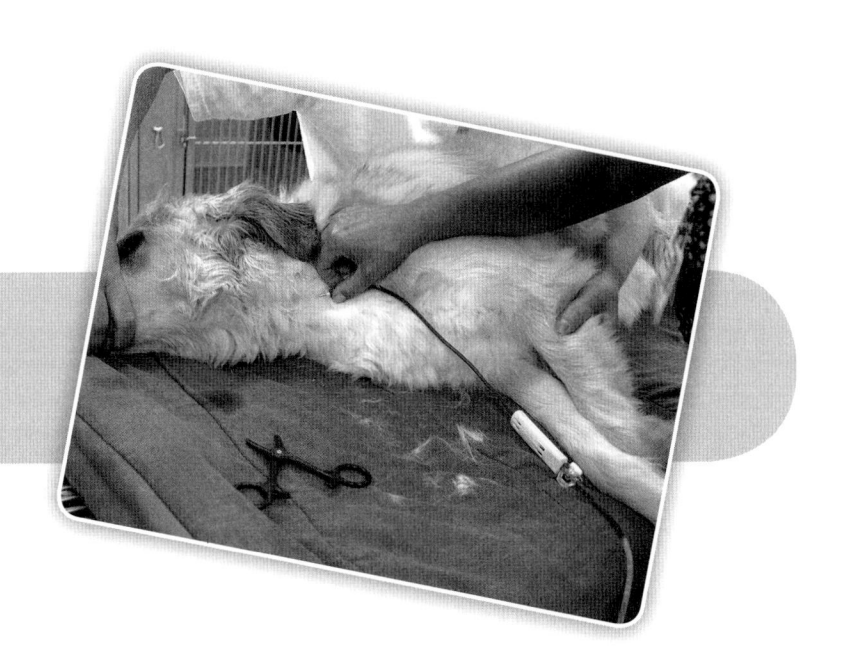

Tópicos Gerais

Síndrome da Resposta Inflamatória Sistêmica

Tim Hackett

A inflamação é um processo bom. É uma série de eventos que protege e, sob circunstâncias normais, funciona como um bailado surpreendente. Agentes infecciosos, estímulos externos e mesmo doenças intrínsecas podem desencadear a cascata de eventos que resulta em inflamação. Os quatro sinais clínicos da inflamação foram anotados em latim por Cornelius Celsus na Roma do século I: *rubor, calor, tumor et dolor*. Mais tarde entendeu-se que o aumento na circulação sanguínea, a febre e inchaço representavam respostas fisiológicas potencialmente benéficas. No século XIX, Rudolph Virchow adicionou um quinto sinal ao quadro clínico da inflamação: *functio lesa* (perda de função), sugerindo que a perda temporária da função pudesse ser uma resposta adaptativa para limitar o uso da parte inflamada e permitir a cura.

A resposta inflamatória deve-se a mediadores produzidos localmente que recrutam e ativam células do sistema imune (*reconhecimento, liberação* e *recrutamento*). À medida que estes agentes de defesa chegam, eles recrutam e ativam outras proteínas e mensageiros químicos. Alguns desses mensageiros são pirógenos. Outros atuam na vasculatura local aumentando a circulação, o que causa a vermelhidão local. A circulação na área traz oxigênio, nutrientes e principalmente infiltração celular neutrofílica. Alguns fatores aumentam a permeabilidade vascular, que causa o aumento de volume local. O aumento da permeabilidade permite que agentes do sistema imune atinjam os tecidos lesados. À medida que esses mensageiros celulares, químicos e proteicos estimulam a cascata pró-inflamatória, uma cascata anti-inflamatória simultânea age para limitar o processo à área afetada. Se tudo correr bem, a infecção é eliminada, os tecidos lesados se reparam, a resposta inflamatória é confinada ao local e o organismo sobrevive (*remoção, resolução* e *restauração*).

Quando o estímulo inflamatório é extenso ou, se por outras razões, as forças pró-inflamatórias não são contidas, esse processo protetor pode resultar em manifestações sistêmicas. Quando a cascata inflamatória provoca sinais sistêmicos de inflamação, o processo é chamado de síndrome da resposta inflamatória sistêmica (SRIS, do inglês *systemic inflammatory response syndrome*). Os critérios clínicos da SRIS em medicina veterinária estão listados no Quadro 1.1. A SRIS pode ser causada pela invasão dos tecidos normalmente estéreis do paciente por microrganismos. A presença de bactérias na corrente sanguínea caracteriza a *septicemia*. Quando a resposta inflamatória sistêmica estiver associada à infecção bacteriana de tecidos normalmente estéreis, o processo é chamado de *sepse*. *Choque séptico* é um estado em que se observa diminuição do aporte de oxigênio e disfunção orgânica. Ao contrário do choque circulatório por outras causas, o choque séptico caracteriza-se por hipotensão que, com frequência, não responde à fluidoterapia e à terapia vasoativa. Apesar de a infecção ser uma causa comum de SRIS, existem muitas outras causas não infecciosas. Qualquer estímulo que inicie a produção e a liberação de mediadores inflamatórios na circulação pode causar alterações inflamatórias sistêmicas. Os exemplos de causas não infecciosas de SRIS são pancreatite, intermação, traumatismo múltiplo, picadas de cobra cascavel e neoplasia.

A SRIS pode ocorrer no pré-operatório e pode, de fato, ser indicação à cirurgia de emergência. A SRIS pode também decorrer do próprio traumatismo da cirurgia. Os critérios de inclusão para a SRIS têm sido criticados por serem muito sensíveis e por não serem suficientemente específicos. Isto é particularmente verdadeiro com pacientes cirúrgicos. A SRIS também pode ser simulada por alguns eventos comuns no período pós-operatório imediato. Neste caso, esses sinais provavelmente diminuam durante as primeiras horas depois de cirurgia e não são causados por distúrbios fisiológicos subjacentes.

Epidemiologia

Estima-se que, nos EUA, 750.000 pacientes sofram sepse e choque séptico a cada ano. Sessenta por cento das pessoas que sofrem sepse e choque séptico graves

> **Quadro 1.1 Definições relacionadas às respostas inflamatórias e distúrbios associados.**
>
> **Definições**
>
> *Infecção:* invasão bacteriana caracterizada por resposta inflamatória à presença dos microrganismos ou à invasão de tecidos normalmente estéreis por esses microrganismos
>
> *Síndrome da resposta inflamatória sistêmica* (SRIS): resposta sistêmica à infecção caracterizada por dois ou mais dos seguintes critérios:
>
> 1) Temperatura > 39,7°C ou < 37,8°C
> 2) Frequência cardíaca > 160 bpm (cães) e > 250 bpm (gatos)
> 3) Frequência respiratória > 20 mpm ou Pa_{CO_2} < 32 (28 em grandes altitudes)
> 4) Contagem de leucócitos > 12.000 cél/$\mu\ell$, < 4.000 cél/$\mu\ell$ ou <> 10% bastões
>
> *Sepse:* resposta sistêmica à infecção comprovada e caracterizada por dois ou mais dos critérios citados
>
> *Choque séptico:* sepse com hipotensão, apesar de fluidoterapia vigorosa, além da presença de anormalidades que incluem, mas não se limitam a, acidose láctica, oligúria ou alteração aguda do estado mental
>
> *Síndrome da disfunção de múltiplos órgãos (SDMO):* presença de alteração orgânica em paciente agudamente doente no qual a homeostasia não pode ser mantida sem intervenção. Exemplos: falências cardíaca, hepática ou renal, coma e estupor, síndrome da angústia respiratória aguda (SARA), arritmias cardíacas e coagulação intravascular disseminada (CID)
>
> *Síndrome da resposta anti-inflamatória compensatória (SRAC):* reação intensa de mediadores anti-inflamatórios caracterizada por depressão do sistema imune

desenvolvem choque circulatório com hipotensão e falência de órgãos. Tradicionalmente o choque séptico está diretamente relacionado a bactérias Gram-negativas. A incidência de sepse por microrganismos Gram-negativos nos EUA tem aumentado constantemente. Há muito tempo se sabe que a endotoxina produzida por bactérias Gram-negativas causa os sinais associados à SRIS. Desde o final dos anos 1980, todavia, tem aumentado a incidência da sepse por bactérias Gram-positivas e por fungos. As razões desse aumento de incidência são envelhecimento da população e aumento na incidência de doenças geriátricas. Devido a melhores cuidados médicos, os pacientes vivem mais e sucumbem aos efeitos da falência crônica de órgãos.

A incidência de sepse em medicina veterinária também parece ter aumentado. Da mesma maneira que em pessoas, esse aumento pode resultar de medicina preventiva e cuidados médicos melhores. Os animais de estimação que sobrevivem até uma idade avançada enfrentam disfunção crônica de órgãos vitais. Quando apresentam doenças cirúrgicas eles podem não ter mais a reserva fisiológica necessária para desenvolver uma resposta inflamatória apropriada. Encontra-se septicemia em animais criticamente doentes. Um estudo em 100 cães e gatos criticamente doentes mostrou 49 deles com bacteriemia (hemoculturas positivas). Nesse estudo, os pacientes bacteriêmicos também apresentaram taxas de mortalidade mais altas.

Pacientes com SRIS podem sofrer disfunção de um ou mais sistemas orgânicos. Esse processo é denominado *síndrome da disfunção de múltiplos órgãos* (SDMO, do inglês *multiple organs disfunction syndrome*). Pacientes humanos com sepse apresentam disfunção em pelo menos um órgão, sendo que 30% deles têm disfunção em múltiplos órgãos. A SDMO também pode ser observada em mais de 30% dos pacientes com traumatismo, 24% com pancreatite aguda e em 33% das vítimas de queimaduras. A reação inflamatória maciça resultante da liberação sistêmica de citocinas é o modo mais comum que leva à disfunção múltipla de órgãos. Apesar da disponibilidade de antibióticos mais potentes e cuidados críticos sofisticados, as taxas de mortalidade por sepse ainda se situam entre 20% e 75%.

Fisiopatologia

Vários fatores que aumentam o risco de SRIS foram identificados. Entre eles, doenças infecciosas ou condições debilitantes (traumatismo, neoplasia, diabetes melito), imunossupressão (doenças virais, quimioterapia ou outros tratamentos imunossupressores), idade avançada e desnutrição. Procedimentos diagnósticos ou terapêuticos invasivos também podem aumentar o risco de o paciente adquirir infecção séria. Cateteres permanentes vasculares, urinários ou torácicos podem permitir que patógenos ultrapassem os mecanismos protetores naturais. A anestesia geral pode deprimir as defesas normais de forma direta ao inibir o sistema reticuloendotelial. A anestesia pode também causar hipotensão sistêmica, deprimindo ainda mais as defesas do paciente. Uma resposta inflamatória controlada pode aumentar o risco de uma resposta exagerada em um segundo evento similar ao primeiro. Este é o chamado "fenômeno dos dois golpes", de especial interesse para o cirurgião veterinário que pode, inadvertidamente, proporcionar o segundo "golpe" ao levar o paciente à cirurgia.

Estresse cirúrgico e a resposta neuro-hormonal

A lesão aos tecidos é a mesma, ainda que sua causa seja o para-choques de um carro ou o bisturi do cirurgião. A resposta neuro-hormonal à lesão aos tecidos começa com a liberação de hormônio adrenocorticotrófico pela pituitária anterior. A pituitária anterior também secreta hormônio do crescimento, prolactina e endorfina. Arginina vasopressina é liberada pela pituitária posterior, enquanto a glândula adrenal responde com cortisol e epinefrina. Esta resposta lutar-ou-fugir é básica para a sobrevivência e causa uma variedade de efeitos fisiológicos que incluem taquicardia, taquiarritmias, hipertensão, isquemia miocárdica, insuficiência cardíaca congestiva, hipopotassemia, hipomagnesemia, hiperglicemia, alteração na função imune e hipercoagulabilidade.

Mediadores bioquímicos da SRIS

Os mediadores da resposta inflamatória são endotoxinas, citocinas, complemento, cininas, endorfinas e fator depressor do miocárdio. Estes produtos contribuem para as alterações hemodinâmicas, para a disfunção cardiopulmonar e a disfunção de múltiplos órgãos associadas à SRIS. Os mensageiros celulares iniciam uma sequência sinalizadora complexa que envolvem a liberação de mediadores secundários (Figura 1.1). Receptores de superfície em macrófagos reconhecem uma variedade de patógenos. Enquanto a imunidade adquirida auxilia no combate a um patógeno encontrado previamente, existem receptores *toll-like* (RTL) primitivos inatos, que se mantém por meio das espécies e que também podem montar uma resposta imune. Mediadores secundários abrangem o fator ativador de plaquetas, metabólitos do ácido araquidônico e as vias da ciclo-oxigenase e lipo-oxigenase. A indução da sintetase induzível do óxido nítrico, do fator de expressão do tecido endotelial, da coagulação microvascular e do aumento das moléculas de adesão celular também é considerado evento secundário.

Comunicações Intercelulares

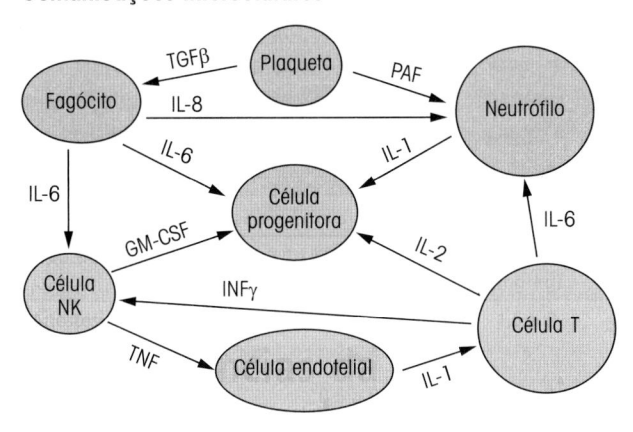

Figura 1.1 Algumas das células e mediadores envolvidos na resposta inflamatória. A direção da seta indica quais células ativam outras células do sistema imune e os mediadores implicados. GM-CSF = fator estimulante de colônias de granulócitos e monócitos; IL = interleucina; INF = interferona; NK = célula *natural-killer*; PAF = fator de ativação de plaquetas; TGF = fator de crescimento tecidual; TNF = fator de necrose tumoral.

A substância mais extensivamente investigada é a endotoxina, a porção lipopolissacarídica (LPS) da parede celular da bactérias Gram-negativas. A endotoxina é detectada no soro de quase a metade dos pacientes com choque séptico. Quando se administra endotoxina a animais experimentais ou a pessoas normais voluntárias, ela pode produzir as mesmas anormalidades cardiovasculares observadas em seres humanos com choque séptico. Estas e outras observações deram suporte à hipótese de que a endotoxina representava a "via comum final" da sepse. Todavia, experimentos recentes provam que a endotoxina não é essencial para o desenvolvimento da SRIS. Estudos em cães demonstraram que *Staphylococcus aureus* – um microrganismo que não tem endotoxina – produz as mesmas anormalidades cardiovasculares produzidas pela *E. coli*.

A LPS é apresentada às células imunes e ao receptor de superfície CD14. Proteínas da fase aguda e proteínas que se ligam especificamente à LPS têm papel importante para a apresentação de LPS ao macrófago. Juntamente com os receptores *Toll-like*, a ligação da LPS ao receptor CD14 sinaliza a ativação do fator de transcrição nuclear NF-Kb, um fator de transcrição para muitas das glicoproteínas pró-inflamatórias celulares, ou *citocinas*.

As citocinas, liberadas de leucócitos ativados, incluem o fator de necrose tumoral (TNF, do inglês *tumor necrosis factor*) alfa; interleucina (IL)-1; IL-6; IL-8; e o fator de ativação de plaquetas (PAF, do inglês *platelet-aggregating factor*) (Figura 1.2). O TNF é detectável no soro de pacientes com choque séptico, da mesma maneira que no soro de animais saudáveis que receberam endotoxina. O TNF atualmente é considerado como um dos mediadores primários porque atinge seu nível máximo muito rápido durante sepse e SRIS. A administração experimental de TNF a animais saudáveis resulta em febre, hipotensão, anorexia, leucopenia, aumento da permeabilidade capilar e liberação de fator estimulante de colônias de granulócitos.

A resolução ocorre quando receptores solúveis contendo TNF e IL-1 ou citocinas anti-inflamatórias específicas (IL-4; IL-10; IL-13 e alguns dos fatores estimulantes de colônias) contrapõem-se aos efeitos de citocinas pró-inflamatórias (Figura 1.2). Outros mecanismos são uma sinalização intracelular para supressão de citocinas e a eliminação das citocinas circulantes através das vias metabólicas sistêmicas normais.

Características clínicas

A SRIS torna-se danosa, com hipotensão arterial e evidências de perfusão inadequada, ao estabelecer uma agressão sistêmica. Pacientes com SRIS sofrem três tipos de choque circulatório: hipovolêmico, consequente do aumento da permeabilidade vascular e perda de fluido para os tecidos; de perfusão, devido à vasodilatação

Interações pró-inflamatórias entre as citocinas

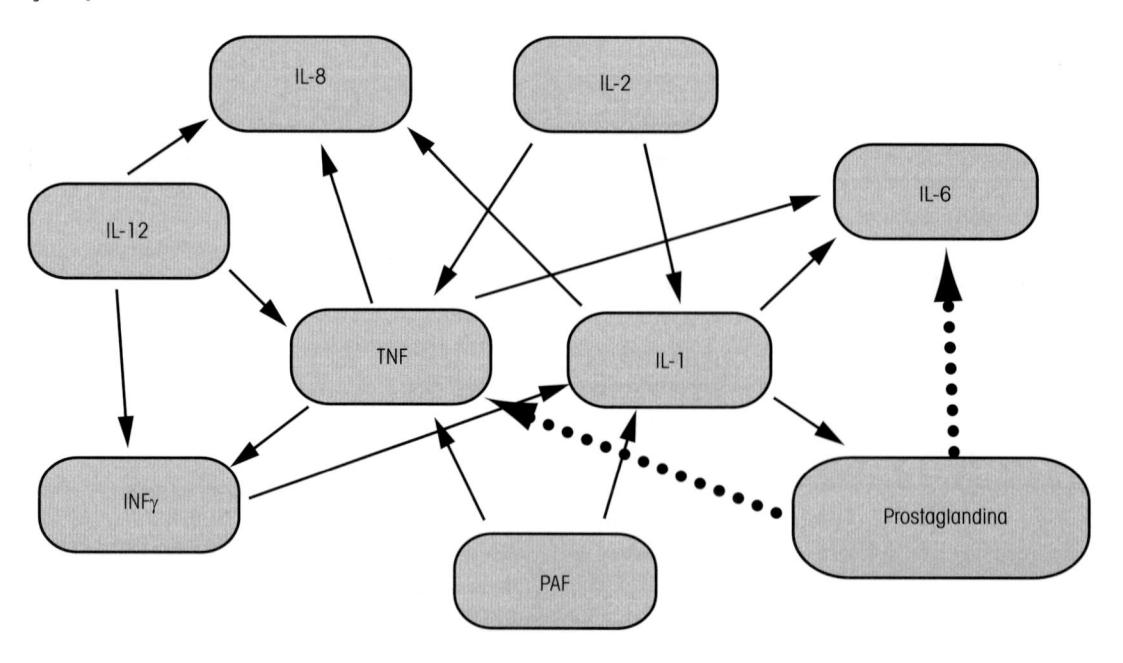

Interações anti-inflamatórias entre as citocinas

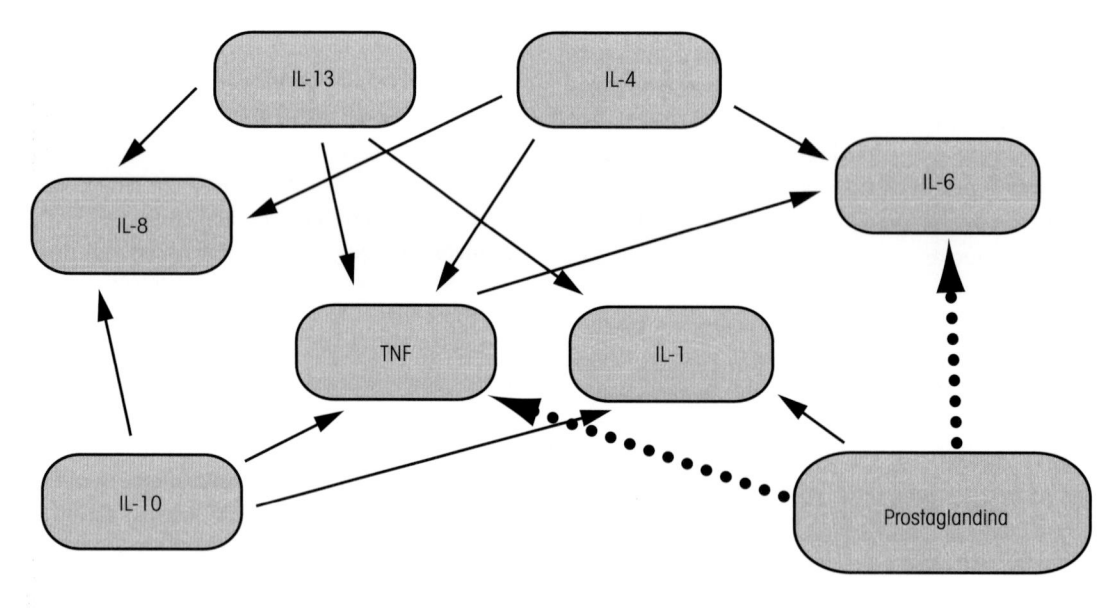

Figura 1.2 Interações citocina-citocina pró-inflamatórias e anti-inflamatórias. A direção da flecha indica qual citocina ativa (na cascata pró-inflamatória) ou inibe (na cascata anti-inflamatória) outras citocinas. As linhas interrompidas indicam funções estimuladoras e supressoras. GM-CSF = fator estimulante de colônias de granulócitos e monócitos; IL = interleucina; INF = interferona; PAF = fator de ativação de plaquetas; TGF = fator de crescimento tecidual; TNF = fator de necrose tumoral.

inadequada e ao bloqueio circulatório a áreas vitais; e cardiogênico, por depressão da função cardíaca. Muitas das manifestações clínicas, como taquicardia, morosidade mental e oligúria, são inespecíficas; e a apresentação clínica pode variar de extremidades frias com pulso fraco a hipertermia com extremidades quentes e pulso forte. A instabilidade cardiovascular pode se manter por horas ou dias, mas tipicamente, aqueles pacientes destinados a sobreviver à fase aguda da doença respondem à terapia em 1 a 4 dias. Uma alteração logo observada em choque séptico e SRIS não compensada é a alteração na regulação do fluxo sanguíneo. A cascata de coagulação sanguínea também tem parte nesta resposta. Pensa-se que a expressão exagerada de citocinas pró-inflamatórias estimula a procoagulação. Pacientes com sepse grave e choque séptico mostram reduzidos níveis sanguíneos de proteína C e de antitrombina. Os capilares são obstruídos por leucócitos ativados e por microtrombos. A liberação sistêmica de mediadores inflamatórios também contribui para o desvio inadequado da circulação sanguínea de leitos vasculares importantes. Muitos sistemas são afetados, e os sinais de disfunção de múltiplos órgãos podem começar a aparecer.

Diagnóstico

Se houver suspeita de infecção causando SRIS é necessário que, o mais breve possível, haja coleta de material para diagnóstico ao mesmo tempo em que se iniciam monitoramento e terapia apropriados. SRIS não é apenas um diagnóstico, mas uma síndrome com múltiplas causas. As causas prováveis devem ser excluídas por meio de história clínica, exame físico e testes diagnósticos. Deve-se esperar que os pacientes melhorem, uma vez que a fonte da inflamação seja identificada rapidamente e, a seguir, removida ou drenada. Isto significa que se deve, em primeiro lugar, excluir a possibilidade de doença cirúrgica. Exames por imagem do abdome podem acusar massas intra-abdominais, organomegalias ou acúmulos de fluidos. A perda de detalhes dos órgãos abdominais em radiografias simples sugere acúmulo abdominal de fluidos. A ultrassonografia pode ser mais sensível para detectar fluido abdominal e útil para coleta de amostras para diagnóstico. Radiografia do tórax e ecocardiografia podem auxiliar na avaliação do coração e dos pulmões. Quando há suspeita de fluido no tórax ou abdome, devem-se coletar amostras estéreis (por toracocentese, abdominocentese ou lavagem peritoneal) para análise do fluido. Deve-se levar em consideração que a abdominocentese isoladamente é relativamente insensível, e que a lavagem peritoneal, utilizando 10 a 20 mℓ/kg de uma solução cristaloide estéril, pode aumentar a sensibilidade diagnóstica do procedimento. Infecções não cirúrgicas e causas não infecciosas de SRIS requerem que a terapia seja intensamente reavaliada. Como pode levar dias para se obter um diagnóstico positivo (como em cultura bacteriana), a terapia deve ser dirigida contra os patógenos mais prováveis. As áreas que merecem consideração especial são os tratos urinário e reprodutivo, a cavidade abdominal, o trato respiratório, dentes e gengivas e as valvas cardíacas. O exame físico deve ser completo, com atenção ao exame da cavidade oral, à auscultação cardíaca e torácica e à palpação abdominal. Devem ser coletadas amostras de sangue para hemograma, perfil bioquímico sérico, testes de coagulação, testes para riquétsias e fungos e, se indicados, testes imunológicos. Deve-se coletar urina para cultura e urinálise. O sangue para hemocultura deve ser coletado da jugular após preparação cirúrgica da pele. Devido à possibilidade de as hemoculturas produzirem números relativamente baixos de bactérias, recomenda-se que se coletem várias amostras com intervalos de 15 min a 1 h entre elas, idealmente durante os picos de aumento da temperatura corporal. A administração de antibióticos não deve ser feita até que as amostras sejam coletadas, mas não se deve demorar o início da terapia. Se houver alterações intersticiais nos campos pulmonares e os achados clínicos indicarem uma possibilidade de doença pulmonar, amostras para diagnóstico podem ser coletadas por broncoscopia ou lavagem transtraqueal.

Tratamento/monitoramento

As estratégias padrão para o tratamento da sepse incluem a manutenção do volume para manter o débito cardíaco, antibióticos para eliminar bactérias invasoras, procedimentos cirúrgicos para erradicar o local da infecção e o emprego de medidas de suporte vigorosas, tais como diálise, ventilação mecânica e drogas vasoativas. Apesar do emprego dessas medidas, a taxa de mortalidade por choque séptico é alta, variando de 25% a 75%. Entretanto, a incidência da síndrome sepse em hospitais nos EUA aumentou 139% entre 1979 e 1987. Este aumento pode ter sido causado por várias tendências médicas, tais como melhores técnicas de suporte à vida, que mantêm vivos os pacientes com idades extremas, com alto risco para infecções; aumento de procedimentos médicos invasivos; avanços em quimioterapia e imunoterapia do câncer e a prevalência da síndrome de imunodeficiência adquirida. A crescente incidência e alta taxa de mortalidade causada pela sepse estimularam a busca por terapias adicionais.

Os avanços na biologia das citocinas estimularam a pesquisa da mitigação da atividade biológica das citocinas nas células-alvo. A ligação das citocinas a moléculas em circulação e o bloqueio da interação entre citocinas e seus receptores de superfície nos tecidos-alvo são as duas estratégias empregadas. Em experimentos repetitivos com anticorpos antiendotoxinas, os pesquisadores utilizaram, com sucesso, anticorpos anti-TNF para proteger camundongos contra doses letais de endotoxina. Todavia, até hoje não existem estudos convincentes de que anticorpos anti-TNF sejam efetivos em casos clínicos de SRIS. O mesmo se aplica a trabalhos similares com outras citocinas pró-inflamatórias. Todos esses estudos não levaram em conta as contrapartes anti-inflamatórias naturais dessas citocinas e de outros mediadores. As interleucinas 4, 10, 11 e 13 e, da mesma maneira, fatores estimulantes de colônias e antagonistas naturais de receptores são induzidos por TNF, IL-1 e outros compostos pró-inflamatórios. Esses mediadores anti-inflamatórios suprimem muitos dos efeitos inflamatórios do TNF e das citocinas. Novas terapias para a sepse e a SRIS devem ser dirigidas a restabelecer a homeostasia, e não simplesmente a suprimir a inflamação.

O tratamento de pacientes portadores de infecções que ameaçam a vida e de inflamação sistêmica ainda consiste principalmente em suporte hemodinâmico e pulmonar, antibióticos apropriados e intervenção cirúrgica no tempo certo. Apesar do crescimento exponencial de nossa compreensão sobre a biologia básica da inflamação, nosso arsenal ainda não dispõe de munição mágica para normalizar os mediadores das respostas pró-inflamatórias e anti-inflamatórias.

Choque

Tim Hackett

A distribuição de oxigênio aos tecidos é uma das principais funções do sistema cardiopulmonar, e de importância primária para a manifestação dos sinais clínicos da falência circulatória. A distribuição de oxigênio aos tecidos se dá em função do débito cardíaco e do conteúdo de oxigênio no sangue arterial (Figura 2.1). Com saúde, o fluxo sanguíneo (débito cardíaco) é ajustado para atingir a demanda de oxigênio do indivíduo. Isto ocorre primariamente por meio de alterações na frequência cardíaca e no controle vasomotor da perfusão para manter a oxigenação dos tecidos ativos. Muitos estados mórbidos resultam em distribuição inadequada de oxigênio aos tecidos e em hipoxia tecidual. Inicialmente, a diminuição da distribuição de oxigênio pode ser contrabalançada por aumentos compensatórios nas variáveis de distribuição e extração de oxigênio. Quando estes mecanismos ficam incapazes de restabelecer a homeostasia, há hipoxia tecidual generalizada (choque).[1] Se o defeito no transporte de oxigênio aos tecidos vitais puder ser identificado e corrigido ao mesmo tempo em que o paciente receba tratamento de suporte, a recuperação é possível. A falha em corrigir a perfusão deficiente leva à redução do consumo de oxigênio pelos tecidos, disfunção dos órgãos e morte.

Classificação do choque

O choque pode ser classificado de muitas maneiras, inclusive pelas formas comuns de ocorrência ou causa específica. É útil pensar no choque em termos de categorias amplas antes de definir cada tipo dentro de cada categoria. O sistema de classificação mais amplo inclui três causas maiores e essencialmente diferentes de choque: cardiogênico, hipovolêmico e distributivo.[2] Cada um deles resulta na redução da distribuição de oxigênio aos tecidos devido à diminuição ou à distribuição irregular do fluxo sanguíneo. Na prática, cada evento primário pode provocar uma cascata de problemas fisiológicos complexos, compensações neuro-hormonais e ativação de mediadores bioquímicos e respostas inflamatórias que

$$D_{O_2} \text{ (distribuição de oxigênio)} = Ca_{O_2} \text{ (conteúdo arterial de oxigênio)} \times DC \text{ (débito cardíaco)}$$
$$DC = \text{Frequência cardíaca} \times \text{Volume sistólico}$$
$$Ca_{O_2} = Hb \times Sa_{O_2} \times 1,34 + (Pa_{O_2} \times 0,003)$$

Figura 2.1 Variáveis determinantes na distribuição de oxigênio. Hb = concentração de hemoglobina; Pa_{O_2} = pressão parcial de oxigênio no sangue arterial; Sa_{O_2} = saturação arterial de oxigênio. Cada grama de hemoglobina, quando completamente saturado, carrega 1,34 mℓ de oxigênio. O oxigênio dissolvido é igual a 0,003 mℓ de O_2 por 100 mℓ de sangue por mmHg P_{O_2}.

fazem parte da síndrome do choque. Um único paciente pode ter vários processos patológicos simultâneos, todos levando à perfusão reduzida dos tecidos.

Choque hipovolêmico

A principal alteração no choque hipovolêmico é o volume insuficiente de sangue circulante. Isto pode decorrer da perda súbita de grande volume de sangue, como durante uma cirurgia, ou da perda de fluido causada por vômitos, diarreia ou doença renal. Vias neuro-hormonais, ao detectar a queda da pressão arterial, estimulam o sistema renina-angiotensina-aldosterona conservando água por intermédio de hormônios antidiuréticos. A estimulação do sistema nervoso simpático causa liberação de epinefrina e norepinefrina pela glândula adrenal. Estes hormônios aumentam o tônus vascular na tentativa de desviar a circulação dos leitos capilares periféricos para tecidos vitais, o que resulta em extremidades frias e aumento do tempo de reenchimento capilar. Sua ação também aumenta a contratilidade do miocárdio. À medida que o paciente começa a descompensar, em geral, surge taquicardia que permite a manutenção da distribuição de oxigênio reduzido em função da redução do volume sistólico. Ao mesmo tempo, há movimentação de fluido das reservas intersticiais na tentativa de preservar a perfusão de cérebro, coração e rins, enquanto outros órgãos e tecidos, como o trato gastrintestinal e os músculos, têm a perfusão diminuída.[3]

Choque cardiogênico

Há choque cardiogênico quando a capacidade de bombeamento do coração é gravemente comprometida, levando à insuficiência circulatória. Como no choque hipovolêmico, o paciente apresentará taquicardia, fraqueza, oligúria, extremidades frias e pulso fraco. O paciente com falência cardíaca pode também exibir evidências de doença cardíaca primária, como murmúrios auscultáveis, ascite, distensão das veias jugulares, edema pulmonar e arritmias cardíacas. A principal alteração encontrada nos casos de distribuição inadequada de oxigênio é a redução do débito cardíaco (DC).[4]

DC = Frequência cardíaca × Volume sistólico

O volume sistólico é determinado por pré-carga, pós-carga e contratilidade. Dentro de limites, o débito cardíaco aumenta à medida que a frequência cardíaca também aumenta. Frequências cardíacas elevadas, em geral, causam redução do débito cardíaco ao impedir o enchimento cardíaco adequado, diminuindo o volume sistólico. A taquicardia pode ser o resultado de arritmia cardíaca ou simplesmente uma resposta fisiológica à diminuição do volume. Para normalizar a frequência cardíaca deve-se empregar terapia antiarrítmica específica e corrigir causas subjacentes da taquicardia. Bradicardias clinicamente significativas são menos comuns. A hiperpotassemia ou o choque descompensado (especialmente nos felinos) podem acarretar bradicardia clínica. As arritmias específicas incluem a síndrome do seio doente (ou enfermo) e os bloqueios atrioventriculares de segundo e de terceiro grau. Não é comum que estes desacelerem o coração a ponto de requerer tratamento de emergência. Com frequência esses pacientes já compensaram o problema por meio de aumento do volume sistólico e podem ser encaminhados para tratamento com marca-passo.[5]

O volume sistólico depende de três fatores determinantes da função cardíaca: pré-carga, pós-carga e contratilidade. Na vigência de insuficiência cardíaca congestiva, o bombeamento é deficiente devido à diminuição da contratilidade do miocárdio. O organismo tenta compensar o problema aumentando a pré-carga (retenção de sódio e de fluido). Normalmente o coração é capaz de bombear o maior volume de fluido por meio da distensão da fibra cardíaca, o que resulta em aumento da contratilidade. Assim, aumentando a pré-carga, o coração consegue elevar o volume ventricular. Em insuficiência cardíaca, o excesso de fluido não pode ser movimentado e se acumula a jusante do ventrículo deficitário. Isto provoca edema pulmonar, insuficiência do ventrículo esquerdo, ascite, derrame pleural, congestão hepática e insuficiência do ventrículo direito.[6]

Deve-se maximizar o volume ventricular (e o débito cardíaco) com a identificação e o tratamento da lesão primária. Em insuficiência congestiva, a pré-carga pode ser otimizada pelo monitoramento da pressão venosa central e pela administração de diuréticos, como a furosemida, e de vasodilatadores, como a nitroglicerina. Insuficiência obstrutiva, como a que ocorre com derrame pericárdico, requer remoção de uma pequena quantidade do fluido pericardial, o que causa alívio da pressão no ventrículo direito, permitindo enchimento mais próximo ao normal.[7] O débito cardíaco também pode ser melhorado pela diminuição da pós-carga com bloqueadores do canal de cálcio ou inibidores da ECA (enzima conversora da angiotensina). Estes são especialmente úteis para tratamento da insuficiência cardíaca seguida por deficiência da valva mitral, cuja contratilidade pode ser normal, ou até maior. Entretanto, uma porção do volume ventricular reflui para o átrio esquerdo em vez de se dirigir à circulação sistêmica. Em casos comprovados de insuficiência do miocárdio, a contratilidade pode aumentar com drogas inotrópicas positivas, como dobutamina, digoxina ou pimobendana.[8]

Choque distributivo

O choque distributivo provavelmente seja o mais desafiador entre as síndromes do choque. É também um dos mais difíceis de ser revertido. A principal alteração encontrada nos casos de choque distributivo é a anormalidade da resposta vasomotora sistêmica, que causa vasodilatação periférica e má distribuição do fluxo sanguíneo.[9] Aumentos na permeabilidade vascular podem exacerbar ainda mais esta síndrome de choque. A vasodilatação periférica e a maior permeabilidade vascular causam redução da perfusão de tecidos vitais. As diferentes causas do choque distributivo estão no Quadro 2.1.

Quadro 2.1 Causas do choque distributivo.

- Sepse e endotoxemia
- Metabólicas (falência renal ou hepática ou desequilíbrios ácido-básicos graves)
- Tóxicas (superdosagem anestésica; intoxicação por metais pesados)
- Endocrinológicas (insuficiência adrenocortical, cetoacidose diabética)
- Neurogênicas (doenças cerebrais e espinais).

Componentes de outras formas de choque podem contribuir para oxigenação deficiente dos tecidos durante o choque distributivo. A perda de fluido para o interior das cavidades corporais e para os tecidos resultam em hipovolemia relativa. A liberação de mediadores inflamatórios no choque séptico pode deprimir o miocárdio, ocasionando um componente cardiogênico. A terapia deve ser dirigida contra o defeito sistêmico primário causador do choque. Para sepse, a terapia consiste em drenagem e controle do foco infectado. Uma vez que a inflamação sistêmica resultante da sepse ou de outra doença inflamatória pode afetar a distribuição de oxigênio a muitos tecidos vitais, é necessário monitorar muitas variáveis para tratar a variedade de problemas que podem surgir.[10]

Tratamento e monitoramento

No tratamento do choque, a correção do déficit de fluido deve ser dirigido ao(s) problema(s) primário(s). Inicialmente, fluidos cristaloides podem ser utilizados para restabelecer o volume circulante. Fluidos cristaloides aumentam o débito cardíaco e não se deve deixar de usá-los por medo de diluir a massa de hemácias.[11] A distribuição de oxigênio é uma função não só do conteúdo sanguíneo, mas também do débito cardíaco. A melhora do volume sistólico deverá compensar a queda que ocorre no hematócrito à medida que se administra o fluido. Desta forma, o grau real de anemia do paciente se torna evidente. Se os sinais de choque persistem enquanto o paciente fica mais anêmico, deve-se administrar um fluido que contenha hemoglobina (sangue total, concentrado de hemácias ou Oxyglobin®).[12,13]

Com um tratamento cujo objetivo é melhorar o aporte de oxigênio aos tecidos, pode-se aumentar o débito cardíaco pelo aumento do volume sistólico (fluidos apropriados). Pode-se aumentar o conteúdo de oxigênio elevando-se a concentração de hemoglobina (transfusão de hemoglobina) e a saturação de oxigênio (suplementação de oxigênio).

Os volumes de fluido a utilizar devem ser particularmente calculados para cada paciente. Há muito tempo se recomenda que o objetivo inicial da utilização de fluidos cristaloides é administrar uma quantidade igual ao volume sanguíneo (aproximadamente 90 mℓ/kg, para cães, e 60 mℓ/kg, para gatos), ou "volume de choque", em 1 h.[14] Frequentemente, este volume de fluido é mais que suficiente e em pacientes extremamente debilitados pode resultar em sobrecarga de fluido (edemas cerebral e pulmonar).[15] Pacientes com condições inflamatórias sistêmicas podem ser suscetíveis a extravasamento vascular. Fluidos administrados em excesso podem afetar os eletrólitos, diluir os fatores de coagulação e promover acúmulos de fluido nos espaços teciduais e cavidades corporais. Pode ser mais prático adequar essa dose em pequenos incrementos. Podem ser administrados *bolus* menores de 22 mℓ/kg a cães e de 10 mℓ/kg a gatos (aproximadamente 25% do volume de choque) de fluidos cristaloides intravenosamente, seguidos por doses adicionais se os sinais clínicos do paciente não indicarem melhora.[16] Os pontos de avaliação da reanimação (*endpoints*) devem ser avaliados cuidadosamente e a administração rápida de fluidos deve ser suspensa quando o paciente exibir melhora.[17] Questões que devem ser feitas: O pulso está mais forte? Mais devagar? O paciente está mais alerta? Se a resposta for "não", deve-se administrar mais fluido ao mesmo tempo em que se investigam outras causas ou mecanismos do choque.

Após a administração do *bolus* de 25% do volume de choque de fluidos cristaloides, o hematócrito e os valores de sólidos totais do sangue devem ser comparados com os valores anteriores à administração de fluidos. Se um paciente receber grande volume de fluidos cristaloides ele ficará anêmico e hipoproteinêmico. O fluido deve ser mudado para um coloide apropriado, como sangue total, concentrado de hemácias ou um coloide sintético. Se os sólidos totais caírem para menos de 50% dos valores anteriores ao tratamento, deve-se considerar um coloide para continuar o processo de reanimação. Se o hematócrito diminuiu precipitadamente, deve-se administrar sangue total e procurar o foco de perda sanguínea. Frequentemente, em hemorragia por traumatismo, a correção do volume sanguíneo perdido e da pressão arterial facilita hemorragia adicional nas áreas de traumatismo vascular, ao mesmo tempo em que dilui os fatores de coagulação disponíveis. Portanto, é importante atenção cuidadosa durante a administração inicial de fluido para reanimação.

As frequências cardíaca e respiratória são variáveis objetivas úteis para o monitoramento de pacientes críticos. O tempo de preenchimento capilar, a qualidade do pulso periférico e a atividade mental são variáveis subjetivas, mas mesmo assim são parâmetros valiosos para avaliar a perfusão quando utilizados por profissionais experientes. A pressão sanguínea e a oximetria de pulso são mais empregadas em medicina veterinária e podem fornecer informações adicionais sobre a função cardiopulmonar, desde que as limitações dos equipamentos sejam entendidas e consideradas.

Pressão sanguínea é a pressão exercida contra as paredes vasculares por unidade de área. Fluxo sanguíneo é a quantidade de deslocamento proporcionado pela pressão sanguínea que trabalha contra a resistência vascular. Durante todo o ciclo cardíaco, a pressão sanguínea oscila em torno de uma pressão média. A pressão do pulso, que determina a qualidade ou a força do pulso, é a diferença entre a pressão sistólica e a pressão diastólica. A pressão sistólica é determinada pelo volume sistólico, pela frequência máxima de ejeção e pela capacidade das artérias em ceder. Pressão diastólica é uma função da pressão arterial ao final da sístole, da duração da diástole, da resistência vascular periférica e do volume sanguíneo.[18]

A medida indireta da pressão sanguínea envolve a oclusão de uma artéria periférica pela inflação de um manguito pneumático. O fechamento e a abertura da artéria são detectados por palpação, auscultação, meios oscilométricos ou ultrassonografia. A pressão diastólica, que é a mais importante para um animal criticamente doente, infelizmente é mais difícil de ser obtida. As limitações para o monitoramento indireto da pressão sanguínea são o custo do equipamento e a inabilidade em detectar com precisão a pressão sanguínea em animais pequenos e naqueles criticamente doentes e com hipotensão grave.

A medida oscilométrica indireta da pressão avalia a amplitude da oscilação em um manguito pressurizado. Essas oscilações são produzidas pelas alterações no diâmetro arterial causadas pelas alterações na pressão do pulso. Aumento súbito na amplitude da oscilação corresponde à pressão sistólica e o ponto inferior de oscilação máxima corresponde à pressão diastólica. A pressão arterial média é determinada diretamente como a pressão mais baixa no manguito na qual as oscilações exibem a maior amplitude. O tamanho adequado do manguito deve ser 40% da circunferência do membro. Se o manguito for muito estreito pode-se obter uma pressão falsamente alta; se for muito largo, a pressão obtida será falsamente baixa.[18,19]

Os detectores ultrassônicos de pulso usam a arteriocinesiografia por ultrassonografia para detectar o movimento da parede arterial. Utiliza ondas ultrassônicas para amplificar o som do sangue pulsado. A deflação gradual do manguito permite que o sangue flua quando a pressão sobre o manguito cai abaixo da pressão sistólica. A pressão sistólica é registrada no momento que se ouve o primeiro som quando o sangue começa a fluir através da artéria.[18] A pressão diastólica é muito mais subjetiva e é registrada quando a qualidade do som se altera de maneira drástica e ele fica abafado. A vantagem da medida da pressão arterial por ultrassonografia é sua adaptabilidade a muitos animais. O equipamento também é relativamente barato. As desvantagens e limitações são similares às dos equipamentos oscilométricos. Devido aos pontos extremos de medida da pressão real poderem ser determinados pelo operador, a variação nos valores publicados pode ser maior. A pressão arterial média não pode ser determinada por esse método, mas pode ser calculada pelos valores das pressões sistólica e diastólica registrados.

A oximetria de pulso permite a estimativa da saturação de oxi-hemoglobina arterial ao medir a diferença entre a absorção da luz transmitida através de uma prega cutânea durante a pulsação (fluxo arterial) e a absorção de fundo. Apesar de a saturação arterial de oxi-hemoglobina (Sa_{O_2}) não ser diretamente relacionada à P_{O_2} arterial, ela oferece informação sobre o aporte de oxigênio aos tecidos. A vantagem de medir a Sa_{O_2} é a possibilidade de monitorar continuamente a oxigenação por um método não invasivo. As desvantagens são dificuldade em se manter o transdutor em um paciente de pequeno porte consciente, interferência na pele pigmentada e a inabilidade em detectar sinais adequados em certas doenças (situações ligadas ao débito cardíaco baixo, icterícia, anemia e hipotermia).[20]

Um ponto relevante é determinar o momento em que o estado de choque fica controlado. Ao utilizar terapia voltada a objetivos específicos, o volume de fluido empregado pode ser reduzido suficientemente a fim de repor o déficit e manter os volumes e as perdas em andamento quando os sinais do choque melhoram. É importante notar que os pontos tradicionais de avaliação (*endpoints*) do processo de reanimação (tempo de reenchimento de capilares, frequência cardíaca, qualidade do pulso periférico, pressão sanguínea, atividade mental e produção de urina) podem ser normais na fase inicial do choque compensado e ser alterados somente quando o paciente fica descompensado. Todavia, o oposto também é preocupante: nos casos em que os *endpoints* foram corrigidos e o paciente continua com evidências de hipoxia tecidual, é necessário avaliar indicadores novos e mais sensíveis do transporte de oxigênio.[21]

Isto levou ao uso rotineiro de cateteres arteriais pulmonares e à medida de variáveis como o índice cardíaco (débito cardíaco padronizado segundo o peso corporal), pressão venosa central e pressão de capilar pulmonar (*capillary wedge pressure*). Por meio da coleta de sangue misto venoso (sangue da artéria pulmonar) e comparação com o sangue arterial, pode-se medir e monitorar a extração e a utilização de oxigênio. Infelizmente, muitos estudos nessa área têm produzido resultados conflitantes e a colocação dos cateteres arteriais pulmonares tem sido associada a problemas técnicos e complicações catastróficas.[22] Mesmo assim, demonstrou-se que o decréscimo na utilização de oxigênio afeta negativamente o prognóstico nos pacientes que não atingem níveis normais de utilização de oxigênio dentro de 12 h após o início da intervenção terapêutica.[22] Por essa razão, meios alternativos para se avaliar o débito relativo de oxigênio dos pacientes continuam a ser pesquisados. Técnicas como lactato sanguíneo, excesso (ou déficit) de base no soro, tonometria gástrica e consumo celular de oxigênio em órgãos específicos fornecem novos meios para se avaliar o déficit de oxigênio.[17]

O lactato é produzido a partir do piruvato (pela hidrogenase láctica) durante períodos de hipoxia tecidual. Os níveis arteriais de lactato, normalmente inferiores a 2 mmol/ℓ, aumentam com o metabolismo anaeróbico. A hipoxia tecidual eleva os níveis de lactato além da capacidade dos mecanismos normais de eliminação.[24]

Apesar de os níveis altos poderem indicar perfusão deficiente, hipoxia tecidual e acidose láctica, o nível de lactato pode ser normal durante períodos em que o débito cardíaco esteja alterado (antes que os mecanismos de eliminação tenham saturado). Ao empregar um modelo canino de choque hemorrágico, demonstrou-se que a acidose láctica é mais preditiva da gravidade do déficit de oxigênio do que a pressão sanguínea ou o débito cardíaco.[25] O nível de lactato pode ser usado para monitorar os procedimentos de reanimação, pois seus níveis caem rapidamente quando a perfusão melhora. A medida do lactato tem limitações, pois existem outras formas de acidose láctica que não indicam especificamente o déficit global de oxigênio. Um exemplo disso ocorre em sepse com administração de catecolaminas, quando o metabolismo alterado do lactato pode superestimar a hipoxia tecidual.[24]

Prefere-se a determinação do déficit de base ao contrário da determinação do lactato sanguíneo em pacientes humanos. O déficit de base é calculado pela maioria dos equipamentos de análise de gases sanguíneos, como a quantidade de base necessária para se conseguir pH normal (7,40) em um volume determinado de sangue do paciente. O déficit de base é uma medida da quantidade de excesso de ácido fixo (acidose metabólica) no paciente. Estudos clínicos e experimentais demonstraram que valores altos de déficit de base são inversamente proporcionais ao desfecho do caso.[26,27] Em um outro modelo canino de choque hemorrágico, compararam-se lactato, pressão arterial média e débito cardíaco com o déficit de base. Este correlacionou-se mais proximamente a débito de oxigênio e mortalidade.[27]

Embora tecnicamente exigente, a análise direta da oxigenação em órgãos específicos começa a estar disponível. A tonometria gástrica permite a medida do pH gástrico e a avaliação da perfusão gástrica.[28] Sondas transcelulares aplicadas à pele, inseridas em músculos ou adaptadas diretamente à superfície de órgãos podem avaliar a oxigenação tecidual de leitos vasculares específicos. Essas técnicas mais novas podem eliminar as conclusões menos objetivas no tratamento do choque. Essas técnicas requerem mais estudos e pesquisas para avaliar a sua capacidade em monitorar a terapia do choque com eficiência.

Conclusão

Novas tecnologias proporcionam interessantes alternativas para o diagnóstico e tratamento do choque. Cada novo tipo de intervenção merece investigação e, caso esta prove ser prática e efetiva, será um auxílio adicional ao manejo dessa síndrome devastadora. Por enquanto, o choque circulatório ainda necessita de tratamento multimodal com um objetivo básico: melhorar a distribuição de oxigênio (D_{O_2}) (Tabela 2.1). Melhor qualidade na distribuição de oxigênio é obtida pela otimização do conteúdo sanguíneo de oxigênio (Ca_{O_2}) e pelo aumento da saturação de oxigênio (Sa_{O_2}). Se o hematócrito for o fator que limita a D_{O_2}, pode-se aumentar a concentração de hemoglobina por meio de transfusão de sangue total, de concentrado de hemácias ou de fluidos carreadores de oxigênio à base de hemoglobina. Pode-se também melhorar a D_{O_2} otimizando o débito cardíaco (DC). Isto é, otimizando a frequência cardíaca (monitorar a frequência e a qualidade do pulso e eletrocardiograma), tratando arritmias específicas e melhorando o volume sistólico. O objetivo da estabilização do choque é dar tempo ao clínico para tratar o problema primário e aumentar a chance de um desfecho favorável.

Tabela 2.1 Variáveis monitoráveis, objetivos e intervenções terapêuticas usados para o tratamento da distribuição de oxigênio dificultosa e do choque circulatório.

Variável fisiológica	Valores ideais	Intervenções terapêuticas
Pressão arterial sistólica	> 90 mmHg	Fluidos, vasoativos/inotrópicos
Pressão arterial média	> 70 mmHg	Fluidos, vasoativos/inotrópicos
Pressão venosa central	< 3 cm H$_2$O – normal 5 a 10 cm H$_2$O durante a injeção	Fluidos quando baixa, diuréticos e vasodilatadores quando alta
Produção de urina	> 1 ml/kg/h	Fluidos, diuréticos, dopamina
Glicemia	70 a 200 g/dl	Nutrição, glicose se for baixa, Insulina regular se for alta
Sólidos totais no soro	3,5 a 5,5 g/dl	Plasma, coloides, nutrição
Albumina	> 1,5 g/dl	Plasma, HSA (albumina sérica humana) a 25%, nutrição
Gases no sangue arterial	Pa$_{O_2}$ > 70 mmHg	Suplementação de oxigênio
	Pa$_{CO_2}$ < 35 mmHg	Suporte ventilatório
	HCO$_3$ 14 a 24	Fluidos, bicarbonato
	pH 7,35 a 7,45	Fluidos, ventilação terapêutica, bicarbonato
	Déficit de base −2 a 2 mEq/l	Fluidos, vasoativos/inotrópicos
	Lactato < 2 mmol/l	Fluidos, vasoativos/inotrópicos
Frequência cardíaca	50 a 150 bpm	Fluidos, analgésicos, antiarrítmicos

Referências bibliográficas

1. Muir WW: Shock. Comp Cont Ed Pract Vet 20(5):549-567,1998.
2. Shoemaker WC: Diagnosis and treatment of shock and circulatory failure. *In* Shoemaker WC, Ayres SM, Grenjvik A, Holbrook PR, eds. Textbook of Critical Care, 4th ed. Philadelphia: WB Saunders, 2000, pp. 92-113.
3. Marino PL: Tissue oxygenation. *In* Marino PL: The ICU Book, 3rd ed. Philadelphia: Lippincott Williams & Wilkins; 2007, p 193-205.
4. Côté E: Cardiogenic shock and cardiac arrest. Vet Clin North Am Small Anim Pract 31(6):1129-1145, 2001.
5. Oyama MA, Sisson DD, Lehmkuhl LB: Practices and outcome of artificial cardiac pacing in 154 dogs. J Vet Intern Med 15(3):229-239, 2001.
6. Barry WL, Sarembock IJ: Cardiogenic shock: therapy and prevention. Clin Cardiol 21: 72-80, 1998.
7. Braunwald E (ed): Heart Disease: A Textbook of Cardiovascular Medicine. Philadelphia: WB Saunders Company; 1997, pp. 1478-1496.
8. Gordon SG, Miller MW, Saunders AB: Pimobendan in heart failure therapy - a silver bullet? J Am Anim Hosp Assoc 42(2):90-93, 2006.
9. Landry DW, Oliver JA: The pathogenesis of vasodilatory shock. N Engl J Med 345(8): 588-595, 2001.
10. Boag AK, Hughes D: Assessment and treatment of perfusion abnormalities in the emergency patient. Vet Clin North Am Small Anim Pract 35(2):319-342, 2005.
11. Manning JE: Fluid and blood resuscitation. *In* Emergency Medicine: A Comprehensive Study Guide, 6th ed. New York: McGraw-Hill; 2004, pp. 225-231.
12. Gutierrez G, Reines HD, Wulf-Gutierrez ME: Clinical review: hemorrhagic shock. Crit Care 8(5):373-381, 2004.
13. Drieseen B, Jahr JS, Lurie F, et al: Arterial oxygenation and oxygen delivery after hemoglobin-based oxygen carrier infusion in canine hypovolemic shock: a dose-response study. Crit Care Med 31(6):1771-1779, 2003.
14. Rozanski E, Rondeau M: Choosing fluids in traumatic hypovolemic shock: the role of crystalloids, colloids, and hypertonic saline. J Am Anim Hosp Assoc 38(6):499-501, 2002.
15. Kreimerier U: Pathophysiology of fluid imbalance. Critical Care 4(Suppl 2):S3-S7, 2000.
16. Wingfield WE: Fluid and electrolyte therapy. *In* Wingfield WE, Raffe MR, eds. The Veterinary ICU Book. Jackson Hole, WY: Teton NewMedia; 2002, pp. 166-188.
17. Prittie J: Optimal endpoints of resuscitation in early goal-directed therapy. JVECCS 16(4):329-339, 2006.
18. Henik RA, Dolson MK, Wenholz LJ: How to obtain a blood pressure measurement Clin Tech Small Anim Pract 20(3):144-150, 2005.
19. Haberman CE, Kang CW, Morgan JD, Brown SA: Evaluation of oscillometric and Doppler ultrasonic methods of indirect blood pressure estimation in conscious dogs. Can J Vet Res 70(3):211-217, 2006.
20. Hackett TB: Pulse oximetry and end-tidal carbon dioxide monitoring. Vet Clin North Am Small Anim Pract 32(5):1021-1029, 2002.
21. Shoemaker WC, Appel PL, Kram HB, et al: Prospective trial of supranormal values of survivors as therapeutic goals in high-risk surgical patients. Chest 94:1176-1186, 1988.
22. Bernard GR, Sopko G, Cerra F: Pulmonary artery catheterization and clinical outcomes: National Heart, Lung, and Blood Institute and Food and Drug Administration Workshop Report. Consensus Statement. JAMA 283(19):2568-2572, 2000.
23. Shoemaker WC, Montgomery ES, Kaplan E, Elwyn DH: Physiologic patterns in surviving and nonsurviving shock patients. Use of sequential cardiorespiratory variables in defining criteria for therapeutic goals and early warning of death. Arch Surg 106(5):630-636. 1973.
24. Lagutchik MS, Ogilvie GK, Wingfield WE, Hackett TB: Lactate kinetics in veterinary critical care: A review. JVECCS, 6:81-95, 1996.
25. Dunham M, Siegel JH, Weireter L, et al: Oxygen debt and metabolic acidemia as quantitative predictors of mortality and the severity of the ischemic insult in hemorrhagic shock. Crit Care Med 19(2):231-243, 1991.
26. Davis JW, Shackford SR, Holbrook TL: Base deficit as a sensitive indicator of compensated shock and tissue oxygen utilization. Surgery 173:473-476, 1991.
27. Waisman Y, Eichacher PQ, Banks SM, et al: Acute hemorrhage in dogs: construction and validation of models to quantify blood loss. J Appl Physiol 74:510-519, 1993.
28. Kolkman JJ, Otte JA, Groeneveld ABJ: Gastrointestinal luminal PCO2 tonometry: an update on physiology, methodology and clinical applications. Br J Anaesth 84(1):74-86, 2000.

Medicina de Transfusão

Elizabeth Rozanski e Mark P. Rondeau

Nos últimos 25 anos, a transfusão sanguínea em pacientes doentes ou feridos em medicina veterinária evoluiu de uma situação relativamente rara para uma prática rotineira e frequentemente capaz de salvar a vida.[1-6] Não é possível imaginar um cirurgião ou uma equipe cirúrgica de sucesso que não tenham conhecimento básico sólido em medicina de transfusão e, ao mesmo tempo, acesso fácil a sangue e hemoderivados para transfusão. O objetivo deste capítulo é cobrir a fisiologia do sangue e plasma e descrever grupos sanguíneos, métodos de coleta, componentes sanguíneos, indicações de transfusão, métodos de administração, monitoramento e reações à transfusão.

Fisiologia do sangue e plasma

A função básica dos eritrócitos é carregar com eficiência o oxigênio a fim de garantir seu aporte aos tecidos. As células vermelhas do sangue, os eritrócitos, são altamente desenvolvidas por serem extremamente eficientes no transporte de oxigênio pela saturação da molécula de hemoglobina (Hb) com o oxigênio absorvido através da interface entre os capilares e os alvéolos pulmonares. A hemoglobina oxigenada contém cerca de 1,34 mℓ de oxigênio por grama de hemoglobina. O conteúdo de oxigênio no sangue depende, primariamente, da saturação de oxigênio da hemoglobina e, em menor medida, da pressão parcial de oxigênio dissolvido. O conteúdo de oxigênio no sangue pode ser calculado (Quadro 3.1).

Quadro 3.1 Cálculo do conteúdo de oxigênio no sangue.*

Conteúdo de oxigênio = [hemoglobina (g/dℓ) % de saturação × 1,34] + [Pa$_{O_2}$ (em mmHg) × 0,333]

Por exemplo = (15 × 0,98 × 1,34) + (100 × 0,003) = 20 m O$_2$/g Hb

*Esta fórmula pode ser usada para sangue arterial ou sangue venoso. Cada mg de hemoglobina pode carregar 1,34 g de oxigênio.

Contudo, o conteúdo de oxigênio no sangue é apenas um dos elementos da equação para distribuir o oxigênio com sucesso aos tecidos. Esta distribuição depende também do débito cardíaco (DC), que é o produto do volume ventricular (VC) pela frequência cardíaca. Assim, em animal anêmico, para melhorar a distribuição de oxigênio aumentando o débito cardíaco, deve-se elevar a frequência e/ou o volume ventricular. Isto pode resultar em taquicardia e "pulso em pancadas". Esse tipo de pulso, quando associado à anemia, é causado por grande pressão de pulso (sistólico – diastólico), em geral, também associado à maior pressão sistólica devido à elevação do volume ventricular ou ao *run-off* diastólico, se houver hipovolemia concomitante. A taquicardia passa a ser um importante fator a ser considerado nas transfusões em animais de companhia. Em alguns casos, cães exibem frequência cardíaca normal quando em repouso, mas apresentam taquicardia acentuada (p. ex., 80 a 180 bpm) ao levantarem ou serem encorajados a andar. Isto ocorre porque a disponibilidade de oxigênio aos tecidos se encontra limitada e o sistema cardiovascular tenta compensar a hipoxemia.

Os componentes celulares do sangue incluem ainda os leucócitos e as plaquetas. Os leucócitos têm várias funções, primariamente na modulação das respostas imunes e na defesa contra infecções. Devido à sobrevida relativamente curta dos leucócitos, leucopenias não são tratadas com transfusão e, em alguns casos, a remoção de leucócitos (leucorredução) tem sido proposta como um método de limitar a resposta imune associada à transfusão.[7]

As plaquetas estão implicadas na hemostasia primária. Trombocitopenia é comum em animais com anemia. Plasma rico em plaquetas ou concentrados de plaquetas podem ser transfundidos em cães. Todavia, se a trombocitopenia for secundária à destruição imunomediada de plaquetas, as plaquetas transfundidas serão destruídas em questão de minutos.[8] O plasma, além de conter proteínas plasmáticas (albumina e globulina), antitrombina, eletrólitos, glicose, fatores pró-coagulantes, anticoagulantes, hormônios e uma gama de outros fatores, age diminuindo a viscosidade geral do sangue.

Grupos e tipos sanguíneos

Os cães têm muitos grupos sanguíneos diferentes, definidos pelos antígenos glicolipídicos e glicoproteicos encontrados na superfície dos eritrócitos.[9] Esses antígenos são denominados antígenos eritrocitários caninos (DEA, do inglês *dog erythrocyte antigens*). Nove antígenos já foram identificados dentro desse sistema: DEA 1.1, 1.2, 1.3, 3, 4, 5, 6, 7 e 8. Nem todos têm igual importância quanto à capacidade de desencadear reação à transfusão. O DEA 1.1 tem maior probabilidade de desencadear uma reação hemolítica à transfusão em cães. Entre 40% e 50% dos cães são positivos para o DEA 1.1. Um cão DEA 1.1-negativo que tenha sido previamente sensibilizado com sangue DEA 1.1-positivo pode desenvolver uma reação hemolítica aguda ao receber uma segunda exposição a eritrócitos positivos para DEA 1.1. O antígeno DEA 1.2 também é capaz de desencadear reação aguda em cães sensibilizados. O antígeno DEA 4 é o mais prevalente dos tipos sanguíneos caninos, presente em até 98% dos cães. Apesar da crença de que o DEA 4 não tenha nenhum papel nas reações de transfusão, reações hemolíticas graves já foram descritas na literatura.[10] Felizmente, as reações de transfusão são raras em cães que não tenham recebido transfusão prévia ou não tenham tido filhotes. É improvável que cães tenham anticorpos pré-formados contra outros determinantes. Tem-se sugerido que alguns cães negativos para DEA 7 tenham anticorpos pré-formados contra antígenos DEA 7, embora este antígeno seja fraco. Cães negativos para DEA 7, mas sensibilizados para este antígeno, sofrem uma reação tardia à transfusão com sangue positivo para DEA 7 e os eritrócitos transfundidos são eliminados em 72 h. A tipificação sanguínea, tanto do doador quanto do receptor, pode ser feita em muitos laboratórios ou, então, com cartões comerciais para tipificação. Apesar de ser ideal a tipificação sanguínea do cão receptor antes da transfusão, em situações emergenciais é improvável que a transfusão resulte em reação no cão receptor da transfusão pela primeira vez devido à falta de anticorpos pré-formados. A tipificação sanguínea de ambos (doador e receptor) auxilia a manutenção de um banco de sangue de melhor qualidade ao controlar as fontes de doação. Antissoros para tipificação estão disponíveis para os antígenos DEA 1.1, 1.2, 3, 4, 5 e 6, embora a maioria dos laboratórios comerciais tipifiquem somente o DEA 1.1, pois é o mais antigênico. Em um animal que tenha sido previamente transfundido ou do qual se desconheça a história de transfusões anteriores, é prudente fazer uma prova cruzada de compatibilidade antes de iniciar a transfusão, para reduzir o risco de reação.

O sistema de grupos para gatos classicamente é composto dos tipos A, B, e AB;[2,11] todavia, foi descrito um novo tipo de antígeno de eritrócitos (MIK) em gatos domésticos de pelo curto.[12] Gatos, diferentemente dos cães, têm aloanticorpos naturais contra grupos sanguíneos diferentes de seu próprio, mesmo sem terem recebido transfusões prévias. O tipo A é, indiscutivelmente, o mais prevalente em gatos domésticos mestiços nos EUA. Alguns gatos de raça pura (notavelmente o Devon Rex e o British Shorthair) têm alta incidência de sangue tipo B. Quando se administra sangue tipo B a um gato tipo A, tipicamente o sangue transfundido será hemolisado em até 48 h; todavia, caso se transfunda sangue tipo A a um gato tipo B, é muito provável que ocorra uma reação fatal. Assim, *todos* os gatos receptores devem ser tipificados, ou então se deve fazer uma prova cruzada de compatibilidade antes da transfusão. Em gatos que requeiram transfusões múltiplas, deve-se fazer prova cruzada a cada vez, particularmente naqueles que já tenham tido reação à transfusão.

Coleta e processamento do sangue

Historicamente, em medicina veterinária, sangue total era coletado de animais da clínica ou de animais pertencentes ao *staff* do hospital veterinário. Todavia, isto é considerado antiquado e não aconselhável, e deve ser evitado. O estabelecimento de um banco de sangue é prática comum nos hospitais veterinários maiores. Também existem grandes bancos de sangue comerciais para animais. O propósito de um banco de sangue é ser uma fonte rapidamente disponível de concentrado de hemácias e plasma para utilizar em pacientes hospitalizados. A maioria dos bancos de sangue veterinários depende de animais de propriedade de clientes ou do *staff*. Para os doadores, recomenda-se enfaticamente que se faça uma triagem antes da coleta. A triagem prévia geralmente consiste em exame físico, hemograma completo e perfil bioquímico. Especificamente para gatos, a triagem abrange também testes para leucemia felina e imunodeficiência felina e, para cães, testes para vermes cardíacos. Em algumas regiões geográficas, recomendam-se ainda testes para doenças transmitidas por carrapatos, como a ehrlichiose. O American College of Veterinary Internal Medicine publicou uma declaração consensual sobre os testes prévios a serem aplicados a animais doadores.[13]

O doador felino ideal é um gato grande (mais de 4 a 5 kg), adulto e de boa índole. A maioria, se não todos os gatos, requer sedação para a coleta de sangue. Os sedativos usados com mais frequência são cetamina, narcóticos e diazepam. Os felinos doadores devem ser auscultados cuidadosamente antes da sedação, pois cardiomiopatias ocultas não são raras e podem contribuir para morbidade e mortalidade do doador. Podem ser coletados aproximadamente 50 mℓ de sangue total de um doador. Pode-se repetir a coleta de sangue a cada 4 semanas, apesar de que, para gatos de estimação, o intervalo seja tipicamente de 2 a 3 meses. Como anticoagulante, pode-se empregar heparina, se o sangue for utilizado imediatamente ou citrato-fosfato-dextrose-adenina (CPDA-1), se para ser estocado. O sangue de gato frequentemente é transfundido como sangue total, a fresco ou estocado, embora tenha crescido o interesse no uso de hemoderivados de gatos (Figura 3.1).

O canino doador de sangue caracteristicamente é um cão de raça grande (mais de 23 kg), adulto e de boa índole. Ao contrário de gatos, cães não requerem nenhuma sedação (Figura 3.2). Cerca de uma unidade (450 mℓ) de sangue pode ser coletada de cada doador. Em geral, o sangue canino é coletado em bolsas contendo CPDA-1, projetadas para coleta de sangue humano. O sangue canino quase sempre é transformado em hemoderivados para melhor aproveitamento dos recursos.[3] Os diferentes hemoderivados disponíveis são sangue total fresco ou estocado, concentrado de eritrócitos, plasma rico em plaquetas, plasma fresco congelado, crioprecipitado e plasma pobre em crioprecipitado (Tabela 3.1). Os hemoderivados mais utilizados são o concentrado de eritrócitos e o plasma fresco congelado. Os hemoderivados são preparados por separação e processamento das unidades após a coleta.

O sangue total fresco (STF) contém eritrócitos, plaquetas, leucócitos e plasma. Sangue total fresco é o sangue transfundido em menos de 8 h após a coleta. As indicações primárias para a transfusão com sangue total fresco são hemorragia (em que há perda de eritrócitos e plasma), trombocitopenia com hemorragia ativa, e quando há falta de outros hemoderivados. Se uma unidade de sangue recentemente coletada não for usada em 8 h, ela deve ser separada em hemoderivados ou refrigerada a 4°C. O sangue total pode ser estocado por 35 dias, dependendo do anticoagulante-conservador utilizado. O sangue total estocado contém hemácias viáveis e proteínas plasmáticas tais como albumina e globulinas (apesar de fatores lábeis de coagulação V e VIII perderem atividade). A indicação primária ao uso de sangue total estocado é hemorragia ou falta de outro hemoderivado disponível no momento.

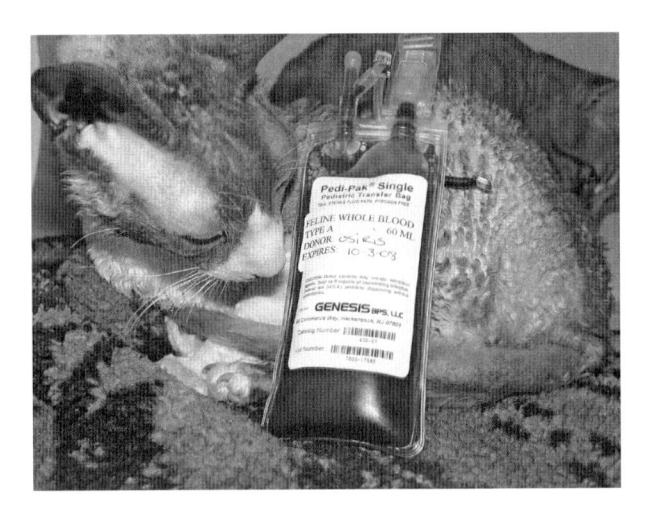

Figura 3.1 Gato após coleta de uma unidade de sangue total fresco.

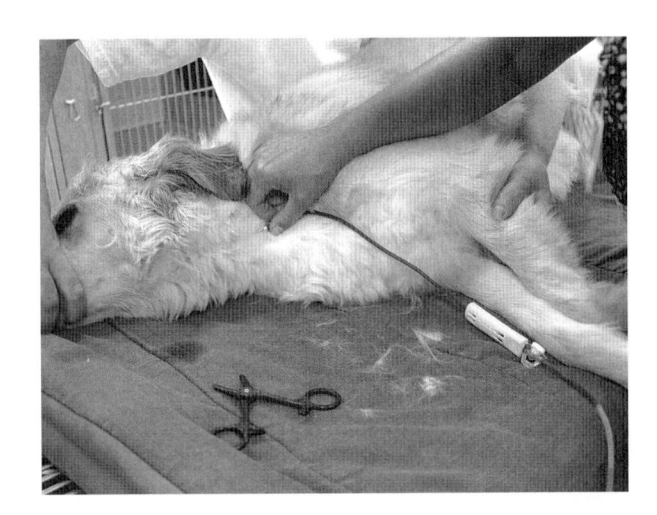

Figura 3.2 Cão Golden retriever doando uma unidade de sangue.

Em geral, as unidades individuais de sangue total canino são transformadas em hemoderivados. A porção vermelha obtida da unidade é chamada de concentrado de eritrócitos (CE). O concentrado de eritrócitos é preparado por centrifugação de uma unidade de sangue total fresco a 4°C, a 5.000 rpm por 15 min, seguida por remoção da maior parte do plasma. Uma unidade de CE pode ser estocada em torno de 35 dias a 4°C, dependendo do anticoagulante-conservador utilizado. O hematócrito médio de uma unidade de CE é de mais ou menos 70% a 80%. Tipicamente, uma unidade de CE é suspensa em salina (a 0,9%) antes da transfusão. Os níveis de amônia nos eritrócitos estocados aumentam, e o nível de glicose (devido ao preservativo) é alto (> 500 mg/dℓ).[14] Todavia, a significância dessa ocorrência é desconhecida neste momento. O concentrado de eritrócitos é indicado para aumentar a capacidade de transporte de oxigênio

Tabela 3.1 Características do sangue e hemoderivados disponíveis para transfusão em cães.

Produto	Conteúdo	Vantagens	Desvantagens
Sangue total fresco	Eritrócitos, leucócitos, plaquetas e plasma	Sem processamento, repõe o sangue perdido	Perda potencial de recursos, sobrecarga volumétrica, vida de prateleira curta (8 h)
Sangue total estocado	Eritrócitos e plasma	Sem processamento	Perda potencial de recursos, sobrecarga volumétrica
Plasma fresco congelado	Fatores de coagulação, incluindo V, VIII, de von Willebrand, albumina e fibrinogênio	Rico em fatores de coagulação, útil para algumas coagulopatias	Fonte limitada de albumina, estável por 1 ano; se descongelado, pode ser recongelado como plasma estocado
Plasma estocado	Alguns fatores de coagulação (II, VII, IX e X), albumina, antitrombina	Útil para algumas coagulopatias (p. ex., rodenticida anticoagulante), fonte de proteínas plasmáticas	Estável por 5 anos
Crioprecipitado	Forma concentrada de fatores de coagulação (especificamente VIII, de von Willebrand e fibrinogênio	Útil se a sobrecarga de volume por plasma fresco for uma preocupação; componente pobre em crioprecipitado pode ser usado para albumina e outras proteínas plasmáticas	Exige um passo adicional para ser preparado a partir de plasma fresco congelado

em animais anêmicos que necessitem desse aumento, por quaisquer causas. Em pacientes com suspeita de encefalopatia hepática grave, é prudente que se evite administrar o concentrado de eritrócitos estocado há muito tempo.

O plasma pode ser classificado como plasma fresco congelado, plasma estocado, plasma rico em plaquetas, crioprecipitado e plasma pobre em crioprecipitado, dependendo da forma em que a unidade de sangue total for processada. Os diversos tipos diferem quanto à quantidade e eficiência em fatores de coagulação. O plasma fresco congelado (PFC) é preparado por separação em uma unidade de sangue total fresco coletada a não mais que 6 h. O plasma fresco congelado é uma boa fonte de todos os fatores de coagulação, inclusive V, VIII e o fator de von Willebrand. O plasma fresco congelado mantém-se estável por até 1 ano se congelado a -40°C. Após 1 ano, a atividade dos fatores mais lábeis diminui e a unidade passa a se chamar plasma estocado. O plasma estocado também pode ser produzido a qualquer tempo a partir de uma unidade de sangue total estocado, ou então quando uma unidade de PFC é inadvertidamente descongelada e recongelada. O plasma estocado tem quantidades adequadas de fatores II, VII, IX e X (os fatores dependentes de vitamina K), e também de albumina.

Plasma rico em plaquetas pode ser feito por centrifugação de sangue total fresco a velocidades menores que a normal (2.000 rpm). Existem relatos da produção de concentrados de plaquetas de cães. Praticamente, transfusões de plasma rico em plaquetas e de concentrados de plaquetas raramente são feitas em medicina veterinária devido às dificuldades técnicas envolvidas na obtenção dos produtos.[15,16]

O crioprecipitado pode ser preparado por centrifugação de plasma fresco parcialmente descongelado. O crioprecipitado é rico em fatores de coagulação VIII, fator von Willebrand e fibrinogênio. Ele contém também fatores IX, XI e XIII e é estável por 1 ano após a coleta inicial do plasma. O componente pobre em crioprecipitado também pode ser usado como fonte de alguns fatores de coagulação e albumina. O crioprecipitado foi criado, inicialmente, para uso em pessoas com coagulopatias congênitas que necessitassem de transfusões múltiplas e com as quais houvesse preocupação quanto à sobrecarga de produtos de plasma.

Indicações à transfusão

As indicações à transfusão em animais são muitas. É útil que se dividam em absolutamente indicadas e potencialmente indicadas. A transfusão apresenta risco de reação, transmissão de doenças e, certamente, representa um custo adicional. As transfusões são consideradas de indicação primária ao tratamento de anemias e coagulopatias. A pacientes cirúrgicos, as transfusões podem ser particularmente indicadas antes da anestesia, a fim de aumentar a capacidade carreadora de oxigênio do sangue e diminuir os riscos potenciais de complicações anestésicas.

Anemia

A anemia deve ser dividida em normovolêmica e hipovolêmica. Animais anêmicos mas com volume normal de sangue apresentam, em geral, anemias não regenerativas ou anemias hemolíticas. Nesses animais, a anemia pode ou não estar presente há longo tempo, acompanhada ou não de aumento relativo no volume do plasma. Animais anêmicos normovolêmicos mostram-se relativamente ativos, com nível de sólidos totais normais ou levemente elevados e suas mucosas são pálidas, em vez de brancas.

Pacientes anêmicos normovolêmicos requerem concentrado de eritrócitos administrado de forma lenta para evitar sobrecarga volumétrica. Em comparação, pacientes anêmicos hipovolêmicos costumam sofrer perda sanguínea catastrófica nas 12 a 24 h anteriores. Esses pacientes apresentam-se muito fracos, com pulso rápido e fraco e com as mucosas mais pálidas do que se poderia esperar, a julgar pelo hematócrito. O nível de sólidos totais invariavelmente é baixo. Requerem processo de reanimação volumétrico agressivo, além da transfusão sanguínea. Não é incomum o hematócrito feito logo após a transfusão ainda estar mais baixo que o inicial, devido à diluição do volume circulatório pelas soluções de cristaloides e coloides injetadas. É fundamental que o clínico se lembre que a distribuição tecidual de oxigênio pode ser melhorada drasticamente aumentando-se o volume circulatório (o que melhora também o débito cardíaco), mesmo em face de um hematócrito baixo. Transfusão maciça, definida como aquela em que se injeta o correspondente a um volume sanguíneo (90 mℓ/kg) em 24 h, ou meio volume sanguíneo em 3 h, já foi descrita em cães.[17]

O concentrado de eritrócitos, em geral, é transfundido na dosagem de 2,2 mℓ/kg × o aumento desejado no hematócrito (Quadro 3.2) ou, simplesmente, em incrementos de 1/4, 1/2 ou 1 unidade. Cada unidade de concentrado de eritrócitos contém aproximadamente 225 a 250 mℓ.

> **Quadro 3.3 Critérios para a transfusão de concentrado de eritrócitos.**
> - Hematócrito < 15%
> - Hematócrito < 21% com procedimento cirúrgico ou anestésico planejado
> - Perda sanguínea aguda, hematócrito < 30% e frequência cardíaca > 150 bpm.

Coagulopatia

Transfusões de sangue ou plasma também podem ser indicadas a coagulopatias causadas por diminuição de fatores de coagulação. (Quadros 3.3 e 3.4) Essas coagulopatias podem ser congênitas ou adquiridas. O termo coagulopatia é difícil de ser definido completamente. O sistema de coagulação normal tem um conjunto relativamente grande de fatores de coagulação inativos em circulação, que ficam disponíveis quando há hemorragia maciça. Os métodos rotineiros de avaliação da coagulação (tempo de protrombina, tempo de tromboplastina parcial ativada e tempo de coagulação ativada) tipicamente se baseiam na formação de um coágulo de fibrina. Quando estes testes indicam uma anormalidade, a maior parte da capacidade de coagulação já desapareceu. As coagulopatias hereditárias que podem se beneficiar da transfusão de plasma são a hemofilia A ou B, doença de von Willebrand e outras deficiências de fatores de coagulação específicos. Coagulopatias adquiridas são comuns em animais criticamente doentes e incluem os envenenamentos por rodenticidas anticoagulantes, falência hepática e, possivelmente, coagulação intravascular disseminada (CID). A coagulopatia é acentuadamente mais grave com hipotermia e acidose. O plasma geralmente é dado em doses de 8 a 15 mℓ/kg, repetindo-se a cada 12 h, se necessário, até que se consiga a normalização dos tempos de coagulação. O plasma também é comumente transfundido em doses de 1/4, 1/2 ou 1 unidade completa. Uma unidade de plasma contém de 225 a 250 mℓ.

> **Quadro 3.2 Cálculo do volume de sangue a transfundir.***
> É necessário saber:
> - O hematócrito (Ht) e o peso corporal do receptor
> - O Ht desejado
> - O Ht do produto transfundido – assumir Ht 75% para concentrado de eritrócitos (CE)
> - Cada 2,2 mℓ/kg aumenta o Ht em 1%
>   - Por exemplo: para um cão de 20 kg, Ht é 15%, você quer aumentá-lo para 25%.
>   - 10 (% de aumento) × 2,2 (mℓ/kg) × 20 (peso) = 440 mℓ de CE.
>
> * Esta fórmula assume que não há hemorragia ativa e que o volume intravascular está estável. Em animais com hemorragia, o sangue deve ser transfundido até um objetivo (*endpoint*) cardiovascular aceitável.

> **Quadro 3.4 Critérios para a transfusão de plasma.**
> - Coagulopatia adquirida documentada, com prolongamento dos tempos de protrombina e tromboplastina parcial ativada
> - Coagulopatia congênita, com intervenção cirúrgica planejada (avaliar caso a caso)
> - Paciente muito pequeno (< 5 kg) com hipoproteinemia profunda.

Outras indicações

Transfusões também são potencialmente indicadas à terapia da síndrome da sepse/disfunção de múltiplos órgãos, pancreatite, hipoalbuminemia e CID não associada à coagulopatia comprovada em laboratório. Os veterinários, em geral, gostam de dar plasma para animais criticamente doentes. Todavia, é prudente determinar qual o objetivo específico (*endpoint*) da transfusão (normalização de um parâmetro laboratorial específico *versus* um parâmetro cardiovascular *versus* outro parâmetro). A correção do déficit de albumina costuma ser impossível, a não ser em pacientes muito pequenos, uma vez que a maior parte da albumina do animal localiza-se, na realidade, no espaço extravascular.

Trombocitopenia

Em pacientes com trombocitopenia e que necessitam de intervenção cirúrgica, é obrigatória atenção à hemostasia meticulosa. Nesses casos específicos, a transfusão de plaquetas sob a forma de sangue total, plasma rico em plaquetas ou concentrado de plaquetas pode ser apropriada. Sob o ponto de vista prático, é essencial que a equipe cirúrgica reconheça a limitação imposta pelo tempo necessário (45 a 60 min) para a coleta de sangue e/ou o processamento da unidade em plasma rico em plaquetas ou em concentrado de plaquetas.

Portanto, já que as transfusões podem ser benéficas por uma variedade de razões, é prudente estudar cuidadosamente os benefícios esperados em cada paciente para, após a transfusão, verificar se aquele objetivo foi alcançado ou não.

Administração da transfusão e reações

A transfusão tanto de plasma quanto de concentrado de hemácias deve ser completada em 4 h. A transfusão, isto é, o produto transfundido deve passar através de filtros. Pode fluir por gravidade ou ser impulsionado por bombas especiais para fluidos. Caso seja feita administração simultânea de fluidos, não se deve permitir que as transfusões se misturem com soluções cristaloides que contenham cálcio (p. ex., solução de lactato de Ringer), pois o cálcio pode interferir na ação do anticoagulante citrato.

A ocorrência de complicações nas transfusões sanguíneas é uma possibilidade e merece menção (Quadro 3.5). Reações existem e a incidência real dessas complicações não está bem estabelecida para cães e gatos. Estudos em cães relataram reações à transfusão em 2,9% a 13% dos casos, e a maioria foi leve.[6,18] As reações à transfusão geralmente são classificadas em imunomediadas ou não imunomediadas; agudas (dentro de 48 h) ou tardias. As reações imunológicas podem incluir hemólise ou reações de hipersensibilidade (como urticária ou edema facial). Reações não imunológicas podem ser sobrecarga circulatória, contaminação bacteriana, hiperamonemia, ou transmissão de doença infecciosa. É importante monitorar o paciente cuidadosamente para sinais de problemas (vômitos, febre, hemoglobinúria/hemoglobinemia). Reações tardias, sejam provavelmente ocasionadas pela presença de aloanticorpos.[19] Raramente há lesão pulmonar aguda associada à transfusão (TRALI), embora a síndrome tenha sido muito mais bem descrita em humanos.

> **Quadro 3.5 Sinais clínicos associados às reações agudas e tardias.**
> - Reação aguda
> - Febre
> - Vômitos
> - Hipersensibilidade (urticária)
> - Hemoglobinúria e hemoglobinemia (p. ex., hemólise intravascular)
> - Colapso cardiovascular
> - Reações tardias
> - Bilirrubinemia e bilirrubinúria (p. ex., hemólise extravascular)
> - Teste de Coombs positivo
> - Menor sobrevida das células transfundidas.

O monitoramento padrão durante a transfusão deve incluir a medida da temperatura corporal, pulso e respiração a cada 15 min durante a primeira hora. Após esse período, de hora em hora. É fundamental haver monitoramento para aumento no esforço respiratório, para vômito, pigmentúria ou sinais de edema facial. A forma de reação à transfusão que representa maior ameaça à vida é a reação hemolítica aguda, mais frequente quando um receptor DEA 1.1 ou 1.2 negativo previamente sensibilizado recebe sangue DEA 1.1 ou 1.2 positivo. A gravidade dessas reações varia, mas é maior quando o complemento é ativado por anticorpo IgM. A liberação de mediadores vasoativos durante a reação hemolítica aguda pode levar a choque, CID e falência de múltiplos órgãos. O diagnóstico da reação hemolítica aguda geralmente se baseia na detecção de sinais clínicos suspeitos, como desenvolvimento de hemoglobinúria, hemoglobinemia e febre logo após a transfusão sanguínea em um animal que pode ter recebido outra transfusão quatro ou mais dias antes. Se houver suspeita de reação hemolítica aguda, a transfusão deve ser interrompida imediatamente e iniciado tratamento de suporte para manter a perfusão de órgãos vitais. O tratamento de suporte pode abranger administração intravenosa de fluidos, furosemida, dopamina ou manitol para prevenir ou tratar a insuficiência renal aguda. Se houver suspeita de CID o tratamento deve incluir plasma congelado. O monitoramento deve incluir a medida cuidadosa de pressão arterial, pressão venosa central e produção de urina.

Reações hemolíticas tardias podem surgir 3 a 21 dias após a transfusão sanguínea. Essas reações geralmente envolvem hemólise extravascular e são mediadas por anticorpos IgG. As reações tardias são tipicamente leves. A febre é comum, e já foram relatadas anorexia ou icterícia.[18] Resultado positivo do teste de Coombs em um animal anteriormente negativo neste teste representa um forte apoio à suspeita de reação hemolítica tardia. Esse tipo de reação não exige tratamento. A sobrevida dos eritrócitos pode ser reduzida, resultando na necessidade de novas transfusões.

Conclusão

A medicina de transfusão representa um auxílio vital para a prática clínica. Seu princípio básico é a necessidade do conhecimento dos benefícios do processo, dos riscos envolvidos e dos conceitos associados às transfusões práticas. Para os pacientes cirúrgicos em especial, o planejamento cuidadoso é essencial para evitar crises emergentes.

Referências bibliográficas

1. Klaser DA, Reine NJ, Hohenhaus AE: Red blood cell transfusion in cats: 126 cases (1999). J Am Vet Med Assoc 226:920-923, 2005.
2. Castellanos I, Couto CG, Gray TL: Clinical use of blood products in cats: a retrospective study (1997-2000). J Vet Intern Med 18:529-532, 2004.
3. Lucas RL, Lentz KD, Hale AS: Collection and preparation of blood products. Clin Tech Small Anim Pract 19:55-62, 2004.
4. Logan JC, Callan MB, Drew K, et al: Clinical indications for use of fresh frozen plasma in dogs: 74 cases (October through December 1999). J Am Vet Med Assoc 218:1449-1455, 2001.
5. Callan MB, Oakley DA, Shofer FS, et al: Canine red blood cell transfusion practice. J Ann Anim Hosp Assoc 32:303-311, 1996.
6. Kerl ME, Hohenhaus AE: Packed red cell transfusions in dogs: 131 cases, J Am Vet Med Assoc 202:1495-1499, 1993.
7. Brownlee L, Waldrop KJ, Sellon RK, et al: Use of prestorage leukoreduction filter effectively removes leukocytes from canine whole blood while preserving red blood cell viability. J Vet Intern Med 14:412-417, 2000.
8. Gopegui RR, Feldman BF: Use of blood and blood components in canine and feline patients with hemostatic disorders. Vet Clin North Am Small Anim Pract 25:1387-1402, 1995.
9. Hale AS: Canine blood groups and their importance in veterinary transfusion medicine. Vet Clin North Am Small Anim Pract. 25:1323-1332, 1995.
10. Melzer KJ, Waldrop KJ, Hale AS, et al: A hemolytic transfusion reaction due to DEA 4 alloantibodies in a dog. J Vet Intern Med 17:931-933, 2003.
11. Griot-Wenk ME, Giger U: Feline transfusion medicine. Blood types and their clinical importance. Vet Clin North Am Small Anim Pract 25:1305-1322, 1995.
12. Weinstein NM, Blais MC, Greiner K, et al: A new blood group antigen in domestic shorthair cats: the feline MIK red cell antigen. J Vet Intern Med 19:400, 2005.
13. Wardrop KJ, Reine N, Birkenheuer A, et al: Canine and feline blood donor screening for infectious disease. J Vet Intern Med 19:135-142, 2005.
14. Waddell LS, Holt D, Hughes D, et al: The effect of storage on ammonia concentration in canine packed red blood cells. J Vet Emerg Crit Care 11:23-26, 2001.
15. Abrams-Ogg AC, Kruth SA, Carter RF, et al: Preparation and transfusion of platelet concentrates. Am J Vet Res 54:635-642, 1993.
16. Abrams-Ogg AC: Triggers for prophylactic use of platelet transfusion and optimal platelet dosing in thrombocytopenic dogs and cats. Vet Clin North Am Small Anim Pract 33:1401-1418, 2003.
17. Jutkowitz LA, Rozanski EA, Moreau JA, Rush JE: Massive transfusion in dogs: 15 cases (1997-2001). J Am Vet Med Assoc 220:1664-1669, 2002.
18. Harrell KA, Kristensen AT: Canine transfusion reactions and their management. Vet Clin North Am Small Anim Pract. 25:1333-64. 1995.
19. Callan MB, Jones LT, Giger U: Hemolytic transfusion reactions in a dog with an alloantibody to a common antigen. J Vet Intern Med: 9:277-279, 1995.
20. Boshkov LK: Transfusion-related acute lung injury and the ICU. Crit Care Clin 21(3):479-495, 2005.

Hemostasia e Coagulação Intravascular Disseminada

Daniel L. Chan

Visão geral da hemostasia

Hemostasia é um processo complexo e sofisticado, cujo objetivo é formar coágulos sanguíneos para ocluir vasos sanguíneos lesados e degradar esses coágulos após terem servido a seu propósito. As várias reações que compreendem a hemostasia são tradicionalmente conceituadas em três fases distintas: hemostasia primária, hemostasia secundária e fibrinólise. A primária envolve a formação de um plugue de plaquetas. A secundária começa com a formação de ligações cruzadas entre os filamentos de fibrina e a estabilização do plugue de plaquetas para formação do coágulo maduro. A degradação do coágulo maduro caracteriza o processo de fibrinólise. Enquanto este esquema excessivamente simplificado é útil para a avaliação da coagulação, especialmente no decorrer de um teste laboratorial típico para avaliação da coagulação, é importante perceber que, *in vivo*, a coagulação provavelmente siga de forma diferente. Mais recentemente, um novo modelo de coagulação com base celular foi proposto para explicar melhor o processo de coagulação que ocorre no organismo.[1,2] O propósito desta revisão é apresentar uma visão geral da abordagem clássica à coagulação, introduzir novos conceitos no processo de coagulação e, finalmente, descrever os distúrbios da coagulação que possam culminar em coagulação intravascular disseminada (CID). A discussão dos testes de coagulação, sua interpretação e a terapia racional dos distúrbios da coagulação completam esta revisão.

Hemostasia primária

Os eventos que levam à ativação da coagulação são lesão do endotélio e exposição subsequente do colágeno na superfície subendotelial. Um dos mecanismos pelo qual as plaquetas aderem ao subendotélio é mediado pelo fator de von Willebrand (FvW). Um evento-chave é a ligação entre o colágeno exposto e vários receptores glicoproteicos de superfície através do FvW. Seguindo-se à adesão, as plaquetas liberam as substâncias adenosina difosfato (ADP), serotonina, e fator ativador de plaquetas (PAF), que serve para ativar as plaquetas. Isto é seguido por agregação plaquetária formando o plugue hemostático temporário. A formação desse plugue temporário é referida como hemostasia primária, e o plugue é degradado em minutos. Em concomitância com a agregação plaquetária, as plaquetas liberam um grande número de fatores pró-coagulantes e coagulantes, fornecendo um ótimo meio para a ativação da cascata de coagulação e, dessa maneira, iniciando a hemostasia secundária.

Hemostasia secundária

A hemostasia secundária consiste na estabilização do plugue temporário de plaquetas com filamentos de fibrina com ligações cruzadas oriundos de serina proteases. Tradicionalmente, pensava-se que esse processo era composto de vias intrínsecas, extrínsecas e comuns (Figura 4.1). Similarmente à ativação da hemostasia primária, a superfície vascular irregular é o estímulo de contato necessário para ativação do fator XII para fator XIIa, o qual inicia a via intrínseca (fatores XI, IX, VIII). A via extrínseca é iniciada pela liberação do fator tecidual (FT), uma glicoproteína presente na membrana da maioria das células não endoteliais (p. ex., fibroblastos, células do músculo liso vascular, monócitos). O fator tecidual forma um complexo com o fator VII e, subsequentemente, ativa os fatores IX e X. Uma vez o fator X ativado, inicia-se a via comum da coagulação. Os fatores ativados X e V culminam na conversão da protrombina em trombina e, finalmente, a trombina converte o fibrinogênio em fibrina. A trombina também é responsável por ativar o fator XIII, que serve para fazer as ligações cruzadas dos filamentos de fibrina e estabilizar o coágulo, aumentando sua resistência à degradação proteolítica. Apesar de as diferentes vias já terem sido vistas como eventos discretos, hoje se reconhece que interações diretas ocorrem entre elas; o complexo fator

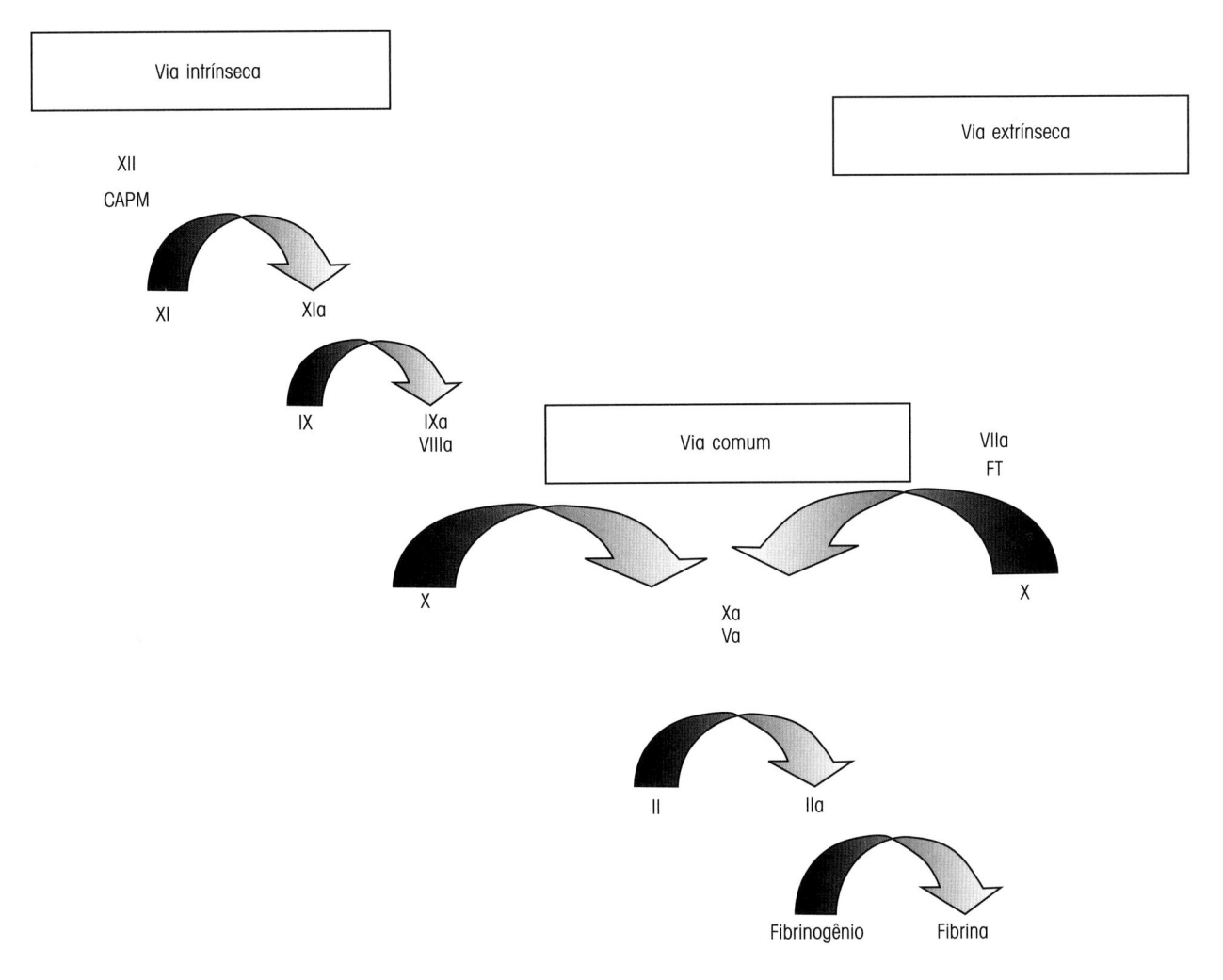

Figura 4.1 Cascata clássica da coagulação, demonstrando as reações envolvidas nas vias intrínseca, extrínseca e comum, culminando na produção do coágulo de fibrina. CAPM = calicreína de alto peso molecular; FT = fator tecidual.

tecidual: fator VIIa (via extrínseca) também ativa os fatores IX e X (via intrínseca). De qualquer maneira, o esquema tradicional de hemostasia secundária oferece um meio de interpretar os testes comuns de coagulação como o tempo de protrombina (TP) e o tempo de tromboplastina parcial ativada (TTPa).

Fibrinólise

Uma vez que o plugue tenha cumprido seu papel, ele deve ser degradado e removido do espaço intravascular. Em adição à lise da fibrina e fibrinogênio, a plasmina biodegrada os fatores V, VIII, IX e XI. O plasminogênio, uma proenzima, é ativado para plasmina pelo fator XIIa, ou então por uma variedade de fatores teciduais pouco definidos. Vários ativadores teciduais de plasminogênio já foram reconhecidos, incluindo estreptoquinase, uroquinase e ativador tecidual de plasminogênio. Eles podem ser utilizados terapeuticamente em pacientes com distúrbios tromboembólicos. O sistema fibrinolítico tem embutido também, mecanismos inibitórios que possuem efeito procoagulante. Os inibidores da fibrinólise incluem alfa-2 antiplasmina, alfa-2 macroglobulina e os inibidores teciduais 1 e 2 dos ativadores de plaminogênio. A plasmina biodegrada o fibrinogênio e os produtos da degradação da fibrina (PDF, *fibrin degradation products*) que podem ser detectados no plasma de cães e gatos. Esses PDF também exercem profundo efeito inibitório na função plaquetária, o que contribui para as petéquias e equimoses observadas em pacientes com CID.

Novo modelo de coagulação

Apesar de a clássica cascata de coagulação ser um esquema conveniente que permite a avaliação clínica do *status* de coagulação, ele deixa de explicar por que pacientes com deficiência congênita grave dos fatores XII ou XI não exibem distúrbios de sangramento significativos. Também não explica adequadamente por que pacientes com deficiências do fator VII, mas com fatores intrínsecos intactos, têm tendência acentuada a sangramentos. Fica aparente que a coagulação *in vivo* deve progredir de forma diferente daquela demonstrada *in vitro*. Um novo modelo de coagulação enfatiza o papel representado pelas plaquetas e pelas células que possuem FT e, por isso, é denominado modelo celular da coagulação (Figura 4.2).[1,2] Este modelo é descrito com tendo três fases: iniciação, amplificação e propagação (Figura 4.3).

Durante a *fase de iniciação*, a lesão vascular expõe o FT expresso nas células que possuem FT, como fibroblastos, células de músculo liso e monócitos. O fator VII é ativado ao ser complexado com FT. Este complexo ativa pequenas quantidades de fatores IX e X. O fator X ativado combina e ativa o fator V na superfície das células que expressam FT para produzir um complexo de protrombinase que origina trombina. A pequena quantidade de trombina é insuficiente para catalisar a produção de fibrina e permanece limitada à vizinhança da célula que possui FT. Todavia, essa pequena quantidade de fibrina serve como mecanismo primário para os eventos hemostáticos subsequentes (ver Figura 4.2).

A ativação das plaquetas é o ponto central para a *fase de amplificação*, que prepara o palco para a subsequente produção de trombina em larga escala. A trombina originada durante a fase de iniciação estimula a liberação de fator V das plaquetas circulantes, desacopla o fator VIII do FvW e ativa os fatores V, VIII, e XI na superfície das plaquetas. As plaquetas ativadas também expressam receptores e locais de ligação para fatores de coagulação ativados. O FvW desacoplado pode, então, mediar a adesão e a agregação adicionais de plaquetas. A importância da fase de amplificação é que plaquetas que não foram diretamente estimuladas pela lesão vascular são recrutadas para participar da coagulação ativa.

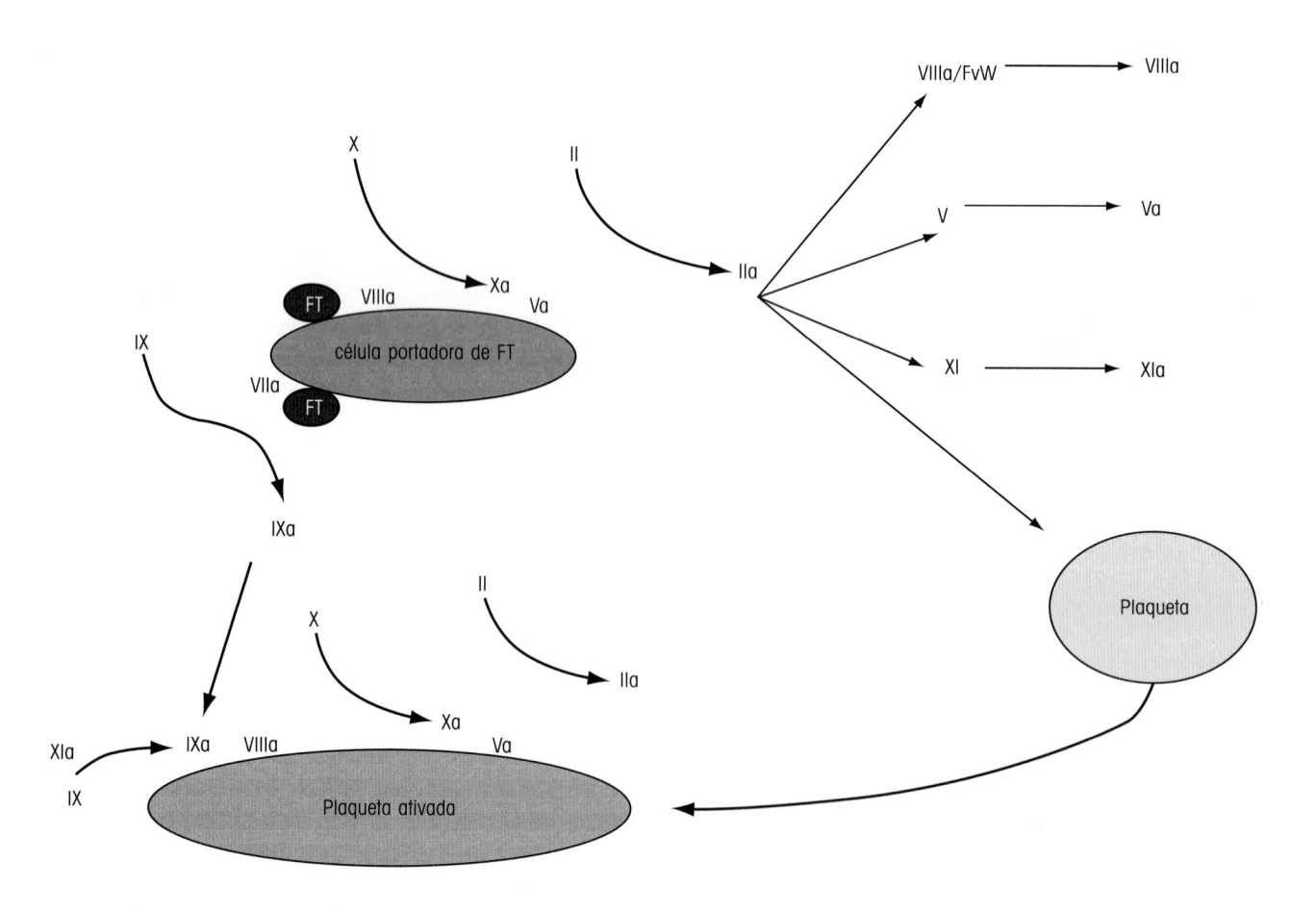

Figura 4.2 Modelo celular de coagulação. Células portadoras de fator tecidual (FT) primeiramente ativam o fator VII para fator VIIa. O complexo FT:VIIa converte X e IX em Xa e IXa, respectivamente. O fator Xa combina-se com o fator Va e gera uma pequena quantidade de trombina, que ativa as plaquetas e outros fatores de coagulação. A superfície de plaquetas ativadas torna-se, então, o maior local de produção de trombina, necessária para a formação de fibrinogênio. FT = fator tecidual; FvW = fator de von Willebrand.

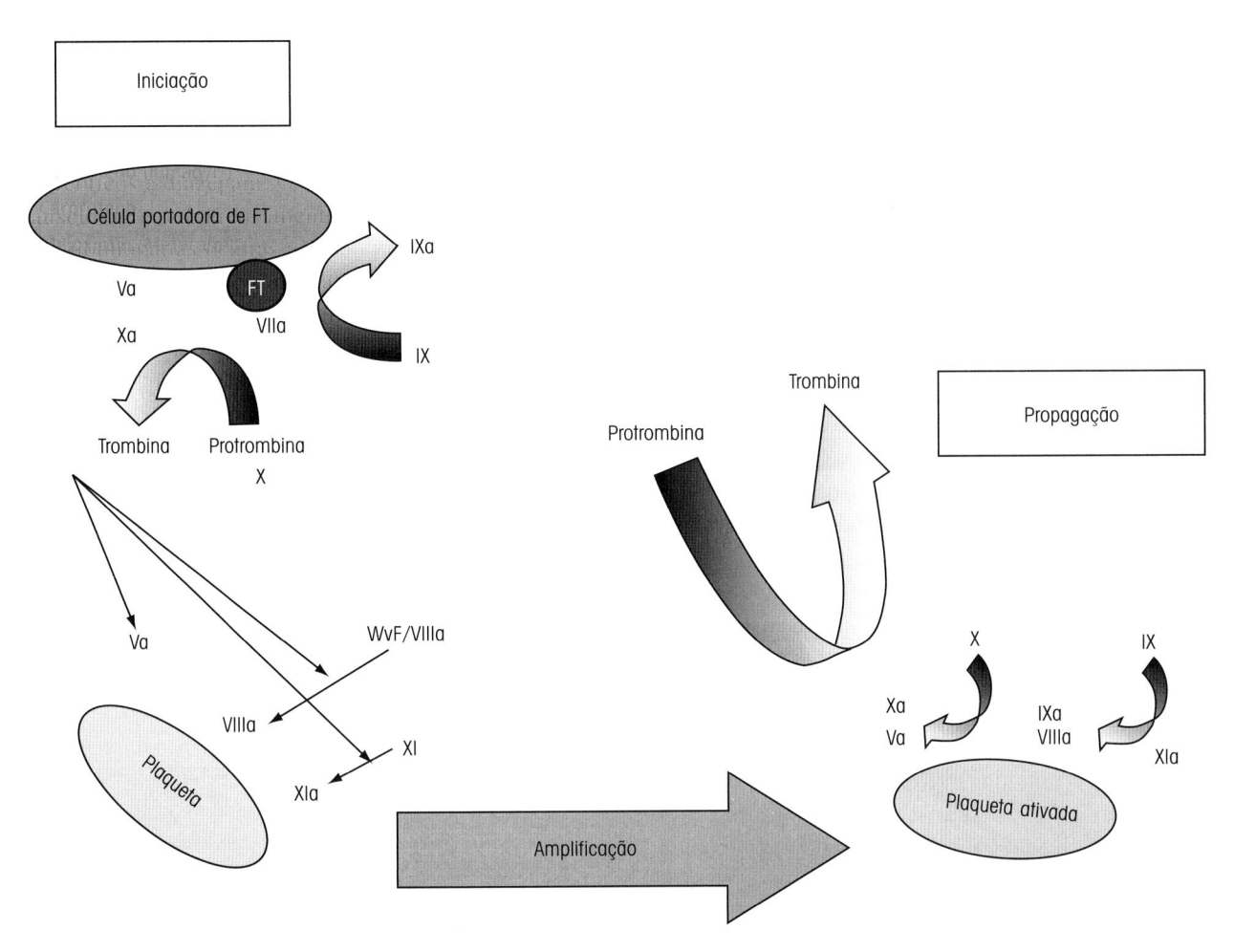

Figura 4.3 Estágios do modelo celular da coagulação. A iniciação ocorre nas células portadoras de fator tecidual (FT) e resulta na produção de pequena quantidade de trombina. A trombina, produzida no estágio de iniciação, ativa as plaquetas e outros fatores de coagulação. A propagação ocorre na superfície das plaquetas ativadas e resulta na produção de quantidades significativas de trombina, requisito para a formação de fibrina. FvW = fator de von Willebrand.

A *fase de propagação* é caracterizada pela produção de trombina e fibrina a partir de seus precursores inativos (ver Figura 4.3). O fator IX ativado é produzido durante a fase de amplificação e converte mais fator IX em fator IX ativado. O fator IX ativado combina-se com seu cofator VIIIa para formar o "complexo tenase" (IXa/VIIIa). O complexo tenase, então, recruta fator X adicional da solução, produzindo mais fator Xa na superfície da plaqueta. O fator X ativado liga-se ao fator V para formar o "complexo protrombinase" que leva a uma explosão de produção de trombina, de magnitude suficiente para coagular fibrinogênio e para originar o plugue hemostático.

Assim que o sangramento for controlado, o processo de formação de coágulo deve ser interrompido para evitar a oclusão trombótica de áreas normais adjacentes da vasculatura. Esta fase pode ser considerada como a *fase de terminação*. O sistema proteína C/proteína S/trombomodulina é um mecanismo importante para confinar a coagulação ao local da lesão.[3] Uma parte da trombina produzida durante a coagulação pode difundir a distância do local da lesão vascular. Quando a trombina atinge uma célula endotelial intacta, ela se liga à trombomodulina (TM) originada na superfície endotelial. Na sequência, o complexo TM/trombina endotelial ativa a proteína C, que se liga ao seu cofator proteína S e inativa o restante dos fatores Va e VIIIa. Este sistema demonstra as tendências anticoagulantes do endotélio intacto.

Coagulação intravascular disseminada

Mais do que uma doença, a CID é a consequência patológica de muitos distúrbios diferentes. Ela é caracterizada pela ativação da coagulação de forma aguda e generalizada, que resulta em complicações causadas por tromboembolia e pela formação intravascular de fibrina. Além disso, causa hemorragia difusa devido ao consumo de plaquetas e fatores de coagulação.[4-6] A deposição generalizada de fibrina está ligada à gênese da falência de múltiplos órgãos e a desfecho clínico desfavorável.[4-8] A situação clínica com ocorrência simultânea de trombose e sangramento representa um problema difícil para o clínico, pois a reposição de fatores de coagulação não diminui o risco de trombose.

Como a CID é sempre secundária a outro distúrbio, a terapia racional deve sempre ser dirigida à doença primária. As doenças comumente associadas à CID estão listadas no Quadro 4.1. As doenças caracterizadas por estase capilar, perda da integridade vascular, hemólise de eritrócitos, presença de material particulado inadequado no sangue ou liberação da tromboplastina tecidual na vasculatura a partir de tecido necrótico podem causar essa complicação que ameaça a vida do paciente.

A patogênese da CID em pacientes com infecções graves pode estar relacionada à exposição a componentes específicos da membrana celular dos microrganismos (p. ex., lipopolissacarídios) ou endotoxinas bacterianas. Instala-se, então, uma resposta inflamatória sistêmica, caracterizada pela elevação de várias citocinas. As citocinas, produzidas principalmente por células mononucleares e células endoteliais ativadas, são parcialmente responsáveis pela alteração no sistema de coagulação observada na CID.[4-9] A ativação dos neutrófilos causa ativação de plaquetas e redução da atividade antitrombogênica. Distúrbios nas funções antitrombogênicas do endotélio induzem aderência de plaquetas e granulócitos por meio da expressão de moléculas de adesão, como as seletinas P, E e L; moléculas de adesão endotelial dos leucócitos (ELAM, *endothelial leukocyte-adhesion molecules*), tais como ELAM-1; e moléculas de adesão intercelular-1 (ICAM-1, *intercelular adhesion molecule-1*).[4-8] Durante essa excessiva coagulação intravascular, grandes quantidades de plaquetas são consumidas, o que causa trombocitopenia. Fatores teciduais, expostos em seguida à lesão do endotélio e por monócitos ativados, desencadeiam a iniciação da cascata de coagulação na superfície endotelial no local da lesão. A produção local de trombina leva à formação de trombos. Neste processo de coagulação autoperpétuo, os fatores de coagulação são consumidos. Uma vez ativado o sistema fibrinolítico, segue inativação de fatores de coagulação e impedimento da função plaquetária. Os produtos de degradação plaquetária, produzidos pela lise dos coágulos, são fortes inibidores da função plaquetária. Antitrombina, junto com as proteínas C e S, logo sofrem depleção pelas tentativas de impedir a coagulação intravascular. O sistema fibrinolítico é impedido pela liberação dos inibidores da ativação do plasminogênio 1 (IAP-1). O IAP-1 é mediado principalmente pelo TNF, endotoxina, IL-1 e IL-6. Este desequilíbrio entre os sistemas promove a deposição de fibrina. A formação de fibrina no interior da microcirculação resulta em anemia à medida que os glóbulos vermelhos são lacerados pelos filamentos de fibrina. Como resultado, encontram-se eritrócitos lacerados, ou esquizócitos, na circulação.

Avaliação da coagulação

O tempo de protrombina (TP) é o principal teste para avaliar o estado da via extrínseca da coagulação. Para este teste, o sangue é coletado em frascos contendo citrato, que retém o cálcio e impede a coagulação. Um reagente de tromboplastina (fonte de FT) e cálcio são adicionados para iniciar a coagulação. O tempo para formação de fibrina é medido em segundos; os aumentos no tempo maiores que 25%, comparados com o normal, são considerados significativos. O TP é prolongado por deficiências nos fatores II, V, VII e X. Em geral, aumento no TP indica que a atividade dos fatores deve ter diminuído para menos de 30%.

O tempo parcial de tromboplastina ativada (TPTA) indica, a princípio, a integridade da via intrínseca. Da mesma maneira que para a medida de TP, o sangue é coletado em tubos com citrato para impedir a coagulação. Adiciona-se um ativador (p. ex., caulim, celite, propil galato) para suprir partículas negativamente carregadas similares às membranas basais, a fim de ativar o grupo de contato (i. e., fatores XII e XI). Adiciona-se, então, tromboplastina parcial (fonte de superfícies de fosfolipídios) e cálcio. O tempo para formação de fibrina deve ser anotado em segundos. Aumentos no TPTA ocorrem se a atividade dos fatores VIII, IX, X, XI e XII cai abaixo de 30%. Depressão grave na atividade dos fatores II e V e a depleção do fibrinogênio também prolongam o TPTA.

O tempo de coagulação ativada (TCA) é uma medida grosseira da via intrínseca. Tubos contendo terra diatomácea fornecem o ativador de contato. Plaquetas supridas por sangue total fornecem as membranas de

---

Quadro 4.1 Distúrbios comuns que podem estar associados a CID em animais.
- Sepse/infecção grave
- Traumatismo grave
- Neoplasia maligna
- Intermação
- Queimaduras graves
- Insuficiência hepática grave
- Pancreatite
- Reações à transfusão hemolítica
- Reações adversas a medicamentos
- Anemia hemolítica imunomediada

fosfolipídio necessárias para suportar a reação de coagulação. A amplitude dos valores normais de referência para TP e TPTA depende dos reagentes utilizados, e geralmente se aceita que os valores de TCA para cães variam de 60 a 110 s e para gatos, de 50 a 75 s.

A degradação plasmino-mediada do fibrinogênio e da fibrina produz vários fragmentos (fragmentos X, Y, D e E) coletivamente chamados de PDF. A medida de PDF pode ser avaliada semiqualitativamente por meio de técnicas de aglutinação e é utilizada como indicador de fibrinólise ativa. É importante notar que PDF são produzidos pela lise de fibrina com ou sem ligações cruzadas. Assim sendo, a elevação na concentração de PDF é meramente um indicador do aumento da produção de fibrina e de fibrinólise. *Kits* para avaliar dímeros de fragmentos D (dímeros D) estão disponíveis comercialmente e são mais utilizados.[10,11] Os dímeros D são mais específicos para a fibrinólise (particularmente de fibrina com ligações cruzadas), mas não distinguem fibrinólise fisiológica de fibrinólise patológica.

Diagnóstico da CID

A associação entre CID e evolução clínica desfavorável deve-se ao ímpeto para se obter um diagnóstico precoce; todavia, a terapia deve ser dirigida à doença primária, e não à anormalidade da coagulação. Apesar do desejo de identificar corretamente a alteração no paciente, ainda não existe consenso sobre o diagnóstico definitivo da CID. Vários critérios foram propostos, muitos incluindo as anormalidades presentes em quaisquer dos três parâmetros de coagulação (prolongamento em TP, TPTA, diminuição na contagem de plaquetas, aumento nos níveis de PDF, de dímeros D, depleção de fibrinogênio ou AT).[12,13] Para pessoas, foram propostos escores para CID ou algoritmos, mas isto não é reconhecido amplamente.[6,14] Várias publicações veterinárias, cada uma definindo seus critérios de maneira diferente, tornam impossível o desenvolvimento de esquemas similares.[10,12,13] Mais ainda; as anormalidades nos parâmetros de coagulação não são suficientemente específicas nos casos de CID, podendo ser encontrados em muitos outros distúrbios com prognósticos completamente diferentes.

No hemograma, a presença de esquizócitos indica dano mecânico aos eritrócitos causado pelos filamentos de fibrina. Apesar de os esquizócitos serem sugestivos de CID, esta alteração é encontrada em apenas 10% dos pacientes com CID.[12,13] A contagem de plaquetas pode variar na CID, pois alguns estados inflamatórios podem causar trombocitose reativa, e portanto, é mais importante realizar esfregaços sanguíneos e contagens diárias manuais do número de plaquetas; com frequência, a queda na contagem de plaquetas precede os outros sinais de CID. No futuro, o aumento nos números do fator 4 de plaquetas e de betatrombomodulina pode se tornar patognomônico para indicar a destruição de plaquetas na CID.[4-7] Plaquetas disfuncionais, que resultam em trombocitopatias, são causadas por PDF revestindo as membranas das plaquetas, liberando material procoagulante plaquetário.

Terapia para CID

Como a CID é um reflexo da desregulação completa da hemostasia, sua reversão só pode ser alcançada se o estímulo primário for eliminado. Todavia, como a eliminação do problema iniciador da CID quase nunca é possível de imediato, o foco da terapia, em geral, tem sido dirigido a impedir a coagulação intravascular adicional (administração de plasma, heparina, ácido acetilsalicílico); promoção do fluxo sanguíneo capilar (fluidoterapia agressiva); proteção de órgãos-alvo em risco de hemorragia; microtrombos ou isquemia (manutenção da perfusão e oxigenação) e correção do *status* ácido-básico.[3-7] Apesar dessas recomendações genéricas, não há estudos que validem o uso dessas terapias para melhorar ou reverter a CID.[7] Entre as mais empregadas estão a administração de plasma e heparina. Entretanto, ainda não foi possível comprovar uma melhora no desfecho clínico, tanto em humanos quanto em animais, por essa abordagem.[2,15,16] Existe até uma sugestão de que, embora a heparina de fato melhore a atividade da AT, ela o faz à custa de potentes propriedades anti-inflamatórias da AT, tornando questionável a recomendação da terapia com heparina a pacientes com CID.[2,15,16] No futuro, estratégias dirigidas à inibição da ativação da coagulação mediada por fatores teciduais ou a restauração dos sistemas fisiológicos de coagulação podem se provar benéficos.[7]

Conclusão

Como, em geral, distúrbios da coagulação são encontrados em pacientes criticamente doentes, muitos dos quais necessitam de intervenções cirúrgicas, é crucial que o clínico entenda adequadamente a coagulação, sua avaliação e suas relações com a patogênese das doenças. Uma vez que a remoção cirúrgica de tumores pode ser o mais efetivo meio de tratar a CID, anormalidades na coagulação por si não impedem que sejam feitas intervenções cirúrgicas. A interpretação dos testes de coagulação deve ser feita no contexto da situação clínica, de forma a orientar o mais apropriado curso de ação. Resultados discordantes entre os testes de coagulação e a avaliação clínica ou cirúrgica do sangramento podem ser reflexo das diferenças entre os processos de coagulação *in vitro* e *in vivo*. Apesar dos progressos no entendimento da coagulação, as decisões terapêuticas são ainda controversas e devem ser individualizadas segundo as bases e a gravidade da anormalidade na coagulação.

Referências bibliográficas

1. Hoffman M: Remodeling the blood coagulation cascade. J Thromb Thrombolysis 16:17, 2003.
2. Hopper K, Bateman SW: An updated view of hemostasis: mechanism of hemostatic dysfunction associated with sepsis. J Vet Emerg Crit Care 15:83, 2005.
3. Hambleton J, Leung LL, Levi M: Coagulation: Consultative hemostasis. Hematology (Am Soc Hematol Educ Program): 335, 2002.
4. Levi M, de Jonge E, Van der Poll T, et al: Disseminated intravascular coagulation. Thromb Haemostasis 82:695, 1999.
5. Levi M, Cate H: Disseminated intravascular coagulation. N Engl J Med 341:586, 1999.
6. Taylor FB, Toh CH, Hoots WK, et al. Scientific subcommittee on disseminated intravascular coagulation (DIC) of the international society on thrombosis and haemostasis: Towards definition, clinical and laboratory criteria, and a scoring system for DIC: Thromb Haemost 86:1327, 2001.
7. Franchini M, Manzato F: Update on the treatment of disseminated intravascular coagulation. Hematology 9:81, 2004.
8. Johnson V, Gaynor A, Chan DL, et al: Multiple organ failure in humans and dogs. J Vet Emerg Crit Care 14:158, 2004.
9. Marshall JC: Inflammation, coagulopathy, and the pathogenesis of multiple organ dysfunction syndrome. Crit Care Med: 29(7 Suppl):S99, 2001.
10. Stokol T, Brooks MB, Erb HN, et al: D-dimer concentrations in healthy dogs and dogs with disseminated intravascular coagulation. Am J Vet Res 61:393, 2000.
11. Griffin A, Callan MB, Schofer, et al: Evaluation of a canine D-dimer point-of-care test kit for use in samples obtained from dogs with disseminated intravascular coagulation, thromboembolic disease, and hemorrhage. Am J Vet Res 64:1562, 2003.
12. Bateman SW, Mathews KA, Abrams-Ogg AC, et al: Evaluation of point-of-care tests for diagnosis of disseminated intravascular coagulation in dogs admitted to an intensive care unit. J Am Vet Med Assoc 215:805, 1999.
13. Bateman SW, Mathews KA, Abrams-Ogg AC, et al: Diagnosis of disseminated intravascular coagulation in dogs admitted to an intensive care unit. J Am Vet Med Assoc 215:798, 1999.
14. Levi M, de Jonge E, Meijers J: The diagnosis of disseminated intravascular coagulation. Blood Reviews 16:217, 2002.
15. Opal SM, Kessler CM, Roemisch J, et al: Antithrombin, heparin, and heparin sulphate. Crit Care Med: 30(5 Suppl):S325, 2002.
16. Hoffman JN, Vollmar B, Laschke MW, et al: Adverse effect of heparin on antithrombin action during endotoxemia: microhemodynamic and cellular mechanisms. Thromb Haemost: 88:242, 2002.

Metabolismo e Nutrição do Paciente Cirúrgico

Elisa M. Mazzaferro

Em organismos saudáveis, o sistema neuroendócrino está em estado de fluxo contínuo com a finalidade de manter a homeostasia. Têm sido documentadas alterações no metabolismo básico e nas vias endócrinas de pacientes, tanto em humanos quanto em animais com doenças críticas e neoplasia.[1-6] Em geral, estressores como lesão, neoplasia, infecção, anestesia e cirurgia podem influenciar adversamente os mecanismos fisiológicos adaptativos do corpo e alterar a homeostasia (Figura 5.1). As alterações observadas nas vias metabólicas estão intimamente relacionadas às alterações nos eixos hormonais do corpo, inclusive à supressão da atividade do hormônio tireoidiano e à liberação de hormônios gluco-contrarregulatórios, abrangendo o cortisol e o glucagon. A ativação do eixo hipotálamo-pituitária-adrenal, o eixo tireoidiano, o sistema renina-angiotensina-aldosterona e a liberação de citocinas pró-inflamatórias durante estados mórbidos e lesão podem causar depleção proteica e calórica, balanço nitrogenado negativo, disfunção orgânica, supressão da imunidade, retardo na reparação de ferimentos, alterações nas exigências energéticas de repouso e aumento na morbidade e mortalidade.[7,8] A intervenção na nutrição é uma modalidade terapêutica que deve ser considerada para todos os pacientes criticamente doentes. Devem também ser levados em conta pacientes cirúrgicos na tentativa de restabelecer a homeostasia a fim de auxiliar o processo de reparação e recuperação.

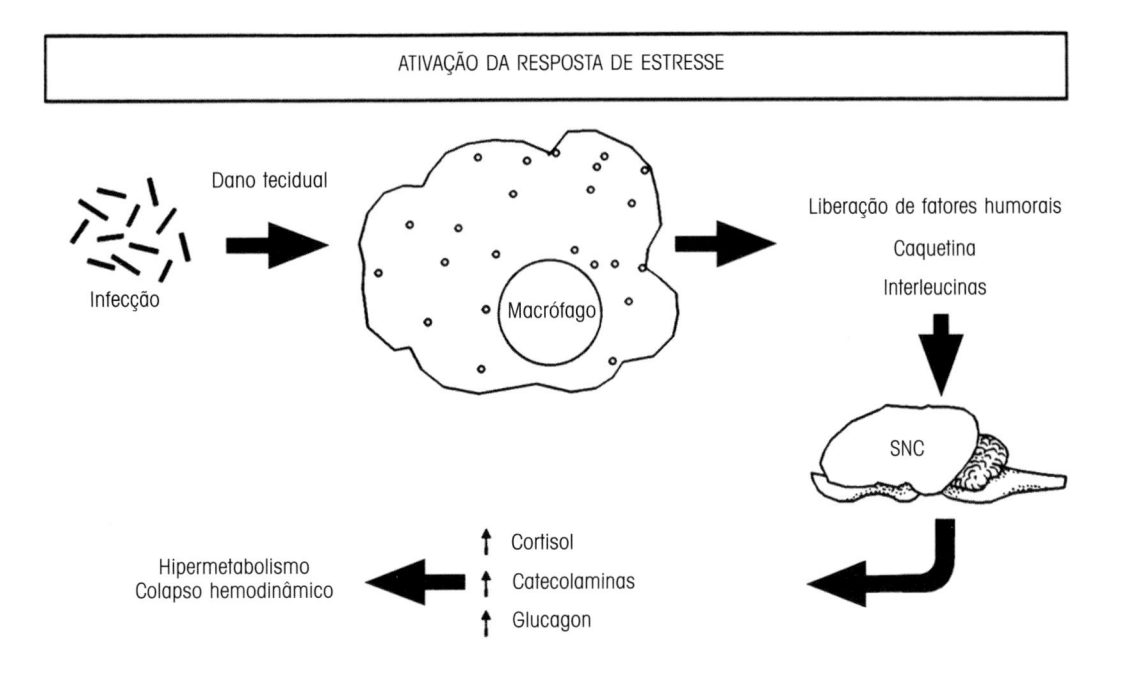

Figura 5.1 Ativação da resposta de estresse. SNC = sistema nervoso central.

Desnutrição por estresse *versus* desnutrição por outras causas

Em pacientes saudáveis, a desnutrição resulta da indisponibilidade de nutrientes. Este estado difere completamente da desnutrição observada durante o estresse, que ocorre nos casos de doença ou lesão.

Durante a desnutrição não associada ao estresse acontecem adaptações que priorizam a utilização de gordura corporal como fonte de energia, economizando carboidratos para favorecer tecidos dependentes de glicose e direcionando aminoácidos e proteínas para os processos de reparação.[5,9] Em animais saudáveis, a glicogenólise hepática inicialmente é usada para manter o estado de euglicemia.[10] Em cães, o glicogênio hepático é totalmente empregado entre 48 h e 72 h.[11] Adaptações fisiológicas entram em curso para degradar proteína dos músculos e fornecer precursores para a gliconeogênese, como a alanina e a glutamina.[10,12] Durante a desnutrição não ligada ao estresse, o piruvato é transaminado e transportado ao fígado como alanina, onde é desaminado, voltando a ser piruvato e utilizado para gliconeogênese. O fígado e o trato gastrintestinal também contribuem com alanina para a gliconeogênese, economizando proteína muscular para outras finalidades. Os depósitos de alanina dos músculos esqueléticos podem sofrer depleção durante estados prolongados de desnutrição ligada ao estresse e desencadear desequilíbrio da homeostasia e perda de função.[13] Obviamente, a proteólise continuada pode resultar na falta de aminoácidos disponíveis para neosíntese proteica e reparação de ferimentos.

À medida que a falta de nutrição é prolongada, ocorre desaceleração da taxa metabólica do paciente. Inicia-se, assim, a proteólise muscular e, para obter energia, o corpo se adapta revertendo para lipólise e oxidação da gordura corporal. Lactato muscular, em vez de aminoácidos musculares, passa a ser enviado ao fígado para gliconeogênese através do ciclo de Cori (Figura 5.2). Apesar de resultar em energia, este é um processo muito ineficiente de o corpo manter a glicemia normal.

Desnutrição por estresse

A falta de ingestão adequada de nutrientes é de particular importância para pacientes cirúrgicos e com uma variedade de doenças possíveis resultantes de falhas de adaptação. A ingestão inadequada de nutrientes é comum em animais durante os períodos pré e pós-operatórios. Muitos não podem ou não querem consumir

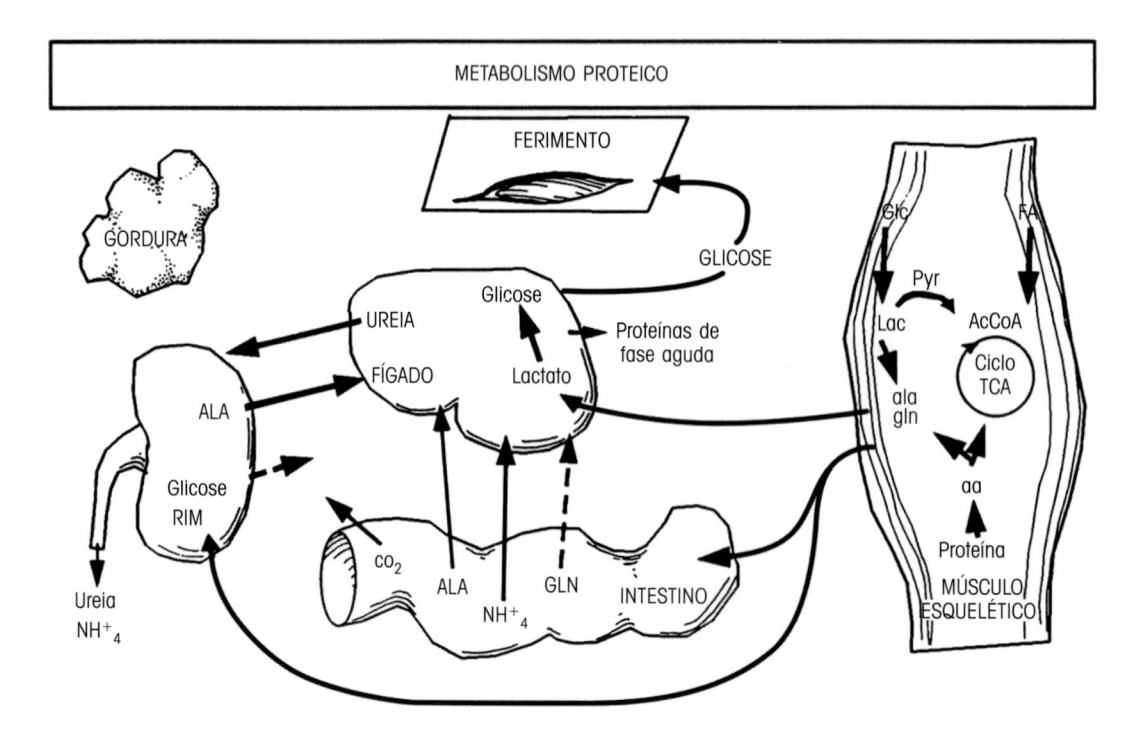

Figura 5.2 Metabolismo proteico.

voluntariamente o necessário para seus requerimentos nutricionais, devido a náuseas, dores, massas ou traumatismos faciais, ou ansiedade. Na preparação para anestesia e cirurgia, é normal a suspensão da alimentação. Algumas vezes, alimentos inadequados podem contribuir para ingestão imprópria de nutrientes, mesmo em ambiente hospitalar.[14] Há supressão do gasto energético durante o repouso devido à redução da atividade do eixo hipotálamo-pituitária-adrenal. Todavia, a liberação de citocinas e mediadores pró-inflamatórios, incluindo a interleucina-1, interleucina-2, interleucina 10 e o fator de necrose tumoral (TNF), combinada com os hormônios glico-contrarreguladores cortisol e glucagon, tem sido implicada na resposta catabólica do estresse.[15-17] A proteólise continuada que ocorre na desnutrição leva ao balanço nitrogenado negativo.

Durante a ação de uma variedade de estressores, incluindo anestesia e cirurgia, a ativação do sistema nervoso simpático promove liberação da catecolamina norepinefrina do sistema nervoso periférico e de epinefrina da medula da adrenal.[10] A ativação do eixo hipotálamo-pituitária-adrenal causa liberação de cortisol pelo córtex da adrenal. A epinefrina estimula indiretamente a glicogenólise e a gliconeogênese hepática. As ações da epinefrina também inibem a liberação de insulina e promovem a liberação de glucagon. Um aumento do glucagon relativo à insulina auxilia a promoção de glicogenólise, gliconeogênese e ureagênese. A gliconeogênese de aminoácidos da musculatura continua sem cessar, e aumenta a utilização de nitrogênio em relação à ingestão. O catabolismo proteico acelerado em pacientes estressados e a perda urinária de nitrogênio contribuem para a desnutrição proteinocalórica.[17] O desequilíbrio no balanço nitrogenado é característico de um estado catabólico.

> **Quadro 5.1 Consequências adversas da desnutrição.**
> - Decréscimo da síntese proteica
> - Atraso na reparação de ferimentos
> - Hipoalbuninemia
> - Maior risco de deiscência no local cirúrgico
> - Atrofia de enterócitos com aumento da translocação bacteriana e má absorção de nutrientes
> - Atrofia de miócito cardíaco, diminuição do débito cardíaco, disritmias ventriculares
> - Fadiga da musculatura respiratória, hipercapnia, acidose respiratória
> - Supressão do sistema imune, maior risco de sepse.

Durante o estresse, aparentemente, a proteína muscular é a fonte principal de energia, com cerca de 25% das calorias sendo obtidas das proteínas endógenas.[15] Em adição ao nitrogênio endógeno, aminoácidos são encaminhados para a síntese proteica de fase aguda hepática, durante o estresse ou doença. Em pacientes caninos cirúrgicos criticamente doentes, pode haver perda acelerada de nitrogênio pela urina mesmo com suplementação nutricional enteral e parenteral.[16] Como resultado da diminuição das sínteses proteica estrutural e funcional, podem ocorrer depressão da função imune, reparação inadequada de ferimentos e disfunção cardiorrespiratória (Quadro 5.1).[18-20]

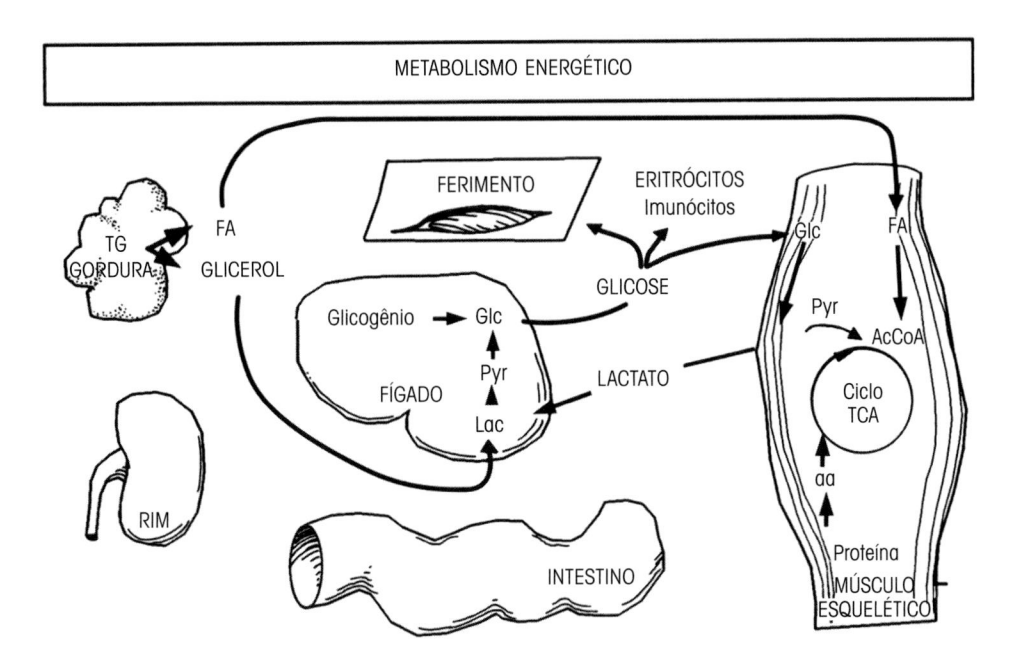

Figura 5.3 Metabolismo energético.

Durante uma doença crítica, também pode ocorrer diminuição na utilização de carboidratos. Qualquer estressor, incluindo anestesia e cirurgia, que cause liberação de hormônios glico-contrarregulatórios (epinefrina, cortisol e glucagon) pode levar à redução do metabolismo de carboidratos e uso ineficiente da glicose. A liberação de hormônios glico-contrarregulatórios durante a doença pode aumentar a síntese de carboxilase piruvato e carboxilase fosfoenolpiruvato, enzimas que favorecem a conversão de intermediários com três carbonos em glicose.[21] Como resultado, o ingresso de glicose no ciclo ácido tricarboxílico (ATC) é limitado, estimulando o direcionamento de glicose para outras vias, incluídos os ciclos de Cori ou da glicose-alanina (Figura 5.3).[21]

Metabolismo lipídico

Catecolaminas endógenas liberadas durante o estresse promovem lipólise por aumento da ação da lipase sensível a hormônios no tecido adiposo. Glicerol e ácidos graxos livres são utilizados como fontes alternativas de energia, poupando, assim, os aminoácidos endógenos para outros propósitos. Os ácidos graxos são oxidados no fígado para corpos cetônicos beta-hidroxibutíricos, acetona e acetoacetato, que podem ser usados como fonte de energia por alguns tecidos, inclusive pelo cérebro.[22] O glicerol liberado durante a lipólise pode também servir como um precursor gliconeogênico, poupando ainda os aminoácidos musculares. Com desnutrição não relacionada ao estresse, a lipólise é um meio primário para atingir a euglicemia. Todavia, durante o estresse, a resistência periférica à insulina pode levar ao catabolismo na presença de lipólise e hiperglicemia.

Consumo de energia em repouso

O consumo de energia em repouso (CER) é a quantidade de calorias (Kcal) utilizada por um animal em estado de pós-absorção, em repouso, em ambiente termicamente neutro.[8] Os valores empregados para CER e para o consumo basal de energia (CBE) em pequenos animais têm sido largamente obtidos de animais saudáveis, ou então, extrapolados daqueles obtidos de seres humanos.[23,24] Em medicina humana, as medições precisas do consumo de energia em repouso se tornou bastante rotineira empregando-se equipamentos calorimétricos indiretos ao lado do leito do paciente. Já em pacientes animais, relativamente poucos estudos utilizaram métodos similares para determinar o consumo de energia em pequenos animais.[23-27] Pensou-se anteriormente que todos, humanos e animais, doentes e com lesão, incluindo o traumatismo induzido pela cirurgia, se mantivessem em estado hipermetabólico e, portanto, necessitassem de ingestão calórica acima de suas necessidades basais.[25] Esta assunção levou ao uso arbitrário rotineiro de um fator multiplicador doença/lesão/infecção a ser aplicado ao CER do paciente para determinar sua necessidade calórica diária real. Análises calorimétricas indiretas em mais de 106 cães com uma variedade de doenças não acusaram nenhum aumento no gasto de energia em repouso, se comparadas com controles saudáveis.[23] Cirurgia e anestesia também não causaram aumento no CER de um cão.[25-27] De fato, a pesquisa demonstrou que a CER de um cão pode diferir dependendo do tipo, duração e gravidade da doença; o CER pode estar elevado, reduzido, ou normal.[29] Dependendo do momento em que o CER de um cão for medido, o cálculo do suporte nutricional pode superestimar ou subestimar suas necessidades calóricas ao longo do curso da doença e da fase de recuperação. A suplementação excessiva de calorias, particularmente sob a forma de carboidratos, pode causar retenção de dióxido de carbono e fadiga dos músculos respiratórios. Acredita-se que a suplementação excessiva de carboidratos em pacientes humanos contribua para a dificuldade em tornar o paciente independente da respiração mecânica.[29] Contudo, se o cálculo do CER for feito no momento exato em que o paciente esteja hipometabólico, a suplementação pode subestimar as necessidades calóricas do paciente, contribuindo para a desnutrição. As mais recentes recomendações de nutricionistas veterinários descrevem a administração de pelo menos 50%, mas não mais que 100% do CER calculado para o paciente, na antecipação de que os requerimentos energéticos reais do paciente variem durante o curso da doença e de sua recuperação.[30] Em geral, usa-se a fórmula: $[(30 \times \text{peso corporal em kg}) + 70] = \text{Kcal/dia}$ para calcular a necessidade de energia em repouso do paciente para suporte nutricional.

Eixo hipotálamo-pituitária-tireoide

O eixo hipotálamo-pituitária-tireoide tem importante papel em numerosas funções celulares durante a o estado de saúde, incluindo o consumo celular de oxigênio, metabolismo energético basal, crescimento e desenvolvimento, regulagem dos índices cardiovasculares e regulagem do metabolismo de lipídios e carboidratos.[31] Durante a saúde, o hipotálamo secreta o hormônio liberador de tireotrofina (TRH) na eminência mediana da pituitária. A glândula pituitária, por sua vez, secreta o hormônio tireoestimulante (TSH), que estimula as glândulas tireoides a produzir e secretar os hormônios tireoxina (T4) e tri-iodotironina (T3). A tri-iodotironina é a forma ativa do hormônio tireoidiano. Aproximadamente 10% a 20% da T3 circulante são liberados diretamente da glândula tireoide, e 80% a 90% resultam da conversão de T4 em T3 por atividade enzimática nos tecidos periféricos. Ambos, T4 e T3, dão *feedback* ao hipotálamo e à glândula pituitária para interromper o estímulo à tireoide.

A diminuição na regulagem do eixo tireoide já foi comprovada em várias doenças sistêmicas em pacientes animais, incluindo hiperadrenocorticismo, pneumonia, sepse, diabetes melito, doenças hepáticas e renais, e neoplasia.[32,33] Durante períodos de estresse e recuperação de ferimentos, a diminuição da regulagem do metabolismo do hormônio tireoidiano pode ser um mecanismo adaptativo teleológico, por meio do qual o gasto de energia e a perda proteica diminuem para permitir que ocorra a cicatrização. Durante a desnutrição não relacionada ao estresse, os níveis de T3 diminuem nos primeiros 3 dias após decréscimo da ingestão de nutrientes.[34] A liberação de glicocorticoides durante o estresse é um mediador primário para induzir a síndrome do eutireoideo doente em pacientes humanos e animais. A síndrome do eutireoideo doente é caracterizada pelo impedimento da liberação do hormônio tireoide-estimulante tireotrofina pelo hipotálamo, redução da resposta da pituitária ao TRH, diminuição da liberação de TSH pela pituitária e redução dos níveis circulantes da proteína carreadora de hormônios tireoidianos. Os fatores complicadores incluem diminuição da conversão de T4 para T3 devido ao impedimento da atividade da enzima monoiodinase, e diminuição da afinidade de T3 pelos receptores periféricos. A síndrome do eutireoideo doente pode ser diferenciada do hipotireoidismo verdadeiro pelos níveis normais ou baixos de TSH endógeno e níveis baixos de T4. No hipotireoidismo verdadeiro, a falta de *feedback* negativo da T4 sobre a pituitária resulta em níveis elevados de TSH endógeno e níveis baixos de T4. A suplementação de hormônio tireoidiano não é capaz de aumentar a sobrevivência do paciente.

Em cães, a síndrome do eutireoideo doente já foi descrita tanto em doenças agudas[2] quanto em doenças crônicas.[35-38] Em um estudo, 67% dos cães internados na unidade de cuidados intensivos de uma clínica veterinária exibiam distúrbios do eixo tireoidiano, incluindo diminuição da concentração de T3 e T4.[2] Da mesma maneira, observou-se aumento na síndrome do eutireoideo doente em pacientes cirúrgicos no período pós-operatório comparando-se com os mesmos pacientes no pré-operatório.[32] Em seres humanos, notou-se uma associação entre intensa redução na função hormonal tireoidiana e aumento na morbidade e mortalidade.[1,39] Os bons resultados na condição clínica foram associados à melhora do eixo tireoidiano.

Suporte nutricional e glutamina

O suporte nutricional em pacientes cirúrgicos deve ser proativo e, idealmente, deve ser dirigido às necessidades em andamento do paciente para prevenir catabolismo proteico.[40] Em todo paciente, a avaliação diária de suas necessidades nutricionais deveria ser feita diariamente. O paciente é capaz de comer? Estão ocorrendo vômito ou diarreia, que podem aumentar a perda ou dificultar a absorção de nutrientes? Existe perda excessiva de proteína pela urina ou por exsudato de ferimentos? O animal está sequestrando fluido e proteína no terceiro espaço? Baseando-se nas respostas a essas perguntas, deve-se decidir a via e a quantidade de suporte nutricional a ser administrado. Em todos os casos, é sempre possível que a nutrição enteral seja a mais escolhida. Se a via enteral for impossível, deve-se instituir nutrição parenteral. Tanto a nutrição enteral quanto a parenteral devem fornecer não só uma fonte de proteína, carboidrato e lipídios, mas também outros nutrientes que poderiam se tornar deficientes durante o curso da doença. Como regra geral, a proteína deve compor entre 30% e 45% da dieta de um gato e 15% a 30% da dieta de um cão, com base na matéria seca.[41] Os carboidratos devem compor menos de 50% da dieta de gatos e de 50% da dieta de cães, também em relação à matéria seca.[41] Lipídios devem compor entre 10% e 30% da dieta de gatos e entre 10% e 20% da dieta de cães, em relação à matéria seca.[41] Existem produtos entéricos comerciais especialmente formulados para pacientes em estado crítico (Clinicare, Abbott Animal Health, North Chicago, IL; Maximum Calorie, The Iams Company, Dayton, OH; Hill´s Pet Nutrition, Topeka, Kansas) e são uma excelente fonte de calorias, proteína e gordura em proporções altamente digeríveis para pacientes animais com doenças críticas ou durante o período pós-cirúrgico. Uma revisão completa sobre nutrição parenteral pode ser encontrada em outro local deste texto.

Glutamina

Glutamina é um aminoácido não essencial, necessário para vários processos fisiológicos por todo o corpo, inclusive para a função dos enterócitos, síntese de ácido nucleico e proteínas, amoniagêne(se) renal, metabolismo de carboidratos e gliconeogênese e para o funcionamento da imunidade celular. Apesar de a glutamina ser abundante nos tecidos corporais, a demanda rapidamente ultrapassa a capacidade de síntese do organismo durante a doença e, nessa situação, o aminoácido torna-se "condicionalmente essencial" para pacientes cirúrgicos e aqueles criticamente doentes. A depleção de glutamina está associada ao balanço nitrogenado negativo, atrofia de enterócitos, supressão da função imune celular e maior risco de translocação bacteriana e sepse. Demonstrou-se que a suplementação de glutamina nas formulações enterais e parenterais para seres humanos resultou em aumentos da síntese proteica muscular, dos números de leucócitos periféricos e do balanço nitrogenado geral.[42] Apesar de existir apenas um número limitado de estudos em animais, dipeptídios estáveis de glutamina são encontrados em formulações enterais comerciais (Clinicare, Abbott Animal Health, North Chicago, IL), e podem promover a saúde gastrintestinal durante os períodos pré e pós-operatório.

Ácidos graxos ômega-3

A proporção entre os ácidos graxos poli-insaturados ômega-3 e ômega-6 tem sido implicada como influenciadora sobre as condições inflamatórias de pacientes humanos e animais.[43] Os ácidos graxos ômega-3 derivam do ácido alfalinolênico, e os ácidos graxos ômega-6 derivam do ácido linoleico. Ambos os ácidos graxos são nutrientes essenciais para gatos e cães. O desdobramento dos ácidos graxos ômega-3 e ômega-6 pela ciclo-oxigenase e lipo-oxigenase resulta na produção de mediadores da inflamação, nominalmente eicosanoides, prostaglandinas, leucotrienos e tromboxaneos.[43] Em geral, os mediadores pró-inflamatórios são os produtos resultantes do metabolismo dos ácidos graxos ômega-6. O metabolismo dos ácidos graxos ômega-3, nominalmente o ácido eicosapentaenoico, produz mediadores anti-inflamatórios.[43] A suplementação de óleo de peixe, uma potente fonte de ácidos graxos poli-insaturados ômega-3, pode ser benéfica ao diminuir as condições pró-inflamatórias em algumas espécies.

Referências bibliográficas

1. Kaptein EM, Weiner JM, Robinson WJ, et al: Relationship between altered thyroid hormone indices to survival in nonthyroidal illnesses. Clin Endocrinol 16:565-574, 1982.
2. Elliot DA, King LG, Zerbe CA: Thyroid hormone concentrations in critically ill canine intensive care patients. J Vet Emerg Crit Care 5(1):17-22, 1994.
3. Faber J, Kirkegaard C, Rasmussen B, et al: Pituitary-thyroid axis in critical illness. J Clin Endocrinol Metab 65:315-320, 1987.
4. Wartofsky L, Burman KD: Alterations in thyroid function in patients with systemic illnesses: the euthyroid sick syndrome. Endocrine Rev 3:164-217, 1982.
5. Mazzaferro EM, Hackett TB, Stein TP, et al: Metabolic alterations in dogs with osteosarcoma. Am J Vet Res 62:1234-1239, 2001.
6. Jackson NC, Carroll PV, Russell-Jones DL, et al: The metabolic consequences of critical illness: acute effects on glutamine and protein metabolism. Am J Physiol 276(Endocrinol Metab 39):E163-E170, 1999.
7. Remillard RL: Nutritional support in critical care patients. Vet Clin Small Anim 32:1145-1164, 2002.
8. Armstrong PJ, Lippert AC: Selected aspects of enteral and parenteral nutritional support. Semin Vet Med Surg (Small Anim) 3(3):216-226, 1988.
9. Webster NR, Galley HF: Nutrition in the critically ill patient. J R Coll Surg Edinb 5:373-379, 2000.
10. Chandler ML, Greco DS, Fettman MJ: Hypermetabolism in illness and injury. Compendium Cont Educ Pract Vet 14(10):1284-1290, 1992.
11. De Bruijne JJ: Ketone body metabolism in fasting dogs. PhD Thesis. University of Utrecht, 1982.
12. Bilbrey SA, Buffington CAT: Metabolism and nutrition in the surgical patient. In Disease Mechanisms in Small Animal Surgery, 2nd ed. Philadelphia: Williams & Wilkins, 1993, pp. 49-53.
13. Phillips GD, Odgers CL: Parenteral and Enteral Nutrition, 3rd ed. New York: Churchill Livingstone, 1986.
14. Remillard RL, Darden DE, Michel KE, et al: An investigation of the relationship between caloric intake and outcome in hospitalized dogs. Vet Therap 2(4):301-310, 2001.
15. Chang DW, DeSanti L, Demling RH: Anticatabolic and anabolic strategies in critical illness: a review of current treatment modalities. Shock 10(3):155-160, 1998.
16. Michel KE, King LG, Ostro E: Measurement of urinary nitrogen content as an estimate of the total amount of total urinary nitrogen loss in dogs in intensive care units. J Am Vet Med Assoc 210(3):356-359, 1997.
17. Lunn JJ, Murray MJ: Nutritional support in critical illness. Yale J Biol Med 71:449-456, 1998.
18. Falconer JS, Fearon KCH, Plester CE, et al: Cytokines, the acute-phase response, and resting energy expenditure in cachectic patients with pancreatic cancer. Ann Surg 219(4):325-331, 1994.
19. Barber MD, Fearon KCH, McMillan DC, et al: Liver export protein synthetic rates are increased by oral meal feeding in weight-losing cancer patients. Am J Physiol Endocrinol Metab 279:E707-E714, 2000.
20. Heyland DK: Enteral and parenteral nutrition of the seriously ill, hospitalized patient: a critical review of the evidence. J Nutr Health and Aging 4(1):31-41, 2000.
21. Wilmore DW: Hormonal responses and their effects on metabolism. Surg Clin North Am 56(5):999-1018, 1976.
22. Sacca L, et al: Insulin antagonistic effect of epinephrine and glucagon in the dog. Am J Physiol 237:E487, 1979.
23. Walton RS, Wingfield WE, Ogilvie GK, et al: Energy expenditure in 104 postoperative and traumatically injured dogs with indirect calorimetry. J Vet Emerg Crit Care 6:71-79, 1996.
24. O'Toole E, McDonnell WN, Wilson BA, et al: Evaluation and accuracy and reliability of indirect calorimetry for the measurement of resting energy expenditure in healthy dogs. Am J Vet Res 62(11):1761-1767, 2001.
25. Walters LM, Ogilvie GK, Salman MD, et al: Repeatability of energy expenditure measurements in clinically normal dogs by use of indirect calorimetry. Am J Vet Res 54(11):1881-1885, 1993.
26. Ogilvie GK, Walters LM, Salman MD, et al: Resting energy expenditure in dogs with nonhematopoietic malignancies before and after excision of tumors. Am J Vet Res 57(10):1463-1467, 1996.
27. Ogilvie GK, Salman MD, Kesel ML, et al: Effect of anesthesia and surgery on energy expenditure determined by indirect calorimetry in dogs with malignant and nonmalignant conditions. Am J Vet Res 57(9):1321-1326, 1996.
28. O'Toole EA, Miller CW, Wilson BA, et al: Comparison of the standard predictive equation for calculation of resting energy expenditure with indirect calorimetry in hospitalized and healthy dogs. J Am Vet Med Assoc 225(1):58-64, 2004.
29. Royall D, Fairholm L, Peters WJ, et al: Continuous measurement of energy expenditure in ventilated burn patients: an analysis. Crit Care Med 22(3):399-406, 1994.
30. Remillard RL, Armstrong PJ, Davenport DJ: Assisted feeding in hospitalized patients: enteral and parenteral nutrition. In Small Animal Clinical Nutrition, 4th ed. Marceline, MO: Walsworth Publishing Co, 2000, pp. 351-399.

31. Evinger JV, Nelson RW: The clinical pharmacology of thyroid hormones in the dog. J Am Vet Med Assoc 185:314-316, 1984.
32. Mazzaferro EM, Stein TP, Ogilvie GK, et al: The effect of glutamine on thyroid and adrenal axes in canine patients with critical illness. J Vet Emerg Crit Care13(3):164, 2003.
33. Prittie JE, Barton LJ, Peterson ME, et al: Pituitary ACTH and adrenocortical secretion in critically ill dogs. J Am Vet Med Assoc 220(5):615-619, 2002.
34. Vagenakis AG, Burger A, Portnay GI, et al: Diversion of peripheral thyroxine metabolism from activating to inactivating pathways during complete fasting. J Clin Endocrinol Metab 41:191-194, 1975.
35. Peterson ME, Ferguson DC, Kintzer PP, et al. Effects of spontaneous hyperadrenocorticism on serum thyroid hormone concentrations in the dog. Am J Vet Res 45(10):2034-2038, 1984.
36. Nelson RW, Ihle SL, Feldman EC, et al: Serum free thyroxine concentration in healthy dogs, dogs with hypothyroidism, and euthyroid dogs with concurrent illness. J Am Vet Med Assoc 138:1401-1407, 1991.
37. Vail DM, Panciera DL, Ogilvie GK. Thyroid hormone concentrations in dogs with chronic weight loss, with special reference to cancer cachexia. J Vet Int Med 8(2):122-127, 1994.
38. Scott-Moncrieff JCR, Nelson RW, Bruner JM, et al: Comparison of serum concentrations of thyroid-stimulating hormone in healthy dogs, hypothyroid dogs, and dogs with concurrent disease. J Am Vet Med Assoc 212:387-391, 1998.
39. Slag MF, Morley JE, Elson MK, et al: Hypothyroxinemia in critically ill patients as a predictor of high mortality. J Am Med Assoc 245(1):43-45, 1981.
40. Michel KE: Interventional nutrition for the critical care patient: optimal diets. Clin Tech Small Anim Pract 13(4):204-210, 1998.
41. Kerl ME, Johnson PA: Nutritional plan: matching diet to disease. Clin Tech Small Anim Pract 19(1):9-21, 2004.
42. Mazzaferro EM, Hackett TB, Wingfield WE, et al: The role of glutamine in health and disease. Comp Cont Educ Pract Vet 22:1094-1103, 2000.
43. Hickman MA: Interventional nutrition for gastrointestinal disease. Clin Tech Small Anim Pract 13(4):211-216, 1998.

Nutrição Enteral

Elisa M. Mazzaferro

O emprego de suporte nutricional deveria ser considerado para qualquer paciente que não possa ou não queira ingerir alimentos suficientes para suprir suas necessidades nutricionais e calóricas. A depleção nutricional está associada ao aumento da morbidade e da mortalidade de pacientes.[1] Muitos pacientes animais têm traumatismo, úlceras ou tumorações orais que os impedem de apreender e engolir o alimento. Em outros casos, podem até comer voluntariamente, mas têm alguma doença que causa vômitos ou diarreias graves e, consequentemente, os alimentos ingeridos não são retidos por tempo suficiente para digestão ou absorção.[2] Em um estudo demonstrou-se que somente 84% dos cães e 68% dos gatos hospitalizados consumiam voluntariamente suas necessidades energéticas de repouso.[3] Em outro estudo, muitos pacientes foram impedidos de comer antes da cirurgia ou, durante o período pós-operatório, receberam uma quantidade insuficiente de comida que resultava em consumo inadequado de calorias e outros nutrientes.[4]

A inapetência, voluntária ou não, em situações de estresse ou doença, pode levar à desnutrição proteinocalórica e ao equilíbrio nitrogenado negativo. Dependendo da condição geral do paciente, da doença primária e do tempo de inapetência estimado, alguma forma de suporte nutricional deve ser instituída o mais cedo possível. Em geral, se o paciente exibir decréscimo de 10% em seu peso corporal, se houver aumento na perda nutricional devido a vômito, diarreia, doença renal ou exsudação de ferimentos, ou se esperar redução ou impedimento da ingestão oral por mais de 3 a 5 dias, deve-se iniciar suporte nutricional enteral.[5,6] Em qualquer paciente, os objetivos básicos do suporte nutricional devem ser repor a ingestão calórica e nutricional; reverter o equilíbrio nitrogenado negativo; diminuir a incidência de complicações; acelerar a recuperação e melhorar a taxa geral de sobrevivência.[2] A nutrição enteral deve ser considerada prioritária em lugar da nutrição parenteral, por várias razões: entre elas, por ser mais econômica e fisiológica; por manter a saúde e a funcionalidade gastrintestinal; diminuir a incidência de translocação bacteriana e por proporcionar melhor desfecho clínico. A não ser que exista uma contraindicação específica à nutrição enteral, qualquer porção funcional do trato gastrintestinal pode ser utilizada.[7]

Saúde gastrintestinal

Em adição ao seu importante papel na digestão e absorção de nutrientes, o trato gastrintestinal atua como uma barreira entre as bactérias entéricas e o ambiente relativamente estéril do restante do corpo.[8] Em pacientes em estado crítico e pós-cirúrgicos, os mecanismos protetores de defesa gastrintestinais normais podem ser impedidos pelo uso de glicocorticoides, drogas imunossupressoras, nutrição parenteral e repouso intestinal.[8] A presença de nutrientes luminais estimula uma cascata complexa de eventos que serve para manter a saúde dos enterócitos, a função da barreira gastrintestinal, a imunidade gastrintestinal e a saúde geral do paciente. As células que revestem o trato intestinal, os enterócitos, retiram aproximadamente a metade de seus requerimentos nutricionais dos substratos intraluminais.[2] Pesquisas documentam que a presença de nutrientes no lúmen intestinal é o mais importante estímulo para o crescimento da mucosa intestinal e para a manutenção da função de barreira.[9] Após a ingestão, a presença de substratos no lúmen do trato gastrintestinal estimula o fluxo sanguíneo mesentérico e a secreção de enzimas e hormônios. Nutrientes enterais estimulam a secreção de colecistocinina e o fluxo biliar.[10] O contato físico de fibras com as células da mucosa intestinal estimula diretamente a proliferação celular. As fibras fermentáveis são metabolizadas para ácido graxo de cadeia curta butirato no interior do intestino grosso, fornecendo um substrato-chave para a saúde dos colonócitos, o que exerce efeitos tróficos no trato gastrintestinal.[11,12]

À medida que os nutrientes gastrintestinais são absorvidos, estimula-se a secreção de mucina. A função da mucina é lubrificar a ingestão e neutralizar toxinas bacterianas e íons hidrogênio.[8] Os nutrientes luminais ainda estimulam a secreção de IgA secretória biliar, um importante mecanismo de defesa contra a aderência bacteriana e à ligação de endotoxinas à mucosa intestinal.[2,8,13] Sem os nutrientes luminais, mesmo pacientes recebendo suporte nutricional parenteral sofrem atrofia das vilosidades e da mucosa intestinal. Demonstrou-se que a nutrição luminal mantém a altura das vilosidades e, assim, melhora a capacidade de absorção intestinal e a função da barreira gastrintestinal.[10]

Benefícios da nutrição enteral no paciente cirúrgico crítico

Em 24 h depois da falta de ingestão de nutrientes, os enterócitos sofrem atrofia e exibem diminuição na capacidade de digerir e absorver nutrientes.[14-15] Demonstrou-se que a administração de nutrição enteral logo após lesão por queimadura induzida experimentalmente e logo após cirurgias abdominais reduz a translocação bacteriana e melhora o desfecho clínico dos pacientes.[16,17] Em humanos que sofreram ressecção do cólon ou intestinal de pequeno porte, a nutrição enteral precoce manteve a integridade da mucosa, melhorou a reparação do ferimento e diminuiu a incidência de complicações.[18,21] A administração de uma dieta líquida em 12 h da admissão hospitalar resultou em aumento significativo no ganho de peso e em breve retorno à função em pacientes caninos com enterite por parvovírus.[22] Nutrição enteral precoce fornecida a caninos e felinos admitidos em uma unidade universitária de tratamento intensivo foi associada a aumento significativo na taxa de sobrevivência quando comparados com pacientes que receberam apenas nutrição parenteral.[23] Os benefícios comprovados de redução de complicações, diminuição no tempo de hospitalização e melhora geral no desfecho clínico levaram à recomendação de que nutrição enteral deva ser instituída precocemente no curso da doença, a não ser que existam contraindicações específicas ao uso do trato gastrintestinal.[18]

Consequências da inapetência e da nutrição parenteral

A falta de nutrientes luminais durante cursos de anorexia e administração de nutrição parenteral pode causar atrofia das vilosidades intestinais, decréscimo na massa de enterócitos, impedimento da barreira gastrintestinal, diminuição na liberação de IgA secretória biliar e supressão da atividade enzimática da borda em escova da mucosa necessária para o desdobramento e absorção dos nutrientes.[24,25] As consequências da atrofia intestinal são aumento na permeabilidade gastrintestinal e redução da imunidade entérica. A translocação bacteriana, com estimulação da liberação de citocina pró-inflamatória intestinal, pode levar à síndrome da resposta inflamatória sistêmica e contribuir para a síndrome de disfunção de múltiplos órgãos (SDMO) em pacientes em estado crítico.[26]

Avaliação nutricional

O *status* nutricional do paciente deve ser documentado, de preferência nas primeiras 24 h após admissão ao hospital e, a seguir, reavaliado cuidadosamente a intervalos regulares para atingir as suas necessidades nutricionais e monitorar sua resposta à terapia. Para determinar o *status* do paciente, utilizam-se vários parâmetros: condição corporal geral, presença ou ausência de perda de massa muscular, concentrações séricas de proteínas totais e albumina, leucograma e concentração sérica de proteínas de fase aguda.[7] Outros fatores além da desnutrição, como fluidoterapia, disfunção hepática e aumento na perda de proteína podem alterar os valores normais; por essa razão, o emprego de apenas um indicador específico para determinar o *status* nutricional geral do paciente, é altamente subjetivo.

O escore de condição corporal (ECC) é um método para avaliar o estado nutricional geral do paciente. Há várias escalas para determinar o ECC. Esta autora usa a escala de 1 a 5, com 1 equivalendo a caquético e 5, a obeso. O escore 3 é ótimo. Pode haver balanço nitrogenado negativo em qualquer paciente com lesão ou doença. Por esta razão, mesmo um paciente obeso mórbido deve ter suas necessidades calóricas cobertas baseando-se no seu tamanho corporal metabólico, e não no seu peso ideal, enquanto ele se recupera da doença. Para determinar o gasto energético de repouso do paciente, use a fórmula: $(30 \times PC \text{ em kg}) + 70 = \text{Kcal/dia}$, em que PC é o peso corporal do paciente e Kcal/dia é o número de quilocalorias necessárias por dia. Em geral, quando se utilizam preparações veterinárias comerciais, se a ingestão calórica ótima basear-se no tamanho corporal metabólico, as necessidades de proteína e de outros nutrientes do paciente serão satisfeitas. Uma descrição e discussão mais profundas das necessidades nutricionais metabólicas são apresentadas no Capítulo 5, Metabolismo e Nutrição do Paciente Cirúrgico.

Para estabelecer um plano nutricional é preciso levar em consideração o processo mórbido de cada paciente e sua maneira de tolerar várias formas de alimentação enteral. Primeiro, devem ser determinadas proporções ótimas das fontes de energia sob a forma de carboidratos, lipídios e proteínas.[27] Em seguida, deve-se escolher uma dieta específica e uma possível via de administração para fornecer os nutrientes.[27] Assim que se iniciar o suporte nutricional, a resposta do paciente e sua tolerância à nutrição enteral devem ser avaliadas, no mínimo diariamente. Deve-se alterar o plano nutricional se surgirem complicações ou se a ingestão voluntária for restabelecida. Uma vez que a doença primária apresentada pelo paciente tenha sido controlada, deve-se estudar um plano para a transição do paciente à ingestão oral voluntária de nutrientes, ou então alguma forma de alimentação por cateter permanente após a alta hospitalar.

Fórmulas para alimentação enteral

O tipo de fórmula enteral a ser administrada deve ser escolhido com base na doença clínica do paciente; na capacidade de o paciente tolerar o tipo de alimentação; na rota a ser empregada para administração; em seu perfil nutricional; nos requerimentos específicos da doença ou da espécie animal; na resposta individual do paciente ao tratamento; no custo e disponibilidade da formulação dietética; na facilidade de estocagem e na resistência da fórmula à contaminação e crescimento bacteriano.[5-7,28] Se o paciente necessitar de suporte nutricional por mais de 2 dias, deve-se considerar o emprego de uma sonda de alimentação permanente para minimizar o estresse e reduzir o traumatismo à região nasofaríngea.[2,6] A dieta escolhida deve ser equilibrada para fornecer ao paciente carboidratos, proteína, lipídios e micronutrientes necessários, e deve ser formulada de maneira a fluir sem dificuldade e sem risco de obstrução através de uma sonda de alimentação de tamanho apropriado.[27] A formulação ideal para alimentação através de sonda, ou cateter, deve ser bem tolerada, facilmente digerida e absorvida, não ser cara e se conservar por longo tempo, com mínimo risco de contaminação bacteriana.[29] De maneira geral, se o diâmetro da sonda for menor que 14 F (4,7 mm) deve-se escolher uma dieta líquida. A alimentação liquidificada, pastosa, é apropriada para sondas de maior calibre (> 14 F), sempre que possível.[30]

Dietas liquidificadas

Dietas liquidificadas são apropriadas para alimentação através de sondas de grande calibre (esofagostomia e gastrostomia). Dietas pastosas geralmente contêm mais proteína e gordura e menos carboidratos que as dietas líquidas, e geralmente são bem toleradas pelo paciente. A dieta Hill's P/D pode ser misturada com água (1/2 xícara de P/D com 3/4 de xícara de água, passada em liquidificador e coada) para formar uma dieta bem equilibrada, rica em calorias, que pode ser administrada através de sonda de gastrostomia ou esofagostomia. Mais recentemente, as companhias Hill's Pet Nutrition e Iams Company desenvolveram as dietas A/D e Maximum Calorie, respectivamente. Ambas são extremamente palatáveis e não requerem diluição em água ou liquidificação. Um benefício adicional da dieta Maximum Calorie é que ela muda de forma ao ser aquecida. O produto pode ser aquecido em forno de micro-ondas, o que altera sua consistência para uma pasta fluida que permite ser administrada através da sonda de alimentação sem ser diluída.

Dietas líquidas

Vários produtos enterais líquidos estão disponíveis para pacientes animais e humanos (Tabela 6.1). As formulações enterais líquidas frequentemente estão associadas à ocorrência de diarreia.[7] Em alguns casos, a osmolaridade do fluido causa diarreia osmótica. Em outros, a diarreia é causada pela falta de fibras ou gorduras adequadas na dieta. A suplementação de fibra ou gordura pode diminuir o tempo de esvaziamento gástrico e a velocidade de passagem dos nutrientes através do intestino e pode melhorar a consistência das fezes.[7] Em geral, a densidade nutricional da maioria das formulações dietéticas líquidas usadas para alimentação por sonda é próxima a 1 Kcal/mℓ. Aproximadamente 30% das calorias fornecidas devem ser de proteínas; 34%, de carboidratos; e 36%, de lipídios.[27] A adição de lipídios e carboidratos à dieta líquida melhora a consistência das fezes e diminui a incidência de diarreia.[7] Muitos produtos desenvolvidos para emprego em pessoas contêm menos de 20% das calorias de proteínas e, portanto, são insuficientes para atingir os níveis requeridos por cães e gatos.[5] Alguns nutrientes específicos, como a taurina, também não são encontrados em quantidades adequadas nas formulações humanas. Por essas razões prefere-se, sempre que possível, produtos desenvolvidos especificamente para uso veterinário. Embora a densidade calórica da dieta seja importante para determinar o volume de líquido a ser administrado, de forma contínua ou em *bolus*, o tipo da dieta pode contribuir para a capacidade do paciente em assimilar e absorver os nutrientes fornecidos. Duas amplas categorias de dietas enterais estão disponíveis atualmente, classificadas segundo a pré-digestão dos carboidratos e proteínas presentes.

Tabela 6.1 Produtos enterais formulados para uso humano e veterinário.[14,31]

Dietas líquidas	Fabricante	Densidade calórica	Osmolalidade mOsm/kg	Carboidratos (% Kcal)	Lipídios (% Kcal)	Proteínas (g/100 Kcal)
Dietas veterinárias						
Clinicare	Abbott	1	230	25	55	5,5
Dietas úmidas						
Eukanuba Maximum Calorie	Iams	2,1		5	66	7,4
Hill's A/D	Hill's	1,3		12	53	8,8
Hill's P/D	Hill's	0,9		7	56	9,3
Produtos humanos*						
Dietas monoméricas						
Vivonex HN	Sandoz Nutrition	1	630	83	2	2,1
Vital HN	(Ross Laboratories, Inc)	1	500	73	9	4,1
Dietas poliméricas						
Osmolite HN	Ross Laboratories, Inc		300	54	29	4,2
Jevity	Ross Laboratories, Inc		310	54	29	4,2

* Adequado para uso durante curto período em pacientes animais.

Dietas monoméricas

Dietas monoméricas, ou elementares, utilizam aminoácidos cristalinos ou dipeptídios como fonte de nitrogênio; dextrose, outro açúcar simples ou oligossacarídios como fonte de carboidratos; e geralmente contêm pouca gordura. As gorduras são fornecidas sob a forma de triglicerídios de cadeia longa ou média que não requerem digestão por enzimas do pâncreas ou da borda em escova do intestino antes de serem absorvidas.[14] Hidrolisados de proteínas fornecem aminoácidos como mono, di e oligopeptídios.[14] Pensa-se que a digestão de di e tri-peptídios e de aminoácidos cristalinos requeira menos energia que a digestão de proteínas intactas, e portanto, são mais recomendadas para pacientes com dificuldades na assimilação de nutrientes.[14,31] Devido aos nutrientes serem pré-digeridos, as dietas monoméricas têm alta osmolalidade (400 a 700 mOsm/kg), o que frequentemente resulta em diarreia.[5] A diluição de uma dieta monomérica com água algumas vezes pode aumentar a frequência de diarreias por diminuir a osmolalidade da solução. Todavia, a diluição também reduz a densidade calórica da dieta, requerendo que sejam administrados volumes maiores para atingir as necessidades do paciente. Pode não ser fisicamente possível fornecer as calorias e os nutrientes fundamentais para o paciente quando for preciso diluir a dieta para evitar a diarreia.

Mais recentemente, evidências sugerem que a administração de dietas monoméricas e nutrição elementar podem influenciar a integridade do trato gastrintestinal. Um estudo que investigou o uso de uma dieta monomérica em gatos com enterocolite induzida experimentalmente demonstrou que as dietas monoméricas podem contribuir para atrofia gastrintestinal e aumento da morbidade, mesmo com nutrientes específicos para o intestino. A administração de nutrientes intactos, ou de dieta polimérica, auxiliou na manutenção da integridade da mucosa gastrintestinal. Por essa razão, deve-se preferir a dieta polimérica, em vez da monomérica, sempre que possível. Deve-se oferecer uma dieta monomérica somente se o paciente não puder tolerar as dietas poliméricas disponíveis.[31]

Dietas poliméricas

Dietas poliméricas contêm proteína intacta, carboidratos intactos e lipídios. Em geral, elas contêm uma porcentagem maior de calorias a partir de gorduras do que as monoméricas. A proteína é fornecida como caseína, soja ou albumina de ovo.[30] As proteínas são fornecidas principalmente intactas e exigem digestão por ácido clorídrico gástrico e enzimas pancreáticas antes da absorção e assimilação.[14] Os lipídios são fornecidos intactos e, geralmente, têm origem vegetal, como o óleo de milho, e são formados por triglicerídios de cadeia longa.[14] Os lipídios são digeridos para quilomícrons por lipase pancreática e entérica antes de serem absorvidos.[29] Muitas dietas poliméricas são iso-osmolares (300 a 450 mOsm/kg), sendo mais bem toleradas e resultando em menor número de complicações como diarreia, se comparadas com as dietas monoméricas.[31] Produtos de uso humano com densidade calórica acima de 1 Kcal/mℓ podem ser relativamente hiperosmolares (600 a 700 mOsm/kg), e costumam causar diarreia.[5]

Nutrientes específicos

Glutamina

Glutamina é um aminoácido não essencial que se torna "condicionalmente essencial" durante estresse e doenças críticas. Com a depleção nutricional, a atividade intestinal de glutaminase é regulada para mais, e a utilização de glutamina aumenta. Ela é extraída dos nutrientes luminais e da circulação sanguínea na membrana basal intestinal para fornecer energia para o trato gastrintestinal. Serve como um importante substrato para a síntese de proteína e ácidos nucleicos, glutationa e muco gastrintestinal.[32] A glutamina também é absolutamente necessária para a função imune mesentérica, a síntese de glutationa e para o transporte de nitrogênio.[10,32] A depleção nos níveis de glutamina é associada a atrofia da mucosa intestinal, aumento da permeabilidade, depressão da função imune do mesentério e translocação bacteriana. Demonstrou-se que a suplementação enteral com formulações enriquecidas com glutamina melhoram as consequências negativas da depleção listadas.[32]

Arginina

Arginina é um aminoácido essencial para cães e gatos.[11] Sabe-se que estimula a liberação de vários hormônios anabólicos, incluindo prolactina, insulina, e hormônio do crescimento. A arginina é também essencial para mediação da função microvascular e serve como um precursor do óxido nítrico, sendo uma importante substância vasodilatadora.[10] Pensa-se que a suplementação com arginina melhora o balanço nitrogenado ao promover retenção de nitrogênio e ao melhorar a função imune e a cicatrização de ferimentos.[8] Os suplementos nutricionais veterinários devem conter uma concentração mínima de 146 mg de arginina/100 Kcal, para cães, e de 250 mg de arginina/100 Kcal, para gatos adultos.[31] A maioria dos produtos veterinários contém arginina em quantidades suficientes para suprir as necessidades de pacientes criticamente doentes, mas não suficientes para promover melhora da função imune.[11]

Amido

Uma ampla variedade de fontes de carboidratos pode ser encontrada em formulações enterais. Em muitos produtos, os carboidratos são fornecidos sob a forma de amido de milho ou sob a forma elementar de mono ou dissacarídios. Mono e dissacarídios aumentam a osmolalidade relativa da preparação e podem estar associados à diarreia.

Fibra

A adição de fibras solúveis e insolúveis às formulações enterais serve a dois propósitos. As fibras insolúveis como lignina, celulose e hemicelulose estão presentes nas formulações para uso humano (Metamucil regular ou fibra *psyllium* 10 a 13 g/100 Kcal) e estimular a proliferação de enterócitos e células caliciformes quando em contato direto com o lúmen intestinal.[31] As fibras podem proporcionar uma função de barreira que limita a aderência e a translocação bacteriana. As fibras solúveis como a pectina são fermentadas por bactérias anaeróbicas entéricas formando os ácidos graxos de cadeia curta butirato, acetato e propionato.[14] Os ácidos graxos de cadeia curta melhoram a saúde dos colonócitos e diminuem a incidência de diarreia. Produtos que não exigem prescrição, contendo *psyllium* e pectina (1 grama/100 Kcal) podem ser administrados através de sondas de alimentação de grosso calibre em combinação com formulações enterais veterinárias para diminuir a incidência de diarreias.[14] As fibras dadas por via oral reduzem a velocidade de esvaziamento do estômago, e podem auxiliar na recuperação da assimilação de nutrientes.

Ácidos graxos

As formulações enterais contêm gorduras sob a forma de triglicerídios de cadeia média ou longa. Há aumento no interesse em fornecer proporções variáveis dos ácidos graxos essenciais linolênico (ômega-3) e linoleico (ômega-6) ao lidar com doenças inflamatórias. Os ácidos graxos ômega-3 são encontrados em grande quantidade nos óleos de sementes de linho, sementes de canola e em peixes. Os ácidos graxos ômega-6 estão presentes em óleos vegetais.[11] Os ácidos graxos essenciais de cadeia longa são precursores da síntese do ácido araquidônico. Cães podem sintetizar ácido araquidônico a partir de ácido linoleico (ômega-6), e o ácido eicosapentaenoico a partir do ácido alfalinolênico (ômega-3).

Os gatos são deficientes nas enzimas necessárias para a síntese dos ácidos araquidônico e eicosapentaenoico, e portanto, precisam de ambos em sua dieta. O ácido araquidônico é metabolizado pelas enzimas ciclo-oxigenases em vários mediadores pró e anti-inflamatórios, incluindo prostaglandinas, tromboxanos e leucotrienos. Conhecidas coletivamente como eicosanoides, essas substâncias têm um importante papel na mediação de funções imunes, inflamação, função e agregação das plaquetas e tônus vascular.[11] O aumento da proporção entre os ácidos graxos ômega-3 e ômega-6 na dieta pode promover a substituição preferencial de ácido linoleico no interior da camada fosfolipídica dupla das membranas celulares, resultando em diminuição da produção de citocinas inflamatórias. Isto pode auxiliar a reduzir a inflamação em geral, que se pensa contribuir para as consequências adversas da síndrome da resposta inflamatória sistêmica.

Proteína

A proteína nos suplementos dietéticos é fornecida como proteína intacta, aminoácido cristalino ou como hidrolisados de proteína. Formulações com di e oligopeptídios tem osmolalidade maior que as que contêm proteína intacta e podem causar diarreia. A proteína intacta requer digestão pela atividade do ácido clorídrico gástrico e de enzimas pancreáticas. Aminoácidos cristalinos podem ser absorvidos por um processo de transporte ativo que consome energia. Em contraste, os di e oligopeptídios são absorvidos por transporte passivo e não consomem energia no processo.[14]

As necessidades de proteína de pequenos animais difere entre as espécies e entre diversas doenças. Em geral, cães requerem 4 a 6 gramas de proteína/100 Kcal. Aconselham-se concentrações menores de proteína se houver disfunção hepática ou renal. Quantidades maiores de proteína devem ser administradas quando há perda proteica intensa, incluindo queimaduras, excesso de exsudatos em ferimentos ou enteropatias ou nefropatias com perda de proteína. A concentração de proteína em relação à densidade calórica e uma formulação apropriada para cada paciente em particular devem ser consideradas na escolha. A concentração de proteína pode variar de menos de 5 g/100 Kcal a 15 g/100 Kcal.[14] O conteúdo proteico de muitos produtos para alimentação enteral de seres humanos é deficiente e eles não devem ser usados para o suporte nutricional de longa duração em pequenos animais.[11] Em geral, se as necessidades calóricas de um paciente forem supridas por um produto enteral veterinário, o fornecimento proteico será satisfatório também, a não ser que esteja ocorrendo perda excessiva de nitrogênio.[30]

Considerações e opções de alimentação

Apesar da preferência pela nutrição enteral na maioria dos casos, ela não é uma forma adequada de suporte nutricional para todos os pequenos animais pacientes. Idealmente, é melhor avaliar o *status* nutricional do paciente no momento da internação, ou no máximo em 24 h após a admissão. O *status* nutricional deve ser avaliado cuidadosamente e as necessidades individuais, determinadas antes do início de qualquer complicação. Devem ser considerados o tempo estimado para duração da nutrição enteral e o tempo estimado necessário para reassumir a ingestão oral normal e voluntária.[5] Animais que sejam péssimos candidatos à anestesia, que tenham problemas de coagulação, estejam em decúbito ou comatosos, e que não conseguiram proteger suas vias respiratórias, têm maior risco de pneumonia aspirativa, hemorragia e morte, caso a sonda permanente for colocada sob anestesia geral.[5] Outras contraindicações à alimentação enteral são obstrução gastrintestinal e síndromes de má absorção graves.[8] No pós-operatório, pode ocorrer íleo adinâmico de origem gástrica e permanecer durante mais de 5 dias. Nesses casos, deve-se considerar a possibilidade de alimentação pós-gástrica, sob a forma de sondas duodenais ou jejunais.

Estimulação do apetite

Se o animal for fisicamente capaz de fazer preensão dos alimentos e não apresentar disfunção ou estritura esofágica, ou obstrução gastrintestinal, pode ser possível a alimentação oral se ele tiver vontade de comer e se responder aos estimulantes de apetite. A alimentação forçada é extremamente estressante para o animal, e também para a pessoa que cuida dele. Portanto, deve ser evitada. Com a alimentação forçada é difícil fornecer as calorias necessárias para suprir as carências energéticas do animal em repouso. Em alguns casos, o animal vai associar a mera presença do cuidador ao estresse da alimentação forçada, podendo, de forma reativa, vomitar espontaneamente. Essa forma de resposta pavloviana reversa é uma negação aos objetivos de se fornecer nutrição enteral. Pode causar pneumonia aspirativa, esofagite e aumentar a debilidade do paciente. Os estimulantes de apetite utilizados com algum sucesso incluem os tranquilizantes benzodiazepínicos (Diazepam 0,05 a 0,5 mg/kg, IV, 1 vez/dia para gatos) e antagonistas da serotonina (2 mg/gato, VO, 2 vezes/dia).[31-33] Em alguns casos, o aquecimento da dieta líquida ou a adição de pequena quantidade de temperos pode aumentar o odor e a palatabilidade da dieta.[33] O reforço positivo e o encorajamento podem estimular o animal a comer. Se a alimentação voluntária for incapaz de suprir os requerimentos nutricionais do animal, deve ser implementada alguma forma de alimentação involuntária, sob a forma de alimentação por sonda ou administração parenteral.[3]

Sondas nasoesofágicas e nasogástricas

Sondas de alimentação nasogástricas (NG) e nasoesofágicas (NE) devem ser consideradas como meio de administração de nutrição enteral de curta duração (< 1 semana).[5] Na maioria dos casos, essas sondas podem ser colocadas eficientemente sem anestesia ou sedação.[2] As contraindicações à colocação de sondas nasoentéricas são traumatismo facial ou cefálico, *status* neurológico desfavorável (paciente moribundo ou comatoso sem reflexo faríngeo), distúrbios esofágicos incluindo o megaesôfago e presença de massas tumorais ou estritura.[2]

A colocação de sondas para alimentação nasoenteral foi discutida em outras publicações.[5,34-37] Estão disponíveis as sondas de silicone ou de cloreto de polivinila (Argyle Infant Feeding Tubes, Sherwood Medical, Inc; Sovereign Feeding Tube, Monoject). As sondas de silicone são as preferidas, pois as de cloreto de polivinila podem endurecer após alguns dias de exposição ao ácido clorídrico.[2] Sondas com diâmetro de 5 a 8 F (1,7 a 2,7 mm) podem ser utilizadas para gatos e cães pequenos com peso inferior a 10 kg, e sondas maiores, de 8 a 10 F (3,7 a 3,3 mm), para cães maiores. Estudos iniciais indicaram que os pacientes, em geral, toleram bem as sondas NE ou NG, sendo reações comuns os espirros e a tosse, de leves a moderados. Refluxo gastresofágico pode ocorrer se a ponta da sonda ultrapassar o esfíncter inferior do esôfago; todavia, a aspiração do conteúdo gástrico pode ser benéfica para animais com íleo adinâmico, com a finalidade de diminuir a distensão gástrica e o vômito.[22] Em um estudo, 63% dos pacientes não tiveram complicações com a alimentação através de sonda nasogástrica, e 61% mantiveram o peso corporal durante a hospitalização.[7] Alguns animais foram capazes de comer normalmente com a sonda colocada.[27,37] A administração de dietas enterais líquidas permitiu a manutenção dos níveis de albumina sérica, comumente utilizados como um marcador nutricional para pequenos animais hospitalizados.[7] As complicações mais comuns são o deslocamento da sonda, vômito e diarreia, que podem ser secundárias à doença (ou às doenças) primária do paciente, ser causadas pela sonda em si ou por alguma intolerância alimentar. Em muitos pacientes a diarreia foi controlada, com sucesso, ao se mudar para uma formulação dietética diferente.[7] As complicações mais graves da alimentação nasoenteral incluem epistaxe, rinite, vômito, estritura esofágica, intubação nasopleural com pneumotórax, e pneumonite por aspiração.[5] Alterações mecânicas na sonda por entupimento são comuns devido ao pequeno diâmetro necessário para passá-las pelo meato nasal. Algumas vezes, os restos de alimentos que a entopem podem ser dissolvidos com soluções de enzimas pancreáticas ou com bebidas carbonadas, como a Coca Cola®.

Sondas de esofagostomia

As sondas de esofagostomia são excelentes para administrar suporte nutricional enteral a pacientes cujo trato gastrintestinal seja completamente funcional.[28,38] Vários métodos para sua colocação já foram descritos.[28,34,38,39-43] As vantagens das sondas de esofagostomia são a facilidade de colocação, baixo risco de complicações quando comparada com outras formas de sondas permanentes, baixo custo, não exigência de equipamento especializado, uso imediato e boa tolerância ao uso, tanto por parte do paciente quanto do proprietário.[28] Um estudo recente investigou o emprego de sondas por esofagostomia (E) *versus* o uso de sondas de gastrostomia (G) percutânea por endoscopia, e verificou que 92% dos clientes com animais com sondas E mostravam-se confortáveis e satisfeitos com o uso, contra somente 71% dos clientes com animais com sondas G.[28] As complicações menores associadas ao uso e colocação das sondas E incluíram vômito, remoção acidental e incômodo do paciente que coçava a sonda.[28] As complicações mais sérias além das descritas, mas incomuns, foram hemorragia durante a colocação, celulite e invasão do mediastino, com pleurite.

Sondas de gastrostomia

A colocação percutânea de sondas de gastrostomia pode ser feita com ou sem a assistência de endoscopia. Várias técnicas foram descritas.[33,44-46] São indicadas a qualquer paciente que tenha o esôfago disfuncional ou lesado, mas ainda apresente a função gástrica normal. As sondas gástricas geralmente são bem toleradas pelo paciente e pelo cliente.[34] As complicações incluem sua remoção acidental, peritonite, celulite, inflamação no local do estoma e necrose por pressão.[5,34] As desvantagens da sonda gástrica comparando-a com a sonda esofágica são necessidade de se esperar, no mínimo, 12 a 24 h antes de se usar. É preciso que se forme um selo em torno da sonda gástrica, por isso se devem esperar, no mínimo, 7 a 10 dias para sua remoção.

Sondas de jejunostomia

De modo geral, as sondas de jejunostomia são bem toleradas e proporcionam um meio efetivo de se administrar suporte nutricional a animais em que apenas uma pequena porção do trato gastrintestinal seja funcional. Vários métodos para a colocação dessas sondas foram descritos.[47-50] São indicadas a pacientes com obstruções ou ressecção do trato gastrintestinal superior, paresia gástrica, pancreatite e pneumonia por aspiração recorrente.[5] Por não haver um reservatório que permita que os nutrientes ofertados fluam lentamente para o lúmen do trato gastrintestinal, a alimentação por administração em *bolus* intermitentes através das sondas de jejunostomia, frequentemente resulta em diarreia.[6] Por essa razão, a preferência dos veterinários é a alimentação contínua. O fornecimento de nutrição ao paciente deve ter início lento e aumentar progressivamente até atingir a quantidade total de ingestão calórica em 48 h. A sonda de jejunostomia deve permanecer colocada por um período mínimo de 7 a 10 dias antes de ser removida, a fim de reduzir o risco de peritonite. As complicações associadas à colocação e à alimentação por sonda de jejunostomia incluem sua migração em sentido oral, cólicas abdominais com diarreia, obstruções da sonda, celulite focal e deslocamento da sonda, com peritonite.

Complicações metabólicas associadas à alimentação enteral

A alimentação enteral tem sido associada a várias complicações metabólicas: hipoglicemia, hiperglicemia, uremia, deficiências de vitaminas e oligoelementos minerais e desequilíbrios hidreletrolíticos.[5-10] É comum a alimentação excessiva com vômito e diarreia. Sempre que a função gástrica for marginal, é melhor aspirar e medir o volume residual do estômago antes de oferecer a próxima alimentação, a fim de evitar distensão excessiva do estômago. Se houver mais de um terço da última refeição, o esquema de alimentação deve ser atrasado para permitir mais tempo para esvaziamento gástrico. Vômito pode aumentar o risco de pneumonia por aspiração e deve ser evitado, sempre que possível.[10]

Início da alimentação

A suplementação nutricional enteral deve ser iniciada gradualmente ao paciente inapetente. É preciso cautela quando iniciar a nutrição enteral a paciente que tenha sofrido reanimação com fluidos. Pesquisas indicam que a administração de nutrição enteral a pacientes com hipotensão e depleção de fluidos intravasculares pode resultar em aumento na carga de trabalho gastrintestinal, aumento de consumo e dificuldade da distribuição de oxigênio, causando comprometimento adicional da barreira intestinal.[11,51] Se o estômago for funcional, a alimentação em forma de *bolus* através de sondas de esofagostomia ou gastrostomia pode ser feita em 6 pequenas porções durante um período de 24 h. A alimentação por gotejamento em infusão contínua é outro método de administração de dietas líquidas, através de sondas nasoesofágicas, nasogástricas e de jejunostomia. Em alguns casos, uma sonda de jejunostomia pode ser introduzida através da sonda de gastrostomia até que o estômago e o duodeno possam tolerar a alimentação. Não importa se o suporte nutricional for oferecido sob a forma de *bolus* ou sob infusão contínua, mas cerca de um quarto a um terço das necessidades calóricas do paciente deve ser ofertado no primeiro dia. Inicialmente, os *bolus* de alimento devem ser de 5 a 10 mℓ/kg, até que o paciente possa tolerar volumes maiores.[31] O volume e a densidade calórica devem ser aumentados lentamente até atingir os valores máximos durante 48 h para evitar suplementação excessiva e a síndrome da realimentação. A alimentação deve ser interrompida caso se observem sinais clínicos de salivação, ânsia de vômito ou mesmo vômito.[31] O *status* ácido-básico e hidreletrolítico do paciente deve ser monitorado cuidadosamente para hipopotassemia, hipofosfatemia e hiperglicemia durante o período.

Síndrome da realimentação

Síndrome da realimentação é uma complicação incomum que acomete cães e gatos ao se administrar suplementação nutricional com excesso de zelo a um paciente que esteve anoréxico por longo período. Após a reintrodução de nutrientes, a liberação de insulina faz com que potássio e fósforo entrem na célula juntamente com a glicose.[52] O decréscimo súbito nos níveis séricos de potássio pode resultar em disritmias cardíacas e fasciculação muscular. A hipofosfatemia (< 1 mg/dℓ) pode provocar lise grave de eritrócitos.[53,54] Pode ser necessária a suplementação de fósforo sob a forma de fosfato de potássio (0,03 a 0,12 mMol/kg/h, IV, sob infusão contínua, ou 100 mg/100 Kcal energia/dia como suplemento oral) e cloreto de potássio (sem exceder 0,5 mEq/kg/h) ou gliconato de potássio (2 a 4 mEq/100 Kcal/dia como suplemento oral) para aliviar os sinais clínicos associados à hipofosfatemia e hipopotassemia.[55] Se os sinais clínicos e metabólicos da síndrome da realimentação aparecerem, a alimentação enteral deve ser reduzida até que as anormalidades eletrolíticas tenham regressado ao estado normal.

Atonia gástrica

A atonia gástrica é uma complicação comum observada em pacientes inapetentes e pós-cirúrgicos. As drogas narcóticas administradas para proporcionar analgesia durante o período pós-operatório frequentemente contribuem para retardar o tempo de esvaziamento gástrico, íleo adinâmico, refluxo gastresofágico e vômitos.[56] A terapia empírica com drogas pró-cinéticas tem o potencial de diminuir algumas das complicações associadas à atonia gástrica em alguns pacientes.[56] A metoclopramida, um dopaminérgico e agonista-antagonista de receptores da 5-hidroxitriptamina (5-HT), funciona como antiemético de ação central e promotor da motilidade gástrica. Demonstrou-se que administração de metoclopramida (1 a 2 mg/kg/dia, IV, em infusão contínua ou 0,2 a 0,4 mg/kg, SC, 3 vezes/dia) pode aumentar o tônus do esôfago inferior e a força das contrações gástricas, e provocar relaxamento do piloro para promover o esvaziamento gástrico.[56] Os efeitos combinados da metoclopramida servem para diminuir os vômitos e o refluxo gastresofágico.

Referências bibliográficas

1. Webster NR, Galley HF: Nutrition in the critically ill patient. J R Coll Surg Edinb 45:373, 2000.
2. Armstrong PJ, Hand MS, Frederick GS: Enteral nutrition by tube. Vet Clin North Am Small Anim Pract 20(1):237, 1990.
3. Donoghue S: A quantitative summary of nutrition support services in a veterinary teaching hospital. Cornell Vet 81:109, 1991.
4. Remillard RL, Darden DE, Michel KE, et al: An investigation of the relationship between caloric intake and outcome in hospitalized dogs. Vet Therap 2(4):301, 2001.
5. Marks SL: The principles and practical application of enteral nutrition. Vet Clin North Am Small Anim 28(3):677, 1998.
6. Armstrong PJ, Lippert AC: Selected aspects of enteral and parenteral nutritional support. Semin Vet Med Surg (Small Anim) 3(3):216, 1988.
7. Abood SK, Buffington ACT: Enteral feeding of dogs and cats: 51 cases (1989 – 1991). J Am Vet Med Assoc 201(4):619, 1992.
8. Keithley JK, Eisenberg P: The significance of enteral nutrition in the intensive care unit patient. Crit Care Nursing Clin North Am 5(1):23, 1993.
9. Hadfield RJ, Sinclair DJ, Houldsworth, Evans TW: Effect of enteral and parenteral nutrition on gut mucosal permeability in the critically ill. Am J Resp Crit Care Med 152:1545, 1995.
10. Lunn JJ, Murray MJ: Nutritional support in critical illness. Yale J Biol Med 71:449, 1999.
11. Michel KE: Interventional nutrition for the critical care patient: optimal diets. Clin Tech Small Anim Pract 13(4):204, 1998.
12. Beaulieu AD, Drackley JK, Overton TR, et al: Isolated canine and murine intestinal cells exhibit a different pattern of fuel utilization for oxidative metabolism. J Anim Sci 80:1223, 2002.
13. Alverdy J, Chi HS, Sheldon G: The effect of parenteral nutrition on gastrointestinal immunity: the importance of enteral immunity. Ann Surg 202(6):681, 1985.
14. Proulx J: Nutrition in critically ill animals. In The Veterinary ICU Book. Wingfield WE, Raffe MR (eds). Jackson, WY: Teton Newmedia, 2002, p. 202.
15. Deitch EA, Winterton J, Li MA, et al: The gut as a portal of entry for bacteremia. Ann Surg 205:681, 1987.
16. Inoue S, Epstein MD, Alexander JW, et al: Prevention of yeast translocation across the gut by a single enteral feeding after burn injury. JPEN 13:565, 1989.
17. Zaloga GP, Bortenschlager L, Black KW, et al: Immediate post-operative enteral feeding decreases weight loss and improves healing after abdominal surgery in rats. Crit Care Med 20:115, 1992.
18. Heyland DK: Enteral and parenteral nutrition in the seriously ill, hospitalized patient: a critical review of the evidence. J Nutr Health Aging 1:31, 2000.
19. Carr CS, Ling E, Boulos P, et al: Randomised trial of safety and efficacy of immediate post-operative enteral feeding in patients undergoing gastrointestinal resection. Br J Med 312:869, 1996.
20. Schroeder D, Gillandes L, Mahr K, et al: Effect of immediate post-operative nutrition on body composition, muscle function and wound healing. JPEN 15:376, 1991.
21. Beier-Holgersen R, Boesby S: Influence of post-operative enteral nutrition on post-surgical infections. Gut 39:833, 1996.
22. Mohr AJ, Leisewitz AL, Jacobson LS, et al: Effect of early enteral nutrition on intestinal permeability, intestinal protein loss, and outcome in dogs with severe parvoviral enteritis. J Vet Intern Med 17:791, 2003.
23. Chan DL, Freeman LM, Labato MA, Rush JE: Retrospective evaluation of partial parenteral nutrition in dogs and cats. J Vet Intern Med 16:440, 2002.
24. Heel KA, Kong Se, McCauley RD, et al: The effect of minimal luminal nutrition on mucosal cellularity and immunity of the gut. J Gastroenterol Hepatol 13:1015, 1998.
25. Thatcher CD: Nutritional needs of critically ill patients. Comp Cont Educ Pract Vet 18:1303, 1996.
26. Moore EE, Moore FA: Immediate enteral nutrition following multisystemic trauma: a decade perspective. J Am Coll Nutr 10:633, 1991.
27. Donoghue S: Providing enteral nutritional support for hospitalized patients. Vet Med Sept: 910, 1992.
28. Ireland LM, Hohenhaus AE, Broussard JD, Weissman BL: A comparison of owner management and complications in 67 cats with esophagostomy and percutaneous endoscopic gastrostomy feeding tubes. J Am Anim Hosp Assoc 39:241, 2003.
29. Crowe DT: Tube feeding diets for nutritional support of the critically ill or injured patients. J Vet Emerg Crit Care 1:8, 1985.
30. Remillard RL: Nutritional support in critical care patients. Vet Clin North Am Small Anim 32:1145, 2002.
31. Remillard RL, Armstrong PJ, Davenport DJ: Assisted feeding in hospitalized patients: enteral and parenteral nutrition. In Small Animal Clinical Nutrition, 4th ed. Hand MS, Thatcher CD, Remillard RL, Roudebush P (eds). Marceline, MO: Walsworth Publishing Co, 2000.
32. Mazzaferro EM, Fettman MJ, Hackett TB, et al: Role of Glutamine in Health and Disease. Comp Contin Educ Pract Vet 22:1094, 2000.
33. Elliot DA, Riel DL, Rogers QR: Complications and outcomes associated with use of gastrostomy tubes for nutritional management of dogs with renal failure. J Am Vet Med Assoc 217:1337, 2000.
34. Han E: Esophageal and gastric feeding tubes in the ICU patients. Clin Tech Small Anim Pract 19(1):22, 2004.
35. Abood SK, Buffington CA: Improved nasogastric intubation techniques for administration of nutritional support in dogs. J Am Vet Med Assoc 199:577, 1991.
36. Ford RB: Nasogastric intubation in the cat. Comp Contin Educ Pract Vet 1:29, 1980.
37. Crowe DT: Clinical use of an indwelling nasogastric tube for enteral nutrition and fluid therapy in the dog and cat. J Am Anim Hosp Assoc 22:675, 1986.
38. Mazzaferro EM: Esophagostomy tubes: don't underutilize 'em! J Vet Emerg Crit Care 11:153, 2001.
39. Crowe DT, Devey JJ: Esophagostomy tubes for feeding and decompression: clinical experience in 29 small animal patients. J Am Anim Hosp Assoc 33:393, 1997.
40. Von Werthen CJ, Wess G: A new technique for insertion of esophagostomy tubes in cats. J Am Anim Hosp Assoc 37:140, 2001.
41. Devitt CM, Seim HB: Clinical evaluation of tube esophagostomy in small animals. J Am Anim Hosp Assoc 33:55, 2001.

42. Rawlings CA: Percutaneous placement of a midcervical esophageal tube: new technique and representative cases. J Am Anim Hosp Assoc 29:526, 1993.
43. Levine PB, Smallwood LJ, Buback JL: Esophagostomy tubes as a method of nutritional management in cats: a retrospective study. J Am Anim Hosp Assoc 33:405, 1997.
44. Fulton RB, Dennis JS: Blind percutaneous placement of a gastrostomy tube for nutritional support in dogs and cats. J Am Vet Med Assoc 201:607, 1992.
45. Mauterer JV: Endoscopic and nonendoscopic percutaneous gastrostomy tube placement. *In* Kirk's Veterinary Therapy Bonagura JD (ed). Philadelphia: WB Saunders, 1995, pp. 669 – 674.
46. Mauterer JV, Abood SK, Buffington CA, et al: New techniques and management guidelines for percutaneous and nonendoscopic tube gastrostomy. J Am Vet Med Assoc 207:574, 1994.
47. Heuter K: Placement of jejunal feeding tubes for post-gastric feeding. Clin Tech Small Anim Pract 19(1):32, 2004.
48. Crowe DT, Devey JJ: Clinical experience with jejunostomy feeding tubes in 47 small animal patients. J Vet Emerg Crit Care 7:7, 1997.
49. Swann HM, Sweet DC, Michel K: Complications associated with use of jejunostomy tubes in dogs and cats: 40 cases (1989 – 1994). J Am Vet Med Assoc 210:1764, 1997.
50. Hewitt SA, Brisson BA, Sinclair MD, et al: Evaluation of laparoscopic-assisted placement of jejunostomy feeding tubes in dogs. J Am Vet Med Assoc 225(1):65, 2004.
51. Tappenden KA: Provision of phosphorylatable substrate during hypoxia decreases jejunal barrier function. Nutrition 18:168, 2002.
52. Solomon SM, Kirby DF: The refeeding syndrome: a review. JPEN 14:90, 1990.
53. Adams LG, Hardy RM, Weiss DJ, et al: Hypophosphatemia and hemolytic anemia associated with diabetes mellitus and hepatic lipidosis in cats. J Vet Int Med 7:266, 1993.
54. Justin RB, Hoenhaus AE: Hypophosphatemia associated with enteral alimentation in cats. J Vet Int Med 7:52, 1993.
55. Michel KE: Preventing and managing complications of enteral nutritional support. Clin Tech Small Anim Pract 19(1):49, 2004.
56. Woosley KP: The problem of gastric atony. Clin Tech Small Anim Pract 19(1):43, 2004.

Nutrição Parenteral

Elisa M. Mazzaferro

Com muita frequência, os pacientes animais não recebem suas necessidades nutricionais diárias devido à ingestão inadequada de nutrientes.[1] Os avanços na nutrição e nos cuidados críticos veterinários têm estimulado os clínicos a fornecer suporte nutricional mais agressivo aos pequenos animais criticamente doentes. A falta de nutrientes essenciais e de energia pode contribuir para aumentar a morbidade, cicatrização deficiente, imunossupressão e mortalidade. Os objetivos do suporte nutricional são tratar e prevenir a desnutrição durante o curso de doenças críticas até que o paciente seja capaz de, por si só, assimilar nutrientes enterais.[2] Apesar de o padrão-ouro para administração do suporte nutricional ser o uso de qualquer parte do trato gastrintestinal que esteja funcional para alimentar o paciente, alguns animais não conseguem, ou mesmo não querem, se alimentar voluntariamente. Alguns não podem digerir ou absorver os nutrientes fornecidos por via enteral em razão de vômitos graves, íleo adinâmico, inflamação ou ressecção do trato gastrintestinal.[2,3] A alimentação enteral pode ser contraindicada ou impossível em tais casos, tornando absolutamente necessária uma forma alternativa de administrar nutrição.

Nutrição parenteral é o fornecimento de nutrientes por qualquer método ou via que não seja o trato gastrintestinal.[4] Geralmente é composta de algum tipo de carboidrato sob a forma de dextrose, lipídio e uma fonte de proteína, em adição a vitaminas e minerais (Tabela 7.1). Várias frases têm sido usadas para descrever o tipo e os métodos de nutrição parenteral. O termo "nutrição parenteral total" (NPT) é frequentemente utilizado para indicar o fornecimento de todos os requerimentos nutricionais essenciais para o paciente pelas vias intravenosa, intraperitoneal ou intraóssea.[5,6] Porque raramente é possível fornecer todos os macro e micronutrientes essenciais aos pacientes animais, o termo NPT, atualmente, é considerado inadequado e deve ser abandonado.[4] Por ser mais simples e acurada, recomenda-se empregar a terminologia "nutrição parenteral" (NP).

A nutrição parenteral recebeu esse nome devido à via de administração. Soluções com osmolalidade maior que 600 a 800 mOsm/ℓ são tipicamente injetadas através de cateteres venosos centrais para evitar tromboflebite.[7] A administração de tais soluções tem sido denominada "nutrição parenteral central".[4] O interesse na administração de soluções com osmolalidade mais baixa através de veias periféricas tem aumentado. Esta forma de nutrição é denominada "nutrição parenteral periférica" ou "nutrição parenteral parcial" (NPP). A nutrição parenteral periférica deve ser utilizada quando houver necessidade de suporte nutricional por um curto período, ou como uma ponte entre as nutrições parenteral e enteral à medida que o paciente passa a não mais tolerar a nutrição enteral.

Tabela 7.1 Componentes da nutrição parenteral.

Nome	Osmolalidade (mOsm/ℓ)	pH	Fabricante
Aminoácido a 10% (Travasol)	998	6	Baxter Healthcare Corporation
Aminosyn	850	4,5 a 6	Abbott Pharmaceuticals
Procalamine	735	6,8	McGaw, Inc.
Dextrose a 5%	252 a 310	3,2 a 6,5	Abbott Pharmaceuticals
Dextrose a 50%	2.530	4,2	Abbott Pharmaceuticals
Aminoácido 20% (Aminosyn)	260	8,3	Abbott Pharmaceuticals

Nutrientes parenterais

No passado, a administração de nutrição parenteral em pacientes animais era limitada, principalmente devido a aumento nas despesas, risco de complicações potenciais (como sepse) e falta de capacitação técnica necessária para a implementação e manutenção do cateter venoso central.[7,8] Os avanços em cuidados críticos veterinários tornaram a nutrição parenteral uma opção mais viável para pequenos animais criticamente doentes.[8] A nutrição parenteral pode ser formulada na própria clínica ou, então, em farmácias comerciais com a mistura de aminoácidos, dextrose, lipídios e vitaminas.[7] Misturas "três em um" também podem ser adquiridas de fontes comerciais. Idealmente, as soluções para nutrição parenteral devem ser formuladas e misturadas sob condições assépticas rígidas, em máquinas especiais de misturar ou sob uma capela de fluxo laminar. Nas clínicas particulares, todavia, essas condições nem sempre são possíveis. Neste caso, a mistura deve ser feita no centro cirúrgico ou em um local de pouco tráfego, com o pessoal usando gorro cirúrgico, máscara e luvas estéreis.

Proteínas

Estão disponíveis soluções de aminoácidos essenciais e não essenciais cristalinos (3,5%, 8,5% e 15%) como fonte de proteína para formulações de nutrição parenteral veterinárias. Mais comumente, usa-se uma solução a 8,5% para pequenos animais.[6] As soluções de aminoácidos têm alta osmolaridade (300 a 1.400 mOsm/ℓ) e pH relativamente ácido (5,3 a 6,5).[6,9,10] Recomenda-se que as soluções de aminoácidos com concentrações maiores que 3,5% não devam ser administradas através de uma veia periférica devido à alta osmolalidade.[10] Produtos contendo várias quantidades de glicose e eletrólitos também estão disponíveis comercialmente.[6] A quantidade de proteína nas formulações parenterais costuma ser calculada em relação à quantidade de calorias não proteicas requerida para cada paciente. As necessidades de proteína variam de 1 a 6 gramas de proteína/100 Kcal de energia não proteica em pequenos animais.[6] Em cães, aproximadamente 2 a 3 gramas de proteína/100 Kcal não proteicas devem ser administrados diariamente. Para gatos, os valores são levemente mais altos, 4 g de proteína/100 Kcal.[6] A pacientes com insuficiência hepática ou renal devem-se fornecer quantidades menores de proteína; e para pacientes com perda de grande quantidade de proteína deve-se considerar o uso de quantidades maiores. Porque a maioria das soluções de aminoácidos não contém taurina, este aminoácido deve ser suplementado em pacientes felinos caso haja necessidade de nutrição parenteral a longo prazo.[2]

Lipídios

As emulsões lipídicas geralmente são uma combinação de óleo de soja e óleo de cártamo (*safflower*) e ácidos linoleico e linolênico.[6] As fontes de lipídio para nutrição parenteral estão disponíveis, como soluções de 10% a 20%, e são usadas para fornecer 40% a 60% das necessidades diárias de calorias não proteicas do paciente.[11] Os lipídios fornecem ácidos graxos essenciais e são fontes de calorias em fluido isotônico. Por apresentarem osmolalidade (260 a 310 mOsm/ℓ)[6,9,10] mais baixa que as soluções de aminoácidos, as emulsões de lipídios podem ser administradas através de cateteres periféricos, com risco mínimo de causar tromboflebite.

Dextrose

Nas formulações para nutrição parenteral, as fontes de carboidratos geralmente aparecem sob a forma de dextrose (2,5% a 70%). Mais comumente, combina-se dextrose a 50% com soluções de lipídios e aminoácidos a fim de atingir as necessidades diárias do paciente. A proporção exata entre dextrose e lipídios para suprir as necessidades calóricas do paciente é um tópico de debate. Durante os estados de desnutrição ligada ao estresse, hormônios glico-contrarregulatórios como cortisol e epinefrina promovem um estado de resistência à insulina. Nesta situação, o organismo, por ser incapaz de utilizar as fontes de carboidrato para energia, desenvolve hiperglicemia. Em seres humanos, demonstrou-se que a hiperglicemia secundária à suplementação excessiva de carboidratos é capaz de aumentar morbidade, falência respiratória e mortalidade. Em pequenos animais, a dextrose presente nas formulações de nutrição parenteral não deve exceder 50% do total da necessidade calórica diária do paciente.

Eletrólitos

As anormalidades eletrolíticas são complicações comuns nas doenças críticas e durante a administração de nutrição parenteral. As mais comuns são hipopotassemia e hiperfosfatemia. Após um período prolongado de anorexia, a infusão de suplementação contendo dextrose apenas, ou em combinação com aminoácidos e lipídios, pode estimular a liberação de insulina, que direciona glicose, potássio e fósforo para o interior da célula. O fornecimento de nutrientes e a produção de compostos altamente energéticos, como adenosina trifosfato (ATP), podem esgotar os depósitos corporais de fósforo, causando hipofosfatemia. É preciso medir os níveis de potássio e fósforo do paciente para determinar a quantidade apropriada desses elementos para suplementação. Na maioria dos casos, a adição de 20 a 40 mEq/ℓ de cloreto de potássio, ou a mistura de cloreto de potássio e fosfato de potássio (0,01 a 0,03 mmol/kg/h) podem ser necessárias para manter normopotassemia e normofosfatemia. Podem-se adicionar 10 mililitros de uma solução de gliconato de cálcio a 10% a cada litro de nutrição parenteral.[10]

Vitaminas

A maioria dos pacientes não requer suplementação de vitaminas lipossolúveis e hidrossolúveis, a não ser que apresente anorexia e perda de peso a longo prazo; ou que a absorção de nutrientes tenha diminuído devido à diarreia ou esteatorreia.[6] Sugeriu-se uma dose semanal de vitamina K1 (0,5 mg/kg) no início da nutrição parenteral.[2,6] Outras vitaminas lipossolúveis (A, D e E) podem ser administradas com uma solução repositória (1 mℓ, IM, Schering-Plough Animal Healthcorp, Kenilworth, NJ), o que vai formar um depósito suficiente para aproximadamente 3 meses.[6] Vitaminas do complexo B podem ser fornecidas em combinação, adicionadas à solução parenteral (1 mℓ/100 Kcal ou 3 mℓ/10 kg/dia).[2] Em razão de algumas das vitaminas do complexo B sofrerem degradação quando expostas à luz, a solução parenteral deve ser coberta para prevenir a degradação das substâncias lábeis.

Formulando as soluções parenterais

Antes de preparar a solução parenteral diária do paciente, deve-se primeiro calcular a sua necessidade energética diária (necessidade energética em repouso, NER). Em seguida, determinar que porcentagem da NER será fornecida como carboidrato (dextrose) e que porcentagem será fornecida como lipídio. Estudos veterinários estabeleceram que pequenos animais doentes precisam receber apenas o requerimento energético basal,[12] por não serem "hipermetabólicos" como se havia sugerido anteriormente. A equação linear utilizada para calcular as necessidades calóricas, ou a necessidade energética em repouso, é a seguinte:

NER = (30 × peso corporal em kg) + 70 = Kcal/dia

Já calculada a NER, devem-se calcular a quantidade de calorias fornecida por gordura na forma de emulsão de lipídios e a de carboidratos, na forma de dextrose. Finalmente, a NER é dividida por 100, para se obter um fator de multiplicação para a quantidade de proteína a ser adicionada à mistura. Para se saber a quantidade de cada solução para compor a mistura final devem-se conhecer as concentrações de lipídio, dextrose e aminoácidos em cada uma das soluções. Juntam-se os volumes calculados de cada componente e o total obtido é dividido por 24 h para se obter a velocidade em mℓ/h, a que a nutrição parenteral deverá ser administrada. Um exemplo passo a passo de como calcular a fórmula da nutrição parenteral é apresentado no Quadro 7.1. Uma vez preparada uma bolsa de solução para nutrição parenteral, ela pode ser refrigerada por até 48 h. A solução de nutrição parenteral deve ser administrada a temperatura ambiente. Cada bolsa deve ser oferecida em um período de 24 h e, então, descartada.

Mistura nutriente total

Um método simples de fornecer as necessidades diárias de nutrientes e de fluidos ao paciente é combinar na mesma bolsa a nutrição parenteral e uma solução de lactato de Ringer, ou outro fluido isotônico (Normosol-R, Plasmalyte-A). Primeiro, o volume de cada componente nutricional deve ser determinado; a seguir, determina-se a necessidade diária total de fluidos. O volume da nutrição parenteral é ajustado para suprir as necessidades diárias de fluidos do paciente adicionando-se a quantidade necessária de um fluido isotônico como lactato de Ringer, Plasmalyte A ou Normosol R à bolsa de nutrição parenteral. As adições devem ser feitas de maneira estéril, e o fluido é injetado por uma linha intravenosa dedicada. A vantagem de administrar a solução nutriente total é que o paciente necessita apenas de um cateter dedicado, um equipo e uma bomba de fluido.[4]

Colocação do cateter central

A infusão de soluções hiperosmolares em uma veia periférica está associada, com frequência, ao desenvolvimento de tromboflebite. Assim, recomenda-se que soluções para nutrição parenteral com osmolaridade superior a 600 mOsm/ℓ sejam infundidos através de um cateter venoso central. Em pequenos animais, cateteres venosos centrais podem ser colocados nas veias jugular, safena medial e safena lateral com relativa facilidade. Podem ser encontrados vários tipos de cateteres com lúmens simples e múltiplos. Os cateteres de silicone e poliuretano são menos irritantes para o vaso e, portanto, são preferíveis aos cateteres de Teflon®.[6] A descrição completa da colocação de cateteres através da agulha ou sobre ela ultrapassa os objetivos deste texto. Um dos mais importantes conceitos a ser lembrado ao se colocar um cateter venoso central é manter a esterilidade em todos os momentos para prevenir a sepse relacionada ao cateter. Primeiro, o pelo sobre a região da inserção do cateter deve ser cortado. Em seguida, a área depilada deve ser preparada com antissépticos como qualquer sítio cirúrgico. A área deve ser coberta com campos

> **Quadro 7.1 Cálculo passo a passo da formulação para nutrição parenteral.**
>
> 1. Calcule a necessidade energética em repouso diária (NER em Kcal/dia) do paciente
>   NER = (30 × Peso corporal em kg) + 70
> 2. Calcule a fonte de carboidrato, suprindo 20% da NER com dextrose
> 3. Calcule a necessidade de lipídio do paciente, suprindo 80% da NER com lipídio
> 4. Calcule a necessidade diária de proteína (3 g/100 Kcal, para cães, e 4 g/100 Kcal, para gatos)
> 5. Use as seguintes orientações para determinar o volume de cada solução ao compor a nutrição parenteral
>   Dextrose a 5% = 0,17 Kcal/mℓ
>   Dextrose a 50% = 1,7 Kcal/mℓ
>   Lipídio a 20% = 2 Kcal/mℓ
>   Aminoácido a 8,5% = 0,085 g/mℓ
>   Aminoácido a 3% = 0,03 g/mℓ
> 6. Misture os volumes das soluções de dextrose, lipídio e aminoácido para compor o volume diário a ser administrado
> 7. Divida o volume obtido no passo anterior por 24 para obter a velocidade de infusão em mℓ/h
>
> **OU**
>
> 8. Determine a necessidade diária de fluido do paciente
> 9. Subtraia o volume obtido no passo 6 pelo volume obtido no passo 8
> 10. Adicione um volume igual ao valor obtido no passo 9 de uma solução isotônica à formulação de nutrição parenteral (passo 6) para obter uma solução de fluido e nutrição diária
> 11. Divida o volume total do passo 10 por 24 para obter o valor para a velocidade de administração em mℓ/h
>
> **Exemplo de cálculo da nutrição parenteral para um cão de 30 kg**
>
> 1. Calcule o NER diário do paciente
>   (30 × 30) + 70 = 970 Kcal/dia
> 2. Calcule a fonte de carboidrato diária
>   20% = 0,2 × 970 Kcal/dia = 194 Kcal/dia de carboidrato (dextrose)
> 3. Calcule a fonte diária de lipídio
>   80% = 0,8 × 970 Kcal/dia = 776 Kcal/dia de lipídio
> 4. Calcule a necessidade diária de proteína (4 g proteína/100 Kcal em cães)
>   970 Kcal/dia × 4 g de proteína/100 Kcal = 38,8 g de proteína/dia
> 5. Dextrose a 50% = 1,7 Kcal/m
>   194 Kcal × 1 mℓ/1,7 Kcal = 114 m de dextrose a 50%/dia
>   Lipídio a 20% = 2 Kcal/m
>   776 Kcal × 1 mℓ/2 Kcal = 388 m de lipídio a 20%
>   38,8 g de proteína/dia × 1 mℓ/0,085 g de proteína = 456,5 mℓ/dia de proteína a 8,5%
> 6. Adicione os volumes de dextrose, proteína e proteína calculados
>   114 m de dextrose a 50% + 388 m de lipídio a 20% + 456,5 m de lipídio a 8,5% = 958,5 mℓ/dia
> 7a. Divida o volume (passo 6) por 24 para obter a velocidade de administração
>   958,5 mℓ/dia ÷ 24 = 39,9 ≅ 40 mℓ/h
>
> **OU**
>
> 7b. Determine a necessidade diária de fluido do paciente (60 mℓ/kg/dia)
>   60 mℓ/kg/dia × 30 kg = 1.800 mℓ/dia
> 8. Subtraia o volume de nutrição parenteral do volume de fluido diário necessário
>   1.800 mℓ/dia – 985,5 mℓ/dia = 814,5 m
> 9. Adicione 814,5 m de um fluido isotônico, como Normosol-R, à nutrição parenteral, para obter a mistura nutriente total
> 10. 1.800 mℓ ÷ 24 h = 75 mℓ/h da mistura nutriente total

estéreis para evitar contaminação da região. Usando-se luvas cirúrgicas, o cateter deve ser inserido seguindo as instruções do fabricante. A seguir, deve ser fixado no local. O ponto de entrada do cateter deve ser coberto com uma pomada antimicrobiana e com bandagem. Esta deve ser marcada com a data e a hora da inserção do cateter, com as iniciais da pessoa que o colocou e a data da aplicação ou troca da bandagem. Assim que o cateter for inserido com sucesso e a bandagem colocada, deve-se conectar a solução parenteral. A linha deve ser identificada como exclusiva que não seja a administração da nutrição parenteral. A linha não deve ser desconectada por nenhuma razão, exceto para a troca das bolsas de fluido/nutrição a cada 24 h, mesmo ao levar o paciente para uma caminhada. A bandagem deve ser trocada e o ponto de entrada do cateter examinado a cada 24 h. Os sinais de flebite incluem eritema e dor no ponto de entrada; dor durante a infusão no vaso e endurecimento do vaso perceptível à palpação externa. Em vários estudos retrospectivos sobre o uso de cateteres venosos centrais para infusão de nutrição parenteral, a oclusão e a dobra do cateter estavam entre as mais comuns complicações observadas.[13-15]

Nutrição parenteral parcial

Nutrição parenteral parcial é o fornecimento de apenas parte da necessidade nutricional diária do paciente. Ela deve se utilizada somente quando se antecipar que o suporte nutricional deverá ser feito por menos de 5 dias, ou durante o período de transição quando o paciente estiver consumindo apenas parte das suas necessidade diárias por via enteral. A osmolaridade das formulações para nutrição parenteral parcial geralmente é menor que 600 mOsm/ℓ e, portanto, as formulações podem ser administradas por veia periférica. Por conta de soluções de aminoácidos serem hiperosmolares, as soluções parenterais periféricas tipicamente contêm pequenas quantidades de aminoácidos e fornecem apenas parte da necessidade calórica do paciente por meio de uma mistura de dextrose e solução isoosmolar de lipídios. Devido às restrições de volume e osmolalidade, a nutrição parenteral parcial fornece apenas uma porção das necessidades nutricionais diárias do paciente.[13,16]

Complicações da nutrição parenteral

Uma das principais razões para não implementar nutrição parenteral em um paciente animal criticamente doente é a percepção das numerosas complicações possíveis. Vários estudos investigando o uso de nutrição parenteral em pacientes animais foram publicados. As complicações associadas à sua administração podem ser categorizadas como mecânicas, metabólicas ou sépticas (Quadro 7.2).[3,13] As complicações mecânicas são as mais comuns e em geral ligadas a deslocamento, dobra e oclusão do cateter.[3,13-15] As complicações metabólicas incluem hiperglicemia transiente, hipopotassemia, hiperlipidemia, hipofosfatemia, hiperbilirrubinemia, hiponatremia e hipocloremia.[3,13-15] Em um estudo,[14] hiperglicemia ocorrida 24 h após o começo da infusão da nutrição parenteral estava associada ao aumento no risco de mortalidade. Em pacientes humanos, hiperglicemia persistente pode contribuir para fadiga respiratória e aumento na mortalidade dos pacientes. A administração de 10 unidades de insulina regular por litro de nutrição parenteral pode diminuir a incidência da hiperglicemia associada à nutrição parenteral.[3]

A falta de nutrição enteral pode resultar em atrofia por desuso dos enterócitos, translocação bacteriana e sepse. Em vários estudos veterinários, as complicações sépticas durante a administração de nutrição parenteral foram poucas, e estavam associadas à doença primária do paciente ou a alterações drásticas da linha de infusão.[3,13-15]

Quadro 7.2 Complicações mecânicas e metabólicas associadas à nutrição parenteral.

Complicações mecânicas
- Oclusão do cateter
- Mau funcionamento do cateter
- Desconexão da linha
- Rompimento da linha ou do cateter
- Formação de trombo
- Impossibilidade de recateterização do paciente.

Complicações metabólicas
- Hiperamonemia
- Hiperglicemia
- Hiperpotassemia
- Hipopotassemia
- Hipomagnesemia
- Hipocloremia
- Hiponatremia
- Hipofosfatemia
- Elevação do nitrogênio ureico sanguíneo.

Conclusão

O emprego de nutrição parenteral deve ser considerado para qualquer paciente que não possa tolerar a alimentação enteral. Os planos nutricionais devem ser formulados com base nos requerimentos individuais do paciente, no processo mórbido apresentado por ele, na duração esperada para o suporte nutricional e nos riscos de complicação. Os riscos de maiores morbidade e mortalidade e de atraso na cicatrização excedem em muito os riscos de aumento nas despesas do paciente e das complicações mecânicas, sépticas e metabólicas. Com o aumento no uso e na proficiência técnica, a colocação de um cateter central e administração de nutrição parenteral podem se tornar comuns em todos os hospitais veterinários, desde que sempre se utilizem técnicas assépticas.

Referências bibliográficas

1. Remillard RL, Darden DE, Michel KE: An investigation of the relationship between caloric intake and outcome in hospitalized dogs. Vet Therap 2(4):301-310, 2001.
2. Lippert AC, Armstrong PJ: Parenteral Nutritional Support. *In* CVT X, pp. 25-30.
3. Lippert AC, Fulton RB, Parr AM: A retrospective study of the use of total parenteral nutrition in dogs and cats. JVIM 7:52-64, 1993.
4. Remillard RL: Nutritional support in critical care patients. Vet Clin Small Anim 32:1145-1164, 2002.
5. Reuter JD, Marks SL, Rogers QR, Farver TB: Use of total parenteral nutrition in dogs: 209 cases (1988 – 1995). J Vet Emerg Crit Care 8:201-213, 1998.
6. Remillard RL, Armstrong PJ, Davenport DJ: Assisted feeding in hospitalized patients: enteral and parenteral nutrition. *In* Small Animal Clinical Nutrition, 4th ed. Hand MS, Thatcher CD, Remillard RL, Roudebush P (eds). Marceline, MO: Walsworth Publishing Company, 2000.
7. Chandler ML, Guilford WG, Payne-James J: Use of peripheral parenteral nutritional support in dogs and cats. JAVMA 216(5):669-673, 2000.
8. Mauldin GE, Reynolds AJ, Mauldin GN, Kallfelz FA: Nitrogen balance in clinically normal dogs receiving parenteral nutrition solutions. AJVR 62:912-920, 2001.
9. Chan DL, Freeman LM, Rozanski EA, Rush JE: Colloid osmotic pressure of parenteral nutrition components and intravenous fluids. J Vet Emerg Crit Care 11(4):269-273, 2001.
10. Mathews KA: The various types of parenteral fluids and their indications. Vet Clin Small Anim 28(3):483-513, 1998.
11. Anorexia, inanition, and critical care nutrition. *In* Small Animal Clinical Nutrition, 3rd ed. Lewis LD, Morris ML, and Hand MS (eds). Topeka: Mark Morris Associates, 1993, pp.5-1–5-43.
12. Walton RS, Wingfield WE, Ogilvie GK, et al: Energy expenditure in 104 postoperative and traumatically injured dogs with indirect calorimetry. J Vet Emerg Crit Care 6:71-79, 1996.
13. Armstrong PJ, Lippert AC: Selected aspects of enteral and parenteral nutritional support. Semin Vet Med Surg (Small Anim) 3(3):216-226, 1988.
14. Freeman LM, Labato MA, Rush JE, Murtaugh RJ: Nutritional support in pancreatitis: a retrospective study. JVECCS 5(1):32-41, 1995.
15. Pyle SC, Marks SL, Kass PH: Evaluation of complications and prognostic factors associated with administration of total parenteral nutrition in cats: 75 cases (1994-2001). JAVMA 225(2):242-250, 2004.
16. Chan DL, Freeman LM, Labato MA, Rush JE: Retrospective evaluation of partial parenteral nutrition in dogs and cats. JVIM 16:440-445, 2002.

Fisiologia da Dor e Princípios para Seu Tratamento

James S. Gaynor

Por que o controle da dor é importante?

O alívio da dor é importante por motivos fisiológicos e éticos.[1] Em poucas palavras, a dor pode induzir o paciente a resposta por estresse e está associada a elevações nos níveis de ACTH, cortisol, hormônio antidiurético (HAD), catecolaminas, aldosterona, renina, angiotensina II e glicose. Também está associada ao decréscimo de insulina e testosterona. Essas alterações podem resultar em estado catabólico generalizado por catabolismo de proteína muscular e lipólise. Outros fatores são a retenção de água e sódio, e a excreção de potássio.[2] A resposta por estresse prolongada pode diminuir a velocidade de cicatrização. A resposta por estresse pode ter efeitos adversos sobre os sistemas cardiovascular e pulmonar, a homeostasia de fluidos e a função do trato gastrintestinal.[2,3]

Os veterinários têm a obrigação ética de tratar a dor dos animais. A maioria dos tratamentos que se mostram insuficientes para tratar a dor provavelmente esteja mais relacionada à falta de conhecimento adequado do que à falta de interesse. A manifestação explícita de interesse pelo paciente e pela família é importante para demonstrar que existe um vínculo durante a terapia contra o câncer e o manejo da dor. A maioria dos proprietários que aceita passar pelo estresse emocional e as consequências financeiras envolvidas já havia demonstrado forte ligação com seu animal de estimação. É importante para o veterinário estimular uma boa comunicação quanto à terapia primária e ao tratamento da dor. Ao mesmo tempo, é fundamental demonstrar empatia para com os proprietários. Isto estimula a relação doutor-cliente-paciente e auxilia a desenvolver uma boa reputação, tanto dentro quanto fora da clínica.

Definições

É importante entender e ter domínio funcional da terminologia relacionada à dor e à analgesia. Conhecendo a terminologia, os veterinários podem falar inteligente e acuradamente uns com os outros ao discutir os casos de seus pacientes. O Quadro 8.1 fornece as definições comumente empregadas ao se discutir a dor, organizadas alfabeticamente.

Mecanismos da dor

Muitos capítulos de livros, textos e revisões publicadas são dedicados à descrição dos mecanismos de nocicepção, transdução, modulações e percepção da dor.[4-7] Na seção a seguir, apresenta-se uma discussão geral daqueles que são considerados os mais importantes aspectos do mecanismo da dor. É importante considerar que esses conceitos podem mudar com o tempo à medida que se desenvolve melhor entendimento, em nível de ciência básica, e melhor interpretação desses aspectos no animal como um todo.

A detecção de lesão tecidual por receptores especializados na periferia é referida como nocicepção. Esses receptores periféricos, os nociceptores, podem ser encontrados em pele, mucosa, fáscia profunda, tecido conjuntivo de órgãos viscerais, ligamentos, músculos, tendões, cápsulas articulares e paredes arteriais. Os nociceptores são as extremidades distais dos axônios de neurônios de primeira ordem na via da dor. Eles são responsáveis por detectar e transmitir a locação, qualidade e duração do estímulo. A nocicepção ocorre quando as extremidades livres das terminações nervosas são ativadas nos terminais distais de nociceptores A-delta e C. O termo nocicepção designa a atividade desde a periferia, através da medula espinal, até o cérebro. A dor, que é a percepção consciente, requer integração com centros cerebrais mais elevados. Estímulos térmicos, mecânicos, químicos e elétricos podem ativar a maioria dos nociceptores. Alguns deles, todavia, respondem apenas a estímulos térmicos ou mecânicos. A habilidade de um nociceptor em responder a um estímulo específico foi elucidado em base molecular. Os corpos celulares das fibras C contêm várias moléculas únicas, que podem ser úteis para a produção de drogas analgé-

> **Quadro 8.1 Definições.**
>
> - Acupuntura – prática de inserir agulhas em certos pontos na pele para conseguir efeitos específicos, como o alívio da dor
> - Alodinia – dor como resultado de estímulo que normalmente não causaria dor
> - Analgesia – perda de sensibilidade à dor
> - Analgesia multimodal – uso de múltiplas drogas com diferentes ações para produzir analgesia ótima
> - Analgesia preventiva – administração de uma droga analgésica antes da estimulação cirúrgica para prevenir a sensibilização de neurônios e o *wind-up* (ver adiante) e, assim, melhorar a analgesia pós-operatória
> - Anestesia local – perda temporária da sensação de uma região definida do corpo, sem perda de consciência
> - Anestesia – perda total ou parcial da sensação
> - Anestesia regional – perda da sensação em parte do corpo por interrupção dos nervos sensórios que conduzem os impulsos daquela região
> - Dor – experiência sensorial e emocional desagradável associada ao dano tecidual, potencial ou real, ou descrita nos termos de tal dano
> - Dor aguda – dor consequente a certas lesões corporais que desaparece com a cura da lesão e tende a ser autolimitante
> - Dor crônica – dor que persiste várias semanas ou meses além do período esperado de cura da lesão quando não tiver origem neoplásica
> - Dor do câncer – dor que pode ser aguda, crônica ou intermitente e relacionada à doença em si ou ao tratamento
> - Dor explosiva – aumento brusco e passageiro da dor em uma situação de dor crônica, que pode ocorrer mesmo quando a dor crônica estiver sob controle
> - Dor neuropática – dor que se origina do dano ou do envolvimento do sistema nervoso periférico ou central e pode ser descrita como queimação ou súbita e penetrante, possivelmente associada a déficits motor, sensório ou autônomo
> - Dor somática – dor que se origina da lesão em ossos, articulações, músculos ou pele, sendo descrita em pessoas como localizada, constante, aguda, insidiosa (ou silenciosa) e pulsante (latejante)
> - Epidural – espaço em torno da dura-máter
> - Hiperalgesia – resposta aumentada ao estímulo doloroso (aumento na sensação da dor) no local da agressão ou nos tecidos saudáveis não lesados da periferia. Os nociceptores estimulados respondem mais vigorosamente e com um limiar mais baixo aos estímulos nocivos
> - Opioide – droga relacionada natural ou sinteticamente à morfina
> - *Wind-up* – sensibilização de nociceptores e vias de dor centrais e periféricas em resposta a uma salva de impulsos aferentes nociceptivos resultando em expansão de campos receptivos e aumento na taxa de descarga.

sicas no futuro. Estas moléculas incluem TTX-R, um canal de Na$^+$ resistente à tetrodoxina; VR-1, o receptor vaniloide alvo da capsaicina; P2X3, um subtipo de receptor purinérgico; e DRASIC, um canal de íons sensível a ácidos.[8-18] Uma vez ativado via nociceptor, o sinal nervoso propaga-se até o sistema nervoso central através das fibras C ou A-delta.

A-delta são fibras mielinadas de pequeno diâmetro (1 a 6 μm). Elas conduzem a velocidades relativamente altas, 5 a 25 mℓ/seg. As fibras C têm diâmetro ainda menor (< 1 μm), não são mielinadas e têm velocidade de condução também menor, tipicamente inferior a 2 mℓ/seg. Os nociceptores aferentes primários contêm uma variedade de neurotransmissores, incluindo glutamato, substância P e peptídio relacionado ao gene da calcitonina. O glutamato é um aminoácido excitatório, que age sobre vários subtipos de receptores para mediar a despolarização rápida de neurônios do corno dorsal por meio de um influxo de Na$^+$ e um efluxo de K$^+$. A substância P também ativa subpopulações de neurônios no corno dorsal. A substância P pode contribuir para algumas das alterações a longo prazo produzidas por lesão persistente, da mesma maneira que o receptor N-metil-D-aspartato (NMDA). O receptor NMDA aprisiona Ca^{++} em adição a Na$^+$ e K$^+$ e pode alterar o processamento a longo prazo no corno dorsal.

O estímulo que se propaga da periferia e entra na medula espinal pelas raízes dorsais dos nervos espinais, onde acontecem as primeiras sinapses. Os nervos espinais inervam as diferentes lâminas da matéria cinzenta do corno dorsal da medula espinal. Lâminas são camadas distintas de células que formam colunas que se estendem por todo o comprimento da medula. As lâminas I, II, V e VI são os locais onde as fibras aferentes A-delta e C caracteristicamente formam as primeiras sinapses.

Interneurônios inibitórios locais e vias inibitórias descendentes com origens no tronco encefálico, ambos no corno dorsal, auxiliam a regular a nocicepção no corno dorsal. A maioria dos interneurônios inibitórios utilizam glicina ou GABA (ácido gama-aminobutírico) como neurotransmissores. Estes inibem os disparos do neurônios do corno dorsal. Encefalina e dinorfina também têm efeito inibitório em alguns interneurônios ao causar hiperpolarização por condutância acelerada de K^+. Norepinefrina e serotonina têm efeitos antinociceptivos nas vias inibitórias descendentes.

Os neurônios de segunda ordem recebem estímulos das fibras aferentes primárias. Estes estão localizados nos núcleos da coluna dorsal e transmitem sinais aos centros mais elevados do cérebro por vias paralelas múltiplas que incluem, mas não se limitam a eles, os tratos espinotalâmicos, espinorreticular, espinocervicotalâmico, neoespinotalâmico e paleoespinotalâmico. É provável que a importância dos vários tratos tenha características espécie-específicas. Os tratos espinotalâmicos e espinocervicotalâmicos aparentemente têm papel importante na condução de estímulos nociceptivos nas espécies domésticas.

O trato espinotalâmico tem neurônios que se originam na lâmina I e ascendem ao tálamo. O trato espinorreticular tem origens profundas nos cornos dorsal e ventral, com seus neurônios vindo das lâminas VII e VIII. Estes axônios se projetam para formações reticulares em todos os níveis do tronco encefálico.

A sensação de dor é produzida no sistema talamocortical lateral do tálamo lateral e nos aspectos somatossensórios primários e secundários do córtex cerebral. As reações aversivas aos estímulos nocivos decorrem de projeções para o tálamo medial, as quais enviam projeções para as estruturas límbicas.

A teoria do portão de controle é uma descrição do mecanismo fisiológico da dor. Em rápidas palavras, ela estabelece que o estímulo sensório é modulado por mecanismos ascendentes e descendentes no sistema nervoso central. Essencialmente, a medula espinal age como um portão, que aumenta ou diminui o efeito do estímulo neural antes de ser processado pelo cérebro, desencadeando a percepção e a resposta à dor.[19]

Aspectos da dor na medicina tradicional chinesa e a terapia por acupuntura

Da perspectiva da Medicina Tradicional Chinesa (MTC), a dor pode ser o resultado de uma condição em excesso que leva ao bloqueio da circulação do *Qi* e do sangue. Exemplos de condições em excesso que contribuem para a dor incluem a invasão de fatores patogênicos externos, frio ou calor interiores, estagnação de *Qi* ou sangue, obstrução por fleuma e retenção de comida. A dor pode também ser causada por deficiências de *Qi* e sangue ou pelo consumo de fluidos corporais devido à deficiência de *Yin*. Essas condições causam desnutrição dos canais e, por isso, dor. A estagnação de *Qi* causa distensão, com dor espalhada sem localização fixa. A estase de sangue causa dor penetrante intensa em pequena área localizada.[20]

Os princípios por trás da terapia por acupuntura são o restabelecimento do equilíbrio do corpo. As agulhas de acupuntura aplicadas em regiões proximais, locais ou distais podem resolver as causas subjacentes da dor. O processo restaura a circulação de *Qi* e sangue ao normal. Sem obstrução não há dor.

Alívio da dor por acupuntura

A acupuntura pode ser uma modalidade para alívio da dor, em geral quando a terapia convencional não funciona. Ela também é útil em conjunto com outras terapias para permitir a redução das doses de drogas que tenham efeitos colaterais significativos. Enquanto alguns clínicos têm dificuldades em aceitar a acupuntura devido às explicações médicas tradicionais chinesas, que podem ser cientificamente inaceitáveis, é importante lembrar que existem teorias fisiológicas e evidências bem documentadas de seus efeitos clínicos.[21,22] Em geral, a analgesia da acupuntura é extremamente útil contra a dor óssea em pelve, rádio, ulna e fêmur, e também para o desconforto cutâneo secundário à radioterapia. A acupuntura ainda auxilia a aliviar náuseas associadas à quimioterapia e ao uso de alguns analgésicos, além de proporcionar bem-estar geral.

Fisiologia da terapia da dor pela acupuntura

A inserção das agulhas em pontos de acupuntura específicos pode aliviar a dor por vários mecanismos diferentes. Primeiro, a acupuntura pode diminuir espasmos musculares quando aplicada em pontos-gatilho (*trigger points*). A ausência de espasmos aumenta consideravelmente o conforto. A acupuntura também pode induzir a liberação de vários neurotransmissores, os quais podem afetar o processamento do impulso doloroso. Este efeito pode ser maior com tipos específicos de estimulação elétrica. A colocação apropriada das agulhas e a estimulação elétrica de baixa frequência (2 a 6 Hz) induzem a liberação central de endorfinas e encefalinas, que podem causar analgesia, inibindo a transmissão de impulsos nociceptivos do ponto de origem até o cérebro e aumentando a inibição descendente até a periferia.[23] Esse tipo de estimulação, em geral, produz analgesia em 10 a 20 min e é considerado cumulativo, o que significa que tratamentos subsequentes produzem analgesia cada vez melhor. A analgesia por estimulação de baixa frequência pode ser abolida com naloxone, um antagonista opioide.[24-26] A estimulação elétrica de alta frequência (100 a 200 Hz) induz liberação de serotonina, epinefrina e norepinefrina, além de analgesia não cumulativa.[27,28] Em oposição à analgesia induzida por estimulação de baixa frequência, a analgesia por estimulação de alta frequência não é afetada por naloxone.[29] O maior efeito da analgesia induzida por alta frequência acontece pelo aumento da inibição descendente dos tratos espinais. Para analgesia durante o pós-operatório, a estimulação por baixa frequência é mais eficaz.

Abordagem ao manejo da dor em pequenos animais

O tratamento com drogas é fundamental no manejo da dor. É efetivo e economicamente acessível para a maioria dos pacientes e proprietários. A abordagem geral ao manejo da dor deveria seguir os princípios descritos a seguir. Diferentes indivíduos podem sofrer diferentes efeitos colaterais dentro da mesma categoria de drogas; portanto, se possível, é melhor substituir a droga dentro da mesma categoria antes de mudar a terapia. Sempre é melhor tentar manter o esquema de dosagem o mais simples possível. Quanto mais complicado o regime terapêutico, maior a probabilidade de que ocorram incompatibilidades. Dores leves a moderadas devem ser tratadas com não opioides, como as drogas anti-inflamatórias não esteroides (AINE) ou paracetamol. À medida que aumentem, algum tipo de opioide deve ser acrescentado ao regime terapêutico. Caso se agravem, aumente a dose do opioide. As drogas devem ser dadas regularmente, e não somente quando necessário, à medida que a dor se torna moderada a intensa. A analgesia continuada facilita a manutenção do conforto do paciente. Doses adicionais de analgésicos podem então ser administradas se a dor for intermitentemente mais intensa. Drogas auxiliares podem ser administradas para aliviar tipos específicos de dor e ansiedade.

Princípios do manejo da dor

Três princípios simples devem ser seguidos para evitar dores agudas e crônicas. O primeiro princípio é o que o controle da dor é a boa medicina. Isto deriva dos conceitos mais antigos da importância fisiológica de se evitar a dor. Mais uma vez, a prevenção e o alívio da dor mantêm os pacientes normais razoavelmente saudáveis, evita que pacientes doentes desenvolvam complicações desnecessárias e podem prevenir eventos catastróficos em pacientes criticamente doentes. Em seu sentido mais simples, o controle da dor auxilia os pacientes a sarar mais rápido e mais efetivamente.

O segundo princípio do manejo da dor é o conceito de analgesia preventiva, que implica fazer controle da dor antes que um estímulo potencialmente nociceptivo ou doloroso seja induzido. A dor problemática costuma se associar a alterações fisiopatológicas que ocorrem no nível da medula espinal e cérebro. Essas alterações frequentemente envolvem a ativação de receptores NMDA, resultando em hipersensibilidade neuronal central, comumente referida como *wind-up* (aceleração). À medida que se desenvolve *wind-up*, os neurônios centrais começam a exagerar o estímulo, que entra na medula espinal fazendo com que aquele que eventualmente atinja os centros mais elevados no cérebro tenha intensidade maior do que na sua origem periférica, resultando em intensificação da dor. Este efeito pode se dever ao fato de qualquer dos AINE ou outros analgésicos terem um efeito decrescente progressivo, mesmo que a causa da dor não tenha piorado.

O terceiro princípio do controle da dor é o de usar drogas de maneira multimodal. Simplesmente, é a utilização de drogas ou técnicas que atuam em níveis diferentes das vias nociceptivas e por meio de diferentes mecanismos. Isto significa usar alguma combinação de opioides, AINE, agonistas alfa-2, antagonistas NMDA e anestésicos locais.

Avaliação da dor

A avaliação da dor em animais pode ser difícil e frustrante. O entendimento dos tipos de dor e de suas causas pode auxiliar. Com frequência, veterinários necessitam utilizar a experiência com seres humanos para auxiliar a definir a dor em animais. Técnicos e outros membros do *staff* em geral acompanham o período pós-operatório mais que os doutores; quase sempre, a avaliação da dor é deixada ao encargo destes. O reconhecimento e a avaliação da dor é o primeiro e, provavelmente, mais difícil passo ao proporcionar analgesia a cães e gatos. É mais fácil assumir que o animal sofre dor da mesma maneira que uma pessoa que passasse por um traumatismo ou cirurgia similar sofreria. Em geral, o paciente tolera a dor leve sem nenhum problema e não mostra nenhuma alteração de comportamento. Pacientes que sofrem dor moderada costumam exibir alterações de comportamento, apetite, atividade, posicionamento ou postura, pelos menos na ausência de interação com seres humanos. Esses pacientes também tendem a responder significativamente à palpação da área dolorida. A dor intensa pode ser descrita, ou imaginada, como intolerável e, frequentemente, manifestada por choros sem provocação, choro contínuo ou uivos associados à movimentação excessiva. As respostas fisiológicas inespecíficas à dor incluem elevação da frequência cardíaca e da pressão sanguínea, ritmo cardíaco anormal, respiração ofegante, salivação, pupilas dilatadas e comportamento intratável. É importante lembrar que as manifestações variam entre indivíduos, raças e espécies.

A classificação da dor segundo a origem também é importante, porque algumas drogas são mais eficientes para alguns tipos de dor. A dor somática origina-se de danos aos ossos, articulações, músculos ou pele e é descrita, em seres humanos, como localizada, constante, aguda, silenciosa (insidiosa) e latejante. A dor visceral é desencadeada por estiramento, distensão ou inflamação de vísceras e é descrita como profunda, semelhante à cólica, silenciosa e intensa e não tem localização bem definida. A dor neuropática origina-se da lesão ou do envolvimento do sistema nervoso periférico ou central e pode ser descrita como queimação ou penetrante, possivelmente associada a déficits motor, sensorial ou autônomo.

A avaliação pode ser feita sistematicamente por meio de uma escala de escores para a dor.[30,31] O objetivo de se atribuir um escore à dor é colocar um valor quantitativo em uma variável específica, adicionar as diversas variáveis e comparar o total com uma tabela predeterminada para avaliação da dor. Existem muitas escalas de escores da dor e nenhuma é perfeita. Alguns investigadores também usaram uma escala análoga visual (VAS) em animais. Uma VAS deverá ser validada por várias pessoas em cada clínica para garantir a atribuição consistente dos escores.

Deixar de avaliar a dor no início e durante o curso do tratamento é o fator principal para um tratamento inferior ao necessário. A dor deve ser avaliada muito cedo com o objetivo de caracterizá-la quanto à localização, intensidade e possível etiologia. O envolvimento do cliente neste processo auxilia a determinar os fatores agravantes e os que causam alívio. Após uma boa avaliação, os objetivos do controle da dor podem ser definidos com o cliente.

Não opioides

Analgésicos não opioides incluem drogas como carprofeno, meloxicam, tepoxalina, deracoxibe, firocoxibe, paracetamol, ácido acetilsalicílico, cetoprofeno e etodolac (Tabela 8.1). Todas, exceto o paracetamol, são consideradas anti-inflamatórios não esteroides (AINE). Apesar da pouca atividade do paracetamol, ele apresenta efeitos analgésicos benéficos, risco mínimo de hemorragia em pacientes trombocitopênicos, poucos efeitos gastrintestinais e sinergismo com analgésicos opioides, como a codeína. Deve-se evitar usar paracetamol em gatos devido à hidroxilação citocromo P-450-dependente inadequada nesses animais.[32]

Dores leves a moderadas, especialmente aquelas causadas por massas intratorácicas, fraturas menores, lesão leve a tecidos moles e metástases ósseas podem ser aliviadas com AINE. Quando a dor aumenta, os AINE têm o efeito de poupar os opioides, isto é, pode-se conseguir analgesia de melhor qualidade com doses menores de opioides. As drogas AINE têm efeitos analgésico central e anti-inflamatório periférico, mediados pela inibição da ciclo-oxigenase. A escolha do AINE depende da informação disponível sobre a espécie em geral e da resposta clínica e tolerância aos efeitos colaterais. A maioria dos AINE foram formalmente investigados apenas em cães, e as informações quanto ao seu uso em gatos são de "se ouvir dizer", não tendo sido confirmadas experimentalmente. Os efeitos colaterais mais comuns da administração de AINE em cães são irritação e sangramento gástricos devido à perda da inibição do ácido gástrico e do efeito citoprotetor da produção do muco, normalmente produzido pelas prostaglandinas. Outros efeitos colaterais incluem falência renal e disfunção hepática, que pode evoluir para falência hepática.[33] Os AINE mais seletivos quanto à inibição da ciclo-oxigenase-2 (COX-2) aparentemente causam menos efeitos gastrintestinais e potencialmente menos efeitos renais.[34,35] Assim, inibidores da COX-2 mais seletivos, como carprofeno, meloxicam, deracoxibe, tepoxalina, firocoxibe e etodolac devem ser considerados AINE prioritários para o tratamento de pacientes com dor. Deve-se fazer um painel bioquímico sanguíneo do paciente antes de iniciar a terapia com AINE. Se houver evidências de doença hepática ou renal, desidratação ou hipotensão deve-se considerar uma outra abordagem. A terapia com AINE, que são inibidores inespecíficos da ciclo-oxigenase, também pode inibir a função das plaquetas, levando a sangramentos. Caso isso ocorra, a terapia com AINE deve ser interrompida. Se não for obtida eficiência clínica com um AINE específico, deve-se interromper sua administração e iniciar a terapia com um outro, mas somente após 4 a 7 dias para evitar efeitos aditivos ou sinergéticos da inibição da ciclo-oxigenase. Deve-se evitar o ácido acetilsalicílico em cães devido à maior possibilidade de sangramentos gastrintestinais, mesmo com preparações tamponadas.[36,37] A administração de misoprostol pode auxiliar na proteção gastrintestinal durante o período de mudança terapêutica.

Opioides

Opioides são a maior classe de analgésicos para manejo da dor moderada ou intensa. Eles são razoavelmente efetivos, têm efeitos previsíveis e apresentam poucos riscos associados. Os opioides mais comuns usados parenteralmente em pequenos animais são morfina, oximorfona, fentanila, codeína, meperidina, buprenorfina e butorfanol (Tabela 8.2). Os opioides parenterais devem ser ofertados no período pré-operatório e descontinuados

Tabela 8.1 Analgésicos não opioides mais comuns.

Droga	Dose para cães	Dose para gatos
Paracetamol (Tylenol®)	10 mg/kg, VO, 12/12 h	Contraindicado a gatos
Carprofeno (Rimadyl®)	4 mg/kg, VO, 24/24 h	Dose oral desconhecida
Carprofeno	4 mg/kg, IV, IM, SC, 24/24 h	1 a 3 mg/kg, SC, UMA VEZ
Meloxicam (Metacam®)	0,2 mg/kg, VO, 24/24 h UMA VEZ; a seguir,	Variável*
	0,1 mg/kg, VO, 24/24 h	0,1 mg/kg, VO, 24/24 h × 4 dias; a seguir,
		05 mg/kg, VO, × 4 dias; a seguir,
		05 mg/animal, VO, × 4 dias; a seguir, ZERO
Meloxicam (Metacam®)	0,2 mg/kg, SC	0,2 a 0,3 mg/kg, SC
Tepoxalina (Zubrin®)	10 mg/kg, VO, 24/24 h	Dose desconhecida
Deracoxibe (Deramax®)	1 a 2 mg/kg, VO, 24/24 h	Dose desconhecida
Firocoxibe (Previcox®)	5 mg/kg, VO, 24/24 h	Dose desconhecida
Cetoprofeno (Ketofen®)	2 mg/kg, VO, no primeiro dia; a seguir,	2 mg/kg, VO, no primeiro dia; a seguir,
	1 mg/kg, VO, 24/24 h	1 mg, VO, 24/24 h
Cetoprofeno	2 mg/kg, IV, SC, IM, 24/24 h	2 mg/kg, SC, 24/24 h
Etodolaco (Etogesic®)	10 a 15 mg/kg, 24/24 h	Dose desconhecida
Piroxicam (Feldene®)	0,3 mg/kg, 24/24 h por 2 dias; a seguir,	0,3 mg/kg, 48/48 h
	0,3 mg/kg, 48/48 h	
Misoprostol** (Cytotec®)	2 a 5 μg/kg, VO, 8/8 h	Dose desconhecida

* Dose oral DE meloxicam para uso prolongado em gatos não foi bem estabelecida pela farmacocinética, mas a eficácia clínica é baseada em esquema variável de dosagem.

** Prostaglandina E sintética é usada para aumentar o efeito protetor das prostaglandinas endógenas (PGE2α) e inibição inespecífica da ciclo-oxigenase para auxiliar na prevenção de úlceras gástricas.

quando o paciente puder receber medicação oral. Os opioides orais comuns incluem a morfina e a codeína com ou sem paracetamol. Uma droga oral opioide-semelhante, cuja administração está se tornando cada vez mais comum, é o tramadol.

Se a dor de um paciente aumentar, a dose requerida de opioide aumentará também. Veterinários podem relutar em administrar altas doses de opioides por medo de efeitos colaterais adversos. É importante lembrar que esses profissionais têm obrigação ética de aliviar a dor do paciente. Os opioides podem ser administrados ao mesmo tempo que se controlam os efeitos colaterais para maximizar os benefícios ao paciente. Os efeitos colaterais da administração de opioides são, inicialmente, diarreia e vômitos. Causam constipação intestinal com o uso prolongado, sedação e disforia. Os efeitos gastrintestinais iniciais ocorrem com mais frequência com a primeira injeção no período pré-operatório, e comumente não com as injeções subsequentes. Esses efeitos não costumam surgir quando se usa a via oral. Ao dar alta a um paciente ainda sob medicação oral, é importante discutir com o proprietário que a dose é altamente individual. É possível que a dose dada seja perfeita, ou então que ela não produza analgesia suficiente, induza sedação, disforia ou excitação. O ajuste da dose exige excelente interação médico-cliente. Bradicardia também é uma possibilidade após administração de opioides, mas é mais comum quando são ministrados parenteralmente. Se ocorrer bradicardia, deve-se administrar um anticolinérgico, como atropina ou glicopirrolato, em vez de interromper o opioide.

Os opioides são classificados como agonistas totais dos receptores $m\mu$ (μ), agonistas parciais e *kappa* agonistas/$m\mu$ antagonistas. Exemplos dos agonistas totais dos receptores $m\mu$ são morfina, oximorfona, fentanila, codeína e meperidina. Em animais normais saudáveis, os opioides podem produzir sedação, o que é aceitável, ou disforia, uma inquietude exagerada, geralmente indesejada. Agonistas $m\mu$-totais induzem melhor analgesia de maneira dose-dependente e não são limitados por um teto-limite. À medida que a dor aumenta, podem ser administradas doses maiores. A morfina deve ser o opioide mais usado para dor intensa. Ela está disponível em diferentes formulações injetáveis e orais, incluindo comprimidos e líquidos de curta duração e comprimidos de liberação prolongada. A morfina oral pode ser o método mais efetivo para proporcionar analgesia a longo prazo para cães com dor moderada a intensa. Pacientes que recebem analgésicos a intervalos definidos devem receber também alguma forma de opioide de curta duração para tratamento de eventuais picos de dor intensa. Se, por um lado, a farmacocinética da morfina VO em cães é variável, por outro sua eficácia clínica parece ser altamente confiável.[38,39]

Oximorfona está disponível apenas na forma injetável e pode causar respiração ofegante ao alterar o ajuste da temperatura normal no cérebro.[40] Isto geralmente não é um problema, a não ser quando se tenta fazer uma radiografia torácica ou abdominal. A hidromorfona, como a oximorfona, é um puro receptor $m\mu$-agonista e pode induzir o mesmo grau de analgesia que a morfina. A meperidina tem ação curta em animais, limitando seu uso a pacientes com dor intensa. A codeína está disponível isolada ou associada a paracetamol, permitindo certa flexibilidade na escolha das medicações orais. A fentanila é uma droga injetável potente e igualmente efetiva como a morfina. Todos os opioides parenterais mencionados podem ser administrados intermitentemente pelas vias intravenosa, intramuscular ou subcutânea. O problema da administração intermitente é que, com frequência, os pacientes manifestam dor antes da dose subsequente e ficam extremamente sedados após a dosagem. Um regime de dosagem alternativa seria a infusão contínua de um opioide. Fentanila, morfina, hidromorfona e oximorfona são drogas apropriadas para infusão contínua. Por ter ação curta, a fentanila pode ser especialmente adequada para infusão contínua. Isto permite ao clínico ajustar a dose minuto a minuto a fim de conseguir boa analgesia com sedação mínima, caso deseje.

Buprenorfina é um exemplo de $m\mu$-agonista parcial. Ela não produz o mesmo grau de analgesia que a morfina e tem um limite de efeito (teto). A vantagem é que seu efeito tem longa duração (6 a 12 h). Ela também requer um tempo longo até início do efeito, aproximadamente 40 min, mesmo quando dada intravenosamente. A buprenorfina é uma droga única, no sentido de que doses maiores podem produzir analgesia menor, devido à sua curva de resposta com forma de sino. A diminuição progressiva da dose para um indivíduo pode ser difícil. Se o animal não apresentar boa analgesia após receber buprenorfina, a dosagem com uma droga semelhante à morfina pode não produzir nenhum resultado devido à forte afinidade da buprenorfina para $m\mu$-receptores opioides. Os efeitos da buprenorfina não são revertidos com facilidade. Experimentalmente, é necessário dar uma dose 1.000 vezes maior do que a dose normal de naloxona para reverter seu efeito em um cão normal.[41-43] Graças à falta de analgesia máxima comparada com a morfina, a buprenorfina deveria ser usada somente para dor leve a moderada.

A buprenorfina também pode ser administrada através da mucosa em gatos (Tabela 8.2). Devido ao pH da boca do gato, a buprenorfina bucal tem boa absorção, e sua farmacocinética é paralela à administração intravenosa.[44-46] Gatos em geral toleram 2 dias de administração bucal de buprenorfina antes de desenvolver sedação inaceitável.

Outro grupo disponível de opioides é o dos *kappa* agonistas/*mμ* antagonistas, dos quais o butorfanol é um exemplo. O butorfanol pode reverter os efeitos de drogas como a morfina, um $m\mu$-agonista puro, mas tem efeito analgésico próprio. O efeito do butorfanol também é revertido com naloxona e nalmefene. O butorfanol não pode induzir a mesma analgesia máxima como a morfina, tendo um efeito-teto em dores de intensidade moderada. Mesmo em doses parenterais grandes, o butorfanol produz analgesia de curta duração em cães.[47] Estas duas últimas propriedades podem limitar a utilidade do butorfanol para o tratamento da dor intensa.

Tramadol é uma droga opioide-semelhante que também inibe a reabsorção da serotonina.[49] É um adjunto útil para terapia com AINE em pacientes com dor moderada. A farmacocinética parece indicar a necessidade de grandes doses para cães, apesar de a experiência clínica indicar o contrário (Tabela 8.2).

Uma alternativa para opioides orais para proporcionar analgesia por muitos dias são os *patches* transdermais de fentanila (Tabela 8.2), que necessitam de 12 a 24 h para apresentar efeito e duram 2 a 4 dias. Deve-se fornecer analgesia adicional durante o primeiro dia após a aplicação do *patch*. Um problema com a fentanila transdermal relaciona-se a níveis sanguíneos não confiáveis em cães,[49-51] provavelmente por falhas na aplicação dos *patches* ou por dosagem inadequada. Os *patches* de fentanila podem não proporcionar analgesia suficiente para dor intensa,[52] mas permitem baixar as doses de drogas adicionais. Os *patches* de fentanila são caros e não devem ser a primeira opção para terapia da dor crônica. A fentanila transdermal é mais apropriada para aqueles pacientes que não toleram a medicação oral.

Opioides epidurais, especialmente morfina (Tabela 8.2), têm sido usados como método para analgesia pós-operatória. Através de um cateter epidural, opioides epidurais podem ser administrados por dias ou semanas. Epidurais são discutidos adiante, neste capítulo.

A dose adequada de um opioide é aquela que produz analgesia com o mínimo de efeitos colaterais. A necessidade de doses maiores indica, com frequência, que a doença progrediu. O uso a longo prazo pode causar tolerância, sendo preciso aumentar a dose ou a frequência de administração para se obter os mesmos resultados. Como já mencionado, os veterinários não devem temer aumentar as doses dos pacientes e devem lembrar da necessidade de analgesia. Uma vantagem distinta de utilizar opioides para controle da dor é que seus efeitos

Tabela 8.2 Analgésicos opioides mais comuns.

Droga	Dose (mg/kg) e via para cães	Duração (h) em cães	Dose (mg/kg) e via para gatos	Duração (h) em gatos
Morfina	0,5 a 2,2 SC, IM	3 a 4	0,25 a 0,5 SC, IM	3 a 4
Morfina	0,1 a 0,2 IV	1	05 a 0,1	1
Morfina: líquido ou compr. liberação imediata	1 a 4 VO	4 a 6	0,5 a 1	4 a 6
Morfina: compr. liberação prolongada* (MS Contin®)	1 a 4 VO	8 a 12	NA	NA
Morfina: sem conservante (Astromorph®)	0,1 mg/kg epidural	6 a 24	0,1	6 a 24
Fentanila	01 SC	1 a 2	005 SC	1 a 2
Fentanila	002 IV	0,3 a 0,5	001 a 002 IV	0,3 a 0,5
Fentanila	002 a 006 mg/kg/h IV	**	001 a 004 mg/kg/h IV	**
Fentanila: *patch* transdermal (Duragesic®)	2 a 5 µg/kg/h	72	2 a 5 µg/kg/h	72 a 96
Codeína 60 mg + Paracetamol 300 mg	1 a 2 baseado na codeína, VO	3 a 4	CI	CI
Oximorfona (Numorphan®)	0,1 SC, IM	1,5 a 3	05 SC, IM	1,5 a 3
Oximorfona	06 IV	0,75	03	0,75
Hidromorfona (Dilaudid®)	0,1 a 0,2 SC, IM	1 a 3	05 a 0,1 SC, IM	1 a 3
Hidromorfina	0,1 IV	0,75	05	0,75
Butorfanol (Torbugesic®)	0,4 a 0,8 SC, IM	0,75 a 1	0,2 a 0,4	3 a 4
Butorfanol	0,2 IV	0,5	0,1	0,5
Bruprenorfina (Buprenex® Carpuject®)	02 a 06 SC, IM	4 a 12	005 a 01 SC, IM	4 a 12
Bruprenorfina	NAD	NAD	01 a 02 VO	8 a 12
Tramadol	2 a 6	6 a 12	1 a 3	6 a 12

* Esses comprimidos não devem ser cortados. As doses são apropriadas para cães pesando pelo menos 15 kg.
** A duração depende da duração da infusão.
CI = contraindicado a gatos; NA = não aplicável a gatos devido ao tamanho do comprimido; NAD = não aplicável a cães devido ao pH oral.

são reversíveis com naloxona ou nalmefene, se aparecerem efeitos colaterais inaceitáveis. O uso prolongado pode causar constipação intestinal; laxativos orais podem auxiliar a resolver este problema.

Alfa-2 agonistas

Medetomidina e xilazina são dois alfa-2 agonistas aprovados para pequenos animais nos EUA (Tabela 8.3). São agentes parenterais não controlados que proporcionam excelente analgesia visceral, mas somente por 20 min a 2 h.[53] Seus efeitos podem ser completamente revertidos com ioimbina ou atipamezol. Xilazina e medetomidina não devem ser a primeira ou única escolha para analgesia perioperatória a pacientes com dor moderada a intensa porque reduzem a função cardíaca e, potencialmente, a oxigenação tecidual.[54-56] Têm efeitos sinergéticos com os opioides, que podem ser obtidos com microdoses, e são úteis para o pós-operatório, para induzir analgesia adicional e diminuir a disforia.

Cetamina

A cetamina tem sido usada, durante muitos anos, como um agente de indução para a anestesia geral em pacientes normais ou comprometidos (Tabela 8.3). Foi bem estabelecido que a cetamina proporciona analgesia somática razoável, mas não analgesia visceral.[57] Recentemente a cetamina foi identificada como um antagonista do receptor NMDA. Acredita-se que os receptores N-metil-D-aspartato atuem nos processos que levam à sensibilização central a *wind-up*. Como um antagonista de receptores NMDA, a cetamina reduz a dor no pós-operatório e diminui as doses requeridas de opioides cumulativos para uma variedade de procedimentos em pessoas e cães.[58,59] Isto se consegue com doses muito menores que as necessárias para anestesia. Assim, é incomum que pacientes desenvolvam efeitos comportamentais e cardiovasculares. Cetamina microdose parece proporcionar efeito benéfico a vários procedimentos cirúrgicos, como amputação de membros e reparos maiores de fraturas. Quando usada desta maneira, a cetamina deve ser ministrada em *bolus* (0,5 mg/kg IV) seguida por uma infusão (10 µg/kg/min) antes e durante a estimulação cirúrgica. Uma infusão mais lenta (2 µg/kg/min) pode ser benéfica durante as próximas 24 h no pós-operatório e em velocidade ainda menor (1 µg/kg/min) pelas próximas 24 h. Não havendo uma bomba de infusão, a cetamina pode ser misturada em uma bolsa de solução cristaloide para ser administrada durante a anestesia. Na anestesia, adicionam-se 60 mg (0,6 mℓ) de cetamina a uma bolsa de fluido cristaloide de um litro e injeta-se à taxa de 10 mℓ/kg/h; nesta taxa a cetamina é ministrada na dose de 10 µg/kg/min.

Tranquilizantes

Uma preocupação quanto ao manejo da dor é o uso concomitante de tranquilizantes e sedativos. A maioria das drogas empregadas por veterinários produz sedação concomitante. Como mencionado, os opioides têm a maior probabilidade de causar disforia, em vez de sedação. A disforia em gatos é mais provável quando esses animais recebem doses de opioides mais altas que o necessário e quando o paciente já estiver sofrendo de alta ansiedade no hospital. Pacientes disfóricos algumas vezes podem ser tratados apenas sendo acalmados e recebendo carinhos ou auxiliando-os a mudar de posição. A acepromazina em doses baixas, por via IV e/ou IM, é uma droga razoável para a terapia da disforia (Tabela 8.3). Embora ela não trate a dor, acalma muito bem os pacientes ansiosos e também faz com que eles se importem menos com a dor que estão sentindo. Para os pacientes aos quais a acepromazina é contraindicada, aqueles com distúrbios de sangramento e convulsões, os benzodiazepínicos diazepam e midazolam frequentemente os acalmam (Tabela 8.3). Os benzodiazepínicos não devem ser empregados isoladamente na maioria dos pacientes alertas, pois costumam causar excitação, mas, combinados com opioides, geralmente promovem sedação. Em pacientes hemodinamicamente estáveis, uma microdose de medetomidina por via IV também pode diminuir a disforia e aumentar a analgesia.

Pacientes que exibem disforia após medicação analgésica oral quase sempre respondem bem à acepromazina ou ao diazepam oral. É importante verificar se a dose do opioide está sendo aplicada antes de alterar o regime terapêutico da analgesia.

Antidepressivos tricíclicos

Os antidepressivos tricíclicos, tais como amitriptilina, imipramina e clomipramina, bloqueiam a reabsorção de serotonina e norepinefrina no sistema nervoso central. Eles também têm efeitos anti-histamínicos. Essas drogas têm sido usadas em seres humanos para o tratamento de dores crônicas e neuropáticas em doses consideravelmente menores que aquelas para tratar a depressão.[60] Veterinários não as têm empregado dessa maneira há muito tempo, mas elas aparentemente têm efeito analgésico similar e aumentam a analgesia por opioides da mesma forma que em seres humanos (Tabela 8.3).

Anestésicos locais

Técnicas de anestesia local e regional em pequenos animais foram comuns no início do século XX. O interesse nessas técnicas aumentou, provavelmente, por sua capacidade de prover analgesia preventiva e diminuir o *wind-up*. As técnicas de anestesia local podem ser empregadas em substituição à geral ou, mais comumente, em combinação.

Tabela 8.3 Drogas adjuntas para manejo da dor.

Droga	Via	Dose (mg/kg)
Acepromazina	IV	0,005 a 0,03
Acepromazina	SC, IM	0,02 a 0,05
Diazepam/Midazolam (Versed®)	IV	0,1 a 0,2
Xilazina	IV	0,05 a 0,1
Xilazina	IM	0,2
Medetomidina (Domitor®)	IV	0,001
Medetomidina	IM	0,002
Amitriptilina (cão) (Elavil®)	VO	1 a 2, a 12 a 24 h
Amitriptilina (gato)	VO	2,5 a 12,5 mg/gato, cada 24/24 h
Imipramina (cão) (Trofanil®)	VO	0,5 a 1, 8/8 h
Imipramina (gato)	VO	2,5 a 5, 24/24 h
Clomipramina (Comicalm®)	VO	2 a 4, VO, 24/24 h
Cetamina	IV	0,5 em *bolus*, seguido por 0,6 durante o estímulo cirúrgico, seguido por 0,12 por 24 h

As doses são as mesmas para cães e gatos, a não ser que indicado.

Os mais comuns anestésicos locais utilizados são a lidocaína e a bupivacaína (Tabela 8.4). A lidocaína tem início de ação rápido (< 1 min) e seu efeito dura aproximadamente 60 a 90 min. Doses de 1,5 a 2 mg/kg são seguras para cães e gatos. Os sinais clínicos de toxicidade manifestam-se como alterações neurológicas, inclusive convulsões. A bupivacaína leva cerca de 20 min para fazer efeito, mas sua ação dura 5 a 8 h. Enquanto a lidocaína tem efeito antidisrítmico em doses intravenosas baixas a moderadas, a bupivacaína tem efeitos cardiotóxicos quando ministrada por via intravenosa. A administração intravenosa acidental pode resultar em morte.[61-64] Pode-se adicionar epinefrina à bupivacaína, em diluição de 1:200.000, para causar vasoconstrição local e prolongar a duração. A epinefrina não deve ser utilizada em bloqueios periféricos, pois a circulação colateral pode não ser suficiente para promover perfusão adequada dos tecidos distais. Combinações de lidocaína e bupivacaína costumam ser empregadas para conseguir início rápido e efeito prolongado. Isto é especialmente necessário ao usar anestésicos locais interpleuralmente. Devido à demora de seu efeito, a bupivacaína causa dor e desconforto. A utilização simultânea de lidocaína reduz o período de desconforto para apenas segundos.

Os anestésicos locais têm muitos usos. Eles são, em geral, empregados epiduralmente para produzir analgesia, em doses baixas, ou anestesia para procedimentos caudais, em doses maiores. Podem ser usados interpleuralmente para controlar dores torácica e abdominal cranial. O bloqueio de nervos intercostais é fácil de ser feito para controlar a dor em toracotomia lateral. Infiltrações no plexo braquial proporcionam anestesia para procedimentos distais ao cotovelo. Bloqueios dos nervos infraorbital, mandibular e mental são usados para procedimentos em face ou boca. Infiltração local é comum para procedimentos na orelha. Bloqueios em anel têm sido usados para amputações distais nos membros ou dos dígitos. Muitas dessas técnicas foram descritas adequadamente.[65]

Tabela 8.4 Doses de anestésicos locais.

Tipo de bloqueio	Lidocaína (mg/kg)	Bupivacaína (mg/kg)
Anestesia epidural até L-2	2	1,5 a 2
Anestesia epidural até T-5	4 a 6	2
Analgesia epidural (administrada com morfina epidural)	0,5 a 0,2	0,03 a 0,1
Interpleural	1,5 (junto com bupivacaína)	1,5 (junto com lidocaína)
Outros bloqueios nervosos	1,5 a 2 no máximo*	1,5 a 2 no máximo*

* A dose máxima deve ser dividida entre todos os bloqueios que serão feitos.

Epidurais

A administração epidural de drogas requer habilidade adicional e maior experiência, o que pode não ser encontrado em todas as clínicas. Introduz-se uma agulha na linha média dorsal e se avança até a junção lombossacra através do *ligamentum flavum* até que se encontre uma súbita perda de resistência. Esta técnica foi bem descrita.[65,66] Morfina por via epidural costuma ser ministrada no período pós-operatório para proporcionar analgesia, mas não anestesia, no abdome ou mais caudalmente. Em algumas situações, a analgesia pode ser efetiva para o tórax e membros anteriores. Esta analgesia pode durar 24 h.[67] Anestésicos locais também podem ser administrados epiduralmente, em doses baixas, para aumentar a analgesia induzida pela morfina ou em doses maiores para produzir anestesia.

Pode-se colocar um cateter no espaço peridural para controlar a dor intensa, às vezes intratável, na região posterior do corpo. A manutenção desse cateter requer vigilância por parte do veterinário e do cliente para assegurar a limpeza e prevenir a migração de infecção para a medula espinal. Com cuidado adequado, o cateter epidural pode permanecer dias ou semanas.

Conclusão

O entendimento da dor e seu alívio é uma ciência em constante evolução. Mesmo que saibamos hoje muito mais do que sabíamos no passado, novas informações modificam quase diariamente nossa abordagem ao paciente. Os veterinários têm a obrigação fisiológica e ética de tratar a dor e assegurar o bem-estar de seus pacientes. O entendimento atual da medicação para dor permite que os veterinários tratem com eficiência a maioria dos pacientes com dor aguda e um grande número daqueles com dor crônica. Embora a dor crônica seja um desafio maior, nenhum paciente deveria ser sacrificado devido à dor, se os seus proprietários tiverem os recursos para explorar várias modalidades.

Referências bibliográficas

1. Gaynor JS: Is postoperative pain management important in dogs and cats? Vet Med March Symposium:254-258, 1999.
2. Cousins MJ, Phillips GD: Acute Pain Management. New York: Churchill Livingstone, 1986, pp.19-48.
3. Hamill RJ: The physiologic and metabolic response to pain and stress. *In*. Handbook of Critical Care Pain Management, Hamill RJ,Rowlinson JC (eds). New York: McGraw-Hill, 1994.
4. Raja SN, Meyer RA, Ringkamp M, et al: Peripheral neural mechanisms of nociception. *In* Textbook of Pain, 4th ed. Wall PD, Melzack R (eds). Edinburgh: Churchill Livingstone, 1999, pp.11-58.
5. Doubell TP, Mannion RJ, Woolf CJ: The dorsal horn: state dependent sensory processing, plasticity, and the generation of pain. *In* Textbook of Pain, 4th ed. Wall PD, Melzack R (eds). Edinburgh: Churchill Livingstone, 1999, pp.165-182.

6. Muir WW: Physiology and pathophysiology of pain. *In* Handbook of Veterinary Pain Management. Gaynor JS, Muir WW (eds). St. Louis: Mosby, 2002, pp. 13-45.
7. Muir WW, Woolf CJ: Mechanisms of pain and their therapeutic implications. JAVMA 219:1346-1356, 2001;
8. Phelps PT, Anthes JC, Correll CC: Cloning and functional characterization of dog transient receptor potential vanilloid receptor-1 (TRPV1). Eur J Pharmacol 513:57-66, 2005.
9. Xie J, Price MP, Berger AL, et al: DRASIC contributes to pH-gated currents in large dorsal root ganglion sensory neurons by forming heteromultimeric channels. J Neurophysiol 87:2835-2843, 2002;.
10. Price MP, McIlwrath SL, Xie J, et al: The DRASIC cation channel contributes to the detection of cutaneous touch and acid stimuli in mice. Neuron 32:1071-1083, 2001.
11. Brauchi S, Orio P, Latorre R: Clues to understanding cold sensation: thermodynamics and electrophysiological analysis of the cold receptor TRPM8. Proc Natl Acad Sci USA 101:15494-15499, 2004.
12. Tominaga M, Caterina MJ: Thermosensation and pain. J Neurobiol 61:3-12, 2004.
13. Kobayashi K, Fukuoka T, Obata K, et al: Distinct expression of TRPM8, TRPA1, and TRPV1 mRNAs in rat primary afferent neurons with adelta/c-fibers and colocalization with trk receptors. J Comp Neurol 493:596-606, 2005.
14. Obata K, Katsura H, Mizushima T, et al: TRPA1 induced in sensory neurons contributes to cold hyperalgesia after inflammation and nerve injury. J Clin Invest 115:2393-2401, 2005.
15. Calixto JB, Kassuya CA, Andre E, et al: Contribution of natural products to the discovery of the transient receptor potential (TRP) channels family and their functions. Pharmacol Ther 106:179-208, 2005.
16. McKemy DD: How cold is it? TRPM8 and TRPA1 in the molecular logic of cold sensation. Mol Pain 1:16, 2005.
17. Harteneck C: Function and pharmacology of TRPM cation channels. Naunyn Schmiedebergs Arch Pharmacol 371:307-314, 2005.
18. Numazaki M, Tominaga M: Nociception and TRP Channels. Curr Drug Targets CNS Neurol Disord 3:479-485, 2004.
19. Melzack R: From the gate to the neuromatrix. [Review] [13 refs]. Pain Aug Suppl 6:S121-6, 1999.
20. Maciocia G: The Foundations of Chinese Medicine. Edinburgh: Churchill Livingstone, 1989.
21. Mittleman E: Acupuncture Analgesia: Mechanisms of Action and Nervous System Effects.
22. Skarda RT: Complementary and alternative (integrative) pain therapy. *In* Gaynor JS, Muir WW (eds). Handbook of Veterinary Pain Management. St. Louis: Mosby, 2002, pp. 281-328.
23. Vazquez J, Munoz M, Caceres JL: Modifications in the distribution of met-enkephalin in the limbic system of the cat brain after electroacupuncture. An immunocytochemical study. Histol Histopathol 10:577-582, 1995.
24. Lee DC, Lee MO: Endorphins, naloxone, and acupuncture. Calif Vet 24-33, 1979.
25. Lee DC, Ichiyanagi K, Lee MO, et al: Can naloxone inhibit the cardiovascular effect of acupuncture? Can Anaesth Soc J 26:410-414, 1979.
26. Mayer DJ: Antagonism of acupuncture analgesia in man by the narcotic antagonist naloxone. Brain Res 121:368-372, 1977.
27. Janssens LAA, Rogers PAM, Schoen AM: Acupuncture analgesia: a review. Vet Rec 122:355-358, 1988.
28. He L, Wang M, Gao M, et al: Expression of c-fos protein in serotonergic neurons of rat brainstem following electro-acupuncture. Acupunct Electro-Therap Res 17:243-248, 1992.
29. Chen SZ, Han JS: High frequency electroacupuncture induced changes of IP3 level in rat brain and spinal cord.
30. Holton LL, Scott EM, Nolan AM, et al: The development of a multidimensional scale to assess pain in dogs. Proceedings of the 6th ICVA 1997; 106.
31. Holton LL, Scott EM, Nolan AM, et al: Comparison on three methods used for assessment of pain in dogs. JAVMA 212:61-66, 1998.
32. Booth NH:. Nonnarcotic analgesics. *In* Veterinary Pharmacology and Therapeutics, 5th ed. Booth NH, McDonald LE, (eds). Ames: Iowa State University Press, 1982, pp. 297-320.
33. MacPhail CM, Lappin MR, Meyer DJ, et al: Hepatocellular toxicosis associated with administration of carprofen in 21 dogs. JAVMA 212 (12):1895-1901, 1998.
34. Golden BD, Abramson SB: Selective cyclooxygenase-2 inhibitors. Rheum Dis Clin Am 25:359-378, 1999.
35. Rubin BR: Specific cyclooxygenase-2 (COX-2) inhibitors. J Am Osteopath Assoc 99:300-301, 1999.
36. Shaw N, Burrows CF, King RR: Massive gastric hemorrhage induced by buffered aspirin in a greyhound. J Am Anim Hosp Assoc 33:215-219, 1997.
37. Bowersox TS, Lipowitz AJ, Hardy RM, et al; The use of a synthetic prostaglandin E1 analog as a gastric protectant against aspirin-induced hemmorhage in the dog. J Am Anim Hosp Assoc 32:401-407, 1996.
38. Dohoo S, Tasker RA, Donald A: Pharmacokinetics of parenteral and oral sustained-release morphine sulphate in dogs. J Vet Pharmacol Therap 17:426-433, 1994.
39. Machado C, Dyson D: Effects of oxymorphone and hydromorphone on isoflurane minimal alveolar concentration in dogs. Proceedings of the Annual Meeting of the American College of Veterinary Anesthesiologists.
40. Booth NH: Neuroleptanalgesics, narcotic analgesics, and analgesic antagonists. *In* Veterinary Pharmacology and Therapeutics, 5th ed. Booth NH, McDonald LE (eds). Ames: The Iowa State University Press, 1982, pp. 267-296.
41. Heel RC, Brogden RN, Speight TM, et al: Buprenorphine: A review of its pharmacological properties and therapeutic efficacy. Drugs 17:81-110, 1990.
42. Rosland JH, Hole K: 1, 4-benzodiazepines antagonize opiate-induced actinociception in mice. Anesth Analg 71:242-248, 1990.
43. Hoskin PJ, Hanks GW: Opioid agonist - antagonist drugs in acute and chronic pain states. Drugs 41:326-344, 1991.
44. Robertson SA, Taylor PM, Sear JW: Systemic uptake of buprenorphine by cats after oral mucosal administration. Vet Rec 152:675-678, 2003.
45. Robertson S, Taylor P, Dixon M, et al: The effect of buprenophine, morphine and saline on thermal thresholds in cats. Proceedings of the Annual Meeting of the American College of Veterinary Anesthesiologists, San Francisco, 2001; 30.
46. Robertson SA, Taylor PM, Lascelles BD, et al: Changes in thermal threshold response in eight cats after administration of buprenorphine, butorphanol and morphine. Vet Rec 153:462-465, 2003.
47. Sawyer DC, Rech RC, Durham RA, et al: Dose response to butorphanol administered subcutaneously to increase visceral nociceptive threshold in dogs. Am J Vet Res 52:1826-1830, 1991.
48. Gaynor JS: Other drugs used to treat pain. *In* Gaynor JS, Muir WW (eds). Handbook of Veterinary Pain Management. St. Louis: Mosby, 2002, pp. 251-260.
49. Egger CM, Duke T, Archer J, et al: Comparison of plasma fentanyl concentrations by using three transdermal fentanyl patch sizes in dogs. Vet Surg 27:159-166, 1998.
50. Schultheiss PJ, Morse BC, Baker WH: Evaluation of a transdermal fentanyl system in the dog. Am Assoc Lab Anim Sci 34, No. 5:75-81, 1995.
51. Scherk-Nixon M: A study of the use of a transdermal fentanyl patch in cats. J Am Anim Hosp Assoc 32:19-24, 1996.
52. Robinson TM, Kruse-Elliot KT, Markel MD, et al: A comparison of transdermal fentanyl versus epidural morphine for analgesia in dogs undergoing major orthopedic surgery. J Am Anim Hosp Assoc 35:95-100, 1999.
53. Benson GJ, Grubb TL, Neff-Davis C, et al: Effect of medetomidine on surgically-induced endocrine responses. Proceedings of the 5th International Congress of Veterinary Anesthesia, August 1994; 165.
54. Tendillo FJ, Mascias A, Segura IAG, et al: Cardiopulmonary and analgesic effects of alpha-2 adrenergic receptor agonists, xylazine, detomidine and medetomidine and their antagonist atipamezole in the pig. ACVA85-82, 1992.
55. Savola JM: Cardiovascular actions of medetomidine and their reversal by atipamezole. Acta Vet Scand 85:39-47, 1989.
56. Serteyn D, Coppens P, Jones R, et al: Circulatory and respiratory effects of the combination medetomidine-ketamine in beagles. J Vet Pharmacol Therap 16:199-206, 1993.
57. Joubert K: Ketamine hydrochloride-an adjunct for analgesia in dogs with burn wounds. J South Afr Vet Assoc 69:95-97, 1998.

58. Felsby S, Nielsen J, Arendt-Nielsen L, et al: NMDA receptor blockade in chronic neuropathic pain: a comparison of ketamine and magnesium chloride. Pain 64:283-291, 1996.
59. Wagner AE, Walton JA, Hellyer PW, et al: Use of low doses of ketamine administrared by constant rate infusion as an adjunct for postoperative analgesia in dogs. JAVMA 221:72-74, 2002.
60. Merskey H: Pharmacologic approaches other than opioids in chronic non-cancer pain management. Acta Anaesthesiol Scand 41:187-190, 1997.
61. Lacombe P, Blaise G, Loulmet D, et al: Electrophysiologic effects of bupivacaine in the isolated rabbit heart. Anesth Analg 72:62-69, 1991.
62. Badgwell JM, Heavner JE, Kytta J: Bupivacaine toxicity in young pigs is age-dependent and is affected by volatile anesthetics. Anesth 73:297-303, 1990.
63. Moller R, Covino BG: Cardiac electrophysiologic properties of bupivacaine and lidocaine compared with those of ropivacaine. A new amide local anesthetic. Anesth 72:322-329, 1990.
64. Bader AM, Datta S, Flanagan H, et al: Comparison of bupivacaine- and ropivacaine-induced conduction blockade in the isolated rabbit vagus nerve. Anesth Analg 68:724-727, 1989.
65. Gaynor JSM, K.R. Local and regional anesthetic techniques for the alleviation of perioperative pain. *In* Gaynor JS, Muir WW (eds). Handbook of Veterinary Pain Management. St. Louis: Mosby, 2002.
66. Muir WW, Hubbell JAE, Skarda RT, et al: Handbook of Veterinary Anesthesia, 2 ed. St. Louis: Mosby, 1995.
67. Ravat F, Dorne R, Baichle JP, et al: Epidural ketamine or morphine for postoperative analgesia. Anesth 66:819-822, 1987.

Princípios das Metástases

Susan E. Lana

Apesar dos avanços em abordagens diagnósticas, técnicas cirúrgicas, apoio quimioterápico e terapia por radiação, a ocorrência de metástases em pontos distantes continua sendo a causa principal das mortes por câncer.[1-3] Infelizmente, esses focos metastáticos podem também ser resistentes às terapias convencionais.[4] Um número significativo de pesquisas tem foco nos eventos biológicos e moleculares envolvidos no processo metastático, embora muito ainda permaneça desconhecido. O propósito deste capítulo é fornecer uma visão geral do complexo processo de formação das metástases.

Cascata metastática

O processo metastático é uma série de eventos ou passos sequenciais que devem ser completados com sucesso para que ocorra a disseminação do tumor.[5] A célula cancerosa metastática tem sido chamada de célula decatleta, pela sua capacidade de deixar o tumor primário, invadir a circulação, escapar das defesas do hospedeiro e do estresse físico, sair da circulação e reconhecer um órgão distante apropriado onde ela deverá interagir em um ambiente por vezes hostil, dividir-se e continuar a crescer.[6] Devido a esses passos complexos múltiplos, pode-se imaginar que a metástase é um processo altamente ineficiente. De fato, modelos experimentais demonstraram que menos de 0,01% das células injetadas intravenosamente são capazes de, realmente, se desenvolver em focos tumorais viáveis.[5] A formação de metástase não é aleatória e cada passo pode limitar sua progressão, cuja falha em suceder em um passo resulta na interrupção de todo o processo metastático.

Angiogênese

Quando o tumor cresce além de um tamanho que possa ser mantido pela simples difusão de nutrientes do meio periférico mais próximo, áreas de hipoxia aparecem e o tumor inicia o desenvolvimento de seu próprio suprimento sanguíneo. Isto geralmente resulta do aumento da produção de fatores proangiogênicos, como o fator básico de crescimento de fibroblastos (bFGF), o fator de crescimento endotelial vascular (VEGF) e o fator de crescimento derivado de plaquetas (PDGF), que são produzidos pelo próprio tumor ou pelas células do hospedeiro em resposta a sinais emitidos pelo tumor.[8,9] Ao mesmo tempo ocorre supressão de fatores antiangiogênicos, como interferona-alfa, trombospondina e inibidores de proteases endógenas.[5] Crê-se que o novo crescimento vascular a partir da vasculatura preexistente resulte do desequilíbrio de fatores; todavia, aumentam as evidências que apoiam a hipótese de que células progenitoras endoteliais circulantes (CEP), originadas da medula óssea, também exerçam um papel na angiogênese tumoral.[10] Não importando a causa, a vascularização dos focos tumorais aumenta grandemente o potencial para metástases.

Destacamento

As células necessitam destacar-se da massa tumoral primária para iniciar a jornada para uma localização distante. Para fazer isso, ocorre infrarregulação nas moléculas de adesão célula a célula, como as E-caderinas, e também alterações em como a célula interage com a matriz extracelular (MEC).[11] É ainda necessário que haja alteração na mobilidade da células, e isto está associado a alterações em elementos do citoesqueleto em resposta a fatores derivados do tumor atuando de forma autócrina e a fatores secretados pelo próprio hospedeiro. As células tumorais também podem secretar proteases que facilitam o destacamento.[5]

Invasão

Uma vez que a célula se separa do tumor primário e entra na matriz extracelular, ela tem que ter acesso à vasculatura. Enzimas proteolíticas são produzidas pelas células do tecido conjuntivo do tumor ou do hospedeiro para facilitar esse processo. Essas enzimas incluem as catepsinas, metaloproteinases da matriz e ativadores do plasminogênio. O aumento nessas enzimas é associado a um potencial metastático maior em vários tipos de tumor.[12] Células tumorais que se ligam a componentes da membrana basal, como a laminina ou a fibronectina também têm maior probabilidade metastática.

Sobrevivência na circulação

Neste ponto, as células tumorais devem evitar as defesas imunes do hospedeiro e são suscetíveis à destruição por células imunes efetoras, como linfócitos, monócitos e células exterminadoras naturais (*natural-killers*). Outras razões para a morte dessas células durante a circulação são os estresses mecânicos associados à turbulência do fluxo sanguíneo e às altas tensões de oxigênio, que se tornam tóxicas. O hospedeiro pode, também, desencadear apoptose das células tumorais na circulação por uma variedade de sinais.[11]

Parada e extravasão

Células ou grupos de células (êmbolos) devem ser detidos em um leito vascular distante para iniciar o processo de extravasão. Essa parada pode ser facilitada pelo tamanho do êmbolo comparado com o diâmetro do capilar ou, mais provavelmente, é mediado por ligações das células tumorais a marcadores superficiais específicos como as seletinas-E ou CD-44. A parada também pode ocorrer quando as células endoteliais são lesadas e a membrana basal é exposta.[5] As células podem, então, se ligar a componentes da membrana basal como laminina, colágeno tipo IV e outros proteoglicanos, de maneira similar ao que ocorre durante a invasão do espaço vascular. Essas interações são facilitadas por moléculas de adesão da superfície celular, como as integrinas.[11]

Especificidade de órgão

Observações clínicas e experimentais demonstram que certos tumores tendem a fazer metástases em certas localizações preferenciais. Isto é exemplificado na hipótese "semente e solo" de Paget, proposta para explicar o padrão aparentemente não aleatório observado na disseminação de tumores em órgãos viscerais e ossos.[4] Esta teoria estabelece que interações específicas entre as células tumorais e o meio ambiente no órgão-alvo devem acontecer e ser favoráveis para que os novos focos de tumor sobrevivam e cresçam. Outra teoria de órgãos preferenciais baseia-se em fatores hemodinâmicos, como o número de metástases em um órgão relacionarem-se ao número de células tumorais levadas até lá pelo fluxo sanguíneo. Na realidade, essas duas teorias não são mutuamente exclusivas.[11] Modelos experimentais em roedores demonstraram a preferência de células metastáticas por certos órgãos, sendo bem documentados na literatura. Um exemplo disso existe em uma observação clínica de pacientes com câncer de ovário que receberam *shunts* peritônio-venosos para diminuir o acúmulo de líquido ascítico. As células ovarianas cancerosas crescem rapidamente no líquido ascítico e nas superfícies dos órgãos e do peritônio. Todavia, elas raramente se espalham além da cavidade abdominal. Quando se colocam os *shunts*, milhões de células tumorais são despejadas na circulação venosa, teoricamente aumentando a chance de metástases hematógenas. Observações clínicas feitas por Tarin *et al.*, na ocasião da morte de pacientes, não demonstraram nenhum aumento no número de metástases fora da cavidade abdominal, sustentando a necessidade de haver um "solo" apropriado para assegurar o crescimento das metástases.[4,13] Nosso entendimento do microambiente tumor-hospedeiro aumentou. Cada órgão provavelmente tenha um conjunto único de fatores de crescimento, receptores endoteliais que se expressam diferencialmente e receptores celulares de superfície que permitem um diálogo único com as células metastáticas disponíveis, encorajando ou desencorajando o crescimento tumoral.[4] Um exemplo desse diálogo único é o fato de se descobrir que receptores de quimiocinas podem participar da especificidade de órgãos. Demonstrou-se *in vitro* que células de tumores de mama têm alta expressão de CXCR4 e CCR7 e que os ligandos para esses receptores têm alta expressão nos órgãos nos quais o câncer de mama faz metástases, preferencialmente as que expandem para os pulmões e para o fígado. O bloqueio das interações ligando-receptor-específicas pode diminuir o número de metástases experimentalmente.[14]

Novas considerações

Células tumorais disseminadas e dormência tumoral

Colorações imunocitoquímicas sensíveis e técnicas de PCR permitem a detecção de células tumorais disseminadas em locais como a medula óssea, onde macrometástases clinicamente evidentes raramente ocorrem. Esta situação foi relatada em 550 pacientes com câncer de mama, nos quais 30% a 40% das células coletadas da medula óssea tinham marcadores específicos para tumores epiteliais, comparados com apenas 1% das células coletadas de 200 indivíduos que não tinham câncer. A presença dessas células também prevê pior prognóstico.[15] Estudos adicionais demonstraram que 20% a 40% dos pacientes com carcinomas de vários locais primários têm células detectáveis na medula óssea, mesmo sem evidências de metástases em linfonodos ou outros órgãos a distância.[3] As implicações do descobrimento dessas células podem indicar que a medula óssea pode ser um reservatório de células malignas, que ficam dormentes ou se adaptam antes de estabelecer metástases em outros órgãos.

A determinação do perfil genético e fenotípico dessas células comparado com o do tumor primário mostrou haver diferenças significativas entre esses perfis, apoiando a teoria de que essas células são alteradas e desenvolvem características únicas após deixar o tumor primário. Talvez ainda seja muito cedo para o desenvolvimento do tumor.[3] Esta teoria propõe que as células nem proliferam nem morrem, mas permanecem quiescentes. Essas células provavelmente são resistentes aos quimioterápicos tradicionais que atuam sobre células em proliferação.[1] A dormência das células pode estar refletida no período de latência que existe entre a remoção do tumor e o desenvolvimento de metástases detectáveis. A detecção de células neoplásicas disseminadas com antecedência no curso da doença poderia auxiliar a terapia ao prever quais pacientes realmente necessitam de terapia adjuvante após a remoção cirúrgica do tumor primário. Por exemplo, 90% dos pacientes com câncer de mama sem metástases em linfonodos receberão a recomendação de terapia adjuvante, enquanto apenas 20% a 25% deles provavelmente desenvolvam metástases durante os primeiros dez anos, indicando que alguns pacientes podem estar sendo tratados em excesso.[16]

A terapia das células disseminadas também precisa ser levada em consideração, especialmente quando terapias mais dirigidas sejam incorporadas rotineiramente ao tratamento do câncer. Se o tumor expressa um alvo e as células disseminam outro, uma subpopulação pode não receber tratamento.

Determinação do perfil da expressão genética e o fenótipo metastático

Em modelos de metástases de longa duração acreditava-se que, em um dado tumor, uma pequena subpopulação de células se desenvolveria e seria geneticamente alterada para adquirir as características necessárias para se tornar metastáticas.[2] Isto implica que a habilidade de fazer metástases ocorre tardiamente durante a progressão do tumor. Vários estudos discutem esse conceito, incluindo alguns em câncer de mama, usando plataformas de *microarray* para expressão de perfil genético. Estes estudos mostram que as diferenças em expressão genética do tumor primário podem auxiliar a prever se o tumor se disseminará ou permanecerá localizado. Em um estudo por Van De Vijver *et al.*, tumores de 295 pacientes com câncer de mama em estágio inicial foram triados usando um perfil prognóstico de 70 genes, dividindo a população em grupos com boa assinatura genética e assinatura genética deficiente. Dentre os pacientes com assinatura genética deficiente (n=180), 55% tiveram sobrevida de 10 anos, comparados com 94% daqueles do grupo com assinatura genética boa (n=115). A probabilidade de permanecer livre de metástases foi de 51% no grupo de prognóstico inferior, comparado com 85% no grupo de prognóstico bom. Mesmo na análise de multivariância, o *status* do perfil genético permaneceu sendo um forte indicador independente para prever o desfecho clínico da doença.[17] Os autores desse estudo concluíram que o perfil genético é uma ferramenta potencialmente mais poderosa para previsão do que os critérios clínicos e histopatológicos padrão. O padrão genético do hospedeiro pode influenciar a eficiência do processo metastático, com alguns indivíduos tendo o perfil genético que sustenta favoravelmente a disseminação do tumor. Se esses indivíduos puderem ser identificados de maneira confiável, a investigação de medidas para prevenção do câncer deveria ser estimulada.

Conclusão

À medida que se aprende mais sobre o processo metastático, fica claro que existem muitas questões que permanecem sem resposta e que novas tecnologias vão auxiliar a elucidação das minúcias desse processo complexo. De um ponto de vista terapêutico, é evidente, também, que não somente a célula metastática deve ser o alvo da terapia, mas também os fatores produzidos pelo hospedeiro que promovem crescimento, sobrevivência, invasão e metástase dos tumores.

Referências bibliográficas

1. Tait CR, Dodwell D, Hrogan K: Do metastases metastasize? J Pathol 203:515, 2004.
2. Weigelt B, Peterse JL, van't Ver LJ: Breast cancer metastasis: markers and models. Nat Rev Cancer 5:591, 2005.
3. Pantel K, Brakenhoff RH: Dissecting the metastatic cascade. Nat Rev Cancer 4:448, 2004.
4. Fidler IJ: The pathogenesis of cancer metastasis: the seed and soil hypothesis revisited. Nat Rev Cancer 3:1, 2003.
5. Stetler-Stevenson WG, Kleiner DE: Molecular biology of cancer: Invasion and metastasis. In Cancer: Principles and Practice of Oncology, 7th ed. Devita VT, Hellman S, Rosenberg SA (eds). Philadelphia: Lippincott Williams & Wilkins, 2004.
6. Khanna C, Hunter K: Modeling metastasis in vivo. Carcinogenesis 26:513, 2005.
7. MacEwen EG, Khanna C, Radinsky R: Cancer biology and metastasis. In Small Animal Clinical Oncology, 3rd ed. Withrow SJ, MacEwen EG (eds). Philadelphia: WB Saunders Company, 2001, p 18.
8. Beckner ME: Factors promoting tumor angiogenesis. Cancer Invest 17:594-623,1999.
9. Fidler IJ, Kumar R, Bielenberg DR, et al: Molecular determinants of angiogenesis in cancer metastasis. Cancer J Sci Am 4:(1);S58-S66,1998.

10. Kerbel RS, Kamen BA: The anti angiogenic basis of metronomic chemotherapy. Nature Rev Cancer 4:423-436, 2004.
11. Khokha R, Voura E, Hill RP: Tumor progression and metastasis: cellular, molecular, and microenvironmental factors. *In* The Basic Science of Oncology, 4th ed. Tannock IF, Hill RP, Bristow RG, and Harrington L, (eds). New York: McGraw Hill, 2005, p 205.
12. Kumar R, Fidler IJ: Angiogenic molecules and cancer metastasis. *In* Vivo 18:27-34,1998.
13. Tarin D, et al: Mechanisms of human tumor metastasis studied in patients with peritoneovenous shunts. Cancer Res 44:3584-3592, 1984.
14. Muller A, Homey B, Soto H, et al: Involvement of chemokine receptors in breast cancer metastasis. Nature 410:50-56, 2001.
15. Braun S, et al: Cytokeratin positive bone marrow micrometastases and survival of breast cancer patients with stage 1-3 disease. N Engl J Med 342;525-533, 2000.
16. Goldhirsch A, et al: Meeting highlights: updated international expert consensus on the primary therapy of early breast cancer. J Clin Oncol 21:3357-3365, 2003.
17. Van De Vijver MJ, He YD, Van't Veer LJ, et al: A gene expression signature as a predictor of survival in breast cancer. N Engl J Med 347:1999-2009, 2002.
18. Hunter KW: Host genetics and tumour metastasis. Br J Cancer 90:752-755, 2004.
19. Cai Zhen, Chiu Jen-Fu, He Qing-Yu: Application of proteomics in the study of tumor metastasis. Geno Prot Bioinfo 4:152, 2004.

Transplante de Órgãos – Resposta de Rejeição

Clare R. Gregory, Andrew E. Kyles e Margo Mehl

No final dos anos 1800 e começo dos 1900, cirurgiões adquiriram a habilidade técnica de transplantar órgãos e tecidos de um animal para outro. Logo se tornou evidente que, após o transplante, o órgão transplantado rapidamente se tornava isquêmico e necrótico. Em 1932, Dr. Carl Williamson, na Clínica Mayo, demonstrou que células do sistema imune eram as responsáveis pela morte dos tecidos e órgãos transplantados. Esta descoberta preparou o terreno para o estudo da rejeição imunomediada e o desenvolvimento de estratégias efetivas para a imunossupressão.[1]

Os transplantes de tecidos e órgãos em medicina veterinária estão se tornando mais comuns. Transplantes de córneas são feitos para substituir córneas doentes ou deformadas por cicatrização; transplantes córneo-esclerais para o tratamento de melanomas epibulbares em cães. Transplantes alogênicos de medula óssea têm sido feitos em gatos para auxiliar no tratamento de neoplasias linfo-hematopoéticas, anemias aplásicas e infecções por retrovírus felino. Em hospitais universitários e hospitais veterinários particulares, fazem-se transplantes de rim para a cura da insuficiência renal aguda ou crônica em cães e gatos. Pacientes felinos que tiveram rins transplantados já sobrevivem mais de 13 anos com função renal normal.

Nomenclatura

Enxerto é o tecido ou órgão usado no procedimento de transplantação. Autoenxerto é um tecido ou órgão removido de um indivíduo e, a seguir, reimplantado nesse mesmo indivíduo. Um exemplo comum é o enxerto de osso esponjoso para acelerar a reparação de uma fratura. Os autoenxertos não desencadeiam resposta de rejeição. Isoenxertos são os tecidos ou órgãos transplantados entre indivíduos geneticamente idênticos, isto é, gêmeos idênticos ou indivíduos com alta consanguinidade. Aloenxertos são os enxertos de tecidos ou órgãos feitos entre indivíduos geneticamente diferentes, mas da mesma espécie. Virtualmente, todos os transplantes renais realizados em medicina veterinária são aloenxertos. Xenoenxertos são os enxertos de tecidos ou órgãos entre animais de espécies diferentes.

Mecanismo da resposta imune a um aloenxerto[2-4]

A rejeição dos tecidos ou órgãos transplantados é determinada pelo reconhecimento das diferenças existentes entre a composição de glicoproteínas na superfície das células dos tecidos do enxerto e do receptor por linfócitos T (células T). Essas glicoproteínas são denominadas antígenos de histocompatibilidade, ou moléculas de histocompatibilidade. Os antígenos de histocompatibilidade que provocam a rejeição mais vigorosa são codificados por genes do complexo de histocompatibilidade principal (MHC, do inglês *major histocompatibility*).

Todos os vertebrados têm um MHC. Em cães, este conjunto de genes localizado em um único cromossomo é chamado de antígeno leucocitário do cão (DLA, *dog leukocyte antigen*); em gatos, é o antígeno leucocitário felino (FLA, *feline leukocyte antigen*). Polimorfismo, ou a presença de muitas variações do mesmo gene (alelos) em uma única localização (*locus*), é uma característica do MHC. Cada indivíduo tem dois alelos, um em cada cromossomo pareado, dos muitos alelos possíveis em cada *locus* de seu MHC. Essa variação na composição genética do MHC resulta em uma tremenda variedade de antígenos de histocompatibilidade na superfície celular. Esta variedade assegura que as células T do receptor reconhecerão virtualmente todos os aloenxertos como estranhos, o que acarreta rejeição.

Os genes do MHC são interligados, e a informação genética herdada de cada um dos genitores em um único cromossomo é transferida em bloco. Este grupo de genes é denominado MHC-haplótipo; e cada descendente recebe um haplótipo de cada genitor. Os genes de cada haplótipo se manifestam em codominância; portanto, o antígeno de histocompatibilidade proveniente de cada genitor estará presente na superfície das células do descendente. Este entendimento básico da genética do MHC é importante em clínica, particularmente em uma espécie como o cão, na qual é difícil suprimir ou controlar a rejeição. Devido a cada descendente herdar um haplótipo de cada genitor e cada haplótipo se expressar codominantemente, 25% dos descendentes da mesma ninhada têm possibilidade de ser MHC-idênticos, com ambos os haplótipos em comum; 50% podem ter um dos haplótipos em comum; e 25% não têm nenhum haplótipo em comum. Sem a administração de agentes-imunossupressores, aloenxertos renais entre cães MHC-incompatíveis sobrevivem aproximadamente 10 dias; aloenxertos renais entre cães com um MHC haplótipo em comum sobrevivem cerca de 24 dias; e aloenxertos renais entre cães com ambos os haplótipos comuns sobrevivem 150 dias ou mais. No último grupo, a rejeição pode ser controlada mais prontamente usando-se agentes imunossupressores; assim sendo, a seleção de um membro da mesma ninhada MHC-idêntico como doador aumenta muito a chance de sobrevivência do enxerto por longo tempo.

O fato de o aloenxerto não sobreviver indefinidamente quando um cão recebe um rim de doador MHC-idêntico demonstra que o MHC não é a única região genética codificada para agentes de histocompatibilidade. Genes de histocompatibilidade menor foram isolados em camundongos e pessoas e, provavelmente, codificam alterações em estruturas peptídicas em proteínas endógenas que permitem o reconhecimento por linfócitos T do hospedeiro, mas não afetam sua função fisiológica. Por sorte, a rejeição produzida por diferenças de histocompatibilidade menor é fácil de ser evitada com agentes imunossupressores.

É importante entender que as glicoproteínas MHC-codificadas da superfície celular, ou os antígenos da transplantação, não se desenvolveram para evitar o transplante de tecidos geneticamente diferentes, mas sim para proteger o hospedeiro contra a invasão de vírus, fungos, nematódeos e outros parasitos. Para conseguir isso eficientemente, o sistema imune precisa distinguir entre antígenos contra os quais a resposta imune seria benéfica (patogênica ou alogênica) ou danosa (do próprio hospedeiro, ou *self*). No timo, durante o desenvolvimento fetal, os linfócitos T são propagados ou destruídos segundo sua habilidade em reconhecer glicoproteínas do MHC como *self* ou *nonself*. A interação entre glicoproteínas do MHC e linfócitos T, na presença de antígenos, resulta em uma série de reações químicas na membrana e no citosol, levando à atividade citotóxica de linfócitos T e à produção e/ou liberação de citocinas. As citocinas (interleucinas [IL], fator de necrose tumoral [TNF] e outras) causam ativação adicional de linfócitos T, linfócitos B, macrófagos e outras células imunorreativas.

As glicoproteínas de superfície do MHC são divididas em duas classes maiores: classe I e classe II. As glicoproteínas ou moléculas da classe I estão presentes em todas as células nucleadas. As moléculas da classe I têm uma região de dobra que aprisiona e apresenta os antígenos de células infectadas por vírus, células tumorais e células alogênicas aos linfócitos antígeno-responsivos citotóxicos (CD8+). A ligação do receptor–complexo CD8 na superfície do linfócito T com o complexo antígeno–molécula classe I do aloenxerto ou das células que apresentam antígenos (monócitos, macrófagos, células de Langerhans da epiderme e células dendríticas dos órgãos linfoides) resulta na proliferação de diferenciação de um clone de linfócitos T citotóxicos específico para aquela combinação de antígeno classe I. Assim, a atividade citotóxica dos linfócitos T é, ao mesmo tempo, antígeno-específica e restrita à classe I.

As moléculas da classe II são expressas na superfície de células essenciais para a resposta imune. Estas incluem os linfócitos B, células epiteliais do timo e as células já listadas que apresentam os antígenos aos linfócitos T. Linfócitos T, células endoteliais vasculares, células musculares lisas e outras podem expressar antígenos classe II quando ativadas por citocinas como a interferona-γ (IF-γ). A função das moléculas da classe II é similar àquela da classe I. Linfócitos T antígeno-sensíveis auxiliares (CD4+) reconhecem os complexos antígeno-classe II nas células alogênicas ou nas células apresentadoras de antígenos. A ligação do complexo receptor CD4-linfócito T com o complexo antígeno-classe II resulta na proliferação e diferenciação de um clone específico de linfócitos T auxiliares para aquele complexo antígeno-classe II. Linfócitos T auxiliares começam a cascata de eventos responsável pela rejeição aguda do aloenxerto pela liberação de citocinas (IL-2, IL-3, IL-4, IL-5, IL-6, IF-γ, FNT, fator estimulante de colônias de granulócitos macrófagos [GM-CSF] e outros) que propagam uma resposta inflamatória, ativam células citotóxicas e promovem a formação de anticorpos.

Em adição ao seu papel de moléculas apresentadoras de antígenos, acredita-se que moléculas classe I e classe II *nonself*, na ausência de antígeno, podem estimular linfócitos alorreativos e servir como estímulo para as reações de rejeição. A rejeição também pode ser iniciada pelo reconhecimento de complexos menores de histocompatibilidade das classes I ou II por linfócitos T.

A resposta de rejeição ao aloenxerto começa com a migração das células apresentadoras de antígeno (APC, *antigen-presentig cells*) do órgão do doador ou do hospedeiro para áreas de linfócitos T dos órgãos linfoides secundários. Estes linfócitos T circulam entre os tecidos

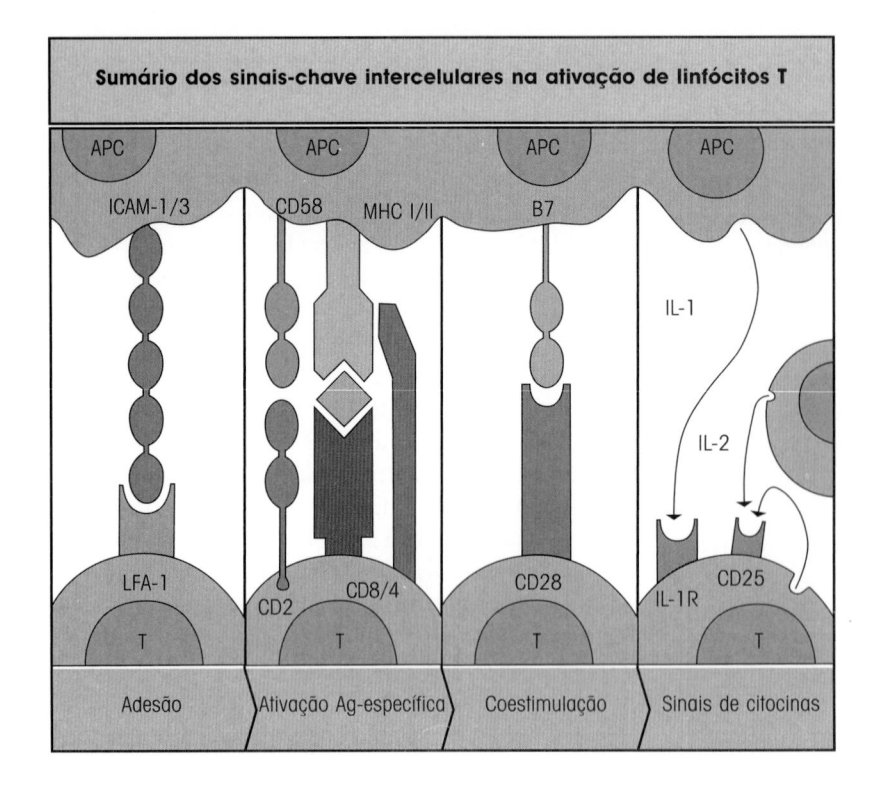

Figura 10.1 A associação de APC e linfócitos T primeiro envolve ligação reversível não específica por meio de moléculas de adesão, como a interação LFA-1/ICAM. O reconhecimento dos antígenos peptídicos na molécula do MHC pelo receptor no linfócito T, que garante a especificidade da interação, resulta em contato prolongado entre as células. É necessário um segundo sinal (coestimulação) para que o linfócito T responda eficientemente, caso contrário pode causar tolerância. A ativação promove hiper-regulação das citocinas e seus receptores, que estimula os sinais ativadores e auxilia a decidir o destino da célula.

linfoides, regulados por quimiocinas e receptores fosfato esfingosina-1. A ativação de linfócitos T por células alogênicas ou células apresentadoras de antígenos, requer contato entre as células e interação molecular na superfície celular. As moléculas da superfície celular que podem interagir são chamadas de "pares ligante-receptor". Um "ligante" é qualquer molécula que forma um complexo com outra molécula. A apresentação de antígenos por meio de moléculas classe I ou classe II pode ser separada em quatro estágios que produzem três sinais simples necessários para estimular a rejeição: adesão, ativação antígeno-específica, coestimulação e sinalização

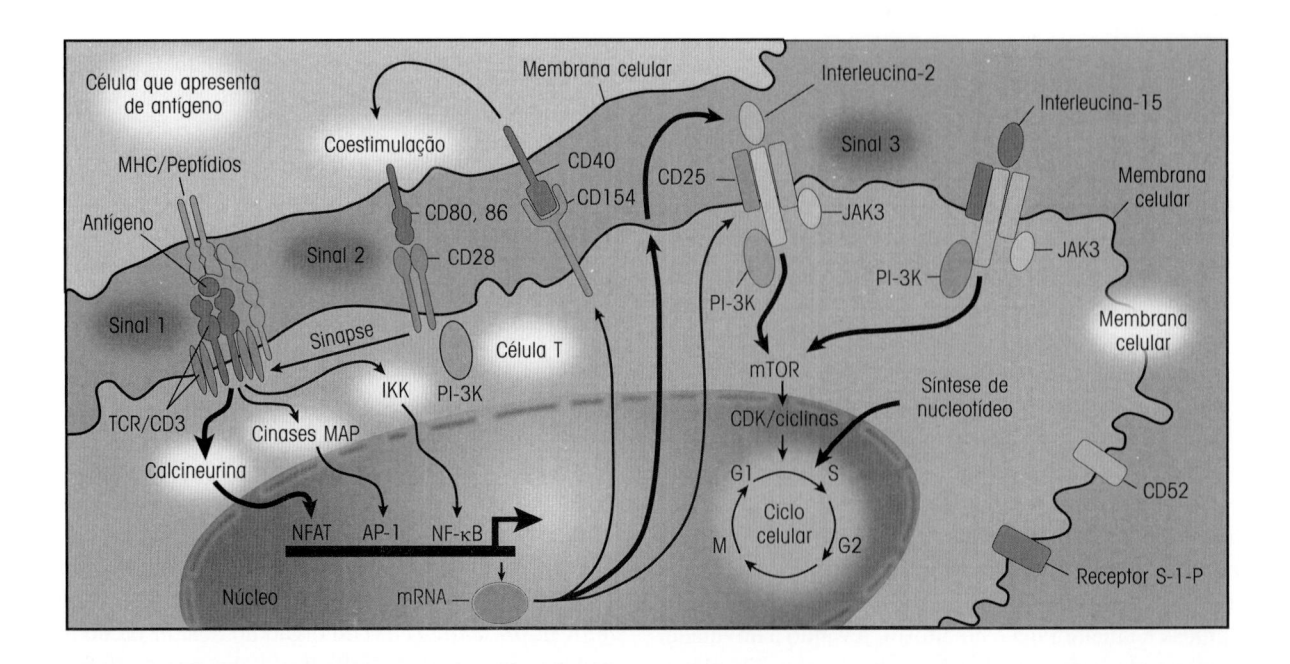

Figura 10.2 Ativação do linfócito T por intermédio de três sinais.

de citocinas (Figura 10.1). A associação das células apresentadoras de antígenos com linfócitos T inicialmente envolve ligação reversível inespecífica por meio de moléculas de adesão, como as LFA-1 e ICAM. Quando o complexo receptor do linfócito T (TCR, *T-cell receptor*) é confrontado com um aloantígeno, ocorre uma alteração na conformação das moléculas de adesão, o que resulta em ligação mais firme e contato mais prolongado entre as células. O primeiro sinal da rejeição é providenciado pelo par ligante-receptor classe I/antígeno-CD8/linfócito T e o par receptor classe II/antígeno-CD4/linfócito T (complexo CD3) (Figura 10.2). A interação receptor específico MHC/peptídio – linfócito T, apesar de necessária, não é suficiente para ativar completamente o linfócito T. É preciso um segundo sinal, ou o linfócito T não responde. O segundo sinal, também chamado de coestimulação, tem importância crítica (Figura 10.3). Duas das mais potentes moléculas coestimuladoras expressas em células apresentadoras de antígenos são a B7-1 (CD80) e B7-2 (CD86). Elas são ligantes para as moléculas do linfócito T CD28 e CTLA-4. A CD28 é o ligante coestimulador principal expresso em linfócitos T ainda não expostos. Demonstrou-se que a estimulação de CD 28 prolonga e aumenta a produção de IL-2 e outras citocinas e provavelmente seja importante para prevenir a intolerância. O ligante alternativo para B-7 é o CTL-4, um receptor inibitório que limita a ativação do linfócito T e resulta na produção menor de IL-2. A molécula CD28 inicialmente interage com B7, produzindo o sinal 2 que leva à ativação do linfócito T. A hiper-regulação de CTLA-4, que tem afinidade maior para B7 que a CD28, limita o grau de ativação. Os sinais 1 e 2 ativam três vias de transdução de sinais: a via cálcio-calcineurina, a via RAS mitógeno-ativada (MAP) e a via do fator-κB. Essas vias ativam fatores de transcrição que se ligam a proteínas reguladoras em regiões aceleradoras de genes específicos envolvidos na proliferação e diferenciação, incluindo citocinas como a IL-2, receptores de citocinas como IL-2R (CD25), e receptores implicados na coestimulação como CD40L (CD154). A interleucina e outras citocinas produzem o sinal 3, por ativação do alvo mamífero da rapamicina (mTOR). Esta via é o gatilho para a proliferação celular (ver Figura 10.2).

Proliferação e diferenciação levam a número maior de linfócitos T efetores. O primeiro mecanismo para destruição de um aloenxerto começa pela geração de linfócitos T, que deixam os linfonodos, migram até o aloenxerto e são tóxicas para as células deste. A lise das células do enxerto é feita por ação direta de linfócitos T citotóxicos, que inclui a liberação de grânulos secretórios contendo granzima B e perforina pela indução de apoptose e pela ativação de sistemas enzimáticos em cascata. Esse processo abrange as vias do complemento, coagulação e cininas. Outros mediadores celulares, como células plasmáticas, plaquetas e leucócitos polimorfonucleares também migram para o interior do aloenxerto e exercem duplo papel, direto e indireto, na rejeição do aloenxerto. Linfócitos B são ativados quando o antígeno se acopla aos seus receptores antigênicos, geralmente nos folículos linfoides ou em locais extrafoliculares, como a polpa vermelha do baço ou no aloenxerto, produzindo aloanticorpos contra os antígenos MHC do doador. Os aloanticorpos visam ao endotélio capilar e fixam o complemento, resultando em lise celular, trombose e isquemia.

A gravidade da resposta imune a aloenxertos é muito diferente entre cães e gatos. Os cães fazem uma rejeição violenta e, sem imunossupressão, um aloenxerto renal MHC-incompatível é destruído em 6 a 8 dias. Em gatos, um aloenxerto renal MHC-incompatível mantém-se funcional por aproximadamente 23 dias.

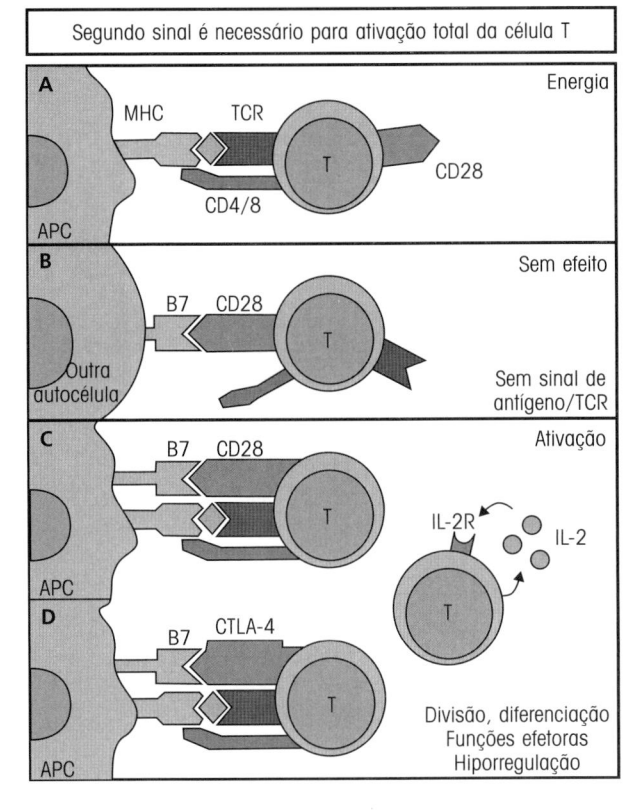

Figura 10.3 O linfócito T necessita de dois sinais, do receptor linfócito T e do CD28, para ativação. **A.** Na ausência de moléculas coestimuladoras, o resultado é inativação ou anergia. **B.** Na ausência de um sinal antígeno-específico (um peptídio errado, por exemplo) não há efeito no linfócito T. **C.** A recepção conjunta de ambos os sinais, na superfície de uma APC adequada, ativa o linfócito T a produzir IL-2 e seu receptor. O linfócito se divide e se diferencia em um linfócito T efetor, que não mais precisa do sinal 2 para sua função efetora. **D.** Ao final da resposta imune, CTLA-4 substitui CD28 e hiporregula a função do linfócito T.

O ritmo da rejeição

Reconhecem-se três tipos clínicos, que se sobrepõem, de rejeição de órgãos. A hiperaguda é uma forma acelerada de rejeição, associada a anticorpos circulantes pré-formados, naturalmente presentes no soro do receptor e que reagem contra as células do doador, particularmente o endotélio de vasos sanguíneos como já descrito. Na rejeição hiperaguda do aloenxerto, o receptor havia sido sensibilizado previamente contra os antígenos MHC durante transfusão, gravidez ou transplantes. Anticorpos preexistentes podem ser identificados por provas cruzadas de linfócitos, que envolvem testar leucócitos do doador potencial com o soro do receptor na presença de complemento. Se houver anticorpos preexistentes no soro, os leucócitos serão lisados. Anticorpos contra o tipo sanguíneo do doador (antígenos eritrocíticos de superfície) podem causar rejeição hiperaguda. O doador e o receptor devem ser testados quanto à compatibilidade de tipos sanguíneos e deverá ser feita uma prova cruzada do sangue antes do transplante.

A rejeição aguda ao aloenxerto ocorre em 7 a 21 dias após o transplante, ou então quando se termina a imunossupressão efetiva. Estudos anatomopatológicos do órgão rejeitado revelam um padrão predominante de infiltração mononuclear no tecido.

A rejeição crônica é caracterizada por perda gradual e da função do órgão por meses ou anos. Com frequência, está relacionada à falta de episódios de rejeição clinicamente reconhecíveis. A rejeição crônica é a maior causa de morte em todos os seres humanos que receberam órgãos transplantados e é a primeira causa de morte em transplantados cardíacos. Rins em processo de rejeição crônica exibem estreitamento grave de numerosas artérias e espessamento da membrana basal dos capilares glomerulares. Corações transplantados mostram espessamento progressivo das artérias coronárias causado principalmente por proliferação e migração de células de músculo liso. A oclusão do fluxo sanguíneo coronário provoca redução da função do músculo cardíaco e, eventualmente, infarto do miocárdio. Os fatores que promovem a rejeição crônica são múltiplos e parecem estimular inflamação crônica e lesão (dano) por mecanismos imunes e não imunes.[5] Os fatores implicados no desenvolvimento de rejeição crônica em seres humanos são idade e etnia do doador, incompatibilidade de MHC, tempo de isquemia, lesão de reperfusão ao aloenxerto, infecções virais, hiperlipidemia, hipertensão, rejeição aguda ou subaguda e toxicidade de drogas. Demonstrou-se que muitos fatores de crescimento peptídicos, incluindo fator de crescimento transformador β, fator de crescimento derivado de plaquetas e fator de crescimento de fibroblastos, apresentam-se hiper-regulados em órgãos em rejeição crônica. Demonstrou-se *in vitro* e *in vivo* que fatores de crescimento promovem fibroplasia, síntese de colágeno, proliferação e migração de células de músculo liso. Atualmente, inibidores de fatores de crescimento, inibidores de redutase da coenzima A, estratégias antivirais e mudanças na busca de órgãos têm sido investigados para reduzir a incidência e a gravidade das rejeições crônicas.

Referências bibliográficas

1. Gregory CR: Transplantation Immunology. *In* Kirk's Current Veterinary Therapy XIII. Bonagura JD (ed). Philadelphia: WB Saunders, 1995, p 564.
2. Gregory CR, Bernsteen L: Organ Transplantation in Clinical Veterinary Practice. *In* Textbook of Small Animal Surgery, 3rd ed. Slatter D (ed). Philadelphia: WB Saunders, 2003, p 122.
3. Roitt I, Brostoff J, Male D: Immunology, 6th ed. New York: Mosby, 2001, p 105.
4. Halloran PF: Immunosuppressive drugs for kidney transplantation. N Engl J Med 351:2515, 2004.
5. Gregory CR, Morris RE: Strategies in the prevention of chronic rejection. Current Opinion Organ Transplant 3:19, 1998.

Transplante de Órgãos – Agentes Imunossupressores

Clare R. Gregory, Andrew E. Kyles e Margo Mehl

Modificação da resposta de rejeição[1,2]

Órgãos transplantados são rejeitados por um processo que ocorre quando o sistema imune do hospedeiro identifica o tecido enxertado como estranho e monta uma resposta de rejeição. A modificação dessa resposta, ou a alteração da capacidade do sistema imune em responder ao tecido enxertado, pode ser feita por vários meios, como diminuindo a exposição do sistema imune a antígenos, diminuindo o número de linfócitos, suprimindo a formação de anticorpos ou alterando funções celulares, como bloquear a ativação de linfócitos. A forma de imunomodulação mais direta é reduzir a exposição do sistema imune do hospedeiro ao aloantígeno. Em transplante de órgãos, isso é feito encontrando-se um doador cujo MHC seja compatível com o do receptor. Os antígenos transplantados também podem ser escondidos dos linfócitos T alossensitivos. Antes de ser implantadas na cavidade peritoneal, células das ilhotas pancreáticas podem ser encapsuladas em esferas plásticas fenestradas que impedem que os linfócitos T entrem em contato com elas.

As populações de linfócitos podem ser exauridas pela administração de drogas citotóxicas ou de soro antilinfocítico, por linfocitoferese ou por irradiação dos órgãos linfoides. Alguns órgãos do sistema imune, particularmente o baço e o timo, podem ser removidos cirurgicamente. A esplenectomia resulta em impedimento de funções fagocíticas e em redução na produção de anticorpos.

A formação de anticorpos pode ser suprimida por drogas citotóxicas ou por irradiação de linfócitos B e de plasmócitos. A destruição de linfócitos T diminui indiretamente a produção de anticorpos pela redução dos efeitos de citocinas derivadas de linfócitos T sobre os linfócitos B. Anticorpos e citocinas podem ser eliminados diretamente do hospedeiro por plasmaferese.

A alteração da função celular, direta ou indiretamente, sem citotoxicidade generalizada, tem sido o objetivo maior da pesquisa imunológica nas últimas duas décadas.

A ciclosporina foi o primeiro agente antirrejeição que, especificamente, alterava a função dos linfócitos T. Foram desenvolvidos muitos anticorpos que inibem as moléculas de superfície envolvidas na ativação dos linfócitos T e/ou da citotoxicidade mediada por linfócitos T. O anticorpo OKT3 é um anticorpo monoclonal murídeo (murino) dirigido contra o complexo receptor CD3/*T-cell* humano na superfície de linfócitos T. Minutos após a administração de OKT3 ocorre acentuada diminuição no número de linfócitos T circulantes. Gradualmente, essas células reaparecem, mas após internalizarem o complexo receptor CD3/*T-cell* da superfície celular. Sem esse complexo receptor, os linfócitos T não podem responder aos complexos antígenos classe I e classe II da superfície de células alogênicas ou de células apresentadoras de antígenos. Outros anticorpos são dirigidos contra citocinas e receptores de citocinas. Anticorpos antirreceptores IL-2 agora estão disponíveis para pacientes humanos transplantados e têm sido usados com segurança para reduzir a incidência e a gravidade dos episódios de rejeição aguda. Demonstrou-se que anticorpos antifatores de necrose tumoral, anti-INF-γ e outros aumentam a sobrevivência de aloenxertos em modelos animais.

Têm-se direcionado, também, anticorpos contra as moléculas acessórias de adesão celular, o que resulta em redução da ligação e na ativação de linfócitos T. A interferência com a ligação de LFA-1 em linfócitos T e com ICAM-1 em células alogênicas ou apresentadoras de antígenos prolongou a sobrevivência de aloenxertos em roedores e em modelos primatas.

Os anticorpos usados contra receptores de linfócitos T, citocinas e moléculas de adesão geralmente são de origem murídea. Camundongos são desafiados com glicoproteínas estranhas e produzem anticorpos que são coletados e administrados a receptores animais ou humanos que estejam passando por uma resposta de rejeição. Na maioria dos casos, o receptor do órgão formará anticorpos contra os anticorpos murídeos que, eventualmente, neutralizarão seus efeitos. Para reduzir esse problema em transplantes humanos, nos novos anticorpos antirreceptores IL-2 toma-se a porção ativa do anticorpo do camundongo (a porção que se liga a antígenos ou a porção Fab) e combinam-na de várias maneiras com anticorpos humanos (regiões Fc e outras) para produzir anticorpos de antigenicidades baixa ou nula (Zenapax, Roche, Nutley, NJ; Simulect, Novartis, East Hanover, NJ).

Outros esquemas de imunossupressão específica estão sob investigação; por exemplo, a geração de complexos anticorpos/toxina-específicos para linfócitos T. À medida que a ativação de linfócitos T e os fatores envolvidos na transdução de sinais sejam mais bem entendidos, será possível dirigir os agentes contra os eventos moleculares que ocorrem na membrana celular e no citosol que se seguem ao reconhecimento do antígeno do linfócito T.

Agentes imunossupressores[1,2]

Durante a última metade do século XX, foram desenvolvidos agentes imunossupressores a partir de drogas citotóxicas não específicas. Esses agentes visam às vias enzimáticas específicas que catalisam reações necessárias para a função imune normal. Muito do nosso conhecimento atual das funções dos linfócitos T foi obtido por pesquisas conduzidas para explicar o mecanismo de ação da ciclosporina. Para cada elemento de reconhecimento do antígeno que é entendido (ativação do linfócito T, síntese de citocina e citólise linfócito T-dependente), os pesquisadores descobrem agentes mais específicos, menos tóxicos e mais eficazes para interromper a resposta imune. Esse processo é conhecido como desenvolvimento racional de drogas e substitui a seleção de agentes imunossupressores potenciais baseada em sua capacidade de causar lise ou de inibir a ativação de linfócitos T e B *in vitro*. Apesar da disponibilidade de imunossupressão específica usando anticorpos induzidos naturalmente e geneticamente projetados, de fragmentos receptores solúveis e de outros métodos biológicos para terapia de doenças humanas, a maioria não é aplicável ou disponível para aplicação em doenças animais. Até um futuro próximo, em medicina clínica veterinária, a imunossupressão continuará sendo feita com quimioterapia. À medida que novos agentes imunossupressores ficarem disponíveis e os clínicos se familiarizarem melhor com suas indicações, seus efeitos clínicos e seus efeitos colaterais, a imunossupressão deverá se tornar mais específica, efetiva e segura.

Agentes mielotóxicos

Os principais efeitos da ciclofosfamida resultam da alquilação do ácido desoxirribonucleico (DNA) durante a fase S do ciclo celular. As alterações na estrutura do DNA podem ser letais à célula ou podem produzir erros de codificação que inibem a replicação celular da transcrição do DNA. A ciclofosfamida produz linfopenia de linfócitos T e B e a supressão da atividade dos linfócitos T e da produção de anticorpos. A ciclofosfamida é administrada a cães para tratamento da anemia hemolítica autoimune resistente a corticosteroides, da trombocitopenia resistente a corticosteroides, da artrite reumatoide e da polimiosite (em conjunção com corticosteroides). A ciclofosfamida é administrada a gatos para tratar anemia hemolítica autoimune e artrite reumatoide. As maiores complicações associadas à terapia com ciclofosfamida são a mielossupressão, as gastrenterites, a alopecia e a cistite hemorrágica.

A azatioprina é um análogo purínico metabolizado em monofosfatos ribonucleotídios. A conversão deficiente para difosfatos e trifosfatos leva à acumulação intracelular de monofosfatos, o que produz uma inibição por *feedback* das enzimas necessárias para a biossíntese de nucleotídios purínicos. Os análogos trifosfatos que acabam sendo formados se incorporam ao DNA e resultam em descodificação do ácido ribonucleico (RNA) e em erros de transcrição. A azatioprina tem maior efeito na imunidade humoral do que na imunidade celular. Para o tratamento de doenças imunomediadas em cães, a azatioprina costuma ser administrada com corticosteroides e/ou ciclofosfamida. A azatioprina tem sido usada para tratamento de trombocitopenia autoimune, anemia hemolítica autoimune, doenças autoimunes de pele, hepatite crônica, *miastenia gravis*, glomerulopatia imunomediada, gastrite atrófica crônica, lúpus sistêmico eritematoso e doença intestinal inflamatória. Apesar de ser mielotóxica em gatos, a azatioprina tem sido usada para tratamento de doenças de pele autoimunes nesses animais. A azatioprina e a prednisolona, quando administradas em níveis máximos toleráveis, não suprimem efetivamente a resposta de rejeição contra aloenxertos renais MHC-não compatíveis em cães. Todavia, quando administrada em dias alternados (1 a 5 mg/kg) com ciclosporina, tem sido usada com sucesso para manter aloenxertos renais em cães MHC-compatíveis ou não. Quando ministrada na dose de 0,3 mg/kg de 3 em 3 dias, ajustando-se a dosagem para manter a contagem leucocitária em pelo menos 3.000 células/$\mu\ell$, a azatioprina tem sido utilizada em combinação com a ciclosporina para reverter ou para controlar a rejeição a aloenxertos renais em gatos. A complicação principal encontrada com a azatioprina é a supressão da medula óssea, que pode resultar em leucopenia, anemia e trombocitopenia. Pancreatite aguda e hepatotoxicidade também podem ocorrer.

O metotrexato inibe competitivamente a enzima ácido fólico redutase, necessária para a redução de di-hidrofolato para tetra-hidrofolato, e afeta a produção de purinas e de pirimidinas. Seus efeitos ocorrem durante a fase S do ciclo celular. O metotrexato é usado primariamente como um agente antineoplásico em cães e gatos com linfomas, carcinomas e sarcomas. Em medicina humana, ele é administrado para tratamento de artrite reumatoide e de psoríase. A toxicidade gastrintestinal é a complicação mais comum encontrada devido a seu uso.

Glicocorticoides

Os glicocorticoides, em particular a prednisolona, têm efeitos diretos e indiretos na resposta imune. Os glicocorticoides estabilizam a membrana das células endoteliais e inibem a produção de fatores quimiotáxicos locais, diminuindo, assim, a infiltração de neutrófilos, de monócitos e de linfócitos. Em tecidos alogênicos, é inibida a secreção de enzimas proteolíticas destrutivas, como a colagenase e a elastase, e de ativador de plasminogênio. Os glicocorticoides também inibem a liberação de ácido araquidônico de fosfolipídios da membrana. Isso evita a síntese de prostaglandinas, de tromboxanos e de leucotrienos, que são os principais mediadores da inflamação. Os glicocorticoides redistribuem monócitos e linfócitos da circulação periférica para os linfáticos e para a medula óssea. Isso afeta primariamente os linfócitos T. A ativação e a toxicidade dos linfócitos T também são reduzidas. Glicocorticoides suprimem a atividade das citocinas e alteram a função dos macrófagos. Devido a sua eficácia geral e seu baixo custo, prednisolona ou prednisona são consideradas como imunossupressores de primeira linha para o tratamento de doenças inflamatórias crônicas e imunomediadas em cães e gatos. Anemia hemolítica e trombocitopenia autoimune, doenças cutâneas autoimunes e alérgicas, *miastenia gravis*, pneumonite e bronquiolite alérgicas, artrite imunomediada e lúpus sistêmico eritematoso são apenas algumas das indicações à terapia com corticosteroides em animais. Prednisolona, em dose de 0,25 a 2 mg/kg/dia, tem sido usada em cães e gatos para desacelerar a rejeição de aloenxertos; administrada como agente único, todavia, a prednisolona não é capaz de prevenir a rejeição do aloenxerto. Apesar de baratos e frequentemente eficazes, o uso crônico de corticosteroides em seres humanos e animais pode resultar em graves complicações, em geral manifestadas como sinais de hiperadrenocorticismo. Essa complicação, em adição ao fato de que os corticosteroides suprimem múltiplos elementos da resposta imune, levou à busca de protocolos imunossupressores que poupassem seu uso.

Inibidores da calcineurina

A ciclosporina é ligada ao citosol de linfócitos por ciclofilinas (proteínas que ligam ciclosporina). Os complexos ciclosporina-ciclofilina associam-se a complexos calcineurina Ca-dependente/calmodulina para impedir a transdução de sinais Ca-dependentes. Os fatores de transcrição que promovem a ativação do gene citocina são substratos diretos ou indiretos da atividade da calcitonina-serina/treonina fosfatase. Essa atividade enzimática é reduzida pela associação do complexo bimolecular ciclosporina-ciclofilina com a calcineurina. Por esse mecanismo de ação, a ciclosporina inibe a ativação precoce do linfócito T (fase Go do ciclo celular) e evita a síntese de várias citocinas, em particular a IL-2. Sem a estimulação da IL-2, a proliferação subsequente do linfócito T é inibida e a atividade citotóxica do linfócito T é reduzida. A ciclosporina pode também exercer um efeito imunossupressor ao estimular as células de mamíferos a secretar fator de crescimento transformador beta (TGF-β). O TGF-β é um potente inibidor da proliferação de linfócitos T estimulada por IL-2 e da geração de linfócitos citotóxicos antígeno-específicos. A ciclosporina não é citotóxica ou mielotóxica e é específica para linfócitos. Essa especificidade não atinge outras células em divisão rápida e permite que mecanismos de defesa não específicos do hospedeiro continuem a funcionar.

A ciclosporina está ganhando amplo uso em medicina veterinária. A imunossupressão pela combinação de ciclosporina e prednisolona mantém a função renal normal por mais de 13 anos em aloenxertos renais em felinos MHC-não compatíveis. A ciclosporina, em combinação com azatioprina e prednisolona, ou com azatioprina, prednisolona e soro antitimocítico, tem sido utilizada para manutenção de aloenxertos renais em cães MCH-não compatíveis. Transplantes de medula óssea têm sido feitos com sucesso em gatos empregando-se imunossupressão com ciclosporina.

A ciclosporina também tem sido usada para o controle de anemia hemolítica e de trombocitopenia resistentes a corticosteroides em cães. A ciclosporina está disponível em preparação oftálmica (Optimmune,

Shering-Plough, Kenilworth, NJ) para controle de ceratoconjuntivite seca em cães. Recentemente, descobriu-se que ela reduz significativamente o tamanho e a profundidade de fístulas perianais em cães. A maioria dos cães não necessitou de tratamento adicional, médica ou cirúrgica, após seis a 8 meses da terapia.

A ciclosporina está disponível em duas formulações orais: Sandimmune e Neoral (Sandoz, East Hanover, NJ). Ambas a contêm na concentração de 100 mg/mℓ, mas as duas soluções não são biologicamente equivalentes. Sandimmune consiste em uma base de óleo de oliva e a absorção da ciclosporina requer a emulsificação do agente por sais biliares e a digestão por enzimas pancreáticas. A absorção pode ser de apenas 4% e existe enorme variação entre a concentração mínima no sangue/dose entre indivíduos da mesma espécie. Neoral é um pré-concentrado microemulsificado de ciclosporina que se torna uma microemulsão em contato com os fluidos gastrintestinais. A microemulsão é absorvida diretamente através da mucosa intestinal, resultando em níveis sanguíneos mais estáveis e consistentes da droga. Ao mudar de Sandimmune para Neoral, a maioria dos felinos receptores de transplantes renais necessitou de redução nos níveis da dose para manter as mesmas concentrações mínimas no sangue. Adicionalmente, os pacientes felinos receptores de enxertos renais receberam Sandimmune na taxa de 10 a 15 mg/kg/24 h para iniciar a imunossupressão no momento da cirurgia. Para atingir as mesmas concentrações mínimas de ciclosporina no sangue (aproximadamente 500 ng/mℓ), o Neoral é administrado na taxa de 4 a 6 mg/kg/24 h. Devido à absorção mais completa e que resulta em concentrações sanguíneas mais estáveis e previsíveis, o Neoral parece ser um imunossupressor mais eficiente do que o Sandimmune; além disso, seu uso é mais econômico.

Para se conseguir imunossupressão com ciclosporina em cães, os autores recomendam atingir uma concentração mínima no sangue, em 12 h, de pelo menos 500 ng/mℓ. Com Sandimmune, isso vai requerer uma dose oral de 10 a 25 mg/kg/24 h dividida em duas. O Neoral pode ser iniciado com 6 a 10 mg/kg/24 h divididos em duas doses. Com qualquer uma das formulações, a presença de inflamação gastrintestinal requer que se aumente a dose necessária e a concentração sanguínea deve ser medida a partir de 24 a 48 h após o início da terapia para se assegurar que foram atingidas as concentrações sanguíneas adequadas. As concentrações sanguíneas de ciclosporina devem ser medidas a intervalos regulares durante a duração da terapia.

Para reduzir o custo de ciclosporina necessária para tratar um cão de porte médio a grande, pode-se adicionar cetoconazol na dose de 10 mg/kg/24 h. Cetoconazol interfere no metabolismo hepático da ciclosporina e faz com que as doses necessárias dela possam ser reduzidas em até 60%. Possíveis efeitos tóxicos com a coadministração desses agentes incluem hepatite e formação de catarata.

Para se conseguir imunossupressão com ciclosporina em gatos, os autores recomendam a obtenção de uma concentração de vale, de 12 h, de 250 a 500 ng/mℓ. Usando Sandimmune, isso requer dose oral de 4 a 15 mg/kg/24 h dividida em duas doses. Neoral pode ser iniciado a 1 a 5 mg/kg/24 h dividido em duas doses. De novo, é imperativo iniciar a medição da concentração sanguínea 24 a 48 h após o início da terapia para se assegurar que a concentração sanguínea tenha atingido níveis adequados. As concentrações sanguíneas devem ser medidas periodicamente durante a terapia.

As concentrações de ciclosporina no sangue ou no plasma podem ser determinadas por cromatografia líquida de alta pressão, imunoensaio por polarização fluorescente e radioimunoensaio com anticorpos monoclonais específicos. A maioria dos centros médicos que servem pacientes humanos nas dosagens de ciclosporina pode atender às necessidades veterinárias.

Baseado em estudos farmacocinéticos em gatos, os vales nas concentrações de ciclosporina no sangue podem não se correlacionar bem à exposição à droga.[3] A concentração no sangue medida 2 h após a administração da droga pode se correlacionar melhor à exposição à droga e fornecer um índice melhor para avaliar as doses dadas e as possíveis alterações necessárias. Em seres humanos, pacientes de transplantes renais, recomenda-se utilizar a concentração medida 2 h após a administração, ou C_2, para o monitoramento terapêutico da ciclosporina.[3]

Ao contrário da situação em seres humanos, a ciclosporina não parece ser hepatotóxica para cães e gatos, exceto se forem mantidos níveis extremamente altos (> 3.000 ng/mℓ). Apesar da toxicidade não ser tão frequente como o observado em pessoas, a ciclosporina pode ser nefrotóxica para o gato. A nefrotoxicidade em gatos não parece estar correlacionada à concentração da droga no sangue, pois ela pode ocorrer com concentrações relativamente baixas. Gatos com concentrações extremamente altas no sangue podem não exibir nefrotoxicidade alguma. Concentrações sanguíneas de ciclosporina maiores do que 1.000 ng/mℓ podem causar inapetência em gatos. Se concentrações de 1.000 ng/mℓ forem mantidas por semanas ou meses, pode haver infecções oportunistas por bactérias ou fungos. Da mesma maneira que em pessoas, a ciclosporina pode promover o desenvolvimento de neoplasias, particularmente linfomas, em cães e gatos. A administração de níveis altos (1 a 2 mg/kg/24 h) de prednisolona com ciclosporina aumenta a possibilidade de formação de tumores. Como em seres humanos, a ciclosporina resultou em aumento acentuado no crescimento de pelos em vários de nossos pacientes felinos receptores de transplantes renais.

A ciclosporina tem sabor distintamente desagradável para pessoas e animais. Assim, é preciso administrar a droga em cápsulas de gelatina. A Novartis disponibiliza cápsulas contendo 25 mg ou 100 mg de ciclosporina. Para a maioria dos gatos, essas cápsulas contêm droga demais. Os autores colocam solução oral em cápsulas de gelatina #0 ou #1. Alguns gatos necessitam somente de uma pequena dose: 1 a 3 mg/dose. Medir e administrar uma quantidade tão pequena (0,10 a 0,03 mℓ) da droga é difícil e impreciso. Sandimmune pode ser diluído e guardado em óleo de oliva. Neoral pode ser diluído em qualquer solução oral, incluindo água comum, mas, por ser um concentrado microemulsificado, ele deve ser ministrado imediatamente após a diluição.

A ciclosporina é disponibilizada também em solução intravenosa (Sandimmune IV), que precisa ser diluída em soro fisiológico (NaCl a 0,9%) ou em solução de Dextrose a 5%. Os autores administram uma dose de 6 mg/kg em 4 h na quantidade de fluido requerida para manutenção hídrica. A ciclosporina intravenosa é administrada para controlar os episódios de rejeição do órgão, em crises hemolíticas agudas ou durante os períodos em que o paciente não tolera medicação oral.

Tacrolimus, ou tacrolimo, (FK506, Prograf, Fujisawa EUA, Dearfield, IL), apesar de ser estruturalmente diferente da ciclosporina, tem o mesmo mecanismo de ação. O tacrolimus liga-se ao citosol de linfócitos com uma imunofilina, proteína FK-ligante (FKBP). Da mesma maneira que com o complexo ciclosporina-ciclofilina, o complexo tacrolimus-FKBP liga-se à calcineurina e inibe sua atividade fosfatase. Isso inibe direta e indiretamente a expressão *de novo* de proteínas regulatórias nucleares e de genes de ativação de linfócitos T. A transcrição de citocinas (IL-2, -3, -4, -5, IFN-γ, TNF-α e GM-CSF) responsáveis pela ativação de linfócitos é suprimida, assim como a expressão dos receptores de IL-2 e IL-7. Tacrolimus, *in vitro*, é um inibidor da ativação linfocitária 50 a 100 vezes mais potente que a ciclosporina. O tacrolimus inibe também a proliferação de linfócitos B e a produção de anticorpos por meio de mecanismos ainda desconhecidos. Diminui os danos hepáticos associados à lesão de reperfusão/isquemia, talvez por inibir a produção de TNF e IL-6 por hepatócitos, e estimula a regeneração hepática após lesão ao fígado.

Experimentalmente, receptores de aloenxertos de muitas espécies têm sido tratados, com sucesso, com tacrolimus em doses várias vezes menores que as de ciclosporina. Tacrolimus prolongou a sobrevivência de enxertos de rim, de fígado, de pâncreas, de coração, de pulmão e enxertos vascularizados em membros em roedores, cães e primatas não humanos. Em seres humanos receptores de órgãos, o tacrolimus é superior à ciclosporina para a reversão de um episódio de rejeição em curso. Ele também parece ter um efeito poupador de esteroides superior ao do Sandimmune, mas parece não ser superior ao efeito do Neoral. A toxicidade do tacrolimus é similar à da ciclosporina em seres humanos.

Muito pouco, se algum, uso do tacrolimus tem sido feito clinicamente em pacientes veterinários. Experimentalmente, demonstrou-se que o tacrolimus prolonga significativamente o tempo de sobrevida com aloenxertos renais MHC-não compatíveis em gatos, sem efeitos colaterais sérios.[4] Com base na eficiência demonstrada em outros ensaios experimentais em animais, tacrolimus poderia ser efetivo para controlar uma gama variada de condições imunomediadas. Devido à sua inibição da síntese de anticorpos, em adição à inibição da proliferação de linfócitos T, ele pode ser particularmente eficiente para o controle de anemia, de trombocitopenia e de artrite imunomediadas.

Apesar dos potenciais benefícios do tacrolimus para o tratamento de doenças em cães, existe grande preocupação com a possível toxicidade dessa droga. Existem relatos de que doses de 0,16 mg/kg/dia IM e de 1 mg/kg/dia VO são eficientes em prolongar a sobrevivência de aloenxertos renais em cães Beagle. Os efeitos colaterais incluem anorexia, vasculite e intussuscepção intestinal. Em um estudo com cães sem raça definida, as mesmas doses não foram eficientes para prolongar a sobrevivência de aloenxertos renais e a maioria dos cães desenvolveu vasculite grave, que levou a infarto fatal do miocárdio, falência hepática e intussuscepção. A terapia combinada com ciclosporina parece ter um efeito aditivo com menor toxicidade. As concentrações sanguíneas de tacrolimus são medidas em centros médicos humanos utilizando-se imunoensaios monoclonais. A concentração de vale sérica de tacrolimus em cães é aproximadamente 0,1 a 0,4 ng/mℓ, em torno de cem vezes a da ciclosporina. Concentrações de vale superiores a 2 ng/mℓ podem levar à morte.

Inibidores da ação de citocina e de fatores de crescimento

Sirolimus, ou sirolimo (rapamicina, Rapamune, Wieth-Ayerst, Philadelphia, PA), é um antibiótico macrolítico com estrutura similar à do tacrolimus, que também se liga no citosol às FKBP. Todavia, sirolimus e tacrolimus afetam locais distintos e diferentes na via de transdução do sinal. A atividade imunossupressora do sirolimus parece ser uma consequência em parte do bloqueio da ativação do alvo mamífero da rapamicina (mTOR)[5] pelo complexo sirolimus-FKBP. O mTOR é uma serina/treonina proteinoquinase e está envolvida na regulação da proliferação celular pela iniciação da translação de genes em resposta a aminoácidos, a fatores de crescimento, a citocinas e a mitógenos. A atividade de quinase de proteínas regulatórias de ciclos celulares adicionais, quinases-2 e -4 ciclina-dependentes, também é inibida por sirolimus. Sirolimus bloqueia IL-2 e outras transduções de sinal mediadas por fatores de crescimento (sinal 3 da resposta de rejeição a aloenxertos) e a via coestimulatória cálcio-independente CD28/B7 (CD80/CD86). Enquanto o tacrolimus e a ciclosporina bloqueiam a progressão do ciclo linfócito T no estágio G0-G1, o sirolimus evita que a célula progrida de G1 para a fase S. O sirolimus bloqueia a ativação de linfócitos T pela ação de IL-2, -4 e -6 e pela estimulação da proliferação de linfócitos B por meio de lipopolissacarídeo. Ele inibe diretamente a síntese de imunoglobulinas por linfócitos B causada por interleucinas. Demonstrou-se que o sirolimus previne a rejeição aguda, acelerada e crônica de aloenxertos de pele, coração, rins, ilhotas e intestino delgado em roedores, em coelho, em cão, em porco e em primatas não humanos. Demonstrou-se também que é eficaz em modelos de autoimunidade, diabetes insulinodependente e lúpus eritematoso.

O antagonismo de sirolimus à ação de citocina e ao fator de crescimento não se limita às células do sistema imune. A proliferação de fibroblastos, de células endoteliais, de hepatócitos e de células do músculo liso, induzida por fator de crescimento (PDGF, TGF), é inibida pelo sirolimus. O sirolimus tem sido muito efetivo na prevenção da proliferação de células musculares lisas na camada íntima das artérias (arteriosclerose) que se segue à lesão mecânica ou imunomediada do endotélio. Em ensaios clínicos com seres humanos, a suplementação de protocolos baseados na ciclosporina é associada a uma redução na rejeição aguda ao aloenxerto; todavia, a combinação das duas drogas aumenta os riscos de nefrotoxicidade, síndrome hemolítico-urêmica e hipertensão.[5] Outros efeitos colaterais relatados incluem hiperlipidemia, trombocitopenia, atraso na cicatrização de ferimentos, atraso na função dos enxertos, úlceras orais, pneumonite e doença pulmonar intersticial. Everolimus, outro inibidor de mTOR, é um derivado de sirolimus.

Micofenolato de mofetila (RS-61443, ácido micofenólico, Cellcept, Roche Laboratories, Palo Alto, CA) é uma pró-droga hidrolisada pelas esterases do fígado em ácido micofenólico. O ácido micofenólico é citostático para linfócitos devido à sua inibição da inosina-monofosfato desidrogenase (IMPDH), uma enzima necessária para a biossíntese *de novo* de purinas. O ácido fenólico é um inibidor relativamente seletivo da proliferação de linfócitos T e B durante a fase S do ciclo celular devido à sua capacidade de evitar a biossíntese de guanosina e de desoxiguanosina. Tem-se demonstrado que o ácido micofenólico reduz a rejeição do aloenxerto em múltiplos modelos animais, sendo mais efetivo quando combinado com ciclosporina, tacrolimus e/ou sirolimus. O ácido micofenólico foi desenvolvido, em parte, como um substituto não mielotóxico para a azatioprina em pacientes humanos de aloenxertos. Ensaios clínicos iniciais com pacientes humanos de aloenxertos renais demonstraram um decréscimo nos episódios agudos de rejeição, comprovados por biopsia, em pacientes recebendo ácido micofenólico em vez de azatioprina. Em doses terapêuticas, o ácido micofenólico pode ser tóxico para animais. Os efeitos primários dose-limitantes são anemia e perda de peso em ratos; leucopenia, diarreia e anorexia em macacos; e hemorragia gastrintestinal, anorexia e diarreia em cães. Para reduzir os efeitos tóxicos, a dose pode ser reduzida ou o ácido micofenólico pode ser dado em combinação com outros agentes imunossupressores. O ácido micofenólico também pode inibir a proliferação de músculo liso e de fibroblastos induzida por fator de crescimento. Sirolimus e ácido micofenólico, em combinação, são extremamente efetivos na prevenção da proliferação de músculo liso na íntima de artérias após lesão mecânica ao endotélio. Isso tem implicações muito marcantes para o controle de rejeição crônica aos aloenxertos.

Leflunomida (Hoechst AG, Wiesbaden, Germany) é um isoxazol orgânico sintético que a mucosa intestinal metaboliza para a forma ativa, A77 1727. A leflunomida manifesta pelo menos parte de sua atividade antiproliferativa durante a fase S do ciclo celular, inibindo a via da biossíntese *de novo* da pirimidina. O alvo de A77 1776 nessa via é a enzima di-hidro-orotato desidrogenase. Em altas concentrações, a leflunomida é também um inibidor de tirosinoquinases associadas a receptores de fator de crescimento. Em adição ao efeito em linfócitos T e B, a leflunomida ainda tem efeito antiproliferação de fibroblastos e de músculo liso, também por inibir as vias de biossíntese da pirimidina nessas células. A leflunomida atualmente é aprovada para o tratamento da artrite reumatoide em pessoas. Demonstrou-se que é uma droga antirreumática modificadora da doença que não apresenta os efeitos colaterais comumente associados a outros imunossupressores aprovados. Em adição à sua eficácia em seres humanos e em modelos animais com doenças autoimunes, demonstrou-se que a leflunomida controla a rejeição aguda, em andamento e crônica de aloenxertos de rim, pele, coração, vasos, pulmão e de aloenxertos compostos em modelos de pequenos e de grandes animais. Ela tem sido usada com sucesso no tratamento anemia hemolítica autoimune e histiocitose sistêmica, resistentes a esteroides em cães. Quando combinada com ciclosporina, a leflunomida evitou completamente a rejeição de aloenxertos renais em cães MHC-não compatíveis em estudos experimentais e clínicos.

Com doses usadas em seres humanos, a leflunomida causa toxidade gastrintestinal em cães devido à acumulação de um metabólito, a trimetilfluoroanalina (TMFA). Afortunadamente, o linfócito canino é muito mais sensível do que o linfócito humano aos efeitos do agente ativo, o A77 1726, e doses orais muito menores são igualmente efetivas para se conseguir imunossupressão. Os autores atualmente recomendam uma dose de 4 mg/kg/24 h, VO, sendo que a dose deve ser ajustada para obter uma concentração mínima de 20 μg/mℓ no soro em 24 h. Estudos iniciais em gatos indicam que a TMFA não apresenta o problema de toxicidade encontrado em cães; todavia, gatos metabolizam a droga muito mais lentamente e requerem aproximadamente a metade da dose oral para se obter concentrações sanguíneas efetivas. Tanto gatos quanto cães com função renal reduzida podem sofrer a toxicidade da TMFA, por esta ser excretada pelos rins. A leflunomida é comercializada sob o nome registrado de Arava. Devido à meia-vida curta da droga em cães, quando comparada com a meia-vida em seres humanos, o uso de leflunomida em cães é muito caro.

Atualmente, análogos da leflunomida estão sendo desenvolvidos para aplicação em transplantes. Uma combinação de ciclosporina e FK778, um análogo da leflunomida, prolongou significativamente a sobrevida de cães MHC-não compatíveis com aloenxertos renais.

Compostos experimentais

O composto FTY 720 origina-se da miriocina, um derivado de fungos análogo da esfingosina.[6] Após fosforilação, o FTY 720 une-se a receptores esfingosina-1-fosfato dos linfócitos e altera profundamente o trânsito de linfócitos, agindo como um antagonista funcional de esfingosina-1-fosfato. O FTY 720 sequestra linfócitos T $CD4_+$ e $CD8_+$ e linfócitos B ativados e não ativados nos linfonodos e em placas de Peyer, sem afetar suas propriedades funcionais. De forma importante, o FTY 720 não impede a imunidade celular ou humoral contra infecções virais sistêmicas e não afeta a ativação, a expansão/proliferação ou a memória imunológica dos linfócitos T.

O FTY 720 age sinergicamente com inibidores da ativação e da proliferação de linfócitos T para evitar a rejeição a aloenxertos em vários modelos animais. Em combinação com concentrações subterapêuticas de ciclosporina, o FTY 720 demonstrou ser capaz de atrasar ou de evitar a rejeição de aloenxertos de pele, coração, intestino delgado, fígado e rim em ratos, cães e primatas não humanos.[7] Resultados similares foram encontrados com FTY 720 em combinação com rapamicina e tacrolimus. O FTY 720 é extensamente metabolizado no fígado através de enzimas do citocromo que não estão envolvidas no metabolismo da ciclosporina, rapamicina ou tacrolimus e, portanto, não é provável que ocorram variações nas concentrações desses agentes quando forem coadministrados. Na fase I e na fase II de ensaios clínicos em pacientes humanos de transplantes renais, o FTY 720 foi bem tolerado e não causou significante toxicidade, perda do aloenxerto ou aumento nas taxas de infecção ou outras complicações, como diabetes. O perfil farmacocinético do FTY 720 caracterizou-se por uma exposição dose-proporcional linear em uma variada gama de doses, somente com variabilidade moderada entre pacientes, e uma meia-vida de eliminação prolongada (89-150 h). Esses fatores sugerem que o FTY 720 será administrado somente uma vez ao dia, sem a necessidade de monitorar as concentrações sanguíneas ou de fazer pequenas adaptações nas doses.[7] Pacientes humanos de transplantes renais exibiram redução significativa nos números de linfócitos circulantes em até 85%. Espera-se que o FTY 720 possa ser útil para projetos futuros de regimes imunossupressores mais efetivos e menos tóxicos para a prevenção da rejeição de aloenxertos.

Terapia combinatória

A maioria dos imunossupressores em uso hoje, ou que estarão disponíveis brevemente, tem mecanismos de ação diferentes e age em diferentes estágios do ciclo celular. Experimental e clinicamente, a combinação de agentes frequentemente resulta em imunossupressão mais eficiente e com menos efeitos colaterais. Para pacientes humanos de transplantes, a ciclosporina e o tacrolimus são considerados, atualmente, como a primeira linha de agentes imunossupressores. Para aumentar sua eficiência e diminuir a toxicidade, azatioprina, sirolimus, prednisolona e/ou ácido micofenólico são adicionados aos protocolos antirrejeição. Poucos dos novos agentes não mielotóxicos têm sido utilizados em pacientes veterinários, mas muitos experimentos com animais, que investigam doenças autoimunes e transplantes de órgãos, fornecem indicações e *insights* de seu uso. Baseado em experiência clínica e experimental em transplantes de órgãos MHC-não compatíveis em cães, a combinação de ciclosporina com leflunomida ou de ciclosporina com azatioprina são extremamente eficientes para evitar a rejeição de aloenxertos renais.

Referências bibliográficas

1. Gregory CR: Immunosuppressive agents. *In* Kirk's Current Veterinary Therapy XIII. Bonagura JD (ed). Philadelphia: WB Saunders Co, 1999, p. 509.
2. Gregory CR, Bernsteen L: Organ transplantation in clinical veterinary practice. *In* Textbook of Small Animal Surgery, 3rd ed. Slatter D (ed). Philadelphia: WB Saunders Co, 2003, p. 122.
3. Mehl ML, Kyles AE, Craigmill AL, et al: Disposition of cyclosporine after intravenous and multi-dose oral administration in cats. J Vet Pharmacol Ther 26:349, 2003
4. Kyles AE, Gregory CR, Craigmill AL, et al: Pharmacokinetics of tacrolimus after multidose oral administration and efficacy in the prevention of allograft rejection in cats with renal transplants. Am J Vet Res 64:926, 2003.
5. Kyles AE, Gregory CR, Griffey SM, et al: Immunosuppression with a combination of the leflunomide analog, FK778, and microemulsified cyclosporine for renal transplantation in mongrel dogs. Transplantation 75:1128, 2003.
6. Halloran PF: Immunosuppressive drugs for kidney transplantation. N Engl J Med 351:2515, 2004.
7. Dragun D, Fritsche L, Boehler T, et al: FTY720: early clinical experience. Transplant Proc 36:554S, 2004.

Profilaxia Antimicrobiana

Dianne Dunning

A terapia antimicrobiana profilática pré-operatória pode ser definida como a administração de antibióticos sem infecção antes da cirurgia. As palavras antibiótico e antimicrobiano têm sido usadas como sinônimos; todavia, elas não são equivalentes. Antimicrobiano é um termo genérico que se aplica a um grupo de drogas que inclui antibióticos, antifúngicos, antiprotozoários e antivirais, enquanto antibiótico é uma droga empregada para tratar infecções bacterianas.[1] O objetivo geral dessa forma de terapia antimicrobiana é reduzir o número de bactérias viáveis presentes no momento da incisão cirúrgica a um nível em que os mecanismos normais de defesa do hospedeiro possam trabalhar e, dessa forma, prevenir a infecção no local cirúrgico (SSI, do inglês *surgical site infection*) durante o pós-operatório.[2-9] Apesar da ampla disponibilidade e da utilização dos antibióticos, as infecções do ferimento cirúrgico ou SSI continuam sendo um problema em pessoas e em animais.[9-17] Mesmo que os princípios da profilaxia antibiótica em cirurgia estejam perfeitamente estabelecidos, muitos relatos descrevendo a seleção e o uso inadequado das drogas continuam sendo publicados.[2-4,10,18,19] Para evitar o risco de falhas no tratamento e de desenvolvimento de resistência é preciso adesão estrita às orientações, evitar indicações inadequadas e antibióticos com espectro de ação demasiadamente amplo.

Fontes de contaminação

Mesmo com a remoção adequada dos pelos, a preparação da pele e técnica asséptica, todos os ferimentos cirúrgicos são contaminados.[20] A pele e os pelos dos animais representam a principal fonte de contaminação bacteriana do ferimento cirúrgico; estima-se que 20% da flora normal da pele canina permaneça *in situ*, profundamente no folículo piloso, mesmo após preparação apropriada da pele para cirurgia.[1,9,11,13,16,20-22] As bactérias comuns residentes na pele canina normal após a preparação pré-operatória incluem (em ordem decrescente de prevalência): *Staphylococcus intermedius*, *Staphylococcus* spp. coagulase-negativo, *Bacillus* spp., *Acinetobacter* spp. e *Staphylococcus aureus*.[22] Estudos clínicos com cães revelaram que a pele inicia a reinstalação das suas colônias de bactérias inerentes 90 min após a preparação asséptica, transformando um procedimento cirúrgico limpo em uma cirurgia limpa contaminada (Tabela 12.1).[1] Também é contraindicado cortar os pelos do local cirúrgico a qualquer tempo antes da indução anestésica, pois existe probabilidade três vezes maior de se infectar devido a infecções superficiais da pele resultantes dos cortes e das abrasões superficiais.[11] O risco de infecção é o mesmo se o local for ou não depilado 4 h ou mais antes da indução da anestesia.[11] Apesar de o risco de SSI não ser maior para a maioria dos procedimentos gastrintestinais e urogenitais executados adequadamente, o número e as espécies de bactérias variam segundo o procedimento e devem ser levados em consideração ao se selecionar o agente antimicrobiano.[4,11,21] Cada segmento do tubo digestivo, começando pelo estômago, tem uma carga bacteriana que aumenta progressivamente e atinge o máximo no cólon e no reto. Os patógenos mais comuns encontrados no trato gastrintestinal são os coliformes e os anaeróbios.

Apesar de as fontes hematógenas de infecção serem incomuns, cateteres venosos que permanecem por longos períodos devem ser inspecionados, pois eles podem ser uma fonte de infecção a distância e aumentar o risco de SSI. Já foram identificados muitos fatores de risco para o desenvolvimento de infecções relacionadas a cateteres vasculares: duração prolongada da cateterização (> 3 dias), manipulação frequente dos cateteres e linhas intravenosas, inserção e manutenção assepticamente inadequadas, uso de curativos plásticos transparentes, de soluções para preparação da pele contaminada e de múltiplos cateteres.[16,21,23-25] As fontes exógenas de bactérias também são infrequentes, mas elas devem ser levadas em consideração ao se lidar com um caso de SSI.[6,16,20] As fontes exógenas de bactérias comumente relatadas em pessoas e em animais são o equipamento cirúrgico, a sala cirúrgica e o pessoal envolvido.[13,26,27]

Um estudo prospectivo recente de SSI pós-operatório em cães e gatos revelou taxas de "infecção/inflamação" e de "infectado" de 5,8% e 3%, respectivamente.[13] Nesse estudo em particular, o ferimento era considerado "infectado" caso apresentasse drenagem purulenta, abscesso ou fístula e considerado "infectado/inflamado" quando mais de três dos seguintes sinais estavam presentes simultaneamente: vermelhidão, edema, dor, calor, secreção serosa e deiscência.[13] Essas taxas de infecção e de definições estão em perfeito acordo com as de estudos anteriores com cães e gatos e são similares a estudos epidemiológicos em pessoas.[8,9,11,16,28]

Indicações

Os casos de SSI desenvolvem-se em 30 dias após um procedimento e em 1 ano depois da colocação de um implante.[21] Para que a SSI se desenvolva, duas condições principais devem estar presentes: um inóculo bacteriano suficiente ($> 10^5$ bactérias/grama de tecido) e um meio ambiente que suporte o crescimento e a nutrição das bactérias. Na maioria dos casos, a mera presença das bactérias é menos importante do que o grau de crescimento bacteriano, pois nem todos os ferimentos contaminados se tornam infectados.[20] Todavia, existe uma forte correlação entre a contaminação do ferimento e as taxas de SSI, pois a frequência de SSI aumenta, previsivelmente, com o aumento na contaminação do ferimento.[8,9,13,17]

Classicamente, as quatro categorias de ferimentos segundo a contaminação são as seguintes: limpo, limpo contaminado, contaminado e sujo (Tabela 12.1). Mesmo sendo importante essa categorização, ela é insuficiente *per se* para prever acuradamente as taxas de infecção devido à ampla variedade de formas de apresentação e de procedimentos.[8,9,13,17] Um estudo prospectivo apontou os três maiores fatores de risco para aumentar a probabilidade de um ferimento cirúrgico se infectar: a duração do procedimento cirúrgico, o aumento no número de pessoas na sala cirúrgica (um problema de particular importância em hospitais de ensino) e a classificação de sujo para o ferimento cirúrgico.[13] Fatores de risco identificados para um ferimento se tornar "infectado/inflamado": duração prolongada da anestesia, admissão em unidade de tratamento intensivo, drenagem no ferimento, aumento no peso do paciente e classificação de sujo para o ferimento cirúrgico.[13] Para ambos, ferimentos "infectados" e ferimentos "infectados/inflamados", a profilaxia antimicrobiana foi um fator protetor, diminuindo em seis a sete vezes as taxas de infecção.[13] Fatores adicionais de risco mencionados em estudos epidemiológicos veterinários: irradiação prévia do local cirúrgico, idade cronológica do paciente (cães com mais de 8 anos de idade), sexo (machos intactos), endocrinopatia concomitante, existência de pontos distantes de infecção ativa, escore de condição corporal anormal, administração de propofol como parte do protocolo anestésico, contaminação do local cirúrgico com mais de 10^5 microrganismos/grama de tecido, uso excessivo do eletrocautério, uso de material de sutura trançado ou multifilamentoso e de ponta de sugador cirúrgico contaminada.[11,14,16,22,29-32]

Em 1941, a Sociedade Americana de Anestesistas, precursora da Sociedade Americana de Anestesiologistas (ASA), começou a classificar os pacientes de acordo com seu estado físico pré-operatório.[33] O Sistema de Classificação do Estado Físico da ASA foi criado inicialmente com seis classes; posteriormente, uma sétima foi adicionada. A classificação moderna da ASA consiste em cinco categorias e foi adotada em 1961 (Tabela 12.2).[34] Durante anos, muitos estudos utilizaram o

Tabela 12.1 Critérios de classificação para ferimentos segundo o conselho nacional de pesquisa.	
Classificação	Critérios
Limpo	Não traumático Ausência de inflamação Não houve falha técnica Tratos respiratório, gastrintestinal e geniturinário não foram invadidos
Limpo contaminado	Tratos gastrintestinal ou respiratório foram invadidos sem vazamentos significativos As paredes da cavidade vaginal ou da orofaringe foram penetradas Os tratos geniturinário ou biliar foram penetrados sem infecção Falha menor na técnica asséptica
Contaminado	Erro(s) maior(es) na técnica asséptica Vazamento maior de conteúdo do trato gastrintestinal Ferimento traumático < 4 h após ocorrência Os tratos geniturinário ou biliar foram penetrados com infecção
Sujo	Encontrada inflamação bacteriana aguda Penetração de tecido necrótico ou supurado Ferimento traumático, com contaminação grosseira por fezes ou por corpos estranhos e com tecido desvitalizado (> 4 h após ocorrência)

Tabela 12.2 Sistema ASA para classificação do estado físico.	
Classificação	Critérios
P1	Paciente normal e saudável
P2	Paciente com doença sistêmica leve
P3	Paciente com doença sistêmica grave
P4	Paciente com doença sistêmica grave que é uma ameaça constante à vida
P5	Paciente moribundo; não se espera que sobreviva sem a operação
P6	Paciente com morte cerebral, cujos órgãos estão sendo removidos para doação

sistema de classificação da ASA para estratificar os pacientes nas análises de morbidade e de mortalidade associadas a cirurgias e a anestesias. Em pessoas e em cães, um grau maior que três na classificação ASA está associado a aumento no risco de SSI. Todavia, esse sistema de classificação foi criado somente para caracterizar o *status* físico com o propósito de auditoria e de análise estatística. Nunca foi intenção indicar o risco perioperatório de morbidade de um paciente em particular, porque, da mesma maneira que ocorre com o sistema de classificação dos ferimentos cirúrgicos, muitos outros fatores, tais como o procedimento cirúrgico, a preparação do paciente e a variabilidade dos cirurgiões e do equipamento utilizado em diferentes instituições podem alterar o desfecho.[34]

Princípios farmacológicos[1,35]

Os fatores-chave que determinam a distribuição das drogas ao local cirúrgico abrangem as características de absorção, distribuição e eliminação do agente antimicrobiano selecionado (Figura 12.1). A disposição da maioria das drogas é dividida entre o compartimento central do sistema vascular e o compartimento tecidual, que é composto de áreas menos irrigadas e que inclui o líquido intersticial que banha o ferimento cirúrgico. A concentração do agente antimicrobiano no líquido intersticial é crítica para a eficácia da droga, já que a maioria desses agentes penetra bem os tecidos, mas sua *performance* não é boa nos exsudatos teciduais e nos coágulos.

Plotando-se a quantidade de droga administrada intravenosamente presente nos compartimentos central e tecidual em função do tempo (Figura 12.2), pode-se clarificar a racionalidade das recomendações gerais para a profilaxia antimicrobiana pré-operatória. Na fase alfa, a droga é distribuída do compartimento central para a periferia do compartimento tecidual. Quando ambos os compartimentos estiverem em equilíbrio, começa a fase beta, iniciando-se a eliminação da droga. O pico de concentração tecidual do antimicrobiano só é atingido depois de completada a fase de distribuição. Por isso, para uma profilaxia antimicrobiana eficaz, a administração do antimicrobiano deve ser iniciada antes da incisão cirúrgica, no

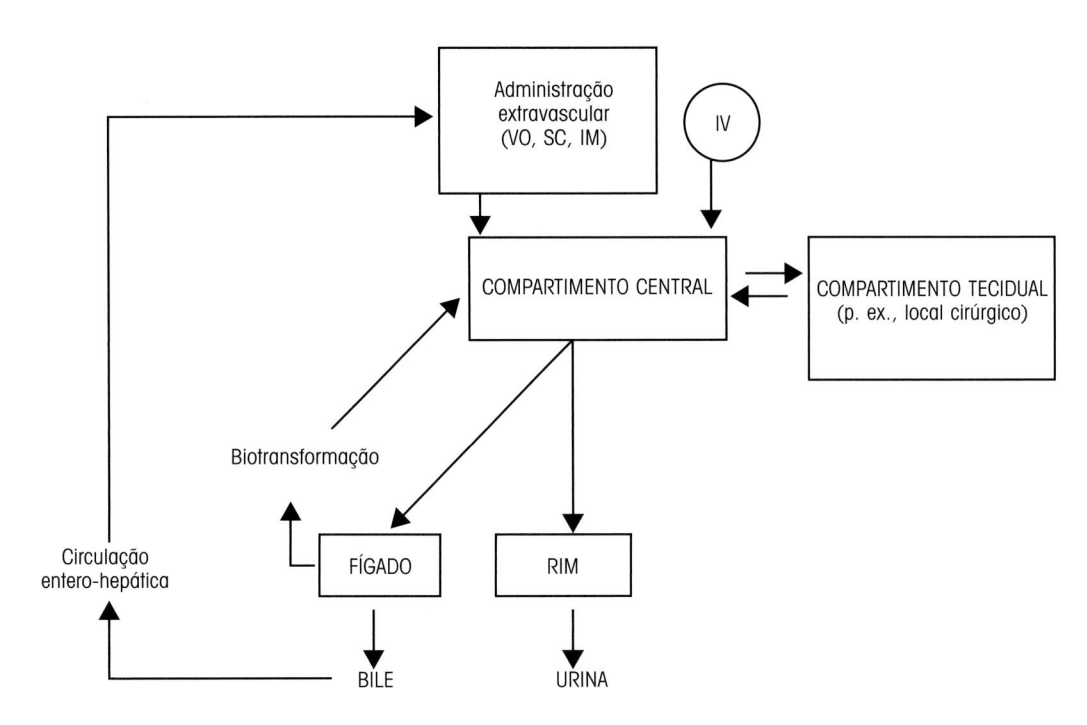

Figura 12.1 Diagrama esquemático da disposição de uma droga no corpo. IM = intramuscular; IV = intravenosa; SC = subcutânea; VO = via oral.

começo da fase de eliminação, ou em 30 min a 1 h quando se usar uma cefalosporina ou outro antibiótico betalactâmico.

Após a administração intravenosa, o antimicrobiano deve atingir certa concentração para poder exercer seu efeito. A concentração inibitória mínima (CIM) é definida como a menor concentração capaz de inibir o crescimento bacteriano visível. Praticamente, a CIM representa a concentração mínima de um antimicrobiano necessária para se ter efeito inibitório no plasma ou nos tecidos do animal. A concentração bactericida mínima (MBC), algumas vezes também referida como concentração letal mínima (CLM), é definida como a menor concentração capaz de matar 99,9% das bactérias. Se a droga tem um quociente MBC/CIM baixo (< 4 a 6), ela é considerada uma droga bactericida; isso porque ela pode ser administrada em doses seguras para atingir alto efeito ou eliminar as bactérias. Se a droga tiver um quociente MBC/CIM alto, ela é considerada bacteriostática, porque com doses seguras poderá não ser possível conseguir eliminação de 99,9% das bactérias encontradas. Dependendo da dose administrada, uma droga poderá ser tanto bactericida quanto bacteriostática. Tratando-se de profilaxia perioperatória, é preferível que a droga antimicrobiana seja bactericida e não bacteriostática, a fim de se atingir o máximo da eficácia durante o período operatório.

A dose recomendada de um antimicrobiano baseia-se em estudos da CIM em modelos de infecção animais. Antimicrobianos bactericidas devem ser administrados 4 a 8 vezes a CIM para eficiência máxima, enquanto drogas bacteriostáticas são administradas com uma vez a CIM durante todo o período de dosagem. As recomendações de dosagens fundamentam-se também, em parte, em estudos sobre sua eficácia, nos quais os antimicrobianos foram classificados como concentração-dependentes ou tempo-dependentes. Drogas cuja eficácia é concentração-dependente (como os aminoglicosídios ou fluoroquinolonas) dependem de atingir uma concentração-pico acima da CIM para uma terapia bem-sucedida. Após atingir aquele pico, é aceitável permitir que a concentração da droga caia abaixo da CIM por 8 a 12 h em um período de 24 h. Isso contrasta com a eficácia tempo-dependente (como os betalactâmicos), que precisa que aqueles picos de concentração acima do CIM não sejam apenas atingidos, porém mantidos durante todo o período de dosagem para que a terapia obtenha sucesso.

Recomendações gerais (Tabela 12.3)

Tempo da primeira dose do antimicrobiano

O objetivo da profilaxia antimicrobiana perioperatória é atingir as concentrações da droga no soro e nos tecidos em níveis que excedam a CIM para o microrganismo com maior probabilidade de ser encontrado durante a operação. Estudos seminais no início da década de 1960 revelaram que incisões cirúrgicas contaminadas com *Staphylococcus aureus* não podiam ser diferenciadas de incisões que não haviam sido contaminadas se agentes antimicrobianos fossem administrados antes da incisão.[36] Mais ainda, em 1976, Stone *et al.* relataram frequências mais baixas de SSI em pacientes submetidos a operações gastrintestinais, biliares e no cólon quando os agentes antimicrobianos eram administrados não mais que 1 h antes da operação.[37] A administração da primeira dose antimicrobiana após a cirurgia resultou em frequências de SSI quase idênticas às dos pacientes que não receberam a profilaxia.[37]

Idealmente, com base em numerosos estudos clínicos e experimentais com pessoas e animais, o agente antimicrobiano deveria ser administrado o mais próximo possível do momento da incisão para se conseguir baixas taxas de SSI.[28,36-39] Apesar de pesquisas realizadas em pessoas demonstrarem que a administração do

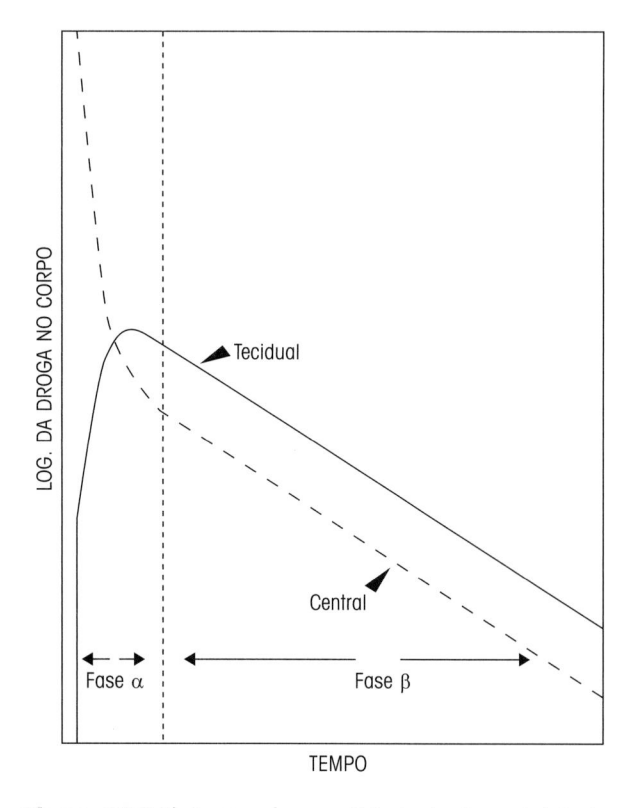

Figura 12.2 Plotagem da quantidade de droga injetada intravenosamente presente nos compartimentos central e tecidual em função do tempo. Fase α = distribuição; fase β = eliminação.

agente antimicrobiano no momento da indução da anestesia é segura e resulta em níveis adequados da droga no soro e nos tecidos no momento da incisão, em medicina veterinária deve-se levar em conta o tempo após a indução gasto para depilação e para preparação, muito mais extensas e demoradas do que aquelas em pessoas. Se for necessária uma preparação mais demorada do paciente, a dose inicial do antimicrobiano deve ser postergada para além da indução da anestesia, devendo ser dada o mais próximo a 1 h antes do início da cirurgia, para garantir concentrações apropriadas da droga nos compartimentos periféricos.[4,11,19,30,39] Também é aconselhável dispensar a dose inteira do antimicrobiano 1 h antes de aplicar um torniquete para garantir concentrações adequadas da droga na porção distal à oclusão vascular.[4]

Duração da profilaxia antimicrobiana

A maioria das evidências publicadas demonstra que a profilaxia antimicrobiana após a sutura da incisão cirúrgica é desnecessária e a maior parte dos estudos comparando a profilaxia com dose única com a profilaxia com múltiplas doses não mostrou benefícios de doses adicionais.[3,5,8,31,40] A duração ótima da profilaxia antimicrobiana em cirurgia veterinária é desconhecida. Em pessoas, a terapia antimicrobiana frequentemente é mantida 24 h após a sutura do ferimento cirúrgico, apesar das preocupações quanto à possibilidade de superinfecções ou da seleção de patógenos com resistência antimicrobiana.

Seleção de uma droga antimicrobiana[1]

Para a maioria das profilaxias perioperatórias de rotina, os agentes antimicrobianos de escolha são as cefalosporinas devido à eficácia, à segurança e ao custo-benefício.

As cefalosporinas pertencem à família dos antimicrobianos betalactâmicos, que inclui também as penicilinas. Da mesma maneira que outros antimicrobianos betalactâmicos, as cefalosporinas alteram a formação da parede celular interferindo com síntese bacteriana de peptidoglicanos, inibindo a transpeptidação final necessária para as interligações cruzadas da parede celular.

As cefalosporinas são agrupadas em "gerações" pelas suas propriedades antimicrobianas. As cefalosporinas originais foram designadas como de primeira geração; à medida que cefalosporinas com espectros de ação mais extensos foram sendo desenvolvidas, foram sendo classificadas sequencialmente como de segunda, de terceira e de quarta geração. Em geral, cada nova geração de cefalosporinas tem propriedades antimicrobianas Gram-negativas significativamente maiores que as da geração predecessora; todavia, o custo da cefalosporina também aumenta segundo as novas gerações.

Especificamente, a maioria das cefalosporinas de primeira geração tem um espectro de ação que abrange estafilococos e estreptococos produtores de penicilinase sensíveis à meticilina. Elas também têm atividade contra *Staphylococcus* spp., *Escherichia coli*, *Klebsiella* spp. e *Proteus mirabilis*, mas não são efetivas contra bactérias anaeróbicas, *Pseudomonas*, *Enterecoccus* spp., outros *Proteus* ou *Serratia*. As cefalosporinas de segunda geração exibem um espectro Gram-negativo maior enquanto mantêm alguma atividade contra cocos Gram-positivos e, portanto, são os antimicrobianos de escolha para a maioria dos procedimentos entéricos e abdominais. Podem também ter atividade contra algumas bactérias anaeróbicas e algumas cepas de *Enterobacter*, *E. coli*, *Klebsiella*, *Proteus* e *Serratia* resistentes à primeira geração de cefalosporinas. A terceira geração de cefalosporinas exibe grande espectro de atividade contra bactérias Gram-negativas, mas tem menos atividade contra *Staphylococcus* e *Streptococcus*. A novíssima quarta geração de cefalosporinas tem espectro de ação ainda maior contra bactérias Gram-negativas do que as

Tabela 12.3 Sumário dos pontos genéricos principais para seleção de antimicrobianos.	
Pontos genéricos principais	Recomendação
Momento da administração	A infusão da primeira dose do antimicrobiano deve começar 60 min antes do início da cirurgia
Duração da profilaxia	A profilaxia antimicrobiana perioperatória deve ser interrompida após a sutura da incisão ao final do procedimento cirúrgico
Dosagem do antimicrobiano	A dose inicial do antimicrobiano deve ser baseada no peso ideal do animal A administração deve ser repetida durante a cirurgia, se a duração do procedimento for maior que duas meia-vidas após a primeira dose, para assegurar níveis adequados da droga até a sutura do ferimento cirúrgico
Triagem para alergia a betalactâmicos	Geralmente não é necessária, já que a sensibilidade não é bem documentada em cães e gatos[46] Se houver suspeita de alergia a betalactâmicos, clindamicina, vancomicina ou metronidazol são opções possíveis

de terceira geração. Elas também são úteis e têm resistência maior às betalactamases do que as cefalosporinas de terceira geração.

Em conclusão, as SSI em pessoas e em animais são a causa mais comum de morbidade e de mortalidade no pós-operatório, porque costumam exigir intervenções, custos adicionais e prolongam a hospitalização.[7,9,10,12-17,28,30,41-45] Antes de se considerar se existe indicação para o uso de agentes antimicrobianos, é imperativo que o cirurgião leve em conta o tipo de cirurgia a ser executado, a duração esperada do procedimento, os patógenos mais prováveis e a imunocompetência do paciente. Se, por um lado, os agentes antimicrobianos são uma ferramenta essencial para limitar a incidência de SSI e as complicações associadas, por outro lado eles não substituem uma boa técnica cirúrgica, que inclui o manuseio cuidadoso dos tecidos, o uso de materiais e técnicas de sutura apropriados e um planejamento pré-operatório adequado.

Referências bibliográficas

1. Vaden SL, Riviere JE: Penicillins and related b-lactam antibiotics. In Veterinary Pharmacology and Therapeutics, 8th ed. Adams HR (ed). Ames: Iowa State University Press, 2001, pp. 818-827.
2. Antimicrobial prophylaxis in surgery. Med Lett Drugs Therap 43:92-97, 2001.
3. American Society of Health-System Pharmacists: ASHP therapeutic guidelines on antimicrobial prophylaxis in surgery. Am J Health Syst Pharm 56:1839-1888, 1999.
4. Bratzler DW, Houck PM: Antimicrobial prophylaxis for surgery: An advisory statement from the National Surgical Infection Prevention Project. Am J Surg 189:396-404, 2005.
5. Dellinger EP, Gross PA, Barrett TL, et al: Quality standard for antimicrobial prophylaxis in surgical procedures. Clin Infect Dis 18:422-427, 1994.
6. Fernandez AH, Monge V, Garcinuno MA: Surgical antibiotic prophylaxis: effect in postoperative infections. Eur J Epidemiol 17:369-374, 2001.
7. Malone DL, Genuit T, Tracy JK, et al: Surgical site infections: reanalysis of risk factors. J Surg Res 103:89-95, 2002.
8. Page CP, Bohnen JM, Fletcher JR, et al: Antimicrobial prophylaxis for surgical wounds. Guidelines for clinical care. Arch Surg 128:79-88, 1993.
9. Vasseur PB, Levy J, Dowd E, et al: Surgical wound infection rates in dogs and cats. Data from a teaching hospital. Vet Surg 17:60-64, 1988.
10. Barie PS, Eachempati SR: Surgical site infections. Surg Clin North Am 85:1115-1135, 2005.
11. Brown DC, Conzemius MG, Shofer F, et al: Epidemiologic evaluation of postoperative wound infections in dogs and cats. J Am Vet Med Assoc 210:1302-1306, 1997.
12. Delgado-Rodriguez M, Gomez-Ortega A, Sillero-Arenas M, et al: Epidemiology of surgical-site infections diagnosed after hospital discharge: a prospective cohort study. Infect Control Hosp Epidemiol 22:24-30, 2001.
13. Eugster S, Schawalder P, Gaschen F, et al. A prospective study of postoperative surgical site infections in dogs and cats. Vet Surg 33:542-550, 2004.
14. Heldmann E, Brown DC, Shofer F: The association of propofol usage with postoperative wound infection rate in clean wounds: a retrospective study. Vet Surg 28:256-259, 1999.
15. Lester S, Welsh E, Pratschke K: Complications of exploratory coeliotomy in 70 cats. J Small Anim Pract 45:351-356, 2004.
16. Nicholson M, Beal M, Shofer F, et al: Epidemiologic evaluation of postoperative wound infection in clean-contaminated wounds: A retrospective study of 239 dogs and cats. Vet Surg 31:577-581, 2002.
17. Pessaux P, Atallah D, Lermite E, et al: Risk factors for prediction of surgical site infections in "clean surgery." Am J Infect Control 33:292-298, 2005.
18. Gyssens I: Preventing postoperative infections: current treatment recommendations. Drugs 57:175-185, 1999.
19. Lallemand S, Thouverez M, Bailly P, et al: Non-observance of guidelines for surgical antimicrobial prophylaxis and surgical-site infections. Pharm World Sci 24:95-99, 2002.
20. Dunning D: Surgical wound infection and the use of antibiotics. In Textbook of Small Animal Surgery. Slatter D (ed). Philadelphia: WB Saunders, 2002, pp. 553-561.
21. Johnston JA, Murtauch RJ: Preventing and treating nosocomial infection: II. Wound, blood, and gastrointestinal infections. Compend Cont Educ Pract 19:693-703, 1997.
22. Whittem TL, Johnson AL, Smith CW, et al: Effect of perioperative prophylactic antimicrobial treatment in dogs undergoing elective orthopedic surgery. J Am Vet Med Assoc 215:212-216, 1999.
23. Blaiset M, Couto C, Evans K, et al: Complications of indwelling, silastic central venous access catheters in dogs and cats. J Am Anim Hosp Assoc 31:379-384, 1995.
24. Mathews K, Brooks M, Valliant A: A prospective study of intravenous catheter contamination. J Vet Emerg Crit Care 6:33-43, 1996.
25. Tan R, Dart A, Dowling B: Catheters: a review of the selection, utilisation and complications of catheters for peripheral venous access. Aust Vet J 81:136-139, 2003.
26. Emmerson M: A microbiologist's view of factors contributing to infection. New Horiz 6:S3-10, 1998.
27. Mangram A, Horan T, Pearson M, et al: Guideline for Prevention of Surgical Site Infection, 1999. Centers for Disease Control and Prevention (CDC) Hospital Infection Control Practices Advisory Committee. Am J Infect Control 27:97-132, 1999.
28. Polk HC Jr, Lopez-Mayor JF: Postoperative wound infection a prospective study of determinant factors and prevention. Surgery 66:97–103, 1969.
29. Sturgeon C, Lamport AI, Lloyd DH, et al: Bacterial contamination of suction tips used during surgical procedures performed on dogs and cats. Am J Vet Res 61:779-783, 2000.
30. Beal MW, Brown DC, Shofer FS: The effects of perioperative hypothermia and the duration of anesthesia on postoperative wound infection rate in clean wounds: a retrospective study. Vet Surg 29:123-127, 2000.
31. McDonald M, Grabsch E, Marshall C, et al: Single- versus multiple-dose antimicrobial prophylaxis for major surgery, A systematic review. Aust N Z J Surg 68:388-396, 1998.
32. Rosin E, Uphoff TS, Schultz-Darken NJ, et al: Cefazolin antibacterial activity and concentrations in serum and the surgical wound in dogs. Am J Vet Res 54:1317-1321, 1993.
33. Saklad M: Grading of patients for surgical procedures. Anesthesiol 2:281-284, 1941.
34. ASA grades. In: 2005.
35. Brown SA: Pharmacokinetics: Disposition and fate of drugs in the body. In Veterinary Pharmacology and Therapeutics, 8th ed. Adams HR (ed). Ames: Iowa State Press, 2001, pp. 15-56.
36. Burke JF: The effective period of preventive antibiotic action in experimental incisions and dermal lesions. Surgery 50:161-168, 1961.
37. Stone HH, Hooper CA, Kolb LD, et al: Antibiotic prophylaxis in gastric, biliary and colonic surgery Ann Surg 184:443-452, 1976.
38. Classen DC, Evans RS, Pestotnik SL, et al: The timing of prophylactic administration of antibiotics and the risk of surgical-wound infection N Engl J Med 326:281-286, 1992.
39. Polk HC Jr, Trachtenberg L, Finn MP: Antibiotic activity in surgical incisions. The basis for prophylaxis in selected operations. JAMA 244:1353-1354, 1980.
40. Meijer WS, Schmitz PIM, Jeekel J: Meta-analysis of randomized, controlled clinical trials of antibiotic prophylaxis in biliary tract surgery Br J Surg 77:293-290, 1990.

41. Basinger RR, Suber JT: Two techniques for supplementing interlocking nail repair of fractures of the humerus, femur, and tibia: results in 12 dogs and cats. Vet Surg 33:673-680, 2004.
42. Bass M, Howard J, Gerber B, et al: Retrospective study of indications for and outcome of perineal urethrostomy in cats. J Small Anim Pract 46:227-231, 2005.
43. Glickman LT: Veterinary nosocomial (hospital-acquired) Klebsiella infections. J Am Vet Med Assoc 179:1389-1392, 1981.
44. Kadar E, Sykes JE, Kass PH, et al: Evaluation of the prevalence of infections in cats after renal transplantation: 169 cases (1987-2003). J Am Vet Med Assoc 227:948-953, 2005.
45. Lizan-Garcia M, Garcia-Caballero J, Asensio-Vegas A: Risk factors for surgical-wound infection in general surgery: a prospective study. Infect Control Hosp Epidemiol 18:310-315, 1997.
46. Kunkle GA, Sundlof S, Keisling K: Adverse side effects of oral antibacterial therapy in dogs and cats: An epidemiologic study of pet owners' observations. J Am Anim Hosp Assoc 1995:46-55, 1995.

Parte 2

Cirurgia de Tecidos Moles

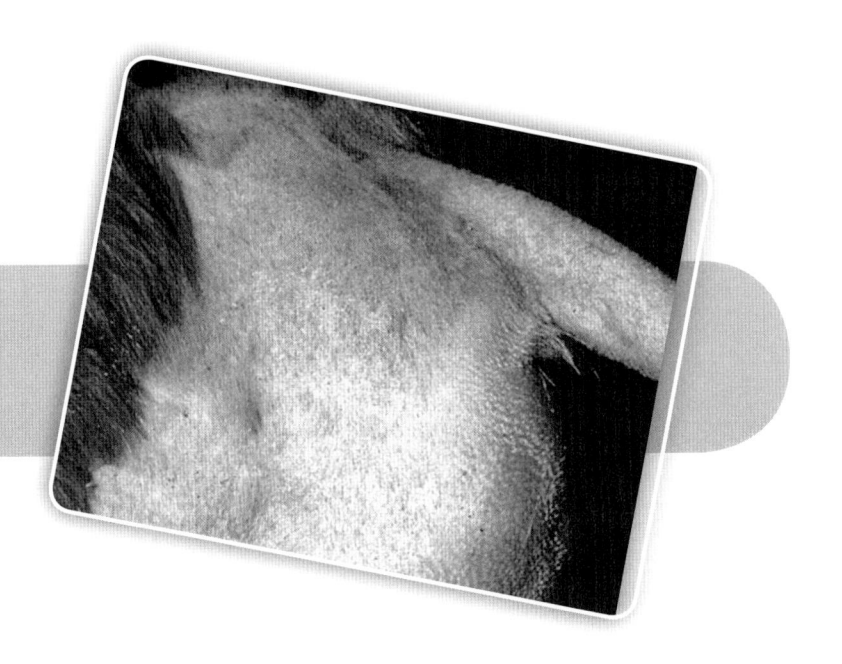

Hérnia Perineal

G. P. Dupré e H. N. Brissot

A hérnia perineal (HP) resulta do enfraquecimento dos músculos do diafragma pélvico. Sua ocorrência mais provável é em cães mais idosos do sexo masculino, nos quais sua prevalência varia de 0,1% a 0,4%, pelas causas mais diferentes de admissão no hospital.[1,2] Já foi descrita também em gatos, mas um estudo relata apenas 40 casos em 12 anos em três importantes centros de referência americanos.[3] Alguns casos foram descritos em cadelas.

Os sinais clínicos são grande esforço para defecar e, menos frequentemente, para urinar. Outros sinais, tais como incontinência fecal, incontinência urinária e flatulência também têm sido mencionados.[1-17]

O diagnóstico clínico baseia-se em aumento de volume na região perineal, mais do lado direito, ou então bilateral. O exame retal mostra fezes acumuladas no interior do reto anormalmente dilatado. Quando o reto está vazio, a hérnia pode ser difícil de diagnosticar. Nesses casos, a possibilidade de se empurrar o dedo coberto pelo reto em direção ao ligamento sacrotuberoso demonstra perda de suporte muscular à parede retal e é, portanto, diagnóstica para a hérnia perineal.[1,4,5] Ocasionalmente, um aumento rápido de volume nos tecidos moles locais provoca aumento unilateral da deformação perineal. Nesses casos, pode-se confirmar bexiga urinária retrofletida por meio de cistocentese perineal.[1,15] Na maioria dos casos, além da deformidade da parede lateral do reto, a cavidade perineal pode estar preenchida por tecido adiposo periprostático, omento, alças intestinais ou próstata.[1,2,18]

Fatores causais para a hérnia perineal

Predisposição

Raças

Apesar de haver menção de predisposição maior de Boston terriers, Pequineses, Collies e Old English sheepdogs,[1,2,12] essa predisposição não foi encontrada em dois outros estudos retrospectivos,[16,17] nos quais as raças mais afetadas foram Yorkshire terrier, Coton, Bichon, Pastor alemão e cães de raças mistas.

Machos/fêmeas

Hérnias perineais acometem quase exclusivamente cães machos. Alguns autores demonstraram que o músculo elevador do ânus é maior e mais forte nas fêmeas do que nos machos, isso para suportar a parturição, o que explicaria o baixo número de hérnias perineais em cadelas.[18] Porém, quando se comparou o peso da musculatura do diafragma pélvico em algumas raças predispostas (Corgie, Boxer),[1,2] com o peso da mesma musculatura em cães Greyhound, não foram encontradas diferenças significativas.[19] Portanto, com base somente no peso da musculatura, é difícil entender o porquê das hérnias perineais serem raras em cadelas.[2]

Idade

A hérnia perineal é mais comum em cães com 7 a 9 anos de idade.[1,5,12] Ainda não se sabe se a idade está associada à fraqueza muscular, à doença prostática ou a qualquer outra doença subjacente.[15,20,21]

Lado da hérnia

Em vários estudos, 60% das hérnias perineais eram unilaterais e 40% bilaterais.[5,10-17] Das hérnias unilaterais, quase 70% localizavam-se no lado direito. Nenhum estudo conseguiu demonstrar uma fraqueza relativa na musculatura do diafragma pélvico no lado direito. Durante o exame retal das hérnias unilaterais, costuma-se também encontrar fraqueza no lado oposto. A falha em reconhecer a fraqueza e em reconstruir adequadamente o lado contralateral da hérnia torna-o suscetível a uma hérnia futura.[17]

Aumento nas pressões abdominal e perineal

A constipação intestinal crônica resultante de maus hábitos alimentares geralmente está associada a aumento nos esforços para defecar que, por sua vez, pode aumentar as pressões abdominal e perineal.[17,18,22,23] Em gatos, a maioria dos casos de hérnia perineal era bilateral e associada à constipação intestinal crônica, ao megacólon, à estrangúria ou à cirurgia de uretrostomia perineal.[3] O aumento da pressão abdominal durante a tosse poderia ser um fator predisponente em cadelas e em machos mais velhos sujeitos à insuficiência cardíaca.

Fraqueza e atrofia muscular

A herniação perineal geralmente ocorre entre os músculos esfíncter anal externo e elevador do ânus e, mais raramente, entre os músculos elevador do ânus e coccígeos. Quase sempre, os restos craniais do músculo elevador do ânus podem ser encontrados próximo ao esfíncter anal externo ou ao coccígeo externo. Em casos graves, a atrofia muscular não atinge apenas o elevador do ânus, mas também o coccígeo externo, o obturador interno e o esfíncter anal externo.[1,2,18,24] Biopsias das fibras musculares do elevador do ânus de cães portadores de hérnia perineal revelaram atrofia de origem neurológica,[24] mas continua incerto se essa atrofia é uma expressão da idade, de doença neurológica ou da pressão excessiva.

Desequilíbrio hormonal

Andrógeno

Hérnias perineais têm sido associadas a tumores testiculares (2% dos sertoliomas, 15% dos tumores intersticiais, 19% dos seminomas e 11% dos tumores mistos),[25] o que sugere uma associação entre desequilíbrio hormonal e atrofia da musculatura do diafragma pélvico. Até agora não foi possível demonstrar influência da concentração de andrógeno, embora, em ratos, tenham sido encontrados receptores de andrógenos no músculo elevador do ânus. Estudos similares em cães não conseguiram indicar qualquer relação entre níveis de testosterona e tamanho das fibras musculares.[19,26,27] Em um estudo, a taxa de recorrência em animais castrados foi 2,7 vezes menor do que em animais não castrados.[2] Essa é uma das razões para que se recomende a castração como terapia adjutória para a hérnia perineal.

Papel da próstata

Demonstrou-se a presença de relaxina na próstata canina e se testou a hipótese de haver relação entre a relaxina e a formação de hérnias perineais em cães machos. Conforme resultados preliminares, a relaxina de origem prostática, que vazaria de cistos periprostáticos geralmente no períneo de cães afetados, possivelmente seria um fator para relaxamento do tecido conjuntivo local e, subsequentemente, para formação da hérnia.[28]

Diferentes estudos confirmam que cães com hérnias perineais são suscetíveis à doença prostática concomitante (de 10 a 51%).[12,14-17,29,30] Em um estudo, no qual se fez avaliação ultrassonográfica da próstata antes de qualquer cirurgia para correção da hérnia perineal, lesões prostáticas foram encontradas em 17 cães (41%). Em oito cães (19,5%), a doença prostática necessitou de correção cirúrgica específica.[15] Em outro estudo, em 41 hérnias bilaterais ou complicadas foram feitas nove cirurgias prostáticas (omentalização ou ressecção de cisto perineal).[17] Devido à alta frequência de doença prostática associada à hérnia perineal, recomenda-se avaliação ultrassonográfica da próstata antes da cirurgia. Permanece obscuro se ambas as doenças surgem no mesmo tipo de paciente (raça, sexo e idade) ou se existe uma correlação significativa.[15-17,21]

Patogênese

A deterioração do músculo elevador do ânus resulta em perda progressiva do suporte à parede retal. A fissura entre o músculo esfíncter anal externo e a parte púbico-caudal do músculo elevador do ânus aumentam progressivamente e o tecido adiposo retroperitoneal progride naturalmente através da fissura. A perda de suporte muscular e a progressão dos esforços para defecação elevam as chances de o reto progressivamente preencher esse novo espaço na cavidade perineal. A seguir, pela falta de continuidade do reto ao ânus, as fezes não podem ser expelidas, o esforço para defecar aumenta mais e se instala a dilatação secundária do reto se instala.[1,12,15,17,21] Durante esse processo, os esforços continuados para defecar aumentam progressivamente a dilatação do reto e enfraquecem mais os músculos do diafragma pélvico.[17] Finalmente, o tenesmo persistente associado à grande dilatação retal e à hérnia pode até causar herniação secundária da próstata e retroflexão da bexiga para o interior da cavidade perineal.

Doenças retais

As lesões retais associadas à hérnia perineal foram, anteriormente, caracterizadas como desvio (mudança de sua posição na linha média), saculação (dilatação localizada não associada à ruptura da parede muscular) ou divertículo (protrusão da mucosa retal através das camadas musculares da parede retal).[12,14,17,21] Graças à dificuldade em diferenciar clínica e radiograficamente desvio, saculação e divertículo,[12,13,21] propôs-se uma graduação para a dilatação retal.[17] Nesse estudo, um desvio simples sem dilatação é considerado grau 1; a dilatação leve (dilatação assimétrica com acúmulo fecal se houver deformação perineal visível), grau 2; e a dilatação grave (dilatação assimétrica com aumento de volume no períneo e grande acúmulo e compactação fecal), grau 3.

Retroflexão da bexiga

Há retroflexão da bexiga em 12% a 29% dos cães.[8,6,10,12,15-17,29,31] Nos casos de retroflexão, a bexiga sofre torção de pelo menos 180° em torno de seu colo. Apesar de esse achado não ter sido significante em todos os estudos[17], os casos de hérnias perineais com retroversão da bexiga tiveram mortalidade mais elevada (30%) e pior prognóstico do que os casos sem a retroversão.[6,10,12] Em seguida à retroversão, várias complicações podem ser encontradas. Insuficiência renal aguda pode ocorrer secundariamente à obstrução completa da uretra, necrose da bexiga devido à oclusão das artérias urogenitais[12] e perda parcial, total, temporária ou definitiva da continência urinária.[12,17]

Graduação da hérnia perineal

A fim de propor orientações para o tratamento cirúrgico, alguns autores classificam as hérnias perineais em unilaterais, bilaterais e complicadas. A hérnia perineal é classificada como complicada se preencher um ou mais dos seguintes critérios: hérnia recorrente, hérnia unilateral com dilatação retal grave (grau 3), doença prostática cirúrgica concorrente ou retroflexão da bexiga.[15-17]

Considerações para o tratamento

Oclusão do diafragma pélvico

As abordagens mais recentes ao tratamento da hérnia perineal baseiam-se na oclusão do diafragma pélvico. Devido às técnicas de aposição dos músculos resultarem em tensão excessiva no esfíncter anal externo, desenvolveram-se técnicas de transposição de músculos utilizando o músculo glúteo superficial,[7,8] o músculo obturador interno,[8-12] o retalho do músculo semitendinoso[32] ou uma combinação do músculo obturador interno com retalho do músculo glúteo superficial.[13] Sugeriu-se o preenchimento da falha com aço inoxidável, com rede de polipropileno,[33,34] com submucosa intestinal porcina[35,36] ou com fáscia lata.[37] Presentemente, a técnica mais popular e aparentemente a mais apropriada é o uso de retalho do músculo obturador interno com tenotomia. Em casos de perda muscular grave, nós utilizamos, com sucesso, o retalho de músculo glúteo superficial ou os retalhos livres de fáscia lata.

Laparotomia para tratamento da hérnia perineal

Além da ruptura do diafragma pélvico, estarão presentes concomitantemente doença retal, retroflexão da bexiga e doença prostática.[6,12,14-17,21,29-31] Essas alterações contribuem para a gravidade da hérnia perineal e podem até desestimular tratamentos adicionais. Após um relato de Bilbrey *et al.* em 1990[29], alguns autores estudaram a incidência de doenças prostáticas, retais e vesicais associadas à hérnia perineal.[14-17,20] Desde 1993, eles desenvolveram um protocolo em dois passos, no qual a laparotomia é o passo inicial para a reparação de hérnias perineais bilaterais ou unilaterais complicadas (hérnia recorrente, hérnia unilateral com dilatação retal grau 3, hérnia com doença prostática cirúrgica e hérnia com bexiga retrovertida). Durante a laparotomia, faz-se colopexia e cistopexia ou deferentopexia e, se necessário, cirurgia prostática. Dois a sete dias mais tarde, faz-se a herniorrafia perineal usando transposição de um retalho do músculo obturador interno.[15-17] Os resultados são favoravelmente comparáveis com aqueles de estudos anteriores.[6,9-13] Resultados satisfatórios com colopexia e cistopexia ou deferentopexia, sozinhos ou como único tratamento adjutório para hérnias perineais, também foram publicados por outros.[14,29,31]

Fundamentos para o protocolo em dois passos

A colopexia corrige a dilatação ou o desvio do reto, a deferentopexia estabiliza a próstata e a cistopexia evita movimentação anormal da bexiga para que o espaço perineal permaneça vazio de vísceras após a cirurgia abdominal. Ao se fazer a herniorrafia subsequente, a inflamação perineal já se resolveu e a hérnia está vazia, o que melhora a observação das estruturas anatômicas locais importantes, como os músculos do diafragma pélvico, os nervos e artérias pudendo e retal caudal, o músculo e o tendão obturador interno e a parede retal. Isso facilita a reparação da hérnia (Figura 13.1).[15,17] Assim, podem-se propor orientações para o reparo perineal (Quadro 13.1).

Prognóstico, frequências e causas das complicações

O prognóstico e a taxa de ocorrência de complicações foram publicados e dependem da gravidade da hérnia, da doença associada, da experiência do cirurgião e da técnica cirúrgica empregada (Tabela 13.1).

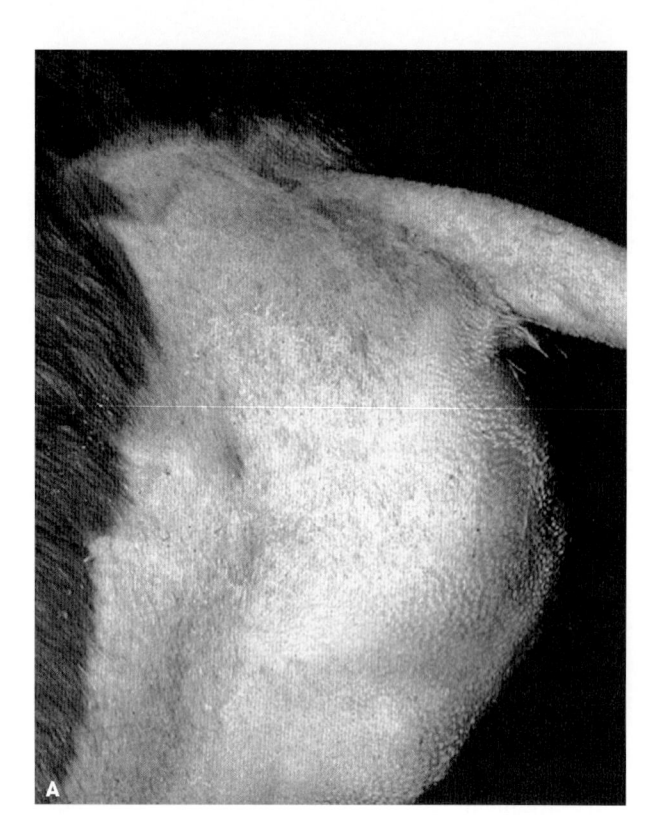

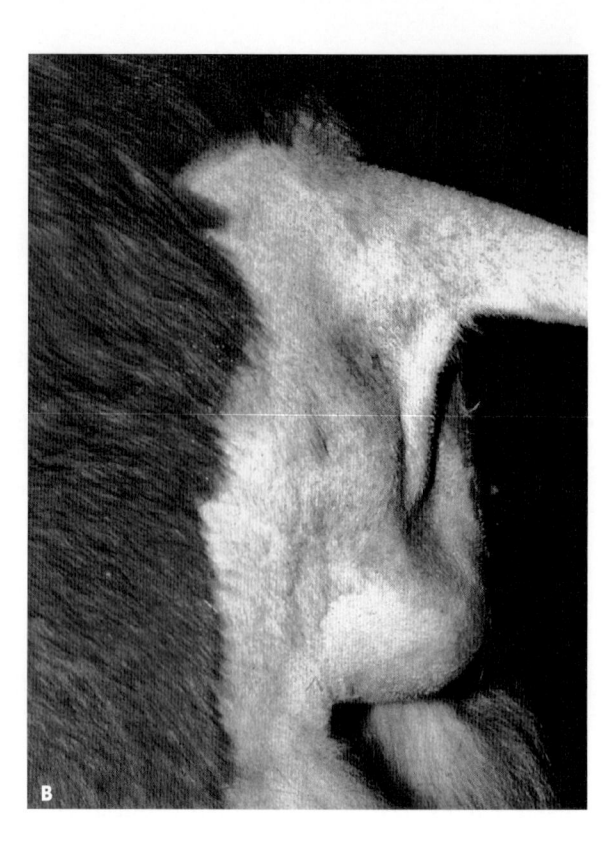

Figura 13.1 Cão sem raça definida, com 7 anos de idade, apresentando hérnia perineal à esquerda e doença retal grau 3. Note a aparência do períneo antes (**A**) e após **B**. colopexia e cistopexia.

> **Quadro 13.1 Regras gerais atuais para reparação de hérnias perineais.**[15-17]
>
> 1) À admissão: a bexiga está em seu lugar?
>
> Se houver suspeita de retroflexão da bexiga, é obrigatória a cateterização vesical. Na impossibilidade de cateterizar, deve-se fazer uma cistocentese perineal. A bexiga pode, portanto, ser esvaziada manualmente e a cateterização se torna possível. A diurese é monitorada
>
> 2) Exame físico completo e hemograma completo
>
> Devido à idade dos pacientes, não são raras as doenças concorrentes, particularmente as cardíacas e renais. Adicionalmente, alguns pacientes podem estar debilitados pelo tenesmo e pela anorexia. Pode ser necessário instituir nutrição enteral pré-operatória
>
> 3) Diagnóstico de lesões associadas
>
> Após esvaziamento manual do reto, deve-se graduar a doença retal e fazer uma ultrassonografia prostática
>
> 4) Protocolo em um ou em dois passos
>
> - Os candidatos para laparotomia antes da herniorrafia incluem aqueles com:
>   - retroflexão da bexiga
>   - doença cirúrgica prostática
>   - hérnia bilateral
>   - recorrência
>   - hérnia unilateral com doença retal grau 3
>
> Durante a laparotomia, somente pacientes com retroflexão vesical são submetidos à cistopexia; mas a colopexia, a deferentopexia e as biopsias prostáticas são feitas em todos. Em todos os outros casos, herniorrafia e castração são os únicos tratamentos cirúrgicos.
>
> 5) Cuidados médicos
>
> Quando uma laparotomia for o primeiro passo, a herniorrafia pode ser postergada por aproximadamente 48 h, durante as quais se obtém o esvaziamento retal e se institui a alimentação enteral (sem resíduos). Para alguns pacientes debilitados, a herniorrafia pode ser postergada ainda mais
>
> 6) Herniorrafia perineal
>
> A herniorrafia é o último passo deste protocolo. Geralmente, implica o uso de um retalho do músculo obturador interno, mas também podem ser usados retalhos livres do músculo glúteo superficial ou da fáscia lata

Tabela 13.1 Sinais, descrição das lesões associadas, dos procedimentos cirúrgicos, do desfecho funcional pós-operatório e das taxas de recorrência publicados para cães com hérnias perineais.[9-12,14,17]

Autores	Número de casos	Hérnia unilateral	Hérnia bilateral	Doença retal	Doença prostática	Retroflexão da bexiga	Cirurgia	Tenesmo pós-operatório	Incontinência fecal	Incontinência urinária	Recorrência da hérnia
Hardie – 1983	42	28	14	19/42	6 no interior da hérnia	7/42	OIMT	Relatado, mas não calculado	Relatado, mas não calculado	Relatado, mas não calculado	1/42 (2%)
Orsher – 1986	31	14	17	11/31 no pós-operatório	Estado pré-operatório não informado. Próstata pequena no pós-operatório em 30/31	Relatado, mas não calculado	OIMT	NI (+ 4 prolapsos retais)	NI	2	16/31 (50%) defeito ventral e/ou no diafragma pélvico
Sjollema – 1989	100	57	43	NI	Aumentada em 54 casos, deslocada em 16 (avaliação clínica e raios X)	12/100 (avaliação clínica e raios X)	OIMT e castração em caso de aumento prostático	NI (+ 7 prolapsos retais)	15 (presente em 7 casos no pós-operatório)	5	5/100 (5%)
Raffan – 1993	44	27	17	24/44	Aumentada e/ou cística em 14 casos, dentro da hérnia em 9 casos	6/44	OIMT + SGMT	4		3	3/44 (6,9%)
Hosgood – 1995	100 (2 fêmeas)	51	49	30/30 (avaliação com raios X)	Doença prostática em 5/43 (raios X) e 10/100 (exame clínico)	20/100	OIMT ou herniorrafia padrão. Castração em todos, menos em 17	9 (8%) (+ 9 prolapsos)	3	4	6/70 (8%)
Maute – 2001	32	19	9	NI	19/32 (avaliação clínica, raios X e ultrassonografia)	9/32	Colopexia, cistopexia e castração	NI	NI	NI	7/32 (22%)
Brissot – 2004	41	21	20	41/41 (avaliação clínica)	21/41 (avaliação clínica e raios X, confirmação histológica em 17 casos)	12	Colopexia, cistopexia, castração, tratamento da doença prostática, OIMT	8 cães, curto período; 4, longo período (> 6 meses)	10	15 cães, curto período; 7, longo período (> 6 meses)	4/41 (9%)

NI = dados não informados; OIMT = transposição de retalho do músculo obturador interno; SGMT = transposição de retalho do músculo glúteo superficial.

Anormalidades colorretoanais

A incompetência do mecanismo do esfíncter anal externo é rara antes da cirurgia. Entretanto, a distensão crônica da parede retal e o tenesmo crônico podem enfraquecer as fibras do esfíncter externo. Sempre que houver suspeita de incompetência do esfíncter, recomenda-se eletromiografia do esfíncter externo antes da cirurgia. Apesar de incontinência fecal e prolapso retal pós-operatórios terem sido descritos em 3% a 15%,[10,12,30] e em 7% a 42%,[10,12] dos cães com hérnia perineal, nenhuma ocorrência dessas complicações foi observada em cães submetidos à laparotomia como primeiro passo da correção.[17] Nos casos em que ela foi anotada, 2% a 50% dos cães tinham tenesmo persistente antes da cirurgia.[10,12,17] As causas do tenesmo persistente não foram determinadas, embora se tenha sugerido como causa a deformação do reto associada à retocolite persistente.[12] Distúrbios na motilidade do reto e do cólon também podem estar associados ao tenesmo de longa duração,[22,23] o que poderia explicar o esvaziamento inadequado do reto observado em alguns pacientes com boa reconstrução perineal.[17]

Gotejamento de urina

Observou-se incontinência urinária pós-operatória em 4% a 8% dos cães com hérnia perineal.[6,10,12,14,17] Os mecanismos sugeridos como causa foram tração dos nervos hipogástrico e pélvico durante a cirurgia ou deterioração secundária do músculo detrusor devido à retroflexão.[6,12,30] Em um estudo,[17] de 15 cães (36%) que apresentavam gotejamento de urina após a cirurgia, em oito o problema desapareceu nos primeiros 6 meses, mas em sete (17%) o gotejamento persistiu. Ainda faltam ser investigadas as possíveis associações entre doença prostática e má posição da bexiga e, também, entre deferentopexia, cistopexia e incontinência urinária.

Infecção do ferimento perineal

A infecção do ferimento perineal é a complicação mais comum descrita após a reparação da hérnia perineal, com ocorrência variando de 4% a 45%.[9,13,17,30] Para diminuir os riscos de infecção pós-operatória, usam-se material de sutura absorvível, antibióticos perioperatórios e obliteração anal.[10,12,30,38] Apesar da sugestão de colopexia e de deferentopexia laparoscópica[39], alguns autores têm desencorajado essas técnicas devido ao alto risco de complicações sépticas no local da colopexia.[16,17]

Referências bibliográficas

1. Bellenger CR: Perineal hernia in dogs. Aust Vet J 56:434-438,1980.
2. Hayes HM, Wilson GP, Tapone RE: The epidemiologic features of perineal hernia in 771 dogs. J Am Anim Hosp Assoc 14:703-707, 1978.
3. Welches CD, Scavelli TD, Aronsohn MG, et al: Perineal hernia in the cat: a retrospective study of 40 cases. J Am Anim Hosp Assoc 28:431-438, 1992.
4. Bojrab MJ, Toomey A: Perineal hernia in the dog. Comp Contin Educ Pract Vet: 3:8-15, 1981.
5. Burrows CF and Harvey CE: Perineal hernia in the dog. J Small Anim Pract. 14:315-332,1973.
6. White RAS, Herrtage ME: Bladder retroflexion in the dog. J Small Anim Pract 27:735-746,1986.
7. Spreull JSA, Frankland AL: Transplanting the superficial gluteal muscle in the treatment of perineal hernia and flexure of the rectum in dogs. J Small Anim Pract 21:265-278, 1980.
8. Weaver AD, Omamegbe JO: Surgical treatment of perineal hernia in the dog. J.Small Anim.Pract 22:149-158,1981.
9. Hardie E, Kolata R, Early T, et al: Evaluation of internal obturator muscle transposition in treatment of perineal hernia in dogs. Vet Surg 12:69-72, 1983.
10. Sjollema BE, Van Sluijs FJ: Perineal hernia repair in dog by transposition of the internal obturator muscle; I: Surgical technique; II: Complications and results in 100 patients. Vet Quart 11:12-23, 1989.
11. Orsher R: Clinical and surgical parameters in dogs with perineal hernia-analysis of results of internal obturator muscle transposition. Vet Surg 15:253-258, 1986.
12. Hosgood G, Hedlung SC, Pechman DR, et al: Perineal herniorrhaphy: perioperative data from 100 dogs. J Am Anim Hosp Assoc 31:331-342, 1995.
13. Raffan PJ: A new surgical technique for repair of perineal hernias in the dog. J Small Anim Pract 34:13-19, 1993.
14. Maute AM, Koch DA, Montavon PM: Perineal hernie beim hund-Colopexie, vasopexie, cystopexie und Kastration als therapie der wahl bei 32 hunden. Schweiz Arch Tierheilkd 143:360-367, 2001.
15. Dupré G, Bouvy B, Prat N: The nature and treatment of perineal hernia-related lesions. A retrospective study of 60 cases, and the definition of the protocol for treatment. Prat Med Chir Anim Comp 28:333-344, 1993.
16. Dupré G, Quéau E, Bouvy B: Use of laparoscopy and laparotomy in the treatment of perineal hernia. In Scientific proceedings WSAVA (World Small Animal Veterinary Association) - FECAVA (Federation of European Companion Animal Veterinary Association) World Congress, Amsterdam, 2000.
17. Brissot HN, Dupré GP, Bouvy BM: Use of laparotomy in a staged approach for resolution of bilateral or complicated perineal hernia in 41 dogs. Vet Surg 33:412-421, 2004.
18. Dorn AS, Cartee RE, Richardson DC: A preliminary comparison of perineal hernia in the dog and man. J Am Anim Hosp Assoc 18:624-632, 1982.
19. Desai R: An anatomical study of the canine male and female pelvic diaphragm and the effect of testosterone on the status of levator ani of male dogs. J Am Anim Hosp Assoc 18:195-202, 1982.
20. Dupré G, Dupuy-Dauby L, Bouvy B: The pathology and the surgical treatment of canine prostatic disease. Prat Med Chir Anim Comp 31: 503-514, 1996.
21. Krahwinkel DJ: Rectal diseases and their roles in perineal hernia. Vet Surg 12:160-165, 1983.
22. Guilford WG: Motility disorders of the bowel. In Strombeck's Small Animal Gastroenterology, 3rd ed. Guilford WG, Center SA, Strombeck DR, et al (eds). Philadelphia: WB Saunders, 1996, pp. 532-540.
23. Guilford WG: Approach to clinical problems in gastroenterology. In Strombeck's Small Animal Gastroenterology, 3rd ed. Guilford WG, Center SA, Strombeck DR, et al (eds). Philadelphia: WB Saunders, 1996, pp. 50-76
24. Sjollema BE, Venker-van Haagen AJ, Van Suijs FJ, et al: Electromyography of the pelvic diaphragm and anal sphincter in dogs with perineal hernia. Am J Vet Res 54:185, 1993.
25. Lipowitz AJ, et al: Testicular neoplasms and concomitant clinical change in the dog. J Am Vet Med Assoc 163:1364, 1973.
26. Mann FA, Boothe HW, Amoss MS, et al: Serum testosterone and estradiol 17-beta concentration in 15 dogs with perineal hernia. J Am Vet Med Assoc 194:1578-1580, 1989.
27. Mann FA, Nonnemand DJ, Pope ER, et al: Androgen receptors in the pelvic diaphragm muscles of dogs with or without perineal hernia. Am J Vet Res 56:134, 1995.
28. Niebauer GW, et al: Relaxin of prostatic origin might be linked to perineal hernia formation in dogs. Ann NY Acad Sci 1041:415-422, 2005.

29. Bilbrey SA, Smeak DD, DeHoff W: Fixation of the deferent ducts for retrodisplacement of the urinary bladder and prostate in canine perineal hernia. Vet Surg 19:24-27, 1990.
30. Matthiesen DT: Diagnosis and management of complications occurring after perineal herniorraphy in dogs. Comp Contin Educ Pract Vet 11:797-822, 1989.
31. Huber DJ, Seim HB, Goring RL: Cystopexy and colopexy for the management of large or recurrent perineal hernia in the dog: 9 cases (1994 to 1996). Vet.Surg (abstr) 26:253-254, 1997.
32. Chambers JN, Rawlings CA: Applications of semitendinosus muscle flap in two dogs. J Am Vet Med Assoc 199:84-86,1991.
33. Clarke RE: Perineal hernia in the dog: a modified technique of repair. Aust Vet Pract 13:173-174, 1983.
34. Clarke RE: Perineal herniorrhaphy in the dog using polypropylene mesh. Aust Vet Pract 19: 8-14, 1989.
35. Frankland AL: Use of porcine dermal collagen in the repair of perineal hernia in dogs- a preliminary report. Vet Rec 119:13-14, 1986.
36. Stoll MR, Cook JL, Pope ER, et al: The use of porcine small intestinal submucosa as a biomaterial for perineal herniorrhaphy in the dog. Vet Surg 31:379-390, 2002.
37. Bongartz A, Carofiglio F, et al: Use of autogenous fascia lata graft for perineal herniorrhaphy in dogs. ECVS Proceedings 2004; 293.
38. Lorinson D, Grösslinger K: The effect of preoperative anal closure on wound infection rate in perineal hernia surgery. Vet Surg (abstr) 31:301, 2002.
39. Thompson SE, Hendrickson DA: Minimally invasive hernia repair: Ancillary procedures for perineal hernia. In Veterinary Endosurgery. Freeman LJ (ed). St Louis: Mosby, 1998, pp. 110-112.

14

Hérnias Abdominais

Daniel D. Smeak

Hérnia abdominal é um defeito ou abertura na parede da cavidade abdominal (hérnia abdominal externa) ou no interior do compartimento do espaço peritoneal (hérnia abdominal interna). Sob certas condições clínicas, a abertura permite protrusão (herniação) de alguma estrutura abdominal. Órgãos e tecidos localizados na vizinhança imediata são, geralmente, os encontrados no interior da hérnia. Todavia, prever qual órgão será envolvido pode ser difícil, porque certos órgãos com liberdade de movimento e com pedículos vasculares longos podem se deslocar por distâncias consideráveis e ocupar a hérnia. É importante entender que a abertura ou o defeito em si pode não ser o mais importante problema clínico levado ao veterinário para tratamento. Em vez disso, o problema que determina se é ou não necessário adotar tratamento médico ou cirúrgico agressivo imediato é a consequência (e a causa) do aprisionamento de uma estrutura vital pela abertura (anel herniário) ou a presença concomitante de traumatismo ao órgão deslocado. A frequência e os tipos de complicações, o sucesso do reparo cirúrgico e o desfecho final da situação frequentemente dependem da condição inicial do paciente e do órgão envolvido.[1-3] Se uma hérnia não complicada necessita ou não de tratamento cirúrgico depende da estimativa do cirurgião para o risco de deslocamentos futuros de órgãos. As causas de uma hérnia abdominal também devem ser determinadas para que se tomem decisões futuras corretas, a fim de evitar a propagação do defeito para os descendentes e reduzir os riscos de deiscência incisional ou de recorrência.

Classificação das hérnias e terminologia

As hérnias abdominais são descritas de várias maneiras, dependendo da natureza da herniação ou do anel herniário, da localização ou da anatomia da hérnia, da etiologia ou, o mais importante, das condições das estruturas protraídas e das alterações funcionais resultantes dessa protrusão.

A parede abdominal é formada por camadas compostas de músculos, de suas aponeuroses, de fáscia resistente e de pele ou peritônio. De maneira geral, a parede abdominal funciona como uma barreira para conter (limitar a movimentação) e oferecer proteção a órgãos abdominais vitais. Várias aberturas anatômicas normais revestidas de peritônio penetram a parede abdominal externa para prover nutrição ao feto (abertura umbilical), passagem e suprimento neurovascular aos testículos (canal inguinal) e suprimento neurovascular para os membros posteriores (canal femoral).[4]

Hérnias *verdadeiras* geralmente decorrem de uma fraqueza *congênita* (presente ao nascer) ou da ausência de tecidos circundando as aberturas abdominais normais. Mais raramente, hérnias verdadeiras abrangem defeitos de fusão na linha média da parede abdominal. Essa fraqueza ou ausência de uma barreira permite alargamento da abertura, ou anel herniário, e protrusão eventual dos órgãos. Hérnias verdadeiras têm um revestimento interno, ou saco herniário, que circunda o conteúdo da hérnia. Defeitos congênitos na linha média ventral da parede abdominal, também chamadas de "hérnias ventrais" ou de "hérnias subesternais", frequentemente associadas a hérnias internas (diafragmáticas), também são consideradas hérnias verdadeiras porque o peritônio geralmente reveste o conteúdo herniário. Essa escorregadia cobertura peritoneal auxilia a reduzir a formação de aderências entre os órgãos ou tecidos herniados e o tecido periabdominal, de modo que essas hérnias costumam ser *redutíveis* (o conteúdo pode ser deslocado livremente do saco herniário para o abdome) e não representar risco iminente ao paciente.

Nas hérnias *falsas* ocorre a protrusão de órgãos por outras aberturas que não as aberturas normais da parede abdominal. Hérnias falsas inicialmente não contêm um saco peritoneal completo. Em geral, são *adquiridas*, causadas por traumatismo acidental ao abdome (hérnias traumáticas) ou em consequência da deiscência de uma incisão cirúrgica no abdome (hérnias incisionais). Relato recente descreve um cão com hérnia abdominal traumática causada pela 12ª costela fraturada que penetrou a musculatura paracostal, resultando em herniação do fígado; ela foi denominada *hérnia autopenetrante*.[5] Devido à falta de revestimento peritoneal, as hérnias falsas frequentemente levam a aderências entre o órgão herniado e os tecidos periabdominais, causando complicações como *encarceramento* (o conteúdo herniário fica aprisionado e a hérnia é irredutível). Em contraste com as hérnias verdadeiras, o conteúdo das falsas hérnias é exposto à inflamação dos tecidos locais e pode sofrer constrição do suprimento sanguíneo à medida que o anel herniário se contrai ao cicatrizar. Quando o suprimento sanguíneo do conteúdo de uma hérnia verdadeira ou falsa for comprometido, diz-se que houve *estrangulamento*, que é uma emergência cirúrgica.

Causas e fisiopatologia

A etiologia de uma hérnia pode se originar de um único e óbvio fator, como traumatismo, ou, mais comumente, de múltiplos fatores predisponentes. As hérnias podem resultar de fatores congênitos ou adquiridos. Defeitos congênitos advêm de dano ou de alteração no desenvolvimento do feto que, por sua vez, resulta de vários fatores (de desenvolvimento) ou de mecanismos genéticos transmitidos de geração a geração (hereditários). Hérnias de desenvolvimento podem ser causadas por falta ou por excesso de alguma substância necessária (vitamina, proteína) ou por uma toxina que provoque desenvolvimento fetal anormal. À medida que se investigam mais as causas das hérnias congênitas, mais hérnias "de desenvolvimento" podem ser encontradas, algumas vezes por influências genéticas ainda desconhecidas. Dessa maneira, até que a possibilidade de causas genéticas de uma hérnia abdominal congênita específica tenha sido eliminada, é prudente que o veterinário aconselhe a esterilização do portador.

Hérnias de desenvolvimento

O desenvolvimento das hérnias inguinais e umbilicais congênitas é bem explicado. Cães machos desenvolvem hérnias inguinais congênitas com mais frequência que cadelas.[1] Crê-se que isso tenha relação com o atraso no estreitamento do anel causado por descida tardia dos testículos.[1,6,7] Hérnias umbilicais congênitas resultam de falha ou de atraso na fusão das dobras laterais (principalmente os tecidos que formam o músculo reto do abdome e a fáscia) no umbigo após o retorno normal do intestino médio (sexta semana de gestação) do cordão umbilical no feto.[8] Onfalocele congênita é um defeito congênito formado quando alças intestinais se atrasam em sua migração do cordão umbilical para a cavidade abdominal. Gastrosquise é outra anormalidade congênita aparentemente similar à onfalocele, com exceção de que a abertura na parede abdominal é paramediana.[9] Sobre hérnias femoral e escrotal espontâneas, vistas em cães adultos, pensa-se que se devam à fraqueza congênita dos músculos e das fáscias em torno das respectivas aberturas abdominais. Fatores como traumatismo e pressão abdominal aumentada, por obesidade ou contração abdominal constante, por constipação intestinal, por exemplo, podem desencadear hérnia na vida adulta.[3]

As hérnias são frequentes em pacientes que apresentam outros defeitos congênitos. Hérnias abdominais cranioventrais, fusão incompleta caudal ao esterno e defeitos umbilicais com hérnias diafragmáticas concomitantes de vários tipos foram descritos em filhotes de cães.[10] Cruzamentos sucessivos de Labrador retrievers e American foxhounds com esses defeitos resultaram em taxas de descendentes afetados que sugerem um mecanismo recessivo autossômico.[11] Todavia, outra investigação descrevendo defeitos diafragmáticos, cardíacos e da parede abdominal, em uma ninhada de cães Cocker spaniels, similar aos da síndrome de ectopia cardíaca toracoabdominal, sugeriu que a causa seja de desenvolvimento.[12] Em seres humanos, as más posições cardíacas podem causar um defeito no mesoderma que acarreta falha parcial ou completa do desenvolvimento do *septum transversum* e subsequente falha de fusão da região supraumbilical.[8,13] Defeitos cardíacos congênitos e *shunts* portossistêmicos podem estar associados a defeitos supraumbilicais.[14] Os defeitos associados às hérnias na linha média ventral (hérnias infraumbilicais) incluem extrofia da bexiga, hipospádia e ânus imperfurado.[8,15] Adicionalmente, cães com hérnias umbilicais costumam ter criptorquidismo e outros defeitos congênitos.[16,17] Essas informações confirmam a necessidade de se examinar cuidadosamente os pacientes com hérnias congênitas para verificar outros problemas de desenvolvimento antes de se proceder à correção cirúrgica.[2]

Hérnias hereditárias

Pensa-se que muitas hérnias umbilicais e inguinais congênitas sejam causadas por influências hereditárias. Todavia, hérnias hereditárias foram descritas somente em Golden retrievers, Cocker spaniels e Dachshunds.[18] Em pessoas, a persistência do processo vaginal (abertura para o peritônio evaginado que circunda o testículo) e anéis inguinais alargados têm tendências familiares semelhantes. Apesar de a maioria das hérnias umbilicais aparentemente ser hereditária, não existe informação consistente da hereditariedade afetando a fibrose e a união das aponeuroses abdominais. Os resultados de um estudo indicam que esse defeito provavelmente resulte de uma característica poligênica, talvez envolvendo um gene maior cuja expressão seja mediada por características raciais.[19,20] As hérnias umbilicais também têm sido associadas à fucosidose, uma doença de acúmulo lisossômica neurovisceral hereditária. De 31 cães English springer spaniels diagnosticados com fucosidose, dez tinham hérnias umbilicais e um tinha hérnia escrotal. Pensa-se que essa doença seja transmitida de maneira recessiva autossômica.[21] A esterilização deve ser recomendada a todos os pequenos animais com hérnias umbilicais ou inguinais congênitas até que se demonstrem evidências conclusivas quanto à hereditariedade desse processo mórbido.[6]

Hérnias causadas por desequilíbrios hormonais e metabólicos

Certas condições fisiopatológicas predispõem à ocorrência de hérnias abdominais adquiridas. Hérnias inguinais são encontradas com mais frequência em cadelas mais idosas e não castradas.[1] Elas resultam de muitos fatores, incluindo obesidade, diminuição da resistência do tecido conjuntivo e aumento da pressão intra-abdominal. A obesidade causa aumento da pressão intra-abdominal, o que força a passagem de tecido adiposo pelas aberturas da parede abdominal e, adicionalmente, promove dilatação dos anéis herniários.[22] O desencadeamento da hérnia costuma se associar ao estro ou à gestação, sugerindo que o desequilíbrio hormonal seja uma causa contribuinte.[23] Considera-se a produção de estrogênio como tendo uma relação muito próxima com o desenvolvimento de hérnias inguinais. Os hormônios sexuais podem alterar a resistência ou as características do tecido conjuntivo, enfraquecendo ou alargando os anéis inguinais.[24] Demonstrou-se experimentalmente que o desequilíbrio nos hormônios sexuais estava diretamente ligado à formação de hérnias inguinais em camundongos machos e fêmeas.[25] Portanto, recomenda-se a ooforoisterectomia para reduzir a incidência de hérnias inguinais adquiridas; além disso, esse procedimento pode prevenir a recorrência pós-reparação cirúrgica da hérnia. As estruturas de suporte da parede abdominal também podem enfraquecer ou estirar como resultado de problemas nutricionais ou metabólicos (p. ex., hiperadrenocorticismo ou diabetes melito). O acúmulo de tecido adiposo em torno do ligamento redondo pode dilatar o processo vaginal e o canal inguinal, permitindo a herniação.[26] A manutenção do peso corporal normal e a eliminação de distúrbios hormonais ou metabólicos podem auxiliar reduzir a incidência de hérnias abdominais não traumáticas adquiridas.

Hérnias traumáticas

Sugeriu-se que o conteúdo das hérnias traumáticas agudas fosse mais prono a aderências com as estruturas extra-abdominais e a sofrer encarceramentos porque essas hérnias não têm um saco herniário completo revestido de serosa. Hérnias traumáticas podem apresentar estrangulamento do conteúdo por edema resultante da inflamação aguda ou por contração do anel herniário resultante da cicatrização.[22] Todavia, a formação de aderências, o encarceramento e a estrangulação não parecem ser sequelas comuns de hérnias traumáticas de acordo com estudos retrospectivos. A causa mais importante do dano ao órgão herniado pode derivar do traumatismo em si e não da hérnia. Em um estudo retrospectivo, nenhum conteúdo de 21 hérnias traumáticas exibia sinais de obstrução vascular causados pelo encarceramento durante a exploração cirúrgica abdominal; mas dois cães apresentavam evidência de desvitalização intestinal de origem traumática.[27] Um dos cães mostrou comprometimento intestinal resultante da avulsão do mesentério de acordo com um estudo recente abrangendo 36 hérnias traumáticas na parede corporal de cães e gatos.[5]

A maioria das hérnias abdominais advém do traumatismo não penetrante (acidentes automobilísticos, chutes, quedas). De 21 casos estudados de hérnias abdominais traumáticas, 17 eram por traumatismo não penetrante (acidentes automobilísticos) e quatro por traumatismo penetrante (brigas de cães).[27] As hérnias podem ter uma variedade de localizações, frequentemente ditadas pelo tipo de traumatismo.[22,28] As áreas mais comuns de hérnias resultantes de traumatismo não penetrante, de acordo com um estudo, localizavam-se na região abdominal ventrolateral caudal (inguinal ou pré-púbica) e regiões paracostais.[27] Em um estudo mais recente, em 28 dentre 36 cães e gatos com hérnias abdominais, elas foram causadas por mordeduras.[5] A região paralombar lateral era a mais comum localização das hérnias em cães no estudo de Shaw;[5] em gatos, as mais comuns eram a parede abdominal ventral e a região femoral. Todos os casos de ruptura do ligamento pubiano, nesse estudo, foram por traumatismo veicular.

A localização da hérnia depende de vários fatores, que incluem a direção da força traumática aplicada no local e as alterações na pressão intra-abdominal. O golpe não penetrante, aplicado enquanto os músculos abdominais estiverem contraídos, mas a glote estiver aberta e, assim, limitando o aumento na pressão intra-abdominal, pode resultar em lesão do tipo tração ou avulsão nos tecidos com elasticidade mínima (inserções musculares nos ossos).[22,27] As hérnias comumente resultantes de forças de avulsão são as hérnias pré-púbicas (ruptura do ligamento pubiano cranial), inguinais e dorsolaterais (avulsão muscular dos processos transversos das vértebras lombares, denominadas hérnias paralombares ou laterais).[27,29] A ruptura do ligamento pubiano cranial costuma estar associada à lesão concomitante do ligamento inguinal (o que pode resultar em hérnia traumática femoral ou inguinal). O aumento súbito da pressão intra-abdominal pode causar ruptura na área mais fraca da parede abdominal. Hérnias paracostais ocorrem quando a origem dos músculos oblíquo abdominal externo e transverso do abdome sofre avulsão de sua origem na costela ou na cartilagem costal, ou então quando elas são causadas por uma costela fraturada lacerando a musculatura adjacente (hérnia autopenetrante).[5] Nas paracostais e paralombares, as vísceras abdominais herniam-se lateralmente nos tecidos subcutâneos. As hérnias paracostais quase sempre ocorrem com rupturas diafragmáticas, presumivelmente como consequência de forças causadoras similares. Uma força traumática direta por um objeto não penetrante (sapato, poste de cerca) provoca rompimento (laceração) da parede abdominal no ponto de impacto.[30]

O traumatismo não penetrante pode causar dano extenso por esmagamento, ruptura ou avulsão nos órgãos intra-abdominais. Até 75% dos pequenos animais que sofreram traumatismo causando hérnias abdominais têm outras lesões significativas; a maioria é ortopédica e frequentemente envolvem a pelve. Em ordem decrescente de frequência, os sistemas respiratório, gastrintestinal e geniturinário também podem ser danificados.[27] Em um estudo recente, mais de 50% dos pacientes com hérnias traumáticas sofreram lesões também em outras estruturas; um quarto tinha mais do que uma lesão associada; um terço das hérnias tinha lesões associadas nas cavidades corporais, incluindo hérnia diafragmática, avulsão do rim, ruptura da bexiga e avulsão mesentérica. Mais ainda, 9 de 36 animais apresentavam lesões ortopédicas concomitantes.[5] É imperativo que se faça um exame completo em pacientes com hérnias traumáticas para avaliar a possibilidade de lesões associadas.

Hérnias abdominais raramente ocorrem através de uma abertura causada por fratura (luxação sacroilíaca, fratura sinfisiana ou púbica).[31,32] Em adição à fratura, é necessário que tenha havido dano grave às estruturas moles adjacentes, tais como ligamentos e ligações mesentéricas, para que ocorra herniação de algum órgão.[28] Hérnias traumáticas na parede corporal também podem resultar de forças de cisalhamento distribuídas sobre projeções ósseas da pelve ou da caixa torácica caudal. Essas forças provocam laceração de músculos e de tendões das suas ligações ósseas.[33]

Traumatismos penetrantes (mordidas, ferimentos por arma de fogo ou faca) podem causar herniação em qualquer lugar da parede abdominal. Brigas de animais são mais prováveis causadoras de hérnias múltiplas localizadas na parede abdominal dorsal ou lateral.[5,27] Rasgaduras, perfurações e lacerações de estruturas intra-abdominais frequentemente se associam a traumatismo penetrante. Shaw relata que aproximadamente 25% dos animais com traumatismo perfurante da parede abdominal tinham evidência de danos ao intestino, necessitando de ressecção e de anastomose.[5] Portanto, pacientes com traumatismo abdominal penetrante devem passar por exploração abdominal emergencial após estabilização.[34,35]

Hérnias incisionais

A incidência de hérnias incisionais situa-se entre 1% e 11% em pessoas e pode atingir 16% em grandes animais, dependendo da abordagem cirúrgica ao abdome, de fatores predisponentes e do estado geral do paciente.[36-38] Em pequenos animais, as hérnias incisionais são menos comuns. As sequelas das hérnias incisionais são extremamente sérias e custosas (p. ex., a deiscência de incisões abdominais totais em seres humanos está associada a taxas de mortalidade de 15% a 25%).[24,39]

As causas predisponentes das hérnias incisionais agudas e crônicas variam, parecem estar inter-relacionadas e ocorrem em tempos diferentes após a cirurgia. Hérnias incisionais agudas geralmente surgem nos primeiros 7 dias após a cirurgia, enquanto as crônicas só são observadas semanas a anos mais tarde. Os fatores de risco relatados para as hérnias incisionais agudas são aumento da pressão intra-abdominal causado por dor, interposição de tecido adiposo entre as bordas do anel herniário, material de sutura inadequado, infecção, tratamento crônico com esteroides e cuidados pós-operatórios de má qualidade.[40] Falhas técnicas durante a cirurgia são a causa mais comum da deiscência *aguda* do ferimento cirúrgico.[3,39] Os fatores associados às hérnias incisionais *crônicas* em seres humanos são obesidade, hipoproteinemia, complicações cardiopulmonares, distensão abdominal, deiscência da incisão da pele e infecção profunda das fáscias. As complicações locais do ferimento, especialmente a infecção profunda, são consideradas as mais importantes causas predisponentes das hérnias incisionais crônicas.[37,41]

As hérnias incisionais resultam ou do excesso de forças atuando sobre a incisão da parede abdominal ou da baixa capacidade de resistência do ferimento suturado.

Forças excessivas na incisão

As forças capazes de provocar ruptura das incisões abdominais derivam principalmente do excesso de pressão intra-abdominal ou da tensão da musculatura. Ferimentos abdominais experimentais que cicatrizaram sob maior tensão foram menos resistentes à ruptura do que aqueles cicatrizados sob tensão normal aos 15 dias.[42] Atividade vigorosa não controlada, tosse ou esforços violentos no pós-operatório certamente predispõem o ferimento à ruptura. O aumento da pressão intra-abdominal acontece em condições como obesidade, derrames abdominais, prenhez, distensão de órgãos por íleo adinâmico ou por obstrução; todos esses problemas aumentam o risco de hérnia incisional.[39,42]

As abordagens cirúrgicas na linha média ventral e paramediana apresentam risco maior de hérnia incisional devido à ação da gravidade. Experimentalmente, incisões abdominais transversas feitas em coelhos ofereceram maior segurança contra a deiscência do que as incisões na linha média ventral, porque a interface sutura/tecidos é mais forte naquela área.[42] Incisões "em grade", ou aquelas em que se faz clivagem das fibras musculares, como as da abordagem ao flanco, podem ser menos suscetíveis às hérnias incisionais porque as bordas do ferimento se aproximam durante a contração muscular.

Baixa resistência do ferimento

O tipo do material de sutura usado para o fechamento do abdome raramente é a única causa da hérnia incisional, desde que se tenha utilizado material de espessura apropriada.[39,42] A escolha do material pode ser crítica em pacientes que tenham cicatrização mais demorada, apresentam-se gravemente catabólicos ou com infecção do ferimento, especialmente se for utilizado um fio imprevisível rapidamente absorvível como o categute cromado.[39]

Uma sutura é tão forte quanto o nó que a ata. A natureza das forças de disrupção resultantes da atividade física normal que se aplicam às suturas e a seus nós é desconhecida. Um estudo de testes *in vitro* determinou que o material de sutura em padrão interrompido, com exceção do náilon monofilamentar e da polidioxanona, eram seguras quando se empregavam nós direitos (nós cirúrgicos) com três laçadas. Os nós direitos utilizados para iniciar ou para terminar uma sutura contínua requerem uma ou duas laçadas adicionais, respectivamente, para ser seguros. Nós tortos, nós direitos assimétricos e nós direitos deixados frouxos não são tão seguros quanto nós direitos bem ajustados na maioria dos materiais de sutura testados.[43]

O fato de a sutura ter sido feita em um padrão contínuo ou interrompido ou de o abdome ser suturado em uma ou duas camadas tem pouca significância na formação da hérnia incisional, desde que a camada de resistência da parede tenha sido incluída na sutura.[42-44] De 52 pacientes humanos com hérnia incisional aguda, 88% apresentavam suturas intactas que haviam rompido o tecido, enquanto apenas 12% mostravam rompimento do material de sutura. O problema com a maioria dos fechamentos foi a inclusão de tecido a menos e não de tecido a mais no plano da sutura.[39] Em um experimento utilizando coelhos, a capacidade de resistência dos ferimentos abdominais suturados em uma única camada foi maior do que a daqueles suturados em camada dupla.[42] A sutura em padrão interrompido é a escolha mais segura naquelas situações em que as bordas do ferimento têm viabilidade ou resistência questionável ou se houver outros fatores que predisponham o paciente às hérnias incisionais.

Os fechamentos da parede abdominal, para terem sucesso e duração aceitáveis, devem incluir a fáscia externa do músculo reto do abdome. A identificação dessa camada antes de se iniciar a sutura é crítica. As suturas devem incorporar pelo menos cinco milímetros da fáscia saudável para garantir ancoragem adequada.

A melhor forma de prevenir a deiscência da incisão é evitar a pressão intra-abdominal excessiva e continuada (reduzindo tosse e contrações abdominais) ou a distensão abdominal e evitar complicações locais com o ferimento (infecção, seroma). A necrose do tecido englobado pelo ponto de sutura causada por apertar demais o ponto deve ser evitada. O emprego de técnica cirúrgica meticulosa, colocando os pontos de sutura em tecidos fortes, incluindo quantidade adequada de tecido em cada ponto e fazendo nós apropriadamente vão reduzir a incidência, a ocorrência e o desenvolvimento da maioria das deiscências agudas do ferimento.

Causas da recorrência da hérnia

À primeira vista, a recorrência de hérnias abdominais parece ser muito menos frequente em pequenos animais do que em seres humanos. A frequência de ruptura da reparação das hérnias abdominais em seres humanos varia de menos de 1% a 20%, dependendo da causa e do tipo da hérnia e de variáveis inerentes ao paciente. A maioria das recorrências de hérnias é por infecção, tensão extrema na área reparada, incorporação de tecidos pouco resistentes no reparo, reconstrução anatômica inadequada ou então por falhas técnicas mais óbvias, tais como tipo de sutura e calibre da sutura inadequados. Em geral, parece que a escolha do material de sutura é menos importante do que a técnica empregada e da maneira da colocação dos pontos de sutura para a prevenção da recorrência da hérnia. O principal fator etiológico na recorrência tardia é a tensão na linha de sutura, que também é a causa da ruptura dos tecidos e do próprio material de sutura. O aumento da pressão intra-abdominal resultante de vômitos, de tosse ou de esforços para urinar ou defecar aumenta significativamente o risco de deiscência. A obesidade grave triplica o risco em pessoas, devido ao aumento da pressão intra-abdominal.[3]

A ligadura alta do saco herniário para auxiliar a reduzir a recorrência das hérnias, popularizada por Marcy em alguns dos primeiros relatos científicos de reparação bem-sucedida de hérnias foi, até recentemente, um objetivo aceito universalmente das técnicas para reparos de hérnias.[45] Agora se sabe que o peritônio que reveste o saco herniário é relativamente fraco e se regenera rapidamente. A cicatrização de grandes defeitos na serosa em geral se completa em menos de 1 semana.[46] Estudos clínicos e experimentais demonstraram que o risco de ruptura da incisão não é maior se o peritônio não for suturado em laparotomias e herniorrafias. Devido a essas constatações, muitos cirurgiões agora acreditam que a ligadura alta do saco herniário não previne a recorrência da hérnia, desde que os demais aspectos da reparação sejam executados de forma apropriada.[47] A sutura do peritônio pode causar efeitos deletérios como isquemia local, atraso na cicatrização, aumento na dor pós-operatória e formação de aderências.[48]

Quando uma hérnia recorre muitas vezes, não é sábio assumir sempre que o cirurgião anterior e o procedimento cirúrgico empregado foram inadequados. É possível que a responsável pelas falhas seja uma fraqueza subjacente nos tecidos locais. Em um estudo experimental recente, deiscências progressivas em ferimentos na fáscia diminuíram a fidelidade de reparos subsequentes de hérnias incisionais, comparados com reparos de defeitos recentes de tamanho idêntico na parede abdominal. O mecanismo envolvido parece incluir redução progressiva da resistência dos ferimentos na fáscia e da elasticidade dos tecidos locais após a herniorrafia.[49] A reconstrução de hérnias complicadas recorrentes utilizando malhas agora é rotineiramente recomendada para seres humanos porque defeitos de qualquer tamanho podem ser reparados sem tensão. Adicionalmente, as malhas de polipropileno estabelecem um arcabouço que induz a síntese de colágeno.[50] Uma abordagem biológica para combater a deiscência aguda de ferimentos está ganhando mais atenção em cirurgia humana. Em um estudo, o tratamento de incisões fasciais, criadas experimentalmente com fatores de crescimento, evitou o desenvolvimento de hérnias incisionais em um modelo em ratos. TGF-β estimulou a quimiotaxia de macrófagos e de fibroblastos fasciais e também a produção de colágeno.[51]

Sequelas da herniação dos órgãos e do traumatismo

A maioria dos defeitos na parede abdominal pode ser reconstruída facilmente e com sucesso se os princípios cirúrgicos descritos anteriormente forem observados. O sucesso geral da reparação de uma hérnia (e o prognóstico para o paciente), todavia, baseia-se plenamente na maneira pela qual o cirurgião maneja as sequelas da herniação dos órgãos e os danos traumáticos internos, que tendem a dificultar o funcionamento normal do organismo. A gravidade das alterações funcionais depende da causa, da localização e do conteúdo da hérnia. Sequelas importantes, que ameaçam a vida, podem ser atribuídas aos componentes ocupadores de espaço, à condição denominada "perda de domínio", ao encarceramento ou ao estrangulamento. A condição do animal no momento da apresentação, lesões concomitantes em estruturas distantes e o comprometimento do órgão causado pelo traumatismo também devem ser levados em conta ao se tentar prever o desfecho clínico do caso.[5]

Componentes ocupadores de espaço

A "perda de domínio" acontece quando a cavidade abdominal se acostumou a um volume intra-abdominal menor, tornando impossíveis a redução do conteúdo das hérnias e o fechamento primário do anel herniário. Isso acontece mais na reparação de grandes hérnias crônicas. Suturar a parede abdominal após forçar o conteúdo herniado de volta ao abdome frequentemente resulta em tensão excessiva na linha de sutura (aumentando o risco de recorrência). Ainda mais deletérias são as complicações pulmonares agudas (causadas pela restrição à função do diafragma) e a perfusão falha dos órgãos. A pressão intra-abdominal alta foi bem documentada em uma série de cães de clientes que passaram por cirurgia abdominal, necessitando de descompressão cirúrgica; um caso aconteceu após a reparação de hérnia.[52]

Várias técnicas utilizando um princípio de expansão tecidual foram empregadas em pacientes humanos para reduzir as complicações associadas a essa "perda de domínio".[53,54] O pneumoperitônio progressivo e a expansão dos tecidos empregando uma bolsa inflável de silicone funcionam para expandir gradualmente a parede abdominal, de modo similar ao que faz a gestação. A redução em estágios de defeitos congênitos abdominais abertos utilizando-se uma bolsa de silicone apresentou excelentes resultados, com mortalidade mínima em crianças. A maioria dos pacientes humanos adultos com "perda de domínio" passam por reparos com materiais prostéticos que tracionam os dois lados do ferimento sobre o defeito, a fim de evitar a tensão e a recorrência da hérnia e de outras complicações pós-operatórias.[54,55]

Outros exemplos de componentes ocupadores de espaço ocorrem quando órgãos se deslocam para o interior dos espaços pleurais ou do saco pericárdico. A pressão negativa no espaço pleural tende a puxar os órgãos abdominais para o interior do tórax. Os órgãos herniados no interior do tórax ou do saco pericárdico reduzem a expansão dos pulmões e a função cardíaca, respectivamente, criando problemas com o manejo do paciente, particularmente para a indução anestésica. A gravidade do comprometimento depende do volume e da velocidade de expansão da ocupação de espaço pelos órgãos ou tecidos herniados. Por exemplo, a hérnia de um lobo hepático, baço ou omento raramente causa problemas maiores para o paciente, a não ser que ocorra estrangulamento; assim, a maioria desses casos é reparada cirurgicamente em base eletiva, sem urgência. Por outro lado, um estômago herniado que se expande rapidamente causa dificuldade respiratória progressiva séria e é uma emergência cirúrgica.

Encarceramento

Com mais frequência, o encarceramento de órgãos, tais como intestino, útero ou bexiga, altera as funções normais devido à obstrução de sua luz. Órgãos encarcerados são irredutíveis e podem sofrer (em poucas horas) obstruções e estrangulamentos letais. A gravidade e o aparecimento dos sinais clínicos dependem do conteúdo da hérnia e do tamanho do anel herniário. Anéis herniários pequenos, inelásticos, como nas hérnias escrotais e inguinais, causam riscos maiores de encarceramento e de estrangulação.[1]

O encarceramento do útero é frequente em hérnias inguinais e grandes hérnias umbilicais. Um útero irredutível, saudável e não grávido raramente causa problemas clínicos; mas o encarceramento do útero grávido ou com piometra pode levar a alterações sistêmicas graves. Toxemia, resultante da obstrução da drenagem do útero infectado ou da ruptura uterina, e distocia são suas sequelas do encarceramento. Cesariana ou ressecção cirúrgica de emergência do útero doente devem ser feitas imediatamente após a estabilização agressiva das condições clínicas da paciente com fluidoterapia e antibioticoterapia apropriadas. A reparação cirúrgica da hérnia deve ser feita apenas se os parâmetros vitais da paciente estiverem estáveis depois da cirurgia; caso contrário, deve ser feita herniorrafia sob condições mais bem controladas.

O intestino delgado pode ficar encarcerado no interior de qualquer hérnia, mas a minha impressão clínica é a de que os riscos são maiores quando o tamanho do anel herniário se aproxima ao do diâmetro do intestino. Anéis menores raramente permitem a protrusão do intestino. Anéis maiores raramente aprisionam ou obstruem o intestino, a não ser que sejam causados por traumatismo ou o intestino aprisionado sofra torção. Porém, pode haver disfunção intestinal intermitente, mesmo que o intestino no interior da hérnia seja reduzível. Uma vez que os sinais de obstrução intestinal apareçam (dor abdominal aguda, vômito, depressão, anorexia) é necessário fazer descompressão do intestino. Antes da cirurgia devem ser corrigidos sem demora os desequilíbrios eletrolítico, ácido-básico e fluídico associados à obstrução daquele nível intestinal em particular. Aderências, se presentes, são rompidas e faz-se uma incisão no anel herniário para permitir ou para facilitar a redução do intestino e aliviar a obstrução.

A bexiga urinária pode sofrer obstrução em hérnias encarceradas perineais, ventrais, inguinais e púbicas traumáticas. Com a obstrução parcial do fluxo de urina no interior da hérnia, a bexiga distende-se progressivamente, impedindo mais ainda seu esvaziamento. A obstrução completa tem consequências metabólicas graves, tais como azotemia, hiperpotassemia e acidose metabólica e, eventualmente, resultará em necrose da parede vesical. Se a obstrução não for corrigida, sobrevém a morte em 2 a 3 dias. É imperativo que se faça descompressão imediata da bexiga e diversão do fluxo urinário por cistocentese, cateterização ou cistostomia com sonda. A diurese é garantida com fluidos intravenosos apropriados após a descompressão da bexiga. Se a função renal não estiver alterada, a azotemia e as anormalidades eletrolíticas se normalizam em 24 h, depois das quais se tenta o reposicionamento da bexiga e o reparo cirúrgico da hérnia.

Estrangulamento

Estrangulamento da hérnia significa que seu conteúdo está encarcerado e sofrendo desvitalização progressiva por impedimento da circulação sanguínea. A obstrução da circulação pode ser causada por oclusão arterial ou venosa ou por combinação de ambas. No início, a oclusão venosa causa congestão reversível do órgão, mas com o tempo ocorre estagnação arterial devido à pressão contrária no leito capilar. A estagnação ou a obstrução arterial provoca necrose rápida do órgão envolvido caso a circulação colateral seja insuficiente, o que leva à ruptura do órgão. Geralmente, na maioria das hérnias estranguladas no início há apenas obstrução venosa, mas no momento em que se faz a cirurgia para descompressão já terá ocorrido estagnação arterial irreversível.

A estrangulação decorre de vários mecanismos: constrição do suprimento sanguíneo pelo anel herniário ou torção do pedículo vascular devido à movimentação livre do órgão herniado. Órgãos com pedículos vasculares longos e que permitem liberdade de movimento (p. ex., útero, omento, baço, intestino, testículo) são mais propensos à torção. O encarceramento de uma víscera oca favorece a estrangulação porque o aumento da pressão intraluminal causa bloqueio da drenagem venosa, que se opõe à pressão circulatória. Hérnias traumáticas têm mais probabilidade de sofrer encarceramento e estrangulação porque os órgãos são mantidos no interior da hérnia por aderências e o anel herniário eventualmente sofre estreitamento pela contração causada pela cicatrização. Derrames pleurais resultantes de lobos hepáticos aprisionados e comprometidos nas hérnias diafragmáticas crônicas são um exemplo desse processo. A descompressão da ascite em pacientes humanos com hérnias umbilicais reduzíveis pode resultar em encarceramento e em estrangulamento agudos. Aparentemente, a descompressão diminui a tensão nas margens do anel herniário, o que reduz repentinamente seu diâmetro.

O risco de complicações e de morte é 50% maior em pacientes humanos com hérnias encarceradas ou estranguladas do que em pacientes com hérnias reduzíveis, contendo tecidos viáveis. Portanto, o diagnóstico e a correção cirúrgica precoces são críticos para evitar sequelas relacionadas à desvitalização dos órgãos. As sequelas do estrangulamento de hérnias variam, dependendo do órgão envolvido e da cronicidade. As hérnias umbilical, inguinal, femoral e pré-púbica estranguladas, na maioria das vezes, contêm, respectivamente, o ligamento falciforme ou omento, o útero, tecido adiposo prostático e bexiga urinária.[12] O curso clínico é afetado pelo grau do comprometimento vascular, pelo volume de fluidos corporais perdido devido à obstrução ou sequestração e pela absorção de bactérias e toxinas. Vísceras ocas contaminadas estranguladas podem causar perda significativa de sangue, de proteína e de fluidos e frequentemente se rompem, causando toxemia e septicemia. Bactérias migram através das paredes do intestino desvitalizado antes mesmo que seja visível um vazamento de conteúdo.[56] Antes que sinais declarados de contaminação apareçam, substâncias vasoativas, como os metabólitos do ácido araquidônico (citocinas, leucotrienos, cininas), da autólise de tecidos e das células sanguíneas causam redistribuição do fluxo sanguíneo e efeitos cardiopulmonares graves.[57]

Vísceras estranguladas no interior de hérnias abdominais externas (quando comparadas com vísceras estranguladas intra-abdominais) são mais isoladas do sistema vascular. As substâncias vasoativas liberadas não são absorvidas tão rapidamente pelo tecido subcutâneo como o são pelo revestimento peritoneal mais permeável e, portanto, as hérnias externas estranguladas podem apresentar início mais tardio do quadro clínico e do choque. O manejo inicial de pacientes com hérnias estranguladas inclui o restabelecimento agressivo da perfusão tecidual, o manejo da dor, os equilíbrios ácido-básico e eletrolítico, a terapia apropriada antimicrobiana e contra o choque, se houver infecção e toxemia e, por último, a correção cirúrgica emergencial. A abordagem cirúrgica preferida para a maioria das hérnias estranguladas é a celiotomia na linha média ventral, isso porque essa abordagem permite exploração completa da cavidade abdominal e o órgão afetado pode ser isolado com compressas cirúrgicas para evitar contaminação adicional do peritônio. A redução manual dos órgãos estrangulados não deve ser feita. Pacientes gravemente comprometidos costumam sofrer descompensação e morrem à anestesia durante as tentativas de redução e de reparação de hérnias estranguladas; pensa-se que isso se deva à rápida liberação de substâncias vasoativas na circulação, a partir dos órgãos necróticos estrangulados, ao se fazer a redução cirúrgica. A ressecção em bloco dos tecidos desvitalizados, liberando a constrição do anel herniário somente após oclusão do suprimento vascular pode reduzir essa complicação fatal.[2]

Conclusão

O manejo bem-sucedido de uma hérnia abdominal requer não somente a observância de bons princípios cirúrgicos (fechamento anatômico do anel, sem tensão, incorporando tecido resistente na sutura e uso de técnica meticulosa), mas também um entendimento sólido dos mecanismos da doença revistos neste capítulo. As tentativas de reparar uma hérnia sem procurar e corrigir a causa subjacente ou as consequências fisiopatológicas associadas ao deslocamento do órgão levam à recorrência da hérnia, a complicações pós-operatórias graves e à morte.[58]

Referências bibliográficas

1. Waters DJ, Roy RG, Stone EA: A retrospective study of inguinal hernia in 35 dogs. Vet Surg 22:44, 1993.
2. Smeak DD: Abdominal hernias. *In* Textbook of Small Animal Surgery. Slatter D (ed). Philadelphia: WB Saunders, 2003, p. 449.
3. Ponka JK: Herniation of the Abdominal Wall. Philadelphia: WB Saunders, 1980.
4. Evans HH: Millers Anatomy of the Dog. Philadelphia: WB Saunders, 1993.
5. Shaw SP, Rozanski EA, Rush JE: Traumatic body wall herniation in 36 dogs and cats. J Am Anim Hosp Assoc 39:35, 2003.
6. Fox MW: Inherited inguinal hernia and midline defects in the dog. J Am Vet Med Assoc 143:602, 1963.
7. Hobday FTG: Castration (Including Cryptorchidism and Caponing) and Ovariohysterectomy. London: Johnston, 1914.

8. Klein MD, Hertzler JH: Congenital defects of the abdominal wall. Surg Gynecol Obstet 152:805, 1981.
9. Nyberg DA, Mack LA: Abdominal wall defects. In Diagnostic Ultrasound of Fetal Anomalies. Nyberg DA, Mahony BS, Pretorias DH (eds). Chicago: Year Book Medical Publishers, 1990, pp. 395-432.
10. Nicholson C: Defective diaphragm associated with umbilical hernia. Vet Rec 98:433, 1976.
11. Feldman DB, Bree MM, Cohen BJ: Congenital diaphragmatic hernia in neonatal dogs. J Am Vet Med Assoc 153:942, 1968.
12. Bellah JR, Whitton DL, Ellison GW, Phillips L: Surgical correction of concomitant cranioventral abdominal wall, caudal sternal, diaphragmatic, and pericardial defects in young dogs. J Am Vet Med Assoc 195:1722, 1989.
13. Dobell AR, Williams HB, Long RW: Staged repair of ectopia cordis. J Ped Surg 17: 353, 1983.
14. Crowe DT, Archibald J: Abdominal wall and cavity. In Canine and Feline Surgery. Archibald J, Catcott EJ (eds). Santa Barbara: American Veterinary Publishers, 1984, p. 23.
15. Sawyer SL: Defective diaphragm associated with umbilical hernia. Vet Rec 98: 490, 1976.
16. Bellenger CR: Inguinal and scrotal herniation in 61 dogs. Aust Vet Pract 26:58, 1996.
17. Pendergrass T W, Hayes HM: Cryptorchism and related defects in dogs: epidemiologic comparisons with man. Teratology 12:51, 1975.
18. Larsen RE, Dias E, Flores G, Selden JR: Breeding studies reveal segregation of a canine Robertsonian translocation along Mendelian proportions. Cytogenet Cell Genet 24:95, 1979.
19. Hayes HM: Congenital umbilical and inguinal hernias in cattle, horses, swine, dogs, and cats: Risk by breed and sex among hospital patients. Am J Vet Res 35:839, 1974.
20. Robinson R: Genetic aspects of umbilical hernia incidence in cats and dogs. Vet Rec 100:9, 1977.
21. Taylor RM: Canine fucosidosis: Clinical findings. J Small Anim Pract 28:291, 1987.
22. Parks J: Herniation. In Pathophysiology in Small Animal Surgery. Bojrab MJ (ed). Philadelphia: Lea & Febiger, p. 1981.
23. Strande A: Inguinal hernia in dogs. J Small Anim Pract 30:520, 1989.
24. Peacock EE, van Winkle W: Wound dehiscence. In Wound Repair. Peacock EE, van Winkle W (eds). Philadelphia: WB Saunders, 1976, p. 466.
25. Hazary S, Gardener WV: The influence of sex hormones on abdominal musculature and the formation of inguinal and scrotal hernias in mice. Anat Rec 136:437, 1960.
26. Ashdown RR: The anatomy of the inguinal canal in domestic mammals. Vet Rec 75:1345, 1963.
27. Waldron DR, Hedlund CS, Pechman R: Abdominal hernias in dogs and cats: A review of 24 cases. J Am Anim Hosp Assoc 22: 817, 1986.
28. Read R: Cranial abdominal hernias. In Textbook of Small Animal Surgery. Slatter D (ed). Philadelphia: WB Saunders, 1985, p. 853.
29. Greene JA: Lateral abdominal hernia repair in a cat. Feline Pract 8:23, 1978.
30. Dubois PM, Freeman JB: Traumatic abdominal wall hernia. J Trauma 21:72, 1981.
31. Dorn AS, Olmstead ML: Herniation of the urinary bladder through the public symphysis in a dog. J Am Vet Med Assoc 168:688, 1976.
32. Mann FA: Cranial pubic ligament rupture in dogs and cats. J Am Anim Hosp Assoc 22:519, 1986.
33. Damschen DD, Landercasper J, Thomas CH, Randall ST: Acute traumatic abdominal hernia: case reports. J Traum 36:273, 1994.
34. Bjorling DE, Crowe DT, Kolata RJ, Rawlings CA: Penetrating abdominal wounds in dogs and cats. J Am Anim Hosp Assoc 18:742, 1982.
35. Crowe DT: Dealing with visceral injuries of the cranial abdomen. Vet Med 83:682, 1988.
36. Akman PC: A study of five hundred incisional hernias. J Int Coll Surg 37:125, 1962.
37. George CD, Ellis H: The results of incisional hernia repair: A twelve year review. Ann R Coll Surg Engl 68:185, 1986.
38. Gibson KT, Curtis CR, Turner AS, et al: Incisional hernias in the horse. Incidence and predisposing factors. Vet Surg 18:360, 1989.
39. Alexander HC, Prudden JF: The causes of abdominal wound disruption. Surg Gynecol Obstet 122:1223, 1966.
40. Larson GM, Vandertoll DJ: Approaches to repair of ventral hernia and full-thickness losses to the abdominal wall. Symposium of hernias. Surg Clin North Am 64:335, 1984.
41. Fisher GD, Turner FW: Abdominal incisional hernias: a ten year review. Can J Surg 17:202, 1974.
42. Nilsson T: Abdominal wound repair: An experimental study of the wound healing mechanism in the rabbit. Dan Med Bull 30:394, 1983.
43. Rosin E, Robinson GM: Knot security of suture materials. Vet Surg 18:269, 1989.
44. Crowe DT: Closure of abdominal incisions using a continuous polypropylene suture: Clinical experience in 550 dogs and cats. Vet Surg 7:74, 1978.
45. Marcy HO: The Cure of Inguinal Hernia in the Male. Norwalk, Ohio, 1897.
46. Ellis H: Wound repair: Reaction of the peritoneum to injury. Ann R Coll Surg Engl 60:219, 1978.
47. Ellis H, Heddle R: Does the peritoneum need to be closed at laparotomy? Br J Surg 64:733, 1977.
48. Parulkar BG, Supe AN, Vora IM, Mathur SK: Effects of experimental non-closure of peritoneum on development of suture line adhesions and wound strength in dogs. Ind J Gastroenterol 5:251, 1986.
49. DuBay DA, Wang X, Adamson B, et al: Progressive fascial wound failure impairs subsequent abdominal wall repairs: a new animal model of incisional hernia formation. Surg 137:463, 2005.
50. Luijendijk RW, Hop WC, van den Tol MP, et al: A comparison of suture repair with mesh repair for incisional hernia. N Engl J Med 343:392, 2000.
51. Franz MG, Kuhn MA, Nguyen K, et al: Transforming growth factor beta(2) lowers incidence of incisional hernias. J Surg Res 97:109, 2001
52. Conzemius MG, Sammarco JL, Holt DE, Smith GK: Clinical determination of preoperative and postoperative intra-abdominal pressures in dogs. Vet Surg 24:195, 1995.
53. Boyd JB: Tissue expansion in reconstruction. South Med J, 80:430, 1987.

54. Carlson GW, Elwood E, Losken A, Galloway JR: The role of tissue expansion in abdominal wall reconstruction. Ann Plast Surg 44:147, 2000.
55. Kingsnorth AN, Sivarajasingham N, Wong S, Butler M: Open mesh repair of incisional hernias with significant loss of domain. Ann R Coll Surg Engl 86:363, 2004.
56. Bellhorn T, Macintire DK: Bacterial translocation. Comp Contin Educ Pract Vet 26:229, 2004.
57. Brady CA, Otto CM: Systemic inflammatory response syndrome, sepsis, and multiple organ dysfunction. Vet Clin North Am Small Anim Pract 31:1147, 2001.
58. Smeak DD: Management and prevention of surgical complications associated with small animal abdominal herniorrhaphy. Gastrointest Surg Complications. Probl Vet Med 1:254, 1989.

Hérnia Diafragmática

Geraldine B. Hunt

Anatomia

O diafragma separa as cavidades abdominal e torácica e auxilia na ventilação. As partes musculares costal, esternal e lombar do diafragma circundam um forte tendão central.[1] As partes costal e esternal inserem-se na borda abaxial do tendão e a parte lombar insere-se em sua borda axial. O tendão central tem forma aproximada de Y, e cada braço do Y se estende dorsalmente da região central até a 13ª costela. Os músculos pareados lombares formam a crura diafragmática. A *crus* direita é maior do que a esquerda. Cada *crus* tem um tendão bifurcado que se origina dos corpos da terceira e da quarta vértebra lombar, medialmente ao músculo psoas menor. O músculo esternal é único e contínuo com os músculos costais esquerdo e direito. Ele se origina da cartilagem xifoide, da fáscia transversa e da oitava cartilagem costal e se estende anteriormente para se inserir dorsalmente no corpo do tendão central.

A aorta, as veias ázigo e hemiázigo e a cisterna lombar do ducto torácico passam através do hiato aórtico.

A superfície torácica do diafragma é adjacente aos pulmões e é revestida de fáscia e de pleura endoteliais, sendo que a pleura é contínua com aquela do mediastino. A ligação mediastinal ao diafragma é mediana, dorsal ao esôfago. Ventralmente ao esôfago, ela desvia para a esquerda em um amplo semicírculo através do músculo diafragmático costal esquerdo e retorna à linha mediana no esterno. Uma reflexão pleural (*plica vena cava*), caudal ao coração em torno da veia cava, está ligada ao diafragma no lado direito. A *plica vena cava* e o mediastino formam uma bolsa cranial ao tendão central do diafragma, ocupada pelo lobo pulmonar acessório. Os órgãos implicados nas hérnias diafragmáticas ocasionalmente ocupam essa bolsa, em vez da parte principal da cavidade torácica. A inervação motora do diafragma é feita pelos nervos frênicos.[1,2]

Embriologia

A embriogênese do diafragma é complexa. O septo transverso é a estrutura que inicialmente faz uma separação incompleta entre as cavidades pericárdica e peritoneal. Esse septo torna-se o tendão central do diafragma. O mesentério dorsal do esôfago desenvolve-se simultaneamente com o septo transverso e produz a porção mediana do diafragma. Em adultos, esse mesentério forma a *crura* diafragmática, incluídos os hiatos esofágico e aórtico. As pregas pleuroperitoneais desenvolvem-se ao longo das paredes corporais e migram em direção medial, onde elas fecham os canais pleuroperitoneais fundindo-se com o mesentério esofágico e a porção dorsal do septo transverso, dessa forma completando a divisão diafragmática. Finalmente, à medida que as cavidades pleurais aumentam de tamanho, mioblastos da parede corporal invadem as bordas periféricas do diafragma para formar os músculos costais. Falhas no desenvolvimento ou na fusão de qualquer das estruturas mencionadas podem levar à formação de uma hérnia pleuroperitoneal ou peritoneopericárdica.[3]

Fisiologia

O diafragma contrai durante a inspiração, empurrando as vísceras abdominais em direção caudal e a parede abdominal para fora.[4,5] Ao mesmo tempo, a contração dos músculos diafragmáticos costais expande o tórax caudal. O diafragma tem um papel crítico na manutenção da pressão negativa intrapleural ao se opor à movimentação das vísceras abdominais em direção ao tórax durante a inspiração.

Tipos de hérnias

Hérnias diafragmáticas verdadeiras são raras, com exceção das hérnias hiatais. As vísceras herniadas nas hérnias diafragmáticas falsas (traumáticas ou congênitas) não são revestidas de um saco herniário, mas estão livres no interior da cavidade pleural ou do saco pericárdico. Nas hérnias peritoneopericárdicas, o peritônio é contínuo com a camada visceral do pericárdio.

Hérnia diafragmática traumática

Após o traumatismo, os músculos diafragmáticos costais rompem-se com mais frequência do que o tendão central, enquanto os fortes músculos crurais raramente sofrem dano.[6] Apesar de, no passado, ter-se afirmado o contrário, a distribuição entre direita e esquerda provavelmente seja uniforme em cães e gatos, com casos esporádicos apresentando rupturas bilaterais ou múltiplas.[6-10] Em aproximadamente 40% dos cães, as rupturas têm orientação radial, circunferenciais em 40% e ambas em 20%. Em gatos, existe preponderância de rupturas circunferenciais (59%) e menos rupturas radiais (18%), segundo um relato.[9] Em outra série, as rupturas localizavam-se no lado esquerdo em 44% dos gatos; no lado direito, em 38%; eram ventrais em 15%; e múltiplas em apenas um gato (3%).[8] Em seres humanos, o fígado protege o lado direito do diafragma e as rupturas no lado esquerdo do tendão são oito vezes mais frequentes do que as no lado direito.[11] Em cães e gatos, o fígado contata ambos os lados e seu efeito protetor não é tão acentuado. Em mais de 80% dos casos de hérnia diafragmática, o fígado desloca-se para a cavidade torácica.[6] Em ordem decrescente de frequência, intestino delgado, estômago, baço, omento, pâncreas, cólon, ceco e o útero também podem estar envolvidos. Existe um relato de hérnia envolvendo o útero grávido de cadela.[12] A hérnia de um rim, causando urotórax, foi relatada em um gato.[13] Os órgãos que ocupam uma hérnia dependem de vários fatores, incluindo o lado da ruptura do diafragma, a proximidade dos órgãos e o grau de movimento dos ligamentos de suporte ou do mesentério. O fígado, o intestino delgado e o pâncreas tendem a se herniar através das rupturas do lado direito, enquanto o estômago, o baço e o intestino delgado herniam-se através de rupturas do lado esquerdo (Figuras 15.1 e 15.2).

Hérnia pleuroperitoneal congênita

Em cães, as hérnias pleuroperitoneais congênitas são raras e geralmente se apresentam como uma abertura no diafragma dorsolateral, com ou sem envolvimento do tendão central.[14] A parte intermediária do músculo lombar esquerdo da *crus* pode estar ausente, deixando um defeito de 1 a 2 cm de diâmetro, ou o defeito pode ser mais extenso, estando ausentes ambas, *crura* e a parte do tendão central. Propôs-se um modo de hereditariedade autossômico recessivo em uma série de cães aparentados.[14] Hérnias pleuroperitoneais congênitas também já foram diagnosticadas em gatos.[15]

Hérnia peritoneopericárdica congênita

As hérnias peritoneopericárdicas comumente contêm omento, lobos hepáticos, vesícula biliar e intestino delgado, resultando em comunicação simples entre as cavidades peritoneal e pericárdica (Figura 15.3). As presenças de estômago, cólon, ligamento falciforme e baço também já foram relatadas. Foram descritas lesões císticas no pericárdio em animais com pequenas hérnias peritoneopericárdicas e alterações patológicas no omento ou fígado.[16,17]

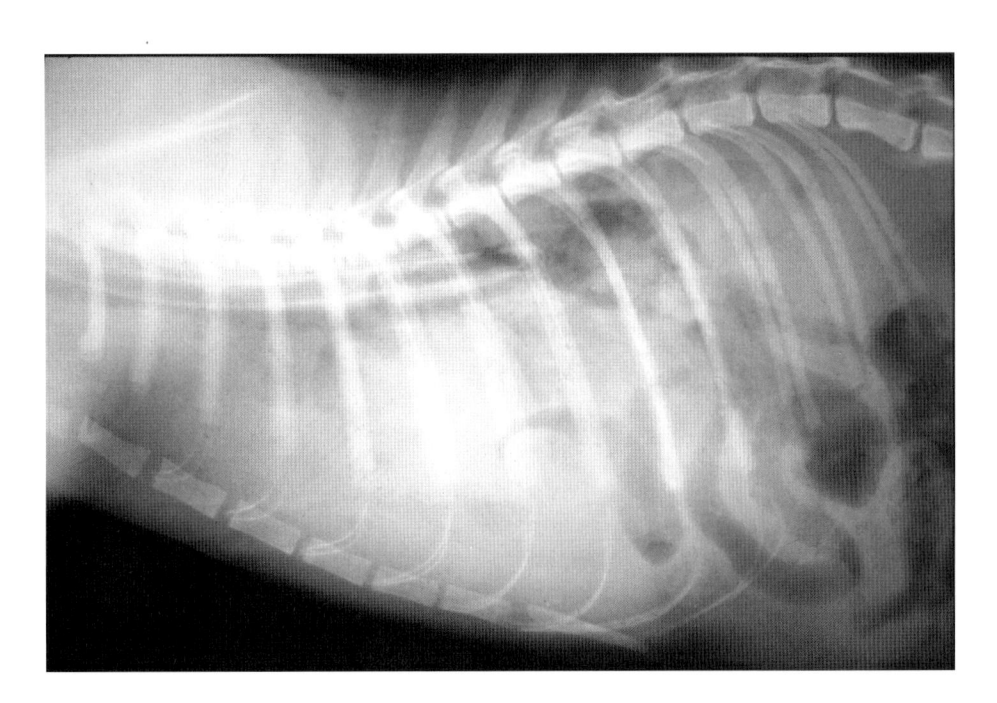

Figura 15.1 Radiografia lateral de um gato macho castrado, 9 anos de idade, com hérnia diafragmática crônica.

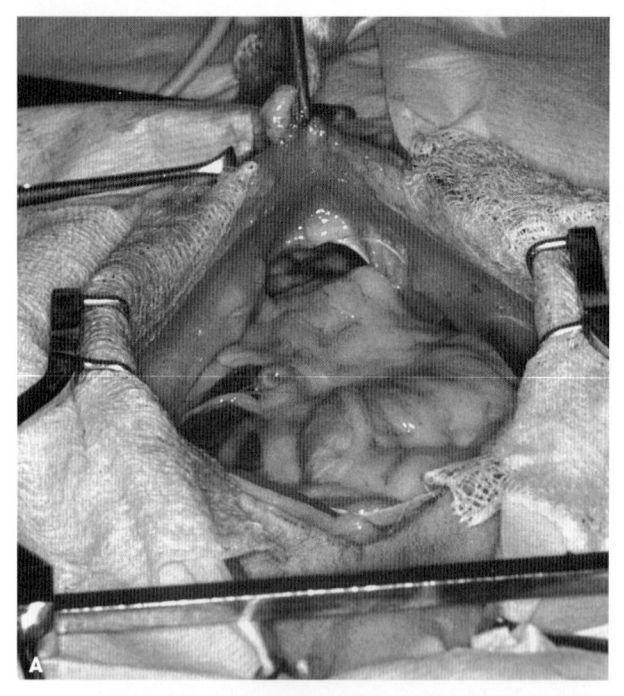

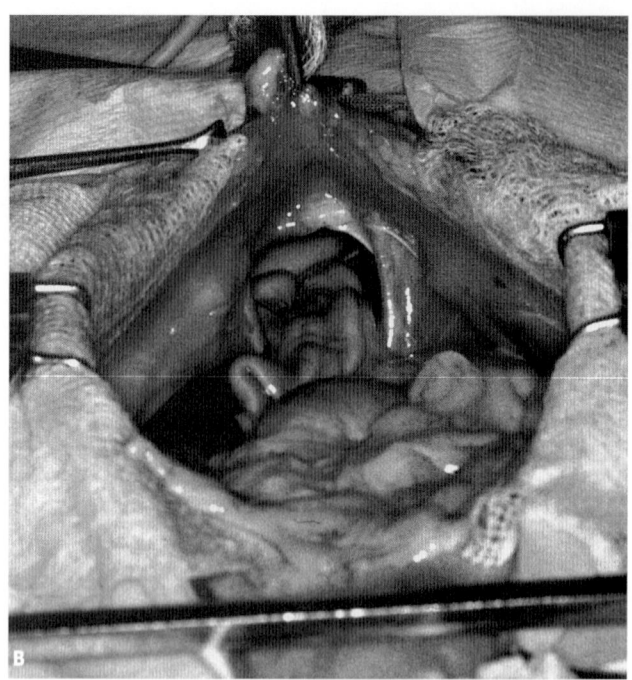

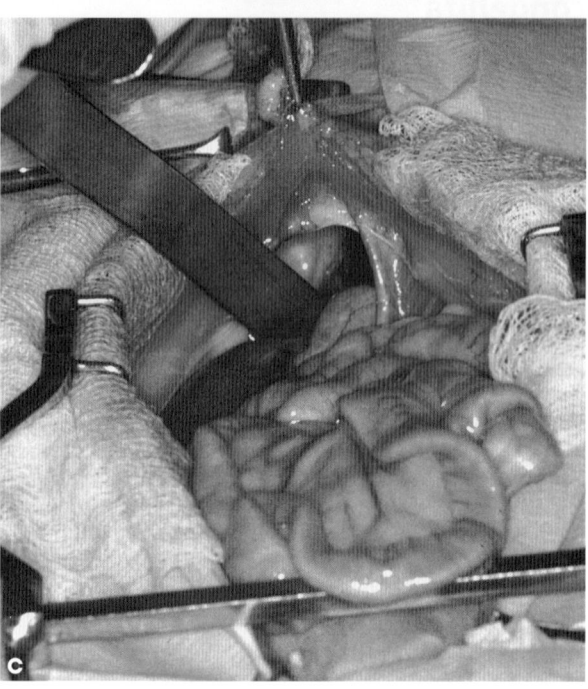

Figura 15.2 (A e B) Fotografias intraoperatórias de uma hérnia diafragmática ventral crônica em gato. **A.** As vísceras herniadas estão cobertas pelo omento. **B.** A retração do omento demonstra herniação do intestino delgado. **C.** A redução do intestino delgado revela herniação do lobo quadrado do fígado. O retrator flexível indica a vesícula biliar. A herniação e/ou a torção de lobos hepáticos podem causar sinais clínicos temporários ou permanentes de disfunção biliar e hepatocelular, como icterícia obstrutiva, ascite e encefalopatia hepática.

Causas das hérnias

Até 85% das hérnias diafragmáticas em pequenos animais têm origem traumática, 5% a 10% são congênitas e o restante tem etiologia desconhecida.[6,7,18]

As hérnias pleuroperitoneais e peritoneopericárdicas resultam de falha de desenvolvimento do septo transverso e de abertura inadequada dos canais pleuroperitoneais, com falha de crescimento centrípeto de mioblastos, para formar as cruras musculares.[3] Existe predisposição ligada à raça para o desenvolvimento de hérnias peritoneopericárdicas já relatada para o Weimaraner[19] e para gatos Domestic longhair e Himalayan.[20]

A lesão ao diafragma, causando hérnia diafragmática traumática, pode ser direta ou indireta. Traumatismo por força não penetrante é a origem mais comum das hérnias diafragmáticas em cães e gatos. Ferimentos diretos por perfurações de facas ou por armas de fogo são uma frequente causa de lesões diafragmáticas em seres humanos,[21] mas são raras em pacientes veterinários. Foram

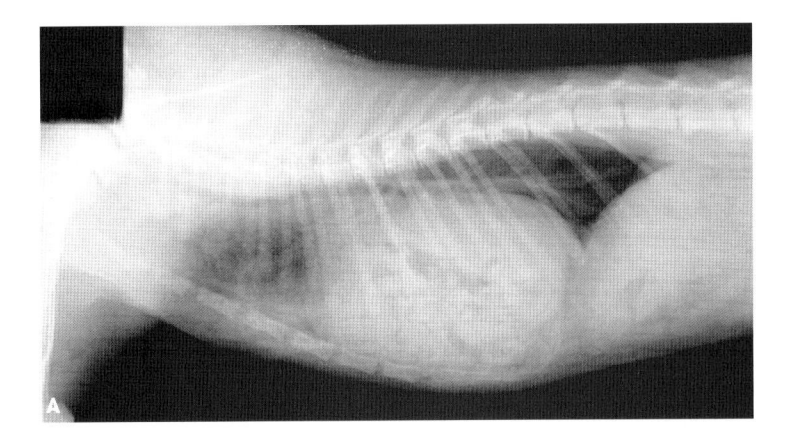

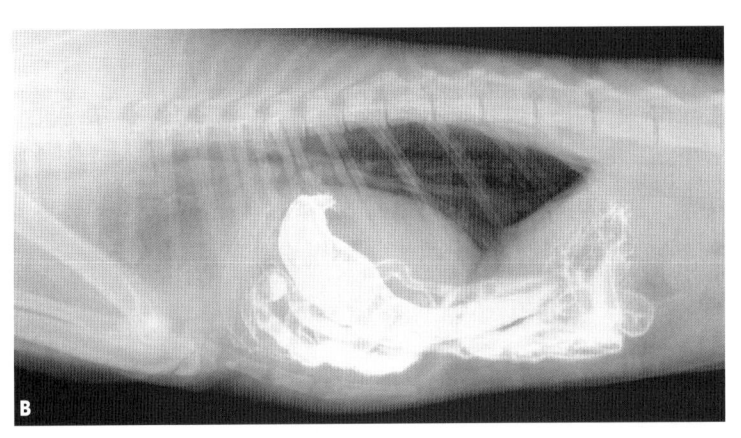

Figura 15.3 (A a C) Radiografia torácica de um gato macho, 5 meses de idade, com hérnia peritoneopericárdica. O gato apresentava vômito, intolerância ao exercício e hiperpneia. **A.** Radiografia simples (projeção lateral). Note a silhueta cardíaca arredondada e aumentada, e o acentuado colapso pulmonar. **B.** Radiografia contrastada do mesmo gato após administração oral de sulfato de bário. Alças do intestino delgado e do cólon estão no interior do saco pericárdico. A distensão do intestino por gás ou ingesta ou o derrame a partir das estruturas herniadas podem levar ao tamponamento cardíaco. **C.** Radiografia simples 2 meses após a correção cirúrgica. Os pulmões foram expandidos delicadamente durante um período de 24 h para evitar a síndrome da reexpansão pulmonar.

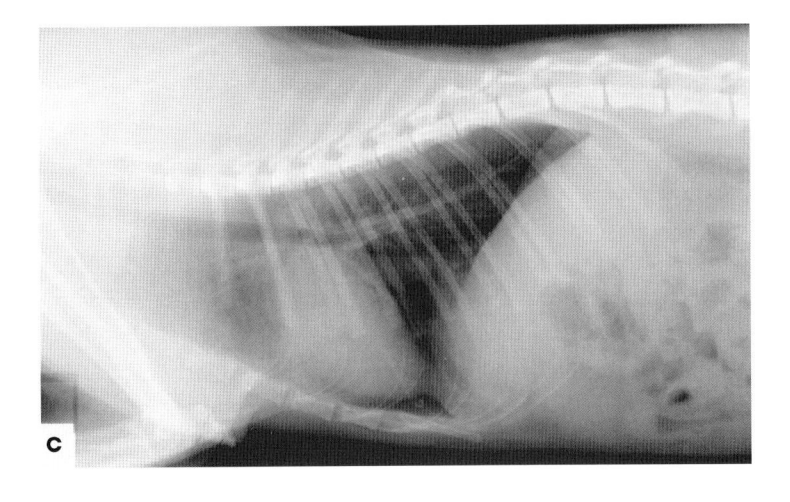

relatados casos de lesão iatrogênica ao diafragma por toracocentese, drenos torácicos mal colocados ou por extensão de uma celiotomia na linha média ventral, com a incisão lateral ao processo xifoide.

Os golpes não penetrantes que mais dão origem à hérnia diafragmática em animais incluem os acidentes veiculares e as quedas de altura. Cães machos de 1 a 3 anos de idade têm risco significativamente maior de hérnia diafragmática traumática em consequência da maior probabilidade de sofrer acidentes veiculares. O mecanismo da ruptura do diafragma nessas situações provavelmente seja o aumento brusco de pressão intra-abdominal ao mesmo tempo de uma exalação forçada. Danos graves à cavidade e aos órgãos torácicos foram relatados em mais de 39% dos cães e gatos com traumatismo musculoesquelético.[22,23] As mais comuns dessas lesões foram contusões pulmonares, derrame pleural, pneumotórax e fratura de costelas. Entre 2% e 5% dos animais com fraturas têm hérnia diafragmática.[22,24] A exposição súbita a forças gravitacionais elevadas tem sido relatada como causa de ruptura do diafragma em seres humanos, mas é um fator causador improvável em pacientes veterinários. Hérnias diafragmáticas têm sido descritas como complicações de parturição e da tosse excessiva em seres humanos; ocasionalmente, em animais com aumento da pressão intra-abdominal sem algum evento traumático que pudesse precipitar a hérnia.

Fisiopatologia

Independentemente da etiologia da falha ou da ruptura no diafragma, os sinais clínicos são amplamente relacionados à insuficiência das contrações do tórax em produzir pressão negativa adequada, ao efeito do volume representado pelos órgãos presentes no tórax ou no saco pericárdico e ao estrangulamento das estruturas herniadas. As manifestações respiratórias da hérnia diafragmática podem ser agravadas pela presença de derrame pleuroperitoneal ou de dilatação do trato gastrintestinal. Devido à natureza do traumatismo causado por acidente veicular, danos em múltiplos sistemas e o choque são complicações potenciais das hérnias diafragmáticas traumáticas.

Consequências respiratórias

Os sinais clínicos mais comuns em hérnias diafragmáticas são a dispneia e a taquipneia. Além da disfunção mecânica, a ruptura do diafragma causa perda do contato da pleura parietal com os pulmões e oblitera a capacidade de o animal gerar pressão intratorácica negativa. As pressões nas cavidades torácica e abdominal equalizam-se e a ventilação passa a ser feita pelos músculos das paredes abdominal e torácica. Dor, fraturas de costelas e o movimento paradoxal do tórax podem limitar a expansão em pacientes politraumatizados. A atelectasia pulmonar que segue a herniação dos órgãos abdominais resulta em hipoventilação, em desequilíbrio ventilação/perfusão e em hipoxia. A dispneia pode ser originada também pelo derrame pleural.[25] A associação de derrames com hérnias diafragmáticas é comum e resulta da obstrução da drenagem linfática, da inflamação dos órgãos herniados ou deslocados ou do extravasamento de bile, de urina ou de fezes. Apesar de, na maioria dos casos, o derrame estar presente em ambas as cavidades, peritoneal e abdominal, em algumas situações os órgãos abdominais selam a abertura no diafragma e ele pode ficar restrito à cavidade pleural.[12,26] Deve-se considerar a possibilidade de o timpanismo gástrico ser a causa do comprometimento respiratório naqueles pacientes em que a respiração se deteriora rapidamente, em particular em animais de que já se sabia serem portadores de hérnia diafragmática.

Consequências cardiovasculares

Anormalidades cardiovasculares, quando presentes, são comuns em mais hérnias peritoneopericárdicas. A pressão exercida pelas vísceras herniadas no interior do saco pericárdico pode causar tamponamento cardíaco e insuficiência cardíaca congestiva direita consequentes de compressão das paredes delgadas do átrio e do ventrículo direitos. Podem, então, aparecer hipotensão, taquicardia, distensão venosa, ascite e derrame pleural (inclusive quilotórax). A presença concomitante de defeitos cardíacos em animais com doença congênita pode produzir uma variedade de efeitos dinâmicos.

Consequências gastrintestinais

Os principais efeitos das hérnias diafragmáticas nas vísceras abdominais são encarceramento, obstrução e estrangulamento. Esses efeitos resultam da pressão aplicada pelas bordas da abertura no diafragma (anel herniário) quando as vísceras passam por elas, da formação de aderências fibrosas ou por má posição ou torção.

O encarceramento do estômago e do intestino na hérnia diafragmática pode originar obstrução parcial ou completa. O timpanismo gástrico pode interferir rapidamente com a função cardiorrespiratória pela compressão da veia cava caudal e dos pulmões e pode ser rapidamente fatal. Vômitos recorrentes, provocando desidratação, desequilíbrio ácido-básico, distúrbios eletrolíticos, alteração na condução elétrica do coração e fraqueza muscular foram relatados como consequências de refluxo gástrico e de obstrução duodenal em um cão.[27] O comprometimento grave do suprimento sanguíneo também pode induzir necrose isquêmica, perfuração do intestino e abscessos. Em algumas instâncias, vísceras podem se romper causando peritonite e pleurite por bile, contaminação fecal das cavidades corporais e uropleurite.

Consequências hepáticas da hérnia diafragmática

O fígado pode ser lesado no momento do dano ao diafragma, ou um ou mais lobos hepáticos podem-se herniar para o interior da cavidade torácica. Este último pode ocorrer em hérnias diafragmática e congênita. As complicações resultantes da herniação de lobos hepáticos resultam da congestão hepática, da necrose hepática, da torção do lobo hepático ou da obstrução do fluxo biliar. Um gradiente de pressão de até 12 mmHg normalmente existe nos sinusoides hepáticos entre a veia porta e a veia hepática. A veia cava caudal e as veias hepáticas têm as paredes delgadas, são vasos de baixa pressão e, assim, são facilmente compressíveis. Quando o fígado sofre hérnia ou torção, a compressão desses vasos

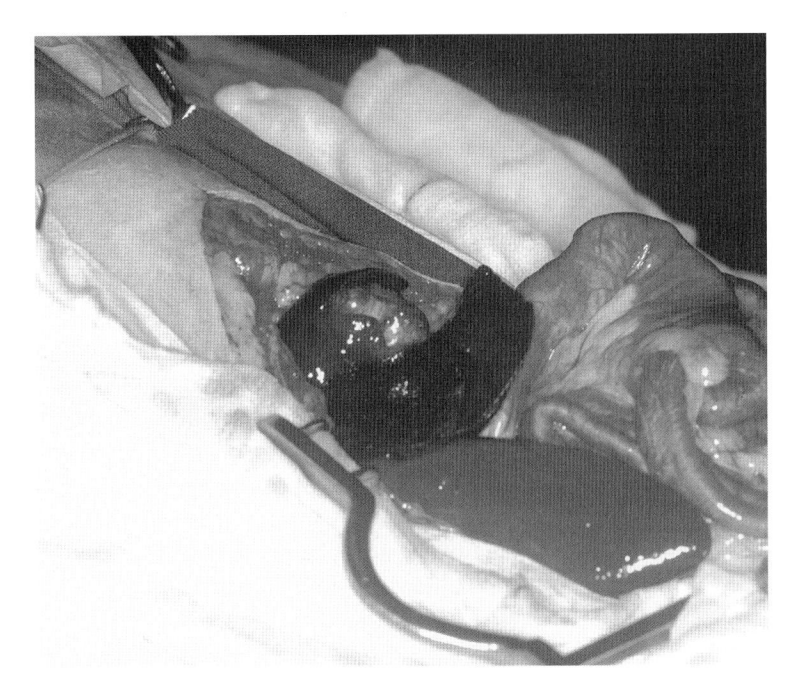

Figura 15.4 Lobos hepáticos fibróticos e escurecidos que foram reduzidos de uma hérnia diafragmática crônica em gato. Não existiam sinais clínicos de disfunção hepática, mas o painel bioquímico pré-operatório revelou atividade elevada de alanina aminotransferase e de fosfatase alcalina no soro. A porção não herniada do fígado sofreu hiperplasia. Considerou-se que os lobos hepáticos alterados eram viáveis apesar das alterações crônicas e não se fez sua ressecção. O gato recuperou-se completamente.

promove oclusão da drenagem venosa. Maior pressão nas veias hepáticas ou na veia cava caudal em relação à pressão nos sinusoides intra-hepáticos provoca congestão hepática, em dilatação dos vasos linfáticos hepáticos e em extravasamento de grande volume de linfa hepática com alto teor de proteína. O resultado podem ser acúmulos rápidos de ascite, hidrotórax ou a combinação de ambos. Aproximadamente 30% dos animais com hérnia do fígado desenvolvem hidrotórax.[6,7,10] Tipicamente, o fluido acumulado é um transudato modificado serosanguinolento. Adicionalmente à extravasão de fluido, o fígado pode sofrer alterações graves, muitas vezes irreversíveis (Figura 15.4). Relatou-se mielolipomatose nodular em um gato com herniação de lobos hepáticos para o interior de uma hérnia peritoneopericárdica.[28] Em cães foram relatadas ruptura diafragmática com lesão concomitante ao trato biliar, peritonite biliar e pleurite biliar. Dois gatos com hérnia diafragmática crônica foram levados à clínica principalmente por causa da icterícia resultante da obstrução biliar extra-hepática.[29] Apesar de ainda não haver relatos desse fato com hérnias diafragmáticas, sabe-se haver possibilidade de proliferação bacteriana (particularmente de microrganismos anaeróbicos) no fígado desvitalizado, levando à sepse e à morte.

Derrame pleural

Ocasionalmente, o derrame pleural pode ser consequência dos danos a outras vísceras que não o fígado. Foram relatados hemotórax, quilotórax, urotórax, pneumotórax e piotórax. Também pode ser consequência de insuficiência cardíaca direita em animais com tamponamento cardíaco.

Mortalidade associada à hérnia diafragmática

Estudos anteriores indicavam que aproximadamente 15% dos animais morrem antes de ser anestesiados ou submetidos à correção cirúrgica da hérnia diafragmática traumática. As mortes antes da cirurgia devem-se à hipoventilação, ao choque, à falência múltipla de órgãos e às disritmias cardíacas. A contenção do animal para exame físico, radiografia e drenagem pleural ou peritoneal podem causar descompensação em um paciente com comprometimento crítico. A mortalidade também pode atingir animais com hérnias crônicas devido à dilatação repentina do estômago ou do intestino por ingesta ou gás. O efeito da dilatação do estômago por gás é equivalente ao pneumotórax de tensão. Poderá ser necessária a descompressão com agulha hipodérmica ou sonda gástrica.

A indução anestésica é uma fase crítica no manejo cirúrgico dos pacientes e qualquer demora desnecessária na intubação e no controle da ventilação pode resultar em morte. A indução anestésica e a intervenção cirúrgica em um paciente que não tenha sido estabilizado adequadamente provavelmente tenha sido a maior razão dos resultados não satisfatórios observados, no passado, em animais enviados à cirurgia em 24 h após a lesão.[9,36] Estudos mais recentes indicam que a taxa de sobrevida é de 80% a 94% e o prognóstico deve ser igualmente bom para os pacientes operados dentro das primeiras 24 h, desde que seja instituído tratamento adjutório adequado.[8,37,38]

As complicações pós-operatórias que determinam a morte caem em dois grupos e podem derivar da hérnia, do procedimento cirúrgico ou do evento traumático inicial. Nas primeiras 24 h pós-cirurgia, a morte é causada por hemotórax, pneumotórax, edema pulmonar, choque, derrame pleural e parada cardíaca. As mortes que ocorrem mais tarde, depois da cirurgia, tendem a resultar da ruptura, da obstrução ou do estrangulamento do trato gastrintestinal, de alterações secundárias nos órgãos herniados ou de doenças não relacionadas à hérnia.

Mortes podem atingir até 14% dos cães e dos gatos submetidos à cirurgia para tratamento da hérnia peritoneopericárdica.[19,20,30] A mortalidade resulta de parada cardíaca e de persistência de sinais pré-operatórios tais como quilotórax e vômito. Um animal desenvolveu ascite e sinais de encefalopatia hepática por cirrose hepática, provavelmente originária da isquemia hepática durante a hérnia.[19] O autor encontrou essa alteração também em um cão Boiadeiro australiano com hérnia diafragmática crônica.[15]

Complicações da reparação

As complicações relatadas após o reparo de hérnias diafragmáticas decorrem das alterações na função do diafragma, da interferência física com os órgãos que se deslocaram ou estão próximos ao diafragma, das alterações na pressão pleural e peritoneal e da reinflação pulmonar.

Disfunção pulmonar e edema talvez sejam as mais sérias complicações diretamente relacionadas à reparação cirúrgica dessas hérnias. A síndrome da reexpansão pulmonar é uma entidade bem descrita em pessoas e foi relatada pela primeira vez em um gato após reparação de hérnia diafragmática em 1978.[39] A lesão de reexpansão pulmonar costuma ser descrita em seres humanos após evacuação do pneumotórax, às vezes apenas algumas horas depois do colapso pulmonar. Desde então, ela tem sido identificada como um risco maior em pequenos animais com hérnia diafragmática. A lesão pulmonar pode advir de barotrauma causado por reinflação excessivamente zelosa. O edema pulmonar de reexpansão resulta do aumento da permeabilidade do leito capilar pulmonar. Estudos experimentais sugerem que uma resposta inflamatória segue-se à lesão mecânica às membranas alvéolo-capilares e é complicada por lesão de reperfusão. A lesão de reperfusão pode ser evitada fazendo-se lentamente a reexpansão pulmonar, utilizando pressão negativa inferior a 10 mmHg. Os pulmões devem ser reinflados lentamente durante 12 a 24 h.[40] A lesão de reexpansão não é uma complicação apenas da reparação da hérnia diafragmática: ela tem potencial de acontecer em qualquer animal submetido à reexpansão pulmonar após colapso crônico do pulmão como, por exemplo, seguindo-se à drenagem de derrame pleural ou à ressecção de uma grande lesão ocupadora de espaço no tórax.

A hérnia hiatal é uma complicação reconhecida da reparação da hérnia diafragmática. Os mecanismos propostos para explicar sua ocorrência são dano físico ao hiato esofágico, tensão anormal no tendão central do diafragma (e, portanto, ao hiato), aumento na pressão intra-abdominal resultante da perda de domínio abdominal após reparação de hérnia diafragmática crônica e alterações na atividade vagal advinda de traumatismo cirúrgico e do reposicionamento de órgãos.

A perda de domínio abdominal não é, estritamente, uma complicação da reparação da hérnia diafragmática, mas é um fator complicador que pode alterar o sucesso da cirurgia. A perda de domínio abdominal refere-se à redução da capacidade da cavidade abdominal resultante da retração miofascial abdominal em resposta à diminuição crônica do volume do conteúdo abdominal. Os músculos da parede abdominal contraem-se e perdem a capacidade de voltar imediatamente ao seu comprimento original. As bainhas fasciais sofrem remodelação. Os músculos podem, também, sofrer fibrose e retração se forem danificados no momento do traumatismo original. Por consequência, depois do reposicionamento dos órgãos que haviam se deslocado para a hérnia, a sutura imediata da incisão da celiotomia pode ser impossível ou, se feita, pode resultar em pressão intra-abdominal perigosamente alta. É provável o desenvolvimento de hérnias hiatais subsequentemente ao reparo de hérnias diafragmáticas crônicas, pelo menos em parte, devido à pressão intra-abdominal elevada secundária à perda de domínio. As estratégias para superar as restrições impostas pela perda de domínio incluem incisões miofasciais para aliviar a tensão e a expansão em malha.[41] A autora tem empregado incisões de relaxamento de tensão na bainha externa do músculo reto do abdome, paralelamente à incisão da celiotomia, para auxiliar no fechamento abdominal, seguidas do reparo da hérnia diafragmática em pequenos animais.

O desenvolvimento de ascite imediatamente após a cirurgia pode indicar aumento na pressão de drenagem venosa hepática causada pelo reposicionamento do fígado durante a herniorrafia, ou então por doença hepática crônica.

Ulceração gástrica foi a complicação pós-operatória observada em dois cães que tinham hérnia diafragmática crônica com aderências intratorácicas ao fígado encarcerado.[42]

Relatou-se hipertermia como uma complicação do reparo de hérnias peritoneopericárdicas em 54% dos gatos em uma pesquisa.[20] Os autores especularam que isso poderia ter resultado da manipulação e da reperfusão hepática. Hipertermia também foi descrita como consequência de outras manipulações hepáticas maiores, como a atenuação de *shunts* intra-hepáticos em cães e lesões hepáticas em seres humanos.

Prognóstico

Hérnia diafragmática traumática

A taxa geral de sobrevida para animais diagnosticados como portadores de hérnias diafragmáticas traumáticas, na literatura publicada, é de 52% a 94%. Em uma revisão anterior, notaram-se dois picos nas taxas de mortalidade. As taxas de sobrevida em 40 cães operados nas primeiras 24 h foram de 67%; para oito cães operados após 1 ano, foram de 37%.[18,36,43] As mortes no grupo operado mais cedo foram atribuídas inteiramente ao choque e ao traumatismo; no grupo mais tardio, foram largamente não relacionadas à hérnia. Postergando-se a cirurgia 1 a 3 dias após o traumatismo, as taxas de sobrevida foram superiores a 90%. Relatos mais recentes, todavia, sugerem que o prognóstico é igualmente bom para animais operados cedo, desde que o paciente tenha sido estabilizado apropriadamente antes da cirurgia, e depois a herniorrafia de hérnias crônicas.[8,37]

As taxas de recorrência de hérnias traumáticas, inicialmente reparadas com sutura em pontos interrompidos com poliglactina 910 com acesso intercostal, foram relatadas em 4%, em cães e em 5%, em gatos.[44] A recorrência, em pessoas e em animais, geralmente resulta da combinação de fraqueza dos tecidos e perda do domínio abdominal, levando à elevação da pressão intra-abdominal.

Hérnia diafragmática congênita

Relatou-se uma taxa de sucesso maior do que 80% para o reparo de hérnias peritoneopericárdicas em cães e gatos.[19,20,30]

Referências bibliográficas

1. Hermanson J, Evans HE: The muscular system. *In* Miller's Anatomy of the Dog, 3rd ed. Evans H (ed). Philadelphia: WBSaunders, 1993.
2. Hunt G, Johnson KA: Diaphragmatic, pericardial and hiatal hernia. *In* Slatter DH (ed). Textbook of Small Animal Surgery, 3rd ed. Philadelphia: WB Saunders, 2003, p. 473.
3. Noden D, deLahunta A: The Embryology of Domestic Animals. Developmental Mechanisms and Malformations. Baltimore: Williams & Wilkins, 1985.
4. De Troyer A, Sampson M, Sigrist S, PT: The diaphragm: two muscles. Science 213:237-238, 1981.
5. Macklem PT: Normal and abnormal function of the diaphragm. Thorax 36:161, 1981.
6. Wilson GP, Hayes HM Jr: Diaphragmatic hernia in the dog and cat: a 25-year overview. Semin Vet Med Surg (Small Anim) 1(4):318, 1986.
7. Wilson GP, Newton CD, Burt JK: A review of 116 diaphragmatic hernias in dogs and cats. J Am Vet Med Assoc 159:1142, 1971.
8. Schmiedt CW, Tobias K, McCrackin Stevenson MA: Traumatic diaphragmatic hernia in cats: 34 cases (1991-2001). J Am Vet Med Assoc 222:1237, 2003.
9. Garson HL, Dodman NH, Baker GJ: Diaphragmatic hernia. Analysis of fifty-six cases in dogs and cats. J Small Anim Pract 21:469, 1980.
10. Downs MC, Bjorling DE: Traumatic diaphragmatic hernias: a review of 1674 cases. Vet Surg 16:87, 1987.
11. Nursal TZ, Ugulu M, Kologlu M, et al: Traumatic diaphragmatic hernias: a report of 26 cases. Hernia 5:25, 2001.
12. Bellenger CR, Milstein M, McDonnell W: Herniation of gravid uterus into the thorax of a dog. Mod Vet Pract 56(8):553-555, 1975.
13. Stork C, Hamaide AJ, Schwedes C, et al: Hemiurothorax following diaphragmatic hernia and kidney prolapse in a cat. J Feline Med Surg 5:91, 2003.
14. Valentine BA, Cooper BJ, Dietze AE, et al: Canine congenital diaphragmatic hernia. J Vet Int Med 2: 109, 1988.
15. Voges A, Bertrand S, Hill RC, et al.: True diaphragmatic hernia in a cat. Vet Radiol Ultrasound 2:116, 1997.
16. Sisson D, Thomas, WP, Reed J, et al: Intrapericardial cysts in the dog. J Vet Intern Med 7:364, 1993.
17. Liptak J, Bissett SA, Allan GS, et al: Hepatic cysts incarcerated in a peritoneopericardial diaphragmatic hernia. J Feline Med Surg 4:123, 2002.
18. Boudrieau R: Pathophysiology of traumatic diaphragmatic hernia. *In* Mechanisms of Disease, 2nd ed. Bojrab MJ (ed). Philadelphia: Lea & Febiger, 1993, p. 103.
19. Evans S, Biery DN: Congenital peritoneopericardial diaphragmatic hernia in the dog and cat: A literature review and 17 additional case histories. Vet Radiol 21:108, 1980.
20. Reimer SB, Kyles AE, Filipowicz DE, Gregory CR: Long-term outcome of cats treated conservatively or surgically for peritoneopericardial diaphragmatic hernia: 66 cases (1987-2002). J Am Vet Med Assoc 224:728, 2004.
21. Degiannis E, Levy RD, Sofianois C, et al: Diaphragmatic herniation after penetrating trauma. Br J Surg 83:88, 1996.
22. Spackman CJA, Caywood DD, Feeney DA, et al: Thoracic wall and pulmonary trauma in dogs sustaining fractures as a result of motor vehicle accidents. J Am Vet Med Assoc 185:975, 1984.
23. Tamas PM, Paddleford RR, Krahwinkel DJ Jr: Thoracic trauma in dogs and cats presented for limb fractures. J Am Anim Hosp Assoc 21:161, 1985.
24. Kraje BJ, Kraje AC, Rohrbach BW, et al: Intrathoracic and concurrent orthopedic injury associated with traumatic rib fracture in cats: 75 cases (1980-1998). J Am Vet Med Assoc 216:51, 2000.
25. Roudebush P, Burns J: Pleural effusion as a sequela to traumatic diaphragmatic hernias: a review of four cases. J Am Anim Hosp Assoc 15:699, 1979.
26. Bellenger CR, Trim C, Summer-Smith G: Bile pleuritis in a dog. J Small Anim Pract 16:575, 1975.
27. Roe SC, Smith CW, Stowater JL: Diaphragmatic hernia producing gastric outflow obstruction, metabolic alkalosis, and hypokalemia in a dog. Comp Contin Edu Pract Vet 8:943, 1986.
28. Schuh JCL: Hepatic nodular myelolipomatosis (myelolipomas) associated with a peritoneo-pericardial diaphragmatic hernia in a cat. J Comp Pathol 97:231, 1987.
29. Cornell KK, Jakovljevic S, Waters DJ, Prostredny J, et al.: Extrahepatic biliary obstruction secondary to diaphragmatic hernia in two cats. J Am Anim Hosp Assoc 29:502-507, 1993.
30. Wallace J, Mullen HS, Lesser MB: A technique for surgical correction of peritoneal pericardial diaphragmatic hernia in dogs and cats. J Am Anim Hosp Assoc 28:503, 1992.

31. Sullivan M, Lee R: Radiological features of 80 cases of diaphragmatic rupture. J Small Anim Pract 30:561, 1989.
32. Williams J, Leveille R, Myer CW: Imaging modalities used to confirm diaphragmatic hernia in small animals. Comp Contin Educ Pract Vet 20:1199, 1998.
33. Berry C, Koblik PD, Ticer JW: Dorsal peritoneopericardial mesothelial remnant as an aid to the diagnosis of feline congenital peritoneopericardial diaphragmatic hernia. Vet Radiol 31:239, 1990.
34. White J, Tisdall PLC, Norris JM, et al: Diaphragmatic hernia mimicking a pulmonary mass. J Feline Med Surg 5:197, 2003.
35. Stowater JL, Lamb CR: Ultrasonography of noncardiac thoracic diseases in small animals. J Am Vet Med Assoc 195:514, 1989.
36. Sullivan M, Reid J: Management of 60 cases of diaphragmatic rupture. J Small Anim Pract 31:425,1990.
37. Gibson TWG, Brisson B, Sears W: Perioperative survival rates after surgery for diaphragmatic hernia in dogs and cats: 92 cases (1990-2002). J Am Vet Med Assoc 227:105, 2005.
38. Bellenger CR, Hunt GB, Goldsmid SE, et al: Outcomes of thoracic surgery in dogs and cats. Aust Vet J 74:25, 1996.
39. Stampley AR, Waldron DR: Reexpansion pulmonary edema after surgery to repair a diaphragmatic hernia in a cat. J Am Vet Med Assoc 203:1699,1993.
40. Sherman SC: Reexpansion pulmonary edema: a case report and review of the current literature. J Emerg Med 24:23, 2003.
41. Levine JP, Karp NS: Restoration of abdominal wall integrity as a salvage procedure in difficult recurrent abdominal wall hernias using a method of wide myofascial release. Plast Reconstr Surg 107:707, 2001.
42. Willard MD, Toal RL, Cawley A: Gastric complications associated with correction of chronic diaphragmatic hernia in two dogs. J Am Vet Med Assoc 184:1151, 1984.
43. Minihan A, Berg J, Evans KL: Chronic diaphragmatic hernia in 34 dogs and 16 cats. J Am Anim Hosp Assoc 40:51, 2004.
44. Stokhof AA: Diagnosis and treatment of acquired diaphragmatic hernia by thoracotomy in 49 dogs and 72 cats. Vet Q 8:177, 1986.

Peritonite

Jamie R. Bellah

Peritonite é a síndrome clínica caracterizada por uma resposta inflamatória à irritação da membrana serosa parietal que reveste a cavidade abdominal e da membrana serosa visceral que reveste as vísceras abdominais, e um iniciador comum da síndrome de resposta inflamatória sistêmica.[1] Tanto em cães quanto em gatos, é mais comum a peritonite se secundária a doenças ou a traumatismos que resultam em contaminação bacteriana da cavidade abdominal. A introdução de micróbios, por qualquer meio, na cavidade peritoneal, pode induzir peritonite séptica; já a inflamação não séptica, ou peritonite asséptica, pode ser induzida por invasão neoplásica, presença de sangue, extravasão de urina, vazamento de bile e subprodutos ácidos irritantes da pancreatite.[2,4] As condições não sépticas podem se tornar sépticas se a lesão do intestino (p. ex., obstrução intestinal) permitir o deslocamento transmural de bactérias.[3] A peritonite primária não é comum em pequenos animais, sendo geralmente atribuída à infecção por coronavírus, à peritonite infecciosa felina em gatos ou a uma infecção hematógena, quando a fonte da peritonite é desconhecida tanto em gatos quanto em cães.[5] A dimensão da superfície (área) dessas membranas inflamadas pode ser até 150% da superfície corporal,[6] de modo que os distúrbios que afetam a cavidade abdominal, em uma área localizada ou generalizada, podem ter efeito profundo sobre a saúde do cão ou do gato.

Anatomia

O peritônio é uma membrana serosa feita de células mesenquimais sustentadas por um estroma de fibras colágenas e elásticas, chamado de fáscia transversa.[6] Outras células e substâncias também compõem esse estroma, incluindo macrófagos, linfócitos, mastócitos, adipócitos e glicosaminoglicanos. Vasos e lacunas coletores linfáticos especiais, especialmente comuns na superfície visceral do diafragma, são responsáveis por eliminar fluidos e partículas da cavidade peritoneal[6,7] e também são capazes de aumentar em diâmetro durante a peritonite.[8] A cavidade peritoneal normalmente tem uma pequena quantidade de fluido seroso, com o propósito de lubrificação. Esse fluido é produzido pelas células mesenquimais.[6] A membrana peritoneal tem sido considerada uma membrana semipermeável capaz de funções de absorção e de exsudação.[2] A circulação do fluido peritoneal normal é em sentido caudal para cranial (em direção ao diafragma). Pesquisas utilizando corantes demonstraram tempos de clarificação variando de 19 a 72 min, dependendo da localização, cranial ou caudal, respectivamente, da injeção do corante.[6,9] Após a absorção pelos linfáticos diafragmáticos, a linfa é levada aos linfonodos mediastinais, ao ducto torácico e, finalmente, à circulação sistêmica. Linfáticos omentais são a rota para drenagem e agregações de células ("manchas de leite"), que incluem neutrófilos, macrófagos e linfócitos, importantes para os mecanismos de defesa. Tecidos linfoides associados ao peritônio também são capazes de produção de imunoglobulinas.[6]

A cavidade peritoneal tem uma pressão positiva normal que varia de 1,5 a 5,5 mmHg, que pode ser medida indiretamente usando um cateter transuretral colocado na bexiga urinária. Aumentos na pressão peritoneal podem resultar em diminuição na adequação do compartimento abdominal, que pode causar disfunções cardiovascular, respiratória e de órgãos abdominais. Pressões peritoneais maiores que 15 mmHg podem causar taquicardia, hipertensão, resistência vascular sistêmica aumentada, redução do débito cardíaco, diminuição do fluxo sanguíneo do mesentério e da mucosa intestinal e aumento da translocação transmural bacteriana.[6] A pressão intra-abdominal aumenta após ooforoisterectomias e outras causas de distensão abdominal. Pressões abdominais acima de 22 mmHg podem exigir descompressão cirúrgica, especialmente em animais oligúricos.[10]

As características citológicas do fluido peritoneal normal abrangem, principalmente, macrófagos, células mesoteliais, linfócitos e um conteúdo proteico inferior a 3 g/dℓ. O fluido peritoneal não tem fibrinogênio, não coagula e tem atividade antibacteriana em consequência de seus componentes-complemento e fibronectina opsonizante.[6]

Etiologia da peritonite secundária

Microrganismos gastrintestinais têm acesso à cavidade peritoneal por extravasamento através de perfurações ou por outra forma de perda da integridade do intestino e são a causa mais comum de peritonite secundária.[6,11] A peritonite pode se suceder a uma cirurgia abdominal e, havendo peritonite pós-operatória, a mortalidade é alta.[11] Recentemente se demonstrou que a existência de peritonite pré-operatória é um fator de risco para o desenvolvimento de vazamento nas anastomoses.[12] Bactérias e células inflamatórias produzem colagenases, que reduzem o conteúdo de colágeno da parede intestinal e diminuem a resistência da anastomose.[12] Aeróbios e anaeróbios Gram-negativos, com mistura de fluido e ingesta originado do intestino, iniciam inflamação a partir de material bacteriano, de compostos químicos e de material estranho. O vazamento do intestino pode decorrer de perfuração mecânica, invasão neoplásica, presença de materiais estranhos, traumatismo não penetrante ou penetrante, ruptura de vasos causando isquemia e necrose, deiscência de incisões cirúrgicas e lesões induzidas por drogas, como a ulceração e a perfuração do cólon induzidas por corticosteroides. As perfurações gastrintestinais tipicamente resultam em população múltipla de bactérias nos fluidos peritoneais. Um fator que determina o número e o tipo de bactérias que escapam para a cavidade peritoneal é a região do trato gastrintestinal perfurada. Quanto mais distal for a perfuração, maior é o número total de bactérias e maior a porcentagem de microrganismos anaeróbicos; consequentemente, a mortalidade também é maior.[6] Duas bactérias predominam após perfuração intestinal: *E. coli* e *Bacteroides fragilis*. Pensa-se que as características aeróbicas e anaeróbicas desses organismos sejam sinergéticas. A endotoxina produzida por *E. coli* é comumente associada à mortalidade precoce; na infecção concomitante por *Bacteroides fragilis*, acredita-se que aumente o potencial letal da *E. coli*.[13,14] Considera-se que a alfa-hemolisina, uma exotoxina produzida por *E. coli*, promova a infecção no interior da cavidade peritoneal por ser tóxica às células de mamíferos; ela altera as características do fluido intraperitoneal ao provocar a lise de eritrócitos e por ter efeito deletério nos leucócitos peritoneais.[14,15] Essa exotoxina aumenta a possibilidade de se recuperar *E. coli* e *B. fragilis* do fluido peritoneal, e a mortalidade.[14]

A ruptura de um órgão séptico, como o pâncreas, a próstata, o útero, a vesícula biliar ou a bexiga urinária, ou a ruptura de abscessos intra-abdominais (p. ex., no fígado), em geral resulta em uma população única de células. O conteúdo do fluido varia, dependendo de qual órgão séptico tenha sido rompido. Uma complicação comum da diálise peritoneal é a peritonite séptica, frequentemente causada por contaminação das sondas ou por perfuração gastrintestinal.[16] Peritonite raramente é secundária à infecção por parasitos. Já foram identificadas infecções por *Toxoplasma gondii*, em gatos e por *Porocephalus crotali* e espécies mesocestoide, em cães.[17-19]

Peritonite secundária sem um patógeno infeccioso é denominada peritonite asséptica. Agentes químicos (geralmente endógenos, como urina ou bile), materiais estranhos como amido ou compressas cirúrgicas, irritação mecânica e neoplasia podem causar peritonite asséptica. A exposição cirúrgica e a manipulação, inclusive a exposição ao ar durante cirurgias ou exames laparoscópicos, resultam em inflamação peritoneal. Peritonite granulomatosa pode ser causada pelo pó para luvas, como amido, talco e pós baseados em silicone. A hipersensibilidade ao amido ou ao milho é o mecanismo sugerido para a inflamação.[6] A presença de urina e de bile estéreis no interior da cavidade peritoneal não causa inflamação significativa, a não ser que bactérias contaminem o fluido.[17,20,21] Já foi relatado derrame biliar por até trinta dias.[21] O uroperitônio geralmente tem impacto metabólico mais significativo na saúde do animal; a contaminação bacteriana da urina não é comum. Se a urina for estéril, ela pode permanecer na cavidade peritoneal por longos períodos sem causar peritonite.[22] Se o uroperitônio for contaminado por bactérias, a necessidade de corrigir cirurgicamente o problema é mais urgente, ao passo que, se a urina for estéril, ela pode ser removida por drenagem peritoneal até que o paciente esteja mais estável para a correção cirúrgica. Outros produtos químicos introduzidos iatrogenicamente na cavidade peritoneal, tais como antibióticos, bário, soluções de iodopovidona e agentes contrastantes à base de iodo podem causar graus variados de inflamação peritoneal.[6]

A peritonite esclerosante e encapsulante, uma condição crônica que resulta em revestimento dos órgãos abdominais, como em um casulo, de camadas de tecido conjuntivo colagenoso, já foi relatada em pequenos animais.[6] Essa condição não é séptica e o fluido peritoneal contém eritrócitos, macrófagos com eritrócitos fagocitados e fibroblastos. Sua etiologia é incerta.[23,24]

Inflamação em peritonite

O peritônio utiliza mecanismos imunológicos, suas funções de absorção e a habilidade de tornar localizados os processos infecciosos para proteger suas superfícies.

Quando há contaminação ou lesão, surge resposta inflamatória imediata, que começa com a ativação do complemento (C3a e C5a) e o influxo de neutrófilos. Mastócitos e basófilos sofrem degranulação, promovendo aumento da permeabilidade vascular e a elaboração de opsoninas e de complemento. A opsonização de microrganismos, a lise celular e a eliminação de complexos imunes são potencializadas pelo complemento. A fagocitose aumenta e imunoglobulinas são produzidas por tecido linfoide associado ao peritônio.[25] Mastócitos, neutrófilos, macrófagos, linfócitos e células mesenquimais participam da liberação de citocinas, o que resulta em recrutamento de mais células. O metabolismo do ácido araquidônico, estimulado por interleucina 1-β e fator de necrose tumoral (TNF-α), resulta em prostaglandinas. Essas citocinas, com a interleucina 8, estimulam a migração de neutrófilos. A elevação de citocinas pró-inflamatórias, como TNF-α e interleucinas 8 e 6, é proporcional à gravidade da resposta clínica.[6] A exsudação de fluido peritoneal resulta da maior permeabilidade da rede peritoneal de capilares causada por histamina dos mastócitos e por prostaglandinas. A exsudação de fluido peritoneal fornece um grande volume de fluido contendo complemento, imunoglobulinas, fatores de coagulação e fibrina. A eliminação da fibrina se reduz porque o sistema fibrinolítico é inativado pela inflamação e grumos de fibrina podem obstruir as lacunas linfáticas peritoneais. Apesar de bactérias poderem estar protegidas da resposta inflamatória nos focos de fibrina, esses depósitos de fibrina são necessários para a formação de aderências, o que auxilia a localização da infecção.[6,26]

Uma consequência da exsudação de fluido do espaço vascular para a cavidade peritoneal é o desenvolvimento de hipovolemia e hipoproteinemia. Hipovolemia e hipoproteinemia são exacerbadas quando o íleo adinâmico existe secundariamente à inibição de reflexos simpáticos adrenérgicos[27] e o fluido passa a ser sequestrado também no lúmen do intestino. A translocação de bactérias aumenta com a alteração da motilidade intestinal. Portanto, nas peritonites assépticas, o desenvolvimento de íleo adinâmico permite contaminação bacteriana da cavidade peritoneal por via transmural.[6] O íleo adinâmico também pode decorrer de condições como isquemia e distensão crônica por obstrução. À medida que o volume de fluido na cavidade peritoneal aumenta, a capacidade do peritônio em se acomodar diminui e a ventilação fica comprometida. Quando o comprometimento for grave, poderão se instalar hipoxemia e acidose respiratória. O aumento de volume de fluido peritoneal eventualmente eleva a pressão intra-abdominal a ponto de poder reduzir o retorno venoso dos vasos volumosos abdominais e diminuir o débito cardíaco. Às vezes, insuficiência renal aguda resultará da redução da perfusão renal. Peritonite séptica tem sido associada à hepatopatia séptica, à colestase intra-hepática, à icterícia e à elevação de ácidos biliares e de enzimas hepáticas no soro.[28] A coagulação intravascular disseminada, causando microembolização do suprimento sanguíneo de vários órgãos, agrava a agressão a órgãos importantes pela hipovolemia e hipoxia. O processo pode culminar com o desenvolvimento da síndrome da disfunção de múltiplos órgãos (SDMO), resultante da disfunção celular mediada por citocinas.

Sepse é comum quando a peritonite é causada por contaminação bacteriana. Os efeitos secundários dos patógenos bacterianos e de seus subprodutos complicam as alterações metabólicas já descritas. Experimentos demonstram que a sepse se associa a acentuado aumento na demanda periférica de oxigênio e a níveis plasmáticos elevados de insulina, glucagon e catecolaminas (estado hiperdinâmico).[29,30] As endotoxinas bacterianas potencializam os níveis de citocina pró-inflamatórias, de complementos e de produtos do metabolismo do ácido araquidônico por estímulo da resposta imune inata.[6] Organismos anaeróbicos produzem exoenzimas que os tornam particularmente invasivos aos tecidos, causando necrose, supuração, aderências e abscessos.[6]

Substâncias que potencializam a peritonite

As substâncias que aumentam ou potencializam as respostas inflamatórias locais ou sistêmicas em peritonite, ou que pioram o prognóstico de recuperação das peritonites bacterianas, são denominadas adjuvantes da peritonite.[29] Sais biliares, mucina gástrica, hemoglobina e sais de bário são reconhecidos como adjuvantes que aumentam a virulência das bactérias contaminantes.[6,31] A fagocitose é inibida pela mucina gástrica devido a um efeito anticomplemento semelhante ao da heparina e pela hemoglobina, que impede a quimiotaxia de células fagocíticas. A hemoglobina também interfere na fagocitose, com a eliminação intracelular de bactérias[29] e com os mecanismos de limpeza dos linfáticos.[26,32] Os sais biliares provocam lise de eritrócitos, liberando hemoglobina, e alteram os mecanismos de adesão celular ao baixar a tensão superficial.[33] Outro efeito adjuvante relaciona-se ao volume do fluido peritoneal. Experimentalmente, o aumento progressivo do volume de fluido injetado na cavidade peritoneal, mantendo-se inalterado o tamanho do inóculo bacteriano, resultou em redução da velocidade de eliminação bacteriana e em aumento da mortalidade.[34] Em um estudo experimental, a contaminação do peritônio com bário e com conteúdo intestinal resultou em mortalidade mais alta do que apenas a contaminação com conteúdo intestinal.[35] Apesar dessa constatação, o bário continua a ser utilizado como contraste em radiografias do aparelho digestório anterior porque proporciona melhores detalhes radiográficos. Se houver vazamentos, faz-se imediatamente uma cirurgia exploradora para resolver a perfuração gastrintestinal e para remover o bário e o conteúdo intestinal extravasado por meio de lavagem peritoneal cuidadosa.

Sinais clínicos

É comum pensar que os sinais clínicos ligados à peritonite estejam sempre relacionados à dor aguda, a vômito, febre e choque; mas a peritonite em cães e gatos pode se apresentar com grande variação no quadro clínico.[6] Os sinais mais comuns são anorexia, vômito, mal-estar, depressão, febre, fraqueza e resposta dolorosa no abdome. A febre nem sempre está presente e a temperatura retal pode variar de hipo a hipertermia. Pode haver febre tanto com peritonite séptica quanto com asséptica.[36] Cães geralmente exibem resposta dolorosa no abdome, mas um terço dos gatos não o faz.[37] Embora não seja consistente, a manifestação de dor no abdome pode ser exibida com o animal assumindo "posição de oração", que alivia a dor em alguns cães. O acúmulo de fluido no abdome, em vários graus, pode ou não ser detectado durante o exame físico. Acúmulos de grandes volumes podem causar comprometimento respiratório. A sequestração de fluido na cavidade peritoneal e no lúmen do intestino pode resultar em desidratação acentuada quando acompanhada de vômitos. Em gatos e cães, derrames peritoneais têm sido associados à hiponatremia e à hiperpotassemia sem disfunção da glândula adrenal.[38] A ausculta do abdome pode revelar ausência de borborigmos, o que é compatível com íleo adinâmico. Os sinais vitais que podem sugerir a síndrome da resposta inflamatória sistêmica hiperdinâmica são mucosas hiperêmicas (vermelho tijolo), tempo de reenchimento capilar rápido, taquicardia, pulso rápido e forte e pirexia. À medida que a peritonite progride e a hipovolemia piora, a taquicardia se agrava, com pulso fraco, maior tempo de reenchimento capilar, membranas pálidas e hipotermia (choque hipovolêmico). Em gatos, bradicardia e hipotermia, membranas mucosas pálidas, sinais de dor abdominal difusa, pulso fraco, anemia, hipoalbuminemia e icterícia são indicativos de sepse grave.[39] Os sinais clínicos também podem refletir o sistema orgânico implicado: icterícia, com colecistite séptica e perfuração; descarga vaginal, com piometra rompida; disúria ou piúria, com abscesso prostático ou prostatite séptica. Drenagem purulenta com dor abdominal após cirurgia gastrintestinal pode estar associada à deiscência e ao vazamento de conteúdo intestinal.

Diagnóstico

São muitos os testes diagnósticos que contribuem para o diagnóstico de peritonite e o sustentam, mas o mais importante é o exame citológico do fluido peritoneal. O achado de neutrófilos degenerados com bactérias intracelulares é diagnóstico de peritonite séptica. A cultura (e os testes de sensibilidade) do fluido confirmam a infecção bacteriana.[40] Um estudo recente recomenda que se faça cultura também do fluido não séptico, pois a ausência de evidências citológicas de sepse não indica ausência de bactérias.[41] Frequentemente, o volume do fluido peritoneal torna a obtenção de amostras do fluido por abdominocentese relativamente simples; mas, caso o volume de fluido seja muito baixo, a aspiração poderá ter que ser guiada por ultrassonografia. Na impossibilidade de se guiar por ultrassonografia, pode-se fazer uma abdominocentese de "quatro quadrantes". Uma lavagem peritoneal diagnóstica também pode ser utilizada para "lavar" as superfícies peritoneais e para colher amostras de fluido para exame; ela está indicada quando há suspeita de peritonite séptica apesar de pouco ou nenhum fluido peritoneal.[6] Recomenda-se a exploração do abdome se o exame citológico revelar neutrófilos tóxicos ou degenerados contendo bactérias fagocitadas, bactérias livres (cuidado com contaminantes dos corantes) ou material de origem vegetal. O fluido abdominal obtido após uma anastomose gastrintestinal não complicada tipicamente tem neutrófilos degenerados.[42] As contagens de neutrófilos variam amplamente; as características citológicas são os critérios mais importantes e devem ser utilizados em conjunto com o leucograma do sangue periférico. Este pode variar de neutrofilia a neutropenia quando o consumo de leucócitos supera a produção da medula óssea.[36] Deve-se fazer cultura e teste de sensibilidade para microrganismos aeróbicos e anaeróbicos.

Comparou-se o fluido peritoneal com o soro em casos de peritonite séptica, já que o resultado do isolamento bacteriano não é realístico sob o ponto de vista temporal, como o resultado do diagnóstico citológico. Nesse estudo, um leucograma pré-operatório com mais de 2.000 células/dℓ e um leucograma pós-operatório com mais de 9.000 células/dℓ eram, em geral, indicativos de peritonite. Quando os níveis de glicose no sangue e no fluido peritoneal foram comparados, uma diferença de concentração de mais 20 mg/dℓ diferenciava derrames peritoneais sépticos de não sépticos em cães e gatos.[40] A produção de lactato resulta da glicólise pelos neutrófilos e metabólitos bacterianos do microambiente anaeróbico do fluido, causando diminuição do pH do fluido peritoneal.[43] Demonstrou-se que os derrames sépticos em gatos têm pH mais baixo, mas essa tendência não foi verificada em cães.[40] Comparando-se o sangue com o fluido peritoneal em cães e gatos, comprovou-se que as diferenças entre os valores de pH não são significativas; já as diferenças entre as concentrações de glicose são significativas e as diferenças no lactato foram insignificantes devido aos números baixos. Apesar de não ser estatisticamente significante, diferença entre o lactato do sangue e do fluido inferior a -2 mmol/ℓ foi 100% sensível e específica para derrame peritoneal séptico em sete cães.[40] As diferenças de conteúdo de glicose no sangue e no fluido foram mais sensíveis do que somente a glicose.[40] Uma outra pesquisa com 19 cães e 18 gatos demonstrou que cães com derrames peritoneais sépticos têm concentrações de lactato no fluido de mais de 2,5 mmol/ℓ e essas concentrações eram maiores do que as concentrações de lactato no sangue (diferença negativa entre as concentrações de lactato no sangue e no fluido); todavia, testes similares não foram precisos para gatos.[43] Lançou-se a hipótese de que, devido aos gatos serem deficientes em glicoquinase, eles possam ter tendência para metabolismo anaeróbico com concentrações maiores de lactato no sangue periférico.

Durante o exame físico, pode-se suspeitar de fluido no peritônio caso se encontre uma onda de fluido palpável e se radiografias do abdome mostrarem perda dos detalhes da serosa (aparência de vidro fosco). Não havendo cirurgia abdominal recente, a presença de gás livre na cavidade abdominal indica ruptura gastrintestinal.[41] Estudos revelaram que perfurações gastrintestinais eram a causa do pneumoperitônio em 77% de 34 animais[41] e em 74% de 54 animais com pneumoperitônio mas sem histórico de traumatismo penetrante.[44] O ar residual pode permanecer até 30 dias após cirurgias abdominais[41] ou procedimentos diagnósticos que utilizem gás ou ar. Alterações enfisematosas no interior de órgãos abdominais podem também exibir densidade de ar e estar associadas à peritonite.[6] O exame ultrassonográfico pode revelar fluido e ser capaz de localizar a fonte potencial do vazamento, se a fonte do fluido purulento séptico for um órgão parenquimatoso. Observam-se corrugações no intestino em quatro de 24 cães com peritonite, mas elas eram mais comuns associadas à pancreatite (12 de 24 cães).[45] Pode ocorrer derrame pleural concomitantemente com a peritonite e isso é considerado um sinal de mau prognóstico.[46] Técnicas de imagem como tomografia computadorizada e ressonância magnética também podem fornecer informações adicionais antes da cirurgia exploradora, mas a ultrassonografia provou ser uma ferramenta simples, prática e amplamente disponível.

O hemograma completo, a avaliação bioquímica do soro e o perfil de coagulação são os testes preferenciais para avaliar a gravidade da doença. A análise bioquímica do fluido peritoneal pode ser de valia caso se suspeite de uroperitônio ou de vazamento de bile. Níveis de creatinina mais elevados no fluido peritoneal do que no sangue apoiam o diagnóstico de uroperitônio; todavia, em animais ictéricos, alguns testes baseados em reagentes (isto é, tiras reagentes para urina) não são precisos.[47] A determinação das concentrações de bilirrubina demonstrou ser 100% eficiente para diagnosticar vazamento de bile antes da cirurgia exploradora. Consistentemente, o conteúdo de bilirrubina no fluido era de 2,5 vezes o conteúdo no soro caso tivesse ocorrido vazamento de bile.[21] Hipoglicemia é frequente durante a sepse.[36] Concentração de glicose no fluido peritoneal de menos de 50 mg/dℓ foi 100% específica para peritonite bacteriana ao se comparar 55 casos de derrame abdominal não séptico com 16 casos de derrame séptico.[48]

Manejo da peritonite séptica

Após o diagnóstico de peritonite séptica, o tratamento de suporte começa com terapia de reanimação agressiva com fluidos intravenosos para restabelecer a hidratação e melhorar a perfusão. Cristaloides intravenosos são administrados inicialmente para se conseguir uma diurese de 1 a 2 mℓ/kg/h, com pressão venosa central entre 0 e 5 cm/H_2O. O monitoramento da pressão venosa central auxilia a adequar a fluidoterapia para conseguir expansão volumétrica sem causar sobrecarga de fluidos. A administração de coloides sintéticos ou derivados de sangue pode ser apropriada, dependendo dos resultados das avaliações do sangue ou soro. À medida que progride a reanimação por fluidos, as decisões quanto aos rumos da terapia são baseadas em medidas seriais de pressão venosa central, albumina sérica, pressão coloidosmótica, *status* ácido-básico, eletrólitos, parâmetros de coagulação e pressão sanguínea. A comparação com as análises pré-operatórias pode auxiliar a relacionar os parâmetros cardiovasculares aos efeitos da administração de fluidos. Pode ser necessário utilizar taxas de administração de fluidos de 10 a 12 mℓ/kg/h para a manutenção da pressão arterial após a cirurgia.[6] A terapia antimicrobiana inicia-se assim que forem colhidas amostras do fluido para cultura, e geralmente consiste na combinação de um aminoglicosídio com uma droga parenteral efetiva contra aeróbios; todavia, isso depende muito das preferências do clínico.[6] A administração de antibióticos como a cefoxitina, de amplo espectro e boa atividade contra aeróbios, simplifica a antibioticoterapia inicial. Esta poderá ser modificada assim que se tiver em mãos os resultados dos testes de sensibilidade. Para o tratamento bem-sucedido da peritonite séptica são necessárias a investigação e a correção da fonte de contaminação bacteriana. Muitos cirurgiões acreditam ser importante a lavagem da cavidade peritoneal para diluir os contaminantes, mas uma pesquisa recente questiona a existência de evidências que sustentem a necessidade de lavagem.[49] Não é preciso adicionar antibióticos ao fluido de lavagem durante a cirurgia porque os antibióticos parenterais atingem níveis suficientes (níveis terapêuticos) no fluido peritoneal durante a peritonite[50] e, além disso, evita-se a ocorrência de irritação química, as aderências e o atraso na cicatrização de anastomoses.[51] Adicionalmente, o uso de antibióticos no fluido para lavagem peritoneal não demonstrou trazer mais benefícios do que o emprego do fluido isoladamente. Após a correção da fonte de contaminação bacteriana e da lavagem peritoneal, deve-se considerar a possibilidade de se proporcionar uma via gástrica ou entérica de alimentação a fim de fornecer suporte nutricional no período pós-operatório imediato. Utilizar em corticosteroides e anti-inflamatórios não esteroides em peritonite séptica é controverso e eles não são usados rotineiramente porque não existem benefícios comprovados.[36]

A drenagem da cavidade peritoneal inflamada parece ser a decisão mais controversa. A sutura da cavidade peritoneal sem drenagem, a colocação de drenos tipo *sump* para drenagem contínua (com ou sem lavagem intermitente), a drenagem peritoneal aberta e a vácuo-assistida são utilizadas correntemente, embora esta última técnica esteja ainda em seu início, tanto em medicina humana quanto medicina veterinária.[52-55] A drenagem aberta permite que o fluido seja removido do abdome em até 6 h, enquanto a drenagem contínua tipo *sump* requer 24 a 48 h.[6] Em uma pesquisa retrospectiva com 36 cães e 6 gatos, comparando-se as técnicas de drenagem peritoneal aberta e o fechamento (sutura) primário, encontrou-se uma taxa de sobrevida geral de 71%, sem diferença significativa entre os dois grupos. Contudo, no grupo de drenagem aberta, os pacientes receberam mais plasma ou sangue, mais animais receberam sondas de jejunostomia e passaram mais tempo na unidade de terapia intensiva (média de 6 dias, contra 3,5 dias no grupo de sutura primária).[55] Não existem estudos prospectivos comparando as técnicas de drenagem aberta e fechada em medicina veterinária.

Relatou-se que o fechamento primário da incisão abdominal após a exploração para peritonite séptica tem mortalidade de 46%.[53] Apesar de não terem sido feitos estudos comparativos dos métodos aberto e fechado para tratamento da peritonite séptica, comparações retrospectivas nas taxas de mortalidade em estudos individuais mostram taxas similares, e o vazamento gastrintestinal é a causa mais comum da peritonite e é a que apresenta maior mortalidade.[52] Seria necessário um estudo prospectivo aleatório que caracterizasse a peritonite séptica como gastrintestinal, biliar, não biliar e não gastrintestinal (p. ex., útero, próstata, renal), de tal maneira que números maiores de animais tratados por métodos fechados e abertos em cada categoria contribuíssem para determinar quando seria preciso usar drenagem peritoneal aberta e quando o fechamento primário seria suficiente. Na opinião do autor, peritonites sépticas originadas de órgãos parenquimatosos, tais como o útero, a próstata e os rins, tendem a causar contaminação peritoneal, que é facilmente removida e diluída por lavagem com grandes volumes. Em situações de extravasamentos do conteúdo gastrintestinal, a decisão para o emprego de drenagem peritoneal aberta se baseia no julgamento da adequabilidade da lavagem para diluir e para remover material estranho e exsudatos e na extensão da superfície envolvida (focal ou difusa).

A peritonite séptica tratada por fechamento primário e por drenos abdominais não obteve apoio muito forte porque a drenagem se mostra ineficiente, pois ela beneficia apenas uma região local da cavidade peritoneal, é rapidamente ocluída pelo omento e pode ser complicada por infecção hospitalar ascendente. A contaminação bacteriana através do dreno pode ocorrer em até 24 h.[56] Drenos do tipo *sump* permitem melhor drenagem do que a drenagem fechada, mas têm maior potencial de contaminação caso o ar puxado para o interior da cavidade não seja filtrado. Os drenos de *sump-Penrose* foram completamente envolvidos pelo omento e aderências omentais em 96 h em cães normais.[54] Os drenos *sump-Penrose* e a lavagem peritoneal aberta em cães normais causaram inflamação local.[54] A lavagem peritoneal intermitente com cânula de diálise peritoneal de Parker também já foi utilizada, sendo recuperados, em média, 91,4% do volume injetado de solução de lavagem. Drenos de sucção fechada também já foram usados com sucesso para o tratamento de peritonite generalizada em cães e gatos sem complicações clinicamente importantes.[57,58]

A drenagem peritoneal aberta resultou em taxas de mortalidade de 22% a 48%.[52,54,55] Ela proporciona a melhor e mais completa drenagem da cavidade peritoneal, essencialmente tratando-a como um ferimento aberto ou um abscesso seriam tratados e mantendo um microambiente menos favorável ao desenvolvimento de bactérias anaeróbicas no interior da cavidade. Relatou-se que a eficiência da drenagem peritoneal aberta se deve à maior remoção de bactérias, de material estranho e de exsudatos (inclusive de mediadores inflamatórios).[59] A aparência macroscópica do ferimento, o exame citológico do fluido e a condição do paciente são os fatores que auxiliam a decidir o momento ótimo para o fechamento abdominal. Nova exploração do abdome pode ser feita se persistirem ou se retornarem a inflamação com neutrófilos degenerados e a contaminação bacteriana. A cultura bacteriana é feita antes do fechamento do abdome; em estudos prévios, em 40% dos pacientes foi isolada uma bactéria diferente daquela que havia sido isolada na exploração inicial.[6] As complicações mais comuns da drenagem peritoneal aberta são hipoproteinemia, hipoalbuminemia, anemia e infecção hospitalar.[6] Em um estudo prospectivo conduzido em pessoas, a drenagem peritoneal aberta demonstrou mais complicações e nenhuma vantagem sobre o fechamento primário do abdome.[60] Um estudo com 239 pacientes mostrou 31% de mortalidade com a técnica fechada e 44% com a técnica aberta.[61] Sugeriu-se que a drenagem peritoneal aberta é facilitada pela posição do animal.[6]

O fechamento vácuo-assistido (FVA) é uma técnica nova em seres humanos e em animais, e é aplicável a ferimentos crônicos e agudos.[62,63] A drenagem peritoneal vácuo-assistida ainda está no início, mas correntemente está sendo avaliada em pacientes humanos e em poucos centros veterinários. A técnica demonstrou acelerar a reparação de ferimentos por aumentar o fluxo sanguíneo local, por reduzir a carga bacteriana e por estimular o crescimento de tecido de granulação.[64] Em seres humanos, tem sido feito uso temporário do fechamento vácuo-assistido para peritonite local e generalizada. Foram desenvolvidas técnicas de FVA para tratamento de vazamentos em anastomose após ressecção retal.[64] Houve relato de que o fechamento vácuo-assistido de ferimentos melhora a reparação aberta de paredes abdominais em que se utilizou matriz dermal acelular humana para fechar abdomes que não podiam ser fechados por mobilização dos tecidos locais.[65] O FVA também teve sucesso no manejo de ferimentos de deiscência pós-laparotomias em que se julgou haver comprometimento da cicatrização do ferimento.[66] Estão sendo desenvolvidas técnicas que permitem o tratamento de infecções intra-abdominais focais sem disseminação da infecção para outras áreas da cavidade abdominal.[67]

Cuidados de suporte

A peritonite séptica causa perdas maciças de proteína e de eletrólitos em um animal cuja alimentação é improvável logo após a cirurgia. A falha de prover suporte nutricional resulta em desnutrição proteicocalórica, o que provoca depleção dos depósitos de energia, atrasa a cicatrização de ferimentos, impede a imunocompetência e pode causar fraqueza e, eventualmente, insuficiência de órgãos.[68] O início precoce de nutrição enteral é benéfica para os enterócitos e foi demonstrado que ela diminui a translocação mural de bactérias, preserva ou aumenta o fluxo sanguíneo gastrintestinal, evita ulcerações, aumenta a concentração de IgA, estimula outras defesas do sistema imune e melhora a cicatrização dos ferimentos;[68] portanto, é importante a decisão de qual técnica usar durante a cirurgia. A colocação de sondas de jejunostomia facilita a administração direta (sob a forma de infusão contínua) de dietas especiais no interior do intestino delgado; todavia, a frequência de complicações com essa técnica é alta, variando de 17,5% a 42%.[6] As alternativas para jejunostomia com sonda é a esofagostomia ou gastrostomia por sonda. Outras formas não invasivas de colocação de sondas para alimentação enteral são as sondas nasoesofágicas e nasoentéricas. Em vez da nutrição entérica, pode ser feita nutrição parenteral, que é capaz de manter as concentrações de proteína no soro. A terapia por transfusão é importante para o manejo geral, conforme indicado pelos resultados de exames seriados de hematócrito, albumina e parâmetros de coagulação, e para o manejo da dor com analgésicos antes e após a cirurgia.

Prognóstico

As taxas de sobrevida para peritonite generalizada variam de 52% a 79%. Como já foi dito,[6] as taxas mais recentes de sobrevida têm melhorado e, provavelmente, estão relacionadas a melhorias nas técnicas de diagnóstico e ao manejo pré e pós-operatório. A peritonite séptica por bile demonstrou ser particularmente letal: somente 27% dos animais sobreviveram segundo um estudo retrospectivo.[21] Na mesma pesquisa, todos os seis animais com vazamento de bile estéril sobreviveram.[21]

Referências bibliográficas

1. Swann H, Hughes D: Diagnosis and management of peritonitis. Vet Clin North Am Small Anim Pract 30:603, 2000.
2. Dulisch ML: Peritonitis. *In* Pathophysiology in Small Animal Surgery, 2nd ed. Bojrab MJ (ed). Philadelphia:WB Saunders, 2005, p. 109.
3. Ettinger SJ, Barrett KA: Peritonitis. *In* Textbook of Veterinary Internal Medicine, 4th ed. Ettinger SJ, Feldman EL (eds). Philadelphia: WB Saunders, 1995, p 68.
4. Wright KN, Gompf RE, DeNovo RC: Peritoneal effusions in cats: 65 cases (1981-1997). J Am Vet Med Assoc 214:375, 1999.
5. Birchard SJ: Peritonitis. *In* Birchard SJ, Sherding RG (eds). Saunders Manual of Small Animal Practice, 3rd ed. Philadelphia: WB Saunders, 2006, p. 853.
6. Kirby BM: Peritoneum and peritoneal cavity. *In* Slatter SL (ed). Textbook of Small Animal Surgery, 3rd ed. Philadelphia: WB Saunders, 2003, p. 414.
7. Heel KA, Hall JC: Peritoneal defenses and peritoneum-associated lymphoid tissue. Br J Surg 83:1031, 1996.

8. Maddus MA, et al: The biology of peritonitis and implications for treatment. Surg Clin North Am 68:431, 1988.
9. Hosgood GL, Salisbury SK: Pathophysiology and pathogenesis of generalized peritonitis. Prob Vet Med 1:159, 1989.
10. Conzemius MG, et al: Clinical determination of preoperative and postoperative intra-abdominal pressures in dogs. Vet Surg 24:195, 1995.
11. Hosgood G, Salisbury SK: Generalized peritonitis in dogs: 50 cases (1975-1986). J Am Vet Med Assoc 193:1448, 1988.
12. Ralphs SC, Jessen CR, Lipowitz AJ: Risk factors for leakage following intestinal anastomosis in dogs and cats: 115 cases (1991-2000) J Am Vet Med Assoc 223:73, 2003.
13. Johnson CC, et al: Peritonitis: Update on pathophysiology, clinical manifestations, and management. Clin Infect Dis 24:1035, 1997.
14. Hall JC, et al: The pathobiology of peritonitis. Gastroenterology 114:185, 1998.
15. May AK, et al: Contribution of Escherichia coli alpha-hemolysin to bacterial virulence and to intraperitoneal alterations in peritonitis. Infect Immunol 68:176, 2000.
16. Carter LJ, et al: Clinical experience with peritoneal dialysis in small animals. Comp Cont Educ Pract Vet 11:1335, 1989.
17. Reppas GP, et al: Anorexia and an abdominal mass in a cat. Aust Vet J 77:784, 1999.
18. Rogers KS, et al: Aberrant nymphal pentastomiasis in a dog. J Am Anim Hosp Assoc 21:417, 1985.
19. Crosbie PR, et al: Diagnostic procedures and treatment of eleven dogs with peritoneal infections caused by Mesocestoides spp. J Am Vet Med Assoc 213:1578, 1998.
20. Ackerman NB, et al: Consequences of intraperitoneal bile: Bile ascites versus bile peritonitis. Am J Surg 149:244, 1985.
21. Ludwig LL, McLoughlin MA, Graves TK, Crisp MS: Surgical treatment of bile peritonitis in 24 dogs and 2 cats: A retrospective study (1987-1994). Vet Surg 26;90, 1997.
22. Hardie EM: Peritonitis from urogenital conditions. Probl Vet Med 1:36, 1989.
23. Boothe HW, et al: Sclerosing encapsulating peritonitis in three dogs. J Am Vet Med Assoc 198:267, 1991.
24. Hardie EM, et al: Sclerosing encapsulating peritonitis in four dogs and a cat. Vet Surg 23:197, 1994.
25. Heel KA, Hall JC: Peritoneal defenses and peritoneum-associated lymphoid tissue. Br J Surg 83:1031, 1996.
26. Laroche M, Harding G: Primary and secondary peritonitis: An update. Eur J Clin Microbiol Infect Dis 17:542, 1998.
27. Glise H, et al: Reflex adrenergic inhibition of gastric motility by nociceptive intestinal stimulation and peritoneal irritation in the cat. Scand J Gastroenterol 15:673, 1980.
28. Taboada J, Meyer DJ: Cholestasis associated with extrahepatic bacterial infection in five dogs. J Vet Intern Med 3:216, 1989.
29. Heemken R, et al: Peritonitis: Pathophysiology and local defense mechanisms. Hepatogastroenterology 44:927, 1997.
30. Shaw JHF, Wolfe RR: A conscious septic dog model with hemodynamic and metabolic responses similar to responses of humans. Surgery 95:553, 1984.
31. Hosgood G, Salisbury SK: Pathophysiology and pathogenesis of generalized peritonitis. Probl Vet Med 1:159, 1989.
32. Hau T, et al: Mechanisms of the adjuvant effect of hemoglobin in experimental peritonitis. Surgery 83:223, 1978.
33. Walker EM, Ellis H: Relationship of the constituents of bile to biliary peritonitis in the rat. Gut 19:827, 1978.
34. Dunn DL, et al: The adjuvant effect of peritoneal fluid in experimental peritonitis: Mechanism and clinical implications. Ann Surg 37;199, 1984.
35. Cochran DQ, et al: An experimental study of the effects of barium and intestinal contents on the peritoneal cavity. Am J Roentgenol 89:883, 1963.
36. Macintire DK, Drobatz KJ, Haskins SC, Saxon WD: Peritonitis. In Manual of Small Animal Emergency and Critical Care Medicine. Philadelphia: Lippincott Williams & Wilkins, 2005, p. 219.
37. Costello MF, Drobatz KJ, Aronson LR, King LG: Underlying cause, pathopysiologic abnormalities, and response to treatment in cats with septic peritonitis: 51 cases (1990-2001). J Am Vet Med Assoc 225:897, 2004.
38. Bissett SA, Lamb M, Ward, CR: Hyponatremia and hyperkalemia associated with peritoneal effusion in four cats. J Am Vet Med Assoc 218:1590, 2001.
39. Brady CA, et al: Severe sepsis in cats: 29 cases (1986-1998) J Am Vet Med Assoc 217:531, 2000.
40. Bonczynski JJ, et al: Comparison of peritoneal fluid and peripheral blood pH, bicarbonate, glucose, and lactate concentration as a diagnostic tool for septic peritonitis in dogs and cats. Vet Surg 32:161, 2003.
41. Saunders WB, Tobias KM: Pneumoperitoneum in dogs and cats: 39 cases (1983-2002) J Am Vet Med Assoc 4:462, 2003.
42. Botte JR, Rosin E: Cytology of peritoneal effusion following intestinal anastomosis and experimental peritonitis. Vet Surg 12:20, 1983.
43. Levin GM, et al: Lactate as a diagnostic test for septic peritoneal effusions in dogs and cats. J Am Anim Hosp Assoc 40:364, 2004.
44. Smelstoys JA, et al: Outcome of and prognostic indicators for dogs and cats with pneumoperitoneum and no history of penetrating trauma: 54 cases (1988-2002). J Am Vet Med Assoc 225:251, 2004.
45. Moon ML, Biller DS, Armbrust LF: Ultrasonographic appearance and etiology of corrugated small intestine. Vet Radiol Ultrasound 44:199, 2003.
46. Steyn PF, Wittum TE: Radiographic, epidemiologic, and clinical aspects of simultaneous pleural and peritoneal effusions in dogs and cats: 48 cases (1982-1991). J Am Vet Med Assoc 202:307, 1993.
47. Crowe DT: Diagnostic abdominal paracentesis techniques: Clinical evaluation in 129 dogs and cats. J Am Anim Hosp Assoc 13:29, 1984.
48. Swann H, Hughes D: Diagnosis and management of peritonitis. Vet Clin North Am 30:603, 2000.
49. Whiteside OJ, et al: Intra-operative peritoneal lavage – who does it and why? Ann R Coll Surg Engl 87:255, 2005.
50. Gerding DN, et al: Antibiotic concentrations in ascitic fluid of patients with ascites and bacterial peritonitis. Ann Intern Med 86:708, 1977.
51. Withrow SJ, Black AP: Generalized peritonitis in small animals. Vet Clin North Am 9:363, 1979.
52. Greenfield CL, Walshaw R: Open peritoneal drainage for treatment of contaminated peritoneal cavity and septic peritonitis in dogs and cats: 24 cases (1980-1986). J Am Vet Med Assoc 191:100, 1987.
53. Lanz OL, et al: Surgical treatment of septic peritonitis without abdominal drainage in 28 dogs. J Am Anim Hosp Assoc 23:129, 2001.
54. Hosgood G, Salisbury SK, DeNicola DB: Open peritoneal drainage versus sump-penrose drainage: Clinicopathological effects in normal dogs. J Am Anim Hosp Assoc 27:115, 1991.
55. Staatz AJ, Monnet E, Seim HB: Open peritoneal drainage versus primary closure for the treatment of septic peritonitis in dogs and cats: 42 cases (1993-1999). Vet Surgery 31:174, 2002.
56. Casey BH: Bacterial spread in polyethylene tubing – a possible source of surgical wound contamination. Med J Aust 2:718, 1971.
57. Mueller MG, Ludwig LL, Barton LJ: Use of closed-suction drains to treat generalized peritonitis in dogs and cats: 40 cases (1997-1999). J Am Vet Med Assoc 15:789, 2001.

58. Chase JP, et al: Open peritoneal drainage in horses with experimentally induced peritonitis. Vet Surg 11:189, 1996.
59. Bosscha K, et al: Surgical management of severe secondary peritonitis. Br J Surg 86:1371, 1999.
60. Christon NV, et al: Surgical infection society intra-abdominal infection study: prospective evaluation of management techniques and outcome. Arch Surg 128:193, 1993.
61. Lanz OI: Vacuum assisted closure: A review and current veterinary applications. Abstract. American College of Veterinary Surgeons Annual Meeting, San Diego, CA October 27-29, 2005; 532.
62. Morykwas MJ, Argenta LC, Shelton-Brown, et al: Vacuum-assisted closure: a new method for wound control and treatment: animal studies and basic foundation. Ann Plast Surg 38:553, 1997.
63. Nagell CF, Holte K: Treatment of anastomotic leakage after rectal resection with transrectal vacuum-assisted drainage (VAC) A method for rapid control of pelvic sepsis and healing. Int J Colorectal Dis 31:1, 2006.
64. Scott BG, Welsh JF, Pham HQ, et al: Early aggressive closure of the open abdomen. J Trauma 60:17, 2006.
65. Heller L, Levin SL, Butler CE. Management of abdominal wound dehiscence using vacuum assisted closure in patients with compromised healing. Am J Surg 191:165, 2006.
66. Labler L, Keel M, Trentz O: New application of V.A.C. (vacuum assisted closure) in the abdominal cavity in case of open abdomen therapy. Zentralbl Chir 129:14, 2004.
67. Tennant B, Willoughby K: The use of enteral nutrition in small animal medicine. Comp Cont Educ Pract Vet 15:1054, 1993.
68. Devey JJ, Crowe DT: Microenteral nutrition. *In* Kirk's Current Veterinary Therapy XIII. Bonagura JD (ed). Philadelphia: WB Saunders, 2000, p. 136.

Parte 3

Sistema Cardiovascular

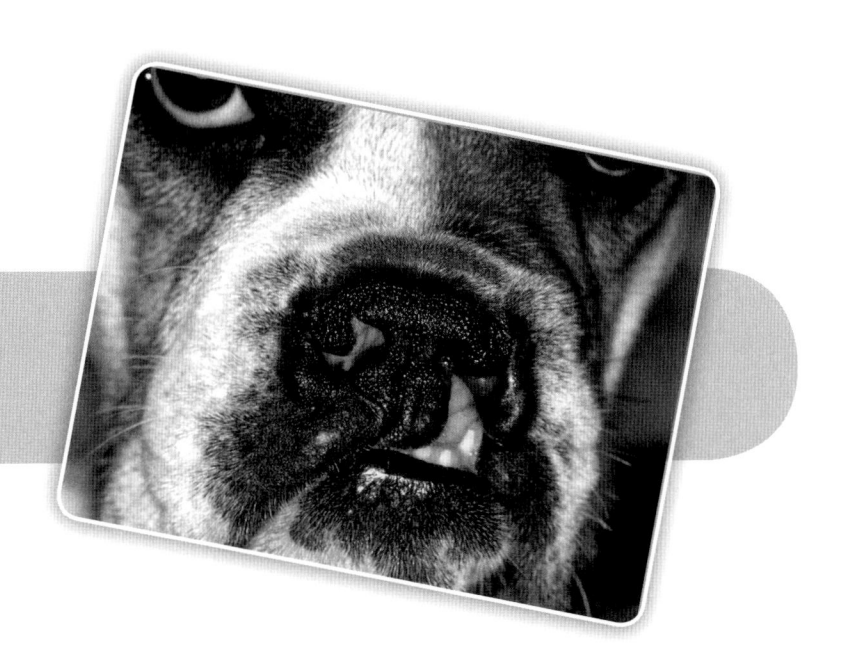

Doença Pericárdica

Eric Monnet

"A principal função da maioria dos órgãos é prontamente evidente e não exige conhecimentos profundos de biologia ou de fisiologia. Porém, se o pericárdio tem ou não uma função importante tem sido motivo de debate ao longo dos anos e o debate ainda continua".[1]

O pericárdio é composto de duas camadas: pericárdio visceral e pericárdio parietal. O visceral é uma membrana serosa composta de células mesoteliais aderidas ao epicárdio. O parietal é fibroso e acelular; contém fibras de colágeno e de elastina. As fibras colagenosas são onduladas quando o pericárdio está relaxado. Quando se distende, elas se endireitam, dando mais firmeza ao tecido.[2]

O pericárdio parietal é conectado por ligamentos ao diafragma e ao esterno, e é através de suas ligações ao esterno que ele mantém o coração em sua posição normal no tórax. O pericárdio proporciona uma barreira contra infecções e lubrificação entre as camadas visceral e parietal.[2] É bem inervado, tendo, inclusive, mecanorreceptores e quimiorreceptores.[2] Essas terminações nervosas provavelmente participem de reflexos causados pela irritação do pericárdio, do epicárdio ou de ambos. Um pericárdio íntegro fornece proteção contra rupturas do átrio em cães com insuficiência mitral e também contra hemorragia miocárdica induzida por insuficiência cardíaca direita aguda.

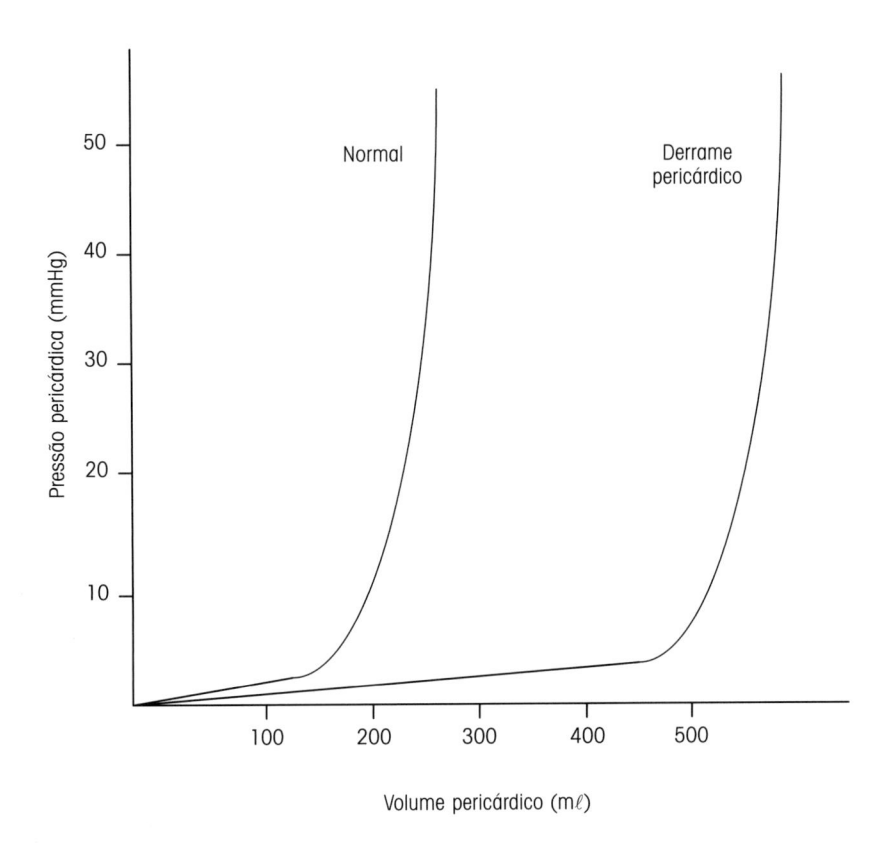

Figura 17.1 Relação pressão-volume do pericárdio.

O pericárdio também restringe o enchimento cardíaco e estimula o acoplamento ventricular diastólico (Figura 17.1). A força exercida na superfície do coração pelo pericárdio pode limitar significativamente o enchimento cardíaco.[3-5] Esse efeito é mais importante com enchimentos maiores dos ventrículos esquerdo e direito. Sob condições normais, a pressão de contato entre o pericárdio e o epicárdio é de 2 a 4 mmHg.[3,4] Com uma pressão de enchimento do ventrículo esquerdo de 25 mmHg, a pressão de contato foi estimada em 10 mmHg.[3,4] Por esse mecanismo, o pericárdio evita distensão excessiva do coração e auxilia a equilibrar o débito dos ventrículos direito e esquerdo. O pericárdio contribui para a interação diastólica (transmissão da pressão de enchimento intracavitária através do septo).[2,6] Uma porção da pressão diastólica ventricular direita é transmitida ao ventrículo esquerdo através do septo e contribui para a pressão ao final da diástole do ventrículo esquerdo. Se o volume cardíaco aumentar, o pericárdio contribui ainda mais para a interação diastólica.

O pericárdio proporciona uma superfície de deslizamento para acomodar a movimentação cardíaca. A cavidade pericárdica é preenchida por uma quantidade variável de fluido pericardial. O volume do fluido pericárdico em cães normais varia de 1 a 15 mℓ (0,25 mℓ/kg). Esse fluido é um ultrafiltrado do soro contendo entre 1,7 e 3,5 g/dℓ de proteína e com uma pressão coloidosmótica equivalente a 25% daquela do soro. O fluido pericárdico contém fosfolipídios que servem para lubrificar o coração.[7,8] Devido ao pericárdio não ceder e ter uma reserva de volume pequena, a pressão intrapericárdica se eleva rapidamente se o volume de seu conteúdo aumentar bruscamente (ver Figura 17.1). A distensão crônica do pericárdio resulta em hipertrofia e em aumento do volume do saco pericárdico.

Doença pericárdica congênita

Ausência do pericárdio e defeitos pericárdicos

A ausência do pericárdio é rara em cães e gatos. Ela não desencadeia sinais clínicos e em geral só é detectada à necropsia. Defeitos pericárdicos parciais ocorrem e representam um risco de herniação cardíaca. Herniação do átrio direito através de um defeito pericárdico parcial já foi relatado em cães.[9,10]

Cistos pericárdicos

Cistos pericárdicos já foram descritos com mais frequência em animais de companhia com menos de 3 anos de idade. Os cistos são massas uniloculares ou multiloculares. Pelo exame histológico, pensa-se que sejam hematomas císticos por não serem forrados de epitélio. Em alguns pacientes, os cistos eram associados a uma hérnia peritoneopericárdica. Em outros, eram localizados na extremidade de um pedículo, no ápice do pericárdio. Isso sugere que os cistos pericárdicos resultam de aprisionamento do omento, de ligamento falciforme ou de fígado no pericárdio durante o desenvolvimento.[11-14] Cães com cistos pericárdicos podem não exibir sinais clínicos ou, então, podem apresentar sinais relacionados a tamponamento cardíaco.

Doenças pericárdicas adquiridas

Ruptura do pericárdio

Relatos de ruptura traumática do pericárdio em cães são raros.[10] A ruptura do pericárdio após traumatismo (p. ex., acidentes automobilísticos, traumatismo torácico não penetrante) provavelmente seja mais frequente que o diagnosticado, isso porque não provoca sinais clínicos. Todavia, quando o pericárdio se contrai em torno do coração pela cicatrização, pode se transformar em uma estritura que comprime a veia cava, causando a síndrome de Budd-Chiari com ascite e hepatomegalia, síndrome da veia cava com edema da cabeça e pescoço, ou ambas.

Derrame pericárdico

Os derrames pericárdicos são categorizados segundo as características clínico-patológicas do fluido. Transudato é consequência da insuficiência cardíaca congestiva, da hérnia peritoneopericárdica, da hipoalbuminemia ou da permeabilidade vascular aumentada.[15-22] Exsudato é consequência de pericardite infecciosa ou não infecciosa.[17,23,24] A pericardite aguda não está associada ao derrame.[2] Casos de pericardite tem sido associados à cardiomiopatia felina e à peritonite infecciosa felina.[17,25-28] A pericardite por fungos não é comum, com exceção do *Coccidioides immitis* em cães que vivem no sudoeste dos EUA.[17,29] Insuficiência renal pode induzir pericardite e derrame pericárdico em cães.[30] O derrame pericárdico hemorrágico resulta de traumatismo, de ruptura secundária do átrio esquerdo por doença da valva mitral, de intoxicação por anticoagulante, de neoplasia ou, então, pode ser idiopática.[31-38] A idiopatia é a causa mais comum de derrame pericárdico hemorrágico não neoplásico agudo ou crônico em cães.[15,16,20,29,37,39] Neoplasias do coração, da base do coração ou do pericárdio são a segunda causa mais comum de derrame pericárdico hemorrágico em cães. A neoplasia mais comum é o hemangiossarcoma do átrio direito. Esse tumor frequentemente é multicêntrico, envolvendo o baço ou o fígado ao mesmo tempo do derrame pericárdico. O quemodectoma é o segundo tumor mais comum do coração e é visto com mais frequência em cães braquicefálicos. Mesotelioma do pericárdio é outra causa de derrame pericárdico hemorrágico.[15,18,20,22,23,27,37,39-43]

Tamponamento cardíaco

O pericárdio é pouco distensível e a pressão pericárdica começa a aumentar a partir do acúmulo de 5 a 60 mℓ de fluido na cavidade pericárdica (ver Figura 17.1). A capacidade do pericárdio é influenciada pela velocidade de acumulação do fluido. A hipertrofia por distensão lenta permite que o volume do pericárdio aumente, causando um desvio para a direita na curva pressão-volume do pericárdio. Como resultado, este pode acumular um volume maior de fluido antes que a pressão comece a aumentar significativamente. Todavia, a partir de certo ponto, a pressão passa a se elevar rapidamente a cada pequeno aumento adicional do volume. Quando o pericárdio está espessado, como acontece em doença pericárdica restritiva, um pequeno aumento no volume provoca grande aumento na pressão pericárdica.[44-50]

A resposta compensatória para o derrame pericárdico é a estimulação adrenérgica e a retração parassimpática. Essa resposta causa taquicardia e aumento na contratilidade.[2,51] Pacientes sob terapia com betabloqueadores podem ser incapazes de exibir essa resposta. A elevação na pressão pericárdica aumenta a pressão diastólica intracardíaca que, por sua vez, reduz o volume sistólico. A pressão pericárdica elevada exerce maior efeito no coração direito ao impedir o enchimento diastólico. O efeito no lado esquerdo é secundário à redução do retorno venoso pulmonar.[51-55] Como uma parte da veia cava se localiza no interior do saco pericárdico, a pressão pericárdica elevada afeta diretamente o fluxo sanguíneo naquela veia. A pressão pericárdica primeiramente se equilibra com a pressão de enchimento do ventrículo direito (tamponamento cardíaco direito) e, a seguir, com a pressão de enchimento do ventrículo esquerdo (tamponamento cardíaco esquerdo). As pressões diastólicas atriais e ventriculares direita e esquerda aumentam e se equilibram em um valor equivalente à pressão no interior do saco pericárdico (entre 15 e 20 mmHg). O débito cardíaco fica significativamente comprometido e a pressão venosa sistêmica se eleva.[36,44-47,49,50] O pequeno volume diastólico é o responsável pelo pequeno volume sistólico. Mecanismos compensatórios induzem aumento na contratilidade e redução no volume ventricular no final da sístole, mas não o suficiente para normalizar o volume sistólico ejetado. A taquicardia é comum e ocorre como um reflexo para manter o débito cardíaco. Também, durante o tamponamento cardíaco, o fluxo de sangue do átrio direito para o ventrículo direito é significativamente reduzido. Portanto, o decréscimo y no traçado da pressão venosa central não acontece. O decréscimo y surge quando a valva tricúspide abre. Nesse ponto, nenhum sangue está saindo do coração e, porque o ventrículo direito está fixado com um pequeno volume de sangue, a depressão y não acontece. Durante o tamponamento cardíaco há transferência de volume sanguíneo da pequena circulação para a circulação sistêmica, o que aparece como diminuição da vascularidade pulmonar nas radiografias torácicas.[56]

A redução no débito cardíaco provoca ativação do sistema renina-angiotensina-aldosterona, causando retenção de sódio e de água. A ativação de vias nervosas simpáticas resulta em efeitos inotrópicos e cronotrópicos e em vasoconstrição. O fator natriurético atrial não aumenta durante o tamponamento cardíaco para contrabalançar os efeitos mencionados anteriormente, porque o átrio ainda está sustentado pelo pericárdio, que limita sua dilatação. Como resultado, o tamponamento cardíaco é associado ao aumento nas pressões venosas sistêmica e portal, causando distensão da jugular e transudação de fluido dos leitos capilares para produzir edema periférico, congestão hepática e ascite.[36,44-47,49,50]

As pressões arteriais podem variar paradoxalmente com a respiração durante o tamponamento cardíaco grave. À inspiração, a pressão pericárdica e a pressão do ventrículo direito diminuem. O retorno venoso ao átrio e ao ventrículo direitos aumenta. Todavia, como o volume é limitado pelo pericárdio, o septo sofre desvio para a esquerda. O volume do ventrículo esquerdo ao final da diástole diminui, resultando em redução no débito cardíaco e na pressão arterial durante a inspiração. Esse fenômeno, denominado pulso paradoxal, não é um sinal patognomônico do tamponamento cardíaco. Ele pode ocorrer também com doença pulmonar obstrutiva, cardiomiopatia restritiva e choque hipovolêmico.[36,44-47,49,50]

Pericardite constritiva

A pericardite constritiva compromete o enchimento cardíaco por se tratar de um pericárdio não extensível, espessado e fibrótico. Essa condição já foi relatada em cães com idades variando de 3 a 10 anos.[57-59]

Pericardites crônicas, seja qual for a causa, podem resultar em pericardite constritiva. Derrame pericárdico idiopático crônico, neoplasia, material estranho (p. ex., projéteis) e infecção (coccidioidomicose) são as mais relatadas em casos de pericardite constritiva.[58,59] Na maioria dos pacientes, o pericárdio parietal é mais afetado do que o pericárdio visceral. O pericárdio parietal pode ter espessura de até 8 mm. Algumas vezes, ambas as camadas do pericárdio são afetadas, com grave aderência entre elas. Pode haver fluido pericárdico e, se houver, a condição é denominada pericardite efusivo-constritiva. Ao exame histopatológico, são achados comuns a proliferação de células mesoteliais, a inflamação e a fibrose.[58-60]

A pericardite constritiva afeta a diástole final. O enchimento ventricular inicial é normal e prossegue rapidamente até que o limite da distensibilidade do pericárdio seja atingido. O pericárdio espessado, não extensível, limita abruptamente o enchimento ventricular da metade para o final de diástole. Os traçados das pressões atrial e ventricular classicamente exibem uma rápida descida y seguida por elevação abrupta até um platô sistólico elevado. Isso é referido como o "sinal de raiz quadrada" e considerado diagnóstico para constrição pericárdica (Figura .17.2). Se existir uma pequena quantidade de fluido pericárdico, a descida rápida não aparece.

A pressão de oclusão arterial pulmonar (pressão *wedge*), a pressão diastólica do ventrículo direito, a pressão atrial direita e a pressão diastólica ventricular esquerda são todas elevadas e iguais em pericardite constritiva. Se houver fibrose localizada, afetando mais uma câmara cardíaca do que outra, essa ocorrência hemodinâmica pode não acontecer. Também, se o paciente tiver sofrido depleção volumétrica por diuréticos ou por outras causas, poderá ser necessário provocar uma sobrecarga volumétrica com soluções cristaloides para demonstrar as alterações hemodinâmicas clássicas. À medida que a condição piora, o débito cardíaco declina. A pressão venosa central não diminui durante a inspiração como o normal porque a pressão negativa intratorácica não é transmitida às câmaras cardíacas. As alterações nas pressões intratorácicas ainda são transmitidas à vasculatura pulmonar durante a respiração. Durante a inspiração, o gradiente de pressão entre o átrio esquerdo e a circulação pulmonar é reduzido, resultando em menor enchimento do átrio e do ventrículo esquerdos. Isso resulta em aumento do enchimento do ventrículo direito e em desvio do septo interventricular em direção do ventrículo esquerdo. O oposto ocorre durante a expiração.[2,54] O aumento da pressão venosa sistêmica durante a inspiração com pericardite restritiva é referida como sinal de Kussmaul.[2,60] A presença de

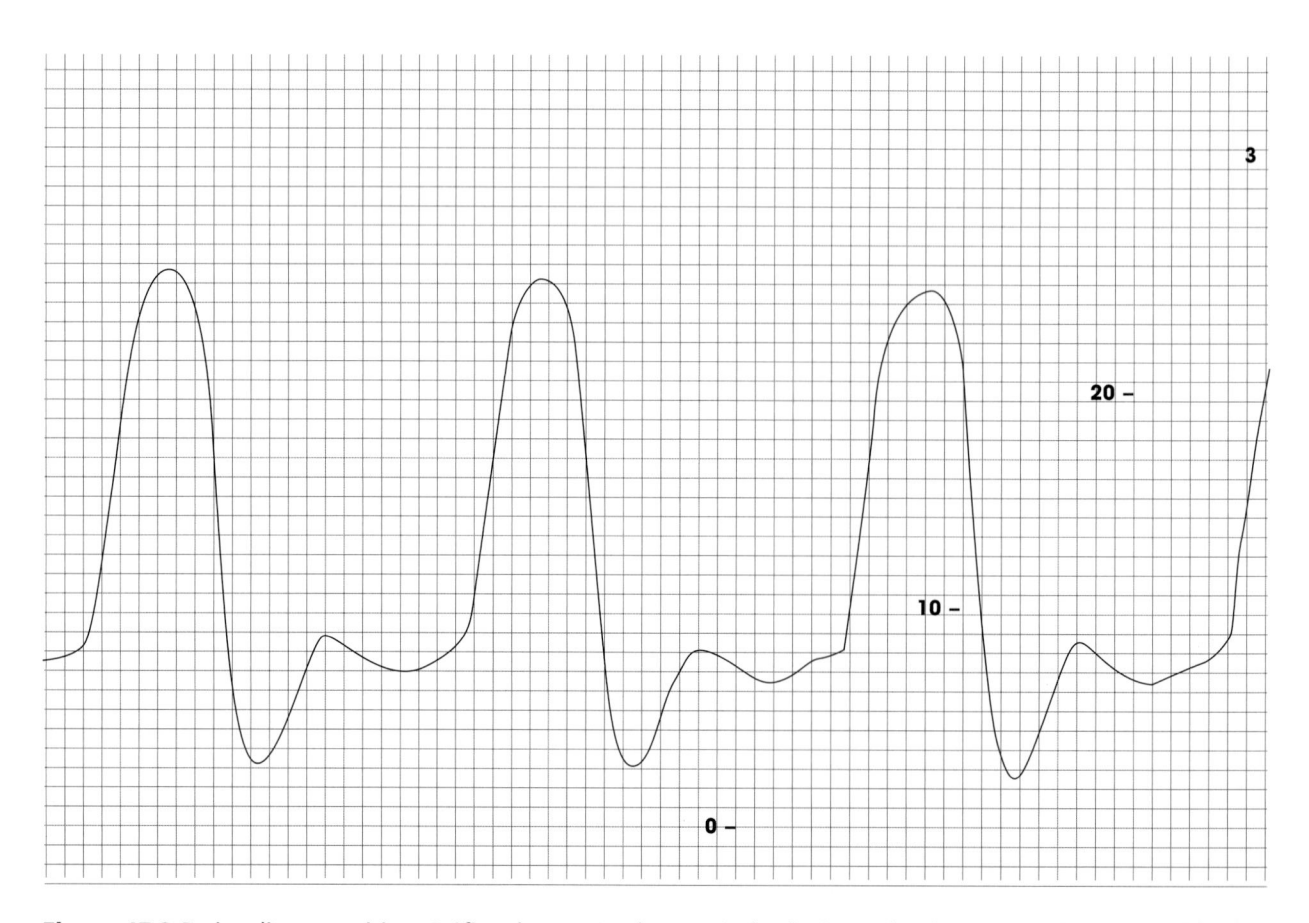

Figura 17.2 Pericardite constritiva. Gráfico da pressão do ventrículo direito exibindo o "sinal de raiz quadrada" e uma pressão diastólica final elevada (8 mmHg).

pressão venosa central alta e o débito cardíaco reduzido resultam em retenção compensatória de sódio e de água pelos rins. A inibição do peptídio atrial natriurético (o átrio não pode dilatar) também contribui para a retenção de sódio. Ele contribui para exacerbar mais os aumentos nas pressões sistêmica, venosa central e de enchimento do lado esquerdo.

Referências bibliográficas

1. Shabetai R: The role of the pericardium in the pathophysiology of heart failure. In Congestive Heart Failure: Pathophysiology, Diagnosis, and Comprehensive Approach to Management. Hosenpud JD, Greenberg BH (eds). New York: Springer-Verlag, 1994, p. 95.
2. LeWinter MM, Kabbani S: Pericardial disease. In Braunwald's Heart Disease: A Textbook of Cardiovascular Medicine. Zipes DP, Libby P, Bonow RO, et al (eds). New York: Elsevier, 2005, p.1757.
3. Freeman GL, LeWinter MM: Determinants of intrapericardial pressure in dogs. J Appl Physiol 60:758, 1986.
4. deVries G, Hamilton DR, Ter Keurs HE, et al: A novel technique for measurement of pericardial pressure. Am J Physiol Heart Circ Physiol 280:H2815, 2001.
5. LeWinter MM, Pavelec R: Influence of the pericardium on left ventricular end-diastolic pressure-segment relations during early and later stages of experimental chronic volume overload in dogs. Circ Res 50:501, 1982.
6. Baker AE, Dani R, Smith ER, et al: Quantitative assessment of independent contributions of pericardium and septum to direct ventricular interaction. Am J Physiol 275:H476, 1998.
7. Santamore WP, Constantinescu MS, Bogen D, et al: Nonuniform distribution of normal pericardial fluid. Basic Res Cardiol 85:541, 1990.
8. Goto Y, LeWinter MM: Nonuniform regional deformation of the pericardium during the cardiac cycle in dogs. Circ Res 67:1107, 1990.
9. Gaag IV, Luer JT: Eight cases of pericardial defects in the dog. Vet Pathol 14:14, 1977.
10. Fine DM, Olivier NB, Walshaw R, et al: Surgical correction of late-onset Budd-Chiari-like syndrome in a dog. J Am Vet Med Assoc 212:835, 1998.
11. Less RD, Bright JM, Orton EC: Intrapericardial cyst causing cardiac tamponade in a cat. J Am Anim Hosp Assoc 36:115, 2000.
12. Marion J, Schwartz A, Ettinger S, et al: Pericardial effusion in a young dog. J Am Vet Med Assoc 157:1055, 1970.
13. Simpson DJ, Hunt GB, Church DB, et al: Benign masses in the pericardium of two dogs. Aust Vet J 77:225, 1999.
14. Sisson D, Thomas WP, Ruehl WW, et al: Diagnostic value of pericardial fluid analysis in the dog. J Am Vet Med Assoc 184:51, 1984.
15. Berg RJ, Wingfield W: Pericardial effusion in the dog: a review of 42 cases. J Am Anim Hosp Assoc 20:721, 1984.
16. Berg RJ, Wingfield WE, Hoopes PJ: Idiopathic hemorrhagic pericardial effusion in eight dogs. J Am Vet Med Assoc 185:988, 1984.
17. Bouvy BM, Bjorling DE: Pericardial effusion in dogs and cats. Part I. Normal pericardium and causes and pathophysiology of pericardial effusion. Comp Cont Edu Pract Vet 13:417, 1991.
18. Brownlie SE, Clayton-Jones DG: Successful removal of a heart-base tumour in a dog with pericardial haemorrhagic effusion. J Small Anim Pract 26:191, 1985.
19. de Madron E, Prymak C, Hendricks J: Idiopathic hemorrhagic pericardial effusion with organized thrombi in a dog. J Am Vet Med Assoc 191:324, 1987.
20. Dunning D, Monnet E, Orton EC, et al: Analysis of prognostic indicators for dogs with pericardial effusion: 46 cases (1985-1996). J Am Vet Med Assoc 212:1276, 1998.
21. Lombard CW: Pericardial disease. Vet Clin North Am 13:337, 1983.
22. De Madron E: Malignant pericardial effusion in dogs: seven cases clinical, electrocardiographic, radiographic, and echocardiographic aspects. Euro J Companion Anim Pract 1:52, 1991.
23. Aronson LR, Gregory CR: Infectious pericardial effusion in five dogs. Vet Surg 24:402, 1995.
24. Chastain CB, Greve JH, Riedesel DH: Pericardial effusion from granulomatous pleuritis and pericarditis in a dog. J Am Vet Med Assoc 164:1201, 1974.
25. Fossum TW, Miller MW, Rogers KS, et al: Chylothorax associated with right-sided heart failure in five cats. J Am Vet Med Assoc 204:84, 1994.
26. Owens JM: Pericardial effusion in the cat. Vet Clin North Am 7:373, 1977.
27. Rush JE, Keene BW, Fox PR: Pericardial disease in the cat: a retrospective evaluation of 66 cases. J Am Anim Hosp Assoc 26:39. 1990.
28. Vacirca G, Mantelli F, Ferro E, et al: Pericardial effusion with feline infectious peritonitis. Companion Anim Pract 19:25, 1989.
29. Miller MW, Sisson DD: Pericardial disorders. In Textbook of Veterinary Internal Medicine, 5th ed. Ettinger SJ (ed). Philadelphia: WB Saunders, 2000, p. 923.
30. Madewell BR, Norrdin RW: Renal failure associated with pericardial effusion in a dog. J Am Vet Med Assoc 167:1091, 1975.
31. Berry CR, Lombard CW, Hager DA, et al: Pericardial effusion secondary to chronic endocardiosis and left atrial rupture in a dog. Comp Cont Edu Pract Vet 10:800, 1988.
32. Berry CR, Lombard CW, Hager DA et al: Echocardiographic evaluation of cardiac tamponade in dogs before and after pericardiocentesis: Four cases (1984-1986). J Am Vet Med Assoc 192:1597, 1988.
33. Buchanan JW, Botts RP: Clinical effects of repeated cardiac punctures in dogs. J Am Vet Med Assoc;161:814, 1972.
34. Kagan KG: Thoracic trauma. Vet Clin North Am 10:641, 1980.
35. Petrus DJ, Henik RA: Pericardial effusion and cardiac tamponade secondary to brodifacoum toxicosis in a dog. J Am Vet Med Assoc 215:647, 1999.
36. Price EK, Mullen PA: A case of haemopericardium in the dog. Vet Rec 78:480, 1966.
37. Vogtli T, Gaschen F, Vogtli-Burger R, et al: Hemorrhagic pericardial effusion in dogs. A retrospective study of 10 cases (1989-1994) with a review of the literature. Schweiz Arch Tierheilkd 139:217, 1997.
38. Weisse C, Soares N, Beal MW, et al: Survival times in dogs with right atrial hemangiosarcoma treated by means of surgical resection with or without adjuvant chemotherapy: 23 cases (1986-2000). J Am Vet Med Assoc 226:575, 2005.
39. Berg J: Pericardial disease and cardiac neoplasia. Semin Vet Med Surg (Small Anim) 9:185, 1994.
40. Bradley GA, Tye J, Lozano-Alarcon F, et al: Hemopericardium in a dog due to hemorrhage originating in a heart base thymic remnant. J Vet Diagn Invest 4:211, 1992.
41. Closa JM, Font A, Mascort J: Pericardial mesothelioma in a dog: long-term survival after pericardiectomy in combination with chemotherapy. J Small Anim Pract 40:383, 1999.
42. Gonin-Jmaa D, Paulsen DB, Taboada J: Pericardial effusion in a dog with rhabdomyosarcoma in the right ventricular wall. J Small Anim Pract 37:193, 1996.
43. Madron E: Seven cases of pericardial effusion of cancerous origin in dogs. Clinical, electrocardiographic, radiographic and echocardiographic aspects. PMCAC 25:59, 1990.
44. Ameli S, Shah PK: Cardiac tamponade. Pathophysiology, diagnosis, and management. Cardiol Clin 9:665, 1991.
45. Fowler NO: Pulsus paradoxus. Heart Dis Stroke 3:68, 1994.
46. Hancock EW: Cardiac tamponade. Heart Dis Stroke 3:155, 1994.
47. Kirkland LL, Taylor RW: Pericardiocentesis. Crit Care Clin 8:699, 1992.
48. Reddy PS, Curtiss EI: Cardiac tamponade. Cardiol Clin 8:627, 1990.
49. Rodgers KG: Cardiovascular shock. Emerg Med Clin North Am 13:793, 1995.
50. Spodick DH: Pathophysiology of cardiac tamponade [published erratum appears in Chest 1998 Aug;114(2):662]. Chest 113:1372, 1998.
51. Spodick DH: Acute cardiac tamponade. N Engl J Med 349:684, 2003.
52. Fowler NO, Gabel M, Buncher CR: Cardiac tamponade: a comparison of right versus left heart compression. J Am Coll Cardiol 12:187, 1988.

53. Singh S, Wann LS, Schuchard GH, et al: Right ventricular and right atrial collapse in patients with cardiac tamponade-a combined echocardiographic and hemodynamic study. Circulation 70:966, 1984.
54. Oh JK, Hatle LK, Seward JB, et al: Diagnostic role of Doppler echocardiography in constrictive pericarditis. J Am Coll Cardiol 23:154, 1994.
55. Merce J, Sagrista-Sauleda J, Permanyer-Miralda G, et al: Correlation between clinical and Doppler echocardiographic findings in patients with moderate and large pericardial effusion: implications for the diagnosis of cardiac tamponade. Am Heart J 138:759, 1999.
56. Ditchey R, Engler R, LeWinter M, et al: The role of the right heart in acute cardiac tamponade in dogs. Circ Res 48:701, 1981.
57. Campbell SL, Forrester SD, Johnston SA, et al: Chylothorax associated with constrictive pericarditis in a dog. J Am Vet Med Assoc 206:1561, 1995.
58. Thomas WP, Reed JR, Bauer TG, et al: Constrictive pericardial disease in the dog. J Am Vet Med Assoc 184:546, 1984.
59. Wright KN, DeNovo RCJ, Patton CS, et al: Effusive-constrictive pericardial disease secondary to osseous metaplasia of the pericardium in a dog. J Am Vet Med Assoc 209:2091, 1996.
60. Sisson D, Thomas WP: Pericardial disease and cardiac tumors. *In* Textbook of Canine and Feline Cardiology, 2nd ed. Fox PR, Sisson D, Moise NS (eds). Philadelphia: WB Saunders, 1999, p. 679.

Arritmias Cardíacas Perioperatórias

Janice McIntosh Bright

Porque cada afecção... que se enfrenta ou com dor ou com prazer, esperança ou medo, causa uma agitação cuja influência se estende ao coração.

– Sir William Harvey, 1628

A possibilidade de a emoção e o estresse poderem afetar o coração foi reconhecida por William Harvey há mais de três séculos. O estresse enfrentado por pacientes cirúrgicos predispõe-nos a uma variedade de distúrbios no ritmo cardíaco. Uma vez que esses distúrbios do ritmo podem contribuir para a morbidade e a mortalidade dos pacientes, é importante que eles sejam antecipados e evitados quando possível. Quando não for possível, a identificação e a intervenção precoce geralmente são mais vantajosas. O monitoramento da frequência e do ritmo cardíacos durante e após a cirurgia é, consequentemente, de extrema importância. Anestesiologistas e cirurgiões necessitam ter consciência das variações normais da frequência e do ritmo em animais saudáveis anestesiados. Adicionalmente, eles têm de estar familiarizados com arritmias patológicas específicas e com intervenções terapêuticas apropriadas para as perturbações clinicamente significativas do ritmo cardíaco. Este capítulo fornece uma visão geral sobre a identificação e o manejo das arritmias perioperatórias comuns. Outras fontes devem ser consultadas para uma discussão das propriedades arritmogênicas de vários agentes pré-anestésicos e anestésicos.[1]

Fatores de risco

Animais com histórico de arritmia têm maior risco de recorrência e de exacerbação de arritmias durante o período perioperatório. Da mesma maneira, pacientes com doenças cardíacas estruturais têm risco de desenvolver anormalidades intra e pós-operatórias significativas na frequência e no ritmo cardíacos. A avaliação pré-operatória desses animais deveria, portanto, incluir avaliação cardíaca completa, com ecocardiografia Doppler, eletrocardiograma (ECG), radiografias torácicas e medição da pressão arterial. Os dados obtidos dessas avaliações são críticos para escolher o protocolo anestésico mais seguro e os agentes antiarrítmicos mais apropriados. Um ECG pré-operatório em gatos com mais de 7 anos de idade é útil para a detecção do bloqueio fascicular anterior esquerdo, uma anormalidade silenciosa ao ECG frequentemente associada à doença miocárdica em felinos.

Em pessoas, os riscos já identificados para o desenvolvimento de taquiarritmias supraventriculares são idade avançada, história prévia de arritmia supraventricular, tipo de cirurgia (intra-abdominal, intratorácica ou vascular maior) e preexistência de insuficiência cardíaca congestiva ou doença pulmonar crônica.[2] Os fatores de risco para o desenvolvimento de arritmia supraventricular em cães durante o período perioperatório incluem aumento do átrio e história de ectopia supraventricular prévia. Mais ainda, raças gigantes e Labrador retrievers são a ela predispostas.

Arritmias ventriculares perioperatórias são fortemente associadas à disfunção miocárdica ou contusão do miocárdio subjacente, às cirurgias esplênicas, à feocromocitoma, ao hipertireoidismo e à cirurgia para correção de dilatação gástrica-vólvulo. Pacientes com taquiarritmias ventriculares pré-operatórias também têm alto risco de desenvolver ectopia ventricular intra e pós-operatória. Animais que estejam recebendo antagonistas beta-adrenérgicos no pré-operatório podem desenvolver taquiarritmias supraventriculares ou ventriculares associadas à suspensão de betabloqueadores, se esses agentes tiverem sido suspensos abruptamente há pouco tempo.

Uma importante bradiarritmia, cuja possibilidade necessita ser antecipada durante o pré-operatório, é o aumento da gravidade do bloqueio atrioventricular (AV) em animais com doença do sistema de condução. Bradiarritmias resultantes do aumento do tônus vagal são frequentes em animais com obstrução das vias respiratórias superiores, submetidos a cirurgias da coluna cervical ou naqueles com aumento da pressão intracranial.

Abordagem geral para controle das arritmias perioperatórias

As anormalidades na frequência e no ritmo cardíacos que ocorrem enquanto o paciente está anestesiado em geral resultam das alterações na profundidade da anestesia. Arritmias durante a anestesia também podem se originar de desequilíbrio autônomo e de liberação de catecolaminas; de efeitos diretos dos agentes anestésicos, incluindo analgésicos, relaxantes musculares e agentes reversores; hipotermia (e raramente hipertermia); e dos estímulos mecânicos causados pelos procedimentos invasivos e manipulação cirúrgica. Todos esses fatores devem ser levados em consideração e intervenções específicas devem ser feitas para aliviar o(s) mecanismo(s) causador(es). Outros fatores implicados na arritmogênese durante o período intraoperatório incluem as anormalidades eletrolíticas, os distúrbios no equilíbrio ácido-básico, a depleção volumétrica, a liberação de metabólitos tóxicos e a isquemia do miocárdio. Novamente, esses fatores têm de ser tratados especificamente para que as arritmias resultantes possam ser manejadas adequadamente.

Apesar de arritmias cardíacas serem comuns no período pós-operatório, a maioria delas é clinicamente benigna, como a bradicardia sinusal, a pausa sinusal, o ritmo idioventricular acelerado, a dissociação AV isorrítmica e contrações ventriculares prematuras (CVP) isoladas. Taquicardia no período pós-operatório imediato pode ser um reflexo da ativação simpática associada à recuperação. Todavia, em adição à recuperação anestésica, a taquiarritmia supraventricular e a ventricular no período pós-operatório podem refletir hipoxemia, hipercarbia, acidose, toxemia, hipovolemia, perda de sangue, desequilíbrio eletrolítico, medo, dor ou uma combinação desses fatores. Efeitos residuais de agentes anestésicos como a cetamina também podem fazer parte do processo. Novamente, o tratamento deve ser dirigido para a identificação e a reversão dos fatores causativos subjacentes; mas a terapia antiarrítmica pode ser necessária quando não se pode identificar e corrigir rapidamente a causa primária de uma arritmia potencialmente fatal. Em suma, os seguintes pontos de abordagem genérica para controle das arritmias perioperatórias são propostos:

1) Se possível, obtenha um diagnóstico eletrocardiográfico preciso da arritmia
2) Trate especificamente as causas não cardíacas (p. ex., anormalidades eletrolíticas, hipotermia, acidose, hipovolemia, hipoxemia, dor, medo) antes de usar medicação antiarrítmica, a não ser que exista instabilidade hemodinâmica ou elétrica
3) Considere suspender as drogas que estejam causando a arritmia ou contribuindo para ela.

Identificação e controle das taquiarritmias perioperatórias comuns

Taquicardia sinusal

A taquicardia sinusal pós-anestesia (cães: > 180 bpm; felinos: > 240 bpm) pode ser causada pelos agentes anestésicos usados, incluindo a atropina, o glicopirrolato, a cetamina ou agonistas adrenérgicos. A taquicardia sinusal no período perioperatório raramente é, se for alguma vez, uma arritmia verdadeira; mas é apenas um reflexo do aumento no tônus simpático, que pode resultar de uma ampla variedade de causas patológicas e/ou fisiológicas. As causas fisiológicas são excitação, estresse e medo; as patológicas, dor, hipovolemia, anemia, acidose, hipoxemia, febre, hipertermia, toxemia, insuficiência cardíaca, hipercapnia, hipotensão, hemorragia aguda e hipertireoidismo.

O tratamento da taquicardia sinusal deve ser dirigido à identificação e à correção da causa subjacente do tônus simpático aumentado. Antiarrítmicos são raramente indicados e costumam causar mal.

Fibrilação atrial e *flutter* atrial

A fibrilação e o *flutter* atriais são arritmias pós-operatórias comuns em pacientes humanos,[3] mas o aparecimento de qualquer uma delas no período pós-operatório é menos comum em cães e extremamente raro em gatos. Quando a fibrilação atrial e o *flutter* atrial são observados em animais no período perioperatório, geralmente essas arritmias já estavam presentes. Apesar disso, ambas são clinicamente importantes porque podem reduzir o débito cardíaco secundariamente à elevação inapropriada da frequência cardíaca por diminuir o volume sistólico. Mais ainda, a fibrilação atrial abole a contribuição atrial ao enchimento ventricular e pode, por isso, diminuir o débito cardíaco em até 39% e, ao mesmo tempo, aumentar a pressão atrial esquerda em até 9,5 mmHg em cães sadios em outros aspectos.[4]

Durante o ECG, a fibrilação atrial é reconhecida por ausência de ondas P e por intervalos R-R completamente irregulares (Figura 18.1). Quase sempre são visíveis ondas fibrilatórias rápidas e irregulares, que variam em tamanho, forma e frequência. Os complexos QRS são normais, a não ser que também exista um distúrbio na condução ventricular (p. ex., bloqueio do ramo direito ou esquerdo do feixe). A frequência ventricular

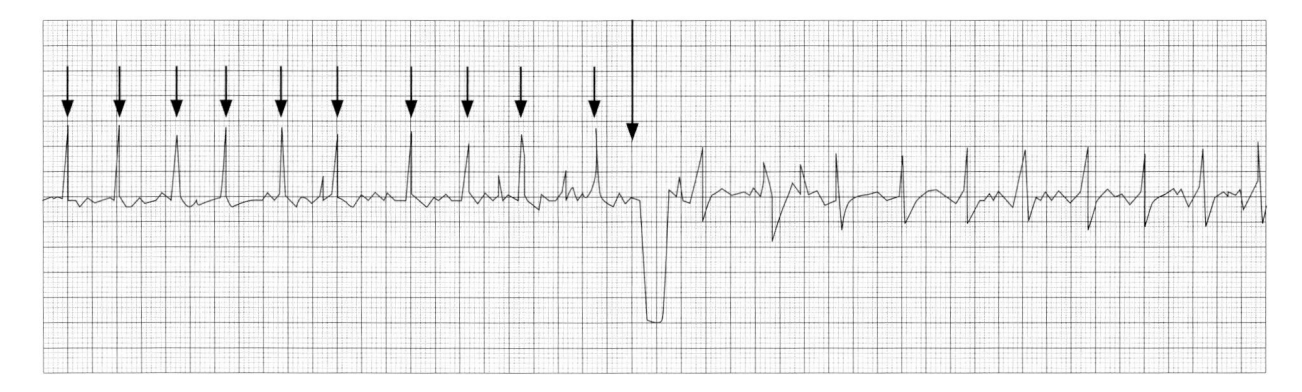

Figura 18.1 Tira de ECG gravada durante cardioversão com corrente contínua (DC) de fibrilação atrial em cão com paralisia da laringe. A fibrilação atrial é identificada como o ritmo cardíaco subjacente na porção inicial do ECG pela ausência de ondas P e intervalos R-R completamente irregulares. As ondas fibrilatórias estão presentes na linha basal. Antes da aplicação do choque elétrico sincronizado (*seta maior*), o aparelho de cardioversão identifica complexos QRS com pequenas setas. Como resultado do choque, o ritmo sinusal normal é restabelecido (derivação II; 25 mm/seg.).

dependerá da velocidade de condução e da refratividade do nodo AV e pode ser normal em cães livres de doença cardíaca estrutural. Todavia, a frequência cardíaca é tipicamente bastante rápida em cães e gatos com insuficiência cardíaca e também naqueles com altos níveis circulantes de catecolaminas. Em animais com fibrilação atrial recebendo medicação oral para controle do ritmo, a frequência cardíaca cai significativamente após a indução da anestesia.

O manejo da fibrilação atrial inicialmente é dirigido ao controle da frequência cardíaca. Bloqueadores dos canais de cálcio ou betabloqueadores intravenosos são eficientes para desacelerar a condução através do nodo AV e podem proporcionar rápido controle da resposta ventricular em pacientes com fibrilação atrial (Tabela 18.1). Essas drogas podem ser injetadas em *bolus*, mas, posteriormente, requerem infusão de manutenção ou administração oral para manutenção do controle adequado do ritmo. Quando se administram infusões contínuas, a pressão sanguínea e a frequência cardíaca devem ser monitoradas cuidadosamente, porque aqueles medicamentos podem causar hipotensão e bradicardia. Devido aos efeitos inotrópicos negativos dos betabloqueadores ou dos bloqueadores dos canais de cálcio, pacientes com disfunções sistólicas miocárdicas podem desenvolver insuficiência cardíaca congestiva ou piora da insuficiência cardíaca congestiva após a ministração desses agentes. Digoxina oral é usada extensivamente para controle crônico da frequência cardíaca em cães com fibrilação atrial porque essa droga aumenta o tônus parassimpático para o nodo AV, resultando em desaceleração da condução desse nodo. Todavia, no período pós-operatório, o tônus simpático costuma ser excessivo, tornando aquela droga ineficiente naquela situação. Mais ainda, a toxicidade da digoxina pode originar quase todos os distúrbios conhecidos de ritmo cardíaco, e animais recebendo a droga podem desenvolver arritmias induzidas pela digoxina durante o período perioperatório caso a cirurgia ou a anestesia provoquem hipovolemia, hipoalbuminemia ou depleção de eletrólitos.

A restauração do ritmo sinusal com choque elétrico sincronizado de corrente contínua (cardioversão por DC) tem várias vantagens sobre o controle do ritmo cardíaco no manejo da fibrilação atrial em animais que precisam de cirurgia. A cardioversão pode ser feita imediatamente após a indução da anestesia, eliminando a necessidade de administrar agentes inotrópicos negativos para o controle do ritmo. Além disso, a restauração do ritmo sinusal imediatamente após a indução da anestesia melhora a *performance* cardíaca e reduz as pressões de enchimento ventricular durante o restante da anestesia e da recuperação.

Apesar de ser similar à fibrilação atrial, o *flutter* atrial é menos comum em medicina veterinária. Com ele, o traçado do ECG exibe ativação atrial rápida e organizada, com frequência ventricular anormalmente alta, a não ser que o paciente esteja recebendo medicação para o controle da frequência cardíaca ou que também haja um bloqueio da condução AV. Ao contrário da fibrilação atrial, a frequência ventricular em geral é regular. Embora seja descrito um padrão em "dentes de serra" das ondas de *flutter*, esse padrão de ativação atrial pode ser difícil de apreciar quando houver condução AV 2:1, e a arritmia pode, portanto, ser difícil de distinguir de outros tipos de arritmias supraventriculares. Com a administração de bloqueadores de canal de cálcio ou betabloqueadores, ou com a indução da anestesia, as ondas de *flutter* tornam-se facilmente visíveis. O controle do *flutter* atrial é similar ao da fibrilação atrial, embora o controle da frequência cardíaca seja mais difícil. A cardioversão por DC geralmente é conseguida em níveis de energia menores do que aqueles necessários para a cardioversão da fibrilação atrial.

Às vezes, a fibrilação e o *flutter* atrial desenvolvem-se no período pós-operatório como resultado de desequilíbrio autônomo. Isso é mais reconhecido em pacientes submetidos a cirurgias ou que tenham sofrido traumatismos na coluna cervical. Nessa situação, as arritmias frequentemente são autolimitantes e não requerem nenhum tratamento (Figura 18.2).

Taquicardias supraventriculares paroxísticas

Apesar de o termo taquicardia supraventricular (TSV), em seu sentido mais amplo, referir-se a qualquer taquicardia que tenha origem acima dos ventrículos, este termo geralmente é reservado para descrever as taquiarritmias supraventriculares que não sejam taquicardia sinusal, fibrilação atrial ou *flutter* atrial.

Tabela 18.1 Drogas usadas para o controle agudo de taquiarritmia.

Droga	Dose	Comentários
Bloqueadores dos canais de cálcio		
Diltiazem	Cão, Gato: 0,25 mg/kg, IV, em *bolus* (pode ser repetido uma vez após 3 min); depois, 2 a 6 µg/kg/min, conforme necessário	Monitorar hipotensão e bradicardia; pode exacerbar insuficiência cardíaca congestiva em animais com distúrbios na função do miocárdio
Verapamil	Cão: 0,05 mg/kg, IV, (em *bolus* lento) a cada 15 a 20 min conforme necessário (até 0,15 mg/kg, dose total)	O mesmo que para Diltiazem
Betabloqueadores		
Esmolol	Cão, Gato: 50 a 100 µg/kg, IV, em *bolus* a cada 5 min, conforme necessário (até 500 µg/kg máx); 50 a 200 µg/kg/min de infusão	Ação ultracurta; monitorar hipotensão e bradicardia; pode exacerbar insuficiência cardíaca congestiva; eficácia reduzida se forem administrados β-agonistas
Propranolol	Cão, Gato: 0,01 a 0,1 mg/kg, IV, (*bolus* lento)	Monitorar hipotensão e bradicardia; pode exacerbar insuficiência cardíaca congestiva; eficácia reduzida se forem administrados β-agonistas; pode induzir broncospasmo
Digoxina	Cão: 0,0025 mg/kg, IV, em *bolus*; repetir a cada hora 3 a 4 vezes até 0,01 mg/kg	Vagomimético; toxicidade aumentada por caquexia, disfunção renal, hipopotassemia, hiponatremia, hipercalcemia, hipotireoidismo, hipoxemia, insuficiência do miocárdio; muitas interações medicamentosas
Lidocaína (sem epinefrina)	Cão: 2 a 4 mg/kg, IV, em *bolus* durante 5 min (administrar *bolus* de 2 mg/kg vagarosamente); depois 40 a 80 µg/kg/min, infusão IV Gato: 0,25 a 1 mg/kg, IV, em *bolus* durante 5 min (ou *bolus* de 1 mg, máx de 4 mg, durante 5 min); depois 10 a 40 µg/kg/min, infusão IV	Para eficiência máxima, os níveis séricos de [K$^+$] e [Mg^{++}] devem ser normais
Procainamida	Cão: 6 a 10 mg/kg *bolus*, IV, lento até efeito; depois, 25 a 50 µg/kg/min, infusão IV Gato: (não há dados para dosagem parenteral)	Para eficiência máxima, os níveis séricos de [K$^+$] e [Mg^{++}] devem ser normais
Amiodarona	Cão: 2,5 a 5 mg/kg *bolus*, IV, durante 2 a 5 min	Evitar preparações com polissorbato 80 e álcool benzílico

IV = intravenoso.

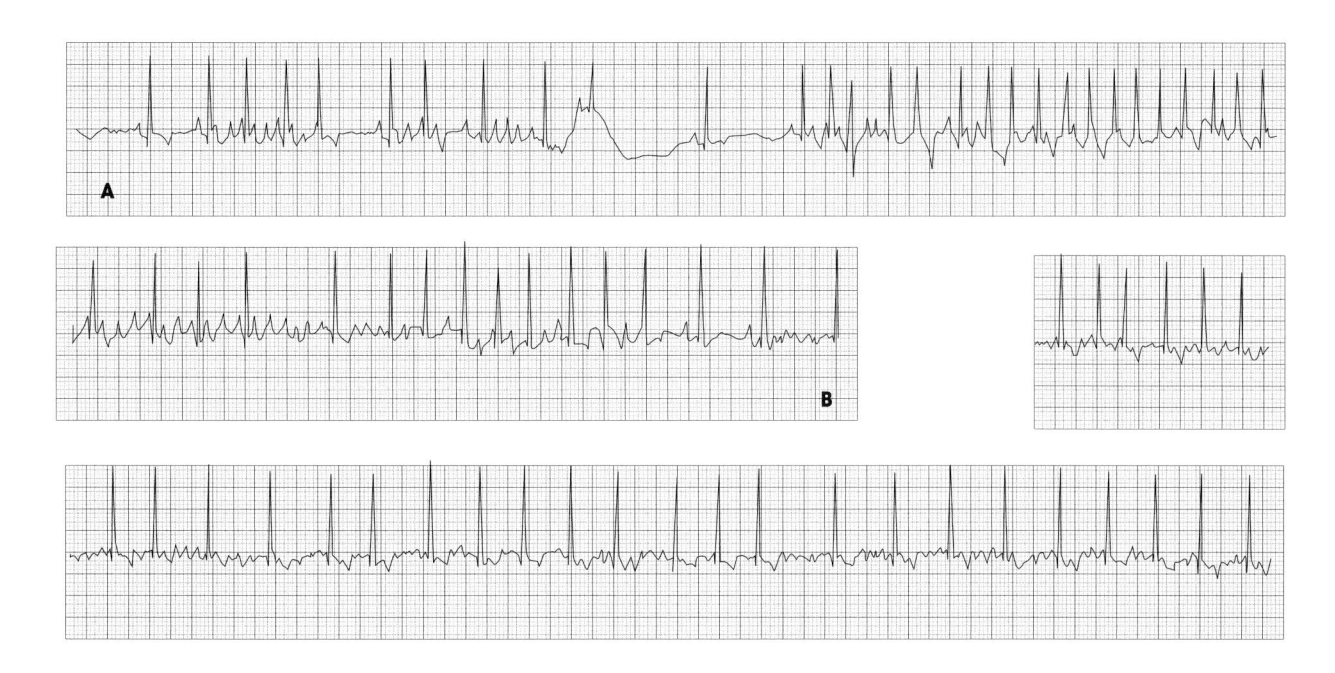

Figura 18.2 Tiras contínuas de ECG obtidas de um Labrador retriever durante o período pós-operatório inicial após hemilaminectomia. Inicialmente, a tira (**A**) mostra arritmia sinusal com leves paroxismos de *flutter* atrial. Ao final **B**. o ritmo degenera para fibrilação atrial. Este cão espontaneamente converteu para ritmo sinusal em 24 h, sugerindo que as arritmias resultaram de desequilíbrio autônomo causado pela manipulação cirúrgica e pelo estresse (derivação II; 25 mm/seg).

As TSV paroxísticas, devidas à reentrada do impulso elétrico no nodo AV, à reentrada do impulso no tecido atrial ou à reentrada do impulso através de uma via de condução atrioventricular acessória, têm aparência similar no ECG, nominalmente uma taquicardia rápida com complexos QRS estreitos (normais) (Figura 18.3). Porém, os complexos QRS serão anormalmente largos se existir atraso na condução intraventricular, tal como um bloqueio do ramo esquerdo ou direito do feixe, ou quando a condução dos átrios aos ventrículos acontecer por uma via de condução acessória. Independentemente da localização anatômica da via de reentrada, qualquer uma dessas TSV pode surgir no perioperatório, causando frequência cardíaca muito rápida com hipotensão. Arritmias supraventriculares podem ocorrer em qualquer faixa etária e frequentemente não têm conexão com doença estrutural cardíaca. Essas taquicardias são, em geral, associadas a tônus adrenérgico intensificado e também a outros fatores desencadeadores, tais como contrações atriais prematuras ou contrações ventriculares prematuras. Quando paroxísticas, essas TSV começam e terminam abruptamente (falta de aceleração e desaceleração gradual da frequência).

O tipo específico de TSV paroxística pode ser identificado, teoricamente, em um ECG com derivações múltiplas (incluindo derivações torácicas) avaliando-se a morfologia e a cronologia das ondas P. Todavia, as ondas P podem ser extremamente difíceis de identificar com certeza durante uma TSV rápida. Além disso, o equipamento de ECG usado para monitoramento durante a indução da anestesia, a cirurgia ou o período de recuperação imediato não costuma ter capacidade de gravar ECG com múltiplas derivações. Apesar de manobras vagais serem úteis tanto para diagnóstico quanto para tratamento, muitos animais não respondem a elas. Mais ainda, manobras vagais agressivas podem, em algumas ocasiões, causar fibrilação ventricular. Assim, a administração intravenosa de agentes antiarrítmicos é um meio mais seguro e mais efetivo de diferenciar e de tratar as TSV. Idealmente, deve-se monitorar a pressão sanguínea e o ECG durante a administração dos agentes antiarrítmicos. Diltiazem é a droga de escolha para o tratamento inicial devido à sua habilidade em diminuir rapidamente a resposta ventricular às taquiarritmias atriais e por suprimir a maioria das taquicardias nodais AV e AV recíprocas (ver Tabela 18.1). O diltiazem tem efeito inotrópico negativo e deve ser usado com cautela em animais com insuficiência do miocárdio; todavia, o efeito inotrópico negativo do diltiazem é menos potente que o do verapamil ou do esmolol.[5] Apesar de a adenosina ser utilizada para eliminar a TSV em pessoas, essa droga parece não ser efetiva para esse propósito em cães. A procainamida, um antiarrítmico

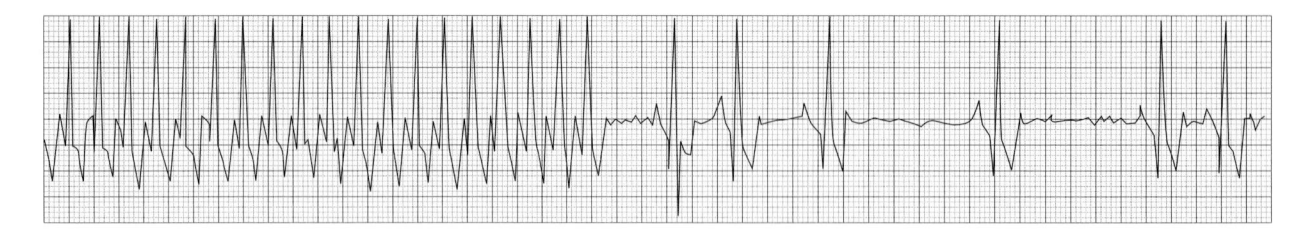

Figura 18.3 Tira de ritmo da derivação II do ECG obtida de um Golden retriever com 1 ano de idade. O ECG mostra taquicardia supraventricular com frequência de 300 bpm. A abrupta conversão para ritmo sinusal resultou da administração intravenosa de Diltiazem (0,25 mg/kg). Note que os complexos QRS durante a arritmia são normais e idênticos àqueles durante o ritmo sinusal (derivação II; 25 mm/seg).

classe IA, também pode ser ministrado intravenosamente para controle de taquiarritmias em cães (ver Tabela 18.1). Esse agente é usado mais apropriadamente após administrar diltiazem e é útil para terminar taquicardias atriais por reentrada e taquicardias atrioventriculares por reentrada.

Taquiarritmias ventriculares

A ectopia ventricular perioperatória pode abranger condições relativamente benignas, como as contrações ventriculares prematuras (CVP) e o ritmo idioventricular acelerado ou arritmias potencialmente letais como a taquicardia ventricular (TV) sustentada e a fibrilação ventricular (FV). Com o surgimento de ectopias ventriculares de qualquer tipo, devem-se tomar medidas para eliminar os fatores que as causam, como hipoxemia, hipercarbia, deficiências eletrolíticas, intoxicações por drogas e excesso de catecolaminas. É indicada a terapia antiarrítmica quando a causa que provoca a arritmia não puder ser identificada ou revertida imediatamente e a arritmia for a responsável pelo comprometimento hemodinâmico. O tratamento antiarrítmico também é indicado quando o animal está sob risco de morte súbita desencadeada por instabilidade elétrica fatal.[6,7] Em um estudo pós-operatório com 230 pacientes humanos com CVP e TV frequentes, os desfechos clínicos desfavoráveis não tiveram conexão com as arritmias.[8] Os efeitos adversos das arritmias em pacientes cirúrgicos veterinários também têm sido questionados e, da mesma forma, o uso empírico de antiarrítmicos.[6,7] A decisão de que uma arritmia ventricular é perigosa e deve ser tratada com medicação antiarrítmica baseia-se na presença de fraqueza, síncope, hipotensão, palidez ou então em exacerbação de insuficiência cardíaca diretamente atribuível à arritmia. Taquicardias ventriculares variam em frequência, em morfologia e em duração e a frequência geralmente é o fator determinante mais importante das consequências hemodinâmicas. Quanto mais baixa a frequência da TV, mais benigna é a arritmia. Não havendo sinais clínicos conectados à arritmia, as seguintes características da TV justificam sua supressão com antiarrítmicos: TV rápida (frequência visivelmente maior do que o ritmo sinusal subjacente), TV sustentada (> 30 s), TV com tempo curto de acoplamento precedendo os complexos sinusais e TV polimórfica. Além disso, devido à sua conhecida tendência à morte súbita por ectopia ventricular, a supressão de CVP e TV é justificada em Boxers, Doberman pinschers, Pastores alemães, cães com estenose subaórtica e animais com disfunção miocárdica significativa.

As contrações ventriculares prematuras são identificadas no ECG pela presença de complexos QRS largos que diferem dos complexos sinusais e ocorrem prematuramente (Figura 18.4). As CVP são frequentemente seguidas por uma pausa compensatória causada por condução retrógrada da CVP no sistema His-Purkinje, que causam ou bloqueio da contração sinusal subsequente ou condução retrógrada até o átrio, reajustando o nodo sinusal. Os complexos ventriculares ectópicos são classificados como monomórficos ou polimórficos, dependendo de serem os complexos QRS uniformes ou variáveis. A taquicardia ventricular é caracterizada pela presença de três ou mais contrações ventriculares prematuras consecutivas (ver Figura 18.4). As CVP podem ser difíceis de distinguir das contrações supraventriculares causadas por condução aberrante; contudo, a presença de ondas P não associadas a complexos QRS ou de contrações fundidas indicam ectopia ventricular. Também é bom recordar que as taquicardias ventriculares são mais frequentes do que as supraventriculares com aberrâncias. A taquicardia ventricular, particularmente aquela rápida, sustentada e polimórfica, pode degenerar para fibrilação ventricular de ritmo rápido, caótico, com complexos largos e ausência de débito cardíaco adequado.

As taquicardias ventriculares que resultam em comprometimento hemodinâmico (hipoperfusão ou hipotensão) devem ser tratadas imediatamente com cardioversão com corrente contínua. A terapia antiarrítmica pode ser administrada para prevenir a recorrência ou então como terapia inicial para terminar a

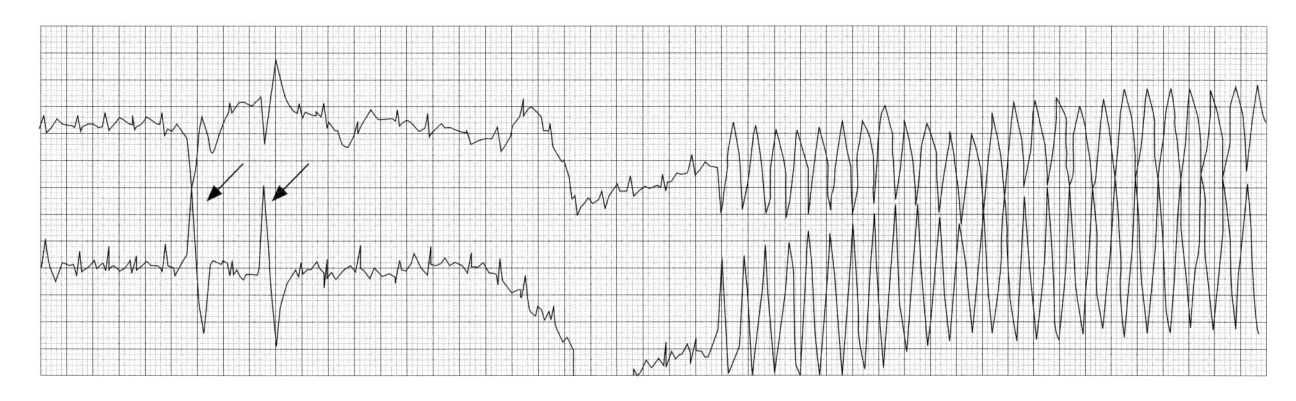

Figura 18.4 Tiras de ritmo simultâneas de ECG obtidas de um Irish wolfhound com 7 anos de idade apresentando colapso. O ritmo inicial irregular de complexo estreito, compatível com fibrilação atrial, é interrompido por contrações ventriculares prematuras isoladas (*setas*). Porém, o ritmo abruptamente se deteriora para taquicardia ventricular sustentada com frequência perigosamente rápida de 350 bpm [derivação AVL (*tira superior*) e derivação AVF (*tira inferior*); 25 mm/seg; 5 mm/seg].

TV em pacientes hemodinamicamente estáveis mas com risco de progressão para instabilidade hemodinâmica. Para pacientes veterinários, o agente antiarrítmico de escolha para supressão imediata da ectopia ventricular é a lidocaína. Esse agente é altamente eficiente e com poucos efeitos colaterais (ver Tabela 18.1).[3] Se a lidocaína não for efetiva, a substituição ou a adição de procainamida intravenosa pode promover a supressão da arritmia. A administração de procainamida é particularmente interessante quando o diagnóstico, pelo ECG, de taquicardia com complexos largos for incerto. Para arritmias ventriculares refratárias durante o período perioperatório, bloqueadores beta-adrenérgicos costumam ser eficientes, particularmente quando combinados com um agente antiarrítmico classe IA ou IB, porque o bloqueio β antagoniza as catecolaminas circulantes aumentadas por causa do estresse. Independentemente do mecanismo subjacente da arritmia ventricular, o maior tônus simpático pode desencadear a arritmia. Além disso, a estimulação adrenérgica pode tornar muitas drogas antiarrítmicas ineficientes. Da mesma maneira, muitos agentes antiarrítmicos são ineficientes havendo hipocalemia ou hipomagnesemia.

A amiodarona agora está disponível para tratamentos intravenosos de TV que ameaçam a vida e ela é recomendada como tratamento de primeira linha para TV com ausência de pulso em pessoas.[9] Todavia, a preparação intravenosa de amiodarona mais disponível (Cordarone, Wieth Laboratories Inc., Philadelphia, PA) contém polissorbato 80 e álcool benzílico e ambos podem causar hipotensão grave em cães.[10,11] Uma nova formulação aquosa (Amio-Aqueous, Academic Pharmaceuticals Inc., Lake Bluff, IL) não contém aqueles agentes e é mais adequada para cães. A fibrilação ventricular deve ser controlada por imediata desfibrilação por corrente contínua.

Ritmo idioventricular acelerado

O ritmo idioventricular acelerado ocorre frequentemente em cães e gatos durante os períodos pré-operatório e intraoperatório. Essa arritmia, na realidade, é uma taquicardia ventricular lenta, ou seja, uma taquicardia ventricular com frequência mais lenta que a frequência sinusal em um paciente normal. Portanto, se se considerar apenas a frequência, esse ritmo não seria uma taquicardia. Contudo, porque o foco ventricular ectópico responsável pela arritmia está se despolarizando em uma frequência mais rápida do que o foco de escape ventricular normal pode despolarizar, esse ritmo é verdadeiramente uma taquicardia ventricular. Apesar disso, devido à frequência ser lenta, essa forma de TV em geral é referida como ritmo idioventricular acelerado. A importância clínica dessa terminologia é que o ritmo idioventricular acelerado costuma ser benigno, enquanto uma TV acelerada quase sempre é maligna. As frequências específicas nas quais o ritmo idioventricular acelerado se torna uma taquicardia ventricular "verdadeira" ainda não foram determinadas com precisão em cães e gatos. Todavia, frequências cardíacas acima de 180 bpm, em cães com TV e acima de 240 bpm, em gatos, muito provavelmente causem danos.

O ritmo idioventricular acelerado é frequente no perioperatório em animais sem doenças cardíacas subjacentes. Essa arritmia é comum em cães após cirurgia para corrigir torção/vólvulo gástrico, depois de cirurgias esplênicas e em cães com qualquer tipo de doença abdominal (p. ex., pancreatite, prostatite, enterite, colite). O ritmo idioventricular acelerado também é comum em cães com doenças neurológicas e com traumatismo.[12] O ritmo idioventricular acelerado em animais sem uma doença primária subjacente é quase sempre benigno e, na maioria das vezes, o tratamento antiarrítmico não se justifica.

No ECG, o ritmo idioventricular acelerado é reconhecido pela taquicardia ventricular intermitente que tem uma frequência similar ou levemente maior do que a frequência sinusal. O ritmo ventricular compete para manter o ritmo cardíaco, o que significa que o ritmo ventricular aparece quando o sinusal diminui ou durante as pausas sinusais (Figura 18.5). Embora o ritmo idioventricular acelerado em geral apresente morfologia uniforme, complexos ventriculares multiformes aparecem ocasionalmente.

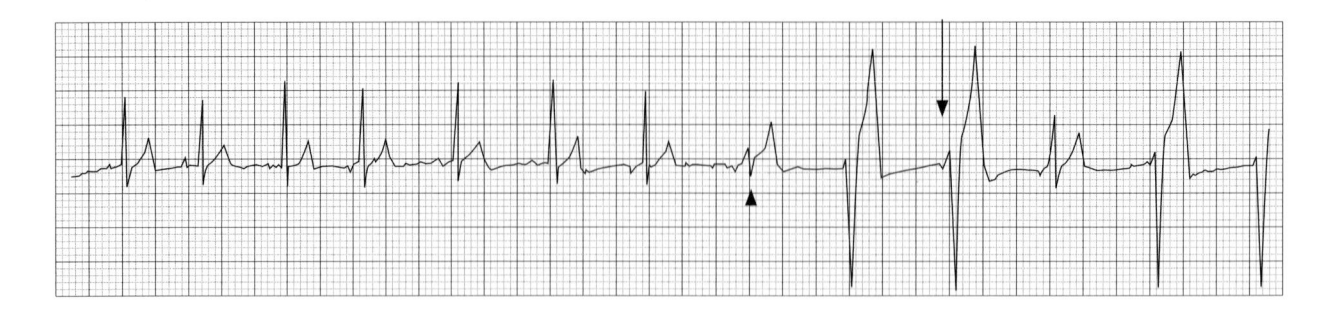

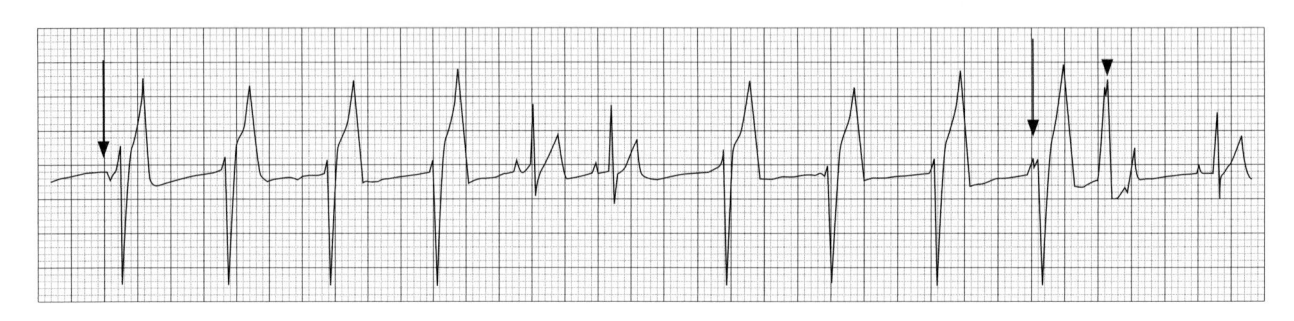

Figura 18.5A Tiras de ritmo de ECG obtidas após esplenectomia em paciente canino. Existe arritmia sinusal com marca-passo migratório durante a qual o ritmo sinusal varia de 83 a 107 bpm. A arritmia sinusal é usurpada intermitentemente por um ritmo de complexo QRS largo com frequência regular de 79 bpm. Esse ritmo de complexo largo é uma taquicardia ventricular lenta referida como ritmo idioventricular acelerado. O ritmo idioventricular é evidente somente quando a frequência sinusal cai abaixo da frequência ventricular ectópica. Ondas P não associadas aos complexos QRS são visíveis intermitentemente durante o ritmo ventricular (*setas*). Batimentos fundidos ocasionais estão presentes (*pontas de seta*) (derivação II; 25 mm/seg).

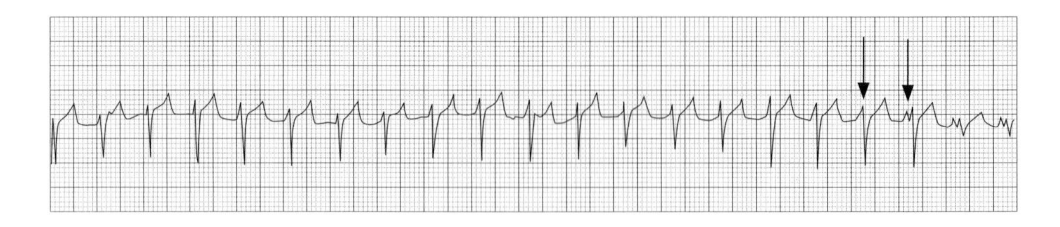

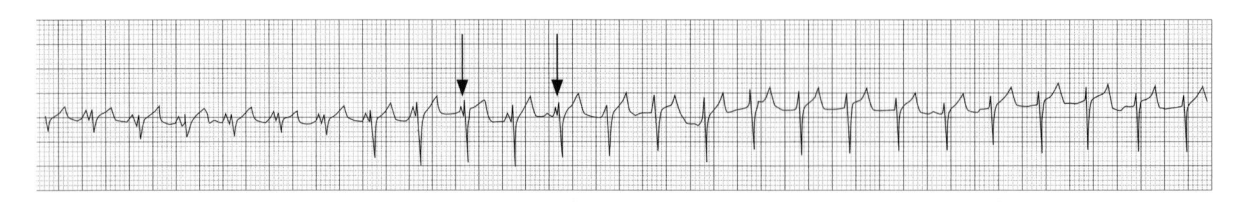

Figura 18.5B Tira de ritmo de ECG obtida de um gato anestesiado, exibindo ritmo idioventricular acelerado. O gato estava sendo submetido a uma colectomia subtotal. Inicialmente, vê-se o ritmo de complexo largo com frequência regular de 142 bpm, durante o qual ondas P, não associadas a complexos QRS, são vistas intermitentemente (*setas*). Entre os episódios de ritmo idioventricular existe ritmo sinusal com frequência similar (142 bpm). O ritmo idioventricular acelerado compete com o ritmo sinusal como o ritmo dominante (derivação II; 25 mm/seg).

Identificação e manejo das bradiarritmias perioperatórias

As bradiarritmias raramente causam problemas significativos durante o período perioperatório e o tratamento antiarrítmico raramente é indicado. Pacientes com bradicardia sintomática resultante de doença nos sistemas de marca-passo ou de condução cardíacos devem ser avaliados quanto à necessidade de implantação de um marca-passo permanente antes de se fazer as cirurgias eletivas. Para pacientes com bloqueios AV ou com disfunção do nodo sinusal sem sinais clínicos, ou para aqueles necessitando de cirurgia de emergência, deve estar disponível um marca-passo temporário transvenoso ou transcutâneo. Durante e após a cirurgia, a bradicardia pode indicar um problema subjacente sério que requeira intervenção específica, como hipoxemia, hipotermia, manipulação cirúrgica do sistema nervoso autônomo, anestesia excessivamente profunda, isquemia cardíaca, hiperpotassemia, aumento da pressão intratorácica associada a pneumotórax ou toxicidade de drogas (p. ex., opioides, agonistas α2-adrenérgicos, digoxina, antagonistas beta-adrenérgicos, bloqueadores dos canais de cálcio, halotano ou agentes vagomiméticos).[2,13,14] Bradicardia sinusal profunda e assístole já foram descritas em associação com anestesia raquidiana em pessoas.[2]

Bradicardia sinusal (ritmo sinusal com frequência < 60 bpm em cães), arritmia sinusal e pausas sinusais são comuns em raças caninas grandes e gigantes com tônus vagal forte. Essas arritmias fisiológicas vagomediadas são bastante observadas em cães na situação perioperatória, particularmente durante o sono. Alterações vagomediadas na frequência e no ritmo também podem estar associadas ao aumento no tônus vagal causado por doenças crônicas respiratórias (em especial obstruções das vias respiratórias superiores), a doenças gastrintestinais crônicas, à pressão intraocular elevada, à maior pressão intracraniana e a lesões ou cirurgias na coluna vertebral cervical.[14]

Bloqueios AV de segundo grau e bloqueios AV completos (de terceiro grau) de nível alto geralmente refletem doenças intracardíacas; animais com essas arritmias podem necessitar de suporte temporário ou permanente da frequência cardíaca. Bloqueios AV de segundo grau aparecem no ECG sob a forma de ondas P não conduzidas intermitentes, enquanto no bloqueio AV completo as atividades atrial e ventricular são completamente dissociadas e a frequência ventricular é mais lenta do que a atrial. Causas de bloqueio alto de condução AV em cães e gatos incluem doença degenerativa do sistema de condução, doenças miocárdicas primárias ou secundárias, traumatismo, endocardite, neoplasia, toxicidade de drogas e cirurgia ou cateteres no interior do coração. Bloqueios AV de terceiro grau transientes ocasionalmente resultam de picos de estimulação vagal causados por dor, hipoxemia ou aspiração cirúrgica.[2]

Além da correção das causas subjacentes, o tratamento das bradicardias é necessário somente se a frequência for baixa o suficiente para provocar hipoperfusão. Atropina pode ser administrada intravenosamente em dose de 0,02 a 0,04 mg/kg IV ou IM. A infusão intravenosa de isoproterenol (0,01 a 2 μm/kg/min) ou dopamina 5 a 8 μg/kg/min) também podem ser consideradas. O controle temporário da frequência cardíaca durante a bradicardia pode ser feito transcutaneamente em pacientes anestesiados; todavia, nem todos eles podem se beneficiar desse processo de marca-passo devido à alta impedância da parede torácica. O desconforto causado por essa técnica limita seu uso a pacientes anestesiados ou comatosos. O marca-passo transvenoso é mais confiável e pode ser utilizado como uma ponte até a colocação de marca-passo permanente em pacientes conscientes ou inconscientes. Todavia, o marca-passo transvenoso temporário está associado a riscos que incluem sepse e morte súbita por deslocamento dos eletrodos. É preciso reconhecer que qualquer tipo de marca-passo temporário pode resultar em dependência de marca-passo.

Arritmias associadas a procedimentos cirúrgicos específicos

Instrumentação e monitoramento

A intubação traqueal pode estar associada a taquiarritmias por estimulação simpática reflexa e os pacientes ansiosos com alto tônus adrenérgico são particularmente suscetíveis. Pré-tratamento com opioides, lidocaína ou betabloqueadores reduz as respostas cardiovasculares à intubação.[1] Também já foram observadas taquiarritmias transientes supraventriculares ou ventriculares durante a colocação de cateteres para monitoramento da pressão venosa central (PVC) quando o fio-guia entrava no átrio ou no ventrículo direitos.[1,15] Arritmias similares podem surgir ao se passar cateteres através do lado direito do coração para a artéria pulmonar. Em geral, essas arritmias são transientes e insignificantes, mas já se observou fibrilação ventricular.[16] Também já foi visto bloqueio AV completo com a inserção do fio-guia durante a canulação para CVP.[17] Para evitar essas arritmias potenciais, recomenda-se que a inserção do fio-guia seja limitada ao comprimento necessário para alcançar a junção da veia cava cranial com o átrio direito. Também é importante monitorar o ECG ou o pulso e ter drogas e equipamentos para reanimação facilmente disponíveis durante a inserção de cateteres para pressão venosa central ou na artéria pulmonar.

Dilatação gástrica aguda e dilatação gástrica com vólvulo

Notou-se alta incidência de arritmias ventriculares (TV e CVP) em cães durante e após cirurgia para correção de dilatação gástrica aguda (DGA) e dilatação gástrica-vólvulo (DGV).[18] É recomendável que se faça, portanto, monitoramento contínuo do ECG e, ao formular o plano anestésico, deve-se considerar o manejo de arritmias ventriculares. É muito provável que a causa de ectopia ventricular associada à dilatação gástrica seja multifatorial. A isquemia certamente tem papel importante.[19] Foi implicada também a liberação de fator depressor do miocárdio pelo pâncreas.[20] Sabe-se que ocorre lesão de reperfusão com DGV, que resulta em comprometimento e em irritabilidade do coração.[21] Finalmente, as anormalidades ácido-básicas e eletrolíticas nos cães afetados sem dúvida também contribuem. A ectopia ventricular em cães com DGA e com DGV raramente produz instabilidade hemodinâmica e a importância do tratamento não foi comprovada.[22] Todavia, cães com TV polimórfica, déficits de pulso frequentes, TV rápida, doença cardíaca subjacente ou hipotensão associada à arritmia devem receber agentes antiarrítmicos. Tipicamente, há resolução espontânea da arritmia poucos dias após o tratamento bem-sucedido da doença subjacente.

Esplenectomia

Arritmias ventriculares também são comuns em cães submetidos a esplenectomia por neoplasia, torção ou doença imunomediada.[23,24] Essas arritmias podem acontecer durante os períodos pré, intra e pós-operatórios, porém é mais comum as arritmias se desenvolvem 5 a 12 h após a cirurgia.[24] Portanto, aconselha-se monitoramento contínuo do ECG durante o período perioperatório. As causas propostas para a ectopia ventricular são liberação de êmbolos durante a manipulação do baço, hipotensão arterial, anemia, dano ao miocárdio por radicais livres, isquemia transiente e efeito de fatores depressores do miocárdio.[23-25] O tratamento consiste no restabelecimento do volume normal de sangue e da massa de eritrócitos, em tratamento da hipotensão e em correção das anormalidades metabólicas. Da mesma maneira que com a dilatação/torção gástrica, as arritmias associadas à esplenectomia geralmente são hemodinamicamente estáveis e a contribuição da ectopia ventricular para mortes no pós-operatório é pouco provável.[6] Para a maioria dos pacientes, o monitoramento do ritmo cardíaco e da pressão arterial sem a administração de medicação antiarrítmica são um curso de ação razoável. Todavia, cães com TV polimórfica, déficits de pulso frequentes, TV rápida, doença cardíaca subjacente ou hipotensão associadas à arritmia devem receber agentes antiarrítmicos. Na maioria dos cães, as arritmias associadas à esplenectomia resolvem-se sem tratamento em 2 a 3 dias após o tratamento efetivo das anormalidades não cardíacas presentes.

Cirurgia torácica

Procedimentos cirúrgicos torácicos frequentemente resultam em arritmias devido à estimulação direta do miocárdio. CVP são uma manifestação comum da manipulação ou da incisão do miocárdio e a ectopia ventricular nessa situação deve ser eliminada para evitar TV ou FV instáveis.[14] As medidas preventivas englobam suspender drogas arritmogênicas (p. ex., digoxina) durante o período pré-operatório, se possível; reverter a depleção eletrolítica causada por administração crônica de diuréticos; evitar o uso de halotano; e administrar lidocaína antes e durante a manipulação, a incisão ou a sutura do miocárdio.

As arritmias também são frequentes durante cirurgias torácicas que não envolvem diretamente o coração. A etiologia dessas arritmias tipicamente inclui um ou vários fatores, tais como aumento da resistência vascular pulmonar, desvio do mediastino, desequilíbrio autônomo (picos vagais e liberação de catecolaminas), hipoxemia, desequilíbrio ácido-básico e eletrolítico e doença cardíaca preexistente.[26]

Feocromocitoma

Feocromocitomas são tumores funcionais da medula da adrenal que produzem norepinefrina, epinefrina e, ocasionalmente, dopamina. Grandes quantidades de catecolaminas podem ser liberadas na circulação central como resultado da manipulação do tumor durante a cirurgia. Essa liberação de catecolaminas pode dar origem ou agravar taquiarritmias potencialmente fatais. Aconselha-se monitoramento direto do ECG, da pressão arterial e da pressão venosa central durante todo o período perioperatório. Taquicardias supraventriculares e ventriculares devem ser eliminadas com administração intravenosa de bloqueadores beta-adrenérgicos, com esmolol ou com propranolol (ver Tabela 18.1). Adicionalmente, fentolamina intravenosa para controlar a hipertensão pode, indiretamente, mitigar as taquiarritmias ventriculares; também foi sugerida a ministração de lidocaína imediatamente antes da intubação da traqueia.[27]

Tireoidectomia

Tumores tireoidianos funcionais (hiperplasia adenomatosa da tireoide) são comuns em gatos mais velhos. Em uma série de 85 gatos submetidos à tireoidectomia, 10% apresentaram taquiarritmias durante a cirurgia.[28] Quando forem necessárias cirurgias em gatos com essa condição, complicações intra e pós-operatórias, incluindo taquiarritmias supraventriculares e ventriculares, podem ser minimizadas pela indução medicamentosa de um estado eutireoideo antes da cirurgia. Se isso não for possível, as recomendações para minimizar a arritmia são acepromazina antes da indução, evitar o uso de agentes anticolinérgicos e agonistas α2-adrenérgicos, e de halotano.[27]

Referências bibliográficas

1. Royster RL: Causes and consequences of arrhythmias *In* Anesthesia and Perioperative Complications, 2nd ed. Benumof JL, Saidman LJ (eds). St. Louis: Mosby, 1999, pp. 258-285.
2. Holshouser W, Hoyle J, Sackett M, Fitzgerald DM: Recognition and treatment of perioperative arrhythmias *In* Basic Science for Surgeons. Argenta LC (ed). Philadelphia: Saunders, 2004, pp. 741-759.
3. Rho RW, Bridges CR, Kocovic D: Management of postoperative arrhythmias. Semin Thorac Cardiovasc Surg 12:349, 2000.
4. Sisson D, Brown W, Riepe R: Hemodynamic effects of atrial fibrillation in dogs with experimentally induced mitral regurgitation. J Vet Intern Med (Abstr) 9:200, 1995.
5. Wright KN: Assessment and treatment of supraventricular tachyarrhythmias *In* Kirk's Current Veterinary Therapy XIII Small Animal Practice. Philadelphia: WB Saunders, 2000, pp. 726-730.
6. Knight DH: Reason must supersede dogma in the management of ventricular arrhythmias *In* Kirk's Current Veterinary Therapy XIII Small Animal Practice. Bonagura JD (ed). Philadelphia: WB Saunders, 2000, pp. 730-737.
7. Moise NS: Ventricular arrhythmias *In* Kirk's Current Veterinary Therapy XIII Small Animal Practice. Bonagura JD (ed). Philadelphia: WB Saunders, 2000, pp. 733-737.
8. Mahla E, Rotman B, Rehak P, et al: Perioperative ventricular arrhythmias in patients with structural heart disease undergoing noncardiac surgery. Anesth Analg 86:16, 1998.
9. AHA: 2000 Handbook of Emergency Cardiovascular Care for Healthcare Providers. Dallas:American Heart Association, 2000, p. 10.
10. Somberg JC, Cvetanovic I, Ranade V, et al: Comparative effects of rapid bolus administration of aqueous amiodarone versus 10-minute Cordarone IV infusion on mean arterial blood pressure in conscious dogs. Cardiovasc Drug Ther 18:345, 2004.
11. Platou ES, Refsum H: Acute electrophysiologic and blood pressure effects of amiodarone and its solvent in the dog. Acta Pharmacol Toxicol 58:163, 1986.
12. Kittleson MD, Kienle RD (eds): Small Animal Cardiovascular Medicine. St. Louis: Mosby, 1998, p. 481.
13. Muir WW, Hubbell JAE, Skarda RT, Bednarski RM: Cardiac emergencies *In* Handbook of Veterinary Anesthesia, 2nd ed. Muir WW, Hubbell JAE (eds). St. Louis: Mosby, 1995, pp. 408-417.
14. Raffe MR: Complications of anesthesia. *In* Complications in Small Animal Surgery. Lipowitz, AJ, Caywood DD, Newton, CD, Schwartz A (eds). Baltimore: Williams & Wilkins, 1996, pp. 73-97.
15. Reich DL, Moskowitz DM: Complications of cardiovascular monitoring *In* Anesthesia & Perioperative Complications, 2nd ed. Benumof JL, Saidman LJ (eds). St. Louis: Mosby, 1999, pp. 25-49.
16. Royster RL, Johnston WE, Gravlee GP, et al: Arrhythmias during venous cannulation prior to pulmonary artery catheter insertion. Anesth Analg 64:1214, 1970.
17. Eissa NT, Kvetan V: Guide wire as a cause of complete heart block in patients with preexisting left bundle branch block: Anesthesiol 73:772, 1990.
18. Rasmussen L: Stomach. *In* Textbook of Small Animal Surgery, 3rd ed. Slatter D (ed). Philadelphia: WB Saunders, 2003, pp. 592-640.
19. Muir WW, Weisbrode SE: Myocardial ischemia in dogs with gastric dilatation-volvulus. J Am Vet Med Assoc 181:363, 1982.
20. Wingfield WE, Betts CW, Rawlings CA: Pathophysiology associated with gastric dilatation-volvulus in the dog. J Am Anim Hosp Assoc 12:136, 1976.
21. Lantz GC, Badylak SF, Hiles MC, et al: Treatment of reperfusion injury in dogs with experimentally induced gastric dilation-volvulus. Am J Vet Res 53:1594, 1992.
22. Brockman DJ, Washabau RJ, Drobatz KJ: Canine gastric dilatation/volvulus syndrome in a veterinary critical care unit: 295 cases (1986-1992. J Am Vet Med Assoc 207:460, 1995.
23. Knapp DW, Aronsohn MG, Harpster NK: Cardiac arrhythmias associated with mass lesions of the canine spleen. J Am Anim Hosp 29:122, 1993.
24. Marino DJ, Matthiesen DT, Fox PR, et al: Ventricular arrhythmias in dogs undergoing splenectomy: A prospective study. Vet Surg 23:101, 1994.
25. Walshaw R: Hepato-biliary, pancreatic, and splenic surgery. *In* Complications in Small Animal Surgery. Lipowitz, AJ, Caywood DD, Newton, CD, Schwartz A (eds). Baltimore: Williams & Wilkins, 1996, pp. 399-453.
26. Caywood DD: Thoracic surgery. *In* Complications in Small Animal Surgery. Lipowitz, AJ, Caywood DD, Newton, CD, Schwartz A (eds). Baltimore: Williams & Wilkins, 1996, pp. 195-218.
27. Schwartz A: Endocrine surgery. *In* Complications in Small Animal Surgery. Lipowitz, AJ, Caywood DD, Newton, CD, Schwartz A (eds). Baltimore: Williams & Wilkins, 1996, pp. 287-331.
28. Birchard SJ, Peterson ME, Jacobson A: Surgical treatment of feline hyperthyroidism; results of 85 cases. J Am Anim Hosp Assoc 20:705, 1984.

Fisiopatologia dos Defeitos Cardíacos Congênitos

E. Christopher Orton

Defeitos (ou anomalias) cardíacos congênitos são distúrbios morfológicos do coração e de grandes vasos que estão presentes ao nascer. A predileção acentuada de certos defeitos cardíacos congênitos por certas raças sugere que existe uma base genética para a maioria dos defeitos. Eles causam uma variedade de alterações fisiopatológicas que, eventualmente, podem provocar insuficiência cardíaca progressiva, arritmias cardíacas, morte súbita cardíaca, hipoxemia debilitante ou uma combinação desses desfechos adversos.

Ducto arterioso patente

O ducto arterioso é uma conexão vascular entre a artéria pulmonar e a aorta descendente que desvia o fluxo sanguíneo pulmonar da circulação pulmonar no feto. Logo após o nascimento, a expansão do pulmão fetal diminui a resistência vascular pulmonar e reverte o fluxo através do ducto. O endotélio vascular do ducto detecta o sangue oxigenado e isso, por sua vez, inibe a liberação da prostaglandina vasodilatadora que mantém o ducto permeável. O músculo liso do ducto contrai-se e obstrui funcionalmente o ducto em algumas horas depois do nascimento.

O ducto arterioso patente (PDA) é a persistência da permeabilidade do ducto arterioso após o nascimento. O desenvolvimento incompleto da camada média da parede do ducto arterioso tem sido implicado na patogênese do PDA em cães.[1] O PDA permite um *shunt* de alto fluxo da esquerda para a direita, que produz sobrecarga de volume no átrio e no ventrículo esquerdos e resulta em excesso de circulação nos pulmões. A sobrecarga volumétrica crônica causa dilatação progressiva do ventrículo esquerdo, com ou sem espessamento da parede. Há regurgitação mitral secundária e disfunção sistólica induzida pela sobrecarga e essas, eventualmente, contribuem para a progressão da insuficiência cardíaca enquanto o PDA persistir. A sobrecarga é tão intensa que a maioria dos animais sucumbe por insuficiência cardíaca congestiva esquerda ainda no primeiro ano de vida. A oclusão do PDA com finalidade de cura é indicada para a vasta maioria dos animais com esse defeito, a não ser que as alterações secundárias estejam muito avançadas.

Ocasionalmente, o aumento na resistência vascular pulmonar pode elevar a pressão pulmonar o suficiente para reverter o fluxo pelo PDA. A hipertensão pulmonar suprassistêmica resulta ou da falha da transição da circulação pulmonar para a vida extrauterina ou do remodelamento vascular progressivo causado pela circulação excessiva crônica nos pulmões. No primeiro caso, existe um PDA "reverso" desde o nascimento, no qual a circulação se dá da direita para a esquerda; no segundo caso, o remodelamento vascular tipicamente ocorre nos primeiros 8 meses de vida. Independentemente da causa, a circulação (o *shunt*) da direita para esquerda através do PDA causa hipoxemia seletiva nas porções caudais da circulação e é a responsável pelo sinal característico de cianose diferencial. As consequências clínicas da hipoxemia crônica são intolerância, de moderada a intensa, à atividade física; fraqueza dos membros pélvicos; policitemia progressiva. A oclusão do PDA com circulação da direita para esquerda, ou PDA "reverso", é contraindicada.

Estenose pulmonar

Em cães, a estenose pulmonar costuma ser valvar, embora existam defeitos supravalvares e subvalvares isoladamente ou combinados. A estenose pulmonar valvar representa uma ampla gama de anormalidades que varia desde *fusão comissural simples* (separação incompleta dos folhetos valvares) até *displasia valvar*, caracterizada por vários graus de estreitamento do anel valvar e/ou espessamento e imobilidade dos folhetos valvares. Em casos graves de estenose pulmonar, a hipertrofia secundária do trato de saída do ventrículo direito (RVOT) pode contribuir para a gravidade da estenose ao promover obstrução dinâmica à ejeção de sangue pelo ventrículo.

A sobrecarga de pressão crônica pela estenose pulmonar induz o espessamento da parede do ventrículo direito sem dilatação da câmara (isto é, hipertrofia concêntrica). A dilatação do átrio direito acontece à medida que a pressão diastólica de enchimento aumenta em resposta à falta de acomodação ventricular e à redução do débito cardíaco. Se houver regurgitação tricúspide primária ou secundária acompanhando a estenose pulmonar, pode haver dilatação do ventrículo direito acompanhando o espessamento da parede. Apesar de sua importância relativa como defeito congênito, a evolução da estenose pulmonar não tratada em animais não é bem documentada. Cães com estenose pulmonar de leve a moderada podem tolerar a anomalia relativamente bem por vários anos. Cães com estenose pulmonar grave correm o risco de morte súbita ou de insuficiência cardíaca direita progressiva. A insuficiência cardíaca direita pode se manifestar como congestão ao montante do coração direito (isto é, ascite), como insuficiência de débito, ou ambas. Geralmente, recomendam-se procedimentos com cateteres ou procedimentos cirúrgicos para diminuir a gravidade da obstrução do trato de saída do ventrículo direito e o risco de morte súbita ou de insuficiência cardíaca em cães com estenose pulmonar.

Alguns cães com estenose pulmonar, particularmente English bulldogs e Boxers, podem ter anomalias da artéria coronária esquerda em adição à estenose pulmonar. Em cães com essa anomalia, a artéria coronária esquerda se origina dos óstios coronários direitos e pode cruzar o trato de saída do ventrículo direito. Por consequência, a artéria coronária circunflexa esquerda corre o risco de ser danificada durante procedimentos cirúrgicos ou cateterismos para tratar a estenose pulmonar.

Ventrículo direito com dupla câmara

O ventrículo direito com dupla câmara (VDDC) é uma anomalia congênita incomum em cães, caracterizada pela presença de diafragma fibromuscular na junção entre as áreas de influxo e de efluxo do ventrículo direito.[2] O defeito obstrui o fluxo sanguíneo através da porção mediana do ventrículo e causa hipertrofia da porção proximal do ventrículo direito, dando a ele o aspecto de "dupla câmara". Pensa-se que a fisiopatologia e a forma de desenvolvimento do VDDC sejam as mesmas da estenose pulmonar.

Estenose aórtica subvalvar

A estenose aórtica subvalvar (SAS) é uma anomalia congênita comum em algumas raças caninas grandes e gigantes. A anomalia típica consiste em membrana fibrosa subvalvar discreta localizada alguns milímetros abaixo dos folhetos valvares aórticos. A membrana atravessa o septo ventricular e reflete no folheto septal. A anomalia pode estar associada a vários graus de hipertrofia muscular septal e à fibrose difusa do trato de saída do ventrículo esquerdo, o que pode contribuir para a obstrução do efluxo sanguíneo. O defeito com frequência é acompanhado de vários graus de insuficiência aórtica. Também pode haver regurgitação mitral se a membrana fibrosa restringir a movimentação do folheto septal da valva.

A estenose aórtica subvalvar origina um gradiente de pressão ao longo do trato de saída do ventrículo esquerdo durante a ejeção ventricular que, por sua vez, aumenta a pressão sistólica ventricular esquerda. O aumento no estresse sistólico da parede ventricular causa hipertrofia de cardiomiócitos, levando ao espessamento concêntrico da parede do ventrículo esquerdo e do septo interventricular. Doença arterial coronária intramural caracterizada por hiperplasia da camada íntima e por degeneração da camada média já foi observada em cães com SAS.[3] A demanda de oxigênio pelo miocárdio aumenta devido à combinação do estresse sistólico da parede ventricular (isto é, pós-carga) e da hipertrofia cardíaca. A distribuição de oxigênio ao miocárdio é dificultada pelas artérias coronárias anormais. O desacerto entre demanda e disponibilização de oxigênio causa isquemia do miocárdio, que é exacerbada por atividade ou por exercício. Pensa-se que a isquemia do miocárdio seja a responsável pela taquicardia ventricular maligna e pela morte súbita cardíaca. A idade mediana de ocorrência da morte súbita foi relatada como sendo de 18 meses em cães com SAS não tratada.[4] A terapia com bloqueadores beta-adrenérgicos pode reduzir, mas não eliminar, o risco de morte súbita.[5] Não se conseguiu comprovar que a intervenção cirúrgica diminua o risco de morte súbita em cães com SAS.[5] Cães que escapam da morte súbita podem sofrer de insuficiência cardíaca esquerda mais tarde na vida.

Defeito do septo interventricular

Defeito do septo interventricular (DSV) é uma anomalia congênita de cães e gatos. Trata-se de uma comunicação interventricular que permite o *shunt* sistólico da esquerda para a direita. A magnitude da alteração fisiopatológica depende do tamanho do defeito. Defeitos pequenos não permitem o equilíbrio das pressões sistólicas de ambos os ventrículos e são denominados "restritivos". Esses defeitos são associados ao *shunt* de baixo fluxo. Defeitos grandes permitem o equilíbrio da pressão sistólica dos ventrículos e são associados aos *shunts* de alto fluxo. O fluxo da esquerda para a direita no *shunt* causa sobrecarga de volume no ventrículo esquerdo e na circulação pulmonar. A localização anatômica mais comum do DSV em animais é na parte alta do septo, atrás do folheto septal da valva tricúspide. Esse defeito, denominado DSV *perimembranoso*, tipicamente poupa o ventrículo direito da sobrecarga de volume porque o fluxo do *shunt* é ejetado diretamente no trato de saída do ventrículo direito. Defeitos localizados mais abaixo no septo muscular podem determinar sobrecarga de volume em ambos os lados do coração. Ocasionalmente, o DSV é dorsal à crista supraventricular no trato de saída do ventrículo direito. Esses defeitos, denominados DSV supracristais, são associados à alta incidência de prolapso de folheto da valva aórtica e à insuficiência aórtica subsequente. A oclusão cirúrgica com finalidade terapêutica do DSV pode ser feita com auxílio de desvio circulatório cardiopulmonar. A aplicação de bandas constritivas na artéria pulmonar é um procedimento cirúrgico paliativo para diminuir o fluxo no *shunt*.

O DSV restritivo geralmente é bem tolerado por cães e por gatos. Defeitos grandes, hemodinamicamente significantes, causam dilatação progressiva do ventrículo esquerdo e insuficiência cardíaca similar à persistência do ducto arterioso. O *shunt* com alto fluxo também pode desencadear remodelagem progressiva vascular pulmonar, aumento da resistência pulmonar e aumento da pressão arterial pulmonar. Se a pressão arterial pulmonar atingir níveis suprassistêmicos (isto é, exceder a pressão arterial sistêmica), o fluxo no *shunt* muda de direção e passa a fluir, intermitente ou continuamente, da direita para a esquerda. Essa condição, chamada de síndrome de Eisenmenger, é associada a vários graus de hipoxemia e de policitemia.

Defeito do septo interatrial

Inúmeras formas de defeito do septo interatrial (DSA) ou de defeito do septo atrioventricular (DSAV) foram descritas em cães e gatos. Os defeitos septais atriais são classificados como defeitos do seio venoso, do seio coronário, do *ostium secundum* (do tipo fossa oval) ou do forame oval patente. Os defeitos do seio venoso são situados cranial e dorsalmente no septo atrial, na junção da veia cava e quase sempre associados ao retorno venoso pulmonar anômalo. O DSA do seio coronário, ou seio coronário sem teto, resulta da separação incompleta entre o seio coronário e o átrio esquerdo; isso se deve à persistência da veia cava cranial esquerda. Outros tipos de DSA surgem diretamente no *septum primum*, no *septum secundum* ou em ambos. O DSA do *ostium secundum* (do tipo fossa oval) acontece na porção dorsal mediana do septo atrial. O forame oval patente em geral é um defeito adquirido secundário à sobrecarga de volume ou de pressão do coração direito. Os defeitos septais atriais representam uma série de malformações que envolvem o *septum primum*, a região de entrada do septo ventricular e as valvas atrioventriculares. Os DSA do *ostium primum* atualmente são classificados como um DSAV parcial. A anomalia é caracterizada por defeito do *ostium primum* e por malformação da valva mitral. A malformação da valva mitral consiste em uma fenda no folheto septal, transformando-a em uma estrutura com três folhetos. Essa malformação costuma resultar em regurgitação mitral significativa. O DSAV completo é um defeito do *ostium primum* acima, um DSV abaixo e uma valva única, comum a ambos os ventrículos. A forma completa do defeito do septo atrioventricular antigamente era chamada de defeito da almofada endocárdica.

Todos os defeitos do septo atrial têm a mesma fisiopatologia, independentemente do tipo. O *shunt* da esquerda para a direita através da abertura causa sobrecarga de volume no lado direito do coração. O átrio e o ventrículo direitos dilatam-se em resposta à sobrecarga de volume crônica. O aumento na pressão diastólica ventricular direita leva à insuficiência cardíaca congestiva direita progressiva. À medida que as pressões no átrio direito se elevam, ocorre *shunt* bidirecional e a consequente hipoxemia pode complicar o quadro clínico.

Tetralogia de Fallot

Tetralogia de Fallot (TF) é uma anomalia cardíaca congênita complexa que consiste na presença simultânea de estenose pulmonar, comunicação septal interventricular, dextroposição (*overriding*) da aorta e hipertrofia do ventrículo direito. O defeito acomete cães e gatos. A fisiopatologia e o desenvolvimento da TF dependem da magnitude dos dois principais defeitos: a estenose pulmonar e a comunicação interventricular. Animais com estenose pulmonar grave e com grande defeito do septo interventricular terão um relevante *shunt* da direita para esquerda que provoca hipoxemia grave. As consequências clínicas são a cianose leve a moderada durante repouso, intolerância profunda à atividade física e policitemia progressiva. Espera-se menor tempo de vida devido às complicações relacionadas à hipoxemia crônica, à policitemia e à morte súbita. Animais com estenose pulmonar menos grave ou com comunicação interventricular restritiva podem tolerar a tetralogia em vários graus. A correção cirúrgica total da TF é possível com auxílio de desvio circulatório cardiopulmonar.

Displasia da valva tricúspide

Displasia da valva tricúspide (DVT) é uma malformação congênita da valva em várias raças grandes de cães, incluindo Labrador retrievers, Golden retrievers e Pastores alemães. Várias lesões têm sido associadas à DVT, como o encurtamento, o espessamento ou as irregularidades das bordas dos folhetos valvares, a fusão, a ausência ou o alongamento das cordas tendinosas e a malformação dos músculos papilares. A regurgitação da tricúspide é a manifestação hemodinâmica mais comum, apesar de ser possível haver estenose da tricúspide. A regurgitação da tricúspide decorre da restrição da movimentação dos folhetos valvares e da intensa dilatação progressiva do anel valvar. Casos graves de regurgitação da tricúspide causam sobrecarga de volume do coração direito e, eventualmente, insuficiência cardíaca congestiva direita. A idade em que se inicia o quadro da doença é amplamente variável entre os cães. A insuficiência cardíaca congestiva direita geralmente é precedida por dilatação grave do átrio e do ventrículo direitos. Estenose da pulmonar e hipertensão pulmonar aceleram o curso da insuficiência cardíaca. A fibrilação atrial é uma sequela tardia comum que contribui para a progressão à insuficiência cardíaca.

Referências bibliográficas

1. Patterson DF: Congenital defects of the cardiovascular system in dogs: Studies in comparative cardiology. Adv Vet Sci Comp Med 20:1, 1976.
2. Martin J, Orton EC, Boon J, et al: Surgical correction of double-chambered right ventricle in dogs. J Am Vet Med Assoc 220:770, 2002.
3. Flickenger GL, Patterson DF: Coronary lesions associated with congenital subaortic stenosis in the dog. J Pathol Bacteriol 93:133, 1967.
4. Kienle RD, Thomas WP, Pion PD: The natural clinical history of canine congenital subaortic stenosis. J Vet Intern Med 8:423, 1994.
5. Orton EC, Herndon GD, Boon J, et al: Intermediate-term outcome in dogs with subvalvular aortic stenosis: influence of open surgical correction. J Am Vet Med Assoc 216:364, 2000.
6. Orton EC, Mama K, Hellyer P, Hackett TB: Open surgical repair of tetralogy of Fallot in two dogs. J Am Vet Med Assoc 219:1089, 2001.

Insuficiência Cardíaca

E. Christopher Orton

A insuficiência cardíaca é uma síndrome clínica que representa o desfecho final comum de doenças cardíacas graves e progressivas. Ocorre quando o débito cardíaco é inadequado apesar de pressões diastólicas adequadas ou quando o débito cardíaco adequado só pode ser mantido à custa de pressões diastólicas elevadas. A insuficiência cardíaca resulta dos efeitos combinados de doenças cardíacas crônicas ou agudas ou de mecanismos compensatórios endócrinos. A insuficiência cardíaca manifesta-se como disfunção de múltiplos órgãos secundária ao débito cardíaco insuficiente (denominada *insuficiência cardíaca de baixo débito* ou *insuficiência cardíaca a jusante*), como congestão dos órgãos antes do coração (denominada *insuficiência cardíaca congestiva* ou *insuficiência cardíaca a montante*), ou ambas. A congestão pode acontecer antes do coração esquerdo, resultando em edema pulmonar ou em derrame pleural; antes do coração direito, acarretando ascite, edema periférico ou derrame pleural; ou ambos, resultando em qualquer combinação dessas alterações.

Importância da relação de Frank-Starling

Débito cardíaco (m/min) é o fluxo total efetivo que sai do coração e é o produto do *volume sistólico* pela *frequência cardíaca*. O volume sistólico é uma função do grau de encurtamento da fibra cardíaca no ventrículo. O grau de estiramento ou de carga a que as fibras cardíacas são submetidas imediatamente antes da contração influenciam profundamente o grau de encurtamento daquelas fibras. Essa carga, ou estiramento, antes da contração é denominada *pré-carga*. Dentro de limites, um aumento na pré-carga aumenta a capacidade de encurtamento da fibra cardíaca e o volume sistólico. As *pressões diastólicas* no coração refletem a quantidade de estiramento ou a pré-carga no ventrículo antes da contração e, por sua vez, são importantes para a determinação do débito cardíaco. A curva de Frank--Starling descreve a relação direta entre o débito cardíaco e a pressão sistólica (isto é, pré-carga) no coração (Figura 20.1).

O débito cardíaco e a pressão sistólica não estão apenas relacionados funcionalmente, mas são os parâmetros fisiológicos diretamente responsáveis pelas duas manifestações adversas da insuficiência cardíaca: perfusão inadequada e congestão. O volume absoluto do débito cardíaco é menos importante do que a qualidade da perfusão tecidual (isto é, o quão bem o débito cardíaco está atingindo as necessidades metabólicas do paciente). Inicialmente, o débito cardíaco baixo reduz a reserva cardíaca, isto é, a capacidade de aumentar o débito cardíaco durante o exercício. Isso é manifestado clinicamente por intolerância ao exercício ou à atividade. Eventualmente, o débito cardíaco pode diminuir a ponto de não mais atingir as necessidades metabólicas dos sistemas orgânicos e dos tecidos, mesmo durante repouso. Nesse ponto, o paciente está sofrendo de insuficiência cardíaca de baixo débito. O paciente está "frio" em vez de "morno". Ao mesmo tempo em que a pressão diastólica exerce influência positiva sobre o débito cardíaco, ela também é a pressão efetiva a jusante que opõe resistência ao retorno sanguíneo ao coração. Há congestão quando a pressão diastólica eleva a pressão hidrostática capilar até o ponto em que a quantidade de água que sai dos capilares para o espaço intersticial é maior do que a que volta à circulação. O resultado é edema dos órgãos e dos tecidos localizados antes do coração. O paciente está "úmido" em vez de "seco".

Causas da insuficiência cardíaca

A maioria das causas da insuficiência cardíaca em pequenos animais é crônica e insidiosamente progressiva. A insuficiência cardíaca origina-se de uma ou da combinação de quatro mecanismos básicos: *falha miocárdica primária, sobrecarga hemodinâmica, disfunção*

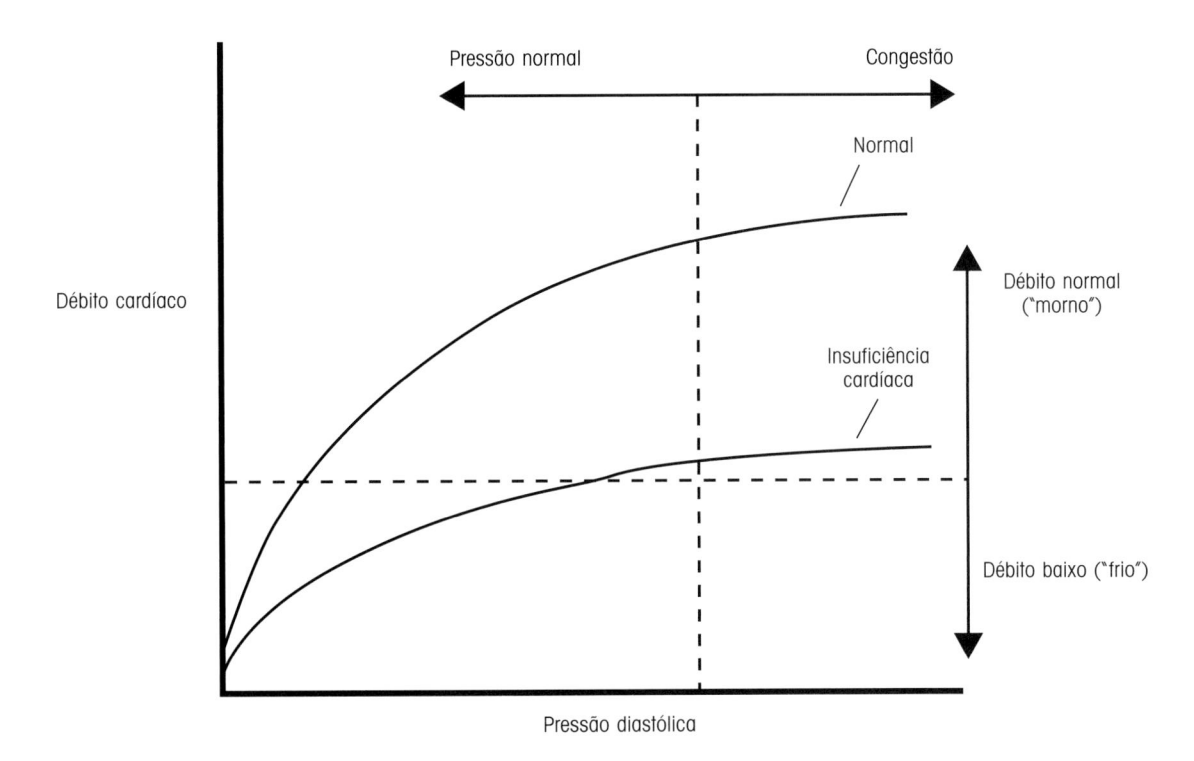

Figura 20.1 A curva de Frank-Starling descreve a relação direta entre o débito cardíaco e a pressão diastólica no coração. Quando a função cardíaca é normal (*curva superior*), o débito cardíaco será adequado em pressões diastólicas normais. O paciente continuará "morno" e "seco", mesmo sob variações amplas do débito cardíaco. Quando houver insuficiência cardíaca (*curva inferior*), o débito cardíaco poderá ser inadequado mesmo em pressões diastólicas normais, ou então adequado somente quando as pressões diastólicas forem elevadas. No primeiro caso, o paciente estará em estado de insuficiência cardíaca de baixo débito ou "frio". No segundo, ele estará em estado de insuficiência cardíaca congestiva ou "molhado".

diastólica ou *arritmias cardíacas*. Do ponto de vista fisiológico, a falha primária do miocárdio é a perda da função sistólica associada ao decréscimo na contratilidade cardíaca ou a um estado inotrópico. O exemplo mais comum de insuficiência miocárdica primária em cães é a cardiomiopatia dilatada hereditária. O infarto do miocárdio é uma causa rara de insuficiência primária do miocárdio em animais. A sobrecarga hemodinâmica acontece quando defeitos estruturais no coração fazem com que ele tenha de fazer trabalho excessivo. O trabalho cardíaco excessivo resulta de o coração ter de bombear um volume maior de sangue (isto é, *sobrecarga de volume*) ou bombear contra uma pressão sistólica elevada (isto é, *sobrecarga de pressão*) para manter o débito cardíaco adequado. Causas de sobrecarga de volume são insuficiência valvar (regurgitação mitral, regurgitação tricúspide, insuficiência aórtica) e *shunts* congênitos da esquerda para a direita (ducto arterioso patente, defeito septal ventricular, defeito septal atrial). Causas da sobrecarga de pressão: estenose da valva semilunar (estenose aórtica subvalvar, estenose da pulmonar) ou hipertensão (p. ex., hipertensão pulmonar). A disfunção diastólica resulta de distúrbios do miocárdio ou do pericárdio, que diminuem a acomodação diastólica ventricular (isto é, alteração na relação pressão/volume do ventrículo durante a diástole). Causas de disfunção diastólica abrangem cardiomiopatia hipertrófica, cardiomiopatia restritiva, derrame pericárdico e pericardite constritiva. Arritmias cardíacas podem causar ou contribuir para a insuficiência cardíaca ao impedir débito cardíaco adequado por taquicardias ou por bradicardias. Taquiarritmias que provocam ou contribuem para a insuficiência cardíaca são fibrilação atrial crônica, *flutter* atrial e taquicardias supraventriculares sustentadas. Bradiarritmias que podem causar ou contribuir para a insuficiência cardíaca incluem os bloqueios atrioventriculares de terceiro grau e a parada atrial persistente.

Resposta à insuficiência cardíaca

A progressão da doença cardíaca pode ser arbitrariamente dividida em três fases. A primeira fase da doença cardíaca é quando uma lesão ou insuficiência cardíaca iniciadoras se manifestam. Se a insuficiência cardíaca for aguda e avassaladora, a consequência poderá ser a manifestação imediata de *insuficiência cardíaca de baixo débito*. Mais frequente em pacientes veterinários, a insuficiência cardíaca inicialmente não é avassaladora ou letal, mas lentamente progressiva. A doença cardíaca pode ser indicada somente por algumas manifestações como sons cardíacos ou murmúrios anormais, não associados a sintomas declarados de insuficiência cardíaca, além de uma possível intolerância à atividade ou ao exercício.

A segunda fase da doença cardíaca é marcada pela ativação da *resposta neuroendócrina* à insuficiência cardíaca (Tabela 20.1). Essa resposta assegura a manutenção da pressão sanguínea e do débito cardíaco, principalmente pela retenção do volume sanguíneo vascular e pela constrição de artérias e de veias. A *hipertrofia cardíaca* em geral começa durante essa fase, particularmente quando a insuficiência cardíaca iniciadora resulta de sobrecarga hemodinâmica. O tipo de hipertrofia cardíaca depende da natureza da insuficiência cardíaca (Figura 20.2). Durante essa fase ocorre evidência clínica da insuficiência cardíaca sob a forma de cardiomegalia, apesar de sinais declarados da insuficiência ainda não estarem presentes. Os sintomas ainda se limitam principalmente à redução da capacidade de exercícios ou atividade.

A resposta neuroendócrina é, no início, adaptativa, mas, ao final, fica mal adaptativa. Essa é a terceira fase da insuficiência cardíaca. Durante essa fase, a resposta neuroendócrina "compensa em excesso", produzindo pressão sistólica elevada e congestão, que se manifestam sob a forma de edema dos tecidos e dos órgãos. Constrições arteriais inapropriadas também acontecem durante essa fase e podem, na realidade, contribuir para a má qualidade da perfusão tecidual. Esse estado é denominado *insuficiência cardíaca congestiva*. Em casos avançados de insuficiência cardíaca, são possíveis ambas as formas de insuficiência: congestiva e de baixo débito.

Tabela 20.1 Respostas adaptativas e mal adaptativas à insuficiência cardíaca.

Mecanismo	Estímulo ativador	Efeitos fisiológicos	Consequências adaptativas	Consequências mal adaptativas
Epinefrina e norepinefrina	Barorreceptores angiotensina II	Vasoconstrição; aumento da frequência cardíaca; aumento da contratilidade	Aumento da pressão sanguínea; aumento do débito cardíaco	Diminuição da perfusão tecidual; taquiarritmias; β-hiporregulação; disfunção de cardiomiócitos; apoptose de cardiomiócitos; dilatação ventricular globoide
Renina-Angiotensina	Diminuição de RBF; diminuição de ativação [Na$^+$] simpática	Vasoconstrição	Aumento de pressão sanguínea	Perfusão tecidual reduzida, disfunção de cardiomiócitos; remodelagem cardíaca
Aldosterona	Aumento [K$^+$]; angiotensina II	Retenção de Na$^+$ (expansão do volume sanguíneo)	Aumento do débito cardíaco (pré-carga)	Congestão venosa
Vasopressina	Angiotensina II; estiramento atrial; aumento [Na$^+$]	Retenção de água (expansão do volume sanguíneo); vasoconstrição	Aumento do débito cardíaco (pré-carga); aumento na pressão sanguínea	Congestão venosa; diminuição da hiponatremia dilucional
Peptídios natriuréticos	Angiotensina II; estiramento atrial; aumento [Na$^+$]	Vasodilatação; natriurese	Aumento da perfusão tecidual; redução na congestão venosa	
Endotelina	Vasopressina; angiotensina II; epinefrina, norepinefrina	Vasoconstrição intensa	Aumento da pressão sanguínea	Redução da perfusão tecidual; remodelagem cardíaca
Hipertrofia cardíaca	Estresse sistólico da parede (sobrecarga de pressão); estresse diastólico da parede (sobrecarga de volume); angiotensina II; epinefrina, norepinefrina; endotelina	Espessamento da parede cardíaca; dilatação das câmaras cardíacas	Diminuição da pós-carga (espessamento da parede); aumento da massa cardíaca (contratilidade)	Aumento da pós-carga (dilatação da câmara); aumento da demanda de oxigênio do miocárdio

RBF = fluxo sanguíneo renal.

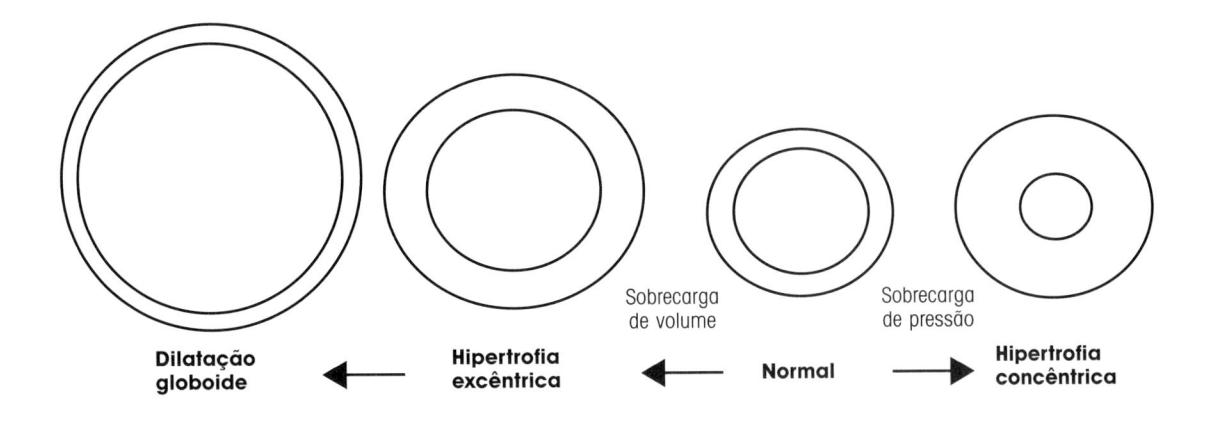

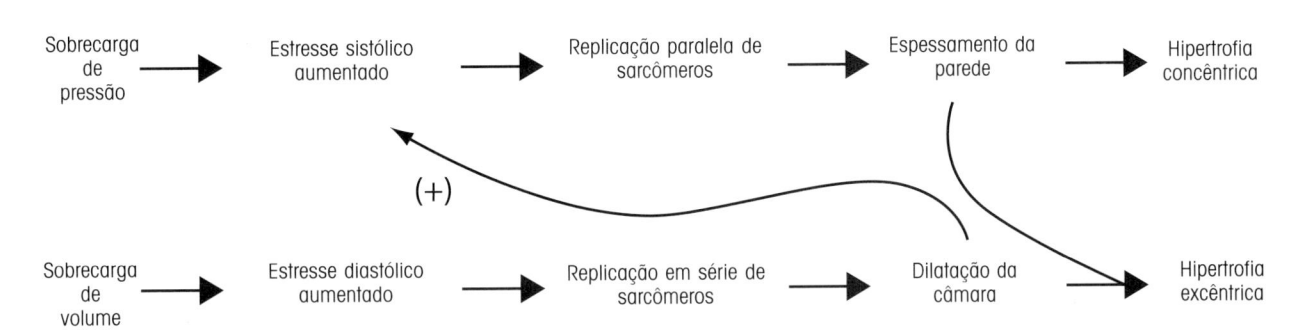

Figura 20.2 Hipertrofia cardíaca inicialmente é uma resposta adaptativa à sobrecarga hemodinâmica do coração. A sobrecarga de pressão desencadeia resposta hipertrófica que consiste primariamente em replicação paralela de sarcômeros, resultando em espessamento da parede cardíaca. Esse padrão, denominado hipertrofia concêntrica, normaliza a pós-carga e, assim, reduz o efeito da sobrecarga de pressão no ventrículo. A sobrecarga de volume desencadeia resposta de hipertrofia que consiste em replicação paralela e em replicação em série de sarcômeros, resultando em dilatação da câmara e em espessamento da parede cardíaca. Esse padrão, denominado hipertrofia excêntrica, aumenta o volume sistólico do ventrículo sem elevar a pós-carga. Em casos avançados de insuficiência cardíaca, a hipertrofia cardíaca manifesta-se primariamente por dilatação da câmara sem espessamento da parede. Essa resposta, chamada de dilatação globoide do ventrículo, é mal adaptativa porque coloca o ventrículo em desvantagem mecânica quanto à pós-carga.

Teoria neuroendócrina da progressão da insuficiência cardíaca

Já se reconheceu, há muito tempo, que, independentemente da causa iniciadora da insuficiência cardíaca, as alterações deletérias no miocárdio, que se manifestam sob a forma de disfunção sistólica progressiva, eventualmente irão contribuir para a progressão da insuficiência. De acordo com a hipótese neuroendócrina, sistemas neuroendócrinos endógenos ativados pela insuficiência cardíaca não são apenas responsáveis pelos desarranjos hemodinâmicos deletérios da insuficiência cardíaca, mas também mediam diretamente a deterioração progressiva do miocárdio.[1-3] Essa deterioração do miocárdio toma a forma de perda intrínseca da contratilidade da fibra cardíaca e, para muitas causas dessa insuficiência, manifesta-se sob a forma de *dilatação globoide da câmara ventricular*. Várias alterações em nível celular e molecular têm sido implicadas na perda da contratilidade do miocárdio, incluindo hiporregulação de β-receptores, reversão do cardiomiócito a um fenótipo fetal menos contrátil e apoptose de cardiomiócitos. Enquanto alguns graus de dilatação ventricular podem ser adaptativos, aumentando a capacidade do volume sistólico, particularmente na sobrecarga de volume, a dilatação excessiva da câmara ventricular coloca o ventrículo em desvantagem mecânica substancial quanto à pós-carga, em especial quando ela é acompanhada de adelgaçamento das paredes ventriculares. Nesse aspecto, dilatações globoides do coração são consideradas respostas mal adaptativas que contribuem para a progressão da insuficiência cardíaca. Evidências implicam fortemente mediadores endócrinos, parácrinos e autócrinos, como a angiotensina II, a aldosterona, as catecolaminas, a endotelina, as citocinas inflamatórias e os fatores de crescimento peptídios sejam mediadores ou contribuidores desses efeitos miocárdicos deletérios. Esse entendimento compõe o arrazoado para estratégias terapêuticas "cardioprotetoras" com a intenção de desacelerar a progressão para insuficiência cardíaca. As drogas que demonstraram ter um efeito cardioprotetor são os inibidores da enzima conversora de angiotensina e antagonistas beta-adrenérgicos.[2]

Referências bibliográficas

1. Packer M: The neurohormonal hypothesis: a theory to explain the mechanism of disease progression in heart failure. J Am Coll Cardiol 20:248, 1992.
2. Bristow MR: Pathophysiology and pharmacologic rationales for clinical management of chronic heart failure with beta-blocking agents. Am J Cardiol 21:12c, 1993.
3. Colucci WS, Braunwald E: Pathophysiology of heart failure. *In* HEART DISEASE: A Textbook of Cardiovascular Medicine, 5th ed. Braunwald E (ed). Philadelphia: WB Saunders, 1997.

Doença Tromboembólica e Estados de Hipercoagulabilidade

Daniel L. Chan

Doença tromboembólica

A formação de coágulos sanguíneos para ocluir vasos lesados é um mecanismo protetor essencial para animais, dentro do processo denominado coagulação. Uma vez que esses coágulos tenham cumprido seu propósito, eles são degradados por vários processos enzimáticos (fibrinólise). Por outro lado, o organismo também tem vários mecanismos para prevenir a formação aberrante de coágulos sanguíneos (anticoagulação). Juntos, esses processos formam o complexo sistema de hemostasia. Anormalidades em qualquer dos componentes da hemostasia podem ocasionar doença tromboembólica com sérias consequências. De fato, a doença tromboembólica é uma das principais causas de morte em pessoas criticamente doentes.[1,2]

Para maior clareza, o termo "trombo" se refere a uma agregação de plaquetas e outros componentes do sangue que causa obstrução vascular parcial ou completa. "Êmbolo" é um coágulo ou outro material capaz de obstruir (p. ex., gordura ou material fibrocartilaginoso) que se separa do seu local de origem e se aloja em um vaso distante. As doenças tromboembólicas englobam todos os tipos de trombos e êmbolos.

Estados de hipercoagulabilidade, ou pró-trombóticos, são condições clínicas que predispõem os pacientes a embolias por coágulos de sangue. A fisiopatologia da trombose depende de três fatores principais: alteração na parede vascular (lesão endotelial), impedimento do fluxo de sangue (estase sanguínea) e anormalidades no sistema da coagulação (hipercoagulabilidade). As interações desses três processos são conhecidas como a tríade de Virchow.

A lesão vascular causa exposição dos componentes subendoteliais da parede vascular, como o colágeno, resultando em aderência de plaquetas e ativação da fase de contato do sistema de coagulação. A integridade vascular pode ser danificada por venipuntura, colocação de cateter intravenoso, vasculite infecciosa e inflamatória e por invasão neoplásica dos vasos. A estase do sangue favorece a trombose ao retardar a remoção de fatores de coagulação ativados, por causar hipoxia e lesão vascular local. A estase pode advir de hipovolemia, choque, insuficiência cardíaca, compressão de vasos sanguíneos ou imobilidade. Obstruções vasculares por implantes, corpos estranhos ou neoplasias também podem induzir trombose local. O aumento das câmaras cardíacas ou aneurismas vasculares promovem lentidão local do fluxo sanguíneo e formação de trombo. A hiperviscosidade, como a que ocorre em desidratação, policitemia, leucemia, hiperglobulinemia e hiperfibrinogenemia também originam estase. Enquanto a estase e a lesão vasculares são pró-trombóticas, a hipercoagulabilidade verdadeira refere-se a uma alteração quantitativa ou qualitativa no sistema de coagulação. Em sentido mais simples, o sistema de coagulação é composto de pró-coagulantes (plaquetas e fatores coagulantes), anticoagulantes (proteína C, antitrombina, heparina cofator II) e do sistema fibrinolítico. Qualquer desequilíbrio nesses processos pode provocar sangramento excessivo ou hipercoagulação, dependendo da sua natureza. A hipercoagulabilidade pode ser resultado de agregação plaquetária excessiva, ativação excessiva ou remoção reduzida de fatores de coagulação, deficiências de anticoagulantes naturais, ou de fibrinólise defeituosa.

Quanto às plaquetas, parece não existir correlação entre trombocitose e hipercoagulação. A agregação excessiva de plaquetas, todavia, pode aumentar o risco de tromboembolia. A agregação plaquetária é controlada por sofisticadas interações entre as próprias plaquetas e o endotélio vascular. As plaquetas produzem e liberam várias substâncias pró-agregantes, incluindo tromboxano A_2, difosfato de adenosina (ADP) e as prostaglandinas E_2 e H_2. O endotélio, por seu turno, libera vários inibidores da agregação plaquetária, nominados prostaciclina (PGI_2), ADPase e óxido nítrico. Distúrbios no balanço entre as plaquetas e o endotélio podem levar à trombose.

A maior ativação por fatores de coagulação (lesão vascular ou mediadores inflamatórios) ou pela diminuição da remoção de fatores das áreas de lesão (devido à estase ou redução da atividade do sistema reticuloendotelial) pode contribuir para a trombose. Se as dúvidas sobre a possibilidade de níveis elevados de fatores de coagulação individuais poderem aumentar a tendência a um estado de hipercoagulabilidade permanece controverso, os níveis de fibrinogênio elevados e aumento dos fatores VIII e XII, como os vistos em hiperadrenocorticismo, têm sido responsabilizados em pessoas.[3-5]

Os mecanismos para desencadear a coagulação são contrapostos por mecanismos igualmente poderosos para controlá-la. Três principais mecanismos estão nessa regulação: antitrombina (AT), proteína C e o sistema fibrinolítico. A proteína C é uma protease serina K-dependente de baixo peso molecular (56.000 daltons) sintetizada no fígado. Ela circula no plasma como uma proteína inativa, mas é ativada por trombina complexada com trombomodulina. A proteína C ativada (ACP) exerce seu efeito anticoagulante inativando os fatores de membrana Va e VIIIa (os amplificadores da coagulação). A ACP também estimula a fibrinólise neutralizando o ativador de plasminogênio. Ambas as ações da proteína C são fortemente estimuladas pela proteína S.

A antitrombina é uma protease serina inibidora de baixo peso molecular (58.000 daltons) sintetizada no fígado e nas células endoteliais. É um dos mais importantes inibidores de moduladores efetivos da hemostasia. A AT age como repressora dos fatores de coagulação IIa, AXa, Xa, XIa e XIIa. Este efeito ocorre muito lentamente para ser fisiologicamente relevante, a não ser que heparina se ligue à AT, fazendo com que esta sofra uma alteração na composição, aumentando sua atividade anticoagulante em 1.000 vezes. Substâncias naturais semelhantes à heparina (isto é, aminoglicanos sulfatados e sulfatos de heparina) estão presentes na superfície de células endoteliais e são os maiores contribuintes para as propriedades anticoagulantes do endotélio. A heparina cofator II (HC II) é uma glicoproteína com massa molecular de 64.000 daltons. Ela age como um inibidor da trombina, e sua ação também é acelerada pela heparina.

A deficiência de AT já foi bem descrita em cães.[6,7] As deficiências adquiridas decorrem da produção reduzida, perdas excessivas ou consumo. A diminuição da produção hepática de AT ocorre em hepatopatias, mas geralmente não causa trombose devido às deficiências concomitantes de fatores de coagulação, que favorecem hemorragia. Uma situação similar é com a perda generalizada de proteína, como em enteropatias com perda proteica. Todavia, há casos de trombose com enteropatia com perda proteica.[8] Em contraste, o aumento da permeabilidade glomerular que acompanha as nefropatias com perda proteica (p. ex., glomerulonefrite e amiloidose), permite perda seletiva de proteínas de baixo peso molecular e, de forma consistente, resulta em hipercoagulabilidade.[6,7] A AT é menor que a albumina (69.000 daltons) e que as proteínas pró-coagulantes, criando um desequilíbrio suficiente a favor de um estado de hipercoagulabilidade. A coagulação intravascular disseminada (CID) é uma situação na qual há aumento no consumo de AT. A medida da atividade da AT tem sido útil para detectar pacientes com DIC, e alguns autores a utilizam para orientar o tratamento.[9]

O sistema fibrinolítico é bastante complexo e permanece como o que mais necessita de estudo. Tem crescido a evidência de que a fibrinólise é extremamente importante para a hipercoagulação.[10] A persistência de trombos é anormal e implica fibrinólise deficiente. Mais recentemente vários graus de hipofibrinólise foram confirmados em muitos tipos de estados de hipercoagulabilidade.[10,11]

Basicamente, o sistema fibrinolítico consiste em plasminogênio e seus ativadores, que convertem o plasminogênio em plasmina. A plasmina é a responsável pela dissolução do coágulo de fibrina. Os dois princípios que ativam os processos fisiológicos do plasminogênio são o ativador de plasminogênio tecidual (t-PA) e a uroquinase (UK). O t-PA é liberado pelo endotélio intacto em sua forma ativa, enquanto a UK é liberada como um zimogênio inativo (pro-UK), convertido em UK por calicreína. Ambos, t-PA e UK, são suprimidos pelo inibidor do ativador do plasminogênio (PAI-1), o maior inibidor do sistema. Outros inibidores são glicoproteína rica em histidina, que interfere na ligação do plasminogênio à fibrina; α 2-antiplasmina (inibidora da plasmina); e o C1-inibidor, que inativa a calicreína. As α-2-macroglobulinas são inibidoras de proteases que intervêm em situações em que a antiplasmina está acentuadamente diminuída (isto é, terapia trombolítica). Hipofibrinólise e trombose resultante podem ocorrer devido aos decréscimos em plaminogênio, t-PA ou UK, por conta dos aumentos em inibidores circulantes. Níveis elevados de PAI-1 são, de longe, a causa mais frequente de fibrinólise ineficaz em pessoas.[10]

A trombose associada ao desenvolvimento de anticorpos antifosfolipídios ("anticoagulantes tipo lúpus") é comum em humanos, sendo descrita apenas uma vez em um cão com anemia hemolítica.[12] O mecanismo exato pelo qual os anticoagulantes tipo lúpus causam trombose não é claro, mas esses anticorpos podem se desenvolver secundariamente levando a doenças autoimunes, neoplasia, doenças infecciosas, inflamatórias ou reações a drogas. Defeitos na função de plaquetas, disfibrinólise, deficiência de plasminogênio, disfibrinogenemia e deficiência de t-PA também podem acarretar trombose em humanos, mas ainda não foram descritos em animais.

Distúrbios pró-trombóticos específicos

Síndrome nefrótica

Lesões glomerulares liberam proteínas de baixo peso molecular do sangue. Devido a todos os mais importantes inibidores da coagulação serem proteínas menores que a albumina, perdas significativas de proteína resultam em deficiência adquirida por inibidores da coagulação. A deficiência de AT é bem documentada em glomerulopatias com perda proteica.[6,7] O estado de hipercoagulabilidade resulta da retenção de fatores hemostáticos de alto peso molecular e perda seletiva de reguladores hemostáticos. Inflamação subjacente também contribui para o estado de hipercoagulabilidade, pelo aumento da produção de proteínas de fase-aguda, que exercem papel nas reações hemostáticas (p. ex., fibrinogênio, fator VIII e α2-macroglobulina).[6,7] A hipoalbuminemia contribui para a hipercoagulabilidade graças ao desenvolvimento de hiper-reatividade plaquetária.[7] Tromboembolia pulmonar (TEP) é a mais comum manifestação de hipercoagulabilidade nesse distúrbio.[6]

Anemia hemolítica imunomediada

A tromboembolia pulmonar é também uma complicação comum da anemia hemolítica imunomediada (AHIM), presente em até 35% dos pacientes com essa doença.[13-19] O mecanismo não é completamente compreendido, mas sugere que a exposição do endotélio a anticorpos antieritrocitários e a subsequente lesão complemento-mediada desencadeia a trombose.[13-16] Outras hipóteses são atividade maior de fatores de coagulação, atividade reduzida de anticoagulantes, trombólise defeituosa, maior reatividade plaquetária e presença de anticorpos antifosfolipídios.[16] Na eritrólise complemento-mediada, uma quantidade significativa de tromboplastina pode ser liberada na circulação. Outros fatores implicados no desenvolvimento de TEP são a liberação de citocinas inflamatórias, uso de corticosteroides, venipunturas, cateterismos frequentes e inatividade do paciente causando lentidão do fluxo sanguíneo.[19]

Doença cardíaca

Tromboembolia arterial (TEA) é comum em gatos com doença cardíaca, especialmente naqueles com cardiomiopatia hipertrófica.[20-24] TEA também foi descrita em cães, mas a incidência é muito mais baixa.[25,26] Diferentemente de outros estados de hipercoagulabilidade, nos quais as lesões se centram nas veias, a trombose associada a doenças cardíacas afeta as artérias. Aumentos moderados e intensos do átrio esquerdo e a observação de densidade em turbilhão à ecocardiografia do átrio esquerdo ("fumaça") são considerados fatores de risco para TEA.[22] Pensa-se que a fisiopatologia da TEA envolva dilatação grave do átrio esquerdo (resultando em estase do fluxo do sangue), lesão do endotélio (causando ativação de plaquetas) e número de outros fatores ainda não indentificados.[21,22,24]

Hiperadrenocorticismo

Pacientes com excesso, endógeno ou exógeno, de glicocorticoides podem desenvolver trombose venosa, pulmonar ou arterial. O mecanismo da hipercoagulabilidade em hiperadrenocorticismo não é completamente compreendido. Elementos contribuintes podem incluir aumento da atividade de fatores de coagulação (fatores VIII, V e protrombina), que já foi relatado em cães com hiperadrenocorticismo; ou hipertensão secundária.[3] Hiperadrenocorticismo isolado, provavelmente não ofereça alto risco de complicações tromboembólicas que necessitem de terapia profilática. Todavia, a presença concomitante de outros fatores de risco pode requerer terapia de anticoagulação.

Pancreatite

A relação entre condições inflamatórias e a predisposição para desenvolver eventos tromboembólicos é bem conhecida. Citocinas pró-inflamatórias, tais como TNF-α e IL-1, têm um papel na ativação do sistema de coagulação, mas não são os únicos contribuintes. Nos casos de pancreatite grave, enzimas proteolíticas liberadas na circulação são removidas pelo sistema reticuloendotelial, desde que estejam ligadas a α-macroglobulinas.[27] A depleção plasmática de α-macroglobulinas ou a incapacidade do sistema reticuloendotelial de remover proteases ligadas, levam à ativação de muitas proteínas plasmáticas, como as da cascata de coagulação e do sistema fibrinolítico.[27] Apesar de a depleção de α-macroglobulinas em pacientes com pancreatite ter sido usada para justificar transfusões de plasma fresco congelado, nenhum ensaio veterinário demonstrou êxito na atividade da AT após essas transfusões.[15,28] Da mesma maneira, não se verificaram avanços no curso ou no desfecho em pacientes humanos com pancreatite grave com administração de plasma fresco congelado.[29,30]

Sepse

Em pacientes sépticos existem vários mecanismos pelos quais podem ocorrer eventos tromboembólicos. Pensa-se que a inflamação generalizada e a circulação de citocinas ativem o sistema de coagulação. Mais ainda, endotoxinas e exotoxinas liberadas por microrganismos podem contribuir para trombose ao causar lesão endotelial direta, estimulando a expressão do fator tecidual (TF) e ativando os fatores de coagulação e plaquetas.[31] A progressão do estado de hipercoagulabilidade para CID fulminante ocorre com disfunção concomitante do sistema anticoagulante natural. A depleção de AT, proteína C e proteína S, e a redução na atividade da plasmina são pontos chaves nessa progressão. Uma discussão mais detalhada de CID pode ser encontrada em outro capítulo (ver Hemostasia e Coagulação Intravascular Disseminada). A fascite necrosante é outra importante condição que exemplifica a relação entre infecções e coagulação. Microrganismos podem possuir componentes celulares únicos que desencadeiam tendências trombóticas específicas, resultando em tromboses dos vasos regionais e contribuição para extensa necrose tecidual e gangrena de músculo e pele, vistas nesta condição.[32] De fato, a rapidez e a extensão da destruição tecidual é mais consistente com trombose microvascular e isquemia resultante, do que com a destruição direta dos tecidos causada pelos microrganismos.[31]

Cirurgia ortopédica

A ocorrência de TEP a partir de trombose venosa profunda, em pacientes que necessitem cirurgia ortopédica, é bem documentada em humanos. Entretanto, não há estudos disponíveis na literatura sobre medicina veterinária. Todavia, a ocorrência de eventos tromboembólicos durante ou após cirurgias para prótese total do quadril em cães, já foi descrita.[33-36] Na situação peculiar de substituição total do quadril por prótese utilizando cimento cirúrgico, houve aumento acentuado na pressão intramedular proximal no interior do fêmur, durante a implantação da haste femoral. À medida que o cimento penetra no osso esponjoso, partículas de ossos e tecido adiposo migram para o coração direito e para a circulação pulmonar.[35,36] Isto foi documentado por ecocardiografia transesofágica, capnografia, cintigrafia pulmonar e avaliação histológica.[33-36] Apesar de alguma forma de tromboembolismo acontecer frequentemente em cães submetidos à substituição protética total do quadril, anormalidades clinicamente importantes ou fatalidades permanecem raras. A fisiopatologia do tromboembolismo associado à substituição protética do quadril difere de outras doenças no fato de não haver perturbação direta do sistema de coagulação. Portanto, intervenções preventivas ou terapêuticas não devem envolver o uso de anticoagulantes ou antitrombóticos. A discussão deste fenômeno é importante pois as manifestações clínicas (p. ex., estresse respiratório e morte súbita) são idênticas às da TEP causado por hipercoagulabilidade. As técnicas para reduzir os riscos de complicações tromboembólicas incluem o controle do aumento da pressão intramedular durante a inserção do implante, uso de drenagem à vácuo no fêmur proximal e lavagem meticulosa, copiosa e pulsante da interface osso/cimento para remover a substrução embólica.[35,36]

Diagnóstico laboratorial da hipercoagulação

A detecção da hipercoagulabilidade é bastante difícil na prática clínica. Existe pouca correlação entre trombocitose, diminuição nos tempos de coagulação (tempo de protrombina – TP) e diminuição do tempo de tromboplastina parcial ativada (TTPA) com tendência pró-trombótica. Os produtos de degradação da fibrina (PDF) são gerados pela dissolução da fibrina por plasmina e, portanto, os aumentos de concentração desses produtos implicam, apenas indiretamente, na formação de trombos.

A avaliação do risco de complicações tromboembólicas envolve a identificação das condições predisponentes e das populações em risco, em vez de qualquer anormalidade clínico-patológica. Uma lista das condições predisponentes pode ser encontrada no Quadro 21.1. Alguns autores tentam estabelecer um esquema de predição baseado nas concentrações plasmáticas de AT, mas este algoritmo não foi validado. Tampouco, foi validado o ensaio para determinação da AT, que é amplamente utilizado.[9] Esse esquema recomenda suplementação de AT e terapia com heparina quando os níveis de atividade da AT caem abaixo de 60%. Outros testes desenvolvidos são a pesquisa para elevações dos subprodutos da ativação da protrombina (fragmentos F1 e F2) ou da clivagem do fibrinogênio (fibropeptídios A e B); e aumentos nas concentrações do complexo trombina-AT.[36-39] Novamente, esses marcadores indicam a geração de trombina, e não a probabilidade de tromboembolismo. Ensaios recentes para dímeros-D (um indicador mais específico da geração de fibrina com ligação cruzada) são considerados os melhores indicadores para a presença de coagulação ativa.[40-42] Devido sua alta sensibilidade, o melhor uso deste teste semiquantitativo poderia eliminar casos suspeitos de TEP.[40] Concentrações de dímero-D acima de 2.000 ng/dℓ demonstraram 98,5% de especificidade em uma população heterogênea de cães. Além disso, nenhum cão com presença confirmada de êmbolo no resultado do teste para dímero-D foi negativo.[41] A tromboelastografia, um teste global de coagulação in vitro, talvez seja a melhor ferramenta para avaliar a hipercoagulabilidade, mas permanece uma ferramenta de pesquisa mais apropriada para caracterizar o grau de hipercoagulabilidade visto com doenças específicas.[43,44]

> **Quadro 21.1 Distúrbios associados a doença tromboembólica em animais.**
> - Sepse/infecção grave
> - Traumatismo grave
> - Malignidade (neoplasia)
> - Intermação
> - Queimaduras graves
> - Pancreatite
> - Anemia hemolítica imunomediada
> - Glomerulonefropatia com perda proteica
> - Enteropatias com perda proteica
> - Hiperadrenocorticismo
> - Tratamento com glicocorticoides exógenos
> - Doença vascular (infecção por vermes cardíacos).

Terapia anticoagulante e antitrombótica

A heparina ultrafracionada, talvez seja a forma mais comum de terapia anticoagulante usada em animais. O mecanismo de ação é centrado na potencialização da AT, causando inativação dos fatores IIa, Xa, IXa, XIa, e XIIa. Dentre estes, a inativação do IIa (trombina) e Xa é considerado a mais importante. Enquanto a heparina parece aumentar o ativador do plasminogênio tipo tecido (t-PA), ela não parece intensificar a fibrinólise; contudo esse assunto continua altamente controverso.[45] Vários esquemas de dosagem foram propostos e variam de injeções subcutâneas intermitentes de 50 a 300 unidades/kg a cada 8 h até infusão intravenosa contínua de 5 a 20 unidades/kg/h. É importante constatar que esses esquemas são baseados mais na tradição do que em pesquisas, e estudos para determinar as dosagens ótimas em pacientes com tendência à hipercoagulabilidade ainda não foram feitos. Independente do esquema de dosagens, a recomendação comum é que se consiga o prolongamento do TTPA em 1,5 a 2,5 vezes o valor base. Todavia, algumas limitações para o monitoramento da terapia com heparina através dos tempos de coagulação existem, pois a manipulação do TTPA não necessariamente diminui o risco de evento tromboembólico. Mais ainda, existe variação considerável na sensibilidade da TTPA à heparina usando-se coagulômetros diferentes.

Uma das maiores preocupações com a terapia com heparina é que ela pode progredir para coagulopatia declarada e hemorragia grave. A variação individual na capacidade de metabolizar heparina e as alterações no *status* da coagulação no curso de muitas doenças, explicam o desenvolvimento de tendência hemorrágica em indivíduos que previamente tinham tendência à hipercoagulação. O sulfato de protamina é considerado um reversor para a ação da heparina, mas existem poucas indicações para seu uso, devido aos seus efeitos colaterais e à meia-vida curta da heparina (particularmente em indivíduos com hipercoagulação). Outra preocupação sobre o uso de heparina ultrafracionada é que ela elimina os importantes efeitos anti-inflamatórios da AT, o que limita seu uso em pacientes críticos.[46-49]

Devido às preocupações com o uso de heparina não fracionada, houve aumento no interesse pelo uso de heparina de baixo peso molecular (HBPM). As maiores vantagens da HBPM incluem melhor biodisponibilidade, eliminação renal previsível, respostas antitrombóticas previsíveis, efeitos mais equilibrados sobre os fatores de coagulação (principalmente Xa) e a suposta meia-vida mais longa. Todavia, vários estudos demonstraram que a manutenção de uma atividade desejável anti-Xa em cães e gatos requer administração mais frequente do que a recomendada (1 vez/dia) para seres humanos.[50,51] Para dalteparina, recomenda-se, mas sem evidências científicas, uma dose de 150 a 200 unidades/kg a cada 8 a 12 h, em gatos e cães, respectivamente.[20,50,51] O monitoramento da TTPA durante a terapia com HBPM não é eficaz e pode exigir que se avalie a atividade anti-Xa, o que não é facilmente acessível. Devido ao risco reduzido de hemorragia com HBPM, alguns autores têm a usado empiricamente sem monitoramento específico. Todavia, são necessários mais estudos para determinar o melhor uso da HBPM em cães e gatos, especialmente devido ao alto custo da substância.

Anticoagulantes à base de cumarina (p. ex., varfarina) bloqueiam a g-carboxilação de vários resíduos de glutamatos em fatores II, VII, IX e X, e também os anticoagulantes endógenos proteínas C e S. O bloqueio resulta em moléculas incompletas que são biologicamente inativas (incapazes de sofrer ligação cálcio-mediadas da protrombina para fosfolipídios plaquetários). São conhecidas coletivamente como PIVKA, ou proteínas induzidas por antagonismo ou ausência de vitamina K. O anticoagulante previne a conversão do epóxido inativo de vitamina de volta à sua forma hidroquinona ativa, que é necessária para a síntese adequada de fatores de coagulação. A terapia utilizando coumadin deve ser cuidadosamente ajustada em função do TP, com o objetivo de prolongar o TP até que atinja 1,5 a 2 vezes o valor básico de TP do paciente. As doses recomendadas variam de 0,05 a 0,1 mg/kg, VO, SID por 3 dias, depois a cada 2 ou 3 dias, dependendo da resposta individual. A terapia deve ser recomendada somente para aqueles pacientes nos quais o monitoramento será feito de maneira consistente e confiável.

O ácido acetilsalicílico antagoniza o tromboxane A, que é responsável por permitir que as plaquetas alterem sua forma, liberem seus grânulos e agreguem-se. O ácido acetilsalicílico é um inibidor plaquetário leve que atenua a agregação em resposta ao ADP e colágeno, mas não inibe a agregação induzida por trombina ou PAF. O ácido acetilsalicílico inibe a síntese de tromboxane A_2 por acetilação irreversível da ciclo-oxigenase. Por não poderem sintetizar novas proteínas, as plaquetas, anucleadas, não podem estabelecem novas enzimas durante sua meia-vida de 10 dias. A dose típica de ácido acetilsalicílico usada como agente anti-inflamatório, pode atuar como um procoagulante, e portanto recomenda-se o uso de doses ultrabaixas; as doses recomendadas são de 0,5 mg/kg/dia, VO.[52,53]

Agentes fibrinolíticos

Apesar da prática ser controversa, em uma situação de tromboembolismo que ameace a vida, drogas fibrinolíticas podem ser usadas para provocar lise rápida dos trombos e restaurar a perfusão. Isto é feito pela capacidade desses agentes em catalisar a formação de plasmina a partir de seu precursor plasminogênio. Essas drogas criam um estado trombolítico generalizado quando administrados intravenosamente. Assim, os trombos homeostáticos protetores e os trombo-êmbolos patológicos são desfeitos. Em humanos, eles tem sido administrados intra-arterialmente para reduzir os efeitos sistêmicos não seletivos dos agentes fibrinolíticos.[54] Devido à alta taxa de complicações, custo considerável, dificuldade em se obter esses produtos e a alta mortalidade dos pacientes afetados, a experiência com essas modalidades de tratamento é limitada em medicina veterinária.

O uso de estreptoquinase tem sido relatado esporadicamente na literatura médica veterinária.[55-58] A estreptoquinase combina-se com um pró-ativador de plasminogênio inativo, e esse complexo enzimático catalisa a conversão de plasminogênio inativo para plasmina ativa, que degrada a fibrina em produtos da degradação da fibrina. Uma vez que a estreptoquinase não tem afinidade por fibrinogênio ligado à fibrina, ela pode induzir um estado de fibrinólise e levar a hemorragia significante. A dosagem recomendada para gatos é uma carga de 90.000 unidades por animal em 20 a 30 min, seguida por uma dose de manutenção de 45.000 unidades por hora durante 3 h.[23] Em cães, os protocolos de dosagem incluem uma dose de carga de 90.000 unidades IV, administrada lentamente, seguida por doses de manutenção de 45.000 unidades por hora em infusão intravenosa durante vários períodos de tempo, variando de 30 min a 12 h.[56,57] Em um caso de tromboembolismo arterial tratado com sucesso, um total de 8 infusões de estreptoquinase foram administrados durante um período de 50 h.[57]

Outro agente trombolítico potente é o ativador de plasminogênio tipo tecido (t-PA), que é relativamente específico para coágulos devido sua baixa afinidade por plasminogênio circulante e alta afinidade por fibrina com ligação cruzada. Em humanos, t-PA tem sido usado para lise de trombos ligados ao infarto agudo do miocárdio, TEP, e trombose vascular periférica.[54] O uso clínico de t-PA para o tratamento de TEP em cães e gatos ainda não foi relatado. Existem somente poucos relatos sobre o uso de t-PA com sucesso para a trombólise em cães.[8,59] O custo e a dificuldade em obter a droga impedem a melhor avaliação desta modalidade terapêutica como opção prática. Em gatos, uma dose total de 1 a 10 mg/kg administrada em infusão na taxa de 0,25 a 1 mg foi relatada, mas a mortalidade associada a essa terapia foi de 50%.[24]

O uso clínico de uroquinase em medicina veterinária é limitado, mas tem sido relatado em gatos e em cães com vários tipos de tromboembolismo.[26,60] A experiência maior é em gatos com TEA. A taxa de sucesso foi similar a de outros agentes trombolíticos, mas as complicações foram menos comuns e menos sérias.[60] A única vantagem possível sugerida pelos limitados dados disponíveis é que as complicações com a terapia com UK, quando comparadas com as de terapias que usam outros trombolíticos, podem ser menos frequentes e menos graves; todavia mais estudos são necessários para esse tópico.

Conclusão

A ocorrência de doença tromboembólica pode ter consequências devastadoras. O reconhecimento de populações de alto risco é importante pois a intervenção no momento preciso pode ser essencial para o sucesso no manejo desses casos. Medidas preventivas podem ser empregadas para diminuir a possibilidade de eventos tromboembólicos. O conhecimento da fisiopatologia envolvida no desenvolvimento de trombos, nos contextos de diferentes doenças, pode auxiliar a levantar o indicador de suspeita em casos particulares e a definir estratégias terapêuticas efetivas. São necessários novos estudos e mais pesquisa na área de antitrombóticos e anticoagulantes a fim de determinar o melhor uso desses agentes populações de alto risco.

Referências bibliográficas

1. Spyropoulos AC: Emerging strategies in the prevention of venous thromboembolism in hospitalized medical patients. Chest 128:958, 2005.
2. Anderson FA Jr, Wheeler HB, Goldberg RJ, et al: A population-based perspective of the hospital incidence and case-fatality rates of deep vein thrombosis and pulmonary embolism: The Worcester DVT Study. Arch Intern Med 151:933, 1991.
3. Jacoby RC, Owings JT, Ortega T, et al: Biochemical basis for the hypercoagulable state seen in Cushing's syndrome. Arch Surg 136:1003, 2001.
4. Patrass GM, Dal Bo Zanon R, et al: Further studies on the hypercoagulable state of patients with Cushing's syndrome. Thromb Haemost 54:518, 1985.

5. Dal Bo Zanon R, Fomasiero L, Boscaro M, et al: Increased factor VIII associated activity in Cushing's syndrome: a probable hypercoagulable state. Thromb Haemostr 47:116, 1982.
6. Green RA: Pathophysiology of antithrombin III deficiency. Vet Clin North Am Small Anim Pract 18:95, 1988.
7. Abdullah R: Hemostatic abnormalities in nephrotic syndrome. Vet Clin North Am Small Anim Pract 18:105, 1988.
8. Clare AC, Kraje BJ: Use of recombinant tissue-plasminogen activator for aortic thrombolysis in a hypoproteinemic dog. J Am Vet Med Assoc 212:539, 1998.
9. Feldman BF, Kirby R, Caldin M: Recognition and treatment of disseminated intravascular coagulation. *In* Kirk's Current Veterinary Therapy XIII Small Animal Practice. Bonagura JD (ed). Philadelphia: WB Saunders, 2000, p. 190.
10. Booth NA: Fibrinolysis and thrombosis. Baillieres Best Pract Res Clin Haematol 12:42, 1999.
11. Good LI, Manning AM: Thromboembolic disease: Physiology of hemostasis and pathophysiology of thrombosis. Comp Contin Educ Pract Vet 25:650, 2003.
12. Stone SS, Johnstone IB, Brooks M, et al: Lupus-type "anticoagulant" in a dog with hemolysis and thrombosis. J Vet Intern Med 8:57, 1994.
13. Keyes ML, Rush JE, Knowles KE: Pulmonary thromboembolism in dogs. J Vet Emerg Crit Care 3:23, 1993.
14. Johnson LR, Lappin MR, Baker DC: Pulmonary thromboembolism in 29 dogs: 1985-1995. J Vet Intern Med 13:338, 1999.
15. Thompson MF, Scott-Moncrieff JC, Brooks MB: Effect of a single plasma transfusion on thromboembolism in 13 dogs with primary immune-mediated hemolytic anemia. J Am Anim Hosp Assoc 40:446, 2004.
16. Scott-Moncrieff JC, Treadwell NG, McCullough SM, Brooks MB: Hemostatic abnormalities in dogs with primary immune-mediated hemolytic anemia. J Am Anim Hosp Assoc 37:220, 2001.
17. Carr AP, Panciera DL, Kidd L: Prognostic factors for mortality and thromboembolism in canine immune-mediated hemolytic anemia: a retrospective study of 72 dogs. J Vet Intern Med 16:504, 2002.
18. Klag AR, Giger U, Shofer FS: Idiopathic immune-mediated hemolytic anemia in dogs: 42 cases (1986-1990). J Am Vet Med Assoc 202:783, 1993.
19. Klein MK, Dow SW, Rosychuk R, et al: Pulmonary thromboembolism associated with immune-mediated hemolytic anemia in dogs: ten cases (1982-1987). J Am Vet Med Assoc 246:246, 1989.
20. Smith CE, Rozanski EA, Freeman LM, et al: Use of low molecular weight heparin in cats: 57 cases (1999-2003) J Am Vet Med Assoc 225:1237, 2004.
21. Smith SA, Tobias AH, Jacob KA, et al: Arterial thromboembolism in cats: acute crisis in 127 cases (1992-2001) and long term management with low-dose aspirin in 24 cases. J Vet Intern Med 17:73, 2003.
22. Laste NJ, Harpster NK: A retrospective study of 100 cases of feline distal aortic thromboembolism: 1997-1993. J Am Anim Hosp Assoc 31:492, 1995.
23. Moore KE, Morris N, Dhupa N, et al: Retrospective study of streptokinase administration in 46 cats with arterial thromboembolism. J Vet Emerg Crit Care 19: 245, 2000.
24. Pion P, Kittleson M: Therapy for feline aortic thromboembolism. *In* Current Veterinary Therapy X. Kirk R (ed). Philadelphia: WB Saunders, 1989, p. 295.
25. Whelan MF, O'Toole TE, Lipitz L, et al: Aortic thromboembolism in dogs: 21 cases (1999-2004). Abstr J Vet Emerg Crit Care 15(Suppl): S8, 2005.
26. Whelan MF, O'Toole TE, Chan DL, Rush JE: Retrospective evaluation of urokinase use in dogs with thromboembolism (4 cases: 2003 – 2004). Abstr J Vet Emerg Crit Care 15(Suppl): S8, 2005.
27. Holm JL, Chan DL, Rozanski EA: Acute pancreatitis in dogs. J Vet Emerg Crit Care 13:201, 2003.
28. Rozanski EA, Hughes D, Scotti M, Giger U: The effect of fresh frozen plasma on plasma antithrombin III, prothrombin time and activated partial thromboplastin time in critically ill dogs. J Vet Emerg Crit Care 11:15, 2001.
29. Leese T, Holliday M, Watkins M, et al: A multicentre controlled clinical trial of high-volume fresh frozen plasma therapy in prognostically severe acute pancreatitis. Ann R Coll Surg Engl 73:207, 1991.

30. Leese T, Holloday M, Heath D, et al: A multicentre controlled clinical trial of low volume fresh frozen plasma therapy in acute pancreatitis. Br J Surg 74:907, 1987.
31. Bryant AE: Biology and pathogenesis of thrombosis and procoagulant activity in invasive infections caused by Group A Streptococci and Clostridium perfringes. Clin Microbiol Rev 16: 451, 2003.
32. Naido SL, Campbell DL, Miller LM, et al: Necrotizing fasciitis: a review. J Am Anim Hosp Assoc 41:104, 2005.
33. Reindl S, Matis U: Detection of embolic events by capnography and transesophageal echocardiography during total hip replacement. Vet Comp Orthop Traum 11:68, 1998.
34. Wheelwright EF, Byrick RJ, Kay JC, et al: Hypotension during cemented arthroplasty. J Bone Joint Surg Am 75:715, 1993.
35. Terrell SP, Chandra AMS, Pablo LS, Lewis DD: Fatal intraoperative pulmonary fat embolism during cemented total hip arthroplasty in a dog. J Am Anim Hosp Assoc 40:345, 2004.
36. Liska WD, Poteet BA: Pulmonary embolism associated with canine total hip replacement. Vet Surg 32:178, 2003.
37. Bateman SW, Mathews KA, Abrams-Ogg AC: Disseminated intravascular coagulation in dogs: Review of the literature. J Vet Emerg Crit Care 8:29, 1998.
38. Bateman SW, Mathews KA, Abrams-Ogg AC, et al: Evaluation of point-of-care tests for diagnosis of disseminated intravascular coagulation in dogs admitted to an intensive care unit. J Am Vet Med Assoc 215: 805, 1999.
39. Bateman SW, Mathews KA, Abrams-Ogg AC, et al: Diagnosis of disseminated intravascular coagulation in dogs admitted to an intensive care unit. J Am Vet Med Assoc 215:798, 1999.
40. Nelson OL, Andreasen C: The utility of plasma D-dimer to identify thromboembolic disease in the dog. J Vet Intern Med 17:830, 2003.
41. Nelson OL: Use of the D-dimer assay for diagnosing thromboembolic disease in the dog. J Am Anim Hosp Assoc 41:145, 2005.
42. Griffin A, Callan MB, Schofer, et al: Evaluation of a canine D-dimer point-of-care test kit for use in samples obtained from dogs with disseminated intravascular coagulation, thromboembolic disease, and hemorrhage. Am J Vet Res 64:1562, 2003.
43. Donahue SM, Otto CM: Thromboelastography: a tool for measuring hypercoagulability, hypocoagulability, and fibrinolysis. J Vet Emerg Crit Care 15:9, 2005.
44. Otto CM, Rieser TM, Brooks MB, et al: Evidence of hypercoagulability in dogs with parvoviral enteritis. J Am Vet Med Assoc 217:1500, 2000.
45. Minnema MC, ten Cate H, van Beck EJ, et al: Effects of heparin on fibrinolysis in patients with pulmonary embolism. Thromb Haemost 77:1164, 1997.
46. Opal SM, Kessler CM, Roemisch J, et al: Antithrombin, heparin, and heparin sulphate. Crit Care Med: 30(5 Suppl):S325, 2002.
47. Hopper K, Bateman SW: An updated view of hemostasis: mechanism of hemostatic dysfunction associated with sepsis. J Vet Emerg Crit Care 15:83, 2005.
48. Roemisch J, Gray E, Hoffman JN, et al: Antithrombin: a new look at the actions of a serine protease inhibitor. Blood Coag Fibrinolysis 13:657, 2002.
49. Hoffman JN, Vollmar B, Laschke MW, et al: Adverse effect of heparin on antithrombin action during endotoxemia: microhemodynamic and cellular mechanisms. Thromb Haemost 88:242, 2002.
50. Alwood AJ, Downend AD, Simpson SA, et al: Pharmacokinetics of dalteparin and enoxaparin in healthy cats. Abstr J Vet Emerg Crit Care 15(Suppl):S1, 2005.
51. Dunn M, Charland V, Thorneloe C: The use of low molecular weight heparin in 6 dogs. Abstr J Vet Intern Med 18(3):389, 2004.
52. Weinkle TK, Center SA, Randolph JF, et al: Evaluation of prognostic factors, survival rates, and treatment protocols for immune-mediated hemolytic anemia in dogs: 151 cases (1993-2002). J Am Vet Med Assoc 226:1869, 2005.
53. Brainard BM, Meredith CP, Callan MB, et al: Evidence of hypercoagulability in dogs treated with acetylsalicylic acid (ASA). Abstr J Vet Emerg Crit Care 15(Suppl):S2, 2005.
54. Schneck MJ, Biller J: New treatments in acute ischemic stroke. Curr Treat Options Neurol 7:499, 2005.
55. Thompson MF, Scott-Moncrieff JC, Hogan DF: Thrombolytic therapy in dogs and cats. J Vet Emerg Crit Care 11:111, 2001.
56. Ramsey CC, Burney DP, Macintire DK, Finn-Bodner S: Use of streptokinase in four dogs with thrombosis. J Am Vet Med Assoc 209:780, 1996.

57. Tater KC, Drellich S, Beck K: Management of femoral artery thrombosis in an immature dog. J Vet Emerg Crit Care 15: 52, 2005.
58. Saoling L, HengLeng Y, HuiPi H, et al: Case report: management of canine pulmonary thromboembolism after adultcide administration in a heartworm-infected dog. Taiwan J Vet Med Anim Husb 66:225, 1996.
59. Bliss SP, Bliss Sk, Harvey HJ: Use of recombinant tissue-plasminogen activator in a dog with chylothorax secondary to catheter-associated thrombosis of the cranial vena cava. J Am Anim Hosp Assoc 38:431, 2002.
60. Whelan MF, O'Toole TE, Chan DL, Rush JE: Retrospective evaluation of urokinase use in cats with arterial thromboembolism. Abstr J Vet Emerg Crit Care 15(Suppl):S8, 2005.

Parte 4

Sistema Gastrintestinal

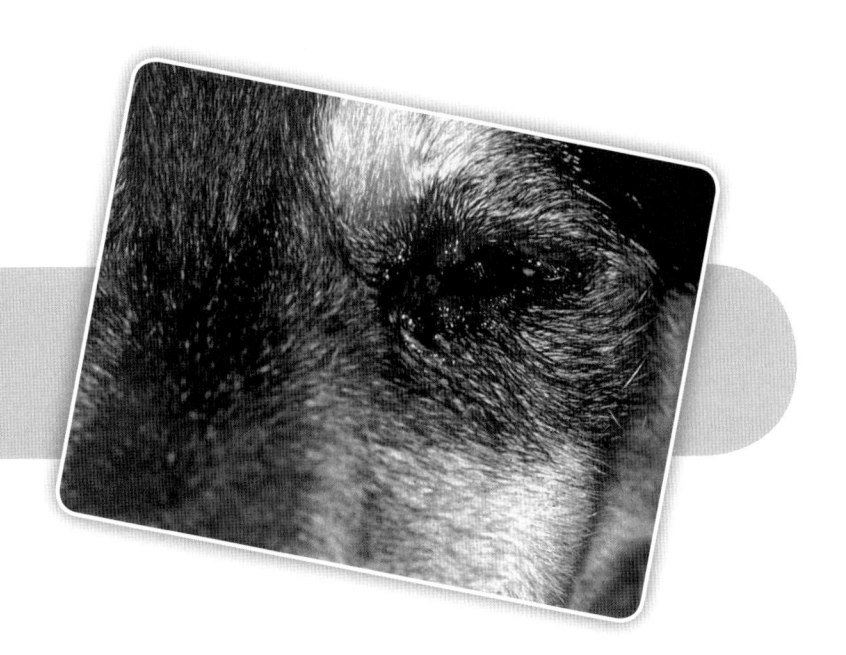

Doença Periodontal e Endodôntica

Alexander M. Reiter e Colin E. Harvey

Doenças periodontais e endodônticas são comuns na prática clínica de pequenos animais e são similares em vários pontos:

- A afecção básica é a inflamação, que resulta em reabsorção óssea
- A causa mais comum é a contaminação pela flora oral
- O resultado final do processo patológico é a perda do dente, permitindo que os tecidos adjacentes se recuperem da infecção crônica.

A maior diferença entre doença periodontal e doença endodôntica é a localização da lesão primária.

Doença periodontal é centrada no periodonto (gengiva, ligamento periodontal, osso alveolar, cemento), espalhando-se ao longo do espaço periodontal em direção ao ápice da raiz. Causa perda de osso alveolar enquanto progride. Caso se permita que continue a avançar, afeta a região periapical da raiz do dente, levando à infecção retrógrada da polpa. Assim, a doença endodôntica pode se originar de uma doença periodontal grave.

Doença endodôntica é centrada na cavidade pulpar, como resultado da inflamação ou necrose da polpa no interior do dente. A doença se exterioriza através dos forames do ápice da raiz ou outras áreas da superfície da raiz, envolvendo o ligamento periodontal e o osso alveolar. Continuando a se desenvolver, ela vai afetar outras áreas coronais do periodonto. Portanto, a doença periodontal pode decorrer da doença endodôntica grave.

Ambas as doenças podem coexistir no mesmo dente. Com frequência é possível reconhecer, por radiografia, qual dos distúrbios foi o primeiro a se desenvolver. Quando a condição começa como doença periodontal, subsequentemente se espalhando para comprometer a região periapical da raiz do dente, ela é denominada *lesão periodontal-endodôntica*. Quando a condição se centra primariamente na região periapical da raiz, afetando secundariamente as porções medicoronal e coronal do osso alveolar que sustenta o dente, e causando uma fístula através dos ligamentos gengivais para o interior da cavidade oral, ela é chamada de *lesão endodôntica periodontal*. Não importando o que veio primeiro, o tratamento tem que incluir ambos os aspectos da doença (apesar de muitos dentes com lesões "perio-endo" ou "endo-perio" estarem tão afetados que a única opção para tratamento é a extração).

Doença periodontal

A doença periodontal é a mais comum em cães e gatos domésticos. Pode ser definida como uma doença induzida por placa em qualquer parte dos tecidos que mantêm o dente na boca – gengiva, ligamento periodontal, osso alveolar e cemento. Se a acumulação da placa for evitada por higiene oral adequada, não há a doença periodontal.[1] A gravidade local e o impacto sistêmico no organismo são algumas razões para que os animais de companhia devam passar por um exame da cavidade oral cada vez que são levados ao veterinário. A doença periodontal é, com frquência, separada em duas condições clínicas.

Gengivite é a inflamação da gengiva, que se apresenta clinicamente como vermelhidão e edema. Inicia-se nas margens gengivais e progride até ulceração e sangramento espontâneo. A gengivite é reversível se a placa dental for removida por meio de procedimentos de higiene, em casa ou por um profissional.

Periodontite é a inflamação e destruição dos tecidos periodontais não gengivais, e pode ser considerada como "osteomielite do osso alveolar". É diagnosticada clinicamente como "perda de fixação" (as ligações conjuntivas entre o dente e o osso alveolar não mais se estendem até o nível da junção cemento-esmalte [JCE] do dente), que pode ser identificada quando:

- A ressecção gengival expõe parte da raiz
- Pode-se introduzir uma sonda com ponta romba entre a raiz do dente e a gengiva em uma bolsa periodontal apical à JCE
- Radiograficamente, por perda horizontal ou vertical de osso alveolar.

Anatomia, fisiopatologia e o meio ambiente oral

A *gengiva* proporciona uma espessa capa protetora para a margem alveolar (a extremidade do osso alveolar mais próxima à coroa). A gengiva marginal limita a coroa e não está conectada ao osso, mas é mantida no lugar pela ligação hemidesmossômica do epitélio sulcular à superfície do esmalte. O *ligamento periodontal* prende o dente à mandíbula através de fibras e exerce um efeito amortecedor para evitar sua fratura durante a oclusão forçada. O *osso alveolar* circundando a raiz tem a maior taxa de *turnover* dentre todos os ossos do corpo. A margem alveolar é a área crítica para o desenvolvimento de periodontite.

A evaporação causa deposição do fluido salivar nas coroas dos dentes como uma camada glicoproteica (a *película*), aprisionando bactérias. A *placa* é o biofilme em desenvolvimento na superfície do dente. O fluido salivar no qual os dentes são banhados tem propriedades antibacterianas (lisozima, lactoferrinas, IgA com anticorpos específicos) e, sob condições "normais", a combinação dessa atividade antibacteriana com a escovação oclusal diária é adequada para manter a placa sob controle. Se a higiene oral diária for impecável, a saúde oral é fácil de ser mantida a longo prazo.[1] Quando a higiene oral é inadequada e permite que a placa se acumule, esta se torna mais espessa e mais complexa e os componentes protetores dos fluidos orais têm menor efeito nos microrganismos que habitam as camadas profundas. Forma-se o *cálculo* quando carbonato de cálcio e outros sais de cálcio do fluido salivar se cristalizam na superfície do dente, mineralizando e transformando a placa em um material duro. Após a raspagem dos dentes, leva-se de 2 a 3 dias para a placa ficar suficientemente mineralizada formando um cálculo que possa ser eliminado facilmente por polimento dental. Os sais de cálcio têm mais probabilidade de se depositar em meio alcalino. As bocas de cães e gatos são levemente alcalinas (os fluidos orais em humanos são levemente ácidos). Por isso, cães e gatos são mais suscetíveis à formação de cálculos orais que os seres humanos.[2]

Desenvolvimento da placa e infecção periodontal

Quando a escovação oclusal é insuficiente ou quando se dá com baixa frequência, a placa se espessa e amadurece. Na parte mais profunda da placa, o oxigênio é eliminado do fluido pelo metabolismo de microrganismos aeróbios, estabelecendo-se um ambiente anaeróbico. Isto é peculiar da placa no dente devido à falta de vascularização da superfície do esmalte sobre a qual a placa se forma. A gengivite e a periodontite são referidas como "infecções bacterianas", mas várias centenas de espécies de bactérias foram identificadas até hoje em bocas sadias e doentes de cães e gatos.[3] Se permitida, a formação da placa na superfície de um dente limpo após limpeza profilática profissional segue um padrão previsível:

1. Colonização da película por cocos aeróbios.
2. Adesão de bacilos aeróbios à superfície pegajosa e irregular da camada formada por cocos em crescimento.
3. Os cocos e bacilos aeróbios multiplicam-se e, à medida que o fazem, o gradiente de oxigênio na placa espessada se altera, de modo que nas regiões mais profundas passa a não haver mais oxigênio disponível. Os anaeróbios obrigatórios, eventualmente aprisionados pela placa, agora passam a se multiplicar. A maturação da placa até que ela passe a sustentar microrganismos anaeróbios demora, aproximadamente, 24 h em cães.
4. O meio bioquímico se altera, enquanto a placa continua a maturar, e é enriquecido por produtos da inflamação da gengiva. A mistura de detritos microbianos e os produtos da inflamação formam um meio ambiente físico e químico que permite crescerem espiroquetas e outros microrganismos com exigências nutricionais mais complexas.
5. O resultado é o "clímax de uma comunidade em biofilme" – estado parcialmente estável em equilíbrio com os nutrientes e oxigênio disponíveis, que se torna mais grave se existirem placa mais cálculo, que proporcionam um espaço protegido em um ambiente anóxico e rico em nutrientes.

Periodontopatógenos são as bactérias reputadas como causadoras de gengivite e periodontite. Elas: (a) são coletadas, com mais frequência, de animais doentes do que de animais saudáveis, e de áreas doentes do que das áreas saudáveis da boca do mesmo indivíduo; (b) produzem toxinas ou enzimas destrutivas, como as metaloproteinases da matriz; (c) exibem efeitos citotóxicos em culturas de tecido; e (d) exibem outros "fatores de virulência". Técnicas de DNA-probe permitiram o reconhecimento de um grupo denominado *espiroquetas orais patógeno-relacionadas* (PROS, em inglês) em cães e em humanos.[4] As floras orais de carnívoros e de seres humanos têm muitas similitudes, mas também importantes diferenças. O bacilo Gram-negativo aeróbio *Porphyromonas gingivalis* é considerado o periodontopatógeno-chave em seres humanos. Uma forma catalase-positiva do *P. gingivalis* é encontrada comumente em espécimes periodontais de caninos e felinos, e é reconhecida como uma espécie distinta, a *Porphyromonas gulae*.[5] Outros microrganismos *Porphyromonas* caninos e felinos identificados são *P. cangingivalis, P. canoris, P. cansulci, P. crevioricanis* e *P. gingivicanis*.[6]

Progressão da doença periodontal

Da mesma maneira que com infecções bacterianas de qualquer outro tecido, o efeito inicial é a inflamação (gengivite). Neutrófilos são atraídos ao local, deslocam-se para a superfície epitelial através dos grandes espaços intercelulares do epitélio sulcular, e englobam, ingerem e digerem as bactérias da placa. Quando houver mistura de placa patogênica, muitos neutrófilos se repletam e rompem. Alguns se retiram para o tecido adjacente antes de romper; ao romper, esses neutrófilos liberam toxinas bacterianas e enzimas destrutivas, incluindo as metaloproteinases (p. ex., colagenase) no interior do tecido, causando quebra da integridade do tecido conjuntivo. Os neutrófilos rompidos liberam também citocinas pró-inflamatórias (IL-1β, IL6, PGE2 e FNT-α) que propagam a resposta inflamatória. A camada epitelial sulcular ulcera, expondo o tecido conjuntivo mais vulnerável à invasão bacteriana direta. À medida que aquela mistura destrutiva infeccioso-inflamatória se aprofunda nos tecidos, o osso alveolar é progressivamente eliminado pela reação inflamatória, produzindo a periodontite. A perda progressiva do osso alveolar causa instabilidade das ligações e mobilidade do dente, que é empurrado contra o osso remanescente durante a mastigação. Isto aumenta mais ainda a reabsorção óssea ao provocar compressão dos vasos sanguíneos adjacentes ao dente. Em um cão de raça *toy* idoso com periodontite grave, só o equivalente à espessura de um palito de fósforos de osso mandibular remanesce em torno das raízes do primeiro grande dente molar, sendo possível que a mandíbula sofra fratura patológica (Figura 22.1). Se o processo continua por tempo suficiente, o resultado é a perda do dente. Na realidade, este é um mecanismo de defesa, pois finalmente os tecidos remanescentes podem se recuperar, já que foi removida a carga bacteriana constante e avassaladora da placa.

Durante o período (geralmente longo) entre o início da gengivite e a eliminação final do dente, bactérias adjacentes aos capilares são empurradas para o espaço vascular, causando bacteriemia. Bacteriemia secundária é a doença periodontal que ocorre diariamente em cães com gengivite e periodontite ativas. É rapidamente eliminada pelo sistema reticuloendotelial de um paciente, de resto, saudável.[7] A bacteriemia é acompanhada de liberação crônica generalizada de mediadores da inflamação, complexos imunes e produtos de degradação bacteriana e celular que podem produzir doenças de forma direta ou imunomediadas em órgãos distantes. As consequências a longo prazo desses efeitos intravasculares é assunto de investigações em andamento. Sabe-se existir uma associação entre a gravidade da doença periodontal e anormalidades em órgãos distantes, tanto em pessoas (Quadro 22.1),[8] quanto em cães.[9,10] Os marcadores circulatórios de inflamação sistêmica são elevados em cães com doença periodontal mais grave; e eles diminuem após o tratamento periodontal.[11] Estudos estão sendo conduzidos para determinar se a hipótese causa (placa → gengivite/periodontite → bacteriemia/inflamação sistêmica) e efeito (dano a órgãos distantes) está correta.

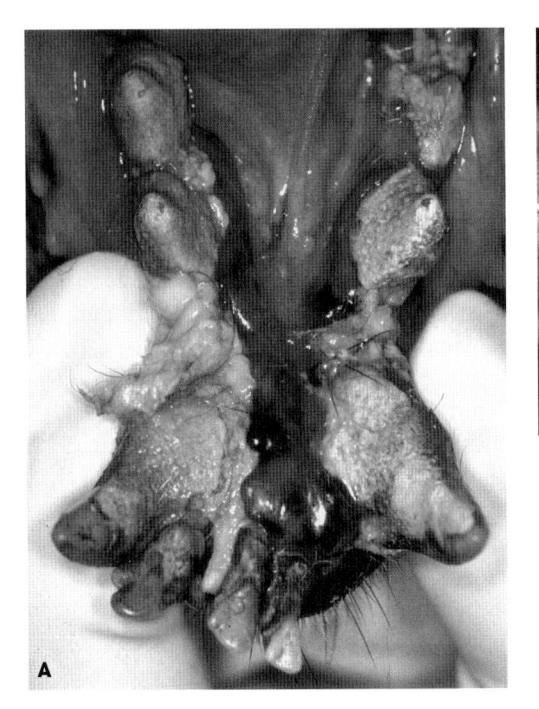

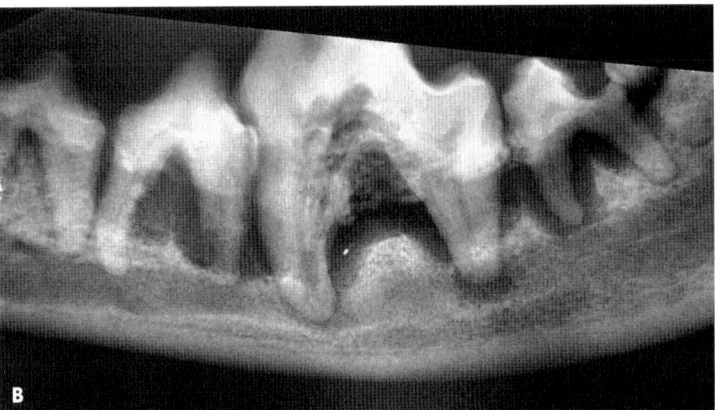

Figura 22.1 Cão com periodontite grave. **A.** Acúmulo excessivo de placa e cálculo nos dentes incisivos, caninos e pré-molares mandibulares. **B.** Radiografia dental dos pré-molares e molares mandibulares esquerdos mostra perda avançada de osso alveolar; a mandíbula corre risco de fratura patológica.

> **Quadro 22.1 Interações presumidas ou confirmadas entre periodontite e doenças sistêmicas em seres humanos.[21]**
> - Doença cardiovascular:
>   - Angina de peito
>   - Infarto do miocárdio
>   - Endocardite
> - Dificuldades durante a gravidez:
>   - Nascimento prematuro
>   - Baixo peso ao nascer
>   - Mortalidade infantil elevada
> - Acidente vascular cerebral, abscesso cerebral
> - Infecções pulmonares
> - Diabetes melito.

Prevenção e terapia

A prevenção é primariamente dirigida à remoção ou à redução do acúmulo subsequente de placa e cálculo, ou à supressão dos efeitos de destruição tecidual da resposta inflamatória. A raspagem profissional supragengival e subgengival, quando necessária, seguida de escovação diária é o padrão ouro para prevenção. Produtos dietários que estimulam a abrasão ou a supressão química da placa ou da deposição de cálculo são identificados pelo Seal of Acceptance System of the Veterinary Oral Health Council (www.VOHC.org). O tratamento com antibióticos sistêmicos não é recomendado a pacientes com periodontite, exceto em circunstâncias muito limitadas.[12] Está sendo desenvolvida uma bacterina polivalente de *Porphyromonas* para uso como prevenção de doença periodontal em cães.[13] Demonstrou-se experimentalmente que o tratamento com drogas anti-inflamatórias tem efeito protetor sobre o osso alveolar em cães.[14] Drogas antiosteoclásticas, como os bifosfonatos, também retardam a perda de osso alveolar experimentalmente em cães.[15] O uso a longo prazo desses agentes farmacológicos em pacientes veterinários ainda não foi investigado e, assim, não pode ser recomendado neste momento.

Em alguns pacientes, vários tipos diferentes de procedimentos podem ser executados sob anestesia. É bom fazer uma diferenciação entre procedimentos para *prevenção* e para *tratamento*, ambos, contudo, sendo englobados sob o tópico *manejo periodontal*.[2] Frequentemente, os primeiros procedimentos preventivos são a escovação em casa e a raspagem dental profissional. A raspagem profissional sob anestesia torna-se necessária quando o acúmulo de tártaro é moderado. Gengivite e periodontite de leve a moderada (bolsas periodontais de até 5 mm) podem ser tratadas efetivamente com raspagem seguida por higiene oral frequente (diária) em cães e gatos que, a não ser por esses problemas, sejam saudáveis.

Quando a periodontite for extensiva, ou existirem fatores complicadores como doenças sistêmicas, medidas preventivas apenas não são suficientes. O procedimento mais indicado ao tratamento periodontal em cães e gatos é a extração – e é também o mais confiável meio de prevenir a instalação de infecção periodontal profunda e suas consequências sistêmicas. Alguns dentes afetados gravemente podem ser mantidos na boca por uma combinação de raspagem, cirurgia periodontal e higiene oral doméstica aplicada de forma consciente.

Doença endodôntica

Endodontia refere-se ao ramo da odontologia ligado à anatomia, fisiologia e patologia de dentina, polpa dental e região periapical e ao tratamento das doenças endodônticas.[16] A região periapical da raiz do dente é afetada quando bactérias invadem a polpa, tornando-a parcial ou totalmente necrótica. Demonstrou-se que a polpa exposta em ratos *germ-free* (axênicos) permanece viável e relativamente não inflamada, e o local da exposição é reparado com dentina reparadora. Assim, sem bactérias e seus subprodutos, não ocorre doença periapical de origem endodôntica.

Anatomia endodôntica

A polpa é um tecido macio com odontoblastos altamente diferenciados, organizados perifericamente e em contato direto com a dentina. Devido à essa relação direta entre dentina e odontoblastos, é considerada uma entidade funcional referida como *complexo pulpo-dentinário*.[17] A polpa também contém tecido conjuntivo frouxo, substância intercelular, vasos sanguíneos, vasos linfáticos, nervos e fibras. A polpa se conecta com os tecidos periapicais através do ápice em cada raiz. O desenvolvimento da raiz em cães e gatos resulta na formação de vários *forames apicais* que, em preparações por lixamento, aparecem formando o *delta apical*. Canais *secundários, acessórios, laterais e da furca* também podem conectar o tecido pulpar com o ligamento periodontal.[18,19] O êxito endodôntico é influenciado pela obturação desses canais. Se bactérias da doença periodontal em progresso alcançarem e envolverem esses canais, a polpa também será atingida. Algumas células epiteliais persistem no interior do ligamento periodontal durante o desenvolvimento do dente, os *restos epiteliais de Malassez*, formando uma estrutura semelhante a uma rede em torno da raiz dental.[20]

Arteríolas entram pelos forames apicais e passam pelo centro da polpa emitindo ramos laterais, que se dividem progressivamente até formar capilares. Vasos menores podem entrar através de canais secundários, acessórios, laterais e da furca, mas não proporcionam circulação colateral suficiente. O retorno venoso é formado por uma rede de capilares que se unem para formar *vênulas* que cursam a porção central da polpa. O suprimento sanguíneo diminui com a idade, tornando a polpa mais suscetível a danos irreversíveis. A inflamação em uma zona coronal não causa estrangulamento imediato de vasos apicais e morte da polpa, por esta ser confinada por uma combinação de matriz intercelular e um suprimento sanguíneo peculiar. *Shunts arteriovenosos* redistribuem o sangue e previnem a formação de pressão insustentável naquele rígido ambiente.[17,20] Fibras nervosas autonômicas e sensoriais entram na polpa junto com os vasos através dos forames apicais. Axônios individuais se ramificam em muitos filamentos terminais, que podem penetrar os túbulos dentinários. O suprimento nervoso autônomo consiste em fibras simpáticas que controlam a microcirculação. Os dois tipos de fibras sensórias são as *mielinadas A* e *não mielinadas C*. As fibras de condução rápida A são responsáveis pela dor aguda e localizada causada pelo deslocamento rápido de fluido nos túbulos dentinários. Resulta em distorção do tecido no limite pulpodentinário e estimulação das fibras A. A estimulação das fibras de condução lenta C dá origem à dor surda, latejante e menos localizada.[17,20]

O papel primário da polpa é produzir dentina pelos odontoblastos maduros, os quais são incapazes de divisão e, se lesados, podem ser repostos por células mesenquimais indiferenciadas. Os corpos celulares dos odontoblastos são separados da dentina mineralizada por uma camada de *pré-dentina* não mineralizada. A *dentina primária* é formada durante o desenvolvimento do dente. A *dentina secundária* é formada fisiologicamente depois de o dente estar completamente desenvolvido. Sua formação continua ao longo da vida, permitindo à polpa vital compensar a perda de esmalte ou dentina causada por traumatismo mecânico ou doença. Os dentes de animais jovens e adultos têm uma cavidade pulpar bastante larga, enquanto em animais velhos geralmente é estreita. Quanto mais estreita a cavidade pulpar, mais espessas são as paredes de dentina e, portanto, mais forte e mais velho é o dente. Comparar a aparência radiográfica da cavidade pulpar entre dentes ipsilaterais e contralaterais é uma forma eficiente de determinar a vitalidade da polpa em dentes com suspeita de doenças endodônticas. A *dentina terciária (dentina reparadora)* é formada em resposta ao traumatismo ou à doença.[17,20]

A dentina consiste em milhares de túbulos dentinários que radiam da polpa dental para o esmalte na coroa e no cemento na raiz. Os túbulos contêm longos e delgados processos odontoblásticos e são cheios de *fluido dentinário*. Um gradiente de pressão entre a polpa e a cavidade oral é o responsável pelo fluxo do fluido para fora. A exposição dos túbulos causada por fratura ou preparação da cavidade resulta em movimentação do fluido em direção à superfície exposta da dentina. Os túbulos são revestidos de *dentina peritubular*, que é depositada pelos processos odontoblásticos. Entre os túbulos encontra-se a *dentina intertubular*. A obstrução parcial ou completa dos túbulos pode resultar do envelhecimento ou em resposta a estímulos como desgaste mecânico e cáries. Quando os túbulos são preenchidos por depósitos minerais, a dentina torna-se esclerótica e menos permeável, protegendo a polpa contra irritação. A *esclerose da dentina* confere aos dentes envelhecidos uma aparência característica translúcida; clinicamente, a dentina tem aspecto vítreo.[17,20]

Causas da doença endodôntica

O desgaste rápido do dente remove o esmalte e a dentina com mais agilidade do que os odontoblastos podem formar mais dentina. A polpa pode ser exposta ou, eventualmente, sucumbe à inflamação prolongada. As causas de desgaste dentário incluem *abrasão* (desgaste causado pelo contato do dente com um material não dental), *atrito* (desgaste causado por contato dente com dente em má oclusão) e *erosão* (desmineralização da superfície do dente causada por ácidos). As *cáries* são a causa mais comum de doença endodôntica em humanos, mas são bastante incomuns em cães, e ainda não foram relatadas em gatos. Elas resultam da desmineralização da superfície dentária por ácidos formados durante a fermentação por bactérias cariogênicas de carboidratos altamente refinados. Apesar de a mais comum resposta para as cáries ser a esclerose da dentina e a formação de dentina reparadora, a formação de *tratos mortos* na dentina não é considerada uma reação defensiva. Esses tratos são áreas da dentina com túbulos que não contêm processos odontoblásticos, proporcionando um canal para bactérias atingirem a polpa.[20]

As *trincas de esmalte* são fraturas incompletas do esmalte sem perda da estrutura do dente. Apesar dessas fraturas serem pontos fracos através dos quais bactérias e seus subprodutos podem atingir a polpa, elas raramente resultam em dano permanente. Uma *fratura não complicada da coroa* é uma fratura somente do esmalte, ou do esmalte e da dentina, mas sem exposição da polpa. Se somente o alvéolo for envolvido, as consequências serão mínimas; se a dentina for exposta, existirá uma via para os estímulos passarem através dos túbulos dentinários até a polpa, resultando em formação de dentina esclerótica e dentina reparadora, pulpite crônica, ou necrose pulpar. *Fratura complicada da coroa* é a fratura do esmalte e da dentina com exposição da polpa. Se deixada sem tratamento, ela sempre resultará em necrose pulpar. Esta fratura é comum em dentes caninos de cães e gatos, devido a traumatismos em acidentes veiculares, quedas de grandes alturas, chutes e pancadas. Cães militares, policiais e de guarda de prisões são mais predispostos às fraturas dos dentes caninos, se as superfícies distais do dente estiverem enfraquecidas por desgaste ao morder as barras das gaiolas (dentes de mordedor de gaiolas). Fraturas dos dentes "carnassiais" (quartos pré-molares maxilares) em cães frequentemente são causadas por morder objetos duros (p. ex., ossos de náilon, cascos de bovinos, grandes cubos de gelo). A reabsorção que se inicia na superfície das raízes e progride para o interior destas e/ou da coroa, frequentemente é a causa de fraturas em gatos, com os fragmentos da raiz permanecendo nos alvéolos. Fratura *corono-radicular* é do esmalte, dentina e cemento. A polpa pode ou não estar afetada. Se uma fratura corono-radicular não puder ser transformada, por cirurgia periodontal e/ou extrusão ortodôntica, em uma fratura de coroa não complicada, o dente deverá ser extraído. Uma *fratura radicular* é aquela do cemento e da dentina, geralmente com exposição da polpa. O segmento coronal desloca-se e pode resultar em necrose pulpar, mas, em geral o segmento apical não está deslocado e mantém o suprimento sanguíneo intacto. Fraturas radiculares apicais ou mediapicais têm prognóstico bom a razoável (tratamento de canal da raiz e imobilização do segmento coronal), enquanto as fraturas radiculares coronais têm prognóstico reservado.[20]

Na *concussão* e na *subluxação,* o dente exibe mobilidade normal ou levemente aumentada. Apresenta ainda sensibilidade à percussão, mas não sofre deslocamento. O dente deve ser monitorado por radiografias quanto à vitalidade da polpa. *Luxação* refere-se à evidência clínica ou por radiografia de deslocamento do dente no interior do alvéolo. As luxações lateral e extrusiva são as mais comuns e costumam estar associadas a fraturas do alvéolo. A luxação intrusiva é uma complicação rara, associada a traumatismo em que um dente com doença periodontal é forçado para o interior da cavidade nasal. Causa rinite crônica e corrimento nasal. É necessária abordagem cirúrgica através da cavidade oral para a remoção do dente. *Avulsão (exarticulação)* refere-se à luxação extrusiva completa. Os dentes que mais sofrem avulsão em cães são os incisivos e os caninos. O êxito da reimplantação de um dente que sofreu avulsão é influenciado pelo tempo que o dente permaneceu fora da cavidade alveolar. Dentes luxados e avulsivos requerem reposicionamento, estabilização e tratamento do canal devido à provável falta de irrigação sanguínea para a polpa.[20]

Lesão térmica, causando hiperemia pulpar, pulpite e necrose pulpar, é causada por erros técnicos durante a raspagem e polimento dos dentes (refrigeração insuficiente, pressão excessiva na ponta de trabalho, raspagem/polimento por tempo excessivo na mesma localização); na preparação das margens da cavidade restaurativa e da coroa; no uso descuidado de termocautérios, diatermia, eletrocirurgia e *lasers* próximo aos dentes; e por lesões por fios elétricos. *Anacorese* refere-se à infecção do tecido pulpar durante um estado de hiperemia por invasão hematógena de bactérias através de ramificações vasculares apicais e não apicais. A progressão de hiperemia para pulpite na presença de bactérias acaba resultando em necrose pulpar. Outras causas de doença endodôntica são: *reabsorção dentária externa, reabsorção dentária interna progressiva, periodontite* grave, uso de *anestésicos locais contendo vasoconstritor, raspagem excessiva da raiz* e *deslocamento ortodôntico rápido*. A reabsorção dentária é comum em gatos, e rara em cães. Dentes com doença periodontal têm canais radiculares mais estreitos em comparação com dentes saudáveis, graças à deposição de dentina reparadora ao longo das paredes de dentina. A infecção bacteriana da polpa é possível em áreas desprovidas de cemento e através dos canais laterais, acessórios, secundários e da furca quando expostos aos fluidos orais.[20]

Sinais clínicos

A avaliação do paciente endodôntico requer conhecimento sobre traumatismo anterior, história mastigatória do paciente, e inspeção e palpação dos tecidos intra e extraorais. É necessário observar com atenção a descoloração do dente, defeitos na coroa, aumentos de volume intra ou extraorais e presença de tratos fistulosos. Pode-se notar perda de força na mordedura durante brincadeiras ou treinamento para agressão, ou relutância em comer alimentos rígidos ou fibrosos. Para aliviar o desconforto durante as fases finais do desenvolvimento de um abscesso, o animal pode tentar o contato com superfícies ou líquidos frios. Linfadenopatia regional e febre se desenvolvem quando o abscesso atinge um estado agudo. Em pacientes cooperativos, pode-se percutir a superfície oclusal de vários dentes saudáveis e o dente suspeito com um dedo ou com o cabo do espelho odontológico; uma reação excessiva indica que a infecção se estendeu além da polpa, para a região periapical. O aumento de pressão nesse espaço restrito por edema e inflamação causa dor à percussão. A doença endodôntica pode provocar alteração na cor da coroa (rosada, vermelha, cinza ou marrom). A alteração progressiva na cor e/ou alterações radiográficas podem ser interpretadas como indicativas razoáveis de necrose pulpar. Um estudo revelou que mais de 90% dos dentes com alteração em cor não são vitais.[21] A transiluminação de dentes saudáveis e suspeitos revela que os dentes vitais são bastante translúcidos, enquanto os dentes não vitais aparecem mais opacos. A integridade da coroa é avaliada com uma sonda exploradora fina. A extremidade da sonda revela irregularidades na superfície da coroa ou se prende em uma cavidade pulpar aberta. A exposição pulpar revela polpa hemorrágica, enquanto exposições antigas revelam restos enegrecidos e tecido pulpar necrótico. A imobilidade do dente é diretamente proporcional à integridade da fixação da raiz. O grau de depressão que o dente permite deve ser avaliado pressionando-se o dente para o interior do alvéolo em busca de qualquer movimentação vertical. A pressão exercida por exsudato purulento na região periapical pode causar algum grau de movimento transitório do dente. Fraturas corono-radiculares frequentemente resultam em mobilidade do segmento coronal. Antes que aumento de volume incipiente se torne clinicamente evidente, ele pode ser detectado por palpação leve com o dedo indicador. Aumentos de volume e tratos fistulosos originados do quarto pré-molar maxilar com doença endodôntica em cães e gatos localizam-se ventralmente ao canto medial do olho. Tratos fistulosos intraorais comumente drenam na junção mucogengival. Aumentos de volume e tratos fistulosos causados por doença endodôntica têm, com frequência, resposta à antibioticoterapia, e de recorrência assim que os antibióticos forem interrompidos. Tratos fistulosos podem ser marcados com um cone de guta-percha e, em seguida, radiografados para localizar sua fonte.[16]

Fisiopatologia e sinais radiográficos

Pulpite reversível é a inflamação da polpa; e um estímulo térmico (geralmente frio) causa uma resposta dolorida rápida e forte que desaparece assim que o estímulo for removido. Se o irritante for removido, a polpa inflamada reverterá ao estado não inflamado, assintomático. Uma *pulpite irreversível* pode ser aguda, subaguda ou crônica, parcial ou total, infectada ou estéril. A polpa com inflamação aguda é sintomática; já a inflamação crônica geralmente é assintomática. Uma pulpite irreversível sintomática causa episódios prolongados de dor. À radiografia de casos avançados da doença pode-se observar espessamento do ligamento periodontal apical. Crescimento avermelhado com aspecto de couve-flor através da abertura da câmara pulpar é uma variação da pulpite irreversível assintomática, atribuída a uma irritação leve crônica e à característica vascularização generosa típica dos animais jovens. *Necrose pulpar* resulta de pulpite irreversível não tratada, lesão traumática, ou qualquer evento que cause interrupção do suprimento sanguíneo à polpa por longo tempo. A necrose pode ser parcial ou total. A necrose total, antes de afetar o ligamento periodontal, é assintomática. Subprodutos da degradação de proteínas, bactérias e endotoxinas eventualmente avançarão para além dos forames apicais, até a região periapical, causando o espessamento do ligamento periodontal, manifestado por maior sensibilidade à mastigação ou percussão.[20]

Periodontite apical aguda é a inflamação dolorosa em torno do ápice, antes que se inicie a reabsorção do osso. É causada pela extensão da doença apical para os tecidos periapicais; por introdução excessiva de instrumentos ou materiais endodônticos; por traumatismo oclusal ou bruxismo. Ela pode ocorrer em torno de dentes vitais ou não vitais. O ligamento periodontal apical pode estar dentro dos limites normais ou levemente alargado às radiografias dentais devido ao edema. *Abscesso apical agudo* é a coleção dolorosa de exsudato purulento em torno do ápice. O ligamento periodontal pode estar dentro dos limites normais ou levemente espessado às radiografias dentais, com a lâmina dura normal (ou levemente espessada) pois a infecção fulminante se espalha rapidamente além dos limites da placa cortical antes que a desmineralização óssea possa ser detectada radiograficamente. Os sinais exibidos abrangem o aparecimento rápido de edema leve a intenso (celulite que atinge os planos fasciais), dor leve a moderada, e leve aumento na mobilidade do dente; febre e mal-estar geral podem estar presentes em casos mais avançados. A *periodontite apical crônica (granuloma)* geralmente é assintomática, mas aparece à radiografia. Bactérias e endotoxinas, que caem na região periapical da polpa necrótica, causam desmineralização excessiva do osso esponjoso e compacto, aparecendo radiograficamente como lesões pequenas ou grandes, difusas ou circunscritas. Pode ser evidente uma leve sensibilidade durante percussão e/ou palpação. Um trato fistuloso pode produzir supuração manifesta. Quando a pressão exercida pelo pus é aliviada pela drenagem, o trato pode se fechar temporariamente; e se a pressão crescer novamente, o trato reaparece. Restos epiteliais de Malassez podem responder ao estímulo no ligamento periodontal apical e proliferam e isolam os irritantes que saem através dos forames, formando um *cisto periapical*. *Abscesso tipo fênix* é uma exacerbação aguda de periodontite apical crônica, com sinais idênticos àqueles presentes em um abscesso apical agudo (Figura 22.2).[20]

Osteosclerose periapical é a mineralização excessiva em torno do ápice de um dente vital, causada por irritação pulpar de baixa intensidade; a condição é assintomática e benigna e não requer tratamento endodôntico. *Osteíte condensante (osteomielite esclerosante focal)* é a mineralização excessiva do osso em torno do ápice de um dente não vital por exsudação de longa duração e não tóxica de uma polpa infectada. Resulta em irritação

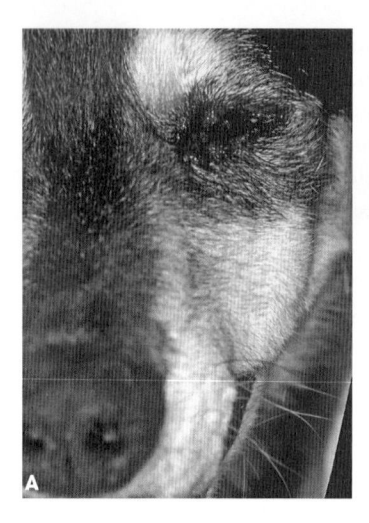

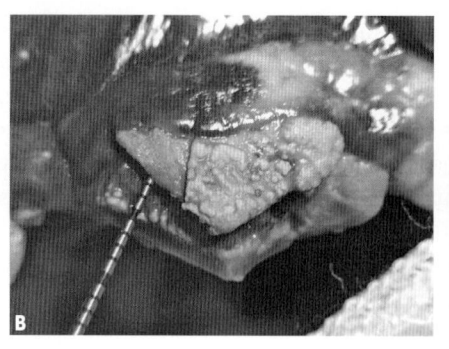

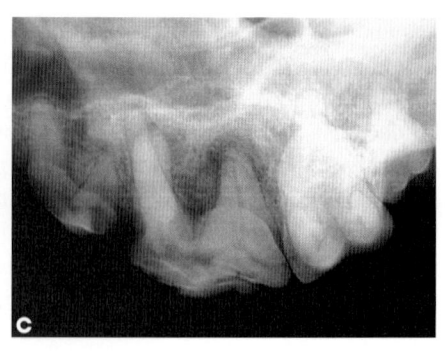

Figura 22.2 Cão com abscesso apical originado no dente quatro pré-molar maxilar esquerdo. **A.** Aumento de volume infraorbital esquerdo. **B.** Fratura corono-radicular. **C.** Radiografia dental mostrando um grande halo radiolucente em torno do ápice da raiz distal.

leve e proliferação circunscrita do osso periapical. *Osteomielite aguda* pode surgir diretamente de uma infecção endodôntica. Bactérias vivas ultrapassam o ápice e se multiplicam nos espaços medulares e tecidos moles do osso. Resultam em infecção localizada ou difusa do osso. Se não for tratada, a forma aguda pode progredir para crônica, eventualmente levando à necrose do osso. *Calcificação do tecido pulpar* inclui a mineralização difusa (um processo patológico relacionado a várias formas de lesão) ou cálculos pulpares (*dentículos*) que se formam em torno de restos epiteliais. Talvez o maior significado da calcificação pulpar seja ela poder impedir a raspagem do canal pulpar.[20]

Tratamento endodôntico

O *tratamento pulpar vital* é utilizado primariamente para fraturas dentais "recentes" ou após redução cirúrgica intencional da coroa para preservar a vitalidade da polpa e aumentar a resistência do dente ao permitir a continuação da formação de dentina. Se a polpa estiver exposta um longo período ou tiver se tornado necrótica, deve-se realizar um *tratamento padrão do canal*, que inclui o acesso à cavidade pulpar, debridação, raspagem, desinfecção, obturação do canal da raiz e restauração do acesso. *Procedimento de apexificação* é um tipo de tratamento de canal da raiz do dente, feito para estimular a oclusão do ápice por tecido duro quando existe necrose pulpar em dentes permanentes ainda não completamente desenvolvidos, em animais jovens ou em dentes de animais adultos com ápices "abertos" devido à reabsorção da raiz apical. *Tratamento cirúrgico do canal* é realizado quando o tratamento padrão falhou ou está na iminência de falhar, em dentes com doença apical avançada; inclui o acesso através da mucosa oral ou da pele, alveolectomia, apicectomia e obstrução retrógrada do canal. Extração é o tratamento de escolha para dentes que sofreram fratura ao longo do eixo da raiz e para aqueles com reabsorção avançada.

Referências bibliográficas

1. Lindhe J, Hamp S, Löe H: Plaque induced periodontal disease in beagle dogs. A 4-year clinical, roentgenographical and histometrical study. J Periodont Res 10:243, 1975.
2. Harvey CE: Management of periodontal disease: understanding the options. Vet Clin North Am Small Anim Pract 31:819, 2005.
3. Harvey CE, Thornsberry C, Miller BR: Subgingival bacteria - comparison of culture results in dogs and cats with gingivitis. J Vet Dent 12:147, 1995.
4. Riviere GR, Thompson AJ, Brannan RD, et al: Detection of pathogen-related oral spirochetes, Treponema denticola and Treponema socranskii, in dental plaque from dogs. J Vet Dent 13:135, 1996.
5. Fournier D, Mouton C, Lapierre P, et al: Porphyromonas gulae sp. nov., an anaerobic, gram-negative coccobacillus from the gingival sulcus of various animal hosts. Int J Syst Evol Microbiol 51:1179, 2001.
6. Collins MD, Love DN, Karjalainen J, et al: Phylogenetic analysis of members of the genus Porphyromonas and description of Porphyromonas cangingivalis sp. nov. and Porphyromonas cansulci sp. nov. Int J Syst Bacteriol 44:674, 1994.
7. Silver JG, Martin L, McBride BC: Recovery and clearance of oral micro-organisms following experimental bacteremia in dogs. Arch Oral Biol 20:675, 1975.
8. Wolf HF, Rateitschak EM, Rateitschak KH, et al: Color Atlas of Dental Medicine – Periodontology, 3rd ed. Stuttgart: Thieme, 2005, p. 64.
9. DeBowes LJ, Mosier D, Logan E, et al: Association of periodontal disease and histologic lesions in multiple organs from 45 dogs. J Vet Dent 13:57, 1996.
10. Pavlica Z, Petelin M: Systemic effects of chronically infected wounds in the oral cavity of dogs. Proceedings 12th European Congress of Veterinary Dentistry, 2003; 29.
11. Rawlinson JE, Goldstein RE, Reiter AM, et al: Tracking systemic parameters in dogs with periodontal disease. Proceedings 19th Annual Veterinary Dental Forum, 2005; 429.
12. Sarkiala E, Harvey C: Systemic antimicrobials in the treatment of periodontitis in dogs. Semin Vet Med Surg 8:197, 1993.
13. Hardham JM, Dreier K, Wong J, et al: Efficacy of companion animal Porphyromonas spp. vaccines in the mouse model of periodontal disease. Proceedings 18th Annual Veterinary Dental Forum, 2004; 267.

14. Jeffcoat MK, Willams RC, Wechter WJ, et al: Flurbiprofen treatment of periodontal disease in beagles. J Perio Res 21:624, 1986.
15. Ouchi N, Nishikawa H, Yoshino T, et al: Inhibitory effects of YM175, a bisphosphonate, on the progression of experimental periodontitis in beagle dogs. J Perio Res 33:196, 1998.
16. Lyon KF: Endodontic therapy in the veterinary patient. Vet Clin North Am Small Anim Pract 28:1203, 1998.
17. Nanci A: Ten Cate's Oral Histology, 6th ed. St. Louis: Mosby, 2003, p. 192.
18. Gioso MA, Knobl T, Venturini MA, et al: Non-apical root canal ramifications in the teeth of dogs. J Vet Dent 14:89, 1997.
19. Negro VB, Hernandez SZ, Maresca BM: Endodontic system of the carnassial teeth in cats. Proceedings 9th European Congress of Veterinary Dentistry, 2000; 25.
20. Cohen S, Burns RC: Pathways of the Pulp, 8th ed. Philadelphia: Mosby, 2002, pp. 411, 457, 603, 651.
21. Hale FA: Localized intrinsic staining of teeth due to pulpitis and pulp necrosis in dogs. J Vet Dent 18:14, 2001.

Defeito Palatal

Alexander M. Reiter

Embriologia

Durante a embriogênese, os processos pareados maxilares e mandibulares e o processo mediano frontonasal contornam a cavidade oral primitiva. Os *processos nasais medial e lateral* se originam do *processo frontonasal* e se estendem para cada lado dos placódios olfatórios. Em contraste com seres humanos, nos quais o lábio superior é formado dos processos maxilar e nasal, em cães e gatos o lábio superior e o palato primário são formados da fusão na linha média dos processos maxilares.[1]

Neste estágio do desenvolvimento, as coanas se abrem na extremidade caudal do palato primário. Mais tarde, os processos palatinos laterais movem-se para a linha média e se fundem com o septo nasal, crescendo em direção ventral, que se origina do processo nasal. Isso constitui o palato secundário, que se ossificará (*palato duro*), exceto em sua parte caudal, onde se formará o *palato mole*.[2]

Anatomia

O lábio superior é a parte mais rostral do palato duro, sustentado pelos processos palatinos dos ossos incisivos. É a constituição do *palato primário*. O palato duro é sustentado pelos processos palatinos dos ossos maxilares. As lâminas horizontais dos ossos palatinos, junto com o palato mole, constituem o *palato secundário*.[3] A junção do palato duro com o palato mole acontece na altura dos primeiros dentes molares maxilares. Os ossos incisivos fixam os dentes incisivos. Os ossos maxilares fixam os dentes caninos, pré-molares e molares. Os ossos palatinos não têm dentes.

A superfície oral do palato duro e do palato mole é revestida de epitélio estratificado escamoso queratinizado. A mucosa oral que recobre o palato duro forma de 6 a 10 pregas transversais (pregas *palatinas*).[4] A mucosa termina abrupta e lateralmente em sua junção com a gengiva palatal, sendo apoiada por tecido conjuntivo espesso, o mucoperiósteo, que é contínuo com os ligamentos periodontais dos dentes maxilares.[5] A *papila incisiva* localiza-se na linha média, rostral à primeira prega palatina e imediatamente caudal aos primeiros dentes incisivos maxilares. Em cada lado desta papila localizam-se os *ductos incisivos* que se estendem caudodorsalmente através das fissuras palatinas até o assoalho das fossas nasais. Este ducto comunica-se com o *órgão vômero-nasal*.[3]

A não ser que tenha sido estirada, a superfície oral do palato mole forma muitas dobras longitudinais finas e algumas maiores, transversais, que evidenciam a mobilidade e a leve elasticidade do palato mole. A mucosa oral do palato mole também tem abundantes glândulas palatinas e tecido linfoide. Cães e gatos possuem várias estruturas semelhantes a tonsilas, mas somente as *tonsilas palatinas* são evidentes, grandes corpos ovoides discretos, cada uma parcialmente escondida em suas pregas tonsilares, derivadas do palato mole, caudalmente às pregas palatoglossais.[3] Vasos linfáticos eferentes saem em direção ao linfonodo retrofaríngeo medial.

A borda livre do palato mole curva-se lateralmente para formar os *arcos palatofaríngeos* esquerdo e direito. Continuam caudalmente e se juntam às paredes da faringe para criar um grande orifício central direcionado caudoventralmente – o óstio intrafaríngeo. As três partes da faringe (nasofaringe, acima; orofaringe, abaixo; e laringofaringe, atrás) se encontram nesse óstio, e um par de músculos palatofaríngeos no interior dos arcos agem como seu esfíncter.[3] Não existe uma úvula. Em cães e gatos não existe um arco palatoglosso comparável com a estrutura existente em seres humanos, já que eles não têm o músculo palatoglosso que forma a base do arco em humanos. Quando a língua é puxada forçadamente para fora da boca e deslocada para um lado, forma-se uma prega no lado oposto, desde o corpo da língua até a parte inicial do palato mole. Apesar de esta prega não ser formada por um músculo, como em seres humanos, parece adequado considerá-la como a *prega palatoglossal*, que a distingue do arco palatoglosso de pessoas.[3] A artéria palatina menor, artéria infraorbital e um tronco comum que dá origem às artérias esfenopalatina e palatina maior são ramos da *artéria maxilar* (Figura 23.1).[3,6] Em seu ponto mais caudal, o osso maxilar forma uma pequena espora, o processo pterigoide. Este processo e o osso palatino formam uma depressão, ou um forame, através do qual passa a *artéria palatina menor*, que é o principal suprimento sanguíneo para o palato mole.

Os músculos do palato mole consistem nos *músculos palatinos intrínsecos* e as ramificações finais dos músculos pareados *tensor* e o *elevador do véu palatino.*[3,7] As fibras dos músculos palatinos são longitudinais e encurtam o palato mole, que é relativamente longo nos cães. Radiografias laterais em cães braquicefálicos revelam que seu palato mole é espessado, sugerindo que esses animais mantêm tais músculos sob constante contração para manter a via respiratória permeável. Os músculos tensor e elevador do véu palatino alongam e elevam o palato mole, respectivamente, com a aponeurose do músculo tensor servindo também como suporte estrutural do palato. A inserção do músculo tensor do véu palatino passa sobre o limite ventral do processo hamular do osso pterigoide para agir rostralmente sobre o palato mole. O principal suprimento sensorial do palato mole é o ramo palatino menor do nervo maxilar (derivado do nervo trigêmeo). O músculo tensor do véu palatino também é inervado por um ramo do nervo trigêmeo, enquanto o elevador do véu palatino é inervado pelo nervo facial. Nervos do plexo faríngeo (derivados dos nervos glossofaríngeo e vago) suprem os músculos palatofaríngeos.[3]

A superfície lateral do osso palatino forma a parede medial da *fossa pterigopalatina*. Existe uma grande abertura, o forame maxilar para a artéria infraorbital, e duas aberturas menores, o forame esfenopalatino, para a artéria esfenopalatina, e o forame palatino caudal, para a artéria palatina maior. A *artéria infraorbital* segue pelo canal infraorbital e emerge através do *forame infraorbital*. A *artéria esfenopalatina* estende-se até a cavidade nasal. A *artéria palatina maior* passa através do canal palatino juntamente com uma delicada veia e um nervo satélite relativamente grande e emerge novamente no *forame palatino maior*, localizado próximo à sutura palatina transversa entre a sutura palatina mediana e o quarto dente pré-molar maxilar, de onde cursa rostralmente o *sulco palatino* até as *fissuras palatinas*. A artéria palatina maior é a mais importante estrutura vascular da mucosa palatal. Necessita ser preservada durante procedimentos cirúrgicos. No interior do canal palatino o nervo e a artéria se dividem, de forma que uma ou mais *artérias e nervos palatina(o)s acessória(o)s* emergem no processo horizontal do osso palatino através dos *forames palatinos menores*, situados caudalmente ao forame palatino maior.[3]

Um pequeno ramo septal rostral da artéria palatina maior passa dorso-medialmente através da fissura palatina e se anastomosa com um ramo da artéria esfenopalatina, que supre a mucosa no lado nasal do palato duro e do septo nasal. Uma pequena artéria se estende dorso-rostralmente e passa através do espaço interdental entre os dentes canino e incisivos, anastomosando-se com a artéria nasal lateral. A parte mais rostral da artéria palatina

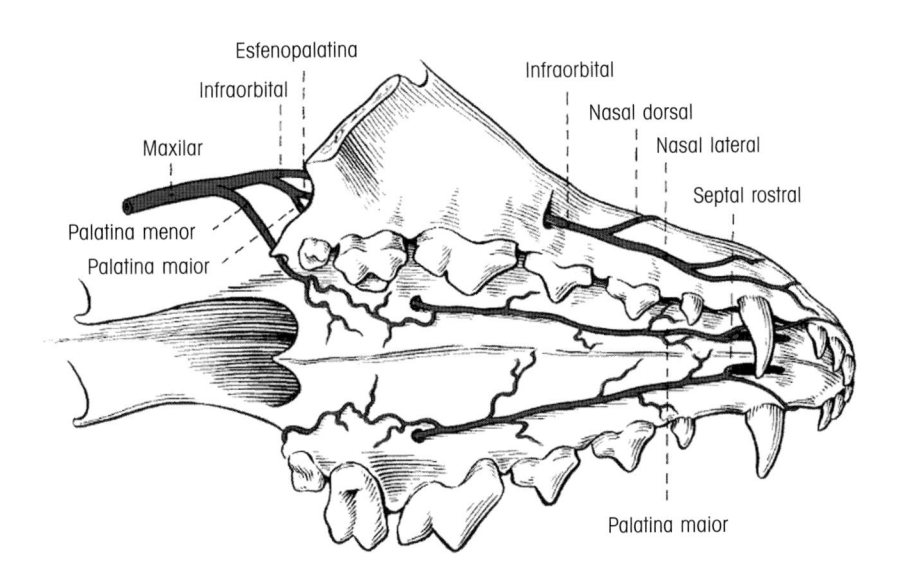

Figura 23.1 Ramos terminais da artéria maxilar[3].

maior se ramifica profusamente e se anastomosa com sua homônima. Na anastomose, um pequeno vaso cursa dorsalmente através do *forame incisivo* próximo à sutura interincisiva no canal incisivo, juntando-se às artérias nasais laterais direita e esquerda. O maior canal de drenagem venosa da área do palato duro cursa caudalmente no tecido mole do palato duro, como um plexo venoso de aspecto esponjoso e pouco desenvolvido. O plexo continua no palato mole, situado dorsalmente às glândulas palatinas e lateralmente aos músculos palatinos. Ele termina na veia maxilar, caudalmente à articulação temporomandibular, ventrolateral à bolha timpânica. Os linfáticos dirigem-se aos linfonodos retrofaríngeos.[3]

Etiologia

Defeitos congênitos na formação das estruturas do lábio e do palato têm sido relatados em cães e gatos. Podem ser hereditários ou resultar de alguma lesão ou agressão durante o desenvolvimento fetal.[5] Inúmeras raças de cães e gatos são afetadas. Tem-se relatado que as raças caninas braquicefálicas apresentam risco maior. O crescimento das porções palatinas dos ossos da face devem acompanhar com êxito o crescimento lateral do crânio para garantir o fechamento da linha média. Fetos com cabeças mais largas têm maior tendência a desenvolver fendas palatinas. A natureza esporádica dessas condições e a grande variedade de raças de cães e gatos afetada sugerem que, na maioria das vezes, a causa é mais uma lesão sofrida intrauterinamente do que hereditariedade.[5] Embora todos os tipos de fendas, de unilateral parcial a bilateral completa, foram produzidos em cães em experimentos de cruzamentos. Como em crianças, lábios leporinos unilaterais em cães ocorrem quase exclusivamente no lado esquerdo, e lábios fendidos podem estar associados a anormalidades no palato secundário. De acordo com o estágio do desenvolvimento e a gravidade da causa, outras anormalidades físicas ou neurológicas podem estar presentes. Fendas podem resultar de lesão intrauterina (traumatismo, estresse, corticosteroides, drogas antimitóticas e fatores nutricionais, virais e tóxicos) e surgem em um momento específico do desenvolvimento fetal (25º a 28º dia da gestação, em cães).[2]

Defeitos palatinos adquiridos advêm de infecções crônicas (doença periodontal grave), traumatismo, (p. ex., síndrome da queda de grandes alturas, lesões por fios elétricos e armas de fogo, mordidas de cães e penetração por corpos estranhos, ferimentos por pressão secundários à má oclusão), neoplasia, procedimentos cirúrgicos e terapia com radiação (Quadro 23.1).[5] Em todos os casos, a causa do defeito deve ser eliminada antes de se fazer sua reparação. A mais comum causa da fístula oronasal da perda óssea nos ossos incisivo e maxilar associada à doença periodontal grave ou à extração dentária. A fenda palatina traumática é vista comumente em gatos com síndrome da queda de grandes alturas. O defeito que se desenvolve após acidentes com fios elétricos se deve à necrose térmica dos tecidos moles e duros do palato.

Fisiopatologia

Enquanto o palato duro se constitui em uma partição rígida entre as cavidades oral e nasal, o palato mole atua como uma valva. Quando elevado durante a deglutição, ele isola a nasofaringe; quando abaixado, durante a respiração nasal, ele isola a orofaringe.[3] Durante a deglutição ele atua juntamente com a epiglote, que isola a via respiratória distal para permitir que o bolo alimentar cruze o trato respiratório. Assim, o palato permite o funcionamento independente dos sistemas respiratório e digestório, sendo especialmente importante durante o período neonatal, quando sugar durante a amamentação exige uma cavidade oral hermética.[5]

Os defeitos palatais congênitos se manifestam como lábio fendido ou palato fendido. Defeitos no palato primário são evidentes ao nascer, aparecendo como uma fissura no lábio superior (*lábio leporino*) e/ou uma fenda na parte mais rostral do palato duro (Figura 23.2A). Os animais afetados devem ser examinados quanto à presença concomitante de fendas no palato secundário. Exceto por serem visíveis externamente, as fendas no palato primário raramente mostram sinais clínicos além de rinite. A reparação cirúrgica é feita por motivos estéticos. Fendas no palato secundário (*fendas no palato duro e/ou palato mole*) são mais comuns e mais sérias, apesar de raramente serem visíveis externamente. Essa fendas localizam-se quase exclusivamente ao longo da linha média e, em geral, são associadas a uma anormalidade

---

Quadro 23.1 Causas de defeitos palatais.

- Hereditárias:
  - Características recessivas ou dominantes irregulares (congênitas)
- Adquiridas:
  - Lesões intrauterinas (congênitas)
  - Doença periodontal
  - Traumáticas:
    - Síndrome da queda de grandes alturas
    - Lesão por fio elétrico
    - Lesão por arma de fogo
    - Mordidas de cão
    - Corpos estranhos penetrantes
    - Ferimentos por pressão secundários à má oclusão
- Neoplasia
- Cirurgias anteriores
- Radioterapia.

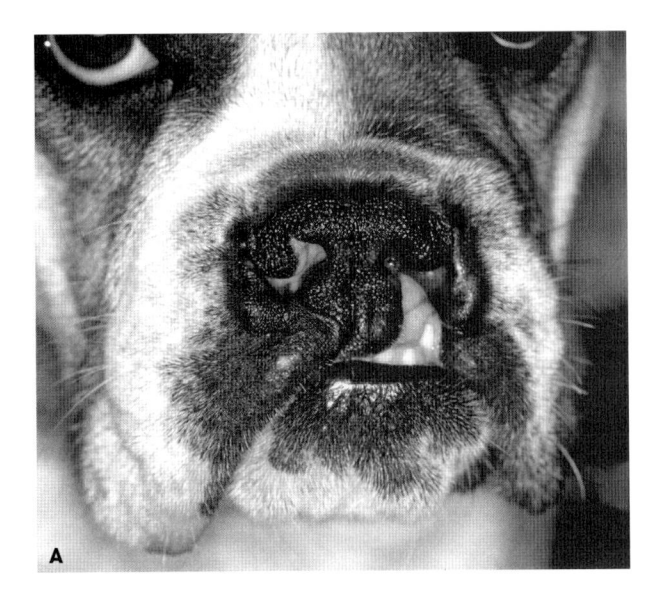

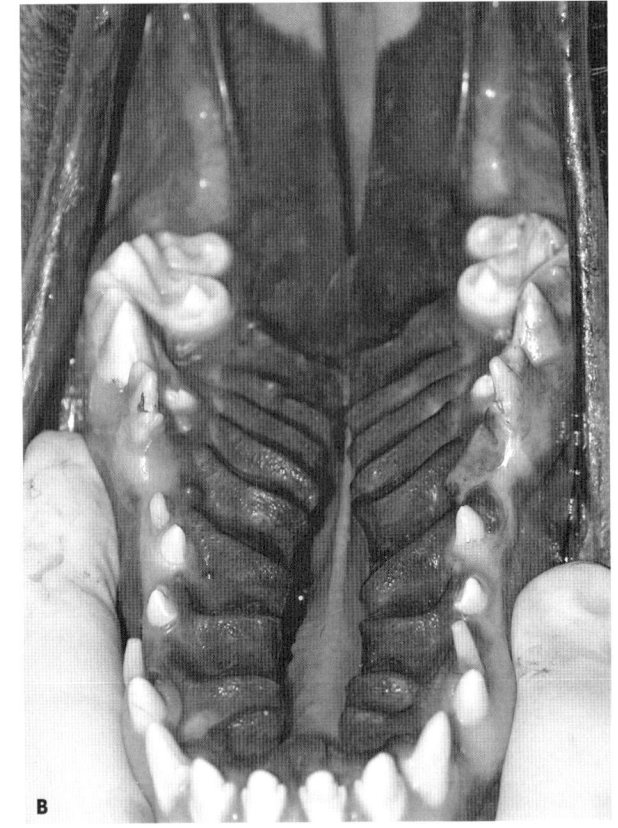

Figura 23.2 A. Defeito no palato primário, aparente como lábio leporino em um Bull terrier. **B.** Defeito no palato secundário, aparente como fenda em palato duro e palato mole em um Pastor alemão.

na linha média do palato mole (Figura 23.2B). Defeitos do palato mole sem defeitos no palato duro podem ocorrer na linha média ou podem ser unilaterais.[8] O prognóstico para a ausência congênita do palato mole, comparando-se com o de uma fenda no palato mole, é reservado, pois a restauração do anel do esfíncter palatofaríngeo e a deglutição normal podem não ser restabelecidas, apesar de planejamento e execução meticulosa da técnica cirúrgica.[9,10] As fendas no palato secundário, com frequência, não são percebidas até que o neonato passe a demonstrar sinais clínicos, como falha em conseguir pressão negativa para mamar, corrimento nasal (drenagem de leite pelas narinas durante ou após a mamada), tosse, afogamento, espirros, refluxo nasal, tonsilite, rinite, laringotraqueíte, pneumonia aspirativa, ganho de peso inadequado e condição corporal ruim. O diagnóstico precoce é importante para que os problemas secundários possam ser evitados. O prognóstico, sem correção cirúrgica, é reservado devido ao risco de aspiração.

Uma fístula oronasal aguda resultante de extração dental é diagnosticada por inspeção visual da cavidade nasal e presença de hemorragia na narina. Os sinais clínicos da fístula oronasal crônica incluem espirros e corrimento nasal ipsilateral. Pode-se observar uma abertura que se comunica com a cavidade nasal na área de um dente ausente durante o exame oral.[5] Pacientes com grandes defeitos palatais adquiridos podem exibir sinais clínicos similares àqueles de pacientes com defeitos congênitos do palato secundário (Figura 23.3). Quanto mais caudal e maior for o defeito, mais graves serão os sinais clínicos.

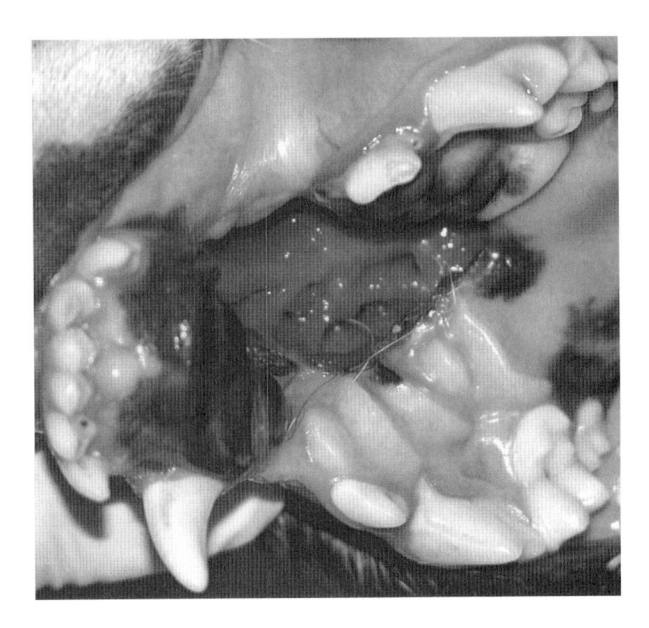

Figura 23.3 Defeito palatal adquirido após traumatismo por arma de fogo.

Referências bibliográficas

1. Senders CW, Eisele P, Freeman LE, et al: Observations about the normal and abnormal embryogenesis of the canine lip and palate. J Craniofac Genet Dev Biol 2:241, 1986.
2. Verstraete FJM: Self-Assessment Color Review of Veterinary Dentistry. Ames: Iowa State University Press, 1999, p. 18.
3. Evans HE: Miller's Anatomy of the Dog, 3rd ed. Philadelphia: WB Saunders, 1993, pp. 148, 387.
4. Orsini P, Hennet P: Anatomy of the mouth and teeth of the cat. Vet Clin North Am Small Anim Pract 22:1265, 1992.
5. Harvey CE: Palate defects in dogs and cats. Comp Cont Educ Pract Vet 9:404, 1987.
6. Gioso MA, Carvalho VGG: Oral anatomy of the dog and cat in veterinary dentistry practice. Vet Clin North Am Small Anim Pract 35:763, 2005.
7. Dyce KM: The muscles of the pharynx and palate of the dog. Anat Rec 127:497, 1957.
8. Warzee CC, Bellah TR, Richards D: Congenital unilateral cleft of the soft palate in six dogs. J Small Anim Pract 42:338, 2001.
9. Bauer MS, Levitt L, Pharr JW, et al: Unsuccessful surgical repair of a short soft palate in a dog. J Am Vet Med Assoc 193:1551, 1988.
10. Sylvestre AM, Sharma A: Management of a congenitally shortened soft palate in a dog. J Am Vet Med Assoc 211:875, 1997.

Glândula Salivar

Dianne Dunning

As doenças das glândulas e ductos salivares são incomuns em cães e gatos. A incidência geral relatada na literatura é de 0,17% a 0,3%.[1-3] As alterações documentadas envolvendo a glândula salivar são ruptura, inflamação, dilatação, necrose, fístula, presença de corpo estranho, doença autoimune, cálculos e neoplasia.[1,2,4-11] O começo de muitas dessas condições quase sempre é insidioso, com sinais muito vagos ao exame físico.[12] O diagnóstico definitivo necessita de aspiração por agulha fina e citologia, radiologia, diagnóstico adicional por imagem, biopsia e exploração cirúrgica. Pode ser preciso conhecimento completo sobre anatomia de cabeça e pescoço, dissecção acurada, remoção das glândulas e ductos afetados e drenagem para poder tratar com sucesso muitas das condições discutidas neste capítulo.

Anatomia e função

As quatro maiores glândulas salivares de cães e gatos são as glândulas pares parótidas, mandibulares, sublinguais e zigomáticas.[13] A parótida é uma glândula triangular bilobada, situada na base do meato acústico externo. O ducto parotídeo cursa rostralmente ao longo da superfície lateral do músculo masseter, entre os ramos bucais dorsal e ventral do nervo facial. Abre-se no vestíbulo oral, na altura dos dentes terceiro ou quarto pré-molar, em cães; e segundo pré-molar, em gatos. A secreção da glândula é primariamente fluida e serosa, também com um componente mucoso em cães. A inervação simpática é promovida pelo plexo carotídeo externo, que cursa lado a lado com a artéria parótida. Fibras do ramo auriculotemporal do nervo trigêmeo proporcionam inervação parassimpática. A artéria parótida proporciona o maior suprimento sanguíneo à glândula. A drenagem venosa é pelas veias temporal superficial e grande auricular.

Muitas vezes confundida com um linfonodo aumentado durante a palpação cervical, a glândula mandibular localiza-se diretamente sob a bifurcação da veia jugular externa, caudoventralmente à glândula parótida, entre as veias linguofacial e maxilar. Ela é uma glândula ovoide, capsulada e fundida à parte monostomática da glândula sublingual. O ducto mandibular cursa em direção rostral medialmente ao músculo digástrico. Drena na carúncula sublingual, no assoalho da cavidade oral. A secreção desta glândula é mista, serosa e mucosa. Fibras nervosas simpáticas a alcançam por meio de um plexo nervoso perivascular em torno da artéria glandular. A inervação parassimpática é feita pela corda timpânica do nervo facial. A principal artéria que fornece suprimento sanguíneo é o ramo glandular da artéria facial, que entra na glândula medialmente, junto com o ducto mandibular. Entrando na parte dorsal da superfície profunda, existem um ou dois ramos da artéria auricular caudal. A principal veia que drena a glândula termina na veia lingual. Uma segunda veia pequena drena a porção caudal da veia e termina nas veias facial, maxilar ou lingual.

A glândula sublingual tem um componente monostomático e um polistomático. A porção monostomática está em contato com uma cápsula fibrosa contígua com a borda rostral da glândula mandibular. Seu ducto se abre no vestíbulo oral próximo à carúncula sublingual. A difusa parte polistomática da glândula salivar sublingual é espalhada nos tecidos vizinhos, ventralmente ao assoalho da cavidade oral. Sua secreção é drenada através de vários ductos que se abrem na cavidade oral em ambos os lados do frênulo lingual. De maneira similar à glândula mandibular, a inervação é proporcionada pelo plexo perivascular em torno da artéria glandular e da corda timpânica do nervo facial. O suprimento sanguíneo da porção monostomática é proporcionado pela artéria facial; a artéria sublingual supre a pequena parte polistomática da glândula. Pequenas veias satélites acompanham as artérias facial e sublingual para drenar a glândula.

A glândula zigomática localiza-se profundamente no arco zigomático, na superfície dorsolateral do músculo pterigoide, formando a maior parte da assoalho orbital.

Ela tem um ducto maior e ductos menores que se abrem no vestíbulo oposto ao molar maxilar. A glândula zigomática é uma mista, de forma ovoide, e inervada pelo nervo glossofaríngeo. Vários ductos drenam esta pequena glândula, mas a abertura do ducto zigomático maior é oposto ao último molar maxilar. As aberturas dos ductos menores são difíceis de visualizar a olho nu, e se abrem caudalmente ao ducto maior. O primeiro ramo da artéria infraorbital faz a irrigação sanguínea da glândula. A drenagem venosa termina na veia facial profunda, na face lateral da glândula.

Em adição a essas glândulas primárias, várias outras menores estão presentes no palato mole, lábios, língua e bochechas, e são referidas coletivamente como glândulas bucais. Elas drenam na cavidade oral através de numerosos ductos pequenos; a secreção é mista, serosa e mucosa.

A secreção da saliva está sob controle do sistema nervoso autônomo, que controla o volume e o tipo de saliva secretada.[14] A secreção salivar tem muitas funções em cães e gatos. Algumas dessas funções são lubrificar e unir o alimento mastigado, transformando-o em um bolo apto a ser deglutido; solubilizar o alimento seco; lavar a cavidade oral de restos alimentares; prevenir crescimento excessivo da população bacteriana oral; iniciar a digestão de amidos; proporcionar resfriamento corporal por evaporação; e manter a homeostasia da temperatura corporal central.[14]

Doenças específicas

Mucocele salivar (sialocele)

Mucoceles são os mais comuns distúrbios das glândulas salivares em cães, mas muito menos frequentes em gatos.[3,15,16] Mucocele, ou sialocele, é a acumulação de saliva no tecido subcutâneo adjacente à glândula ou ducto. Ao contrário do cisto, a mucocele não tem revestimento epitelial.[3,6,9,15,17-19] Cistos braquiais e zigomáticos verdadeiros já foram relatados em cães e gatos, mas são raros.[18,19] A patogênese exata por trás da formação da mucocele é desconhecida, mas traumatismo, corpos estranhos e, com baixa frequência, sialólitos têm sido implicados.[3,6,9,12,15,17] Existe relato de um caso de mucocele associada à dirofilariose em cão.[17] Poodles, Dachshunds, Australian silk terriers e gatos siameses podem ser predispostos.[3,15]

Apesar da mucocele poder começar em qualquer das glândulas salivares ou de seus ductos, as glândulas sublingual e mandibular são as mais implicadas.[9,12,15,20] Os sinais clínicos dependem do local da acumulação da saliva; o mais frequente, associado à mucocele, é a presença de massa flutuante, macia e indolor, que deve ser diferenciada de abscessos, tumores e outros cistos de retenção no pescoço.[9,12,15,20] A saliva, em geral, se acumula em um local dependente da gravidade, na região cranial, cervical ou intermandibular. Também aparece no interior da cavidade oral, sob a base da língua, onde são referidas como rânulas.[9,12,15,20] Um local menos comum é a parede faringiana, que pode obstruir vias respiratórias, causando dispneia significativa e intermação, ambas podendo ameaçar a vida.[9,12,15,20]

Na fase inicial da acumulação, o tecido macio circundando a saliva inflama-se e pode ser dolorido à palpação.[9,12,15,20] Este estágio é rápido e geralmente não notado.[9,12,15,20] Uma vez estabelecida, a massa cheia de saliva que aumenta vagarosamente não é dolorida; todavia, deve-se suspeitar de infecção secundária se a massa permanecer dolorida, ou se notar febre.[9,12,15,20] Os diagnósticos diferenciais para aumentos de volume localizados incluem abscessos, neoplasia e outro cistos de retenção no pescoço.[9,12,15,20] Deve-se fazer um exame oral completo no evento de rânula, particularmente se for notado sangramento oral.[12,18] O diagnóstico da mucocele é confirmado por paracentese, obtendo-se um líquido viscoso, marrom dourado, ou com traços de sangue. Na maioria dos casos, não exige nenhum exame adicional para confirmação. Se houver alguma dúvida quanto à identidade do fluido, a coloração específica para o muco, como o ácido periódico de Schiff, confirma o diagnóstico.[9,12,15,20]

O tratamento definitivo requer remoção cirúrgica da glândula e do ducto afetado.[15,20] Posicionando o animal em decúbito dorsal, o lado afetado é delineado; a origem da saliva é, em geral, unilateral. Com frequência se origina do complexo glandular sublingual mandibular. Se a mucocele parecer bilateral, a exploração do aumento do volume permitirá identificar o lado afetado. As glândulas podem ser removidas bilateralmente sem nenhum detrimento à produção de saliva se houver incerteza quanto ao lado da origem do acúmulo de saliva.[12,15,20] O tratamento limitado à punção e drenagem, ou à aspiração periódica, apresenta risco de infecção. Ainda não corrige o problema primário e é contraindicado. Uma revisão retrospectiva de mucoceles em cães revelou taxa de recorrência de 42% quando o tratamento se limitou à drenagem cirúrgica.[15] Aspiração e drenagem são indicadas a mucoceles faríngeas, mas somente como um procedimento de emergência paliativo para aliviar a dispneia, até que o animal possa ser anestesiado e as glândulas problemáticas e o tecido redundante que bloqueiam a via respiratória sejam removidos. Se houver uma rânula, poderá ser preciso fazer marsupialização, além de drenagem e remoção da glândula. Quando tratada apropriadamente, a recorrência da mucocele é incomum (menos de 5%), a não ser que o tecido glandular não tenha sido removido completamente.[12,20]

Sialoadenite

A inflamação da glândula salivar, ou sialoadenite, é um incidente, em geral notado à necropsia em cães. Sua manifestação como problema clínico é rara. Traumatismo não penetrante, mucoceles, ferimentos penetrantes por mordeduras, migração de corpos estranhos, infiltração de tumores invasivos e infecção viral sistêmica têm sido relatados como causadores de inflamação da glândula salivar.[3,4,12,20,21] A sialoadenite foi citada com associação a raiva, cinomose e a paramyxovírus.[3,4,12] Os sinais clínicos caracterizam-se por pirexia, letargia e glândulas salivares inchadas.[3,4,12] A inflamação grave pode evoluir para abscesso e ruptura da glândula para o interior da cavidade oral ou através da pele, com formação de fístula.[3,4,12] A sialoadenite da glândula zigomática, com frequência, resulta em exoftalmia, aumento de volume retrobulbar, estrabismo divergente e trismo,[3,4,12] a leve não requer tratamento, e a recuperação em geral é rápida e completa. Um abscesso salivar necessita de drenagem cirúrgica ou remoção da glândula e antibioticoterapia.[3,4,12]

Fístula

As fístulas salivares resultam de ferimentos penetrantes ou abscessos da glândula salivar.[3,12] O fluxo transcutâneo da saliva impede a cicatrização por segunda intenção. O tratamento definitivo é dissecção do trato fistuloso e remoção da glândula salivar. Em pessoas, a injeção intraglandular, guiada por ultrassonografia, de toxina botulínica A tem sido empregada com sucesso para abolir o fluxo de saliva e permitir a cicatrização por segunda intenção, enquanto a glândula é preservada.[22,23]

Sialolitíase

A presença de cálculos salivares, ou sialolitíase, é uma condição rara; somente dois casos foram relatados em cães.[8,24] Clinicamente, esses cães foram levados à clínica com aumento de volume doloroso e ruptura da glândula parótida afetada devido à obstrução do fluxo salivar.[8,24] O diagnóstico é feito por palpação do sialólito no interior do ducto, radiografias do crânio, ultrassonografia e/ou sialografia.[8,24] O tratamento implica a remoção dos cálculos, com canulação e lavagem do ducto para remover quaisquer restos.[8,24] A cicatrização é por segunda intenção e o fechamento do ducto não é necessário. Sialólitos são compostos de fosfato de carbonato de cálcio.[8,24]

Doença imunomediada

Doença imunomediada localizada na glândula salivar é raramente diagnosticada em cães e gatos. Ceratoconjuntivite seca e a xerostomia (síndrome de Sjögren) já foram relatadas nesses animais e são vistas em associação com outras doenças autoimunes, como artrite reumatoide, lúpus sistêmico eritematoso e polimiosite.

Sialometaplasia necrosante

Em humanos, a sialometaplasia necrosante é uma doença benigna autolimitante, moderadamente dolorosa, caracterizada por necrose isquêmica da glândula palatina com proliferação secundária (metaplasia) do ducto salivar.[5,29,30] Em pessoas, as alterações histológicas são difíceis de diferenciar de neoplasia e incluem necrose lobular do tecido salivar, metaplasia escamosa restrita aos ductos e/ou aos contornos dos ácinos, preservação da morfologia lobular, inflamação variável e tecido de granulação.[5,29,30] Em contraste, os sinais clínicos em cães e gatos são caracterizados por intensa dor retrofaríngea aguda, acompanhada de glândulas salivares mandibulares duras, anorexia, ânsia de vômito e vômitos.[3,5,11,12,30] A patobiologia por trás da doença não é clara; porém, há suspeita de que isquemia traumática seja a causa da vasculite e trombose.[5,29,30] Foi também lançada a hipótese de que esta síndrome possa ser uma forma incomum de epilepsia límbica.[31] O tratamento é a excisão cirúrgica da glândula afetada e tratamento multimodal da dor ou administração por curto tempo de anticonvulsivantes, por seus efeitos anti-heméticos.[5,29,30] A doença, mais leve, em seres humanos é autolimitante; em alguns casos, a dor facial ou faríngea é mais extensa.[5,29,30,32] O prognóstico é reservado, para cães, pois alguns animais continuam a sofrer dor intensa e vômitos, apesar da excisão cirúrgica e do tratamento de suporte.[5,29,30] O prognóstico para gatos é mais favorável quanto à recuperação completa.[5,29,30]

Neoplasia

Neoplasia, como qualquer outra doença da glândula salivar, é rara, com incidência geral de 0,17%.[1,2] No contexto das doenças da glândula salivar, contudo, neoplasia é uma condição relativamente frequente, com 30% de todas as biopsias de glândulas salivares sendo classificadas como neoplásicas à histopatologia.[2,3] Gatos siameses têm risco maior que as outras raças de gatos, mas não parece haver predisposição por raça em cães, como foi relatado anteriormente.[2,18] As glândulas comumente afetadas são a parótida e a mandibular, representando aproximadamente 80% de todos os casos de neoplasia relatados (Tabela 24.1).[1,2,18] Os sinais clínicos da neoplasia da glândula salivar são presença de massa na região da glândula, disfagia, perda de peso, exoftalmia e halitose.[1,2] O tipo histopatológico mais comum de tumor em cães e gatos foi o adenocarcinoma simples.[2] Outros tipos histopatológicos relatados: carcinoma de células escamosas, carcinoma mucoepidermoide, carcinoma anaplásico e carcinoma complexo.[2] Adenomas são citados raramente e representam somente 5% de todos os tumores salivares. Fibrossarcomas, lipomas, mastocitomas e linfomas também podem incorporar tecido da glândula salivar por extensão direta e invasão.[1,2]

Em geral, gatos são diagnosticados em estado mais avançado da doença do que cães.[1,2] Um estudo retrospectivo revisando neoplasias da glândula salivar em cães e gatos revelou que o diagnóstico precoce aumentou significativamente o tempo de sobrevida em cães, mas não em gatos.[2] Nesse estudo, os gatos aparentemente apresentavam a doença de forma mais agressiva, com metade dos pacientes tendo envolvimento de linfonodos ou metástases distantes no momento do diagnóstico.[2] Mais ainda, o estadiamento clínico foi prognóstico em cães, mas não em gatos.[2] O tempo médio de sobrevida para cães e gatos relatados nesse estudo multi-institucional foi de 550 dias e 516 dias, respectivamente.[2] Infiltração local e metástases em linfonodos regionais e pulmões foram comuns, como também foi comum a recorrência após excisão cirúrgica.[2] O melhor prognóstico foi dado pela radioterapia, com ou sem cirurgia.[2]

Tabela 24.1 Distribuição dos tumores da glândula salivar em cães e gatos.[2]

Glândula	Cães (%)	Gatos (%)
Mandibular	30	59
Parótida	50	19
Sublingual e glândulas menores	12	6
Zigomática	4	3
Indeterminada	4	13

Referências bibliográficas

1. Carberry C, Flanders J, Harvey H, et al: Salivary gland tumors in dogs and cats: a literature and case review. J Am Anim Hosp Assoc 24:561-567, 1988.
2. Hammer A, Getzy D, Ogilvie G, et al: Salivary gland neoplasia in the dog and cat: survival times and prognostic factors. J Am Anim Hosp Assoc 37:478-482, 2001.
3. Spangler W, Culbertson M: Salivary gland disease in dogs and cats: 245 cases (1985-1988). J Am Vet Med Assoc 198:465-469, 1991.
4. Boydell P, Pike R, Crossley D: Presumptive sialadenosis in a cat. J Small Anim Pract 41:573-574, 2000.
5. Brown PJ, Bradshaw JM, Sozmen M, et al: Feline necrotising sialometaplasia: a report of two cases. J Feline Med Surg 6:279-281, 2004.
6. Durtnell RE: Salivary mucocoele in the dog. Vet Rec 101:273, 1977.
7. Glen JB: Canine salivary mucocoeles. Results of sialographic examination and surgical treatment of fifty cases. J Small Anim Pract 13:515-526, 1972.
8. Jeffreys DA, Stasiw A, Dennis R: Parotid sialolithiasis in a dog. J Small Anim Pract 37:296-297, 1996.
9. Mapes EL: Salivary mucocele in a dog. Mod Vet Pract 65:632-633, 1984.
10. Mazzullo G, Sfacteria A, Ianelli N, et al: Carcinoma of the submandibular salivary glands with multiple metastases in a cat. Vet Clin Pathol 34:61-64, 2005.
11. Schroeder H, Berry WL: Salivary gland necrosis in dogs: a retrospective study of 19 cases. J Small Anim Pract 39:121-125, 1998.
12. Brown NO: Salivary gland diseases. Problems in Veterinary Medicine: Gastrointestinal Surgical Complications 1:282-294, 1989.
13. Evans HE: The digestive apparatus and abdomen: The salivary gland. In Miller's Anatomy of the Dog, 3rd ed. Philadelphia: WB Saunders, 1993, pp. 415-419.
14. Harvey CE: Salivary gland disorders. In Mechanisms of Disease in Small Animal Surgery, 2nd ed. Smeak DD, Bojrab MJ, Bloomberg MS (eds). Philadelphia: Lippincott Williams & Wilkins, 1993, pp. 197-199.
15. Bellenger CR, Simpson DJ: Canine sialoceles - 60 clinical cases. J Small Anim Pract 33:376-380, 1992.
16. Rahal SC, Nunes AL, Teixeira CR, et al: Salivary mucocele in a wild cat. Can Vet J 44:933-934, 2003
17. Henry CJ: Salivary mucocele associated with dirofilariasis in a dog. J Am Vet Med Assoc 200:1965-1966, 1992.
18. Karbe E, Nielsen SW: Canine ranulas, salivary mucoceles and branchial cysts. J Small Anim Pract 7:625-630, 1966.
19. Speakman AJ, Baines SJ, Williams JM, et al: Zygomatic salivary cyst with mucocele formation in a cat. J Small Anim Pract 38:468-470, 1997.
20. Waldron DR, Smith MM: Salivary mucoceles. Probl Vet Med 3:270-276, 1991.
21. Stubbs WP, Voges AK, Shiroma JT, et al: What is your diagnosis? Infiltrative lipoma with chronic salivary duct obstruction. J Am Vet Med Assoc 209:55-56, 1996.
22. von Lindern JJ, Niederhagen B, Appel T, et al: New prospects in the treatment of traumatic and postoperative parotid fistulas with type A botulinum toxin. Plast Reconstr Surg 109:2443-2445, 2002.
23. Guntinas-Lichius O, Sittel C: Treatment of postparotidectomy salivary fistula with botulinum toxin. Ann Otol Rhinol Laryngol 110:1162-1164, 2001.
24. Mulkey C, Knecht CD: Parotid salivary cyst and calculus in a dog. J Am Vet Med Assoc 159:1774, 1971.
25. Monier JC, Fournel C, Lapras M, et al: Systemic lupus erythematosus in a colony of dogs. Am J Vet Res 49:46-51, 1988.
26. Halliwell RE: Autoimmune diseases in domestic animals. J Am Vet Med Assoc 181:1088-1096, 1982.
27. Quimby FW, Schwartz RS, Poskitt T, et al: A disorder of dogs resembling Sjogren's syndrome. Clin Immunol Immunopathol 12:471-476, 1979.
28. Quimby FW, Jensen C, Nawrocki D, et al: Selected autoimmune diseases in the dog. Vet Clin North Am 8:665-682, 1978.
29. Batsakis JG, Manning JT: Necrotising sialometaplasia of major salivary glands. J Laryn Otol 101:962-966, 1987.
30. Brooks DG, Hottinger HA, Dunstan RW: Canine necrozing sialometaplasia: A case report and review of the literature. J Am Anim Hosp Assoc 31:21-25, 1995.
31. Stonehewer J, Mackin AJ, Tasker S, et al: Idiopathic phenobarbital-responsive hypersialosis in the dog: an unusual form of limbic epilepsy? J Small Anim Pract 41:416-421, 2000.
32. Sneige N, Batsakis JG: Necrotising sialometaplasia. Ann Otol Rhinol Larynngol 101:282-284, 1992.

Distúrbios da Deglutição

Andrew E. Kyles

A deglutição é um processo coordenado composto de três fases – orofaríngea, esofágica e gastresofágica.[1] Os distúrbios da deglutição podem ser causados por lesão mecânica ou anatômica intrínseca do trato alimentar, ou por compressão exercida por estruturas adjacentes; distúrbios funcionais ou neurológicos; ou por consequência da dor (Quadro 25.1).[2] A interrupção da sequência normal coordenada da deglutição pode implicar uma ou mais das estruturas que contribuem para o processo, incluindo a musculatura da língua, aparelho hioide, palato mole, músculos da faringe, esfíncter esofágico cranial, esôfago e junção gastresofágica.[2]

Fase orofaríngea

A fase orofaríngea da deglutição abrange a apreensão do alimento, a formação do bolo na boca e a passagem deste para o esôfago cervical cranial. A fase orofaríngea é subdividida em estágios oral, faríngeo e cricofaríngeo.[1] Esses estágios ocorrem em rápida sucessão e só podem ser diferenciados claramente pela análise cuidadosa de estudos fluoroscópicos. O estágio oral é um processo voluntário que envolve a apreensão e a mastigação do alimento, a formação do bolo alimentar na base da língua e a passagem do bolo para a faringe. O estágio faríngeo é o primeiro passo da fase involuntária da deglutição se inicia com a passagem do bolo alimentar para a orofaringe. Músculos constritores da faringe empurram o bolo em direção aboral para a cricofaringe. A contração dos músculos palatal e faríngeo fecham a nasofaringe e evitam o refluxo nasal. Enquanto acontece esse processo, a epiglote e a adução das pregas vocais fecham a laringe e evitam aspiração laringotraqueal. Não existe um espessamento evidente da parede esofágica na junção faringoesofágica para formar um esfíncter esofágico cranial (ou superior). Todavia, os músculos cricofaríngeo e tireofaríngeo e o tecido elástico associado exercem a função de um esfíncter esofágico cranial. O estágio cricofaríngeo da deglutição compreende o relaxamento dos músculos cricofaríngeo e tireofaríngeo e a passagem do bolo alimentar para o esôfago cervical cranial. A fase orofaríngea da deglutição é coordenada pelos nervos cranianos V (trigêmeo), VII (facial), IX (glossofaríngeo), X (vago) e XII (hipoglosso).

A disfagia oral é causada por anormalidades na apreensão ou por interferências no processo voluntário de formação do bolo alimentar na base da língua. A língua tem papel dominante durante a fase oral da deglutição, espremendo fluidos em direção aboral contra os palatos duro e mole. O alimento deve ser mantido na linha média; a disfagia oral frequentemente resulta em desvio lateral do alimento para as dobras bucais e perda de alimento da boca. O diagnóstico da disfagia oral normalmente pode ser feito por histórico, exame físico e avaliação da deglutição. Em geral, a fluoroscopia não é necessária para o diagnóstico. Caso seja feito, o estudo dinâmico mostrará redução na habilidade de formar o bolo alimentar, com transporte normal do bolo após ter atingido a orofaringe. Muitos animais com disfagia oral podem aprender a compensar a dificuldade modificando seu comportamento alimentar.

As disfagias faríngeas e cricofaríngeas têm sinais clínicos similares. Os animais afetados são capazes de fazer a apreensão e mastigar normalmente os alimentos; essas ações são seguidas por várias tentativas, com êxito parcial, de deglutição. Os animais então ficam ansiosos, têm ânsia e expelem o alimento da cavidade oral por movimentos de progressão da língua. O ciclo é repetido até que toda a refeição tenha sido consumida. Os animais podem apresentar descarga nasal e tosse em associação com a disfagia causadas por aspiração do alimento para as cavidades nasais e traqueia. A comida homogeneizada geralmente é mais fácil de deglutir do que se for em pedaços embora, surpreendentemente, a água seja mais difícil de engolir do que a comida.[3]

O exame fluoroscópico da deglutição é necessário para diferenciar disfagias faríngeas de cricofaríngeas. Na disfagia faríngea, o exame mostra ausência de contração peristáltica faríngea aboral forte, resultando em transporte incompleto do bolo alimentar através da faringe.⁴ Podem ocorrer refluxo do meio de contraste para a nasofaringe e aspiração laringotraqueal. O relaxamento do esfíncter esofágico cranial é proporcional ao tamanho e à consistência do bolo alimentar. Assim, a disfagia faríngea pode provocar relaxamento menos pronunciado do esfíncter, comparando com aquele do animal normal. O relaxamento deficiente do esfíncter cricofaríngeo pode induzir diagnóstico errôneo de disfagia cricofaríngea. Todavia, a disfagia cricofaríngea é associada à contração vigorosa dos músculos faríngeos, que causa distorção da cricofaringe e/ou formação de bolsas transitórias laterais na faringe.⁴

Quadro 25.1 Causas da disfagia.

Lesões mecânicas ou anatômicas

- Inflamação faríngea (abscesso, pólipo inflamatório, granuloma eosinofílico oral)
- Obstrução por corpo estranho (oral, faríngeo, nasofaríngeo, esofágico proximal)
- Lesões penetrantes agudas na orofaringe
- Neoplasia
- Linfadenopatia retrofaríngea
- Sialocele
- Sialometaplasia necrosante
- Fratura da mandíbula
- Distúrbio do frênulo lingual
- Acalasia cricofaríngea
- Lesões na ATM (luxação, fratura, ancilose, malformação)
- Osteopatia craniomandibular
- Congênitas (fenda palatina, estreitamento da abertura intrafaríngea)
- Traumatismo faríngeo

Distúrbios funcionais ou neurológicos

- *Miastenia gravis* (focal ou generalizada)
- Polirradiculoneurite aguda
- Miosite mastigatória
- Paralisia por carrapatos
- Botulismo
- Polimiosite
- Distrofia muscular
- Neuropatia sensorial
- Raiva
- Paralisia ou neurite do trigêmeo
- Neuropatias dos nervos cranianos VII, IX, X ou XII
- Distúrbio do SNC (lesões do tronco encefálico)
- Disautonomia

Dor

- Estomatite/glossite/faringite (FIV, FeLV, doença imunomediada, glossite urêmica, ingestão de substância cáustica)
- Problemas relacionados aos dentes (abscessos radiculares, fraturas, periodontites)
- Traumatismo
- Queimaduras por fios elétricos
- Abscessos retrobulbares.

ATM = articulação temporomandibular; FeLV = vírus da leucemia felina; FIV = vírus da imunodeficiência felina; SNC = sistema nervoso central.

A disfagia cricofaríngea é caracterizada por assincronia ou por acalasia cricofaríngea. A assincronia cricofaríngea é causada por descoordenação entre a contração dos músculos constritores craniais e médios (hiofaríngeo, pterigofaríngeo e palatofaríngeo) e o relaxamento do esfíncter esofágico cranial. Em cães com assincronia cricofaríngea, o intervalo entre o início do processo de engolir (fechamento da epiglote) e a contração máxima da faringe é normal, mas o tempo de abertura do esfíncter esofágico cranial é significativamente prolongado.⁵ Acalasia cricofaríngea é a falta de relaxamento do esfíncter esofágico cranial durante o estágio cricofaríngeo da deglutição. Ela é menos comum que a assincronia.⁶ Com ambas as condições, o movimento do bolo alimentar para a faringe caudal através da movimentação da língua e constrição da faringe é normal. Um fino fluxo do meio de contraste pode passar através do esfíncter esofágico cranial. Quando o bolo alimentar no esôfago cervical cranial for suficiente, inicia-se a peristalse esofágica primária, e o alimento normalmente passa para o estômago. O alimento que não passa pelo esfíncter esofágico cranial é expelido pela boca, algumas vezes acompanhado de refluxo nasal e aspiração laringotraqueal.

Pode-se indicar tratamento cirúrgico da disfagia cricofaríngea. A cirurgia consiste em miotomia cricofaríngea (incisão do músculo cricofaríngeo na linha média dorsal da laringe, algumas vezes acompanhada de incisão parcial ou completa do músculo tireofaríngeo) ou de miectomia. É crucial que se faça a diferenciação entre as disfagias faríngeas e cricofaríngeas.² Apesar de ter sido relatado que a cirurgia promove resolução imediata e continuada de todos os sinais de disfagia e regurgitação nasal em cães com disfagia cricofaríngea,⁷ um estudo mostrou resultados insatisfatórios a longo prazo.⁸ Este estudo relata resolução completa a longo prazo dos sinais clínicos em um cão; resolução completa transiente (com recorrência da disfagia em 2 a 36 semanas após a cirurgia) em 3 cães; resolução permanente parcial em 3 cães; e em 6 cães não foi observada nenhuma melhora depois da cirurgia. A razão para esta disparidade pode ser a falta de acompanhamento por tempo suficientemente longo de alguns relatos anteriores. Em casos individuais, pode não ter sido feita a transecção de todos os feixes do músculo cricofaríngeo, o diagnóstico inicial pode ter sido incorreto, ou havia concomitante disfunção faríngea ou esofágica.⁹ Um resultado final não satisfatório pode ser observado em cães mais velhos, em cães com pneumonia aspirativa ou desnutrição concomitantes que não tenham sido abordadas antes da cirurgia, ou, talvez, a disfagia cricofaríngea seja complicada por outras condições anatômicas ou funcionais, como *miastenia gravis*, paralisia laríngea ou estreitamento esofágico.⁸

Fase esofágica

Distúrbios esofágicos são relativamente comuns em cães e gatos. Toda a extensão do esôfago canino é composta de músculos estriados; no gato, o terço ou a metade caudal do esôfago é composto de músculos lisos. Durante a deglutição normal, o bolo alimentar passa para o esôfago cervical cranial através da cricofaríngea relaxada. O bolo alimentar desencadeia uma onda peristáltica primária no esôfago, que o propele em direção aboral até a junção gastresofágica. O tempo de trânsito do bolo do esôfago cervical até o estômago é de 3 a 4 s.[3] A iniciação da onda peristáltica primária depende de bolo alimentar de suficiente tamanho distendendo o esôfago cervical; várias deglutições podem ser necessárias para produzir um bolo capaz de iniciar uma onda peristáltica primária. Se a onda peristáltica deixar de propelir o bolo através da junção gastresofágica, a distensão do esôfago desencadeia uma onda peristáltica secundária. Em animais normais, ao final da alimentação nenhuma quantidade significativa de alimento deve ficar retida no esôfago.

O mais característico sinal clínico da disfunção da fase esofágica da deglutição é a regurgitação.[3] A regurgitação, para se distinguir do vômito, é caracterizada por esforços expulsivos mínimos, contração muscular toracoabdominal mínima e expulsão de massa de alimento coberta de muco, em forma de salsicha e pH neutro ou alcalino. A regurgitação pode ocorrer minutos ou horas após a alimentação. Outros sinais clínicos podem ser perda de peso acompanhada de aumento de apetite e sinais de pneumonia por aspiração.

O diagnóstico definitivo da disfunção da fase esofágica geralmente é pelo exame radiográfico. A maioria dos problemas da fase esofágica pode ser diagnosticada por radiografias simples, ou então por radiografia após administração de uma suspensão de contraste de bário ou contraste líquido.

As causas da disfunção da fase esofágica podem ser divididas de forma ampla em lesões mecânicas ou anatômicas, distúrbios funcionais ou neurológicos, e em condições inflamatórias. A obstrução mecânica do esôfago pode resultar de lesão luminal ou mural, ou de compressão por estrutura adjacente ao esôfago. As causas das obstruções mecânicas incluem corpos estranhos esofágicos, estreitamentos, neoplasias, anomalias vasculares em anel, hérnias hiatais e intussuscepções gastresofágicas. Uma obstrução mecânica acarreta graus variados de obstrução do esôfago. A obstrução do esôfago promove acúmulo de alimento, secreções e distensão do esôfago cranial à obstrução. A distensão do esôfago compromete a função neuromuscular normal e diminui a peristalse. A extensão da distensão do esôfago cranial à obstrução é o maior determinante do prognóstico após a correção da obstrução.

Corpos estranhos esofágicos são problemas comuns em cães; ocasionalmente são diagnosticados em gatos. Os corpos estranhos mais comuns em cães são ossos ingeridos. Os corpos estranhos esofágicos frequentemente se alojam na entrada do tórax, na base do coração e no esôfago caudal, que são os pontos onde estruturas extraesofágicas restringem a dilatação do esôfago. Esses corpos estranhos causam obstrução mecânica e possível necrose por pressão e perfuração da parede esofágica.

Estreitamentos do esôfago são incomuns em cães e gatos. Os estreitamentos adquiridos são mais comuns que os congênitos. As estrituras adquiridas resultam de lesões esofágicas circunferenciais graves que se estendem até a camada muscular da parede esofágica. O esôfago danificado cicatriza-se por fibrose e a contração do ferimento causa estreitamento do lúmen do esôfago e em obstrução. O motivo mais comum de estrituras esofágicas adquiridas em cães e gatos é o refluxo esofágico durante anestesia; outras causas são: vômitos crônicos, ingestão de substâncias corrosivas, queimaduras térmicas, lesão por radiação, corpos estranhos ingeridos e cirurgia. O leitor deve ler o Capítulo 26 para mais informação sobre anormalidades vasculares em anel e o Capítulo 27 sobre hérnias hiatais.

As causas dos distúrbios funcionais ou neurológicos do esôfago abrangem megaesôfago congênito, megaesôfago adquirido e disautonomia.

As esofagites podem ser agudas ou crônicas; em cães e gatos por deglutição de substâncias cáusticas, corpos estranhos esofágicos e refluxo gastresofágico.

Fase gastresofágica

Os cães têm um aumento na espessura da camada circunferencial do músculo estriado na junção gastresofágica, correlacionado à zona de alta pressão localizada na junção gastresofágica. Pode ser representado anatomicamente como um esfíncter esofágico caudal (inferior ou cardial),[10] mal definido. Outros contribuintes para a zona de alta pressão do esôfago inferior são os músculos da crura esofágica, o ângulo em que o esôfago e o estômago se encontram e as pregas da mucosa gastresofágica. Também se tem sugerido que a porção intra-abdominal do esôfago seja submetida a uma pressão maior do que a porção intratorácica, embora um estudo anatômico relate que a porção intra-abdominal do esôfago em cães não pode ser demonstrada consistentemente.[10]

A fase gastresofágica corresponde ao final da deglutição normal. À medida que a onda peristáltica carreia o bolo alimentar ao longo do esôfago, o plexo mioentérico coordena o relaxamento do esôfago à frente do bolo, permitindo a passagem deste pela junção gastresofágica até o interior do estômago. Durante exames fluoroscópicos contrastados em cães normais, o bolo alimentar ocasionalmente para antes da junção gastresofágica, mas entra no esôfago junto com o bolo subsequente. Refluxo de alimento do estômago para o esôfago também ocorre ocasionalmente; o alimento que reflui é, então, levado de volta ao estômago por uma onda peristáltica secundária.[3] Em cães normais, não persiste alimento no esôfago após o final da alimentação.

Acalasia esofágica é uma doença, descrita em seres humanos, na qual ocorre uma falha no relaxamento reflexo do esfíncter gastresofágico durante a deglutição. Em radiografias torácicas de cães com megaesôfago, o esôfago torácico caudal se estreita ao se aproximar do diafragma e esta aparência "estenótica" não deve ser confundida com acalasia esofágica. A miotomia do esfíncter gastresofágico não é recomendada em casos de megaesôfago. Em único caso publicado de cão com aparente megaesôfago que respondeu à miotomia, o diagnóstico foi feito por fluoroscopia contrastada e não foi confirmado por manometria.[11]

Refluxo gastresofágico é um distúrbio que envolve o refluxo de conteúdo gastrintestinal para o esôfago. A gravidade da esofagite resultante depende da frequência e da composição do material refluído. A combinação de ácido gástrico, pepsina, tripsina e ácidos biliares pode produzir esofagite grave. O refluxo gastresofágico é mal documentado em cães e gatos, e provavelmente seja subdiagnosticado.[12] Está associado a vômitos frequentes, distúrbios de esvaziamento gástrico, hérnia hiatal e diminuição da pressão da zona de pressão alta do esôfago caudal por anestesia.[12] O leitor deve procurar o Capítulo 26 para mais informações sobre hérnias hiatais.

Referências bibliográficas

1. Watrous BJ, Suter PF: Normal swallowing in the dog: a cinefluorographic study. Vet Radiol 20:99, 1980.
2. Watrous BJ: Clinical presentation and diagnosis of dysphagia. Vet Clin North Am Small Anim Pract 13:437, 1983.
3. Rosin E: Swallowing disorders. Disease mechanisms 1993, p. 200.
4. Suter PF, Watrous BJ: Oropharyngeal dysphagias in the dog: a cinefluorographic analysis of experimentally induced and spontaneously occurring swallowing disorders I. Oral stage and pharyngeal stage dysphagias. Vet Radiol 21:24, 1980.
5. Pollard RE, Marks SL, Davidson A, Hornof WJ: Quantitative videofluoroscopic evaluation of pharyngeal function in the dog. Vet Radiol Ultrasound 41:409, 2000.
6. Watrous BJ, Suter PF: Oropharyngeal dysphagias in the dog: a cinefluorographic analysis of experimentally induced and spontaneously occurring swallowing disorders II. Cricopharyngeal stage and mixed oropharyngeal dysphagias. Vet Radiol 24:24, 1983.
7. Niles JD, Williams JM, Sullivan M, Crowsley FE: Resolution of dysphagia following cricopharyngeal myectomy in six young dogs. J Small Anim Pract 42:32, 2001.
8. Warnock JJ, Marks SL, Pollard R, et al: Surgical management of cricopharyngeal dysphagia in dogs: 14 cases (1989-2001). J Am Vet Med Assoc 223:1462, 2003.
9. Kyles AE: Esophagus. *In* Textbook of Small Animal Surgery, 3rd ed Slatter D (ed). Philadelphia: WB Saunders, 2003, p. 573.
10. Pratschke KM, Fitzpatrick E, Campion D, et al: Topography of the gastro-oesophageal junction in the dog revisited: possible clinical implications. Res Vet Sci 76:171, 2004.
11. Boria PA, Webster CRL, Berg J: Esophageal achalasia and secondary megaesophagus in a dog. Can Vet J 44:232, 2003.
12. Washabau RJ, Holt DE: Pathophysiology of gastrointestinal disease. *In* Textbook of Small Animal Surgery 3rd ed. Slatter D (ed). Philadelphia: WB Saunders, 2003, p. 530.

Anormalidades Vasculares em Anel

Andrew E. Kyles

Anormalidades vasculares aneliformes ocorrem no desenvolvimento dos grandes vasos, resultando na formação de um anel completo ou incompleto de vasos que circundam a traqueia e o esôfago. Anormalidades congênitas dos grandes vasos têm sido relatadas em 20% dos cães, mas muitas das variantes possíveis não têm significado clínico.[1] A anormalidade vascular em anel mais comum, tanto em pessoas quanto em cães, é a artéria subclávia aberrante, mas não costuma exibir sinais clínicos.[1] A anormalidade vascular em anel mais comum com significado clínico é a persistência do arco aórtico direito (PAAD) com um ligamento arterioso esquerdo. Essa anomalia atinge 95% dos casos clínicos em cães.[2] Há um ducto arterioso patente em aproximadamente 10% dos cães com PAAD. Cães com anormalidades vasculares em anel também podem ter persistência da veia cava cranial esquerda ou da veia hemiázigos esquerda. Essas, apesar de não terem significado clínico, podem complicar a abordagem cirúrgica.

Embriologia dos grandes vasos

No embrião, as aortas pares dorsal e ventral são separadas pelo intestino anterior e pelo botão pulmonar. Os seis pares de arcos aórticos, correspondentes aos seis arcos braquiais, conectam as aortas dorsais e ventrais, e circundam o intestino anterior. Conforme o embrião se desenvolve, ocorrem involução seletiva e reconexão dos vasos, que resultam na formação do sistema cardiovascular definitivo e na liberação de esôfago e traqueia.

Durante o desenvolvimento embrionário normal, as aortas ventrais fundem-se caudalmente para formar a aorta descendente. O primeiro, o segundo e o quinto arco aórtico involuem nos primeiros estágios do desenvolvimento. As aortas pares ventrais, entre o terceiro e o quarto arco, desenvolvem-se para formar as artérias carótidas comuns. As seções correspondentes das aortas dorsais entre o terceiro e o quarto arco desaparecem. As aortas pares ventrais que deram origem aos primeiros dois arcos aórticos formam as artérias carótidas externas. O terceiro arco aórtico e as aortas dorsais formam as artérias carótidas internas.

A raiz aórtica ventral esquerda do quarto arco e o quarto arco aórtico esquerdo formam o arco aórtico no adulto. Este se conecta às aortas caudais dorsais fundidas que formam a aorta descendente no adulto. A raiz aórtica ventral direita do quarto arco se transforma no tronco braquicefálico e o quarto arco aórtico direito forma a artéria subclávia direita. A artéria subclávia esquerda se forma a partir da sétima artéria intersegmental esquerda. Os sextos arcos aórticos formam as artérias pulmonares. O arco aórtico esquerdo retém uma conexão com as aortas dorsais fundidas que serve como o ducto arterioso esquerdo no embrião. Este se transforma no ligamento arterioso esquerdo após o nascimento. O ducto arterioso direito involui, liberando o esôfago e a traqueia.

O desenvolvimento anormal dos terceiros arcos aórticos não provoca anomalia em anel. O desenvolvimento anormal dos quartos e sextos arcos aórticos pode resultar em anomalia vascular em anel. Anéis vasculares completos formam-se quando as porções direita e esquerda dos sextos arcos aórticos são retidas, enquanto o desenvolvimento anormal dos quartos arcos aórticos podem acarretar artérias subclávias direita e esquerda aberrantes e um anel vascular incompleto.

Tipos de anormalidades vasculares em anel

Vários tipos de anomalias vasculares em anel já foram descritas em cães.

Persistência do arco aórtico direito

Persistência do arco aórtico direito e ligamento arterioso esquerdo: é a mais comum anomalia clínica vascular em anel. O arco aórtico se desenvolve a partir do quarto arco aórtico direito e o ligamento arterioso conecta a artéria pulmonar esquerda à aorta descendente. Forma um anel completo em torno do esôfago.

Persistência do arco aórtico direito, ligamento arterioso direito e artéria subclávia esquerda aberrante: a artéria subclávia esquerda aberrante cursa sobre o esôfago e passa ventralmente em direção à entrada ventral do tórax.[3] A artéria subclávia esquerda aberrante pode causar obstrução esofágica por agir como uma faixa, formando um anel vascular incompleto.

Persistência do arco aórtico direito, ligamento arterioso esquerdo e artéria subclávia esquerda aberrante: esta anomalia forma duas estruturas. Um anel vascular completo associado ao ligamento arterioso esquerdo e um anel incompleto, mais cranial, causado pela artéria subclávia aberrante.[4]

Persistência do arco aórtico direito e ligamento arterioso direito: esta é uma imagem em espelho da anatomia normal e não forma um anel vascular. Todavia, esta anomalia tem sido associada à dilatação do esôfago torácico cranial e à regurgitação.[5] Em cães com PAAD e ligamento arterioso esquerdo frequentemente estão presentes faixas periesofágicas fibrosas embaixo do ligamento arterioso; questionou-se se, apesar do ligamento arterioso esquerdo ter involuido, bandas similares poderiam estar presentes.

Duplo arco aórtico

Duplo arco aórtico: resulta da persistência dos arcos aórticos esquerdo e direito.[6] Esta anomalia pode causar estenose traqueal significativa.

Arco aórtico esquerdo

Arco aórtico esquerdo e ligamento arterioso direito: esta é a imagem em espelho de PAAD com um ligamento arterioso esquerdo.[7] Apesar de incomum, tem particular significado por não pode ser corrigida por toracotomia esquerda.

Arco aórtico esquerdo, ligamento arterioso esquerdo e artéria subclávia direita aberrante: representam a anatomia normal do arco aórtico e ligamento arterioso, com uma artéria subclávia direita aberrante que passa dorsalmente ao esôfago, formando um anel vascular incompleto.[8]

Arco aórtico esquerdo, ligamento arterioso direito e artéria subclávia direita aberrante: anomalia que forma duas estruturas, um anel vascular completo associado ao ligamento arterioso direito e um anel vascular incompleto, mais cranial, causado pela artéria subclávia aberrante.[9]

As anomalias vasculares em anel são relatadas com menos frequência em gatos. Entre as anomalias vasculares em anel que já foram descritas em gatos estão a PAAD e ligamento arterioso esquerdo,[10] arco aórtico esquerdo e ligamento arterioso direito,[11] arco aórtico duplo,[12] e PAAD, ligamento arterioso direito e artéria subclávia esquerda aberrante.[13]

Diagnóstico

As anomalias vasculares em anel foram descritas em uma variedade de raças; os Pastores alemães e os Setter irlandeses têm risco maior quando comparados com a população geral.[14] O problema pode afetar vários animais da mesma ninhada. O cruzamento de animais afetados deve ser fortemente desencorajado. A maioria dos animais afetados são considerados normais até o desmame, com desenvolvimento de regurgitação pós-prandial depois da introdução de comida sólida em sua dieta. Em um estudo, entre 20% e 80% dos cães foram diagnosticados antes de 2 a 6 meses de idade, respectivamente.[14] Porém, há relatos de animais não diagnosticados até uma idade mais avançada.

Os sinais clínicos das anormalidades vasculares em anel são causados primariamente pela obstrução esofágica parcial. A queixa usual dos proprietários ao procurarem o veterinário é a de regurgitação de alimento não digerido. Os animais afetados costumam ser menores que seus irmãos de ninhada e parecem subnutridos apesar do apetite voraz. Sinais respiratórios podem se desenvolver secundariamente à pneumonia por aspiração, ou à compressão traqueal em animais com arco aórtico duplo. Sinais de doença cardíaca são incomuns, exceto quando houver associação entre anomalias vasculares em anel e persistência de ducto arterioso patente.

O diagnóstico de uma anomalia vascular em anel pode ser confirmado por radiografias simples e contrastadas. Em radiografias simples, o esôfago cranial ao coração pode estar dilatado com ar, fluido ou alimento. Na projeção ventrodorsal, pode ser possível identificar a aorta descendente no lado direito do esôfago em animais com PAAD. Os sinais radiográficos de pneumonia por aspiração podem estar presentes. Radiografias contrastadas confirmarão obstrução esofágica na altura da base do coração, com dilatação do esôfago cranial à obstrução; o esôfago caudal à obstrução, em geral, não apresenta dilatação. Angiografia raramente é feita, mas pode ser utilizada para determinar o tipo de malformação vascular. Endoscopia pode ser utilizada para excluir outras causas de obstrução esofágica e mostrar um pulso aórtico no lado direito em animais com PAAD.

Tratamento

O manejo medicamentoso por longo tempo é, em geral, desencorajado pois o grau de dilatação esofágica tende a aumentar com a idade. Deve-se fazer tratamento medicamentoso pré-operatório em pacientes subnutridos e naqueles com pneumonia aspirativa. O objetivo da cirurgia é desfazer o anel vascular e as bandas fibrosas periesofágicas que se formam abaixo dele, por transecção do ligamento arterioso. Artérias subclávias aberrantes são ligadas e seccionadas. Com arcos aórticos duplos, um dos arcos geralmente é dominante e o arco contralateral pode ser seccionado e suturado.

Prognóstico

O problema mais comum depois da cirurgia é a persistência da regurgitação. Ocorre perda da função neuromuscular na porção dilatada do esôfago cranial ao anel vascular e, apesar de serem esperadas redução da dilatação e melhora da motilidade após a cirurgia, a motilidade normal do esôfago não será restabelecida. Os fatores que podem afetar o prognóstico são grau de constrição e dilatação esofágica, gravidade da debilitação, presença e gravidade da pneumonia por aspiração antes da correção e tratamento medicamentoso antes e depois da cirurgia.[15]

O prognóstico para a correção cirúrgica das anomalias vasculares em anel melhorou. Em 1981, Shires e Lui relataram uma evolução excelente (ausência de regurgitação) em 9% dos cães, recuperação boa (regurgitação intermitente) em 67% e evolução ruim em 25% deles.[14] Em 1997, Muldoon et al., usando um esquema de classificação similar, relatou evolução excelente em 92% e boa em 8%.[16]

Referências bibliográficas

1. Smollich A: Abweichungen im bereich der aste des aortenbogens und ihre bedeutung. Arch Exp Veterinarmed 15:986, 1961.
2. van Grundy T: Vascular ring anomalies. Comp Cont Educ Pract Vet 11:36, 1989.
3. Buergelt CD, Wheaton LG: Dextroaort, atopic left subclavian artery and persistent left cephalic vena cava in a dog. J Am Vet Med Assoc 156:1026, 1970.
4. van der Ingh TS, van der Linde-Sipman JS: Vascular rings in dogs. J Am Vet Med Assoc 188:874, 1974.
5. Filipowicz DE, Kyles AE, Mehl ML, et al: Persistent right aortic arch without a vascular ring anomaly in two dogs with cranial thoracic esophageal dilation and regurgitation. J Am Anim Hosp Assoc (Submitted)
6. Aultman SH, Chambers JN, Verstre WA: Double aortic arch and persistent right aortic arch in two littermates: surgical treatment. J Am Anim Hosp Assoc 16:533, 1980.
7. Hurley K, Miller MW, Willard MD, Boothe HW: Left aortic arch and right ligamentum arteriosum causing esophageal obstruction in a dog. J Am Vet Med Assoc 203:410, 1993.
8. Tsukise A, Sugawa Y, Okano M: Two anomalous cases of the right subclavian artery arising from the aortic arch in dogs. Jpn J Vet 34:11, 1972.
9. Buchanan JW: Tracheal signs and associated vascular anomalies in dogs with persistent right aortic arch. J Vet Intern Med 18:510, 2004.
10. Douglas SW, Walker RG, Littlewort MCG: Persistent right aortic arch in the cat. Vet Rec 72:91, 1960.
11. McCandlish IA, Nash AS, Peggram A: Unusual vascular ring in a cat: left aortic arch with right ligamentum arteriosum. Vet Rec 114:338, 1984.
12. Yarim M, Gultiken ME, Ozturk S, et al: Double aortic arch in a Siamese cat. Vet Pathol 36:340, 1999.
13. White RN, Burton CA, Hale JSH: Vascular ring anomaly with coarctation of the aorta in a cat. J Small Anim Pract 44:330, 2003.
14. Shires PK, Lui W: Persistent right aortic arch in dogs: a long term follow-up after surgical correction. J Am Anim Hosp Assoc 17:773, 1981
15. Kyles AE: Esophagus. In Textbook of Small Animal Surgery 3rd ed. Slatter D (ed). Philadelphia: WB Saunders, 2003, p. 573.
16. Muldoon MM, Birchard SJ, Ellison GW: Long-term results of surgical correction of persistent right aortic arch in dogs: 25 cases (1980-1995). J Am Vet Med Assoc 210:1761, 1997.

Hérnia Hiatal

Geraldine B. Hunt

Hérnias hiatais ocorrem quando o conteúdo abdominal se desloca para o tórax através do hiato esofágico do diafragma. As hérnias hiatais são classificadas em dois tipos principais: deslizantes (ou axiais) e paraesofágicas. A classificação é de acordo com a posição da junção gastresofágica.[1,2] Em cães e gatos, o tipo mais comum são as hérnias deslizantes, nas quais o esôfago, a junção esofagogástrica e parte do estômago se movem através do hiato esofágico para o interior da cavidade torácica.[3-5] Este tipo também é denominado tipo 1 (Figura 27.1). A hérnia hiatal paraesofágica (ou tipo 2) é relatada com menor frequência e envolve o movimento do fundo do estômago, que rola por uma abertura no hiato esofágico, enquanto a junção gastresofágica permanece em posição normal. As hérnias tipo 2 foram citadas com baixa frequência em cães e nunca em gatos.[3,6] Nos casos com as duas anormalidades descritas, a hérnia é classificada como tipo 3. Em situações extremas, outros órgãos abdominais podem acompanhar o estômago para o tórax; e são classificadas como tipo 4 (Figura 27.2).[7] As hérnias hiatais podem ser fixas ou dinâmicas, com os tecidos herniados movendo-se para dentro e para fora do tórax, segundo as alterações na posição e na pressão pleural. Assim, os sinais clínicos e radiográficos nem sempre estão presentes. Então, podem ser necessários estudos dinâmicos para confirmar o diagnóstico.

Hérnias hiatais podem ser diagnosticadas em qualquer idade. Com base na idade em que se obteve o diagnóstico, fez-se uma distinção entre hérnias deslizantes congênitas e adquiridas.[2] Todavia, a série de casos relatados demonstra que hérnias hiatais pós-traumáticas podem surgir em animais de poucos meses de idade.

Anatomia e fisiologia do hiato diafragmático e da junção gastresofágica

O diafragma é a divisão musculotendínea que separa os órgãos abdominais dos torácicos. Auxilia a ventilação e tem um papel importante na movimentação do fluido linfático. O diafragma é composto de uma forte parte tendínea central e três partes musculares: costal, esternal e lombar. A *crus* direita é maior que a esquerda, e cada *crus* é ligada aos corpos das terceira e quarta vértebras lombares por um tendão, medialmente ao músculo psoas menor. A inervação motora do diafragma é feita pelos nervos frênicos.[8]

O refluxo gastresofágico é controlado por uma zona de maior pressão, o esfíncter do esôfago terminal.[9] Neste ponto, a camada muscular é a mais espessa de todo o comprimento do esôfago. Não existem diferenças histológicas ou anatômicas entre essa zona e o resto do esôfago. Um arranjo complexo de fibras musculares transversas, oblíquas e longitudinais se mistura com as camadas musculares do estomago; e uma seção interna de fibras transversas se mistura com as fibras musculares internas do estômago. As fibras longitudinais dorsais da camada externa continuam na parede dorsal do estômago. As fibras internas, oblíquas, passam externamente às transversas e se misturam com as longitudinais da parede do estômago.[10] O esfíncter esofágico inferior (zona de alta pressão esofágica) tradicionalmente é considerado como parte do esôfago intra-abdominal. Situa-se entre o hiato diafragmático e a junção gastresofágica. Tem sido motivo de debate se o esôfago intra-abdominal está sujeito a pressões extraluminais maiores, aumentando a resistência ao refluxo gastresofágico. Todavia, alguns estudos anatômicos contestam este conceito, sugerindo que em muitos cães o esôfago intra-abdominal é muito pequeno ou inexistente.[11] Também foi proposto que influências extrínsecas impostas pelo tônus diafragmático e a organização anatômica do esôfago, hiato e estômago suportam a ação da zona de pressão aumentada. Incompetência primária do esfíncter esofágico inferior ainda não foi demonstrada em cães e gatos.[28] Pratschke *et al.*[12] mostraram significativas diferenças na barreira exercidas pela pressão na junção gastresofágica em cães anestesiados posicionados em decúbito ventral *versus* decúbito lateral. Assim, a atividade muscular intrínseca do esôfago inferior, a pressão

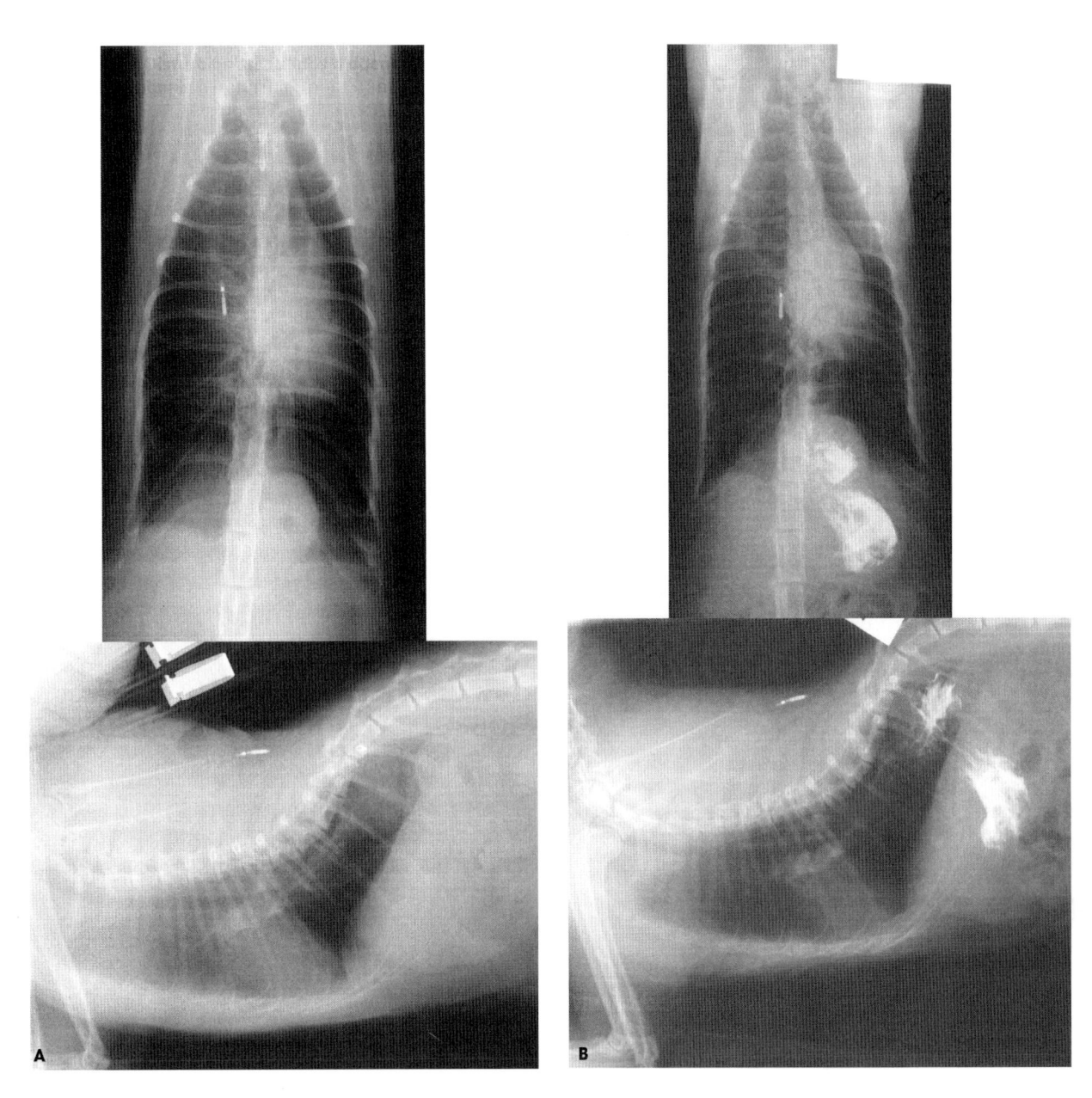

Figura 27.1 A. Radiografias lateral e ventrodorsal de gato Birmanês, 14 meses de idade, com lordose. Uma hérnia hiatal tipo I foi diagnosticada coincidentemente. **B.** A administração de pasta de bário revela estranho posicionamento cranial do estômago através do hiato diafragmático. De fato, este gato tinha evidências clínicas associadas à hérnia hiatal.

exercida por estruturas circundantes (como o diafragma) e a relação geométrica entre o cárdia e o esôfago provavelmente trabalhem em sincronia para moderar o refluxo gastresofágico.

Sinais clínicos

Em hérnias hiatais congênitas, os sinais clínicos podem ser observados imediatamente após o desmame e na transição para comida sólida. São sinais comumente notados antes que o animal tenha 1 ano de idade. As hérnias hiatais adquiridas podem acontecer em qualquer idade e, com mais frequência, estão associadas ao traumatismo abdominal. Em algumas situações, animais com predisposição congênita para hérnias hiatais podem exibir os sinais clínicos após o desenvolvimento de um problema exacerbante, como obstrução do trato respiratório ou disfunção diafragmática. Em outros indivíduos, como o gato mostrado na Figura 27.1, as hérnias hiatais podem ser diagnosticadas acidentalmente durante a investigação de outros problemas. Os sinais clínicos são causados pela esofagite, pela disfunção esofágica e pelo efeito da massa dos órgãos herniados no interior do tórax. Os sinais incluem hipersalivação, regurgitação de saliva e/ou alimento de aspecto espumoso, vômitos, disfagia,

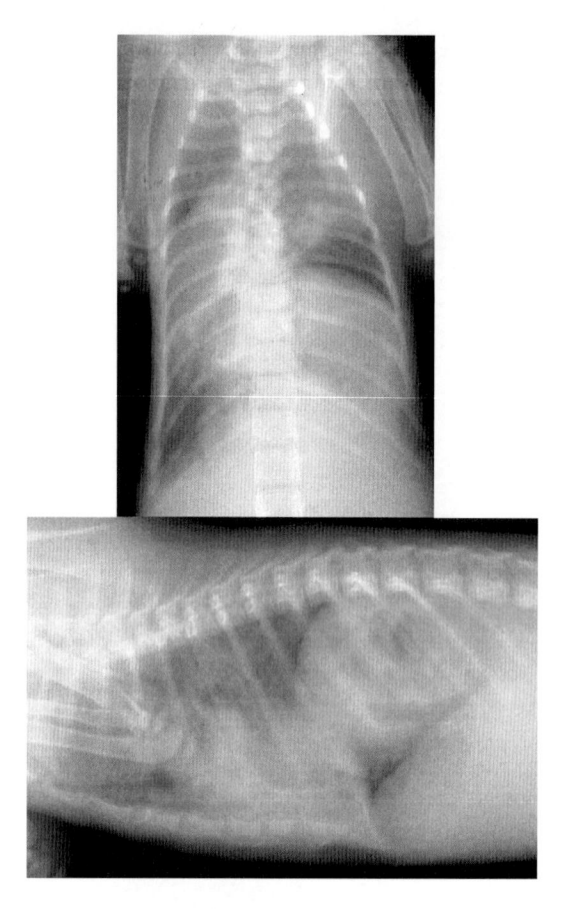

Figura 27.2 Radiografias lateral e ventrodorsal de gato doméstico de pelo curto, 10 semanas de idade, que apresentava dispneia. Uma grande hérnia hiatal é evidente, possivelmente incorporando outros órgãos abdominais além do estômago. Poucas semanas depois dessas radiografias, o gato mostrou deterioração súbita da função respiratória e morreu. Não foram feitos exames *post-mortem*.

dispneia e intolerância a exercícios.[2-4] A gravidade da doença pode variar de menor, com desconforto causado por esofagite leve, até ameaça à vida, com caquexia, desidratação e pneumonia por aspiração. É provável que, em contraste com seres humanos, nos quais a esofagite de refluxo pode ser detectada devido à queixa do paciente de azia, a maioria dos animais levados à clínica para tratamento de hérnia hiatal é diagnosticada pelos sinais clínicos graves, como hipersalivação, regurgitação ou dispneia.

Predisposição à hérnia hiatal

Raça

A existência de múltiplos relatos indica que os Shar-peis chineses têm predisposição para a doença.[6,13,14] As hérnias hiatais também foram descritas em várias raças braquicefálicas. Não foi relatada predisposição racial em gatos.

Obstrução do trato respiratório superior

Crescem as evidências de que as obstruções do trato respiratório superior exacerbam os sinais clínicos associados às hérnias hiatais.[15-19] Um estudo de casos em Bulldogs demonstrou que as hérnias hiatais se associavam às mais graves manifestações da síndrome braquicefálica.[16] Relatos de pacientes individuais descrevem remissão completa dos sinais clínicos associados à hérnia hiatal deslizante em um mestiço Labrador após correção cirúrgica de paralisia laríngea,[15] e resolução dos sinais clínicos e radiográficos de hérnia hiatal após correção cirúrgica da estenose congênita do palato mole em um Dachshund.[17] Uma revisão de 30 cães com a síndrome braquicefálica de obstrução das vias respiratórias revelou evidências de esofagite em 25, e hérnias hiatais deslizantes em 13.[18] Acentuada melhora da esofagite e da herniação seguiu-se à correção cirúrgica dos problemas nas vias respiratórias superiores. Em outro estudo, esofagite (entre outras lesões do trato gastrintestinal) foi diagnosticada em uma considerável proporção de cães braquicefálicos com a síndrome respiratória superior.[19] Os mecanismos propostos para a exacerbação das hérnias hiatais e do refluxo gastresofágico pela doença do trato respiratório incluem aumento na força na ventilação, pressão negativa pleural exagerada e aerofagia causando distensão gástrica. Ao contrário, identificou-se uma forte associação entre refluxo gastresofágico, doença respiratória e doença otolaríngea crônica em pessoas, suspeitando-se de que o refluxo gastresofágico possa exacerbar a doença das vias respiratórias por mecanismos como estimulação direta da mucosa respiratória, pneumonia por aspiração e broncoconstrição reflexa.[20,21]

Outros processos mórbidos

Hérnias hiatais também podem se originar de outras doenças que interfiram na função diafragmática normal. Sinais clínicos de hérnias hiatais têm sido observados repetidamente após cirurgias para correção de hérnias diafragmáticas em cães e gatos.[3,4,22,23] Os mecanismos propostos pelos quais o reparo cirúrgico de hérnias diafragmáticas predisponha os animais a desenvolverem sinais clínicos de hérnias hiatais incluem dano físico ao hiato diafragmático; tensão anormal no tendão central do diafragma e, consequentemente, ao hiato; aumentos na pressão intra-abdominal como resultado da perda de domínio abdominal após correção de hérnias diafragmáticas crônicas; e alterações na atividade do vago como resultado de traumatismo cirúrgico ou do reposicionamento dos órgãos.

Quatro casos de hérnias hiatais associados a tétano generalizado foram relatados em cães.[24-26] Os possíveis mecanismos relacionam-se à função neuromuscular anormal do diafragma, do esôfago distal e da musculatura abdominal, causando espasmo diafragmático ou dismotilidade esofágica, com subsequente tendência à herniação.

Apesar de os sinais clínicos só aparecerem após um evento precipitador, não foi possível excluir a possibilidade de existir predisposição às hérnias hiatais nesses animais.

Obesidade

O peso corporal excessivo tem sido citado como um significativo fator predisponente às hérnias hiatais e às esofagites resultantes da doença do refluxo gastresofágico em seres humanos. Considera-se que a obesidade exacerbe os sinais de hérnia hiatal devido ao aumento na pressão intra-abdominal, o que eleva a probabilidade de herniação de órgãos e de refluxo gastresofágico.[27]

Consequências da hérnia hiatal

Em seres humanos, os sinais clínicos associados à hérnia hiatal não resultam da principal anormalidade anatômica (frouxidão do hiato esofágico do diafragma), mas secundariamente aos eventos devidos à movimentação da junção gastresofágica e ao deslocamento axial do esfíncter esofágico inferior pelo hiato esofágico.[28]

Refluxo gastresofágico

Refluxo gastresofágico é a principal consequência da hérnia hiatal.[29,30] Causa esofagite, dismotilidade esofágica, contaminação das vias respiratórias e pneumonia.[3,4] É um evento normal em seres humanos quando a pressão do esfíncter esofágico inferior cai abaixo de 4 mmHg,[31] mas o material regurgitado é rapidamente limpo pela peristalse esofágica.[32,33] A exposição continuada ao ácido gástrico, maior acidez do conteúdo gástrico, redução da quantidade de saliva que passa pelo esôfago e insuficiência do mecanismo de limpeza provocam esofagite. A esofagite por refluxo do conteúdo gástrico induz vômitos, regurgitação e hipersalivação. A esofagite grave pode progredir para a estrutura esofágica.[34,35] Em casos extremos, a esofagite pode se estender extramuralmente e, por consequência, dar origem à adesão fibrosa entre o esôfago e as estruturas circundantes (como o hiato diafragmático), reduzindo a capacidade de o esôfago se estirar. Esta condição é denominada "síndrome do esôfago encurtado" e tem prognóstico reservado quando tratada por meio de técnicas cirúrgicas normais.[3,36]

Regurgitação

A motilidade esofágica anormal ou reduzida pode ser primária ou secundária à hérnia hiatal e à esofagite de refluxo. Até 60% de pacientes com hérnias hiatais apresentam sinais de megaesôfago em radiografias simples ou contrastadas.[3,16,37]

Em seres humanos, a disfagia parece resultar da obstrução da passagem do bolo alimentar pela colisão entre o diafragma e o estômago herniado.[38]

Dispneia

Dispneia pode ser vista em animais com hérnias hiatais, resultado do efeito da massa intratorácica (distensão gástrica nas hérnias tipos 1 a 4 ou dos órgãos herniados na hérnia tipo 4, Figura 27.2), da falha do mecanismo do fole torácico em animais com disfunção diafragmática, ou aspiração de conteúdo gástrico levando a broncoespasmo e pneumonia aspirativa.

Prognóstico

Hérnia hiatal

A esofagite de refluxo pode ser tratada efetivamente com uma variedade de agentes terapêuticos. Todavia, indica-se a cirurgia a animais com refluxo gastresofágico grave que causa esofagite crônica, regurgitação e doença de vias respiratórias. Após a correção cirúrgica da hérnia hiatal por meio de uma técnica de restauração anatômica, com atenção a problemas exacerbantes como a síndrome braquicefálica, podem-se esperar resultados uniformemente bons.

Referências bibliográficas

1. Hunt GB, Johnson KE: Dipahragmatic, pericardial and hiatal hernia. *In* Textbook of Small Animal Surgery, 3rd ed. DH Slatter (ed.), Philadelphia: WB Saunders, 2003, p. 473.
2. Waldron DR, Leib MS. Hiatal hernia. *In* Disease Mechanisms in Small Animal Surgery, 2nd ed. Bojrab MJ (ed). Philadelphia: Lea & Febiger, 1993, p. 210.
3. Ellison GW, Lewis DD, Phillips L, et al: Esophageal hiatal hernia in small animals: Literature review and a modified surgical technique. J Am Anim Hosp Assoc 23:391, 1987.
4. Bright RM, Sackman JE, DeNovo C, et al: Hiatal hernia in the dog and cat: A retrospective study of 16 cases. J Small Anim Pract 31:244, 1990.
5. Lorinson D, Bright RM: Long term outcome of medical and surgical treatment of hiatal hernias in dogs and cats: 27 cases (1978-1996). J Am Vet Med Assoc 213:381, 1998.
6. Miles KG, Pope ER, Jergens AE: Paraesophageal hiatal hernia and pyloric obstruction in a dog. J Am Vet Med Assoc 193:1437, 1988.
7. Rahal SC, Mamprim MJ, Muniz LMR, et al: Type-4 esophageal hiatal hernia in a Chinese shar-pei dog. Vet Radiol Ultrasound 44:66, 2003.
8. Hermanson JW, Evans HE: The muscular system. *In* Miller's Anatomy of the Dog. Evans HE (ed). Philadelphia: WB Saunders, 1993, p. 304.

9. Patrikios J, et al: Relationship of transient lower esophageal sphincter relaxation to postprandial gastroesophageal reflux and belching in dogs. Gastroenterology 90:545, 1986.
10. Evans HE: The digestive apparatus and abdomen. *In* Miller's Anatomy of the Dog. Evans HE (ed). Philadelphia: WB Saunders, 1993, p. 424.
11. Pratschke KM, Fitzpatrick E, Campion D, et al: Topography of the gastro-oesophageal junction in the dog revisited: possible clinical implications. Res Vet Sci 76:171, 2004.
12. Pratschke KM, Bellenger CR, McAllister H, et al: Barrier pressure at the gastroesophageal junction in anesthetized dogs. Am J Vet Res 62:1068-1072, 2001.
13. Williams JM: Hiatal hernia in a shar-pei. J Small Anim Pract 31:251, 1990.
14. Callan MB, Washsabau RJ, Saunders HM, et al: Congenital esophageal hiatal hernia in the Chinese shar-pei dog. J Vet Intern Med 7: 210, 1993.
15. Burnie AG, Simpson JW, Corocoran BM: Gastro-oesophageal reflux and hiatus hernia associated with laryngeal paralysis in a dog. J Small Anim Pract 30:414, 1989.
16. Hardie EM, Ramirez O, Clary EM, et al: Abnormalities of the thoracic bellows: Stress fractures of the ribs and hiatal hernia. J Vet Intern Med 12:279, 1998.
17. Dvir E, Spotswood TC, Lambrechts NE, et al: Congenital narrowing of the intrapharyngeal opening in a dog with concurrent oesophageal hiatal hernia. J Small Anim Pract 44; 359-362, 2003.
18. Lecoindre P, Richard S: Digestive disorders associated with the chronic obstructive respiratory syndrome of brachycephalic dogs: 30 cases (1999-2001). Revue de Medicine Veterinaire 155:141, 2004.
19. Poncet CM, Dupre GP, Freiche VG, et al: Prevalence of gastrointestinal tract lesions in 73 brachycephalic dogs with upper respiratory syndrome. J Small Anim Pract 46:273, 2005.
20. Barbero GJ: Gastroesophageal reflux and upper airway disease. Otolaryngol Clin North Am 29:27, 1996.
21. Guill MF: Respiratory manifestations of gastroesophageal reflux in children. J Asthma 32:167, 1995.
22. Waldron DR, Moon M, Leib MS, et al: Oesophageal hiatal hernia in two cats. J Small Anim Pract 31:259, 1990.
23. Pratschke KM, Hughes JML, Skelly C, et al: Hiatal herniation as a complication of chronic diaphragmatic herniation. J Small Anim Pract 39:33, 1998.
24. Dieringer TM, Wolf AM: Esophageal hiatal hernia and megaesophagus complicating tetanus in two dogs. J Am Vet Med Assoc 199:87, 1991.
25. Van Ham L, van Bree H: Conservative treatment of tetanus associated with hiatus hernia and gastro-oesophageal reflux. J Small Anim Pract 33:289, 1992.
26. Acke E, Jones BR, Breathnach R, et al: Tetanus in the dog; a review and case-report of concurrent tetanus with hiatal hernia. Irish Vet J 57:593, 2004.
27. Wilson LJ, Wenzhou Ma MS, Hirschowitz BI: Association of obesity with hiatal hernia and oesophagitis. Am J Gastroenterol 94: 2841, 1999.
28. Sivacolundhu RK, Read RA, Marchevsky AM: Hiatal hernia controversies – a review of pathophysiology and treatment options. Aust Vet J 80:48, 2002.
29. Dhein CRM, Rawlings CA, Rosin E, et al: Esophageal hiatal hernia and eventration of the diaphragm with resultant gastroesophageal reflux. J Am Anim Hosp Assoc 16:517, 1980.
30. Marchand P: A study of the forces productive of gastrooesophageal regurgitation and herniation through the diaphragmatic hiatus. Thorax 12:189, 1957.
31. Dent J, Dodds WJ, Hogan WJ, et al: Factors that influence induction of gastroesophageal reflux in normal human subjects. Digest Dis Sci 33:270, 1988.
32. Baue AE, Hoffer RE: The effects of experimental hiatal hernia and histamine stimulation on the intrinsic esophageal sphincter. Surg Gynecol Obstet 125:791, 1967.
33. Helm JF, Dodds WJ, Riedel DR, et al: Determinants of esophageal acid clearance in normal subjects. Gastroenterol 85:607, 1983.
34. Pearson H, Darke PGG, Gibbs C, et al: Reflux oesophagitis and stricture formation after anaesthesia: a review of seven cases in dogs and cats. J Small Anim Pract 19:507, 1978.
35. Papazoglou LG, Patsikas M, Rallis, T, et al: Hiatal hernia with esophageal stricture in a cat. Feline Pract 28:3, 10, 2000.
36. Mattioli S, Lugaresi ML, Di Simone MP, et al: The surgical treatment of intrathoracic migration of the gastroesophageal junction and short esophagus in gastro-esophageal reflux disease. Eur J Cardiothorac Surg 25:1079, 2004.
37. Manderino D: Megaesophagus secondary to a hiatal hernia in a German shepherd puppy. Can Pract 14:5, 1987.
38. Kaul BK, DeMeester TR, Oka M, et al: The cause of dysphagia in uncomplicated sliding hiatal hernia and its relief by hiatal herniorrhaphy. A roentgenographic, manometric, and clinical study. Ann Surg 211:406, 1990.

Fisiopatologia Associada à Síndrome da Dilatação Gástrica-Vólvulo

Daniel J. Brockman

A síndrome da dilatação gástrica-vólvulo (sDVG) abrange dilatação gástrica aguda (DG), dilatação gástrica aguda com vólvulo gástrico (DVG) e vólvulo gástrico crônico (VGc).[1] Apesar de a prevalência desta doença na população de risco ser baixa, os animais afetados por DG e DVG geralmente são casos de emergência, e por isso a síndrome continua sendo importante para qualquer clínico em atendimentos de emergência. O emprego de protocolos de tratamento baseados nas melhores evidências atuais concernentes à fisiopatologia de DG e DVG resultam em boas taxas de sobrevivência.[2,3] É provável que quaisquer melhorias futuras no tratamento desta condição advenham diretamente de melhor entendimento da fisiopatologia implicada. As mais profundas alterações funcionais estão associadas às DG e DVG e variam de acordo com a extensão da dilatação gástrica, o grau de rotação do estômago e a duração de cada uma. Mesmo sendo mais útil considerar a fisiopatologia com base em um órgão ou sistema orgânico, as alterações que ocorrem são complexas e interdependentes. Considerando-se o corpo como um todo, as consequências da DVG resumem-se em redução da distribuição de oxigênio aos tecidos. Estas alterações podem ser tão leves a ponto de apenas perceptíveis, ou ser tão graves a ponto de provocar "síndrome da sepse" irreversível, por meio de uma infecção incontrolável (sepse) ou da síndrome da resposta inflamatória sistêmica (SIRS, do inglês *systemic inflammatory response syndrome*) não infecciosa.[5] O autor começará esta explicação descrevendo a anatomopatologia da DVG, seguindo com uma descrição dos efeitos dessas alterações nos sistemas e órgãos corporais baseando-se em dados obtidos da produção experimental de DG e DVG. Dados de estudos clínicos serão apresentados para confirmação, ou não, de que cada processo realmente está acontecendo em cães afetados com sDVG. Porém, novamente, é necessário lembrar que esses processos são interdependentes; nenhum processo ou sistema pode realmente ser considerado como isolado de outros órgãos ou sistemas. Isto é particularmente relevante para o tratamento clínico, no qual uma "abordagem global" ao paciente com o objetivo de otimizar a distribuição de oxigênio aos tecidos vai produzir os melhores resultados clínicos em termos de desfecho clínico geral.

Anatomia patológica

A dilatação do estômago em posição normal resulta em rotação de 90° no sentido anti-horário em torno da junção gastresofágica.[6] A maioria dos cães com sDVG sofre dilatação e rotação simultânea (entre 180° e 360°) do estômago, em sentido horário, em torno da junção gastresofágica.[2-4] Tem-se sugerido que deva haver má posição do estômago antes que a dilatação gástrica cause DGV clássica.[6] Quais as condições ou os fatores que desencadeiam a rotação, ou se ela precede o vólvulo gástrico, ou vice-versa, em um indivíduo, raramente ficam claros no momento do diagnóstico. Da perspectiva fisiopatológica, a DG e a DVG podem provocar efeitos sistêmicos similares, mas existem evidências de que os efeitos deletérios ao suprimento sanguíneo ou aos órgãos locais (estômago e baço) são maiores quando há vólvulo.[6,7]

O deslocamento do baço tem sido descrito em muitos pacientes com sDVG[2,6] e ele é considerado inevitável devido à sua associação anatômica próxima à grande curvatura do estômago. A magnitude do deslocamento deveria, teoricamente, ter uma relação direta com o grau de comprometimento vascular do baço.

Modelos experimentais de DVG

Falharam as tentativas de recriar precisamente as alterações anatomopatológicas observadas em cães com DVG de ocorrência natural. Todos os modelos experimentais dessa doença exigem anestesia geral, abolindo qualquer influência consciente (como a liberação de catecolaminas endógenas e cortisol) sobre os eventos nesses cães. Parece ser impossível rotar o estômago em um cão normal, dilatá-lo com ar e fazer com que ele permaneça naquele estado sem o emprego de "artifícios" adicionais. Passi et al.[8] ligaram o esôfago torácico em torno de uma sonda orogástrica, por toracotomia. Depois disso, ligaram o piloro por intermédio de laparotomia subcostal direita. Inflaram o estômago até a pressão média de 25 ± 11 mmHg para criar um modelo de DG. Merkley et al.[9] usaram o modelo experimental de DG predominante naquele tempo, empregando um balão intragástrico inflado a 80 mmHg. Orton and Muir[10] argumentaram que uma pressão intragástrica tão alta (80 mmHg) não deveria ser utilizada, pois a pressão intragástrica em cães com a doença ocorrida naturalmente variava de 9 a 62 mmHg. Eles favoreciam, por isso, o uso de um balão intragástrico inflado a 30 mmHg.[10,11] Esses autores ainda criaram uma pequena celiotomia para permitir rotação concomitante do estômago dilatado e criar a DVG. Subsequentemente, os modelos de DVG empregam ligaduras de fita umbilical aplicadas na junção gastresofágica e no piloro, de forma que ramos do nervo vago e da vasculatura gástrica não sejam comprometidos, garantindo um fechamento hermético. O estômago era, então, inflado com um cateter Foley colocado no antro pilórico até a pressão de 30 mmHg, e o estômago suturado em posição rotada para criar DVG.[7,12-14] O tempo durante o qual esse modelo de DG ou DVG era mantido variava entre 90 e 180 min. Em adição a esses modelos de DG ou DVG, Lantz et al.[7] estudaram os efeitos do vólvulo gástrico isolado suturando o estômago não dilatado na posição após rotação de 360º. Em todos os modelos de DG ou DVG que necessitavam de celiotomia para sua criação, as incisões da celiotomia foram suturadas antes de quaisquer medições.

Sumariando, nenhum desses modelos recriam perfeitamente as doenças naturais. Os protocolos de drogas anestésicas variam de modelo para modelo, o que pode ter efeito significativo sobre os resultados. Pelo uso cuidadoso de controle de animais, todavia, esses experimentos proporcionam um entendimento inestimável dos eventos que seguem a DG e a DVG.

Fisiopatologia circulatória

Passi et al.,[8] utilizando seu modelo de DG aguda, demonstraram que o fluxo da veia cava caudal cai rapidamente, de 51 mℓ kg^{-1} min^{-1} para 0 a 9 mℓ kg^{-1} min^{-1} antes de 31 min. O fluxo da veia cava cranial caiu de 28,9 mℓ kg^{-1} min^{-1} para 24 mℓ kg^{-1} min^{-1} durante esse tempo. A pressão arterial média, durante esse mesmo período, caiu de 112 mmHg para 90 mmHg, e foram necessários somente 30 min adicionais para a pressão arterial cair abaixo de 50 mmHg. O tratamento prévio com solução de lactato de Ringer (50 mℓ/kg), vagotomia bilateral e simpatectomia não evitou o desencadeamento dessas alterações hemodinâmicas. De 16 cães, 12 necessitaram de solução de lactato de Ringer adicional após a descompressão gástrica para restaurar a hemodinâmica normal. Aqueles autores concluíram que a obstrução mecânica da veia cava foi a responsável pelo decréscimo agudo do retorno venoso, levando à hipotensão arterial sistêmica. Foi preciso administrar fluido para que aqueles cães retornassem ao seu estado hemodinâmico anterior. Orton e Muir[10,11] confirmaram os achados anteriores de Passi[8] e adicionaram informações relativas à queda da taxa máxima da alteração na pressão do ventrículo esquerdo em função do tempo (dp/dt$_{máx}$), ao aumento na frequência cardíaca, à redução no débito cardíaco e à presumível alteração reflexa neuro-hormonal sobre resistência periférica total. Wingfield et al.[15] proporcionaram evidências angiográficas da atenuação e da obstrução venosa caudal em seu modelo de dilatação gástrica aguda. Barnes et al.[16] ofereceram evidência indireta de obstrução mecânica secundária às alterações na pressão intra-abdominal em um experimento que investigava a resposta hemodinâmica à elevação da pressão intra-abdominal (PIA). Eles registraram alterações hemodinâmicas similares àquelas que foram documentadas em DG experimental após o aumento somente da pressão intra-abdominal para 40 mmHg. Juntos, esses experimentos mostraram que a dilatação gástrica aguda utilizando pressões intragástricas equivalentes àquelas vistas em cães com a doença natural causam obstrução mecânica da veia cava caudal com as consequências previsíveis no tocante ao débito cardíaco. Aumentos rápidos na pressão intra-abdominal, isoladamente, podem ter efeitos danosos sobre o fluxo sanguíneo no sistema vascular de baixa pressão (veia cava caudal e veia porta). Finalmente, como a simples descompressão do estômago isoladamente não foi sempre suficiente para a hemodinâmica retornar aos valores-controle, os dados desses experimentos indicam que fatores adicionais fazem a mediação da hipotensão sistêmica prolongada nos animais que se recuperam de DG e DVG.

O decréscimo na contratilidade do miocárdio também foi citado como fator contribuinte para o mau estado circulatório em cães com DG e DVG. Esta influência poderia ser secundária a um desequilíbrio nas influências cardioinibitórias (p. ex., fator depressor do miocárdio [FDM] ou mediação vagal) e cardioestimulantes (catecolaminas circulantes) sobre a função miocárdica. A isquemia do miocárdio ainda poderia influenciar diretamente a *performance* miocárdica naqueles pacientes hipotensos. Orton e Muir[11] não detectaram substâncias cardioativas em seu modelo agudo de DVG, mas comentaram que, se o FDM estava sendo liberado pelo pâncreas, ele estava sendo liberado pelo pâncreas, poderia permanecer sequestrado na circulação portal até que a descompressão gástrica e a liberação mecânica da circulação esplâncnica tenham sido feitas. Horne et al.[17] investigaram o efeito direto da DVG experimental no fluxo sanguíneo do miocárdio e na extração de oxigênio pelo miocárdio em adição a alterações mais globais nos índices hemodinâmicos. Eles documentaram redução no fluxo sanguíneo do miocárdio (50% do nível-controle), aumento na frequência cardíaca (similar ao que fora previamente descrito) e um aumento correspondente na extração de oxigênio pelo miocárdio (30% acima do controle). Dos oito cães experimentais, seis desenvolveram necroses subendocárdicas. Infelizmente, os efeitos a longo prazo do FDM e da isquemia do miocárdio não foram determinados por nenhuma das investigações.

Evidência clínica

Nenhum dos trabalhos sobre DVG contém bons dados clínicos objetivos sobre o *status* circulatório dos cães afetados antes da reanimação fluídica.[2-4] Um pequeno estudo prospectivo conduzido por Wagner et al.[19] avaliou variáveis cardiopulmonares em seis cães submetidos à gastropexia sem gastrectomia parcial para correção de DVG. Infelizmente, quatro dos seis cães receberam fluidos intravenosos antes que qualquer medição fosse ministrada e todos receberam fluidoterapia durante a cirurgia "de acordo com as necessidades do paciente segundo o julgamento do clínico atendente ou do anestesista." Wagner et al.[19] concluíram que nem todos os cães com DVG de ocorrência natural apresentam distúrbios circulatórios significativos. O estudo populacional não incluiu nenhum cão que tenha necessitado de gastrectomia parcial – criando um viés no estudo populacional – e, com tantas variáveis não controladas, como o grau de distensão gástrica e o volume de fluido administrado, além do pequeno tamanho da amostra, é difícil interpretar esses dados como sendo evidência científica sólida. Outra evidência de grau de hipoperfusão sistêmica foi proporcionada por De Papp et al.,[4] que avaliaram retrospectivamente as concentrações plasmáticas de lactato como instrumento previsor de necrose gástrica e de taxas de sobrevivência em 102 cães. Neste estudo, cães com necrose gástrica foram comparados com cães que não tinham necrose gástrica, e os valores médios de lactato plasmático venoso foram de 6,6 mmol/ℓ e 3,3 mmol/ℓ, respectivamente. Originalmente, aqueles autores lançaram a hipótese de que o trato gastrintestinal fosse a fonte do lactato; mas finalmente concluíram que qualquer tecido necrótico no corpo poderia contribuir para a concentração venosa de lactato plasmático, especialmente se a amostra fosse obtida antes da descompressão gástrica e da liberação da reserva esplâncnica (venosa portal) do lactato originado no intestino. Aqueles autores sugeriram que níveis altos de lactato provavelmente reflitam mais uma hipoperfusão sistêmica do que somente a produção intestinal e, como tal, pudesse ser considerado um marcador da gravidade da doença mais do que um indicador direto da isquemia da parede gástrica. Cães com DVG natural costumam ter ruptura dos curtos vasos gástricos e hemoperitônio, os quais podem afetar o fluxo sanguíneo regional (ver adiante) e os parâmetros hemodinâmicos sistêmicos.

A prevalência de arritmias cardíacas em cães em recuperação de DVG já foi bem documentada.[2,3,19] Evidências de lesão ao miócito pela presença de troponina I cardíaca (TIC) e troponina T cardíaca (TTC) no soro foi bem demonstrada em cães afetados clinicamente com sDVG.[20] No mesmo estudo, 10 de 16 cães que morreram tinham arritmia; todos os 16 tinham níveis detectáveis de TIC e TTC, mas não foi relatado como aqueles que foram a óbito morreram como resultado direto de uma arritmia fatal.[20] Em quatro dos cinco cães que foram necropsiados, era evidente necrose do miocárdio. Sem a identificação de um fator depressor do miocárdio direto, de algum outro elemento cardiotóxico ou de distúrbios eletrolíticos no plasma de cães com sDVG, a diminuição do fluxo coronariano e o aumento na demanda de oxigênio pelo miocárdio poderiam ser um reflexo da hipotensão sistêmica e da hipoperfusão. Devido ao fluxo sanguíneo coronariano ocorrer principalmente durante a diástole, pressões diastólicas baixas reduzem o fluxo coronariano. Em razão de a pressão diastólica depender da resistência vascular sistêmica, distúrbios dessa resistência e do volume intravascular total podem ter efeito danoso sobre a distribuição de oxigênio ao miocárdio.

Na prática médica de emergência, os clínicos precisam confiar em indicadores subjetivos da perfusão, como cor das membranas mucosas, tempo de reenchimento capilar e frequência e qualidade do pulso. Seria um erro ignorar esses parâmetros ao avaliar o *status* circulatório de qualquer paciente.

Fisiopatologia respiratória

Os efeitos do volume gástrico ou da pressão intra-abdominal, ambos aumentando progressivamente, sobre o volume torácico total e sobre as excursões diafragmáticas foram pouco estudados em situações experimentais.[15] Esses efeitos incluem decréscimo no volume torácico total, diminuição nas excursões diafragmáticas e colapso parcial de lobos pulmonares (causando desequilíbrio entre a ventilação e a perfusão), todos resultando em hipoventilação e hipoxia. Inicialmente, mecanismos compensatórios como taquipneia e alterações nas dimensões torácicas laterais preservam a função pulmonar.

Ao final, o fluxo sanguíneo cai secundariamente à hipovolemia sistêmica, magnificando os efeitos do desencontro entre ventilação e perfusão.

Evidência clínica

Não existe evidência clínica consistente de que esses mecanismos ocorrem em cães afetados clinicamente com sDVG, mas as evidências não científicas de comprometimento respiratório são abundantes. É compreensível para qualquer profissional envolvido no exercício de emergências que dados objetivos dos distúrbios respiratórios não foram obtidos. A melhora da função pulmonar, todavia, mantém-se como um dos benefícios potenciais da descompressão gástrica.

Cães clinicamente afetados com sDVG com frequência fazem esforços repetidos de vomitar, e regurgitam qualquer alimento ou fluido ingeridos. Isto pode colocá-los em risco de pneumonia por aspiração. A pneumonia por aspiração é uma alteração relatada como complicação pós-operatória em vários estudos dessa doença.[2,3] A aspiração do conteúdo da laringe pode ter um efeito agudo e um efeito a longo prazo sobre as trocas gasosas pulmonares e deve ser considerada causa potencial da inadequação da *performance* pulmonar nesses animais.

Fisiopatologias gastrintestinal, hepática e esplênica

O efeito da rotação de 360° no suprimento sanguíneo do estômago não distendido de um cão foi investigado por Lantz et al.[7] Esses pesquisadores concluíram que a obstrução venosa gástrica contribuiu para o edema de mucosa e submucosa em todo o estômago, e que o estiramento das curtas artérias gástricas ao longo da grande curvatura exacerbaram a lesão isquêmica naquele local. Davidson et al.[13] demonstraram a redução do fluxo sanguíneo a todos os tecidos, exceto fígado e ventrículos cardíacos após DVG experimental com 270 min de duração. Neste experimento, os fluxos sanguíneos jejunal e pancreático estavam entre os mensurados. A implicação dos resultados dos dois experimentos mencionados é que a dilatação gástrica reduz o fluxo sanguíneo gastrintestinal por compressão direta da veia porta ou pelo decréscimo do débito cardíaco. O comprometimento do fluxo sanguíneo gástrico piora com a rotação gástrica e a compressão (ou avulsão) das curtas artérias gástricas e esplênicas. É importante, também, perceber que a pressão de perfusão nas arteríolas e nos capilares da parede gástrica devem exceder as forças compressivas aplicadas sobre esses vasos pela tensão da parede gástrica para que o sangue possa fluir. O potencial para necrose gástrica é, portanto, influenciado por vários fatores: grau da rotação gástrica, duração da rotação, pressão intragástrica (tensão da parede gástrica), pressão arterial sistêmica e compressão ou lesão aos ramos gástricos curtos da artéria esplênica.

Davidson et al.,[13] em seu grupo de DVG experimental, demonstraram evidências histológicas de lesão às vilosidades intestinais. Foram encontrados altos níveis circulantes de endotoxina que poderiam indicar aumento na produção bacteriana de lipopolissacarídios (LPS) no intestino ou aumento na permeabilidade da parede intestinal aos LPS. Peycke et al.[21] investigaram os efeitos da DVG experimental sobre a adenosina trifosfato (ATP) e a condutância nas mucosas do jejuno e estômago de cães. Eles concluíram que a mucosa jejunal exibiu alterações mais profundas, e que os valores de condutância e níveis de ATP na mucosa do jejuno sugeriam disfunção das membranas celulares. Os resultados desses experimentos podem ser considerados como evidência do comprometimento da barreira da mucosa secundária à DVG, causando liberação sistêmica de produtos bacterianos (p. ex., LPS) e, potencialmente, bactérias intactas.

As evidências histológicas de lesão hepatocelular após DVG experimental foram proporcionadas por Davidson et al.[13] Vários mecanismos poderiam ser responsáveis por essa lesão: lesão de isquemia-reperfusão, danos causados por endotoxinas e danos por hipoxia. As alterações na função hepática não foram avaliadas nos modelos experimentais de DVG mas, em teoria, a diminuição aguda da função hepática poderia ter sérias consequências. Os efeitos da DVG experimental sobre o baço não foram descritos em detalhes.

Evidência clínica

A necrose gástrica consequente à DVG de ocorrência natural segue um padrão previsível, sendo o fundo gástrico a região mais afetada.[22] Nos estudos clínicos da DVG, muitas vezes se relata a ruptura dos vasos gástricos curtos e hemoperitônio, demonstrando que a doença natural causa alterações não incluídas nos modelos experimentais, como perda sanguínea e comprometimento vascular irrecuperável. Em adição à necrose do fundo gástrico, relatou-se também necrose no cárdia,[2] sugerindo que a torção sofrida no cárdia também pode afetar diretamente a integridade dos tecidos locais, provavelmente por oclusão vascular direta. A prevalência de necrose gástrica citada em pacientes com DVG natural situa-se entre 10% e 30%, na maioria dos estudos.[2-4,22] Esses valores podem ser uma indicação indireta da prevalência de doença "grave" entre os cães afetados, uma vez que a taxa de sobrevivência de animais que não necessitaram ressecção gástrica parcial como parte do tratamento foi próxima a 100%, em um estudo.[4] Os efeitos a médio prazo da agressão à parede gástrica são incertos. Talvez as anormalidades na atividade mioelétrica gástrica referidas por Stampley et al.[14] e Hall et al.[23] em cães em recuperação da DVG e gastropexia representem esses efeitos. Íleo adinâmico pós-operatório é uma complicação adicional em pacientes clínicos durante a recuperação de DVG, mas as causas potenciais daquela complicação incluem o uso de drogas anestésicas, drogas analgésicas, ansiedade e comprometimento gastrintestinal relacionado a alguma doença, e portanto, não é possível identificar uma única relação causa-efeito.

Há comprometimento vascular esplênico (avulsão vascular, trombose intravascular, infarto) em aproximadamente 16% dos cães que sobrevivem e em 40% dos cães que morrem após sDVG aguda.[2] Novamente, talvez as complicações envolvendo o baço impliquem doença mais "grave".

Apesar de elevações nos níveis de fosfatase alcalina e alanino-aminotransferase terem sido documentadas em cães em recuperação de DVG, não existe evidência clínica de disfunção hepática aguda ou crônica nesses animais.

Lesão de isquemia-reperfusão, sepse, síndrome de resposta inflamatória sistêmica e síndrome do estresse respiratório agudo

(Ver Capítulos 1 e 2)

As evidências de que existe lesão de isquemia-reperfusão em cães com sDVG aguda foram proporcionadas por Badylak et al.[12] e por Lantz et al.[25] A produção de radicais ativos de oxigênio, diretamente pela peroxidação de lipídios e indiretamente por ativação de neutrófilos, mediada pela isquemia-reperfusão estimula a gênese de inflamação local e sistêmica. Endotoxinas são potentes mediadores da inflamação, e sua liberação ficou demonstrada em modelos experimentais de sDVG.[13] A hipoperfusão e a lesão isquêmica direta a muitos órgãos também podem resultar em ativação de neutrófilos, monócitos, macrófagos e plaquetas, os quais contribuem com citocinas para a cascata inflamatória. A inflamação associada à infecção bacteriana alimenta a inflamação local e sistêmica. Juntos, esses fatores podem desencadear a síndrome da resposta inflamatória sistêmica.

Evidência clínica

Altos níveis circulantes de endotoxina não foram encontrados em pacientes com sDVG, e tampouco foram mensurados indicadores de peroxidação lipídica nos tecidos dos pacientes clínicos. Os grandes estudos sobre a sDVG não mencionam com frequência a infecção bacteriana maciça em cães que morreram em seguida ao tratamento.[2-4] As causas mais comuns de morte citadas são a eutanásia por necrose gástrica maciça e a instabilidade cardiovascular persistente caracterizada por hipotensão, apesar das tentativas adequadas de reanimação, seguida de falência de múltiplos órgãos, notadamente a falência pulmonar.[2,3] Esses achados poderiam ser interpretados como evidências circunstanciais, pelo menos, de que SIRS pode ser uma consequência em animais gravemente afetados pela sDVG.

Indicadores clínicos da gravidade da doença

Vários parâmetros pré-operatórios que têm sido estudados seriam mais bem considerados como indicadores da gravidade da doença em cães com DVG aguda do que como causa direta de morbidade e mortalidade. Esses parâmetros são lactato plasmático,[4] perfis hemostáticos anormais[25] e arritmias cardíacas.[3,19] O lactato plasmático venoso é considerado um indicador do grau do comprometimento do sistema circulatório. É claro, outros dados clínicos (frequência cardíaca, tempo de reenchimento capilar, cor das membranas mucosas, hematócrito, níveis plasmáticos de proteína) também podem auxiliar a avaliação clínica do *status* circulatório do paciente. Níveis elevados de lactato foram associados a maior chance de sofrer necrose gástrica em um estudo.[4] Esse estudo não implicou uma causa-efeito, mas simplesmente uma associação estatística entre uma medida do estado de perfusão (lactato plasmático) e a presença de necrose gástrica, um evento influenciado por muitos fatores. Parece, todavia, que níveis altos de lactato plasmático antes da reanimação fluídica e, talvez com mais importância, níveis elevados de lactato plasmáticos refratários ao tratamento, poderia ser um indicador da gravidade da doença.

Perfis laboratoriais hemostáticos anormais em cães clinicamente afetados por DVG foram associados à chance elevada de necrose gástrica em outro estudo.[25] Os autores deste sugeriram enfaticamente que microtrombos que causaram ou originaram o estado de coagulação anormal nesses cães aceleraram a morte da parede gástrica por oclusão vascular local.[25] Apesar de ser difícil determinar se a estase precede a formação dos trombos nas arteríolas e capilares da parede gástrica ou vice-versa em cães com DVG, anormalidades na hemostasia e evidências de coagulação intravascular disseminada devem ser consideradas como evidências claras de doença grave.

A presença de arritmias cardíacas foi um indicador de prognóstico negativo em um estudo,[3] mas não foi considerado como capaz de influenciar o desfecho geral em outro.[2] Dado que a maioria das evidências experimentais e clínicas até agora apontam a isquemia do miocárdio como um fator-chave no desenvolvimento das arritmias cardíacas, parece que cães com a circulação mais intensamente comprometida seriam aqueles com maior chance de desenvolver arritmias. De novo, neste cenário, a presença de arritmias cardíacas poderia ser considerada um indicador da gravidade da doença.

Os três parâmetros mencionados nesta seção representam muitos que poderiam ser considerados de maneira similar. De fato, certos achados intraoperatórios, como necrose gástrica e complicações esplênicas, também podem ser tidos como marcadores da gravidade da doença, do mesmo modo que achados pós-operatórios como hipotensão intratável, elevação intratável dos níveis de lactato plasmáticos, queda na pressão parcial de oxigênio no sangue arterial e arritmias intratáveis. A sensibilidade de cada um desses fatores em relação à gravidade da doença é desconhecida e, graças à complexidade dos eventos fisiopatológicos nesses pacientes, o autor recomenda cautela quanto a utilizar qualquer número ou evento como motivo para suspender o tratamento de qualquer paciente. Em vez disso, o paciente deve ser considerado como um todo ao se tomar qualquer decisão clínica.

Referências bibliográficas

1. Strombeck DR: Acute gastric dilation volvulus. *In* Strombeck's Small Animal Gastroenterology. Guilford WG, Center SA, Strombeck DR, et al (eds). Philadelphia: WB Saunders, 1996.
2. Brockman DJ, Washabau RJ, Drobatz KJ: Canine gastric dilatation/volvulus syndrome in a veterinary critical care unit: 295 cases (1986-1992) J Am Vet Med Assoc 207:460–464, 1995.
3. Brourman JD, Schertel ER, Allen DA, et al: Factors associated with perioperative mortality in dogs with surgically managed gastric dilatation-volvulus: 137 cases (1988-1993) J Am Vet Med Assoc, 208, 11:1855-1858, 1996.
4. de Papp E, Drobatz KJ, Hughes D: Plasma lactate concentration as a predictor of gastric necrosis and survival among dogs with gastric dilatation-volvulus: 102 cases (1995-1998). J Am Vet Med Assoc 215(1):49-52, 1999.
5. Brunn GJ, Platt JL: The etiology of sepsis: turned inside out. Trends Mol Med 12(1):10-16, 2006.
6. Blackburn PJ, McFarlane D: Acute fatal dilation of the stomach in the dog. J Comp Path Therap 54:189-199, 1944.
7. Lantz GC, Bottoms GD, Carlton WW, et al: The effect of 360° gastric volvulus on the blood supply of the nondistended normal dog stomach. Vet Surg; 13:189-196, 1984.
8. Passi RB, Kraft AR, Vasko JS: Pathophysiologic mechanisms of shock in acute gastric dilatation. Surgery 65(2) 298-303, 1969.
9. Merkley DF, Howard DR, Eyster GE:Experimentally induced acute gastric dilatation in the dog: Cardiopulmonary effects. J Am Anim Hosp Assoc 12:143-148, 1976
10. Orton EC, Muir WW: Hemodynamics during experimental gastric dilatation-volvulus in dogs. Am J Vet Res 44(8):1512-1515, 1983.
11. Orton EC, Muir WW: Isovolumetric indices and humoral cardioactive substance bioassay during clinical and experimentally induced gastric dilatation-volvulus in dogs. Am J Vet Res 44:1516-1520, 1983.
12. Badylak SF, Lantz GC, Jeffries M: Prevention of reperfusion injury in surgically induced gastric dilatation-volvulus in dogs. Am J Vet Res 51(2):294-9, 1990.
13. Davidson JR, Lantz GC, Salisbury SK, et al: Effects of flunixin meglumine on dogs with experimental gastric dilatation-volvulus. Vet Surg21(2):113-20, 1992.
14. Stampley AR, Burrows CF, Ellison GW, Tooker J: Gastric myoelectric activity after experimental gastric dilatation-volvulus and tube gastrostomy in dogs. Vet Surg 21(1):10-4, 1992.
15. Wingfield WE, Betts CW, Rawlings CA: Pathophysiology associated with gastric dilatation-volvulus in the dog. J Am Anim Hosp Assoc 12:136-141, 1976.
16. Barnes GE, Laine GA, Giam PY, et al: Cardiovascular responses to elevation of intra-abdominal hydrostatic pressure. Am J Physiol. 248(2 Pt 2):R208-13, 1985.
17. Horn WA, Gilmore DR, Dietz AE, Freden GO: Effects of gastric distention-volvulus on coronary blood flow and myocardial oxygen consumption in the dog. Am J Vet Res 46:(1) 98-104, 1985.
18. Wagner AE, Dunlop CI, Chapman PL: Cardiopulmonary measurements in dogs undergoing gastropexy without gastrectomy for correction of gastric dilatation-volvulus. J Am Vet Med Assoc 215(4):484-488, 1999.
19. Muir WW, Lipowitz AJ: Cardiac dysrhythmias associated with gastric dilation/volvulus in the dog. J Am Vet Med Assoc 172:683-689, 1978.
20. Schober KE, Cornand C, Kirbach B, et al: Serum cardiac troponin I and cardiac troponin T concentrations in dogs with gastric dilatation-volvulus. J Am Vet Med Assoc 221(3):381-8, 2002.
21. Peycke LE, Hosgood G, Davidson JR, et al: The effect of experimental gastric dilatation-volvulus on adenosine triphosphate content and conductance of the canine gastric and jejunal mucosa. Can J Vet Res 69(3):170-9, 2005.
22. Matthiesen DT: Partial gastrectomy as treatment of gastric volvulus: Results in 30 dogs. Vet Surg 14, 3:185-193, 1985.
23. Hall JA, Solie TN, Seim HB 3rd, Twedt DC: Gastric myoelectric and motor activity in dogs with gastric dilatation-volvulus. Am J Physiol 265(4 Pt 1):G646-53, 1993.
24. Lantz GC, Badylak SF, Hiles MC, Arkin TE: Treatment of reperfusion injury in dogs with experimentally induced gastric dilatation-volvulus. Am J Vet Res 53(9):1594-1598, 1992.
25. Millis DL, Hauptman JG, Fulton RB: Abnormal hemostatic profiles and gastric necrosis in canine gastric dilatation-volvulus. Vet Surg 22(2):93-97, 1993.

Barreira da Mucosa Gástrica: por que o Estômago não Digere a si Mesmo?

Colin F. Burrows

Desde que René Antoine Ferchault de Réamur, o homem de muitas ciências do século 18, demonstrou que o suco secretado pelo estômago poderia digerir carne, filósofos, fisiologistas e médicos se afligem com a questão: por que o estômago não digere a si próprio? Uma resposta, claro, é que algumas vezes ele o faz. Sob certas circunstâncias, o suco gástrico pode produzir úlceras e até destruir a maior parte do revestimento gástrico. Normalmente, contudo, o estômago resiste teimosamente ao ataque; como Claude Bernard observou, ele se comporta como se fosse feito de porcelana.[1,2]

O suco gástrico contém ácido clorídrico, um dos mais corrosivos ácidos conhecidos. Na concentração secretada pelas células parietais na mucosa gástrica, o ácido gástrico é capaz de dissolver zinco e é mortal às células. Mas no estômago, o ácido clorídrico ordinariamente atua somente na execução de funções úteis, como matar bactérias ingeridas, amaciar comidas fibrosas e promover a produção de pepsina.[2] O suco corrosivo é impedido de atacar a parede gástrica por meio de uma barreira físico-química complexa, denominada *barreira da mucosa gástrica* (BMG). Esta barreira foi primeiro definida por Davenport como "aquela propriedade da mucosa gástrica que impede a difusão do ácido do lúmen para a mucosa e impede a difusão de íons sódio da mucosa para o lúmen".[3,4] A barreira não pode se definida em base estritamente anatômica, mas sim como uma coleção de processos físicos e químicos independentes que agem em conjunto para proteger a mucosa gástrica contra o ácido e a pepsina secretados.[5,6] Agora, é consenso geral que a barreira tem oito componentes básicos: (1) junções celulares estreitas, (2) habilidade das células epiteliais gástricas em alterar a forma – um processo denominado restituição, (3) secreção de bicarbonato (HCO_3^-), (4) membrana apical hidrofóbica das células epiteliais gástricas, (5) irrigação sanguínea da mucosa gástrica e o equilíbrio ácido-básico local, (6) produção e secreção do muco gástrico, (7) efeitos protetores e regulatórios das prostaglandinas da mucosa, e (8) membrana basal.[7-9]

No estômago normal, a mucosa gástrica está sob um contínuo estado de esforço físico e químico. Ela é exposta diariamente, não só aos potenciais ataques do ácido e da pepsina, mas também a uma ampla variedade de agentes potencialmente danosos, que incluem certas comidas, variações de temperatura, substâncias hiperosmolares e abrasivas, agressão química por refluxos de bile e suco pancreático, e também a toxinas bacterianas e a uma variedade de drogas potencialmente danosas.[10] O equilíbrio entre o dano e o reparo fisiológico da mucosa gástrica é um processo dinâmico que envolve vários mecanismos complexos. Clinicamente, porém, a falha desse processo resulta em lesão aguda da mucosa gástrica, frequentemente acompanhada de sinais de doença gástrica aguda. Se o processo de lesão é grave ou continuado, a sequela quase inevitável é a progressão para doença gástrica crônica.

Apesar de os mecanismos para o rompimento da barreira da mucosa gástrica poderem variar amplamente, o resultado final é o mesmo, a erosão da mucosa gástrica, que permite que o ácido se difunda para a submucosa e inicie uma resposta inflamatória. Se o processo não for interrompido, pode-se desenvolver erosão do epitélio da mucosa, hemorragia, gastrite e ulceração declarada. O rompimento da barreira ocorre, até certa ponto, em virtualmente todos os tipos de doenças gástricas e também sob uma variedade de outras circunstâncias pouco consideradas, como doença neurológica, estresse, hipotensão, sepse e desnutrição proteicocalórica. Apreciação dos mecanismos da secreção ácida e, do mesmo modo, do rompimento e da reparação da barreira é importante para a maioria dos clínicos, como é importante também o entendimento das abordagens que melhoram o processo de reparação.

Secreção do ácido gástrico

O estômago dos mamíferos é um órgão especializado do trato digestório que serve para estocar temporariamente e processar os alimentos, para absorção subsequente pelo intestino. Uma de suas características, considerada como a que realmente tipifica a função gástrica, é a sua capacidade de secretar ácido. Na maioria das espécies, é um processo contínuo que varia em intensidade em resposta a vários estímulos endógenos e exógenos. Em cães, porém, e possivelmente em gatos, animais que ancestralmente, pelo menos, podem ficar vários dias sem comer, a secreção ácida é mais variável, com a distinta possibilidade de que a secreção ácida basal seja muito pequena, ou mesmo inexistente.[11]

A mucosa gástrica contém vários tipos celulares, predominantemente células epiteliais colunares altas repletas de muco, formando uma camada única protetora.

A unidade secretora da mucosa gástrica é a glândula gástrica (ou glândula oxíntica), da qual se estima que o estômago humano contenha aproximadamente um bilhão. Essas glândulas contêm células parietais (que produzem e secretam ácido), células principais (que produzem e secretam pepsinogênio), células mucosas do colo e uma variedade de células endócrinas. As células mucosas do colo são relativamente poucas e estão espalhadas entre as células parietais. As células parietais localizam-se principalmente na região do istmo e do colo da glândula, enquanto as células principais estão na base (Figura 29.1).[12] Adjacentes às células parietais estão as células tipo enterocromafins (ECL, do inglês

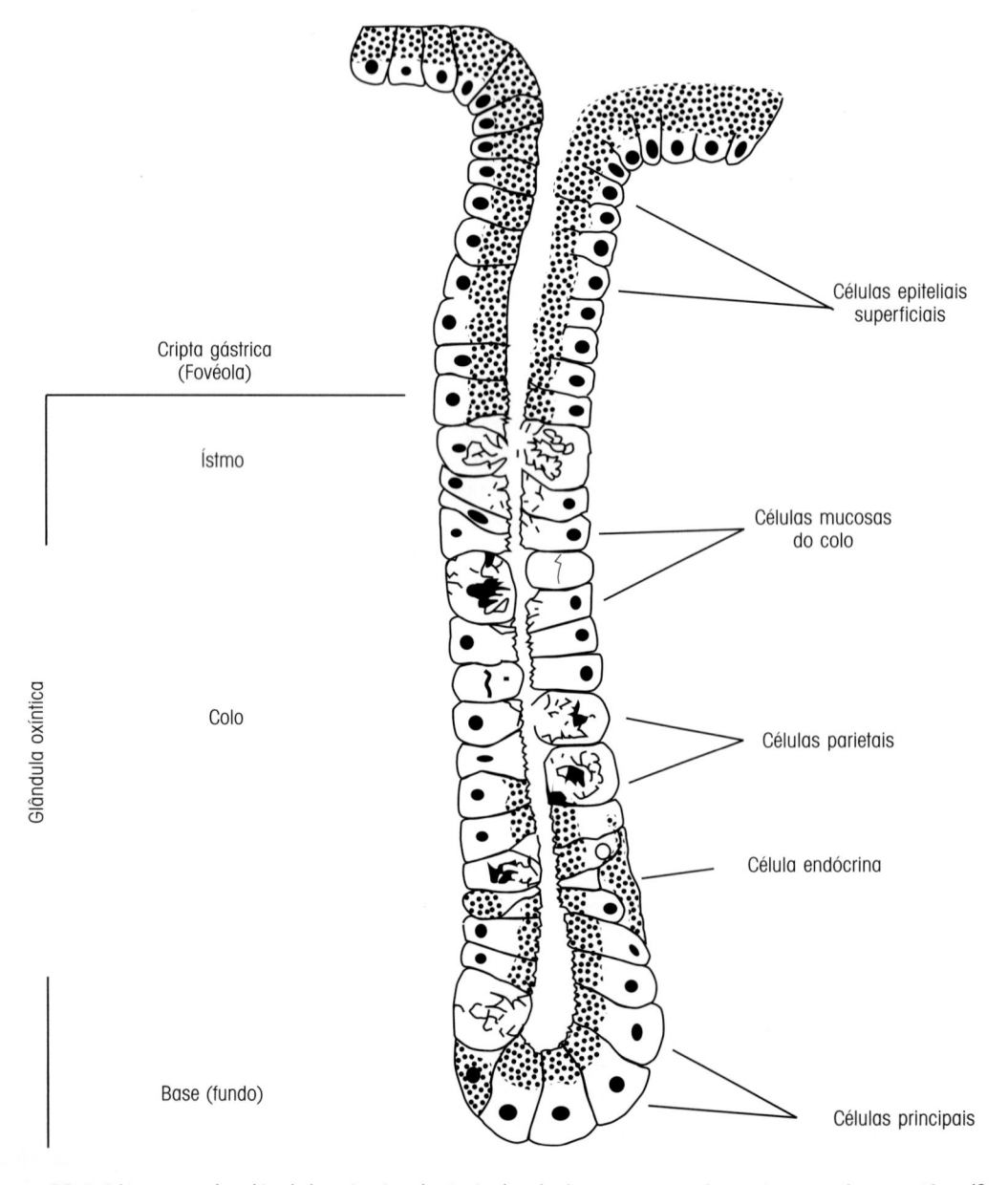

Figura 29.1 Diagrama da glândula gástrica (oxíntica) tubular no corpo do estômago de mamífero[13].

enterochromaffiv-like) secretoras de histamina e as células "D", secretoras de somatostatina. As células epiteliais da superfície têm tempo de vida em torno de 3 dias e são substituídas por divisão celular que ocorre logo abaixo da abertura das glândulas gástricas. Imediatamente abaixo da camada epitelial superficial localiza-se uma rica rede de vasos sanguíneos, nervos e vasos linfáticos sustentados por uma matriz de tecido conjuntivo, coletivamente denominada submucosa.

O estômago secreta íons hidrogênio, sódio, cloreto, pepsinogênio, lipase, e quantidade variável de muco para o lúmen gástrico. Os íons hidrogênio são secretados para o lúmen da glândula gástrica em troca de potássio por uma enzima de troca dependente de energia na superfície mucosa da glândula parietal, chamada de bomba hidrogênio potássio – trifosfato de adenosina (bomba H^+K^+-ATPase) (Figura 29.2).[13] Durante a secreção ácida, a H^+K^+-ATPase secreta H^+ para o lúmen da glândula em troca de K^+, que anteriormente havia se movido para fora da célula devido a um gradiente de concentração menor. Simultaneamente, íons cloreto movem-se da célula para o lúmen em direção a um gradiente eletroquímico menor. Água move-se para fora da célula em resposta ao gradiente osmótico subsequente para formar ácido clorídrico. Este ácido, em seguida, flui da glândula para o lúmen através de poros na camada de muco, que previne a difusão retrógrada do ácido a partir do lúmen.[14]

A secreção ácida pode ser estimulada pela ligação da acetilcolina ou histamina a receptores específicos na membrana serosa da célula parietal. A gastrina, um outro importante estímulo à secreção ácida, crê-se que se ligue a receptores nas células ECL para estimulá-las a liberar histamina (Figura 29.3). Ela pode, todavia, estimular a célula parietal diretamente via receptor CCK-B(2). Quando gastrina, acetilcolina ou histamina se ligam à célula, são estimulados vários mensageiros secundários que aumentam a concentração de AMP cíclico intracelular (gastrina e histamina) ou cálcio (acetilcolina). Estas, por sua vez, estimulam a secreção ácida.

A secreção ácida gástrica é dividida em quatro fases: basal, cefálica, gástrica e intestinal. O estado basal, como já mencionado, pode ser mínimo em carnívoros, mas pode aumentar por sepse[15] e, possivelmente, por vários outros eventos estressantes. A fase cefálica da secreção gástrica é ativada pelo pensamento (em seres humanos), visão e cheiro de comida por meio de impulsos vagais conduzidos desde o cérebro até receptores muscarínicos da mucosa gástrica. Durante a fase gástrica da secreção, que responde por 40% a 50% da resposta a uma refeição, a secreção ácida é estimulada por fatores químicos e físicos, que incluem a distensão do estômago e a proteína ingerida. Aminoácidos no duodeno são os principais responsáveis pelo início da fase intestinal, primariamente pelo estímulo da liberação de gastrina.

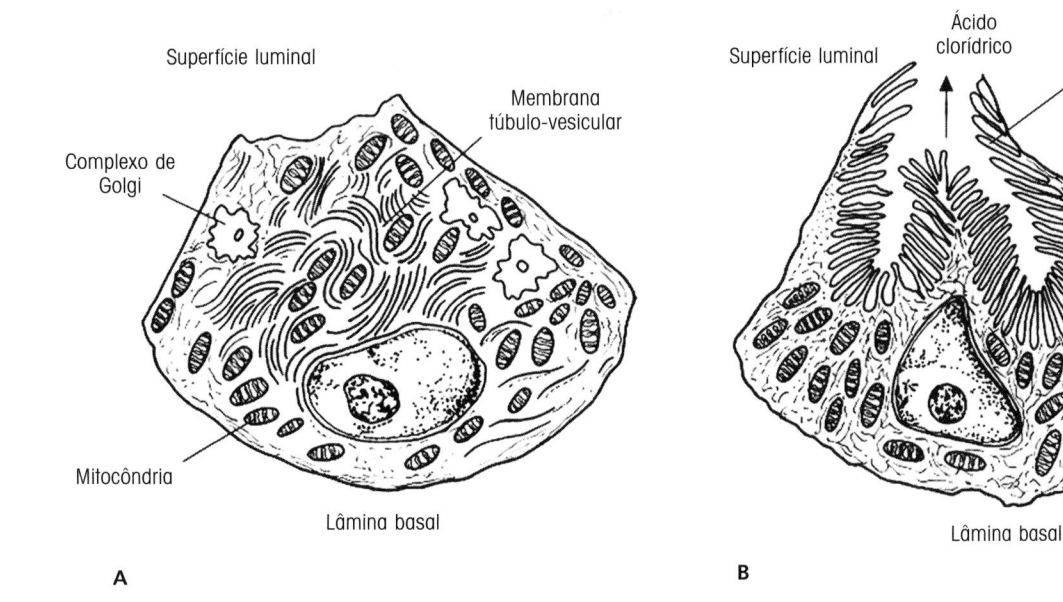

Figura 29.2 A. Célula parietal não secretora. O citoplasma está repleto de membranas túbulo-vesiculares que contêm H^+K^+-ATPase. **B.** Célula parietal secretora de ácido. A membrana túbulo-vesicular fundiu-se com a membrana plasmática apical para formar uma membrana secretora canalicular com numerosas microvilosidades. A H^+K^+-ATPase é inserida na membrana para que a célula secrete ácido. (*De BSAVA Manual of Canine and Feline Gastroenterology*. Thomas DA, Simpson JW, Hall EJ [eds]., 1996, com permissão.)

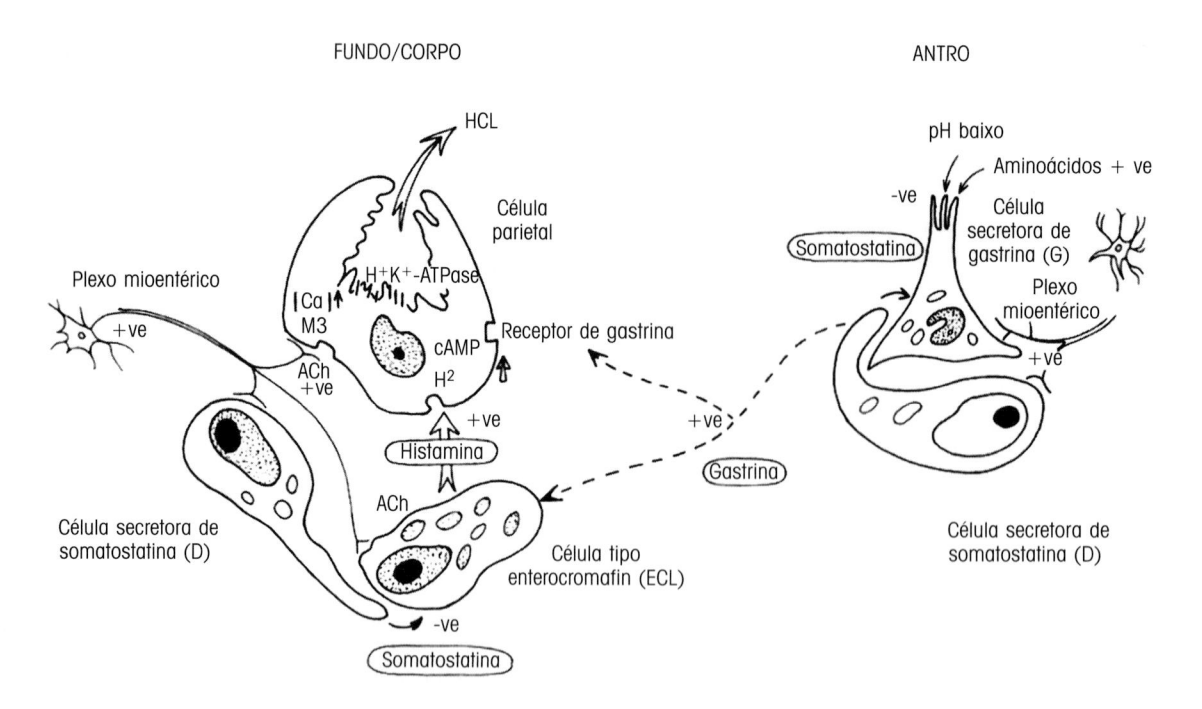

Figura 29.3 Conceito atual da função das células tipo enterocromafins (ECL), células secretoras de gastrina G. e células secretoras de somatostatina D. na regulagem periférica da secreção de ácido por células parietais. A estimulação nervosa pelo SNC causa liberação de acetilcolina do plexo mioentérico. A acetilcolina liga-se a um receptor muscarínico M3 na célula parietal, resultando em aumento da concentração intracelular de cálcio. O cálcio, por sua vez, estimula a inserção de H+K+-ATPase na membrana dos canalículos. A liberação de histamina é feita pela gastrina ou pela acetilcolina ligando-se a receptores nas células ECL. A histamina liga-se a receptores H² na célula parietal, que aumenta a AMP cíclica. Isto ativa a H+K+-ATPase na membrana. No cão, provavelmente, a gastrina também reaja diretamente com a célula parietal. A somatostatina liberada das células D na mucosa gástrica inibe a liberação da histamina e da gastrina. (De *BSAVA Manual of Canine and Feline Gastroenterology*. Thomas DA, Simpson JW, Hall EJ (eds)., 1996, com permissão.)

Após uma refeição, a secreção ácida é modulada por um mecanismo de *feedback* negativo na qual a acidificação do antro inibe a liberação adicional de gastrina, provavelmente pelo efeito inibidor da somatostatina.[12] A importância relativa e a relação exata entre os receptores de histamina, gastrina e acetilcolina na secreção gástrica não são claras. Os dois receptores ativadores principais na célula parietal são um receptor para histamina (H_2) e um receptor para muscarina (M_3). Crê-se que a atividade do receptor M_3 seja regulada pela acetilcolina liberada de fibras nervosas, enquanto a atividade do receptor H_2 depende da histamina liberada localmente pela célula ECL. A liberação de histamina pela célula ECL pode resultar da ligação da gastrina ou da acetilcolina a receptores na parede da célula ECL.[16]

A acetilcolina e a histamina também são os maiores estímulos para a secreção de pepsinogênio pelas células principais, apesar de a secretina também estimular sua liberação. O pepsinogênio é sempre secretado paralelamente ao ácido e é convertido para pepsina, sua forma ativa, pelo ácido em pH de 1,5 e também pela pepsina previamente convertida. A estimulação da secreção de muco pelas células mucosas do colo parece estar sob controle da acetilcolina. Este muco é mais viscoso do que o muco liberado pela ruptura das células epiteliais superficiais. Uma lipase ácido-estável é liberada pelas células principais e por células produtoras de muco e é responsável pela digestão de até 30% das gorduras contidas na dieta.[17,18]

A secreção do íon hidrogênio é acompanhada de secreção passiva de cloreto pelas células parietais e pela produção de uma quantidade equivalente de HCO_3^-. Este é secretado da base da célula para o interstício, onde é apanhado por capilares da mucosa e levado à circulação sistêmica.

A secreção gástrica é inibida por um pH luminal baixo, que inibe a secreção de gastrina.[16] A secreção é inibida também por ácido clorídrico, ácidos graxos e soluções hiperosmolares entrando em contato com receptores na mucosa duodenal. Esses mecanismos de *feedback* negativo asseguram que a secreção de ácido seja proporcional à necessidade. A somatostatina secretada pelas células D, adjacentes às células parietais, é um dos principais inibidores da secreção ácida. As células D são ainda encontradas na mucosa gástrica adjacente às células ECL, onde a somatostatina secretada inibe a liberação de gastrina (Figura 29.3). Prostaglandinas, secretadas por várias células da mucosa, exercem um efeito tônico inibidor na secreção gástrica ao diminuir a produção de AMP cíclico na célula parietal.[16]

Componentes da barreira

Junção estreita das células epiteliais gástricas

O estômago é revestido de uma camada de células epiteliais colunares altas com junções muito estreitas, ou apertadas, entre si e constituem a maior parte anatômica da barreira da mucosa gástrica.[19] Essas células, contudo, não são totalmente impermeáveis ao H+ luminal ou ao Na+ tecidual. Pequenas quantidades de H+ e Na+ se difundem em ambas as direções e são neutralizados por tampões teciduais. As células da mucosa gástrica são formadas por divisão das células mucosas do colo e têm um período de vida em torno de 3 dias, após os quais elas são perdidas para o lúmen e substituídas por migração lateral de células mais jovens do colo da glândula oxíntica.[8] As células mucosas do colo estão localizadas na região do colo e do istmo da glândula gástrica (ver Figura 29.1). As células da região de proliferação no istmo são responsáveis pela substituição do epitélio gástrico, tanto na saúde quanto na doença.[20]

Restituição

Estudos dos mecanismos de reparação após lesão da mucosa por substâncias como álcool, salicilatos e sais biliares revelaram que, em áreas de destruição celular relativamente superficiais, não se estendendo profundamente na mucosa, a maior parte do dano é reparada em minutos. Isto é conseguido por um processo denominado restituição, que se dá por migração de células epiteliais ainda viáveis de áreas adjacentes ou logo abaixo das células superficiais lesadas.[13] Após a esfoliação das superficiais necróticas, as células mucosas viáveis na parte superior das criptas gástricas imediatamente se achatam, estendem projeções digitiformes chamadas de lamelipódios e migram através da lâmina basal exposta, restaurando toda uma camada de células intactas sobre defeitos rasos (Figura 29.4). Todavia, lesões mais profundas ou úlceras requerem novas células para preencher a falha. O processo de restituição ocorre em minutos após a lesão e antes do aparecimento

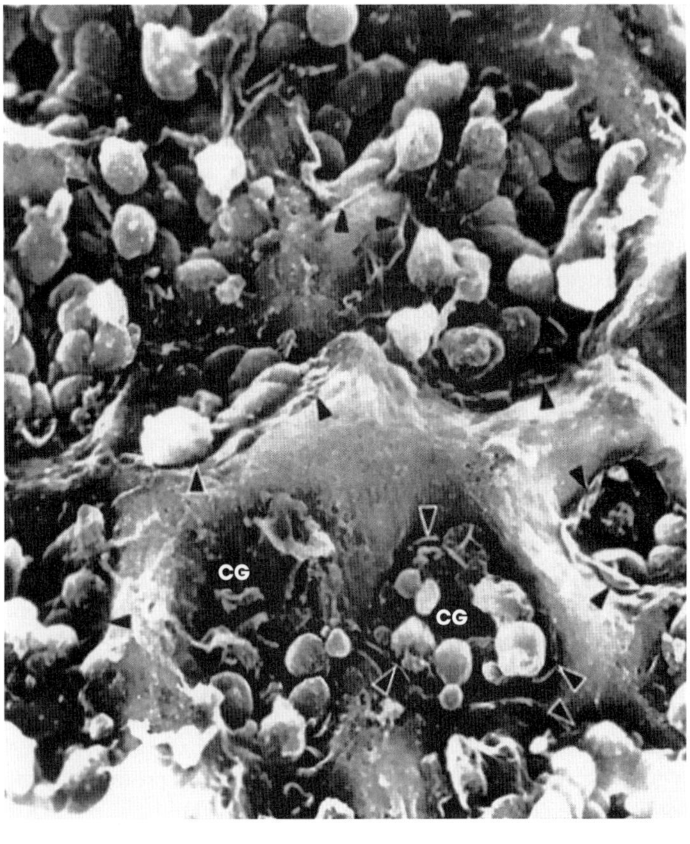

Figura 29.4 Fotomicrografia de microscopia de varredura do epitélio gástrico (de rato) rompido por etanol, com a maior parte da lâmina basal entre as criptas exposta. Muitas células mucosas das criptas gástricas (CG) têm lamelipódios (*setas*) estendendo-se sobre a lâmina basal (1.500 x).[22]

de resposta inflamatória extensa ou de proliferação celular.[9,19] A resposta é desencadeada, ao menos em parte, pela hiperemia causada por um sistema neural de resposta de emergência sensível à capsaicina.[21] Se o ácido gástrico permanece em contato com a mucosa, o dano continua, a membrana basal é destruída junto com a mucosa, e o substrato necessário para a restituição é removido. Isto pode acarretar lesões macroscópicas permanentes que podem sangrar, provocar reação inflamatória relevante e se tornarem clinicamente importantes.

Acredita-se que as células superficiais esfoliadas exerçam um importante papel na proteção da mucosa contra lesões adicionais e em facilitar o processo de re-epitelização.[22] Quando traumatizada, a membrana plasmática apical das células esfoliadas se rompe, liberando conteúdo mucoso e contribuindo para a massa gelatinosa que contém muco, restos celulares, tecido necrótico e exsudato alcalino capturado dos capilares danificados. Acredita-se que essa camada possa proporcionar um microambiente protetor para a reconstituição.[23] Cada uma dessas repostas ao dano superficial, nominalmente a formação de uma camada mucoide protetora, o fluxo de fluido alcalino da mucosa, que pode agir diluindo agentes nocivos luminais, e a restituição rápida das células epiteliais superficiais parece que auxiliam a prevenir a formação de lesões hemorrágicas mais profundas e doença gástrica subsequente.[23] De fato, hoje se acredita que os fatores que facilitam ou impedem esses mecanismos precoces de defesa tenham importância maior do que a própria integridade da membrana da mucosa gástrica para o desenvolvimento e a reparação de danos gástricos.[23]

Secreção de bicarbonato

Sob circunstâncias normais, o HCO_3^-, produzido como um subproduto da secreção de H^+, é abundante na mucosa gástrica. Um pouco desse HCO_3^- é captado por células mucosas por meio de um mecanismo de bomba dependente de protaglandina em troca de cloreto. O HCO_3^- é transportado através da célula e secretado no lúmen com o muco. Há algum tempo acreditava-se que o HCO_3^- secretado era aprisionado no muco superficial onde ele neutralizava o H^+ que se difundia retrogradamente a partir do lúmen gástrico.[24,28] Até recentemente, a secreção epitelial de HCO_3^- era aceita como o mais importante mecanismo de defesa contra o ácido.[23] Esta teoria foi questionada por trabalhos mais recentes, que demonstraram que o pH superficial é mantido no valor constante em torno de 4 por uma secreção dupla de HCO_3^- e ácido, conforme necessário, em uma camada superficial não agitada.[27] Em camundongos, pelo menos, o controle do pH no gradiente de pH da camada protetora é regulado por ciclo-oxigenase-1 (COX-1).[28]

Membrana da célula epitelial gástrica

A superfície luminal das células epiteliais gástricas contém uma camada de fosfolipídios de superfície que confere um grau de hidrofobia à superfície celular.[29] Fosfatidilcolinas estão presentes em altas concentrações na membrana luminal das células mucosas gástricas e estão orientadas de modo que o lado hidrofóbico das moléculas ficam no exterior das células. Crê-se que essas moléculas hidrofóbicas tornam a célula resistente a qualquer ácido que permeie a camada de muco. Quando a camada lipídica é danificada, porém, abre-se o caminho para o ácido permear até a célula e iniciar a destruição.

Inúmeras substâncias lipossolúveis não ionizadas podem, facilmente, romper a membrana celular e penetrar as células epiteliais para iniciar a lesão da mucosa gástrica. Demonstrou-se que os sais biliares, por exemplo, rompem a barreira da mucosa gástrica e iniciam o dano celular,[30] enquanto os ácidos biliares lipossolúveis são introduzidos diretamente na célula e causam dano na parte interior da célula.[31] O refluxo de bile para o interior do estômago é um evento fisiológico normal na maioria das espécies, mas ele é rapidamente eliminado, de forma a não causar nenhum dano à mucosa gástrica.[33] Parte do dano por conteúdo intestinal refluído é causado também pela lisolecitina, um fosfolipídio tóxico poderoso para a membrana formado pela ação da fosfolipase pancreática sobre a lecitina biliar na luz duodenal.[34] O refluxo continuado do conteúdo do intestino superior provoca extenso dano à mucosa e gastrite crônica.[35] Em endotoxemia, a exposição do estômago à bile promove lesão macroscópica à mucosa gástrica.[36,37]

Há muito tempo se reconhece que o ácido acetilsalicílico é uma substância que rompe a barreira da mucosa e acarreta dano extenso à mucosa.[38] Em seres humanos, por exemplo, a ingestão de um único comprimido de ácido acetilsalicílico resulta na perda de 0,5 a 2 mℓ de sangue.[39] Em alguns indivíduos sensíveis, podem-se perder volumes maiores de sangue e se desenvolver lesões mais graves da mucosa. O mesmo pode acontecer em cães.[40] Os mecanismos do dano provocado pelo ácido acetilsalicílico são complexos, sendo o mais importante por efeito pH-dependente sobre a hidrofobia da mucosa. Em pH menor que 3,5 a 4, o ácido está em sua forma lipossolúvel e rompe a membrana celular. Em pH maior, o ácido acetilsalicílico é lipossolúvel e causa pouco ou nenhum dano.[41] Outro efeito importante é o inibidor do ácido acetilsalicílico e de outros anti-inflamatórios não esteroides (AINE) na ciclo-oxigenase (ver a seguir).

Irrigação sanguínea da mucosa gástrica e o equilíbrio ácido-básico local

Para a integridade da barreira é crítico que haja um fluxo sanguíneo adequado à mucosa. Se o fluxo sanguíneo diminuir, quase inevitavelmente se desenvolvem erosões e hemorragias na mucosa gástrica.[42] Há algum tempo pensava-se que o dano à mucosa se devia à hipoxia tecidual, mas estudos microanatômicos e fisiológicos mostraram que a distribuição de HCO_3^- para a mucosa e a prevenção de acidose local são mais importantes.

Estudos anatômicos demonstraram que as artérias gástricas suprem uma rede arterial na submucosa, de onde arteríolas penetram a camada muscular da mucosa para suprir de sangue os capilares da mucosa (Figura 29.5). Esses capilares cursam entre e paralelamente às glândulas oxínticas e são interconectadas por curtos capilares paralelos à superfície da mucosa. Esses capilares formam arcos curtos em torno das bocas das glândulas antes de se juntar às veias coletoras, que penetram a muscular da mucosa verticalmente para formar uma rede extensa de veias no nível da submucosa.[7] O bicarbonato, que é produzido como um subproduto da síntese de H^+ nas células parietais, escapa de ser captado pelos capilares que fluem verticalmente, que são especialmente fenestrados na superfície da mucosa para facilitar o fluxo de HCO_3^-. Uma pequena proporção de HCO_3^- escapa enquanto o resto é carreado para a circulação sistêmica (Figura 29.6).[43,44]

A membrana celular epitelial não é totalmente impermeável aos íons H^+, que se difundem através da mucosa gástrica intacta em quantidades relativamente pequenas. O HCO_3^- da mucosa, todavia, normalmente neutraliza este ácido para manter o equilíbrio ácido-básico tecidual normal. Se a barreira for danificada, a difusão de H^+ aumentará e a neutralização de HCO_3^- se reduzirá.[9] Quando os tampões teciduais se exaurem, os tecidos tornam-se ácidos e existe dano à submucosa.

Porque ele carrega HCO_3^- para a mucosa para manter o equilíbrio ácido-básico tecidual normal, o fluxo sanguíneo da mucosa é crítico para a prevenção das lesões gástricas. O equilíbrio ácido-básico sistêmico é importante também pois, com a acidose, menos HCO_3^- estará disponível para proteção da mucosa. Esta é uma das razões propostas para o desenvolvimento de lesões gástricas em indivíduos criticamente doentes ou hipotensos. Demonstrou-se, por exemplo, que a administração intravenosa de HCO_3^- não somente previne o decréscimo no pH intramural induzido pelo choque hemorrágico, mas ainda previne ulceração da mucosa.[45] A concentração plasmática de HCO_3^- também tem papel-chave na resistência da mucosa à ulceração em modelos experimentais de dilatação gástrica em cães.[46] Verificou-se também que a quantidade absoluta de H^+ que se difunde nos tecidos a partir da solução luminal é menos importante para causar a ulceração do que a habilidade dos tecidos em se livrar do influxo de H^+ por meio de sua neutralização pelo HCO_3^- da mucosa.[47]

A irrigação sanguínea da mucosa gástrica é regulada por constrição e dilatação das arteríolas da submucosa. O músculo liso dessas arteríolas se contrai para inibir o fluxo sanguíneo à mucosa sob várias condições, incluindo hipotensão, estresse e sepse, e sob a ação de drogas vasoconstritoras.[48,49] Prostaglandinas, agentes beta-adrenérgicos e gastrina aumentam a irrigação da mucosa e, portanto, diminuem o dano a ela. Este é um dos mecanismos pelos quais se pensa que as prostaglandinas exercem seu efeito citoprotetor (ver adiante).[50]

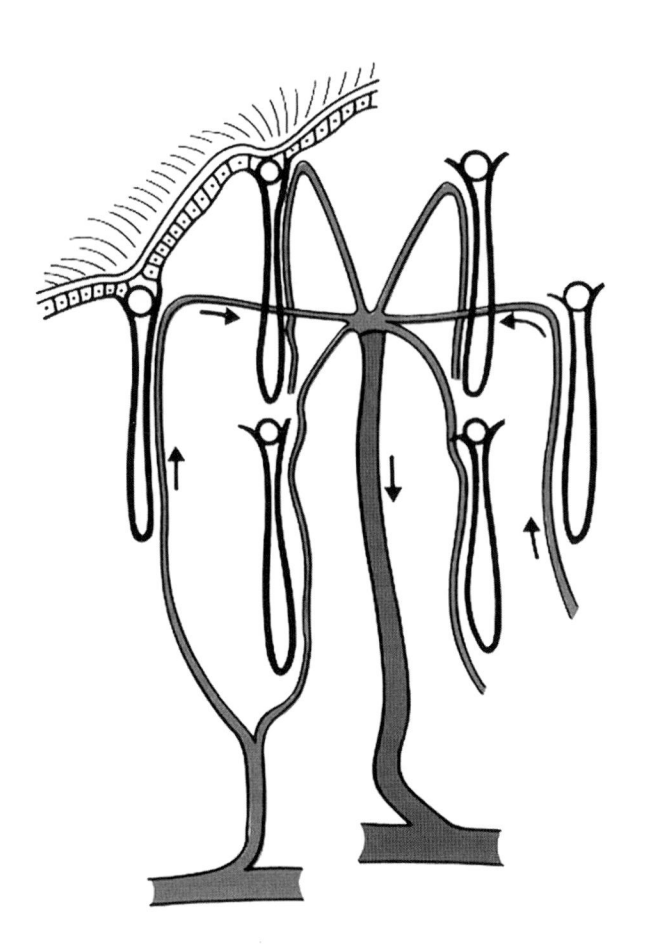

Figura 29.5 Vista tridimensional da irrigação sanguínea da mucosa gástrica[7].

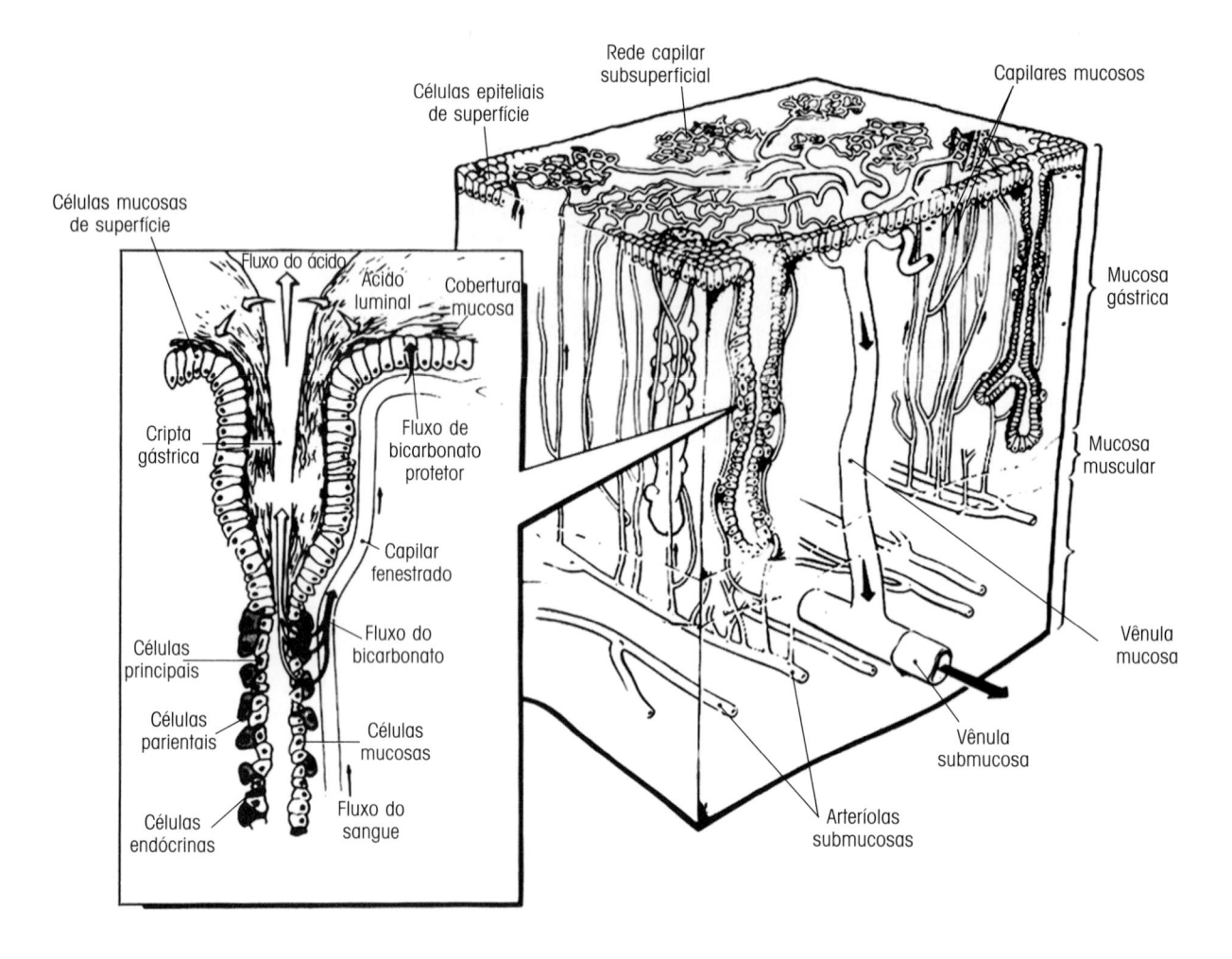

Figura 29.6 Diagrama esquemático da organização vascular na mucosa oxíntica (*à direita*) e o mecanismo proposto para o transporte vascular de bicarbonato às células mucosas superficiais a partir da profundidade da mucosa (*inserto, à esquerda*).[43]

Muco gástrico e sua secreção

A mucosa gástrica é coberta por uma camada variável de muco entre 5 e 200 μm de espessura, que se acredita ter um papel multifatorial na defesa da mucosa. Composto de vários mucopolissacarídios, glicoproteínas e água, o muco é secretado pelas células mucosas do colo nas glândulas parietais e pelas próprias células epiteliais. O muco surge em duas formas físicas: solúvel em água e não solúvel em água. A forma insolúvel em água é produzida pelas células do colo e consiste em fina camada de gel estável que adere firmemente à superfície da mucosa gástrica. O muco aderente é impermeável às grandes moléculas proteicas e, assim, protege a mucosa da proteólise péptica. O muco hidrossolúvel vem das células epiteliais superficiais, é menos viscoso e age como um lubrificante, evitando dano mecânico à mucosa. O muco aderente insolúvel proporciona uma camada estável, imóvel, que aprisiona o HCO_3^- secretado para formar uma interface alcalina entre a superfície e o lúmen gástrico. Estudos utilizando microeletrodos demonstraram a existência de um gradiente de pH no interior do gel mucoso, que variava um pouco entre espécies e condições experimentais. O picos de gradiente, de 6,6 a 7 estavam próximos à membrana apical.[9] Porém, trabalhos mais recentes indicaram que este gradiente é apenas um defensor parcial do epitélio gástrico, presente somente quando o pH do lúmen for 3 ou menos.[51,52] A habilidade do muco em formar um gradiente de pH aprisionando HCO_3^- na superfície da célula epitelial (Figura 29.7) proporciona um mecanismo que se acredita ser capaz de reduzir a difusão ácida para a mucosa por neutralização, com produção concomitante de água e dióxido de carbono.[53]

O sistema de resposta neural de emergência estimula a produção de muco após a lesão gástrica. O muco flui copiosamente das glândulas gástricas e se espalha sobre a superfície da mucosa para formar uma capa

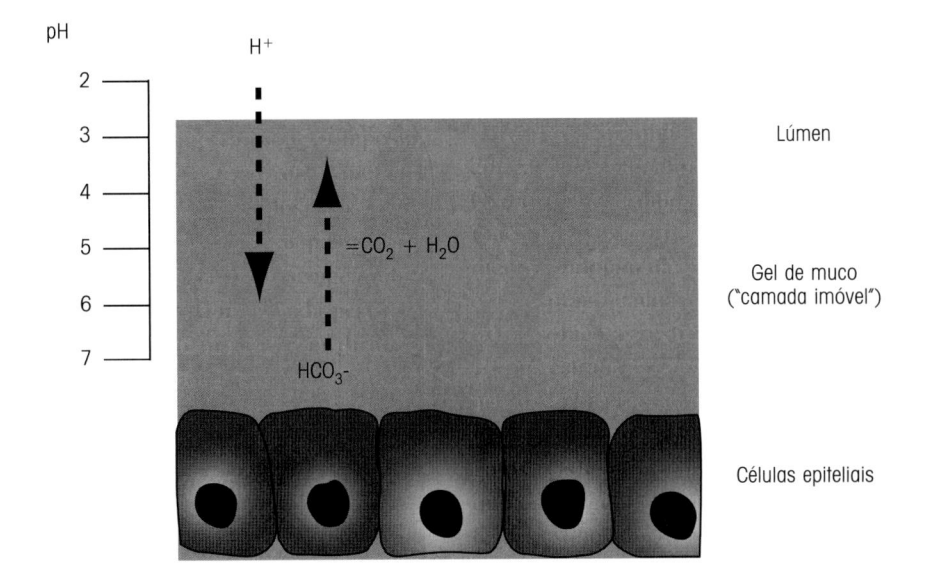

Figura 29.7 O gradiente de pH gástrico.[53]

protetora sobre a área danificada e as células em restituição que estão abaixo.[21] A maior parte da capa mucosa, todavia, vem do muco das próprias células epiteliais danificadas e desintegradas. O muco viscoso produzido pelas células mucosas do colo na região superior das glândulas gástricas formam feixes de muco espesso que mantêm a capa mucosa no lugar. Esta facilitação do reparo, isto é, a manutenção de uma capa rica em HCO_3^- sobre as áreas danificadas enquanto a integridade epitelial é restabelecida, é tida como uma das mais importantes funções do muco gástrico.[54]

Vários agentes, como as prostaglandinas tipo E, cálcio e glucagon estimulam a secreção tanto do muco gástrico quanto de HCO_3^-, enquanto compostos como AINE e sais biliares diminuem sua produção.

Prostaglandinas e citoproteção

Prostaglandinas são encontradas em grandes concentrações na mucosa e no suco gástricos, e se demonstrou que elas protegem as mucosas gástrica e duodenal de lesões, uma função denominada citoproteção.[54] As prostaglandinas são encontradas em várias células da mucosa gástrica, incluindo mastócitos, macrófagos e células endoteliais, e são sintetizadas localmente a partir do ácido araquidônico pela ação da ciclo-oxigenase. Desde que Vane, em 1971, mostrou que o ácido acetilsalicílico inibia o sistema ciclo-oxigenase e, assim, a síntese das prostaglandinas, e lançou a hipótese de que isso explicaria não somente os efeitos terapêuticos do ácido acetilsalicílico, mas também seus efeitos colaterais gástricos, existe um tremendo interesse pelo efeito das prostaglandinas no estômago.[55] As prostaglandinas proporcionam a defesa da mucosa por meio de várias ações (Quadro 29.1), das quais, as mais importantes são a inibição da liberação de ácido, aumento da secreção de HCO_3^- e de muco e a regulação do fluxo sanguíneo da mucosa.[56,57] O amplo espectro dos efeitos da prostaglandinas listado no Quadro 29.1 revela sua importância geral para a proteção da mucosa gástrica. Sua síntese também pode ser estimulada por vários irritantes leves, com proteção subsequente contra danos mais sgraves.[56] A deficiência da prostaglandinas resulta em uma mucosa que parece normal e funciona normalmente, mas é mais suscetível à lesão.[56]

Quadro 29.1 Mecanismos para promoção da defesa da mucosa pela prostaglandina.

- Diminuição da secreção de ácido
- Estimulação da secreção de bicarbonato
- Estimulação da síntese e da liberação de muco
- Controle local da irrigação da mucosa gástrica
- Prevenção da estase microvascular
- Prevenção da difusão de H_2 em sentido retrógrado
- Promoção da restituição e da renovação celular
- Estimulação de fosfolipídios de superfície ativos
- Estimulação da síntese de proteínas
- Manutenção da integridade das membranas
- Estimulação dos mecanismos de transporte celular
- Inibição da secreção de pepsina
- Manutenção da permeabilidade endotelial vascular para o bicarbonato.

Devido à ampla variedade de efeitos benéficos das prostaglandinas, não surpreende que a estimulação exógena pela prostaglandina sintética misoprostol ofereça alguma proteção contra a lesão mucosa induzida por AINE. Vários outros compostos também demonstraram efeito protetor, pelo menos parcialmente, pelo estímulo da síntese endógena de prostaglandinas: sucralfato e os ácidos araquidônico e linoleico, cimetidina, bismuto e, possivelmente, antiácidos que contenham alumínio.[8,56] O hormônio gastrina e o fator de crescimento epidérmico salivar também têm efeito protetor por intermédio de um efeito trófico na mucosa gástrica.[58] Verificou-se que mesmo o leite, o mais antigo remédio para úlcera, contém grandes quantidades de PGE_2 e que protege ratos contra o estresse.[59]

Membrana basal

A destruição das células epiteliais superficiais deixa a membrana basal exposta; ela é permeável ao fluido tecidual proteináceo que exsuda como parte do processo de reparação. A membrana basal é a barreira final, e é essencial como uma superfície para as células epiteliais espalharem seus lamelipódios e a reconstituição associada. A destruição da membrana basal, que é sinalizada pelo aparecimento de eritrócitos na superfície mucosa, deixa o caminho livre para erosão e formação de úlcera, além de desencadear o processo inflamatório.[7]

Resposta à lesão e doença gástrica

Há muito tempo, um dos fundamentos básicos da fisiopatologia gástrica é que uma quebra na barreira da mucosa gástrica resulta em aumento na permeabilidade da mucosa aos íons hidrogênio e à perda de íons sódio para o lúmen. A difusão retrógrada do ácido para a mucosa tem várias consequências, inclusive a de estimular as células parietais e principais a secretar mais ácido e pepsinogênio.[23] Este ácido se difunde através da barreira, repetindo o ciclo e exaurindo os tampões intracelulares e teciduais. Extremidades nervosas são estimuladas, desencadeando o sistema de resposta neural de emergência, que induz contração da musculatura lisa local e, pelo menos em seres humanos, está associada à dor.[21] A diminuição do pH da mucosa também estimula os mastócitos da mucosa a liberar histamina e iniciar uma resposta inflamatória. Esta histamina estimula as células parietais a secretar mais ácido e dilata os esfíncteres pré-capilares, que aumentam a irrigação sanguínea da mucosa por meio de uma resposta mediada por prostaglandinas. Acredita-se também que a histamina aumente a permeabilidade capilar e permita que proteína e fluidos plasmáticos escapem para o interstício, causando edema local.

A difusão rápida do ácido para o interior da mucosa pode romper as paredes de capilares e desencadear hemorragia (Figura 29.8). Até aqui esses eventos poderiam ser considerados, virtualmente, como eventos fisiológicos normais, pois hemorragias diminutas ocasionalmente acontecem durante a digestão de uma refeição. Estas hemorragias, contudo, são transientes e rapidamente reparadas. O mesmo processo também existe na doença, mas se a lesão não for fisiológica, se for difusa e continuada, então o processo normal de reparação é inadequado, e se desenvolve gastrite, possivelmente com hemorragia e sinais clínicos de doença gástrica.

A barreira da mucosa gástrica é rompida em virtualmente todos os tipos de doenças gástricas (Quadro 29.2) e também em várias outras situações, talvez menos consideradas (Quadro 29.3). O que preocupa no desenvolvimento de doença gástrica declarada neste último grupo são os fatores que podem atrasar ou impedir a restituição celular epitelial no processo de reparação. Sabe-se que os corticosteroides atrasam a renovação celular e, em altas doses, causam lesão à mucosa.[60-62]

A lesão à mucosa gástrica é bem documentada em várias situações clínicas em seres humanos, por exemplo, durante estresse intenso, hipotensão, sepse e uremia, e também com queimaduras graves, lesões intracranianas e refluxo biliar. Ela também ocorre após a ingestão de certos agentes, como álcool, ácido acetilsalicílico ou AINE.[8,48] As erosões superficiais e ulcerações que se desenvolvem em indivíduos vítimas de choque – traumatismo, queimaduras ou sepse e, especialmente, peritonite – são chamadas de úlceras de estresse (Quadro 29.4).[10] Estas localizam-se primariamente na mucosa da região fúndica e estão sobrepostas a uma gastrite erosiva. Estima-se que aproximadamente 5% dos pacientes vítimas de choque, traumatismo, queimaduras e sepse apresentam hemorragia gastrintestinal significativa durante o curso das suas doenças. Os fatores de risco para hemorragia gástrica incluem hipotensão, sepse continuada, icterícia, doença renal e hipoxia.[63-65] Os mecanismos específicos para ruptura da barreira e inibição dos processos normais de restituição e reparação nesses pacientes não são claros, mas se crê que a isquemia da mucosa com acidose local subsequente sejam os mais importantes.[10]

A lesão e a ulceração da mucosa gástrica sob algumas circunstâncias são menos documentadas em medicina veterinária, apesar de a impressão clínica e relatos não científicos sugerirem que elas são muito mais generalizadas do que se observa. Hemorragia gástrica foi

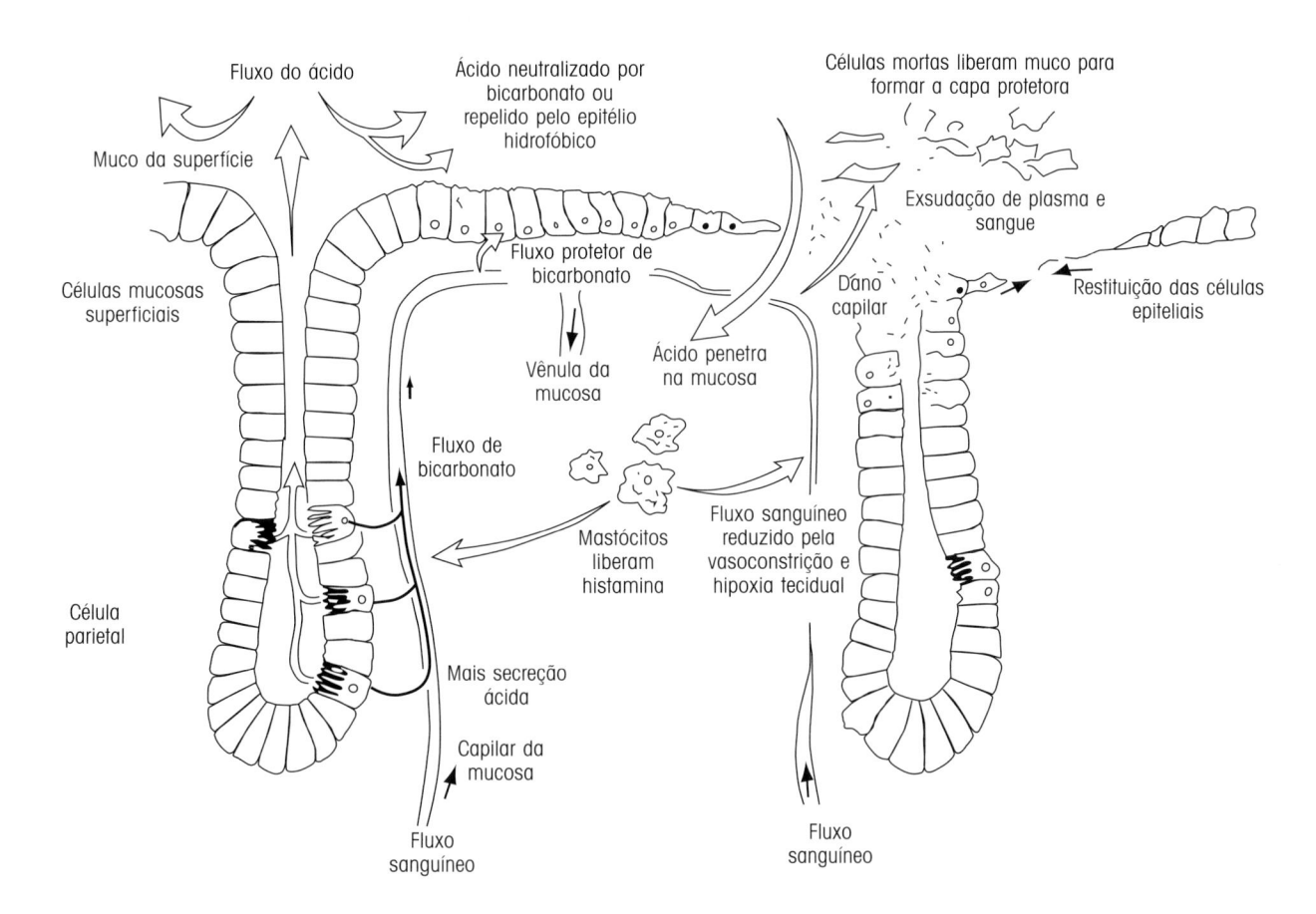

Figura 29.8 A barreira da mucosa gástrica normal (*esquerda*) e a barreira da mucosa gástrica rompida (*direita*). O estômago normal não sofre autodigestão devido à ação de vários mecanismos de defesa físicos e químicos. A produção de ácido na célula parietal resulta em produção concomitante de bicarbonato. O ácido difunde-se da célula para a mucosa, onde é aprisionado pelos capilares, organizados de forma peculiar e que fluem ao lado de cada glândula gástrica, e o levam para a superfície. O ácido, então, difunde-se dos vasos para a mucosa e para as células epiteliais superficiais. Passa a difundir-se das células epiteliais para o lúmen gástrico, onde é aprisionado pelo muco secretado pelas células mucosas do colo. O ácido que se difunde de volta para a mucosa é neutralizado pelo bicarbonato. O bicarbonato mantém o pH na superfície das células em torno de 7, em contraste com o pH do lúmen, que pode ser de até 2,5. As células epiteliais contêm uma alta proporção de fosfolipídios hidrofóbicos em suas superfícies apicais, que também repelem o ácido. As células epiteliais têm junções estreitas que evitam o fluxo intercelular do ácido. A irrigação sanguínea da mucosa também mantém boa oxigenação tecidual e bom equilíbrio ácido-básico local. A irrigação sanguínea da mucosa está sob influência de prostaglandinas, particularmente PGE2, que é produzida por vários tipos de células da mucosa. Quando esta é danificada, suas células rompem-se e liberam muco que forma uma capa protetora. Esta capa protege as células não danificadas da periferia da área danificada; estas células modificam sua forma e cobrem a lesão, crescendo sobre a membrana basal, em um processo denominado restituição. O ácido na mucosa sobrepuja a capacidade de neutralização local e causa morte de células e liberação de histamina dos mastócitos da mucosa. A histamina aumenta a secreção de ácido por células parietais e causa constrição do músculo liso nas paredes de vasos sanguíneos, o que diminui a irrigação sanguínea da mucosa e exacerba a lesão tecidual. A irrigação sanguínea pode ser alterada também por vasoconstrição induzida por estresse, na submucosa. Este processo remove a capacidade de neutralização dos tecidos e rompe a barreira da mucosa. (De Burrows CF: *Vomiting and regurgitation in the dog.* Viewpoints in Veterinary Medicine, 1990, com permissão de ALPO Pet Center, ALPO Petfoods Inc., Pennsylvania.)

encontrada em 90% dos cães submetidos à cirurgia na coluna vertebral combinada com administração de succinato sódico de metilprednisolona.[68] Em cães, úlceras gástricas têm sido associadas à peritonite e doença hepática[67] e com desnutrição proteíno-calórica;[68] e erosões e hemorragias gástricas com hipoadrenocorticismo.[69] A gastroscopia feita em animais com condições tão diversas como peritonite, hipoxia, pneumonia, vômitos frequentes, mastocitose sistêmica, doença hepática, piometra, peritonite infecciosa felina, carcinomatose, pancreatite e hipertrofia da mucosa do antro revelou gastrite ulcerativa com hemorragia ou ulceração franca intensas, mas ainda clinicamente inaparentes (Burrows, observações não publicadas).

> **Quadro 29.2 Doenças associadas à ruptura da barreira da mucosa gástrica.**
> - Gastrite aguda
> - Gastrite crônica:
>   - Plasmacítica linfocítica (idiopática)
>   - Hipertrófica
>   - Eosinofílica
>   - Atrófica
>   - Refluxo
> - Ulceração péptica
> - Estase gástrica
> - Parasitos gástricos
> - Dilatação gástrica-vólvulo.

> **Quadro 29.3 Fatores de risco para a ruptura da barreira.**
> - Hipoadrenocorticismo
> - Doença hepática
> - Uremia
> - Sepse (endotoxemia)
> - Choque (hipovolêmico, séptico, traumático)
> - Refluxo de conteúdo intestinal
> - Acidose
> - Hipoxia
> - Terapia com anti-inflamatórios não esteroides (AINE)
> - Queimaduras graves
> - Vômitos crônicos ou intensos
> - Traumatismo e cirurgia na coluna vertebral.

O ácido acetilsalicílico e outros AINE são notórios pelo dano que causam à barreira da mucosa. O dano tem várias maneiras: dano à membrana da célula da mucosa e aumento da permeabilidade celular; inibição do transporte iônico ativo através da mucosa; produção de alterações na irrigação sanguínea da mucosa; decréscimo da produção de muco; e inibição da síntese de prostaglandinas.[70] De todos estes, o impacto na síntese de prostaglandinas por inibição da COX pode ser o mais importante. Depois que Vane[55] mostrou que a COX é inibida por AINE, nosso grande novo passo para a compreensão veio no início dos anos 1990 com a demonstração de que a COX tinha duas isoformas: COX-1, que se expressa constitutivamente, e COX-2, que é induzível.[71] A COX-2 é rapidamente hiper-regulada em locais inflamados e é responsável pela formação de prostanoides pró-inflamatórios. A COX-1 é responsável pela produção de prostanoides fisiologicamente relevantes, como aqueles no estômago e nas plaquetas. A farmacologia definiu a seletividade dos AINE existentes sobre aquelas enzimas COX e tiveram um papel-chave na produção de uma nova geração de drogas COX-2 seletivas. Estas drogas deveriam, se esperava, ter menos efeitos colaterais tóxicos, particularmente no estômago.[71] Todavia, a COX-2 também exerce um papel fisiológico, estando envolvida, por exemplo, na manutenção do equilíbrio fluido exercido pelo rim. Os modelos de COX-1 e COX-2 não explicam completamente os efeitos antipiréticos e analgésicos e não anti-inflamatórios do paracetamol. Isto poderia ser explicado por uma variante da COX-2, atualmente denominada COX-3.[72,73] As vias propostas são exibidas na Figura 29.9. Diferentes AINE têm diferentes efeitos sobre a mucosa gástrica, mas esses efeitos são mais graves quando a droga é administrada oralmente. AINE parenterais, todavia, também têm um efeito. Muito do efeito local talvez possa ser atribuído à ação de alguns AINE, especialmente o ácido acetilsalicílico, no meio ácido gástrico, ao danificar a camada lipídica hidrofóbica,[41] enquanto o efeito sistêmico se deve à inibição da COX.

Apesar de todos os AINE causarem dano à mucosa gástrica, existe uma ampla variedade entre os tipos de drogas específicas que podem estar associadas à suscetibilidade variável da COX a diferentes AINE e diferentes vias metabólicas (Quadro 29.5). Ácido acetilsalicílico, flunixino e fenilbutazona, por exemplo, aparentemente são bem tolerados pelos cães, embora o ácido acetilsalicílico, quando em dose suficiente para obter níveis sanguíneos analgésicos, cause hemorragia gástrica.[74] Existe também ampla variação na suscetibilidade individual. O flunixino, por exemplo, aparenta ser relativamente bem tolerado a curto prazo pela maioria dos cães, mas causou ulceração grave após apenas 2 dias de tratamento em um paciente aparentemente suscetível (Burrows, observações não publicadas). Estas drogas, portanto, devem sempre ser usadas com cautela porque, atualmente, não temos meios de identificar os indivíduos suscetíveis. Outros AINE nunca deveriam ser empregados em medicina veterinária; indometacina e naproxeno, por exemplo, provocam ulceração gástrica e duodenal e hemorragia intensa, frequentemente fatais, em cães.[75-78]

> **Quadro 29.4 Fatores de risco para ulceração de estresse.**
> - Choque
> - Sepse, especialmente peritonite
> - Insuficiência respiratória
> - Insuficiência renal
> - Insuficiência hepática.

Facilitação do reparo da barreira

Um dos conceitos básicos da medicina é que, para se diagnosticar uma doença, primeiro é necessário suspeitar dela. O propósito deste capítulo é alertar o leitor quanto à possibilidade de a doença da mucosa gástrica estar presente não somente nas várias doenças gástricas (ver Quadro 29.2), mas também em uma ampla lista de outras afecções (ver Quadro 29.3). O reconhecimento da existência e o tratamento apropriado para o rompimento da barreira pode reduzir a morbidade e a mortalidade dos pacientes.

Ao lidar com a barreira rompida, primeiro há que se identificar e, se possível, tratar a doença subjacente. Todas as outras ações têm importância secundária, mas assim mesmo considerável importância. Muito do dano à mucosa é causado pelo ácido secretado, e uma das mais importantes abordagens terapêuticas é a redução da produção do ácido. Isto pode ser conseguido, pelo menos até certo ponto, pela manipulação dietética e, mais importante, com drogas antissecretórias. A reparação da mucosa também é facilitada por vários citoprotetores, que protegem a mucosa danificada contra danos adicionais provocados pelo ácido.

Como na maioria das espécies, o alimento é um potente estímulo à secreção gástrica em cães e gatos. Uma vez que estas espécies têm pouca ou nenhuma secreção ácida básica, todavia, a reparação mucosa em muitas doenças agudas pode ser facilitada suspendendo a alimentação por 24 a 48 h. Depois, evitar alimentos altamente proteicos e fornecer alimentações frequentes em pequenas quantidades para reduzir a produção de ácido também pode ser útil. Porém, isso é somente um cuidado extra, e muitos pacientes necessitam de terapia adicional com drogas antissecretórias e citoprotetoras.

Drogas antissecretórias

A velha máxima "sem ácido, sem úlcera",[79] é tão verdadeira hoje quanto sempre foi. Várias substâncias podem reduzir a produção de ácido, mas as mais utilizadas são os antagonistas dos receptores H_2 e os inibidores da bomba de próton (PPI, *proton pump inhibitors*). Cimetidina, famotidina e ranitidina são os mais empregados antagonistas de receptores H_2 em medicina veterinária. Essas drogas combinam-se com os receptores de histamina das células parietais para inibir a secreção estimulada pela histamina. Eles inibem não somente a resposta secretória ácida à histamina, mas também a reposta a agentes colinérgicos, gastrina, comida e estimulação vagal.[12] Seu uso deveria ser, talvez, rotineiro como profilático contra lesão à mucosa em pacientes criticamente

Quadro 29.5 Drogas que afetam a barreira da mucosa gástrica.

Negativamente	Positivamente
• Corticosteroides	• Misoprostol
• Ácido acetilsalicílico	• Sucralfato
• Naproxeno	• Cimetidina
• Ibuprofeno	• Ranitidina
• Indometacina	• Omeprazol
• Flunixino	• Subsais de bismuto
• Fenilbutazona	• Sais de alumínio
• Álcool	• Ácidos linoleico e araquidônico

doentes ou estressados (ver Quadros 29.3 e 29.4). A cimetidina é ineficiente contra a lesão à mucosa causada por ácido acetilsalicílico em cães,[80] provavelmente porque, ao reduzir parcialmente a síntese de ácido, a cimetidina também reduz a produção de HCO_3^- e, consequentemente, o efeito tampão na mucosa.[70] A famotidina em duas doses diárias parece ser a droga mais efetiva nessa classe para reduzir a produção gástrica de ácido no cão.[81]

Os PPI (p. ex., omeprazol, pantoprazol, lansoprazol, esomeprazol) bloqueiam a Na^+H^+-ATPase na célula parietal em seu estado secretório. Eles são as mais efetivas das classes de drogas disponíveis para bloquear a secreção ácida e são indicadas a um amplo espectro de doenças gástricas graves.[82] Um estudo demonstrou que o pantoprazol e o omeprazol são efetivos para reduzir a secreção ácida em cães. Duas doses diárias de omeprazol foi o único regime terapêutico testado, mas o teste abordou a potencial eficácia terapêutica para as doenças relacionadas ao ácido utilizando critérios para pacientes humanos.[81] O omeprazol dado 2 vezes/dia diminuiu a gastrite induzida pelo ácido acetilsalicílico em cães.[83] Não existem dados publicados sobre gatos.

Citoprotetores

Citoproteção é definida como a proteção contra lesão à mucosa gástrica por mecanismos que não sejam a neutralização da secreção ácida.[84] Drogas citoprotetoras abrangem prostaglandinas sintéticas, sucralfato, antiácidos contendo alumínio, compostos de bismuto e carbenoxolona (ver Quadro 29.5). É possível que a cimetidina também exerça alguns de seus efeitos protetores por meio desse mecanismo. Em geral, as drogas citoprotetoras promovem os mecanismos responsáveis pela manutenção da barreira normal, incluindo o aumento na secreção de muco e de HCO_3^-, aumento no fluxo sanguíneo da mucosa, promoção da restituição das células apicais, síntese de fosfolipídios e manutenção da permeabilidade ao HCO_3^-.

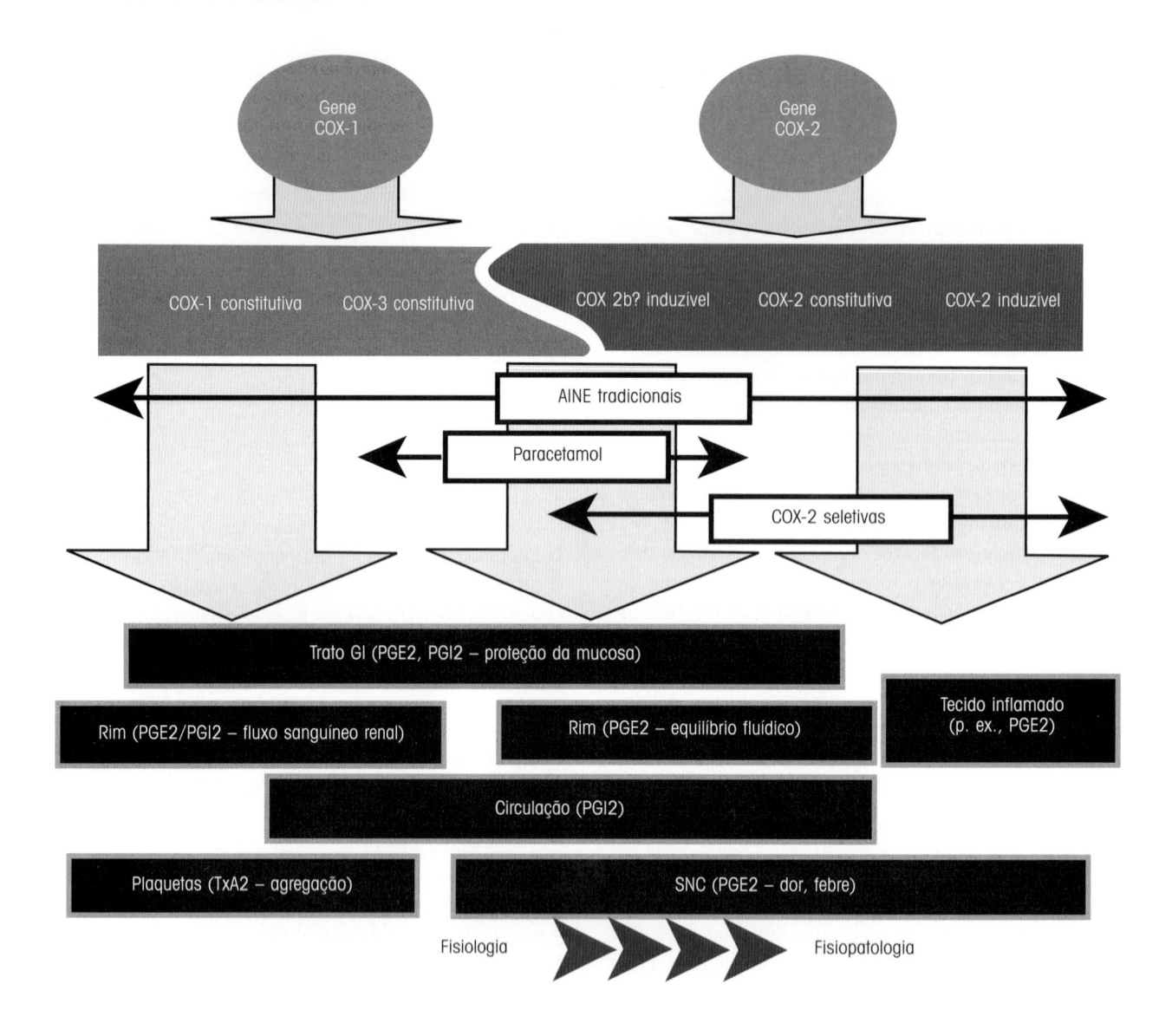

Figura 29.9 Conceito atual das funções diferentes e que se sobrepõem da COX-1 e COX-2, e da proposta COX-3. Dois genes diferentes para COX-1 e COX-2 podem dar origem às várias proteínas constituintes e proteínas induzíveis da COX, com funções que se sobrepõem. Considerando a produção de prostanoides por uma COX, um processo contínuo pode nos auxiliar a apreciar quais enzimas estão na base da produção de prostanoides nos diferentes tecidos, e também as ações de AINE tradicionais, novas drogas COX-2 seletivas, e paracetamol (COX-3 ou COX-2b).[73]

O misoprostol e o sucralfato são os citoprotetores mais utilizados. O misoprostol, uma prostaglandina sintética que é efetiva quando dada por via oral, reduz os efeitos colaterais dos AINE sobre a mucosa. O sucralfato é um polímero complexo de sacarose com substituição múltipla de sulfato de alumínio. Em pH abaixo de 4 no estômago, este composto sofre uma alteração na configuração química, desenvolve uma carga positiva e se liga eletroquimicamente a proteínas de carga negativa que vazam da mucosa lesada.[85] Dessa maneira, ela forma uma barreira protetora sobre a mucosa lesada. A droga parece ser mais útil para pacientes veterinários com doença da mucosa gástrica e também se demonstrou ser efetiva em diminuir a gastrite induzida pelo ácido acetilsalicílico.[83] Ela se liga à cimetidina e as duas drogas não devem ser administradas oralmente ao mesmo tempo. Cimetidina, sucralfato e misoprostol foram ineficientes na profilaxia do sangramento gastrintestinal em cães submetidos à cirurgia na coluna vertebral após ter recebido succinato sódico de metilprednisolona.[66] O omeprazol ou o pantoprazol podem ser mais eficientes nesses pacientes.

Em conclusão, deve-se considerar que a ruptura da barreira pode decorrer de uma variedade de condições patológicas. Ela pode ser considerada como um fator complicador presente na maioria, se não em todos, os pacientes criticamente doentes. A proteção da mucosa, portanto, deve ser rotina na terapia daqueles pacientes.

Referências bibliográficas

1. Bernard C: Leçons de physiologie expérimentale appliquée à la medicine. Paris Balliere, 1856, p. 408.
2. Davenport HW: Why the stomach does not digest itself. Sci Am 226(1):87, 1972.
3. Davenport HW: The gastric mucosal barrier. Digestion 5:162, 1972.
4. Davenport HW: The gastric mucosal barrier: past, present, and future. Mayo Clin Proc 50:507, 1975.
5. Allen A, Flemstron G, Garner A, et al: Gastroduodenal mucosal protection. Physiol Rev 73:823, 1993.
6. Lamont TJ: Unlocking the secrets of the porcelain vase. Gastroenterol 119:1397, 2000.
7. Meiderer SE: The gastric mucosal barrier. Hepato-gastroenterol 33:88, 1986.
8. Holt KM and Hollander D: Acute gastric mucosal injury: pathogenesis and therapy. Ann Rev Med 37:107, 1986.
9. Fromm D: Mechanisms involved in gastric mucosal resistance to injury. Ann Rev Med 38:119, 1987.
10. Silen W: Gastric mucosal defense and repair. In Physiology of the Gastrointestinal Tract, 2nd ed. Johnson LR (ed). New York: Raven Press, 1987, p. 1055.
11. Emas S, Grossman MI: Comparison of gastric secretion in conscious dogs and cats. Gastroenterol 52(1):29, 1967.
12. Wolfe MM, Soll AH: The physiology of gastric acid secretion. N Engl J Med 319:1707, 1988.
13. Ito S: Functional gastric morphology. In Physiology of the Gastrointestinal Tract, 2nd ed. Johnson LR (ed). New York: Raven Press, 1987, p. 817.
14. Smith GW, Tasman-Jones C, Wiggins PM, et al: Pig gastric mucus: a one way barrier for H^+. Gastroenterol 89:1313, 1985.
15. Odonkor P, Mowat C, Hinal HS: Prevention of sepsis induced gastric lesions in dogs by cimetidine via inhibition of gastric secretion and by prostaglandin via cytoprotection. Gastroenterol 80:375, 1981.
16. Lloyd KCK, Debas HT: Peripheral regulation of gastric acid secretion. In Physiology of the Gastrointestinal Tract, 3rd ed. Johnson LR (ed). New York: Raven Press, 1994, p. 185.
17. Miled N, Canaan S, Depuis S, et al: Digestive lipases: from three dimensional structure to physiology. Biochem 82:973, 2000.
18. Steiner JM, Berridge BR, Wojcieszyn J, Williams D: Cellular immunologization of gastric and pancreatic lipase in various tissues obtained from dogs. Am J Vet Res 63:722, 2002.
19. Svanes K, Ito S, Takeuchi K, Silen W: Restitution of the surface epithelium of the in vitro frog gastric mucosa after damage with hyperosmolar sodium chloride. Gastroenterol 82:1409, 1982.
20. Eastwood GL: Epithelial cell renewal. In Gastric Cytoprotection: A Clinicians Guide. Hollander D, Tarnawski A (eds). New York: Plenum, 1989, p. 109.
21. Holzer P: Neural emergency system in the stomach. Gastroenterol 114:823, 1998.
22. Lacy ER, Ito S: Rapid epithelial restitution of the rat gastric mucosa after ethanol injury. Lab Investigation 51:573, 1984.
23. Lacy ER: Gastric mucosal defense after superficial injury. Clin Invest Med 10:189, 1987.
24. Flemstrom G, Turnberg LA: Gastroduodenal defense mechanism. In Clin Gastroenterol. Isenberg JI, Johansson C (eds). London: Saunders, 13:327, 1984.
25. Garner A, Flemston G, Allen A: Current concepts of gastroduodenal mucosal protection. Scand J Gastroenterol 19 (Suppl 92):78, 1984.
26. Flemstrom G, Isenberg JI: Gastroduodenal mucosal alkaline secretion and mucosal protection. News Physiol Sci 16:23, 2001.
27. Baumgartner HK, Montrose NH: Regulated alkali secretion acts in tandem with unstirred layers to regulate mouse gastric surface pH. Gastroenterol 126:774, 2004.
28. Baumgartner HK, Starodub OT, Joehl JS, et al: Cyclooxygenase 1 is required for pH control at the mouse gastric surface. Gut 53:1751, 2004.
29. Hills BA, Butler BD, Lichtenberger LM: Gastric mucosal barrier: hydrophobic lining to the lumen of the stomach. Am J Physiol 244:G561, 1983.
30. Duane WC, Wiegand DM: Mechanism by which bile salt disrupts the gastric mucosal barrier in the dog. J Clin Invest 66:1044, 1980.
31. Duane WC, Wiegand DM, Sievert CE: Bile acid and bile salt disrupt mucosal barrier in the dog by different mechanisms. Am J Physiol 242:G95, 1982.
32. Muller-Lissner SA, Sonnenberg A, Schattenmann G, et al: Gastric emptying and post prandial duodenogastric reflux in pylorectomized dogs. Am J Physiol 242:G9, 1982.
33. Twedt D: Bilious vomiting syndrome. In Five Minute Consult, 3rd ed. Tilley CP, Smith FWK (eds). Lippincott Williams & Wilkins, 2004, p. 155.
34. Duane WC, McHale AP, Sievert CP: Lysolecithin-lipid interactions in disruption of the canine gastric mucosal barrier. Am J Physiol 250:G275, 1986.
35. Ritchie WP: Other causes of GI mucosal injury: Upper intestinal content. Clin Invest Med 10:264, 1987.
36. Mercer DW, Casaneda AA, Denning JW, et al: Effects of endotoxin on gastric injury from luminal irritants in rats: potential role of nitric oxide. Am J Physiol 275:G449, 1998.
37. Helmer KS, West SD, Shipley GL, et al: Gastric nitric oxide synthetase expression during endotoxemia: implications in mucosal defense in rats. Gastroenterol 123:173, 2002.
38. Davenport HW: Damage to the gastric mucosa: effects of salicylates and stimulation. Gastroenterol 49:189, 1965.
39. Graham DY, Smith JL: Aspirin and the stomach. Ann Intern Med 104:390, 1986.
40. Shaw N, Burrows CF, King R: Massive gastric hemorrhage induced by buffered aspirin in a greyhound. J Am Anim Hosp Assoc 33:215, 1997.
41. Goddard PJ, Hills BA, Lichtenberger LM: Does aspirin damage canine gastric mucosa by reducing its surface hydrophobiticity? Am J Physiol 252:G421, 1987.
42. Cheung LY, Ashley SW: Gastric blood flow and mucosal defense mechanisms. Clin Invest Med 10:201, 1987.
43. Gannon B, Browning J, O'Brien P, et al: Mucosal microvascular architecture of the fundus and body of the human stomach. Gastroenterol 86:866, 1984.
44. Starlinger M, Schiessel R: Bicarbonate (HCO_3^-) delivery to the gastroduodenal mucosa by the blood: Its importance for mucosal integrity. Gut 29:647, 1988.
45. Starlinger M, Jakesz R, Mathews JB, et al: The relative importance of bicarbonate and blood flow in the protection of the rat gastric mucosa during shock. Gastroenterol 81:732, 1981.
46. Pfeiffer CJ, Keith JC, April M: Topographic localization of gastric lesions and key role of plasma bicarbonate concentration in dogs with experimentally induced gastric dilation. Am J Vet Res 48:262, 1987.
47. Silen W, Schiessel R, Kivilaakso E: The gastric mucosal barrier and ulceration. Brain Res Bull 5:3, 1980.
48. Yabana T, Yachi A: Stress-induced vascular damage and ulcer. Dig Dis Sci 33:751, 1988.
49. Helmer KS, West SD, Shipley GL, et al: Gastric nitric oxide synthesase expression during endotoxemia: implications in mucosal defense in rats. Gastroenterol 123:173, 2002.
50. Konturek SJ, Robert A: Cytoprotection of canine gastric mucosa by prostacyclin: Possible mediation by increased mucosal blood flow. Digestion 25:155, 1982.
51. Chu S, Tanaka S, Kauritz JD, et al: Dynamic regulation of gastric surface pH by luminal pH. J Clin Invest 103:605, 1999.
52. Baumgartner HK, Kirbiyuk U, Coskun T, et al: Endogenouscyclooxygenase regulates mouse gastric surface pH. J Physiol (Lond) 544(3):871, 2002.
53. Turnberg LA: Gastric mucus, bicarbonate and pH gradients in mucosal protection. Clin Invest Med 10:178, 1987.
54. Silen W: The clinical problem of stress ulcers. Clin Invest Med 10:270, 1987.
55. Vane JR: Inhibition of prostaglandin synthesis as a mechanism of action of aspirin like drugs. Nature (New Biol) 231:232, 1971.
56. Cohen MM: Role of endogenous prostaglandins in gastric secretion and mucosal defense. Clin Invest Med 10:226, 1987.

57. Miller TA: Protective effects of prostaglandins against gastric mucosal damage: Current knowledge and proposed mechanisms. Am J Physiol 245:G601, 1983.
58. Kauffman GL: Mucosal damage to the stomach: How, when and why. Scand J Gastroenterol 19:19 (Suppl 101), 1984.
59. Materia A, Jatte B, Money S, et al: Prostaglandins in commercial milk preparations. Arch Surg 119:290, 1984.
60. Kuyama H, Eastwood GL: Effects of parenteral hydrocortisone sodium succinate on epithelial renewal in hamster gastric mucosa. Dig Dis Sci 33:1064, 1988.
61. Martin M, Menguy R: Influence of adrenocorticotropin, cortisone, aspirin and phenylbutazone on the rate of exfoliation and rate of renewal of gastric mucosal cells. Gastroenterol 58:329, 1970.
62. Rohrer CR, Hill RC, Fischer A, et al: Gastric hemorrhage in dogs given high doses of methylprednisolone sodium succinate. Am J Vet Res 60:977, 1999.
63. Cheung LY, Stephenson LW, Moody FG, et al: Direct effects of endotoxin on canine gastric mucosal permeability and morphology. J Surg Res 10:417, 1975.
64. Pollock TW, Goodwin CW, Schumate GR, et al: Effects of chronic hypoxia on canine gastric secretion. Am J Vet Surg 133:95, 1977.
65. Skillman JJ, Bushell LS, Goldman H, et al: Respiratory failure, hypotension, sepsis and jaundice. A clinical syndrome associated with lethal hemorrhage from acute stress ulceration of the stomach. Am J Surg 117:523, 1981.
66. Hanson SM, Bostwick DR, Twedt DC, et al: Clinical evaluation of cimetidine, sucralfate, and misoprostol for prevention of gastrointestinal tract bleeding in dogs undergoing spinal surgery. Am J Vet Res 58:1320, 1997.
67. Murray MM, Robinson PB, McKeating FJ, et al: Peptic ulceration in the dog: a clinico-pathologic study. Vet Rec 91:441, 1972.
68. Williams DA, Burrows CF: Short bowel syndrome – a case report in a dog and a discussion of the pathophysiology of bowel resection. J Small Anim Pract 22:263, 1981.
69. Burrows CF: Reversible megaesophagus in a dog with hypoadrenocorticism. J Small Anim Pract 22:1073, 1987.
70. Fromm D: How do non-steroidal anti-inflammatory drugs affect gastric mucosal defenses? Clin Invest Med 10:251, 1987.
71. Vane JR: The fight against rheumatism: from Willow Bark to COX-1 sparing drugs. J Physiol Pharmocol 51:573, 2000.
72. Chandresekaran NV, Dai H, Roos KL, et al: COX-3 a cyclooxygenase-1 variant inhibited by acetaminophen and other analgesic/antipyretic drugs: cloning, structure and expression. Proc Nat Acad Sci 99:13926, 2002.
73. Warner TD, Mitchell JA: Cyclooxygenase-3 (COX-3): filling the gaps towards a COX continuum. Proc Nat Acad Sci 99:13371, 2002.
74. Lipowitz AJ, Boulay JP, Klausner JS: Serum salicylate concentrations and endoscopic evaluation of the gastric mucosa in dogs after oral administration of aspirin containing products. Am J Vet Res 47:1586, 1986.
75. Ewing GO: Indomethacin-associated gastrointestinal hemorrhage in a dog. J Am Vet Med Assoc 161:1665, 1972.
76. Daehler MH: Transmural pyloric perforation associated with naproxen administration in a dog. J Am Vet Med Assoc 189:694, 1986.
77. Gilmour MA, Walshaw R: Naproxen-induced toxicosis in a dog. J Am Vet Med Assoc 191:1431, 1987.
78. Pemberton RE, et al: A review of the upper GI side effects of the newer non-steroidal anti-inflammatory dugs. Dig Dis Sci 24:53, 1979.
79. Schwartz K: Über penetrierende magen und jejunalgeschwüre. Beit Klin Chir 67:96, 1910.
80. Boulay JP, Lipowitz AJ, Laupner JS: Effect of cimetidine on aspirin-induced gastric hemorrhage in dogs. Am J Vet Res 47:1744, 1986.
81. Besenas AME, Mathews KA, Allen DG, et al: Effect of ranitidine, famotidine, pantoprazole and omeprazole on intragastric pH in dogs. Am J Vet Res 66:425, 2005.
82. Jenkins CC, DeNovo RL: Omeprazole: a potent antiulcer drug. Comp Contin Educ 14:1578, 1992.
83. Jenkins CC, DeNovo RC, Patton CS, et al: Comparison of effects of cimetidine and omeprazole in mechanically created gastric ulceration and an aspirin-induced gastritis in dogs. Am J Vet Res 52:658, 1991.
84. Guth PH: Mucosal coating agents and other non-antisecretory agents. Are they cytoprotective? Dig Dis Sci 32:647, 1987.
85. McCarthy DM: Sucralfate. N Engl J Med 325:1017, 1991.

Obstrução do Efluxo Gástrico

Ronald M. Bright

Anatomia e fisiologia

O estômago é uma dilatação desigual do intestino anterior, como uma alça em forma de J que se estende desde abaixo do esôfago e diafragma, no quadrante superior esquerdo do abdome, até o duodeno, no quadrante superior direito.[1] A grande curvatura do estômago, voltada caudalmente, localiza-se principalmente na linha média. A curvatura menor é voltada cranialmente e é mais acentuada quando o estômago está vazio. O estômago distal é, até certo ponto, imobilizado pelos ligamentos hepatogástrico e hepatoduodenal. No interior dessas estruturas localizam-se o ducto biliar comum, os ductos hepáticos e a veia porta.

O estômago é divisível em quatro partes. O cárdia localiza-se imediatamente distal à junção gastresofágica abaixo do diafragma. Ela continua com o fundo gástrico, que exerce as funções de recepção e estocagem e, juntamente com o corpo, é a porção mais expansível do estômago. O cárdia, corpo e fundo compreendem aproximadamente dois terços do estômago proximal. O fundo e o corpo são histologicamente indistinguíveis um do outro. O antro pilórico forma o terço remanescente do estômago e se dirige ao esfíncter pilórico. A mucosa do fundo e do corpo é rugosa. A submucosa da mucosa é frouxamente ligada ao músculo subjacente, o que a deixa com certa mobilidade. A mucosa do antro contém menos pregas rugosas e é mais plana. A submucosa da mucosa é mais firmemente ligada ao músculo subjacente. Quando o estômago está vazio, as pregas rugosas tornam-se distintas ao máximo.

As camadas musculares do estômago são formadas por uma camada externa de fibras musculares arranjadas longitudinalmente, uma camada intermédia oblíqua e, profundamente a esta, fibras musculares arranjadas circularmente. Esta última é abundante no antro, devido a suas importantes funções de trituração, retropropulsão e esvaziamento do conteúdo gástrico. O piloro é uma continuação espessada dos músculos circulares, e, juntamente com o revestimento mucoso, forma uma protuberância luminal que pode ser palpada. O piloro é considerado um esfíncter anatômico verdadeiro graças a essas abundantes fibras musculares circulares que o circundam.[2]

A irrigação sanguínea do estômago é feita pela artéria celíaca e alguns de seus ramos. As artérias gastroepiploicas esquerda e direita primariamente nutrem a grande curvatura, enquanto a pequena curvatura é suprida pelas artérias gástricas direita e esquerda, que eventualmente formam anastomoses. A drenagem venosa se dá pelas veias gastresplênica e gastroduodenal, que desembocam na veia porta.

O estômago proximal tem a função de reservatório e se expande muito com líquido e alimento. Quando o animal deglute, é induzido o "relaxamento receptivo" do fundo e do corpo do estômago, resultando em decréscimo da atividade motora e na pressão.[2] Segue-se a acomodação gástrica à medida que a pressão aumenta no interior do fundo.

A função primária do fundo é esvaziar líquidos, não permitindo que qualquer alteração na pressão no seu interior cause aumento na pressão intragástrica. A remoção parcial ou total do fundo provoca aumento mais rápido da pressão intragástrica, provocando esvaziamento de líquidos mais rápido. E isto não tem efeito sobre a velocidade de esvaziamento de sólidos.[3]

O estômago distal é responsável por triturar, filtrar e propelir o alimento sólido até que as partículas atinjam o tamanho de 1 a 2 mm de diâmetro. Mesmo após antrectomia, até 60% das partículas esvaziadas são menores que 1 mm.[3]

Quando em estado de repleção, as ondas peristálticas surgem na frequência de 4 a 5 por minuto, o que auxilia a propelir o alimento para o piloro. Este, como se fosse um "porteiro", é o responsável por manter o material no estômago até que as partículas atinjam o tamanho apropriado.[4] Quando as partículas menores começam a se mover em sentido aboral, o piloro relaxa parcialmente e ocorre o esvaziamento. Próximo ao final de cada contração do antro, o piloro se fecha, forçando as partículas maiores a serem empurradas de volta ao antro e corpo do estômago, e assim a trituração continua.

Quando em jejum, o estômago e o intestino se alternam entre tempos de quiescência e tempos curtos de intensa atividade mioelétrica.[5] Isto resulta em contrações aborais vigorosas e forma os complexos motores migratórios, os quais se estendem por todo o trato intestinal. Em cães, isto se dá a cada 2 a 3 h. Este é o período em que material não digerível e restos celulares se movem para fora do estômago. As contrações antrais são mais fortes durante o estado de repleção e quando o relaxamento do piloro atinge o ponto máximo.

O piloro, além de regular o tamanho das partículas que deixam o estômago, também é responsável por limitar a quantidade do refluxo duodenogástrico.[4,6,7] Sabe-se que, em cães, bile, suco pancreático e conteúdo intestinal têm efeito deletério sobre a mucosa gástrica.[7] A quantidade de material duodenal no interior do estômago depende da frequência e do volume do refluxo duodenogástrico e da frequência com que o material regurgitado é removido do estômago. O refluxo duodenogástrico é um fenômeno comum e independe do tipo do alimento.[6] Contudo, se o esvaziamento do estômago retardar, a frequência do refluxo será estimulada, o que pode resultar em gastrite erosiva e formação de úlceras.[8]

Similarmente, quando forem feitas cirurgias do esfíncter pilórico ou ressecção do piloro, o refluxo de bile, de suco pancreático e de secreções intestinais pode aumentar. Essas secreções podem ser inócuas em alguns animais, mas em outros podem causar gastrite por refluxo ou vômito bilioso. Isto é denominado gastrite alcalina de refluxo pós-operatória.[8]

A obstrução do efluxo gástrico é mais frequente por anormalidades murais, da mucosa e luminais. Corpos estranhos podem produzir obstrução parcial ou completa, da mesma maneira que as doenças inflamatórias causadas por gastrites eosinofílicas, gastrites micóticas, doença gástrica ulcerosa crônica e neoplasia, mais notadamente o adenocarcinoma. Já se relataram granulomas provocados por suturas após cirurgia pilórica.[9] O vólvulo gástrico, visto primariamente em raças grandes ou gigantes, também pode ocasionar problemas de esvaziamento. O sinal mais frequente em problemas de efluxo gástrico é o vômito. O estômago normal se esvazia em até 8 a 10 h após a alimentação. Vômitos depois desse tempo sugere um distúrbio de retenção gástrica.[4]

O vômito pode conter bile e muco quando ocorre com o estômago vazio. Isto pode sugerir um problema de refluxo duodenogástrico ou de hipomotilidade gástrica. Por outro lado, sem bile, a presença de material não digerido entre 12 e 24 h após a alimentação pode indicar obstrução do efluxo gástrico.[4]

Estenose pilórica congênita

Esta condição é vista primariamente em raças braquicefálicas e em gatos siameses. A estenose resulta da hipertrofia da musculatura lisa circular do piloro. Os sinais, em geral, não aparecem nas primeiras 6 a 8 semanas de vida: somente quando os animais são desmamados e começam a ingerir comida sólida. A dificuldade de esvaziar a comida sólida é a maior característica desta doença. A gastrina e seus efeitos sobre o músculo liso do piloro foram implicados, mas o modo de herdabilidade e a patogênese exata são desconhecidos.[5] A pentagastrina, um análogo da gastrina, foi administrada a animais prenhes, ocasionando nos neonatos estenose do piloro consequente à hipertrofia do músculo. Para corrigir esse problema é necessário cirurgia. A piloromiotomia tem poucos riscos e proporciona bons resultados.[10,11]

Gastropatia antral pilórica adquirida

A forma adquirida da estenose antral pilórica costuma advir de alterações hipertróficas drásticas na mucosa e, em certas situações, também no músculo circular. A hipertrofia tipo I envolve o músculo; o tipo II, uma combinação do músculo e da mucosa; e o tipo III, a mucosa.[7] Infiltrados inflamatórios benignos são vistos comumente em amostras de biopsias. Macroscopicamente, essas massas podem se assemelhar a pólipos, com a superfície lisa ou ser levemente lobuladas. Algumas são discretamente sésseis, únicas ou múltiplas e confinadas ao antro.

Esta forma de hipertrofia adquirida é típica de animais de meia-idade de raças pequenas, nos quais os vômitos progressivos são a mais comum manifestação clínica. O vômito pode acontecer somente 24 h após a alimentação, e não é incomum a ausência de bile e de comida não digerida no material vomitado. Melena e/ou hematêmese indicam gastrite erosiva ou doença ulcerosa, que também podem contribuir para o atraso no esvaziamento gástrico.

O tratamento de escolha é algum tipo de piloroplastia com ressecção das massas tipo polipoides (Figura 30.1).[10] O prognóstico pós-cirurgia é bom, com retorno ao esvaziamento gástrico normal. Qualquer persistência de hipomotilidade, em geral, responde ao uso de um agente pró-cinético a curto prazo.

O vômito bilioso depois da cirurgia pode indicar excesso de refluxo duodenogástrico causado pela operação pilórica. Sucralfato (Carafate, Hoechst Marion Russel), antiácidos sistêmicos e administração de uma pequena refeição antes de dormir podem ser necessários por curto período ou indefinidamente.

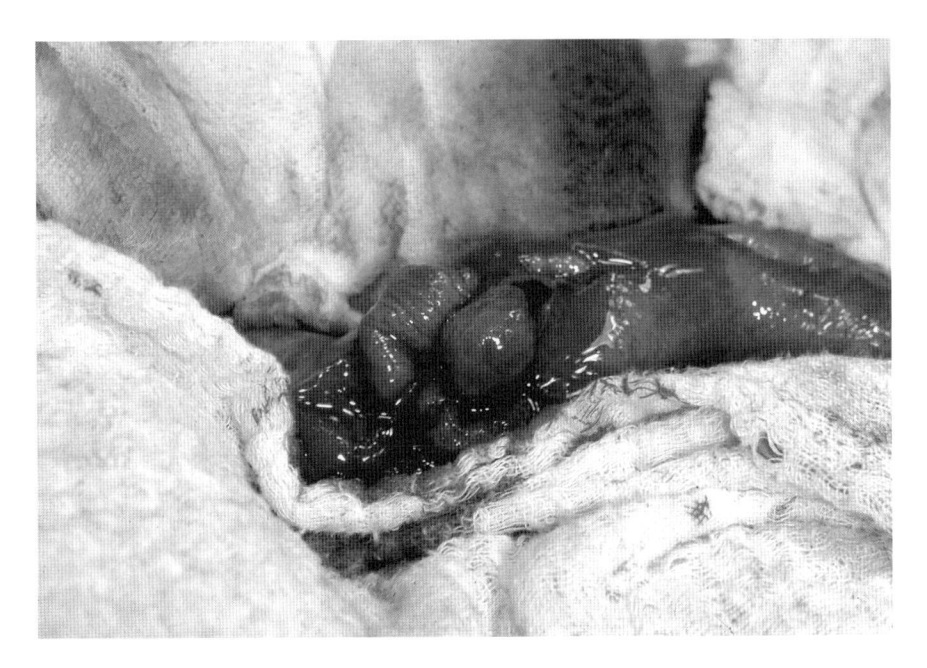

Figura 30.1 Fotografia intraoperatória demonstra as massas polipoides vistas com frequência em casos de hipertrofia da mucosa do antro.

Neoplasia

Neoplasia gástrica é rara em cães, e não se sabe o porquê. O adenocarcinoma é o tumor maligno mais comum pode se apresentar como massa ulcerada, de aparência polipoide ou com característica cirrótica.[12] Outros tumores gástricos incluem linfossarcoma (mais comum em gatos), liomioma/liomiossarcoma e pólipos adenomatosos.[12]

Quaisquer tumores gástricos podem obstruir parcial ou completamente o efluxo gástrico (Figura 30.2). Eles também podem provocar ulceração ou alteração da motilidade gástrica.

Como é típico de qualquer massa obstruindo o efluxo do estômago, vômitos que aumentam progressivamente são o sinal predominante. Hematêmese e melena costumam ser vistas com adenocarcinomas devido à frequente ulceração.

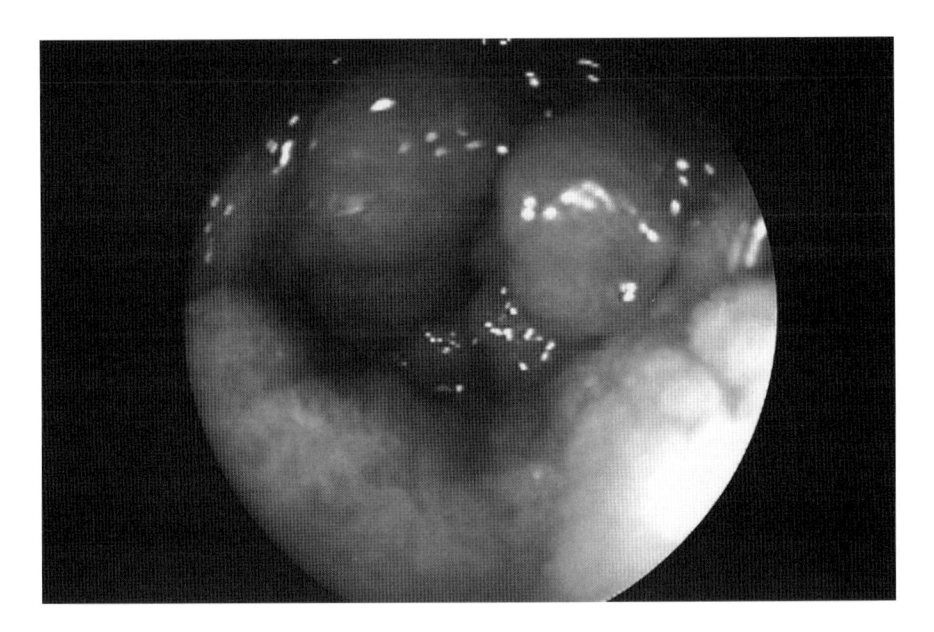

Figura 30.2 Essas massas múltiplas foram diagnosticadas como adenocarcinoma por biopsias colhidas endoscopicamente. A obstrução do efluxo gástrico era quase completa neste caso.

Corpos estranhos

Corpos estranhos são a mais comum causa de obstrução da saída do estômago em cães e gatos.

Vômito é o sinal mais observado e, se o corpo estranho tiver as bordas ou pontas aguçadas, pode haver hematêmese. Muitos corpos estranhos podem passar através do piloro durante o período interdigestivo devido aos complexos motores migratórios. Idealmente, corpos estranhos podem ser removidos por endoscopia, sendo a cirurgia uma opção viável, caso não se disponha de endoscopia.

Miscelânea

Outras causas de vômitos crônicos intermitentes incluem as condições granulomatosas causadas por *Phythium* e, raramente, gastrite eosinofílica.[5] Doenças fúngicas são mais comuns nos países da Costa do Golfo, afetando primariamente cães machos mais jovens de raças grandes. Os granulomas que se formam na submucosa e na muscular da mucosa são causados pela penetração dos esporos ingeridos que, eventualmente, entram nos linfáticos.[5]

A gastrite eosinofílica pode estimular uma grande quantidade de tecido de granulação, podendo se formar em qualquer parte do estômago. Se a lesão for grande o suficiente e se localizar no antro, ela pode causar sérios problemas de esvaziamento gástrico. Esta doença pode ser imunoestimulada.[13] Esses granulomas, quando vistos macroscopicamente por endoscopia ou durante a cirurgia, são indistinguíveis de lesões neoplásicas.

Lesões extraluminais podem envolver o antro e, portanto, interferir com o esvaziamento gástrico. A ultrassonografia geralmente é útil para distinguir essas das lesões luminais. Dependendo da origem das massas, também pode haver comprometimento sistêmico.

Os distúrbios de motilidade, que são importantes causas de problemas com o esvaziamento gástrico, podem ser confundidos com obstrução mecânica. Isso não é bem documentado em cães e gatos, e o diagnóstico costuma se basear na demora no esvaziamento gástrico sem lesão obstrutiva.[13]

Tricobezoares em gatos podem ser causados pela falta de complexos motores migratórios. O esvaziamento de qualquer tipo de material estranho no estômago do gato pode ser impedido.[13]

Distúrbios de hipomotilidade podem afetar cães que sobreviveram a um episódio agudo de dilatação gástrica-vólvulo. Podem estar associados a estômago grande e flácido, observado durante a cirurgia para correção de dilatação gástrica-vólvulo aguda. Presume-se que os vômitos observados nesses casos estejam relacionados ao esvaziamento gástrico tardio, pois a resposta a um agente pró-cinético é favorável. Em alguns casos, podem ser necessários esses agentes por longos períodos.

Problemas metabólicos, apesar de não tão bem documentados em animais como em pessoas, podem atrasar o esvaziamento gástrico. São hipopotassemia, diabetes melito, hipotireoidismo, uremia e encefalopatia hepática.[13]

Considerações perioperatórias

Independentemente da causa da obstrução do efluxo gástrico, consequências metabólicas sérias podem resultar dos vômitos crônicos ou frequentes que acompanham os distúrbios de esvaziamento. A desidratação e a alcalose metabólica, e o consequente desequilíbrio eletrolítico (hipocloremia, hipopotassemia) que os acompanham, devem ser corrigidas, quando possível, antes de qualquer cirurgia.

Um estômago grande, distendido e repleto de líquido pode representar sério risco para qualquer animal submetido à anestesia e/ou cirurgia. Esses animais têm risco maior de sofrer refluxo gastresofágico, podendo resultar em pneumonia aspirativa ou esofagite de refluxo. Imediatamente após a indução da anestesia, uma sonda orogástrica adaptada a uma aparelho de sucção deve ser introduzida no estômago para remover o conteúdo. Um agente pró-cinético e um antiácido sistêmico podem ser usados durante o período perioperatório, para diminuir os riscos de problemas potenciais por refluxo do conteúdo gástrico.

Referências bibliográficas

1. Morson BC, Dawson IMP, Day DW, et al: Morson & Dawson's Gastrointestinal Pathology, 3rd ed. Oxford: Blackwell Scientific, 1990, p. 77.
2. Guilford WG, Strombeck DR: *In* Strombeck's Small Animal Gastroenterology, 3rd ed. Guilford WG, et al (ed). Philadelphia: WB Saunders, 1996, p. 239.
3. Rees WDW, Brown CM: Physiology of the stomach and duodenum. *In* Bockus Gastroenterology, 5th ed. Haubrich WS, Schaffner F, Berk JE (eds). Philadelphia: WB Saunders, 1995, p. 582.
4. Twedt DC, Magne ML: Diseases of the stomach. *In* Textbook of Veterinary Internal Medicine, 3rd ed. Ettinger SJ (ed). Philadelphia: WB Saunders, 1989, p. 1289.
5. Stanton MLE: Gastric outlet obstruction. *In* Disease Mechanisms in Small Animal Surgery, 2nd ed., Bojrab MJ, Smeak DD, Bloomberg MS (eds). Philadelphia: Lea & Febiger, 1993, p. 235.
6. Sonnenberg A, Muller-Lissner SA, Schattenmann G, et al: Duodenogastric reflux in the dog. Am J Physiol 242:G603, 1982.
7. Happe RP, Van Den Brom WE, Van Der Gaag I: Duodenogastric reflux in the dog, a clinicopathological study. Res Vet Sci 33:280, 1982.

8. Cooperman AM: Postoperative alkaline reflux gastritis. Surg Clin North Am 56:1445, 1976.
9. Bright RM, Jenkins C, DeNovo RC: Pyloric obstruction in a dog related to a gastrotomy incision closed with polypropylene. J Small Anim Pract 35:629, 1994.
10. Bright RM: Surgery of the stomach. *In* Saunders Manual of Small Animal Practice, 2nd ed. Birchard SJ, Sherding RG (eds). Philadelphia: WB Saunders, 2000, p. 777.
11. Dulisch ML. Pyloromyotomy, pyloroplasty, and pyloric resection. *In* Current Techniques in Small Animal Surgery, 4th ed. Bojrab MJ, Ellison GW, Slocum B (eds). Baltimore: Williams & Wilkins, 1997, p. 207.
12. Jenkins CC, DeNovo RC Jr: Diseases of the stomach. *In* Handbook of Small Animal Practice, 4th ed. Morgan RV, Bright RM, Swartout MS (eds). Philadelphia: WB Saunders, 2003, p. 335.
13. Johnson SE, Sherding, RG, Bright RM: Diseases of the stomach. *In* Saunders Manual of Small Animal Practice, 2nd ed. Birchard SJ, Sherding RG (eds). Philadelphia: W B Saunders, 2000, p. 753.

Pancreatite

Craig B. Webb e Jacqueline C. Whittemore

O diagnóstico de pancreatite aguda grave carrega consigo uma taxa de mortalidade de até 50% em seres humanos.[1] Apesar de o consumo de álcool e a doença biliar (as duas causas mais comuns de pancreatite em pessoas) não serem habituais em medicina veterinária, a fisiopatologia celular básica provavelmente seja similar entre as espécies, e começa com a ativação prematura de enzimas digestiva no interior de células acinares pancreáticas. Mesmo com a extensa pesquisa sobre os mediadores inflamatórios que desencadeiam os efeitos sistêmicos da inflamação pancreática, os avanços no tratamento da doença, além do repouso para o pâncreas e cuidados de suporte inespecíficos, têm sido mínimos. A pancreatite em pacientes animais continua sendo uma doença predominantemente clínica, a não ser que uma massa específica (p. ex., um tumor, pseudocisto ou abscesso) ou um defeito estrutural (obstrução biliar) possa ser identificado.

Fisiologia

O pâncreas exócrino produz zimogênios, inibidor pancreático da secreção da tripsina, (PSTI, do inglês *pancreatic secretory trypsin inhibitor*) e enzimas ativas (lipase, amilase e a pró-coenzima pró-colipase). Os zimogênios abrangem tripsinogênio, quimotripsinogênios, calicreinogênio, pró-elastases, pró-carboxipeptidases, e fosfolipase A_2. A secreção de zimogênios advém de mecanismos neurais e hormonais. Acredita-se que a secretina e a colecistocinina sejam os mais importantes mediadores para estímulo da secreção de zimogênio em cães e gatos. A tripsina é a única enzima capaz de ativar a si mesma e a outros zimogênios. Esta ativação é amplamente controlada pela concentração local de cálcio. Em baixas concentrações de cálcio, como no interior da célula acinar, a ligação do cálcio evita a exposição do peptídio ativador do tripsinogênio. Concentrações altas de cálcio, como nos ductos pancreáticos e no intestino, aumentam a sensibilidade do tripsinogênio para ativação pela tripsina. Os grânulos lisossomais no interior de células pancreáticas exócrinas contêm proteases, incluindo a catepsina B, que podem ativar o zimogênio por contato.

Os mecanismos protetores que diminuem o risco de ativação prematura do zimogênio englobam a inclusão de PSTI com os zimogênios, a segregação de zimogênios no interior de estruturas lipídicas e a manutenção de circulação altamente alcalina no interior de dúctulos. O PSTI ductular protege o pâncreas ligando-se ao sítio ativo na tripsina para evitar ativação adicional do zimogênio.[2] A alcalinidade é mantida pela secreção de bicarbonato por meio do regulador de condutância transmembranar de fibrose cística (CFTR, do inglês *cystic fibrosis transmembrane conductance regulator*).[3] A associação de pancreatite com mutações do CFTR enfatiza a importância da secreção ductular de bicarbonato como mecanismo protetor.[3] As células duodenais com borda em escova produzem enteroquinase, uma forte protease responsável pela ativação de zimogênio no interior do lúmen intestinal. Esta produção de enteroquinase em um local específico assegura a ativação dos zimogênios no interior do lúmen intestinal, ao mesmo tempo em que limita o risco de ativação de zimogênio no interior do pâncreas. Esfíncteres musculares nos ductos pancreáticos auxiliam a evitar o refluxo de enteroquinase e conteúdo duodenal para o pâncreas. Isso é particularmente importante, uma vez que a enteroquinase não é ativada por PSTI e não forma complexos com antiproteases.

Baixos níveis circulantes de enzimas pancreáticas exócrinas estão comumente presentes no plasma, sendo eliminadas pelos rins. Zimogênios circulantes são envoltos por inibidores circulantes de enzimas (α-antitripsina e $\alpha 2$-macroglobulina), que diminuem a atividade e aumentam a eliminação desses zimogênios por monócitos e por macrófagos, respectivamente.

Fisiopatologia

Pancreatite é um processo multifatorial que, eventualmente, culmina na ativação inapropriada de zimogênios no interior do parênquima pancreático. Na maioria dos pacientes, a ativação provavelmente resulte da fusão anormal de grânulos lisossomais e de zimogênio no interior de células acinares. Em um pequeno subgrupo de casos veterinários, como em uma grande porcentagem dos casos em seres humanos, pode ser o resultado de refluxo inadequado do duodeno para o pâncreas.[4] A conversão de tripsinogênio para tripsina começa como uma cascata autoperpetuante de ativação de zimogênios com a consequente autodigestão do pâncreas e dos tecidos adjacentes. O dano às membranas endoteliais e o aumento na permeabilidade capilar promovem edema pancreático, diminuição da circulação microvascular, aumento no acúmulo de radicais livres e isquemia local.

As enzimas proteolíticas, ao se propagarem, podem sobrepujar as antiproteases circulantes e ativar as cascatas inflamatórias. O resultado são choque hipotensivo e vasoativo refratário, coagulação intravascular disseminada (CID), síndrome da disfunção de múltiplos órgãos e morte.[5] Em casos graves, podem-se formar pseudocistos e abscessos. Os pseudocistos pancreáticos são coleções de secreções pancreáticas que se formam secundariamente à fibrose ou à inflamação.[6] Pode haver formação de abscessos pancreáticos, que geralmente são estéreis.[7] Ambos requerem intervenção cirúrgica para uma evolução bem-sucedida.

Em seres humanos, defeitos nos genes do tripsinogênio, PSTI e CFTR são associados a pancreatites hereditárias.[2] Atualmente, é desconhecida a existência de pancreatite hereditária específica em cães e gatos, embora o número de Terriers, Schnauzer miniaturas e gatos siameses afetados seja maior que os demais.

Classificação

As pancreatites podem ser classificadas em agudas ou crônicas, e cada uma das formas pode ser leve ou grave. A pancreatite aguda é uma condição completamente reversível, apesar de ser a mais grave manifestação da doença. Em gatos, ela é subdividida adicionalmente em aguda necrosante e aguda supurativa.

A pancreatite crônica causa alterações histopatológicas irreversíveis, incluindo fibrose e atrofia acinar com inflamação linfoplasmocitária, embora esta forma em geral seja leve e sutil à apresentação clínica. A pancreatite leve têm efeitos sistêmicos mínimos e baixa mortalidade. O pâncreas pode aparecer edematoso ou com alterações intersticiais leves, mas raramente exibe necrose de células acinares. A pancreatite grave é mais associada à necrose extensa, a alterações hemorrágicas ou inflamação purulenta, envolvimento de múltiplos órgãos e prognóstico reservado.

Etiologia e achados clínicos

Os fatores de risco conhecidos ou suspeitados para a pancreatite canina são a raça (Terriers, Schnauzer miniaturas), idade (mais de 5 anos), doenças endócrinas concomitantes (diabetes melito, hiperadrenocorticismo, hipotireoidismo e hipertrigliceridemia), hipercalcemia, obesidade, doença gastrintestinal, drogas (sulfonamidas, azatioprina, L-asparaginase, estrógeno, furosemida, brometo de potássio, salicilatos, tetraciclinas, diuréticos tiazídicos e alcaloides da vinca), toxinas (inseticidas inibidores da colinesterase, agonistas colinérgicos e zinco), epilepsia, infecção, isquemia e traumatismo abdominal não penetrante.[8] Os glicocorticoides não são mais considerados fatores de risco para o desenvolvimento de pancreatite em seres humanos; existe pouco suporte para associação entre glicocorticoides e pancreatite em cães e gatos. Os fatores de risco em gatos são raça (Siamês), idade (mais de 7 anos), traumatismo e doenças concomitantes (lipidose hepática ou diabetes melito).[4,9-11] A triadite refere-se à presença concomitante de doença intestinal inflamatória, colangio-hepatite e pancreatite. Os casos felinos podem ser causados por peritonite infecciosa felina, toxoplasmose e trematódeos hepáticos e pancreáticos (*Eurythremia procyonis*, *Amphimerus pseudofelineous* ou *Opisthorquis felineus*).[4,12]

Os sinais clínicos em cães abrangem fraqueza, anorexia, vômitos, diarreia, dor abdominal, febre e colapso. Sinais clínicos em gatos: letargia, anorexia, desidratação e icterícia. Vômitos e diarreia não são comumente associados à pancreatite em gatos; perda de peso leve e comportamento atípico podem ser os únicos sinais clínicos observados nessa espécie. Os achados ao exame físico incluem desidratação, dor abdominal, icterícia, taquicardia, taquipneia, febre e hipotermia, ou massa abdominal. Em alguns animais, particularmente gatos, o exame físico pode não ter nada de marcante.

Sequelas

A ativação e a liberação inapropriadas de enzimas digestivas têm várias consequências sistêmicas. A lesão direta ao parênquima pancreático causa necrose celular e a progressão da doença, de pancreatite edematosa para pancreatite hemorrágica e/ou necrótica. Várias cascatas são ativadas, provocando disseminação sistêmica das consequências deletérias da inflamação pancreática, que são as cascatas cininas/coagulação e os sistemas fibrinolítico e do complemento. Vários mediadores inflamatórios são liberados e podem rapidamente transformar a pancreatite em uma condição que afeta múltiplos sistemas; radicais livres liberados de neutrófilos e macrófagos também contribuem para as consequências sistêmicas adversas. A lesão vascular promove aumento na permeabilidade capilar e ativação de aminas vasoativas; e os resultados podem ser perdas importantes de fluidos e proteínas, diminuição da irrigação sanguínea a tecidos vitais, desidratação, hipovolemia e choque. Os inibidores de proteases do plasma são consumidos; e a consequente digestão proteica dos fatores de coagulação podem piorar o choque e levar à CID. Em seres humanos, o sistema cardíaco é particularmente suscetível às mensagens sistêmicas colocadas em ação pela pancreatite. Alterações renais, pulmonares e hepáticas resultam do contato direto com enzimas digestivas, ou secundariamente da alteração no fluxo sanguíneo e na distribuição de oxigênio. Necrose hepatocelular, obstrução de ductos biliares, edema pulmonar, insuficiência renal aguda e degeneração tubular, fibrose e distúrbios na coagulação são reconhecidos como sequelas da pancreatite em paciente humanos.

Referências bibliográficas

1. Bhatia M, Wong FL, Cao Y, et al: Pathophysiology of acute pancreatitis. Pancreatology 5:132, 2005.
2. Rinderknecht H: Activation of pancreatic zymogens. Normal activation, premature intrapancreatic activation, protective mechanisms against inappropriate activation. Dig Dis Sci 31:314, 1986.
3. Whitcomb DC: Mechanisms of disease: Advances in understanding the mechanisms leading to chronic pancreatitis. Nat Clin Pract Gastroenterol Hepatol 1:46, 2004.
4. Weiss DJ, Gagne JM, Armstrong PJ: Relationship between inflammatory hepatic disease and inflammatory bowel disease, pancreatitis, and nephritis in cats. J Am Vet Med Assoc 209:1114, 1996.
5. Ruaux CG: Pathophysiology of organ failure in severe acute pancreatitis in dogs. Comp Contin Educ Pract Vet 22:531, 2000.
6. VanEnkewort BA, O'Brien RT, Young KM: Pancreatic pseudocysts in 4 dogs and 2 cats: Ultrasonographic and clinical pathologic findings. J Vet Intern Med 13:309, 1999.
7. Stimson EL, Espada Y, Moon M, et al: Pancreatic abscess in nine dogs. J Vet Intern Med 9:202, 1998.
8. Hess RS, Kass PH, Shofer FS, et al: Evaluation of risk factors for fatal acute pancreatitis in dogs. J Am Vet Med Assoc 214:46, 1999.
9. Hill RC, Van Winkle TJ: Acute necrotizing pancreatitis and acute suppurative pancreatitis in the cat. A retrospective study of 40 cases (1976-1989). J Vet Intern Med 7:25, 1993.
10. Akol KG, Washabau RJ, Saunders HM, et al: Acute pancreatitis in cats with hepatic lipidosis. J Vet Intern Med 7:205, 1993.
11. Ferreri JA, Hardam E, Kimmel SE, et al: Clinical differentiation of acute necrotizing from chronic nonsuppurative pancreatitis in cats: 63 cases (1996-2001). J Am Vet Med Assoc 223:469, 2003.
12. Dubey JP, Carpenter JL: Histologically confirmed clinical toxoplasmosis in cats: 100 cases (1952-1990). J Am Vet Med Assoc 203:1556, 1993.

Fisiopatologia das Doenças Hepatocelulares

Pierre M. Amsellem e David C. Twedt

O fígado é o maior órgão sólido do corpo e está envolvido em muitas funções metabólicas orgânicas críticas. Ele é importante para o metabolismo, em que exerce função central na síntese, na destoxificação, na excreção, na reserva e nos mecanismos de defesa do corpo. O fígado é também peculiar quanto ao seu suprimento sanguíneo duplo, derivado da veia porta e da artéria hepática. O sangue portal, com baixa tensão de oxigênio, corresponde aproximadamente a 70% a 75% do sangue que flui para o fígado. As interrupções nas funções ou na circulação do fígado podem ter consequências sérias para o paciente. Por último, o fígado tem uma característica capacidade de se regenerar. Por exemplo, após a remoção de um lobo, o órgão rapidamente se regenera até o tamanho original. Ao lidar com um paciente cirúrgico, é critico que se entenda a função básica do fígado e se identifiquem as condições que o afetam.

Identificação da doença hepática

A história clínica e o exame físico podem proporcionar alguma pista da existência de alguma doença hepática, mas, geralmente, o diagnóstico de doenças ou de distúrbios circulatórios do fígado depende muito da combinação de informações obtidas nos exames clínicos, nos testes laboratoriais, na ultrassonografia e nas avaliações histopatológicas. Anormalidades nas enzimas hepáticas ou nos testes de função hepática, como ácidos biliares, albumina, glicose, amônia e bilirrubina, indicam que o fígado deve ser o primeiro a ser investigado. É importante apontar que, todavia, o fígado frequentemente é o que se poderia chamar de "espectador inocente", envolvido por muitos distúrbios metabólicos ou sistêmicos não hepáticos. Essas alterações hepáticas costumam ser chamadas de hepatopatias reativas e raramente elas alteram significativamente a função hepática. Os exemplos incluem certas drogas, doenças endócrinas, condições cardiovasculares ou distúrbios intra-abdominais, como doenças pancreáticas ou intestinais inflamatórias.[1] Consequentemente, as condições não hepáticas e as disfunções hepáticas associadas a drogas devem ser excluídas em primeiro lugar no plano diagnóstico, antes mesmo que se comecem os testes primários para investigação do fígado.

Radiografias evidenciam o tamanho e a forma do órgão e podem auxiliar na detecção de outros distúrbios intra-abdominais. A ultrassonografia é útil para detectar anormalidades parenquimais, biliares e vasculares.[2] Células hepáticas são colhidas durante a ultrassonografia por aspiração com agulha fina; elas podem proporcionar informações úteis sobre o fígado. A avaliação citológica, contudo, tem limitações pela baixa quantidade de informações que pode oferecer. As melhores correlações com os resultados da avaliação histopatológica são obtidas em neoplasias e doença vacuolar difusa hepática.[3]

O diagnóstico definitivo dos distúrbios biliares ou parenquimais geralmente requer avaliação histopatológica. As amostras para histopatologia são obtidas por biopsia com agulha, por laparoscopia ou por cirurgia. Cada técnica tem suas vantagens, mas também limitações inerentes. Por exemplo, uma biopsia de fragmento por agulha é a menos invasiva, porém o material obtido na amostra representa apenas 50 milésimos do fígado todo. Recomenda-se que pelo menos três fragmentos de 16 g cada sejam colhidos para se obter uma quantidade adequada de tecido para interpretação.[4] A precisão do diagnóstico com a biopsia por agulha é maior em doenças hepáticas difusas. Biopsias por laparoscopia ou cirúrgicas em cunha podem ser orientadas visualmente e proporcionam fragmentos maiores de tecidos para exame. A laparoscopia é considerada minimamente invasiva, mas é limitada porque é difícil ver toda a superfície do fígado. A vantagem sobre as biopsias por agulha é que obtém amostras maiores e mais diagnósticas que as amostras menores obtidas com agulha.[5] A cirurgia, apesar de mais invasiva, permite que se avaliem todos os lobos hepáticos e se obtenham amostras grandes com boa hemostasia. Em situações clínicas apropriadas, podem-se conseguir cultura microbiológica e/ou dosagem de cobre de uma amostra de biopsia.

Considerações metabólicas

Respostas à lesão

O fígado pode responder a uma agressão apenas de um número limitado de maneiras. As lesões reversíveis do hepatócito incluem o edema hepatocelular, a hepatopatia induzida por esteroides (em cães, somente) e a esteatose e lipidose.[6] O edema hepatocelular (degeneração hidrópica) é a primeira manifestação de quase todas as formas de lesão às células e surge quando a célula é incapaz de manter as homeostasias fluídica e iônica e acumula água. Corticosteroides em excesso causam alterações vacuolares nos hepatócitos devido à acumulação anormal hepática de glicogênio em cães, mas não em gatos. A lipidose, com acumulação de triglicerídios, acontece por anormalidades do metabolismo ou da mobilização de gorduras.

A morte de hepatócitos, após lesão irreversível, ocorre por apoptose ou por necrose.[6] Os hepatócitos podem ser mortos por vários tipos de agressões, que incluem hipoxia, toxinas, drogas, microrganismos, eventos imunológicos e distúrbios metabólicos graves. A resposta que se segue à destruição do parênquima resulta em inflamação, regeneração do parênquima, fibrose e proliferação de ductos.[6] O grau da doença hepática clínica depende da extensão da lesão e da capacidade do fígado em manter suas funções normais. O fígado tem uma grande capacidade de reserva e a doença hepática tem de estar bem avançada antes de os sinais clínicos aparecerem. Devido ao fígado estar implicado em tantas funções, nenhum teste em particular avalia a função hepática geral. Quando aproximadamente 60% da função hepática estiverem perdidos, os testes de função começam a aparecer anormais; quando cerca de 80% da função hepática se perdem, as evidências clínicas de insuficiência hepática tornam-se evidentes.[7]

No caso de dano parenquimático persistente (hepatite crônica) ou de perda extensa de hepatócitos (necrose hepática maciça), a fibrose pode ficar extensiva. Com cirrose, o colágeno deposita-se nos sinusoides, resultando em alteração na permeabilidade, na formação de *shunts* portovenosos intra-hepáticos e na formação de nódulos regenerativos. A perfusão hepática alterada causa hipertensão portal.[8]

O fígado tem uma capacidade especial de se regenerar, desde que a estrutura de reticulina permaneça intacta. Após hepatectomia parcial, surge hiperplasia e hipertrofia das células remanescentes. Esse processo é conhecido como "regeneração hepática".[9-11] Todavia, "regeneração" pode ser um nome inadequado para o processo, pois os lobos removidos nunca crescem novamente. Os estímulos potenciais para a regeneração abrangem citocinas e fatores de crescimento produzidos pelos hepatócitos, mas também substâncias circulantes (insulina, norepinefrina ou glucagon).[9-11] Esses estímulos induzem alterações nas expressões de genes nos hepatócitos, o que leva à proliferação mitótica de todos os componentes do órgão intacto, incluindo hepatócitos, células epiteliais biliares e células endoteliais.[9-11]

Em cães sadios, uma hepatectomia de 70% é bem tolerada,[12] enquanto uma de 84% geralmente é fatal.[13] A causa da morte associada às hepatectomias excessivas permanece obscura. Postulou-se que possa ocorrer hipertensão portal porque a vasculatura portal reduzida se torna insuficiente para acomodar o volume constante de sangue portal.[13] Podem acontecer, então, translocação secundária de bactérias e morte.[13] O decréscimo no número de células de Kupffer após hepatectomias extensas pode reduzir a eliminação de bactérias pelo fígado e causar sepse.[14] Foram estudadas as alterações nos valores laboratoriais após hepatectomia extensa em cães. Seguindo-se uma hepatectomia de 70% em cães saudáveis, ocorrem aumento transiente em fosfatase alcalina, bilirrubina total e transaminases séricas.[12] Após hepatectomias extensas, recomenda-se monitoramento da glicemia e suplementação de fluidos intravenosos com dextrose.[15] Simultaneamente, há diminuição transiente na albumina sérica.[12] Os resultados dos testes de tolerância à amônia são normais depois de hepatectomias de 40%, mas anormais depois de hepatectomias de 60%.[7] Em um estudo com cães saudáveis, 91% da massa hepática haviam retornado 6 meses depois de hepatectomia de 70%.[12] Finalmente, o potencial de regeneração depois de hepatectomias parciais subletais repetidas foi estudado em ratos.[16] Doze hepatectomias sequenciais foram realizadas e o fígado se regenerou completamente todas as vezes,[16] sugerindo que seu potencial clonogênico pode não ter fim.

Risco de sepse

O fígado de cães saudáveis normalmente pode abrigar várias bactérias.[17] A veia porta de cães normais carrega bactérias gastrintestinais que são eliminadas pelo fígado. As bactérias são fagocitadas por células reticuloendoteliais, chamadas células de Kupffer, e a seguir são mortas ou excretadas na bile. A produção de imunoglobulina A no fígado também contribui para a proteção contra agentes infecciosos. O impedimento desses mecanismos protetores pode predispor à sepse ou à colonização por bactérias residentes. A hipertensão portal, causada por perda de função parenquimática normal, pode permitir a translocação de microrganismos gastrintestinais. *Shunts* portossistêmicos congênitos ou adquiridos permitem que endotoxinas ou bactérias desviem o fígado, quase sempre resultando em enterotoxemia ou bacteriemia sistêmicas.[18] Animais com colestase intra ou extra-hepática,[19] isquemia hepática, traumatismo hepático ou *shunts* portossistêmicos podem correr risco de sepse e devem ser tratados rotineiramente com antibióticos durante o perioperatório. A necessidade de antibióticos no pós-operatório também se baseia na doença subjacente e na condição do animal.[15] A correção cirúrgica da obstrução biliar pode acarretar liberação de bactérias no trato biliar[20] e recomenda-se antibioticoterapia pós-operatória a esses casos.[20] Os antibióticos empregados não podem ser hepatotóxicos, devem ter boa distribuição no tecido hepático e no trato biliar e ser bactericidas e efetivos contra a flora gastrintestinal. Idealmente, a seleção do antibiótico deve se basear nos resultados da cultura da bile ou do tecido hepático e dos testes de sensibilidade. Os antibióticos recomendados empiricamente para uso perioperatório são as cefalosporinas de segunda geração ou, possivelmente, uma combinação de penicilina e fluoroquinolona. Em alguns pacientes, quando se suspeitar de infecções anaeróbicas, metronidazol (Flagyl, Pfizer) e clindamicina (Antirobe, Pfizer) também podem ser usados.[21] Devido ao metronidazol requerer metabolismo hepático, recomendam-se doses menores nos casos de doenças hepáticas.

Risco de hemorragia

O fígado tem função central na hemostasia. Ele produz todos os fatores de coagulação, exceto fator VII, fator de von Willebrand, cálcio e tromboplastina tecidual.[20] Ele também regula os mecanismos anticoagulante e fibrinolítico.[20] Estudos em animais com doenças hepáticas demonstraram evidências de coagulação anormal em 93% dos cães e 82% dos gatos avaliados.[22,23] As alterações nas coagulopatias se devem à diminuição na síntese de fatores, à deficiência de vitamina K,[24] ao consumo excessivo de fatores ou à eliminação inadequada dos fatores ativados. Foram ainda relatadas trombocitopenia e trombocitopatias em associação com doenças hepáticas.[20] A coagulação intravascular disseminada (CID) também pode ser iniciada por doenças hepáticas devido à liberação de substâncias tromboplásticas pelos hepatócitos danificados, à diminuição da eliminação de endotoxinas bacterianas intestinais, à redução das concentrações de antitrombina III, à estase do fluxo sanguíneo mesentérico e à redução da eliminação de fatores de coagulação ativados e de produtos da degradação da fibrina.[25] Com a progressão da CID, os produtos da degradação de fibrina (PDF) acumulam-se, interferindo na polimerização da fibrina e na função das plaquetas.[20]

Apesar de as coagulopatias leves serem comuns em associação com doenças hepáticas, evidências clínicas de hemorragia são incomuns.[20,26] Em um grande estudo feito com cães, hemorragias significativas consequentes a biopsias hepáticas guiadas por ultrassonografia só foram observadas quando havia trombocitopenia moderada.[27] Os testes recomendados para animais com doenças hepáticas deveriam incluir contagem de plaquetas, tempo de protrombina (TP) e tempo parcial de tromboplastina ativada (TPTA). O tempo de sangramento da mucosa bucal também deveria ser avaliado em animais com suspeita de disfunção plaquetária. Se houver suspeita de CID, o fibrinogênio, os dímeros D, as concentrações de PDF e a atividade da antitrombina III devem ser medidas. Em gatos com doença hepática, a medição da proteína induzida pela falta de vitamina K (PIVKA) tem sido relatada como mais sensível do que o TP e o TPTA para detectar coagulopatias.[24]

Risco de ulceração gastrintestinal

Doenças hepáticas têm sido associadas a úlceras em animais e em seres humanos. A perda sanguínea através de úlceras gastrintestinais causa não só anemia e perda proteica, mas também precipita encefalopatia hepática em casos de doença hepática avançada ou de *shunts* portossistêmicos.[20] Em um estudo, cães com doença hepática compunham 28% dos animais com úlceras gastroduodenais.[28] Há ulceração gastroduodenal quando os mecanismos normais de proteção à mucosa são interrompidos. Os fatores que reduzem o ciclo epitelial afetam a qualidade ou a quantidade da produção de muco gástrico, ou a diminuição da irrigação sanguínea gastrintestinal pode induzir a ulceração gastrintestinal. O duodeno é o local mais comum de ulceração em cães com doenças hepáticas.[28] Existindo doença hepática grave, ocorre balanço negativo de nitrogênio e de hipoalbuminemia, o que resulta em diminuição no ciclo das células epiteliais.[20] A hipertensão portal também reduz a irrigação gastrintestinal.[29-31] O papel da gastrina na patogênese da ulceração gastrintestinal continua obscuro.[20] Como o pH gástrico é, de fato, alto em seres humanos com cirrose hepática, o uso profilático de antagonistas de receptores H-2 nesses pacientes ainda é controverso. Sucralfato (Carafate, Aventis) pode ser útil profilaticamente porque proporciona citoproteção e pode causar aumento da irrigação sanguínea gástrica em animais com cirrose.[32] Anti-inflamatórios (esteroides e não esteroides) devem ser utilizados com cautela em animais com doenças hepáticas graves porque podem corromper mais ainda os mecanismos de defesa da mucosa.[31] Algumas drogas antagonistas de receptores H-2 (cimetidina, Tagamet, SK-Beecham) e os inibidores da bomba de prótons (omeprazol, Prilosec, Astra-Zeneca) requerem metabolismo hepático e são contraindicados a animais com doença hepática. Ranitidina é um antiácido seguro para animais com doenças hepáticas devido a seu envolvimento mínimo no metabolismo hepático.

Encefalopatia hepática e hipertensão portal

Essas importantes complicações das doenças hepáticas serão discutidas detalhadamente no capítulo sobre anomalias vasculares (Capítulo 34).

Classificação das doenças hepáticas

A classificação básica das doenças hepáticas em cães e gatos pode ser feita simplesmente dividindo-as em quatro grandes categorias: distúrbios parenquimais, biliares, circulatórios e neoplasias.

Distúrbios parenquimais

As lesões envolvendo os hepatócitos são a principal característica da maioria desses distúrbios. Os distúrbios parenquimais podem ser agrupados em: aqueles que causam lesão hepatocelular reversível (edema celular, hepatopatia induzida por esteroides e esteatose), amiloidose hepática, morte hepatocelular (apoptose e necrose), hepatites agudas e crônicas e cirrose. A morte hepatocelular é uma lesão irreversível mais associada a hepatites agudas e crônicas, algumas vezes levando à cirrose.

Hepatite aguda geralmente é secundária a uma lesão hipóxica ou tóxica, a agentes infecciosos ou a distúrbios metabólicos.[33] A lesão no fígado pode ser aleatória, zonal ou difusa. A necrose hepática difusa ou a maciça podem causar insuficiência hepática. A insuficiência hepática é complicada pelas consequências da perda das funções regulatórias normais de síntese, de excreção e de metabolismo. Nessas situações, a recuperação é possível se o paciente for mantido sob medidas de manutenção da vida, se a estrutura de reticulina permanecer intacta e se o fígado mantiver sua capacidade de regeneração. As consequências metabólicas são encefalopatia hepática, coagulopatias, edema cerebral, sepse e ulceração gastrintestinal.[34]

A hepatite crônica pode ser secundaria a infecções, a toxinas, a drogas e a mecanismos imunes.[35-37] Muitas raças de cães têm defeitos metabólicos primários no metabolismo de cobre, com acumulação hepática do metal, o que causa a morte de hepatócitos. Na maioria das situações clínicas, a etiologia nunca é determinada. A necrose hepatocelular resulta na produção de citocinas que atraem células inflamatórias localmente. Quase sempre, a inflamação começa nas áreas portais, mas se expande para o parênquima. A inflamação também se torna um estímulo para a deposição de colágeno. Se o arcabouço de reticulina tiver sido destruído, a regeneração é desorganizada, a circulação sinusoidal é alterada permanentemente e a regeneração dos hepatócitos ocorre em nódulos. Cirrose é o estágio final da hepatite crônica, sendo definida como um processo difuso caracterizado por fibrose do fígado, com conversão da arquitetura normal do órgão em nódulos estruturalmente anormais e circulação vascular alterada, com anastomoses entre as veias porta e central.[8]

Adicionalmente às consequências listadas para a insuficiência hepática aguda, a hipertensão portal resulta da falha do sangue portal em fazer perfusão adequada dos sinusoides. O resultado da hipertensão portal é o desenvolvimento de *shunts* portossistêmicos e ascite. Os ramos colaterais da veia porta ficam visíveis como vasos tortuosos múltiplos, particularmente no mediastino ao longo do esôfago, originando-se da cárdia do estômago (anastomoses cardioesofágicas); do omento entre o baço e a parede abdominal dorsal esquerda; cranialmente ao rim (anastomoses esplenorrenais); e no mesocólon e mesorreto (anastomoses mesentéricas).[38,39]

Distúrbios hepáticos biliares

As disfunções biliares podem ser agrupadas em distúrbios císticos e em colangites. Os cistos biliares originam-se de defeitos congênitos no desenvolvimento da árvore biliar.[40,41] Eles podem ser solitários ou múltiplos, de tamanhos variáveis e são caracterizados por dilatação de segmentos dos ductos biliares. Frequentemente estão associados à doença do rim policístico, especialmente em gatos Persas. Os cistos raramente são conectados ao resto do sistema biliar e em geral são diagnósticos incidentais à ultrassonografia, durante palpações ou cirurgias. Grandes cistos podem ser drenados e ocasionalmente requerem remoção cirúrgica.

A colangite resulta da inflamação centrada nos ductos biliares no interior do fígado. Essa condição é mais comum em gatos. Colangites neutrofílicas (supurativas) agudas são consideradas como resultantes da ascensão de bactérias entéricas pelo sistema biliar.[42] O sistema biliar extra-hepático também pode ser envolvido.[42] A colangite pode se tornar crônica, com infiltração inflamatória mista, proliferação de ductos biliares e graus variados de fibrose.[43] As colangites crônicas foram ainda associadas a pancreatites crônicas e à doença intestinal inflamatória em gatos. Trematódeos hepáticos produzem dilatação dos ductos biliares e colangites crônicas.

Neoplasia hepática

As neoplasias hepáticas são divididas em primárias, metastáticas e hemolinfáticas.[44] Em gatos, os tumores hemolinfáticos são os mais comuns; em cães, os tumores hepáticos mais comuns são os metastáticos.[45] Tumores hepáticos primários compreendem menos de 1% de todos os achados em necropsias de cães e de gatos.[46,47] Tumores primários malignos são mais comuns em cães do que em gatos.[46,48] Os tumores primários do fígado são categorizados, de acordo com sua origem histológica, em hepatocelulares, biliares, mesenquimais e neuroectodermais.[46] Quanto à forma, eles podem ser maciços, nodulares e difusos, conforme sua distribuição no fígado.[46] Os tumores biliares são discutidos no capítulo sobre doenças biliares.

A maioria dos cães e dos gatos com tumores hepáticos primários têm dez ou mais anos de idade. A exceção são os animais com carcinoides, que afetam cães com idade média de 8 anos.[46,48] Os sinais clínicos incluem anorexia, letargia, vômitos, perda de peso, poliúria e polidipsia, diarreia, icterícia e distensão abdominal.[46,49] Massa abdominal pode ser palpada em 50% a 80% das vezes.[44,49] Outros achados clínicos citados são convulsões associadas à hipoglicemia ou à encefalopatia hepática e, raramente, à fraqueza induzida por exercício devido à *miastenia gravis*.[46,50] No momento do diagnóstico da neoplasia primária no fígado, 28% dos animais são assintomáticos.[49]

Os achados laboratoriais são inespecíficos e podem incluir trombocitose, elevação de enzimas hepáticas e, menos comuns, hiperbilirrubinemia e hipoglicemia.[45,46,48,51,52] Em um estudo com gatos, a azotemia foi o achado laboratorial mais comum.[53] Radiografias torácicas devem ser feitas para se excluir a possibilidade de metástases pulmonares, que ocorrem em 14% dos pacientes.[54,55] Ultrassonografia abdominal permite a confirmação da origem hepática da massa abdominal e a avaliação de metástases (peritônio, linfonodos) em outros órgãos abdominais e pode auxiliar a definir a relação da lesão com outras estruturas abdominais, como a veia cava caudal e a vesícula biliar,[56,57] mas a não pode diferenciar neoplasia de hiperplasia nodular benigna.[58] A aspiração com agulha fina ou a biopsia de fragmento por agulha podem ser feitas guiadas por ultrassonografia. Aconselha-se a avaliação prévia da hemostasia, pois muitas das grandes massas hepáticas podem ser altamente vascularizadas e a hemorragia é uma possível complicação. Ressonância magnética também foi proposta como uma forma de diferenciar nódulos hepáticos malignos de nódulos benignos em cães.[59]

Os tumores hepatocelulares incluem o adenoma hepatocelular, o carcinoma hepatocelular (CHC) e o hepatoblastoma. Adenoma hepatocelular é o tumor hepatocelular mais comum em gatos e raramente tem significado clínico,[48] embora tenham sido relatadas hemorragia e hipoglicemia relevantes.[51] O prognóstico, nesses casos, baseia-se na possibilidade de ressecção do tumor. CHC é o tumor hepático primário mais comum em cães.[44,46] Os lobos esquerdos do fígado são os mais envolvidos.[46,56,60] A forma maciça é a mais comum de CHC em cães.[16,56,60] Frequentemente, ela é passível de ressecção, raramente faz metástases e tem bom prognóstico a longo prazo após cirurgia bem-sucedida.[56] Os tumores maciços localizados no lado direito podem ter pior prognóstico devido às maiores taxas de mortalidade intraoperatórias.[56] As formas nodulares ou difusas do CHC são menos comuns e apresentam prognóstico pior porque raramente são passíveis de remoção cirúrgica e quase sempre fazem metástases.[56,60] As metástases no pulmão e em linfonodos peritoneais são as mais comuns, mas já foram relatadas metástases nos rins, nas glândulas adrenais, no trato gastrintestinal e na medula óssea.[60] O prognóstico é relacionado à removibilidade cirúrgica e à presença de metástases.[56] Terapias adjutórias, tais como radiação e quimioterapia, não são usadas por sua pouca eficiência.[56]

Neoplasias carcinoides são neoplasias hepáticas primárias raras em cães e gatos.[46,60,61] Os carcinoides originam-se das células neuroectodérmicas hepáticas. Essas células também são classificadas como enterocromafins ou células APUD (elas são capazes de tomar precursores de aminas e de descarboxilação). O prognóstico é reservado graças ao envolvimento difuso do fígado e ao alto índice de metástases.[60]

Os tumores mesenquimais, ou sarcomas, são tumores hepáticos primários raros em cães e gatos.[44,46,48,56,62] Relata-se prognóstico reservado devido às metástases precoces.[44,46] Recomenda-se uma combinação de ressecção cirúrgica e de quimioterapia.[54,63]

A hiperplasia nodular hepática (HNH) é um achado comum em necropsias de cães.[64,65] Sua ocorrência é relatada em 70% dos cães com mais de 6 anos e em 100% dos cães com mais de 14 anos.[64] A etiologia da HNH é desconhecida. Em cães, a HNH não é considerada lesão pré-neoplásica.[65] Macroscopicamente, podem ser vistos nódulos superficiais, multifocais, bem circunscritos, róseos ou róseo-pardacentos;[64,65] os nódulos mais profundos no parênquima não são visíveis.[64] Em um estudo *post mortem*, o tamanho dos nódulos variou de 0,1 cm a 5 cm de diâmetro.[65] Microscopicamente, veem-se hepatócitos bem diferenciados,[64,65] com elevada atividade mitótica. A arquitetura lobular é preservada.[64,65] Os animais em geral não exibem sinais clínicos.[66] Os achados laboratoriais incluem aumento leve a grave da fosfatase alcalina no soro (até 14 vezes o normal) e, menos comumente, elevação da alanino-aminotransferase.[66] Os achados ultrassonográficos são inespecíficos.[58,67]

Comparando-se com o parênquima vizinho, os nódulos podem ser hiperecoicos, isoecoicos ou hipoecoicos.[58] A HNH é clinicamente significativa porque pode ser facilmente confundida com neoplasia hepática primária ou metastática durante a ultrassonografia abdominal ou a cirurgia. É necessário o exame histopatológico para diferenciar a HNH de neoplasia. Todavia, mesmo microscopicamente, pode ser impossível diferenciar HNH de adenoma hepatocelular,[65] sendo preciso coleta de fragmentos de biopsia maiores (excisão em cunha em vez de fragmento por agulha) para fazer a diferenciação.[66]

Outras condições hepáticas

Torção do fígado

A torção de lobos hepáticos é uma condição rara, já relatada em homens, coelhos, porcos, cavalos, cães e um gato.[68-80] O lobo afetado gira em torno de seu pedículo causando congestão, colestase e necrose isquêmica.[75-77] Pode, então, ocorrer proliferação de *Clostridium* sp,[73,77,81] eventualmente resultando em abscedação do lobo afetado.[69] Com a liberação das toxinas clostridiais e de mediadores de inflamação, podem se suceder choque e morte.[73,77] O lobo hepático esquerdo costuma ser mais afetado em pequenos animais, mas torções dos lobos quadrado, caudal e médio direito também já foram relatadas.[69,73,75-77,80,82] Os fatores que provocam estiramento ou ruptura dos ligamentos que sustentam o fígado podem predispor à torção de lobos hepáticos.[73,77] A ausência congênita dos ligamentos triangulares, a dilatação gástrica crônica, a hérnia diafragmática traumática e o rompimento do ligamento hepatogástrico do omento menor foram citados como possíveis causas.[73,76-78] Massas hepáticas também podem predispor o lobo à torção.[76] Torção após ooforoisterectomia de rotina também já foi relatada.[80] Os sinais clínicos variam desde dor abdominal de baixo grau, anorexia, letargia, vômito e ascite até crise abdominal aguda e morte.[76] Ocasionalmente, pode-se palpar uma massa no abdome cranial.[75] Sinais clínicos intermitentes foram descritos em uma criança com torção intermitente de lobo hepático.[83] Os achados diagnósticos podem incluir leucograma com característica inflamatória e aumento de ALT, fosfatase alcalina (ALP) e bilirrubina total.[69,76] Radiografias abdominais e ultrassonografia podem mostrar massa no abdome cranial, mas o diagnóstico definitivo só é feito à cirurgia ou à necropsia.[69,76] O tratamento pré-operatório deve incluir fluidos intravenosos e antibioticoterapia dirigida contra *Clostridium* sp. (p. ex., ampicilina, Fort Dodge).[81] É indicada intervenção cirúrgica imediata com lobectomia hepática.[76] Em geral se evita o desfazimento da torção do lobo porque pode resultar em liberação sistêmica das exotoxinas clostridiais.[69] O lobo ressecado deve ser enviado para análises citológica e histopatológica e para cultura bacteriana aeróbica e anaeróbica. O prognóstico parece ser bom se a intervenção cirúrgica for imediata.[68,75,76]

Abscessos hepáticos

Abscessos hepáticos são incomuns em seres humanos, em cães e gatos.[69,75,82,84-91] Podem ser simples ou múltiplos e têm alta mortalidade tanto em seres humanos quanto em animais.[82,85] As doenças subjacentes em seres humanos incluem traumatismo hepático, infecção ascendente do trato biliar, obstrução maligna do trato biliar, extensão de abscesso abdominal adjacente e contaminação hematógena.[85] A contaminação hematógena pode ser dividida em hematógena sistêmica (abscesso secundário, por exemplo, à pneumonia, à endocardite ou à otite média) e em contaminação portal de um foco séptico abdominal (p. ex., doença inflamatória intestinal ou pancreatite).[85,88,89] Indivíduos imunocomprometidos também são predispostos.[85] Em cães recém-nascidos, os abscessos podem ocorrer secundariamente à onfaloflebite ascendente.[87] Em cães e gatos adultos, a formação de abscessos hepáticos foi associada ao diabetes melito,[86,90] à torção de lobo hepático,[69] à infecção ascendente do trato biliar[91] e à neoplasia hepática.[90] Na maioria das vezes, porém, as causas permanecem desconhecidas.[82,90,91] Os sinais clínicos frequentemente são inespecíficos e incluem letargia, anorexia e febre.[82,85,90,91] Dor abdominal, icterícia, vômito e diarreia são menos relatados.[82,90,91] Os achados laboratoriais podem abranger leucograma de inflamação, anemia não regenerativa leve e aumento nas atividades das enzimas hepáticas.[82,90,91] A hiperbilirrubinemia pode indicar sepse ou disfunção hepática, e também estar associada à obstrução biliar primária. Tem-se suspeitado de coagulação intravascular disseminada em cães e gatos.[82,91] Os exames de imagem incluem radiografias abdominais, ultrassonografia, tomografia computadorizada e cintilografia.[85] A cintilografia com leucócitos marcados pode auxiliar a diferenciar um abscesso de uma lesão metastática.[85] A aspiração guiada por ultrassonografia ou intraoperatória e a avaliação citológica podem confirmar o diagnóstico.[82,85,90,91] Se for escolhida a aspiração guiada por ultrassonografia, um cirurgião deve estar de plantão caso ocorra hemorragia ou contaminação da cavidade abdominal.[85] A bactéria mais isolada é a *E. coli*, mas são comuns as infecções por múltiplos microrganismos e infecções anaeróbicas também têm sido relatadas.[82,85,90,91] O tratamento consiste em antibioticoterapia apropriada combinada com drenagem ou com ressecção do abscesso.[85] Porém, a antibioticoterapia sozinha pode ser adequada em casos selecionados, especialmente quando estiverem presentes múltiplos abscessos.[92] Devem ser utilizados antibióticos que se distribuem no fígado, com base nos resultados de sensibilidade bacteriana. Enquanto se aguardam os resultados dos testes de sensibilidade, recomenda-se uma terapia antibiótica de quatro quadrantes. Quinolonas combinadas com clindamicina têm sido recomendadas.[85] Os procedimentos de drenagem podem ser cirúrgicos ou guiados por ultrassonografia. Em seres humanos, a modalidade de escolha é a drenagem guiada por ultrassonografia com cateter *in situ* por 11 a 19 dias, e ela tem tido uma alta taxa de sucesso (de 70% a 90%).[85] Essa técnica falha em 10% a 30% das vezes, requerendo intervenção cirúrgica.[85] Drenagem repetida guiada por ultrassonografia também obteve sucesso em 10 de 14 cães.[90] Relatou-se resolução após drenagem guiada por ultrassonografia seguida de injeção de álcool.[93] A intervenção cirúrgica pode consistir em drenagem ou ressecção do abscesso com lobectomia parcial ou completa.[82,90,91] A identificação intraoperatória de abscessos parenquimais pode ser difícil, mas o uso de ultrassonografia pode identificar o abscesso. A laparotomia permite inspeção ampla das vísceras abdominais e o tratamento da doença primária. Se o animal estiver estável, indicam-se biopsias hepáticas e intestinais para identificar a causa subjacente. Drenagem por laparoscopia também foi relatada em seres humanos.[94] Independentemente da modalidade de tratamento, indica-se monitoramento ultrassonográfico frequente.[85] A antibioticoterapia deve continuar 2 semanas após a imagem ultrassonográfica indicar resolução do abscesso.[82] O prognóstico é reservado, especialmente em animais debilitados e em choque séptico.[82,85,90,91] Todavia, com diagnóstico e tratamento precoces, são comuns as evoluções satisfatórias de pacientes que sobrevivem ao período perioperatório.[82,85,90,91]

Traumatismo hepático

Após traumatismo não penetrante ou penetrante, pode ocorrer ruptura das estruturas hepatobiliares. Lesões hepáticas isoladas não são comuns em pequenos animais. Em pessoas, são mais comuns as lacerações da cápsula, as fraturas parenquimais e os hematomas subcapsulares.[95,96] Em seres humanos, a lavagem peritoneal, a ultrassonografia e a tomografia computadorizada são utilizadas para identificar e para classificar as lesões hepáticas e a sua gravidade.[95,96] O tratamento conservador com fluidos intravenosos e com subprodutos de sangue é recomendado a pacientes hemodinamicamente estáveis.[54,96] Deve-se monitorar a frequência cardíaca, a pressão sanguínea e o hematócrito para avaliar a necessidade de intervenção cirúrgica. O hematócrito não deve ser utilizado como o único monitor durante a hemorragia aguda, pois esta causa esplenocontração, perda de plasma e de eritrócitos.[97] Assim, o hematócrito pode permanecer normal, mesmo em um animal com sangramento intenso.[97] A exploração abdominal pode ser necessária para controlar a hemorragia grave.

Referências bibliográficas

1. Burt AD, Portmann BC, McSween RNM: Liver pathology associated with diseases of other organs or systems. *In* Pathology of the Liver, 4th ed. McSween MRN, Burt AD, Portmann BC, et al (eds). Edinburgh: Churchill Livingstone, 2002.
2. Biller DS, Kantrowitz B, Miyabayashi T: Ultrasonography of diffuse liver disease. A review. J Vet Intern Med 6:71, 1992.
3. Stockhaus C, Van Den Ingh T, Rothuizen J, et al: A multistep approach in the cytologic evaluation of liver biopsy samples of dogs with hepatic diseases. Vet Pathol 41:461, 2004.
4. de Rycke LM, van Bree HJ, Simoens PJ: Ultrasound-guided tissue-core biopsy of liver, spleen and kidney in normal dogs. Vet Radiol Ultrasound 40:294, 1999.
5. Cole TL, Center SA, Flood SN, et al: Diagnostic comparison of needle and wedge biopsy specimens of the liver in dogs and cats. J Am Vet Med Assoc 220:1483, 2002.
6. Meyer DJ: Hepatic pathology. *In* Strombeck's Small Animal Gastroenterology, 3rd ed. Guilford WG, Center SA, Strombeck DR, et al (eds). Philadelphia: WB Saunders, 1996, p. 633.
7. Prasse KW, Bjorling DE, Holmes RA, et al: Indocyanine green clearance and ammonia tolerance in partially hepatectomized and hepatic devascularized, anesthetized dogs. Am J Vet Res 44:2320, 1983.
8. Crawford JM: Liver cirrhosis. *In* Pathology of the Liver. McSween RNM, Burt AD, Portmann BC, et al (eds). Edinburgh: Churchill Livingstone, 2002, p. 575.
9. Michalopoulos GK, DeFrances MC: Liver regeneration. Science 276:60, 1997.
10. Fausto N, Riehle KJ: Mechanisms of liver regeneration and their clinical implications. J Hepatobiliary Pancreat Surg 12:181, 2005.
11. Francavilla A, Porter KA, Benichou J, et al: Liver regeneration in dogs: Morphologic and chemical changes. J Surg Res 25:409, 1978.
12. Mackenzie RJ, Furnival CM, O'Keane MA, et al: The effect of hepatic ischaemia on liver function and the restoration of liver mass after 70 per cent partial hepatectomy in the dog. Br J Surg 62:431, 1975.
13. Ogata A, Miyazaki M, Ohtawa S, et al: Short-term effect of portal vein arterialization on hepatic protein synthesis and endotoxaemia after extended hepatectomy in dogs. J Gastroenterol Hepatol 12:633, 1997.
14. Arii S, Shibagaki M, Takahashi S, et al: Changes in the reticuloendothelial phagocytic function after partial hepatectomy. J Lab Clin Med 105:668, 1985.
15. Martin RA, Lanz OI, Tobias KM: Liver and biliary system. *In* Textbook of Small Animal Surgery, 2nd ed. Slatter D (ed). Philadelphia: WB Saunders, 2002, p.708.
16. Stocker E, Wullstein HK, Brau G: [Capacity of regeneration in liver epithelia of juvenile, repeated partially hepatectomized rats. Autoradiographic studies after continous infusion of 3h-thymidine (author's transl)]. Virchows Arch B Cell Pathol 14:93, 1973.
17. Niza MM, Ferreira AJ, Peleteiro MC, et al: Bacteriological study of the liver in dogs. J Small Anim Pract 45:401, 2004.
18. Howe LM, Boothe DM, Boothe HW: Endotoxemia associated with experimentally induced multiple portosystemic shunts in dogs. Am J Vet Res 58:83, 1997.
19. Cardoso V, Pimenta A, da Fonseca JC, et al: The effect of cholestasis on hepatic clearance of bacteria. World J Surg 6:330, 1982.
20. Center SA: Pathophysiology of liver disease: Normal and abnormal function. *In* Strombeck's Small Animal Gastroenterology, 3rd ed. Guilford WG, Center SA, Strombeck DR, et al (eds). Philadelphia: WB Saunders, 1996, p. 553.
21. Hirsh DC, Jang SS: Anaerobic infections. *In* Infectious Diseases of the Dog and Cat. Green CE (ed). Philadelphia: WB Saunders, 1998, p. 258.
22. Badylak SF, Dodds WJ, Van Vleet JF: Plasma coagulation factor abnormalities in dogs with naturally occurring hepatic disease. Am J Vet Res 44:2336. 1983.

23. Lisciandro SC, Hohenhaus A, Brooks M: Coagulation abnormalities in 22 cats with naturally occurring liver disease. J Vet Intern Med 12:71, 1998.
24. Center SA, Warner K, Corbett J, et al: Proteins invoked by vitamin k absence and clotting times in clinically ill cats. J Vet Intern Med 14:292, 2000.
25. Fiore LD, Brophy MT, Deykin D: Hemostasis. In Hepatology, A Textbook of Liver Disease, 4th ed. Zakim D, Boyer TD (eds). Philadelphia: WB Saunders, 2003, p. 549.
26. McVay PA, Toy PT: Lack of increased bleeding after liver biopsy in patients with mild hemostatic abnormalities. Am J Clin Pathol 94:747, 1990.
27. Bigge LA, Brown DJ, Penninck DG: Correlation between coagulation profile findings and bleeding complications after ultrasound-guided biopsies: 434 cases (1993-1996). J Am Anim Hosp Assoc 37:228, 2001.
28. Stanton ME, Bright RM: Gastroduodenal ulceration in dogs. Retrospective study of 43 cases and literature review. J Vet Intern Med 3:238, 1989.
29. Albillos A, Colombato LA, Enriquez R, et al: Sequence of morphological and hemodynamic changes of gastric microvessels in portal hypertension. Gastroenterology 102:2066, 1992.
30. Sarfeh IJ, Tarnawski A, Malki A, et al: Portal hypertension and gastric mucosal injury in rats. Effects of alcohol. Gastroenterology 84:987, 1983.
31. Sarfeh IJ, Tarnawski A: Gastric mucosal vasculopathy in portal hypertension. Gastroenterology 93:1129, 1987.
32. Chen BW, Hiu WM, Lam SK, et al: Effect of sucralfate on gastric mucosal blood flow in rats. Gut 30:1544, 1989.
33. Hughes D, King LG: The diagnosis and management of acute liver failure in dogs and cats. Vet Clin North Am Small Anim Pract 25:437, 1995.
34. MacPhail CM, Lappin MR, Meyer DJ, et al: Hepatocellular toxicosis associated with administration of carprofen in 21 dogs. J Am Vet Med Assoc 212:1895, 1998.
35. Bunch SE, Castleman WL, Hornbuckle WE, et al: Hepatic cirrhosis associated with long-term anticonvulsant drug therapy in dogs. J Am Vet Med Assoc 181:357, 1982.
36. Rakich PM, Prasse KW, Lukert PD, et al: Immunohistochemical detection of canine adenovirus in paraffin sections of liver. Vet Pathol 23:478, 1986.
37. Twedt DC, Sternlieb I, Gilbertson SR: Clinical, morphologic, and chemical studies on copper toxicosis of Bedlington terriers. J Am Vet Med Assoc 175:269, 1979.
38. Kelly WR: The liver and biliary system. In Pathology of Domestic Animals, 4th ed. Jubb KVF, Kennedy PC, N (eds). San Diego: Academic Press, 1992, p. 319.
39. Szatmari V, van den Ingh TS, Fenyves B, et al: Portal hypertension in a dog due to circumscribed fibrosis of the wall of the extrahepatic portal vein. Vet Rec 150:602, 2002.
40. Bosje JT, van den Ingh TS, van der Linde-Sipman JS: Polycystic kidney and liver disease in cats. Vet Q 20:136, 1998.
41. Gorlinger S, Rothuizen J, Bunch S, et al: Congenital dilatation of the bile ducts (Caroli's disease) in young dogs. J Vet Intern Med 17:28, 2003.
42. Lucke VM, Davies JD: Progressive lymphocytic cholangitis in the cat. J Small Anim Pract 25:249, 1984.
43. van den Ingh TS, Rothuizen J, van Zinnicq Bergman HM: Destructive cholangiolitis in seven dogs. Vet Q 10:240, 1988.
44. Trigo FJ, Thompson H, Breeze RG, et al: The pathology of liver tumours in the dog. J Comp Pathol 92:21, 1982.
45. Hammer AS, Sikkema DA: Hepatic neoplasia in the dog and cat. Vet Clin North Am Small Anim Pract 25:419, 1995.
46. Patnaik AK, Hurvitz AI, Lieberman PH: Canine hepatic neoplasms: A clinicopathologic study. Vet Pathol 17:553, 1980.
47. Strombeck DR: Clinicopathologic features of primary and metastatic neoplastic disease of the liver in dogs. J Am Vet Med Assoc 173:267, 1978.
48. Lawrence HJ, Erb HN, Harvey HJ: Nonlymphomatous hepatobiliary masses in cats: 41 cases (1972 to 1991). Vet Surg 23:365, 1994.
49. Kosovsky JE, Manfra-Marretta S, Matthiesen DT, et al: Results of partial hepatectomy in 18 dogs with hepatocellular carcinoma. J Am Anim Hosp Assoc 25:203, 1989.
50. Krotje LJ, Fix AS, Potthoff AD: Acquired myasthenia gravis and cholangiocellular carcinoma in a dog. J Am Vet Med Assoc 197:488, 1990.
51. Strombeck DR, Krum S, Meyer D, et al: Hypoglycemia and hypoinsulinemia associated with hepatoma in a dog. J Am Vet Med Assoc 169:811, 1976.
52. Leifer CE, Peterson ME, Matus RE, et al: Hypoglycemia associated with nonislet cell tumor in 13 dogs. J Am Vet Med Assoc 186:53, 1985.
53. Post G, Patnaik AK: Nonhematopoietic hepatic neoplasms in cats: 21 cases (1983-1988). J Am Vet Med Assoc 201:1080, 1992.
54. Kudnig S, Monnet E: Liver. In Textbook of Small Animal Surgery, 2nd ed. Slatter D (ed). Philadelphia: WB Saunders, 2002, p.2378.
55. Evans SM: The radiographic appearance of primary liver neoplasia in dogs. Vet Radiol 28:192, 1987.
56. Liptak JM, Dernell WS, Monnet E, et al: Massive hepatocellular carcinoma in dogs: 48 cases (1992-2002). J Am Vet Med Assoc 225:1225, 2004.
57. Feeney DA, Johnston GR, Hardy RM: Two-dimensional, grayscale ultrasonography for assessment of hepatic and splenic neoplasia in the dog and cat. J Am Vet Med Assoc 184:68, 1984.
58. Stowater JL, Lamb CR, Schelling SH: Ultrasonographic features of canine hepatic nodular hyperplasia. Vet Radiol 31. 1990.
59. Clifford CA, Pretorius ES, Weisse C, et al: Magnetic resonance imaging of focal splenic and hepatic lesions in the dog. J Vet Intern Med 18:330, 2004.
60. Patnaik AK, Hurvitz AI, Lieberman PH, et al: Canine hepatocellular carcinoma. Vet Pathol 18:427, 1981.
61. Alexander RW, Kock RA: Primary hepatic carcinoid (apud cell carcinoma) in the cat. J Small Anim Pract 23:767, 1982.
62. Minkus G, Hillemanns M: Botryoid-type embryonal rhabdomyosarcoma of liver in a young cat. Vet Pathol 34:618, 1997.
63. Hammer AS, Couto CG, Filppi J, et al: Efficacy and toxicity of vac chemotherapy (vincristine, doxorubicin, and cyclophosphamide) in dogs with hemangiosarcoma. J Vet Intern Med 5:160, 1991.
64. Bergman JR: Nodular hyperplasia in the liver of the dog: An association with changes in the ito cell population. Vet Pathol 22:427, 1985.
65. Fabry A, Benjamin SA, Angleton GM: Nodular hyperplasia of the liver in the beagle dog. Vet Pathol 19:109, 1982.
66. Prause LC, Twedt DC: Hepatic nodular hyperplasia. In Kirk's Current Veterinary Therapy 13. Bonagura JD (ed). Philadelphia: WB Saunders, 1999, p. 675.
67. Cuccovillo A, Lamb CR: Cellular features of sonographic target lesions of the liver and spleen in 21 dogs and a cat. Vet Radiol Ultrasound 43:275, 2002.
68. Bedda S, Bataille N, Montariol T, et al: Accessory liver lobe torsion mimicking a pancreatic tumor. Ann Chir 128:53, 2003.
69. Downs MO, Miller MA, Cross AR, et al: Liver lobe torsion and liver abscess in a dog. J Am Vet Med Assoc 212:678, 1998.
70. Grunz J, Luisiri A, Cradock T: Torsion of a hepatic lobe in the neonate-ultrasound findings. Pediatr Radiol 22:192, 1992.
71. Koplewitz BZ, Manson DE, Ein SH: Posttraumatic torsion of accessory lobe of the liver and the gallbladder. Pediatr Radiol 29:799, 1999.
72. Koumanidou C, Nasi E, Koutrouveli E, et al: Torsion of an accessory hepatic lobe in a child: Ultrasound, computed tomographic, and magnetic resonance imaging findings. Pediatr Surg Int 13:526, 1998.
73. McConkey S, Briggs C, Solano M, et al: Liver torsion and associated bacterial peritonitis in a dog. Can Vet J 38:438, 1997.
74. Sanguesa C, Esteban MJ, Gomez J, et al: Liver accessory lobe torsion in the infant. Pediatr Radiol 25:153, 1995.
75. Sonnenfield JM, Armbrust LJ, Radlinsky MA, et al: Radiographic and ultrasonographic findings of liver lobe torsion in a dog. Vet Radiol Ultrasound 42:344, 2001.
76. Swann HM, Brown DC: Hepatic lobe torsion in 3 dogs and a cat. Vet Surg 30:482, 2001.
77. Tomlinson J, Black A: Liver lobe torsion in a dog. J Am Vet Med Assoc 183:225, 1983.
78. Tate PS: Hepatic torsion and dislocation with hypotension and colonic obstruction. Am Surg 59:455, 1993.
79. Weisbroth SH: Torsion of the caudate lobe of the liver in the domestic rabbit (oryctolagus). Vet Pathol 12:13, 1975.
80. Woolfe DT, English B: Torsion of the left lateral and papillary lobes of the liver in a pup; a case report. J Am Vet Med Assoc 134:458, 1959.

81. Markowitz J, Rappaport A, Scott AC: The function of the hepatic artery in the dog. Am J Dig Dis 16:344, 1949.
82. Farrar ET, Washabau RJ, Saunders HM: Hepatic abscesses in dogs: 14 cases (1982-1994). J Am Vet Med Assoc 208:243, 1996.
83. Fogh J, Tromholt N, Jorgensen F: Persistent impairment of liver function caused by a pendulated accessory liver lobe. Eur J Nucl Med 15:326, 1989.
84. Berger H, Pratschke E, Berr F, Fink U: Percutaneous drainage treatment of primary liver abscesses. Rofo 150:167, 1989.
85. Frey CF, Zhu Y, Suzuki M, et al: Liver abscesses. Surg Clin North Am 69:259, 1989.
86. Grooters AM, Sherding RG, Biller DS, et al: Hepatic abscesses associated with diabetes mellitus in two dogs. J Vet Intern Med 8:203, 1994.
87. Hargis AM, Thomassen RW: Hepatic abscesses in beagle puppies. Lab Anim Sci 30:689, 1980.
88. Hazzan D, Fishman E, Heller E, et al. Liver abscess in Crohn's disease: A report of three cases. Mt Sinai J Med 71:351, 2004.
89. Margalit M, Elinav H, Ilan Y, et al: Liver abscess in inflammatory bowel disease: Report of two cases and review of the literature. J Gastroenterol Hepatol 19:1338, 2004.
90. Schwarz LA, Penninck DG, Leveille-Webster C: Hepatic abscesses in 13 dogs: A review of the ultrasonographic findings, clinical data and therapeutic options. Vet Radiol Ultrasound 39:357, 1998.
91. Sergeeff JS, Armstrong PJ, Bunch SE: Hepatic abscesses in cats: 14 cases (1985-2002). J Vet Intern Med 18:295, 2004.
92. Calvo-Romero JM, Lima-Rodriguez EM: Favourable outcome of multiple pyogenic liver abscesses with conservative treatment. Scand J Infect Dis 37:141, 2005.
93. Zatelli A, Bonfanti U, Zini E: Percutaneous drainage and alcoholization of hepatic abscesses in five dogs and a cat. JAm Anim Hosp Assoc 41:34, 2005.
94. Wang W, Lee WJ, Wei PL, et al: Laparoscopic drainage of pyogenic liver abscesses. Surg Today 34:323, 2004.
95. Feliciano DV: Surgery for liver trauma. Surgl Clin North Am 69:273, 1989.
96. Pachter HL, Spencer FC, Hofstetter SR, et al: Significant trends in the treatment of hepatic trauma. Experience with 411 injuries. Ann Surg 215:492, 1992.
97. Crane SW: Evaluation and management of abdominal trauma in the dog and cat. Vet Clin North Am 10:655, 1980.

Obstrução Biliar Extra-hepática

Michael D. King e Robert A. Martin

Anatomia

A porção intra-hepática do sistema biliar começa onde a bile, produzida por lâminas de hepatócitos circundadas por seios sanguíneos, é secretada em minúsculos canalículos biliares situados entre aquelas células.[1] A junção dos canalículos forma os ductos interlobulares, situados entre os lóbulos no tecido intersticial. Os ductos interlobulares continuam unindo-se e formam os ductos lobares ou os ductos biliares que saem do parênquima hepático em número variável (os ductos hepáticos). Nesse ponto inicia a porção extra-hepática do sistema biliar. Geralmente, esses ductos são quatro, dois originando-se da porção do fígado (lobos quadrado e medial direito), um da porção direita (lobo lateral direito e processo caudado do lobo caudado) e outro se originando da porção esquerda (lobos lateral e medial e processo papilar do lobo caudado).

A vesícula biliar é uma estrutura em forma de pera localizada no interior da fossa formada entre os lobos medial direito e quadrado do fígado. Ela é dividida em fundo, corpo e colo e conecta-se aos ductos biliares por meio do ducto cístico. Sua função é reservar e concentrar a bile e secretar uma substância mucoide para lubrificação e proteção. O ducto cístico estende-se desde o colo da vesícula biliar até o ponto em que se junta com o primeiro ducto hepático da divisão central do fígado. Desse ponto, segue até o duodeno, sendo o principal canal excretor que recebe a bile dos ductos hepáticos das divisões esquerda e direita do fígado e do ducto biliar.[1]

A porção livre do ducto biliar canino mede aproximadamente 5 cm de comprimento e 2,5 mm de diâmetro e cursa pelo omento menor até o duodeno pelo interior do ligamento hepatoduodenal.[1] A porção intramural do ducto biliar penetra a parede mesentérica do duodeno e segue obliquamente por mais 1,5 a 2 cm até terminar na papila duodenal, separadamente do ducto pancreático ventral. Em torno da porção intramural do ducto biliar existe uma camada dupla de músculo liso (esfíncter de Oddi), o que faz com que a descarga de bile dependa muito da atividade do próprio duodeno.[1]

Existem relatos de que cães têm uma rede auxiliar retroportal de ductos biliares.[2] Esses ductos adicionais conectam os ductos lobares intra-hepáticos de lobos adjacentes para garantir a continuação da drenagem de bile no caso de obstrução das vias principais.

Em gatos, as características específicas dignas de nota são a flexuosidade do ducto biliar felino e a existência de vesículas biliares duplas, ou mesmo triplas ocasionalmente.[3,4] Em adição, a porção intramural terminal do ducto biliar geralmente se funde com o ducto pancreático principal, que se abre no duodeno em uma papila única.[3-5]

Formação, fluxo e alterações fisiopatológicas da bile

A bile é uma solução isotônica, levemente alcalina, composta de água, eletrólitos inorgânicos e solutos orgânicos como ácidos biliares, colesterol, fosfolipídios e bilirrubina.[5,6] A bile primária é formada nos canalículos biliares, resultante de vários processos diferentes de transporte ativo, sendo que a secreção de sais biliares é o fator mais importante que promove o fluxo biliar.[7] Esse transporte ativo de solutos pelos hepatócitos é acompanhado de fluxo passivo de água.[5]

Os ácidos biliares são produzidos a partir do colesterol, conjugados pelos hepatócitos e secretados continuamente nos canalículos. Eles são essenciais para a emulsificação e para a absorção de gordura no intestino delgado.[6,8] O termo ácido biliar refere-se à forma molecular, na qual a cadeia lateral do ácido carboxílico é não ionizada, enquanto o termo sal biliar se refere à configuração ionizada. Em pH fisiológico predomina a forma de sal biliar ionizado.[5] Mais de 90% dos solutos da bile consistem em ácidos biliares e podem representar uma concentração 10^5 vezes maior do que a concentração de ácido biliar no soro.[5] Eles permanecem em solução na bile pela formação de micelas, sendo mantido, assim, um equilíbrio isotônico com o plasma. A taxa de produção de ácido biliar é determinada pela quantidade de ácido biliar que é devolvida ao fígado para ressecreção pela circulação entero-hepática. Com obstrução biliar, ocorre uma redução na produção de ácidos biliares devido aos níveis elevados de ácidos biliares no plasma.

O colesterol é sintetizado primariamente no fígado, e a taxa de síntese é inversamente proporcional ao nível de ingestão na dieta. A síntese de ácidos biliares a partir do colesterol e a excreção daqueles pelo trato gastrintestinal representam o principal método de eliminação do colesterol do corpo. Apesar de não ser solúvel em água, o colesterol é eliminado pela bile na forma de micelas. Devido à lipossolubilidade ser o principal fator determinante para absorção pela mucosa da vesícula biliar, o colesterol está presente na bile em quantidades menores que os compostos hidrossolúveis, como os ácidos biliares conjugados e a bilirrubina.[5]

A bilirrubina, o mais importante pigmento da bile, é um produto da degradação da hemoproteína e estima-se que dois terços dela venham da destruição de eritrócitos.[5] A bilirrubina não conjugada é muito pouco solúvel em água e liga-se a proteínas plasmáticas (predominantemente albumina) para transporte no plasma. Somente uma quantidade muito pequena de bilirrubina não conjugada permanece sem se ligar às proteínas plasmáticas graças à alta afinidade da albumina para essa ligação, o que minimiza sua filtração e eliminação renal. A bilirrubina não conjugada ligada a proteínas é transportada ao fígado para ser convertida pelos hepatócitos em uma forma hidrossolúvel. A bilirrubina é conjugada com ácido glicurônico para formar diglicuronídio no retículo endoplasmático liso dos hepatócitos. A bilirrubina conjugada é então secretada nos canalículos biliares ou removida do corpo pela filtração renal. Mais de dois terços da bilirrubina presente no fígado em qualquer tempo são não conjugados; ainda assim, menos de 3% da bilirrubina excretada na bile são não conjugados.[5,9] Isso ilustra a importância da função enzimática nos passos limitantes da taxa de conjugação da bilirrubina.[5] Uma vez excretada no trato intestinal, ela sofre desconjugação pela ação de bactérias, sendo convertida em urobilinogênio, um pouco do qual é reabsorvido pela circulação enterohepática. A maior parte dele retorna ao fígado e uma pequena parte é excretada na urina. O restante de urobilinogênio que permanece no trato intestinal é convertido em estercobilina, que dá a cor normal às fezes.[9] As fezes que não têm a cor normal são denominadas fezes acólicas. Fezes acólicas têm esse aspecto em razão da falta de bilirrubina no trato intestinal (obstrução biliar) ou de deficiência na atividade bacteriana intestinal.[5] Uma vez que é necessária apenas uma pequena quantidade de bilirrubina para a pigmentação fecal normal, é preciso que haja cessação completa da sua excreção para a presença de fezes acólicas. Isso só é visto entre 7 a 10 dias após bloqueio completo do sistema biliar, quando a icterícia também já estará aparente.[5,9]

A obstrução biliar pode advir de vários processos patológicos (Quadro 33.1). Com a obstrução biliar, a conjugação da bilirrubina continua normalmente, mas a secreção da bile é inibida. Ocorre, então, regurgitação de bilirrubina conjugada para o plasma, provocando hiperbilirrubinemia. Mesmo que a maior parte da bilirrubina permaneça ligada a proteínas no plasma, ela tem afinidade menos pronunciada com a conjugação do que a bilirrubina não conjugada. O fígado mantém uma grande capacidade de reserva para excreção de bilirrubina, sendo capaz de aumentar a excreção 30 a 60 vezes acima do normal.[5] Devido a essa reserva, em cães, é necessário que uma considerável quantidade de bilirrubina seja regurgitada para a corrente sanguínea antes que os níveis plasmáticos aumentem significativamente. O limiar renal para bilirrubina em cães é baixo, sendo possível a excreção ativa pelos túbulos renais. O limiar renal em gatos é 9 vezes maior do que o de cães, e, por isso, qualquer quantidade de bilirrubina na urina de gatos deve ser considerada anormal.[10] Em casos de obstrução do ducto biliar, a filtração e a excreção renal tornam-se essenciais.[5]

As obstruções intra ou extra-hepáticas do sistema biliar são a causa mais comum de hiperbilirrubinemia conjugada (ver Quadro 33.1). Todavia, em todas as doenças hepáticas que causam hiperbilirrubinemia, a bilirrubinemia consiste em uma mistura de bilirrubina conjugada e não conjugada e é improvável que a diferenciação seja clinicamente útil.[9] Níveis séricos de bilirrubina acima de 0,3 mg/dℓ, em gatos, e de 0,6 mg/dℓ, em cães são considerados anormais; com valores acima desses, a icterícia é evidente, manifestando-se por coloração amarelada dos tecidos (níveis séricos > 2 mg/dℓ) ou do soro (níveis séricos > 1,5 mg/dℓ).[9]

O fluxo de bile no interior do sistema biliar canino é dependente de gradientes de pressão, uma vez que não existem válvulas nos canais biliares. O aumento de pressão na porção intramural do ducto biliar resulta no direcionamento do fluxo da bile do fígado para o ducto cístico e a vesícula biliar. A capacidade da vesícula biliar é de aproximadamente 1 mℓ/kg de peso corporal; todavia, um volume muito maior de bile pode ser acomodado pela vesícula por absorção, pela mucosa vesical, de água e de eletrólitos.[5] O transporte ativo de sódio através do epitélio da vesícula biliar é seguido pelo transporte passivo de cloreto, de água e de outros constituintes solúveis. Assim, a bile é concentrada 5 a 20 vezes enquanto estiver na vesícula biliar, o que evita aumento de pressão no interior do sistema biliar.[5,8]

Quadro 33.1 Causas de obstrução biliar extra-hepática.

Congênita
- Atresia biliar
- Cistos do colédoco

Adquirida
- Luminal
  - Bile inspissada
  - Parasitos (trematódeos)
  - Cálculos (colelitíase, coledocolitíase)
  - Coágulos sanguíneos
- Mural
  - Colangite (infecciosa, esclerosante)
  - Neoplasia (carcinoma biliar)
  - Colecistite
  - Estritura
  - Hematoma
- Extraluminal
  - Pancreatite (crônica fibrosante, aguda)
  - Neoplasia (pancreática, linfonodo, gastrintestinal)
  - Abscesso
  - Corpo estranho duodenal
  - Hérnia diafragmática
  - Úlcera perfurante (gástrica, duodenal).

A vesícula biliar simplesmente não se enche continuamente durante períodos de jejum, pois esvaziamentos parciais ocorrem intermitentemente: aproximadamente 75% da bile excretada pelo fígado é liberada diretamente no duodeno dessa maneira.[5] A vesícula biliar esvazia 50% ou mais de seu conteúdo no trato intestinal nos trinta primeiros minutos após uma refeição.[4] A presença de quimo no intestino estimula a liberação de colecistocinina da mucosa duodenal como o principal regulador do esvaziamento da vesícula biliar. A colecistocinina causa contração da vesícula biliar e relaxamento do ducto biliar terminal (esfíncter de Oddi). Em adição, a estimulação parassimpática vagal e, mais importante, a presença de peristalse duodenal contribuem para o relaxamento do músculo liso que circunda o ducto biliar intramural, resultando em bile sendo expelida no intestino em esguichos intermitentes.[1,5,8] A obstrução do ducto biliar causa aumento da pressão intraductal próxima à obstrução, causando dilatação do sistema. Com o aumento da pressão, o fluxo de bile diminui e quando essa pressão atinge aproximadamente 30 mmHg o fluxo é interrompido.[11] Esse aumento da pressão hidrostática é o que causa as características alterações morfológicas no fígado.

Alterações morfológicas no fígado

Logo após a obstrução, a colestase intra-hepática é seguida por dilatação dos ductos biliares e por edema com infiltração de células inflamatórias nas áreas portais. Essas alterações ocorrem devido ao aumento inicial da pressão hidrostática e devido aos efeitos tóxicos do vazamento de bile nas áreas periportais. Em qualquer enfermidade em que ocorra colestase, existe o potencial para lesão hepatocelular. A retenção do ácido biliar causa lesão em organelas, degeneração hidrópica do parênquima hepatocelular e destruição do sistema citocromo P-450.[5,7] Em casos de colestase crônica grave, os hepatócitos sofrem necrose degenerativa e a cirrose pode ocorrer.[5,7,12] Ocorre aumento na síntese de colágeno, tanto por fibroblastos quanto por hepatócitos, com concomitante redução na atividade da colagenase hepática, o que resulta em fibrose.[7,10]

Em seguida à obstrução do ducto biliar, ocorre proliferação dos hepatócitos e de células epiteliais biliares preexistentes, resultando em novos sistemas periportais tortuosos. Com obstrução prolongada dos ductos biliares, os hepatócitos podem sofrer metaplasia, o que contribui ainda mais para a rede de ductos neoformados. É necessária pressão hidrostática aumentada nos ductos obstruídos para essa proliferação e, após a liberação da obstrução, os ductos adicionais podem regredir.[5]

Alterações fisiológicas da digestão

A digestão eficiente de gorduras no trato intestinal depende muito da presença e da função dos sais biliares e do fosfolipídio lecitina.[5,8] Os sais biliares e a lecitina agem primeiro para emulsionar os lipídios ingeridos em partículas menores e depois para formar micelas em torno de monoglicerídios e de ácidos graxos livres derivados da atividade da lipase pancreática. Isso contribui para que a digestão dos remanescentes glóbulos de gordura continue e para o transporte eficiente dos monoglicerídios e dos ácidos graxos livres para o epitélio intestinal. Os sais biliares e a lecitina têm uma função de transporte semelhante na digestão do colesterol da dieta. Apesar de a absorção intestinal de ácidos graxos livres poder ocorrer sem as micelas de sais biliares, a absorção do colesterol não ocorre, tornando mais crítica a necessidade da presença de sais biliares.[8] A causa mais importante de deficiência de ácido biliar clinicamente importante é a obstrução biliar extra-hepática. Esteatorreia, perda de peso e fezes acólicas podem resultar disso.

Em situações de redução intestinal da absorção de gorduras, existe má absorção de vitaminas lipossolúveis (A, D, E e K), sendo a vitamina K a que tem maior significância clínica.[7-9] Formas funcionalmente ativas de cinco importantes fatores de coagulação (protrombina, fatores VII, IX, X e proteína C) dependem da vitamina K e sua deficiência promove importantes discrasias sanguíneas. Devido ao fator VII ter a meia-vida mais curta entre esses fatores de coagulação, o tempo de protrombina em geral será prolongado, antes do prolongamento do tempo parcial de tromboplastina.[13] A vitamina K é produzida continuamente por bactérias intestinais e sua deficiência é incomum, exceto em casos de dificuldade de absorção de gorduras.[5,8,10,13]

A diversão da bile do duodeno (obstrução biliar extra-hepática ou diversão cirúrgica via colecistojejunostomia) afeta não somente a digestão de gorduras, mas também resulta em aumento na secreção de ácido gástrico, sendo a ulceração do duodeno uma sequela frequente.[5,14] Teoriza-se que a redução da absorção de gorduras provoque decréscimo na ativação da colecistocinina (um inibidor competitivo da gastrina), causando elevação nos níveis séricos de gastrina e subsequente ulceração péptica.[14] Também a inibição hormonal da secreção de ácido gástrico pode diminuir em casos de obstrução biliar ou de diversão cirúrgica da bile para longe do duodeno.[14] Finalmente, a neutralização do ácido gástrico diminui na ausência de bile, o que também pode ocasionar ulceração duodenal.

Colelitíase

A colelitíase é incomum em animais e frequentemente é um achado incidental assintomático, quase sempre à necropsia. Os sinais clínicos aparecem quando os cálculos biliares estiverem associados à colecistite, à obstrução biliar ou à ruptura de vesícula biliar.[15] A incidência de colelitíase em cães é tida como menor que 1% em pacientes com doenças biliares.[16] Em gatos, somente poucos casos foram relatados.[10,17] Em animais, os cálculos de pigmento biliar predominam, em contraste com os cálculos de colesterol vistos em pessoas.[5] Os colélitos vistos em cães e gatos também tendem a ter menos cálcio do que os colélitos de seres humanos devido à eficiência da vesícula biliar em reabsorver o cálcio livre da bile.[5]

Existem teorias de que a estase biliar seja uma causa potencial da formação de cálculos biliares em animais porque ela é vista comumente em casos clínicos. Contrastando com seres humanos, o metabolismo anormal do colesterol não parece ser um fator comum na colelitíase em cães e gatos.[5,15,18] Traumatismo, colecistite, alterações na dieta e infecções parasitárias e bacterianas também foram propostas como fatores predisponentes.[10,15] A estase biliar acarreta formação de uma pasta de pigmentos na vesícula biliar contendo partículas de mucina-bilirrubina. À medida que a parte da mucina aumenta, as partículas precipitam, formando os cálculos.[5]

Tanto estase biliar quanto infecção biliar são vistas em doenças associadas a colelitíases em animais; todavia, a infecção não é considerada um componente necessário para a formação de cálculos biliares, uma vez que eles ocorrem frequentemente sem infecção. Da mesma maneira, a relativamente alta incidência de cálculos encontrados incidentalmente em necropsias sugere que a doença clínica surge somente quando o sistema biliar contendo os cálculos fica obstruído ou infectado. Todavia, a colecistite supurativa é inerentemente litogênica em virtude dos processos inflamatórios mediados por prostaglandinas, da elevada produção de mucina e da presença de enzimas bacterianas.[5]

Apesar de a vesícula biliar ser o mais comum local para formação dos cálculos, eles também podem se formar primariamente no ducto biliar.[11,19] Mas essa formação requer alguma anomalia que produza estase biliar, tais como a obstrução parcial ou a dilatação acentuada.[11]

Considerações cirúrgicas

Pré-operatórias

Pode haver deficiência de vitamina K e a subsequente coagulopatia em casos de obstrução completa do ducto biliar durante um período de semanas, mas é improvável na maioria dos casos em cães e gatos.[5,9] Recomenda-se, porém, que a hemostasia seja testada em pacientes com prováveis obstruções completas crônicas, em geral pela medição dos tempos de protrombina e de tromboplastina parcial.[10,20] O prolongamento no tempo parcial de tromboplastina foi identificado como um indicador de mau prognóstico em cães submetidos à cirurgia biliar extra-hepática.[21] O teste mais específico para uma possível deficiência da vitamina K é o teste para "proteínas induzidas pela ausência de vitamina K ou seus antagonistas" (PIVKA).[5,22] Esse teste avalia a existência de depleção de fatores de coagulação dependentes da vitamina K e o aumento de PIVKA. As PIVKA são as precursoras circulantes não funcionais de formas de proteínas dependentes de vitamina K normalmente estacadas no fígado, mas que se acumulam e extravasam para a circulação na eventualidade de uma deficiência dessa vitamina. Os resultados são expressos em segundos e os aumentos acentuados de PIVKA requerem tratamento. A administração parenteral de vitamina K pode corrigir a coagulopatia em tais casos,[10,20] com dose inicial de carga de 5 mg/kg de peso corporal, seguida por doses diárias de 2,5 mg/kg de peso corporal, divididas de 8/8 h, até que a obstrução tenha sido desfeita e os tempos de coagulação tenham retornado ao normal.[22] Apesar de os testes para PIVKA serem sensíveis e poderem detectar precocemente a deficiência de vitamina K, eles não são muito usados na clínica, como o são as outras avaliações dos perfis de coagulação.[22]

Em adição à administração de vitamina K, pacientes com evidência de coagulopatias podem necessitar de transfusão de sangue fresco total ou de plasma fresco para recuperar os fatores de coagulação, ou de papa de hemácias, se eles estiverem anêmicos. Pode demorar até 12 h para a vitamina K diminuir significativamente o tempo de protrombina e, subsequentemente, diminuir o sangramento.[22]

Antibióticos devem ser ministrados durante o perioperatório quando se fizer cirurgia para obstrução biliar. Apesar de a bile normal ser estéril, em situações de impedimento do fluxo biliar culturas positivas têm sido bastante relatadas em pessoas.[5] O dano hepatocelular secundário à obstrução biliar pode diminuir a eficiência das células de Kupffer para remover bactérias e toxinas bacterianas do fígado.[5] Recomenda-se a administração empírica de antibióticos intravenosos de largo espectro e ativos contra microrganismos comumente detectados nas obstruções biliares (*Escherichia coli* e *Klebsiella*, *Proteus*, *Streptococcus*, *Pseudomonas* e *Clostridium* spp.). Os exemplos incluem as cefalosporinas, ou ampicilina potenciada, e fluoroquinolonas mais metronidazol. Essa administração deve ser continuada durante o pós-operatório, dependendo dos achados durante a cirurgia, das condições do paciente, dos resultados da cultura bacteriana e dos testes de sensibilidade na bile.

Já está bem estabelecido que a bilirrubina é danosa às células, sendo a não conjugada a mais tóxica devido à maior afinidade com lipídios. Contudo, a grande afinidade da bilirrubina não conjugada com a albumina reduz sua distribuição ampla pelos tecidos, limitando-lhes os efeitos deletérios.[5] A bilirrubina não conjugada livre cruza a barreira hematoencefálica, causando neurotoxicidade, tendo-se demonstrado que isso causa choque hipotensivo e morte em cães.[5] Adicionalmente, a hiperbilirrubinemia causa insuficiência renal em cães e gatos, provavelmente por toxicidade celular direta, por isquemia hipotensiva ou por absorção de toxinas bacterianas.[5,21] A hipotensão é um achado comum nas obstruções biliares e foi identificada como indicador de mau prognóstico. Pensa-se que a hipotensão resulte da combinação dos efeitos tóxicos da bilirrubina e do desenvolvimento da síndrome da resposta inflamatória sistêmica (SRIS).[21] São essenciais os esforços pré e intraoperatórios para monitorar e para manter a pressão sanguínea sistêmica nesses pacientes.

Intraoperatórias

A biopsia hepática deve ser feita rotineiramente durante a cirurgia para correção da obstrução biliar extra-hepática, inclusive nos casos de colelitíase. A avaliação histopatológica do fígado fornece informações sobre a gravidade e a progressão das alterações estruturais hepáticas e pode se mostrar benéfica para o diagnóstico, o prognóstico e o manejo pós-operatório a longo prazo. Uma biopsia colhida da margem do lobo hepático (método guilhotina) ou de uma região mais central (por punção) deve ser representativa das alterações parenquimais generalizadas associadas às obstruções biliares extra-hepáticas. A cultura bacteriana da bile colhida durante a cirurgia é essencial para orientar adequadamente a antibioticoterapia durante o pós-operatório e para proporcionar informações para o prognóstico. Peritonite biliar séptica (ruptura traumática, colecistite ou obstrução biliar extra-hepática) é um indicador de prognóstico negativo, com mortalidade de 50% a 75% em cães, comparada com a mortalidade de menos de 15% naqueles pacientes sem derrame séptico.[21]

Prefere-se colecistectomia à colecistotomia para remoção de cálculos biliares. As alterações causadas à vesícula biliar pelos cálculos ou por infecção concomitante incluem hiperplasia, inflamação e necrose da mucosa. Removendo-se a vesícula biliar, elimina-se um reservatório para formação de novos cálculos e minimizam-se os riscos potenciais de deiscência ou de aumento da morbidade que pode acompanhar a colecistotomia.

A determinação da permeabilidade do restante do trato biliar extra-hepático é vital para o sucesso da cirurgia. Uma duodenotomia feita sobre a papila duodenal principal permite a canulação retrógrada do ducto biliar quando a permeabilidade não puder ser determinada pela canulação pelo ducto cístico. Em casos de obstrução biliar ou de estritura não relacionadas a cálculos, deve-se fazer uma diversão do fluxo biliar se a obstrução não puder ser desfeita. Mais ainda, em pacientes extremamente doentes, deve-se considerar a possibilidade de descompressão biliar externa temporária usando-se uma sonda de colecistostomia ou por aspiração percutânea intermitente da vesícula biliar até que se consiga melhora na homeostasia do paciente.[23] Uma técnica de diversão mais definitiva, porém mais complicada, pode ser utilizada quando a condição do paciente tiver melhorado.

Quando for necessária a diversão do fluxo biliar, o procedimento de escolha para cães e gatos é uma colecistoduodenostomia. Deve-se criar um grande estoma anastomótico (2,5 a 4 cm) para diminuir a possibilidade de estritura e de colangite pós-operatória. A bile redirecionada para o duodeno mantém a digestão normal e a homeostasia intestinal.

Referências bibliográficas

1. Evans HE: Miller's Anatomy of the Dog, 3rd ed. Philadelphia: WB Saunders, 1993.
2. Sleight DR, Thomford NR: Gross anatomy of the blood supply and biliary drainage of the canine liver. Anat Rec 166:153-160, 1970.
3. Bjorling DE: Surgical management of hepatic and biliary disease in cats. Comp Cont Educ Pract Vet 13:1419-1422, 1424-1425, 1991.
4. Hitt ME, Jones BD, Constantinescu G: The feline liver: what a practitioner needs to know. Vet Med 82:129-138, 1987.
5. Guilford WG, Center SA, Strombeck DR, et al: Strombeck's Small Animal Gastroenterology, 3rd ed. Philadelphia: WB Saunders, 1996.
6. Rogers WA: Disease of the Liver. *In*: Canine and Feline Gastroenterology. Jones BD (ed). Philadelphia: WB Saunders, 1986, pp. 345-379.
7. Twedt DC: Symposium on liver diseases. Vet Clin North Am Small Anim Pract 15:281, 1985.
8. Guyton AC, Hall JE: Textbook of Medical Physiology, 9th ed. Philadelphia: WB Saunders, 1996
9. Bunch SE: Hepatobiliary and exocrine pancreatic disorders. *In* Small Animal Internal Medicine, 3rd ed. Nelson RW, Couto CG (eds). St. Louis: Mosby, 2003, pp 472-567.
10. Zawie DA, Garvey MS: Feline hepatic disease. Vet Clin North Am Small Anim Pract 14:1201-1230, 1984.
11. Way LW, Sleisinger MH: Biliary obstruction, cholangitis, and choledocholithiasis. *In* Gastrointestinal and Liver Disease: Pathophysiology, Diagnosis, Management, 4th ed. Sleisinger MH, Fordtran JS (eds). Philadelphia: WB Saunders, 1989.
12. Center SA: Chronic liver disease: current concepts of disease mechanisms. J Small Anim Pract 40:106-114, 1999.
13. Neer TM, Hedlund CS: Vitamin K-dependent coagulopathy in a dog with bile and cystic duct obstructions. J Am Anim Hosp Assoc 25:461-464, 1989.
14. Fahie MA, Martin RA: Extrahepatic biliary tract obstruction: a retrospective study of 45 cases (1983-1993). J Am Anim Hosp Assoc 31:478-482, 1995.
15. Kirpensteijn J, Fingland RB, Ulrich T, et al: Cholelithiasis in dogs: 29 cases (1980-1990). J Am Vet Med Assoc 202:1137-1142, 1993.
16. Church EM, Matthiesen DT: Surgical treatment of 23 dogs with necrotizing cholecystitis. J Am Anim Hosp Assoc 24:305-310, 1988.
17. Heidner GL: Cholelithiasis in a cat. J Am Vet Med Assoc 186:176-177, 1985.
18. Eich CS, Ludwig LL: The surgical treatment of cholelithiasis in cats: a study of nine cases. J Am Anim Hosp Assoc 38:290-296, 2002.
19. Cantwell HD, Blevins WE, Hanika-Rebar C, et al: Radiopaque hepatic and lobar duct choleliths in a dog. J Am Anim Hosp Assoc 19:373-375, 1983.
20. Rothuizen J: Diseases of the biliary system. *In* BSAVA Manual of Canine and Feline Gastroenterology, 2005, pp. 269-278.
21. Mehler SJ, Mayhew PD, Drobatz KJ, et al: Variables associated with outcome in dogs undergoing extrahepatic biliary surgery: 60 cases (1988-2002). Vet Surg 33:644-649, 2004.
22. Couto CG: Hematology and immunology. *In* Small Animal Internal Medicine, 3rd ed. Nelson RW, Couto CG (eds). St. Louis: Mosby, 2003, pp. 1156-1228.
23. Herman BA, Brawer RS, Murtaugh RJ, et al: Therapeutic percutaneous ultrasound-guided cholecystocentesis in three dogs with extrahepatic biliary obstruction and pancreatitis. J Am Vet Med Assoc 227:1782-1786, 1753, 2005.

Anomalias Vasculares Portossistêmicas

Karen Tobias

Os *shunts* (desvios) portossistêmicos (SPS) são anomalias vasculares que conectam o sistema porta ou seus tributários à circulação sistêmica.[1-3] Podem ser congênitos, caso em que costumam ser únicos, ou adquiridos secundariamente à hipertensão portal. O sangue que passa através dos SPS não passa pelo fígado, desviando-se dos processos de extração e de destoxificação normalmente feitos pelos hepatócitos. Os efeitos clínicos dos *shunts* variam dependendo da quantidade de sangue desviado; em casos graves, os SPS eventualmente resultam na morte do animal afetado.[4] Para entender seu desenvolvimento e seus efeitos, é preciso uma revisão da anatomia vascular e da embriologia hepática.

Anatomia da vasculatura hepática e da drenagem venosa abdominal

A veia porta proporciona até 80% do fluxo sanguíneo e fornece 50% do conteúdo de oxigênio para o fígado, e o restante é suprido pela artéria hepática. A veia porta é formada pela confluência da veia mesentérica cranial, que drena o intestino delgado, com a veia mesentérica caudal, que drena o cólon e o reto proximal. Cranialmente, a veia porta é conectada pela veia esplênica, que recebe sangue do estômago (pela veia gástrica esquerda), do baço e, em cães, da veia gastroduodenal, que drena partes do pâncreas, do duodeno e do estômago.[2,3,5] A veia porta bifurca-se nas veias porta direita e porta esquerda. Ramos da veia porta direita suprem o lobo hepático lateral direito e o processo caudado do lobo caudado. A veia porta esquerda, maior, proporciona um ramo central para o lobo hepático medial direito e um pequeno ramo papilar para o processo papilar do lobo caudado antes de se dividir em ramos quadrado, medial esquerdo e lateral esquerdo.[5] Em gatos, a veia porta divide-se em ramos direito, central e esquerdo.[6] No interior dos lobos hepáticos, o sangue flui pelas vênulas portais e permeia os sinusoides hepáticos, misturando-se com o sangue das arteríolas hepáticas. Daí, ele coleciona-se nas veias centrais e é transportado para a veia cava caudal pelas veias hepáticas.

Desenvolvimento embriológico do sistema porta

As veias da cavidade abdominal derivam das veias umbilical, vitelina e cardinal caudal do embrião.[7] As veias pareadas vitelinas formam a veia hepática esquerda, os sinusoides hepáticos, a porção hepática da veia cava caudal e a veia porta pré-hepática e seus tributários. Partes das veias vitelinas e umbilical combinam-se para formar o ducto venoso e o ramo esquerdo da veia porta. A drenagem não portal da cavidade abdominal, como as veias renais e gonadais, deriva do sistema venoso fetal cardinal. As veias cardinais caudais também formam a veia cava pré-hepática caudal (caudal ao fígado) e a veia ázigos. Em um animal normal, a única comunicação entre os sistemas cardinal e vitelino é onde os segmentos pré-hepático e intra-hepático da veia cava caudal se juntam. Os *shunts* extra-hepáticos porto-cava e porto-ázigos congênitos são anomalias de desenvolvimento que resultam em comunicações anormais e funcionais entre esses sistemas.[7] Em fetos, normalmente estão presentes várias comunicações porto-cava e porto-ázigos não funcionais e estas podem se tornar funcionais caso se desenvolva hipertensão portal crônica.[7] Em raras ocasiões, SPS extra-hepáticos congênitos podem advir da persistência da veia umbilical.[8]

A circulação através do ducto venoso permite que pelo menos 50% do sangue oxigenado da placenta atinja o coração fetal sem atravessar os sinusoides hepáticos.[9-11] Na maioria dos mamíferos, ele sofre fechamento funcional durante os primeiros 2 a 6 dias de vida e fechamento estrutural em algumas semanas.[9,10,12,13] A causa do fechamento funcional do ducto é controversa.[13-15] A diminuição do fluxo e da pressão do sangue portal e a cessação do fluxo placentário umbilical promovem retração e estreitamento na origem do ducto.[10] Em cães recém-nascidos não existe evidência de um esfíncter anatômico e o ducto aparentemente se estreita uniformemente após o nascimento.[7,10,14,15] Não se observou fluxo no ducto venoso por ultrassonografia Doppler em 50% dos filhotes de Irish wolfhound 4 dias após o nascimento, e em 100% deles 9 dias depois do nascimento.[13] A obliteração do ducto em cães acontece por proliferação de tecido conjuntivo fibroso desde a junção do ducto venoso com o seio umbilical portal até o final do ducto na veia hepática esquerda, o que causa fechamento estrutural em 3 semanas após o nascimento. A persistência do ducto venoso fetal resulta em SPS intra-hepático à esquerda. Se o ducto venoso se mantiver permeável em cães, isso se deve mais ao subdesenvolvimento ou à atresia do sistema hepático portal do que a uma falha primária nos mecanismos de seu fechamento.[11] A etiologia dos *shunts* central e à direita não foi bem determinada e não se sabe se eles representam ductos venosos anômalos ou alguma outra falha de desenvolvimento.

Shunts portossistêmicos congênitos

Etiologia

Shunts portossistêmicos congênitos são encontrados em 0,18% de todos os cães e em 0,05% dos cães mestiços.

Como Yorkshire terriers, Irish wolfhounds e várias outras raças têm maior probabilidade de sofrer SPS, suspeita-se da existência de uma causa hereditária.[16,17] Verificaram-se relacionamentos familiares entre Irish wolfhounds com SPS e a incidência da doença diminuiu quando se fizeram cruzamentos fora dessas linhagens.[18] Em Yorkshire e Cairn terriers, a herdabilidade não é dominante simples, recessiva simples ou ligada ao sexo.[17,19] Em seres humanos, suspeita-se de um modo recessivo de herdabilidade para o ducto venoso patente familiar.[20] A hereditariedade de SPS em cães é autossômica e, provavelmente, poligênica ou monogênica com expressões variáveis ou penetração incompleta.[17,19] Predisposição genética foi observada também em outras doenças vasculares portais, incluindo a hipertrofia muscular venular com *shunt* adquirido secundário em Cocker spaniels e a hipoplasia portal (também conhecida como displasia microvascular hepática, ou HMD, *hepatic microvascular dysplasia*) em Cairn terriers.[21,22] O cruzamento de cães com HMD pode acarretar filhotes com SPS, sugerindo que as doenças possam ser relacionadas.

Sinais clínicos

Animais com SPS exibem sinais clínicos neurológicos, urinários e gastrintestinais. Os sinais clínicos gerais de animais com *shunts* congênitos são pequena estatura, pelagem de má qualidade, perda de peso, febre e intolerância a anestésicos ou tranquilizantes.[2,3,23-26] O crescimento inadequado pode ser o resultado da diminuição de fatores de crescimento semelhantes à insulina (IGF, do inglês *insulin-like growth factors*), que são hormônios polipeptídicos anabólicos e mitogênicos, responsáveis pelo crescimento tecidual pré-natal e pelo desenvolvimento pós-natal.[27]

Devido à redução na produção de ureia e à maior excreção de amônia, os animais podem exibir poliúria, polaciúria, estrangúria e outros sinais clínicos de disfunção e de infecção do trato urinário. A polidipsia e a poliúria também podem resultar de alterações nos osmorreceptores na veia porta, de diminuição do gradiente de concentração na medula renal, da depleção de potássio, da estimulação dos centros da sede devido à encefalopatia hepática, da lavagem do soluto na medula renal, da diminuição na capacidade de resposta ao ADH, da mudança do fluxo sanguíneo intrarrenal dos néfrons corticais para os néfrons justaglomerulares e do aumento nas concentrações de cortisol endógeno.[23] Animais com SPS podem desenvolver renomegalia secundária ao aumento da taxa de filtração glomerular ou a alterações nas funções metabólicas renais ou no fluxo sanguíneo.[28]

Encefalopatia hepática

Fisiopatologia

Os mais comuns sinais clínicos em cães e gatos com SPS são anormalidades neurológicas associadas à encefalopatia hepática:[2,3,23,25,26] depressão, demência, estupor e coma. Tremores musculares, anormalidades motoras e convulsões focais e generalizadas também foram relatados.[2,29] A causa metabólica da encefalopatia hepática é desconhecida, mas provavelmente dependa de vários fatores, incluindo alterações em neurotransmissores aminoácidos, ácido gama-aminobutírico (GABA), glutamato e glutamina; acúmulo de toxinas cerebrais; e disfunção de astrocitos.[29-46] As toxinas que têm sido implicadas na encefalopatia hepática são amônia, mercaptanas, ácidos graxos de cadeia curta, indóis, escatóis, aminoácidos aromáticos e aminas biogênicas. Sozinho, nenhum desses agentes é capaz de, consistentemente, iniciar um coma encefalopático experimentalmente, mas qualquer um deles pode fazer parte do seu desenvolvimento. Outras alterações metabólicas associadas aos desvios da circulação sanguínea e ao comprometimento da função hepática abrangem aumentos nos níveis sanguíneos de epinefrina, adrenocorticotropina, α-melanotropina e cortisol.[46-49] As consequências desses aumentos nas funções neurológicas de animais com SPS ainda não foram completamente avaliadas.

Amônia

A amônia é um produto colateral da degradação da glutamina por glutaminase no cérebro, no intestino delgado, nos rins e em outros tecidos.[33] A amônia produzida pelo intestino delgado é absorvida e transportada através do sistema porta até o fígado, em que 80% a 90% são transformados em ureia pelo ciclo da ureia de Krebs-Hensleit ou utilizada para conversão de glutamato para glutamina.[29,32] A maior parte da ureia é excretada pelos rins na urina, mas 20% a 25% são liberados no lúmen intestinal, em que a ureia e os aminoácidos remanescentes, aminas e purinas são degradados em amônia por bactérias coliformes e anaeróbicas produtoras de urease no cólon. Nos rins, uma pequena porção da amônia produzida durante o metabolismo renal da glutamina é reabsorvida e carreada para a circulação sistêmica pelas veias renais. No interior dos músculos esqueléticos, a amônia é metabolizada por meio da síntese de glutamina; esse processo faz par com o uso de aminoácidos com cadeias ramificadas na produção de energia.[32]

Devido ao cérebro não ter várias das enzimas do ciclo da ureia, a amônia deve ser removida por síntese de glutamina por intermédio da amidação de glutamato nos astrócitos. Aumentos nas concentrações de amônia no líquido cerebrospinal podem causar neurotoxicidade como resultado de distúrbios no metabolismo energético do cérebro, alterações nos mecanismos excitatórios e inibitórios e interferências com o transporte na membrana e na função receptora de neurônios.[34-36] Estruturalmente, a hiperamonemia induz separação da mielina e vacuolização do cérebro, preferencialmente na substância branca. Histologicamente, animais com encefalopatia hepática desenvolvem células de Alzheimer tipo II e poli-microcavitação, em particular no tronco encefálico, nos núcleos cerebelares e na borda entre as substâncias cinzenta e branca.[34,39,50]

Em pessoas com insuficiência hepática aguda, as concentrações venosas de amônia frequentemente aumentam com a gravidade dos sinais clínicos; concentrações arteriais de amônia maiores que 150 μmol/ℓ indicam uma grande possibilidade de morte por herniação cerebral.[35,51] Em animais, a correlação entre as concentrações sanguíneas de amônia e o grau de encefalopatia não é boa. Contudo, a relação entre a concentração no cérebro e a concentração no sangue durante insuficiência hepática aguda pode ser de seis a oito vezes o normal devido ao aumento da absorção de amônia pelo cérebro.[36] As mercaptanas e os ácidos graxos de cadeia curta, produtos da atividade bacteriana nos intestinos, podem reduzir o metabolismo da amônia e agir sinergicamente com a amônia para aumentar a inibição da neurotransmissão.[33]

Glutamina

No cérebro, os astrócitos têm papel crítico no metabolismo da amônia, na regulação do meio extracelular, na excitabilidade neuronal e na neurotransmissão. O acúmulo intracelular de glutamina, secundário à hiperamonemia, causa estresse osmótico e edema dos astrócitos. Isso regula para cima a expressão dos receptores benzodiazepínicos periféricos, afeta múltiplos canais de íons e transporte de aminoácidos, altera a densidade dos receptores e o processamento neurotransmissor e aumenta a síntese de neuroesteroides, que são potentes moduladores da atividade receptora GABA neuronal.[35,36] As concentrações de glutamina no líquido cerebrospinal são significativamente maiores em cães com SPS comparados com cães saudáveis alimentados com dieta com baixo teor de proteína.[37]

Glutamato

O cérebro do mamífero tem quatro tipos de receptores excitatórios que são definidos por seletividade agonista, incluindo N-metil-D-aspartato (NMDA), ácido α-[3H] amino-3-hidroxi-5-metil-4-isoxazoleproprônico (AMPA), cainato e L-2-amino-4-fosfonobutirato (L-AP4).[38] Um quinto subtipo de receptor é ligado ao metabolismo do fosfoinositol. O L-glutamato, o mais importante neurotransmissor excitatório, age preferencialmente nos sítios AMPA e cainato. Os efeitos do L-aspartato, outro neurotransmissor excitatório, pensa-se que sejam mediados predominantemente pelo receptor NMDA. Em cães com SPS congênito e encefalopatia hepática, as concentrações de L-glutamato estão aumentadas 65% no líquido cerebrospinal.[30,39] A densidade do receptor cainato e os sítios AMPA de baixa afinidade estão reduzidos, o que pode resultar em redução na transmissão excitatória e, por isso, na predominância da transmissão inibitória.[38]

Ácido gama-aminobutírico

O ácido gama-aminobutírico, o mais importante neurotransmissor inibidor, é produzido por bactérias intestinais e, em geral, metabolizado pelo fígado. A ligação do GABA a seus receptores aumenta o fluxo de cloreto para o interior do neurônio, causando hiperpolarização da membrana e em inibição da neurotransmissão. O receptor GABA também tem sítios para ligação de barbituratos, benzodiazepínicos e substâncias do tipo benzodiazepinas chamadas de ligantes. A maioria dos estudos não encontrou alteração significativa na densidade ou na afinidade dos receptores GABA cerebrais em modelos animais de encefalopatia hepática; em cães com SPS congênitos, as concentrações de GABA estavam dentro do normal.[30,38,39] Alguns pesquisadores sugerem, contudo, que a amônia pode estimular a ligação seletiva de GABA aos receptores, aumentar a disponibilidade sináptica do GABA inibindo o aprisionamento sináptico e aumentar a liberação de neuroesteroides por receptores do tipo periféricos de benzodiazepinas, que frequentemente são potentes agonistas de receptores GABA, aumentando, assim, a neurotransmissão inibitória.[40]

Receptores benzodiazepínicos tipo periféricos

Como os receptores do GABA têm sítios para ligantes receptores benzodiazepínicos endógenos, os benzodiazepínicos foram inicialmente suspeitos de causar depressão do sistema nervoso central (SNC) em animais com encefalopatia hepática.[26] Apesar de cães com SPS congênito terem concentrações elevadas de ligantes receptores benzodiazepínicos endógenos nos sangues periférico e portal, eles não têm aumento da atividade de ligação benzodiazepínica no SNC e a infusão de flumazenil, um antagonista de receptores benzodiazepínicos, tem pouco efeito na reversão das disfunções clínica e neurofisiológica em cães com encefalopatia hepática crônica.[41,52] Todavia, a administração de sarmazenil, uma droga que tem atividade antagonista e agonista inversa, resulta em melhora significativa na atividade eletroencefalográfica e no grau clínico em cães com encefalopatia hepática.[41,42] Pensa-se que o sarmazenil modula negativamente o tônus resultante do GABA ao agir contra as ações da amônia e dos neuroesteroides no receptor GABA, potencialmente equilibrando os efeitos da redução da neurotransmissão excitatória do glutamato.[42]

Ao contrário dos receptores centrais, os receptores benzodiazepínicos do tipo periféricos têm densidade e expressão aumentadas nos modelos animais de encefalopatia hepática.[39] Considera-se que a amônia aumenta a sensibilidade desses receptores, elevando a produção e a liberação dos neuroesteroides, que são potentes agonistas do complexo receptor GABA.[34,39,40] O manganês também aumenta a expressão dos receptores benzodiazepínicos do tipo periféricos, resultando em aumento na atividade inibitória.[39]

Desequilíbrios nos aminoácidos

Os aminoácidos aromáticos (fenilalanina, tirosina e triptofano) são metabolizados normalmente pelo fígado, enquanto os aminoácidos de cadeias ramificadas (valina, leucina e isoleucina) são utilizados como fonte de energia pelo músculo esquelético e como substrato para a síntese dos neurotransmissores excitatórios norepinefrina e dopamina pelo SNC.[30,33,43,46] Cães com SPS têm aumento significativo nas concentrações plasmáticas de aminoácidos aromáticos (AAA) devido à diminuição da eliminação hepática. Adicionalmente, as concentrações periféricas de aminoácidos de cadeias ramificadas (AACR) são significativamente reduzidas em resposta à hiperamonemia, à hiperinsulinemia e à hiperglucagonemia, resultando em diminuição da relação AACR/AAA periférica para 1,5 ou menos (o normal é acima de 3).[30,33,43,46] A hiperinsulinemia reduz a taxa de liberação de AACR e estimula a taxa de utilização de AACR pelo músculo e pelo tecido adiposo e a incorporação de AACR em proteínas.[43] Em razão de todos os aminoácidos competirem pelo mesmo sistema de transporte para o cérebro, a diminuição na concentração periférica de AACR significa que mais AAA são transportados ao SNC, promovendo redução da relação AACR/AAA no SNC para 0,5 (o normal é 2,3).[30,43,46] O aumento de AAA pode provocar aumento nas concentrações de neurotransmissores inibitórios e na formação de neurotransmissores fracos ou falsos que estragam a transmissão normal de impulsos nas sinapses.[37,46,53] O passo limitador da síntese de serotonina no SNC é a hidroxilação do triptofano; portanto, o aumento do triptofano no SNC poderia aumentar as concentrações de serotonina e, assim, a neurotransmissão inibitória.[37] O aumento de triptofano no cérebro pode originar aumentos no seu produto oxidativo, o ácido quinolínico. O ácido quinolínico é uma conhecida excitotoxina que age no receptor NMDA, causando dano irreversível aos neurônios.[44]

Fatores precipitantes

Os fatores que podem aumentar a chance de um episódio encefalopático incluem sobrecarga proteica, deficiência de zinco, deficiência de arginina em gatos, hipopotassemia, alcalose, hipovolemia, hemorragia gastrintestinal, infecção, azotemia e constipação intestinal.[2-4,29,32,42,45,53] O sangue que foi estocado por 24 h contém 17 µg de amônia/dℓ e as concentrações de amônia aumentam com estocagem mais longa.[29] Agentes diuréticos causam hipopotassemia, o que aumenta a produção renal de amônia e de alcalose, aumentando a disponibilidade de amônia difusível.[29]

Tratamento

O tratamento médico de animais com encefalopatia hepática associada ao SPS abrange a correção dos desequilíbrios fluídico, eletrolítico e da glicose e a redução dos fatores precipitantes.[3,24,28,54] A redução da ingestão total de proteína é mais benéfica do que a alteração do conteúdo de aminoácidos na dieta; mas a restrição proteica grave pode ocasionar perda de massa muscular e subsequente redução no metabolismo da amônia.[46,55] A depleção de zinco pode precipitar a encefalopatia hepática e a sua suplementação pode melhorar a função psicomotora em pacientes levemente afetados.[56,57]

A lactulose é um dissacarídio sintético pouco absorvível hidrolisado por bactérias do cólon em ácidos graxos de cadeia curta, em ácido láctico e em hidrogênio. Os efeitos propostos para a lactulose incluem a diminuição do pH do cólon com aprisionamento subsequente de amoníaco, inibição do metabolismo de proteínas e de aminoácidos, reduzindo a formação de amônia e de ácidos graxos de cadeia curta derivados de aminoácidos, redução do tempo de trânsito intestinal e aumento na excreção fecal de nitrogênio.[56] Os dissacarídios não absorvíveis não têm demonstrado consistentemente ser capazes de reduzir ou de prevenir os sinais de encefalopatia hepática em estudos clínicos em seres humanos, mas ainda são utilizados em pessoas e em animais com encefalopatia hepática.[58,59] A administração de bactérias lácticas não patogênicas pode trazer benefícios similares à administração de lactulose e pode aumentar a proporção de bactérias não produtoras de urease nos intestinos.[60] A administração oral de antibióticos também reduz as populações de bactérias do cólon.

Outras medicações que melhoram o estado clínico de pessoas com encefalopatia hepática são arginina, fenilacetato de sódio, L-ornitina L-aspartato, metionina sulfoximina e benzoato de sódio, que decrescem a produção ou aumentam o metabolismo da amônia.[35,36,44] A L-ornitina L-aspartato (LOLA) pode proporcionar um substrato para o fígado aumentar o ciclo da ureia residual e servir como um substrato para destoxificação da amônia nos músculos.[35,61] A administração de LOLA reduz o edema cerebral em animais com insuficiência hepática aguda.[32] A metionina sulfoximina, um inibidor da síntese de glutamina, evita o aprisionamento de aminoácidos não polares, incluindo o triptofano, pelo SNC, melhorando os sinais de encefalopatia hepática em ratos com SPS induzidos cirurgicamente.[37] A hipotermia leve também pode ser útil para reduzir a transferência de amônia do sangue para o cérebro.[34]

Anormalidades laboratoriais

Hemogramas

As anormalidades nos hemogramas de animais com SPS incluem anemia, microcitose, hipoproteinemia e leucocitose.[2,3,23] Outras anormalidades relatadas foram a formação de células em alvo, poiquilocitose e hipocromasia. As causas potenciais da anemia são diminuição da produção de eritrócitos devido ao mau estado nutricional, a baixos níveis de eritropoetina, redução na produção de transferrina e subsequente má utilização do ferro, metabolismo anormal de lipídios e de colesterol, diminuição na sobrevivência de eritrócitos, diluição por aumento no volume de fluido extracelular, do plasma e da água corporal total ou perda crônica por parasitos ou por coagulopatia.[2,3,23,28] Adicionalmente, os hematócritos podem ser considerados baixos caso se tomem como referência os valores normais para adultos, mas podem estar dentro dos limites normais para pacientes pediátricos.[62] Acredita-se que a microcitose ocorra mais devido a um problema com o transporte e à utilização do ferro do que devido à deficiência absoluta do metal. Cães com SPS congênito têm redução da concentração de ferro no soro e a capacidade total de ligação do ferro normal ou diminuída.[63,64] Alguns animais afetados naturalmente e aqueles com *shunts* porto-cava criados cirurgicamente podem apresentar acumulação histologicamente demonstrável de ferro no fígado.[63,64]

A presença de leucocitose é variável e pode ser resposta ao estresse, à hipercortisolemia ou à infecção. A eliminação inadequada de bactérias e de endotoxinas do sistema porta pode ter um papel no desenvolvimento da leucocitose, embora não tenham sido encontradas diferenças significativas na concentração de endotoxinas e nas taxas de culturas positivas do sangue portal quando comparados cães normais com cães portadores de SPS congênitos.[65,66] Podem ocorrer infecções bacterianas recorrentes, febre, leucocitose e hipergamaglobulinemia graças ao impedimento reticuloendotelial, uma vez que 90% da função reticuloendotelial em cães acontecem no interior do fígado.[67] Cães com SPS têm impedimento reticuloendotelial significativo, secundário à redução efetiva do fluxo sanguíneo hepático. A atividade reticuloendotelial aumenta no baço e no pulmão, mas compensa apenas parcialmente a redução daquela função no fígado.[67] A gravidade da leucocitose pré-operatória está correlacionada ao desfecho clínico.[68]

Química sérica

Os decréscimos nos níveis de nitrogênio ureico e de albumina do sangue e o aumento no tempo parcial de tromboplastina em cães com SPS congênito resultam, primariamente, da diminuição da produção hepática de proteínas.[23,69] A hipoalbuminemia pode ser, também, secundária à perda intestinal de albumina ou à retenção de fluido.[64] Pode haver diminuição da creatinina com insuficiência hepática ou com redução da massa muscular; o nível de creatinina é naturalmente menor em pacientes mais jovens.[28] As causas potenciais de hipoglicemia englobam diminuição nos estoques hepáticos de glicogênio, concentrações de insulina elevadas, redução na capacidade de resposta ao glucagon e insulina e balanço anormal de hormônios contrarregulatórios (cortisol e epinefrina).[23,70] Cães com SPS congênito têm hiperinsulinemia e hiperglucagonemia secundárias à hipersecreção de insulina, resistência à insulina e à diminuição na degradação hepática desses hormônios. A hipoglicemia é incomum em gatos com SPS, possivelmente devido à sua tendência de desenvolver hiperglicemia induzida por estresse durante a coleta das amostras.[23]

Os aumentos nas concentrações de alanino-aminotransferase se devem à necrose hepatocelular e ao aumento na permeabilidade da membrana, possivelmente como resultado da má perfusão hepática e à hipoxia celular.[23,64] Em razão de a colestase não ser uma característica marcante da SPS, a elevação na fosfatase alcalina no soro de animais jovens pode ser, na realidade, de origem óssea.[23]

Urinálise

A baixa densidade da urina pode ser secundária à poliúria/polidipsia ou a alterações nos gradientes de concentração medulares renais decorrentes dos déficits de ureia.[23] O hipercortisolismo induz osmorregulação inadequada pela liberação de ADH e, assim, poliúria.[70] Animais com SPS congênito podem ter hematúria, piúria e proteinúria e sinais de infecções do trato urinário secundárias à urolitíase, ou à inflamação por cristais de urato ou cálculos de urato formados pelo aumento da secreção de amônia.[2,23,24] Os cálculos de urato podem se dissolver após a ligadura dos *shunts*.[71]

Ácidos biliares

Os ácidos biliares são sintetizados no fígado a partir do colesterol. Ainda no interior do fígado, eles são conjugados à taurina (gatos e cães) ou à glicina (cães) para aumentar sua solubilidade em água e permitir a formação de micelas. Os ácidos biliares conjugados são excretados para a bile através da membrana canalicular do hepatócito. A colecistocinina, que é liberada em resposta à ingestão de uma refeição, estimula a contração da vesícula biliar e a liberação dos ácidos biliares no duodeno.[72] Pelo menos 95% dos ácidos biliares intestinais são reabsorvidos ativamente no íleo e transportados pelo sangue portal de volta para o fígado (o "ciclo entero-hepático"), com o restante perdendo-se nas fezes.[72-74] Na superfície sinusoidal do hepatócito, a captura de ácido biliar depende de um transportador ligado ao sódio. As concentrações séricas de ácidos biliares aumentam em condições que afetem a captura pelos hepatócitos, tais como colestase ou doença hepática primária, ou então condições que alterem o fluxo vascular para o fígado, como o SPS. Eles não são afetados significativamente por desidratação, hipovolemia ou congestão hepática passiva. Os efeitos da lipemia e da hemólise na análise espectrofotométrica da amostra para ácidos biliares são imprevisíveis; teoricamente, elas podem superestimar os ácidos biliares ao espalhar a luz e aumentar a absorção espectrofotométrica. Todavia, a lipemia pode diminuir os ácidos biliares por alterar o volume do soro e a hemólise pode reduzir a recuperação de ácidos biliares.[75] Resultados falsamente baixos podem se dever ao atraso na absorção, causado pela lentidão do trânsito intestinal, pela falta de contração da vesícula biliar por ingestão inadequada de alimento ou atraso no esvaziamento gástrico e pela má absorção/má digestão com subsequente diminuição na recirculação entero-hepática. As concentrações pós-prandiais de ácidos biliares são menores do que as de jejum em 20% dos animais, devido às contrações espontâneas interdigestivas da vesícula biliar ou ao prolongamento dos tempos de esvaziamento gástrico ou do trânsito intestinal.[4,23,76]

Foram relatadas elevações nos níveis pós-prandiais de ácidos biliares que eram leves (> 31 µmol/ℓ) ou de moderados a graves (> 80 µmol/ℓ) em 79% e 34% de cães Malteses, respectivamente.[75] A maioria tinha testes de tolerância para amônia normais e os ácidos biliares eram significativamente menores quando medidos por cromatografia líquida de alta *performance*, indicando que os ácidos biliares medidos espectrofometricamente em Malteses podem estar mais altos por reação cruzada de alguma outra substância.[75]

Concentração de amônia no plasma

Em cães com SPS, a sensibilidade da amônia pós-prandial é de 91% 6 h após a alimentação, comparada com 81% antes da alimentação; nesses cães, para aumentar a sensibilidade, recomenda-se o teste de tolerância à amônia.[77] Os níveis plasmáticos de amônia podem ser normais em cães com SPS após jejum prolongado ou com o tratamento médico efetivo.[23] Devido aos eritrócitos conterem duas a três vezes a quantidade de amônia do plasma, o resfriamento inadequado da amostra, a hemólise, a separação incompleta do plasma ou a demora na análise aumentam falsamente os valores de amônia. A concentração de amônia medida com analisadores de mesa pode ser falsamente aumentada se limpadores à base de amônia tiverem sido utilizados nas proximidades ou se os óleos da pele ricos em amônia contaminarem o aparelho.

Histologia

As alterações histológicas no fígado de animais com SPS incluem congestão generalizada das veias centrais e dos sinusoides, colapso lobular, proliferação de ductos biliares, hipoplasia de tributários intra-hepáticos da veia porta, hiperplasia de células de Kupffer e proliferação de pequenos vasos sanguíneos e linfáticos.[54] Em cães com SPS produzidos cirurgicamente, a infusão direta de insulina na veia porta intra-hepática reduz a atrofia, preserva a ultraestrutura dos hepatócitos e aumenta a renovação celular, indicando ser necessário o efeito de primeira passagem da insulina para o desenvolvimento do fígado.[70] Cães com SPS têm aumento da fragilidade das organelas intracelulares, aumento das enzimas do retículo endoplasmático e dos lisossomos e aumento na atividade do componente canalicular da fosfatase alcalina.[78] Alguns cães com SPS podem exibir aumento nas reservas hepáticas de ferro, mas isso não é um achado consistente.[63,64] As alterações histopatológicas no fígado de cães com SPS congênito são idênticas àquelas de cães com hipoplasia primária do sistema venoso portal intra-hepático (HMD), com redução na perfusão portal por qualquer razão (p. ex., trombose da veia porta) e com fístula arterioportal; por isso, a histopatologia isoladamente não permite diferenciação dessas doenças.[22,54,79,80]

Cirurgia

As opções cirúrgicas são ligação imediata com sutura, oclusão gradual com constritores ameroides, colocação de faixas de celofane ou oclusores hidráulicos, ou embolização com molas.[2,3,81-86] Quando se faz a ligadura por suturas, devem-se medir as pressões portal e sistêmica para determinar os graus aceitáveis de atenuação, pois 60% dos animais não podem tolerar oclusão imediata completa.[3,68,81-85,87,88]

As pressões portais normais intraoperatórias variam de 6 a 15 cm de água (6 a 10 mmHg); as pressões portais de animais com SPS variam de 0 a 12 cm de água.[2,3,87] A ligadura imediata de um SPS único em animais com vasculatura intra-hepática mal desenvolvida ou não expansível resulta em grandes aumentos na pressão portal e em decréscimos na pressão venosa central. A pressão venosa central é uma medida indireta da pressão do átrio direito e da pré-carga cardíaca. Ela é controlada pelo tônus dos vasos de capacitância e da pressão intratorácica quando a função ventricular direita é adequada e o volume sanguíneo estável. Devido ao fluxo sanguíneo ser proporcional à quarta potência do raio do vaso, pequenos decréscimos no tamanho do vaso portal causam grandes decréscimos no retorno venoso e na pressão venosa central.[87] Os aumentos na pressão portal são causados por aumento na resistência ao fluxo sanguíneo no leito vascular hepático. Aumentos leves na pressão portal acompanhados de grandes decréscimos na pressão venosa central e a evidência subjetiva de hipertensão portal durante a oclusão do *shunt* sugere que a acomodação venosa esplâncnica aumentou e está ocorrendo colecionamento esplâncnico de sangue.[87,89] As medições da pressão portal podem variar com a profundidade da anestesia, a administração de inotrópicos, a posição do cateter, a posição das vísceras abdominais, as bandagens abdominais, a temperatura, o estado da hidratação, a fase da respiração, o grau de acomodação esplâncnica e outros fatores sistêmicos.[89]

Shunts portossistêmicos múltiplos adquiridos

Shunts portossistêmicos múltiplos adquiridos são vasos tortuosos que conectam o sistema porta a tributários da veia cava caudal, mais frequentemente as veias renal ou gonádica esquerdas. Pensa-se que eles se originem de comunicações não funcionais preexistentes entre a veia porta e a circulação sistêmica, secundários à hipertensão portal causada por fibrose hepática grave, neoplasia, atresia portal ou congestão.[90,91] Animais com *shunts* adquiridos múltiplos em geral têm sinais neurológicos e do trato urinário similares àqueles de animais com *shunts* congênitos.[90] Em virtude da hipertensão portal subjacente e, em alguns casos, da hipoalbuminemia grave, animais com *shunts* múltiplos adquiridos quase sempre desenvolvem ascite. Também podem surgir discrasias hemorrágicas por diminuição na produção hepática de fatores de coagulação, o que provoca sangramento prolongado de ferimentos e formação de hematomas nos locais de venipunturas. Os resultados de exames de sangue variam segundo a causa subjacente, mas costumam incluir hipoalbuminemia, diminuição na concentração de nitrogênio ureico, nas enzimas hepáticas e na bilirrubina, se houver colestase.

Fístulas arteriovenosas hepáticas

As fístulas arteriovenosas são conexões anômalas entre a artéria hepática e a veia porta ou a veia hepática. Elas são mais comumente causadas por falha congênita do sistema vascular embriológico em diferenciar estruturas capilares, arteriais e venosas; elas também podem decorrer de traumatismo ou de cirurgia.[92-97] Em animais com fístulas arteriovenosas hepáticas, o fluxo arterial de alta pressão no sistema porta resulta em fluxo portal retrógrado, com subsequente hipoplasia portal intra-hepática e hipertensão portal com desenvolvimento de múltiplos SPS adquiridos. Os sinais clínicos de fístulas arteriovenosas hepáticas são ligados à insuficiência hepática (diarreia, vômitos, anormalidades neurológicas), à hipertensão portal (ascite) e à diminuição do volume sanguíneo arterial (taquicardia, pulso em martelo d'água com redução na pressão sistólica, insuficiência ventricular). No exame físico, pode-se notar murmúrio cardíaco sistólico. Muitos cães têm pulsos em martelo d'água e murmúrios audíveis contínuos do tipo máquina, com o foco de intensidade máxima na parede abdominal sobre ou próximo ao lobo afetado.[96] As anormalidades bioquímicas e no hemograma são similares àquelas em animais com SPS. O diagnóstico de fístulas arteriovenosas hepáticas é feito com ultrassonografia Doppler. A presença de um ramo da veia porta extremamente dilatado e tortuoso em um lobo hepático é considerada patognomônica.[94,95,97] Ascite, fluxo sanguíneo hepatofugal na veia porta e múltiplos *shunts* também podem ser notados. Durante a laparotomia exploradora, os lobos hepáticos afetados têm múltiplos vasos grandes e tortuosos; *shunts* extra-hepáticos adquiridos em torno das veias renal e gonádica esquerdas também são evidentes. Histologicamente, as fístulas consistem em numerosas artérias de paredes espessas e de veias marcadamente dilatadas. As artérias e as veias podem conter hiperplasia de músculo liso e os lóbulos hepáticos são atrofiados, especialmente próximos às fístulas. Nas tríades portais observa-se a proliferação de dúctulos biliares e de arteríolas com as paredes espessadas; as veias nas tríades portais podem ser de tamanho reduzido ou estar ausentes.[98] A ligadura cirúrgica da fístula arteriovenosa hepática ou a ressecção do lobo hepático afetado resultam em redução dos sinais clínicos causados pelo desvio arteriovenoso em 57% dos cães.[3,96] Os animais são pré-tratados com glicopirrolato ou atropina para prevenir bradicardia reflexa (reflexo de Branham) com o fechamento da fístula.

Referências bibliográficas

1. Hickman J, Edwards JE, Mann FC: Venous anomalies in a dog. Anat Rec 104:137, 1949.
2. Swalec KM: Portosystemic shunts. *In* Disease Mechanisms in Small Animal Surgery. Bojrab MJ, Smeak DD, Bloomberg MS (eds). Philadelphia: Lea & Febiger, 1993, p. 298.
3. Tobias KM: Portosystemic shunts and other hepatic vascular anomalies. *In* Textbook of Small Animal Surgery, 3rd ed. Slatter DH (ed). Philadelphia: WB Saunders, 2003, p. 727.
4. Watson PJ, Herrtage ME: Medical management of congenital portosystemic shunts in 27 dogs–a retrospective study. J Small Anim Pract 39:62, 1998.
5. Tobias KMS, Rawlings CA: Surgical techniques for extravascular occlusion of intrahepatic shunts. Compend Contin Educ Pract Vet 18:745, 1996.
6. Breznock EM, Whiting PG: Portocaval shunts and anomalies. *In* Textbook of Small Animal Surgery. Slatter DH (ed). Philadelphia: WB Saunders, 1985, p. 1156.
7. Payne JT, Martin RA, Constantinescu GM: The anatomy and embryology of portosystemic shunts in dogs and cats. Semin Vet Med Surg (Small Anim) 5:75, 1990.
8. Brockman DJ, Brown DC, Holt DE: Unusual congenital portosystemic communication resulting from persistence of the extrahepatic umbilical vein. J Small Anim Pract 39:244, 1998.
9. Breznock EM, Berger P, Pendray D, et al: Surgical manipulation of intrahepatic portocaval shunts in dogs. J Am Vet Med Assoc 182:798, 1983.
10. Lohse CL, Suter PF: Comparative features relating to closure of the ductus venosus. Anat Rec 187:641, 1977.
11. White RN, Burton CA: Anatomy of the patent ductus venosus in dogs. Vet Rec 146:425, 2000.
12. Edelstone DI: Regulation of blood flow through the ductus venosus. J Develop Physiol 2:219, 1980.
13. Lamb CR, Burton CA: Doppler ultrasonographic assessment of closure of the ductus venosus in neonatal Irish wolfhounds. Vet Rec 155:699, 2004.
14. Burton CA, White RN: The angiographic anatomy of the portal venous systemic in the neonatal dog. Res Vet Sci 66:211, 1999.
15. Coceani F, Adeagbo ASO, Cutz E, Olley PM: Autonomic mechanisms in the ductus venosus of the lamb. Am J Physiol 247:H173, 1984.
16. Tobias KM, Rohrbach BW: Proportional diagnosis of congenital portosystemic shunts in dogs accessed by veterinary teaching hospitals: 1980-2002. J Am Vet Med Assoc 223:1636, 2003.
17. Tobias KM: Determination of heredity of single congenital portosystemic shunts in Yorkshire terriers. J Am Anim Hosp Assoc 39:385, 2003.
18. Ubbink GJ, van de Broek, J, Meyer HP, et al: Prediction of inherited portosystemic shunts in Irish Wolfhounds on the basis of pedigree analysis. Am J Vet Res 59:1553, 1998.
19. Van Straten G, Leegwater PAJ, de Vries M, et al: Inherited congenital extrahepatic portosystemic shunts in Cairn terriers. J Vet Intern Med 19:321, 2005.
20. Jacob S, Farr G, De Vun D, et al: Hepatic manifestations of familial patent ductus venosus in adults. Gut, 45:442, 1999.
21. Rand JS, Best SJ, Mathews KA: Portosystemic vascular shunts in a family of American Cocker Spaniels. J Am Anim Hosp Assoc 24:265, 1988.
22. Schermerhorn T, Center SA, Dykes NL, et al: Characterization of hepatoportal microvascular dysplasia in a kindred of Cairn Terriers. J Vet Intern Med 10:219, 1996.
23. Center SA, Magne ML: Historical, physical examination and clinicopathologic features of portosystemic vascular anomalies in the dog and cat. Semin Vet Med Surg (Small Anim) 5:23, 1990.
24. Winkler JT, Bohling MW, Tillson DM, et al: Portosystemic shunts: diagnosis, prognosis, and treatment of 64 cases (1993-2001). J Am Anim Hosp Assoc 39:169, 2003.
25. Havig M, Tobias KM: Outcome of ameroid constrictor occlusion of single congenital extrahepatic portosystemic shunts in cats: 12 cases (1993-2000). J Am Vet Med Assoc 220:337, 2002.
26. Kyles AE, Hardie EM, Mehl M, Gregory CR: Evaluation of ameroid ring constrictors for the management of single extrahepatic portosystemic shunts in cats: 23 cases (1996-2001). J Am Vet Med Assoc 220:1341, 2002.
27. Maxwell A, Hurley K, Burton C, et al: Reduced serum insulin-like growth factor (IGF) and IGF-binding protein-3 concentrations in two deerhounds with congenital portosystemic shunts. J Vet Intern Med 14:542, 2000.
28. Deppe TA, Center SA, Simpson KW, et al: Glomerular filtration rate and renal volume in dogs with congenital portosystemic vascular anomalies before and after surgical ligation. J Vet Intern Med 13:465, 1999.
29. Hardy RM: Pathophysiology of hepatic encephalopathy. Semin Vet Med Surg (Small Anim) 5:100, 1990.
30. Butterworth J, Gregory CR, Aronson LR: Selective alterations of cerebral spinal fluid amino acids in dogs with congenital portosystemic shunts. Met Brain Dis 12:299, 1997.
31. Roudebush P, Davenport DJ, Dimski DS: Hepatobiliary disease. *In* Small Animal Clinical Nutrition. Hand MS, Thatcher CD, Remillard RL, Roudebush P (eds). Marceline, MO: Walsworth Publishing, Mark Morris Institute, 2000, p. 811.

32. Shawcross D, Jalan R: Dispelling myths in the treatment of hepatic encephalopathy. Lancet 365:431, 2005.
33. Katayama K: Ammonia metabolism and hepatic encephalopathy. Hepatol Res 30S:73, 2004.
34. Butterworth RF: Pathogenesis of hepatic encephalopathy: new insights from neuroimaging and molecular studies. J Hepatol 39:278, 2003.
35. Jala R, Shawcross D, Davies N: The molecular pathogenesis of hepatic encephalopathy. Int J Biochem Cell Biol 35:1175, 2003.
36. Butterworth RF: Molecular neurobiology of acute liver failure. Semin Liver Dis 23:251, 2003.
37. Holt DE, Washabau RJ, Djali S, et al: Cerebrospinal fluid glutamine, tryptophan, and tryptophan metabolite concentrations in dogs with portosystemic shunts. Am J Vet Res 63:1167, 2002.
38. Maddison JE, Watson WEJ, Dodd PR, Johnston GAR: Alterations in cortical [^{3}H]kainate and alpha-[^{3}H]amino-3-hydroxy-5-methyl-4-isoxazoleproprionic acid binding in a spontaneous canine model of chronic hepatic encephalopathy. J Neurochem 56:1881, 1991.
39. Maddison JE: Newest insights into hepatic encephalopathy. Eur J Compar Gastroenterol 5:17, 2000.
40. Jones EA: Ammonia, the GABA neurotransmitter system, and hepatic encephalopathy. Metab Brain Dis 17:275, 2002.
41. Meyer HP, Rothuizen J: Modulation of the GABAergic tone by benzodiazepine receptor ligands in chronic hepatic encephalopathy in the dog. Vet Q 20:S100, 1998.
42. Meyer HP, Legemate DA, van den Brom W, Rothuizen J: Improvement of chronic hepatic encephalopathy in dogs by the benzodiazepine-receptor partial inverse agonist sarmazenil, but not by the antagonist flumazenil. Met Brain Dis 13:241, 1998.
43. Strombeck DR, Rogers Q: Plasma amino acid concentrations in dogs with hepatic disease. J Am Vet Med Assoc 173:93, 1978.
44. Barshaw ML, Robinson MB, Hyland K, et al: Quinolinic acid in children with congenital hyperammonemia. Ann Neurol 34:676, 1993.
45. Blei AT: Infection, inflammation and hepatic encephalopathy, synergism redefined. J Hepatol 40:327, 2004.
46. Meyer HP, Chamluleau RA, Legemate DA, et al: Effects of a branched-chain amino acid-enriched diet on chronic hepatic encephalopathy in dogs. Met Brain Dis 14:103, 1999.
47. Rothuizen J, de Kok Y, Slob A, Mol JA: GABAergic inhibition of the pituitary release of adrenocorticotropin and alpha-melanotropin is impaired in dogs with hepatic encephalopathy. Domestic Anim Endocrinol 13:59, 1996.
48. Sterczer A, Meyer HP, Van Sluijs FJ, Rothuizen J: Fast resolution of hypercortisolism in dogs with portosystemic encephalopathy after surgical shunt closure. Res Vet Sci 66:63, 1999.
49. Meyer HP, Rothuizen J: Increased free cortisol in plasma of dogs with portosystemic encephalopathy (PSE). Domest Anim Endocrinol 11:317, 1994.
50. Herden C, Beineke A, Hetzel U, et al: Unusual manifestation of hepatic encephalopathy in two Irish wolfhound siblings. Vet Rec 153:682, 2003.
51. Ong JJ, Aggarwal A, Krieger D, et al: Correlation between ammonia levels and the severity of hepatic encephalopathy. Am J Med 114:188, 2003.
52. Aronson LR, Gacad RC, Kaminsky-Russ K, et al: Endogenous benzodiazepine activity in the peripheral and portal blood of dogs with congenital portosystemic shunts. Vet Surg 26:189, 1997.
53. Holt D: Critical care management of the portosystemic shunt patient: Compend Contin Educ Pract Vet 16:879, 1994.
54. Allen L, Stobie D, Mauldin GN, Baer KE: Clinicopathologic features of dogs with hepatic microvascular dysplasia with and without portosystemic shunts; 42 cases (1991-1996). J Am Vet Med Assoc 214:218, 1999.
55. Cordoba J, Lopez-Hellin J, Planas M, et al: Normal protein diet for episodic hepatic encephalopathy: results of a randomized study. J Hepatol 41:38, 2004.
56. Marks SL: Nutritional support in hepatic disease. Part II. Dietary management of common liver disorders in dogs and cats. In Liver Disease: Nutritional Management in Dogs and Cats. Topeka: Hill's Pet Nutrition Inc, 1999, p. 37.
57. Grugreiff K: Zinc in liver disease. J Trace Elements Exper Med 15:67, 2002.
58. Als-Nielsen B, Gluud LL, Gluud C: Non-absorbable disaccharides for hepatic encephalopathy: systematic review of randomized trials. Br J Med 328:1046, 2004.
59. Rodes MAS, Sunyer L, Rodrigo L, et al: Comparison of rifaximin and lactilol in the treatment of acute hepatic encephalopathy: results of a randomized, double-blind, double-dummy, controlled clinical trial. J Hepatol 38:51, 2003.
60. Bongaerts G, Severijnen R, Timmerman H: Effect of antibiotics, prebiotics and probiotics in treatment for hepatic encephalopathy. Med Hypotheses 64:64, 2005.
61. Rose C, Michalak A, Pannunzio P, et al: Ornithine-L-Aspartate in experimental portal-systemic encephalopathy: Therapeutic efficacy and mechanism of action. Metab Brain Dis 13:147, 1998.
62. Clinkenbeard KD, Cowell RL, Meinkoth JH, et al: The hematopoietic and lymphoid systems. In Veterinary Pediatrics: Birth to Six Months. Hoskins JD (ed). Philadelphia: WB Saunders, 2001, p. 300.
63. Bunch SE, Jordan HL, Sellon RK, et al: Characterization of iron status in young dogs with portosystemic shunt. Am J Vet Res 56:853, 1995.
64. Simpson KW, Meyer DJ, Boswood A, et al: Iron status and erythrocyte volume in dogs with congenital portosystemic vascular anomalies. J Vet Intern Med 11:14, 1997.
65. Peterson SL, Koblik PD, Whiting PG, Breznock EM: Endotoxin concentrations measured by a chromogenic assay in portal and peripheral venous blood in ten dogs with portosystemic shunts. J Vet Intern Med 5:71, 1991.
66. Tobias KMS, Besser TE: Evaluation of leukocytosis, bacteremia, and portal vein partial oxygen tension in normal dogs and dogs with portosystemic shunts. J Am Vet Med Assoc 211:715, 1997.
67. Koblik PD, Hornof WJ: Technetium 99m sulfur colloid scintigraphy to evaluate reticuloendothelial system function in dogs with portosystemic shunts. J Vet Intern Med 9:374, 1995.
68. Mehl ML, Kyles AE, Hardie EM, et al: Evaluation of ameroid ring constrictors for treatment for single extrahepatic portosystemic shunts in dogs. J Am Vet Med Assoc 226:2020, 2005.
69. Niles JD, Williams JM, Cripps PJ, et al: Hemostatic profiles in 39 dogs with congenital portosystemic shunts. Vet Surg 30:97, 2001.
70. Starzl TE, Porter KA, Watanabe K, Putnam CW: Effects of insulin, glucagons, and insulin/glucagons infusions on liver morphology and cell division after complete portacaval shunt in dogs. Lancet I(7964):821, 1976.
71. Hardy RM, Klausner JS. Urate calculi associated with portal vascular anomalies. In Current Veterinary Therapy VIII. Kirk RW (ed). Philadelphia: WB Saunders, 1983, p. 1073.
72. Leveille-Webster C: Bile acids- what's new. Semin Vet Med Surg (Small Anim) 12:2, 1997.
73. Center SA: Serum bile acids in companion animal medicine. Vet Clin North Am Small Anim Pract 23:625, 1993.
74. Center SA: Diagnostic techniques and procedures for diseases of the liver and pancreas. Vet Int 9:13, 1997.
75. Tisdall PLC, Hunt GB, Tsoukalas G, and Malik R: Post-prandial serum bile acid concentration and ammonia tolerance in Maltese dogs with and without hepatic vascular anomalies. Austr Vet J 72:121, 1995.
76. Balkman CE, Center SA, Randolph JF, et al: Evaluation of urine sulfated and nonsulfated bile acids a s a diagnostic test for liver disease in dogs J Am Vet Med Assoc 222:1368, 2003.
77. Walker MC, Hill RC, Guilford WG, et al: Postprandial venous ammonia concentrations in the diagnosis of hepatobiliary disease in dogs. J Vet Intern Med 15:463, 2001.
78. Rutgers HC, Batt RM, Haywood S, Riley JE: Hepatic organelle pathology in dogs with congenital portosystemic shunts. J Vet Intern Med 5:351, 1991.
79. Van der Ingh TSGAM, Rothuizen J, Meyer HP: Circulatory disorders of the liver in dogs and cats. Vet Q 17:70, 1995.
80. Van der Ingh TSGAM, Rothuizen J, Meyer HP: Portal hypertension associated with primary hypoplasia of the hepatic portal vein in dogs. Vet Rec 137:424, 1995.
81. Sereda CW, Adin CA: Methods of gradual vascular occlusion and their applications in treatment of congenital portosystemic shunts in dogs: a review. Vet Surg 34:83, 2005.
82. Hunt GB, Kummeling A, Tisdall PLC, et al: Outcomes of cellophane banding for congenital portosystemic shunts in 106 dogs and 5 cats. Vet Surg 33:25, 2004.
83. Hurn SD, Edwards GA: Perioperative outcomes after three different single extrahepatic portosystemic shunt attenuation techniques

in dogs: partial ligation, complete ligation, and ameroid constrictor placement. Austral Vet J 81:666, 2003.
84. Leveille R, Johnson SE, Birchard SJ: Transvenous coil embolization of portosystemic shunts in dogs. Vet Radiol Ultrasound 44:32, 2003.
85. Harvey J, Erb HN: Complete ligation of extrahepatic congenital portosystemic shunts in nonencephalopathic dogs. Vet Surg 27:413, 1998.
86. Hunt GB, Bellenger CR, Pearson MB: Transportal approach for attenuating intrahepatic portosystemic shunts in dogs. Vet Surg 25:300, 1996.
87. Swalec KM, Smeak DD: Partial versus complete attenuation of single portosystemic shunts. Vet Surg 19:406, 1990.
88. Papazoglous LG, Monnet E, Seim HB: Survival and prognostic indicators for dogs with intrahepatic portosystemic shunts: 32 cases (1990-2000). Vet Surg 31:561, 2002.
89. Swalec KM, Smeak DD, Brown J: Effect of mechanical and pharmacologic manipulations on portal pressure, central venous pressure, and heart rate. Am J Vet Res 52:1327, 1991.
90. Boothe HW, Howe LM, Edwards JF, Slater MR: Multiple extrahepatic shunts in dogs: 30 cases (1981-1993). J Am Vet Med Assoc 208:1849, 1996.
91. Langdon P, Cohn LA, Kreefer JM, Priddy NH: Acquired portosystemic shunting in two cats. J Am Anim Hosp Assoc 38:21, 2002.
92. Legendre AM, Krahwinkel DJ, Carrig CB, Michel RL: Ascites associated with intrahepatic arteriovenous fistula in a cat. J Am Vet Med Assoc 168:589, 1976.
93. Schaeffer IGF, Kirpensteijn J, Wolvekamp WTC, et al: Hepatic arteriovenous fistulae and portal vein hypoplasia in a Labrador retriever. J Small Anim Pract 42:146, 2001.
94. Szatmari V, Nemeth T, Kotair I, et al: Doppler ultrasonographic diagnosis and anatomy of congenital intrahepatic arterioportal fistula in a puppy. Vet Rad Ultrasound 41:284, 2000.
95. Bailey MQ, Willard MD, McLoughlin MA, et al: Ultrasonographic findings associated with congenital hepatic arteriovenous fistula in three dogs. J Am Vet Med Assoc 192:1099, 1988.
96. Whiting PG, Breznock EM, Moore P, et al: Partial hepatectomy with temporary hepatic vascular occlusion in dogs with hepatic arteriovenous fistulas. Vet Surg 15:171, 1986.
97. Szatmari V, Rothuizen J, van den Ingh TS, et al: Ultrasonographic findings in dogs with hyperammonemia: 90 cases (2000-2002). J Am Vet Med Assoc 224:717, 2004.
98. Moore PF, Whiting PG: Hepatic lesions associated with intrahepatic arterioportal fistulae in dogs. Vet Pathol 23:57, 1986.

Obstrução Intestinal

Gary W. Ellison

Por definição, obstrução intestinal implica a falha da ingesta ou das secreções intestinais em se moverem em direção aboral.[1] As obstruções são tipicamente classificadas pelas suas duração, gravidade e localização. A obstrução parcial ou incompleta é a oclusão incompleta do lúmen intestinal, permitindo a passagem limitada de fluido ou gás. Obstrução completa é a oclusão completa do lúmen intestinal, com impedimento total da passagem de gás ou de fluido além do ponto de obstrução. O bloqueio do duodeno ou do jejuno superior constitui uma obstrução intestinal alta; o bloqueio na região média do jejuno é uma obstrução médio-intestinal; e o bloqueio do jejuno distal, do íleo ou da junção ileocecal constitui uma obstrução intestinal baixa.

Em termos de alterações patológicas, as obstruções são mais bem descritas como mecânicas simples e estrangulantes.[1] As mecânicas simples são obstruções parciais ou completas do lúmen intestinal, mas a irrigação sanguínea da parede intestinal geralmente não é impedida. Por outro lado, na obstrução com estrangulamento, a circulação do segmento de intestino implicado é impedida e em geral a obstrução é completa.

Etiologia da obstrução mecânica simples

As causas das obstruções mecânicas simples podem ser subdivididas em três categorias gerais: mecânica intraluminal, mecânica intramural e mecânica extramural (Figura 35.1).[2]

A *obstrução mecânica intraluminal* é o tipo mais comum em pequenos animais. A abertura orofaríngea é maior do que qualquer outro orifício do trato alimentar e corpos estranhos, tais como ossos, bolas ou sabugos de milho, podem passar pelo esôfago e pelo estômago e se alojar no intestino, de diâmetro menor. Corpos estranhos intraluminais grandes quase sempre causam sinais compatíveis com obstrução luminal completa, apesar de o corpo estranho poder continuar a mover-se

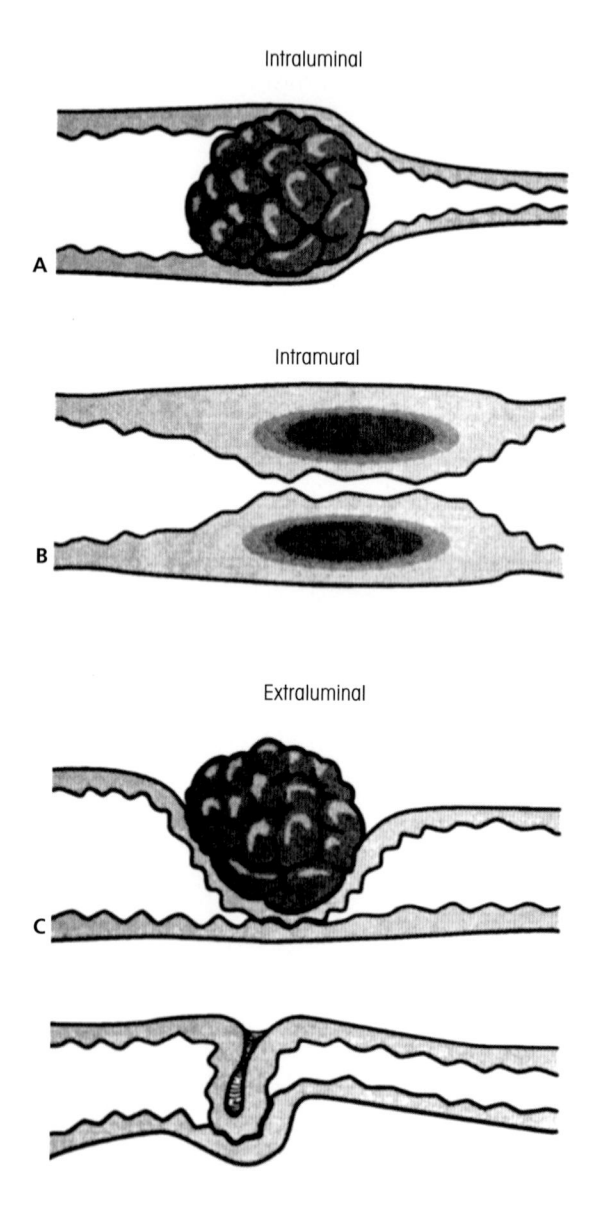

Figura 35.1 Tipos de obstruções mecânicas. **A.** Obstrução intraluminal por corpo estranho. **B.** Obstrução intramural por neoplasia ou por granuloma. **C.** Obstrução extramural provocada por massa extramural (*acima*) ou por uma dobra do intestino resultante de aderências (*abaixo*).

lentamente em direção aboral. Massas intestinais polipoides ou corpos estranhos lineares, como barbantes, podem causar obstrução parcial ou incompleta. Em gatos, pólipos adenomatosos benignos do duodeno superior podem causar hematêmese.[3] A extremidade de arrasto dos corpos estranhos lineares pode ancorar-se sobre a base da língua ou no antro pilórico. O peristaltismo intestinal normal movimenta o corpo estranho distalmente, mas, por ele estar fixado proximalmente, o intestino corruga-se, como um acordeão, sobre a extensão do corpo estranho linear.[4]

A *obstrução mecânica intramural* é mais causada por neoplasia da parede intestinal ou por granulomas fúngicos. Neoplasias intestinais como adenocarcinoma, liomioma, liomiossarcoma, fibrossarcoma e linfossarcoma costumam invadir a camada muscular da parede intestinal. Esses tumores não só comprometem o diâmetro do lúmen, mas também reduzem a flexibilidade da parede intestinal naquele ponto, diminuindo sua distensibilidade e aumentando a probabilidade de intussuscepção. No sudeste dos EUA, granulomas intestinais provocados pelas espécies de algas *Pythium* são uma causa comum de obstrução intestinal. Esse organismo promove espessamento mural e fibrose, que interferem com a absorção intestinal normal e também evitam a distensão intestinal normal. Ambos, as neoplasias e os granulomas, tendem a causar obstruções mecânicas incompletas. O começo dos sinais clínicos frequentemente é tardio e insidioso.[4]

A *obstrução extraluminal do intestino delgado* por adesões é uma sequela potencial de cirurgias abdominais eletivas. Por isso, existe uma ênfase crescente nas técnicas laparoscópicas minimamente invasivas em medicina humana e veterinária. A maioria dos estudos experimentais e clínicos com pessoas encontrou redução de aderências com laparoscopia *versus* laparotomia.[5] Ainda que aderências também ocorram no abdome de cães e gatos após laparotomias, as obstruções funcionais são menos comuns. Estudos dos tempos de trânsito intestinal após técnicas planejadas de plicatura intestinal para intussuscepção demonstraram que não existem atrasos no tempo real de trânsito intestinal quando as aderências planejadas foram criadas.[6] Os sinais clínicos relacionados às obstruções extraluminais em pequenos animais frequentemente são o resultado da compressão devido a abscessos pancreáticos ou a translocações de alças intestinais através de rasgos no mesentério ou de hérnias no diafragma, no umbigo ou na região do triângulo inguinal ou femoral. Estas últimas translocações levam à obstrução com estrangulamento.

Fisiopatologia da obstrução mecânica

Acúmulo de gás e de fluidos

A obstrução mecânica intraluminal completa origina distensão da alça intestinal proximalmente (oralmente) à obstrução devido ao acúmulo de gás e de fluido (Figura 35.2). O gás que se acumula proximalmente à obstrução consiste em ar deglutido (72%) e gás formado no corpo (28%).[1] Do gás formado no corpo, estima-se que cerca de 70% sejam gás que se difundiu do sangue para o lúmen intestinal e uma porcentagem menor (30%) resulta da decomposição do alimento por bactérias. O gás no intestino distendido é composto principalmente de nitrogênio (70%), oxigênio (10% a 12%) e hidrogênio (1% a 2%), o que se assemelha àquelas porcentagens vistas no ar atmosférico. Em adição, pequenas quantidades de dióxido de carbono (6% a 9%) podem ser formadas pela neutralização do bicarbonato no lúmen intestinal. Gases orgânicos, como o metano (1%) ou o sulfeto de hidrogênio (1% a 10%), quando presentes, advêm de fermentação bacteriana de baixo nível.[1]

O acúmulo de fluido resulta não só da retenção de fluidos ingeridos, mas também da relevante produção de secreções no trato gastrintestinal superior. Estima-se

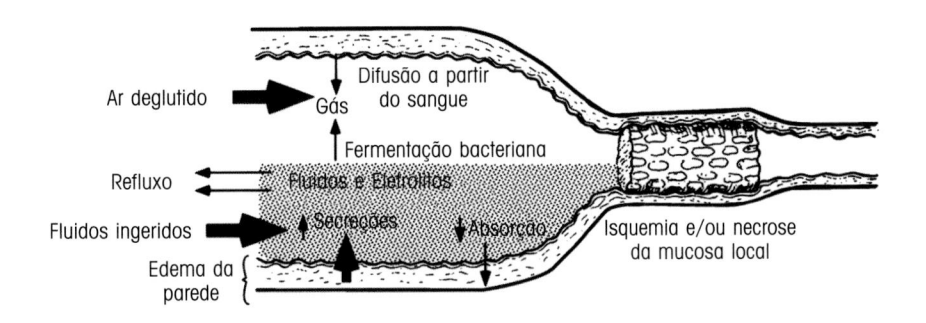

Figura 35.2 Fisiopatologia da obstrução mecânica simples causada por um corpo estranho intraluminal. Ver o texto para detalhes.

que um cão de 40 kg produza acima de 2.100 mℓ de secreção por dia. A maior parte dessas secreções é reabsorvida no jejuno inferior e íleo, e somente 1% a 4% do volume de água atingem o cólon.[7] O transporte de água no intestino é regulado passivamente, principalmente por gradientes de pressão hidrostática criados por transferência de solutos. As vias intracelulares de solutos que permitem difusão passiva entre os poros e as junções oclusivas das células epiteliais são controladas por gradientes eletroquímicos, osmóticos e de pressão hidrostática.

Durante a obstrução mecânica, a absorção de água do lúmen intestinal é reduzida por vários mecanismos. O transporte de solutos através das células epiteliais é dificultado; ele normalmente ocorre por transporte ativo de bombas de íons sódio das membranas ou pelos carreadores das bordas em escova. A osmolalidade intraluminal em geral aumenta e fatores adicionais, tais como a congestão linfática e a venosa, também reduzem a absorção de solutos.[8] Adicionalmente, a secreção da mucosa intestinal se eleva devido ao mecanismo do AMP cíclico. Os fatores que se crê contribuírem para maior secreção e menor absorção incluem o aumento na concentração intraluminal de enterotoxinas bacterianas, a elevação dos níveis de bile e de ácidos graxos ou os produtos da isquemia tecidual.[9] O intestino distendido pode perder sua habilidade de absorver fluidos em 24 h após a obstrução.

A pressão intraluminal normal no intestino delgado canino é de 2 a 4 mmHg. Estima-se que a peristalse normal possa produzir pressões na faixa de 15 a 25 mmHg. Três dias após se formar obstrução completa, a pressão intraluminal no intestino delgado de cães pode alcançar 44 mmHg.[10] Durante o vômito, ela pode subir para até 95 mmHg. Quando a pressão atinge 30 mmHg, rapidamente ocorre estase linfática e capilar; quando atinge 50 mmHg, há oclusão total da drenagem venosa.[9] Como o suplemento arterial não é afetado, pode surgir congestão de capilares na microcirculação. A pressão hidrostática elevada no leito capilar produz um deslocamento de fluido para o interstício, resultando em edema da parede intestinal. Eventualmente, o fluido pode se mover não só da parede intestinal para o lúmen, mas também através da superfície serosa para a cavidade peritoneal.

Os aumentos na pressão também promovem impedimento circulatório da submucosa e das camadas musculares da parede intestinal. O impedimento da circulação vilosa no interior da mucosa acontece quando a pressão atinge 20 mmHg. Existe redução na irrigação sanguínea do mesentério e da submucosa quando a pressão intraluminal atinge 30 mmHg. A oxigenação da mucosa intestinal decresce significativamente quando a pressão intraluminal excede 40 mmHg. Em 44 mmHg surgem *shunts* arteriovenosos na base das vilosidades da mucosa. Portanto, isquemia seletiva da mucosa pode acontecer após uma obstrução mecânica simples quando a pressão intraluminal ultrapassa 40 mmHg. Como em obstruções mecânicas de ocorrência natural a pressão fisiológica provavelmente não exceda 50 mmHg, não há desvitalização de toda a espessura da parede intestinal no segmento dilatado.[10]

Redução na motilidade e crescimento bacteriano excessivo

O intestino responde à distensão por gases e por fluidos com rompantes de atividade neuromuscular, originando acelerações peristálticas. Esses movimentos em forma de ondas começam no intestino proximal e continuam por toda a extensão do intestino acima do ponto de obstrução. Os períodos de atividade em geral são seguidos por períodos quiescentes de duração variável. Estudos experimentais em cães demonstraram aumentos na atividade mioelétrica acima do ponto de obstrução. O intestino distal à obstrução simultaneamente exibe atividade peristáltica reduzida. Com o aumento da distensão causada pela obstrução prolongada, os picos de atividade mioelétrica intensa são sentidos pelo paciente como cólicas intermitentes. Crê-se que esse fenômeno seja principalmente por estimulação do intestino acima da obstrução através de vias colinérgicas e por inibição do intestino distal à obstrução por meio de vias não colinérgicas não adrenérgicas.[11]

A estase do intestino delgado pode levar ao crescimento bacteriano excessivo. Na mucosa intestinal normal, as bactérias e suas enterotoxinas não são capazes de cruzar a barreira mucosa. Na barreira mucosa comprometida existe potencial para aumento de permeabilidade e de migração de bactérias e de seus produtos tóxicos para a circulação sistêmica e a cavidade peritoneal.[1] A descompressão da alça distendida ocasiona reversão das alterações circulatórias e permite rápida regeneração da mucosa.[10] Contudo, se houver necrose da parede intestinal por distensão grave ou pressão direta pelo objeto causador da obstrução, a barreira mucosa pode romper-se, com migração transmural de bactérias e de endotoxinas abaixo do corpo estranho.

Nível da obstrução e perda de eletrólitos

Os sinais clínicos clássicos associados às obstruções altas (duodeno e jejuno proximal) são descritos como vômitos frequentes que começam logo após a obstrução. Contudo, dados experimentais apoiam as observações de que cães e gatos com obstruções altas podem começar a vomitar somente após 24 a 72 h. As perdas eletrolíticas estão relacionadas à altura da obstrução no trato intestinal. Com obstruções no piloro, vomitam-se os fluidos gástricos, ricos em íons potássio, sódio, hidrogênio e cloreto. Isso pode produzir, nos estágios iniciais, alcalose metabólica, com hipocloremia, hipopotassemia, hiponatremia moderada e desidratação.[4] Animais que vomitam profusamente não sobrevivem tanto quanto aqueles que não vomitam.[8]

Os vômitos intensos associados a obstruções do duodeno ou do jejuno proximal causam perda de ácido clorídrico gástrico e secreções pancreáticas ricas em bicarbonato. O resultado geralmente é a desidratação com acidose metabólica leve. Com a continuação da depleção de fluidos, ocorre choque hipovolêmico progressivo. A maior causa de mortalidade nas obstruções altas do intestino delgado está associada a essa hipovolemia grave e rápida. Cães com obstruções completas do intestino superior geralmente morrem em 3 a 4 dias se não receberem fluidoterapia cristaloide.[8] A mortalidade foi reduzida significativamente pela infusão parenteral de soro fisiológico ou de solução de Ringer com lactato. A reinfusão experimental do vômito no intestino abaixo da obstrução também foi capaz de salvar a vida do paciente.[8]

Com a obstrução do intestino delgado inferior, os vômitos podem começar somente 2 ou 3 dias após a obstrução e costumam ser intermitentes. A distensão inicialmente é gasosa durante as 24 h iniciais, mas depois disso é acompanhada de passagem de quantidades variáveis de fluido para o interior do lúmen intestinal. Os fluidos sequestrados nas obstruções intestinais baixas em geral são levemente hiperosmóticos e têm composição similar à do plasma. Análises do fluido intraluminal após obstruções baixas experimentais em cães revelaram um nível médio de sódio de 140 mEq/ℓ, de potássio de 16,8 mEq/ℓ e de albumina de 3,6 mg/dℓ.[8] A sequestração desses fluidos do trato gastrintestinal superior e o aumento da secreção de novos fluidos, de eletrólitos e de proteína ocasionam a perda real desses componentes. O volume de fluido intraluminal aumenta com a persistência da obstrução, embora parte do líquido sequestrado possa se mover em direção oral e atingir uma parte não distendida do intestino na qual há reabsorção normal. Letargia e anorexia frequentemente são aparentes em cães com obstruções intestinais baixas. Esses animais exibem perda de peso continuada e, apesar de não comer, bebem água. Cães com obstruções experimentais do intestino inferior podem sobreviver 3 semanas ou mais se receberem quantidades adequadas de água.[9]

Avaliação da viabilidade intestinal

A viabilidade intestinal é mais bem avaliada após a descompressão das alças do intestino distendidas e a remoção da obstrução. Na maioria dos casos de obstrução simples não estranguladas, a viabilidade do intestino é mantida e a aparência escurecida das alças distendidas melhora rapidamente depois de enterotomia e remoção da obstrução. Áreas de viabilidade questionável são avaliadas segundo critérios clínicos padrão, que incluem cor da parede intestinal, pulsações arteriais e peristaltismo. A continuação da atividade mioelétrica é o mais importante critério de viabilidade.[4] O *teste da beliscada* deve ser feito em áreas questionáveis do intestino para determinar se o músculo liso se contrai e a peristalse pode se iniciar.

Experimentalmente, a viabilidade da parede intestinal pode ser verificada usando-se sondas de temperatura, monitores de pH, aparelhos Doppler, corantes vitais intravenosos e oximetria de superfície. Demonstrou-se que corantes fluorescentes injetados intravenosamente através de uma veia periférica na dose de 20 mg/kg são úteis para avaliar a viabilidade da parede intestinal (mas não da parede gástrica), particularmente se a isquemia for de origem arterial *versus* de origem venosa.[10] Os tecidos são então iluminados com luz ultravioleta de 365 nm (lâmpada de Wood). A viabilidade normal da parede intestinal é representada por fluorescência verde brilhante uniforme. As áreas questionáveis do intestino são consideradas viáveis se exibirem padrão fluorescente normal ou com aspecto levemente granular. As áreas são consideradas não viáveis se exibirem fluorescência em áreas isoladas, se as áreas de não fluorescência excederem 3 mm de diâmetro ou se somente for observada fluorescência perivascular.[12] A oximetria de pulso também é considerada uma técnica adequada para avaliar experimentalmente a isquemia intestinal em cães. Cães com segmentos intestinais com valores de P_{O_2} acima de 85% costumam sobreviver, enquanto aqueles com valores inferiores tiveram incidências estatisticamente maiores de isquemia e de deiscência das anastomoses. Todas as anastomoses feitas em segmentos com P_{O_2} de 60% a 70% falharam.[13]

Obstrução com estrangulamento

Causas e classificação

Por definição, a obstrução com estrangulamento implica um processo obstrutivo com perda da integridade da vascularização da parede intestinal. As causas comuns são intussuscepção, avulsão traumática do mesentério, trombose arterial do mesentério, vólvulo mesentérico (intestinal) e hérnias estranguladas diafragmáticas, inguinais ou abdominais. Corpos estranhos também podem criar pequenas e discretas áreas de necrose de estrangulamento "por pressão". As obstruções estrangulantes podem ocorrer secundariamente às obstruções ou às tromboses venosas, às obstruções ou às tromboses arteriais ou a uma combinação das duas. Se o processo de estrangulamento incorporar os vasos mesentéricos, pode surgir desvitalização de grandes segmentos intestinais. As obstruções com estrangulamento devem ser consideradas emergências médicas e cirúrgicas. A morte é rápida, resultado da hipovolemia e do choque séptico secundário à desvitalização da parede intestinal.

Fisiopatologia

Alterações fisiopatológicas, como as descritas para as obstruções mecânicas simples, acontecem acima da obstrução por estrangulamento, além das alterações diretamente causadas no segmento intestinal estrangulado. A oclusão venosa parcial, como a originada por uma hérnia ou por intussuscepção parcialmente estrangulada, é um tipo comum de estrangulamento intestinal em pequenos animais. Com a oclusão venosa somente, o suprimento arterial continua intacto, levando a edema da parede intestinal e à sequestração de sangue na parede intestinal. As alterações na motilidade da parede intestinal são proporcionais à duração da obstrução venosa. Os picos de atividade e a motilidade de segmento intestinal afetado podem aumentar inicialmente. Com a progressão da hipoxia tecidual, a cianose torna-se evidente e a motilidade decresce gradualmente até a cessação completa.

Com a oclusão ou a trombose venosa completa, o edema da parede, a hemorragia e o destacamento do epitélio da mucosa podem ocorrer rapidamente, em até 1 a 3 h após a lesão. A alça estrangulada gradualmente fica mais túrgida e sangue total começa a se acumular no lúmen do intestino e a extravasar para a cavidade peritoneal (Figura 35.3). A parede intestinal fica visivelmente espessada, de cor vermelho-escuro a azul. Em 8 a 12 h depois da oclusão venosa completa, o segmento intestinal torna-se negro e distende-se ao máximo. Quando há oclusão arterial completa, como no vólvulo mesentérico, surge isquemia de toda a parede intestinal e bactérias e eritrócitos invadem todas as camadas da parede em 20 h após o estrangulamento.

Translocação de bactérias

A flora do intestino delgado proximal consiste primariamente em bactérias Gram-positivas facultativas, enquanto o intestino delgado distal contém primariamente coliformes aeróbicos e espécies anaeróbicas. Os microrganismos normalmente encontrados no intestino terminal se movem para os níveis mais altos do intestino delgado. Ocorre, então, acentuado aumento em bactérias coliformes aeróbicas e *Streptococcus* spp., em adição a grande aumento de *Clostridium* spp. e *Bacillus* spp. anaeróbicos. A concentração de bactérias no intestino delgado, que costuma variar de 10^2 a 10^4 por mililitro de secreção líquida, pode aumentar para 10^8 a 10^{11} por mililitro em somente 6 h após o início do estrangulamento.[14] Uma proliferação maciça de bactérias residentes também acontece no interior da alça intestinal estrangulada. Provou-se que as bactérias, principalmente *Clostridium perfringens*, exercem um papel na mortalidade das obstruções com estrangulamento porque animais livres de germes (gnotobióticos) sobrevivem significativamente mais do que aqueles com flora intestinal normal em modelos animais.

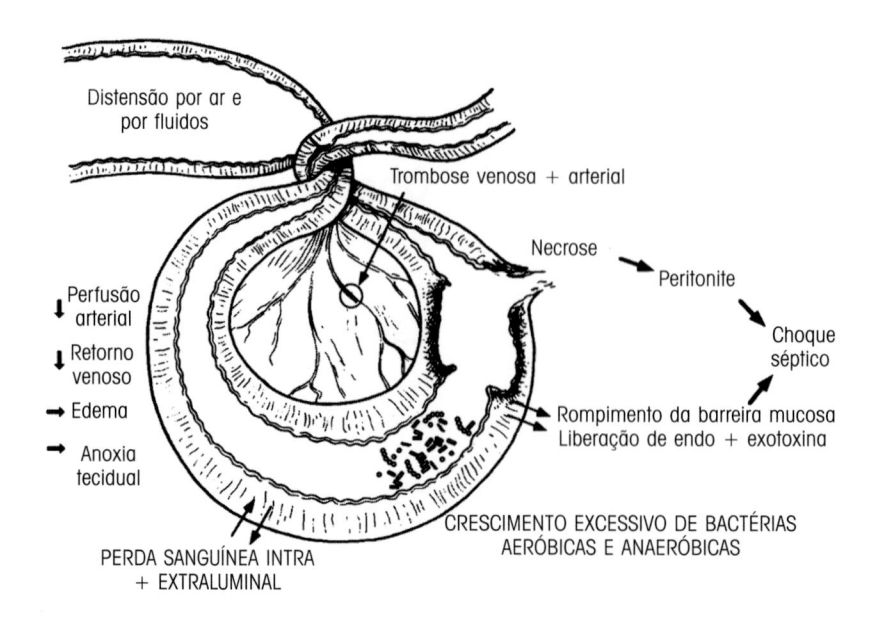

Figura 35.3 Fisiopatologia da obstrução por estrangulamento associada a vólvulo intestinal. Ver o texto para detalhes.

A perda da função da mucosa leva à passagem de bactérias viáveis ou de endotoxinas através da mucosa epitelial para a lâmina própria e daí para a cavidade intra-abdominal e para a circulação sistêmica. Também existe translocação bacteriana em obstrução mecânica simples do intestino delgado ou do cólon. Na obstrução estrangulante, a perda da função de barreira da mucosa intestinal é mais grave em comparação com a obstrução simples porque a isquemia causa destruição rápida do epitélio intestinal. Três mecanismos capazes de promover a translocação bacteriana já foram identificados: 1) crescimento bacteriano excessivo, 2) aumento da permeabilidade da barreira da mucosa intestinal e 3) deficiências na imunidade do paciente.[14]

Apresentação clínica

Clinicamente, começa a haver acumulação de líquido livre no interior da cavidade peritoneal logo após a obstrução estrangulante. Inicialmente, o fluido é um transudato resultante de derrame de vasos da serosa secundária à congestão ou à obstrução venosa. O fluido inicial é rosado, claro, inodoro e relativamente baixo em proteína. À medida que o tempo de obstrução por estrangulamento aumenta, a aparência do fluido altera-se, passando a ser negra e com cheiro desagradável. Pensa-se que isso seja por filtração do conteúdo luminal através da parede intestinal desvitalizada.[14] Depois da prolongada obstrução por estrangulamento, a hipoxia da parede intestinal resulta em destruição completa da barreira mucosa. Com a trombose arterial, surge necrose de toda a espessura da parede, seguida por perfuração e peritonite séptica, com a resultante presença de células inflamatórias, de ingesta e de bactérias.

Muitos estudos experimentais e clínicos independentes propuseram a hipótese de que, na obstrução com estrangulamento, a perda da função de barreira da mucosa intestinal e a consequente translocação de bactérias e de seus produtos podem ter um papel importante no desenvolvimento da falência de múltiplos órgãos. Tem crescido a evidência de que a perda da função de barreira intestinal para bactérias e/ou "endotoxinas" possa induzir uma resposta inflamatória intestinal local e levar à liberação subsequente de citocinas (TNF, IL-1, IL-6, IL-8 etc.).[15] Verificou-se que a obstrução por estrangulamento aumenta a liberação de IL-6 no sangue venoso intestinal em porcos.[16]

Foi demonstrado que o lactato plasmático pode ser útil para o diagnóstico da isquemia gastrintestinal. Em cães com DVG, mostrou-se que valores de lactato sérico acima de 6 mmol/ℓ eram um previsor de necrose gástrica.[17] Da mesma maneira, os níveis de lactato peritoneal em cães com isquemia do intestino delgado induzida experimentalmente foram previsores eficientes de isquemia intestinal nesses animais.[18]

Tratamento

O tratamento para a obstrução intestinal estrangulada envolve não somente a administração de fluidos e de eletrólitos, mas também de antibioticoterapia agressiva e, possivelmente, anti-inflamatórios não esteroides. Se houver perda sanguínea maciça, transfusões de sangue também poderão ser necessárias. É essencial a remoção cirúrgica imediata da porção desvitalizada da parede intestinal. Em modelos experimentais de obstruções estranguladas em cães, a morte é postergada pela administração de antibióticos de largo espectro, em particular os derivados aminoglicosídios em combinação com penicilinas e com metronidazol, ou de cefalosporinas de terceira geração.

Pseudo-obstruções intestinais

A pseudo-obstrução intestinal crônica é uma síndrome originalmente descrita em seres humanos, caracterizada por sinais e sintomas crônicos ou recorrentes de obstrução intestinal. A síndrome acontece sem uma obstrução luminal orgânica e uma doença subjacente identificável. Apesar de anteriormente limitada à literatura humana, a síndrome foi descrita em dois cães e em um gato.[19-21] As manifestações clínicas resultam do atraso no trânsito intestinal causado por motilidade desordenada. Apesar de todas as partes do trato alimentar poderem ser afetadas, o intestino delgado é afetado com maior frequência. Em alguns casos de pseudo-obstrução, não se encontram anormalidades patológicas. Em outros, o exame histológico pode revelar duas alterações patológicas distintas. Em seres humanos, um subtipo patológico é a degeneração direta de neurônios intramurais, que são especificamente associados à organização do plexo mioentérico, ao gânglio celíaco, à medula espinal e até ao cérebro. Esse tipo de pseudo-obstrução crônica foi identificado como "neuropatia visceral". O segundo tipo de pseudo-obstrução intestinal idiopática é por degeneração das células musculares lisas intestinais – a chamada miopatia visceral. Cortes histológicos do intestino nesse tipo demonstram vacuolização do músculo liso e atrofia de fibras musculares nas camadas musculares, longitudinal e circular da parede intestinal. Todos os animais afetados tinham vômitos crônicos e perda de peso, com dilatação concomitante do intestino delgado. Em um cão mestiço foram encontradas atrofia das fibras musculares lisas do ceco, infiltração de plasmócitos, linfócitos e macrófagos e uma enterite linfoplasmocitária leve.[19] Em um Buldogue inglês foram observadas atrofia e fibrose com infiltração monocelular, desde o duodeno até o cólon.[20] Em um gato, uma área do jejuno também exibia atrofia acentuada da camada longitudinal externa além de fibroplasia e de degeneração vacuolar compatível com a miopatia visceral de seres humanos.[21] Os sinais e os sintomas clínicos de pseudo-obstrução intestinal idiopática em seres humanos são dor abdominal, constipação intestinal, diarreia e vômito. Nos estágios agudos pode haver distensão abdominal. A cirurgia costuma ser evitada, se possível, pois ela raramente é benéfica. A estimulação do músculo liso intestinal por agentes pró-cinéticos, como a metoclopramida ou a cisaprida, pode ser útil, da mesma maneira que o suporte nutricional sob a forma de hiperalimentação enteral. Os resultados da cirurgia em animais também não foram satisfatórios.

Referências bibliográficas

1. Lance GC: The pathophysiology of acute mechanical small bowel obstruction. Comp Contin Educ Small Anim Pract 3:910, 1981.
2. Holder WD: Intestinal obstruction. Gastroenterol Clin North Am 17:317, 1988.
3. MacDonald JM, Mullen HS, Moroff SD: Adenomatous polyps of the duodenum in cats: 18 cases (1985-1990). J Am Vet Med Assoc 202:647-651, 1993.
4. Ellison GW: Nontraumatic surgical emergencies of the abdomen. *In* Contemporary Issues in Small Animal Practice, Vol 2. Bright RM (ed). New York: Churchill Livingstone, 1986, p 127.
5. Gutt CN, Oniu T, Schemmer P, et al: Fewer adhesions induced by laparoscopic surgery? Surg Endoscop 18:898, 2004.
6. Lewis DD, Ellison GW: Intussusception in dogs and cats. Comp Contin Educ Small Anim Pract 9:523, 1987.
7. Strombeck D: Small Animal Gastroenterology. Davis, CA: Stonegate, 1979, pp. 165-166.
8. Mishra N, Appert HE, Howard JM, et al: The effects of distension and obstruction on the accumulation of fluid in the lumen of small bowel of dogs. Ann Surg 180:791, 1974.
9. Mirkovitch V, Cobo F, Robinson JW, et al: Morphology and function of the dog ileum after mechanical occlusion. Clin Sci Mol Med 50:123, 1976.
10. Shikata J, Shida T, Amino K, et al: Experimental studies on the hemodynamics of the small intestine following increased intraluminal pressure. Surg Gynecol Obstet 156:155, 1983.
11. Ishitani MB, Jones RS: Alterations in intestinal motility. *In* Surgery of the Stomach, Duodenum and Small Intestine. Scott HW, Sawyers JL (eds). Boston: Blackwell Scientific, 1987.
12. Ellison GW, Jokinen MC, Park RD: End-to-end intestinal anastomosis in the dog - a comparative fluorescein dye, angiographic and histopathologic evaluation. J Am Anim Hosp Assoc 21:729, 1982.
13. Turkyilmaz Z, Sonmez K, Basaklar AC, et al: Assessment of anastomotic reliability with pulse oximetry in graded intestinal ischemia: an experimental study in dogs. J Pediatric Surg 32:1728, 1997.
14. O' Boyle CJ, MacFie J, Mitchell CJ, et al: Microbiology of bacterial translocation in humans. Gut 42:29-35, 1998.
15. Malnous MK, Ertel W, Chaudry IH, et al: The gut. A cytokine-generating organ in systemic inflammation? Shock 4:193-199, 1995.
16. Fevang J, Ovrebo K, Svanes K, et al: Endotoxin and cytokine release in strangulation obstruction and in partial occlusion of the mesenteric artery in pigs. Eur Surg Res 31:26, 1999.
17. de Papp E, Drobatz KJ, Hughes D: Plasma lactate concentration as a predictor of gastric necrosis and survival among dogs with gastric dilatation-volvulus: 102 cases (1995-1998). J Am Vet Med Assoc 215:49-52, 1999.
18. DeLaurier GA, Ivey RK, Johnson RH: Peritoneal fluid lactic acid and diagnostic dilemmas in acute abdominal disease. Am J Surg 167:302-305, 1994.
19. Eastwood JM, McInnes EF, White RN, et al: Caecal impaction and chronic intestinal pseudo-obstruction in a dog. J Vet Physiol Pathol Clin Med 52:43, 2005.
20. Duir E, Leisewitz AL, VanderLust JJ: Chronic idiopathic intestinal pseudo-obstruction in an English bulldog. J Small Anim Pract 42:243-247, 2001.
21. Harvey AM, Wall EJ, Day M.J, et al: Chronic intestinal pseudo-obstruction in a cat caused by visceral myopathy. J Vet Intern Med 19:111-114, 2005.

Íleo Adinâmico

Gary W. Ellison

O íleo adinâmico (ou simplesmente íleo, íleo paralítico ou dismotilidade intestinal) é uma obstrução intestinal transiente e geralmente reversível causada por diminuição da motilidade intestinal. O conteúdo intestinal não progride em direção aboral devido à ineficiência da propulsão intestinal sem oclusão mecânica do lúmen intestinal. O íleo adinâmico manifesta-se clinicamente por distensão abdominal, ausência de sons intestinais, demora na passagem da ingesta e acumulação de gás e de fluido no intestino, que podem levar a náuseas e a vômito. A base fisiopatológica é desconhecida, mas provavelmente seja multifatorial, com três mecanismos principais inter-relacionados (neurogênico, inflamatório e farmacológico) que acarretam seu desenvolvimento.[1] Ele está entre os mais significativos efeitos colaterais das cirurgias abdominais em seres humanos e em cavalos, sendo responsável por aumento na morbidade e por hospitalização prolongada. A condição é menos entendida em pequenos animais. Não é claro se sua prevalência é menor ou se os sinais clínicos são menos graves neles do que em outras espécies.

Etiologia

O íleo adinâmico pode ser causado por uma grande variedade de condições intra-abdominais, extra-abdominais e sistêmicas, em adição a uma grande gama de agentes farmacológicos (Quadro 36.1). A inflamação peritoneal, por infecção, por extravasamento de bile ou de enzimas pancreáticas ou por cirurgia pode induzir o íleo adinâmico em pequenos animais. Distúrbios sistêmicos provocados por sepse ou por desequilíbrios eletrolíticos também são associados à doença. Além disso, o íleo adinâmico pode ter início farmacologicamente pela administração de opioides, de drogas anticolinérgicas e de tranquilizantes fenotiazínicos. As causas extra-abdominais relatadas podem incluir toxicidade sistêmica, uremia, traumatismo na medula espinal, choque e anestesia prolongada.[2] Lesões torácicas extra-abdominais, como pneumonia, infarto do miocárdio, insuficiência cardíaca congestiva ou fratura de costelas, também foram citadas como possíveis causas do íleo adinâmico em seres humanos, mas ainda não foram documentadas em cães e gatos. A abrasão da superfície serosa intestinal com esponjas cirúrgicas cria um modelo de íleo adinâmico em cães utilizado para estudar a doença em seres humanos.[3] O íleo adinâmico pós-operatório é inerente a qualquer procedimento cirúrgico intra-abdominal, mas suas gravidade e duração são menores quando se empregam procedimentos laparoscópicos.[1]

Mecanismos neuro-hormonais

A estimulação parassimpática (colinérgica) aumenta a motilidade e a secreção intestinal, enquanto a estimulação simpática (adrenérgica) resulta em redução na motilidade e em aumento no tônus de esfíncteres. O íleo adinâmico pós-operatório pode ser secundário à hiperatividade simpática ou à hipoatividade parassimpática. Evidências de níveis circulantes elevados de epinefrina e de norepinefrina após cirurgias abdominais sustentam essa teoria. A estimulação do sistema nervoso simpático inibe os complexos motores interdigestivos que, em geral, propelem o conteúdo intestinal em direção aboral. A liberação de norepinefrina também parece inibir a liberação de neurotransmissores excitatórios, como a acetilcolina, permitindo que os neurônios inibidores sejam dominantes.[2] O efeito protetor de alfa e de betabloqueadores simpáticos, da divisão de nervos esplâncnicos e da anestesia espinal sobre o desenvolvimento de íleo adinâmico em cães e gatos dá maior suporte a esse conceito.[3]

Após uma laparotomia exploradora, normalmente o cão passa por um período de redução na atividade mioelétrica. Estudos em cães demonstraram que a atividade normal do intestino delgado em geral recomeça em torno de 12 h depois da cirurgia, enquanto a paresia gástrica persiste por aproximadamente 24 h. A motilidade do cólon é a mais afetada; o estado normal só retorna aproximadamente 48 h

> **Quadro 36.1 Causas possíveis de íleo adinâmico em pequenos animais.**
>
> **Intra-abdominais**
> - Pós-operatório
> - Peritonite séptica
> - Peritonite por bile
> - Doença intestinal inflamatória
> - Pancreatite
> - Uroperitônio
>
> **Sistêmicas**
> - Choque
> - Septicemia
> - Desequilíbrio eletrolítico (potássio)
> - Acidose metabólica
> - Uremia
> - Anestesia prolongada
> - Traumatismo na medula espinal
>
> **Farmacológicas**
> - Anticolinérgicos
> - Tranquilizantes fenotiazínicos
> - Opioides
> - Agentes bloqueadores ganglionares
> - Anti-histamínicos
>
> **Vasculares**
> - Tromboflebite
> - Arterite.

pós-laparotomia.[4] Ondas mioelétricas lentas ainda persistem na camada muscular longitudinal externa com o íleo adinâmico, mas não são capazes de iniciar potenciais de ação e de atividade contrátil associada na camada muscular circular. Essa dissociação eletromecânica parece resultar de uma descarga tônica de neurônios inibidores e de ausência de ondas-pico. Como a presença de ingesta pode estimular o tônus parassimpático e a resultante atividade contrátil, os cirurgiões notaram que pacientes que recebem alimentação enteral no pós-operatório imediato têm menor frequência de íleo adinâmico do que pacientes obrigados a manter o jejum.[1]

Peptídios humorais intestinais também podem contribuir para a fisiopatologia do íleo adinâmico pós-operatório. O hormônio vasopressina altera a motilidade jejunal e aparece em altos níveis no plasma após a laparotomia, enquanto os hormônios pró-cinéticos motilina e neurotensina estimulam a atividade do intestino delgado e são suprimidos por 24 h depois da laparotomia.[4] O retorno aos níveis normais de motilina corresponde ao retorno da motilidade. A liberação de opioides endógenos também foi proposta como causa do íleo adinâmico.

Apesar de a naloxona não melhorar o íleo adinâmico em cães, a fedotozina, um agonista k-opioide, restaura a motilidade intestinal em ratos.[5]

Desequilíbrios eletrolíticos têm sido associados ao íleo adinâmico experimental em cães. Uma redução significativa na propulsão intestinal associa-se à redução dos valores de sódio e de cloreto no soro. Os déficits de potássio podem ter um papel mais profundo do que o sistema nervoso simpático no desenvolvimento do íleo adinâmico. A hipopotassemia pode afetar negativamente a troca de potássio celular por íons hidrogênio do plasma com acidose e reduzir intensamente a contratilidade da musculatura lisa.[6]

Progressão

O íleo adinâmico pode afetar todo o trato gastrintestinal ou ser limitado a uma área. A obstrução de um segmento do intestino pode afetar secundariamente o resto do trato intestinal por meio de um reflexo intestino-intestinal, em que a distensão do intestino em uma área inibe a motilidade em outras áreas. Portanto, o íleo adinâmico segmental pode, ao final, tornar-se difuso. Com o íleo adinâmico prolongado, as alterações fisiopatológicas passam a ser similares àquelas vistas nas obstruções mecânicas simples. Apesar de não existir uma barreira que impeça a passagem da ingesta, o intestino fica funcionalmente obstruído devido à falta de motilidade intestinal efetiva. O lúmen do segmento adinâmico enche-se de ar deglutido, de gás da fermentação bacteriana, de fluidos ingeridos e de secreções do estômago, do pâncreas, do intestino e do trato biliar. Durante o íleo adinâmico, esses fluidos não são reabsorvidos e quantidades adicionais podem ser secretadas pelas paredes intestinais distendidas. A perda real de fluido intravascular circulante causa desidratação e torna o choque hipovolêmico iminente.[3]

O íleo adinâmico não corrigido perpetua um ciclo vicioso, em que a distensão promove mais adinamia intestinal que, por sua vez, leva à distensão ainda maior. O íleo adinâmico prolongado também pode provocar dano intestinal difuso pela obstrução linfática e venosa, podendo ocasionar formação de *shunts* arteriovenosos na mucosa, hipoxia, isquemia e necrose. A isquemia da parede intestinal inicialmente resulta em hipermotilidade e em espasmos; com a progressão de isquemia para necrose da parede intestinal, toda motilidade cessa. Da mesma maneira que em obstrução mecânica simples, é possível que ocorra proliferação excessiva de bactérias, podendo ser produzidas toxinas em quantidades maiores que o normal. Casos graves de íleo adinâmico persistente podem originar migração transmural de bactérias e de endotoxinas, levando a sinais clínicos compatíveis com choque séptico.

Íleo adinâmico induzido por dor

Animais que têm íleo adinâmico após laparotomias caracteristicamente não exibem dor abdominal grave, apesar de aqueles que desenvolvem íleo adinâmico secundário à peritonite séptica mostrarem rigidez abdominal e outros sinais clínicos associados à dor abdominal. O íleo adinâmico secundário à peritonite é o resultado direto de estímulos nocivos às vísceras e ao peritônio parietal. Os impulsos dolorosos viscerais estimulam os nervos esplâncnicos simpáticos, que atravessam o gânglio esplênico e a cadeia simpática para aumentar o tônus simpático. A resposta inflamatória deve envolver múltiplas terminações nervosas e ser aguda para ser capaz de desencadear dor abdominal visceral (cólica). Pensa-se que essa estimulação adrenérgica de receptores na parede intestinal iniba a motilidade intestinal.

As terminações nervosas de fibras de dor estão localizadas na submucosa da parede intestinal. Assim, qualquer processo que cause distensão por fluido ou por gás, contração forçada, hipersegmentação ou tração (aderências) pode produzir dor. A inflamação, seja ela secundária à peritonite ou por isquemia tecidual, produz dor ao criar uma resposta inflamatória intestinal local que leva à subsequente liberação de citocinas (TNF, IL-1, IL-6, IL-8).[7] Terminações nervosas também são abundantes no peritônio parietal e elas são sensíveis à resposta inflamatória maciça. Essa é a razão da postura abdominal rígida e da resistência à palpação vistas na maioria dos casos de íleo adinâmico secundário à peritonite generalizada.[8]

Íleo adinâmico induzido por drogas

A dor pós-operatória pode causar estase intestinal, distensão abdominal, desconforto e vômito. A intervenção analgésica pode aliviar esses sinais, mas tem também a possibilidade de exacerbar o íleo adinâmico. A administração perioperatória de drogas que inibem a motilidade intestinal pode potencializar a gravidade do íleo adinâmico no período pós-operatório. Em cães, os opioides como morfina ou hidromorfona agem como agonistas de μ2-receptores gastrintestinais. Eles causam estase intestinal diminuindo a motilidade propulsiva dos músculos longitudinais e aumentando as contrações segmentares. Outros opioides, como a loperamida, reduzem as secreções pancreáticas e biliares e têm efeitos antissecretórios no intestino, o que contribui para suas propriedades antidiarreicas.[1] O efeito sobre a motilidade de outros opioides, como o butorfanol ou a pentazocina, nas doses analgésicas recomendadas, parece ser menos inibitório em cães.[9]

O uso de analgésicos é particularmente importante para a motilidade intestinal em gatos. A combinação de cetamina (5 mg/kg) e midazolam (0,1 mg/kg) diminui a motilidade gastrintestinal. A acepromazina intramuscular (0,1 mg/kg) combinada com buprenorfina (0,01 mg/kg) ou medetomidina (50 μg/kg) não afeta o tempo de trânsito orocecal quando usado por curtos períodos; todavia, a buprenorfina oral usada vários dias pode diminuir o tempo de trânsito.[10] Os adesivos transdermais de fentanila parecem não reduzir a motilidade em cães ou gatos. O regime anestésico também afeta a incidência de íleo adinâmico pós-operatório. Em medicina humana, agentes de indução anestésica de ação rápida, como o propofol, inalantes de eliminação rápida, como o sevoflurano e opioides minimamente inibidores, como a fentanila, são o regime preferencial para prevenção do íleo pós-operatório.[9]

Sinais clínicos

Os sinais clínicos associados ao íleo adinâmico em cães e gatos frequentemente são obscuros. Os clínicos de pequenos animais raramente auscultam o abdome de seus pacientes e, portanto, a redução dos sons intestinais e dos borborigmos pode ser em achado inconsistente. A distensão abdominal pode ser evidente e a distensão por fluidos e por gás do intestino delgado pode ser evidenciada por radiografia e ultrassonografia. As alças distendidas do intestino também podem ser evidenciadas durante a palpação abdominal. As alças intestinais distendidas pelo íleo adinâmico geralmente não são tão grandes, túrgidas ou doloridas como as distendidas por obstrução mecânica simples ou obstrução com estrangulamento. Em casos de íleo adinâmico de longa duração, as fezes são mínimas ou ausentes. Se não houver peritonite, geralmente não existe dor durante o íleo adinâmico, a não ser que a distensão intestinal se torne grave. O refluxo gástrico observado durante a intubação é característico do íleo adinâmico em cavalos e em seres humanos, mas parece ter significância mínima em pequenos animais.[2]

Tratamento

O íleo adinâmico não complicado e não associado a uma obstrução orgânica quase sempre se resolve espontaneamente sem tratamento agressivo. Recomenda-se a alimentação precoce durante o pós-operatório para estimular a motilidade gastrintestinal e acelerar a cicatrização do ferimento nos pacientes em recuperação de cirurgias gastrintestinais. A falha em o íleo adinâmico se resolver espontaneamente indica que pode estar ocorrendo obstrução mecânica, obstrução com estrangulamento ou peritonite séptica. Pode ser indicada a abdominocentese para diferenciar um íleo adinâmico simples de algo mais grave, como obstrução com estrangulamento.

O tratamento bem-sucedido do íleo adinâmico implica correção do desequilíbrio eletrolítico, eliminação da doença subjacente (incluindo, quando possível, a descompressão da alça intestinal distendida) e, possivelmente, terapia medicamentosa pró-motilidade. A desidratação e os desequilíbrios eletrolítico e ácido-básico devem ser corrigidos. A concentração sérica de potássio é particularmente importante porque a movimentação de potássio do espaço extracelular para o espaço intracelular pode resultar em hiper ou hipopotassemia. Para hipopotassemia, indica-se a suplementação intravenosa de potássio. A suplementação de bicarbonato também pode ser necessária para correção da acidose metabólica.

Uma vez que a maioria dos casos de íleo paralítico em cães e gatos se resolve espontaneamente, a presença de distensão intestinal persistente ou inesperada deve alertar o clínico para a probabilidade de um problema residual que necessite de laparotomia exploradora. Quaisquer áreas de intestino desvitalizado devem ser removidas durante a cirurgia. Gases e fluidos devem ser retirados das alças distendidas por meio de uma agulha de 22 G e de um aparelho de sucção contínua. Pode ainda ser colocada uma sonda nasogástrica permanente para descomprimir o estômago durante o pós-operatório. Sucção intermitente ou contínua deve ser aplicada nessas sondas para facilitar a manutenção da descompressão gástrica e intestinal durante o pós-operatório.

Terapia farmacológica

A administração de drogas para estimular a motilidade intestinal e combater os efeitos do íleo adinâmico não tem tido sucesso consistente. O bloqueio simpático ou a estimulação parassimpática, ou ambos, têm sido recomendados. A neostigmina, uma anticolinesterase, aumenta a motilidade propulsiva do cólon, mas diminui a do jejuno e atrasa o esvaziamento gástrico. Pode acontecer dor secundária ao espasmo intestinal. Adicionalmente, a neostigmina pode aumentar o risco de deiscência de anastomoses e, portanto, não é recomendada.[3] O bloqueio simpático com derivados fenotiazínicos, como a clorpromazina, tem sido usado como tratamento para o íleo adinâmico pós-operatório em seres humanos. Essa droga é um α-bloqueador simpático que pode potencializar o choque. Por isso, os animais devem estar bem hidratados e com o estado cardiovascular estabilizado antes da administração de acetilpromazina ou de clorpromazina.[1] Verificou-se que o bloqueio simpático com analgésicos tópicos ou opioides combate o íleo adinâmico em pessoas, mas é pouco usado em cães.

A metoclopramida é uma droga antidopaminérgica que parece estimular a coordenação da atividade motora gastrintestinal. Pensa-se que sua ação sobre o músculo liso gastrintestinal resulte do antagonismo à dopamina, um neurotransmissor inibidor. Todavia, parece que a metoclopramida age aumentando diretamente a motilidade gastrintestinal ao aumentar a liberação de acetilcolina e, talvez, inibindo a liberação de serotonina. Demonstrou-se que a metoclopramida reverte a atividade mioelétrica gastrintestinal e a atividade contrátil reduzidas nos casos de íleo adinâmico criados cirurgicamente em cães, mas sua eficácia em seres humanos é questionável.[1,11] A metoclopramida pode diminuir as náuseas e o vômito devido a seus efeitos gástricos e não pela correção do íleo adinâmico pós-operatório.

A cisaprida é uma droga benzamida que estimula a motilidade gastrintestinal, provavelmente mais por facilitar a liberação de acetilcolina pelos nervos mioentéricos. Ao contrário da metoclopramida, a cisaprida não tem propriedades antidopaminérgicas. Adicionalmente, ela não tem efeito sobre a secreção gastrintestinal. Experimentalmente, demonstrou-se que ela aumenta o tônus do esfíncter esofágico inferior, acelera o esvaziamento gástrico e o trânsito do cólon. Trabalhos experimentais em cães indicam que a cisaprida aumenta a amplitude das ondas peristálticas intestinais.[12] A droga foi retirada do mercado norte-americano e do oeste europeu em 2000 por seus efeitos cardíacos em pessoas, mas é ainda disponível por meio de agências que fazem composição de drogas nos EUA. Um novo agente pró-cinético para uso humano, o tegaserode, pode se provar, no futuro, útil para terapia dos distúrbios da motilidade intestinal em animais. O tegaserode é um potente agonista parcial não benzamídico, sem o efeito de prolongamento do intervalo QT cardíaco, como faz a cisaprida. O tegaserode em doses de 3 a 6 mg/kg demonstrou ser capaz de normalizar o tempo de trânsito na disfunção intestinal induzida por opioides em cães.[13]

Anti-inflamatórios não esteroides podem diminuir a incidência de íleo adinâmico ao reduzir a dor e a inflamação pós-operatórias. Dos inibidores COX-2, em particular, pensa-se que reduzam o risco e a duração do íleo adinâmico pós-operatório em pessoas, em parte graças à redução da necessidade de opioides em até 30%.[1] Isso, é claro, tem de ser confrontado com a probabilidade de aumento no sangramento gastrintestinal e na nefrotoxicidade.

Os antagonistas opioides como naloxona e alvimopan têm sido utilizados em medicina humana, na tentativa de reduzir o íleo adinâmico pós-operatório. Naloxona não tem tido sucesso, mas o alvimopan demonstrou capacidade de reduzir a incidência de íleo adinâmico pós-operatório quando administrado antes da cirurgia.[1]

Trabalhos experimentais demonstram que se pode alterar a frequência e a direção de propagação do passo mioelétrico entérico em cães por estímulos elétricos. Potencialmente, com a estimulação do passo em sentido aboral, pode-se esperar que o esvaziamento do estômago ou do intestino se acelere ou que tenha um papel positivo nos distúrbios de atonia ou de estase intestinal. Apesar de esses estudos serem experimentais, pode ser possível seu uso clínico no futuro.

Sumário

A motilidade do trato intestinal depende de uma resposta altamente integrada e coordenada da musculatura lisa da parede intestinal. A motilidade dos intestinos delgado e grosso é controlada por três mecanismos básicos: miogênico, neural e humoral.[1] A compreensão atual dos mecanismos de controle e dos estados patológicos e fisiológicos que iniciam o íleo adinâmico não é completo; contudo, pode-se dizer que os distúrbios motores em geral afetam todo o trato gastrintestinal; podem ser intrínsecos da parede intestinal em si, causados por um processo inflamatório ou por disfunção miogênica, ou resultar de inflamação no intestino.

A terapia cirúrgica raramente é indicada para o tratamento do íleo adinâmico ou pós-operatório. Agentes pró-motilidade, incluindo a metoclopramida, a cisaprida e a tegaserode, podem ser úteis para o tratamento de suporte dos distúrbios de motilidade. Os opioides prolongam o tempo de trânsito intestinal e podem complicar os problemas que ocorrem com o íleo adinâmico. Os antagonistas opioides futuramente poderão se mostrar benéficos como potenciadores da motilidade intestinal. Procedimentos laparoscópicos também asseguram a redução da incidência e da intensidade de íleo adinâmico pós-operatório quando comparados com a laparotomia aberta.

Referências bibliográficas

1. Bauer AJ, Boeckxstaens GE: Mechanisms of postoperative ileus. Neurogastroenterol Motil 16:54-60, 2004.
2. Guilford WG, Center SA, Strombeck DR, et al: Adynamic ileus. *In* Strombeck's Small Animal Gastroenterology, 3rd ed. Guilford WG, Center SA, Strombeck DR, et al (eds). Philadelphia: WB Saunders, 1996, pp. 535-537.
3. Brolin RE, Reddell MT, Thompson DA: Gastrointestinal myoelectric activity in fasting and nonfasting canine models of ileus. Arch Surg 120:417, 1985.
4. Summers RW, Yanda R, Prihoda, M, et al.: Acute intestinal obstruction: an electromyographic study in dogs. Gastroenterology 85:1301, 1983.
5. Livingston EH, Passaro EP: Postoperative ileus. Dig Dis Sci 35:121-132, 1990.
6. Streeton DHP, Vaughan-Williams EM: Loss of cellular potassium as a cause of intestinal paralysis in dogs. J Physiol 118:149, 1952.
7. Malnous MK, Ertel W, Chaudry IH, et al.: The gut. A cytokine-generating organ in systemic inflammation? Shock 4:193-199, 1995
8. Dillon AR, Spano JS: The acute abdomen. Vet Clin North Am 13:461, 1983.
9. Holzer P: Opioids and opioid receptors in the enteric nervous system: from a problem in opioid analgesia to a possible new prokinetic therapy in humans. Neurosci Lett 361:192-195, 2004.
10. Sparkes AH, Papasouliotis K, Kiner J, et al: Assessment of orocecal transit time in cats by the breath hydrogen method: the effects of sedation and a comparison of definitions. Res Vet Sci 60:243-246, 1996.
11. Graves GM, Becht JL, Rawlings CA: Metoclopramide reversal of decreased gastrointestinal myoelectric and contractile activity in a model of canine postoperative ileus. Vet Surg 18:27, 1989.
12. Fujii K, Oajima M, Kawahori K: Effect of cisapride on the cholinergic central mechanisms of gastrointestinal motility in dogs. Nippon Zashi 24:1, 1988.
13. Washabau RJ: Gastrointestinal motility disorders and gastrointestinal prokinetic therapy. Vet Clin North Am 33:1007-1028, 2003.

Distúrbios da Cicatrização Visceral

37

Gary W. Ellison

O cirurgião de pequenos animais rotineiramente causa ferimentos no trato gastrintestinal para execução de biopsias, remoção de corpos estranhos ou de neoplasias, ou correção de obstruções com estrangulamento. A bexiga urinária, do mesmo modo, sofre ferimentos para a remoção de cálculos ou para a ressecção de tumores na parede vesical. O útero é incisado durante a cesariana ou removido na ooforoisterectomia, seja eletivamente, seja motivado por infecção. Enquanto a deiscência de um ferimento cutâneo é facilmente contornada com tratamento local adequado, a deiscência da sutura em uma víscera oca geralmente é uma ameaça à vida. A deiscência de um ferimento no sistema digestório quase sempre acarreta peritonite bacteriana generalizada e consequente morte. A deiscência de um ferimento no útero pode ter o mesmo desfecho caso haja sepse intrauterina. O vazamento da sutura da bexiga também pode levar a uroperitônio, à uremia, hiperpotassemia e, finalmente, também à morte. Assim, os fatores que afetam negativamente a cicatrização visceral provavelmente tenham grande significado clínico para o cirurgião.

Cicatrização normal dos ferimentos viscerais

Os tratos gastrintestinal, urinário e reprodutivo seguem a mesma curva básica de cicatrização que a pele, mas as propriedades da cicatrização são mais aceleradas. A fase *lag* ou *inflamatória* da cicatrização demora 3 a 4 dias.[1] Imediatamente após o ferimento, os vasos sanguíneos se contraem, as plaquetas se agregam, o processo de coagulação é ativado e os coágulos de fibrina são depositados para controlar a hemorragia. Apesar de o coágulo de fibrina oferecer um mínimo de resistência ao ferimento no primeiro dia pós-operatório, o principal suporte do ferimento durante a fase *lag* é feito pelas suturas.[2] A regeneração dos enterócitos e do uroepitélio começa quase imediatamente após o ferimento; mas o epitélio oferece pouco suporte biomecânico.[2,3] A fase *lag* é o período mais crítico da cicatrização dos ferimentos viscerais, uma vez que a maioria das deiscências acontece entre 72 e 96 h depois da criação do ferimento.

A fase *proliferativa* ou *logarítmica* estende-se do dia 3 ou 4 até o dia 14.[1] Durante esse período há proliferação rápida de fibroblastos, que aumentam logaritmicamente. Os fibroblastos produzem grande quantidade de colágeno imaturo, resultando em rápido ganho de resistência para o ferimento. A fase proliferativa da cicatrização é um processo dinâmico no qual a síntese de colágeno acontece ao mesmo tempo em que a colagenólise. No estômago, no intestino delgado e no trato urinário, a atividade da colagenase nas bordas do ferimento é mínima, existindo rápido ganho na resistência à distensão e à ruptura. Ao final de 14 dias, a resistência à distensão dos ferimentos no estômago e no intestino delgado é de aproximadamente 75% da resistência do tecido normal. A bexiga urinária cicatriza-se ainda mais rapidamente, recuperando 100% da resistência normal em 14 a 21 dias.[3] Por outro lado, o cólon cicatriza-se muito mais lentamente devido à acentuada atividade da colagenase nas bordas do ferimento; ele recupera apenas em torno de 50% da resistência ao estiramento normal em 14 dias após o ferimento.[1] Fatores como suturas traumáticas, presença de material fecal, contaminação bacteriana e infecção aumentam a quantidade local de colagenase produzida nas bordas do ferimento.[2]

A fase de *maturação* da cicatrização caracteriza-se pela reorganização e pela formação de ligações cruzadas das fibras de colágeno. Em cães, essa fase se estende do dia 14 até o dia 180 no trato gastrintestinal[1] e do dia 14 até o dia 70 na bexiga urinária.[3] Como em ferimentos cutâneos, o tamanho e a espessura da cicatriz diminuem durante essa fase sem reduzir a resistência do ferimento. A fase de maturação raramente tem importância clínica na cicatrização dos ferimentos viscerais porque já se estabeleceu um grau aceitável de resistência ao estiramento e à distensão ao final da fase proliferativa e os vazamentos são virtualmente inexistentes nesse ponto.[2]

Fatores que afetam negativamente a cicatrização

Depleção nutricional

Traumatismo tecidual, sepse, queimaduras e cirurgias maiores induzem alterações metabólicas importantes em pequenos animais. Com cada um desses estresses, a taxa metabólica básica do paciente acelera-se e ocorre metabolismo proteico, levando a um provável estado de equilíbrio nitrogênico negativo. A desnutrição proteicocalórica (DPC) se deve à inanição, quando uma resposta metabólica à lesão se prolonga ou a um estado hipermetabólico, como o causado por sepse. São necessários somente 5 a 10 dias de anorexia para que o sistema imune seja comprometido e para que haja depleção das reservas hepática e muscular de glicogênio.[4] Havendo DPC, a imunidade celular é comprometida e existe um alto risco de infecção, de anemia e de hipoproteinemia. A cicatrização de ferimentos também pode ficar comprometida.

Demonstrou-se que as depleções calórica e proteica em animais experimentais inibem as cicatrizações dermal, musculofascial e visceral, mas somente após a perda de 15% a 20% do peso corporal.[5] As diminuições na resistência ao rompimento dos ferimentos são diretamente proporcionais à perda de peso corporal. Estima-se que 75% dos animais com ferimentos cirúrgicos eletivos, atingem um estado de união funcional na vigência de equilíbrio nitrogenado negativo;[6] contudo, a DPC extensiva resultante de perdas muscular, visceral ou de plasma tecidual aumenta o risco de rompimento do ferimento visceral. O impedimento da sua cicatrização deve-se a ambas: fase *lag* prolongada e redução na capacidade de fibroplasia durante a fase logarítmica.[7]

Efeito da alimentação enteral pós-operatória prematura

A desnutrição induz atrofia da mucosa intestinal, motilidade reduzida, aumento na incidência de íleo adinâmico e probabilidade de translocação bacteriana através da parede intestinal, resultando em sepse. A dificuldade na cicatrização de ferimentos por causas nutricionais pode ser melhorada pela administração enteral ou parenteral de uma dieta que supra as necessidades de energia na forma de ácidos graxos e de açúcares e que forneça os aminoácidos essenciais.[4,7] A administração de alimentos altamente proteicos após a lesão pode otimizar as condições para a cicatrização normal dos ferimentos viscerais. Os aminoácidos fornecidos pela nutrição enteral são utilizados para a síntese de hexosaminas, de polímeros proteoglicanos, de ácidos nucleicos e de proteínas estruturais como actina, miosina, colágeno e elastina.[7]

Verificou-se que a alimentação enteral pós-operatória precoce, se não imediatamente, tem influência positiva na taxa de cicatrização de anastomose intestinal em cães. As pressões necessárias para a ruptura por distensão e os níveis de colágeno nas anastomoses ileais e colorretais foram comparadas entre Beagles que receberam dietas elementares e aqueles que receberam somente eletrólitos e água por 4 dias. Os cães que receberam dietas elementares tinham aproximadamente a resistência de ruptura por distensão duas vezes maior do que a do grupo-controle e cerca do dobro de quantidade de colágeno, imaturo e maduro, no ferimento.[8] A nutrição parenteral total (NPT) parece não melhorar a atrofia da mucosa e nem aumentar a deposição de colágeno como faz a nutrição enteral. Em estudos em seres humanos, a incidência de complicações sépticas foi significativamente menor em pessoas alimentadas 8 a 24 h após a cirurgia, comparando-se com aqueles mantidos sob NPT. Adicionalmente, aqueles pacientes que receberam alimentação mais cedo tiveram menor incidência de íleo adinâmico pós-operatório e permaneceram menos tempo no hospital.[9]

Anemia

Pequenos animais com politraumatismo, com queimaduras graves ou com tumores malignos frequentemente são anêmicos. Estudos sobre a anemia em ratos induzida por flebotomia ou por dieta deficiente em ferro demonstraram supressão da cicatrização de ferimentos somente se o volume sanguíneo dos animais permanecesse deficiente ou se desnutrição significativa acompanhasse a dieta deficiente em ferro.[5] Com a anemia resultante de flebotomia, a reposição do volume sanguíneo resultou em cicatrização normal do ferimento.[10] Portanto, a anemia sem desnutrição concorrente ou o déficit de volume sanguíneo não parecem ser fatores na supressão da cicatrização de ferimentos viscerais.

Leucopenia

Há suspeitas de que a neutropenia causada por alguma doença ou induzida por quimioterapia seja capaz de dificultar a cicatrização de ferimentos. Na vigência de neutropenia, ferimentos contaminados têm mais probabilidade de se tornar infectados, mas ferimentos limpos têm apenas problemas mínimos. Animais neutropênicos demonstraram ter números reduzidos de neutrófilos no local do ferimento durante a fase inflamatória da cicatrização. Todavia, a progressão normal de remoção de restos celulares (limpeza) do ferimento continua devido à presença de macrófagos. Em ratos neutropênicos, comparados com controles normais, a fibroplasia não é afetada, a deposição de colágeno é inalterada e a resistência do ferimento é normal.[10]

A linfopenia também não afeta a cicatrização do ferimento em ratos. Vê-se resposta inflamatória normal durante as primeiras 24 a 48 h da fase *lag* da cicatrização e a resistência e o conteúdo de colágeno do ferimento são normais nos dias 7 e 14.[10] Assim, somente a leucopenia por neutropenia ou por linfopenia não suprime a cicatrização normal, avaliando-se por técnicas histológicas e bioquímicas.

Os macrófagos têm um papel vital na cicatrização de ferimentos. A monocitopenia sistêmica induzida por hidrocortisona pode reduzir o nível de macrófagos teciduais para aproximadamente um terço dos níveis dos controles. Observa-se leve inibição da limpeza do ferimento, mas a síntese de colágeno não é afetada. Todavia, quando se combinam soro antimacrófagos e hidrocortisona, a limpeza dos restos celulares do ferimento é muito reduzida, bem como a fibroplasia e a síntese de colágeno são reduzidas. Os macrófagos são importantes para estimular a neovascularização nas bordas do ferimento.[11] Macrófagos ativados são associados ainda a maior frequência de neovascularização. A injeção de macrófagos peritoneais ativados na derme e no tecido subcutâneo de ratos imediatamente antes do ferimento aumenta sua resistência à ruptura no oitavo dia.[11]

Corticosteroides

A ação anti-inflamatória dos hormônios glicocorticoides pode prolongar a fase inflamatória da cicatrização de ferimentos. Os mecanismos específicos incluem a estabilização das membranas lisossômicas, a mobilização de neutrófilos, a diminuição da fagocitose local e a inibição da síntese do ácido desoxirribonucleico (DNA).[10] A hidrocortisona e a metilprednisolona têm efeito anti-inflamatório maior do que a dexametasona. Os corticosteroides são também associados a aumento no risco de infecção do ferimento. Eles interferem com a fase logarítmica da cicatrização diminuindo a proliferação de fibroblastos e a síntese e a formação de ligações cruzadas no colágeno.

O efeito negativo sobre a cicatrização do ferimento é criticamente dependente da dose e do momento da administração do esteroide. Se os glicocorticoides começam a ser dados 3 dias ou mais após a criação do ferimento, a progressão da infiltração celular e a fibroplasia resultante são inalteradas histologicamente e não produzem efeitos negativos sobre a resistência à tensão em 7 dias.[10] O impedimento da cicatrização de ferimentos por corticosteroides é mais óbvio dos 7 aos 14 dias devido ao seu efeito negativo sobre a fibroplasia durante a fase logarítmica. Contudo, na terceira ou quarta semanas após o ferimento, a resistência à tensão do ferimento de animais recebendo corticosteroides aproxima-se à resistência dos animais-controle.

A dose é um importante fator. Em ratos, pequenas doses (5 mg/kg) de hidrocortisona não têm efeito adverso sobre a resistência à tensão do ferimento, enquanto doses maiores a diminuem significativamente. O estado nutricional do animal é outra variável relevante. Hidrocortisona em dose de 5 mg/kg não tem efeito sobre a resistência à tensão de ferimentos incisos em coelhos recebendo uma dieta regular, mas produziu um efeito inibidor acentuado em coelhos que estavam 25% abaixo do peso normal. Além dos efeitos sobre a cicatrização no trato gastrintestinal, as perfurações gástricas e colônicas causadas por corticosteroides são bem documentadas em cães tratados por doença da medula espinal.[10]

É possível que esteroides anabolizantes possam se contrapor aos efeitos negativos dos corticosteroides sobre a cicatrização de ferimentos. Em um estudo, ratos que receberam 10 mg de hidrocortisona por 8 dias tinham ferimentos dérmicos significativamente mais fracos. Porém, em ratos suplementados com 5 mg de propionato de testosterona ou com fempropionato de nandrolona, a resistência dos ferimentos era similar à dos animais-controle.[12] Em outros estudos, doses menores de testosterona não reverteram os efeitos prejudiciais da cortisona em ratos em 5 dias após o ferimento.[12]

Anti-inflamatórios não esteroides

As prostaglandinas (PG) têm sido consideradas os mais importantes mediadores da cicatrização de ferimentos, particularmente durante a fase inflamatória. A resposta inflamatória induzida pelas PG acontece por meio de mediadores lipídicos metabolizados do ácido araquidônico através da via das ciclo-oxigenases. Pensa-se que os corticosteroides inibam a atividade da fosfolipase A2 nas membranas celulares, resultando na liberação reduzida dos precursores das prostaglandinas (ácido araquidônico). Os anti-inflamatórios não esteroides (AINE), por outro lado, inibem a ação da ciclo-oxigenase na cascata de formação das prostaglandinas. Demonstrou-se que doses excessivas das AINE mais antigas, tais como o ácido acetilsalicílico, a indometacina e a fenilbutazona, atrasam bastante a resistência dos ferimentos em animais durante a fase inflamatória. Foram avaliados os efeitos da flunixina meglumina na cicatrização de ferimentos dérmicos, fasciais, gástricos e colônicos em ratos. A flunixina (1,1 mg/kg duas vezes ao dia) diminuiu significativamente a resistência à tensão dos ferimentos na pele e na *linea alba*, mas não afetou a resistência visceral à ruptura por distensão no quinto dia pós-cirurgia. Aos 14 dias não foram observadas diferenças na resistência dos ferimentos entre o grupo que recebeu flunixina e o grupo-controle.[13] Além da toxicidade hepática, os AINE inibidores da COX-2 mais recentes, tais como o carprofeno ou a deracoxibe, não parecem afetar negativamente a cicatrização do trato alimentar e, além disso, podem reduzir a ocorrência de íleo adinâmico pós-operatório por suas propriedades analgésicas e anti-inflamatórias. Os AINE mais novos podem funcionar reduzindo a liberação de citocinas (TNF, IL-1, IL-6 e IL-8) durante a fase inflamatória da reparação de feridas.[14] Elas provavelmente não afetem a fase proliferativa da cicatrização visceral, pois nessa fase a fibroplasia é o fator que determina o ganho de resistência nos ferimentos viscerais.[13]

Radiação

A radiação tem efeito negativo sobre a cicatrização de ferimentos por várias razões. A lesão causada à cromatina dos fibroblastos em divisão pode diminuir seus números no ferimento. A produção de colágeno é reduzida na maioria dos ferimentos irradiados. A fibrose progressiva dos vasos sanguíneos resulta em menor fluxo sanguíneo e menor tensão de oxigênio após radioterapia. Essa perfusão reduzida ou comprometida atrasa a cicatrização e também aumenta o risco de infecção.[15]

Existe confusão sobre quando iniciar a radioterapia no período pós-operatório. O início antes ou no momento da cirurgia pode aumentar a chance de deiscência dos ferimentos dérmicos ou viscerais. Em um estudo com ratos, dose única de 2.000 rad foi dada a grupos de ratos 7 dias antes do ferimento, no dia do ferimento cutâneo e 7 dias depois. Os ferimentos irradiados sete dias antes e os irradiados no momento da cirurgia eram significativamente mais fracos do que aqueles irradiados 1 semana depois. Como a irradiação interfere principalmente na fase logarítmica da cicatrização, seria ideal começá-la no mínimo 7 a 14 dias após a criação dos ferimentos viscerais.[10] Ao suturar vísceras que foram irradiadas previamente, devem ser utilizados materiais de sutura não absorvíveis ou materiais sintéticos monofilamentares lentamente absorvíveis. Ferimentos irradiados na bexiga urinária suturados com ácido poliglicólico eram mais fortes do que aqueles suturados com categute cromado. Não foram observadas diferenças em bexigas não irradiadas.[15]

Efeitos do câncer sobre a cicatrização dos ferimentos

O câncer tem sido apontado como causador de atraso na cicatrização de ferimentos, mas o motivo real subjacente provavelmente seja o comprometimento da nutrição. Exceto quando resultante da caquexia do câncer, é difícil documentar a cicatrização adversa de ferimentos causada pelo câncer. Tumor macroscópico longe do ferimento ou um tumor microscópico no ferimento não parecem alterar a cicatrização.[10] Seres humanos com câncer esofágico e que tinham tumores microscópicos residuais nas margens cirúrgicas não tiveram taxas significativamente maiores de vazamento na anastomose do que os pacientes que não tinham o tumor.[16] Não existem evidências de que a presença do tumor impeça diretamente a cicatrização; em casos selecionados, ela pode até acelerá-la. Em biopsias incisionais de melanomas cutâneos invasivos, as porções da incisão que continham tumor residual eram mais fortes do que as que não o tinham. Evidências adicionais indicam que a presença de um tumor pode ter efeito positivo sobre a resistência dos ferimentos cirúrgicos distantes dele. Ferimentos eram mais fortes em ratos com hepatomas do que em ratos-controle. O aumento na resistência do ferimento com um tumor pode se dever a fatores de crescimento que agem como mitógenos para fibroblastos. Outros tumores, como mastocitomas, que liberam substâncias vasoativas como a histamina, podem retardar a cicatrização.[17]

Efeitos da quimioterapia

Os agentes quimioterápicos podem afetar a cicatrização de ferimentos de várias maneiras. A neutropenia, um efeito colateral comum da quimioterapia, aumenta o risco de infecção, mas não interfere diretamente na cicatrização. A interferência na fase inflamatória da cicatrização não é frequente, a não ser que a quimioterapia tenha começado no pré-operatório.[10] Muitos agentes quimioterápicos exercem seus efeitos antineoplásicos, interferindo na replicação do DNA, na produção de RNA, na síntese proteica ou na divisão celular.[12] A inibição da proliferação de fibroblastos reduz a formação de colágeno e tem sido documentada a interferência na neovascularização após quimioterapia em animais. Portanto, a maior probabilidade de interferência na cicatrização do ferimento seria durante a fase proliferativa, ou logarítmica, na qual os fibroblastos estão se dividindo e estão metabolicamente ativos. Além disso, anorexia e caquexia são efeitos colaterais comuns da quimioterapia e podem ter um efeito adverso aditivo sobre a caquexia do câncer já existente. Esse fato pode exacerbar o balanço nitrogênico negativo e a DPC. Similarmente à terapia com corticosteroides, os efeitos da quimioterapia são muito afetados pelo momento da administração e pela dose ministrada. Os efeitos relativos dos vários agentes antineoplásicos estão listados no Quadro 37.1.

Vincristina

A vincristina é utilizada comumente para tratar linfossarcoma e outros carcinomas em animais. A droga exerce seu efeito ligando-se aos sistemas microtubulares intracelulares, interrompendo a mitose.[10,12] O impedimento da cicatrização de ferimentos dérmicos por esse agente parece ser mínimo. Em camundongos tratados com vincristina, observou-se redução leve na resistência de ferimentos dérmicos 3 dias após a cirurgia, mas não no dia 7 e no dia 21.[18] Ensaios clínicos em pessoas usando vincristina no pré-operatório não indicaram aumento da incidência de deiscência ou de morbidez do ferimento.

Vimblastina

A vimblastina é outro alcaloide de plantas usado para tratar mastocitomas e alguns protocolos de linfoma. Esse composto age ligando-se a microtúbulos no fuso mitótico, impedindo, assim, a divisão celular. Não existe uma associação direta com distúrbios na cicatrização de ferimentos, mas são comuns as enterocolites e a mielossupressão.

Doxorrubicina

A doxorrubicina (adriamicina), um antibiótico antitumoral, age inibindo a síntese de DNA e de RNA. A doxorrubicina inibe a divisão celular durante a fase proliferativa da cicatrização. A doxorrubicina administrada a ratos diminuiu a resistência à ruptura do ferimento aos cinco, dez, quinze, vinte e trinta dias após a criação do ferimento quando comparados com os animais-controle.[20] Além disso, a doxorrubicina interferiu na cicatrização mesmo quando administrada até 5 semanas antes do ferimento ou até 4 semanas depois dele. Os efeitos da doxorrubicina sobre a cicatrização são dose-dependentes. Animais que recebem altas doses da droga exibem relevante impedimento da cicatrização, enquanto os que recebem doses normais exibem pouca ou nenhuma interferência.[17]

Ciclofosfamida

A ciclofosfamida é um agente alquilante que age fazendo ligações cruzadas nos filamentos de DNA e, assim, impedindo a divisão celular. Ela interfere na produção de fibroblastos e na produção de colágeno, diminuindo também a neovascularização.[10] Estudos experimentais em animais indicaram que a ciclofosfamida impede significativamente a cicatrização em doses terapêuticas. Ratos que receberam ciclofosfamida no momento do ferimento mostraram redução da resistência dos ferimentos cutâneos em uma, três e 5 semanas após o ferimento. Doses maiores de ciclofosfamida também causaram atraso na maturação da cicatriz em ratos. Porém, em estudos clínicos com pacientes humanos, não foram observados efeitos adversos sobre a cicatrização de ferimentos viscerais, independentemente do momento da aplicação do fármaco.[18]

Metotrexato

O metotrexato é um antimetabólito antagonista do ácido fólico que evita a maturação do DNA. Altas doses da medicação estão associadas a aumentos nas taxas de infecção do ferimento em camundongos.[21] O efeito é dose-dependente e reversível com a administração concomitante de ácido fólico. A resistência à ruptura do ferimento diminui e a velocidade da cicatrização do ferimento também foi retardada até 21 dias após o ferimento. Todavia, esses efeitos não são observados se o metotrexato for dado em doses terapêuticas no momento da cirurgia. Administrado a seres humanos no momento da cirurgia, ele aumenta a taxa de deiscência do ferimento. Essa complicação é minimizada atrasando-se a quimioterapia por 10 a 14 dias ou pela administração concorrente de ácido fólico. Em camundongos, o metotrexato ministrado intraperitonealmente em doses terapêuticas causa redução na resistência do ferimento no dia 3, mas não nos dias 7 ou 21.[10]

5-fluorouracila

A 5-fluorouracila (5-FU) tem sido usada extensivamente em pequenos animais com carcinomas e em seres humanos com carcinomas intestinais. Como ele é dado comumente por via sistêmica ou intraperitoneal após a ressecção de carcinomas, seus efeitos sobre a cicatrização de ferimentos intestinais têm sido estudados diretamente, mas os resultados têm sido conflitantes. Não houve dificuldade na cicatrização de anastomoses do cólon em ratos quando a quimioterapia foi dada durante a operação

---

Quadro 37.1 Agentes antineoplásicos e a cicatrização de ferimentos.

Agentes claramente prejudiciais
- Cisplatina
- Ciclofosfamida (Cytoxan)
- Metotrexato
- Doxorrubicina
- 5-Fluorouracila
- Levamisol

Agentes com efeito variável ou com nenhum efeito
- Vincristina
- Vimblastina
- Azatioprina

Agentes inadequadamente estudados quanto a seus efeitos
- Lomustina
- Mitoxantrona
- Mecloretamina HCL.

e aos 4, 7 e 11 dias do pós-operatório.[22] Todavia, a pressão de rompimento à distensão de anastomoses do cólon em ratos que receberam 5-FU isoladamente ou 5-FU em combinação com levamisol foi de apenas 65% das pressões dos grupos-controle. Estudos *in vitro* demonstraram que ambos os agentes inibem significativamente a proliferação de fibroblastos. Esses efeitos foram mais pronunciados em animais com perda de peso ou com deficiências nutricionais,[23] entretanto, eram dose-dependentes e os ratos que receberam doses terapêuticas tiveram efeitos adversos mínimos. Apesar de o 5-FU estar relacionado ao metotrexato quanto ao modo de ação, o risco aparente de dificultação da cicatrização de ferimentos viscerais é muito menor com o 5-FU do que com o metotrexato quando dado em doses terapêuticas.[10]

Cisplatina e carboplatina

A cisplatina, um composto de metal pesado, tem sido usada para vários carcinomas, inclusive carcinoma transicional em cães. Seus efeitos sobre a cicatrização visceral foram avaliados em ratos. Anastomoses do intestino grosso e do intestino delgado foram feitas e comparadas nos dias 4, 7, 14 e 28 do pós-operatório.[24] A cisplatina foi dada em doses de 5 mg/kg nos dias 1 e 5 antes da cirurgia. Aos 4 dias após a cirurgia, a resistência das anastomoses de ambos os intestinos era muito baixa para ser medida.[10,27] Em todo o tempo durante o estudo, a resistência à ruptura do ferimento dos animais tratados estava abaixo da dos animais-controle. A partir desses resultados e de estudos em seres humanos, parece que a cisplatina é um dos agentes quimioterápicos mais perigosos quanto à probabilidade de interferência com a cicatrização de ferimentos viscerais. A carboplatina é uma prima menos tóxica do que a cisplatina, podendo ser utilizada em gatos. A irritação gastrintestinal com essa droga é reduzida quando comparada com a cisplatina, mas o mecanismo de ação é o mesmo e, assim, deve-se ter cautela ao empregá-la concomitantemente com cirurgias em vísceras.[25]

Agentes quimioterápicos mais novos que necessitam de estudos adicionais

Lomustina

Esse agente alquilante é usado primariamente para tratamento de mastocitomas em cães. Não se faz menção a efeitos adversos sobre a cicatrização de ferimentos, mas vômito, diarreia e estomatites são efeitos colaterais comuns.[25]

Mecloretamina HCL

Esse agente alquilante é empregado como uma droga de emergência para linfoma e também para administração intracavitária para algumas neoplasias. Ele tem efeitos gastrintestinais relevantes, que podem levar a vômitos graves e à diarreia, e interromper a terapia.[25]

Mitoxantrona

Esse antibiótico antitumoral sintético tem sido usado com algum sucesso para tratamento de linfoma e de carcinoma de células transicionais e como um sensibilizador para radiação contra o carcinoma de células escamosas. Seus efeitos colaterais incluem mielossupressão, vômito e diarreia.[25]

Conclusão

A cicatrização de ferimentos viscerais é afetada negativamente por vários fatores. A perda de peso crônica de 15% a 20% devido à caquexia do câncer ou por outras razões tem efeito negativo sobre ela. Parece que a correção da caquexia e a administração precoce de alimentação enteral pós-operatória aumentam a deposição de colágeno e a resistência do ferimento à ruptura por distensão. Glicocorticoides têm efeito negativo sobre a cicatrização dos ferimentos quando ministrados em grandes doses antes do terceiro dia da produção do ferimento. Parece que AINE afetam a fase inflamatória inicial da cicatrização, mas não parecem interferir na fase proliferativa ou não parecem ter efeito negativo significativo sobre a resistência da cicatrização visceral. A radioterapia interfere na mobilização, na replicação dos fibroblastos e na síntese de colágeno. Ela também causa esclerose da microvasculatura, reduzindo, dessa maneira, a oxigenação do local do ferimento. Sempre que possível, a radioterapia deve ser iniciada apenas depois de completada a cicatrização do ferimento. Os efeitos negativos do câncer sobre a cicatrização do ferimento parecem ser mais secundários às deficiências nutricionais do que ao impedimento direto do tumor na cicatrização. A cicatrização dos ferimentos viscerais pode ser levemente estimulada devido à liberação de fatores de crescimento pela neoplasia. Os efeitos dos agentes quimioterápicos sobre a cicatrização de ferimentos viscerais é variável. Drogas como vincristina, vimblastina e azatioprina parecem ser seguras quando utilizadas em doses terapêuticas. Drogas como ciclofosfamida, metotrexato, 5-FU e doxorrubicina foram tidas como capazes de atrasar a cicatrização, tanto em estudos experimentais quanto em estudos clínicos. A cisplatina parece impedir a cicatrização de ferimentos viscerais em ratos e deve ser utilizada com cautela após cirurgias intestinais. Novas drogas antineoplásicas necessitam de avaliações adicionais.

Referências bibliográficas

1. Peacock EE: The gastrointestinal tract. *In* Surgery and Biology of Wound Repair, 3rd ed. Peacock EE (ed). Philadelphia: WB Saunders, 1984.
2. Ellison GW: Wound healing in the gastrointestinal tract. Semin Vet Med Surg (Small Anim) 4:287, 1989.
3. Bellah JB: Wound healing in the urinary tract. Semin Vet Med Surg (Small Anim) 4:294, 1980.
4. Crowe DT: Enteral nutrition for critically ill or injured patients-Part III. Comp Pract Vet (Small Anim) 8:826, 1986.
5. Moore FD, Brennon MF: Surgical injury: Body composition, protein metabolism, and neuroendocrinology. *In* Manual of Surgical Nutrition. Ballinger WF (ed). Philadelphia: WB Saunders, 1975.
6. Haydock DA, Hill GL: Impaired wound healing in surgical patients with varying degrees of malnutrition. J Parent Ent Nutr 10:550, 1986.
7. Crane SW: Nutritional aspects of wound healing. Semin Vet Med Surg (Small Anim) 4:263, 1989.
8. Greenstein A: Double fourth-day colorectal anastomotic strength with complete retention of intestinal mature collagen following immediate full enteral nutrition. Surg Forum 29:78-81, 1978.
9. Braga M: Early postoperative enteral nutrition improves oxygenation and reduces costs compared with total parenteral nutrition. Clin Nutr 29:242-248, 2001.
10. McCaw DL: The effects of cancer and cancer therapies on wound healing. Semin Vet Med Surg 4:281, 1989.
11. Diegelman RF, Cohen IK, Kaplan AM: The role of macrophages in wound repair: a review. Plast Reconstr Surg 68:107, 1981.
12. Laing EJ: The effect of antineoplastic agents on wound healing. Comp Cont Educ Small Anim Pract 11:136, 1989.
13. Donner GS, Ellison GW, Peyton LC: Effect of flunixin meglumine on surgical wound strength and healing in the rat. Am J Vet Res 47:2247, 1986.
14. Mainous MR, Ertel W, Chaudry IH, et al: The gut: a cytokine-generating organ in systemic inflammation? Shock 4:193-199, 1995.
15. Shamberger R: Effect of chemotherapy and radiotherapy on wound healing: experimental studies. Recent Results Cancer Res 98:17, 1985.
16. Lin XS, Wu X, Chen BT, et al: Significance of residual tumor at the esophageal stump after resection for carcinoma. Semin Surg Oncol 2:257, 1986.
17. Dvorak HF: Tumors: wounds that do not heal. N Engl J Med 315:1650, 1986.
18. Bland KI, Palin WE, von Fraunhofer JA, et al: Experimental and clinical observations on the effects of cytotoxic chemotherapeutic drugs on wound healing. Ann Surg 199:782, 1984.
19. Plumb DC (ed): Veterinary Drug Handbook, 5th ed. Ames: Blackwell Publishing, 2005, pp 794-795.
20. Lawrence WT, Norton JA, Harvey AK, et al: Doxorubicin-induced impairment of wound healing in rats. J Natl Cancer Inst 76:119, 1986.
21. Cohen SC, Babelnick HL, Johnson RK, et al.: Effects of antineoplastic agents on wound healing in mice. Surgery 78:238, 1978.
22. Hillan K, Nordlinger B, Ballet F, et al: The healing of colonic anastomoses after early intraperitoneal chemotherapy: an experimental study in rats. J Surg Res 44:166, 1988.
23. de Waard JW, DeMan BM, Wobbes T, et al: Inhibition of fibroblast synthesis and proliferation by levamisole and 5-fluorouracil. Eur J Cancer 34(1):162-167, 1998.
24. Engelmann U, Grimm K, Gronniger J, et al: Influence of cisplatin on healing of enterostomies in the rat. Eur Urol 9:45, 1983.
25. Moore AS, Kitchell BE: New chemotherapy agents in veterinary medicine. Vet Clin Small Anim Pract 37:629-649, 2003.

Síndrome do Intestino Curto

Michael Willard

A síndrome do intestino curto (SIC) tem sido descrita em pessoas há 30 anos. Apesar de ser bem reconhecida há décadas, ainda não se dispõe de uma definição universalmente aceita.[1] Ocorrendo após ressecções intestinais maiores, as características geralmente aceitas da SIC em pessoas incluem desidratação (causada pela diarreia), má absorção e subsequente desnutrição grave o suficiente para provocar morbidez e colocar a vida do paciente em risco. As melhores definições da SIC descrevem a constelação de sinais decorrentes da ressecção de porções excessivas de intestino (isto é, desidratação, má absorção) ou suas consequências, em vez da porção de intestino removida. Por exemplo, uma definição da SIC em seres humanos baseia-se na insuficiência intestinal que se segue à ressecção sendo tão grave que o paciente necessita de nutrição parenteral de 1 até 3 meses após a cirurgia.[1]

Tentar definir a SIC com base na quantidade de intestino removida cria problemas. Mesmo que a maioria dos cirurgiões concorde que deixar menos de 25% da extensão do intestino quase sempre se associe à SIC em pessoas, deve-se também considerar qual porção do intestino foi removida (isto é, jejuno, íleo, cólon), a funcionalidade do intestino remanescente e a condição corporal do paciente. Por exemplo, caso se remova 65% do intestino de uma pessoa, mas se deixa o íleo e o cólon intactos, existe muito menos chance de se desenvolver a SIC do que quando o íleo e o cólon forem removidos.[2] Mais ainda, foi determinado que a remoção da valva ileocólica é associada a pior prognóstico; todavia, isso parece ter por base um estudo em filhotes[3] e pode não ser verdadeiro para pessoas. De fato, apesar de a maioria dos artigos científicos descreverem quanto do intestino foi removido, provavelmente fosse mais importante saber quantos centímetros de intestino permaneceram no paciente e quais foram os segmentos deixados.

SIC em medicina veterinária

Definir a SIC em medicina veterinária tem consistido em, principalmente, tomar os critérios usados em pessoas e aplicá-los a cães e a gatos. Parte da razão para isso é que, enquanto a SIC é bem reconhecida em pessoas, apenas um punhado de casos foram descritos na literatura veterinária.[4-6] Essa falta de relatos talvez aconteça porque pacientes animais com tais prognósticos, de reservado a mau, e que requeiram terapia intensiva (nutrição parenteral total), tipicamente por longos períodos, são eutanasiados em vez de ser tratados. Portanto, muito da discussão sobre a SIC em cães e gatos deve se basear nos trabalhos experimentais feitos em cães, gatos, ratos e em relatos clínicos em pessoas. Obviamente, deve haver diferenças substanciais entre as espécies e se deve ter cautela na extrapolação de dados de seres humanos para cães e gatos. Por exemplo, espera-se que pessoas desenvolvam SIC se mais de 75% de seus intestinos forem removidos, mas há relatos de que cães toleram a remoção de 80% a 85% e vivem bem após a cirurgia.[3,5,7,8] Por essa razão, a SIC em medicina veterinária provavelmente devesse ser definida pela incapacidade de o paciente compensar adequadamente após ressecção intestinal maciça, sendo necessário que receba terapia nutricional e farmacológica por longos períodos para que seja mantido vivo até que ocorra adaptação intestinal.

Adaptação intestinal

Adaptação intestinal refere-se às alterações funcionais e estruturais nos intestinos para aumentar a absorção de fluidos e de nutrientes até os níveis anteriores à ressecção. O principal objetivo da terapia para o paciente com SIC é, em geral, mantê-lo vivo até que haja adaptação intestinal suficiente a fim de permitir a suspensão da nutrição parenteral.

Logo após a ressecção maciça, o restante do intestino começa a se adaptar aumentando em comprimento e em diâmetro. Hipertrofia e hiperplasia ocorrem em todas as camadas do intestino remanescente,[1] e a hiperplasia das criptas intestinais começa em 2 a 3 dias. A hiperplasia do epitélio intestinal é um dos mais importantes eventos da adaptação.[2] Os mecanismos para essa adaptação provavelmente sejam multifatoriais e incluam as secreções do trato gastrintestinal remanescente (p. ex., pancreáticas) e vários hormônios, os fatores de crescimento e as citocinas. Todavia, a nutrição enteral pode ser o fator necessário mais importante para que exista a adaptação. Estudos em cães[9] demonstraram que a nutrição enteral resultava em adaptação intestinal, enquanto em cães alimentados exclusivamente com nutrição parenteral não havia evidências de adaptação. A composição da nutrição enteral também pode, da mesma maneira, ser crítica. Acredita-se que os nutrientes complexos sejam mais tróficos à mucosa intestinal do que os nutrientes simples e, nesse aspecto, as gorduras insaturadas de cadeia longa podem ser os nutrientes mais importantes.

À medida que ocorre a adaptação, geralmente acontece algum grau de dilatação do diâmetro do lúmen intestinal,[9] o que, por sua vez, resulta em certo grau de estase do conteúdo.[10] Alterações podem ser observadas também na atividade mioelétrica intestinal, que diminui a atividade motora do duodeno e do jejuno.[11] Mesmo que essas alterações tenham sido projetadas para auxiliar a digestão e a absorção dos nutrientes, prolongando a exposição da mucosa intestinal a eles, as alterações têm algumas prováveis desvantagens. O intestino delgado dilatado com motilidade reduzida pode estimular excessivo crescimento bacteriano. A administração de drogas que aumentam o tempo de trânsito intestinal (p. ex., opioides, como a loperamida) pode tornar tal situação ainda pior. Em alguns pacientes, a pouca movimentação intestinal junto com o crescimento bacteriano excessivo pode causar translocação bacteriana do intestino para o sangue, os linfonodos mesentéricos e o baço.[1]

Outro problema que pode ser causado pela alteração na anatomia intestinal somada às alterações na flora bacteriana é a acidose d-láctica. Quando os nutrientes são mal absorvidos no intestino delgado, quantidades substancialmente elevadas de carboidratos podem atingir o cólon. O metabolismo colônico desses carboidratos pode resultar em acidificação do cólon com subsequente crescimento excessivo de bactérias que toleram ambientes ácidos, como os lactobacilos. Se houver crescimento excessivo de lactobacilos, pode acontecer produção excessiva e absorção subsequente de d-lactato.[12] A acidose resultante pode ser tão grave a ponto de os pacientes ficarem fracos e encefalopáticos.

Em pessoas, a adaptação intestinal pode necessitar de meses ou de anos de suporte (isto é, nutrição parenteral para manter o paciente, somada à nutrição enteral para estimular a adaptação) até que o intestino readquira funções suficientes e o paciente possa ser mantido sem suporte parenteral.[1] Não existem relações óbvias reconhecidas entre o comprimento do intestino restante e o tempo necessário para a adaptação. Em geral, em torno de 75% das pessoas com SIC acabam se adaptando e são capazes de suportar a suspensão de nutrição parenteral.

Em geral, as crianças parecem ter maiores probabilidades do que os adultos de vir a ter uma adaptação intestinal bem-sucedida, mas isso depende de muitos fatores.[1]

Tratamento

O aspecto mais importante para o tratamento da SIC é, como primeiro passo, tentar evitar uma ressecção intestinal maciça. Por exemplo, ao se defrontar com uma situação que pareça necessitar de ressecção intestinal maciça, é melhor deixar tecidos questionáveis em vez de removê-los, mesmo que seja preciso uma segunda operação 1 a 3 dias mais tarde para reavaliar a viabilidade do tecido deixado na primeira cirurgia. Os riscos de uma segunda cirurgia podem ser menores do que aqueles resultantes de uma SIC, caso ela se desenvolva.

Se surgir SIC, ou se for provável que ela se desenvolva, o primeiro passo seria o tratamento medicamentoso agressivo. A primeira fase da terapia consiste em estabilizar o paciente; em pessoas, essa fase demora até 4 semanas.[13] Em geral, é necessária a administração intravenosa de fluidos para manter a hidratação e os equilíbrios eletrolítico e ácido-básico. Tem-se relatado que as soluções orais de reidratação são benéficas em alguns pacientes humanos,[14] mas elas não substituem a administração por via intravenosa. E nutrir é melhor mais cedo do que mais tarde. Se o médico veterinário previr a ocorrência de SIC, será possível iniciar a nutrição parenteral 2 a 3 dias após a cirurgia. Soluções parenterais parciais são mais fáceis do que as parenterais totais, mas se houver necessidade de terapia por longo período, o que costuma acontecer, então se deve preferir a nutrição parenteral total.[13]

A segunda fase da terapia consiste em promover a adaptação intestinal aumentando gradualmente a quantidade de nutrientes que entram nos intestinos. A nutrição enteral deve começar logo após o início da nutrição parenteral (durante a primeira fase da terapia). Vários estudos têm avaliado a adição de glutamina e de vários outros nutrientes, hormônios (p. ex., hormônio do crescimento[15]) e/ou enzimas (p. ex., enzimas pancreáticas) à dieta enteral, mas nenhum se mostrou inequivocamente útil.[13,14] O uso de dietas hidrolisadas mostrou-se benéfico para bebês humanos.[17] Espera-se que pessoas com SIC não absorvam 30% a 50% dos nutrientes ingeridos; assim, esses pacientes frequentemente recebem 50% a mais de sua necessidade calórica calculada.[10] Devido à menor capacidade de absorção de água e nutrientes pelos intestinos, é importante começar com quantidades relativamente pequenas de uma dieta mais diluída e, gradualmente, aumentar o volume para prevenir diarreia e subsequente desidratação.[18] Dessa forma, costuma-se preferir a administração da dieta por infusão contínua, em vez da em *bolus*. Em pessoas com SIC, a presença ou a ausência do cólon influencia a escolha da dieta.[19] Por exemplo, pacientes que o têm podem obter energia a partir da fermentação bacteriana de carboidratos no interior do cólon. Não se sabe se o mesmo fato acontece com cães.

O começo da nutrição parenteral é caracteristicamente acompanhado de diarreia intensa. E, por isso, tipicamente são utilizados antidiarreicos (p. ex., loperamida).[13] Em pessoas, a loperamida parece ser mais eficiente do que outros opioides,[10] porém a absorção intestinal reduzida, característica da SIC, faz com que doses mais altas do que o normal possam ser necessárias. Em alguns casos, é preciso administrar essas drogas intravenosamente. Às vezes, precisa-se combinar loperamida com outro opioide (p. ex., codeína).

É comum observar hipersecreção gástrica após ressecções intestinais maciças[10,20] e ela parece contribuir substancialmente para a diarreia. Assim, a inibição da secreção gástrica com antagonistas de receptores H-2 (p. ex., famotidina) ou com inibidores da bomba de prótons (p. ex., omeprazol) quase sempre também se torna necessária. A doença da úlcera péptica e o refluxo gástrico são complicações reconhecidas da SIC em pessoas, ostensivamente devida, pelo menos em parte, à hipersecreção gástrica.[10] Em casos raros, é preciso usar análogos da somatostatina (p. ex., octreotide[10]) ou outras drogas (clonidina[21]) para controlar a hipersecreção gástrica em pessoas com SIC.

O crescimento bacteriano excessivo, pelas razões já ditas anteriormente (dilatação intestinal, perda da valva ileocólica, motilidade alterada), é uma preocupação em pacientes humanos com SIC. Adicionalmente, a supressão farmacológica da hipersecreção gástrica, necessária para minimizar os problemas causados por ela, pode tornar possível o crescimento bacteriano excessivo. O uso do termo "crescimento bacteriano excessivo no intestino delgado" é controverso para cães e gatos e os critérios para diagnosticar o crescimento bacteriano excessivo no intestino delgado em pessoas não são claramente apropriados para cães e gatos.[22,23] Apesar disso, cães podem ter enteropatias responsivas à antibioticoterapia aparentemente causadas, pelo menos em parte, por excessivo número de bactérias no intestino delgado.[23,24]

Geralmente, suspeita-se de crescimento bacteriano excessivo quando não houver resposta a uma terapia aparentemente adequada ou quando ocorrer perda de peso inesperada em um paciente antes estável. Costuma-se empregar antibioticoterapia nesses pacientes. Não se pode esperar eliminar todas as bactérias do intestino delgado remanescente, tentando-se apenas diminuir seu número a um ponto em que não cause mais doença. Tetraciclina, tilosina em pó, metronidazol mais enrofloxacino e cefalosporinas são exemplos de terapias que têm sido usadas para esse problema em medicina veterinária.[25] Deve-se experimentar qual antibiótico mais eficiente para cada paciente em particular. Em pessoas, às vezes, faz-se uma rotação periódica de antibióticos na tentativa de evitar a seleção de bactérias resistentes na porção dilatada do intestino. Restrição de carboidratos, uso de pró-bióticos (com ou sem a utilização simultânea de prebióticos[26]), irrigação periódica do intestino delgado com solução balanceada eletrolítica hipertônica[27] e cirurgia (para reduzir o lúmen do intestino[1]) também têm sido empregadas na tentativa de reduzir o crescimento bacteriano excessivo em pessoas afetadas pelo problema.

Em pessoas, o objetivo da terapia é, ao final, acostumar o paciente a ficar sem a nutrição parenteral (isto é, até que ocorra adaptação intestinal adequada) e ser capaz de mantê-lo apenas com nutrição enteral. Quando isso acontecer, deve-se considerar se será necessária a suplementação de micronutrientes (p. ex., zinco, magnésio, cobalamina, vitaminas lipossolúveis). Alguns pacientes não respondem adequadamente apenas como tratamento medicamentoso.

Relatos em medicina veterinária

Até hoje, sete casos de SIC em cães foram descritos na literatura médico-veterinária. O primeiro foi um Pointer alemão de pelo curto, 12 meses de idade, que sofreu uma intussuscepção.[5] Relatou-se que o intestino delgado remanescente tinha 1,5 m e que o animal foi eutanasiado 8 semanas após a cirurgia. O segundo caso foi um cão de 8 anos de idade que havia sofrido cirurgia 15 meses antes de ser admitido ao hospital. Ele foi eutanasiado 6 semanas após a admissão e tinha 66 cm de intestinos delgado e grosso remanescentes.[4] Em seguida, houve uma série de quatro cães.[6] Três deles (um Pointer de 4 anos, um Pastor alemão de 4 meses e um Pastor alemão de 8 anos) morreram no período de 3 meses após a cirurgia. Um desses três cães (o Pointer de 4 anos) inicialmente estava bem e seu estado físico começou a declinar quando passou a recusar a dieta prescrita. Ele recebeu nutrição parenteral imediatamente pós-cirurgia. O cão que sobreviveu e ficou bom deixou de ser acompanhado clinicamente após 27 meses. O último relato é de um Doberman pinscher de 10 anos de idade, do qual foram removidos aproximadamente 80% dos intestinos, incluindo a valva ileocólica. Ele sobreviveu e ficou bom, tendo sido tratado inicialmente com nutrição parenteral.[28]

Terapia cirúrgica

A cirurgia é considerada para seres humanos com SIC quando o manejo médico/nutricional parece inadequado. O transplante intestinal parece ser o mais promissor. Esse procedimento ainda não foi relatado em medicina veterinária, mas já foi feito experimentalmente em cães.[29] A terapia cirúrgica para SIC tem visado principalmente diminuir o diâmetro e/ou aumentar o comprimento dos intestinos remanescentes. Várias técnicas foram descritas em pacientes humanos (estreitamento progressivo e plicatura do intestino, segmentos antiperistálticos, criação de valvas intestinais, aumento longitudinal, enteroplastia transversa serial, interposição colônica), existindo indicações específicas a cada tipo de cirurgia.[1] Por exemplo, pacientes com o intestino curto e dilatado são candidatos à enteroplastia transversa serial, enquanto aqueles com o intestino dilatado, mas suficientemente longo, podem ser tratados com simples enteroplastia por estreitamento progressivo (*tapering*). Por termos experiência mínima com essas técnicas em medicina veterinária, parece que tais cirurgias devem ser reservadas àqueles pacientes nos quais o tratamento médico/nutricional agressivo tenha falhado ou que pareça ter provável falha.

Referências bibliográficas

1. Wales PW: Surgical therapy for short bowel syndrome. Pediatr Surg Int 20:647 657, 2004.
2. DiBaise JK, Young RJ, Vanderhoof JA: Intestinal rehabilitation and the short bowel syndrome: part I. Am J Gastroenterol 99:1386 1395, 2004.
3. Reid IS: The significance of the ileocecal valve in massive resection of the gut in puppies. J Pediat Surg 10:507 510, 1975.
4. Williams DA, Burrows CF: Short bowel syndrome a case report in a dog and discussion of the pathophysiology of bowel resection. J Small Anim Pract 22:263 275, 1981.
5. Joy CL, Patterson JM: Short bowel syndrome following surgical correction of a double intussusception in a dog. Can Vet J 19:254 259, 1978.
6. Yanoff SR, Willard MD, Boothe HW, Walker M: Short bowel syndrome in four dogs. Vet Surg 21:217 222, 1992.
7. Cuthbertson EM, Gilfillan RS, Burhenne HJ, Mackby MJ: Massive small bowel resection in the Beagle including laboratory data in severe under nutrition. Surgery 68(4):698 703, 1970.
8. Hutcher NE, Salzberg AM: Pre ileal transposition of colon to prevent the development of short bowel syndrome in puppies with 90 percent small intestinal resection. Surgery 70:189 197, 1971.
9. Feldman EJ, Dowling RH, McNaughton J, Peters TJ: Effects of oral versus intravenous nutrition on intestinal adaptation after small bowel resection in the dog. Gastroenterol 70:712 719, 1976.
10. DiBaise JK, Young RJ, Vanderhoof JA: Intestinal rehabilitation and the short bowel syndrome: part 2. Am J Gastroenterol 99:1823 1832, 2004.
11. Uchiyama M, Iwafuchi M, Matsuda Y, et al: Intestinal motility after massive small bowel resection in conscious canines: comparison of acute and chronic phases. J Pediatr Gastro Nutr 23:217 223, 1996.
12. Zhang DL, Jiang ZW, Jiang J, et al: D lactic acidosis secondary to short bowel syndrome. Postgrad Med J 79:110 112, 2003.
13. Keller J, Panter H, Layer P: Management of the short bowel syndrome after extensive small bowel resection. Best Pract Res Clin Gastroenterol 18:977 992, 2004.
14. Scolapio JS: Short bowel syndrome. J Parent Ent Nutr 26:S11 S16, 2002.
15. Weiming Z, Ling L, Jeishou L: Effect of recombinant human growth hormone and enteral nutrition on short bowel syndrome. J Parent Ent Nutr 28:377 381, 2004.
16. Layer P, Melle U: Indication for pancreatic enzyme substitution following small intestinal resection (short bowel syndrome). Pancreatol 1:49 54, 2001.
17. Ksiazyk J, Piena M, Kierkus J, Lyszkowska M: Hydrolyzed versus nonhydrolyzed protein diet in short bowel syndrome in children. J Pediatr Gastro Nutr 35:615 618, 2002.
18. Vanderhoof JA, Young RJ, Thompson JS: New and emerging therapies for short bowel syndrome in children. Pediatr Drugs 5:525 531, 2003.
19. Scolapio JS: Treatment of short bowel syndrome. Current Opinion Clin Nutr Metab Care 4:557 560, 2001.
20. Kato J, Sakamoto J, Teramukai S, et al: A prospective within patient comparison clinical trial on the effect of parenteral cimetidine for improvement of fluid secretion and electrolyte balance in patients with short bowel syndrome. Hepato Gastroenterol 51:1742 1746, 2004.
21. McDoniel K, Taylor B, Huey W, et al: Use of clonidine to decrease intestinal fluid losses in patients with high output short bowel syndrome. J Parent Ent Nutr 28:265 268, 2004.
22. Johnston KL: Small intestinal bacterial overgrowth. Vet Clin North Am 29:523 550, 1999.
23. German AJ, Day MJ, Ruaux CG, et al: Comparison of direct and indirect tests for small intestinal bacterial overgrowth and antibiotic responsive diarrhea in dogs. J Vet Intern Med 17:33 43, 2003.
24. Marks SL: Editorial: small intestinal bacterial overgrowth in dogs less common than you think? J Vet Intern Med 17:5 7, 2003.
25. Hall EJ, et al: Diseases of the small intestine. *In* Textbook of Veterinary Internal Medicine, 6th ed. Ettinger SJ, Feldman EC (eds). St. Louis: Elsevier, 2005, p. 1332.
26. Kanamori Y, Hashizume K, Sugiyama M, et al: Combination therapy with Bifidobacterium breve, Lactobacillus casei, and galactooligosaccharides dramatically improved the intestinal function in a girl with short bowel syndrome. Dig Dis Sci 46:2010 2016, 2001.
27. Vanderhoof JA, Young RJ, Murray N, Kaufmann SS: Treatment strategies for small bowel bacterial overgrowth in short bowel syndrome. J Pediat Gastro Nutr 27:155 160, 1998.
28. Pawlusiow JI, McCarthy RJ: Dietary management of short bowel syndrome in a dog. Vet Clin Nutr 1:163 170, 1999.
29. Zachariou Z, Daum R, Beiler HA, Gorgas K: Autogenic allotropic small bowel mucosa transplantation in beagles. A new perspective for treatment of small bowel syndrome? Eur J Pediatr Surg 8:230 233, 1998.

Megacólon

Amy Zalcman e Ronald M. Bright

O megacólon descreve a condição caracterizada por dilatação prolongada do intestino grosso. O megacólon tanto pode contribuir para ou resultar da constipação intestinal crônica. Sem critérios que o definam, o megacólon é diagnosticado por avaliação radiográfica e por análise funcional, com eliminação sistemática de todas as prováveis causas subjacentes.

Somente uma pequena população tem megacólon primário. A maioria dos pacientes que o apresentam pode ser classificada de acordo com a doença primária: obstrutivo *versus* não obstrutivo (inércia colônica). O tratamento apropriado é definido por cada uma da várias causas prováveis (Quadro 39.1).

Anatomia

O intestino grosso é a porção do trato intestinal que começa aboralmente ao íleo, do qual é separado pelo esfíncter muscular ileocólico, e termina no reto. Na sua extremidade proximal localiza-se o ceco, um divertículo espiralado com diâmetro levemente maior do que o do íleo. A partir da junção ileocólica, o cólon dirige-se cranialmente por uma curta distância e é relativamente fixo nessa posição pelo mesocólon, no abdome caudal direito. O cólon transverso atravessa o abdome até o cólon descendente; o intestino grosso junta-se ao reto na entrada da pelve.[1] A junção do cólon ao reto é mal definida e pode ser descrita como situada no limite abdominopélvico, na altura da sétima vértebra lombar, ou no ponto em que a artéria retal cranial penetra a camada seromuscular.[2]

A anatomia histológica do cólon consiste em quatro camadas: serosa, muscular (longitudinal e circular), submucosa e mucosa.[3] A serosa não apresenta nenhuma particularidade exterior distinta, enquanto a mucosa é revestida de uma única camada de células epiteliais colunares altas.[3] Nessa porção do trato gastrintestinal, as criptas de Lieberkühn têm células maduras na extremidade, e as células em proliferação se localizam na base, vizinhas às células glandulares.[1] Células caliciformes são abundantes no cólon, e sua concentração elevada deixa espaço mínimo para a lâmina própria e marca o limite histológico com o íleo.[3] A submucosa alberga o suprimento vascular e o sistema linfático em tecido conjuntivo frouxo, que também sustenta o suprimento nervoso.[1] À medida que o reto se torna uma estrutura mais definida, os linfonodos ficam mais aparentes.

Quadro 39.1 Causas do megacólon.

Inércia do cólon
- Megacólon idiopático**
- Secundário à doença neurológica
  - Traumatismo na inervação colônica**
  - Associado a anormalidades congênitas da coluna vertebral caudal**
  - Aganglônico (doença de Hirschprung)*
  - Neurite autonômica
  - Esclerose múltipla*
  - Poliomielite*
  - Doença de Chagas*
- Secundário a condições clínicas
  - Esclerodermia*
  - Mixedema*
  - Insuficiência pituitária*
  - Megacólon tóxico*
- Secundário à distensão colônica crônica de qualquer etiologia (p. ex., obstrução da saída)**

Obstrução da saída
- Má união de fraturas pélvicas**
- Tumor ou estritura colônico, retal ou anal**
- Massas extraluminais intrapélvicas**
- Corpos estranhos ou dieta imprópria**
- Atresia retal ou anal**
- Aganglônico (doença de Hirschprung).*

* Citado na literatura humana.
** Citado na literatura veterinária.

Adaptado de Bertoy RW: Megacolon. In Mechanisms of Disease in Small Animal Surgery, 2nd ed. Philadelphia: Lea & Febiger, 1963.

A irrigação sanguínea do intestino grosso é dividida. Da junção ileocólica até sua porção mediana o cólon é irrigado por ramos da artéria mesentérica cranial, as artérias ileocólica, cólica média e cólica direita. A artéria mesentérica caudal supre o cólon descendente e o reto por meio da artéria cólica esquerda. A drenagem venosa é feita pelas veias cólica média e ileocólica, que deságuam na veia mesentérica caudal, que leva até a veia porta.

Todos os aspectos da inervação colônica pertencem ao sistema nervoso autônomo, podendo ser separados em componentes intrínsecos e componentes extrínsecos. O suprimento nervoso intrínseco coordena o movimento gastrintestinal global. Ele é composto do plexo submucoso (ou de Meissner) e do plexo mioentérico (ou intramuscular ou de Auerbach), que são conectados por circuitos reflexos.[4] O sistema nervoso intrínseco regula a secreção, a absorção, o tônus vascular e a motilidade. Neurônios entéricos primários aferentes transmitem informações sobre estiramento ou tensão, apesar de alguns nervos comunicarem estímulos químicos ou mecânicos. Essas células em seguida estimulam outras da mesma classe para produzir respostas coordenadas.[5] O arco é completado por terminações nervosas efetoras que controlam unidades secretoras e de músculo liso.[4] Neurônios motores excitatórios e inibitórios produzem eventos coordenados que resultam em defecação. As células intersticiais de Cajal têm sido creditadas como controladoras da frequência das ondas peristálticas.[5] A inervação extrínseca é suprida por fibras parassimpáticas (colinérgicas), que estimulam a atividade muscular, enquanto as fibras simpáticas (adrenérgicas) a inibem.

Fisiologia

Motilidade

A motilidade é influenciada pela integração entre a excitabilidade celular, o controle químico e o estímulo nervoso. Os complexos eventos celulares promovem contrações musculares segmentares e propulsivas. A combinação da estimulação interneuronal da contração proximal com o relaxamento distal provoca movimentos aborais que fazem a mistura da ingesta.[5] A evacuação do cólon é feita por movimentos contráteis em massa originados no segmento distal do cólon. A motilidade colônica também é influenciada por neurotransmissores, tais como a substância P, os polipeptídios vasoativos intestinais, a somatostatina e a colecistocinina.[6]

A junção ileocólica permite que um bolo de ingesta entre no segmento proximal do cólon; isso assegura o enchimento controlado do cólon e a prevenção de refluxo.[1] O esvaziamento do cólon proximal é controlado pela percepção de tônus na presença de ácidos graxos e também pelo volume e pela consistência da ingesta: ambos disparam ondas de contração.[5] As ondas propagativas são desencadeadas mais no cólon proximal do que no distal e elas começam a enfraquecer mais ou menos na metade do cólon.[5] Isso explica a pouca frequência das defecações diárias, comparando-se com a extensa movimentação das fezes no cólon. Ao contrário, contrações segmentares mais frequentes ocorrem no cólon distal.

A defecação, segundo estudos em seres humanos, é um processo que começa aproximadamente 1 h antes da expulsão das fezes.[5] As ondas propagativas aumentam em número no cólon distal, com aumento drástico em 15 min, produzindo uma sensação consciente. Sequencialmente, a iniciação dessas ondas na extremidade oral resulta em cólon distal repleto e em estimulação da fase anorretal.[5] Fezes e gases distendem a parede retal e disparam o complexo inibidor retoanal, permitindo relaxamento do reto e do esfíncter anal interno involuntário. Quando o esfíncter anal externo relaxa voluntariamente, um evento muscular coordenado auxilia a passagem das fezes.[5] A supressão da defecação resulta em acúmulo das fezes no reto (acomodação).

A acomodação crônica e a retenção de fezes podem causar megarreto e exacerbação de uma eventual hérnia perineal. A continência anal decorre da capacidade retal apropriada na presença de coordenação dos esfíncteres e dos reflexos. Sem uma capacidade de reserva adequada, os reflexos normais e o mecanismo esfincteriano são insuficientes para manter a continência.

Absorção e secreção

A maior parte da absorção é na metade proximal do cólon (cólon absorvente); o cólon distal serve para o armazenamento das fezes antes da expulsão (cólon de estocagem). A maior parte da digestão e da absorção de metabólitos para o corpo ocorre no intestino delgado; as bactérias colônicas completam o processo no intestino grosso. Os produtos desse metabolismo, como os ácidos graxos de cadeia curta, são rapidamente absorvidos pelas células epiteliais.[1] Os ácidos graxos de cadeia curta, especificamente o butirato, fornecem energia para as células da mucosa; a sua privação leva ao comprometimento da saúde da mucosa do cólon.[1] As bactérias também digerem as fibras presentes na dieta; o restante é fermentado. Ambos os processos permitem que o cólon absorva os carboidratos inacessíveis ao intestino delgado.

A absorção da água é um processo passivo com troca de sódio. Pela ação da Na^+/K^+ ATPase, o sódio é ativamente bombeado para o interior do epitélio colônico. Essa ação é mantida pela eficiência de junções oclusivas que impedem difusão retrógrada nessa região do intestino.[6] Por ter um gradiente elétrico mais alto do que o do intestino delgado, o epitélio colônico permite difusão através da membrana apical.[1] Essa atividade é exacerbada por glicocorticoides, por mineralocorticoides e por catecolaminas.

O bicarbonato é secretado em troca da absorção de cloreto.[6] Isso auxilia a neutralização dos subprodutos bacterianos ácidos. O gradiente criado pela troca de sódio e cloreto para o interior do epitélio colônico permite que a água entre passivamente.

A troca de potássio pode ocorrer em ambas as direções.[6] Novamente, a diferença de potencial gerada é maior no cólon, ocorrendo uma secreção real de potássio auxiliada pela condutância ativa da membrana apical.[1] O muco é o produto secretório predominante e serve para lubrificar as fezes formadas, facilitando a defecação e protegendo a mucosa.

As bactérias do cólon contribuem para a produção de nutrientes, além de auxiliar a digestão. A quebra da celulose é de particular importância em herbívoros. A produção de vitamina K por bactérias é essencial para a cascata de coagulação.[7]

Fisiopatologia

As fezes podem permanecer retidas vários dias em cães e gatos normais sem dano permanente ao cólon distal. A retenção prolongada pode alterar o processo absortivo, tornando as fezes mais desidratadas e, portanto, mais duras com o tempo.[8] Essas concreções são dolorosas à eliminação, podendo ficar impossíveis de ser eliminadas (constipação intestinal). Quando a retenção é grave e prolongada, as alterações irreversíveis na motilidade do cólon podem provocar inércia colônica. Especula-se que uma distensão significativa mais de 3 a 4 meses pode produzir esses efeitos.

Os animais podem demonstrar vários sinais clínicos. Depressão do sistema nervoso central, anorexia e fraqueza têm sido atribuídas às toxinas absorvidas pela mucosa comprometida.[8] Dor abdominal e distensão podem resultar da quantidade excessiva de fezes no cólon. Há vômito secundariamente à natureza obstrutiva da compactação colônica, ao efeito de toxinas na zona de disparo de quimiorreceptores ou à estimulação causada pela distensão intestinal.[8] Diarreia pode ser observada porque o conteúdo intestinal líquido pode passar em torno das fezes solidificadas. A irritação da mucosa pela obstrução acarreta aumento na secreção de muco pelas células caliciformes e quase sempre em exsudação de sangue. Isso produz uma diarreia mucoide aquosa e, provavelmente, sanguinolenta. As queixas comuns à apresentação podem ser letargia, anorexia, vômito, tenesmo, perda de peso e diarreia.[8]

Megacólon idiopático

O megacólon idiopático, com poucas exceções, afeta gatos de meia-idade ou mais velhos e sua etiologia é desconhecida. É descrito como uma constipação intestinal progressiva intratável e avaliações histopatológicas não identificaram anormalidade nos animais, como acontece com o seu análogo em seres humanos. A doença de Hirschprung (DH), descrita como uma aganglionose do intestino grosso distal, é identificada cedo em crianças devido às suas características clínicas.[9] As características importantes da DH, tipificada como um processo de constipação intestinal de trânsito lento, são redução dos números relativos de células ganglionares e diminuição na concentração de células de Cajal.[10] Estas afetam diretamente a motilidade do intestino grosso distal e a produção de um reflexo de defecação normal.

Não havendo anormalidades histológicas, o megacólon idiopático felino (MIF) é atribuído à inervação inadequada, intrínseca ou extrínseca, do cólon. Washabau e Stalis demonstraram neurônios mioentéricos na musculatura lisa colônica de gatos com MIF e também a hipossensibilidade desses neurônios à estimulação.[11] Eles postularam que o distúrbio é limitado ao sistema nervoso intrínseco sem sinais do trato urinário inferior.[11]

Muitos proprietários não conhecem bem os hábitos de defecação de seus animais e, por isso, não identificam comportamentos não usuais já no início da doença. Muitos gatos, então, são levados à clínica já com doença prolongada e, portanto, grave. O diagnóstico de MIF é feito por exclusão, pela eliminação de outras causas predisponentes de constipação intestinal (insuficiência renal), por meio de exames de sangue, por urinálise e por diagnóstico por imagem. Os resultados dos exames de sangue podem ser compatíveis com azotemia pré-renal e com anomalias eletrolíticas compatíveis com acidose metabólica em casos de constipação intestinal grave prolongada. Radiografias do abdome mostram distensão do cólon por fezes em todos os casos de megacólon. As radiografias devem ser escrutinadas quanto à presença de más uniões de fraturas pélvicas, de distorções na coluna vertebral e de compressões extramurais. O exame pode ser suplementado por ultrassonografia abdominal e por tomografia computadorizada para confirmação de obstruções causadas por tecidos moles ou por estruturas ósseas, respectivamente. O exame retal, a colonoscopia e a radiografia contrastada também podem auxiliar na exclusão sistemática de causas.

A gravidade da desidratação e o distúrbio metabólico devem ser atendidos antes da intervenção. A obstipação pode ser, então, o foco do tratamento com administração de amolecedores de fezes e com enemas. A evacuação manual das fezes deve ser feita gentilmente e com o paciente anestesiado, para evitar dano adicional à mucosa já comprometida. Uma vez que a translocação de bactérias é uma preocupação, recomenda-se a administração profilática de antibióticos. O tratamento clínico inclui dieta rica em fibras, amolecedores de fezes, laxantes formadores de massa, agentes pró-cinéticos e enemas intermitentes. Quando esse tratamento não obtém sucesso, deve-se considerar a cirurgia.

O tratamento cirúrgico de escolha é a colectomia subtotal. A cirurgia deve identificar os objetivos da colectomia ao avaliar a necessidade de remover a junção ileocecal. A remoção da junção ileocecal pode resultar em fezes mais moles e sua preservação pode permitir a permanência de tecido colônico afetado. Uma pesquisa com 22 gatos submetidos à colectomia subtotal demonstrou presença relevante de fezes mais moles no grupo submetido à colectomia total.[12] A recorrência de constipação intestinal teve taxas semelhantes nos dois grupos, sugerindo que o tecido colônico associado ao esfíncter é insuficiente para produzir complicações significativas.[12] A remoção do esfíncter ileocólico provavelmente permitirá certo grau de refluxo ileocólico. Assim, tem sido recomendada a preservação da junção ileocólica quando se optar pela correção cirúrgica do MIF. Inicialmente, observa-se diarreia, mas esta se resolve completamente ou progride para fezes semiformadas em um período que varia de semanas a meses. Tem-se creditado ao reto e ao íleo, por assumir a capacidade de reserva e de absorção, a razão da melhora da função com o tempo.[13] Gregory *et al.* avaliaram as funções entéricas de gatos que foram submetidos à colectomia: eles encontraram diferenças mínimas entre os gatos tratados cirurgicamente e os não tratados.[13] As concentrações séricas de eletrólitos permaneceram dentro dos limites normais. As tendências nas concentrações fecais de sódio e de potássio foram mais altas e mais baixas, respectivamente, mas sem significância estatística. Isso foi atribuído diretamente à remoção do cólon proximal.[13]

Megacólon secundário à doença neurológica ou clínica

A interrupção do suprimento nervoso do intestino grosso pode contribuir para a diminuição ou para a ausência completa da motilidade do cólon. A interrupção dos sinais adequados pode interferir no reflexo da defecação normal e causar constipação intestinal e megacólon. A remoção do cólon afetado pode proporcionar resultado satisfatório quando os mecanismos reflexos permanecem intactos.

Gatos Manx apresentam anormalidades na medula espinal sacral que resultam em incontinência urinária e fecal.[14] Essas anormalidades manifestam-se também como deformidades estruturais ósseas. Não se recomenda a intervenção cirúrgica devido a doenças coexistentes.

O megacólon secundário à ganglioneurite autonômica foi descrito em um cão com história de constipação intestinal e tenesmo por 6 semanas.[15] O exame neurológico revelou apenas fraqueza muscular generalizada. Ao exame histopatológico observou-se infiltração linfoplasmocitária moderada nos gânglios autônomos. A camada muscular estava normal, enquanto a mucosa estava edemaciada e levemente congesta. A etiologia da neurite nunca foi identificada.[15]

A constipação intestinal tem sido observada em doenças metabólicas mal geridas, potencializando o desenvolvimento de megacólon se a constipação intestinal for frequente e prolongada. Apesar de não ter sido ainda descrito na literatura veterinária, o megacólon tóxico tem sido descrito em seres humanos.[16,17] Outras causas neurológicas e metabólicas de megacólon também foram relatadas (ver Quadro 39.1).

Obstrução da saída

O megacólon já foi descrito secundariamente a vários processos que causam obstrução física do efluxo do cólon. Má união de fraturas pélvicas é uma das causas mais comuns de megacólon secundário em gatos e cães. Neoplasia primária do cólon (intramural) ou nos tecidos adjacentes (extramural) pode causar obstrução quando atinge um tamanho crítico. Alterações anatômicas, como em hérnia perineal ou em atresia retal ou anal, podem provocar constipação intestinal e, a seguir, megacólon. Em casos raros, corpos estranhos ou nutrição inadequada podem causar obstrução do efluxo.

Qualquer processo mórbido que promova distensão grave e prolongada pode resultar em alterações na função do músculo liso do cólon.[18] A motilidade reduzida ou a inércia colônica podem ser particularmente difíceis de tratar.

Os sinais clínicos da obstrução do efluxo imitam os sinais do megacólon idiopático. Portanto, para o diagnóstico, é necessário dar-se importância especial ao exame retal minucioso. Seguindo-se à identificação da obstrução causadora, o tratamento deve focar a correção cirúrgica da causa. Procedimentos invasivos, como hemipelvectomia ou reconstrução da pelve, podem ser necessários para a correção de anormalidades intrapélvicas. Schrader avaliou seis animais com má união de fraturas pélvicas e determinou que a correção cirúrgica por osteotomia pélvica só teve sucesso naqueles animais cujos sinais clínicos tinham menos de 6 semanas de duração.[19] Aqueles com sinais que excediam as 6 semanas sofreram inércia do cólon e, quando obstipados, esses animais não foram bem-sucedidos com reconstrução ou ostectomia pélvica.[19] A remoção do esfíncter ileocólico, no grupo de gatos com megacólon secundário à má união pélvica, é proposta como um meio para produzir fezes mais soltas e para minimizar a intensidade do tratamento clínico continuado.[20] Esses animais continuam com risco de constipação intestinal recorrente, apesar da colectomia, e podem necessitar de tratamento clínico continuado.

Referências bibliográficas

1. Strombeck DR: Small and large intestine: normal structure and function. *In* Strombeck's Small Animal Gastroenterology, 3rd ed. Guilford WG, Center SA, Strombeck DR, et al (eds). Philadelphia: WB Saunders, 1996, p. 318.
2. Evans HE: The digestive apparatus and abdomen. *In* Miller's Anatomy of the Dog, 3rd ed. Evans HE, ed.: Philadelphia: WB Saunders, 1993, p. 385.
3. Willenbueker RF, Snape WJ Jr: Pathophysiology of colonic motility disorders. *In* Bockus Gastroenterology, 5th ed. Haubrich, WS, Schaffner F, Berk JE (eds). Philadelphia: W.B. Saunders, 1995, p. 1592.
4. DeGeorgio R, Camilleri M: Human enteric neuropathies: morphology and molecular pathology (review). Neurogastroenterol Motil 16:515, 2004.
5. Cook IJ, Brookes SJ: Motility of the large intestine. *In* Sleisegner and Fordtran's Gastrointestinal and Liver Disease: Pathophysiology/Diagnosis/Management, 7th ed. Feldman M, Friedman LS, Sleisenger MH (eds). Philadelphia: WB Saunders, 2002, p. 1679.
6. Chapter 65. Digestion and absorption in the gastrointestinal tract. *In* Textbook of Medical Physiology, 10th ed. Guyton AC, Hall JE (eds). Philadelphia: WB Saunders, 2000, p. 793.
7. Brooks M: Coagulopathies and thrombosis. *In* Ettinger SJ, Feldman EC (eds). Textbook of Veterinary Internal Medicine: Diseases of the Dog and Cat, 5th ed. Philadelphia: WB Saunders, 2000.
8. Bertoy RW: Megacolon in the cat. Vet Clin North Am 32: 901, 2002.
9. Chapter 35. Neuromuscular and mechanical disorders of the large intestine. *In* Morson BC, Dawson IMP, Day DW, et al (eds). Morson & Dawson's Gastrointestinal Pathology, 4th ed. Oxford: Blackwell Scientific, 2003, p. 452.
10. Wedel T, Spiegler J, Soellner S, et al: Enteric nerves and interstitial cells of Cajal are altered in patients with slow-transit constipation and megacolon. Gastroenterol 123:1459, 2002.
11. Washabau RJ, Stalis IH: Alterations in colonic smooth muscle function in cats with idiopathic megacolon. AJVR 57:580, 1996.
12. Sweet DC, Hardie EM, Stone EA: Preservation versus excision of the ileocolic junction during colectomy for megacolon: A study of 22 cats. JSAP 35:358, 1994.
13. Gregory CR, Guilford WG, Berry CR, et al: Enteric function in cats after subtotal colectomy for treatment of megacolon. Vet Surg 19: 216, 1990.
14. Deforest ME, Basrur PK: Malformations and the Manx syndrome in cats. Can Vet J 20:304, 1979.
15. Petrus DJ, Nicholls PK, Gregory SP: Megacolon secondary to autonomic ganglioneuritis in a dog. Vet Rec 148: 276, 2001.
16. Eyer F, Felgenhauer N, Zilker T: Toxic megacolon, an unusual complication of Amanita phalloides poisoning. Deutsche Medizinische Woechenschrift 129:137, 2004.
17. Lestin F, Pertschy A, Rimek D: Fungemia after oral treatment with Saccharomyces boulardii in a patient with multiple co-morbidities. Deutsche Medizinische Woechenschrift 128:2531, 2003.
18. Chapter 29. Congenital lesions. *In* Clinical Gastroenterology, 4th ed. Spiro HM (ed). New York: McGraw-Hill, 1993.
19. Schrader SC: Pelvic osteotomy as a treatment for obstipation in cats with acquired stenosis of the pelvic canal: Six cases (1978-1989). JAVMA 200:208, 1992.
20. Matthiesen DT, Scavelli TD, Whitney WO: Subtotal colectomy for the treatment of obstipation secondary to pelvic fracture malunion in cats. Vet Surg 20:113, 1991.

Parte 5

Sistema Neurológico

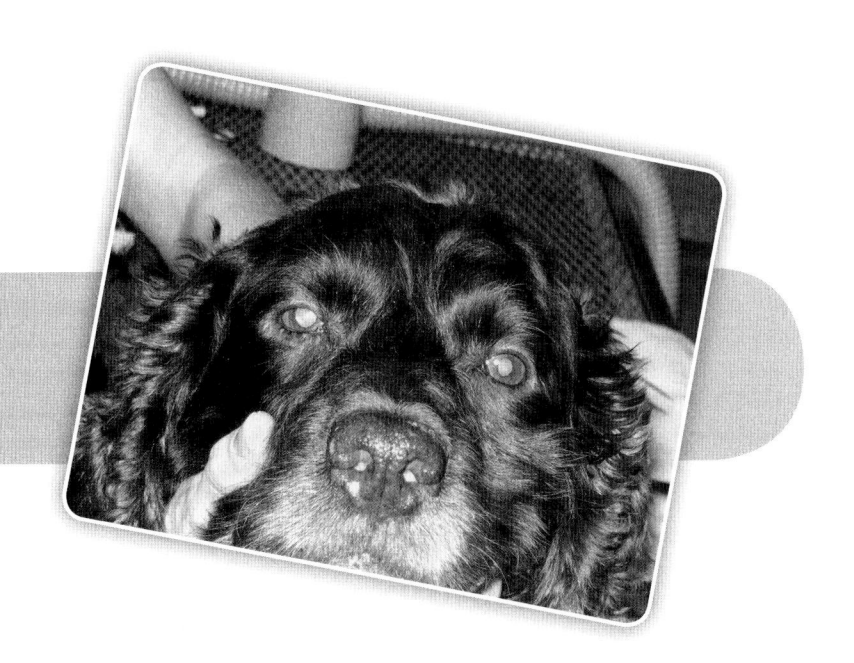

Lesão no Encéfalo

Rodney S. Bagley e Chadwick R. West

As lesões causadas ao encéfalo podem ocorrer por causas endógenas ou exógenas. As lesões exógenas resultam mais comumente de traumatismos causados por automóveis, apesar de outros golpes externos à cabeça e à face, de ferimentos penetrantes, de lesões por arma de fogo e de golpes por quedas também serem possíveis. O impacto inicial pode causar rompimento dos tecidos intracranianos. A força do impacto pode romper axônios, vasos sanguíneos e outros elementos neurais. A lesão mecânica primária pode, então, desencadear numerosas sequelas fisiopatológicas, tais como alterações metabólicas em neurônios ou células da glia, impedimento do suprimento vascular para os tecidos normais (isquemia), impedimento da autorregulação cerebrovascular, hemorragia (intraparenquimatosa, intraventricular, extradural ou subdural), irritação (geração de convulsões), obstrução do sistema ventricular, formação de edema, produção de produtos fisiologicamente ativos e, mais frequentemente, aumento da pressão intracraniana (PIC). Quando esta atinge níveis que ameaçam a vida, podem ocorrer deslocamentos do parênquima encefálico e herniação do encéfalo. Os diferentes tipos de herniações incluem subfalcial, transtentorial rostral e caudal e no forame magno. Apesar de algumas formas de herniações serem tratáveis, a herniação pelo forame magno frequentemente é fatal.

O sistema nervoso intracraniano situa-se em um meio fisiológico único. Sendo, ao mesmo tempo, protegido e confinado pelos limites ósseos do crânio, o tecido nervoso coexiste com líquido cerebrospinal (LCE) e com sangue. Doenças do parênquima cerebral ou de outros tecidos intracranianos alteram o equilíbrio fisiológico. Uma vez que a lesão primária poderia apenas ser evitada, e não tratada, o tratamento da lesão cerebral é dirigido aos eventos fisiopatológicos secundários e à manutenção da vida. As importantes consequências fisiopatológicas da lesão intracraniana serão discutidas a seguir para que se tenha um entendimento fundamental do meio intracranial após a lesão durante o processo de tratamento.

Edema cerebral

Muitas doenças intracranianas resultam do ou estão relacionadas ao edema cerebral (na realidade, do encéfalo). Quando resultante de uma lesão aguda, o edema cerebral atinge o máximo entre 24 e 48 h após a agressão, mas pode persistir por 1 semana ou mais.[1] O edema cerebral tem sido categorizado como vasogênico, citotóxico ou intersticial segundo a causa e as áreas anatômicas envolvidas.[2] Qualquer um ou todos esses tipos de edema podem estar presentes em um animal com uma doença cerebral.

O edema citotóxico (edema intracelular) resulta de uma falha no processo energético da célula, resultando na impossibilidade de fazer a extrusão do sódio do interior da célula. A quantidade de água no interior da célula aumenta e a célula incha. Esse edema é causado, mais frequentemente, por certos processos mórbidos como toxicidade, isquemia ou hipoxia.

O edema intersticial é definido como o aumento da quantidade de água na substância branca periventricular devido ao deslocamento do LCE através das paredes ventriculares em casos de hidrocefalia. A substância branca periventricular diminui devido ao desaparecimento de lipídios da mielina secundariamente ao aumento da pressão hidrostática ou à diminuição da irrigação sanguínea da substância branca periventricular.[3]

O edema vasogênico é a forma mais comum de edema associado a neoplasias do sistema nervoso central (SNC). Esse tipo de edema resulta de lesões vasculares secundárias ao rompimento do endotélio vascular ou às alterações funcionais das junções oclusivas endoteliais. As diferenças nos gradientes de pressão transmurais resultam na extravasão de fluidos dos vasos cerebrais para o espaço extracelular do cérebro.[4] Essas anormalidades permitem que o fluido se mova do espaço vascular para o espaço perivascular. As áreas do cérebro em que o espaço extracelular é normalmente maior proporcionam um caminho natural para o movimento do fluido. Aumentos na pressão intravascular causados por falta de autorregulação, por obstruções vasculares ou por hipertensão (p. ex., resposta de Cushing e resposta isquêmica cerebral) podem perpetuar a formação do edema.

O edema vasogênico desloca-se para longe das áreas de lesão vascular através de fluxo de massa.[4] O movimento de fluidos depende do equilíbrio entre as forças oponentes da pressão hidrostática dos capilares e a pressão de resistência do tecido. O edema vasogênico geralmente se espalha rapidamente através da substância branca, provavelmente devido ao tipo de organização das fibras nervosas nessa área. Também o deslocamento desse tipo de edema pode estar relacionado à baixa densidade de capilares e ao fluxo sanguíneo da substância branca normal. A substância branca profunda do hemisfério cerebral é afetada preferencialmente.

Hemorragia

A hemorragia, seja no interior ou na periferia do encéfalo, pode resultar em rápida disfunção neurológica, frequentemente devido às alterações no volume cerebral (efeito de massa).[5] Em comparação com seres humanos, hematomas subdurais são incomuns em cães.[5] Anormalidades sistêmicas na coagulação (p. ex., trombocitopenia) e hipertensão podem aumentar a probabilidade de hemorragias. Danos vasculares causados por intervenções terapêuticas (p. ex., radioterapia) também podem influenciar a incidência de hemorragias relacionadas a neoplasias. Da mesma maneira, a perda da autorregulação vascular cerebral pode predispor à hemorragia e ao infarto.

Obstrução ventricular

Doenças intracranianas ocupadoras de espaço podem invadir o sistema ventricular, causando obstrução do fluxo do LCE. As áreas comuns de obstrução, devido ao pequeno diâmetro do sistema ventricular, incluem o forame interventricular (conexão entre os ventrículos lateral e terceiro) e o aqueduto mesencefálico. O conhecimento do fluxo normal de LCE facilita a identificação da localização da obstrução. A sequestração do LCE em um componente obstruído do sistema ventricular pode resultar em aumento da PIC e em edema intersticial.

Aumentos da pressão intracraniana

A PIC é a pressão exercida entre o crânio e os tecidos intracranianos. Devido ao crânio ser relativamente inelástico em relação às outras estruturas intracranianas, o aumento da PIC é determinado primariamente pelas alterações no volume dos tecidos intracranianos e pela capacidade desses tecidos em compensar e acomodar-se às alterações de volume.[1,6-8]

Os três maiores componentes de volume presentes no interior do espaço intracranial são o tecido encefálico (elementos celulares intracranianos), o LCE e o sangue.[7] A doença intracraniana frequentemente aumenta o volume de um desses componentes. Para a PIC permanecer normal, o aumento do volume de um desses três componentes deve ser compensado pela diminuição do volume de um ou de ambos os outros componentes (acomodação intracraniana). Apesar de a acomodação poder, inicialmente, auxiliar na estabilização da PIC, ela é limitada. Quando a capacidade de acomodação se exaurir, a PIC passa a aumentar. Essa relação pode variar entre indivíduos e pode ser influenciada pela extensão e pela localização de uma massa intracraniana e também pela irrigação cerebral.[9] À medida que a PIC aumenta, a pressão no interior do espaço intracranial faz com que a irrigação cerebral diminua. Com a diminuição da perfusão cerebral, pode haver isquemia neuronal, hipoxia, disfunção e morte.

A irrigação sanguínea e o LCE fluem constantemente. A PIC é dinâmica e pulsante, sendo que uma pequena onda de pressão ocorre quase simultaneamente com cada batimento cardíaco.[10,11] Essa forma ondular é conhecida como onda de pulso da PIC. Flutuações periódicas da PIC podem ocorrer em resposta a funções normais do corpo, tais como tosse ou contração abdominal, por meio dos aumentos de pressão intratorácica e pressão venosa central (PVC), que dificultam o retorno venoso do espaço intracranial. No curso de doenças intracranianas, a PIC pode se elevar de forma persistente ou episódica, resultando em anormalidades clínicas persistentes ou episódicas, respectivamente. Como exemplificado por Lundberg, elevações periódicas da PIC (ondas platô), com subsequente retorno aos níveis normais, podem ocorrer em seres humanos com doenças intracranianas.[12] Acredita-se que essas elevações periódicas se originem da vasodilatação cerebral secundária à diminuição da perfusão cerebral em pacientes com a capacidade autorreguladora cerebrovascular intacta.[13] Nessa situação, a medição da PIC uma única vez pode não revelar acuradamente essas elevações periódicas e períodos críticos de PIC elevada podem passar despercebidos.

Muitas variáveis fisiológicas e não fisiológicas influenciam as medidas da PIC. Elas incluem agentes anestésicos[14-18] e o peso corporal.[19] Os efeitos dos agentes anestésicos na PIC são muitos e variados e a necessidade de anestesia para medi-la pode, provavelmente, alterar os valores obtidos. Os efeitos específicos dos agentes anestésicos foram revisados alhures.[14-18]

O nível absoluto acima do qual a PIC pode ser considerada elevada ainda não foi estabelecido. Isso pode resultar da imprecisão própria do equipamento de monitoramento e da variação normal dos níveis básicos da PIC. A maioria das informações obtidas de seres humanos sugere que uma PIC acima de 15 a 20 mmHg é elevada.[20] A irrigação sanguínea cerebral pode não diminuir significativamente até que a PIC atinja um valor em torno de 30 mmHg.[21] Experimentalmente, todavia, a PIC foi elevada a níveis muito altos (> 100 mmHg) sem que ocorresse morte cerebral.[22] Nós temos visto PIC de até 30 a 40 mmHg em cães que, mais tarde, se recuperaram de lesões cerebrais. Enquanto alguns sugerem que o grau e a persistência da elevação da PIC estão associados ao desfecho clínico após lesão ao crânio[20], outros têm sugerido que o monitoramento da PIC não influencia o prognóstico geral.[23]

Efeitos clínicos das alterações da pressão intracraniana

O maior efeito intracranial do aumento na PIC é a alteração na pressão de perfusão cerebral (PPC) (Figura 40.1).[9,21,24,25] A perfusão cerebral depende do fluxo sanguíneo sistêmico e da pressão intracraniana expressada pela fórmula PPC = PAM − PIC (PAM é a pressão arterial média).[19] Para a PPC manter-se constante, os efeitos do aumento da PIC na irrigação sanguínea do cérebro devem ser compensados por aumentos na pressão sanguínea sistêmica. A pressão de perfusão cerebral é uma determinante do fluxo sanguíneo cerebral (FSC), mas não é sempre equivalente; em muitas situações, se a PC diminui, o fluxo sanguíneo cerebral também diminui. A PIC e a PPC, todavia, têm uma relação inversa (Figura 40.1). Quando a PPC cai para menos de 60 a 70 mmHg, desenvolvem-se anormalidades fisiológicas no encéfalo.

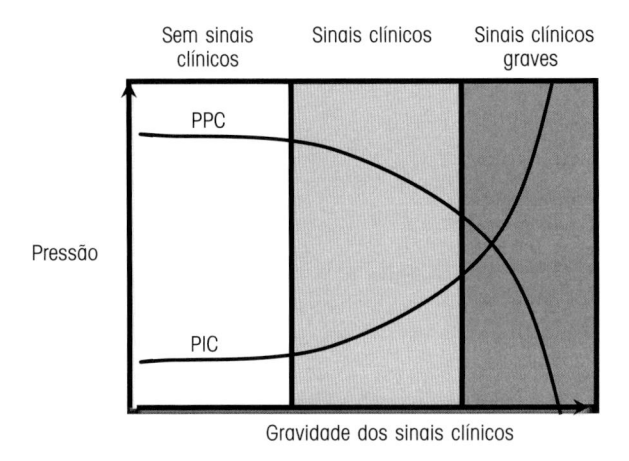

Figura 40.1 Esquema da relação entre a pressão intracraniana (PIC) e a pressão de perfusão cerebral (PPC). À medida que a PIC aumenta, a PPC diminui até resultar em sinais clínicos.

O fluxo sanguíneo cerebral (FSC) é acoplado à taxa metabólica cerebral. Quando o FSC diminui, o cérebro reconhece a isquemia e desencadeia uma gama de alterações fisiológicas conhecidas como resposta cerebral à isquemia.[26] Pensa-se que essas alterações fisiológicas sejam emanadas de centros vasomotores no tronco encefálico inferior. A falta de fluxo sanguíneo adequado para remover o dióxido de carbono (CO_2) de receptores nesses centros faz com que as concentrações locais de CO_2 aumentem, as quais, por sua vez, estimulam o sistema simpático a aumentar a pressão sanguínea sistêmica. A hipertensão sistêmica acontece como uma tentativa de manter a irrigação sanguínea do cérebro. Baroceptores no interior de vasos sistêmicos reconhecem essa situação hipertensiva e enviam essa informação para centros vagais também localizados no tronco encefálico inferior. O aumento resultante no tônus vagal causa bradicardia reflexa. A hipertensão sistêmica e a bradicardia reflexa associada a ela são comumente denominadas reflexo de Cushing e podem explicar o porquê de tantos animais com doença intracraniana exibirem bradicardia. Com o aumento da PIC e a subsequente diminuição PPC para níveis significativamente baixos, ocorre uma grande liberação de catecolaminas.[22] Essa liberação de catecolaminas pode resultar em isquemia do miocárdio, a chamada síndrome cérebro-coração.[11,27] Clinicamente, notam-se arritmias. A isquemia focal do miocárdio é a alteração patológica, que aparece macroscopicamente como linhas ou faixas brancas no miocárdio.[27] Histologicamente, a degeneração do miocárdio é comum. A síndrome cérebro-coração tem sido descrita acompanhando numerosas alterações patológicas intracranianas e na medula espinal e em diferentes espécies de animais, incluindo cães, ovelhas, bovinos, cavalos, porcos, cabras e seres humanos.

As alterações da PIC frequentemente são responsáveis pelo declínio clínico em muitos animais com doença encefálica. Como dito anteriormente, devido à conformação hermética do crânio, as alterações de volume intracranial aumentam a PIC quando a capacidade de compensação é exaurida. Na presença de doença encefálica estrutural, o componente encefálico geralmente aumenta devido à infiltração por células neoplásicas, ao edema ou à inflamação. Ao aumentar o volume do compartimento cerebral, o volume dos compartimentos LCE e do sangue têm de diminuir ou a PIC aumentará. A compensação para o aumento do tecido cerebral inicialmente envolve deslocamento de LCE para fora do crânio, diminuição da produção de LCE e, eventualmente, diminuição da irrigação sanguínea cerebral.

Esses mecanismos compensatórios evitam aumentos da PIC por algum tempo. Em geral, quanto mais devagar o aumento de volume acontece, mais adequadamente há a compensação. Quando os mecanismos compensatórios se esgotarem, pequenos aumentos do volume intracranial resultam em dramáticas elevações da PIC. Nesse ponto, os sinais clínicos tornam-se evidentes. Inicialmente, os sinais de elevação da PIC podem não ser específicos e ser limitados a alterações do estado mental (que progridem para estupor e coma), à disfunção de nervos craniais e à paresia. Infelizmente, os sinais de PIC aumentada frequentemente se tornam mais óbvios muito tarde no curso da doença para permitir uma terapia efetiva.

Alterações da irrigação sanguínea cerebral (isquemia e hipoxia)

Por ser a função normal dos neurônios dependente do suprimento adequado de oxigênio, a interrupção física do fluxo sanguíneo pode impedir significativamente a função cerebral. Os vasos cerebrais são diretamente responsáveis pelo aumento das concentrações de pressão arterial parcial de dióxido de carbono (Pa_{CO_2}), com o fluxo sanguíneo cerebral diretamente relacionado à taxa metabólica cerebral.[1] À medida que as concentrações de Pa_{CO_2} aumentam, os vasos cerebrais dilatam-se para aumentar a irrigação sanguínea do cérebro. O efeito oposto acontece com a diminuição da Pa_{CO_2}. Esse efeito da Pa_{CO_2} é um componente da autorregulação do fluxo sanguíneo cerebral. Os vasos cerebrais têm a capacidade de alterar seu diâmetro em resposta à Pa_{CO_2} (autorregulação química) para manter o fluxo sanguíneo cerebral relativamente constante. Os vasos sanguíneos cerebrais alteram seu diâmetro por meio de alterações perivasculares do pH como resultado direto das concentrações de Pa_{CO_2}, de maneira similar ao que ocorre na área quimiossensível do bulbo para estimulação da respiração.

Se a autorregulação estiver intacta, a hiperventilação para diminuir a Pa_{CO_2} causará vasoconstrição cerebral, diminuição do volume sanguíneo cerebral e, subsequentemente, diminuição da PIC. A capacidade autorregulatória cerebrovascular é afetada por vários processos intracraniais. Por exemplo, a acidose local, comum em muitos eventos hipóxicos e isquêmicos, altera as funções autorregulatórias.[28] Se a autorregulação química estiver ausente em um cérebro doente, a hiperventilação não vai alterar o diâmetro vascular na área afetada. Nesse caso, duas situações são possíveis, ambas dependentes da premissa de que a capacidade autorregulatória está ausente como resultado da doença local.

À medida que a Pa_{CO_2} diminui pela hiperventilação, os vasos no parênquima normal em torno se contraem. Os vasos da área danificada ou anormal já estão com dilatação máxima e são incapazes de se contrair. Devido à vasoconstrição na porção normal do encéfalo, a resistência vascular aumenta nessa área e o sangue é desviado para a área anormal (roubo invertido ou fenômeno de Robin Hood).[28] Esse fenômeno tem o efeito positivo de aumentar o fluxo sanguíneo para as áreas anormais ou potencialmente hipóxicas do cérebro. O efeito negativo, contudo, é o aumento da probabilidade de hemorragia e de edema cerebral na área anormal devido ao fluxo aumentado.

Pode ocorrer o oposto enquanto a Pa_{CO_2} aumenta. Vasos na área normal do cérebro em torno da área lesada podem se dilatar. Novamente, vasos na área anormal já estão dilatados ao máximo devido à perda de autorregulação. A resistência vascular na área normal do cérebro vai diminuir e o sangue será desviado para longe das áreas lesadas, com a possibilidade de diminuir a hemorragia e o edema, mas causando hipoxia adicional (fenômeno do roubo).[28]

A autorregulação do fluxo sanguíneo cerebral também pode ocorrer em resposta a alterações sistêmicas da pressão sanguínea para manter relativamente constante o fluxo sanguíneo cerebral durante períodos de hipotensão e de hipertensão.[1] Isso evita perfusão deficiente e isquemia resultante durante a hipotensão, e hemorragia e edema durante a hipertensão. Na maioria das situações, o fluxo sanguíneo cerebral é mantido constante por meio de mudanças da pressão sanguínea sistêmica entre 50 e 150 mmHg.[1] Acima e abaixo desses limites, o fluxo sanguíneo cerebral depende diretamente da pressão sanguínea sistêmica.

É difícil prever clinicamente se a autorregulação se manterá intacta durante uma doença cerebral. A função autorregulatória global da pressão foi avaliada em pessoas com lesões no crânio e aquela função era normal em 69% delas.[29] Foi sugerido que uma forma grosseira de se estimar clinicamente a função autorregulatória é o nível de consciência, sendo os pacientes conscientes considerados como tendo a função autorregulatória intacta mais frequentemente do que os pacientes inconscientes.[1] A perda local da autorregulação é quase impossível de ser prevista em uma situação clínica sem o uso de testes sofisticados, que praticamente não estão disponíveis.

Adicionalmente, pelo menos nos casos de traumatismo exógeno à cabeça, podem ocorrer discrepâncias entre as funções das capacidades autorregulatórias de pressão e química (responsiva à Pa_{CO_2}).[29] No traumatismo cranial, a autorregulação de pressão frequentemente é anormal; mas a autorregulação responsiva a Pa_{CO_2} permanece intacta. Isso é chamado de vasoparalisia dissociativa e tem importantes desdobramentos durante o tratamento. Como a resposta cerebrovascular às alterações na pressão sanguínea é anormal, é necessário que haja um controle mais aproximado da pressão sanguínea sistêmica e da PVC para evitar grandes mudanças na pressão sanguínea e, consequentemente, na irrigação sanguínea cerebral. Embora o controle da hipotensão seja frequentemente necessário no animal com traumatismo encefálico associado ao choque, deve-se evitar a hipervolemia.[25] Se a autorregulação da pressão for defeituosa, aumentos significativos da PAM aumentam o fluxo sanguíneo cerebral e, por fim, causam elevação da PIC.[29] Se a autorregulação da pressão estiver intacta, a diminuição da pressão sanguínea causará vasodilatação cerebrovascular, aumentando a perfusão cerebral e, por fim, aumentando a PIC.

A autorregulação da pressão pode, também, parecer falsamente intacta (autorregulação falsa), mesmo na presença de paralisia vasomotora.[28] Nessa situação, nota-se que a irrigação sanguínea cerebral não aumenta quando a pressão sanguínea sistêmica aumenta, sugerindo que a autorregulação de pressão esteja intacta. Porém, devido ao inchaço cerebral, a vasodilatação adicional dos vasos cerebrais é impedida. Em consequência, não é possível que o fluxo sanguíneo cerebral aumente mais, independentemente da pressão sanguínea. Todos esses fatores contribuem para uma miríade de alterações no fluxo sanguíneo intracranial que podem afetar a PIC.

A irrigação sanguínea do encéfalo, portanto, é mantida por uma combinação de fluxo sanguíneo sistêmico (pressão) e autorregulação da vasculatura cerebral. A autorregulação é importante para manter a irrigação sanguínea encefálica em um nível quase constante, mesmo com variações na pressão sanguínea sistêmica. A lesão ao cérebro pode alterar os mecanismos de autorregulação vascular cerebral, tornando o fluxo sanguíneo cerebral mais dependente da pressão sanguínea sistêmica. Isso resulta em perfusão inadequada dos neurônios durante períodos de hipotensão e de perfusão excessiva (possivelmente perpetuando a formação do edema) durante períodos de hipertensão (também referida como perfusão luxuriante). O restabelecimento subsequente do fluxo sanguíneo também pode ter efeitos prejudiciais (lesão de reperfusão) na região não afetada do cérebro através de processos como formação de radicais livres e acumulação de ácido láctico.

Efeitos terminais da PIC compartimentalizada aumentam a herniação do encéfalo

À medida que o volume intracraniano continua a aumentar para além dos limites possíveis de compensação, a PIC aumenta tanto que deslocamentos do parênquima encefálico, a chamada herniação encefálica, podem ocorrer.[8] Nota-se, então, impedimento neurológico grave e coma. Infelizmente, em muitas ocasiões, a herniação do encéfalo é um evento terminal. Cinco tipos principais de herniação do encéfalo foram descritos: transtentorial rostral ou caudal, subfalcial, ou do giro cingulado, no forame magno e através de uma abertura de craniotomia.[2,8] Dessas, as herniações transtentorial caudal, subfalcial e no forame magno são as mais comuns. Os sinais clínicos da herniação transtentorial caudal frequentemente resultam da pressão distribuída ventralmente pelo mesencéfalo com compressão subsequente do nervo oculomotor. Nas herniações unilaterais, pode ser observada dilatação não responsiva à estimulação luminosa da pupila ipsilateral. O monitoramento para sinais clínicos desse tipo de herniação deve, portanto, incluir avaliações periódicas das pupilas. Se for observada midríase unilateral, deve-se instituir tentativas imediatas e agressivas de baixar a PIC.

As herniações no forame magno podem ocorrer rapidamente e resultam em parada respiratória associada à pressão sobre os centros respiratórios no tronco encefálico posterior. A herniação pelo forame magno é invariavelmente fatal e as tentativas de descompressão cirúrgica desse tipo de herniação não foram eficientes nos cães afetados.

Tratamento das sequelas fisiopatológicas intracranianas

O tratamento eficaz das sequelas fisiopatológicas da PIC aumentada depende da identificação e do tratamento efetivo da doença primária. Infelizmente, em uma situação de lesão ao encéfalo, o evento primário ocorreu antes do tratamento. Em geral, é necessário, então, tratar em primeiro lugar as sequelas secundárias que mais imediatamente ameaçam a vida, como a PIC elevada, a fim de se ter mais tempo para o tratamento da doença primária. O tratamento dos eventos fisiopatológicos secundários subsequentes à injuria intracranial é um determinante mais importante para a sobrevivência imediata do que para o tratamento do processo mórbido primário. A seção a seguir proporciona uma visão geral das possibilidades de tratamento para esses eventos fisiopatológicos secundários. A discussão mais aprofundada dos prós e dos contras de cada tratamento foi apresentada em outra parte.[30-33]

Um dos mais importantes aspectos do tratamento das lesões intracranianas é a manutenção de perfusão adequada do encéfalo, primariamente mantendo um volume intravascular adequado. Isso é conseguido por meio da administração intravenosa de fluidos cristaloides e/ou de coloides. O manitol demonstrou ser capaz de diminuir a viscosidade do sangue e pode contribuir para aumentar a perfusão cerebral e para diminuir a PIC.[34] Decrescer a viscosidade do sangue aumentará a perfusão cerebral mesmo mantendo-se a PIC inalterada. O resultado será a vasoconstrição, o que diminui o volume de sangue intracranial e diminui a PIC. Outras soluções hipertônicas parecem ser menos eficazes quando comparadas com o manitol, mas a administração de salina hipertônica trouxe algum benefício.[35]

O tratamento da hemorragia intracraniana varia dependendo de esta ter formado uma lesão discreta que está aumentando o volume intracranial à custa do tecido nervoso normal circundante. Nessa situação, pode ser necessário fazer drenagem cirúrgica para se conseguir a resolução. Apesar de incomum, o hematoma subdural traumático pode ser usado como exemplo. À medida que a lesão amadurece, ela torna-se relativamente hiperosmolar, resultando em embebição de água e em expansão da lesão. O paciente com hematoma subdural traumático deve, portanto, beneficiar-se da drenagem cirúrgica da lesão.[5] É importante também identificar e tratar quaisquer fatores predisponentes à hemorragia, tais como a hipertensão ou um distúrbio hemorrágico.

Craniotomia/craniectomia

Um dos mais importantes princípios da doutrina de Monro-Kellie é que o conteúdo intracranial é confinado no interior do crânio. Segue-se, portanto, que a remoção cirúrgica do crânio tem o potencial de diminuir a PIC. A craniectomia unilateral ou bilateral foi utilizada como tratamento de elevações da PIC que não podiam ser diminuídas pelos métodos mais convencionais mencionados anteriormente.[36-40] Embora a remoção da calota craniana somente possa ser benéfica, a incisão subsequente da dura-máter parece ser significativamente mais eficiente em reduzir a PIC. Isso foi demonstrado clinicamente em seres humanos e experimentalmente em cães e gatos.[41,42] A recuperação funcional final, todavia, permanece, dependendo da lesão cerebral primária causada pelo processo mórbido inicial. Durante o pós-operatório, todavia, a extensão e a magnitude da redução da PIC subsequente à cirurgia permanecem incertas.

Demonstrou-se que a craniectomia e a durotomia diminuem a PIC em 15% e 65%, respectivamente, em cães e gatos e em seres humanos.[38,41] As pressões intracranianas em cães normais aproximaram-se da pressão atmosférica quando foram feitas craniectomia e durotomia rostrotentorial bilateral ou unilateral. Sugere-se a descompressão adequada do cérebro em animais com doença estrutural, se a PIC intraoperatória se aproximar de níveis similares.

Se uma grande área do crânio for removida, pode ser necessária uma cranioplastia. Se não, a cicatrização pós-operatória pode resultar em compressão do encéfalo similar àquela que ocorre devido à formação da membrana de laminectomia após laminectomia extensa, resultando em compressão da medula espinal. A cranioplastia pode ser postergada até que as elevações da PIC, que ameaçavam a vida, se estabilizem. Alguns seres humanos exibiram melhora dos sinais neurológicos persistentes após cranioplastia retardada, sugerindo que os sinais clínicos após a recuperação inicial possam resultar tanto da lesão inicial quanto da cicatrização cirúrgica.[52]

Outros tratamentos com benefícios questionáveis

Muito ainda se discute sobre qual seria a melhor posição para se manter a cabeça em pacientes com lesões cranianas. Muitas recomendações atuais de traumatologistas humanos sugerem uma posição horizontal ou neutra para manter a perfusão cerebral. Foi demonstrado que a elevação da cabeça em 30° acima do nível do coração diminui a PIC primariamente por facilitar a drenagem venosa.[43,44] Os opositores sugerem que a elevação da cabeça possa diminuir a perfusão cerebral e, portanto, ser prejudicial às funções cerebrais. A redução da PIC por esse tratamento relativamente simples pode ser benéfico em combinação com outras medidas para baixar a PIC.

Se a autorregulação química permanecer intacta, a hiperventilação pode diminuir a PIC devido aos efeitos já estabelecidos das concentrações de Pa_{CO_2} no fluxo sanguíneo cerebral.[1,9] A hiperventilação é feita para manter a concentração de Pa_{CO_2} entre 25 e 30 mmHg.

A aspiração de LCE pode ser usada como meio inicial para diminuir a PIC.[45] Isso é mais útil em seres humanos se houver uma ventriculostomia e a elevação da PIC não exceder 30 mmHg.[9] O uso de remoção de LCE somente com esse propósito não é recomendado para animais com suspeita de elevação da PIC devido ao risco de precipitar a herniação do encéfalo.[46] Em um estudo em animais, porém, não se encontrou risco aumentado de herniação do encéfalo em cães e gatos com doenças intracranianas após coleção de LCE.[47]

Corticosteroides têm sido muito usados no tratamento de traumatismo à coluna vertebral, sendo recomendados como um tratamento para a PIC elevada.[48,49] Apesar de os corticosteroides terem demonstrado ser benéficos para reduzir o edema cerebral em pacientes com tumores cerebrais, deve-se ter cautela ao usá-los nas lesões cerebrais. Um estudo em ratos sugeriu que corticosteroides podem ter vantagens na lesão cerebral;[49] todavia, eles podem não ser eficazes no traumatismo cranial e são conhecidos por perpetuar o dano neuronal se houver isquemia.[50,51] A administração de corticosteroides pode aumentar a glicemia, um fator que pode influenciar negativamente o desfecho clínico após a lesão craniana.[52] O início dos efeitos benéficos da diminuição do edema cerebral também pode demorar demais para ser úteis nas elevações agudas da PIC. Infelizmente, até que mais dados sejam publicados, os benefícios do uso de corticosteroides nas lesões cranianas e na elevação da PIC permanecem obscuros. Adicionalmente, outros tratamentos, como coma induzido por barbituratos e hipotermia, requerem mais investigação.[24,53-55]

Referências bibliográficas

1. Shapiro HM: Intracranial hypertension: Therapeutic and anesthetic considerations. Anesthesiology 43:445-471, 1975.
2. Fishman RA: Brain edema. N Engl J Med 293:706-711, 1975.
3. Rosenberg GA, Saland L, Kyner WT: Pathophysiology of periventricular tissue changes with raised CSF pressure. J Neurosurg 59:606-611, 1983.
4. Reulen HJ: Vasogenic brain oedema, new aspects in its formation, resolution and therapy. Br J Anaesth 48:741-752, 1976.
5. Hopkins AL, Wheeler SJ: Subdural hematoma in a dog. Vet Surg 20:413, 1991.
6. Germon K: Interpretation of ICP pulse waves to determine intracerebral compliance. J Neurosci Nurs 20:344-349, 1988.
7. Kornegay JN: Pathogenesis of diseases of the central nervous system. In Textbook of Small Animal Surgery, 2nd ed. Slatter D (ed). Philadelphia: WB Saunders, 1993, pp. 1022-1037.
8. Kornegay JN, Oliver JE, Gorgacz EJ: Clinicopathologic features of brain herniation in animals. J Am Vet Med Assoc 182:1111-1116, 1983.
9. Lyons MK, Meyer FB: Cerebrospinal fluid physiology and the management of increased intracranial pressure. Mayo Clinic Proc 65:684-707, 1990.
10. Cardoso ER, Rowan JO, Galbraith S: Analysis of the cerebrospinal fluid pulse wave in intracranial pressure. J Neurosurg 59:817-821, 1983.
11. Graf CJ, Rossi NP: Catecholamine response to intracranial hypertension. J Neurosurg 49:862-868, 1978.
12. Lundberg N: Continuous recording and control of ventricular fluid pressure in neurosurgical practice. Acta Psychiatr Neurol Scand 36:1-193, 1960.
13. Rosner MJ, Becker DP: Origin and evolution of plateau waves. J Neurosurg 60:312-324, 1984.
14. Adams RW, Cucchiara RF, Gronet GA, et al:. Isoflurane and cerebrospinal fluid pressure in neurosurgical patients. Anesthesiology 54:97-99, 1981.
15. Cornick JL. Anesthetic management of patients with neurologic abnormalities. Comp Contin Educ Pract Vet 14:163-172, 1992.
16. Fenner WR: Neuroanesthesia. Proceedings 10th ACVIM Forum, San Diego, CA, May 1992; 722-724.
17. Grosslight K, Foster R, Colohan AR, Bedford RF: Isoflurane for neuroanesthesia: Risk factors for increases in intracranial pressure. Anesthesiology 63:533-536, 1985.
18. Shores A: Neuroanesthesia: A review of the effects of anesthetic agents on cerebral blood flow and intracranial pressure in the dog. Vet Surg 14:257-263, 1985.
19. Simpson ST, Reed RB: Manometric values for normal cerebrospinal fluid pressure in dogs. J Am Anim Hosp Assoc 23:629-632, 1987.
20. Obrist WD, Langfitt TW, Jaggi JL, et al: Cerebral blood flow and metabolism in comatose patients with acute head injury. J Neurosurg 61:241-253, 1984.
21. Hassler W, Steinmetz H, Gawlowski J: Transcranial doppler ultrasonography in raised intracranial pressure and in intracranial circulatory arrest. J Neurosurg 68:745-751, 1988.
22. van Loon J, Shivalkar B, Plets C, et al: Catecholamine response to a gradual increase of intracranial pressure. J Neurosurg 79:705-709, 1993.
23. Stuart GG, Merry GS, Smith JA, Yelland JDN: Severe head injury managed without intracranial pressure monitoring. J Neurosurg 59:601-605, 1983.
24. Marion DW, Obrist WD, Carlier PM, et al: The use of moderate therapeutic hypothermia for patients with severe head injuries: a preliminary report. J Neurosurg 79:354-362, 1993.
25. Rosner MJ, Daughton S: Cerebral perfusion pressure management in head injury. J Trauma 30:933-941, 1990.
26. Guyton AC: Arterial pressure regulation: I. Rapid pressure control. In Textbook of Medical Physiology, 7th ed. Philadelphia: WB Saunders, 1986, pp. 250-251.
27. King JM, Roth L, Haschek WM: Myocardial necrosis secondary to neural lesions in domestic animals. J Am Vet Med Assoc 180:144-148, 1982.
28. Enevoldsen EM, Jensen FT: Autoregulation and CO2 responses of cerebral blood flow in patients with acute severe head injury. J Neurosurg 48:689-703, 1979.
29. Bouma GJ, Muizelaar JP, Bandoh K, Marmarou A: Blood pressure and intracranial pressure-volume dynamics in severe head injury: relationship with cerebral blood flow. J Neurosurg 77:15-19, 1992.
30. Dewey CW: Emergency management of the head trauma patient: principles and practice. In Vet Clin North Am: Small Anim Pract. Vassallo, J (ed). Philadelphia: WB Saunders, 2000, pp. 207-225.
31. Dewey CW, Budsberg SC, Oliver JE Jr: Principles of head trauma management in dogs and cats - part 1. Compend Contin Educ Pract Vet 14:199-206, 1992.
32. Platt SR, Radaelli ST, McDonnell JJ: The prognostic value of the modified Glasgow Coma Scale in head trauma in dogs. J Vet Intern Med 15:581-584, 2001.
33. Procaccio F, Stocchetti N, Citero G, et al: Guidelines for the treatment of adults with severe head trauma (part II). Criteria for medical treatment. J Neurosurg Sci 44:11-18, 2000.
34. Ravussin P, Archer DP, Meyer E, et al: The effects of rapid infusions of saline and mannitol on cerebral blood volume and intracranial pressure in dogs. Can Anaesth Soc J 32:506-515, 1985.
35. Qureshi AI, Wilson DA, Traystman RJ: Treatment of transtentorial herniation unresponsive to hyperventilation using hypertonic saline in dogs: effect on cerebral blood flow and metabolism. J Neurosurg Anesthesiol 14:22-30, 2002.
36. Fisher CM, Ojemann RG: Bilateral decompressive craniectomy for worsening coma in acute subarachnoid hemorrhage. Observations in support of the procedure. Surg Neurol 41:65-74, 1994.
37. Gaab MR, Rittierodt M, Lorenz M, Heissler HE: Traumatic brain swelling and operative decompression: a prospective investigation. Acta Neurochirurgica Suppl 51:326-328, 1990.
38. Jourdan C, Convert J, Mottolese C, et al:. Evaluation of the clinical benefit of decompression hemicraniectomy in intracranial hypertension not controlled by medical treatment. Neuro Chirurgie 39:304-310, 1993.
39. Rinaldi A, Mangiola A, Anile C, et al: Hemodynamic effects of decompressive craniectomy in cold induced brain oedema. Acta Neurochirurgica Suppl 51:394-396, 1990.
40. Venes Jl, Collins WF: Bifrontal decompressive craniectomy in the management of head trauma. J Neurosurg 42:429-433, 1975.
41. Bagley RS, Harrington ML, Pluhar GE, et al: Effect of craniectomy/durotomy alone or in combination with hyperventilation, diuretics, and corticosteroids on intracranial pressure in normal dogs. Am J Vet Res 57:116-119, 1996.
42. Bagley RS, Keegan RD, Greene SA, et al: Intraoperative intracranial pressure monitoring in five dogs with structural brain disease. J Am Vet Med Assoc 5:588-591, 1995.
43. Feldman Z, Kanter MJ, Robertson CS, et al: Effect of head elevation on intracranial pressure, cerebral perfusion pressure, and cerebral blood flow in head-injured patients. J Neurosurg 76:207-211, 1992.
44. Schneider GH, von-Helden GH, Franke R, et al: Influence of body position on jugular venous oxygen saturation, intracranial pressure and cerebral perfusion pressure. Acta Neurochir Suppl Wien 59;107-12, 1993.
45. Caruselli G, Recchioni MA, Occhipinti C, et al: The role of CSF ventricular drainage in controlling intracranial hypertension in patients with brain lesions. Comparison of three methods. Preliminary results. J Neurosurg Sci 36:219-25, 1992.
46. Duffy GP: Lumbar puncture in the presence of raised intracranial pressure. Br Med J 1:407-409, 1969.
47. Speciale J, Steinberg SA, Van Winkle T: Morbidity and mortality related to cerebellomedullary spinal tap in dogs and cats. J Vet Intern Med 9:208, 1995.
48. Hall ED: The neuroprotective pharmacology of methylprednisolone. J Neurosurg 76:13-22, 1992.

49. Hall ED: High-dose glucocorticoid treatment improves neurological recovery in head-injured mice. J Neurosurg 62:882-887, 1985.
50. Braakman R, Schouten HJA, Dishoeck MB, Minderhound JM: Megadose steroid in severe head injury. J Neurosurg 58:326-330, 1983.
51. Sapolsky RM, Pulsinelli WA: Glucocorticoids potentiate ischemic injury to neurons: Therapeutic implications. Science 229:1397-1400, 1985.
52. Lam AM, Winn HR, Cullen BF, Sundling N: Hyperglycemia and neurological outcome in patients with head injury. J Neurosurg 75:545-551, 1991.
53. Lobato RD, Sarabia R, Cordobes F, et al: Posttraumatic cerebral hemispheric swelling. J Neurosurg 68:417-423, 1988.
54. Nordström CH, Messeter K, Sundbärg G, et al: Cerebral blood flow, vasoreactivity, and oxygen consumption during barbiturate therapy in severe traumatic brain lesions. J Neurosurg 64:231-237, 1986.
55. Pomeranz S, Safar P, Radovsky A, et al: The effect of resuscitative moderate hypothermia following epidural brain compression on cerebral damage in a canine outcome model. J Neurosurg 79:241-251, 1993.

Doenças Cirúrgicas do Encéfalo

Rodney S. Bagley e Annie V. Chen

A cirurgia intracraniana em animais é feita mais comumente para a remoção de massas intracranianas, biopsias de lesões intracranianas, colocação de aparelhos para desvio do líquido cerebrospinal (LCE) ventricular, descompressão e debridação de tecidos intracraniais e tratamento por curto tempo do aumento da pressão intracraniana (PIC). A cirurgia pode incluir a remoção de grandes porções do crânio (craniotomia ou craniectomia), limitar-se a pequenos furos com broca cirúrgica para descompressão ou evacuação de hematomas, ou para biopsias estereotáxicas. Indicações adicionais para cirurgias intracranianas em seres humanos incluem o tratamento de convulsões, de dor crônica e de distúrbios motores.

Deve-se considerar o emprego da cirurgia intracraniana para tratamento de doenças intracranianas após um diagnóstico adequado (físico e anatômico) e com conhecimento da fisiopatologia associada à doença em questão. As abordagens cirúrgicas para o tratamento de lesões intracranianas são escolhidas baseando-se na localização e extensão da lesão, sua consistência esperada, sua natureza (inflamatória, neoplásica ou hemorrágica) e nos objetivos da cirurgia (remoção de tecido, biopsia ou descompressão).[1] Abordagens limitadas são utilizadas mais frequentemente para biopsia, descompressão de hematomas e colocação de *shunts* intraventriculares. O tamanho e a extensão da remoção óssea também são limitados pela anatomia do crânio, tecidos moles vizinhos e a vasculatura associada. As abordagens cirúrgicas para o encéfalo foram revisadas na literatura.[1-4] Os processos mórbidos mais comuns para os quais a cirurgia intracraniana tem sido usada atualmente são discutidos a seguir.

Neoplasia

O tratamento mais adequado para cães com tumores encefálicos ainda não foi definido. E a sobrevivência de cães com tumores encefálicos que não são tratados, segundo as publicações, é decepcionante. Em um estudo, a sobrevivência média de cães com tumores de vários tipos e que não receberam tratamento foi de 6 dias.[5] Existem relatos não comprovados cientificamente de cães com tumores do encéfalo que viveram por meses ou até anos sem tratamento definitivo. O curso natural e o tempo de sobrevivência de animais com tumores cerebrais não estão bem estabelecidos, tornando mais difícil a determinação objetiva dos resultados do tratamento.

A remoção cirúrgica é mais utilizada para tumores benignos localizados superficialmente, encapsulados e relativamente pequenos, dos quais o meningioma é o mais comum (Figura 41.1). A cirurgia também proporciona a possibilidade de cura, o que é incomum para outras modalidades de tratamento para os tumores cerebrais. Dependendo do tipo e da localização do tumor, faz-se a abordagem no crânio. O crânio sobre a lesão é removido, fazendo-se uma craniotomia ou craniectomia. A massa é identificada e, se possível, seus limites são identificados. O tumor pode, então, ser biopsiado, *debulked* (a sua maior parte é removida) ou removido completamente por meio de ressecção cortante, não cortante e aspirativa. O equipamento e as técnicas cirúrgicas estão descritas na literatura.[1] A remoção do tumor é feita sob magnificação ou com auxílio de um microscópio cirúrgico para melhorar a visualização da anatomia microvascular para proporcionar melhor visão dos tecidos. Um aspirador ultrassônico pode ser usado para remover com maior segurança os tecidos mais moles do tumor ou o tecido nervoso necrótico que o circunda.

Muitos tumores cerebrais são removidos em pequenas porções para evitar compressão e danos adicionais ao encéfalo normal. As porções internas do tumor são removidas em primeiro lugar para que o volume da massa colapse. Em seguida, a cápsula é identificada e removida, se possível. A dura-máter em contato com a lesão é incisada com margens maiores. Em casos de meningioma, uma biopsia da dura-máter na extremidade da lesão é colhida para avaliação histológica das margens.

Em cães, mesmo quando histologicamente benignos, os meningiomas não são bem encapsulados e, por isso, são difíceis de serem diferenciados no tecido cerebral

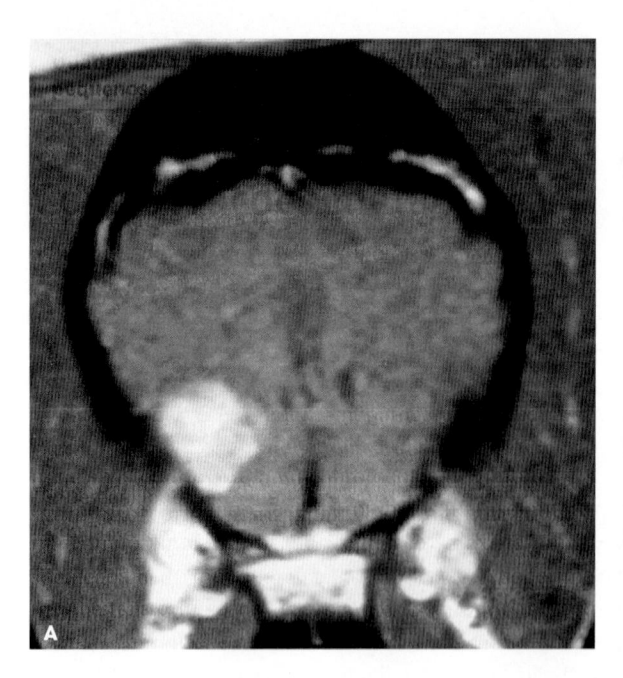

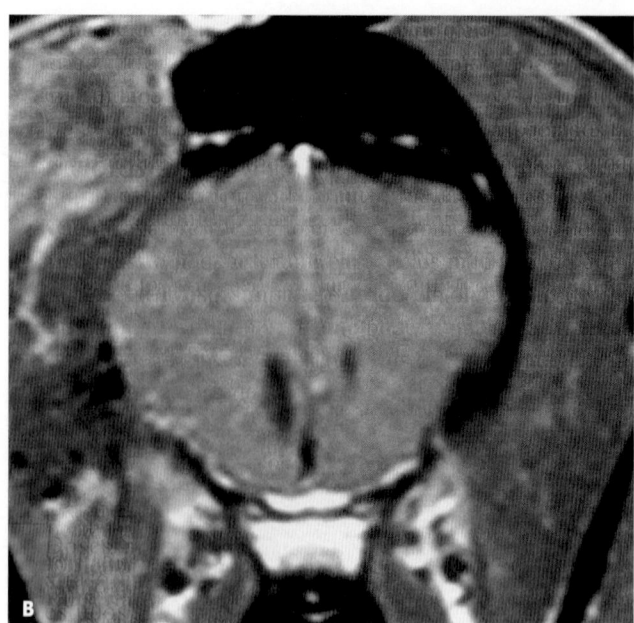

Figura 41.1 A e B. Imagens transversais de ressonância magnética (RM) ponderada em T1 após administração intravenosa de contraste de cães com meningioma antes (esquerda) e após (direita) remoção cirúrgica. (De Bagley RS: Fundamentals do Veterinary Clinical Neurology, Ames, IA: Blackwell Publishing, 2005.)

sadio. Os danos causados ao cérebro nas áreas adjacentes ao tumor podem fazer com que a diferenciação macroscópica das margens tumorais se torne difícil, se não impossível. O tumor pode ser localizado em áreas do cérebro onde o acesso e a exposição são limitados, aumentando o risco de a cirurgia causar doenças adicionais. Acessos cirúrgicos de má qualidade, com frequência levam ao aumento da mortalidade na cirurgia. Se o tumor estiver no interior do parênquima ou no interior de um ventrículo, é impossível acessar cirurgicamente a lesão sem danificar pelo menos parte do cérebro circunvizinho. Muitos tumores intracranianos são irrigados por múltiplos vasos, aumentando o risco de hemorragia durante a ressecção. Esses fatores podem limitar a remoção bem-sucedida de tumores cerebrais; por outro lado, muitas vezes a cirurgia obtém sucesso, resultando na cura ou remissão dos tumores cerebrais por longo período.

Os tratamentos cirúrgicos para os tumores no tronco encefálico, com frequência são dificultados por exposição inadequada da lesão, invasão ou compressão de estruturas vitais locais. Os nervos cranianos, muitas vezes estão envolvidos no interior dessas massas, dificultando a ressecção completa delas. Tumores dos nervos cranianos também podem requerer remoção cirúrgica similar a outros tumores nos nervos periféricos.[7] A mediana do tempo de sobrevivência de cães com todos os tipos de tumores após cirurgia varia, mas tende a concentrar-se em torno de 140 a 150 dias.[1,2,5-12] Para meningiomas, os tempos medianos de sobrevivência podem ser um pouco mais longos (240 a 300 dias, ou pouco mais). A mortalidade é significativamente maior nos primeiros 30 dias da cirurgia de animais com tumores infratentoriais comparados com tumores supratentoriais.

As excisões cirúrgicas são conseguidas com maior facilidade em gatos, pois os meningiomas nesses animais tendem a ser bem encapsulados e facilmente distinguidos do cérebro normal. Estudos determinaram os tempos medianos de sobrevivência de gatos com meningiomas de 22 a 27 meses.[13,14]

Tumores pituitários podem ser tratados por cirurgia, primariamente por uma abordagem transesfenoidal.[15-18] Porém, pode ser difícil ter acesso a tumores maiores (< 1 cm), resultando em remoção incompleta e aumento na morbidade cirúrgica.

O tratamento de tumores metastáticos no cérebro é raramente feito em animais. A remoção de metástase em seres humanos, em geral, permite melhora da qualidade de vida e até mesmo da sobrevivência. Tumores que invadem o crânio, como o condrossarcoma multilobular ou osteossarcoma, também podem ser removidos cirurgicamente, dependendo do tamanho e localização anatômica no momento do diagnóstico.[19,20]

Muitos fatores podem afetar a sobrevivência após cirurgias encefálicas, incluindo anormalidades neurológicas e sistêmicas. Em geral, a maioria dos cães são diagnosticados tardiamente no curso de suas doenças e somente quando os sinais clínicos se tornam óbvios. Nesse momento os tumores já estão relativamente grandes e já causaram danos cerebrais significantes. Com frequência, já estão infiltrados ou muito aderidos ao tecido nervoso. Deterioração geral da saúde sistêmica pode já ter ocorrido antes do tratamento devido à falta de nutrição adequada, estresse crônico, dor e efeitos deletérios de medicamentos administrados para controle dos sinais clínicos, ou seja, corticosteroides. Efeitos orgânicos não neurológicos, como a síndrome cérebro-coração, podem comprometer a saúde sistêmica. Por ser a história da cirurgia intracraniana em pequenos animais relativamente recente, a curva de aprendizagem ainda é muito íngreme quanto às técnicas cirúrgicas intracranianas. Todos esses fatores afetam as estatísticas históricas de morbidade e mortalidade de animais com tumores encefálicos.

Infelizmente, devido ao número pequeno de cães com tumores do encéfalo que foram tratados, todos aqueles com tumores tendem a ser agrupados nas análises. Isto significa que todos os cães com tumores cerebrais, não importando a localização ou as características de crescimento do tumor, são considerados iguais. Ignorando-se o comportamento e a agressividade dos vários tipos de tumores e suas localizações. Os tratamentos administrados são variáveis, até para animais com as mesmas características clínicas. Estes fatores introduzem um viés na determinação da sobrevivência geral. Finalmente, algumas lesões são diagnosticadas como tumores cerebrais baseadas somente nas características de imagem, sem um diagnóstico subsequente por biopsia. Todas essas influências prováveis tornam difícil comunicar-se com os proprietários sobre o prognóstico preciso dos muitos e diferentes tipos e localizações dos tumores cerebrais. Em uma tentativa de começar a determinar se certas características influenciam a sobrevivência geral, nós avaliamos cães com tumores diagnosticados por biopsia quanto à influência do tipo e localização na sobrevivência após o tratamento cirúrgico inicial. As conclusões preliminares indicam que cães com tumores supratentoriais têm maior probabilidade de sobreviver por mais de 30 dias após a cirurgia, quando comparados a cães com tumores infratentoriais. A mortalidade associada à cirurgia supratentorial também é menor do que com a cirurgia infratentorial em cães com tumores cerebrais. Em geral, os cães tiveram uma taxa de sobrevivência aos 30 dias de aproximadamente 60% após cirurgia intracraniana para tumores cerebrais. Inversamente, houve uma mortalidade aos 30 dias de aproximadamente 40% para cães com tumores cerebrais. A sobrevivência por mais de 6 meses depende do tipo e da localização do tumor.

O tratamento cirúrgico de tumores cerebrais deveria, idealmente, não só livrar o cão do tumor mas também melhorar ou resolver os sinais clínicos associados a ele. A ressecção cirúrgica de tumores, por exemplo, podem aumentar a possibilidade de controle de convulsões ou auxiliar no controle dos efeitos da elevação da PIC.

Siringomielia e hidromielia têm sido diagnosticadas com frequência cada vez maior como causas de disfunção da medula espinal em cães e, raramente, em gatos. Vários mecanismos patogênicos podem resultar em, ou perpetuar, a siringomielia e a hidromielia. O diagnóstico fisiopatológico apropriado da causa real dessas doenças é imperativo para um planejamento apropriado do tratamento. Comumente, a siringomielia e a hidromielia estão associadas a anormalidades na dinâmica do LCE, na área do quarto ventrículo/forame magno. Isto pode ser o resultado de malformações do forame magno ou da região cervical craniana, e pode estar associada à malformação tipo Chiari da área infratentorial.

Se os sinais clínicos forem leves, o tratamento não cirúrgico com confinamento, restrição de atividade, corticosteroides ou medicação para dor pode proporcionar alívio sintomático. O tratamento medicamentoso dessa condição pode melhorar os sinais clínicos em alguns cães. Deve sempre ser testado ou usado em concomitância com os tratamentos cirúrgicos. Os corticosteroides (prednisona) são mais usados em dosagens anti-inflamatórias (0,5 a 1 mg/kg cada 12 ou 24 h). Se o tratamento medicamentoso for o único tratamento a ser usado (i. e., pois o proprietário não deseja o tratamento cirúrgico), as dosagens dos corticosteroides são ajustadas (aumentadas) e se os sinais clínicos não melhorarem, o animal deve ser monitorado cuidadosamente quanto aos efeitos colaterais. Se houver melhora ou resolução dos sinais clínicos nas primeiras 1 ou 2 semanas da terapia com corticosteroides, essa medicação pode ser utilizada em doses decrescentes até atingir a menor dose necessária para se conseguir a remissão dos sinais clínicos.

Se os sinais clínicos resultarem de uma malformação tipo Chiari ou outra anomalia infratentorial ou do forame magno, a remoção cirúrgica de qualquer estenose e descompressão do tronco encefálico, cerebelo e da medula espinal craniana pode aliviar os sinais clínicos. A cirurgia para descompressão do forame magno em geral inclui craniectomia e durotomia suboccipitais.[21,22] Após a remoção de porções do osso occipital e do tecido fibroso associado, um enxerto de dura, como o da fáscia temporal, é colocado sobre a área do forame magno em uma tentativa de evitar a formação de tecido cicatricial adicional nessa área. Em outras situações, nas quais a siringomielia está associada à hidrocefalia, a colocação de um *shunt* ventriculoperitoneal pode melhorar os sinais clínicos (ver adiante, em Hidrocefalia).

Estruturas císticas primárias também podem estar presentes na região intracraniana, em geral no terceiro ventrículo caudal e dorsal, ou em torno dele. Essas estruturas císticas são frequentemente chamadas de cistos aracnóideos ou subaracnóideos. Em alguns casos, a fenestração cirúrgica por craniotomia ou craniectomia pode causar melhora dos sinais clínicos. De maneira similar, cistos epidermoides ou dermoides podem ser removidos cirurgicamente. Apesar de não haver tratamento primário para a displasia occipital, as consequências da malformação tipo Chiari, como a siringomielia, podem melhorar com a descompressão do forame magno por craniectomia suboccipital com reconstituição cirúrgica dessa região.

Hidrocefalia

Várias opções de tratamentos médicos e cirúrgicos podem ser benéficas para animais com hidrocefalia. A escolha do tratamento é geralmente ditada pelo grau de impedimento físico, idade do animal e causa da hidrocefalia, se conhecida. O tratamento médico pode incluir tratamento de suporte geral e medicamentos para limitar a produção de LCE e reduzir a PIC. O tratamento cirúrgico é projetado para proporcionar drenagem do LCE do cérebro para outro local no corpo para reabsorção.

O tratamento cirúrgico para a hidrocefalia geralmente é necessário naqueles que não melhoram em 2 semanas após o início da terapia medicamentosa, ou para aqueles cujos sinais clínicos deterioram durante essa terapia. Os procedimentos cirúrgicos são projetados para proporcionar o fluxo controlado do LCE dos ventrículos cerebrais para a cavidade peritoneal ou para o átrio direito. Os sistemas de *shunt* projetados para uso em seres humanos parecem ser adaptáveis para animais. Os *shunts* ventriculoperitoneais (VP) são tecnicamente mais fáceis de serem instalados e mais comumente utilizados em neurocirurgia humana. A colocação emergencial de aparelho para remoção de LCE por curto períodos pode ser feita para o manejo de hidrocefalia secundária. Portas de acesso vascular ou aparelhos similares implantados subcutaneamente têm sido usados com esse propósito.

Sistemas de *shunt* ventriculoperitoneais são utilizados para o manejo a longo prazo de hidrocefalia em seres humanos e cães. Esses sistemas de *shunt* têm três componentes essenciais: um cateter ventricular, um mecanismo de controle da sifonagem e um cateter distal. Os três componentes podem ser adquiridos separadamente e conectados durante a cirurgia, ou então adquiridos como uma unidade, com as três partes conectadas permanentemente. O cateter ventricular é um fragmento de tubo de silicone fenestrado que é colocado, geralmente, em um ventrículo lateral através de um pequeno furo feito com trépano no crânio. Este cateter ventricular é conectado a uma valva de controle da sifonagem. A valva é projetada para reduzir o efeito sifão da pressão hidrostática causada pela gravidade no cateter distal, mantendo a pressão ventricular fisiológica. A pressão hidrostática, que é máxima quando o animal está em pé, causaria drenagem excessiva do LCE, se a pressão não fosse atenuada pela valva. Existem valvas de baixa, média e alta pressão para manter as pressões ventriculares dentro dos limites preestabelecidos. Como a PIC normal em cães é considerada como sendo entre 8 e 12 mmHg, geralmente usa-se um *shunt* que trabalhe em pressões iguais ou superiores a estas. O cateter distal leva o LCE da valva para a cavidade peritoneal. A colocação cirúrgica desses *shunts* está descrita na literatura.

Independentemente do tipo de *shunt* utilizado, é necessário o emprego de técnica asséptica e hemostasia rigorosas para evitar falhas no *shunt*. As duas complicações mais comuns da colocação do *shunt* em seres humanos é a infecção ou a insuficiência do *shunt*. Drenagem excessiva pelo *shunt* e convulsões são encontrados menos comumente, mas são possíveis. A colocação de *shunts* VP é contraindicada na vigência de infecções sistêmicas. Todas as infecções devem ter sido resolvidas antes da cirurgia.

Mesmo que os pacientes não tenham uma infecção sistêmica no momento da cirurgia, eles podem desenvolver uma mais tarde. Febre e deterioração das funções neurológicas são os mais comuns sinais clínicos da infecção do *shunt*. Se houver suspeita de infecção, deve-se colher LCE do reservatório subcutâneo do *shunt* para cultura e testes de sensibilidade. Sugerem-se antibióticos profiláticos para pacientes com *shunts* VP em momentos de possível desenvolvimento de bacteriemia ou septicemia (p. ex., procedimentos dentários). A nefrite por *shunt* foi relatada em seres humanos devido a infecção crônica de baixa intensidade do *shunt* causando deposição de complexos imunes nos glomérulos renais.

A insuficiência do *shunt* (remoção insuficiente de LCE do ventrículo pelo *shunt*) é causada por bloqueio, desconexão ou dobra do sistema de cateter. As causas possíveis de bloqueio incluem a obstrução pelo plexo coroide e a acreção de material proteico, sangue ou restos celulares (inflamatórios ou neoplásicos). O bloqueio pode ocorrer no cateter ventricular, na valva de controle do sifão ou no cateter distal. Vários métodos para avaliar a permeabilidade do *shunt* e localizar o local do bloqueio foram desenvolvidos, como exames radiográficos ou punções do *shunt*.

As complicações associadas ao excesso de drenagem pelo *shunt* ainda não foram bem descritas em animais, mas muito provavelmente elas ocorrem. Em seres humanos, o excesso de drenagem resulta em formação de hematomas subdurais e/ou em ventrículos muito pequenos (síndrome do ventrículo em fenda). A drenagem excessiva do LCE pode causar colapso do cérebro com ruptura de vasos, o que produz os hematomas subdurais. Os animais com ventrículos laterais grandes e dilatados e com apenas uma fina borda de córtex cerebral residual são os que têm maior risco de colapso cerebral e hemorragia. O risco de colapso cerebral pode ser minimizado não se permitindo que um grande volume de LCE escape durante a colocação do *shunt*. Adicionalmente, deve-se selecionar uma valva de controle da sifonagem com a pressão adequada. O sangramento intracranial e o colapso cerebral são mais facilmente confirmados por estudos avançados de imagem, tais como ressonância magnética ou tomografia computadorizada após a colocação do *shunt*.

A resolução por longo tempo e com sucesso dos sinais clínicos da hidrocefalia tem sido obtida com esses tipos de procedimentos cirúrgicos para o *shunt* em cães. Evidências experimentais sugerem que a reconstituição dos hemisférios cerebrais após a colocação do *shunt* ocorre somente na substância branca. A substância branca reconstituída é caracterizada por destruição da mielina, remielinização e astrocitose reativa. Devido à perda de neurônios e a destruição laminar da cortical serem irreversíveis, a hidrocefalia deve ser tratada o mais cedo possível.

Doenças inflamatórias

O tratamento da encefalite e da meningite deve ser, idealmente, dirigido contra o microrganismo causador específico. Em algumas instâncias, a inflamação ou a infecção intracraniana coalescem, formando uma massa discreta ou abscesso. Como um abscesso e a inflamação associada a ele podem aumentar rapidamente a PIC, sua drenagem cirúrgica e descompressão devem ser feitas o mais cedo possível após sua detecção. Similarmente, ferimentos intracranianos penetrantes podem necessitar debridação cirúrgica para evitar complicações com infecção.

Hemorragia intracraniana e doenças relacionadas com os vasos

O tratamento para os sangramentos no sistema nervoso central (SNC) inclui o tratamento de qualquer distúrbio da coagulação subjacente além da interrupção ou resolução dos efeitos locais do acúmulo de sangue. Vários tratamentos existem para coagulopatias individuais e para a trombocitopenia. As recomendações atuais para o tratamento desses distúrbios hemorrágicos devem ser revisadas.

O tratamento para o hematoma localizado no SNC concentra-se na sua evacuação, geralmente por meio de craniotomia ou craniectomia. Se o distúrbio hemorrágico subjacente ainda estiver ativo, existe uma escolha difícil entre a necessidade para a drenagem cirúrgica e o risco de causar mais hemorragia. Suporte hemostático por curto período com derivados sanguíneos ou plaquetas pode resultar em uma janela de estabilização do paciente suficiente para que o procedimento cirúrgico seja realizado. Se o acúmulo focal de sangue no SNC estiver ameaçando a vida, a drenagem cirúrgica torna-se uma necessidade e é realizada com conhecimento do risco aumentado de complicações hemorrágicas. Mesmo que seja impossível reverter todos os efeitos da hemorragia, a diminuição do tamanho de um hematoma em expansão resulta na diminuição da pressão exercida nos tecidos vizinhos e pode melhorar o quadro clínico. Dois princípios devem ser levados em conta. O primeiro é a diminuição da pressão intraparenquimatosa, o fluxo sanguíneo na área pode ser restabelecido e ocorrer um recrudescimento da hemorragia. O segundo é: se a causa original do sangramento foi um vaso rompido (aneurisma ou malformação arteriovenosa), a remoção do hematoma pode resultar em novo sangramento. Em ambas as situações, contudo, a hemostasia pode ser feita durante a cirurgia com o intuito de diminuir essa possibilidade.

Em hematomas crônicos, especialmente se a tendência ao sangramento já tenha diminuído, a drenagem cirúrgica é razoavelmente fácil de ser feita, caso a extensão do hematoma seja determinada. Em geral, o que se encontra é uma lesão macia, negra ou esverdeada, compatível com um hematoma bem definido. A lesão pode ser removida por aspiração. As bordas do hematoma tendem a ser mais organizadas e necessitam ser dissecadas.

Lesão intracraniana traumática

Os tratamentos cirúrgicos para o traumatismo intracranial são indicados primariamente para descompressão e debridação de tecido anormal e sangue. Um importante princípio da doutrina de Monro-Kellie é que o conteúdo intracranial é restringido pelo crânio. Isto significa que a remoção dessa estrutura potencialmente reduzirá as elevações da PIC. Craniectomias unilaterais ou bilaterais têm sido utilizadas como tratamento para as elevações da PIC que não podem ser diminuídas pelos métodos mais convencionais mencionados anteriormente. Embora a abertura só do crânio possa ser benéfica, a incisão subsequente da dura parece ser significativamente mais eficiente para reduzir a PIC.[23] Isto foi demonstrado clinicamente em seres humanos e experimentalmente em cães e gatos. A recuperação funcional final continuará dependendo da lesão cerebral primária causada pelo processo mórbido. A PIC pode aumentar durante o fechamento do ferimento e a recuperação anestésica. A magnitude do decréscimo da PIC após a cirurgia continua incerta.

Foi demonstrado que a craniectomia e a durotomia diminuem a PIC em 15% em cães e gatos e em 65% dos seres humanos. As PIC em cães normais se aproximaram da pressão atmosférica quando se procedeu a uma craniotomia e durotomia rostrotentorial lateral. Sugere-se descompressão adequada do cérebro em animais com doença estrutural se a pressão intraoperatória se aproximar de níveis similares.

Tratamento cirúrgico para doenças dos nervos craniais

Os nervos craniais podem ser afetados por doenças independentes das suas estruturas.[24] Tumores, por exemplo, frequentemente começam no interior ou em torno do nervo trigêmeo. Anormalidades do nervo trigêmeo podem ser causadas por infiltração neoplásica (linfossarcoma) que envolve um ramo ou todo o nervo. Leucemias mielomonocíticas e outras neoplasias hematocelulares podem afetar esse nervo. Tumores das coberturas dos nervos (tumores da bainha nervosa) podem se iniciar no nervo ou em torno dele. Esses tumores podem infiltrar ou comprimir o nervo, resultando em disfunção. A presença de atrofia unilateral dos músculos temporal e masseter é sugestiva de uma doença isolada desse nervo cranial. A remoção cirúrgica desses tumores já foi feita, mas pode resultar em consequências cosméticas devido à denervação trigeminal completa dos músculos da cabeça. A radioterapia tem sido empregada em um número limitado de casos, com resultados aparentemente encorajadores.

O nervo vestibular pode ser afetado tanto perifericamente (em geral por doenças na orelha média ou interna), ou centralmente no tronco encefálico. Tumores da orelha ocorrem mais frequentemente em animais mais velhos. Carcinoma de células escamosas e adenocarcinoma são os mais comuns. O tratamento pode incluir ressecção cirúrgica ou radioterapia. Pólipos inflamatórios ocorrem em gatos. A remoção cirúrgica desses pólipos geralmente é benéfica. A otite média/interna pode exigir antibióticos sistêmicos (ácido clavulânico), ou ser necessária a debridação cirúrgica (osteotomia da bolha).

Direções futuras – tratamento cirúrgico de convulsões

Os tratamentos cirúrgicos para controle de convulsões são empregados em pacientes humanos selecionados que apresentam convulsões que não são controladas adequadamente com a terapia medicamentosa. Tratamentos similares são raros em animais, mas esperamos que aumentem com o melhor entendimento da geração e localização da convulsão.[25,26] Isto acontecerá por meio dos avanços no diagnóstico por imagem intracraniana e monitoramento eletrofisiológico em animais.

Referências bibliográficas

1. Bagley RS: Surgical approaches to the central nervous system: Brain. *In* Textbook of Small Animal Surgery, 3rd ed. Slatter D (ed). Philadelphia: WB Saunders, 2003, pp. 1163-1173.
2. Bagley RS, Harrington ML, Pluhar GE, et al: Acute, unilateral transverse sinus occlusion during craniectomy in 7 dogs with space-occupying intracranial disease. Vet Surg 26:195-201, 1997.
3. Oliver JE Jr: Principles of Canine Brain Surgery. Anim Hosp 2:73-88, 1966.
4. Oliver JE Jr: Surgical approaches to the canine brain. Am J Vet Res 29:353-378, 1968.
5. Heidner GL, Kornegay JN, Page RL, et al: Analysis of survival in a retrospective study of 86 dogs with brain tumors. J Vet Intern Med 5:219-226, 1991.
6. Axlund TW, McGlasson ML, Smith AN: Surgery alone or in combination with radiation therapy for treatment of intracranial meningiomas in dogs: 31 cases (1989-2002). J Am Vet Med Assoc 221:1597-1600, 2002.
7. De Wet PD, Ali II, Peters DN: Surgical approach to the rostral cranial fossa by radical transfrontal craniotomy in the dog. J South Afr Vet Assoc 53:140-151, 1982.
8. Glass EN, Kapatkin A, Vite C, et al: A modified bilateral transfrontal sinus approach to the canine frontal lobe and olfactory bulb: Surgical technique and five cases. J Am Anim Hosp Assoc 36:43-50, 2000.
9. Jeffery N, Brearley MJ: Brain tumours in the dog. Treatment of 10 cases and review of recent literature. J Small Anim Pract 34:367-372, 1993.
10. Klopp LS, Simpson ST, Sorjonen DA, Lenz SD: Ventral surgical approach to the caudal brain stem in dogs. Vet Surg 29:533-542, 2000.
11. Kostolich M, Dulisch ML: A surgical approach to the canine olfactory bulb for meningioma removal. Vet Surg 16:273-277, 1987.
12. Niebauer GW, Dayrell-Hart BL, Speciale J: Evaluation of craniotomy in dogs and cats. J Am Vet Med Assoc 198:89-95, 1991.
13. Gallagher JG, Berg J, Knowles KE, et al: Prognosis after surgical excision of cerebral meningiomas in cats: 17 cases (1986-1992). J Am Vet Med Assoc 203:1437-1440, 1993.
14. Gordon LE, Thacher C, Matthiesen DT, et al: Results of craniotomy for treatment of cerebral meningioma in 42 cats. Vet Surg 23:94-100, 1994.
15. Meij BP, Voorhout G, van den Ingh TSGAM, et al: Transsphenoidal hypophysectomy in beagle dogs: evaluation of a microsurgical technique. Vet Surg 26:295-309, 1997.
16. Meij BP, Voorhout G, van den Ingh TS, et al: Results of transsphenoidal hypophysectomy in 52 dogs with pituitary-dependent hyperadrenocorticism. Vet Surg 27:246-261, 1998.
17. Niebauer GW, Eigenmann JE, Van Winkle TJ: Study of long-term survival after transsphenoidal hypophysectomy in clinical normal dogs. Am J Vet Res 51:677-681, 1990.
18. Niebauer GW, Evans SM: Transsphenoidal hypophysectomy in the dog. Vet Surg 17:296-303, 1988.
19. Dernell WS, Straw RC, Cooper MF, et al: Multilobular osteochondrosarcoma in 39 dogs: 1979-1993. JAAHA 34:11-18, 1998.
20. Straw RC, LeCouteur RA, Powers BA, et al: Multilobular osteochondrosarcoma of the canine skull: 16 cases (1978-1988). JAVMA 195:1764-1769, 1989.
21. Takagi S, Kadosawa T, Ohsaki T, et al: Hindbrain decompression in a dog with scoliosis associated with syringomyelia. J Am Vet Med Assoc 226:1359-1369, 2005.

22. Vemeersch K, Van Ham L, Caemaert J, et al: Suboccipital craniectomy, dorsal laminectomy of C1, durotomy and dural graft placement as a treatment for syringohydromyelia with cerebellar tonsil herniation in Cavalier King Charles spaniels. Vet Surg 33:355-360, 2004.
23. Bagley RS, Harrington ML, Pluhar GE, et al: Effect of craniectomy/durotomy alone or in combination with hyperventilation, diuretics, and corticosteroids on intracranial pressure in normal dogs. Am J Vet Res 57:116-119, 1996.
24. Bagley RS, Wheeler SJ, Klopp L, et al: Trigeminal nerve sheath tumor in 10 dogs. JAAHA 34:19-25, 1998.
25. Bagley RS, Baszler TV, Harrington ML, et al: Clinical effects of longitudinal division of the corpus callosum in dogs. Vet Surg 24:122-127, 1995.
26. Bagley RS, Harrington ML, Moore MP: Surgical treatment for seizures. Vet Clin North Am 26:827-842, 1996.

Compressão da Medula Espinal

Lisa Klopp

Causas da compressão da medula espinal

Doenças podem afetar a medula espinal causando destruição do parênquima (doença intramedular) ou compressão do tecido. Em geral, as doenças que resultam em compressão são as causas mais comuns de disfunção da medula espinal. A compressão pode ser causada por alterações patológicas fora da dura (compressão extradural) ou no interior da dura (compressão intradural). O mecanismo da lesão à medula, a velocidade do desencadeamento desta, a força e a energia cinética da lesão e a duração da compressão têm uma função na gravidade e na progressão dos sinais clínicos.[1-3] Por exemplo, uma compressão grave e aguda da medula espinal tem maior probabilidade de causar paraplegia aguda do que um meningioma espinal. O segundo cresce lentamente e permite que ocorra compensação funcional. Todavia, uma vez atingido o limite de compensação possível, a deterioração da função neurológica ocorre rapidamente.[4] Os sinais clínicos associados à compressão da medula espinal dependem da localização da lesão. Os sinais clínicos da disfunção da medula espinal podem ser encontrados no Capítulo 46: Doença do disco intervertebral. Uma lista das doenças mais comuns que causam compressão da medula espinal pode ser encontrada no Quadro 42.1. Imagens dos vários processos mórbidos que causam compressão da medula espinal são mostrados nas Figuras 42.1 a 42.7.

Fisiopatologia da compressão da medula espinal

Alterações morfológicas e histológicas

A compressão da medula espinal pode ocorrer de forma relativamente lenta com o passar do tempo, por distúrbios como doença neoplásica, cisto aracnoide ou hipertrofia/hiperplasia de tecidos moles associadas a malformação/má articulação das vértebras cervicais caudais. Nos processos crônicos progressivos, os tecidos da medula espinal compensam-se por algum tempo antes de os sinais clínicos tornarem-se evidentes.[5-7] Tipicamente, o processo resulta em lesões grandes e compressão grave antes de a disfunção clínica manifestar-se e o diagnóstico ser feito.

Lesões agudas à medula espinal podem ser causadas por compressão rápida da medula espinal, como as vistas nas extrusões agudas dos discos intervertebrais e nas fraturas/luxações. Lesões agudas à medula espinal envolvem processos patológicos primários e secundários.[2,8-21] A lesão primária é o próprio evento mecânico incitante, o qual, então, desencadeia uma série complexa de eventos vasculares, bioquímicos e celulares que resultam em lesão secundária progressiva ao parênquima da medula espinal. Os eventos vasculares incluem isquemia, hemorragia, impedimento da autorregulação da irrigação sanguínea, rompimento microcirculatório, vasospasmo e trombose.[11,13,17,22,23]

Os eventos bioquímicos secundários acabam resultando em edema, peroxidação lipídica e lesão citotóxica.[22-27] Estas lesões incluem distúrbios iônicos celulares (aumento do sódio e cálcio intracelulares e do potássio extracelular).[8-10,13] Ocorre liberação e acúmulo extracelular de neurotransmissores (serotonina, catecolaminas e glutamato) que, em grandes quantidades, são danosos à medula espinal.[9,13,28] A indução da cascata do ácido araquidônico, a produção de eicosanoides e a geração de radicais livres resulta em progressão da inflamação através de citocinas e peroxidação de membranas celulares de todos os elementos da medula espinal (endotélio, mielina, neurônios e células da glia).[15,29-32] Também ocorrem falhas na geração de energia celular pela perda das vias adenosina-trifosfato e apoptose celular.[13,30]

A maior parte do que se sabe sobre a fisiopatologia da compressão da medula vertebral foi proporcionada pela lesão aguda à medula espinal, pela mielopatia cervical e modelos experimentais de compressão da medula espinal. Em uma situação clínica, os achados histológicos

> **Quadro 42.1 Doenças que causam compressão da medula espinal.**
>
> **Doenças que causam compressão extradural à medula espinal**
> - Doença do disco intervertebral (DIV)
>   - Tipo I
>   - Tipo II
> - Cistos sinoviais das facetas articulares
> - Exostose cartilaginosa
> - Estenose do canal vertebral
>   - Malformação/má articulação vertebral cervical caudal (doença do *wobbler*)
>   - Estenose congênita
>   ▲ Estenose óssea cervical
>   ▲ Estenose associada à hemivértebra (em geral de localização torácica)
> - Neoplasia
>   - Sarcomas originários das vértebras
>   ▲ Osteossarcoma
>   ▲ Condrossarcoma
>   ▲ Fibrossarcoma
>   ▲ Hemangiossarcoma
>   ▲ Linfossarcoma
>   ▲ Mieloma múltiplo
> - Abscesso epidural
> - Fratura/luxação
>   - Congênita
>   ▲ Luxação atlantoaxial
>   - Traumática
> - Hematoma (mais comumente associado à extrusão do disco intervertebral ou traumatismo)
>
> **Doenças que causam compressão intradural-extramedular à medula espinal**
> - Cisto aracnoide
> - Fibrose/cicatrização aracnoide
> - Hematoma
> - Neoplasia
>   - Meningioma
>   - Tumor da raiz nervosa
>   - Neoplasia metastática.

da compressão da medula espinal foram mais bem descritos em seres humanos com mielopatia espondilítica cervical, que é uma doença correspondente à malformação/má articulação vertebral cervical caudal em cães (doença do *wobbler*).[14,33-35] Quando a medula espinal é comprimida, a substância cinzenta central e porções da substância branca medial são atingidas com mais severidade, com cavitação cística (siringe ou siringomielia), gliose, edema e desmielinização.[3,33,36-42] Degeneração walleriana é observada cranialmente ao ponto de compressão nas colunas posterior e posterolateral.[14,33,39,44] No local da compressão ocorre perda de neurônios motores inferiores, bem como desmielinização e degeneração axônica nos tratos corticoespinais caudalmente à lesão.[14,33,39,44] Estudos têm demonstrado que os sinais clínicos, tipicamente aparecem após a medula ter sido comprimida em 30%.[8,33,45,46] Devido à relativa tolerância da medula espinal cervical à constrição, constatou-se que o desenvolvimento de mielopatia clínica é altamente correlacionado com a (i. e., depende da) existência prévia de estritura congênita do canal vertebral.[33,47]

Ogino *et al*.[48] acompanharam nove pacientes com mielopatia cervical durante o curso clínico e o exame *post-mortem*. Concluíram que a gravidade da compressão era correlacionada com as alterações patológicas. Compressões de menor intensidade eram mais associadas à degeneração do substância branca posterolateral (incluindo os tratos corticoespinais). O aumento da gravidade da compressão resultou em infarto e perda de neurônios α-motores no corno anterior da substância cinzenta. Com a compressão tornando-se mais grave, ocorreu infartamento extensivo da substância cinzenta. As colunas do corno dorsal e os tratos da substância cinzenta lateral também foram afetados, mas somente nos casos de compressão grave. Todavia, a substância branca anterior parece ser acentuadamente resistente à degeneração, um achado apoiado por outros estudos.[49] A gravidade das alterações histológicas teve boa correlação com os achados neurológicos, em todos os pacientes.

Em um estudo por Yamaura *et al*.,[35] camundongos twy/twy, que desenvolvem espontaneamente depósitos calcificados nas vértebras C1 e C2 em torno dos 4 meses de idade, foram usados para estudar a compressão crônica da medula espinal. Aos 6 meses de idade, as medulas espinais desses camundongos já estavam significativamente comprimidas. A degeneração da substância cinzenta foi observada sob a forma de neurônios pequenos e achatados e em número reduzido, especialmente nos cornos dorsais, em que a compressão era mais significativa. Perda de axônios e elementos da glia, assim como destruição de mielina, foram observados na substância branca no local da compressão e também nos tratos descendentes caudalmente, e nos tratos ascendentes cranialmente.

Apoptose celular na compressão da medula espinal

A apoptose, ou morte celular programada, é um processo natural de autodestruição de certas células geneticamente programadas para ter um tempo de vida limitado, ou quando são danificadas. A apoptose tem uma importante função no desenvolvimento e na homeostasia ao controlar a densidade e a deleção de células anormais.[33,50] A apoptose diferencia-se da necrose pela falta de inflamação, cariorrexe e cariólise. Na apoptose, as células se desintegram em partículas contidas por membrana que são, então, eliminadas por fagocitose.[23,33,51,52] A apoptose pode ser induzida por um estímulo, como traumatismo, compressão, irradiação ou drogas tóxicas,

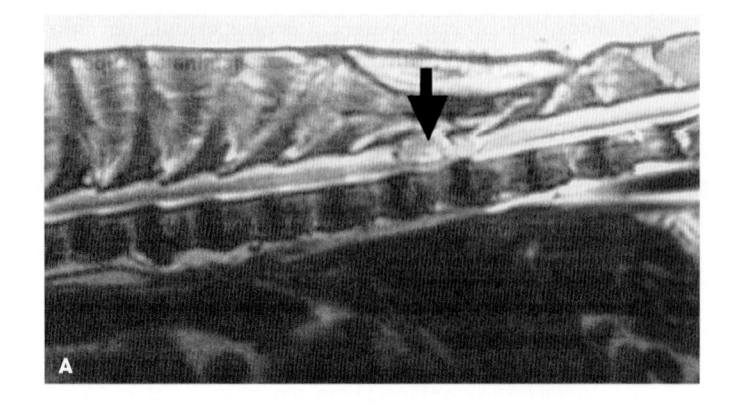

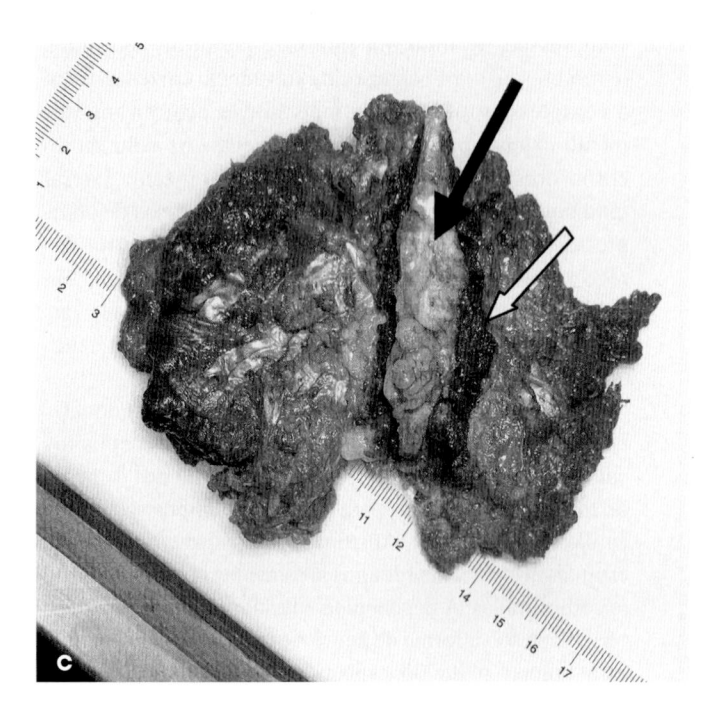

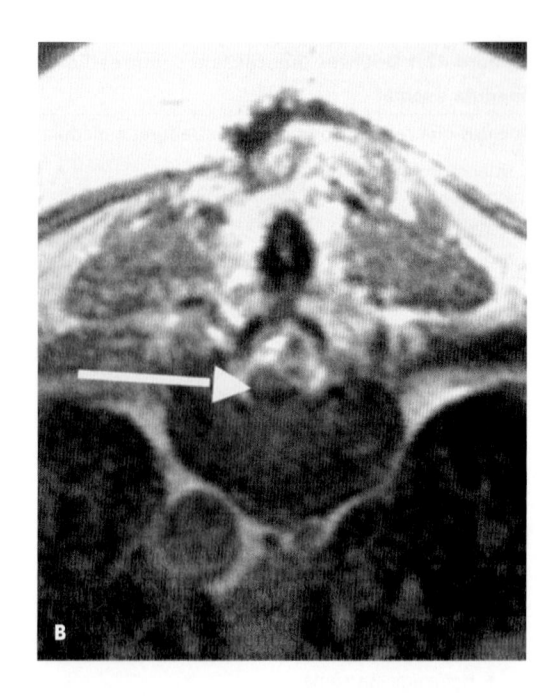

Figura 42.1 Compressão extradural: condrossarcoma em T9 em um Bloodhound macho castrado, com 11 anos de idade, com deterioração aguda de paraparesia crônica. O tumor foi removido e a função neurológica do cão melhorou diariamente. **A.** Imagem sagital de ressonância magnética (RM) ponderada em T1. O tumor comprimia severamente e completamente a medula espinal (*seta*). **B.** Imagem transversa de RM ponderada em T2. A medula espinal está indicada pela *seta*. **C.** O tumor foi removido em bloco (vista ventral da lâmina dorsal) e está circundado pela cápsula tumoral e tecido muscular normal. A lâmina dorsal foi substituída pelo condrossarcoma (*seta preta*). A margem do tumor foi delineada com tinta (*seta branca*).

ou então pela remoção de um agente repressor. A necrose pode ser induzida por lesões similares à medula espinal, e qual será o caminho celular dependerá da gravidade da lesão celular.[23]

A apoptose do sistema nervoso central (SNC) é controlada por vários genes promotores e bloqueadores.[33,53-55] A apoptose de neurônios e células gliais tem sido relatada em processos patológicos na medula espinal, incluindo lesão, isquemia e condições neurodegenerativas, como a esclerose amiotrófica lateral e a atrofia muscular espinal.[33,40,56-66] A apoptose da lesão espinal aguda foi proposta como um mecanismo de degeneração de elementos neuronais no local da lesão e como uma causa de desmielinização crônica a uma certa distância da lesão.[40,56,59-61,66] No já mencionado modelo de compressão crônica com camundongos twy/twy,[35] a apoptose foi identificada em ambas as substâncias branca e cinzenta na localização comprimida com maior gravidade.

Oligodendrócitos exibiam marcadores de apoptose, sugerindo que a perda programada dessas células pode ser uma causa de desmielinização e presença de células mal mielinizadas a uma certa distância da lesão.

Distúrbios da condução neuronal

As alterações de mielina (desmielinização e remielinização) e integridade e calibre axônico ocorrem cedo após a lesão à medula espinal e têm um forte efeito sobre a capacidade de condução dos axônios, tanto no local da lesão como a uma certa distância dela.[3,67-71] As alterações da condução axônica e morfologia da medula espinal que se seguem à lesão à medula espinal foram estudadas em vários modelos animais diferentes[69,71-84] e em avaliações *post-mortem* em pacientes humanos.[85,86] Morfologicamente, foram relatadas significante redução no número de axônios, degeneração de axônios e astrocitose

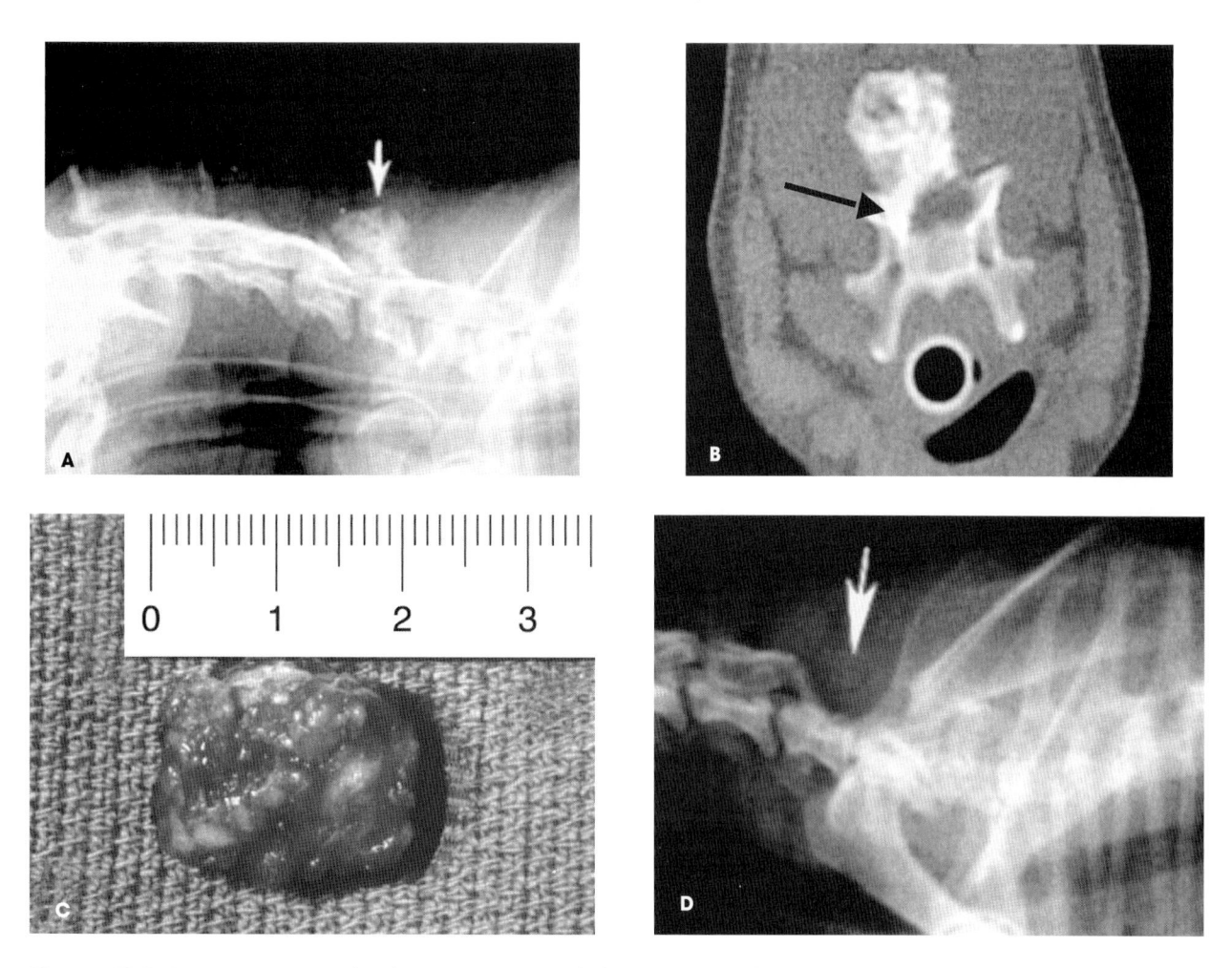

Figura 42.2 Compressão extradural: osteossarcoma de baixo grau da lâmina e pedículos de C6 em uma Yorkshire terrier fêmea castrada, com 6 anos de idade. O tumor foi removido em bloco e não houve recorrência até o animal deixar de ser acompanhado, 2 anos mais tarde. **A.** Imagem lateral de um mielograma. Note a significante compressão dorsal da medula espinal (*seta*). **B.** Tomografia computadorizada após o mielograma. O tumor se estendeu para o pedículo em um lado (*seta*). **C.** O tumor foi removido em bloco. **D.** Radiografia obtida 1 ano após a cirurgia.

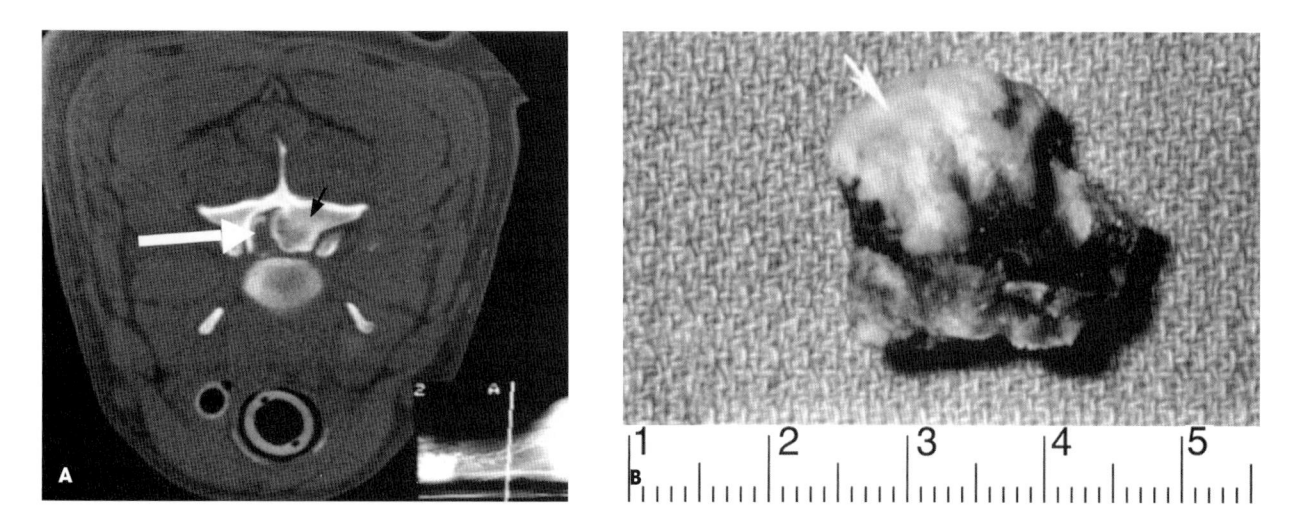

Figura 42.3 Compressão extradural. Exostose cartilaginosa no processo articular caudal de C4 em um Ariedale terrier macho castrado, com 11 meses de idade, com história de 6 meses de tetraparesia progressiva. **A.** Imagem pós--mielograma transversa de tomografia computadorizada (TC). A medula espinal (*seta grande*) está comprimida em torno de 25% de seu diâmetro normal pela massa (*seta pequena*). **B.** O tumor benigno foi removido. O cão se recuperou até um estado neurológico normal e continuava normal 5 anos após a cirurgia.

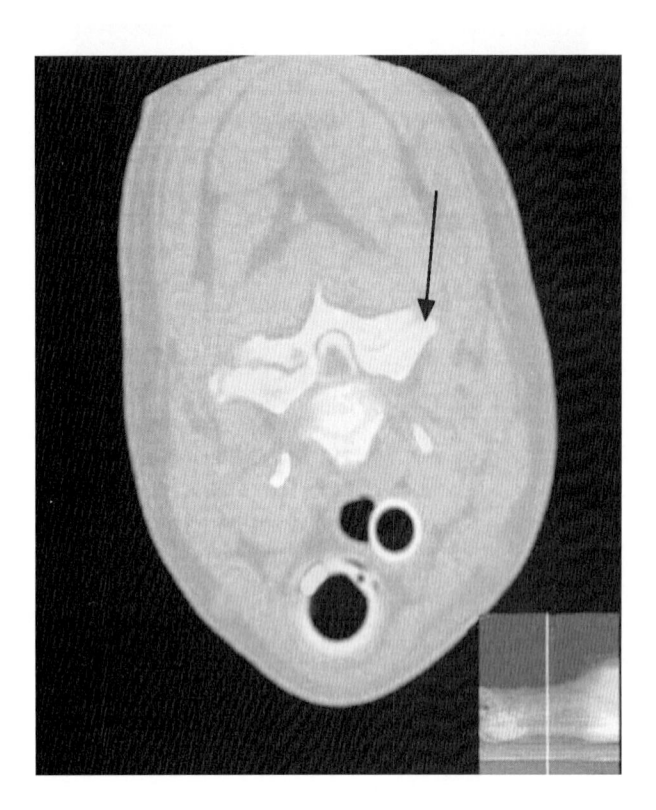

Figura 42.4 Compressão extradural: estenose grave ao nível da faceta articular de C4-C5 em uma Basenji fêmea castrada, com 7 anos de idade, apresentando dor cervical incessante e disfunção neurológica leve. Imagem de tomografia computadorizada (TC) no nível de C4-C5. A medula espinal tem forma triangular devido à compressão. Uma faceta articular é indicada pela *seta*. Esta cadela tinha estenoses similares em três outros níveis da coluna cervical (C3-C4, C5-C6 e C6-C7). Foi submetida a facetectomias mediais modificadas em todos os níveis; ela recuperou a função normal e sua dor foi resolvida.

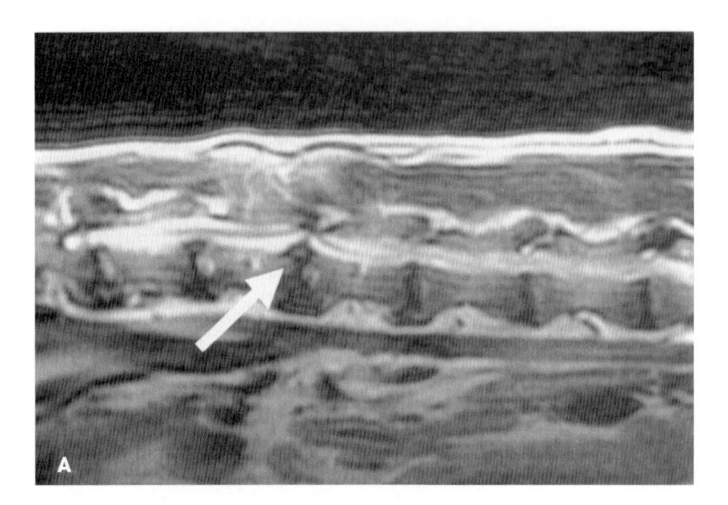

Figura 42.5 Compressão extradural: extrusão tipo II do DIV em L1-L2, em um Pastor alemão macho castrado, com 4 anos de idade, que exibia paraparesia leve e dor toracolombar significante. **A.** Imagem sagital de ressonância magnética ponderada em T2. A medula espinal está severamente comprimida pela extrusão do disco (*seta*). **B.** Imagem transversa de RM ponderada em T2. A medula espinal está comprimida para a direita e dorsalmente (*seta preta*) pelo DIV extrudado (*seta branca*). DIV = disco intervertebral.

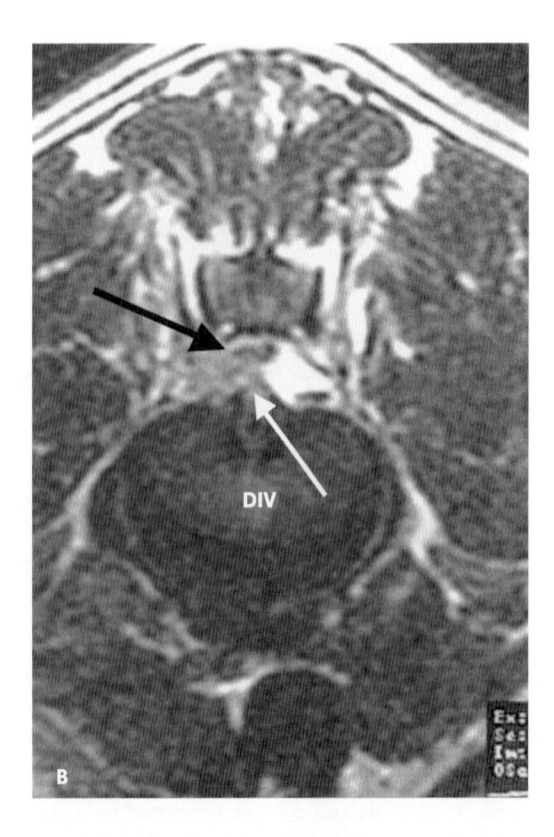

Compressão da Medula Espinal **301**

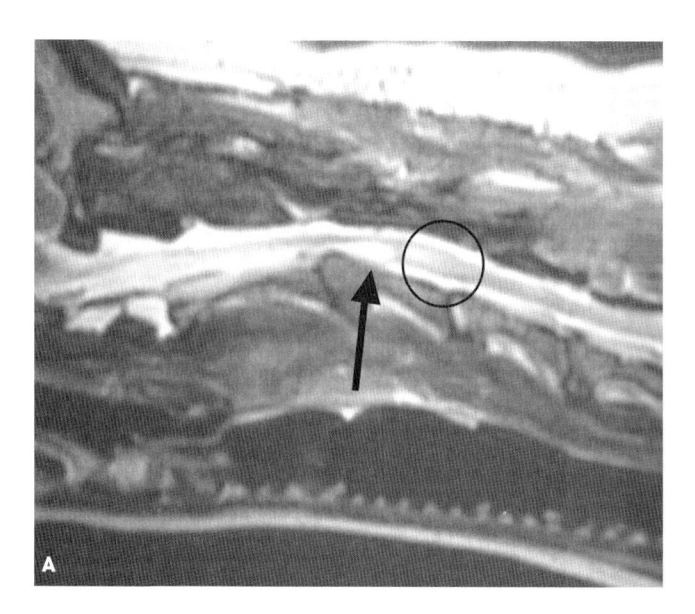

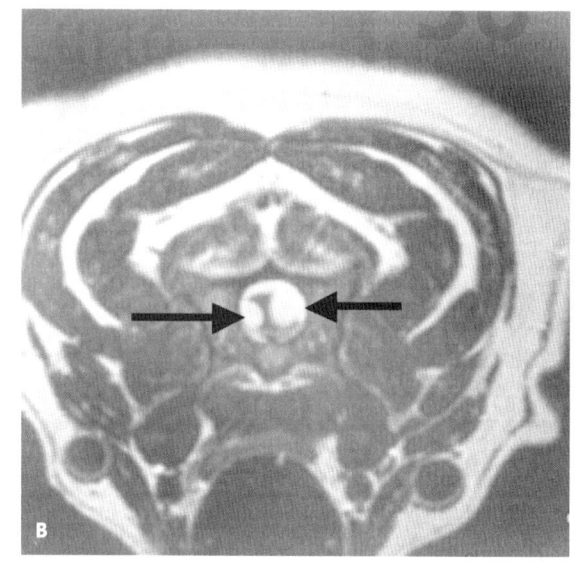

Figura 42.6 Compressão intradural extramedular. Cistos aracnoides múltiplos em uma Springer spaniel de 7 anos de idade com história de dor cervical e tetraparesia leve após ser atingida por um carro há 2 anos. No momento do exame de ressonância magnética (RM) o cão deambulava mal. Acredita-se que os cistos aracnoides se formaram secundariamente à aracnoidite causada pela hemorragia e inflamação. Os cistos aracnoides foram tratados cirurgicamente e ela se recuperou da tetraparesia ambulatória, mas começou a deteriorar lentamente com o tempo. A RM de repetição revelou que os cistos haviam se resolvido, mas existiam alterações parenquimatosas progressivas na medula espinal. **A.** Imagem pré-operatória sagital de RM ponderada em T2. A *seta* indica um cisto aracnoide. Hiperintensidade do sinal no parênquima pode ser visto no interior do círculo. Esta provavelmente é uma área de malácia, edema ou formação inicial de siringe. **B.** RM transversa ponderada em T2. Os cistos são indicados pelas *setas*. A medula espinal adquiriu uma forma de "carretel" devido à compressão intradural.

Figura 42.7 Compressão intradural extramedular. Tumor na raiz do nervo C3 em Doberman pinscher fêmea castrada, com 7 anos de idade, que foi apresentada com ataxia e dor cervical. A tomografia computadorizada (TC) pós-mielograma, com a imagem pré-contraste à esquerda e pós-contraste à direita. O tumor causou necrose por pressão do pedículo direito e o forame está alargado (note a presença do osso pedicular no lado oposto). O tumor não foi evidenciado pelo contraste, exceto por um pequeno realce na periferia (*seta*).

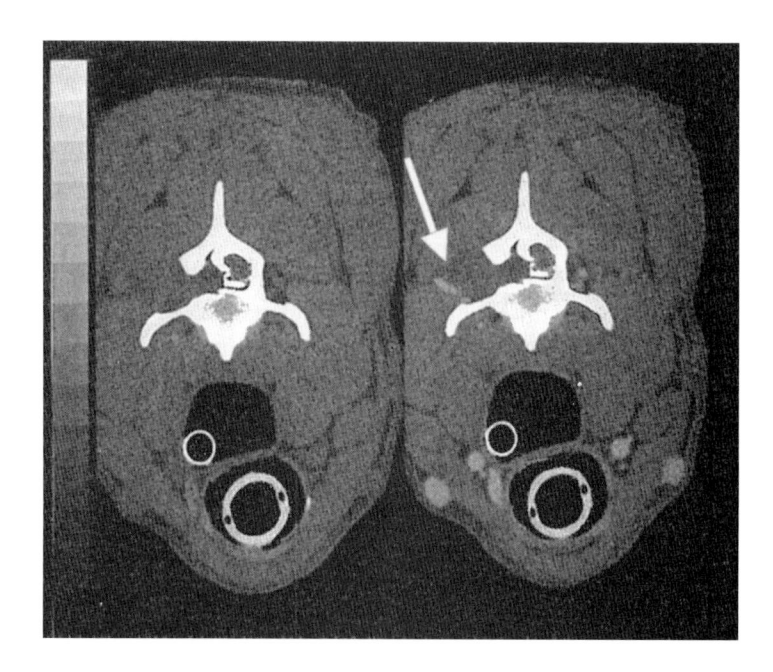

reativa. As bainhas de mielina eram mais finas, observando-se remielinização de axônios por invasão de células de Schwann (células mielinizadoras do sistema nervoso periférico) e também de oligodendrócitos (células mielinizadoras do SNC).[71,74,75,77-80,87-89] Em estudo conduzido por Wrathall et al.,[90] os níveis de ácido ribonucleico mensageiro (mRNA, do inglês *messenger ribonucleic acid*) de importantes proteínas estruturais da mielina (proteína básica da mielina e proteína proteolipídica) estavam diminuídos na medula espinal de ratos com lesão crônica, sugerindo metabolismo aberrante dos oligodendrócitos ou diminuição do número de oligodendrócitos funcionais. As alterações do diâmetro dos axônios, que aparecem ou como diâmetros reduzidos em um trato espinal ou como axônios inchados, dependem do trato da substância branca avaliado e, possivelmente, da espécie também.[3,71,72,74,75,77-80,87,91-94] Axônios inchados são como bulbos terminais que são acúmulos de organelas. Ocorrem quando o transporte axônico é rompido.[71,85]

Testes eletrofisiológicos revelaram que os axônios lesados da medula espinal demonstram redução na amplitude do potencial de ação composto (PAC), velocidade de condução reduzida, períodos refratários prolongados, e incapacidade de responder à estimulação de alta frequência. Esses axônios eram consideravelmente menos excitáveis e necessitavam um estímulo de intensidade muito maior para produzir metade da resposta máxima vista nas medulas espinais do grupo controle não lesado.[71,76] A redução da amplitude do PAC resulta de muitos fatores que incluem a densidade axônica, o diâmetro axônico, a resistência axônica ao *input* e ativação de canais.[71] A redução do PAC observada na lesão da medula espinal pode ser explicada pela alteração da morfologia da medula (redução do número e do diâmetro dos axônios) e pelas alterações da condução (aumento de intensidade do estímulo necessário para causar um potencial de ação e prolongamento no período refratário) que resultariam em números menores que o normal de axônios fazendo a condução durante o teste.[71] A velocidade de condução depende das fibras condutoras mais velozes (as fibras de grande calibre fortemente mielinizadas). As alterações de tamanho do axônio, perda de mielina, redução da espessura da mielina e interrupção da integridade do axônio observadas nesses estudos, resultam em redução da velocidade de condução.[71] A mielina reduz a capacitância e limita a troca de íons nos nodos de Ranvier. Permite a repolarização mais rápida da membrana axônica. Quanto mais rápida for a repolarização da membrana, com maior velocidade os potenciais de ação podem ser propagados. Portanto, as alterações da mielina em axônios da medula espinal que sofreu lesão descritas anteriormente também explicaria o prolongamento de período refratário e a incapacidade de responder aos estímulos de alta frequência.[71]

Distúrbios da irrigação sanguínea e no fluxo do líquido cerebrospinal da medula vertebral

Existe considerável evidência de que a interrupção do suprimento vascular à medula espinal tem um papel na fisiopatologia da compressão medular.[33,34,36,37,39,48,95-103] A medula espinal é relativamente protegida contra insuficiência circulatória devido ao fluxo sanguíneo ser segmental e por haver um rico plexo vascular. O suprimento arterial começa com as artérias espinais segmentais, geralmente em par, adjacentes às raízes dos nervos espinais no interior dos forames intervertebrais.[104] Essas artérias se bifurcam dando origem às artérias radiculares ventral e dorsal que suprem ricas redes anastomóticas nas superfícies ventral e dorsal da pia-máter da medula espinal.[104] As artérias espinais dorsais na superfície pial dorsal são pareadas e tortuosas, enquanto a artéria espinal ventral é única localizada na fissura espinal ventral.[104] Essas artérias são ligadas por várias conexões anastomóticas. A artéria espinal ventral dá origem às artérias verticais, que penetram a fissura ventral da medula espinal e suprem a maior parte da substância cinzenta e uma parte da substância branca da medula.[104] Artérias radiais originam-se das artérias de superfície para suprir a maior parte da substância branca e parte da substância cinzenta periférica (Figura 42.8).[104-111] A rede de capilares no interior da medula e as raízes dos nervos são contínuas e revestidas por células endoteliais vasculares unidas por junções de oclusão que formam uma barreira entre o sangue e a medula, ou barreira hematoencefálica.[112] Em um estudo, uma injeção intravenosa de um traçador proteico não ultrapassou a barreira hematoencefálica; mas quando foi injetado no líquido cerebrospinal (LCE) ele foi capturado por vesículas pinocíticas dos capilares e excretado para as veias, sugerindo que não existe uma barreira sangue/LCE.[113]

A drenagem venosa ocorre através das veias radiais. Em sequência drenam para uma rede de veias superficiais e finalmente drenam no plexo venoso vertebral localizado no assoalho do canal vertebral. O plexo venoso também recebe a drenagem dos corpos vertebrais. O plexo venoso, por sua vez, drena nas veias intervertebrais, que também são associadas às raízes dos nervos espinais nos forames intervertebrais.[104,109-111]

Na mielopatia espondilítica de pessoas, crê-se que a relativa poupança das colunas anteriores e das colunas posteriores subpiais seja relacionada à arquitetura da irrigação sanguínea.[33,97] Por exemplo, as artérias espinais dorsais são pareadas e tortuosas e são, por isso, resistentes à tensão quando a medula se alonga durante a flexão da coluna vertebral.[33,97] A artéria espinal anterior cursa em direção longitudinal, e as forças que comprimem a medula espinal tendem a não interromper seu fluxo. Em contraste, os vasos perfurantes orientados

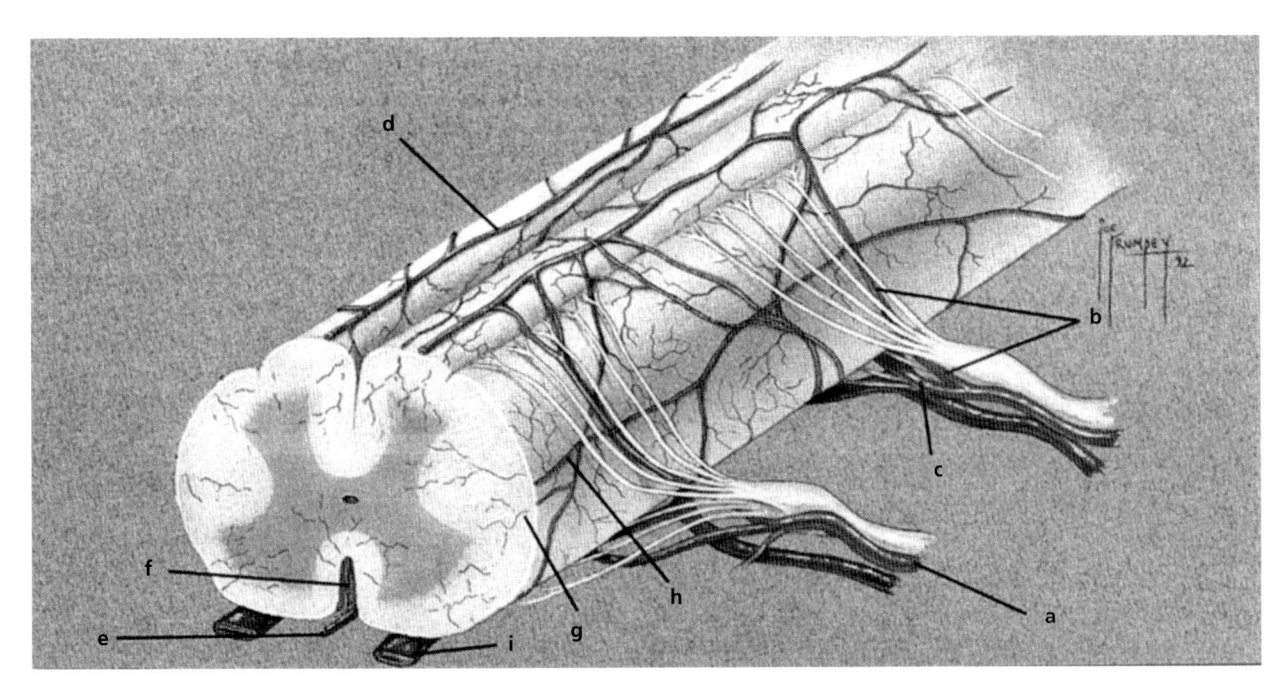

Figura 42.8 Esquema de irrigação sanguínea da medula espinal lombar. Artérias espinais (a) atravessam o forame intervertebral com os nervos espinais. Na maioria dos casos essas artérias são bilaterais e presentes em todos os níveis. A artéria espinal ramifica-se, dando origem à artéria radicular dorsal (b) e à artéria radicular ventral (c). As artérias espinais dorsais (d), que se originam das artérias radiculares dorsais, são pares e seguem um curso mais tortuoso do que o representado no desenho. A única artéria espinal ventral (e) origina-se de ramos das artérias radiculares ventrais e perfura a fissura ventral da medula espinal, originando as artérias verticais (f) que irrigam grande parte da substância cinzenta da medula espinal e a substância branca ventral. Artérias radiais (g) se originam das artérias superficiais da superfície para irrigar grande parte da substância branca e parte da substância cinzenta periférica. O sangue venoso dos capilares segue para as veias superficiais (h) que drenam nos seios venosos (i) que ficam no assoalho do canal vertebral. (Com permissão de Wheeler SJ, Sharp NJH. Functional anatomy. In Small Animal Spinal Disorders: Diagnosis and Surgery. Wheeler SJ, Sharp NJH (eds). London: Mosby-Wolfe, 1994. Illustration by Joseph E. Trumpey, North Carolina State University.)

transversalmente, que se originam da artéria vertical no sulco ventral, suprem as substâncias cinzenta e branca medial e podem ser mais suscetíveis à compressão.[33,97]

A ligadura de uma única artéria radicular em modelos animais não induz disfunção da medula espinal.[112,114-116] Em um estudo em cães, a ligadura de cinco pares de raízes de nervos torácicos e artérias e veias radiculares associadas a eles causou redução de somente 20% a 30% na irrigação sanguínea e na tensão de oxigênio e não resultou em perda clínica da função neurológica.[112] Os resultados desse estudo sugerem que a circulação colateral a partir do plexo vascular pial e das artérias segmentais intactas foi adequada para manter o metabolismo da medula espinal. Foi lançada, também, a hipótese de que o sistema de fluxo do LCE tem uma função suplementar no suprimento de nutrientes para a medula espinal.[117]

A desorganização vascular da compressão da medula espinal pode, na realidade, ser associada ao impedimento do fluxo sanguíneo venoso, e não do fluxo arterial.[4,112,118-120] Em um modelo com cães, simulou-se compressão crônica resultante da cicatrização crônica da aracnoide aplicando-se um tubo circunferencial de silicone por 3 meses. A avaliação histológica ao final revelou a artéria medular superficial patente, enquanto a veia medular superficial estava comprimida e trombosada. Foi também identificada, a formação de siringomielia na coluna dorsal.[121] Um estudo empregando injeção de caulim no espaço subaracnóideo em coelhos resultou em oclusão circunferencial total do espaço aracnoide em 86% dos animais e oclusão parcial em 14%. Nos animais em que ocorreu oclusão total, também estavam presentes edema intramedular secundário e aumento da permeabilidade vascular. Foram encontradas siringomielia e/ou hidromielia nesse grupo.[122] As constatações verificadas em ambos os grupos sugerem que a ablação circunferencial total do espaço subaracnóideo resulta em perda do suprimento de nutrientes e ausência de remoção de produtos de descarte celular através do LCE. Além disso, perturbam o fluxo venoso, resultando em edema da medula espinal, necrose, formação de siringomielia e disfunção neurológica.[24,26,27,41,121,122] Uma comparação dos efeitos na medula espinal causados por obstrução arterial (aorta torácica) *versus* obstrução venosa (veia cava caudal) foi estudada em um modelo canino. A barreira hematonervosa (medula espinal) permaneceu intacta quando a artéria torácica foi obstruída. Todavia, a barreira hematomedula espinal foi rompida, como foi revelado pelo vazamento de um traçador proteico de albumina de Evans Blue e edema no parênquima da medula espinal e raízes nervosas.[123] Os resultados desses modelos laboratoriais podem ser correlacionados com a presença de edema no parênquima e formação de siringomielia e/ou hidromielia vistas histologicamente em imagens de ressonância magnética (RM) ponderadas para T2 na mielopatia crônica (Figura 42.9).[3,24,26,27,41,124,125]

Papel da duração da compressão da medula espinal

Houve muito debate em medicina humana e em medicina veterinária quanto ao tempo da descompressão. A compressão é considerada como tendo função no início e durante a progressão da lesão secundária à medula espinal.[126] Apesar de vários estudos e a experiência clínica apontarem a importância da descompressão para mitigar a lesão secundária à medula, não existe consenso

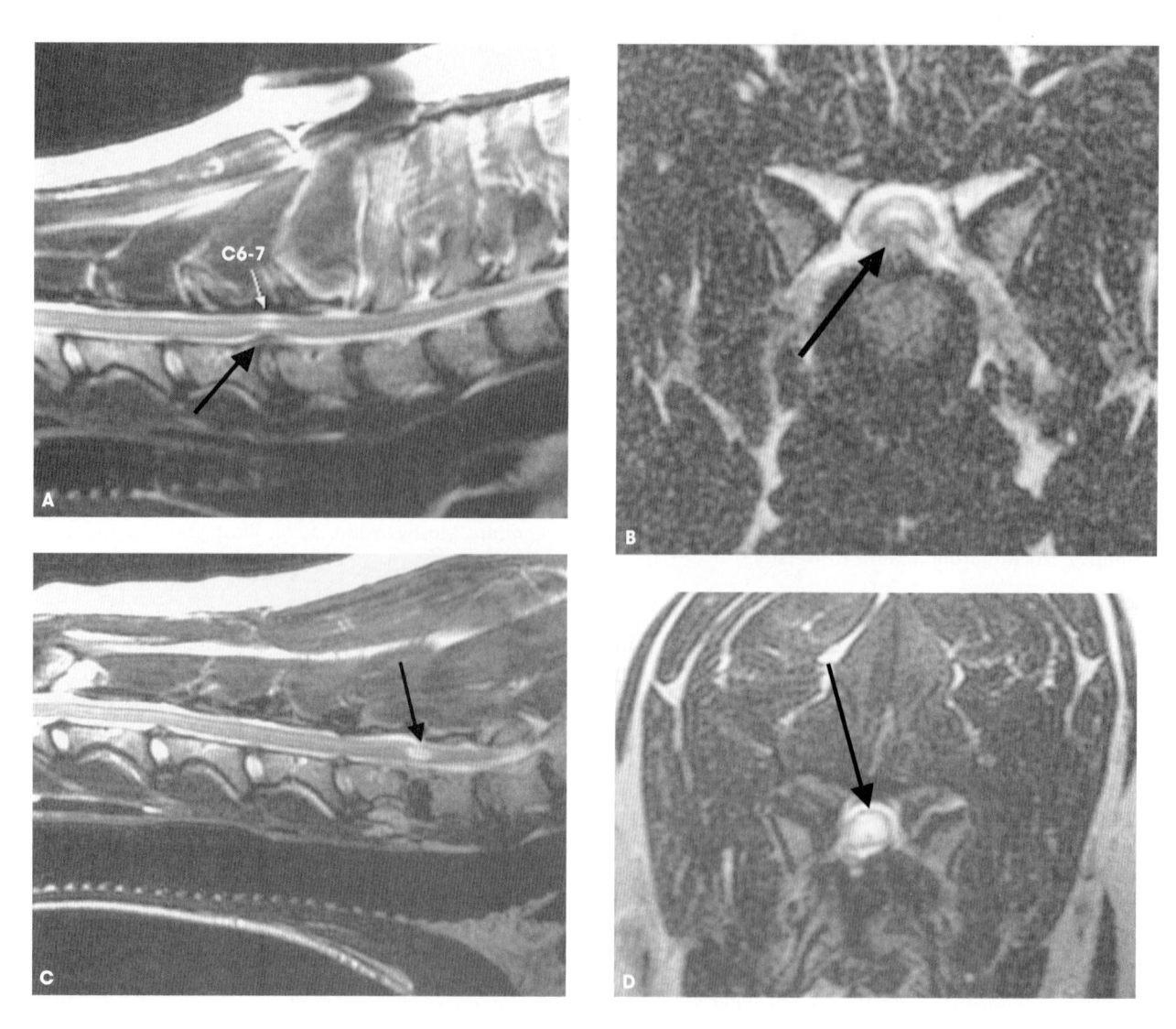

Figura 42.9 Progressão da siringomielia em um Dálmata macho castrado, com 11 anos de idade, que foi tratado para uma compressão extradural por extrusão do DIV de C6-C7. Ele foi apresentado inicialmente com déficits neurológicos leves e ligeiro desconforto na coluna vertebral. Recuperou-se bem da cirurgia, mas 1 ano após desenvolveu tetraparesia progressiva e dor intensa incessante. **A.** Imagem sagital pré-operatória de ressonância magnética (RM) ponderada em T2. O DIV C6-C7 (*seta preta*) sofreu protrusão e comprime a medula espinal. Existe hiperintensidade do sinal na medula espinal, o que pode indicar edema, malácia ou formação de siringe. **B.** Imagem transversa de RM ponderada em T2. Note a hiperintensidade do sinal no meio do parênquima. A extrusão do disco está indicada pela *seta*. **C.** Imagem sagital de RM ponderada em T2 feita 18 meses após a cirurgia. A medula espinal está descomprimida em C6-C7, mas a hiperintensidade do sinal no parênquima progrediu. **D.** A gravidade da progressão no parênquima é mais bem observada na imagem transversa de RM ponderada em T2. Naquele momento acreditou-se que fosse uma grande siringomielia. Como o cão sofria dor intensa e era improvável que a cirurgia resolvesse o problema, o animal foi eutanasiado. DIV = disco intervertebral.

quanto ao momento adequado para se realizar a intervenção cirúrgica.[126-136] Vários estudos em animais foram feitos para verificar os efeitos patológicos dependentes do tempo da descompressão da medula espinal. Muitos desses estudos estabeleceram uma relação entre o aumento da duração da compressão e a recuperação neurológica.[126,134-138] Em um estudo em cães por Carlson et al.,[2] induziu-se compressão da medula espinal torácica com um aparelho pré-calibrado para produzir uma indentação constante de 0,17 mm/min na medula espinal, mantendo-a por 30 ou por 180 min. A pressão exercida sobre a medula foi mantida constante assim que os potenciais somatossensórios evocados diminuíram 50% em relação aos valores da linha básica. O pico de pressão exercida sobre a interface da medula espinal foi máximo ao final da fase dinâmica de carga e diminuiu em mais de 50%, assim se manteve compressão constante por 5 min. Após 30 min de pressão constante, a pressão na interface diminuiu para 25% da pressão do pico. Os cães recuperaram-se e foram avaliados por 28 dias através de parâmetros que incluíam potenciais somatossensórios evocados da medula espinal (intraoperatório e pré-terminal), avaliação neurológica funcional, imagens por RM e estudos histológicos. A amplitude dos potenciais somatossensórios evocados (PSSE) diminuíram em torno de 90% em relação aos valores básicos do momento do pico de pressão de carga. As amplitudes dos PSSE aumentaram para 63% do valor básico aos 90 min após a descompressão do modelo de compressão de 30 min. Não houve recuperação dos PSSE do modelo de compressão de 180 min. Todos os cães do modelo de compressão de 30 min, tiveram recuperação funcional e estavam andando normalmente ou com leve déficit, após 21 dias da cirurgia. Somente 50% dos cães do modelo de compressão de 180 min recuperaram a habilidade de suportar o próprio peso, mas nenhum foi capaz de andar com certa dificuldade. Imagens de RM ponderadas para T2 aos 28 dias após a cirúrgica revelaram aumento de intensidade do sinal na área central da medula espinal; essas lesões eram significativamente maiores no modelo de compressão de 180 min. Ambos os grupos de cães desenvolveram cavitação central na medula espinal (formação de siringe), mas o grupo de compressão de 180 min tinha lesões significativamente maiores, correlacionando-se com os elementos constatados nas imagens da RM. Esses elementos constatados estão de acordo com um modelo anterior de compressão por Delmarter et al.,[137] usando ligadura circunferencial e descompressão nos tempos zero, 1, 6 e 24 h e 6 semanas após a compressão.

Uma importante diferença entre este e muitos outros estudos avaliando os efeitos da compressão da medula espinal foi que, na maioria dos outros estudos, a compressão da medula espinal foi aplicada com uma força incessante na interface. Foram utilizados pesos, balões ou clipes dinâmicos, nos quais, as forças na interface não declinavam rapidamente. Foi proposto que as causas clínicas da compressão da medula espinal estão associadas a pressões de interface que foram máximas no momento do impacto, seguidas de relaxamento das pressões de interface. Este fenômeno é conhecido como resposta de relaxamento viscoelástico à carga dinâmica na medula espinal.[1,139] Parece que existe um limite de variação nas pressões máximas que ocorrem antes dos declínios na amplitude dos PSSE; pressões acima desse limite podem causar aberrações no fluxo sanguíneo local.[1,140,141] Isto foi determinado em um estudo prévio em cães por Carlson et al.[1] A medula espinal foi comprimida até que as amplitudes dos PSSE diminuíram para 50% dos valores básicos. A medula espinal foi então, descomprimida aos 5 min ou submetida à compressão constante por 3 h sem descompressão. A irrigação sanguínea local da medula espinal foi avaliada usando uma técnica de extração de microesferas fluorescentes. A irrigação sanguínea espinal diminuiu para cerca de 33% durante as pressões de interface máximas. Em 5 min de compressão continuada, a pressão de interface dissipou-se em 51%; mas as amplitudes de PSSE continuaram a diminuir até 16% dos valores básicos. No grupo em que houve a descompressão, a irrigação sanguínea e as amplitudes de PSSE recuperaram-se para os valores básicos em 30 min. Esta resposta hiperêmica inicial foi seguida por um leve declínio do fluxo sanguíneo local da medula espinal. No grupo que sofreu pressão continuada por 3 h, as pressões de interface relaxaram para 13 dos valores máximos em 90 min, mas não houve recuperação dos valores de PSSE. O fluxo sanguíneo local da medula espinal permaneceu significativamente mais baixo que a linha básica aos 30 min, mas foi similar ao grupo de descompressão aos 180 min. Os resultados de ambos os estudos sugerem que, apesar do relaxamento viscoelástico, a compressão continuada foi associada à hipoperfusão e isquemia regional, recuperação pior dos valores de PSSE, pior desfecho funcional e presença de lesões visíveis nas imagens de RM e na avaliação histológica.[1,2] A movimentação dinâmica da espinha relacionada à compressão estática da medula espinal também tem ação na lesão à medula.[142-144] Este fenômeno é mais comumente observado na condição de mielopatia cervical associada a malformação/má articulação vertebral. Em um estudo feito em gatos por Wolfa et al.,[144] fez-se corpectomia e a vértebra foi substituída por um aparelho articulado de compressão anterior, com e sem laminectomia para avaliar o impacto da movimentação da coluna vertebral no processo patológico da compressão estática. Os resultados desse estudo revelaram várias descobertas. O primeiro deles foi que os gatos que não foram submetidos à laminectomia, quando o grau de comprometimento do canal vertebral subiu acima de 20%, a pressão epidural também começou a subir, sugerindo que, até aquela pressão, existe um mecanismo compensador na medula espinal e duramáter. No comprometimento do canal maior que 20%, os mecanismos compensatórios são sobrepujados, e é neste ponto que a disfunção clínica e as alterações eletrofisiológicas (PSSE) ocorrem.[1,144] As pressões epidurais foram maiores durante a extensão cervical do que durante a posição neutra, enquanto as pressões não foram afetadas durante a flexão. Esta descoberta apoia a hipótese de que as estruturas dorsais (ligamento flavo e a cápsula articular) contribuem para a compressão quando o pescoço está em extensão.[144] Outra importante constatação nesse estudo foi que a pressão epidural média foi significativamente maior durante a movimentação passiva do pescoço do que a pressão média com o pescoço em posição neutra. Parece que durante a flexão e extensão repetidas, o relaxamento viscoelástico não tem tempo de ocorrer, resultando em aumentos de ambas as pressões epidurais média e máxima. Nos animais em que foi feita a laminectomia com comprometimento de canal vertebral de menos de 75%, a pressão epidural média foi marcadamente menor no posicionamento neutro, em todos os graus de comprometimento espinal associado à flexão e extensão, e durante a movimentação da coluna cervical, o que explica o benefício da descompressão dorsal para mitigar a lesão progressiva à medula espinal.

Espasticidade e compressão da medula espinal

A espasticidade é uma consequência inevitável da lesão ou doença crônica da medula espinal.[145,146] A espasticidade é definida como o aumento anormal do tônus (hipertonicidade), observado como a resistência à movimentação passiva de um membro. Essa resistência é proporcional à velocidade da movimentação.[145,146] A rigidez dependente da velocidade dos membros afetados é associada a aumento dos reflexos evocados por estiramento.[147-151] Todavia, a diminuição da acomodação dos tecidos moles em torno do membro (músculos, tendões e ligamentos) também pode contribuir para a espasticidade.[152,153]

Apesar de a espasticidade ter sido estudada em numerosos modelos experimentais, os mecanismos exatos que induzem a espasticidade não são completamente entendidos. A espasticidade é com maior frequência associada a doenças crônicas da medula espinal, nas quais a espasticidade se desenvolve de uma forma tempo-dependente, com alterações persistentes neuroanatômicas, neurofisiológicas e neurofarmacológicas na medula espinal.[145,146,154-156] Uma vez que se torne crônica, é improvável que melhore sem intervenção farmacológica e/ou cirúrgica.[145,146,154-156] Foi proposto que as alterações da medula espinal são relacionadas à excitabilidade aumentada nos reflexos monossinápticos que se originam nos receptores de estiramento muscular e na sinapse no motoneurônio-α que inerva diretamente o mesmo músculo (p. ex., o reflexo patelar).[145,147,151,157-161] Estudos em gatos e ratos (e também observações em casos clínicos) demonstraram aumento da magnitude dos reflexos monossinápticos lombares (hiper-reflexia) caudal à mielopatia transversa torácica grave (i. e., hemissecção da medula espinal).[155,156,162-164] Foi demonstrado que as alterações nas respostas reflexas estavam associadas a processos fundamentais que controlam a excitabilidade reflexa, nominalmente redução da modulação da taxa de atividade sináptica durante a estimulação repetitiva.[145,146,156] Nos neurônios reflexos monossinápticos normais de ratos, a amplitude dos potenciais de ação compostos (PAC) declina à medida que a frequência da estimulação é aumentada.[146] Em animais com lesões por contusão da medula espinal da metade do tórax, a influência da depressão pela repetição do estímulo na magnitude reflexa do PAC é atenuada e diminui de forma tempo-dependente após a lesão.[146,165-167] A depressão pela repetição do estímulo na magnitude do reflexo é somente um de três processos, incluindo facilitação e potencialização, que competem para controlar a expressão do reflexo monossináptico.[146,168-172] A alteração da magnitude do reflexo não é relacionada à diminuição do potencial de ação ou à excitabilidade do motoneurônio-α diretamente, mas sim associada à inibição pré-sináptica de longa ação nos neurônios aferentes da medula espinal mediados pelo ácido gama-aminobutírico (GABA) e pelo receptor $GABA_B$.[145,173-177] O GABA é um dos mais importantes neurotransmissores inibitórios no sistema nervoso central e o receptor $GABA_B$ modula os canais de cálcio dependentes de voltagem.[145,173-177] A entrada de cálcio no axônio terminal é necessária para a liberação do neurotransmissor. Portanto, a ativação dos canais de cálcio dependentes de voltagem nos neurônios aferentes pré-sinápticos no arco reflexo, leva a uma amplitude diminuída no potencial excitatório pós-sináptico, sem alterar as propriedades condutoras do próprio motoneurônio-α.[145,173]

Em adição à função alterada do receptor $GABA_B$, a perda de interneurônios também tem sido implicada nas alterações da depressão pela frequência do estímulo.[145] A perda de interneurônios no local da lesão não explica as alterações na depressão pela frequência do estímulo nos segmentos caudais à lesão. É reconhecido que os interneurônios que medeiam a inibição pré-sináptica são influenciados por estímulos descendentes de outras regiões da medula espinal, do tronco encefálico e do córtex cerebral.[178-186] Foi postulado que o desenvolvimento tempo-dependente da espasticidade está associado a alterações patológicas secundárias que ocorrem nas vias descendentes.[145,154-156] Uma via descendente que se acredita estar envolvida na modulação do estímulo sensorial e na depressão pela frequência do estímulo é o núcleo do mesencéfalo *locus ceruleus*. Foi demonstrado que este núcleo envia axônios para todos os níveis da medula espinal.[146,187] A norepinefrina é o neurotransmissor primário nessa via. A influência deste sistema na espasticidade da medula espinal foi estudada usando uma imunotoxina para dopamina β-hidroxilase, uma enzima na via celular que produz norepinefrina.[156,188-190] Os resultados desses estudos sugeriram que a perda do estímulo de fibras descendentes noradrenérgicas (que contribuem para a depressão pela frequência do estímulo mediada pelo $GABA_B$ no reflexo monossináptico) contribui para o desenvolvimento de espasticidade na medula espinal cronicamente lesada.[145,146] Foi proposta como teoria alternativa, que o desenvolvimento de espasticidade e a alteração pela frequência do estímulo agem mais como uma processo adaptativo de recuperação do que como um processo de má adaptação.[191-194]

Dor e compressão/lesão da medula espinal

A dor que se origina na medula espinal ou tecidos nervosos (também chamada síndrome da dor central) é descrita primariamente em seres humanos após lesão grave da medula espinal.[170,195,196] Após a lesão inicial, o paciente em geral manifesta dor aguda, resultante da lesão à coluna vertebral e aos tecidos moles adjacentes. Este tipo nociceptivo de dor frequentemente é descrito como dor indistinta e contínua, relacionada ao movimento. Tende a desaparecer com o tratamento apropriado, como repouso, opioides e medicação anti-inflamatória, no decorrer do tempo.[4] A dor relacionada à lesão da medula espinal tende a ocorrer meses ou anos após a lesão inicial e é difícil de controlar e tratar.[195-201] Este tipo de dor deveria ser considerada uma doença em si, mais do que a manifestação clínica de algum outro problema. A incidência relatada na literatura é entre 10% e 90% de todos os pacientes com lesões na medula espinal e com frequência, tem mais importância para o paciente do que as incapacidades funcionais.[202-204] Este não é um fenômeno comumente identificado naqueles pacientes animais que são acompanhados por longo tempo após lesão à medula espinal, mas já foi descrito em modelos de lesão na medula espinal com roedores.[195,200,205-208]

A dor associada à lesão da medula espinal pode estar relacionada à espasticidade, pode ser originada do sistema nervoso, ou ambas as situações podem ocorrer. Os tipos de sensação dolorosa variam entre os pacientes.[145,196] Em pessoas, a dor da lesão na medula espinal pode ser dividida em dor de zona de transição e síndrome da disestesia central. A dor de zona de transição ocorre na altura da lesão na medula espinal e frequentemente está associada à lesão na raiz nervosa. Este tipo de dor parece ser mais comum com as lesões na altura do tórax. Em geral está presente em alguns segmentos espinais contíguos e tem por característica mais comum, ser assimétrica. A dor de zona de transição, em geral, "mimetiza" dores já sentidas no passado. A dor ocorre cedo, como alodinia ou hiperalgesia e pode melhorar espontaneamente.[196] Este tipo de dor é tratada logo no início do curso da doença, diminuindo as chances de tornar-se um mal de longa duração. Casos graves e persistentes são tratados com bloqueios nervosos ou procedimentos na zona dorsal de entrada da raiz (DREZ, do inglês *root entry zone*).[196]

A síndrome da disestesia é associada a uma sensação de "queimação" abaixo do nível da lesão na medula espinal.[196] Em contraste com a dor de zona de transição, ela frequentemente é difusa e simétrica. A fisiopatologia por trás dessa síndrome tem sido estudada, mas permanece um tanto obscura. Muitas hipóteses foram geradas, mas não se sabe se os mesmos mecanismos estão por trás de todas as síndromes de dor central. Parece que não existe nem um tipo de lesão ou localização da lesão que estejam associados a uma incidência relativa maior. Esse tipo de dor tem sido atribuído a associações anormais das vias espinotalâmicas ou da coluna dorsal que transmitem as informações da dor.[145,210] Os tratos espinotalâmicos funcionais que normalmente transmitem sensações protopáticas como temperatura e dor, estão severamente impedidos. As vias da coluna dorsal, que normalmente transmitem informação epicrítica sobre o toque leve, discriminação do toque e sensações vibratórias, são poupadas. Na dor central, acredita-se que as vias da coluna dorsal começam a transmitir as sensações de dor normalmente transmitidas pelas vias espinotalâmicas. Pacientes com dor central têm sensibilidade anormal para dor e temperatura. É interessante que lesões nas vias espinotalâmicas não são necessárias para que esse fenômeno seja induzido, mas podem influenciar o caráter das sensações anormais. Parece que a desinibição crítica ocorre nos núcleos talâmicos ventroposterior, medial e intralaminar que recebem e integram as informações das vias espinotalâmicas.[211-213] Estas regiões talâmicas, em geral, tendem a ter uma influência inibitória na sensação de dor. O funcionamento anormal nesta via resulta em níveis anormalmente altos de dor e hipersensibilidade. Como essas células finalmente se tornam desinibidas após lesões da medula espinal não se sabe verdadeiramente,[145,214] mas em nível celular, aminoácidos excitatórios, N-metil-D-aspartato (NDMA) glutaminérgico, e receptores serotoninérgicos têm sido implicados.[17,214-216] Os aminoácidos excitatórios podem influenciar a produção de citocinas, a decomposição de proteínas estruturais, mensageiros secundários e proteínas transcricionais em formas que resultam em sinalização anormal nas vias de processamento da dor.[145,170,200,217,218] Em modelos experimentais de lesão à medula espinal, foi identificada atividade elétrica anormal em testes eletrofisiológicos em segmentos em torno do local da lesão.[206,219,220] As atividades anormais relatadas incluíam aumento na resposta a estímulos, aumento na atividade espontânea de fundo e aumento nas respostas pós-descarga. Em um estudo de compressão da medula espinal com clipe feito em ratos por Bruce et al.,[214] a influência da serotonina no desenvolvimento da dor central na lesão da medula espinal foi investigada. Foi demonstrado que a imunorreatividade da serotonina estava diminuída no corno dorsal caudal ao local torácico da lesão (T9 a T11). Estava também aumentado 3 vezes mais nas regiões rostrais a ele. A diminuição caudal ao local da lesão acredita-se que seja compatível com a perda de vias descendentes antinociceptivas serotoninérgicas. A presença de atividade serotonina aumentada nos cornos dorsais rostral à lesão foi uma descoberta inesperada. Devido à serotonina ser também conhecida por possuir propriedades pró-nociceptivas, foi postulado que essa observação pode estar envolvida na destruição de vias de inibição da dor.

A dor central pode permanecer estável, escalar em gravidade, ou diminuir com o tempo, e ser muito difícil de ser tratada.[145,210,221,222] A disnergia autonômica, como bexiga urinária distendida ou constipação intestinal, pode resultar em aumento da transmissão da dor, aumentando os níveis básicos de dor nesses pacientes.[223]

Outra complicação da lesão à medula espinal é o desenvolvimento de siringe no interior do parênquima da medula espinal (siringomielia).[196,198] Esta lesão ocorre mais comumente anos após a lesão e está associada à ascensão do nível de disfunção motora e sensorial devido à expansão e ao desenvolvimento de novas sensações de dor. Tipicamente, esta dor é localizada na região da siringomielia, mas pode causar uma dor tipo queimação acima do nível da lesão ou da siringomielia. O curso natural da siringomielia é escalação continuada da dor, que frequentemente não responde à medicação ou à intervenção cirúrgica com derivação (*shunt*) siringopleural. A formação de siringe pós-lesão ou pós-compressão parece ser uma fonte mais comum de dor em cães do que a enigmática síndrome da dor central (Figura 42.9).

Referências bibliográficas

1. Carlson GD, Warden KE, Barbeau JM, et al: Viscoelastic relaxation and regional blood flow response to spinal cord compression and decompression. Spine 22(12):1285-1291, 1997
2. Carlson GD, Gorden CD, Oliff HS, et al: Sustained spinal cord compression: part I: time-dependent effect on long-term pathophysiology. J Bone Joint Surg Am 85A(1):86-94, 2003.
3. Harrison BM, McDonald WI: Remyelination after transient experimental compression of the spinal cord. Ann Neurol 1(6):542-551, 1977.
4. Kim P, Haisa T, Kawamoto T, et al: Delayed myelopathy induced by chronic compression in the rat spinal cord. Ann Neurol 55(4):503-511, 2004.
5. Baba H, Maezawa Y, Imura S, et al: Quantitative analysis of the spinal cord motoneuron under chronic compression: an experimental observation in the mouse. J Neurol 243(2):109-116, 1996.
6. Baba H, Maezawa Y, Uchida K, et al: Three-dimensional topographic analysis of spinal accessory motoneurons under chronic mechanical compression: an experimental study in the mouse. J Neurol 244(4):222-229, 1997.
7. Baba H, Maezawa Y, Uchida K, et al: Plasticity of the spinal cord contributes to neurological improvement after treatment by cervical decompression. A magnetic resonance imaging study. J Neurol 244(7):455-460, 1997.
8. Agrawal SK, Fehlings MG: Mechanisms of secondary injury to spinal cord axons in vitro: role of Na^+, $Na^{(+)}$-$K^{(+)}$-ATPase, the $Na^{(+)}$-H^+ exchanger, and the $Na^{(+)}$-Ca^{2+} exchanger. J Neurosci 16(2):545-552, 1996.
9. Agrawal SK, Fehlings MG: Role of NMDA and non-NMDA ionotropic glutamate receptors in traumatic spinal cord axonal injury. J Neurosci 17(3):1055-1063, 1997.
10. Agrawal SK, Nashmi R, Fehlings MG: Role of L- and N-type calcium channels in the pathophysiology of traumatic spinal cord white matter injury. Neuroscience 99(1):179-188, 2000.
11. Aki T, Toya S: Experimental study on changes of the spinal-evoked potential and circulatory dynamics following spinal cord compression and decompression. Spine 9(8):800-809, 1984.
12. Allen AR: Surgery for experimental lesions of spinal cord equivalent to crush injury of fracture dislocation of spinal column: a preliminary report. J Am Med Assoc 57:878-880, 1911.
13. Fehlings MG, Sekhon LH: Cellular, ionic and biomolecular mechanisms of the injury process. In Contemporary Management of Spinal Cord Injury: From Impact to Rehabilitation. Benzel E, Tator CH (eds). Chicago: AANS, 2000, pp. 33-50.
14. Fehlings MG, Sekhon LH, Tator C: The role and timing of decompression in acute spinal cord injury: what do we know? What should we do? Spine 26(24 Suppl):S101-S110, 2001.
15. Hung TK, Albin MS, Brown TD, et al: Biomechanical responses to open experimental spinal cord injury. Surg Neurol 4(2):271-276, 1975.
16. Morino T, Ogata T, Horiuchi H, et al: Delayed neuronal damage related to microglia proliferation after mild spinal cord compression injury. Neurosci Res 46(3):309-318, 2003.
17. Tator CH, Fehlings MG: Review of the secondary injury theory of acute spinal cord trauma with emphasis on vascular mechanisms. J Neurosurg 75(1):15-26, 1991.
18. Thienprasit P, Bantli H, Bloedel JR, et al: Effect of delayed local cooling on experimental spinal cord injury. J Neurosurg 42(2):150-154, 1975.
19. Wagner FC Jr, Stewart WB: Effect of trauma dose on spinal cord edema. J Neurosurg 54(6):802-806, 1981.
20. Young W, Koreh I: Potassium and calcium changes in injured spinal cords. Brain Res 365(1):42-53, 1986.
21. Zhang Y, Hillered L, Olsson Y, et al: Time course of energy perturbation after compression trauma to the spinal cord: an experimental study in the rat using microdialysis. Surg Neurol 39(4):297-304, 1993.
22. Lu J, Waite P: Advances in spinal cord regeneration. Spine 24(9):926-930, 1999.
23. Lu J, Ashwell KW, Waite P: Advances in secondary spinal cord injury: role of apoptosis. Spine 25(14):1859-1866, 2000.
24. al-Mefty O, Harkey LH, Middleton TH, et al: Myelopathic cervical spondylotic lesions demonstrated by magnetic resonance imaging. J Neurosurg 68(2):217-222, 1988.
25. Matsumoto M, Toyama Y, Ishikawa M, et al: Increased signal intensity of the spinal cord on magnetic resonance images in cervical compressive myelopathy. Does it predict the outcome of conservative treatment? Spine 25(6):677-682, 2000.

26. Ohshio I, Hatayama A, Kaneda K, et al: Correlation between histopathologic features and magnetic resonance images of spinal cord lesions. Spine 18(9):1140-1149, 1993.
27. Takahashi M, Yamashita Y, Sakamoto Y, et al: Chronic cervical cord compression: clinical significance of increased signal intensity on MR images. Radiology 173(1):219-224, 1989.
28. Osterholm JL, Mathews GJ: Altered norepinephrine metabolism, following experimental spinal cord injury. 2. Protection against traumatic spinal cord hemorrhagic necrosis by norepinephrine synthesis blockade with alpha methyl tyrosine. J Neurosurg 36(4):395-401, 1972.
29. Anderson DK, Means ED, Waters TR, et al: Spinal cord energy metabolism following compression trauma to the feline spinal cord. J Neurosurg 53(3):375-380, 1980.
30. Anderson DK, Hall ED: Pathophysiology of spinal cord trauma. Ann Emerg Med 22(6):987-992, 1993.
31. Demopoulos HB, Flamm ES, Pietronigro DD, et al: The free radical pathology and the microcirculation in the major central nervous system disorders. Acta Physiol Scand Suppl 492:91-119, 1980.
32. Hall ED, Yonkers PA, Horan KL, et al: Correlation between attenuation of posttraumatic spinal cord ischemia and preservation of tissue vitamin E by the 21-aminosteroid U74006F: evidence for an in vivo antioxidant mechanism. J Neurotrauma 6(3):169-176, 1989.
33. Fehlings MG, Skaf G: A review of the pathophysiology of cervical spondylotic myelopathy with insights for potential novel mechanisms drawn from traumatic spinal cord injury. Spine 23(24):2730-2737, 1998.
34. Ito T, Oyanagi K, Takahashi H, et al: Cervical spondylotic myelopathy. Clinicopathologic study on the progression pattern and thin myelinated fibers of the lesions of seven patients examined during complete autopsy. Spine 21(7):827-833, 1996.
35. Yamaura I, Yone K, Nakahara S, et al: Mechanism of destructive pathologic changes in the spinal cord under chronic mechanical compression. Spine 27(1):21-26, 2002.
36. Hoff J, Nishimura M, Pitts L, et al: The role of ischemia in the pathogenesis of cervical spondylotic myelopathy: a review and new microangiographic evidence. Spine;2:100-108, 1972.
37. Hughes JT: Disorders of the spine. In Pathology of the Spinal Cord. (Anonymous.) London: WB Saunders, 166-176, 1978.
38. Kameyama T, Hashizume Y, Ando T, et al: Spinal cord morphology and pathology in ossification of the posterior longitudinal ligament. Brain 118 (Pt 1):263-278, 1995.
39. Mair WG, Druckman R: The pathology of spinal cord lesions and their relation to the clinical features in protrusion of cervical intervertebral discs; a report of four cases. Brain 76(1):70-91, 1953.
40. Nakahara S, Yone K, Sakou T, et al: Induction of apoptosis signal regulating kinase 1 (ASK1) after spinal cord injury in rats: possible involvement of ASK1-JNK and -p38 pathways in neuronal apoptosis. J Neuropathol Exp Neurol 58(5):442-450, 1999.
41. Takahashi T, Suto Y, Kato S, et al: Experimental acute dorsal compression of cat spinal cord: correlation of magnetic resonance signal intensity with spinal cord evoked potentials and morphology. Spine 21(2):166-173, 1996.
42. von Euler M, Seiger A, Sundstrom E: Clip compression injury in the spinal cord: a correlative study of neurological and morphological alterations. Exp Neurol 145(2 Pt1):502-510, 1997.
43. Wilkinson M: The morbid anatomy of cervical spondylosis and myelopathy. Brain 83:589-617, 1960.
44. Bunge MB, Puckett WR, Becerra JL, et al: Observations on the pathology of human spinal cord injury. A review and classification of 22 new cases with details from a case of chronic cord compression with extensive focal demyelination. Adv Neurol 59:75-89, 1993.
45. Fujiwara K, Yonenobu K, Ebara S, et al: The prognosis of surgery for cervical compression myelopathy. An analysis of the factors involved. J Bone Joint Surg Br 71(3):393-398, 1989.
46. Penning L, Wilmink JT, van Woerden HH, et al: CT myelographic findings in degenerative disorders of the cervical spine: clinical significance. Am J Roentgenol 146(4):793-801, 1986.

47. Arnold JG Jr: The clinical manifestations of spondylochondrosis (spondylosis) of the cervical spine. Ann Surg 141(6):872-889, 1955.
48. Ogino H, Tada K, Okada K, et al: Canal diameter, anteroposterior compression ratio, and spondylotic myelopathy of the cervical spine. Spine 8(1):1-15, 1983.
49. Bohlman HH, Emery SE: The pathophysiology of cervical spondylosis and myelopathy. Spine 13(7):843-846, 1988.
50. Burek MJ, Oppenheim RW: Programmed cell death in the developing nervous system. Brain Pathol6(4):427-446, 1996.
51. Cohen JJ: Apoptosis. Immunol Today 14(3):126-130, 1993.
52. Raff M: Cell suicide for beginners. Nature 396(6707):119-122, 1998.
53. Gillardon F, Klimaschewski L, Wickert H, et al: Expression pattern of candidate cell death effector proteins Bax, Bcl-2, Bcl-X, and c-Jun in sensory and motor neurons following sciatic nerve transection in the rat. Brain Res 739(1-2):244-250, 1996.
54. Macaya A: Apoptosis in the nervous system. Rev Neurol 24(135):1356-1360, 1996.
55. White FA, Keller-Peck CR, Knudson CM, et al: Widespread elimination of naturally occurring neuronal death in Bax-deficient mice. J Neurosci 18(4):1428-1439, 1998.
56. Crowe MJ, Bresnahan JC, Shuman SL, et al: Apoptosis and delayed degeneration after spinal cord injury in rats and monkeys. Nat Med 3(1):73-76, 1997.
57. Kato H, Kanellopoulos GK, Matsuo S, et al: Neuronal apoptosis and necrosis following spinal cord ischemia in the rat. Exp Neurol 148(2):464-474, 1997.
58. Katoh K, Ikata T, Katoh S, et al: Induction and its spread of apoptosis in rat spinal cord after mechanical trauma. Neurosci Lett 216(1):9-12, 1996.
59. Li GL, Brodin G, Farooque M, et al: Apoptosis and expression of Bcl-2 after compression trauma to rat spinal cord LI1996. J Neuropathol Exp Neurol 55(3):280-289, 1996.
60. Li GL, Farooque M, Holtz A, et al: Apoptosis of oligodendrocytes occurs for long distances away from the primary injury after compression trauma to rat spinal cord. Acta Neuropathologica 98(5):473-480, 1999.
61. Liu XZ, Xu XM, Hu R, et al: Neuronal and glial apoptosis after traumatic spinal cord injury. J Neurosci 17(14):5395-5406, 1997.
62. Mackey ME, Wu Y, Hu R, et al: Cell death suggestive of apoptosis after spinal cord ischemia in rabbits. Stroke 28(10):2012-2017, 1997.
63. Mu X, He J, Anderson DW, et al: Altered expression of bcl-2 and bax mRNA in amyotrophic lateral sclerosis spinal cord motor neurons. Ann Neurol 40(3):379-386, 1996.
64. Schrank B, Gotz R, Gunnersen JM, et al: Inactivation of the survival motor neuron gene, a candidate gene for human spinal muscular atrophy, leads to massive cell death in early mouse embryos. Proc Natl Acad Sci U S A 94(18):9920-9925, 1997.
65. Shuman SL, Bresnahan JC, Beattie MS: Apoptosis of microglia and oligodendrocytes after spinal cord contusion in rats. J Neurosci Res 50(5):798-808, 1997.
66. Wada S, Yone K, Ishidou Y, et al: Apoptosis following spinal cord injury in rats and preventative effect of N-methyl-D-aspartate receptor antagonist. J Neurosurg 91(1 Suppl):98-104, 1999.
67. Anthes DL, Theriault E, Tator CH: Characterization of axonal ultrastructural pathology following experimental spinal cord compression injury. Brain Res 702(1-2):1-16, 1995.
68. Eidelberg E, Straehley D, Erspamer R, et al. Relationship between residual hindlimb-assisted locomotion and surviving axons after incomplete spinal cord injuries. Exp Neurol 56(2):312-322, 1977.
69. Fehlings MG, Nashmi R: Assessment of axonal dysfunction in an in vitro model of acute compressive injury to adult rat spinal cord axons. Brain Res 677(2):291-299, 1995.
70. Fehlings MG, Nashmi R: A new model of acute compressive spinal cord injury in vitro. J Neurosci Meth 71(2):215-224, 1997.
71. Nashmi R, Fehlings MG: Changes in axonal physiology and morphology after chronic compressive injury of the rat thoracic spinal cord. Neuroscience 104(1):235-251, 2001.
72. Balentine JD: Pathology of experimental spinal cord trauma. I. The necrotic lesion as a function of vascular injury. Lab Invest;39(3):236-253, 1978.

73. Blight AR: Axonal physiology of chronic spinal cord injury in the cat: intracellular recording in vitro. Neuroscience 10(4):1471-1486, 1983.
74. Blight AR: Cellular morphology of chronic spinal cord injury in the cat: analysis of myelinated axons by line-sampling. Neuroscience 10(2):521-543, 1983.
75. Blight AR, DeCrescito V: Morphometric analysis of experimental spinal cord injury in the cat: the relation of injury intensity to survival of myelinated axons. Neuroscience 19(1):321-341, 1986.
76. Bostock H, Grafe P: Activity-dependent excitability changes in normal and demyelinated rat spinal root axons. J Physiol 365:239-257, 1985.
77. Bresnahan JC, King JS, Martin GF, et al: A neuroanatomical analysis of spinal cord injury in the rhesus monkey (Macaca mulatta). J Neurol Sci 28(4):521-542, 1976.
78. Bresnahan JC: An electron-microscopic analysis of axonal alterations following blunt contusion of the spinal cord of the rhesus monkey (Macaca mulatta). J Neurol Sci 37(1-2):59-82, 1978.
79. Fehlings MG, Tator CH: The relationships among the severity of spinal cord injury, residual neurological function, axon counts, and counts of retrogradely labeled neurons after experimental spinal cord injury. Exp Neurol 132(2):220-228, 1995.
80. Griffiths IR, McCulloch MC: Nerve fibres in spinal cord impact injuries. Part 1. Changes in the myelin sheath during the initial 5 weeks. J Neurol Sci 58(3):335-349, 1983.
81. Honmou O, Felts PA, Waxman SG, et al: Restoration of normal conduction properties in demyelinated spinal cord axons in the adult rat by transplantation of exogenous Schwann cells. J Neurosci 16(10):3199-3208, 1996.
82. Kaji R, Sumner AJ: Ouabain reverses conduction disturbances in single demyelinated nerve fibers. Neurology 39(10):1364-1368, 1989.
83. Sakatani K, Ohta T, Shimo-Oku M: Conductivity of dorsal column fibers during experimental spinal cord compression and after decompression at various stimulus frequencies. Cent Nerv Syst Trauma 4(3):161-179, 1987.
84. Sakatani K, Iizuka H, Young W: Randomized double pulse stimulation for assessing stimulus frequency-dependent conduction in injured spinal and peripheral axons. Electroencephalogr Clin Neurophysiol 81(2):108-117, 1991.
85. Povlishock JT, Christman CW: The pathobiology of traumatically induced axonal injury in animals and humans: a review of current thoughts. J Neurotrauma 12(4):555-564, 1995.
86. Puckett WR, Hiester ED, Norenberg MD, et al: The astroglial response to Wallerian degeneration after spinal cord injury in humans. Exp Neurol 148(2):424-432, 1997.
87. Balentine JD: Pathology of experimental spinal cord trauma. II. Ultrastructure of axons and myelin. Lab Invest 39(3):254-266, 1978.
88. Brook GA, Plate D, Franzen R, et al: Spontaneous longitudinally orientated axonal regeneration is associated with the Schwann cell framework within the lesion site following spinal cord compression injury of the rat. J Neurosci Res 53(1):51-65, 1998.
89. Koenig H, Bunge MB, Bunge RP: Nucleic acid and protein metabolism in white matter. Observations during experimental demyelination and remyelination; a histochemical and autoradiographic study of spinal cord of the adult cat. Arch Neurol 6:177-193, 1962.
90. Wrathall JR, Li W, Hudson LD: Myelin gene expression after experimental contusive spinal cord injury. J Neurosci 18(21):8780-8793, 1998.
91. Bunge MB, Holets VR, Bates ML, et al: Characterization of photochemically induced spinal cord injury in the rat by light and electron microscopy. Exp Neurol 127(1):76-93, 1994.
92. Martin D, Schoenen J, Delree P, et al: Experimental acute traumatic injury of the adult rat spinal cord by a subdural inflatable balloon: methodology, behavioral analysis, and histopathology. J Neurosci Res 32(4):539-550, 1992.
93. Ramon y Cajal S: Degeneration and Regeneration of the Nervous System. London: Oxford University Press, 1928.
94. von Euler M, Seiger A, Sundstrom E: Clip compression injury in the spinal cord: a correlative study of neurological and morphological alterations. Exp Neurol 145(2 Pt 1):502-510, 1997.
95. Bittigau P, Ikonomidou C: Glutamate in neurologic diseases. J Child Neurol 12(8):471-485, 1997.
96. Brain WR: Discussion on rupture of the intervertebral disc in the cervical region. Proc R Soc Med 41:509-511, 1948.
97. Breig A, Turnbull I, Hassler O: Effects of mechanical stresses on the spinal cord in cervical spondylosis. A study on fresh cadaver material. J Neurosurg 25(1):45-56, 1966.
98. Choi DW: Excitotoxic cell death. J Neurobiol 23(9):1261-1276, 1992.
99. Gooding MR, Wilson CB, Hoff JT: Experimental cervical myelopathy. Effects of ischemia and compression of the canine cervical spinal cord. J Neurosurg 43(1):9-17, 1975.
100. Gooding MR, Wilson CB, Hoff JT: Experimental cervical myelopathy: autoradiographic studies of spinal cord blood flow patterns. Surg Neurol 5(4):233-239, 1976.
101. Nurick S: The pathogenesis of the spinal cord disorder associated with cervical spondylosis. Brain 95(1):87-100, 1972.
102. Shimomura Y, Hukuda S, Mizuno S: Experimental study of ischemic damage to the cervical spinal cord. J Neurosurg 28(6):565-581, 1968.
103. Taylor AR: Mechanism and treatment of spinal-cord disorders associated with cervical spondylosis. Lancet 1(15):717-720, 1953.
104. Wheeler SJ, Sharp NJH: Functional anatomy. In Wheeler SJ, Sharp NJH (eds). Small Animal Spinal Disorders: Diagnosis and Surgery. London: Mosby-Wolfe, 1994, pp. 8-20.
105. Caulkins SE, Purinton PT, Oliver JE Jr: Arterial supply to the spinal cord of dogs and cats. Am J Vet Res 50(3):425-430, 1989.
106. Parker AJ: Clinical significance of traumatic occlusion of segmental spinal arteries. J Am Vet Med Assoc 162(12):1041-1042, 1973.
107. Parker AJ: Distribution of spinal branches of the thoracolumbar segmental arteries in dogs. Am J Vet Res 34(10):1351-1353, 1973.
108. Parker AJ, Park RD, Stowater JL: Traumatic occlusion of lumbar segmental arteries. J Trauma 14(4):330-333, 1974.
109. Parker AJ. Traumatic occlusion of segmental spinal veins. J Trauma 14(10):868-872, 1974.
110. Worthman RP: The longitudinal vertebral venous sinuses of the dog. II. Functional aspects. Am J Vet Res 17(64):349-363, 1956.
111. Worthman RP: The longitudinal vertebral venous sinuses of the dog. I. Anatomy. Am J Vet Res 17(64):341-348, 1956.
112. Yoshizawa H. Presidential address: pathomechanism of myelopathy and radiculopathy from the viewpoint of blood flow and cerebrospinal fluid flow including a short historical review. Spine 27(12):1255-1263, 2002.
113. Wagner HJ, Pilgrim C, Brandl J: Penetration and removal of horseradish peroxidase injected into the cerebrospinal fluid: role of cerebral perivascular spaces, endothelium and microglia. Acta Neuropathol (Berl) 27(4):299-315, 1974.
114. Bradshaw P: Arteries of the spinal cord in the cat. J Neurol Neurosurg Psychiatry 21(4):284-289, 1958.
115. Fried LC, Di CG, Doppman JL: Ligation of major thoraco-lumbar spinal cord arteries in monkeys. J Neurosurg;31(6):608-614, 1969.
116. Toribatake Y: The effect of total en bloc spondylectomy on spinal cord circulation. Nippon Seikeigeka Gakkai Zasshi 67(11):1070-1080, 1993.
117. Ukai T: Effect of stagnant cerebro-spinal fluid on spinal cord. 10:155-176, 1991.
118. Gooding MR: Pathogenesis of myelopathy in cervical spondylosis. Lancet 2(7890):1180-1181, 1974.
119. Taylor AR: Vascular factors in the myelopathy associated with cervical spondylosis. Neurology 14:62-68, 1964.
120. Wilson CB, Bertan V, Norrell HA Jr, et al: Experimental cervical myelopathy. II. Acute ischemic myelopathy. Arch Neurol;21(6):571-589, 1969.
121. Nishimoto S: Experimental study on chronic spinal cord compression: the effect of chronic dural strangulation on spinal cord. 13:1325-1352, 1995.

122. Kato K: Experimental study of syringomyelia. 15:1321-1353, 1996.
123. Nakagawa M: Pathophysiology of lumbo-sacral spinal nerve root compression. 12:227-251, 1994.
124. Mehalic TF, Pezzuti RT, Applebaum BI: Magnetic resonance imaging and cervical spondylotic myelopathy. Neurosurgery 26(2):217-226, 1990.
125. Ramanauskas WL, Wilner HI, Metes JJ, et al: MR imaging of compressive myelomalacia. J Comput Assist Tomogr 13(3):399-404, 1989.
126. Carlson GD, Minato Y, Okada A, et al: Early time-dependent decompression for spinal cord injury: vascular mechanisms of recovery. J Neurotrauma 14(12):951-962, 1997.
127. Benzel EC, Larson SJ: Functional recovery after decompressive operation for thoracic and lumbar spine fractures. Neurosurgery 19(5):772-778, 1986.
128. Bohlman HH, Freehafer A, Dejak J: The results of treatment of acute injuries of the upper thoracic spine with paralysis. J Bone Joint Surg Am 67(3):360-369, 1985.
129. Brodkey JS, Richards DE, Blasingame JP, et al: Reversible spinal cord trauma in cats. Additive effects of direct pressure and ischemia. J Neurosurg 37(5):591-593, 1972.
130. Brodkey JS, Miller CF Jr, Harmody RM: The syndrome of acute central cervical spinal cord injury revisited. Surg Neurol 14(4):251-257, 1980.
131. Dolan EJ, Tator CH, Endrenyi L: The value of decompression for acute experimental spinal cord compression injury. J Neurosurg 53(6):749-755, 1980.
132. Levi L, Wolf A, Rigamonti D, et al: Anterior decompression in cervical spine trauma: does the timing of surgery affect the outcome? Neurosurgery 29(2):216-222, 1991.
133. Maiman DJ, Larson SJ, Benzel EC: Neurological improvement associated with late decompression of the thoracolumbar spinal cord. Neurosurgery 14(3):302-307, 1984.
134. Nystrom B, Berglund JE: Spinal cord restitution following compression injuries in rats. 78(6):467-472, 1988.
135. Rivlin AS, Tator CH: Effect of duration of acute spinal cord compression in a new acute cord injury model in the rat. 10(1):38-43, 1978.
136. Tarlov IM: Spinal cord compression studies. III. Time limits for recovery after gradual compression in dogs. AMA Arch Neurol Psychiatry 71(5):588-597, 1954.
137. Delamarter RB, Sherman J, Carr JB: Pathophysiology of spinal cord injury. Recovery after immediate and delayed decompression. J Bone Joint Surg Am 77(7):1042-1049, 1995.
138. Guha A, Tator CH, Endrenyi L, et al: Decompression of the spinal cord improves recovery after acute experimental spinal cord compression injury. Paraplegia 25(4):324-339, 1987.
139. Ichihara K, Taguchi T, Sakuramoto I, et al: Mechanism of the spinal cord injury and the cervical spondylotic myelopathy: new approach based on the mechanical features of the spinal cord white and gray matter. J Neurosurg 99(3 Suppl):278-285, 2003.
140. Guha A, Tator CH, Smith CR, et al: Improvement in post-traumatic spinal cord blood flow with a combination of a calcium channel blocker and a vasopressor. J Trauma 29(10):1440-1447, 1989.
141. Kearney PA, Ridella SA, Viano DC, et al: Interaction of contact velocity and cord compression in determining the severity of spinal cord injury. J Neurotrauma 5(3):187-208, 1988.
142. Robinson R, Afeiche N, Dunn E: Cervical spondylotic myelopathy: etiology and treatment concepts. Spine 2:89-99, 1987.
143. White AA III, Panjabi MM: Biomechanical considerations in the surgical management of cervical spondylotic myelopathy. Spine 13(7):856-860, 1988.
144. Wolfla CE, Snell BE, Honeycutt JH: Cervical ventral epidural pressure response to graded spinal canal compromise and spinal motion. Spine 29(14):1524-1529, 2004.
145. Burchiel KJ, Hsu FP: Pain and spasticity after spinal cord injury: mechanisms and treatment. Spine 26(24 Suppl):S146-S160, 2001.
146. Thompson FJ, Parmer R, Reier PJ, et al: Scientific basis of spasticity: insights from a laboratory model. 16(1):2-9, 2001.
147. Herman R: The myotatic reflex. Clinico-physiological aspects of spasticity and contracture. Brain 93(2):273-312, 1970.
148. Ju MS, Chen JJ, Lee HM, et al: Time-course analysis of stretch reflexes in hemiparetic subjects using an on-line spasticity measurement system. J Electromyogr Kinesiol 10(1):1-14, 2000.
149. Kamper DG, Rymer WZ: Quantitative features of the stretch response of extrinsic finger muscles in hemiparetic stroke. Muscle Nerve 23(6):954-961, 2000.
150. Kuhn RA: Functional capacity of the isolated human spinal cord. Brain 73(1):1-51, 1950.
151. Powers RK, Rymer WZ: Effects of acute dorsal spinal hemisection on motoneuron discharge in the medial gastrocnemius of the decerebrate cat. J Neurophysiol 59(5):1540-1556, 1988.
152. Sinkjaer T, Toft E, Larsen K, et al: Non-reflex and reflex mediated ankle joint stiffness in multiple sclerosis patients with spasticity. Muscle Nerve 16(1):69-76, 1993.
153. Dietz V, Quintern J, Berger W: Electrophysiological studies of gait in spasticity and rigidity. Evidence that altered mechanical properties of muscle contribute to hypertonia. Brain 104(3):431-449, 1981.
154. Thompson FJ, Reier PJ, Lucas CC, et al: Altered patterns of reflex excitability subsequent to contusion injury of the rat spinal cord. J Neurophysiol 68(5):1473-1486, 1992.
155. Thompson FJ, Reier PJ, Parmer R, et al: Inhibitory control of reflex excitability following contusion injury and neural tissue transplantation. Adv Neurol 59:175-184, 1993.
156. Thompson FJ, Parmer R, Reier PJ: Alteration in rate modulation of reflexes to lumbar motoneurons after midthoracic spinal cord injury in the rat. I. Contusion injury. J Neurotrauma 15(7):495-508, 1998.
157. Calancie B, Broton JG, Klose KJ, et al: Evidence that alterations in presynaptic inhibition contribute to segmental hypo- and hyperexcitability after spinal cord injury in man. Electroencephalogr Clin Neurophysiol 89(3):177-186, 1993.
158. Diamantopoulos E, Zander Olsen P: Excitability of spinal motor neurons in normal subjects and patients with spasticity, Parkinson rigidity and cerebellar hypotonia. J Neurol Neurosurg Psychiatry 30:325-331, 1967.
159. Ishikawa K, Ott K, Porter RW, et al: Low frequency depression of the H wave in normal and spinal man. Exp Neurol 15(1):140-156, 1966.
160. Little JW, Halar EM: H-reflex changes following spinal cord injury. Arch Phys Med Rehabil 66(1):19-22, 1985.
161. Nielsen J, Petersen N, Ballegaard M, et al: H-reflexes are less depressed following muscle stretch in spastic spinal cord injured patients than in healthy subjects. Exp Brain Res 97(1):173-176, 1993.
162. Hultborn H, Malmsten J: Changes in segmental reflexes following chronic spinal cord hemisection in the cat. I. Increased monosynaptic and polysynaptic ventral root discharges. Acta Physiol Scand 119(4):405-422, 1983.
163. Malmsten J: Time course of segmental reflex changes after chronic spinal cord hemisection in the rat. Acta Physiol Scand 119(4):435-443, 1983.
164. McCouch GP, Austin GM, Liu CN, et al: Sprouting as a cause of spasticity. J Neurophysiol 21(3):205-216, 1958.
165. Brodal P: The Central Nervous System: Structure and Function. New York: Oxford University Press, 1998.
166. Shefner JM, Berman SA, Sarkarati M, et al: Recurrent inhibition is increased in patients with spinal cord injury. Neurology 42(11):2162-2168, 1992.
167. Young RR: Spasticity: A review. Neurology 44(11 Suppl 9):S12-S20, 1994.
168. Dusart I, Schwab ME: Secondary cell death and the inflammatory reaction after dorsal hemisection of the rat spinal cord. Eur J Neurosci 6(5):712-724, 1994.
169. Edgar RE, Best LG, Quail PA, et al: Computer-assisted DREZ microcoagulation: posttraumatic spinal deafferentation pain. J Spinal Disord 6(1):48-56, 1993.

170. Eide PK, Stubhaug A, Stenehjem AE: Central dysesthesia pain after traumatic spinal cord injury is dependent on N-methyl-D-aspartate receptor activation. Neurosurgery 37(6):1080-1087, 1995.
171. Eriksson MB, Sjolund BH, Nielzen S: Long term results of peripheral conditioning stimulation as an analgesic measure in chronic pain. Pain 6(3):335-347, 1979.
172. Eyssette M, Rohmer F, Serratrice G, et al: Multi-centre, double-blind trial of a novel antispastic agent, tizanidine, in spasticity associated with multiple sclerosis. Curr Med Res Opin 10(10):699-708, 1988.
173. Glynn CJ, Jamous MA, Teddy PJ, et al: Role of spinal noradrenergic system in transmission of pain in patients with spinal cord injury. Lancet 2(8518):1249-1250, 1986.
174. Hachen HJ: Psychological, neurophysiological and therapeutic aspects of chronic pain: preliminary results with transcutaneous electrical stimulation [proceeedings]. Paraplegia 15(4):353-367, 1978.
175. Hansebout RR, Blight AR, Fawcett S, et al: 4-Aminopyridine in chronic spinal cord injury: a controlled, double-blind, crossover study in eight patients. J Neurotrauma 10(1):1-18, 1993.
176. Hao JX, Xu XJ, Aldskogius H, et al: Allodynia-like effects in rat after ischaemic spinal cord injury photochemically induced by laser irradiation. Pain 45(2):175-185, 1991.
177. Hao JX, Xu XJ, Urban L, et al: Repeated administration of systemic gabapentin alleviates allodynia-like behaviors in spinally injured rats. Neurosci Lett 280(3):211-214, 2000.
178. Andersen P, Eccles JC, Sears TA: Presynaptic inhibitory action of cerebral cortex on the spinal cord. Nature 194:740-741, 1962.
179. Carpenter D, Engberg I, Lundberg A: Primary afferent depolarization evoked from the brain stem and the cerebellum. Arch Ital Biol 104(1):73-85, 1966.
180. Lundberg A, Vyklicky L: Inhibition of transmission to primary afferents by electrical stimulation of the brain stem. Arch Ital Biol 104(1):86-97, 1966.
181. Martin RF, Haber LH, Willis WD: Primary afferent depolarization of identified cutaneous fibers following stimulation in medial brain stem. J Neurophysiol 42(3):779-790, 1979.
182. Proudfit HK, Larson AA, Anderson EG: The role of GABA and serotonin in the mediation of raphe-evoked spinal cord dorsal root potentials. Brain Res 195(1):149-165, 1980.
183. Rudomin P, Engberg I, Jankowska E, et al: Evidence of two different mechanisms involved in the generation of presynaptic depolarization of afferent and rubrospinal fibers in the cat spinal cord. Brain Res 189(1):256-261, 1980.
184. Rudomin P, Engberg I, Jimenez I: Mechanisms involved in presynaptic depolarization of group I and rubrospinal fibers in cat spinal cord. J Neurophysiol 46(3):532-548, 1981.
185. Rudomin P, Jimenez I, Solodkin M, et al: Sites of action of segmental and descending control of transmission on pathways mediating PAD of Ia- and Ib-afferent fibers in cat spinal cord. J Neurophysiol 50(4):743-769, 1983.
186. Sastry BS, Sinclair JG: Tonic inhibitory influence of a supraspinal monoaminergic system on presynaptic inhibition of an extensor monosynaptic reflex. Brain Res 124(1):109-120, 1977.
187. Remy-Neris O, Denys P, Daniel O, et al: Effect of intrathecal clonidine on group I and group II oligosynaptic excitation in paraplegics. Exp Brain Res 148(4):509-514, 2003.
188. Bose P, Parmer R, Thompson FJ: Velocity-dependent ankle torque in rats after contusion injury of the midthoracic spinal cord: time course. J Neurotrauma 19(10):1231-1249, 2002.
189. Harkema SJ, Hurley SL, Patel UK, et al: Human lumbosacral spinal cord interprets loading during stepping. J Neurophysiol 77(2):797-811, 1997.
190. Wrenn CC, Picklo MJ, Lappi DA, et al: Central noradrenergic lesioning using anti-DBH-saporin: anatomical findings. Brain Res 740(1-2):175-184, 1996.
191. Goldberger ME, Murray M: Patterns of sprouting and implications for recovery of function. Adv Neurol 47:361-385, 1988.
192. Goldberger ME, Murray M: Lack of sprouting and its presence after lesions of the cat spinal cord. Brain Res 241(2):227-239, 1982.
193. Murray M, Goldberger ME: Restitution of function and collateral sprouting in the cat spinal cord: the partially hemisected animal. J Comp Neurol 158(1):19-36, 1974.
194. Goldberger ME, Murray M: Restitution of function and collateral sprouting in the cat spinal cord: the deafferented animal. J Comp Neurol 158(1):37-53, 1974.
195. Tasker RR: Central pain states. In Bonica's Management of Pain, 3rd ed. Loeser JD, Butler SH, Chapman CR, et al (eds). Philadelphia: Lippincott Williams & Wilkins, 2001, pp. 433-457.
196. Loeser JD: Pain in spinal cord injury patients. In Bonica's Management of Pain, 3rd ed. Loeser JD, Butler SH, Chapman CR, et al (eds). Philadelphia: Lippincott Williams & Wilkins, 2001, pp. 613-619.
197. Loeser JD, Ward AA, Jr., White LE Jr: Chronic deafferentation of human spinal cord neurons. J Neurosurg 29(1):48-50, 1968.
198. Yezierski RP: Pain following spinal cord injury: the clinical problem and experimental studies. Pain 68(2-3):185-194, 1996.
199. Yezierski RP, Liu S, Ruenes GL, et al: Excitotoxic spinal cord injury: behavioral and morphological characteristics of a central pain model. Pain 75(1):141-155, 1998.
200. Yezierski RP: Pain following spinal cord injury: pathophysiology and central mechanisms. In Progress in Brain Research. Sandkuhler J, Bromm B, Gebhart GF (eds). Amsterdam: Elsevier, 2000, pp. 429-449.
201. Yezierski RP: Spinal cord injury: a model of central neuropathic pain. Neurosignals 14(4):182-193, 2005.
202. Defrin R, Ohry A, Blumen N, et al: Characterization of chronic pain and somatosensory function in spinal cord injury subjects. Pain 89(2-3):253-263, 2001.
203. Rintala DH, Loubser PG, Castro J, et al: Chronic pain in a community-based sample of men with spinal cord injury: prevalence, severity, and relationship with impairment, disability, handicap, and subjective well-being. Arch Phys Med Rehabil 79(6):604-614, 1998.
204. Stormer S, Gerner HJ, Gruninger W, et al: Chronic pain/dysaesthesiae in spinal cord injury patients: results of a multicentre study. Spinal Cord 35(7):446-455, 1997.
205. Hubscher CH, Johnson RD: Changes in neuronal receptive field characteristics in caudal brain stem following chronic spinal cord injury. J Neurotrauma 16(6):533-541, 1999.
206. Hulsebosch CE, Xu GY, Perez-Polo JR, et al: Rodent model of chronic central pain after spinal cord contusion injury and effects of gabapentin. J Neurotrauma 17(12):1205-1217, 2000.
207. Siddall P, Xu CL, Cousins M: Allodynia following traumatic spinal cord injury in the rat. Neuroreport 6(9):1241-1244, 1995.
208. Siddall PJ, Taylor DA, McClelland JM, et al: Pain report and the relationship of pain to physical factors in the first 6 months following spinal cord injury. Pain 81(1-2):187-197, 1999.
209. Vierck CJ Jr, Siddall P, Yezierski RP: Pain following spinal cord injury: animal models and mechanistic studies. Pain 89(1):1-5, 2000.
210. Bowsher D: Central pain: clinical and physiological characteristics. J Neurol Neurosurg Psychiatry 61(1):62-69, 1996.
211. Milhorat TH, Kotzen RM, Mu HT, et al: Dysesthetic pain in patients with syringomyelia. Neurosurgery 38(5):940-946, 1996.
212. Nathan PW, Smith MC, Cook AW: Sensory effects in man of lesions of the posterior columns and of some other afferent pathways. Brain 109 (Pt 5):1003-1041, 1986.
213. Weng HR, Lee JI, Lenz FA, et al: Functional plasticity in primate somatosensory thalamus following chronic lesion of the ventral lateral spinal cord. Neuroscience 101(2):393-401, 2000.
214. Bruce JC, Oatway MA, Weaver LC: Chronic pain after clip-compression injury of the rat spinal cord. 178(1):33-48, 2002.
215. Eide PK: Pathophysiological mechanisms of central neuropathic pain after spinal cord injury. 36(9):601-612, 1998.
216. Cui MY, Feng DJ, McAdoo DJ, et al: Periaqueductal gray stimulation-induced inhibition of nociceptive dorsal horn neurons in rats is associated with the release of norepinephrine, serotonin, and amino acids. 289:868-876, 1999.

217. Bethea JR, Castro M, Keane RW, et al: Traumatic spinal cord injury induces nuclear factor-kappaB activation. J Neurosci 18(9):3251-3260, 1998.
218. Willis WD: Central sensitization and plasticity following noxious stimulation. *In* Basic and Clinical Aspects of Chronic Abdominal Pain. Raybound HE (ed). Amsterdam: Elsevier, 1993, pp. 212-217.
219. Hao JX, Yu W, Wiesenfeld-Hallin Z, et al: Treatment of chronic allodynia in spinally injured rats: effects of intrathecal selective opioid receptor agonists. Pain 75(2-3):209-217, 1998.
220. Yezierski RP, Park SH: The mechanosensitivity of spinal sensory neurons following intraspinal injections of quisqualic acid in the rat. Neurosci Lett 157(1):115-119, 1993.
221. Beric A: Altered sensation and pain in spinal cord injury. *In* Recent Achievements in Restorative Neurology. Dimitrijevic MR, Wall PD (eds). Basel: Karger, 1990, pp. 27-36.
222. Levitt M, Levitt JH: The deafferentation syndrome in monkeys: dysesthesias of spinal origin. Pain 10(2):129-147, 1981.
223. Davis L, Martin J: Studies upon spinal cord injuries: II. The nature and treatment of pain. J Neurosurg 483-491, 1947.

Neuropatia Periférica

Joan R. Coates e G. Diane Shelton

As neuropatias compreendem um grupo de distúrbios que afetam o neurônio da unidade motora. É importante para o cirurgião veterinário entender a fisiopatologia da neuropatia periférica para que possa reconhecer seus sinais clínicos e tomar decisões apropriadas quanto à intervenção cirúrgica. A apresentação clínica de alguns distúrbios ortopédicos, espinais e musculares com frequência mimetizam a neuropatia periférica e apresentam um dilema diagnóstico para o clínico. Por outro lado, a polineuropatia pode causar paraparesia ou tetraparesia que necessitam ser diferenciadas de doenças ortopédicas, doenças da medula espinal ou outros componentes da unidade motora (junção neuromuscular ou músculo). Neste capítulo, revisamos a anatomia básica e a fisiologia do sistema nervoso periférico, além das características clínicas da neuropatia periférica. Outras fontes a serem consideradas para conhecimento mais profundo e relevante para doenças neuromusculares específicas e sua descrição categórica são as proporcionadas por Shelton[1,2] e Braund.[3]

Anatomia e fisiologia

O sistema nervoso periférico (SNP) consiste naquelas estruturas (incluindo os nervos craniais e espinais) que contêm fibras nervosas motoras, sensoriais e autonômicas ou axônios que conectam o sistema nervoso central (SNC) com órgãos somáticos ou viscerais. As estruturas anatômicas que compõem o SNP são derivadas da crista neural, da qual vários nervos craniais também recebem contribuições de placódios ectodermais.[4] As fibras nervosas que terminam em músculos estriados e em vísceras são denominadas somáticas ou viscerais, respectivamente. Existem 12 pares de nervos craniais com fibras aferentes e eferentes, cujos impulsos cursam em direção ao tronco encefálico ou a partir dele.[5] Os nervos espinais em geral são em número de 36 pares no cão e no gato.[6] Dos pares de nervos espinais, oito estão na região cervical (C1-C8), treze na região torácica (T1-T13), sete na região lombar (L1-L7), três na região sacral (S1-S3) e cinco ou mais na região caudal. Cada par de nervo espinal comunica-se com o segmento de mesmo número da medula espinal. O sistema nervoso periférico somático consiste em radículas ventrais e dorsais, raízes de nervos espinais, ramos ventrais e dorsais, plexos e nervos periféricos individuais e seus ramos.[6] Os segmentos C6-T2 da medula espinal compõem a intumescência cervical, de onde se originam os ramos do plexo braquial.[7,8] Os segmentos L4-S3 da medula espinal formam a intumescência lombossacral, que contribuem para a cauda equina e o plexo lombossacral.[9,10] A raízes nervosas são minimamente mielinizadas e cursam no interior do espaço subaracnóideo contendo líquido cerebrospinal (LCE). Assim, às raízes nervosas são mais suscetíveis à lesão por tração e à exposição a agentes tóxicos e infecciosos. As raízes nervosas saem dos forames intervertebrais como nervos espinais com as fibras mielinizadas. Similarmente, os nervos craniais saem do crânio através de forames. O sistema nervoso visceral inclui componentes dos sistemas nervosos central e periférico que estão envolvidos no controle homeostático das funções corporais.[11] O sistema nervoso autônomo é subdividido em parassimpático e simpático e inclui somente os componentes viscerais eferentes ou motores.[12] A via nervosa consiste em dois neurônios; o primeiro neurônio (neurônio pré-ganglionar) é localizado no SNC e termina em gânglios no SNP. O segundo neurônio (neurônio pós-ganglionar) é localizado fora do SNC, no gânglio, e termina em um órgão efetor. A divisão parassimpática é conhecida como divisão craniossacral do sistema nervoso autônomo porque neurônios pré-ganglionares estão localizados no tronco encefálico e na medula espinal sacral. Os neurônios pré-ganglionares estão localizados nos núcleos parassimpáticos do III, VII, IX, X e XI nervos craniais e na substância cinzenta intermediária lateral da medula espinal sacral. A divisão simpática é conhecida como divisão toracolombar do sistema nervoso autônomo. Os neurônios pré-ganglionares estão localizados na substância cinzenta intermediária lateral dos segmentos torácicos e dos primeiros quatro ou cinco segmentos lombares. A neurotransmissão pré-ganglionar em ambos os sistemas é colinérgica, na qual a acetilcolina liga-se aos receptores nicotínicos do neurônio pós-ganglionar. No sistema parassimpático, a neurotransmissão pós-ganglionar ocorre com a ligação da acetilcolina ao receptor muscarínico do órgão efetor; no sistema simpático, os neurônios pós-ganglionares fazem sinapse em receptores noradrenérgicos através do neurotransmissor norepinefrina.[11]

Um nervo periférico individual contém uma mistura variável de fibras nervosas, mielinizadas e não mielinizadas.[6] A maioria dos nervos periféricos contém axônios motores e sensoriais. Os axônios motores dos nervos espinais e nervos craniais originam-se dos neurônios localizados na substância cinzenta da medula espinal (cornos ventrais) e do tronco encefálico, respectivamente. Os corpos celulares do axônios sensoriais localizam-se nos gânglios das raízes dorsais ou nos gânglios dos nervos craniais. Uma fibra nervosa consiste em um axônio circundado por uma bainha de mielina, composta de neurilema (bainha de Schwann). As fibras aferentes (sensoriais) podem ser mielinizadas ou não mielinizadas. As fibras eferentes (motoras) para a musculatura estriada sempre são mielinizadas. As fibras eferentes não mielinizadas são fibras simpáticas pós-ganglionares que inervam o músculo liso.

O nervo periférico em corte transversal é composto por muitas fibras arranjadas em fascículos (Figura 43.1). Os nervos têm três bainhas separadas de tecido conjuntivo: endoneuro, perineuro e epineuro.[13] O endoneuro é organizado frouxamente e circunda diretamente as fibras mielinizadas e não mielinizadas. Feixes de fibras são reunidas em fascículos, circundados pelo perineuro. O epineuro circunda o tronco nervoso, que contém fascículos separados por mesoneuro (epineuro epifascicular). O epineuro contém tecido conjuntivo, pequenos linfáticos e vasos sanguíneos que irrigam o nervo. O número e tamanho dos fascículos dentro do nervo variam de um nervo para outro, e podem variar também dentro do mesmo nervo ao longo de seu curso.[14]

Neurônio

Um neurônio consiste em três partes: corpo celular (pericário, ou soma), dendrito e axônio. O corpo celular contém o núcleo. Dendritos são extensões do corpo celular e funcionam transmitindo impulsos excitatórios ou inibitórios para o corpo celular. Os axônios geralmente são estruturas únicas, retas, que se projetam para mais longe do corpo celular do que os dendritos e se ramificam próximo ao seu final sináptico. Os axônios frequentemente adquirem uma bainha de mielina. A comunicação de um sinal elétrico (potencial de ação) entre um axônio terminal e o dendrito ou membrana somática de outro neurônio é chamada transmissão elétrica. O impulso elétrico, ao ocupar o axônio terminal, leva à liberação de um transmissor (transmissão química) que interage com moléculas receptoras na membrana pós-sináptica da célula receptora.[15]

Axônio

A origem do axônio no corpo celular é no montículo axônico e no segmento inicial, que é não mielinizado.[13] O montículo axônico e o segmento inicial são considerados a zona de gatilho, que contém uma alta concentração de canais de sódio dependentes de voltagem.[15] Esta área é considerada como sendo de baixo limiar e o local de geração do potencial de ação. A condução de um potencial de ação é considerada polarizada em relação ao corpo celular; ele se propaga em direção ortodrômica até o término do axônio. Um potencial de ação induzido artificialmente no axônio pode propagar-se também em direção ao corpo celular (propagação antidrômica).

O axoplasma contém neurofilamentos, mitocôndrias e retículo endoplasmáticos agranular.[13] O fluxo axoplásmico é bidirecional ao longo do axônio. Neurofilamentos e microtúbulos orientados longitudinalmente interconectados por pontes cruzadas transportam substâncias para longe do corpo celular até o término do axônio (transporte anterógrado) e do axônio distal para o corpo celular (transporte retrógrado). Os transportes anterógrado e retrógrado têm um importante papel fisiopatológico na transmissão de toxinas (i. e., toxina tetânica)

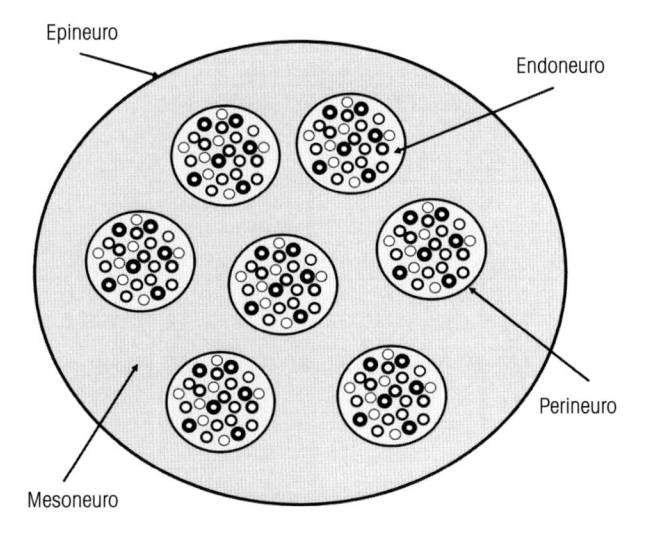

Figura 43.1 Nervo periférico seccionado transversalmente, com sete fascículos circundados por perineuro; cada fascículo é envolvido por epineuro e mesoneuro. As fibras nervosas, com várias espessuras de mielina, são separadas pelo endoneuro.

e patógenos neurotrópicos (i. e., vírus da raiva e da pseudorraiva).[16] A velocidade do fluxo varia de lento (1 mm por dia) a rápido (10 mm a 2 m/dia).[13] O fluxo lento consiste em proteínas solúveis e matéria particulada para crescimento e manutenção do neurônio. O fluxo rápido consiste em organelas, mitocôndrias e materiais para reações enzimáticas para facilitar a transmissão sináptica. Microtúbulos são organelas que facilitam o fluxo axônico rápido.

Mielina

A mielina é formada pelas células de Schwann no SNP e pelos oligodendrócitos no SNC. Processos dessas células se enrolam em torno de um axônio formando uma estrutura multilamelar característica, similar a um rocambole, fundindo-se com a membrana axônico interna. A mielina tem função no suporte e manutenção do axônio.[17] A espessura correta da bainha de mielina é regulada por uma proteína transmembrana expressada pelo axônio.[18] A bainha de mielina não é contínua ao longo do comprimento do axônio, sendo interrompida em intervalos regulares (1 μm) nos *nodos de Ranvier*, de maneira que a membrana do axônio fica em contato direto com o fluido extracelular.[13] A bainha cilíndrica de mielina entre os nodos é chamada *internodo*. Os internodos podem ter até 1 mm de comprimento. O nodo de Ranvier é considerado um amortecedor eletrotônico constituído por alta densidade de canais de sódio para que ocorra a despolarização.[19] A mielina age como um isolante por ter alta resistência e baixa capacitância na região do internodo. Isto permite que o impulso elétrico se propague rapidamente pelo axônio, saltando de nodo para nodo, um processo denominado *condução saltatória* (Figura 43.2).

A velocidade de condução nas fibras mielinizadas é muito maior do que nos axônios não mielinizados. A velocidade de condução para fibras nervosas motoras e sensoriais varia de 50 a 120 m/s. Quanto maior o diâmetro do axônio, mais espessa é a bainha de mielina. Quanto mais longa a distância internodal, mais rápida é a condução do potencial de ação. Fibras mielinizadas pequenas (rápidas, dor aguda) conduzem a uma velocidade de 12 a 30 m/s; fibras C não mielinizadas (lentas, dor inespecífica) conduzem em velocidades muito mais lentas, de 0,5 a 2 m/s.

Potencial de ação

A base da transmissão elétrica no sistema nervoso é o potencial de ação.[19] O potencial de ação, ou "impulso nervoso", é um sinal elétrico breve no interior do nervo e da célula muscular (Figura 43.2). A alteração do potencial da membrana representa uma mudança transitória do estado de repouso, no qual o potencial interno do neurônio se move de um estado de repouso equilibrado (potencial de repouso da membrana [PRM] -70 mV) para um valor positivo e, em seguida, de volta ao estado de repouso. No potencial de repouso (-60 mV), os gradientes elétrico e de concentração agem sobre os íons sódio e potássio através da membrana. Os gradientes em repouso são aproximadamente iguais para o potássio, mas para o sódio, ambos os gradientes de

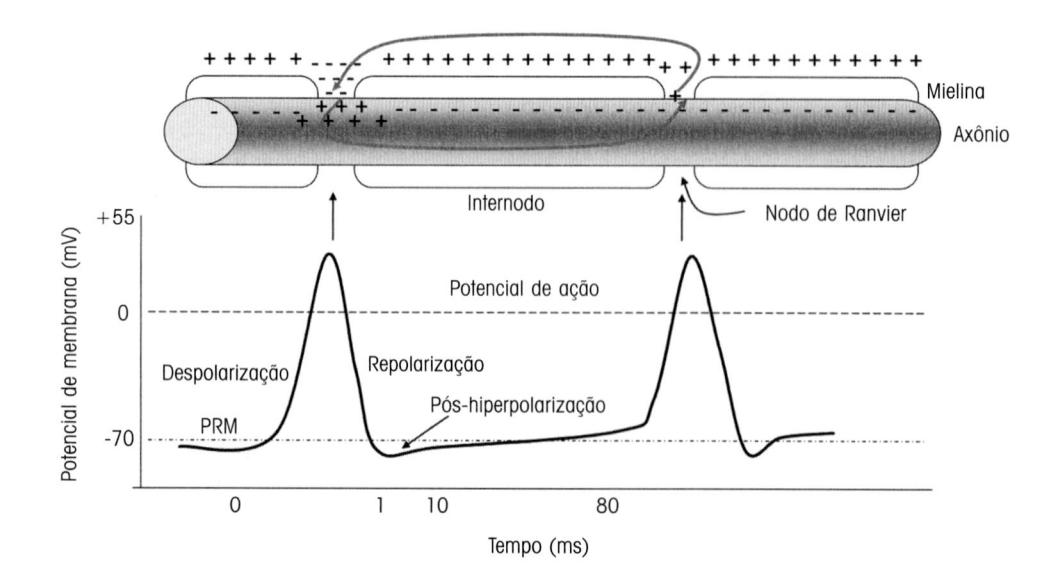

Figura 43.2 Condução saltatória de um potencial de ação ao longo de um axônio mielinizado. As correntes de potencial de ação transmembrana (movimentação de sódio para o interior e movimentação de potássio para o exterior) ocorrem somente nos nodos de Ranvier que contêm uma alta densidade de trocas de sódio dependentes de voltagem. A região internodal facilita o movimento muito rápido de correntes ao longo do axônio. (Modificado com Permissão de Blankenship JE: Neurophysiology. St. Louis, Mosby Inc. – Elsevier Sciente, 2003.)[19] PRM = potencial de repouso da membrana.

concentração e elétrico são dirigidos para dentro. O potencial de ação é causado pela membrana ao tornar-se subitamente permeável aos íons sódio (despolarização) até que o potencial da membrana atinja o potencial de equilíbrio do sódio (+55 mV). À medida que o gradiente elétrico de sódio e potássio tornam-se iguais, o gradiente elétrico para o potássio passa a ser dirigido para fora. Se o neurônio se torna altamente permeável para o potássio e impermeável para o sódio, os íons potássio rapidamente se movem para fora da célula em resposta às concentrações e gradientes elétricos dirigidos para fora. O efluxo de íons potássio faz com que o neurônio se torne cada vez mais negativo (repolarização) até que a membrana atinja um potencial de equilíbrio do potássio (-75 mV; hiperpolarização).

Unidade motora

Uma unidade motora é composta do corpo celular de um neurônio, seu axônio, a junção neuromuscular e as fibras musculares associadas. Um grupo de miofibras inervadas por um neurônio é considerado uma unidade motora. Uma anormalidade em qualquer porção da unidade motora pode resultar em sinais clínicos de doença neuromuscular – neurônio motor inferior (NMI). O componente funcional da unidade motora envolve o *arco reflexo*. O arco reflexo consiste em um órgão sensor, um neurônio aferente (corpo celular no gânglio da raiz dorsal), uma ou mais sinapses centrais, um neurônio eferente e um órgão efetor. Um potencial de ação tudo ou nada é gerado no nervo aferente e modulado centralmente para ser gerado com um potencial tudo ou nada no nervo eferente. O reflexo com uma única sinapse central é um reflexo monossináptico (i. e., o reflexo patelar); o reflexo com mais de uma sinapse central (interneurônios) é um reflexo polissináptico (i. e., o reflexo flexor de retirada).

O sistema NMI consiste em três divisões funcionais: sistema somático geral eferente, sistema visceral especial eferente e sistema visceral geral eferente.[20] O sistema somático geral eferente consiste nos neurônios motores espinais e III, IV, VI e XII nervos cranianos, que inervam músculos estriados voluntários. O sistema especial visceral eferente consiste nos V, VII, IX e XI nervos cranianos, que inervam músculos estriados voluntários associados a funções respiratórias e gastrintestinais. O sistema visceral geral eferente consiste nos sistemas nervosos simpático e parassimpático que inervam os músculos lisos involuntários.

Fisiopatologia da neuropatia

As neuropatias periféricas englobam os distúrbios que afetam o axônio – axonopatias; as células de Schwann ou a mielina diretamente – mielinopatias (doenças desmielinizantes); ou ambos os axônios e as células de Schwann – doenças mistas axônicos e desmielinizantes. Os processos patológicos subjacentes dos nervos periféricos incluem a degeneração walleriana, a degeneração axônico e a degeneração segmental e difusa da mielina (Figura 43.3).[21] Na maioria dos casos, essas reações patológicas não são específicas mas ocorrem em várias combinações nas doenças dos nervos periféricos. A degeneração axônica e a desmielinização caracterizam o processo patológico básico e a localização ligados ao nervo periférico, mas raramente ocorrem como doenças específicas. As neuropatias centrais que afetam os corpos celulares neuronais são denominadas doenças do neurônio motor.

Degeneração walleriana

As classificações originais dos distúrbios dos nervos periféricos foram baseadas nas observações anatômicas e clínicas que acompanhavam uma lesão neural focal. Waller demonstrou que ocorriam degenerações previsíveis nas fibras nervosas no coto distal de um nervo seccionado, descrevendo alterações do axolema com dissociação subsequente de axônios e mielina.[22] Seddon o seguiu com uma classificação clínica da lesão do nervo, utilizando estudos morfológicos e eletrofisiológicos.[23] *Neurapraxia* é uma interrupção transitória da função e condução nervosas, sem degeneração axônica. A fisiopatologia envolve lesão à mielina ou um processo

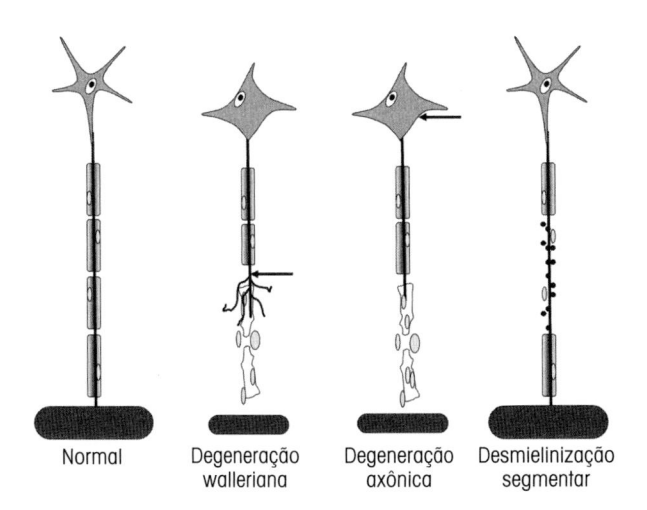

Figura 43.3 Processos patológicos básicos que afetam os nervos periféricos. Na degeneração walleriana ocorre degeneração do axônio e da mielina distal à lesão axônica (*seta*). Na degeneração axônica, a doença neuronal primária causa degeneração distal do axônio e da mielina (*seta*). Note o deslocamento excêntrico do núcleo e o inchaço do corpo celular na degeneração walleriana e na degeneração axônica. Com a degeneração segmentar o axônio é poupado, e assim não ocorre atrofia muscular.

isquêmico. A recuperação pode acontecer em horas ou semanas. *Axonotmese* descreve a destruição focal de axônios e bainhas de mielina a partir do corpo celular do neurônio. O endoneuro e a bainha das células de Schwann permanecem intactos. Ocorre degeneração do axônio e da mielina (*degeneração walleriana*) distalmente ao foco da lesão. A degeneração walleriana consiste na degeneração do cilindro axônico e da bainha de mielina distal ao ponto de lesão no axônio. A secção do axônio impede o transporte de organelas ao axônio distal para promover a reconstrução da membrana e os processos de neurotransmissão. O neurônio motor sofre cromatólise, com arredondamento do corpo celular, deslocamento do núcleo para a periferia e dispersão da cromatina. A recuperação é prolongada (1 mm por dia), ocorrendo primeiro nos segmentos nervosos mais próximos ao local da lesão. A completude e a extensão recuperadas depende do grau de ruptura nervosa e da distância até o órgão. *Neurotmese* é a transecção completa do nervo, separando-o completamente do corpo celular. Os axônios em regeneração frequentemente tomam um curso aberrante, com formação de fibroblastos para formar um neuroma. Tanto a axonotmese como a neurotmese são seguidas de degeneração walleriana.

Degeneração axônica

A degeneração axônica resulta de doenças no interior do corpo celular ou do próprio axônio. Frequentemente a degeneração do axônio e de sua bainha de mielina começa distalmente e progride proximalmente. O neurônio sofre cromatólise. Esse processo é denominado neuropatia *dying back*, axonopatia distal ou neuropatia sensorimotora distal. Estes processos afetam preferencialmente fibras nervosas mielinizadas longas de grande calibre. Os sinais clínicos em geral são reconhecíveis primeiro nos membros distais em consequência da distância do nervo até o corpo celular. A degeneração axônica e a degeneração walleriana causam atrofia muscular neurogênica. O momento do início geralmente é considerado crônico, e o curso é progressivo. Esses distúrbios frequentemente têm origem hereditária, idiopática ou tóxica.

Desmielinização

A desmielinização é causada por doença da célula de Schwann ou da bainha de mielina ao longo do internodo (desmielinização segmental) ou próximo da área paranodal (desmielinização paranodal). A doença pode ocorrer ininterruptamente (desmielinização difusa) ou aleatoriamente ao longo do nervo. As mielinopatias difusas ocorrem com os distúrbios hereditários, metabólicos ou tóxicos. Nas neuropatias imunomediadas, os nervos são danificados por mecanismos celulares ou humorais agindo sobre vários componentes da mielina. Processos repetidos de desmielinização e remielinização também ocorrem com algumas doenças, isto é, polineuropatias desmielinizantes inflamatórias. A remielinização restabelece a função neural. O rompimento da bainha de mielina faz com que a corrente elétrica se dissipe através do internodo, como resultado do aumento na capacitação e diminuição na resistência. Isto resulta em tempo maior para carregar o próximo internodo, e assim prolongando o tempos de condução. A desmielinização grave causa impedimento da condução.

Abordagem diagnóstica

O estabelecimento de um diagnóstico acurado baseia-se em uma sequência lógica de testes diagnósticos. A história proporciona o quadro clínico, a descrição do paciente, a história pregressa, o momento do início e a progressão dos sinais clínicos com o passar do tempo. Especificamente, os distúrbios da unidade motora com início agudo incluem a polirradiculoneurite, paralisia do carrapato, botulismo e *miastenia gravis*. Doenças miopáticas e da junção neuromuscular (i. e., *miastenia gravis*) frequentemente são de início episódico. As características do paciente são particularmente importantes em animais jovens com tendência a neuropatias específicas em algumas raças. Um exame físico é feito para localizar os sinais clínicos e detectar outras anormalidades sistêmicas. O exame neurológico vai determinar a existência de doenças do SNP e auxiliar na determinação da simetria da doença e de sua distribuição (focal, multifocal ou difusa). O exame neurológico deve incluir testes de sensibilidade. A localização neuroanatômica precisa é crucial para estabelecer a direção da abordagem diagnóstica. Um hemograma completo, bioquímica sérica (incluindo a concentração de creatinoquinase e eletrólitos) e urinálise servem para determinar o perfil sanitário básico do paciente e identificar melhor outras anormalidades sistêmicas. Radiografias torácicas podem mostrar evidências de megaesôfago e pneumonia aspirativa concorrentes, as quais podem ser uma sequela de neuropatia periférica. Adicionalmente, radiografias torácicas e ultrassonografia abdominal são usadas para investigar a presença de doença metastática e de evidências de neuropatia paraneoplásica. Análise do LCE pode mostrar as anomalias na celularidade e concentração de proteína que acompanham certas neuropatias periféricas. A sorologia é útil para avaliar a presença de doenças infecciosas e imunomediadas. Testes de função endócrina, especialmente os hormônios tireoidianos, delineiam mais ainda outras causas da neuropatia.

Eletrofisiologia diagnóstica

A eletrofisiologia é útil para determinar a localização da doença na unidade motora e a extensão da doença.[24] O desenvolvimento temporal das neuropatias tem importantes implicações para as possibilidades diagnosticas do exame eletrofisiológico. Doenças neuropáticas devem estar presentes por 3 a 7 dias antes que possam ser detectadas no exame eletrofisiológico.[25]

Em síntese, a *eletromiografia* (EMG) avalia a atividade elétrica de uma região discreta de um músculo acessível. A atividade é registrada pela introdução de um eletrodo agulha no músculo. O padrão da atividade elétrica do músculo já foi caracterizado e as anormalidades foram correlacionadas com algumas doenças em diferentes níveis da unidade motora. O músculo relaxado normalmente não exibe atividade elétrica espontânea, exceto próximo à placa neuromotora, mas vários tipos de atividade anormal ocorrem espontaneamente no músculo doente. Tipicamente, anormalidades causadas por denervação aparecem na EMG nas doenças axônicas, mas não nos distúrbios de desmielinização pura.

Estudos da condução nervosa se constituem em uma técnica para confirmar a presença e extensão da lesão neural periférica. Estudos de vários tipos de neuropatias axônicas e desmielinizantes adquiridas e hereditárias demonstraram diferentes padrões de distribuição, o que auxilia mais no diagnóstico diferencial. *Estudos de condução no nervo motor* são feitos pelo registro das respostas de um músculo ao estímulo de seu nervo motor em dois ou mais pontos ao longo de seu curso. Isto permite que a velocidade, amplitude e a duração dos potenciais de ação de condução sejam determinadas nas fibras motoras condutoras mais rápidas entre os pontos de estimulação. Os resultados podem dar uma indicação de alteração da função dos axônios e da mielina. *Estudos de condução no nervo sensorial* são feitos determinando a velocidade de condução e a amplitude dos potenciais de ação em fibras sensoriais quando essas fibras são estimuladas e as respostas registradas em um outro ponto ao longo do curso do nervo. Os estudos de condução não proporcionam informações quanto à função das fibras menores. Assim, anormalidades em nervos autônomos não são detectadas. *Estudos das respostas das ondas F* avaliam a resposta motora tardia. As ondas F podem ser anormais, se houver lesões nas porções proximais (raízes nervosas) do SNP.

Biopsias de músculo e nervo

O exame histopatológico de uma biopsia muscular é parte crítica na avaliação de uma doença da unidade motora, podendo indicar se a fraqueza observada é de origem neurogênica ou miopática.[26] Com doença neuropática, as miofibras podem exibir atrofia angular, atrofia agrupada grande ou pequena, agrupamento por

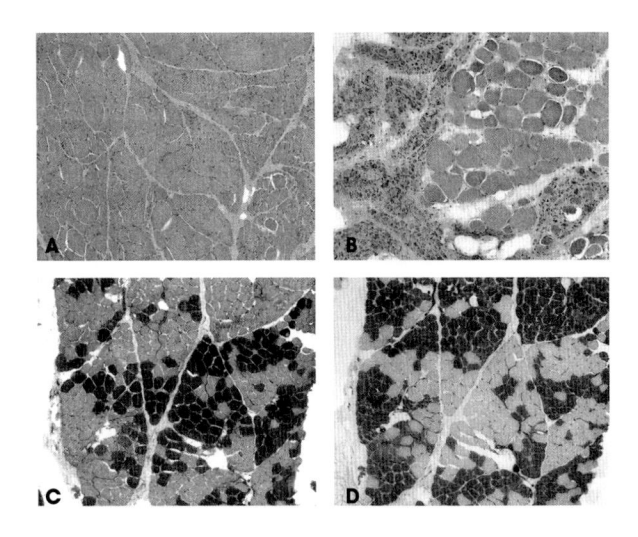

Figura 43.4 Padrões específicos de atrofia de fibras musculares estão presentes na denervação. **A.** Fibras atrofiadas angulares podem estar espalhadas por entre fibras de tamanho normal ou então estar presentes em pequenos ou grandes grupos (coloração hematoxilina e eosina – H&E). **B.** Com a denervação em estágio final, acúmulos de núcleos picnóticos são óbvios (coloração H&E), e as fibras musculares foram substituídas por tecido adiposo ou conjuntivo. O agrupamento de fibras segundo seu tipo é um indicador de cronicidade e de reinervação. **C.** Reação de ATPase em pH 9,8; as fibras tipo 1 são claras e as fibras tipo 2 são escuras. **D.** reversão ácida da reação ATPase em pH 4,3 com fibras tipo 1 escuras e fibras tipo 2 claras. Note a perda do padrão normal de mosaico dos tipos de fibras musculares. Magnificação de 100× para todas as imagens. ATPase = adenosina trifosfatase.

tipo de fibra se a denervação for seguida por reinervação, substituição das fibras musculares por tecido adiposo e, nos estágios finais da doença, agrupamentos de núcleos picnóticos (Figura 43.4). Na doença miopática, as alterações patológicas podem incluir variações de tamanho das fibras, necrose e fagocitose, infiltrações celulares, expansão de tecido conjuntivo, anormalidades citoarquiteturais e inclusões e vacúolos (Figura 43.5).

Uma biopsia de nervo adequadamente processada, com frequência proporciona entendimento do processo patológico da doença nervosa periférica. Técnicas para obtenção de biopsias de nervo foram descritas em detalhes, mas consistem de biopsia fascicular.[26,27] A avaliação de cortes semifinos incluídos em resina proporciona as melhores informações quanto à degeneração e regeneração axônica, desmielinização, remielinização e anormalidades das estruturas de suporte (Figura 43.6). Em casos selecionados, microscopia eletrônica, fibras nervosas desfiadas e morfometria de fibras nervosas podem proporcionar informação adicional. O processamento de biopsias de nervos periféricos com inclusão em parafina ou cortes de congelamento proporciona informação limitada.

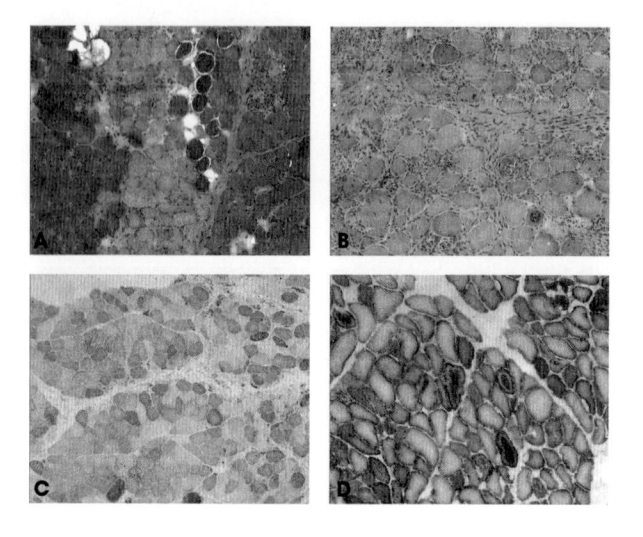

Figura 43.5 As alterações patológicas típicas de doenças musculares incluem: **(A)** degeneração e regeneração, como na distrofia muscular (H&E); **(B)** áreas multifocais de infiltração por células monomorfonucleares, na miopatia inflamatória (H&E); **C.** acumulação excessiva de produtos de reserva como triglicerídios neutros, na miopatia por acúmulo de lipídios (coloração *oil red O*); **D.** e alterações citoarquiteturais como a acumulação central de mitocôndrias, na miopatia hereditária do Great Dane, anteriormente denominada miopatia tipo Central Core (reação da desidrogenase succínica). Magnificação de 100× para todas as imagens.

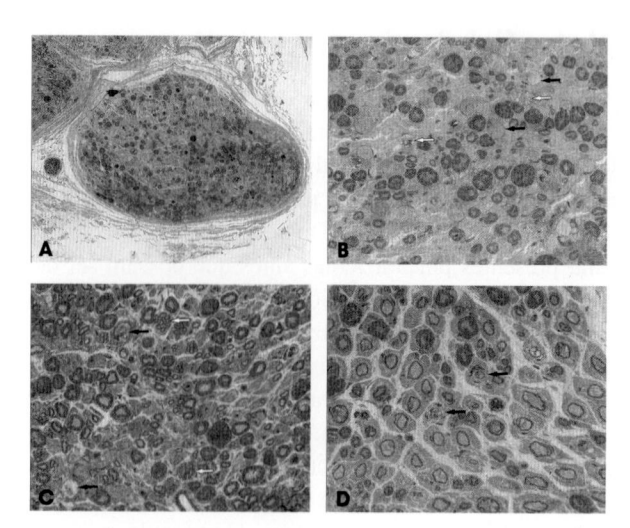

Figura 43.6 Alterações patológicas típicas de doenças de nervos periféricos em cortes de biopsias de nervos com inclusão em resina. **A.** A perda de fibra nervosa e fibrose endoneural são achados comuns em cães com neuropatia periférica crônica, que também podem ser encontrados em gatos. **B.** A perda de fibras nervosas em geral é uma sequela de degeneração axônica crônica. Ovoides de mielina (*setas pretas*) e macrófagos espumosos (*setas brancas*) podem ser vistos. **C.** Degeneração axônica ativa (*setas pretas*) e aglomerados em regeneração (*setas brancas*) são comuns. **D.** Nos distúrbios crônicos de desmielinização, bulbos de cebola (*setas*) e fibras mielinizadas anormalmente finas são típicas de episódios recorrentes de desmielinização e remielinização. Azul de toluidina-fucsina básica, magnificação de 40× para A e de 100× para **B-D**.

Características clínicas e diagnóstico diferencial

O reconhecimento de um padrão nos sinais clínicos auxilia na determinação de uma causa subjacente, na formulação do plano diagnóstico e as possibilidades de tratamento. Especificamente, a determinação da evolução temporal da doença é informativa. A maioria das polineuropatias agudas desenvolvem-se entre 2 e 3 dias e podem ter causas inflamatórias, imunológicas, tóxicas ou vasculares. Algumas doenças tóxicas, nutricionais e sistêmicas dos nervos evoluem durante semanas. As neuropatias crônicas que se desenvolvem em semanas ou meses podem ter causas hereditárias e/ou degenerativas, metabólicas, paraneoplásicas e idiopáticas. As neuropatias crônicas também podem ter uma evolução temporal com períodos de melhora.

Os padrões da neuropatia periférica são descritos baseando-se na sua distribuição: neuronopatias, polineuropatias, polirradiculopatias, mononeuropatias e plexopatias. As neuronopatias são seletivas para a perda de neurônios sensoriais ou motores. Polineuropatias são lesões difusas dos nervos periféricos, produzindo fraqueza, distúrbios sensoriais e/ou anormalidades de reflexos. Em geral, as polineuropatias envolvem vários nervos e são bilaterais e simétricas. Os diagnósticos diferenciais para neuropatias simétricas incluem as doenças degenerativas, metabólicas idiopáticas e tóxicas. A polineuropatia idiopática é o diagnóstico mais comum. As polirradiculopatias implicam o envolvimento das raízes nervosas e se apresentam com sinais assimétricos, fraqueza e distúrbios sensoriais multifocais. Neuropatias assimétricas e multifocais frequentemente são associadas às doenças inflamatórias, imunomediadas ou isquêmicas.

A mononeuropatia é um distúrbio de um único nervo periférico ou cranial, frequentemente devido a traumatismo ou aprisionamento e, menos comumente, devido à infiltração tumoral, inflamação e infarto isquêmico. Mononeuropatias de nervos craniais também ocorrem como uma doença idiopática. Plexopatias envolvem múltiplos nervos dos plexos braquial ou lombar e em geral afetam um membro. Distúrbios do plexo braquial e outras mononeuropatias (Tabela 43.1) são cobertas com mais detalhes no Capítulo 44: Doenças traumáticas e neoplásicas do plexo braquial.

Tabela 43.1 Diagnósticos diferenciais para as mononeuropatias em cães e gatos.

Categoria da doença	Doenças específicas
Neoplasia	Tumor da bainha nervosa, linfossarcoma, metástases
Inflamação	Neurite do plexo braquial
Traumatismo	Avulsão do plexo braquial, lesão causada por injeção, traumatismo iatrogênico cirúrgico, fraturas pélvicas, fraturas umerais e femorais
Tóxica	Tétano
Vascular	Doença tromboembólica, embolia fibrocartilaginosa

Doença do nervo periférico

As neuropatias periféricas são classificadas, de maneira geral, em doenças do neurônio motor, neuropatia/radiculopatia motora, neuropatia sensorial, neuropatia autônoma e neuropatia mista. A maioria das neuropatias ou polineuropatias periféricas que envolvem os nervos espinais são consideradas neuropatias mistas que afetam os nervos motores, sensoriais e autônomos em vários graus. Estudos patológicos das neuropatias periféricas mostram uma combinação de desmielinização e degeneração axônica. O axônio distal do nervo é mais sensível à doenças devido à sua distância do corpo celular e à interrupção do transporte axônico. Algumas doenças dos nervos periféricos que afetam os axônios e a mielina envolvem ambos o SNC e o SNP, mas os sinais clínicos se manifestam como uma doença do SNP. Os diagnósticos diferenciais para as polineuropatias consistem de um amplo espectro de doenças (Tabela 43.2).

Doença do neurônio motor

As neuronopatias motoras são distúrbios das células do corno ventral que causam fraqueza generalizada. A perda de neurônios motores resulta em fraqueza progressiva com atrofia muscular. Uma característica da doença do neurônio motor que a diferencia de uma neuropatia periférica é a fraqueza e fasciculação muscular com atrofia do músculo, mas com preservação dos reflexos até que a doença esteja adiantada.[28] Doenças do neurônio motor são raras, geralmente ocorrem em animais jovens em crescimento e têm um curso clínico insidioso e progressivo. Formas hereditárias já foram descritas no Brittany spaniel,[29] English pointer,[30] Swedish Lapland,[31] e em gatos Maine coon[32] e, há suspeitas de que ocorra em outras raças.[28] Uma forma adulta foi relatada em gatos.[32]

Neuropatia motora/radiculopatia (polineuropatias e mononeuropatias)

As neuropatias que envolvem o nervo motor e as raízes nervosas frequentemente se manifestam com sinais clássicos de doença do NMI com impedimento da função motora. As neuropatias motoras são caracterizadas por paresia flácida ou paralisia, déficits de reação postural, atrofia muscular neurogênica e reflexos espinais reduzidos ou ausentes.[22] Também se observam fasciculação muscular, espasmos e cãibras. Em algumas doenças desmielinizantes puras, tremores podem ser uma manifestação clínica.[34,35] A atrofia muscular neurogênica é rápida e grave, ocorrendo em 1 a 2 semanas do começo dos sinais clínicos, progredindo para contraturas articulares em casos crônicos.[3] A atrofia muscular é uma manifestação clínica da degeneração walleriana e da degeneração axônica, mas não nas mielinopatias puras (os axônios ainda mantêm-se intactos).

A avaliação da marcha comumente revela ataxia sensorial leve a moderada com perda de fibras proprioceptivas. Animais com disfunção do NMI frequentemente têm o passo encurtado e incapacidade de suportar peso associada à musculatura axial e apendicular. O tônus nos membros é reduzido e a flacidez torna-se mais aparente nos membros distais.[36] A postura dos membros é encolhida, com tendência das articulações a permanecerem fletidas. A ventroflexão do pescoço também significa fraqueza generalizada. Cães, com polineuropatia distal apenas, frequentemente dão passos muito altos, ou passo pseudo-hipermétrico dos membros pélvicos.[37] Isto representa uma resposta compensatória para permitir que os carpos e tarsos dobrem-se para frente permitindo o apoio correto do membro no solo. Não é incomum que a polineuropatia se manifeste como paraparesia antes da tetraparesia, isto porque as fibras proprioceptivas mais longas e mais mielinizadas (nervo ciático) são afetadas antes.

A perda dos reflexos tendinoso e flexor de retirada é um sinal de doença de nervo periférico. Logo no início da polineuropatia aguda, os reflexos podem estar diminuídos, mas não ausentes. Tendem a se reduzir cada vez mais com o passar dos dias. Nas doenças das fibras menores, os reflexos tendinosos podem se manter.[38] Por outro lado, a diminuição dos reflexos pode ser desproporcional à fraqueza por conta do envolvimento de grandes fibras aferentes dos fusos musculares.

Doenças dos nervos espinais (nervos mistos) causam perda sensorial juntamente com déficits motores distalmente à lesão.[39] Hiperestesia ou anestesia podem tornar-se evidentes com o envolvimento do componente sensorial do nervo. A hiperestesia indica sensação diminuída ou lesão parcial; anestesia refere-se à lesão completa. A função sensorial pode ser normal ou diminuída na polineuropatia. Uma característica clássica da

Tabela 43.2 Diagnósticos diferenciais para as polineuropatias em cães e gatos.

Categorias de doenças		Doenças específicas em cães	Doenças específicas em gatos
Neuronopatia motora			
Hereditária		Brittany spaniel, English pointer, Pastor alemão, Rottweiler, Doberman pinscher, Griffon Briquet Vendeen, saluki, collie, cães de raças gigantes, Swedish Lapland	Maine coon, gato doméstico de pelo curto
Idiopática		Disautonomia	Disautonomia
Neuropatia motora/radiculopatia			
Hereditária	Doenças de acúmulo	Fucosidose, leucodistrofia de células globoides	Leucodistrofia de células globoides, glicogenose tipo IV, manosidose, doença de Niemann-Pick tipo A
	Polineuropatias sensorimotoras distais	Alaskan malamute, Pastor alemão, Great Dane, Leonberger, Rottweiler, Doberman pinscher (doença do Doberman bailarino), complexo paralisia laríngea polineuropatia (Dálmata, Rottweiler, cão dos Pirineus)	
	Polineuropatias associadas à mielina	Hipomielinização congênita (Golden retriever), neuropatia hipertrófica (Tibetan mastiff)	Distrofia muscular por deficiência laminina α2 (gato doméstico do pelo curto, Siamês), polineuropatia hipertrófica (gatos domésticos de pelos curto e longo)
	Axonopatia central-periférica distal	Axonopatia progressiva em Boxers, neuropatia axônica gigante em Pastor alemão	Polineuropatia distal do Birmanês
Metabólica		Hipotireoidismo, hipoglicemia, insulinoma, diabetes melito	Diabetes melito, hiperquilomicronemia em gatos, hiperoxalúria em gatos
Paraneoplásica		Mieloma múltiplo, carcinoma broncogênico, liomiossarcoma, hemangiossarcoma, sarcoma anaplásico, sarcoma sinovial, adenocarcinomas, neoplasias da glândula mamária, linfossarcoma	Raro em gatos, linfossarcoma
Nutricional			Deficiência de fenilalanina e tirosina
Idiopática		Polirradiculoneurite desmielinizante crônica recorrente, degeneração axônica canina crônica, polineurite crônica, polineuropatia sensorimotora distal	Polineuropatia idiopática aguda, polineuropatia desmielinizante inflamatória crônica, polineuropatia crônica recorrente, polineuropatia induzida por vacina
Inflamatória/imune		Polirradiculoneurite por protozoário, polirradiculoneuropatia canina aguda (paralisia do Coonhound)	Vírus da leucemia felina, vírus da imunodeficiência felina
Tóxica		Drogas – vincristina, cisplatina, aminoglicosídios; metais pesados (chumbo, mercúrio, tálio, zinco); inseticidas – compostos organofosforados	Inseticidas – neuropatia tardia por organofosforados, piretrinas; drogas – vincristina, salinomicina; metais pesados – tálio, mercúrio
Vascular		Vasculite, tromboses multifocais	Vasculite

(continua)

Tabela 43.2 Diagnósticos diferenciais para as polineuropatias em cães e gatos. (*Continuação*)

Categorias de doenças	Doenças específicas em cães	Doenças específicas em gatos
Neuropatia sensorial		
Hereditária	Dachshund de pelo longo, English pointer, Short-haired pointer, Jack Russell terrier	
Metabólica	Neuropatia diabética	Neuropatia diabética
Idiopática	Ganglioneurite sensorial	
Traumática	Reinervação	Reinervação
Neuropatia autonômica		
Idiopática	Disautonomia	Disautonomia
Tóxica	Estricnina, tétano, botulismo, compostos organofosforados	Estricnina, tétano, compostos organofosforados

mononeuropatia causada por secção completa do nervo é a anestesia do dermátomo correspondente. Dermátomo refere-se à região cutânea inervada pelas fibras aferentes de um único nervo espinal.[6] O teste cutâneo de sensibilidade usa a técnica do beliscar em dois passos para avaliar a nocicepção (dor superficial e profunda) na zona autônoma do dermátomo sendo testado.[40] Uma resposta consciente ou um reflexo de retirada indica o funcionamento do nervo periférico testado. A perda de nocicepção profunda indica mau prognóstico.

O distúrbio sensorial também pode refletir aumento de sensibilidade aos estímulos. A dor associada à doença do nervo periférico é denominada dor *neuropática*.[38] Em seres humanos, os tipos de dores neuropáticas manifestam-se como sintomas (i. e., pontadas, queimação, formigamento etc.), os quais somos incapazes de identificar em animais. Os distúrbios sensoriais em animais podem manifestar-se como sinais clínicos de disestesia (parestesia) e hiperestesia.[39] A hiperestesia é um termo geral que indica aumento da sensibilidade cutânea a um estímulo não nocivo. A disestesia indica sensação anormal na ausência da aplicação de um estímulo externo. Animais com regeneração de nervos periféricos são predispostos à mutilação da área anatômica sendo reinervada como resultado do brotamento de axônios e excitação excessiva causando disestesia.[39] A disestesia pode ser causada pela irritação da própria bainha do nervo. Estímulos táteis podem causar uma perversão da sensação, ou alodinia, que se refere a um tipo de estímulo que causa um tipo diferente de sensação (i. e., toque, como se fosse dor). Isto pode ser relacionado ao tipo de dor observado com as polirradiculopatias e no diabetes melito.

Neuropatia sensorial

Um animal portador de uma neuropatia sensorial *pura* pode exibir déficits de reações posturais e de marcha (ataxia sensorial), nocicepção diminuída, parestesia, evidências de automutilação e reflexos espinais reduzidos ou ausentes *sem* atrofia muscular.[36] Neuropatias sensoriais puras são raras e frequentemente têm causa hereditária.[41] Algumas doenças adquiridas também podem exibir distúrbios sensoriais.[42] Ao contrário de seres humanos, os sinais clínicos de perda sensorial (amortecimento, dor, alteração na temperatura) associados à polineuropatia, em animais esses sinais são impossíveis de identificar, ou passam despercebidos.

Neuropatia autonômica

As disfunções dos nervos autônomos surgem em coincidência com várias doenças. A neuropatia autonômica pode ocorrer como uma doença única (disautonomia) ou em conjunto com outras polineuropatias. Em medicina veterinária, o termo *disautonomia* refere-se à falha panautonômica idiopática aguda ou subaguda em animais.[43] Os sinais clínicos comuns da disfunção neural autonômica incluem alterações na reação pupilar, produção alterada de lágrimas e salivação, disfunção na micturição, estase gastrintestinal e diminuição da variabilidade da frequência cardíaca. Esses sinais podem ser relacionados a um único nervo (i. e., síndrome de Horner) ou podem ser múltiplos, como na disfunção neural panautonômica. A síndrome de Horner (miose, enoftalmia, ptose e protrusão da terceira pálpebra) pode ocorrer nas doenças do sistema de neurônios de primeira, segunda ou terceira ordem. Os diagnósticos diferenciais

Tabela 43.3 Diagnósticos diferenciais comuns para as neuropatias cranianas em cães e gatos.

Nervo cranial	Sinais clínicos	Neuropatias focais específicas	Neuropatias adquiridas
Olfatório (I)	Anosmia, alteração do comportamento, depressão do apetite	Idiopática	Neoplasia, inflamação (encefalite)
Óptico (II)	Cegueira, ausência da resposta à ameaça, ausência de reflexo pupilar à luz	Degeneração retiniana adquirida súbita, hipoplasia óptica, atrofia do disco óptico	Neoplasia ou massas expansivas, inflamação (infecciosa, não infecciosa) traumatismo, vascular
Oculomotor (III)	Diminuição ou ausência do reflexo pupilar à luz, oftalmoplegia externa, estrabismo lateral, ptose	Anisocoria de repouso III (nervo cranial e nervo simpático), disautonomia	Síndrome da pupila espástica, (FeLV, inflamação, linfossarcoma), neoplasia, inflamação (encefalite), PIC aumentada
Troclear (IV)	Rotação dorsolateral da pupila (gatos), desvio lateral dos vasos da retina	Raramente afetado sozinho	Neoplasia, inflamação (encefalite)
Trigêmeo (V)	Déficits sensoriais e motores, queda da mandíbula, atrofia de músculo mastigatório, perda de reflexos palpebral e corneal, perda de sensação facial, ceratopatia neurogênica	Neurite trigeminal idiopática – queda da mandíbula	Neoplasia (tumor da bainha neural), inflamação (encefalite)
Abducente (VI)	Estrabismo medial, ausência do reflexo retrator bulbar	Raramente afetado sozinho	Neoplasia, inflamação (encefalite)
Facial (VII)	Queda de lábio/orelha, perda do reflexo palpebral, desvio do filtro nasal, diminuição da produção de lágrimas – ceratopatia por exposição, ceratoconjuntivite seca neurogênica	Paralisia idiopática do nervo facial, espasmo hemifacial	Neoplasia, inflamação (otite média/interna, encefalite), traumatismo iatrogênico cirúrgico, hipotireoidismo
Vestibular/coclear (VIII)	Surdez. Sinais vestibulares – inclinação da cabeça, nistagmo espontâneo, déficit de nistagmo fisiológico, estrabismo	Surdez congênita, Doença vestibular idiopática, doença vestibular congênita	Neoplasia, inflamação (encefalite, pólipo nasofaríngeo, otite média/interna), toxicidade, hipotireoidismo
Glossofaríngeo (IX), vago (X) e acessório (XI)	Disfagia, regurgitação, megaesôfago, disfonia, sinais do trato respiratório superior	Megaesôfago idiopático/congênito, disautonomia, paralisia laríngea idiopática/congênita, complexo paralisia laríngea polineuropatia	Neoplasia, inflamação (encefalite), traumatismo iatrogênico cirúrgico, polineuropatia, *miastenia gravis*
Hipoglosso (XII)	Paresia ipsilateral	Nenhum	Traumatismo, neoplasia, inflamação (encefalite)
Nervo simpático	Miose, enoftalmia, protrusão da terceira pálpebra, ptose	Síndrome de Horner idiopática	Traumatismo iatrogênico cirúrgica, avulsão do plexo braquial, neoplasia, inflamação (otite média/interna)

Felv = vírus da leucemia felina; PIC = pressão intracraniana.

incluem traumatismo, inflamação neoplasia ou idiopatia.[44] Lesões do NMI (traumatismo, iatrogenia) são as causas mais comuns da síndrome de Horner em animais.[45]

Doenças dos nervos craniais

As neuropatias periféricas dos nervos craniais podem ocorrer com doença (polineuropatia) focal, multifocal ou difusa. A atividade mental, marcha, reações posturais e reflexos espinais são normais nas neuropatias focais de um nervo cranial. Tipicamente, somente um nervo cranial é afetado. Se a doença se localizar no tronco encefálico, a atividade mental, reações posturais, marcha e muitos nervos craniais vão exibir anormalidades. Os déficits neurológicos são mais graves no lado ipsilateral. As doenças miopáticas e da junção neuromuscular também podem mimetizar uma neuropatia de nervo cranial, isto é, a *miastenia gravis* manifesta sinais clínicos de megaesôfago (regurgitação). Algumas neuropatias são específicas de um nervo cranial em particular (Tabela 43.3).[46-48] Esses distúrbios geralmente são congênitos ou idiopáticos, quanto à origem. Neuropatias idiopáticas afetam mais comumente os V e VII nervos craniais.[47] Processos mórbidos multifocais incluem algumas neoplasias hematógenas e doenças inflamatórias que podem causar déficits assimétricos de múltiplos nervos craniais por efeito de massa ou extensão direta. Muitos nervos craniais são localizados em estruturas superficiais na cabeça e são mais suscetíveis ao traumatismo.[47]

Déficits múltiplos de nervos craniais com sinais generalizados de sinais de neurônio motor inferior devem ser sugestivos de polineuropatia. Geralmente são envolvidos o V, VII, VIII, IX, X e XI nervos craniais. Animais com polineuropatia também podem ter sinais clínicos de disfagia, disfonia e dispneia.[47] A associação de dispneia com sinais de trato respiratório superior sugere paralisia da laringe.[50] Os músculos adutores da laringe são inervados pelo nervo laríngeo recorrente, que é um dos mais longos nervos periféricos e, por isso, suscetível à neuropatia distal. A polineuropatia pode ser considerada como uma causa subjacente da paralisia da laringe.[51] Neuropatias motoras difusas também causam comprometimento respiratório se os nervos intercostais e frênico forem envolvidos.

Referências bibliográficas

1. Shelton GD: The Veterinary Clinics of North America: Small Animal Practice Neuromuscular Diseases I. Philadelphia:WB Saunders, 2002.
2. Shelton GD: Veterinary Clinics of North America: Small Animal Practice Neuromuscular Diseases II. Philadelphia:WB Saunders, 2004.
3. Braund KG: Neuropathic disorders. *In* Clinical Neurology in Small Animals - Localization, Diagnosis and Treatment. Braund KG (ed). Ithaca: International Veterinary Information Service (www.ivis.org), 2003.
4. Noden DM, de Lahunta A: Peripheral nervous system and ear. *In* The Embryology of Domestic Animals: Developmental Mechanisms and Malformations. Noden DM, de Lahunta A (eds)., Baltimore: Williams & Wilkins, 1985, pp. 120-139.
5. Evans HE, Kitchell RL: Cranial nerves and cutaneous innervation of the head. *In* Miller's Anatomy of the Dog. Evans HE, de Lahunta A (eds). Philadelphia:WB Saunders, 1993, pp. 953-987.
6. Kitchell RL, Evans HE: The spinal nerves. *In* Miller's Anatomy of the Dog. Evans HE, de Lahunta A (eds). Philadelphia:WB Saunders, 1993, pp. 829-893.
7. Bailey CS, Kitchell RL, Johnson RD: Spinal nerve root origins of the cutaneous nerves arising from the canine brachial plexus. Am J Vet Res 43:820-825, 1982.
8. Bailey CS: Patterns of cutaneous anesthesia associated with brachial plexus avulsions in the dog. J Am Vet Med Assoc 185:889-899, 1984.
9. Bailey CS, Kitchell RL, Haghighi SS, Johnson RD: Spinal nerve root origins of the cutaneous nerves of the canine pelvic limb. Am J Vet Res 49:115-119, 1988.
10. Haghighi SS, Kitchell RL, Johnson RD, et al: Electrophysiologic studies of the cutaneous innervation of the pelvic limb of male dogs. Am J Vet Res 52:352-362, 1991.
11. Hasser EM, Schadt JC: Autonomic physiology. Semin Vet Med Surg (Small Anim) 5:12-16, 1990.
12. Amann JF, Constantinescu GM: The anatomy of the visceral and autonomic nervous systems. Semin Vet Med Surg (Small Anim) 5:4-11, 1990.
13. Peters A, Palay SL, Webster H: The Fine Structure of the Nervous System: Neurons and Their Supporting Cells. New York:Oxford University Press, 2001.
14. Stewart JD: Peripheral nerve fascicles: Anatomy and clinical relevance. Muscle Nerve 28:525-541, 2003.
15. Kandel ER, Schwartz JH, Jessell TM: Principles of Neural Science. New York: McGraw-Hill, 2000.
16. Von Bartheld CS: Axonal transport and neuronal transcytosis of trophic factors, tracers, and pathogens. J Neurobiol 58:295-314, 2003.
17. Edgar JM, Garbern J: The myelinated axon is dependent on the myelinating cell for support and maintenance: molecules involved. J Neurosci Res 76:593-598, 2004.
18. French-Constant C, Colognato H, Franklin RJM: The mysteries of myelin unwrapped. Science 304:688-689, 2004.
19. Blankenship JE: Neurophysiology. Philadelphia:Mosby, 2003.
20. de Lahunta A: Veterinary Neuroanatomy and Clinical Neurology. Philadelphia:WB Saunders, 1983.
21. Duncan ID: Peripheral neuropathy in the dog and cat. Prog Vet Neurol 2:111-128, 1991.
22. de Lahunta A: Lower motor neuron-general somatic efferent system. *In* de Lahunta A (ed). Veterinary Neuroantaomy and Clinical Neurology. Philadelphia:WB Saunders, 1983, pp. 53-94.
23. Seddon HJ: Three types of nerve injury. Brain 66:237-288, 1943.
24. Cuddon PA: Electrophysiology in neuromuscular disease. Vet Clin North Am Small Anim Pract 32:31-62, 2002.
25. Griffiths IR, Duncan ID: Some studies of the clinical neurophysiology of denervation in the dog. Res Vet Sci 17:377-383, 1974.
26. Dickinson PJ, LeCouteur RA: Muscle and nerve biopsy. Vet Clin North Am Small Anim Pract 32:63-102, 2002.
27. Braund KG, Walker TL, Vandevelde M: Fascicular nerve biopsy in the dog. Am J Vet Res 40:1025-1030, 1979.
28. Olby N: Motor neuron disease: inherited and acquired. Vet Clin North Am Small Anim Pract 34: 1403-1418, 2004.
29. Lorenz MD, Cork LC, Griffin JW, et al: Hereditary spinal muscular atrophy in Brittany Spaniels: clinical manifestations. J Am Vet Med Assoc 175:833-839, 1979.
30. Inada S, Sakamoto H, Haruta K, et al: A clinical study on hereditary progressive neurogenic muscular atrophy in Pointer dogs. Nippon Juigaku Zasshi 40:539-547, 1978.
31. Sandefeldt E, Cummings JF, de Lahunta A: Animal model of human disease. Infantile spinal muscular atrophy, Werdnig-Hoffman diease. Animal model: hereditary neuronal abiotrophy in Swedish Lapland dogs. Am J Pathol 82:649-652, 1976.
32. He Q, Lowrie C, Shelton GD, et al: Inherited motor neuron disease in domestic cats: a model of spinal muscular atrophy. Pediatr Res 57:324-330, 2005.
33. Shelton GD, Hopkins AL, Ginn PE, et al: Adult-onset motor neuron disease in three cats. J Am Vet Med Assoc 212:1271-1275, 1998.
34. Bagley RS: Tremor syndromes in dogs: diagnosis and treatment. J Small Anim Pract 33:485-490, 1991.
35. Cuddon PA: Tremor syndromes. Prog Vet Neurol 1:285-299, 1990.
36. Glass EN, Kent M: The clinical examination for neuromuscular disease. Vet Clin North Am Small Anim Pract 32: 1-29, 2002.
37. Shelton GD, Podell M, Poncelet L, et al: Inherited polyneuropathy in Leonberger dogs: a mixed or intermediate form of Charcot-Marie-Tooth disease. Muscle Nerve 27:471-477, 2003.
38. Victor M, Ropper AH: Diseases of the peripheral nerves *In* Adams and Victor's Principles of Neurology. Victor M, Ropper AH (eds). New York: McGraw-Hill, 2001, pp. 1370-1445.
39. Lorenz MD, Kornegay JN: Paresis of one limb. *In* Handbook of Veterinary Neurology. Lorenz MD, Kornegay JN (eds). St. Louis: Elsevier, 2004, pp. 113-129.
40. Bailey CS, Kitchell RL: Cutaneous sensory testing in the dog. J Vet Intern Med 1:128-135, 1987.
41. Coates JR, O'Brien DP: Inherited peripheral neuropathies in dogs and cats. Vet Clin North Am Small Anim Pract 34:1361-1401, 2004.
42. Cuddon PA: Acquired canine peripheral neuropathies. Vet Clin North Am Small Anim Pract 32:207-249, 2002.

43. O'Brien DP, Johnson GC: Dysautonomia and autonomic neuropathies. Vet Clin North Am Small Anim Pract 32:251-265, 2002.
44. Boydell P: Idiopathic Horner's's syndrome in the golden retriever. J Small Anim Pract 36:382-384, 1995.
45. Morgan RV, Zanotti SW: Horner's syndrome in dogs and cats: 49 cases (1980-1986). J Am Vet Med Assoc 194:1096-1099, 1989.
46. Shell LG: The cranial nerves of the brain stem. Prog Vet Neurol 1:233-245, 1990.
47. Jeffery N: Neurological abnormalities of the head and face. *In* BSAVA Manual of Canine and Feline Neurology. Platt SR, Olby NJ (eds). Gloucester: Woodrow House, 2004, pp. 172-188.
48. Penderis J: Common cranial nerve disorders in dogs and cats. *In* Practice April:178-189, 2003. Auth: Volume number?
49. Dewey CW: Encephalopathies: Disorders of the brain. *In* A Practical Guide to Canine and Feline Neurology. Dewey CW (ed). Ames: Iowa State Press, 2003, pp. 99-178.
50. Monnet E: Laryngeal paralysis and devocalization. *In* Textbook of Small Animal Surgery. Slatter DH (ed). Philadelphia: Elsevier Science, 2003, pp. 837-845.
51. Braund KG, Steinberg HS, Shores A, et al: Laryngeal paralysis in immature and mature dogs as one sign of a more diffuse polyneuropathy. J Am Vet Med Assoc 194:1735-1740, 1989.

Doenças Traumáticas e Neoplásicas do Plexo Braquial

44

Andy Shores e Laurie Pearce

Plexo braquial é o nome coletivo para os componentes do neurônio motor inferior (NMI) dos segmentos cervicais inferiores e torácicos superiores (C6-T2) que fazem a inervação do ombro e do membro anterior.[1] Lesões causadas ao plexo braquial, por traumatismo ou neoplasia, resultam em disfunção dos grupos musculares inervados pelos nervos envolvidos. Neste capítulo, apresentamos uma visão geral da anatomia e da função do plexo braquial e uma revisão da incidência, mecanismos das lesões, métodos diagnósticos, prognóstico e opções de tratamento para doenças traumáticas e neoplásicas do plexo braquial.

Anatomia e função

A Figura 44.1 exibe a localização dos segmentos da medula espinal, os nervos periféricos e os músculos associados às funções somáticas gerais eferentes (SGE) do plexo braquial. Cada NMI consiste em um corpo celular localizado na substância cinzenta inferior da medula espinal, da raiz ventral, do nervo espinal, do nervo periférico e da junção mioneural.[2] Os nervos motores do membro anterior são formados pelos ramos ventrais dos segmentos medulares C6, C7, C8 e T2.[3] O quinto segmento cervical ocasionalmente contribui para

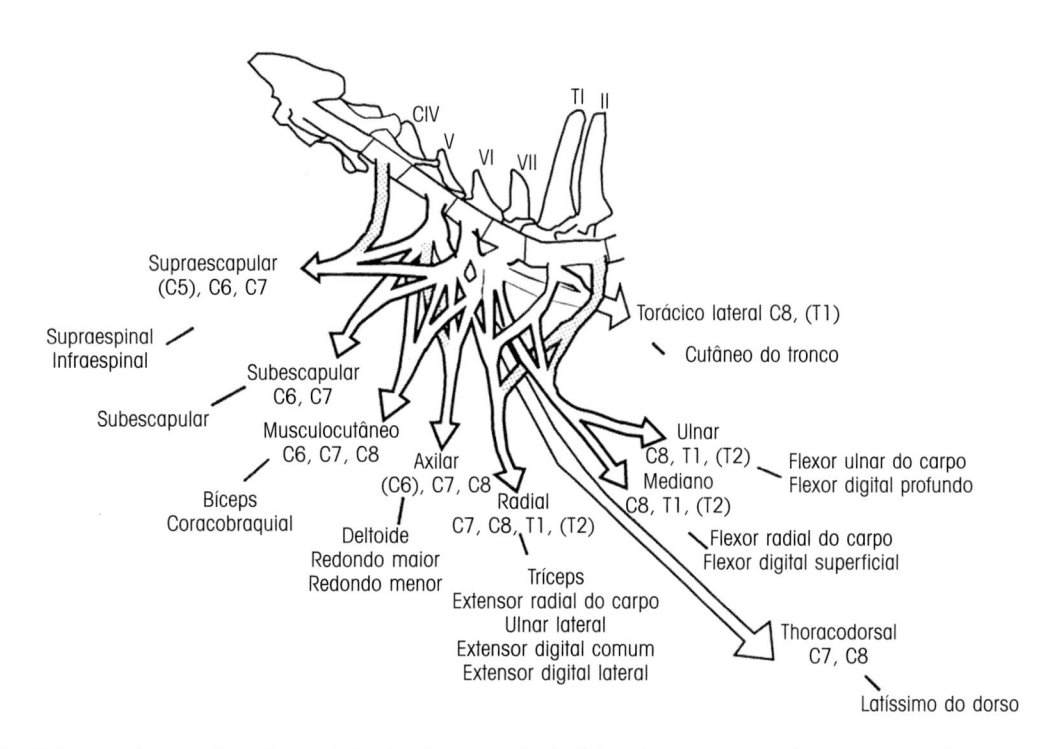

Figura 44.1 Anatomia do plexo braquial: vértebras cervicais (*algarismos romanos*), segmentos da medula espinal, distribuição dos segmentos da medula espinal para os nervos periféricos do plexo braquial e os músculos inervados pelos nervos periféricos do plexo braquial.

o plexo, mas quando isto acontece o segmento torácico não contribui em nada. Quando ambos C5 e T2 contribuem para o plexo braquial, os ramos ventrais de cada um são pequenos. Os ramos ulnar, mediano, radial, axilar, musculocutâneo, subescapular, supraescapular, toracodorsal e torácico lateral são os nervos motores formados pelo plexo braquial, e eles inervam músculos intrínsecos e extrínsecos do ombro, braço e antebraço.[1]

Lesões do plexo braquial

Causas

Acidentes com automóveis são as causas mais comuns das lesões no plexo braquial. Outras causas incluem projéteis, quedas ou saltos de veículos em movimento e corpos estranhos que penetram na região axilar.[4]

Mecanismo

A avulsão do plexo braquial é causada pela abdução extrema do ombro ou pela tração do ombro em direção caudal, manobras que tracionam e colocam forças longitudinais nos nervos.[3] As raízes dos nervos espinais, os ramos ventrais das raízes dos nervos e o plexo braquial são passíveis de ser lesados. A avulsão das raízes dos nervos espinais provavelmente ocorre com maior frequência, pois essas estruturas contêm menos tecido conjuntivo e, portanto, são menos elásticas que os demais componentes extravertebrais do NMI. As disfunções resultantes de uma lesão por avulsão são geralmente graves e permanentes. Um estudo demonstrou uma taxa de 28% (8/29) de retorno de uma função aceitável no membro 4 meses após a lesão. A perda de função do nervo radial é mais crítica pois uma função adequada do membro não pode ser conseguida sem o funcionamento, pelo menos parcial, do músculo tríceps.[5]

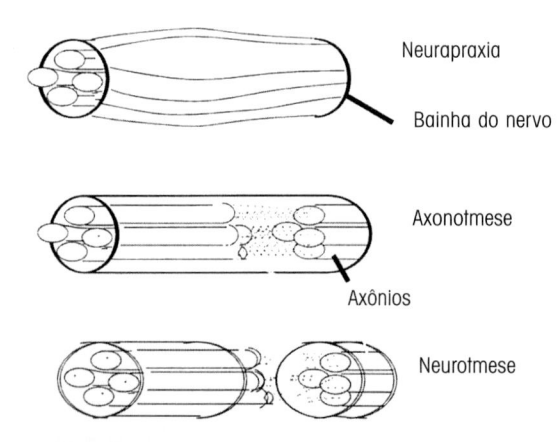

Figura 44.2 Classificação das lesões dos nervos e as alterações estruturais associadas.

Classificação

Neuropraxia (ou neurapraxia) é a perda temporária da função no nervo que ocorre sem dano estrutural. *Axonotmese* é a perda da função por separação dos axônios quando o endoneuro permanece intacto. A secção completa do tronco nervoso denomina-se *neurotmese* (Figura 44.2). O retorno à função após neuropraxia pode demorar de 1 a 3 semanas. Com axonotmese ou neurotmese, o nervo sofre degeneração walleriana (axônica e mielínica) distal ao local da lesão. A regeneração das fibras axônicas pode ocorrer, apesar de lentamente, se não for impedida por coágulos sanguíneos organizados na bainha neural (o que acontece na axonotmese) ou por separação da bainha neural (na neurotmese).[6]

Sinais clínicos

Animais com lesões no plexo braquial frequentemente têm uma história de perda da função de um membro anterior imediatamente após traumatismo. Lesões nos plexos braquiais bilaterais são raras. Os sinais clínicos mais evidentes incluem incapacidade de estender completamente o membro ou de apoiar o peso no membro e flexão da extremidade da pata. Podem, também ser evidentes miose ipsilateral, protrusão da terceira pálpebra, exoftalmia e ptose (síndrome de Horner, Figura 44.3), e o reflexo do músculo cutâneo do tronco (panículo) pode estar ausente no lado afetado. Os animais que são apresentados 10 a 14 dias após a lesão ao plexo braquial exibem atrofia neurogênica dos músculos afetados (Figura 44.4).[3]

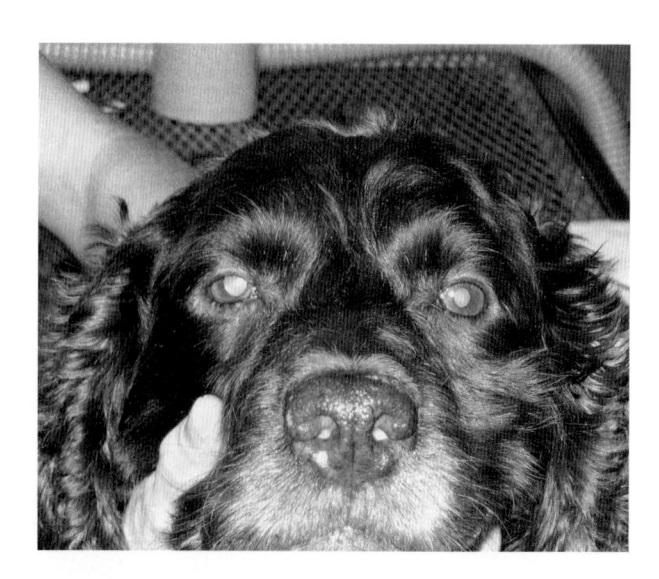

Figura 44.3 Anisocoria/síndrome de Horner parcial em um cão com avulsão do plexo braquial esquerdo. A miose da pupila esquerda resulta da redução ou ausência do suprimento nervoso simpático do olho.

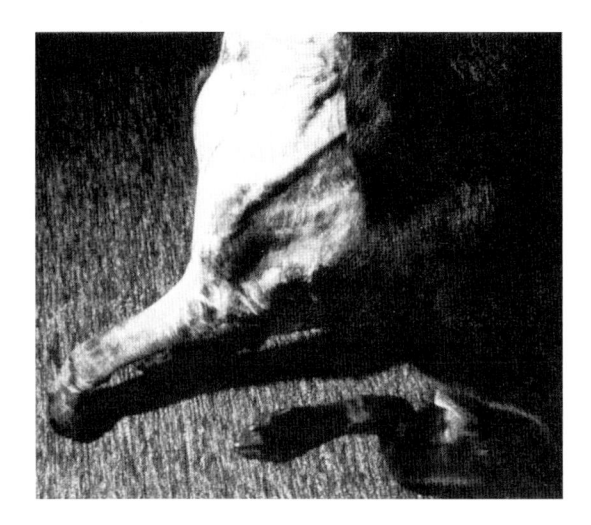

Figura 44.4 Membro anterior direito de um cão após 2 semanas de avulsão parcial do plexo braquial. Notou-se perda completa da função dos nervos ulnar, mediano, radial e axilar; houve preservação mínima da função dos nervos musculocutâneo e supraescapular. Note a extrema atrofia neurogênica.

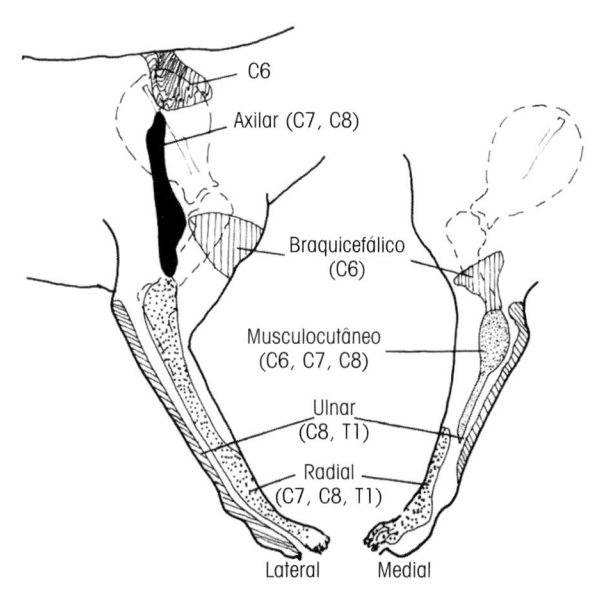

Figura 44.5 Zonas autógenas nas faces lateral e medial do membro anterior canino.

A lesão em qualquer componente do NMI, seja temporária ou permanente, resulta em disfunção de toda a unidade. A *síndrome neuropática* caracteriza os sinais clínicos que acompanham a disfunção do NMI: tônus muscular diminuído ou ausente (hipotonia, atonia), respostas reflexas segmentares diminuídas ou ausentes (hiporreflexia ou arreflexia) e atrofia muscular neurogênica.[7]

A avulsão completa das raízes nervosas do plexo braquial (C6-T2) resulta em um membro flácido, com extensão completa e incapacidade de carregar o peso. A avulsão de somente as raízes caudais do plexo (C8-T2) faz com que o animal mantenha o membro com o cotovelo e o ombro flexionados devido à função remanescente dos nervos musculocutâneo, axilar e supraescapular.[8] A lesão à raiz nervosa de T1 pode também danificar a inervação simpática do olho, causando síndrome de Horner ipsilateral. A avulsão da raiz do nervo C8 causa perda do reflexo ipsilateral do cutâneo do tronco.[3]

A disfunção dos nervos radial, axilar e toracodorsal causada por lesão direta do nervo ou lesão às raízes C7, C8 e T1 resulta em o animal manter o cotovelo em posição bem mais baixa devido à perda da maioria dos flexores do ombro. O membro é incapaz de suportar o peso do animal. A analgesia cutânea inclui a região escapular caudal, uma pequena área na face lateral do braço, o dorso da pata e porções do antebraço cranial e lateral.[3,8]

Lesões dos nervos periféricos por outras causas que não as avulsões do plexo braquial podem envolver nervos específicos, e o nível (o local) da lesão no nervo determina o tipo de disfunção. Lesões do nervo radial distal aos ramos do músculo tríceps causam flexão da extremidade da pata e perda da função extensora carpal e digital. A maioria dos animais compensam aprendendo a lançar o carpo para frente ao andar ou correr. Dano ao nervo radial distal causa analgesia da superfície dorsal da pata e de porções do antebraço cranial e lateral. Danos radiais mais proximais causam perdas sensoriais similares e disfunções motoras mais graves. O cotovelo é mantido em posição mais ventral pois a função flexora do ombro pela cabeça longa do músculo tríceps se perdeu. A manutenção da função extensora do cotovelo e intacta do ombro faz com que o membro seja mantido em posição mais alta (flexionada). As tentativas de usar o membro resultam em flexão da extremidade e colapso do membro. Um animal com lesões no nervo radial que apresentam perda da função do tríceps, é incapaz de apoiar o peso no membro.[3]

O envolvimento seletivo de nervos específicos do plexo braquial, além do nervo radial, não resulta em incapacidade substancial.[3] A perda sensorial é evidente em áreas associadas ao nervo lesado (Figura 44.5). A perda de função do nervo ulnar, que proporciona inervação sensorial à face lateral da pata, predispõe o animal ao uso anormal e abrasões da face lateral dos coxins porque o membro desliza lateralmente ao suportar peso.[9]

Tumores do plexo braquial

Os tumores da bainha neural possuem baixa frequência em cães, são raros em gatos, e mais comumente envolvem os nervos periféricos derivados do plexo braquial. Uma pesquisa de todas as admissões em 21 faculdades veterinárias feitas nos registros do *Veterinary Medical*

Data Program, durante um período de dez anos, revelou que a incidência era inferior a 1 por 32.000 cães (0,003%) e abaixo de 1 por 160.000 gatos (0,0006%). Essas neoplasias têm sido descritas como schwannomas, neurilemomas, neurinomas e neurofibrossarcomas. O conteúdo de colágeno, as características de encapsulação e as estruturas de onde o tumor se origina, têm sido usados para diferenciar os tipos tumorais. Todavia, mesmo com colorações especiais e microscopia eletrônica, a diferenciação entre os tipos é um processo difícil e especulativo em patologia veterinária. O nome *tumor da bainha neural* talvez seja o mais aceitável para designar essas neoplasias em cães e gatos.[10]

Linfossarcomas ocasionalmente envolvem os nervos periféricos ou as raízes dos nervos espinais.[7,11] Outras neoplasias primárias como meningiomas, que são extramedulares e intradurais, podem produzir sinais clínicos referíveis ao plexo braquial. Neoplasias metastáticas, especialmente aquelas envolvendo as vértebras, também podem causar sinais referíveis ao plexo braquial.[7]

Tumores da bainha neural do plexo braquial, em geral crescem lentamente e não produzem metástases. São classificados como extramedulares e intradurais quando o crescimento da massa se estende para o interior do canal vertebral.[10] Em dois relatos clínicos, as raízes espinais cervicais mais caudais (C7 e C8) e a primeira torácica, foram envolvidas com maior frequência. Mas qualquer uma das raízes espinais do plexo braquial, os ramos ventrais ou nervos periféricos podem ser os locais primários de origem.[10,12] Os sinais clínicos são lentamente progressivos e em geral, se manifestam como dor, seguida de atrofia muscular, disfunção do membro e finalmente, compressão da medula espinal causada pelo crescimento continuado do tumor. Ocasionalmente, o primeiro sinal notado é o animal lambendo ou mordendo a pata ou o carpo do membro afetado. Se houver envolvimento da raiz nervosa espinal T1 pode resultar em síndrome de Horner ipsilateral; nas neoplasias da raiz do nervo espinal C8, o reflexo do cutâneo do tronco pode estar diminuído ou ausente no lado envolvido.[3,10]

O diagnóstico baseia-se no histórico e sinais clínicos, presença de uma massa palpável na região axilar, testes eletrodiagnósticos, alterações mielográficas compatíveis com a presença de estrutura extramedular ou intradural, e os resultados da biopsia cirúrgica. O diagnóstico precoce é crucial para o tratamento com sucesso dos tumores da bainha neural. Entretanto, o diagnóstico frequentemente é atrasado devido a avaliações diagnósticas incompletas e ao tratamento sintomático da suspeita de doenças musculoesqueléticas do disco intervertebral.[7,10] Um estudo relatou um intervalo de mais de 6 meses desde o início dos sinais até o diagnóstico em uma pesquisa de 18 cães com tumores da bainha neural.[10]

Métodos diagnósticos

Histórico e caracterização do paciente

As lesões ao plexo braquial são em geral associadas a um histórico de traumatismo. Podem ser consideradas exceções as lesões por corpos estranhos que penetram na região axilar. Os proprietários de animais com tumores do plexo braquial frequentemente relatam uma história de claudicação obscura, resistência à palpação do membro, possivelmente o animal lambendo ou mordendo a pata ou o carpo e, finalmente, uma relutância a apoiar o peso no membro. O curso desta história pode ser de poucos dias a várias semanas.[10,13]

Um levantamento dos tumores da bainha neural do plexo braquial comunicados por 21 faculdades de medicina veterinária ao *Veterinary Medical Data Program* durante um período de 10 anos não revelou predisposição racial para os tumores da bainha neural do plexo braquial. Cães de raças grandes (i. e., Labradores retrievers) parecem que têm representação maior na literatura, mas é provável que isto reflita mais a popularidade da raça do que um aumento da taxa de incidência.

Exames físico e neurológico

É importante um exame completo quando há suspeita de lesão ou neoplasia do plexo braquial. Os animais levados à clínica após traumatismo veicular devem ser avaliados para lesões torácicas e abdominais e também quanto à fraturas ou lesões do sistema nervoso ligadas ou não ao plexo braquial. Em um exame físico completo, os animais com suspeita de tumores no plexo braquial devem ser avaliados quanto à presença de outros tumores.

Déficits neurológicos encontrados nas lesões ou tumores do plexo braquial refletem a localização e a extensão do comprometimento do plexo braquial ou da medula espinal. Os sinais iniciais dos tumores da bainha neural podem não incluir déficits neurológicos, mas os sinais avançados podem incluir hiporreflexia, flacidez muscular, compressão da medula espinal cervical e envolvimento do membro contralateral. O traumatismo do plexo braquial produz disfunção do NMI das raízes dos nervos espinais lesados, dos ramos ventrais ou dos nervos periféricos. O envolvimento completo do plexo braquial elimina os reflexos do tríceps, bíceps e flexor do membro anterior.[3]

O mapeamento da inervação sensorial é utilizado para localizar áreas de anestesia cutânea no membro. Este exame requer paciência do examinador, cooperação do paciente e um ambiente silencioso e sem interrupções. Começando no dorso da pata, uma pinça hemostática de Halstead de curva pequena é utilizada para beliscar a pele em um procedimento de dois passos (Figura 44.6). Um assistente contém delicadamente o animal enquanto desvia sua atenção do examinador. Primeiro, uma pequena quantidade de pele é aprisionada com cuidado e elevada com leveza pela pinça. Em seguida, belisca-se a pele com a pinça. A sensação inalterada é caracterizada pela vocalização do animal, pelo olhar para o local da estimulação, ou por tentativas de impedir que o examinador belisque sua pele. Somente resultados consistentes e repetíveis são considerados válidos. O exame é continuado, seguindo pelo antebraço, nas faces medial, lateral, cranial e caudal. Uma zona cutânea é a área total inervada por um nervo periférico.

Alguns nervos periféricos têm zonas cutâneas que se sobrepõem. Zonas autógenas são as regiões cutâneas que recebem inervação sensorial de apenas um nervo periférico. A analgesia em uma zona autógena implica perda da função do nervo representado por aquela zona.[3,4] A Figura 44.5 ilustra as zonas autógenas e zonas cutâneas do membro anterior do cão; a distribuição é similar em gatos. Certos ramos dorsais dos nervos espinais na região do plexo braquial também têm zonas autógenas e cutâneas. A distribuição da analgesia cutânea é usada para determinar qual é o nervo espinal e o nervo periférico que estão comprometidos.

Testes eletrodiagnósticos

Vários testes eletrodiagnósticos podem ser usados para confirmar e melhor caracterizar a disfunção neural suspeita. A eletromiografia (EMG) é uma análise gráfica e auditória da função muscular. Algumas formas de ondas e sons registrados dos músculos podem refletir denervação, reinervação ou função normal.

A atividade espontânea consistindo de potenciais de fibrilação e ondas agudas positivas são os padrões associados a denervação e podem ser registrados 4 a 5 dias após a denervação. Potenciais de ação da unidade motora (PAUM) de baixa amplitude, monofásicos ou polifásicos, ou então PAUM gigantes, podem ser demonstrados em músculos no processo de reinervação. Os estágios iniciais da reinervação podem resultar em pequenos PAUM quando o número de axônios regenerados é pequeno, e a presença de ondas polifásicas indicam uma disparidade no grau de remielinização entre as fibras em regeneração. PAUM gigantes ocorrem quando músculos denervados são reinervados por nervos adjacentes funcionais, resultando em uma baixa relação entre ramos nervosos musculares e o número de fibras musculares.

A presença de evidências iniciais de reinervação não é uma indicação (previsão) de recuperação funcional completa. Avaliações seriadas de EMG que produzem evidências físicas e eletrofisiológicas consistentes de reinervação muscular ativa são indicadores mais confiáveis de um processo de reinervação, suficiente para resultar em algum retorno funcional. Exames microscópicos seriais de espécimes de biopsia do músculo afetado mais proximal (p. ex., supraespinal, deltoide) podem ser usados para melhor confirmar o processo regenerativo. O músculo normal exibe atividade insercional no momento que o eletrodo da EMG é inserido; em animais anestesiados, contudo, é evidente o silêncio elétrico quando o eletrodo estiver estacionário. Um exame EMG completo 2 a 3 semanas após a lesão ao plexo braquial documenta a extensão da denervação muscular e confirma a distribuição da lesão à raiz nervosa. A EMG pode ser útil para o diagnóstico precoce de tumores do plexo braquial, especialmente quando a disfunção do membro ainda é mínima ou ausente e se detecta um padrão de atividade espontânea espalhada indicativa de denervação (potencial de fibrilação, ondas agudas positivas) na distribuição de um nervo.

Os estudos de condução do nervo têm valor limitado para a avaliação da disfunção do plexo braquial. Logo após a avulsão, antes que a degeneração walleriana tenha se estendido muito distalmente, um nervo motor pode conduzir um impulso evocado em velocidade dentro do normal. Após a degeneração walleriana, os impulsos não podem ser conduzidos. Esta informação acrescenta pouco aos achados dos exames físico e eletromiográfico. Estudos da condução de nervos sensoriais podem ser úteis em determinar a localização da lesão nervosa. Contudo, quando fibras nervosas sofrem avulsão proximal aos gânglios da raiz dorsal, as fibras sensoriais do nervo periférico não se degeneram e são capazes de conduzir um impulso evocado, mesmo com analgesia completa na zona autógena.[14]

Os potenciais evocados espinais (potenciais dorsais da medula) podem ter maior valor para determinar a integridade da função do nervo sensorial. A estimulação do nervo na porção distal do membro e o registro da resposta evocada em um eletrodo sobre a vértebra C6

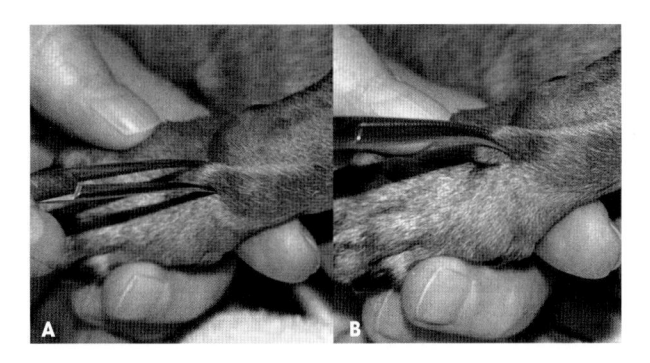

Figura 44.6 A. e B. Método de dois passos para avaliação sensorial cutânea do membro anterior, uma modificação da técnica descrita por Bailey.

ou C7 indica que uma porção dos tratos sensoriais são funcionais para aquele nervo. O valor desse teste para predizer o retorno da função é desconhecido.

Outras respostas motoras evocadas que podem ser úteis, mas ainda não foram suficientemente avaliadas em medicina veterinária, são as ondas H e ondas F. A onda H é produzida por estimulação submáxima e é equivalente a um reflexo monossináptico. A onda H pode ser registrada somente se as raízes dorsais e ventrais estiverem intactas. A onda F é produzida por estímulos supramáximos, representa transmissão antidrômica e ortodrômica do impulso elétrico, e requer um nervo periférico, uma raiz ventral e uma célula do corno ventral intactos. A presença de uma onda F indica um nervo motor funcional.[15]

Radiografia e técnicas avançadas de imagem

A radiografia e técnicas avançadas de imagem (mielografia, ultrassonografia, tomografia computadorizada [TC], ressonância magnética [RM]) são utilizadas para avaliar as vértebras e a medula espinal da região cervical caudal.[16-20] Tumores da bainha neural do plexo braquial que invadem o canal vertebral, com frequência causam lise óssea no forame intervertebral. O forame alargado pode ser demonstrado em vistas laterais da coluna vertebral. A mielografia em geral demonstra compressão da medula espinal e um padrão extramedular intradural.[19] Com a avulsão das raízes espinais do plexo braquial, o material de contraste pode ser visto fora do espaço subaracnóideo, no local da avulsão. A expansão da disponibilidade da ultrassonografia, da TC e da RM em medicina veterinária tem se mostrado útil para determinar os locais de avulsão e a extensão dos tumores das bainhas neurais na região cervical caudal (Figura 44.7).[16-18]

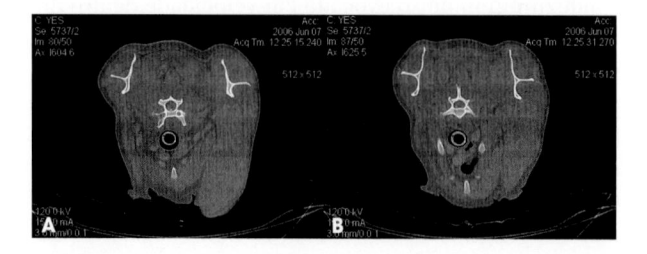

Figura 44.7 Imagens de tomografia computadorizada (TC) de um paciente com avulsão do plexo braquial. Note a extrema atrofia dos músculos apendiculares à direita, mas com atrofia relativamente leve dos músculos da escápula. O eletrodiagnóstico deste paciente indicou avulsão das raízes dos nervos cervicais caudais (de C7 a T2) e, portanto, poupando um pouco os nervos supraescapular e subescapular. **A.** Nível da vértebra C6. **B.** Nível da vértebra C7.

Princípios e opções terapêuticas

Lesões ao plexo braquial

A maioria das lesões do plexo braquial, infelizmente, resulta em disfunção permanente dos nervos afetados e músculos associados do membro anterior. A maioria das avulsões do plexo ocorre na medula espinal ou no seu interior. Nesses casos, a reparação cirúrgica requer esforços extraordinários, grande experiência e equipamento muito caro (p. ex., microscópio cirúrgico, instrumentos microcirúrgicos).[9] Lesões mais distais, envolvendo nervos periféricos, justificam exploração cirúrgica e, quando indicado, reparação cirúrgica primária. Cautela e prudência devem guiar a decisão quanto à reparação primária da raiz nervosa. O uso da técnica de *laser* de baixa frequência para anastomose de nervos pode merecer consideração no futuro.

A terapia definitiva para a lesão do plexo braquial deve ser postergada até que se conheça toda a sua extensão. A Figura 44.8 é um algoritmo que delineia um esquema para avaliação sequencial das lesões do plexo braquial e as várias opções de tratamento disponíveis. A preocupação inicial é a proteção do membro contra lesões adicionais e a prevenção de contratura do tendão flexor. Se a flexão do cotovelo não for suficiente para evitar que o carpo se arraste no solo, o carpo deve ser enfaixado. A forma de carregar o membro e o mapeamento sensorial são registrados na ficha médica do paciente para referência futura. Entre 7 e 14 dias, o membro deve ser reavaliado: repete-se o mapeamento sensorial, avalia-se a atrofia muscular e se faz uma avaliação EMG, se disponível. Nesse momento, deve-se procurar e tratar de evidências de automutilação, abrasões cutâneas na superfície dorsal do carpo e contraturas de tendões flexores. Deve-se considerar a amputação, se não houver melhoras para analgesia completa distalmente ao cotovelo e evidência de automutilação. Para prevenir as contraturas de tendões flexores podem ser usadas imobilizações externas com talas ou os proprietários podem fazer exercícios de hiperextensão no membro por 10 min 4 vezes/dia. Esta última abordagem requer cooperação do animal e obediência ao esquema pelo proprietário. Reavaliações semanais são agendadas por 3 semanas. Se for observada melhora, a terapia conservadora deve ser continuada. A regeneração do axônio não começa antes de 7 a 14 dias da lesão, e a neuropraxia pode demorar 3 a 6 semanas par se resolver.[6] Para a confirmação da regeneração são necessárias a EMG e biopsia muscular. Se não for observada melhora durante as três visitas semanais, as opções terapêuticas são estas: conservadora (sem mais tratamento) e cirúrgica (amputação, transposição de tendão e transposição de músculo e nervo).

Quando não se observam melhoras, se o membro não for submetido constantemente a traumatismo (abrasão cutânea no dorso do carpo, automutilação) e sua aparência for aceitável pelo cliente, não existe indicação ou necessidade de cuidados adicionais.

A transposição de tendão foi relatada por vários autores como opção terapêutica se a função musculocutânea estiver intacta,[9,21-23] mas a maioria dos relatos refere-se a dados experimentais, não a dados clínicos. Na maioria das lesões espontâneas do plexo braquial, qualquer função neural musculocutânea é parcial, e nem o músculo braquial ou o bíceps braquial têm fibras musculares funcionais suficientes para estender ou flexionar o cotovelo.[5] O procedimento de transposição tem o objetivo de proporcionar uma função ao músculo tríceps, permitindo a extensão do cotovelo. Mesmo que se possa proporcionar função suficiente ao tríceps, os déficits sensoriais persistem e a automutilação pode começar a qualquer tempo após a lesão. Se a transposição do tendão tiver sucesso, pode-se considerar a possibilidade de artrodese do carpo como um adjuvante à função do tríceps. A artrodese deve alinhar o carpo em leve hiperextensão (8 a 12°) e uma rotação externa de 5 a 8°. A cada passo da transposição do tendão e da artrodese do carpo, os proprietários devem ser avisados novamente quanto à sempre presente possibilidade de automutilação.

Transposições neuromusculares têm apresentado resultado e sucesso limitado após secção experimental do nervo radial. A eficácia de aloenxertos de nervos é variada, com as falhas relacionadas a reações imunomediadas.[9] Foi considerado o uso de enxertos de pedículos musculares neurovasculares intactos; este procedimento requer o uso de técnica microvascular e pode ter aplicações clínicas futuras.

Tumores do plexo braquial

O diagnóstico precoce é o único fator mais importante para o tratamento com sucesso dos tumores do plexo braquial. Qualquer suspeita bem fundamentada de um tumor no plexo braquial é uma indicação para exploração cirúrgica, embora as possibilidades mais comuns de diagnóstico diferencial devam, antes, ser eliminadas. A neurite do plexo braquial, traumatismo e trombos vasculares, todos são caracterizados por início abrupto de disfunção substancial do NMI, em um ou ambos os membros anteriores.[5] A compressão medular ou radicular pode ter início mais lento e insidioso, embora os sinais clínicos e os exames radiográficos devam ser suficientes para diferenciar essas condições dos tumores do plexo braquial. A compressão radicular pela extrusão de um disco intervertebral (DIV) envolve apenas um segmento cervical, mesmo quando progressiva, e deve ser demonstrável em radiografias simples ou mielografia. A compressão da medula espinal cervical caudal por extrusão de um DIV ou neoplasia da medula espinal em geral produz sinais clínicos mais evidentes nos membros posteriores do que nos anteriores, ainda que a dor cervical possa ser o único sinal. De novo, estudos radiográficos devem demonstrar a lesão.

Quando tumores do plexo braquial são diagnosticados, ou então quando outras causas mais comuns de disfunção do NMI do membro anterior são eliminadas, a exploração do plexo braquial para determinar a extensão e a distribuição da neoplasia suspeita é o melhor método para diagnosticar definitivamente o problema. Muito frequentemente, a decisão para exploração cirúrgica é postergada desnecessariamente.[5]

O cirurgião adapta a técnica para abordagem cirúrgica à localização da massa suspeita. A palpação cuidadosa, antes e após a indução da anestesia, é útil, bem como o conhecimento completo da anatomia do plexo braquial, as alterações de EMG do membro e os resultados do exame neurológico. Se o tumor for palpável e se localizar distalmente à metade do úmero, uma incisão linear é feita desde o terço proximal do úmero até o meio do antebraço. O tumor é identificado e se faz sua ressecção, juntamente com uma margem de nervo de aparência normal proximal e distalmente à massa.[5]

A exploração da região do plexo braquial até o canal vertebral é conseguida através de uma incisão sobre a escápula seguida da dissecção dos músculos sobre as faces cranial, caudal e dorsal da escápula, seguida da reflexão desta em direção ao cirurgião (Figura 44.9). As estruturas neurais desde o canal vertebral até a metade do úmero podem ser exploradas com esta exposição.

O linfonodo axilar pode ser verificado por biopsia com esta abordagem. O conhecimento prévio da localização exata da massa, por palpação ou técnicas avançadas de imagem, permite alguma modificação nessa abordagem. Se a massa estiver localizada na região mais cranial do plexo braquial, a transecção do músculo omotransverso e sua retração mais dissecção não cortante permitem a exposição daquela região. Para o plexo braquial caudal, o músculo romboide é seccionado e sua retração com dissecção não cortante são adequadas para exposição dessa área.[5]

Uma abordagem cirúrgica alternativa é o acesso craniolateral. A vantagem relatada na literatura é a melhor exposição do plexo braquial proximal; enquanto a abordagem craniomedial descrita anteriormente oferece melhor exposição dos nervos periféricos.[24]

Se a massa estender-se para o canal vertebral, faz-se a ressecção do tumor até o forame intervertebral e o canal vertebral é explorado mais tarde (preferivelmente em

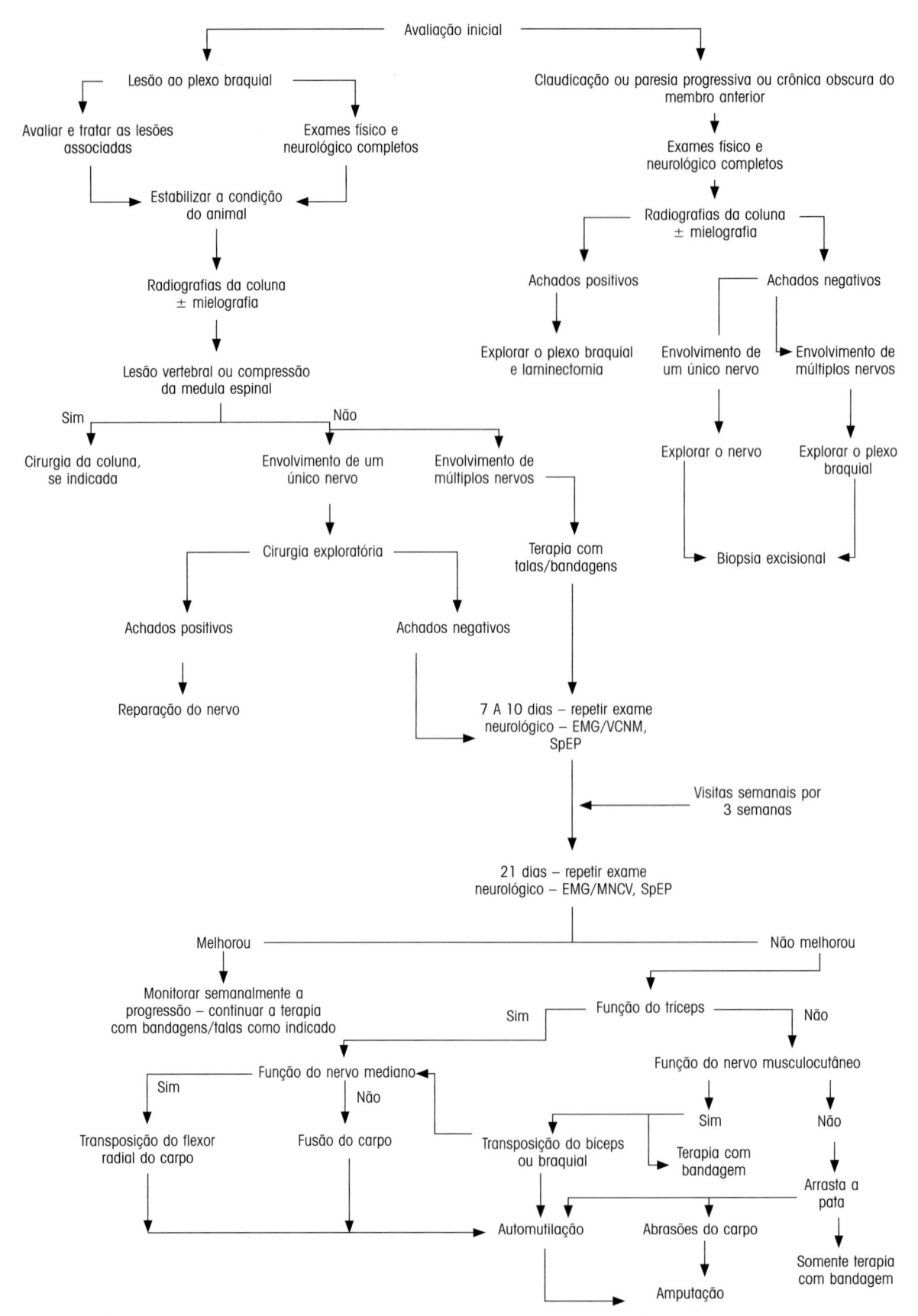

Figura 44.8 Algoritmo da avaliação sequencial e das opções de tratamento para as lesões do plexo braquial. EMG = eletromiografia; SpEP = potencial espinal evocado; VCNM = velocidade de condução do nervo motor. (Adaptado de Knecht CD, Raffe MR: Diseases of the brachial plexus. In Textbook of Small Animal Orthopaedics. Newton CD, Nunamaker DM (eds), Philadelphia: JB Lippincot, 1985.)

1 semana). Tumores da bainha neural que invadem o canal vertebral podem também se estender para o lado oposto, necessitando exposição extensa do canal para ressecção.

A amputação do membro é uma consideração prática se a massa envolver extensivamente o plexo braquial ou se a ressecção puder resultar em disfunção permanente do músculo tríceps. Se a massa se estender para o interior do canal vertebral e envolver extensivamente o plexo braquial, a eutanásia é uma decisão racional a ser tomada pelos proprietários, pois a cura é improvável, o prognóstico é ruim e o desconforto pós-operatório, a reabilitação física e a disfunção podem ser consideráveis. A terapia paliativa é reservada para animais que não podem ou não devem ser submetidos à cirurgia por qualquer razão (incluindo recidiva do tumor) e nos quais a dor ou desconforto podem ser controlados suficientemente bem para permitir qualidade de vida durante o tempo que lhes resta.

Estimativa do prognóstico

É difícil fazer uma estimativa do prognóstico no início do curso das lesões do plexo braquial e quando existir prova de remoção completa de um tumor da bainha neural por exame histológico das margens teciduais. Grande parte das avulsões causa danos permanentes. Na maioria das vezes, os tumores de bainha neural recidivam. É responsabilidade do veterinário fornecer aos clientes informações detalhadas, de maneira que eles possam tomar decisões conscientes.

Reabilitação pós-operatória

Os cuidados do animal com lesões do plexo braquial que foram submetidos à cirurgia para reposição do tendão ou reparação do nervo, incluem a imobilização do membro por pelo menos 2 semanas. Quando se faz artrodese do carpo, é necessária imobilização por 6 a 8 semanas para que ocorra a fusão. Amputados raramente requerem cuidados maiores após o período pós-operatório imediato. Os animais em recuperação da cirurgia para neoplasias do plexo braquial requerem fisioterapia e quase os mesmos cuidados dos animais com lesões traumáticas do plexo braquial: proteção do carpo e exercícios de hiperextensão para prevenir contraturas do tendão flexor. Como os nervos envolvidos foram seccionados e o retorno da função não é uma consideração, os proprietários devem ser alertados da necessidade de dedicação por longo tempo a esses cuidados. Quaisquer alterações na habilidade do animal em usar o membro, sinais de dor, ou outros fatores que possam indicar uma recidiva da massa devem ser relatados imediatamente.

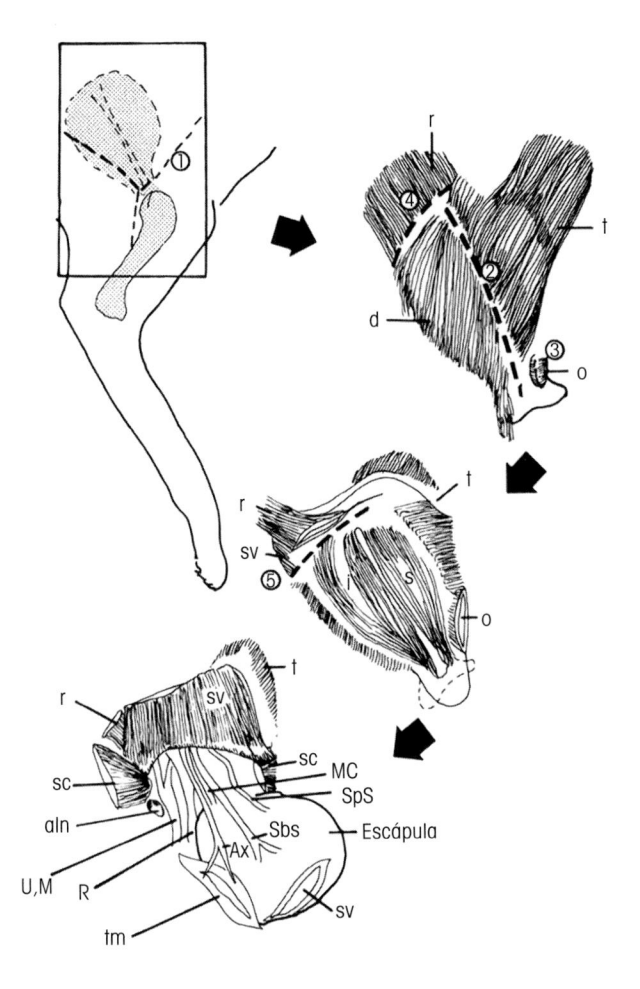

Figura 44.9 Exploração do plexo braquial. **1.** Incisão inicial da pele e tecido subcutâneo. **2.** Incisão através da ligação tendínea na espinha da escápula. **3.** Incisão através da inserção (o) do músculo omotransverso na escápula. **4.** Incisão através da inserção (r) do músculo romboide na escápula (t = trapézio; d = deltoide). **5.** Incisão através do músculo serrátil ventral (sv) (s = supraespinal; i = infraespinal); segue-se a abdução da escápula para expor os nervos do plexo braquial (aln = linfonodo axilar; Ax = nervo axilar; M = nervo mediano; MC = nervo musculocutâneo; R = nervo radial; Sbs = nervo subescapular; sc = escaleno; Sps = nervo supraescapular; tm = redondo maior; U = nervo ulnar).

Referências bibliográficas

1. Miller ME, Christensen GC, Evans HE (eds): Anatomy of the Dog. Philadelphia: WB Saunders, 1964.
2. Redding RW: Anatomy and physiology. In Canine Neurology, 3rd ed. Hoerlein B (ed). Philadelphia: WB Saunders, 1978.
3. deLahunta A: Veterinary Neuroanatomy and Clinical Neurology, 2nd ed. Philadelphia: WB Saunders, 1983.
4. Bailey CS: Patterns of cutaneous anesthesia associated with brachial plexus avulsions in the dog. J Am Vet Med Assoc 185:889, 1984.
5. Steinberg HS: Brachial plexus injuries and dysfunctions. Vet Clin North Am Small Anim Pract 18:565,1988.
6. Shores A: Peripheral nerve surgery. In Current Techniques in Veterinary Surgery, 4th ed. Bojrab MJ (ed). Baltimore: Williams & Wilkins, 1998.
7. Braund, KG: Clinical Syndromes in Veterinary Neurology. Baltimore: Williams & Wilkins, 1986.

8. deLahunta A., Habel RE: Applied Veterinary Anatomy. Philadelphia: WB Saunders, 1986.
9. Knecht CD, Raffe MR: Diseases of the brachial plexus. In Textbook of Small Animal Orthopaedics. Newton CD, Nunamaker DM (eds). Philadelphia: JB Lippincott, 1985.
10. Bradley RL, Withrow SJ, Snyder SP: Nerve sheath tumors in the dog. J Am Anim Hosp Assoc 18:915, 1982.
11. Spodnick GJ, et al: Spinal lymphoma in cats: 21 cases (1976-1989). J Am Vet Med Assoc 200[3]:373-376 1992.
12. Wheeler S, Jones DGC, Wright JA: The diagnosis of brachial plexus disorders in dogs: a review of twenty-two cases. 1. Small Anim Pract 27:147,1986.
13. Braund KG: Neoplasia. In Veterinary Neurology. Oliver JE Jr, Mayhew IG, Hoerlein BF (eds). Philadelphia: WB Saunders, 1987.
14. Kline DG, Hackett ER, Happel LB: Surgery for lesions of the brachial plexus. Arch Neurol 43:170, 1986.
15. Knecht CD, Redding RW: Monosynaptic reflex (H wave) in clinically normal and abnormal dogs. Am J Vet Res 42:1586, 1981.
16. Rudich SR, et al: Computed tomography of masses of the brachial plexus and contributing nerve roots in dogs. Vet Radiol Ultrasound 45[1]:46-50 2004.
17. Mellanby RJ, et al: Magnetic resonance imaging in the diagnosis of lymphoma involving the brachial plexus in a cat. Vet Radiol Ultrasound 44[5]:522-5 2003.
18. Platt SR, et al: Magnetic resonance imaging and ultrasonography in the diagnosis of a malignant peripheral nerve sheath tumor in a dog. Vet Radiol Ultrasound 40[4]:367-71 1999.
19. Forterre F, et al: CT myelography for diagnosis of brachial plexus avulsion in small animals. Tierarztl Prax Ausg K Klientiere Heimtiere 26[5]:322-9 1998.
20. McCarthy RJ, et al: Preoperative diagnosis of tumors of the brachial plexus by use of computed tomography in three dogs. J Am Vet Med Assoc 202[2]:291-4 1993.
21. Sterner W, Moller AW: Tendon transplantation-a surgical approach to radial paralysis in the dog. J Am Vet Med Assoc 137:71,1960.
22. Bennett D, Vaughn L: The use of muscle relocation techniques in the treatment of peripheral nerve injuries in dogs and cats. J Small Anim Pract 17:99,1976.
23. Simpson ST, Kornegay JN, Raffe MR: Surgical diseases of peripheral nerves. In Textbook of Small Animal Surgery. Slatter DH (ed). Philadelphia: WB Saunders, 1985.
24. Sharp NJH: Craniolateral approach to the canine brachial plexus. Vet Surg 17[1]:18-21, 1988.

Subluxação Atlantoaxial no Cão

Daniel P. Beaver

A subluxação atlantoaxial é uma doença congênita do desenvolvimento que afeta cães imaturos de raças *toy*.[1,2] A subluxação atlantoaxial também foi relatada em outros mamíferos, incluindo gatos, cavalos e bovinos. Em pessoas, a lassidão ligamentosa associada à síndrome de Down e a artrite reumatoide erosiva podem causar subluxação atlantoaxial.[2-5] Em cães com subluxação atlantoaxial, a instabilidade da articulação atlantoaxial é causada pela perda do suporte ligamentar do áxis, em geral com aplasia, hipoplasia ou displasia concomitantes do dente. Essa instabilidade pode resultar em compressão aguda ou crônica da medula espinal, causando sinais clínicos compatíveis com mielopatia cervical superior.[2]

Anatomia

O occipital, atlas e áxis são os três ossos que compõem a junção craniovertebral. Por suas formas especializadas e inter-relações de movimentos, permitem grande amplitude de movimentos da cabeça.[6] A articulação atlanto-occipital é a parte cranial do complexo geral occipito-atlanto-axial. Ela permite a movimentação dorsoventral da cabeça no pescoço. A articulação atlantoaxial, mais caudal, permite o movimento rotacional da cabeça em torno do eixo longitudinal da coluna vertebral. No centro dessa rotação está o dente (processo odontoide), uma protuberância óssea que se estende cranialmente a partir do áxis e repousa no assoalho do canal vertebral do atlas. O dente é o maior ponto de ligação para ligamentos que estabilizam a articulação atlantoaxial. As cavidades sinoviais do complexo articular occipito-atlanto-axial são interconectadas, formando uma única cavidade articular composta.[7]

Ligamentos interósseos proporcionam estabilidade ao complexo articular occipito-atlanto-axial (Figura 45.1).[8] Os ligamentos apicais ligam o aspecto cranial do dente ao aspecto ventral do forame magno. Os ligamentos pares alares ligam o dente a cada um dos côndilos occipitais. O ligamento transverso é uma forte faixa fibrosa que age como limitador, mantendo o dente contra o corpo do atlas. O ligamento transverso permite movimentação rotacional, mas evita que o dente se eleve para o interior do canal vertebral. O ligamento e a membrana atlantoaxial dorsal se estendem entre os arcos vertebrais do atlas e áxis e também contribuem para a estabilidade atlantoaxial.[8]

Fisiopatologia

Cães com luxação atlantoaxial, em geral têm anormalidades congênitas que os predispõem à lesão. Apesar de terem sido descritas várias malformações congênitas em todo o complexo articular occipito-atlanto-axial em associação com a subluxação atlanto-occipital, mais comumente somente a aplasia ou hipoplasia do dente ocorre em cães.[2,9] O desvio dorsal e a chamada "não união" ou separação do dente também foram descritos no cão.[2,10-12]

A causa da aplasia, hipoplasia ou displasia do dente é desconhecida. No nascimento, o áxis é composto por quatro centros de ossificação separados: os arcos neurais direito e esquerdo, centro 1 e centro 2. Três centros de ossificação adicionais se desenvolvem no áxis após o nascimento: o intercentro 2, a epífise e o centro do pró--atlas (Figura 45.2). Uma hipótese inicial era que um pretenso centro de ossificação do dente deixava de se desenvolver no período pré-natal.[11]

Investigações adicionais dos centros de ossificação pós-natais do atlas e áxis em Schnauzers miniatura e em outras raças, revelaram que o dente se desenvolve a partir de dois centros de ossificação.[6,13] O quarto cranial se origina do centro do pró-atlas. Os três quartos caudais do dente e a parte cranial do corpo do áxis se originam do centro 1 do áxis. Os autores desse estudo comprovaram que é improvável ocorrer a hipoplasia, ou aplasia do dente devido à ausência congênita de um centro de ossificação. Eles propuseram que uma isquemia de causa vascular pode levar à absorção pós--natal de pelo menos a porção mediana do dente, resultando em displasia.[13]

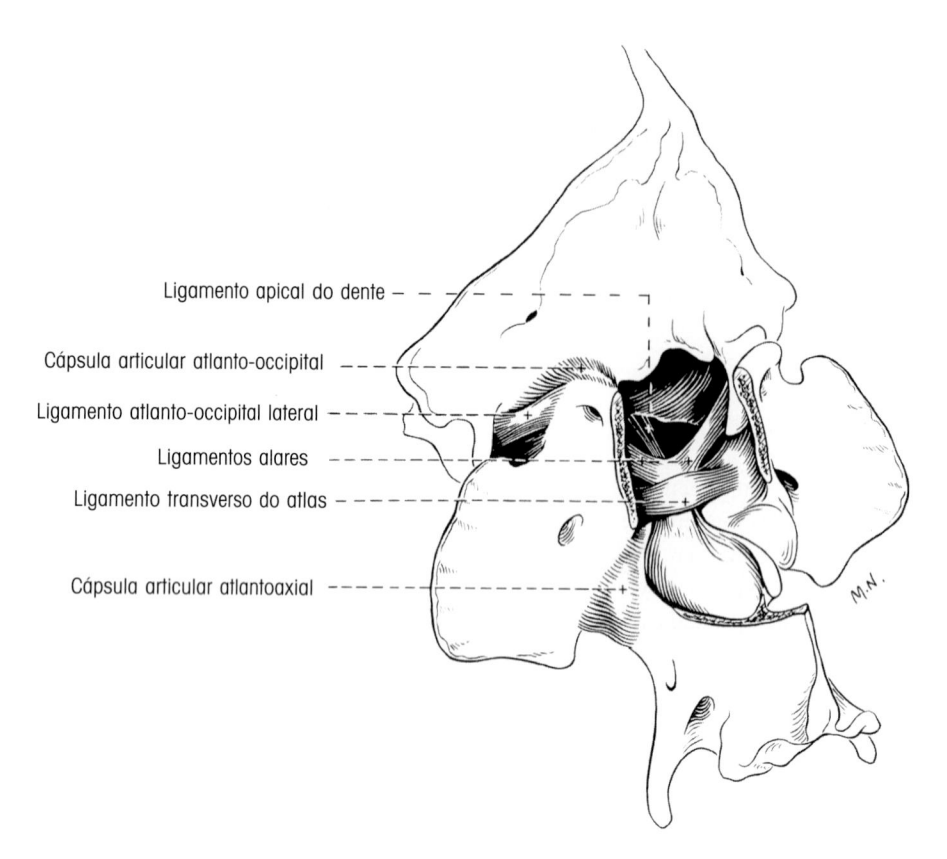

Figura 45.1 Os ligamentos do occipício, atlas e áxis em um cão normal. (Reimpresso com permissão de: Evans HE, Christensen GC, Miller's Anatomy of the Dog, 3rd ed. Philadelphia: WB Saunders, 1993, p. 227.)

Uma vez que o dente é o maior ponto de inserção de ligamentos que estabilizam a articulação atlantoaxial, cães com hipoplasia ou ausência do dente são suscetíveis a traumatismo que causa subluxação da articulação. O rompimento do ligamento e da membrana atlantoaxial dorsal ocorre com a subluxação da articulação. Com a flexão da cabeça no pescoço, ocorre compressão ventral da medula espinal. O traumatismo da medula espinal pode acontecer aparentemente de um único episódio agudo, ou de danos crônicos progressivos.

A subluxação atlantoaxial também pode ocorrer em cães com dente de conformação normal. Esses casos geralmente resultam em ruptura traumática do ligamento transverso ou fratura do dente. Foi relatado o caso de um cão com dente de conformação normal com instabilidade secundária à ausência do ligamento transverso.[14] Essas anormalidades dos tecidos moles podem estar presentes em outros casos de subluxação atlantoaxial em cães com dentes de conformação normal. Cães com subluxação atlantoaxial e conformação normal do dente têm risco maior de compressão da medula espinal, uma vez que o dente intacto move-se em direção dorsal no interior do canal vertebral. Em um estudo do dente, fosse ele normal, hipoplásico ou aplásico, a conformação não afetou as probabilidades de sucesso do tratamento cirúrgico.[9]

Achados clínicos

A subluxação atlantoaxial é uma doença que afeta com maior frequência cães imaturos de raças *toy*, de ambos os sexos. As raças mais comumente afetadas são a Yorkshire terrier, Poodle *toy*, Poodle miniatura, Pomeranian, Chihuahua, Pequinês e Maltês. Mas a subluxação atlantoaxial pode ocorrer em cães de qualquer raça, tamanho e idade caso ocorra traumatismo cervical significante.

Os cães de raças *toy* com subluxação atlantoaxial em geral apresentam histórico de traumatismo cervical, embora muitas vezes se trate de um incidente leve, como pular de uma cadeira ou ter sido derrubado por uma criança. Os sinais clínicos da subluxação atlantoaxial podem variar de leves a graves, dependendo do grau de compressão e da cronicidade da doença. Muitos, mas não todos, os cães com subluxação atlantoaxial têm dor cervical, manifestada como rigidez e proteção do pescoço, relutância em se mover, ou manifestação de dor durante a palpação cervical. Casos leves de subluxação atlantoaxial podem causar ataxia ou marcha espástica. Os reflexos nos membros anteriores e posteriores podem ser normais ou aumentados. Podem também apresentar déficits de reações posturais. Casos mais graves exibem

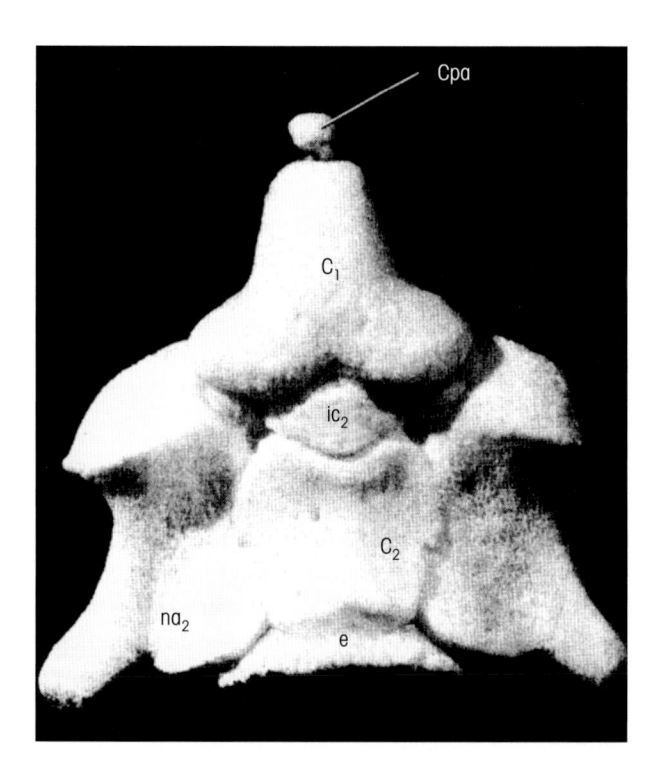

Figura 45.2 Aspecto ventral do áxis de um Schnauzer miniatura com 10 semanas de idade, mostrando sete centros de ossificação: Cpa = centro do pró-atlas; C_1 e C_2 = centro 1 e centro 2, respectivamente; ic_2 = intercentro 2; na_2 = centro do arco neural direito do atlas; e = epífise; X 5. (Cortesia do Dr. Alastair Watson. Reimpresso de Watson AG, Steward JS: Postnatal ossification centers of the atlas and axis in Miniature Schnauzers. Am J Vet Res 51:264, 1990.)

tetraparesia ou tetraplegia. A paralisia verdadeira causada por subluxação atlantoaxial também é associada a parada respiratória e morte consequente à lesão dos centros respiratórios na medula espinal.

Algumas vezes, cães com subluxação atlantoaxial possuem sinais neurológicos que podem ser localizados no tronco encefálico posterior.[9,15-18] Estes podem ser vistos em pacientes com maior comprometimento neurológico ou após manipulação cirúrgica. As causas desses sinais não são muito identificadas. Podem resultar de anormalidades encefálicas congênitas, traumatismo iatrogênico da medula cervical ou do tronco encefálico e à isquemia no tronco encefálico por compressão da artéria basilar.[18]

Diagnóstico

O diagnóstico da subluxação atlantoaxial geralmente é confirmado por radiografia. Projeções radiográficas laterais mostram o deslocamento dorsal do áxis em relação ao atlas, com uma distância anormal entre o arco dorsal do atlas e a espinha dorsal do áxis (Figura 45.3).

Em certas ocasiões, parece não haver distância suficiente entre os aspectos dorsais do atlas e áxis para se confirmar a subluxação atlantoaxial. A anestesia geral pode auxiliar na obtenção de radiografias diagnósticas. Imagens sob tensão podem ser feitas flexionando levemente o pescoço; todavia esta manobra pode ser muito perigosa, especialmente no animal anestesiado, incapaz de proteger o pescoço. A fluoroscopia pode auxiliar na visualização da instabilidade durante a flexão e extensão. A compressão da medula espinal também pode ser demonstrada pela mielografia. As radiografias ventrodorsais da articulação atlantoaxial que demonstrarem ausência ou hipoplasia do dente suportam o diagnóstico de subluxação atlantoaxial (Figura 45.4). Uma radiografia com a boca aberta mostra a conformação do dente, mas devido à necessidade de flexionar o pescoço para esta incidência, ela não é recomendada. As imagens por tomografia computadorizada e ressonância magnética também são úteis para o diagnóstico de subluxação atlantoaxial.

Os diagnósticos diferenciais para as lesões da medula espinal cervical cranial em raças *toy* incluem as mielites focais associadas a cinomose, toxoplasmose, mielite granulomatosa e meningite (mais frequentemente imunomediada no cão jovem). A discopatia cervical é comum nos cães de raças pequenas de meia-idade ou mais velhos. A neoplasia é uma possibilidade rara.

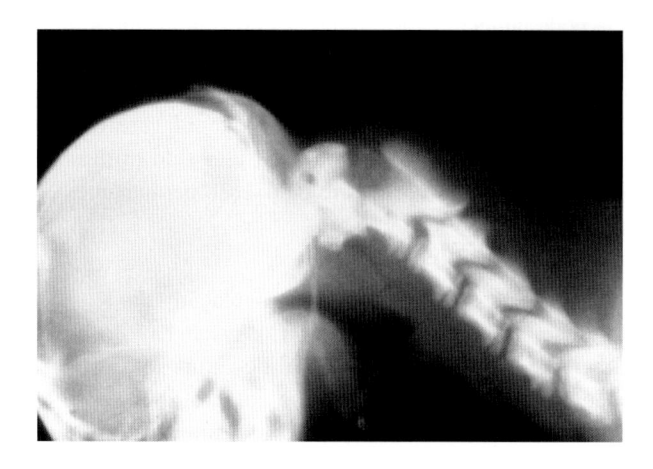

Figura 45.3 Radiografia lateral da porção caudal de cabeça e pescoço de um cão imaturo com subluxação atlantoaxial. Note o aumento da distância entre o arco do atlas e a espinha do áxis.

Tratamento

O tratamento da subluxação atlantoaxial consiste em aliviar a compressão da medula espinal reduzindo e a estabilizando permanente a articulação atlantoaxial. É efetuado por cirurgia e por métodos conservadores.

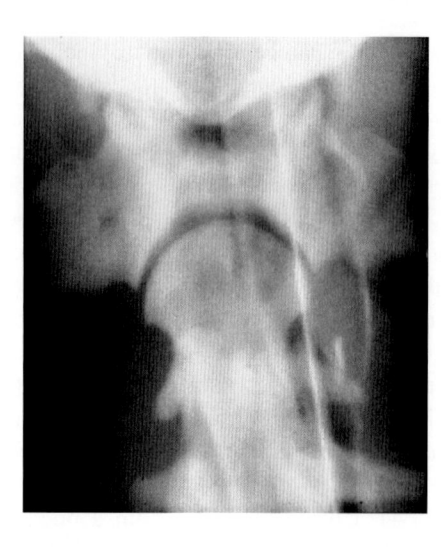

Figura 45.4 Radiografia ventrodorsal da porção caudal da cabeça e pescoço de um cão imaturo com subluxação atlantoaxial. Note a ausência do dente no áxis.

Manejo cirúrgico

A estabilização cirúrgica da articulação atlantoaxial é tecnicamente exigente. As vértebras em raças *toy* são extremamente pequenas e existe pouca margem para erros ao se colocar implantes. Os ossos de animais imaturos são moles. Os implantes podem romper o osso, migrar para fora de posição ou impactar a medula espinal. A manipulação da articulação atlantoaxial durante a cirurgia pode também causar traumatismo significante à medula espinal, com subsequente morte. Todavia, a maioria dos autores recomenda a estabilização cirúrgica para a subluxação atlantoaxial. Em cães, as abordagens dorsal e ventral à articulação atlantoaxial têm sido utilizadas com sucesso com o propósito de fixação permanente.

Técnicas dorsais

As primeiras estabilizações da articulação atlantoaxial foram feitas dorsalmente.[1,15,16,19] Consistem na colocação de arame ortopédico ou material de sutura (até o ligamento nucal[5]) através do espaço epidural, por sobre o arco do atlas e, finalmente, fixados à espinha dorsal do áxis. Uma técnica dorsal utilizando um retrator metálico[20] aliada à técnica dorsal, que utiliza uma combinação de pinos e polimetilmetacrilato[21] foi descrita subsequentemente. Implantes cirúrgicos aplicados sobre a superfície dorsal do atlas e áxis têm vantagem biomecânica teórica, por serem aplicados no lado sob tensão da articulação subluxada. Assim, a necessidade de esforço do implante é menor para manter a articulação reduzida. Outra vantagem da abordagem dorsal é a facilidade cirúrgica para acessar a articulação e a boa exposição dos aspectos dorsais do atlas e áxis. As complicações das técnicas dorsais incluem a recidiva da subluxação devido à ruptura ou quebra do material de sutura ou do arame ortopédico, ou do rompimento desses materiais através do osso imaturo macio. Pode acontecer, também, dano fatal à medula espinal ao se tentar passar o material através do espaço epidural dorsal do atlas. As técnicas cirúrgicas dorsais não permitem acesso às superfícies articulares ventrais da articulação atlantoaxial para se tentar uma artrodese. A estabilidade a longo prazo após os procedimentos dorsais, presumivelmente deve-se à fibrose entre as faces dorsais do atlas e áxis.

Técnicas ventrais

As técnicas de estabilização ventrais são defendidas pela maioria dos autores. As primeiras estabilizações ventrais envolviam a colocação de dois fios de Kirschner, da face ventral do áxis bilateralmente através da articulação imediatamente medial aos forames alares nas asas do atlas.[10,16] Esta técnica permitiu curetagem das superfícies articulares e colocação de enxerto ósseo para promover fusão óssea permanente. A técnica ventral também permitiu acesso ao dente para procedimentos de odontoidectomia, se necessário. As técnicas descritas mais recentemente para estabilização atlantoaxial ventral são modificações da técnica dos dois arames de Kirschner. Com frequência utiliza arames de Kirschner ou parafusos ortopédicos no atlas e áxis.[17,22,23] As extremidades dos fios de Kirschner ou parafusos ósseos são incorporados em uma massa de cimento ósseo de polimetilmetacrilato. Outros métodos cirúrgicos têm sido descritos para estabilizar a articulação atlantoaxial através de uma abordagem ventral. Entre eles, estão incluídas as técnicas de placas ósseas e parafusos de compressão.[15,16]

Manejo conservador

Apesar da maioria dos autores recomendar a estabilização cirúrgica, o manejo conservador da subluxação atlantoaxial com utilização de uma tala cervical foi relatada[24] e, mais recentemente, defendida.[25] Se for utilizada uma tala cervical, o pescoço deve ser posicionado em extensão para permitir a cicatrização com a articulação atlantoaxial reduzida. As talas cervicais devem ser leves para serem bem toleradas pelo animal. Podem ser circunferenciais ou ventrais apenas e devem incorporar fibra de vidro, filmes de raios X, material conformável para talas ou barras de alumínio para proporcionar-lhes rigidez. As talas cervicais devem ser mantidas por 6 a 8 semanas. Avaliações radiográficas devem ser feitas antes da remoção das talas para confirmar o alinhamento atlantoaxial.

A restrição de atividade é importante para manter a redução da articulação atlantoaxial e para evitar que a tala cervical produza ferimentos e se solte prematuramente.

Atividade controlada e limitada pode ter terapêutico na reabilitação de cães com comprometimento neurológico.

O sucesso do manejo conservador depende da formação de tecido cicatricial através da articulação atlantoaxial. Como esses cães estão em risco de sofrer recidiva da subluxação em fase avançada da vida, deve ser considerada a restrição de exercícios por longo tempo (p. ex., evitar que pulem dos móveis).

Corticosteroides, como a prednisona oral, têm sido usados em conjunto com os manejos cirúrgico e conservador. Não existe informação científica de que eles melhorem o prognóstico desses pacientes.

Prognóstico

O manejo não cirúrgico da subluxação atlantoaxial com o uso de talas cervicais foi avaliado em um estudo retrospectivo.[25] De 16 cães, considerou-se que 10 (62%) tiveram um desfecho favorável 12 meses após a remoção da tala cervical. Os autores desse estudo sugeriram que devem ser considerados candidatos ao manejo não cirúrgico aqueles cães com início agudo dos sinais clínicos e sem histórico anterior de doença neurológica, cães jovens com osso imaturo nos quais a fixação cirúrgica pode não proporcionar estabilidade adequada ou cães para os quais existem restrições financeiras. Os autores desse estudo não acharam que a gravidade dos sinais no momento da admissão fosse uma razão para optar pelo tratamento cirúrgico.

A maioria dos autores considera o manejo cirúrgico o preferido para o tratamento da subluxação atlantoaxial, especialmente em cães com comprometimento neurológico. Uma revisão da literatura de 1996 sobre o manejo cirúrgico da subluxação atlantoaxial revelou uma taxa de sucesso de 61% (32/52 cães) para procedimentos dorsais e uma taxa de sucesso de 62% (21/34 cães) para procedimentos ventrais. O sucesso foi definido como a melhora dos sinais clínicos sem relatos de recorrência ou necessidade de reoperação.[2] Esta taxa modesta de sucesso fez com que os cirurgiões se esforçassem para desenvolver técnicas mais confiáveis que proporcionassem imobilização rígida da articulação atlantoaxial. Três estudos mais recentes relataram técnicas cirúrgicas modificadas com resultados combinados de 87,5% (35/40) dos cães tendo resultados bons ou excelentes.

Um estudo retrospectivo de 46 casos de subluxação atlantoaxial em cães identificou fatores de risco que afetam o desfecho do tratamento cirúrgico.[9] A idade inferior a 24 meses no começo das anormalidades clínicas foi associada significativamente a maiores chances de sucesso na primeira cirurgia e na evolução. A duração da anormalidade clínica inferior a 10 meses foi associada significativamente a melhores chances de sucesso na primeira cirurgia. O estado neurológico pré-operatório foi apenas marginalmente sensível e específico na predição de sucesso na primeira cirurgia. Os riscos potenciais que não afetaram a probabilidade de sucesso incluem o tipo de cirurgia (técnica dorsal com arame ou material de sutura *versus* a técnica ventral com os dois fios de Kirschner), o grau de redução da articulação atlantoaxial, a conformação do dente e a necessidade de um segundo procedimento cirúrgico. O prognóstico a longo prazo para cães com subluxação atlantoaxial tratados com cirurgia parece ser bom, desde que o animal sobreviva no período perioperatório.[9]

Referências bibliográficas

1. Geary JC, Oliver JE, Hoerlein BF: Atlantoaxial subluxation in the canine. J Small Anim Pract 8:577, 1967.
2. McCarthy RJ, Lewis DD, Hosgood G: Atlantoaxial subluxation in dogs. Comp Contin Educ Pract Vet 17:215, 1995.
3. Menezes AH, Ryken TC: Craniovertebral abnormalities in Down's syndrome. Pediatr Neurosurg 18:24, 1992.
4. McRorie ER, McLoughlin P, Russell T, et al: Cervical spine surgery in patients with rheumatoid arthritis: an appraisal. Ann Rheum Dis 55:99, 1996.
5. Shelton SB, Bellah J, Chrisman C, et al: Hypoplasia of the odontoid process and secondary atlantoaxial subluxation in a Siamese cat. Prog Vet Neurol 2:209, 1991.
6. Watson AG, Evans HE, de Lahunta A: Ossification of the atlas-axis complex in the dog. Anat Histol Embryol 15:122, 1986.
7. Watson AG, de Lahunta A, Evans HE: Prenatal development of the composite occipito-atlanto-axial synovial joint cavity in the dog. Anat Rec 216:423, 1986.
8. Evans HE, Christensen GC: Millers Anatomy of the Dog, 3rd ed. Philadelphia: WB Saunders, 1993, p. 227.
9. Beaver DP, Ellison GW, Lewis DD, et al: Risk factors affecting the outcome of surgery for atlantoaxial subluxation in dogs: 46 cases (1978-1998). J Am Vet Med Assoc 216:1105, 2000.
10. Johnson SG, Hulse DA: Odontoid dysplasia with atlantoaxial instability in a dog. J Am Hosp Assoc 25:400, 1989.
11. Ladds P, Guffy M, Blauch B, Splitter G: Congenital odontoid process separation in two dogs. J Small Anim Pract 12:463, 1970.
12. Zaki FA: Odontoid process dysplasia in a dog. J Small Anim Pract 21:227, 1980.
13. Watson AG, Stewart JS: Postnatal ossification centers of the atlas and axis in Minature Schnauzers. Am J Vet Res 51:264, 1990.
14. Watson AG, de Lahunta A: Atlantoaxial subluxation and absence of transverse ligament of the atlas in a dog. J Am Vet Med Assoc 195:235, 1989.
15. Denny HR, Gibbs C, Waterman A: Atlanto-axial subluxation in the dog: a review of thirty cases and evaluation of treatment by lag screw fixation. J Small Anim Pract 29:37, 1988.
16. Thomas WB, Sorjonen DC, Simpson ST: Surgical management of atlantoaxial subluxation in 23 dogs. Vet Surg 20:409, 1991.
17. Platt SR, Chambers JN, Cross A: A modified ventral fixation for surgical management of atlantoaxial subluxation in 19 dogs. Vet Surg 33:349, 2004.
18. Jaggy A, Hutto VL, Roberts RE, Oliver JE: Occipitoatlantoaxial malformation with atlantoaxial subluxation in a cat. J Small Anim Pract 32:366, 1991.
19. LeCouteur RA, McKeown D, Johnson J, Eger CE: Stabilization of atlantoaxial subluxation in the dog, using the nuchal ligament. J Am Vet Med Assoc 177:1011, 1980.
20. Kishigami M: Application of an atlantoaxial retractor for atlantoaxial subluxation in the cat and the dog. J Am Anim Hosp Assoc 20:413, 1984.

21. Jeffery ND: Dorsal cross pinning of the atlantoaxial joint: New surgical technique for atlantoaxial subluxation. J Small Anim Pract 37:26, 1996.
22. Schulz KS, Waldron DR, Fahie M: Application of ventral pins and polymethylmethacrylate for the management of atlantoaxial instability: results in nine dogs. Vet Surg 26:317, 1997.
23. Sanders SG, Bagley RS, Silver GM, et al: Outcomes and complications associated with ventral screws, pins and polymethyl methacrylate for atlantoaxial instability in 12 dogs. J Am Anim Hosp Assoc 40:204, 2004.
24. Gilmore DR: Nonsurgical management of four cases of atlantoaxial subluxation in the dog. Vet Med Small Anim Clin 65:583, 1984
25. Havig ME, Cornell KK, Hawthorne JC, et al: Evaluation of nonsurgical treatment of atlantoaxial subluxation in dogs: 19 cases (1992-2001). J Am Vet Med Assoc 227:257, 2005.

Doença do Disco Intervertebral

Lisa S. Klopp

Anatomia do disco intervertebral e das estruturas de suporte

Estruturas anatômicas relacionadas da espinha

A junção entre duas vértebras adjacentes é feita por vários tipos de articulações (sindesmoses, artroses e anfiartroses). As estruturas de suporte da coluna vertebral incluem as várias estruturas ligamentares (sindesmoses), facetas articulares (artroses) e discos intervertebrais (DIV) (anfiartroses). Os ligamentos da coluna vertebral incluem os ligamentos interespinhosos, supraespinhoso, intertransversos, ligamento flavo (amarelo), ligamentos transversos intercapitais e ligamentos longitudinais (ventral e dorsal) (Figura 46.1).[1] Os ligamentos intertransversos unem os processos transversos adjacentes da coluna vertebral lombar. O ligamento supraespinhoso é um ligamento espesso que se estende ao longo dos ápices dos processos espinhosos dorsais desde a primeira vértebra torácica até a terceira vértebra sacral.[1] Este ligamento tem função importante na prevenção do afastamento excessivo dos processos espinhosos dorsais durante a flexão da coluna vertebral. Os ligamentos interespinhosos fundem-se com os músculos interespinhosos e conectam processos adjacentes das vértebras torácicas e lombares na linha mediana. Algumas fibras desse ligamento combinam-se com o ligamento supraespinhoso. Esses ligamentos têm função na manutenção da relação entre os processos espinhosos dorsais quando a coluna vertebral está em flexão; todavia, não são tão fortes quanto o ligamento supraespinhoso.[1]

Os ligamentos transversos intercapitais conectam as cabeças das costelas bilateralmente atravessando o canal vertebral perpendicularmente ao seu eixo longitudinal sobre cada DIV e sob o ligamento longitudinal dorsal. Esses ligamentos estão presentes da segunda até a décima vértebra torácica no cão. Apesar de estarem presentes entre as cabeças das duas décimas primeiras costelas, são muito menos desenvolvidos nessa localização. Esses ligamentos auxiliam a manter firmes inserções das cabeças das costelas opostas à coluna vertebral nas articulações costovertebrais, o que resulta em deslocamento craniocaudal mínimo dessas cabeças.[1] A presença desta estrutura ligamentosa estabilizadora adicional, somando-se à rigidez da caixa torácica, acredita-se que seja responsável pelo pequeno número de casos de extrusões do DIV clinicamente significativos observados na região torácica.

O ligamento longitudinal dorsal corre sobre o assoalho e ao longo de todo o canal vertebral (dorsalmente ao corpo vertebral e anel fibroso). É formado por um feixe paralelo de fibras que, quando saudável, tem aproximadamente 2 mm ou menos de espessura. É firmemente aderido ao dorso do corpo vertebral na linha mediana e se abre lateralmente para se fundir com a parte dorsal do anel fibroso do DIV.[2] Sua localização anatômica e relação com o DIV permite que ele contenha o material extrudado, no caso de extrusão central do DIV entre ele e a medula espinal.[2] O ligamento longitudinal ventral é um tipo similar de ligamento que corre sobre a face ventral dos corpos vertebrais. No cão, é mais fino que o ligamento dorsal e, provavelmente, tem pouca significância para o suporte da coluna vertebral.[1]

As facetas articulares são articulações artrodiais verdadeiras que apresentam cápsula e cartilagem articular típicas sobre as superfícies articulares.[3] Os processos articulares caudais da vértebra cranial e os processos craniais da vértebra caudal formam a articulação entre duas vértebras adjacentes. Na região cervical, a articulação situa-se em um plano quase horizontal e o processo articular caudal situa-se dorsalmente (sobre) o processo cranial. Na região torácica cranial, essas articulações orientam-se mais perpendicularmente em relação ao eixo longitudinal da coluna vertebral, enquanto na porção caudal torácica e na região lombar os processos articulares craniais localizam-se lateralmente aos processos

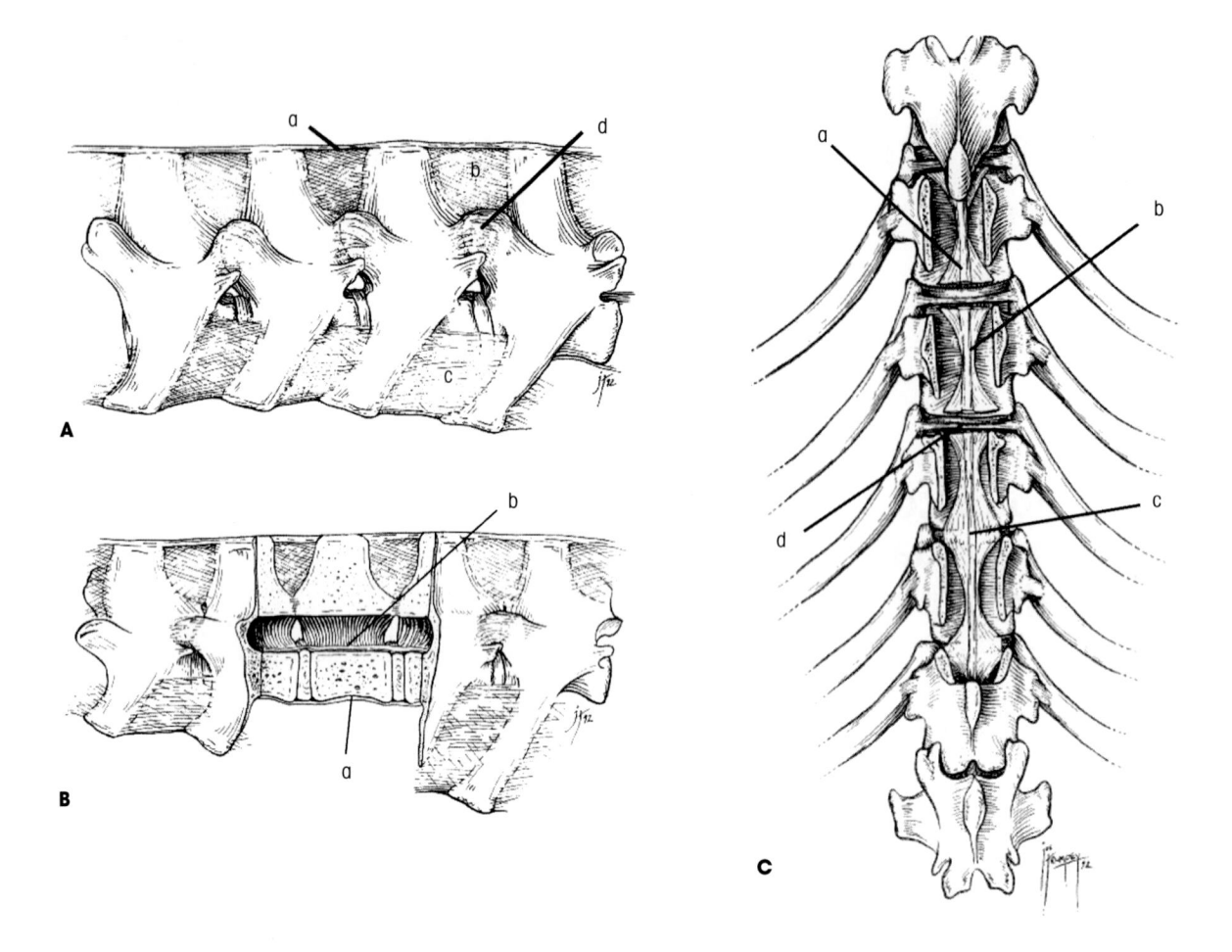

Figura 46.1 A. Ligamentos extrínsecos da coluna vertebral: a. ligamento espinhoso dorsal; b. ligamento interespinhoso; c. ligamento intertransverso; d. cápsula articular da faceta articular. **B.** Os ligamentos longitudinais da coluna vertebral: a. ligamento longitudinal dorsal; b. ligamento longitudinal ventral. **C.** Os ligamentos intrínsecos da coluna vertebral: a., b., e c. curso do ligamento longitudinal dorsal sobre o corpo vertebral e disco intervertebral (DIV); d. ligamento transverso intercapital. (Com permissão de Wheeler SJ, Sharp NJH: Functional anatomy. In Small Animal Spinal Disorders: Diagnosis and Surgery. Wheeler SJ, Sharp NJH (eds). London: Mosby-Wolfe, 1994. Illustration by Joseph E. Trumpey, North Carolina State University.)

articulares caudais, que são localizados medialmente. As facetas articulares têm uma importante função na manutenção da estabilidade da coluna vertebral durante a rotação e flexão desta. Em casos de mobilização extrema da coluna vertebral, não é incomum que essas articulações sofram fraturas.

Disco intervertebral

O cão tem 26 DIV, excluindo aqueles entre as vértebras coccígeas. Não existem DIV entre as duas primeiras vértebras coccígeas ou, em uma situação normal, entre os segmentos sacrais. O DIV é uma articulação anfiartrodial (uma articulação entre superfícies ósseas que proporciona movimentação limitada e é conectada por ligamentos e cartilagem elástica) conectando dois corpos vertebrais adjacentes.[2,3] O DIV deve ser mecânica e estruturalmente forte para manter um alinhamento protetor da coluna vertebral e resistir às várias forças fisiológicas aplicadas sobre ele. Apesar do movimento mínimo desse tipo articular, a existência de múltiplos segmentos vertebrais permite flexibilidade geral da coluna vertebral. Os discos diferenciam-se levemente quanto ao tamanho e alguns detalhes entres as regiões espinais. Entretanto, são essencialmente idênticos quanto à organização estrutural. São mais largos nas regiões cervical e lombar. No cão, os DIV cervicais caudais são os mais largos. O DIV pode ser dividido anatomicamente, histologicamente e funcionalmente em duas partes: o núcleo pulposo (uma massa semifluida interna) e o anel fibroso (uma camada externa de tecido conjuntivo fibroso) (Figura 46.2).

O núcleo pulposo desenvolve-se da notocorda embrionária.[1] Em neonatos, ele é grande e contém grande número de células de origem notocordal.[4] Essas células tendem a desaparecer com a idade, passando a predominar as células tipo condrócitos.[4-6] O núcleo pulposo é posicionado excentricamente dentro dos limites do anel fibroso. A porção ventral do anel fibroso tem aproximadamente 2 vezes a espessura da porção dorsal, ficando assim o núcleo pulposo mais próximo à medula espinal (Figura 46.2). O núcleo pulposo é composto por fibras frouxas suspensas em uma matriz gelatinosa que mantém em suspensão células tipo fibrócitos e condrócitos em um ambiente avascular.[7] A maioria das fibras no interior do núcleo pulposo não tem nenhuma organização, mas aquelas mais próximas à placa terminal da vértebra penetram nele angularmente.

O anel fibroso constitui os limites do núcleo pulposo e liga-se fortemente aos corpos vertebrais adjacentes. O tipo celular primário nessa parte do DIV tem características de fibrócitos.[8] As células são localizadas entre feixes de fibrocartilagem arranjadas em faixas paralelas (lamelas) que cursam em orientação oblíqua, em ângulos de 100 a 120° entre umas e outras.[7,9,10] Quando cortadas transversalmente, essas fibras têm aparência de anéis concêntricos que circundam o núcleo pulposo.[7,9,10] As lamelas são mais finas e mais numerosas na porção dorsal do anel fibroso (mais próximo ao canal vertebral). Comparativamente, as faixas lamelares são mais espessas e mais definidas no aspecto ventral do anel fibroso.[2] Não existe uma interface estrutural identificável entre o núcleo pulposo e o anel fibroso. Suas fibras misturam-se imperceptivelmente em uma zona de transição. Nesta região, as lamelas de fibrocartilagem tornam-se menos organizadas e a composição colagenosa e celular começam a se alterar.[7] As células mais externas no anel fibroso são similares a fibroblastos. As células na zona de transição têm natureza mais condrocítica.[2] Essa região é envolvida no desenvolvimento pós-natal do DIV, tendo sido observado que é maior em discos imaturos de raças de cães acondroplásicas.[11]

A superfície articular do corpo vertebral, ou placa terminal vertebral, é côncava no centro e coberta por cartilagem cribriforme, o que torna essa região porosa.[12] Ao contrários de articulações artrodiais típicas, a superfície da placa terminal não apresenta tecido cartilaginoso compacto entre a cavidade medular do corpo vertebral e o núcleo pulposo do DIV. Nesta região, as trabéculas ósseas fundem-se com a placa terminal condroide e com as fibras do núcleo pulposo e as lamelas internas do anel fibroso.[13-17] Adjacente à depressão central da placa terminal vertebral, osso compacto denso forma as bordas do corpo vertebral. Essa região da placa terminal serve como uma apófise para ligação das fibras do anel fibroso e dos ligamentos longitudinais dorsais e ventrais.[18] O anel ósseo externo proporciona a mais firme das ligações do disco ao corpo vertebral onde a camada lamelar externa do anel fibroso (também chamadas de fibras de Sharpey) penetra nele.[18-20] As fibras lamelares mais externas do anel fibroso estendem-se para além dos confins do DIV e fundem-se com o periósteo vertebral e os ligamentos longitudinais.[1,2]

Fisiologia do disco intervertebral

Composição macromolecular

Os mais importantes componentes macromoleculares do DIV são as proteínas colagenosas e não colagenosas, proteoglicanos e glicoproteínas.[7,17,21-24] O colágeno forma a forte rede estrutural de fibrocartilagem do disco e o ancora às placas terminais vertebrais, permitindo a contenção das células e da matriz extracelular.[5,7,25] O colágeno é encontrado em concentração máxima no anel fibroso. O anel fibroso possui principalmente colágeno do tipo I e um pouco de colágeno do tipo II; o

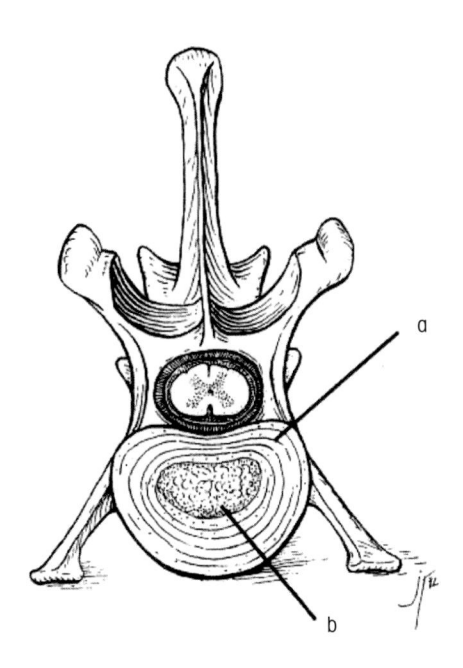

Figura 46.2 Desenho esquemático transversal de uma vértebra lombar no nível do disco intervertebral (DIV): a. anel fibroso; b. núcleo pulposo. (Com permissão de Wheeler SJ, Sharp NJH: Functional anatomy. In Small Animal Spinal Disorders: Diagnosis and Surgery. Wheeler SJ, Sharp NJH (eds). London: Mosby-Wolfe, 1994. Illustration by Joseph E. Trumpey, North Carolina State University.)

núcleo pulposo possui apenas colágeno do tipo II.[22,26,27] Na transição entre as lamelas internas do anel fibroso e o núcleo pulposo, a concentração de colágeno tipo II aumenta e a concentração do tipo I diminui.[27,28] O tipo de colágeno presente em cada região é relacionado à sua função mecânica. O colágeno tipo II é mais adequado para funções de carga, enquanto o colágeno tipo I é mais adequado para sofrer forças tensionais.[25,29-31] Outros tipos de colágeno são encontrados em concentrações muito menores no interior do disco.[5,28,32] Fibras elásticas também estão presentes no interior do disco e são orientadas paralelamente às fibras colagenosas.[5] São encontradas em densa concentração entre as lamelas de fibras colagenosas e provavelmente têm função durante o deslizamento e retração das fibras lamelares durante sua deformação.[5,33]

Os proteoglicanos encontrados na matriz extracelular são compostos de glicosaminoglicanos, ou GAG (cadeias longas de monossarídeos) ligados covalentemente a um núcleo proteico central (Figura 46.3).[34-39] O agrecano é o mais abundante desses proteoglicanos no DIV.[4,27,40] Os GAG presentes no DIV são primariamente o sulfato de condroitina e o sulfato de queratano.[12,24] A concentração mais alta de proteoglicanos é encontrada no núcleo pulposo, que é associado ao colágeno tipo II.[41] Essas proteínas também estão presentes na matriz extracelular do anel fibroso. Os proteoglicanos são complexos macromoleculares com carga negativa. Aqueles concentrados no núcleo pulposo e na zona transicional possuem grupos polares (carboxila e sulfonila) que carreiam um alto grau de hidrofilia. A ligação da água aos grupos hidrofílicos, até 9 vezes o volume de proteínas,[5,12,26,27,34,40,42,43] é responsável pela consistência gelatinosa do núcleo pulposo.[24,27] O disco intervertebral normal é altamente hidratado; o conteúdo de água de um DIV jovem é de aproximadamente 80 a 85% no núcleo pulposo e de 60 a 78% no anel fibroso.[24,27] O núcleo pulposo de um DIV jovem tem de sete a oito

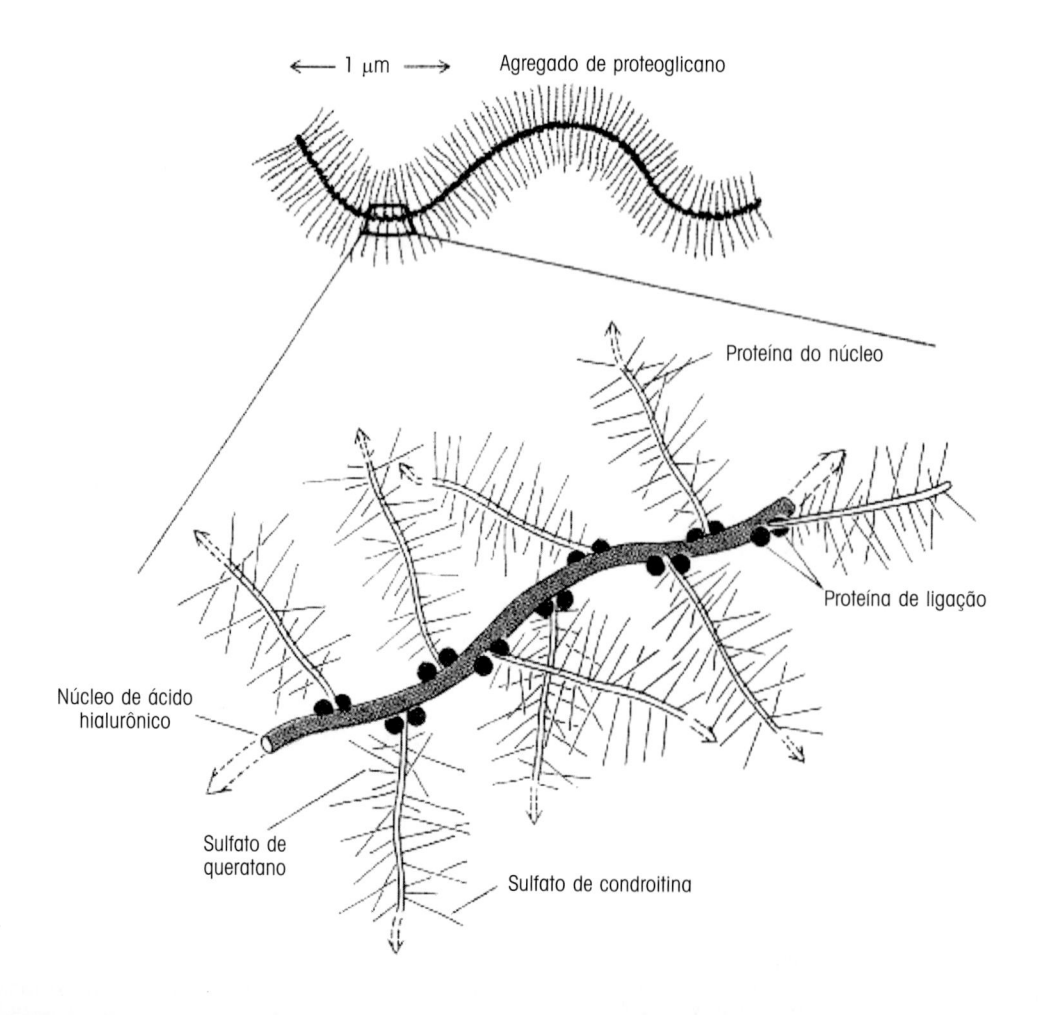

Figura 46.3 Esquema do agregado de glicosaminoglicano e seus componentes moleculares associados. (Com permissão de Alberts B, Bray D, Lewis J et al. Molecular Biology of the Cell, 2nd ed. Nova York: Garland Press, 1989.)

vezes mais proteoglicanos que o anel fibroso, e metade do colágeno.[44-46] O *turnover* do proteoglicano varia segundo a idade, mas em pessoas, a taxa de *turnover* é de 2 a 3 anos.[12,40] Com a idade, a estrutura do núcleo pulposo torna-se mais cartilaginosa.

Irrigação sanguínea e nutrição do disco intervertebral

O DIV é a maior estrutura avascular no corpo, mas é bioquimicamente vivo e caracterizado por alta taxa de atividade metabólica.[4,47,48] Ao contrário das articulações artrodiais, que recebem nutrição através do fluido sinovial, o DIV recebe sua nutrição e elimina seus restos metabólicos por difusão. A nutrição e a eliminação de restos metabólicos são feitas por difusão para o disco e a partir do disco, respectivamente, de duas fontes: a vasculatura da interface osso-disco, que supre a maior parte do disco, e um plexo vascular periférico adjacente, que supre os 1 ou 2 mm mais externos do anel fibroso e tecidos moles adjacentes.[5,16,48-52] Em algumas instâncias os nutrientes têm que se difundir por vários milímetros até as partes do disco mais distantes do sistema capilar da placa terminal.[5,50] O suprimento arterial da placa terminal até o disco provém do mesmo suprimento do corpo vertebral e drena para uma rede venosa ou para veias da medula óssea.[53] O sistema capilar da placa terminal forma alças capilares que penetram a placa terminal subcondral,[13,54-58] e é nessa interface que ocorre a difusão de material para o disco ou, então, a partir do disco. A concentração de capilares é maior no centro e decresce para a periferia do disco.[17] A vasculatura, como a vasculatura sistêmica, é regulada pelo sistema nervoso autônomo (receptores muscarínicos) e responde a estímulos externos.[59]

Como na maioria dos sistemas dependentes de difusão para equilíbrio dos solutos, duas propriedades afetam essa difusão: o coeficiente de partição e o coeficiente de difusão.[12] O coeficiente de partição define o equilíbrio entre os solutos encontrados no plasma e no DIV.[12] Ele depende tanto do tamanho quanto da carga da partícula de interesse.[12,17,60] Solutos pequenos e sem carga estarão próximos ao equilíbrio entre o plasma e o DIV, enquanto grandes moléculas, como a albumina e a lisozima, são excluídas.[12,50,60,61] Quanto aos solutos iônicos, a matriz do DIV possui um alto conteúdo de proteoglicanos, que se comportam como agregados carregados negativamente.[26,34,42,43,45,60,62] A concentração dessas moléculas é muito maior no núcleo pulposo e nas lamelas anulares internas do que na parte mais externa do anel fibroso.[17] Partículas ou solutos com carga positiva difundem-se facilmente nessa região, permitindo maior concentração de partículas catiônicas no disco, em comparação com o plasma.[12,17,60] Partículas carregadas negativamente são repelidas pela carga negativa geral existente no disco e tendem a permanecer em concentração maior no plasma.[12,14,17] Esse diferencial em permeabilidade iônica é suportado por estudos sobre concentrações de antibióticos no DIV; antibióticos carregados negativamente (penicilina e cefuroxima) penetram efetivamente muito menos que antibióticos com carga positiva (aminoglicosídios).[61,63,64] Devido à concentração diferencial de proteoglicanos, e portanto, de cargas negativas fixadas pelo disco, pode existir alguma diferença entre as fontes dos solutos difundidos no coeficiente de partição. Solutos catiônicos podem se difundir mais facilmente a partir da vasculatura das placas terminais e os ânions a partir da vasculatura periférica, enquanto partículas pequenas não carregadas são distribuídas igualmente de ambos sistemas capilares (Figura 46.4).[12,60]

O coeficiente de difusão caracteriza a mobilidade do soluto.[12] A mobilidade do soluto é mais lenta no DIV em comparação com a do plasma devido à presença de grandes moléculas compactas, como o colágeno e os proteoglicanos.[12] Sem levar em consideração a carga do

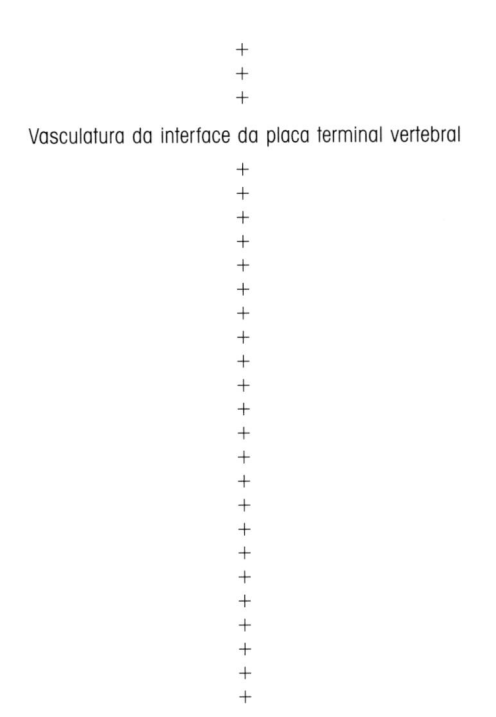

Figura 46.4 A porção central do disco intervertebral (núcleo pulposo e lamelas internas do anel fibroso) apresentam carga elétrica predominantemente negativa devido à concentração maior de proteoglicanos. Devido à diferença de carga nas regiões interna e externa do disco, o coeficiente de partição para as partículas carregadas difere entre o plexo vascular periférico e a vasculatura da interface na placa terminal vertebral. Soluções catiônicas difundem-se mais rapidamente a partir da vasculatura da interface do que soluções aniônicas. Solutos aniônicos têm maior probabilidade de se difundir a partir do plexo venoso periférico.

soluto, o coeficiente de difusão é 40 a 60% do coeficiente na água.[12,14] A mobilidade é máxima onde o conteúdo de água é maior, como acontece no núcleo pulposo e nas lamelas internas.[12]

A movimentação da coluna vertebral proporciona uma ação de "bombeamento", e provavelmente auxilia na difusão de moléculas grandes para o interior do disco.[12] Esta "ação de bomba" pode induzir certo grau de transporte por convecção através do qual moléculas de carga negativa ou maiores, com coeficientes de difusão menores, podem mover-se para o interior do disco.[65-68] O transporte convectivo também pode auxiliar na movimentação de moléculas sintetizadas pelas células do disco.[17]

Como qualquer órgão, o DIV necessita um suprimento adequado de nutrientes e blocos estruturais bioquímicos para manter sua integridade. Glicose é consumida em grande escala como a fonte primária de energia para o DIV.[69] Devido à baixa concentração de oxigênio no disco, a via metabólica principal é a glicólise anaeróbica com produção de ácido láctico.[17,27] O DIV desenvolve mecanismos para sobreviver em um ambiente ácido.[27] Quando as necessidades de glicose não são atingidas, a vitalidade das células discais é afetada adversamente.[70-75] Adicionalmente, quando a produção de ácido láctico é diminuída, o aumento do pH do disco resulta em redução na produção de componentes da matriz extracelular. A produção e a ativação de proteases que desagregam a matriz extracelular não são impedidas da mesma maneira.[76] Assim, o resultado final do suprimento inadequado de energia é a dificuldade de viabilidade celular e a perda de componentes da matriz extracelular. O DIV não é dependente do suprimento de oxigênio como é dependente da glicose. Sob condições hipóxicas, as células tornam-se dormentes e a síntese de matriz extracelular é impedida.[5,72,76,77] Ao longo do tempo, todavia, isto também acabará resultando em perda de matriz extracelular.

A difusão de moléculas é regulada pela taxa de metabolismo que leva a gradientes de difusão. Gradientes para oxigênio e glicose estão presentes através do disco, especialmente em direção ao seu centro, onde as concentrações são as menores.[71,72,77] Por exemplo, o consumo de glicose é 100 vezes maior que a taxa de incorporação de sulfato durante a síntese de proteoglicanos.[16] O gradiente de difusão para o sulfato é baixo porque ele é consumido e repleto facilmente, enquanto o gradiente de difusão da glicose é muito acentuado porque a concentração é baixa.[16] Da mesma maneira, maiores densidades celulares em certas regiões do disco também resultam em gradientes de difusão mais altos simplesmente devido à maior demanda. A densidade celular tende a ser maior onde as distâncias de difusão são mais curtas; assim, a densidade celular é determinada pelas limitações na difusão de nutrientes.[78]

Função do disco intervertebral

A função primária do DIV é contribuir para um alinhamento estrutural protetor e resistir a estresses e distribuí-los ao longo da coluna vertebral.[29] O DIV deve ser forte o suficiente para suportar as cargas fisiológicas normais (torsão, cisalhamento, curvatura e compressão) e também ser deformável o suficiente para permitir flexibilidade e mobilidade da coluna vertebral.[12,23,86,89] Enquanto os ligamentos espinhosos e facetas articulares tendem a resistir a forças torcionais, de curvatura e de cisalhamento, o DIV é mecanicamente mais bem conformado para suportar forças de compressão.[12,23,86,88,89] As qualidades mecânicas do DIV são proporcionadas por suas propriedades bioquímicas relacionadas a quantidade e qualidade dos glicosaminoglicanos de sua matriz.[5,10,40] A alteração da bioquímica do DIV altera suas propriedades mecânicas e sua capacidade de suportar estresses axiais. O núcleo pulposo é situado anatomicamente no interior do DIV ao longo do centro do eixo de movimento, no ponto de equilíbrio entre a tensão gerada no lado convexo e a compressão no lado côncavo quando a coluna vertebral é curvada.[31,90-93] Devido à sua característica gelatinosa, o núcleo pulposo comporta-se como um fluido viscoso quando pressionado (compressão) com considerável elasticidade e retorno à sua posição original quando a pressão é aliviada. O núcleo pulposo essencialmente funciona como um "amortecedor hidráulico" permitindo a deformação do disco e a dissipação das forças igualmente sobre o anel fibroso e as placas vertebrais terminais.[23,29,31,94,95] O fluido é essencialmente incompressível. Portanto, a pressão interna atingida durante a compressão do núcleo pulposo empurra radialmente o anel fibroso para fora em um plano de distorção horizontal (Figura 46.5).[12,31,84,94-96] O anel fibroso em si é altamente elástico e prontamente absorve os estresses axiais, mas é construído para melhor resistir às altas forças tensivas geradas durante a compressão deslizando as fibras lamelares umas sobre as outras.[12,29,31,40,87,94,95] As lamelas do anel fibroso são mais fortes onde as forças são geradas ao longo da direção de suas fibras e essas forças. Portanto, são mais bem contrabalançadas pelo arranjo oblíquo e alternante dessas lamelas.[31,84,97,98] As forças tensivas são maiores nas camadas lamelares externas, que é onde ocorre a maioria das lesões ao DIV.[31] Inicialmente, o DIV é facilmente deformado, mas à medida que as forças compressivas aumentam, ele torna-se mais "rígido" para evitar o colapso estrutural.[90,96,99,100] Com o aumento sustentado da compressão, o efluxo gradual do líquido intersticial para fora do disco vai resultar em uma movimentação microscópica adicional do disco, conhecida como "creep".[96,101] Isto é particularmente

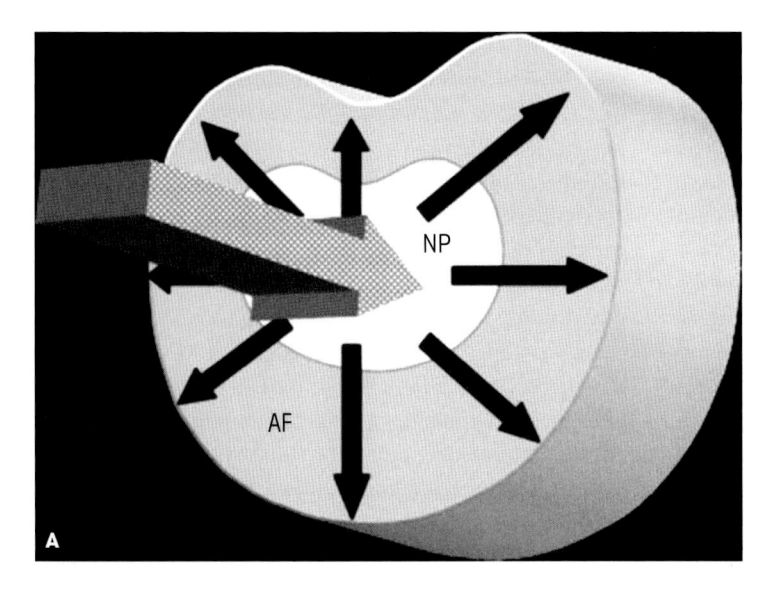

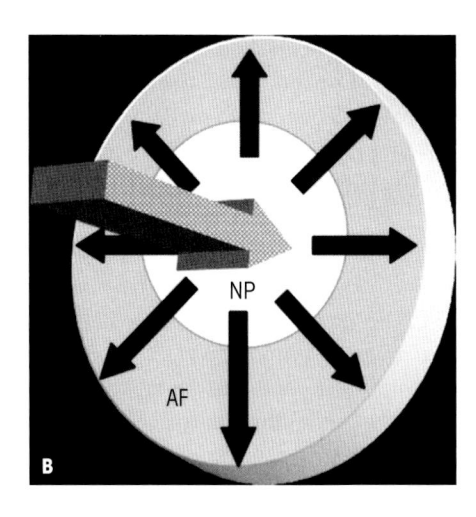

Figura 46.5 A. O núcleo pulposo (NP) absorve as forças compressivas axiais ao longo da coluna vertebral. O núcleo é fluido por natureza e, portanto, incomprimível. **B.** O núcleo pulposo (NP) transmite as forças radialmente através do disco para o anel fibroso (AF), o qual é elástico e pode expandir-se para acomodar as forças tensivas.

notado durante o dia em pessoas, quando 25% do fluido é espremido para fora com a carga diária e, quando as pessoas dormem à noite e os estresses axiais são aliviados, o fluido volta e embebe novamente o disco.[5]

A coluna vertebral sofre carga por forças externas e forças internas geradas pela musculatura (pré-carga).[5,102] A movimentação regular e a ação de cargas fisiológicas normais são necessárias para a composição da matriz extracelular. A atividade metabólica das células discais regula-se em resposta a essas cargas.[103-109] As células do núcleo pulposo respondem primariamente às alterações nas pressões hidrostática e osmótica, enquanto o anel fibroso responde às forças tensivas geradas durante a flexão ou extensão da espinha.[5] Foi demonstrado que a compressão dinâmica da coluna vertebral resulta em alterações na expressão de genes e alterações histoquímicas em 2 h a 1 semana após a carga.[110,111] Os estresses biomecânicos modulam a manutenção e a remodelação do tecido conjuntivo e da matriz extracelular do disco. Por outro lado, a quantidade e a qualidade desses componentes são responsáveis pele efetividade desses tecidos em resistir a essas cargas.[109]

Envelhecimento e patologia do disco intervertebral

Degeneração é a deterioração das propriedades físicas de um tecido, com alterações da função celular e do conteúdo tecidual que resultam em destruição ou inibição de sua função. A degeneração é uma consequência fundamental do envelhecimento. Apesar de o envelhecimento ser a mais comum causa da degeneração, a genética, a nutrição e fatores externos (i. e., estilo de vida) também têm seu papel neste processo.[50,59,112-123] O envelhecimento e a degeneração do DIV geralmente ocorrem em paralelo e podem ser parte do mesmo processo.[17,27,124] A distinção entre envelhecimento e degeneração é difícil. A separação desses dois processos pode ser a chave para entender as alterações degenerativas não relacionadas à idade.[17,25,27,124] Com a degeneração ocorrem alteração da estrutura intrínseca, características bioquímicas e função celular, desencadeando apoptose.[27] As alterações bioquímicas e biomecânicas ocorridas levam à progressão da degeneração do DIV.[38,125-130]

Apesar de o componente celular representar apenas 1% da composição do disco[5], essas células são as responsáveis pela produção e manutenção de todas as macromoléculas. Elas não só produzem a matriz extracelular, mas também produzem enzimas que a degradam. No disco saudável, as taxas de síntese e catabolismo estão em equilíbrio.[5] A degradação da matriz ocorre quando a taxa de produção decresce e/ou a taxa de degradação aumenta.[5] Com essa densidade celular limitada, não surpreende que as células não possam manter a saúde do disco indefinidamente. A degeneração é associada a alterações na atividade e na densidade celular.[124,131] As células condrocíticas alteram as características e diminuem a síntese de novos componentes da matriz celular.[132,133] Inicialmente, podem estar presentes aglomerados de células que estão envolvidas no processo de reparação, mas a divisão celular é limitada.[17] Ao progredir a degeneração, as células sofrem apoptose e necrose.[17,134,135]

Várias citocinas têm sido implicadas na degeneração do DIV. O papel das citocinas na saúde e na causa e efeito da degeneração do DIV ainda não é entendido. As citocinas implicadas no processo incluem o fator de necrose tumoral (TNF, do inglês *tumor necrosis factor*), as interleucinas-1a e 1b (IL-1), o fator de crescimento do endotélio vascular (VEGF, do inglês *vascular endothelial growth factor*), fator de crescimento de nervos (FCN) e metaloproteinases da matriz (MMP, do inglês *matrix metalloproteinases*). Foi observado crescimento e proliferação de fibras nervosas,[136] de células endoteliais[137,138] e de fibroblastos relacionados ao DIV, sugerindo a ocorrência de eventos bioquímicos que têm efeitos autócrinos e parácrinos.[25] A expressão de VEGF foi demonstrada no DIV.[139] Foi demonstrada síntese de FCN por vasos crescendo no interior do disco,[25] sugerindo que a neovascularização influencia o crescimento de fibras nervosas. Foi demonstrado que IL-1 está envolvida na homeostasia da cartilagem[140] e associada a uma mudança do metabolismo, de anabólico para catabólico, no condrócito.[141,142] Foi demonstrado que a IL-1 regula a angiogênese, potencialmente ativando o VEGF.[143,144] Ela foi também implicada tanto na iniciação da degeneração da matriz extracelular quanto na dor associada à discopatia.[145] Foi demonstrado que a liberação de prostaglandinas envolvidas na mediação da dor, como a prostaglandina E2α (PGE2α), e a produção de enzimas degradadoras, como as MMP, aumentam sob a influência da IL-1b.[145] Demonstrou-se que as concentrações de IL-6 e de PGE2α eram maiores que o normal em culturas de discos herniados.[145] O estímulo para a produção dessas citocinas não foi identificado. Na cartilagem, essas moléculas podem ser intermediárias na síntese de proteoglicanos pela IL-1,[146] promovendo uma perda líquida de proteoglicanos. Por outro lado, a IL-6 é um inibidor tecidual de MMP (TIMMP, do inglês *tissue inhibitor of MMP*) na cartilagem articular e pode, de fato, ter uma função protetora ao inibir a degeneração da matriz.[147]

Nos últimos dez anos, tem havido intenso interesse no papel das MMP na doença articular degenerativa. Sabe-se menos sobre seu papel no metabolismo e na degeneração do DIV. Todavia, demonstrou-se que discos herniados cultivados *in vitro* produzem níveis relativamente altos de MMP, primariamente gelatinase e estromelisina (que degrada a gelatina e as proteínas nucleares de proteoglicanos, respectivamente).[145,148-153] A expressão das MMP é altamente regulada por citocinas e mediadores pró-inflamatórios, como TNF, IL-1, IL-8 e prostaglandinas.[151,154-156] O papel exato das MMP é desconhecido, mas tem sido demonstrado que estão envolvidas na cascata inflamatória e podem ter um papel na ocorrência da radiculopatia e na degeneração da matriz do disco. Isto é especialmente verdadeiro para os proteoglicanos da matriz do disco.[151] Devido à produção dessas enzimas no DIV ser baixa, as MMP também podem ter um papel na manutenção do disco, agindo como um estímulo para remodelagem e por absorver parcialmente o disco herniado.[151] Um problema com os estudos anteriores que avaliaram as MMP é que não se comparou material "controle" de disco saudável com material de disco herniado.[149,157] Existem duas possibilidades para a produção de MMP durante a degeneração do DIV: (1) os discos degenerados produzem mais enzimas degenerativas da matriz e citocinas, resultando em destruição da matriz do disco; ou (2) o próprio disco herniado estimula a produção. Todavia, é possível que ambos eventos sejam concomitantes. As células degenerativas podem estar bioquimicamente alteradas, o que é seguido pela herniação do disco, o que promove a produção adicional de enzimas degenerativas da matriz e citocinas.[151]

Muitas alterações macromoleculares ocorrem com o envelhecimento normal e com a degeneração do DIV. Algumas dessas alterações provavelmente são eventos "pré-programados" durante o desenvolvimento, como a perda de células notocordais, a apoptose mesenquimal e a perda de vasculatura congênita.[27] Com esses eventos, as características da homeostasia no interior do disco altera-se enfaticamente.[27] A mais significante destas para o envelhecimento e degeneração do disco são as alterações na estrutura e função dos proteoglicanos e colágenos. As alterações nessas macromoléculas subsequentemente levam a perdas na hidratação e dificuldade da função biomecânica do disco. À medida que o disco envelhece, o agrecano é proteolisado pelas MMP e clivado por radicais livres.[23] Sua concentração no disco diminui.[23,158] Isto é particularmente proeminente no núcleo pulposo.[159] Em adição à proteólise do agrecano, o comprimento da cadeia do sulfato de condroitina no proteoglicano é encurtado, e ocorre uma mudança do sulfato de condroitina para sulfato de queratano como o glicosaminoglicano predominante.[127] A síntese de sulfato de condroitina, mas não a do sulfato de queratano, requer oxigenação do ácido glicurônico. A alteração no comprimento da cadeia e a proporção desses GAG podem refletir a diminuição do suprimento de oxigênio devido ao disco crescer em tamanho e as células nucleares passarem a ficar mais distantes da vasculatura.[160] Com a degeneração, a perda de nutrição e suprimento de oxigênio para o disco, resulta na alteração e difusão através da placa terminal, contribuindo mais ainda para a alteração na proporção de GAG. O que mantém a pressão hidrostática adequada no interior do disco é a carga negativa agregada dos proteoglicanos e seus GAG. A proteólise resulta em uma alta concentração de proteoglicanos não agregantes, que são muito grandes para se difundir para fora do disco.[7,27] Esses proteoglicanos não agregantes retidos podem contribuir para a pressão hidrostática do disco, mas não são tão funcionais.[5,7,27] Assim, o disco, ao perder mais que 20% de seu conteúdo de água, torna-se desidratado e a sua altura diminui.[7] Adicionalmente, existe aumento na produção de colágeno tipo II no núcleo pulposo,[161,162] com diminuição relativa adicional no conteúdo de água e proteoglicano.[132] A estrutura do núcleo começa a tornar-se mais fibrocartilaginosa e macroscopicamente menos distinta do anel fibroso. O comportamento líquido do núcleo pulposo transforma-se, adquirindo propriedades mais sólidas.[163] A função do núcleo pulposo na dissipação de forças compressivas torna-se falha.

Os tecidos colagenosos alteram-se estruturalmente com a idade, uso e tempo.[25] À medida que o colágeno do disco envelhece, o colágeno fibrilar é danificado pela colagenase.[132,164] Com a idade, o dano ao colágeno aumenta e torna-se mais extenso. O acúmulo dessas fibras danificadas reflete a lentidão da taxa metabólica e a reparação de colágeno no DIV.[27,132,164] A fibras colagenosas danificadas se desfazem e se tornam fibrilares[114], resultando em perda da organização lamelar.[124] Em adição ao dano colagenoso, o diâmetro das fibrilas tende a aumentar com o tempo, devido à formação de ligações cruzadas através de glicação.[23] O espessamento das fibrilas resulta em impedimento do deslizamento das lamelas e afeta adversamente as propriedades biomecânicas do disco.[165] À medida que esses danos se acumulam com o tempo, a resistência mecânica do disco eventualmente diminui.[27] Com as alterações degenerativas concomitantes no núcleo pulposo. O anel fibroso suporta uma porcentagem das forças compressivas maior do que o normal, o que contribui para aumento da lesão.[25,166] Começam a se desenvolver fissuras radiais e fissuras concêntricas e o disco pode se estender para fora. Com a progressão da degeneração e da lesão, o anel fibroso pode eventualmente falhar e romper-se.[7,167] Podem também ocorrer microfraturas na placa terminal vertebral. Estas podem preceder a discopatia como uma consequência do aumento da pressão e da alteração na nutrição no interior do disco.[20,167-169]

As alterações de moção normal e cargas mecânicas do DIV também podem contribuir para a aceleração da degeneração.[40,102] As células podem exibir respostas catabólicas e anabólicas dependendo do tipo, magnitude, duração e localização das forças exercidas no DIV. Com compressão estática de baixa a moderada magnitude, a atividade anabólica aumenta no anel fibroso interno e no núcleo pulposo. Por exemplo, foi demonstrado que forças tensionais normais induzem a síntese de colágeno tipo I,[10,162] promovendo a manutenção da função do disco. Pressões anormais no interior do disco, sejam elas muito altas ou muito baixas, têm efeito catabólico, inibindo a síntese de prostaglandinas e aumentando a síntese de óxido nítrico e MMP.[101,170] Mais provavelmente, existem magnitudes e frequências de forças que são fisiologicamente saudáveis para cada tipo celular no DIV e capazes de promover biossíntese e reparo máximos.[102,171]

Os efeitos de ambos a sobrecarga e imobilização foram estudados por Stokes *et al.*[102] Testes *in vitro* de moção segmentar revelaram que rupturas anelares podem ocorrer com carga estática excessiva ou carga repetitiva.[172,173] O anel fibroso é danificado por disrupção e por separação das camadas de lamelas. Fissuras múltiplas e microfraturas ocorrem antes da falência completa. Períodos de compressão estática induziram alterações na síntese celular e na expressão de genes para o colágeno, prostaglandinas, proteases e também aumento na apoptose celular.[161,174-181] A sobrecarga na coluna vertebral resulta em *wear and tear* (dano por uso excessivo), com traumatismo localizado no DIV, o qual é difícil de curar devido à baixa taxa metabólica.[7] O acúmulo da lesão continua a enfraquecer o disco até que sua capacidade de recuperação é sobrepujada pelo dano recorrente.[182] Por outro lado, a hipomotilidade pode não ser necessariamente benéfica ao DIV. A maior parte do que se sabe sobre a hipomotilidade de articulações foi estudada na cartilagem articular e ainda não foi comprovada para a coluna vertebral.[102,183-188] Stokes *et al.*[102] postularam que a hipomotilidade também leva à degeneração do DIV. Em estado de hipomotilidade, o estímulo para a atividade celular é alterado, como também é alterado o transporte de metabólitos nutrientes, o que modifica a viabilidade do disco.

Tanto a hipermotilidade quanto a hipomotilidade podem ocorrer nos estágios iniciais e finais, respectivamente, da degeneração do disco. A degeneração, a princípio, resulta de movimento aumentado e excesso de carga que leva à dor. Provoca enrijecimento dos tecidos devido à limitação da moção. Pessoas com dores lombares inferiores desenvolvem padrões alterados de atividade muscular que alteram a carga fisiológica na coluna vertebral. Os resultados finais são maior compressão axial e maior força de cisalhamento.[189] Padrões alterados de ativação muscular com as resultantes alterações nas forças geradas no DIV provavelmente ocorrem em animais também, como é evidenciado por posturas anormais (p. ex., cifose).

É necessária irrigação sanguínea adequada para a manutenção da saúde do DIV. Distúrbios no suprimento de nutrientes são associados a degeneração do disco.[17,50] A integridade da vasculatura é afetada pela idade e pela lesão.[115,190] O suprimento de sangue e de nutrientes para o disco pode ser afetado de várias maneiras. Doenças que podem bloquear o fluxo sanguíneo pela vasculatura, como a aterosclerose[118,120] e distúrbios trombóticos[113,117] têm sido associados à doença degenerativa do disco. Demonstrou-se que outros fatores observados em pessoas, como o tabagismo[50] e exposição crônica a vibrações[59] (como dirigir caminhões de carga), podem danificar a vasculatura ao afetar receptores muscarínicos[191] e têm uma associação com maior incidência de degeneração do disco. Ainda com a idade, a espessura da placa terminal vertebral diminui e ela torna-se calcificada.[25,27,94,192,193] A esclerose do osso subcondral e a calcificação da placa terminal vertebral têm sido associadas a doença degenerativa do disco.[73,192] Não se sabe, todavia, se essas alterações na placa terminal precedem ou se fazem parte do processo degenerativo.[17] À medida que o DIV torna-se dessecado, o conteúdo relativo de proteoglicanos aumenta e o movimento de solutos torna-se ainda mais restritivo, estabelecendo um ciclo vicioso de perda de nutrição.[17]

Doença degenerativa do disco no cão

No cão, as alterações morfológicas e fisiológicas no DIV foram divididas em duas categorias: tipos I e II de Hansen. A degeneração tipo I de Hansen é associada à metaplasia condroide, que é caracterizada por degeneração da matriz extracelular, mineralização central e periférica do núcleo pulposo e morte celular.[11] Estas alterações são associadas bioquimicamente a um decréscimo de 40 a 50% de proteoglicano e reversão da relação sulfato de condroitina/sulfato de queratano. A diminuição do conteúdo de GAG resulta em diminuição na irrigação de água pelo disco e perda da capacidade de absorção de choques e de deformação.[2,22,46,194,195] O anel fibroso é sujeito a aumentos de carga por pressões axiais. A insuficiência das propriedades mecânicas do núcleo pulposo resulta em disfunção do anel fibroso, causando fissuras e deslocamentos do núcleo pulposo.[2] Como alternativa, é possível que as alterações no núcleo pulposo sejam primárias, não secundárias. Há teorias de que o aumento na proteólise do colágeno tipo I e da elastina leva ao enfraquecimento do anel fibroso.[2] A degeneração tipo I de Hansen é associada à extrusão maciça de material do núcleo pulposo e do anel fibroso dorsal (Figura 46.6). Na degeneração tipo I de Hansen, a consistência do material do disco varia de macia e caseosa a firme com aspecto granular (mineralização). Historicamente, o período de tempo durante o qual a extrusão do disco ocorre em uma situação clínica varia de aguda a lentamente progressiva.

A doença do DIV tipo I de Hansen é vista principalmente em raças condrodisplásicas de cães.[2] A raça mais afetada com essa forma de degeneração discal é o Dachshund, com um risco relativo[12] seis vezes maior que o de qualquer outra raça.[196] Outras raças afetadas incluem o Shih tzu, Lhasa apso, Pomeranian, Beagle, Poodle, Basset hound, Cocker Spaniel e o Welsh corgi. Todavia, outras raças menos consideradas parecem apresentar alterações similares. Por exemplo, o autor tem visto muitos Dálmatas com essa forma de discopatia, particularmente nos discos cervicais. Nessas raças, o padrão de envelhecimento do DIV é diferente daquele encontrado na degeneração tipo II de Hansen. A degeneração do disco pode começar aos 4 meses de idade, e geralmente é completa entre os 12 e 18 meses.[2] As propriedades mecânicas do disco geralmente estão diminuídas entre 2 e 3 anos de idade, que é quando os sinais clínicos aparecem pela primeira vez.[2] A degeneração do disco pode ser vista em Dachshunds de até 13 e 15 anos de idade, mas a maioria dos animais tem entre 2 e 8 anos de idade quando os primeiros sinais clínicos aparecem. Embora o cão mais velho provavelmente tenha degeneração do disco, esta alteração pode ter atingido um estágio em que a pressão discal interna é tão baixa que o anel fibroso não é mais afetado.[2] Demonstrou-se que a genética tem um papel na discopatia no Beagle e Dachshund.[2] Pensa-se que nos Dachshunds, a doença do DIV seja controlada por fatores poligenéticos, não dominantes e não ligados ao sexo.[197] Fatores ambientais, como o estilo de vida e a nutrição, provavelmente também tenham um papel.

A doença do DIV tipo II de Hansen é mais comumente vista em cães não condrodistróficos, sendo uma alteração de envelhecimento que se manifesta como metaplasia fibroide do DIV, particularmente do núcleo pulposo.[2] Esse tipo de degeneração é mais similar às alterações degenerativas do DIV ligadas à idade comumente observadas em pessoas. A doença geralmente é vista em cães de raças grandes de meia-idade ou mais velhos, mas qualquer raça não condrodistrófica é suscetível à doença do tipo II.[2] Mesmo raças condrodistróficas podem desenvolver esse tipo de degeneração do disco com a idade avançada. À medida que o DIV envelhece, o núcleo pulposo é gradualmente substituído por fibrocartilagem mais madura (metaplasia fibroide), e eventualmente a diferença entre o núcleo pulposo e o anel fibroso torna-se difícil de se ver macroscopicamente. O disco eventualmente tem sua bioquímica alterada, passando a apresentar níveis mais baixos de GAG.[2,47,124] A mineralização do disco é incomum nesse tipo de degeneração. A discopatia do tipo II é associada a rupturas parciais (fissuras) no anel fibroso dorsal. Isto é observado como uma herniação (ou deformação) do anel fibroso dorsal.² Apesar de a ejeção maciça do núcleo pulposo não ser considerada parte do processo patológico, a ruptura aguda com concussão aguda da medula espinal é possível. Quando isto ocorre e se faz a cirurgia, o material removido do canal vertebral tem aspecto mais ligamentoso, tendo aparência similar ao anel fibroso. A patogênese da lesão da medula espinal pela extrusão do DIV é associada às forças de concussão e de compressão. Apesar de a compressão secundária à extrusão é associada a algum grau de concussão, a lesão por concussão nem sempre resulta em compressão da medula espinal. Na experiência do autor, as extrusões concussivas do disco sem compressão significativa são vistas mais comumente em cães das raças Poodle e Cocker spaniel. Pouca quantidade, ou mesmo ausência completa de material tem sido observada por muitos cirurgiões durante a intervenção cirúrgica.

A velocidade e a força da extrusão do DIV são os fatores mais importantes responsáveis pela paraplegia irreversível. Na lesão medular experimental, é a magnitude da força da lesão (≥ 400 g/cm) que produz alterações irreversíveis.[198] As sequelas do evento concussivo são hemorragia, isquemia e espasmo vascular.[198] Resultam na liberação de potentes mediadores inflamatórios, e também de ferro e propagação da isquemia com uma via comum final para a produção de radicais livres.[198] Esses eventos bioquímicos induzem a autodestruição progressiva inerente da medula espinal.[198] Esses processos autodestrutivos podem continuar por 24 a 48 h[198] e provavelmente são responsáveis por aqueles animais que são levados à cirurgia poucas horas após o início dos sinais com uma boa resposta à dor profunda e acordam da anestesia sem uma resposta a essa dor. Quando esses processos autodestrutivos não são limitados a uma área focal de lesão, podem continuar em ambas as direções a partir da lesão e resultam em mielomalácia ascendente e descendente. Impactos de menor magnitude produzem disfunção mais transiente e são associados a alterações reversíveis.[198] A melhora nesses casos provavelmente é secundária à resolução do edema, hemorragia, desmielinização e isquemia.

A compressão da medula espinal pode resultar em uma medula espinal macroscopicamente inchada, endentada, achatada ou atrofiada, dependendo da duração da compressão. Algumas vezes, nas lesões crônicas, observa-se aderência do material discal à dura. Hemorragia epidural e/ou subdural extensas podem estar presentes nas extrusões discais altamente concussivas. O material discal pode migrar por sobre um ou dois corpos vertebrais. As alterações microscópicas na medula espinal dependem da força da extrusão do disco e da duração da compressão. A concussão grave da medula espinal resulta em edema, inflamação e hemorragia focal ou multifocal e em malácia das substâncias cinzenta e branca.[199-221] Astrocitose e presença de trabéculas de vasos sanguíneos são observadas em lesões antigas de malácia.[200,206-227] A compressão crônica é associada a desmielinização, remielinização, degeneração walleriana e áreas focais de isquemia.[200,206-227] Os mecanismos fisiopatológicos da compressão da medula espinal são discutidos com profundidade no Capítulo 42.

Sinais clínicos da doença do disco intervertebral

Os sinais clínicos associados à doença do DIV dependem da localização da lesão, do grau e gravidade da extrusão do disco. Um dos mais precoces sinais clínicos da discopatia é a dor. As origens da dor associada à doença do disco são apresentadas na secção seguinte. As anormalidades neurológicas ocorrem concomitantemente ou podem ser sequenciais à dor quando a extrusão do disco causa compressão e concussão da medula espinal. Determinar a localização de uma lesão neurológica é importante para decidir os testes diagnósticos clínicos apropriados a serem aplicados, os diferentes diagnósticos possíveis e, ocasionalmente, o prognóstico. A localização da lesão na medula espinal pode ser dividida em quatro síndromes anatômicas: C1-C5 (cervical), C6-T2 (cervicotorácica), T3-L3 (toracolombar) e L4-S3 (lombossacral). Os sinais clínicos da doença da medula óssea podem ser divididos em síndromes anatômicas pois, em geral, os sinais clínicos são similares para lesões incluídas em cada um desses conjuntos de segmentos da medula. Isto devido à localização dos neurônios motores inferiores que suprem os membros torácicos (C6-T2) e pélvicos (L4-S3). Nem todos os sinais clínicos (déficits neurológicos) estarão presentes em cada caso. Os sinais associados a cada síndrome podem ser encontrados nas Tabelas 46.1 a 46.4.

Não existem evidências de que o traumatismo tenha um papel na patogênese da extrusão do DIV, embora os sinais clínicos possam ser precipitados por um traumatismo aparentemente sem importância ou mesmo por uma atividade normal. Muitos cães que repentinamente se tornam paralisados devido a uma extrusão tipo I de Hansen de um DIV toracolombar, têm um histórico de ter pulado recentemente de um móvel. O traumatismo não é necessário para que os sinais clínicos ocorram. Contudo, para que ocorra extrusão de um disco saudável, geralmente é necessário um traumatismo significativo. Isto tem sido observado pelo autor mais comumente em animais atingidos por veículos motorizados ou que ao correr, tenham se chocado de frente contra objetos sólidos imóveis (i. e., árvore ou parede).

Aproximadamente 70% das extrusões de discos intervertebrais ocorrem entre T11-T12 e L2-L3. A mais comum localização de extrusão de disco intervertebral cervical é C2-C3,[2] mas extrusões podem ser vistas comumente em todos os discos cervicais até C6-C7. Extrusões em C7-T1 também ocorrem, mas são raras. Cães são menos prováveis de serem afetados neurologicamente nas extrusões dos discos cervicais do que nas extrusões dos discos toracolombares, a não ser que essas sejam graves e/ou agudas. Técnicas avançadas de diagnóstico por imagem, como tomografia computadorizada ou ressonância magnética, têm auxiliado a identificar a compressão grave da medula espinal (p. ex., material discal preenchendo 75% do canal vertebral) quando o único sinal exibido pelo animal é dor cervical constante (Figura 46.6). Cães com extrusões discais toracolombares têm maior probabilidade de exibir déficits neurológicos do que aqueles com extrusões cervicais. Entretanto, os cães podem apresentar compressão significativa da medula espinal e exibir dor somente na coluna vertebral.[228] Extrusões discais cervicais e lombares no forame intervertebral podem resultar em radiculopatia, e os únicos sinais clínicos exibidos são relacionados à raiz nervosa.

Tabela 46.1 Sinais clínicos da síndrome C1-C5 (cervical).

Sinais	Comentários
Atividade mental	Normal
Marcha	Pode ser atáxica nos quatro membros, ou somente nos membros pélvicos se a lesão compressiva for muito leve Pode ser fraca ou paralisada nos quatro membros (tetraparesia/tetraplegia) ou nos membros ipsilaterais em um lado (hemiparesia/hemiplegia) se a lesão afetar apenas um lado da medula espinal (incomum)
Reações posturais	A resposta ao teste de saltar pode ser diminuída ou ausente em todos os membros ou nos membros ipsilaterais à lesão (incomum) A propriocepção consciente pode estar diminuída ou ausente em todos os quatro membros ou em qualquer dos membros
Reflexos espinais	O tônus do membro é normal a exagerado (espástico) Os reflexos miotáticos são normais a exagerados (hiper-reflexia) nos quatro membros Reflexos extensores cruzados podem ser provocados em todos ou em qualquer dos membros
Dor	As doenças dolorosas incluem: • Doença do disco intervertebral (discopatia), neoplasia vertebral, discoespondilite, osteomielite, meningomielite, traumatismo/fratura, neoplasia da medula espinal (±), e anomalias vertebrais (±) As doenças não dolorosas incluem: • Lesões vasculares (i. e., EFC), doenças degenerativas da medula espinal, neoplasias e anomalias vertebrais
Incontinência urinária como visto na Tabela 46.2	Neoplasia da medula espinal e anomalias vertebrais
Síndrome de Horner	Se presente, geralmente parcial*
Dificuldades respiratórias	Podem ocorrer com lesões graves (respiração mantida pelos músculos diafragmáticos; os músculos da parede torácica estão fracos ou paralisados pela lesão nos axônios motores descendentes do centro respiratório na medula)** A perda da função diafragmática pode ocorrer com lesões na metade da região cervical (C4)

* Os sinais da síndrome de Horner parcial em geral são anisocoria e, ocasionalmente, enoftalmia leve. Esses sinais são atribuídos à lesão dos tratos espinais tectotegmentares laterais que carreiam informações do hipotálamo posterior (que exerce atividade excitatória no sistema nervoso simpático) através do cérebro e medula espinal aos corpos celulares nervosos pré-ganglionares na medula espinal torácica. Em geral esses sinais são observados somente em casos graves da síndrome C1-C5 (p. ex., tetraparesia/tetraplegia aguda).

** Em geral esses sinais são observados somente em casos graves da síndrome C1-C5 (p. ex., tetraparesia/tetraplegia aguda).
EFC = embolia fibrocartilaginosa.

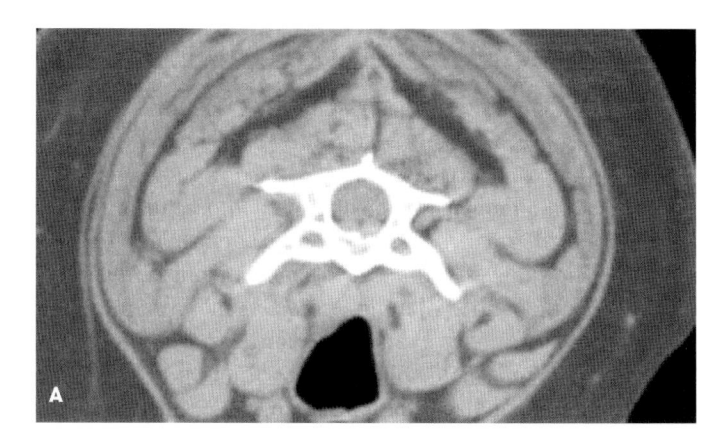

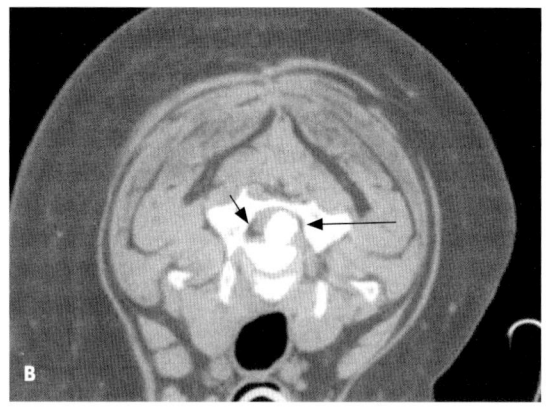

Figura 46.6 A. Imagem de tomografia computadorizada (TC) (não contrastada) de um canal vertebral e medula espinal normais. **B.** Extrusão tipo I do DIV (*seta grande*) comprimiu severamente a medula espinal, deixando-a com 20% de seu diâmetro normal para a esquerda do disco (*seta pequena*). DIV = disco intervertebral.

Patogênese da dor associada à doença do disco intervertebral

Animais com extrusões agudas do DIV quase invariavelmente exibem dor. Isto diferencia a extrusão discal da embolia fibrocartilaginosa (EFC), que quase nunca é associada a dor persistente. A dor associada à discopatia na região toracolombar, em geral é manifestada com o animal assumindo uma posição cifótica. Um cão com dor devido à discopatia cervical, frequentemente mantém o pescoço flexionado, com o nariz apontando para o solo e rolando os olhos para cima, quando chamados ou encorajados a se mover. Devido à posição baixa da cabeça, esses animais parecem ter assumido uma posição cifótica. A dor pode ser provocada pela palpação do pescoço e manipulação da coluna cervical, como elevando a cabeça ou virando o pescoço lateralmente. A dor frequentemente diminui de intensidade com o tempo e com o uso de analgésicos ou anti-inflamatórios. Animais com extrusões tipo II de Hansen frequentemente não manifestam dor espontaneamente, ou podem não manifestar dor durante a palpação da coluna quando a lesão for crônica.

A medula espinal em si não tem receptores para dor. Foi demonstrado que a dor associada à degeneração do DIV é secundária a mediadores bioquímicos e ao constrangimento do tecido nervoso. Os ligamentos, cápsulas articulares e ossos da coluna vertebral são intensamente inervados.[7] O periósteo externo, a cápsula das articulações das facetas articulares e os ligamentos longitudinais recebem inervação sensorial de ramos dorsais dos nervos espinais. Esses ramos formam o nervo recorrente sinovertebral.[12] O ligamento longitudinal dorsal e a superfície meníngea ventral são intensamente inervados por terminações nervosas encapsuladas complexas e também por terminações nervosas livres pouco mielinizadas.[12] Essas fibras também inervam as lamelas externas do anel fibroso dorsal.[12,136,229] Foi demonstrado que a estimulação direta do DIV induz a dor.[7] Apesar da inervação dessas estruturas ser variável e incluir fibras eferentes pós-ganglionares dos gânglios autônomos toracolombares (que medeiam a função da musculatura lisa da vasculatura do canal vertebral) e de fibras proprioceptivas (que modulam reações posturais), a maioria dessas fibras tem função nociceptiva.[12,136] De fato, foi demonstrado experimentalmente que a estimulação de tecidos inervados pelo nervo sinovertebral causa dor nas costas.[12] Em uma situação clínica, o pinçamento mecânico de raízes nervosas (radiculopatia) e das meninges pelo material do disco extrudado e a hipertrofia das estruturas de suporte têm um papel na geração da dor.[36,230] Por exemplo, à medida que o espaço do DIV se estreita, ocorre compactação das articulações das facetas e diminuição do diâmetro do forame intervertebral, o que pode resultar em compressão de raízes nervosas.[231,232] A produção de osteófitos também tem um papel na dor, contribuindo para o estreitamento preexistente do forame intervertebral.[231] Alterações artríticas ocorrem na sinóvia e na cápsula articular das facetas articulares.

A ruptura do DIV, seus ligamentos e a compressão de tecido nervoso levam à produção de neuropeptídios. Moléculas analgésicas podem ativar nociceptores no ligamento longitudinal dorsal e no anel fibroso dorsal.[40,230] O conjunto dos gânglios das raízes dorsais faz vários neuropeptídios analgésicos que são transportados a terminais centrais e periféricos.[230] As citocinas de derivação neurogênica implicadas incluem a substância P e a proteína relacionada geneticamente à calcitonina (CRGP,

Sistema Neurológico

Tabela 46.2 Sinais clínicos da síndrome C6-T2 (cervicotorácica).

Sinais	Comentários
Atividade mental	Normal
Marcha	Pode ser atáxica nos quatro membros, ou somente nos membros pélvicos se a lesão compressiva for muito leve Pode ser fraca ou paralisada nos quatro membros (tetraparesia/tetraplegia) ou nos membros ipsilaterais em um lado (hemiparesia/hemiplegia) se a lesão afetar apenas um lado da medula espinal (incomum)*
Reações posturais	A resposta ao teste de saltar pode ser diminuída ou ausente em todos os membros ou nos membros ipsilaterais à lesão (incomum) A propriocepção consciente pode estar diminuída ou ausente em todos os quatro membros ou em qualquer dos membros
Reflexos espinais	Membros torácicos: • O tônus muscular está diminuído (hipotônico) a ausente (flacidez)** • Os reflexos miotáticos estão diminuídos (hiporreflexia) a ausentes (arreflexia) nos membros torácicos (alguns ou todos os reflexos) Pode haver atrofia muscular neurogênica (crônica) Membros pélvicos: • O tônus muscular é normal a exagerado (hiper-reflexia) • Os reflexos miotáticos são normais a exagerados (hiper-reflexia) • Atrofia muscular não está presente, a não ser que o animal esteja paralisado e tenha atrofia por desuso. O reflexo do panículo pode estar diminuído ou ausente no lado ipsilateral, ou em ambos os lados em uma lesão na área T1-T2 (o componente motor deste reflexo) com sensação normal ao longo das costas Reflexos extensores cruzados podem ser provocados nos membros pélvicos, mas não nos membros torácicos Pode haver diminuição ou ausência de resposta à dor profunda em todos os membros
Dor	As doenças dolorosas incluem: • Discopatia, neoplasia vertebral, discoespondilite, osteomielite, meningite, traumatismo/fratura, neoplasia da medula espinal (±), e anomalias vertebrais (±) As doenças não dolorosas incluem: • Lesões vasculares (i. e., EFC), doenças degenerativas da medula espinal, neoplasias da medula espinal e anomalias vertebrais
Incontinência urinária	Bexiga de neurônio motor superior (incomum a não ser que os sinais sejam graves, isto é, tetraplegia)
Síndrome de Horner	Se presente, em geral é parcial se a lesão for cranial a T1*** Pode ter uma síndrome de Horner completa se a lesão for na região de T1-T2
Dificuldades respiratórias	Podem ocorrer com lesões graves (respiração mantida pelos músculos diafragmáticos; os músculos da parede torácica estão fracos ou paralisados pela lesão nos axônios descendentes de neurônios motores superiores do centro respiratório na medula)

* Ocasionalmente um animal vai manifestar déficits na reação postural em somente um membro torácico e em ambos os membros pélvicos.

** Lesões cervicais caudais como malformação/má articulação vertebral podem ter alguns sinais clínicos similares às lesões em C1-C5 (espasticidade nos membros torácicos), mas quando examinados cuidadosamente, observa-se fraqueza significativa nos reflexos miotáticos do bíceps braquial e nos reflexos de retirada com espasticidade no tônus do músculo tríceps. Lesões leves em C6-T2 (p. ex., herniação de disco) podem parecer similares a uma lesão em C1-C5 (reflexos normais). A habilidade em localizar uma lesão na região cervical *versus* em outras áreas provavelmente é mais importante. A caracterização do animal pode auxiliar no diagnóstico diferencial.

*** Os sinais da síndrome de Horner parcial em geral são anisocoria e, ocasionalmente, enoftalmia leve. Esses sinais são atribuídos à lesão dos tratos espinais tectotegmentares laterais que carreiam informações do hipotálamo posterior (que exerce atividade excitatória no sistema nervoso simpático) através do cérebro e medula espinal aos corpos celulares nervosos simpáticos pré-ganglionares na medula espinal torácica. Em geral esses sinais são observados somente em casos graves da síndrome C1-C5 (p. ex., tetraparesia/tetraplegia aguda).

EFC = embolia fibrocartilaginosa.

Tabela 46.3 Sinais clínicos da síndrome T3-L3 (toracolombar).

Sinais	Comentários
Atividade mental	Normal
Marcha	Membros torácicos normais Pode ser atáxica nos membros pélvicos Pode ser fraca ou paralisada nos membros pélvicos (paraparesia/paraplegia)
Reações posturais	Normais nos membros torácicos Podem estar diminuídas a ausentes nos membros pélvicos
Reflexos espinais	Normais nos membros torácicos O tônus muscular é normal a hipertônico nos membros pélvicos Os reflexos miotáticos são normais a exacerbados (hiper-reflexia) nos membros pélvicos Reflexos extensores cruzados podem ser provocados em um ou ambos os membros pélvicos A resposta à dor profunda pode estar diminuída ou ausente caudalmente à lesão Pode haver síndrome de Schiff-Sherrington (geralmente uma lesão grave)
Dor	As doenças dolorosas incluem: • Discopatia, neoplasia vertebral, discoespondilite, osteomielite, meningite, traumatismo/fratura, neoplasia da medula espinal (±), e anomalias vertebrais (±) As doenças não dolorosas incluem: • Lesões vasculares (i. e., EFC), doenças degenerativas da medula espinal (mielopatia degenerativa), neoplasia da medula espinal e anomalias vertebrais
Incontinência urinária	Pode haver bexiga de neurônio motor superior com lesões graves (em torno de quando o animal não pode mais andar)

EFC = embolia fibrocartilaginosa.

Tabela 46.4 Sinais clínicos da síndrome L4-S3 (lombossacral).

Sinais	Comentários
Atividade mental	Normal
Marcha	Membros torácicos normais Pode ser atáxica nos membros pélvicos Pode ser fraca ou paralisada nos membros pélvicos (paraparesia/paraplegia)
Reações posturais	Normais nos membros torácicos Podem estar diminuídas a ausentes nos membros pélvicos
Reflexos espinais	Normais nos membros torácicos O tônus muscular é diminuído (hipotônico) a ausente (flacidez) nos membros pélvicos Os reflexos miotáticos são diminuídos a ausentes (hiporreflexia) nos membros pélvicos* A resposta à dor profunda pode estar diminuída ou ausente caudalmente à lesão
Dor	As doenças dolorosas incluem: • Discopatia, neoplasia vertebral, discoespondilite, osteomielite, meningite, traumatismo/fratura, neoplasia da medula espinal (±), e anomalias vertebrais (±) As doenças não dolorosas incluem: • Lesões vasculares (i. e., EFC), doenças degenerativas da medula espinal (mielopatia degenerativa), neoplasia da medula espinal e anomalias vertebrais
Incontinência urinária	Pode haver disfunção de bexiga de neurônio motor inferior Pode gotejar urina
Outros	Pode ter incontinência fecal e/ou dilatação do esfíncter anal Sinal de raiz nervosa (menos comum que as lesões em C6-T2) Pode ter fraqueza/paralisia/hipoestesia da cauda

* Pode ser observado aumento no reflexo patelar quando a lesão afeta os corpos celulares e as raízes nervosas que formam o nervo ciático (L6, L7, S1), mas não aquelas que formam o nervo femoral (L4-L6). Isto acontece porque existe uma perda de função nos músculos antagônicos inervados pelo nervo ciático. Isto não é hiper-reflexia verdadeira e é, portanto, denominada "pseudo-hiper-reflexia".

EFC = embolia fibrocartilaginosa.

do inglês *calcitonin gene-related protein*). Foi demonstrado que a substância P faz parte da cascata inflamatória e da geração da dor na radiculopatia. Demonstrou-se que a CRGP encontrada em neurônios sensoriais primários media a nocicepção e a mecanorrecepção.[230] Substâncias químicas de origem não nervosa liberadas durante a lesão tecidual (p. ex., bradicinina, histamina e prostaglandinas) também sensibilizam fibras nervosas.[230] O material extrudado do DIV foi implicado como uma fonte de mediadores bioquímicos na fisiopatologia da dor radicular.[157,233-235] Em um estudo *in vitro* de material de disco herniado humano removido durante cirurgia de descompressão, as concentrações de óxido nítrico, PGE2α e IL-6 estavam elevadas comparativamente com discos controle não herniados de pacientes submetidos a cirurgia espinal por outros motivos (p. ex., correção de escoliose).[151] O óxido nítrico é um mediador não usual da inflamação e de regulação imune.[235] Foi demonstrado que essa substância tem funções tanto pró-inflamatórias quanto anti-inflamatórias. Como agente pró-inflamatório ele provoca forte vasodilatação, promovendo vazamento vascular, que resulta em edema. Como agente anti-inflamatório, demonstrou-se que ele inibe a produção de IL-6, PGE2 e tromboxano. Contudo, a função exata do óxido nítrico no disco e na degeneração deste ainda não é conhecida.

Referências bibliográficas

1. Evans HE, Christensen GC: Joints and ligaments. *In* Miller's Anatomy of the Dog, 2nd ed. Evans HE, Christensen GC (eds). Philadelphia: WB Saunders, 2007, pp. 225-268.
2. Braund KG: Intervertebral disk disease. *In* Disease Mechanisms in Small Animal Surgery, 2nd ed. Bojrab MJ, Smeak DD, Bloomberg MS (eds). Philadelphia: Lea & Febiger, 1993, pp. 960-970.
3. Hoerlein BF: Intervertebral disk disease. *In* Veterinary Neurology. Oliver JE, Hoerlein BF, Mayhew IG (eds). Philadelphia: WB Saunders, 1987.
4. Urban JPG, Roberts S, Ralphs J: The nucleus of the intervertebral disk from development to degeneration. Am Zool 40:53-61, 2007.
5. Bibby SR, Jones DA, Lee RB, et al: The pathophysiology of the intervertebral disc. Joint Bone Spine 68(6):537-542, 2001.
6. Taylor JR, Twomey LT: Development of the human intervertebral disc. *In* The Biology of the Intervertebral Disc, vol. 1. Ghosh P (ed). Boca Raton: CRC Press, 1988, pp. 40-82.
7. Urban JP, Roberts S: Development and degeneration of the intervertebral discs. Mol Med Today 1(7):329-335, 1995.
8. Errington RJ, Puustjarvi K, White IR, et al: Characterisation of cytoplasm-filled processes in cells of the intervertebral disc. J Anat 192 (Pt 3):369-378, 1998.
9. Roberts S: Disc morphology in health and disease. Biochem Soc Trans 30:864-869, 2002.
10. Setton LA, Chen J: Cell mechanics and mechanobiology in the intervertebral disc. Spine 29(23):2710-2723, 2004.
11. Hansen HJ: A pathologic-anatomical study on disc degeneration in dog, with special reference to the so-called enchondrosis intervertebralis. Acta Orthop Scand Suppl 11:1-117, 1952.
12. Parke WW: Applied anatomy of the spine. *In* Rothman-Simeone The Spine, 4th ed. Herkowitz HN, Garfin SR, Balderston RA, et al (eds). Philadelphia: WB Saunders, 1992, pp. 29-73.
13. Crock HV, Goldwasser M: Anatomic studies of the circulation in the region of the vertebral end-plate in adult Greyhound dogs. Spine 9(7):702-706, 1984.
14. Gibson MJ, Karpinski MR, Slack RC, et al: The penetration of antibiotics into the normal intervertebral disc. J Bone Joint Surg Br 69(5):784-786, 1987.
15. Hirano N, Tsuji H, Ohshima H, et al: Analysis of rabbit intervertebral disc physiology based on water metabolism. I. Factors influencing metabolism of the normal intervertebral discs. Spine 13(11):1291-1296, 1988.
16. Maroudas A, Stockwell RA, Nachemson A, et al: Factors involved in the nutrition of the human lumbar intervertebral disc: cellularity and diffusion of glucose in vitro. J Anat 120(Pt 1):113-130, 1975.
17. Urban JP, Smith S, Fairbank JC: Nutrition of the intervertebral disc. Spine 29(23):2700-2709, 2004.
18. Bick EM: The osteohistology of the normal human vertebra; its relation to scoliosis and certain lesions incident to growth and senescence. J Mt Sinai Hosp NY 19(3):490-527, 1952.
19. Inoue H: Three-dimensional architecture of lumbar intervertebral discs. Spine 6(2):139-146, 1981.
20. Marchand F, Ahmed AM: Investigation of the laminate structure of lumbar disc anulus fibrosus. Spine 15(5):402-410, 1990.
21. Bayliss MT, Johnstone B: Biochemistry of the intervertebral disc. *In* The Lumbar Spine and Back Pain. Jayson MI (ed). New York: Churchill-Livingstone, 1992, pp. 111-131.
22. Ghosh P, Bushell GR, Taylor TF, et al: Collagens, elastin and noncollagenous protein of the intervertebral disk. Clin Orthop Relat Res (129):124-132, 1977.
23. Oegema TR Jr: Biochemistry of the intervertebral disc. Clin Sports Med 12(3):419-439, 1993.
24. Puschel J: Der Wassergehalt normaler and degenerierter Zwischenwirbelscheiben. Beitr Path Anat 84:123-130, 1930.
25. Freemont AJ, Watkins A, Le MC, et al: Current understanding of cellular and molecular events in intervertebral disc degeneration: implications for therapy. J Pathol 196(4):374-379, 2002.
26. Eyring EJ: The biochemistry and physiology of the intervertebral disk. Clin Orthop 67:16-28, 1969.
27. Roughley PJ: Biology of intervertebral disc aging and degeneration: involvement of the extracellular matrix. Spine 29(23):2691-2699, 2004.
28. Eyre DR, Muir H: Quantitative analysis of types I and II collagens in human intervertebral discs at various ages. Biochim Biophys Acta 492(1):29-42, 1977.
29. Adams MA: Biomechanics of the lumbar motion segment. *In* Modern Manual Therapy. Boyling JD, Palastanga N, Jull GA, et al (eds). NY: Churchill Livingstone, 1995, pp.109-129.
30. Evans JM, Barbenel JC: Structural and mechanical properties of tendon in relation to function. Eq Vet J 7:1-8, 1975.
31. White AA, Panjabi MM: Clinical Biomechanics of the Spine. Philadelphia: JB Lippincott, 1978.
32. Roberts S, Ayad S, Menage PJ: Immunolocalisation of type VI collagen in the intervertebral disc. Ann Rheum Dis 50(11):787-791, 1991.
33. Yu J, Winlove PC, Roberts S, et al: Elastic fibre organization in the intervertebral discs of the bovine tail. J Anat 201(6):465-475, 2002.
34. Bernardi G, Happey F, Naylor A: Mucopolysaccharides from cartilage and nucleus pulposus. Nature 180(4598):1341-1342, 1957.
35. Buckwalter JA, Pedrini-Mille A, Pedrini V, et al: Proteoglycans of human infant intervertebral disc. Electron microscopic and biochemical studies. J Bone Joint Surg Am 67(2):284-294, 1985.
36. Burke MJ, Banks WJ, Nelson AW, et al: Histochemical study of the anulus fibrosus in normal canine caudal cervical intervertebral discs. Res Vet Sci 40(1):18-23, 1986.
37. Emes JH, Pearce RH: The proteoglycans of the human intervertebral disc. Biochem J 145(3):549-556, 1975.
38. Stevens RL, Ewins RJ, Revell PA, et al: Proteoglycans of the intervertebral disc. Homology of structure with laryngeal proteoglycans. Biochem J 179(3):561-572, 1979.
39. Sylven G, Paulson S, Hirsch C, et al: Biophysical and physiological investigations on cartilage and other mesenchymal tissues. II. The ultrastructure of bovine and human nuclei pulposi. J Bone Joint Surg Am 33-A(2):333-340, 1951.
40. Kuiper JI, Verbeek JH, Frings-Dresen MH, et al: Keratan sulfate as a potential biomarker of loading of the intervertebral disc. Spine 23(6):657-663, 1998.

41. Scott JE, Haigh M: Proteoglycan-collagen interactions in intervertebral disc. A chondroitin sulphate proteoglycan associated with collagen fibrils in rabbit annulus fibrosus at the d-e bands. Biosci Rep 6(10):879-888, 1986.
42. Hendry NG: The hydration of the nucleus pulposus and its relation to intervertebral disc derangement. J Bone Joint Surg Br40-B(1):132-144, 1958.
43. Naylor A, Horton WG: The hydrophilic properties of the nucleus pulposus of the intervertebral disc. Rheumatism 11(2):32-35, 1955.
44. Ghosh P, Taylor TK, Braund KG, et al: The collagenous and non-collagenous protein of the canine intervertebral disc and their variation with age, spinal level and breed. Gerontology 22(3):124-134, 1976.
45. Ghosh P, Taylor TK, Braund KG, et al: A comparative chemical and histochemical study of the chondrodystrophoid and nonchondrodystrophoid canine intervertebral disc. Vet Pathol 13(6):414-427, 1976.
46. Ghosh P, Taylor TK, Braund KG: Variation of the glycosaminoglycans of the intervertebral disc with ageing. II. Non-chondrodystrophoid breed. Gerontology 23(2):99-109, 1977.
47. Brown MD: The Pathophysiology of Intervertebral Disc: Anatomical, Physiological and Biomedical Considerations. Philadelphia: Jefferson Medical College, 1969.
48. Maroudas A: Nutrition and metabolism of the intervertebral disk. *In* The Biology of the Intervertebral Disc. Ghosh P (ed). Boca Raton: CRC Press, 1988.
49. Hassler O: The human intervertebral disc. A micro-angiographical study on its vascular supply at various ages. Acta Orthop Scand 40(6):765-772, 1969.
50. Holm S, Maroudas A, Urban JP, et al: Nutrition of the intervertebral disc: solute transport and metabolism. Connect Tissue Res 8(2):101-119, 1981. START
51. Ogata K, Whiteside LA: 1980 Volvo award winner in basic science. Nutritional pathways of the intervertebral disc. An experimental study using hydrogen washout technique. Spine 6(3):211-216, 1981.
52. Rudert M, Tillmann B: Detection of lymph and blood vessels in the human intervertebral disc by histochemical and immunohistochemical methods. Ann Anat 175(3):237-242, 1993.
53. Crock HV, Yoshizawa H, Kame SK: Observations on the venous drainage of the human vertebral body. J Bone Joint Surg Br 55(3):528-533, 1973.
54. Crock HV, Goldwasser M, Yoshizawa H: Vascular anatomy related to the intervertebral disc. *In* Biology of the Intervertebral Disc. Ghosh P (ed). Boca Raton: CRC Press, 1995, pp. 109-133.
55. Oki S, Matsuda Y, Shibata T, et al: Morphologic differences of the vascular buds in the vertebral endplate: scanning electron microscopic study. Spine 21(2):174-177, 1996.
56. Selard E, Shirazi-Adl A, Urban JP: Finite element study of nutrient diffusion in the human intervertebral disc. Spine 28(17):1945-1953, 2003.
57. Urban JP, Holm S, Maroudas A. Diffusion of small solutes into the intervertebral disc: an in vivo study. Biorheology 15(3-4):203-221, 1978.
58. Whalen JL, Parke WW, Mazur JM, et al: The intrinsic vasculature of developing vertebral end plates and its nutritive significance to the intervertebral discs. J Pediatr Orthop 5(4):403-410, 1985.
59. Hirano N, Tsuji H, Ohshima H, et al: Analysis of rabbit intervertebral disc physiology based on water metabolism. II. Changes in normal intervertebral discs under axial vibratory load. Spine 13(11):1297-1302, 1988.
60. Urban JPG, Maroudas A: Measurement of fixed charge density and partition coefficients in the intervertebral disc. Biochim Biophys Acta 586:166-178, 1979.
61. Shibuya K: Experimental and clinical studies on metabolism with the intervertebral disc. J Jpn Orthop Assoc 44:1-24, 1970.
62. Oegema TR Jr, Bradford DS, Cooper KM: Aggregated proteoglycan synthesis in organ cultures of human nucleus pulposus. J Biol Chem 254(21):10579-10581, 1979.
63. Tai CC, Want S, Quraishi NA, et al: Antibiotic prophylaxis in surgery of the intervertebral disc. A comparison between gentamicin and cefuroxime. J Bone Joint Surg Br 84(7):1036-1039, 2002.
64. Thomas RW, Batten JJ, Want S, et al: A new in-vitro model to investigate antibiotic penetration of the intervertebral disc. J Bone Joint Surg Br 77:967-970, 1995.
65. Boubriak OA: Nutrient supply to the cells of the intervertebral disk. Trans Am Orthop Res Soc 28:1127, 2003.
66. Ferguson SJ, Ito K, Nolte LP: Fluid flow and convective transport of solutes within the intervertebral disc. J Biomech 37(2):213-221, 2004.
67. Mauck RL, Hung CT, Ateshian GA: Modeling of neutral solute transport in a dynamically loaded porous permeable gel: implications for articular cartilage biosynthesis and tissue engineering. J Biomech Eng 125(5):602-614, 2003.
68. O'Hara BP, Urban JP, Maroudas A: Influence of cyclic loading on the nutrition of articular cartilage. Ann Rheum Dis 49(7):536-539, 1990.
69. Nimer E, Schneiderman R, Maroudas A: Diffusion and partition of solutes in cartilage under static load. Biophys Chem 106(2):125-146, 2003.
70. Bibby SR, Fairbank JC, Urban MR, et al: Cell viability in scoliotic discs in relation to disc deformity and nutrient levels. Spine 27(20):2220-2228, 2002.
71. Bibby SR, Jones DA, Ripley RM, et al: Metabolism of the intervertebral disc: effects of low levels of oxygen, glucose, and pH on rates of energy metabolism of bovine nucleus pulposus cells. Spine 30(5):487-496, 2005.
72. Horner HA, Urban JP: 2001 Volvo Award Winner in Basic Science Studies: Effect of nutrient supply on the viability of cells from the nucleus pulposus of the intervertebral disc. Spine 26(23):2543-2549, 2001.
73. Roberts S, Urban JP, Evans H, et al: Transport properties of the human cartilage endplate in relation to its composition and calcification. Spine 21(4):415-420, 1996.
74. Urban MR, Fairbank JC, Bibby SR, et al: Intervertebral disc composition in neuromuscular scoliosis: changes in cell density and glycosaminoglycan concentration at the curve apex. Spine 26(6):610-617, 2001.
75. Urban MR, Fairbank JC, Etherington PJ, et al: Electrochemical measurement of transport into scoliotic intervertebral discs in vivo using nitrous oxide as a tracer. Spine 26(8):984-990, 2001.
76. Razaq S, Wilkins RJ, Urban JP: The effect of extracellular pH on matrix turnover by cells of the bovine nucleus pulposus. Eur Spine J 12(4):341-349, 2003.
77. Ishihara H, Urban JP: Effects of low oxygen concentrations and metabolic inhibitors on proteoglycan and protein synthesis rates in the intervertebral disc. J Orthop Res 17(6):829-835, 1999.
78. Holm S, Nachemson A: Cellularity in the intervertebral disc and its relevance to nutrition. ISSLS (Conf Proc), 1983.
79. Acaroglu ER, Iatridis JC, Setton LA, et al: Degeneration and aging affect the tensile behavior of human lumbar anulus fibrosus. Spine 20(24):2690-2701, 1995.
80. Adams MA, Green TP: Tensile properties of the annulus fibrosus. Eur Spine J 2(4):203-208, 1993.
81. Ebara S, Iatridis JC, Setton LA, et al: Tensile properties of nondegenerate human lumbar anulus fibrosus. Spine 21(4):452-461, 1996.
82. Fujita Y, Duncan NA, Lotz JC: Radial tensile properties of the lumbar annulus fibrosus are site and degeneration dependent. J Orthop Res 15(6):814-819, 1997.
83. Galante JO: Tensile properties of the human lumbar annulus fibrosus. Acta Orthop Scand Suppl:91 1967.
84. Nachemson A: Lumbar intradiscal pressure. Experimental studies on post-mortem material. Acta Orthop Scand Suppl 43:1-104, 1960.
85. Wu HC, Yao RF: Mechanical behavior of the human annulus fibrosus. J Biomech 9(1):1-7, 1976.
86. Brown T, Hansen RJ, Yorra AJ: Some mechanical tests on the lumbosacral spine. J Bone Joint Surg Am (39):1135-1164, 1957.
87. Hoerlein BF: Intervertebral disc protrusions in the dog. I. Incidence and pathological lesions. Am J Vet Res 14(51):260-269, 1953.
88. Panjabi MM, Goel VK, Takata K: Physiologic strains in the lumbar spinal ligaments. An in vitro biomechanical study. 1981 Volvo Award in Biomechanics. Spine 7(3):192-203, 1982.
89. Shah JS, Hampson WG, Jayson MI: The distribution of surface strain in the cadaveric lumbar spine. J Bone Joint Surg Br 60-B(2):246-251, 1978.
90. Farfan HF, Cossette JW, Robertson GH, et al: The effects of torsion on the lumbar intervertebral joints: the role of torsion in the production of disc degeneration. J Bone Joint Surg Am 52(3):468-497, 1970.

91. Nachemson A, Morris JM: In vivo measurements of intradiscal pressure. Diskometry, a method for the determination of pressure in the lower lumbar disks. J Bone Joint Surg Am 46:1077-1092, 1964.
92. Townshend HGG, Leach DH: Relationship between intervertebral joint morphology and mobility in the equine lumbar spine. Eq Vet J 16:461-465, 1984.
93. Virgin WJ: Experimental investigations into the physical properties of the intervertebral disc. J Bone Joint Surg Br 33-B(4):607-611, 1951.
94. Nachemson A, Elfstrom G: Intravital dynamic pressure measurements in lumbar discs. A study of common movements, maneuvers and exercises. Scand J Rehabil Med Suppl 1:1-40, 1970.
95. Szirmai JA: Structure of the intervertebral disc. In Chemistry and Molecular Biology of the Intercellular Matrix. Balazs EA (ed). Philadelphia: Academic Press, 1970, pp. 1279-1308.
96. Horton WG: Further observations on the elastic mechanism of the intervertebral disc. J Bone Joint Surg Br 40-B(3):552-557, 1958.
97. Gertzbein SD, Holtby R, Tile M, et al: Determination of a locus of instantaneous centers of rotation of the lumbar disc by moire fringes. A new technique. Spine 9(4):409-413, 1984.
98. Hirsch C, Nachemson A: New observations on the mechanical behavior of lumbar discs. Acta Orthop Scand 23(4):254-283, 1954.
99. Keller TS, Spengler DM, Hansson TH: Mechanical behavior of the human lumbar spine. I. Creep analysis during static compressive loading. J Orthop Res 5(4):467-478, 1987.
100. Koreska J, Robertson D, Mills RH, et al: Biomechanics of the lumbar spine and its clinical significance. Orthop Clin North Am 8(1):121-133, 1977.
101. Pattison ST, Melrose J, Ghosh P, et al: Regulation of gelatinase-A (MMP-2) production by ovine intervertebral disc nucleus pulposus cells grown in alginate bead culture by Transforming Growth Factor-beta(1)and insulin like growth factor-I. Cell Biol Int 25(7):679-689, 2001.
102. Stokes IA, Iatridis JC: Mechanical conditions that accelerate intervertebral disc degeneration: overload versus immobilization. Spine 29(23):2724-2732, 2004.
103. Caterson B: Immunological aspects of markers of joint disease. J Rheumatol Suppl 27:19-23, 1991.
104. Fujisawa T, Hattori T, Takahashi K, et al: Cyclic mechanical stress induces extracellular matrix degradation in cultured chondrocytes via gene expression of matrix metalloproteinases and interleukin-1. J Biochem (Tokyo) 125(5):966-975, 1999.
105. Handa T, Ishihara H, Ohshima H, et al: Effects of hydrostatic pressure on matrix synthesis and matrix metalloproteinase production in the human lumbar intervertebral disc. Spine 22(10):1085-1091, 1997.
106. Hascall VC, Glant TT: Proteoglycan epitopes as potential markers of normal and pathologic cartilage metabolism. Arthritis Rheum 30(5):586-588, 1987.
107. Lane NE, Buckwalter JA: Exercise: a cause of osteoarthritis? Rheum Dis Clin North Am 19(3):617-633, 1993.
108. Thonar EJ, Masuda K, Hauselmann HJ, et al: Keratan sulfate in body fluids in joint disease. Acta Orthop Scand Suppl 266:103-106, 1995.
109. Urban JP: The chondrocyte: A cell under pressure. Br J Rheumatol 33:901-908, 1994.
110. MacLean JJ, Lee CR, Alini M, et al: Anabolic and catabolic mRNA levels of the intervertebral disc vary with the magnitude and frequency of in vivo dynamic compression. J Orthop Res 22(6):1193-1200, 2004.
111. Walsh AJ, Lotz JC: Biological response of the intervertebral disc to dynamic loading. J Biomech 37(3):329-337, 2004.
112. Andersson GBJ: Intervertebral disk herniation: epidemiology and natural history. In Low Back Pain: A Scientific and Clinical Overview. Weinstein JN, Gordon SL, (eds). Rosemont, IL: American Academy of Orthopaedic Surgeons, 1996, pp. 7-21.
113. Babhulkar S, Babhulkar S: Osteonecrosis in Sickle Cell hemoglobinopathy. In Osteonecrosis- Etiology, Diagnosis and Treatment. Urbaniak JR, Jones JPJ (eds). Am Orthop Assoc 131-133, 1997.
114. Bernick S, Cailliet R: Vertebral end-plate changes with aging of human vertebrae. Spine 7(2):97-102, 1982.
115. Donisch EW, Trapp W: The cartilage endplates of the human vertebral column (some considerations of postnatal development). Anat Rec 169(4):705-716, 1971.
116. Hansson TH, Holm S: Clinical implications of vibration-induced changes in the lumbar spine. Orthop Clin North Am 22:247-253, 1991.
117. Jones JPJ: Subcondral osteonecrosis can conceivably cause disk degeneration and primary osteoarthritis. In Osteonecrosis-Etiology, Diagnosis and Treatment. Am Orthop Assoc 1997, pp.135-142.
118. Kauppila LI: Prevalence of stenotic changes in arteries supplying the lumbar spine. A postmortem angiographic study on 140 subjects. Ann Rheum Dis 56(10):591-595, 1997.
119. Kelsey JL, Golden AL, Mundt DJ: Low back pain/prolapsed lumbar intervertebral disc. Rheum Dis Clin North Am 16(3):699-716, 1990.
120. Kurunlahti M, Tervonen O, Vanharanta H, et al: Association of atherosclerosis with low back pain and the degree of disc degeneration. Spine 24(20):2080-2084, 1999.
121. Moore RJ, Osti OL, Vernon-Roberts B, et al: Changes in endplate vascularity after an outer anulus tear in the sheep. Spine 17(8):874-878, 1992.
122. Mundt DJ, Kelsey JL, Golden AL, et al: An epidemiologic study of non-occupational lifting as a risk factor for herniated lumbar intervertebral disc. The Northeast Collaborative Group on Low Back Pain. Spine 18(5):595-602, 1993.
123. Wilder DG, Pope MH, Frymoyer JW: The biomechanics of lumbar disc herniation and the effect of overload and instability. J Spinal Disord 1(1):16-32, 1988.
124. Urban JP, Roberts S: Degeneration of the intervertebral disc. Arthritis Res Ther 5(3):120-130, 2003.
125. Buckwalter JA: Aging and degeneration of the human intervertebral disc. Spine 20(11):1307-1314, 1995.
126. Kitano T, Zerwekh JE, Usui Y, et al: Biochemical changes associated with the symptomatic human intervertebral disk. Clin Orthop Relat Res (293):372-377, 1993.
127. Lyons G, Eisenstein SM, Sweet MB: Biochemical changes in intervertebral disc degeneration. Biochim Biophys Acta 673(4):443-453, 1981.
128. Pearce RH, Grimmer BJ: Target tissue models: the proteoglycans and degeneration of the human intervertebral disc. J Rheumatol Suppl 11:108-110, 1983.
129. Pearce RH, Grimmer BJ, Adams ME: Degeneration and the chemical composition of the human lumbar intervertebral disc. J Orthop Res 5(2):198-205, 1987.
130. Yoganandan N, Larson SJ, Pintar FA, et al: Intravertebral pressure changes caused by spinal microtrauma. Neurosurgery 35(3):415-421, 1994.
131. Boos N, Weissbach S, Rohrbach H, et al: Classification of age-related changes in lumbar intervertebral discs: 2002 Volvo Award in basic science. Spine 27(23):2631-2644, 2002.
132. Antoniou J, Steffen T, Nelson F, et al: The human lumbar intervertebral disc: evidence for changes in the biosynthesis and denaturation of the extracellular matrix with growth, maturation, ageing, and degeneration. J Clin Invest 98(4):996-1003, 1996.
133. Ishihara H, Warensjo K, Roberts S, et al: Proteoglycan synthesis in the intervertebral disk nucleus: the role of extracellular osmolality. Am J Physiol 272(5 Pt 1):C1499-C1506, 1997.
134. Gruber HE, Hanley EN Jr: Analysis of aging and degeneration of the human intervertebral disc. Comparison of surgical specimens with normal controls. Spine 23(7):751-757, 1998.
135. Gruber HE, Hanley EN Jr: Ultrastructure of the human intervertebral disc during aging and degeneration: comparison of surgical and control specimens. Spine 27(8):798-805, 2002.
136. Freemont AJ, Peacock TE, Goupille P, et al: Nerve ingrowth into diseased intervertebral disc in chronic back pain. Lancet 350(9072):178-181, 1997.
137. Kauppila LI: Ingrowth of blood vessels in disc degeneration. Angiographic and histological studies of cadaveric spines. J Bone Joint Surg Am 77(1):26-31, 1995.
138. Yasuma T, Arai K, Yamauchi Y: The histology of lumbar intervertebral disc herniation. The significance of small blood vessels in the extruded tissue. Spine 18(13):1761-1765, 1993.
139. Tolonen J, Gronblad M, Virri J, et al: Platelet-derived growth factor and vascular endothelial growth factor expression in disc herniation tissue: and immunohistochemical study. Eur Spine J 6(1):63-69, 1997.

140. Cawston T, Billington C, Cleaver C, et al: The regulation of MMPs and TIMPs in cartilage turnover. Ann NY Acad Sci 878:120-129, 1999.
141. Nishida Y, D'Souza AL, et al: Stimulation of hyaluronan metabolism by interleukin-1alpha in human articular cartilage. Arthritis Rheum 43:1315-1326, 2000.
142. van den Berg WB: The role of cytokines and growth factors in cartilage destruction in osteoarthritis and rheumatoid arthritis. Z Rheumatol 58(3):136-141, 1999.
143. Jackson JR, Minton JA, Ho ML, et al: Expression of vascular endothelial growth factor in synovial fibroblasts is induced by hypoxia and interleukin 1beta. J Rheumatol 24(7):1253-1259, 1997.
144. Lindholm D, Heumann R, Meyer M, et al: Interleukin-1 regulates synthesis of nerve growth factor in non-neuronal cells of rat sciatic nerve. Nature 330(6149):658-659, 1987.
145. Kang JD, Stefanovic-Racic M, McIntyre LA, et al: Toward a biochemical understanding of human intervertebral disc degeneration and herniation. Contributions of nitric oxide, interleukins, prostaglandin E2, and matrix metalloproteinases. Spine 22(10):1065-1073, 1997.
146. Nietfeld JJ, Wilbrink B, Den OW, et al: The effect of human interleukin 1 on proteoglycan metabolism in human and porcine cartilage explants. J Rheumatol 17(6):818-826, 1990.
147. Lotz JC: Animal models of intervertebral disc degeneration: lessons learned. Spine 29(23):2742-2750, 2004.
148. Crean JK, Roberts S, Jaffray DC, et al: Matrix metalloproteinases in the human intervertebral disc: role in disc degeneration and scoliosis. Spine 22(24):2877-2884, 1997.
149. Fujita K, Nakagawa T, Hirabayashi K, et al: Neutral proteinases in human intervertebral disc. Role in degeneration and probable origin. Spine 18(13):1766-1773, 1993.
150. Goupille P, Jayson MI, Valat JP, et al: Matrix metalloproteinases: the clue to intervertebral disc degeneration? Spine 23(14):1612-1626, 1998.
151. Kang JD, Georgescu HI, Intyre-Larkin L, et al: Herniated lumbar intervertebral discs spontaneously produce matrix metalloproteinases, nitric oxide, interleukin-6, and prostaglandin E2. Spine 21(3):271-277, 1996.
152. Roberts S, Caterson B, Menage J, et al: Matrix metalloproteinases and aggrecanase: their role in disorders of the human intervertebral disc. Spine 25(23):3005-3013, 2000.
153. Weiler C, Nerlich AG, Zipperer J, et al: 2002 SSE Award Competition in Basic Science: expression of major matrix metalloproteinases is associated with intervertebral disc degradation and resorption. Eur Spine J 11(4):308-320, 2002.
154. Burke JG, Watson RW, McCormack D, et al: Intervertebral discs which cause low back pain secrete high levels of proinflammatory mediators. J Bone Joint Surg Br 84(2):196-201, 2002.
155. Burke JG, Watson RW, McCormack D, et al: Spontaneous production of monocyte chemoattractant protein-1 and interleukin-8 by the human lumbar intervertebral disc. Spine 27(13):1402-1407, 2002.
156. Olmarker K, Blomquist J, Stromberg J, et al: Inflammatogenic properties of nucleus pulposus. Spine 20(6):665-669, 1995.
157. Smyth MJ, Wright V: Sciatica and the intervertebral disc; an experimental study. J Bone Joint Surg Am 40-A(6):1401-1418, 1958.
158. Hickey DS, Hukins DW: X-ray diffraction studies of the arrangement of collagenous fibres in human fetal intervertebral disc. J Anat 131(Pt 1):81-90, 1980.
159. Setton LA, Zhu W, Weidenbaum M, et al: Compressive properties of the cartilaginous end-plate of the baboon lumbar spine. J Orthop Res 11(2):228-239, 1993.
160. Taylor JR, Scott JE, Cribb AM, et al: Human intervertebral disc acid glycosaminoglycans. J Anat 180 (Pt 1):137-141, 1992.
161. Hutton WC, Toribatake Y, Elmer WA, et al: The effect of compressive force applied to the intervertebral disc in vivo. A study of proteoglycans and collagen. Spine 23(23):2524-2537, 1998.
162. Terahata N, Ishihara H, Ohshima H, et al: Effects of axial traction stress on solute transport and proteoglycan synthesis in the porcine intervertebral disc in vitro. Eur Spine J 3(6):325-330, 1994.
163. Iatridis JC, Setton LA, Weidenbaum M, et al: Alterations in the mechanical behavior of the human lumbar nucleus pulposus with degeneration and aging. J Orthop Res 15(2):318-322, 1997.
164. Hollander AP, Heathfield TF, Liu JJ, et al: Enhanced denaturation of the alpha (II) chains of type-II collagen in normal adult human intervertebral discs compared with femoral articular cartilage. J Orthop Res 14(1):61-66, 1996.
165. Vernon-Roberts B: Age-related and degenerative pathology of the intervertebral discs and apophyseal joints. In Jayson MIV (ed). The Lumbar Spine and Back Pain. NY: Churchill Livingstone, 1992, pp. 17-41.
166. Nachemson AL: Disc pressure measurements. Spine 6(1):93-97, 1981.
167. Osti OL, Vernon-Roberts B, Moore R, et al: Annular tears and disc degeneration in the lumbar spine. A post-mortem study of 135 discs. J Bone Joint Surg Br 74(5):678-682, 1992.
168. Cassidy JJ, Hiltner A, Baer E: Hierarchical structure of the intervertebral disc. Connect Tissue Res 23(1):75-88, 1989.
169. Tsuji H, Hirano N, Ohshima H, et al: Structural variation of the anterior and posterior anulus fibrosus in the development of human lumbar intervertebral disc. A risk factor for intervertebral disc rupture. Spine 18(2):204-210, 1993.
170. Liu GZ, Ishihara H, Osada R, et al: Nitric oxide mediates the change of proteoglycan synthesis in the human lumbar intervertebral disc in response to hydrostatic pressure. Spine 26(2):134-141, 2001.
171. Hutton WC, Elmer WA, Boden SD, et al: The effect of hydrostatic pressure on intervertebral disc metabolism. Spine 24(15):1507-1515, 1999.
172. Adams MA, Hutton WC: The effect of fatigue on the lumbar intervertebral disc. J Bone Joint Surg Br 65(2):199-203, 1983.
173. Adams MA, McMillan DW, Green TP, et al: Sustained loading generates stress concentrations in lumbar intervertebral discs. Spine 21(4):434-438, 1996.
174. Ariga K, Yonenobu K, Nakase T, et al: Mechanical stress-induced apoptosis of endplate chondrocytes in organ-cultured mouse intervertebral discs: an ex vivo study. Spine 28(14):1528-1533, 2003.
175. Chin JR, Lotz JC: Cell death and matrix gene expression are upregulated in intervertebral discs during recovery from short durations of moderate static compression. Trans Orthop Res Soc 26:874, 2001.
176. Hsieh AH, Lotz JC: Prolonged spinal loading induces matrix metalloproteinase-2 activation in intervertebral discs. Spine 28(16):1781-1788, 2003.
177. Iatridis JC, Mente PL, Stokes IA, et al: Compression-induced changes in intervertebral disc properties in a rat tail model. Spine 24(10):996-1002, 1999.
178. Lee CR, Proveda L, Iatridis JC, et al: Intervertebral disc organ culture system: application for mechanobiology. Trans Orthop Res Soc 29:838, 2004.
179. Lotz JC, Colliou OK, Chin JR, et al: Compression-induced degeneration of the intervertebral disc: an in vivo mouse model and finite-element study. Spine 23(23):2493-2506, 1998.
180. Lotz JC, Chin JR: Intervertebral disc cell death is dependent on the magnitude and duration of spinal loading. Spine 25(12):1477-1483, 2000.
181. Ohshima H, Urban JP, Bergel DH: Effect of static load on matrix synthesis rates in the intervertebral disc measured in vitro by a new perfusion technique. J Orthop Res 13(1):22-29, 1995.
182. Adams MA, Freeman BJ, Morrison HP, et al: Mechanical initiation of intervertebral disc degeneration. Spine 25(13):1625-1636, 2000.
183. Hong SP, Henderson CN: Articular cartilage surface changes following immobilization of the rat knee joint. A semiquantitative scanning electron-microscopic study. Acta Anat (Basel) 157(1):27-40, 1996.
184. Leroux MA, Cheung HS, Bau JL, et al: Altered mechanics and histomorphometry of canine tibial cartilage following joint immobilization. Osteoarthritis Cartilage 9(7):633-640, 2001.

185. Muller FJ, Setton LA, Manicourt DH, et al: Centrifugal and biochemical comparison of proteoglycan aggregates from articular cartilage in experimental joint disuse and joint instability. J Orthop Res 12(4):498-508, 1994.
186. Narmoneva DA, Cheung HS, Wang JY, et al: Altered swelling behavior of femoral cartilage following joint immobilization in a canine model. J Orthop Res 20(1):83-91, 2002.
187. Saamanen AM, Tammi M, Jurvelin J, et al: Proteoglycan alterations following immobilization and remobilization in the articular cartilage of young canine knee (stifle) joint. J Orthop Res 8(6):863-873, 1990.
188. Setton LA, Mow VC, Muller FJ, et al: Mechanical behavior and biochemical composition of canine knee cartilage following periods of joint disuse and disuse with remobilization. Osteoarthritis Cartilage 5(1):1-16, 1997.
189. Marras WS, Davis KG, Ferguson SA, et al: Spine loading characteristics of patients with low back pain compared with asymptomatic individuals. Spine 26(23):2566-2574, 2001.
190. Bernick S, Walker JM, Paule WJ: Age changes to the anulus fibrosus in human intervertebral discs. Spine 16(5):520-524, 1991.
191. Wallace AL, Wyatt BC, McCarthy ID, et al: Humoral regulation of blood flow in the vertebral endplate. Spine 19(12):1324-1328, 1994.
192. Nachemson A, Lewin T, Maroudas A, et al: *In* vitro diffusion of dye through the end-plates and the annulus fibrosus of human lumbar inter-vertebral discs. Acta Orthop Scand 41(6):589-607, 1970.
193. Roberts S, Menage J, Eisenstein SM: The cartilage end-plate and intervertebral disc in scoliosis: calcification and other sequelae. J Orthop Res 11(5):747-757, 1993.
194. Braund KG, Ghosh P, Taylor TK, et al: The qualitative assessment of glycosaminoglycans in the canine intervertebral disc using a critical electrolyte concentration staining technique. Res Vet Sci 21(3):314-317, 1976.
195. Yasuma T, Makino E, Saito S, et al: Histological development of intervertebral disc herniation. J Bone Joint Surg Am 68(7):1066-1072, 1986.
196. Goggin JE, Li AS, Franti CE: Canine intervertebral disk disease: characterization by age, sex, breed, and anatomic site of involvement. Am J Vet Res 31(9):1687-1692, 1970.
197. Ball MU, McGuire JA, Swaim SF, et al: Patterns of occurrence of disk disease among registered dachshunds. J Am Vet Med Assoc 180(5):519-522, 1982.
198. Das GD: Perspectives in anatomy and pathology of paraplegia in experimental animals. Brain Res Bull 22:7-32, 1989.
199. al-Mefty O, Harkey HL, Marawi I, et al: Experimental chronic compressive cervical myelopathy. J Neurosurg 79(4):550-561, 1993.
200. Allen AR: Remarks on the histopathological changes in the spinal cord due to impact: An experimental study. J Nerve Ment Dis 41:141-147, 1914.
201. Anthes DL, Theriault E, Tator CH: Characterization of axonal ultrastructural pathology following experimental spinal cord compression injury. Brain Res 702(1-2):1-16, 1995.
202. Arbit E, Galicich W, Galicich JH, et al: An animal model of epidural compression of the spinal cord. Neurosurg 24(6):860-863, 1989.
203. Bedford PD, Bosanquet FD, Russell WR: Degeneration of the spinal cord associated with cervical spondylosis. Lancet 2(2):55-59, 1952.
204. Blight AR: Cellular morphology of chronic spinal cord injury in the cat: analysis of myelinated axons by line-sampling. Neuroscience 10(2):521-543, 1983.
205. Bohlman HH, Emery SE: The pathophysiology of cervical spondylosis and myelopathy. Spine 13(7):843-846, 1988.
206. Bunge MB, Puckett WR, Becerra JL, et al: Observations on the pathology of human spinal cord injury. A review and classification of 22 new cases with details from a case of chronic cord compression with extensive focal demyelination. Adv Neurol 59:75-89, 1993.
207. Carlson GD, Gorden CD, Nakazowa S, et al: Perfusion-limited recovery of evoked potential function after spinal cord injury. Spine 25(10):1218-1226, 2000.
208. Carlson GD, Gorden CD, Oliff HS, et al: Sustained spinal cord compression: part I: Time-dependent effect on long-term pathophysiology. J Bone Joint Surg Am 85-A(1):86-94, 2003.
209. Delamarter RB, Sherman J, Carr JB: Pathophysiology of spinal cord injury. Recovery after immediate and delayed decompression. J Bone Joint Surg Am 77(7):1042-1049, 1995.
210. Fehlings MG, Skaf G: A review of the pathophysiology of cervical spondylotic myelopathy with insights for potential novel mechanisms drawn from traumatic spinal cord injury. Spine 23(24):2730-2737, 1998.
211. Fujiwara K, Yonenobu K, Hiroshima K, et al: Morphometry of the cervical spinal cord and its relation to pathology in cases with compression myelopathy. Spine 13(11):1212-1216, 1988.
212. Fukui K, Kataoka O, Sho T, et al: Pathomechanism, pathogenesis, and results of treatment in cervical spondylotic myelopathy caused by dynamic canal stenosis. Spine 15(11):1148-1152, 1990.
213. Gambardella G, Staropoli C, Toscano S, et al: Clinical, morphometric and ultrastructural aspects in a new model of spinal cord compression. J Neurol Sci 35(3):131-138, 1991.
214. Gledhill RF, Harrison BM, McDonald WI: Demyelination and remyelination after acute spinal cord compression. Exp Neurol 38(3):472-487, 1973.
215. Gledhill RF, Harrison BM, McDonald WI: Pattern of remyelination in the CNS. Nature 244(5416):443-444, 1973.
216. Gledhill RF, McDonald WI: The pattern of demyelination and remyelination following transient experimental spinal cord compression. Ann Neurol 1:552, 1977.
217. Gooding MR: Pathogenesis of myelopathy in cervical spondylosis. Lancet 2(7890):1180-1181, 1974.
218. Gooding MR, Wilson CB, Hoff JT: Experimental cervical myelopathy. Effects of ischemia and compression of the canine cervical spinal cord. J Neurosurg 43(1):9-17, 1975.
219. Griffiths IR: Vasogenic edema following acute and chronic spinal cord compression in the dog. J Neurosurg 42(2):155-165, 1975.
220. Griffiths IR, Pitts LH, Crawford RA, Trench JG: Spinal cord compression and blood flow. I. The effect of raised cerebrospinal fluid pressure on spinal cord blood flow. Neurol 28(11):1145-1151, 1978.
221. Holtz A: Spinal cord compression injury. Acta Univ Ups 209:1-43, 1989.
222. al-Mefty O, Harkey HL, Marawi I, et al: Experimental chronic compressive cervical myelopathy. J Neurosurg 79(4):550-561, 1993.
223. Anthes DL, Theriault E, Tator CH: Characterization of axonal ultrastructural pathology following experimental spinal cord compression injury. Brain Res 702(1-2):1-16, 1995.
224. Arbit E, Galicich W, Galicich JH, et al: An animal model of epidural compression of the spinal cord. Neurosurg 24(6):860-863, 1989.
225. Bedford PE, Bosanquet FD, Russell WR: Degeneration of the spinal cord associated with cervical spondylosis. Lancet 2(2):55-59, 1952.
226. Blight AR: Cellular morphology of chronic spinal cord injury in the cat: analysis of myelinated axons by line-sampling. Neuroscience 10(2):521-543, 1983.
227. Bohlman HH, Emery SE: The pathophysiology of cervical spondylosis and myelopathy. Spine 13(7):843-846.,1988.
228. Penning V, Platt SR, Dennis R, et al: Association of spinal cord compression seen on magnetic resonance imaging with clinical outcome in 67 dogs with thoracolumbar intervertebral disc extrusion. J Small Anim Pract 47(11):644-650, 2006.
229. Mayer TG: Lumbar musculature: anatomy and function. *In Rothman-Simeone* The Spine, 4th ed. Herkowitz HN, Garfin SR, Balderston RA, et al (eds). Philadelphia: WB Saunders, 1992, pp.75-82.
230. Brower RS: Cervical disk disease. *In Rothman-Simeone* The Spine, 4th ed. Herkowitz HN, Garfin SR, Balderston RA, et al (eds). Philadelphia: WB Saunders, 1992, pp. 455-474.
231. Garfin SR, Rydevik BL, Lipson SJ, et al: Spinal stenosis. *In Rothman-Simeone* The Spine, 4th ed. Herkowitz HN, Garfin SR, Balderston RA, et al (eds). Philadelphia: WB Saunders, 1992, pp. 779-796.

232. Revel M, Mayoux-Benhamou MA, Aaron C, et al: [Morphological variations of the lumbar foramina during flexion-extension and disk collapse]. Rev Rhum Mal Osteoartic 55(5):361-366, 1988.
233. McCarron RF, Wimpee MW, Hudkins PG, et al: The inflammatory effect of nucleus pulposus. A possible element in the pathogenesis of low-back pain. Spine 12(8):760-764, 1987.
234. Saal JS, Franson RC, Dobrow R, et al: High levels of inflammatory phospholipase A2 activity in lumbar disc herniations. Spine 15(7):674-678, 1990.
235. Wehling P, Molsberger A, Schulitz KP: [Pain and the spine. A review. 1. On the pathophysiology of radicular pain syndromes. Current concepts explaining pain in nerve entrapment syndromes]. Z Orthop Ihre Grenzgeb 127(2):197-201, 1989.

Discoespondilite: Aspectos Diagnósticos e Terapêuticos

Laurent Cauzinille

Discoespondilite é uma infecção bacteriana ou fúngica do espaço do disco intervertebral (DIV) e das placas terminais das vértebras contíguas. Quando a lesão envolve somente o corpo vertebral, a terminologia é espondilite. Nestel proporcionou a primeira descrição de discoespondilite em um cão, secundária à tuberculose, em 1957.[1] Desde então a doença foi revista muitas vezes.[2] O núcleo pulposo, avascular, é nutrido pela densa rede capilar das placas terminais das vértebras adjacentes. Comumente, o agente infeccioso migra por via hematógena em direção aos canais venosos das placas terminais das vértebras, onde o sangue flui vagarosamente, proliferam e se espalham para o DIV por difusão local. Locais remotos infectados, migração de material vegetal, extensão de abscessos vertebrais, ferimentos penetrantes ou cirurgias vertebrais frequentemente são implicados nas discoespondilite bacterianas ou fúngicas. A discoespondilite é uma condição dolorosa que, no curso da doença, pode induzir déficits neurológicos devido à compressão extradural da medula espinal ou das raízes nervosas.

Diagnóstico

O diagnóstico da discoespondilite é baseado nas avaliações clínicas e nos resultados de exames complementares.

Achados clínicos

A discoespondilite tem sido descrita mais frequentemente em cães adultos jovens ou de meia-idade; de raças grandes ou gigantes; machos sendo afetados 2 vezes mais que fêmeas.[3,4] Apesar de rara, a discoespondilite já foi descrita também em gatos.[5,6] O clínico deve procurar por uma história de ferimento interdigital ou inalação de um fragmento de capim, uso recente de drogas imunomoduladoras para o tratamento de doenças imunomediadas em cães jovens (p. ex., meningomielite supurativa asséptica, poliartrite), ou infecção viral recente com capacidade imunossupressora (p. ex., parvovírus). Qualquer infecção da pele, orelha, bexiga, próstata, útero ou cavidade oral também pode ser uma fonte de bactérias.

Os sinais clínicos iniciais mais comuns descritos pelo proprietário são hiperestesia e claudicação. A dor pode manter-se não localizada, e o proprietário descreverá apenas diminuição da atividade física espontânea. A dor e a claudicação frequentemente diminuem com a administração de anti-inflamatórios, mas recorrem assim que a medicação é suspensa. Dependendo do estado imunitário do paciente e da natureza do agente infeccioso, a doença se desenvolve de maneira aguda ou crônica. Mais tarde, a dor pode tornar-se tão intensa que o animal reluta em se mover e se torna agressivo, se manipulado. A dor excruciante geralmente é associada à compressão grave da medula espinal ou de raiz nervosa, subluxação ou fratura patológica da vértebra. Os sinais sistêmicos da infecção frequentemente não estão presentes no início. A hipertermia pode ser o único sinal, mas não é uma característica constante. Posteriormente no curso da doença, perda de peso, anorexia e dor localizada tornam-se mais evidentes. Tecidos ósseo ou discal inflamatórios reativos protraem-se para o interior do canal vertebral e podem induzir compressão da medula ou de raízes nervosas, o que explica os sinais de ataxia e paresia. A localização das vértebras afetadas na coluna vertebral determina a apresentação clínica. Com lesões compressivas de C1-C5 ou T3-L3, os achados clínicos são diminuição da propriocepção consciente e sinais de neurônio motor superior (NMS) nos quatro membros, ou somente nos membros posteriores. Com uma lesão compressiva em C6-T2, estarão presentes diminuição da propriocepção consciente nos quatro membros, sinais de neurônio motor inferior (NMI) nos membros anteriores e sinais de NMS nos membros posteriores. O segmento vertebral mais comumente envolvido é o L4-S1, especialmente a junção lombossacral. Com esta lesão, o paciente manifestará *síndrome da cauda equina* mais ou menos completa, dor na extremidade posterior do corpo, passos curtos nos membros pélvicos, claudicação, sinal de raiz nervosa (*root signature*) e, mais tarde, sinais de NMI. Isto significa fraqueza de membros pélvicos, paralisia da cauda e incontinência urinária e fecal. Em lesões da coluna cervical, que é raramente envolvida, a dor precede a paresia ou a paralisia semanas antes de a lesão protrair-se o suficiente para causar compressão da medula ou de raízes nervosas. Quando o diagnóstico é feito tardiamente no curso da doença, as lesões podem ser múltiplas, com envolvimento de vértebras adjacentes ou não adjacentes.

Achados de exames complementares

No início do curso da doença, a lista de diagnósticos diferenciais pode incluir muitas condições. Doenças sistêmicas que induzam hipertermia e fraqueza generalizada; condições ortopédicas, como poliartrite ou panosteíte; e outras doenças neurológicas, como poliomiosite ou meningite juvenil, têm a mesma apresentação clínica da discoespondilite. Quando a dor é localizada na coluna vertebral ou os déficits neurológicos são mais óbvios, a radiografia simples sob anestesia geral é a primeira ferramenta diagnóstica a ser escolhida. É essencial que toda a coluna vertebral seja radiografada porque mais de um espaço pode estar envolvido. A dor pode não estar localizada sobre a vértebra envolvida, ou as maiores alterações radiográficas podem não estar localizadas nos locais mais dolorosos. As características radiográficas da discoespondilite são diminuição no tamanho do espaço intervertebral (Figura 47.1), lise das placas terminais das vértebras, esclerose dos corpos vertebrais adjacentes e, algumas vezes, espondilose. O intervalo de tempo entre o início dos sinais clínicos e os primeiros sinais radiográficos (i. e., irregularidade ou lise do meio das placas terminais) pode ser de 2 a 4 semanas.[7] Esta é a razão pela qual radiografias devem ser repetidas poucas semanas após as radiografias iniciais caso não seja diagnosticada, mas a suspeita de discoespondilite é alta. Lesões mais avançadas podem exibir encurtamento dos corpos vertebrais, subluxação ou colapso dos corpos vertebrais. Uma vez diagnosticada a discoespondilite, é essencial que se faça um exame físico completo em busca de um local primário de infecção (trato geniturinário, canais auriculares, dentes etc.).

A presença de achados mielográficos indica compressão extradural devido a um disco infectado protruso, ligamentos inchados, deslocados ou reação periosteal. Todavia, raramente é necessário um estudo mielográfico, a não ser que estejam presentes múltiplos locais afetados e o clínico deseja determinar qual deles é o mais compressivo para realizar descompressão cirúrgica e cultura microbiológica.

Imagens por tomografia computadorizada (TC) e ressonância magnética (RM) também são ferramentas úteis para o diagnóstico de discoespondilite (Figuras 47.2 e 47.3).[8] Imagens por RM podem detectar alterações sutis no núcleo pulposo e anel fibroso antes da identificação radiográfica.[9] Aumentos no sinal T2 e diminuição no sinal T1 nos DIV, placas terminais e tecidos moles subvertebrais, e também aumento no contraste da interface são descritos classicamente.[10,11] Essas técnicas

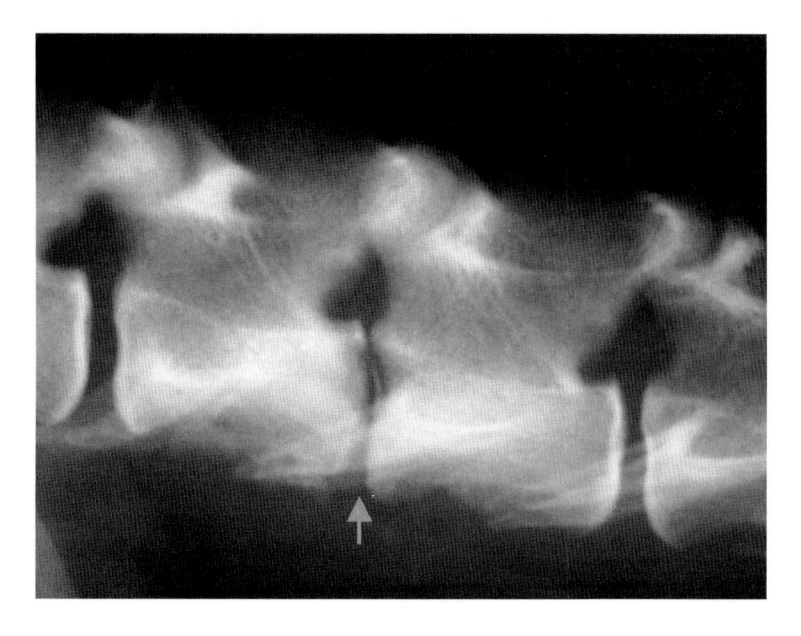

Figura 47.1 Radiografia lateral de uma discoespondilite mesolombar. Note os sinais iniciais de lise da placa terminal e o colapso do espaço intervertebral.

avançadas de imagem não eliminam a necessidade de cultura do agente causal para o diagnóstico definitivo e tratamento (ver adiante).

Cintilografia óssea com gálio-67 ou tecnécio-99m também pode detectar uma inflamação do disco antes da radiografia, especialmente se a espondilose confundir o quadro. Um ponto quente vai ser encontrado no primeiro caso. Porém não será encontrado no segundo. Todavia, a sensibilidade deste teste não é boa. No cão idoso, ele não exclui neoplasia. Pode ser difícil diferenciar a princípio a discoespondilite e a espondilite de uma neoplasia vertebral primária em cães adultos. A exceção é o sarcoma osteoblástico, uma neoplasia vertebral primária que não cruza o espaço intervertebral.

Em geral, a contagem leucocitária e a urinálise não exibem leucocitose neutrofílica, a não ser que exista uma infecção sistêmica concomitante. Coleta e cultura de líquido cerebrospinal não são necessárias. Pode-se encontrar proteinorraquia e, em raras vezes, leve pleiocitose. Meningite supurativa difusa causada por extensão de um abscesso para o espaço subaracnóideo é incomum. Quando isto acontece, o prognóstico é excessivamente ruim, sendo altamente provável uma sepse generalizada.

Para o isolamento do agente causal, deve-se fazer cultura bacteriana aeróbica e anaeróbica (e para fungos, dependendo da região geográfica que o paciente visitou) antes do tratamento. A cultura urinária pode ajudar na detecção do agente causal em até 50% das vezes. A hemocultura é positiva em até 75% dos casos.[12] Quando houver um trato fistuloso drenando na região paravertebral, ele deve ser cultivado ao se fazer a exploração cirúrgica em busca de um corpo estranho. O agente infeccioso também pode ser cultivado a partir de aspiração por agulha espinal guiada por fluoroscopia. A aspiração guiada por ultrassonografia também é tecnicamente possível nas regiões lombar ou lombossacral. Finalmente, uma biopsia cirúrgica deve ser considerada se as culturas prévias forem negativas e o tratamento não for efetivo.

Os agentes mais comumente encontrados são *Staphylococcus* sp coagulase-positivo, *Streptococcus* sp, *Aspergillus* sp e *Mycobacterium* sp. Mais recentemente foram publicados casos de discoespondilite causados por *Pseudomonas aeruginosa, Enterococcus faecalis, Staphylococcus epidermidis* e *Bordetella* sp.[9,13,14] Antes de se fazer o cruzamento de cães, deve-se fazer um teste de aglutinação para confirmar a ausência de *Brucella canis*. Este teste tem excelente valor preditivo.[15,16] A infecção por esse microrganismo tem considerável importância em saúde pública em muitos países, já que a doença pode ser transmitida para seres humanos, especialmente para aqueles que manuseiam fetos caninos abortados. Os resultados da hemocultura são menos prováveis de serem positivos para *Brucella canis* do que para discoespondilite causada por outros organismos.[17] Os agentes fúngicos capazes de induzir discoespondilite são *Aspergillus* sp, *Paecilomyces* sp, *Coccidioides immitis* e *Actinomyces* sp.[18-20]

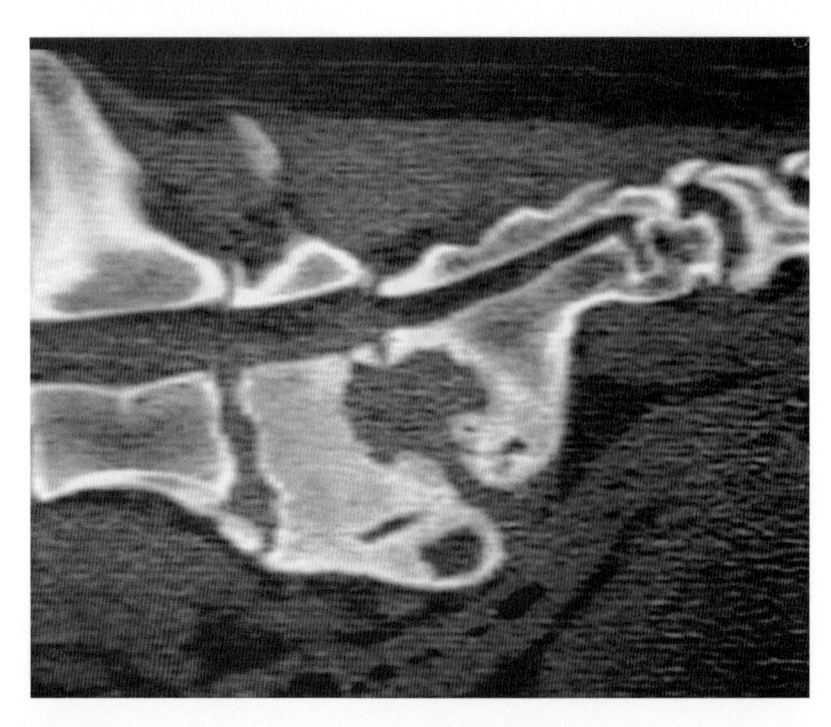

Figura 47.2 Reconstrução tomográfica computadorizada (TC) sagital de discoespondilite lombossacral em um cão. Note a janela óssea que distingue a lesão.

Aspectos terapêuticos

Hipoteticamente, a identificação do agente causal e os resultados de testes de sensibilidade auxiliam na seleção do antibiótico apropriado. Antibióticos bactericidas são recomendados para pacientes que podem estar imunocomprometidos. É necessário um tratamento que perdure por no mínimo 6 semanas. Sem a identificação do organismo ou na pendência de resultados, assumindo que o *Staphylococcus* sp coagulase positivo é o agente causal mais comum, os seguintes antibióticos são os mais apropriados e de primeira escolha: cefalosporinas (cefalexina: Rilexina, Virbac, 20 a 30 mg/kg, 2 vezes/dia, via intramuscular (IM) ou via oral (VO), penicilinas β-lactamase-resistentes (amoxicilina e ácido clavulânico: Clavamox, Pfizer, 12,5 mg/kg, 2 vezes/dia, VO) e clindamicina (Antirobe, Pharmacia, 11 mg/kg, 2 vezes/dia, VO). O tratamento intravenoso é preferível inicialmente se a doença está presente há longo tempo. Anti-inflamatórios não esteroides podem ser necessárias para controle da dor. O autor usa esteroides regularmente em uma dosagem anti-inflamatória (prednisolona: Megasolone, Merial, 0,2 a 0,3 mg/kg, 2 vezes/dia, VO) para aliviar a dor quando as drogas não esteroides não forem eficientes. Os esteroides devem ser diminuídos progressivamente e interrompidos em 1 semana ou duas. Em 1 semana deve ser observada melhora clínica. Nesse período, os esteroides, quando utilizados, devem ser diminuídos progressivamente. Quando houver lise extensiva, o paciente deve ter apenas atividade física mínima durante as primeiras semanas devido à possibilidade de fraturas patológicas. Se o paciente responder à terapia, radiografias devem ser repetidas não mais que a cada 4 semanas para avaliar a progressão ou regressão das lesões líticas. Em cães adultos, a deterioração radiográfica continuou, apesar de uma resposta clínica de sucesso, por 3 a 9 semanas.[7] Evidências radiográficas de cura podem demorar de 4 a 6 meses.

Em um paciente que não melhora, o clínico deve considerar reavaliação e cultura do espaço discal por aspiração ou biopsia aberta. Especialmente se o déficit neurológico progredir. Devem ser consideradas a discectomia percutânea guiada por fluoroscopia ou a exploração cirúrgica para fenestrar e descomprimir o local infectado.[21] Biopsias para análises histopatológicas e cultura são submetidas juntamente com urina e sangue. Estabilização interna (placas, pinos, parafusos e metilmetacrilato) pode ser necessária se estiver comprometida, mesmo que o risco de superinfecção do implante seja alto. Foi descrita uma técnica cirúrgica envolvendo distração e estabilização do segmento vertebral lombossacral utilizando um aparelho externo de fixação esquelética associado ou sem enxerto de osso trabecular.[22]

Cães infectados com *Brucella canis* não devem ser tratados. Em países onde esta doença é considerada uma zoonose, os cães infectados são submetidos à eutanásia.

Infecções fúngicas devem ser tratadas com cetoconazol (Nizoral, Janssen, 10 mg/kg, VO, a cada 24 h) ou itraconazol (Sporanox, Janssen, 5 mg/kg, VO, a cada 24 h). A remissão temporária é mais comum que a cura.[13,20,23]

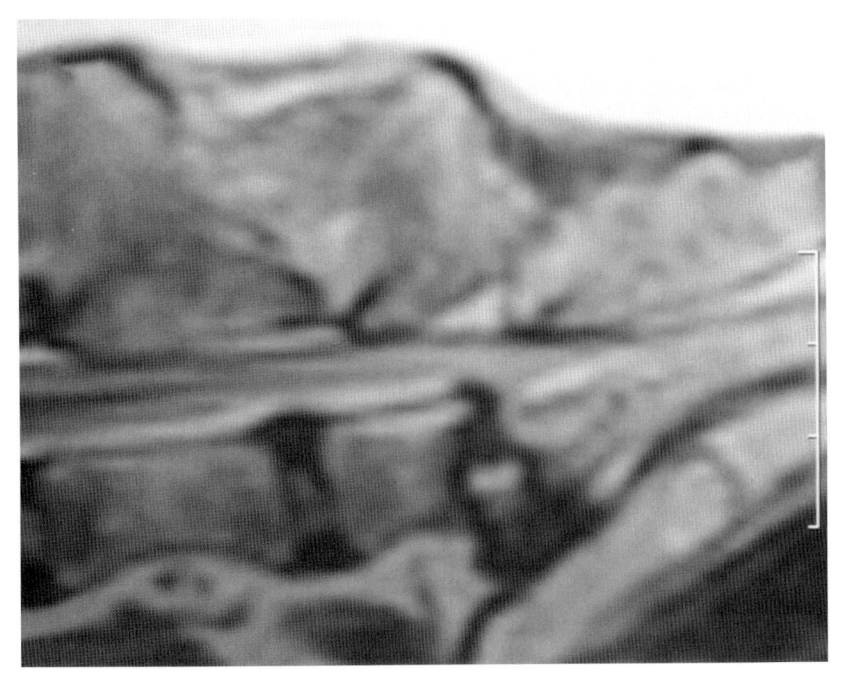

Figura 47.3 Imagem de ressonância magnética (RM) sagital ponderada em T2 de uma discoespondilite lombossacral em um cão. Note o destacamento do espaço intervertebral pelo contraste.

Prognóstico

Pacientes com déficit neurológico grave têm prognóstico inferior àqueles que apresentam somente dor. Todavia, em um estudo retrospectivo em múltiplos centros, não foi encontrada correlação significante entre o grau de compressão no local afetado e o desfecho clínico. Tampouco entre o estado ambulatório e o desfecho final.[24]

Referências bibliográficas

1. Nestel BL, Nestel HM: Spinal tuberculosis in the dog. J Am Vet Med Assoc 131:234-236, 1957.
2. Thomas WB: Diskospondylitis and other vertebral infections. Vet Clin North Am Small Anim Pract 30:169-182, vii, 2000.
3. Kornegay JN, Barber DL: Diskospondylitis in dogs. J Am Vet Med Assoc 177:337-341, 1980.
4. Hurov L, Troy G, Turnwald G: Diskospondylitis in the dog: 27 cases. J Am Vet Med Assoc 173:275-281, 1978.
5. Northworthy GD: Discospondylitis as a cause of posterior paresis. Feline practice 9:39, 1957.
6. Kornegay JN: Diskospondylitis. *In* Kornegay JN (ed). Problems in Veterinary Medicine: Feline Neurology. Philadelphia: JB Lippincott, 1991, pp. 369-370.
7. Shamir MH, Tavor N, Aizenberg T: Radiographic findings during recovery from discospondylitis. Vet Radiol Ultrasound 42:496-503, 2001.
8. Oakley R: Computed tomography as an aid to diagnosing vertebral osteomyelitis. Prog Vet Neurol 6:95, 1995.
9. Cherubini GB, Cappello R, Lu D, et al: MRI findings in a dog with discospondylitis caused by Bordetella species. J Small Anim Pract 45:417-420, 2004.
10. Gonzalo-Orden JM, Altonaga JR, Orden MA, et al: Magnetic resonance, computed tomographic and radiologic findings in a dog with discospondylitis. Vet Radiol Ultrasound 41:142-144, 2000.
11. Kraft SL, Mussman JM, Smith T, et al: Magnetic resonance imaging of presumptive lumbosacral discospondylitis in a dog. Vet Radiol Ultrasound 39:9-13, 1998.
12. Kornegay JN: Diskospondylitis. *In* Kirk RW (ed). Current Veterinary Therapy. Philadelphia: WB Saunders, 1986, p. 810.
13. Dallman MJ, Dew TL, Tobias L, et al: Disseminated aspergillosis in a dog with diskospondylitis and neurologic deficits. J Am Vet Med Assoc 200:511-513, 1992.
14. Adamo PF, Cherubini GB: Discospondylitis associated with three unreported bacteria in the dog. J Small Anim Pract 42:352-355, 2001.
15. Wanke MM: Canine brucellosis. Anim Reprod Sci 82-83:195-207, 2004.
16. Henderson RA, Hoerlein BF, Kramer TT, et al: Discospondylitis in three dogs infected with Brucella canis. J Am Vet Med Assoc 165:451-455, 1974.
17. Kerwin SC, Lewis DD, Hribernik TN, et al: Diskospondylitis associated with Brucella canis infection in dogs: 14 cases (1980-1991). J Am Vet Med Assoc 201:1253-1257, 1992.
18. Moore MP: Discospondylitis. Vet Clin North Am Small Anim Pract 22:1027, 1992.
19. Butterworth SJ, Barr FJ, Pearson GR, et al: Multiple discospondylitis associated with Aspergillus species infection in a dog. Vet Rec 136:38-41, 1995.
20. Booth MJ, van der Lugt JJ, van Heerden A, et al: Temporary remission of disseminated paecilomycosis in a German shepherd dog treated with ketoconazole. J SAfr Vet Assoc 72:99-104, 2001.
21. Kinzel S, Koch J, Buecker A, et al: Treatment of 10 dogs with discospondylitis by fluoroscopy-guided percutaneous discectomy. Vet Rec 156:78-81, 2005.
22. Auger J, Dupuis J, Quesnel A, et al: Surgical treatment of lumbosacral instability caused by discospondylitis in four dogs. Vet Surg 29:70-80, 2000.
23. Berry WL, Leisewitz AL: Multifocal Aspergillus terreus discospondylitis in two German shepherd dogs. J S Afr Vet Assoc 67:222-228, 1996.
24. Davis MJ, Dewey CW, Walker MA, et al: Contrast radiographic findings in canine bacterial discospondylitis: a multicenter, retrospective study of 27 cases. J Am Anim Hosp Assoc 36:81-85, 2000.

Malformação/Má Articulação Vertebral Cervical Caudal

Lisa S. Klopp

Anatomia e fisiologia

A malformação/má articulação vertebral cervical caudal (MMVCC), também conhecida por termos leigos como síndrome do *wobbler*, na literatura é referida por vários nomes, como instabilidade vertebral cervical, espondilopatia vertebral cervical, espondilomielopatia cervical caudal e espondilolistese cervical.[1-19] Esta abundância de terminologia indica a confusão e a falta de entendimento sobre a patogênese da doença. É uma doença espinal bem comum em Dobermans, pinschers adultos, nos quais a doença parece relacionada à instabilidade. Em Great Dane e Mastiffs jovens, parecem ter estenose congênita do canal vertebral.[2,5,6,9,11-14,16,17,19] O Boerboel, um aparentado africano do Mastiff, uma raça que está se tornando mais popular nos EUA, parece ter doença semelhante à raça Mastiff. Estas síndromes também são observadas, mas com frequência muito menor, em outras raças grandes, como Weimaraner, Dálmata, Pastor alemão, Borzoi e Samoieda. O Borzoi pode ter uma forma recessiva de hereditariedade dessa doença.[20] Uma síndrome similar à malformação/má articulação vertebral tem sido registrada em muitas raças, mas as alterações são com maior frequência observadas na porção cranial da coluna cervical.[1-3,5-7,8-12,14,16-22] O autor também já identificou alterações similares graves nas vértebras cervicais caudais de Yorkshire terriers de meia-idade ou mais velhos. Não se sabe se essas alterações têm patogênese similar.

De todas as vértebras, as da coluna vertebral cervical apresentam a maior capacidade de mobilidade. Várias estruturas de tecidos moles participam da anatomia e da estabilidade da coluna cervical na musculatura paracervical.[13,21,23] Uma descrição mais completa desta anatomia é encontrada na primeira seção do Capítulo 46: Doença do disco intervertebral. O ligamento longitudinal dorsal, as cápsulas articulares das facetas articulares, o disco intervertebral (DIV) e o ligamento flavo unem os elementos vertebrais e ajudam a evitar sua movimentação excessiva, o que poderia danificar a medula espinal e as raízes nervosas. A mobilidade induzida por cargas fisiológicas não deveria causar dano à medula espinal em uma coluna vertebral estável. Mas na malformação e mau alinhamento da coluna cervical, o movimento intervertebral, mesmo na amplitude normal ou menor que a normal, pode resultar em lesões da medula.

A verdadeira causa subjacente da MMVCC é desconhecida. A patogênese é altamente complexa e pode incluir fatores genéticos, nutricionais e de ritmo de crescimento. As alterações patológicas responsáveis pelos sinais clínicos são bem descritas.[2,3,5,8-12,14,16,17,19,20] Para se entender sua fisiopatologia, a doença pode ser subdividida em instabilidade e em estenoses congênitas/de desenvolvimento. No Doberman pinscher, a mais provável base para as alterações degenerativas é a malformação e má articulação das vértebras cervicais caudais, resultando em fatores estressores anormais sobre os tecidos moles (ligamentos, DIV, cápsulas articulares das facetas articulares e musculatura paraespinal).[2,3,5,9,13,14,16,17,19] Com essa microinstabilidade, os elementos ligamentosos que proporcionam estabilidade hipertrofiam os osteófitos (espondilose, osteófitos nas facetas articulares) que se formam nos espaços articulares. Estas alterações degenerativas resultam em compressão estática e dinâmica da medula espinal (Figuras 48.1 e 48.2). Os eventos iniciais que levam a essas alterações não são completamente conhecidos, mas provavelmente incluem fatores genéticos e nutricionais. Essa suspeita ocorre na maioria das doenças de desenvolvimento ósseo anormal. Evidências dessas alterações têm sido demonstradas em filhotes jovens de Doberman pinschers.[2] As três alterações degenerativas crônicas da coluna vertebral são associadas a esse tipo de MMVCC. As três principais doenças são: doença degenerativa crônica do DIV (tipo II de Hansen), alterações osteoartríticas e hipertrofia do ligamento flavo. Um cão com esta doença pode ter uma, várias, ou todas as alterações descritas.[2,3,5,9,11,12,14,16,17,19]

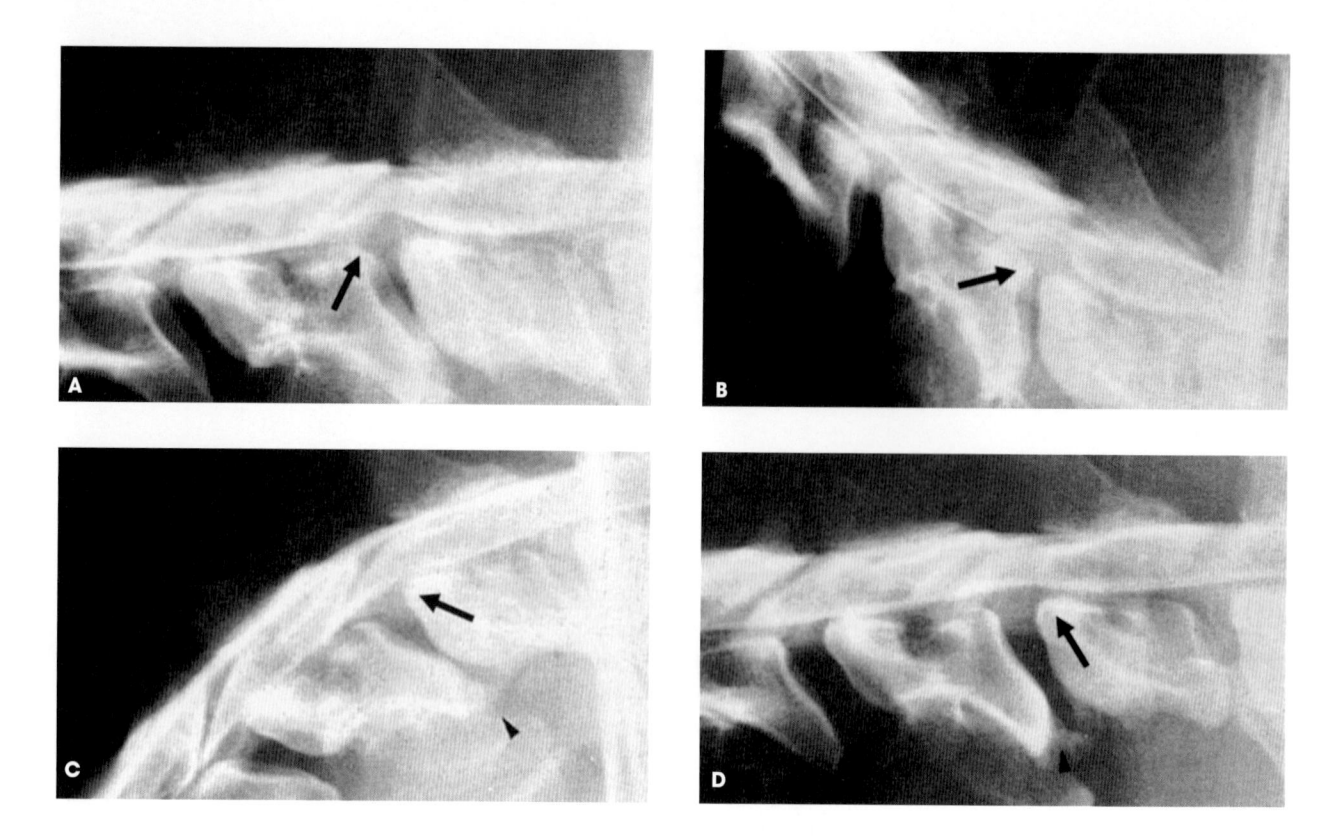

Figura 48.1 Mielograma lateral de malformação/má articulação cervical caudal com instabilidade em C6-C7 em um Doberman pinscher. **A.** O pescoço foi colocado em uma posição neutra. Pode ser observada considerável compressão extradural pelo disco intervertebral (DIV) e ligamento longitudinal dorsal (*seta*). Espondilose ventral é indicada pela ponta de *seta*. A vértebra C7 tem formato anormal. **B.** O pescoço foi posicionado em extensão. A compressão na medula espinal torna-se mais grave (*seta*) e o ligamento interarqueado pode contribuir dorsalmente para a compressão. **C.** O pescoço agora foi posicionado em flexão e a compressão foi significativamente aliviada (*seta*). **D.** O pescoço foi puxado com tração. A compressão da medula espinal ainda existe, mas foi aliviada até certo ponto (*seta*). (De Seim HB, WIthrow SJ: Pathophysiology and diagnosis of caudal cervical spondylomyelopathy with emphasis on the Doberman pinscher. J Am Anim Hosp Assoc 18:241-251, 1982.)

Doença degenerativa crônica do disco intervertebral (tipo II de Hansen)

Esta alteração é observada mais frequentemente como um aumento de aspecto proliferativo (hipertrofia, hiperplasia, ou ambas) dorsal do anel fibroso e hipertrofia do ligamento longitudinal dorsal. Causa compressão da medula espinal a partir de sua face ventral. Apesar de estarem presentes metaplasia fibrosa e degeneração do DIV, a extrusão do núcleo pulposo é incomum. Não se sabe se a degeneração tipo II do disco é uma causa ou um efeito da doença. Uma fonte afirma que é a doença subjacente. Todavia, devido à cronicidade das alterações anatômicas, parece que a degeneração do disco é uma consequência da anatomia e instabilidade anormais crônicas.

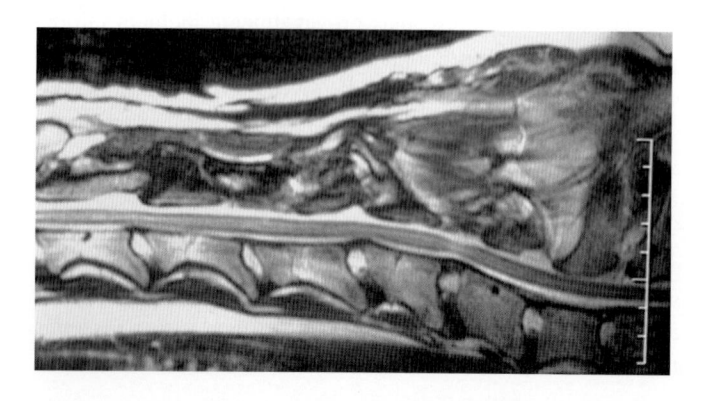

Figura 48.2 Uma imagem lateral de ressonância magnética (RM) ponderada em T2 de malformação/má articulação cervical caudal. As vértebras C6 e C7 são malformadas. Os discos intervertebrais C5-C6, C6-C7 e C7-T1 estão levemente degeneradas, como indicado pela perda de intensidade do sinal. Existe compressão leve da medula espinal em C5-C6 e C6-C7. Hidromielia leve é observada na medula espinal sobre o espaço discal C6-C7.

Alterações osteoartríticas

Podem ser vistas hipertrofia da cápsula da articulação das facetas articulares, espondilose e arredondamento do aspecto ventral da vértebra envolvida. Os osteófitos das facetas articulares e a hipertrofia da cápsula articular podem contribuir para compressão da medula espinal em direção dorsal ou dorsolateral. Alterações osteocondróticas (retenção de núcleos de cartilagem, cistos subcondrais e osteoporose) foram observadas em articulações de cães com MMVCC.

Hipertrofia do ligamento flavo e do ligamento longitudinal dorsal

A hipertrofia do ligamento flavo, provavelmente é uma tentativa de estabilização e pode ser uma fonte de significante compressão dinâmica da medula espinal em direção dorsal. O ligamento longitudinal dorsal também se hipertrofia (mas algumas fontes não concordam com isso). O ligamento longitudinal dorsal e a herniação tipo II do disco causam compressão da medula espinal em direção ventral.

Anomalias ósseas congênitas ou de desenvolvimento são as mais comuns alterações em cães jovens das raças Great Dane, Mastiff, Boerboel e outras raças grandes.[1,3,5,9,11,14,16,19] Com frequência está presente um componente de estenose do canal vertebral cervical. A mais comum alteração vista é a presença de facetas articulares aumentadas, resultando em estenose dorsolateral no nível da articulação (Figura 48.3). Estenoses em vários níveis são um tipo de descoberta comum. Em outros casos, o canal neural pode estar achatado dorsoventralmente, mas também é observada estenose lateral pela lâmina/pedículo. A instabilidade também pode

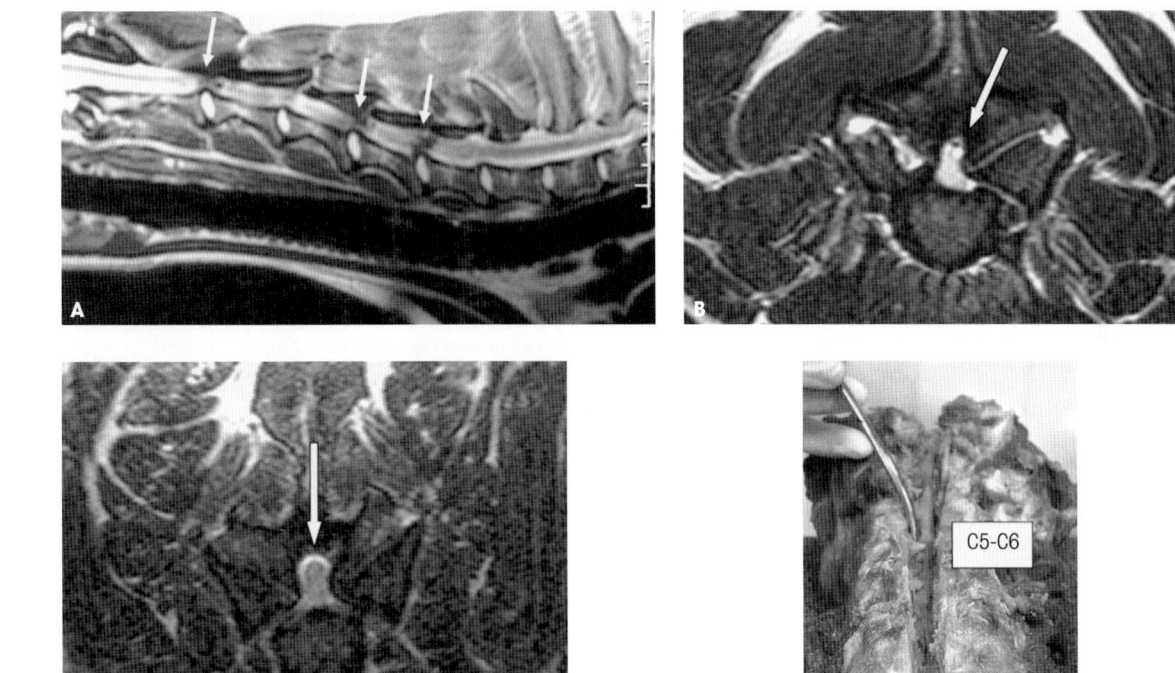

Figura 48.3 A. Imagem parassagital de ressonância magnética (RM) ponderada em T2 de um Boerboel de 11 meses de idade com ataxia grave e tetraparesia leve. As *setas* indicam a localização de múltiplas articulações de facetas articulares aumentadas e que estão comprimindo a medula espinal lateralmente. **B.** Imagem axial de RM ponderada em T2 no nível de C2-C3. A alteração estenótica nas facetas resultou em várias compressões graves da medula espinal e em alterações da intensidade do sinal (sinal aumentado) na medula espinal que podem indicar edema ou malácia. **C.** Imagem axial de RM ponderada em T2 no nível de C5-C6. Ocorreu estenose menos grave, com compressão grave da medula espinal. **D.** Avaliação *post-mortem* do canal vertebral revela estenose grave do canal em C2-C3 e uma endentação grave (hemostática) do canal em C5-C6.

estar envolvida no desenvolvimento da doença em alguns desses cães, uma vez que a espondilose e a osteoartrose das facetas articulares não são descobertas comuns.

Nos tipos desta doença, a fisiopatologia primária é a redução do diâmetro do canal vertebral, que resulta em compressão da medula espinal e lesão por tração, causando déficits neurológicos.[1-3,5,7-10,14-16,19,20,22,24] Uma extensa descrição da fisiopatologia da compressão da medula espinal é encontrada no Capítulo 42.

Apresentação clínica

A doença em geral é crônica e progressiva, evoluindo durante meses a anos. Os sinais clínicos podem estar presentes por 2 dias a 2 anos. A média de idade de Dobermans e pinschers com os sinais clínicos da doença é de 6 a 8 anos (de 1 a 11 anos), enquanto a média de idade para Mastiffs e Great Dane é de 11 a 24 meses.[2-5,7-11,14-20,22-24] Os animais podem se apresentar com exacerbação aguda do quadro, com deterioração neurológica. A malformação e a instabilidade subjacentes ocorrem durante o desenvolvimento. As alterações crônicas provavelmente se desenvolvem durante muitos anos.[2-5,7-10,14-20,22-24] Quando os cães com MMVCC passam a exibir os sinais clínicos, os danos permanentes à medula espinal já podem ser significativos. Embora alguns animais possam se apresentar com um início aparentemente agudo de sinais clínicos graves, a patologia sugere cronicidade. O grau de disfunção neurológica é altamente variável. Os sinais clínicos iniciais são a permanência em estação com os membros afastados e a marcha anormal nos membros pélvicos. Os clientes podem não reconhecer esses sinais no início do curso da doença. Os cães, em geral, começam com ataxia dos membros pélvicos e déficits proprioceptivos conscientes. São seguidos ou concomitantes com andar em passos curtos e enrijecidos nos membros torácicos se a lesão ocorrer em C6-L7. Com o tempo, geralmente os sinais progridem para tetraplegia leve a moderada e dismetria. Alguns cães tornam-se não ambulatórios. Os sinais progridem em velocidade variável. Alguns cães deterioram agudamente, por traumatismo leve ou extrusão maciça do DIV.

A lesão mais comum ocorre em C6-C7. A segunda mais frequente ocorre em C5-C6.[2-5,7,8-10,13,14,16-19,21-24] Isto é particularmente verdadeiro para a instabilidade vista em Doberman pinschers. A substância cinzenta nesta área contribui para os nervos do plexo braquial, responsáveis por fazer a inervação do ombro e flexores do cotovelo (nervos supraescapular e musculocutâneo). Quando examinados cuidadosamente, esses cães mostram algum grau de atrofia nos músculos escapular e bíceps braquial. Quando afetados gravemente, esses cães podem ser incapazes de flexionar e puxar seus membros ou deitar-se em decúbito esternal. Assim, a lesão pode resultar em sinais de neurônio motor inferior (NMI) nos flexores e de neurônio motor superior (NMS) nos músculos extensores. Os músculos extensores são os grupos musculares mais dominantes no membro torácico do cão. Quando o tônus opositor e a função dos grupos flexores são perdidos, os músculos extensores exibem aumento no tônus.

A MMVCC não é, tipicamente, considerada uma doença dolorosa. Os cães podem manter a cabeça em ventroflexão. Embora os cães algumas vezes exibam desconforto quando a cabeça e o pescoço são estendidos. Eles não exibem o grau de dor que é visto nas extrusões de disco tipo I de Hansen, tumores vertebrais e meningite. O desconforto leve pode ser representativo de compressão meningeal, artrite ou dor na raiz nervosa. Os cães que exibem dor significante podem ter extrusão maciça do DIV ou radiculopatia por pinçamento da raiz nervosa. Discussões sobre a patogênese da dor associada à doença do DIV e compressão da raiz nervosa encontram-se no Capítulo 46: Doença do disco intervertebral, e no Capítulo 50: Doença lombossacral, respectivamente.

Referências bibliográficas

1. Bruecker KA, Seim HB, III, Withrow SJ: Clinical evaluation of three surgical methods for treatment of caudal cervical spondylomyelopathy of dogs. Vet Surg 18:197-203, 1989.
2. Burbidge HM, Pfeiffer DU, Guilford WG: Presence of cervical vertebral malformation in Doberman puppies and the effects of diet and growth rate. Aust Vet J 77:814-818, 1999.
3. Denny HR, Gibbs C, Gaskell CJ: Cervical spondylopathy in the dog-a review of thirty-five cases. J Small Anim Pract 18:117-132, 1977.
4. Dixon BC, Tomlinson JL, Kraus KH: Modified distraction-stabilization technique using an interbody polymethyl methacrylate plug in dogs with caudal cervical spondylomyelopathy. J Am Vet Med Assoc 208:61-68, 1996.
5. Drost WT, Lehenbauer TW, Reeves J: Mensuration of cervical vertebral ratios in Doberman pinschers and Great Danes. Vet Radiol Ultrasound 43:124-131, 2002.
6. Ellison GW, Seim HB III, Clemmons RM: Distracted cervical spinal fusion for management of caudal cervical spondylomyelopathy in large-breed dogs. J Am Vet Med Assoc 193:447-453, 1988.
7. Gage ED, Hall CL: Surgical repair of caudal cervical subluxation in a dog. J Am Vet Med Assoc 160:424-426, 1972.
8. Parker AJ, Park RD, Cusick PK, et al: Cervical vertebral instability in the dog. J Am Vet Med Assoc 163:71-74, 1973.
9. Parker AJ, Park RD, Gendreau C: Cervical disk prolapse in a Doberman Pinscher. J Am Vet Med Assoc 163:75-76, 1973.
10. Parker AJ, Park RD, Henry JD Jr: Cervical vertebral instability associated with cervical disk disease in two dogs. J Am Vet Med Assoc 163:1369-1371, 1973.
11. Raffe MR: Cervical vertebral malformation in Bull Mastiffs. J Am Anim Hosp Assoc 14:593-594, 1978.
12. Raffe MR, Knecht CD: Cervical vertebral malformation: A review of 36 cases. J Am Anim Hosp Assoc 16:881-883, 1980.
13. Read RA, Robins GM, Carlisle CH: Caudal cervical spondylomyelopathy (Wobbler syndrome) in the dog: a review of thirty cases. J Small Anim Pract 24:605-621, 1983.
14. Seim HB, Withrow SJ: Pathophysiology and diagnosis of caudal cervical spondylomyelopathy with emphasis on the Doberman pinscher. J Am Anim Hosp Assoc 18:241-251, 1982.

15. Swaim SF: Evaluation of four techniques of cervical spinal fixation in dogs. J Am Vet Med Assoc 166:1080-1086, 1975.
16. Trotter EJ, deLahunta A, Geary JC, et al: Caudal cervical vertebral malformation-malarticulation in Great Danes and Doberman Pinschers. J Am Vet Med Assoc. 168:917-930, 1976.
17. VanGundy TE: Disc-associated Wobbler syndrome in the Doberman pinscher. Vet Clin North Am Small Anim Pract 18:667-696, 1988.
18. Wilson ER, Aron DN, Roberts RE: Observation of a secondary compressive lesion after treatment of caudal cervical spondylomyelopathy in a dog. J Am Vet Med Assoc 205:1297-1299, 1994.
19. Wright F, Rest JR, Palmer AC: Ataxia of the Great Dane caused by stenosis of the cervical vertebral canal: comparison with similar conditions in the Basset Hound, Doberman Pinscher, Ridgeback and the thoroughbred horse. Vet Rec 92:1-6, 1973.
20. Jaggy A, Gaillard C, Lang J, et al: Hereditary cervical spondylopathy (Wobbler syndrome) in the Borzoi dog. J Am Anim Hosp Assoc 24:454-460, 1988.
21. Vasseur PB, Saunders G, Steinback C: Anatomy and function of the ligaments of the lower cervical spine in the dog. Am J Vet Res 42:1002-1006, 1981.
22. Wright JA: The use of sagittal diameter measurement in the diagnosis of cervical spinal stenosis. J Small Anim Pract 20:331-344, 1979.
23. Wright JA: A study of the radiographic anatomy of the cervical spine in the dog. J Small Anim Pract 18:341-357, 1977.
24. Hurov LI: Treatment of cervical vertebral instability in the dog. J Am Vet Med Assoc 175:278-285, 1979.

Mielopatia Degenerativa

Laurent Cauzinille

Muitos, se não todos, os processos mórbidos vão eventualmente terminar em alterações degenerativas do órgão envolvido. Em neurologia, o termo "mielopatia degenerativa" pode ser utilizado como um termo descritivo amplo, por exemplo em associação com qualquer processo compressivo da medula espinal (discopatia crônica, instabilidade vertebral, meningioma espinal etc.). Mas baseado nos sinais clínicos e características neuropatológicas, o termo "mielopatia degenerativa", quando usado em seu senso estrito, indica uma leucomielopatia crônica progressiva que pode representar um tipo abiotrófico de doença degenerativa.[1] Podem existir várias formas de mielopatia degenerativa (MD) clinicamente similares. Uma dessas condições clínicas e patológicas é mais frequentemente observada em cães Pastores alemães de 5 a 14 anos de idade.[2,3] Contudo, uma condição similar foi descrita em outras raças de diferentes tamanhos, em cães sem raça definida e até em um gato.[4-6] Por exemplo, nas raças Corgi e Boxer é alta a incidência de mielopatia degenerativa não dolorosa e não compressiva com manifestação tardia. A pesquisa dessas condições tem sido financiada por clubes de raças e outras fundações. Até que mais informação se torne disponível, a etiologia dessas condições degenerativas continua sendo considerada idiopática.

História e apresentação clínica

O curso da doença antes de apresentar-se é geralmente longo (i. e., meses) e de natureza progressiva. O proprietário frequentemente descreve uma anormalidade insidiosa na marcha, com dismetria e cruzamento dos pés do membro posterior, especialmente ao fazer uma volta brusca. A dobra dos dedos também é uma queixa comum. Os déficits podem, inicialmente, ser mais pronunciados em um dos lados. Mais tarde aparece paresia, com dificuldade de levantar-se, arrastamento dos pés e desgaste das unhas dos dedos III e IV.[7] Durante os 6 a 36 meses seguintes, esses sinais progridem lentamente nos membros pélvicos até ataxia truncal óbvia e paresia grave, sem aparente disfunção da bexiga urinária.[7] No exame neurológico encontram-se déficits proprioceptivos nos membros posteriores e reflexos patelares e extensores cruzados normais ou exagerados. A nocicepção não está alterada. Esta apresentação de neurônio motor superior (NMS) reflete uma perda parcial de função da medula espinal entre as intumescências braquial e lombar (T3-L3). Os reflexos patelares podem estar deprimidos e os reflexos de remoção do membro podem estar aumentados, uni ou bilateralmente.[3] Este tipo de apresentação é mais compatível com envolvimento da medula espinal e raízes nervosas em L4-L6, embora cães neurologicamente normais possam apresentar um declínio, dependente da idade, no reflexo patelar.[8] Todavia, as funções do ciático, da cauda e dos esfíncteres continuam normais, o que indica que a intumescência lombossacral e as raízes nervosas foram poupadas. Esse quadro clínico de neurônio motor inferior (NMI) pode ser mais comum em Boxers com sinais de MD progressiva (dados não publicados).

Diagnóstico

O diagnóstico é baseado nas características do paciente, sinais clínicos e testes complementares que eliminam quaisquer outras causas comuns de mielopatia. A apresentação clínica de T3-L3 associada a essa síndrome degenerativa é idêntica a numerosas doenças medulares ou vertebrais crônicas. Os diagnósticos diferenciais devem incluir (pelo menos no início quando os déficits neurológicos são sutis) qualquer doença ortopédica (displasia coxofemoral, ruptura de ligamento cruzado, doença degenerativa articular) ou doença abdominal caudal (doenças prostáticas, hérnia perineal). Quando os déficits neurológicos forem mais óbvios, sinais de *cauda equina*, comuns em raças grandes (especialmente em cães Pastores alemães), devem ser eliminados por exame neurológico e diagnóstico por imagem. Doenças lombossacrais que induzem fraqueza ou paralisia dos membros posteriores e cauda, e incontinência fecal ou urinária não são incluídas na lista de diagnósticos diferenciais para MD. Estes geralmente possuem uma apresentação clínica ligada a T3-L3. Uma descoberta que pode confundir é o reflexo patelar fraco, quando a lesão degenerativa envolve a intumescência lombar ou suas raízes nervosas. De maneira geral, a dor é um sinal clínico comum em doenças lombossacrais compressivas ou infiltrativas. A dor não é encontrada na MD.

Herniação de disco com protrusão lenta no segmento T3-L3 é provavelmente, a doença mais comum que o clínico deve eliminar. Isto não pode ser feito unicamente pelos sinais clínicos ou radiografias vertebrais simples, sendo necessário técnicas avançadas de imagem. Outras doenças, como a compressão dorsal da medula óssea por espondilose das facetas articulares, formação de cistos sinoviais, tumores vertebrais ou meníngeos de crescimento lento, ou mielite de baixo grau também têm que ser eliminados. Os resultados de exames hematológicos, bioquímica sanguínea e urinálise são normais na MD.

Não é incomum encontrar um aumento leve ou moderado no conteúdo proteico (proteinorraquia), sem pleiocitose, no líquido cerebrospinal (LCE).[9] Esta dissociação albuminocitológica não é sensível nem específica da MD.

Radiografias da coluna podem mostrar espondilose. Esta característica, frequentemente multifocal em cães idosos de raças grandes, não exclui a possibilidade de MD. As consequências compressivas da espondilose na medula não podem ser avaliadas sem imagens avançadas da medula, a não ser que seja vista uma calcificação de um disco em protrusão acima do local degenerado. Estudo mielográfico, tomografia computadorizada (TC) de alta qualidade ou ressonância magnética (RM) são necessárias para eliminar a possibilidade de qualquer doença compressiva ou infiltrativas medular ou vertebral. A mielografia não deve demonstrar a presença de um espaço subaracnóideo comprometido nos casos de MD, o que exclui lesões compressivas. Imagem de RM de alta qualidade é muito sensível. Mas a interpretação das imagens requer experiência considerável se o leitor não quiser subestimar ou superestimar a significância de qualquer anormalidade.

No conhecimento do autor, a imagem de RM de alto campo magnético não revela lesões intraparenquimatosas na medula espinal em casos de MD.

As constatações eletrodiagnósticas não têm grande significância, a não ser que a apresentação clínica pertença à rara forma de NMI. Os potenciais evocados da medula espinal podem confirmar um defeito de condução intramedular. A estimulação é aplicada no nível do nervo ciático e os potenciais evocados compostos são registrados na cisterna magna. A presença de amplitude diminuída e alterações prolongadas ou separadas na onda N1 não são sensíveis para a detecção de uma forma peculiar de mielopatia. Todavia, elas tendem a piorar à medida que os sinais de MD progridem.[3]

Cães com sinais de MD progressiva têm depressão na resposta a mitógenos associada à presença de células supressoras no sangue periférico, especialmente se eles forem afetados com gravidade.[10] Um ensaio de resposta mitogênica feito 2 vezes não confirmou o diagnóstico de MD, mas o diagnóstico foi confirmado por histopatologia, em um relato de caso.[11]

Foi encontrada uma alteração na região do gene antígeno leucocitário, na Universidade da Flórida, em cães Pastores alemães com alta suspeita de MD baseada em testes-padrão para diagnóstico. A sensibilidade e a especificidade deste marcador de DNA estão sendo avaliadas como um provável teste para MD.

Em um paciente com doença crônica da medula espinal, especialmente um Pastor alemão, o diagnóstico de MD baseado somente nos sinais clínicos não tem probabilidade maior de ser acurado do que o diagnóstico de uma protrusão crônica do disco intervertebral (DIV). Técnicas avançadas de imagens vertebrais, da medula espinal e análise do LCE podem aumentar o grau de suspeita para "muito provável". O diagnóstico definitivo ainda requer confirmação histopatológica.

Achados histopatológicos

Várias formas de mielopatias degenerativas podem ser distinguidas histopatologicamente, mesmo que sejam clinicamente similares. Idealmente, alterações macroscópicas não deveriam ser encontradas após a remoção da medula espinal do canal vertebral. Todavia, qualquer lesão compressiva de origem discal, vertebral (discopatia crônica, espondilose importante ou alterações degenerativas vertebrais) ou de origem meníngea (ossificação importante da dura ou presença de massas) deve ser avaliada. Após remoção das meninges, as raízes e radículas dorsais e ventrais devem aparecer normais.

Microscopicamente, a MD é uma doença da substância branca, apesar de, em alguns casos, a substância cinzenta central também poder ser envolvida. Esta pode ser a causa responsável por alguns sinais relacionados a nervos periféricos específicos.[2,7] Todos os funículos da substância cinzenta, especialmente os dorsolaterais e ventromediais, durante toda a extensão da medula espinal, aparecem afetados de forma difusa. Ambos os tratos sensoriais e motores estão envolvidos. Em cortes longitudinais, as lesões não aparecem contínuas.[12] A mielopatia é mais óbvia nos segmentos torácicos. Isto explica a apresentação T3-L3 clássica. Macrófagos invadem as áreas degenerativas. As bainhas de mielina aparecem inchadas e axônios distróficos tendem a desaparecer. Podem estar presentes astrocitose e gliose. Os casos apresentando sinais de NMI tendem a ter alterações similares nas raízes nervosas lombares baixas. Em publicações mais antigas não foram encontradas lesões estendendo-se até o tronco encefálico.[2] Mais recentemente, foram observadas cromatólise, gliose e perda neuronal nos núcleos vermelho, vestibular lateral e, ocasionalmente, no dentado.[13] Em alguns cães, se as raízes nervosas ventrais não estiverem afetadas, as raízes dorsais, os gânglios das raízes dorsais e os cornos cinzentos dorsais podem mostrar alterações degenerativas.[2,7]

Patogênese

A patogênese da MD é desconhecida. A teoria de neuropatia motora e sensorial por "morte retrógrada" não é apoiada pelos dados morfológicos e morfométricos.[7,12,13]

Como um distúrbio similar foi descrito em cães Pastores alemães e Huskies siberianos jovens, pode ser que esta doença tenha uma origem genética.[5,12] Com base na teoria de que a MD possa ser uma doença neurodegenerativa de manifestação tardia com base genética, está sendo feita uma busca por genes eventualmente responsáveis.[7,13]

A diminuição da resposta a mitógenos tem sido descrita em cães afetados com MD. Isto pode estar relacionado à liberação de prostaglandinas, refletindo uma tentativa do portador em controlar um evento imune.[10] Imunoglobulina G e o terceiro componente do complemento foram encontrados nos tratos nervosos espinais de cães Pastores alemães afetados.[14] Depressão das respostas imunitárias celular, aumento dos complexos imunes circulantes, infiltração por plasmócitos nos rins e trato intestinal sugerem que a MD possa ser uma doença neurodegenerativa imunomediada.[9]

Também foram descritas, em cães com MD, enteropatia associada, supercrescimento bacteriano e diminuição dos níveis séricos de cobalamina (vitamina B12). Todavia, a administração parenteral de cobalamina não reverteu a evolução clínica da MD em desenvolvimento, em cães.[13]

Existem indicações de que o transporte de vitamina E pode estar envolvido, resultando de um impedimento da função da proteína de transferência do alfatocoferol hepático.[17] O gene da proteína de transferência do alfatocoferol poderia, então, ser usado para diagnóstico pré-morte da ND comparando com pacientes humanos com ataxia familiar associada à deficiência de vitamina E. Uma pesquisa recente para determinar se uma deficiência ou um defeito na proteína de transferência do alfatocoferol em cães poderia ser um fator primário na MD sugere que isto seja improvável.[18]

Tratamento

Como os cães com vários tipos de mielopatia compressiva também podem ter MD concomitante, as doenças tratáveis devem ser manejadas primeiramente. Todavia, no caso de forte suspeita de MD em um cão que também tenha outra doença crônica leve (displasia coxofemoral, protrusão crônica de disco), é essencial que se evitem quaisquer procedimentos cirúrgicos desnecessários que poderiam ser inúteis ou acelerar a deterioração clínica.

Não existe um tratamento conhecido e efetivo, tanto para reverter como para deter a progressão dos sinais clínicos da MD. Apesar de não terem sido publicados experimentos controlados, cada teoria de patogênese pode suportar uma terapia. Os tratamentos recomendados envolvem a combinação de diferentes protocolos: exercício, corticosteroidoterapia maciça, suplementação vitamínica e mineral múltipla, manipulação dietética, acupuntura e ácido aminocaproico.

Drogas anti-inflamatórias não esteroides são recomendadas para aliviar outras condições inflamatórias (doença degenerativa articular, espondilose, sinal de raiz nervosa [*root signature*]) que poderiam agravar os sinais clínicos. Prednisolona (Megasolone, Merial), 1 mg/kg/dia durante alguns dias, seguida de redução para níveis de manutenção de 0,5 mg/kg em dias alternados, é indicada se a deterioração clínica for aguda.[19] Todavia, o uso prolongado de corticosteroides favorece a atrofia muscular e outros efeitos colaterais. Outros ensaios imunossupressores não foram publicados.

Apesar de não comprovado, recomenda-se suplementação de tocoferol (vitamina E) em altas doses (2.000 UI/dia) junto com vitaminas do complexo B.

Foi relatado que o ácido aminocaproico (Amicar, Immunex), um bloqueador da via final da inflamação tecidual, administrado a 500 mg, VO, 3 vezes/dia, altera o curso da doença.[3,19] Não foi publicado nenhum estudo retrospectivo ou prospectivo, ou quaisquer protocolos com esta droga visando ao mesmo mecanismo.

O exercício deve ser mantido ou mesmo aumentado quando possível, a fim de manter a massa muscular e a elasticidade articular.

O prognóstico é mau. Quanto ao tempo de evolução, pode demorar de semanas a meses para os sinais atingirem o nível de desuso completo dos membros pélvicos.

Quando os déficits neurológicos do cão atingirem um ponto em que ele não ambula mais, cuidados com o decúbito, fisioterapia passiva, controle da bexiga urinária e o uso de um carrinho ainda podem preservar uma razoável qualidade de vida.

Referências bibliográficas

1. de Lahunta A: Abiotrophy in domestic animals: a review. Can J Vet Res;54:65-76, 199.
2. Averill DR Jr: Degenerative myelopathy in the aging German Shepherd dog: clinical and pathologic findings. J Am Vet Med Assoc 162:1045-1051, 1973.
3. Clemmons RM: Degenerative Myelopathy. *In* Current Veterinary Therapy. Kirk RW (ed). Philadelphia: WB Saunders, 1989, pp. 830-833.
4. Matthews NS, de Lahunta A: Degenerative myelopathy in an adult miniature poodle. J Am Vet Med Assoc 186:1213-1215, 1985.
5. Bichsel P, Vandevelde M, Lang J, et al: Degenerative myelopathy in a family of Siberian Husky dogs. J Am Vet Med Assoc 183:998-1000, 1965, 1983.
6. Mesfin GM, Kusewitt D, Parker A: Degenerative myelopathy in a cat. J Am Vet Med Assoc 176:62-64, 1980.
7. Griffiths IR, Duncan ID: Chronic degenerative radiculomyelopathy in the dog. J Small Anim Pract 16:461-471, 1975.
8. Levine JM, Hillman RB, Erb HN, et al: The influence of age on patellar reflex response in the dog. J Vet Intern Med 16:244-246, 2002.
9. Clemmons RM: Degenerative myelopathy. Vet Clin North Am Small Anim Pract 22:965-971, 1992.
10. Waxman FJ, Clemmons RM, Hinrichs DJ: Progressive myelopathy in older German shepherd dogs. II. Presence of circulating suppressor cells. J Immunol124:1216-1222, 1980.
11. Romatowski J: Degenerative myelopathy in a German shepherd. Mod Vet Pract 65:535-537, 1984.
12. Braund KG, Vandevelde M: German Shepherd dog myelopathy-a morphologic and morphometric study. Am J Vet Res 39:1309-1315, 1978.
13. Johnston PE, Barrie JA, McCulloch MC, et al: Central nervous system pathology in 25 dogs with chronic degenerative radiculomyelopathy. Vet Rec 146:629-633, 2000.
14. Barclay KB, Haines DM: Immunohistochemical evidence for immunoglobulin and complement deposition in spinal cord lesions in degenerative myelopathy in German shepherd dogs. Can J Vet Res 58:20-24, 1994.
15. Sheahan BJ, Caffrey JF, Gunn HM, et al: Structural and biochemical changes in a spinal myelinopathy in twelve English fox hounds and two harriers. Vet Pathol 28:117-124, 1991.
16. Williams D, Batt R, Sharp N: Degenerative myelopathy in German Shepherd dogs: an association with mucosal biochemical changes and bacterial overgrowth in the small intestine. Clin Sci 66:24, 1984.
17. Traber MG, Pillai SR, Kayden HJ, et al: Vitamin E deficiency in dogs does not alter preferential incorporation of RRR-alpha-tocopherol compared with all rac-alpha-tocopherol into plasma. Lipids 28:1107-1112, 1993.
18. Fechner H, Johnston PE, Sharp NJ, et al: Molecular genetic and expression analysis of alpha-tocopherol transfer protein mRNA in German shepherd dogs with degenerative myelopathy. Berl Munch Tierarztl Wochenschr 116:31-36, 2003.
19. Clemmons RM, Wheeler S, LeCouteur RA: How do I treat degenerative myelopathy. Prog Vet Neurol 6:71-72, 1995.

Doença Lombossacral

Lisa Klopp

Anatomia da coluna vertebral lombossacral

A anatomia estrutural da espinha lombossacral inclui os discos intervertebrais (DIV), as articulações das facetas articulares e os ligamentos espinais. Descrições detalhadas dessas estruturas são apresentadas no Capítulo 46: Doença do disco intervertebral. A última vértebra lombar (L7) liga-se aos três segmentos fundidos do sacro (S1-S3), em vez de a uma vértebra individualizada (Figura 50.1). A movimentação do sacro é limitada pelas suas ligações à pelve.

Essa diferença anatômica resulta em diferenças nas forças biomecânicas que atuam nessa região, comparativamente às outras vértebras lombares.[1,2] A característica que torna a articulação lombossacral única, na maioria das vezes no cão e no gato, é que a medula

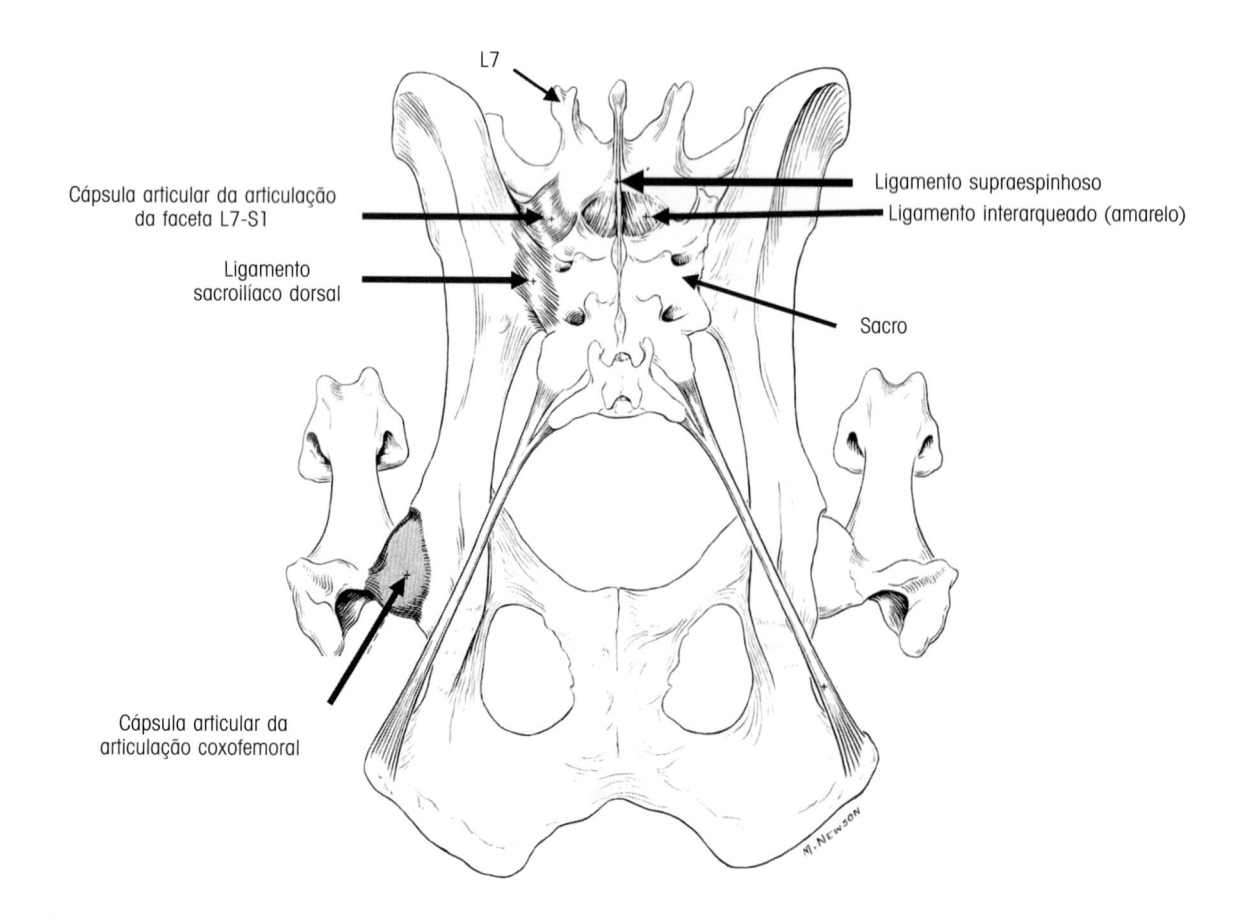

Figura 50.1 Um desenho esquemático da anatomia da junção lombossacral. (De Miller ME, Christensen GC, and Evans HE: Anatomy of the Dog. Philadelphia: WB Saunders, 1964, desenhado por M. Newson.)

espinal não se estende até essa região. Ao nascer, a medula espinal estende-se pelo canal vertebral até o sacro.[3] Os ritmos de crescimento diferentes entre a coluna vertebral e a medula resultam no término desta na altura da vértebra L6 em cães de raças médias a grandes e na vértebra L7 em gatos (Figura 50.2).[3] Cães de raças pequenas (< 7 kg) podem ter medulas espinais relativamente mais longas; neles, a medula pode terminar até na junção lombossacral.[3] Caudalmente à intumescência lombar, a medula espinal aponta-se, formando um cone alongado, o cone medular, que contém os segmentos sacral e caudal da medula espinal.[3] A medula espinal, em si, termina como o filo terminal, que é uma faixa composta de células gliais e ependimais.[3] O filo terminal une-se às camadas da dura e da aracnoide para formar o ligamento caudal em torno da vértebra S1. O ligamento caudal ancora a medula espinal fundindo-se com o periósteo e com o ligamento longitudinal dorsal nas vértebras caudais.

O saco tecal e o espaço aracnoide, que contêm líquido cerebrospinal, estendem-se até 2 cm além do filo terminal e podem estender-se até a vértebra S1.[2] Devido

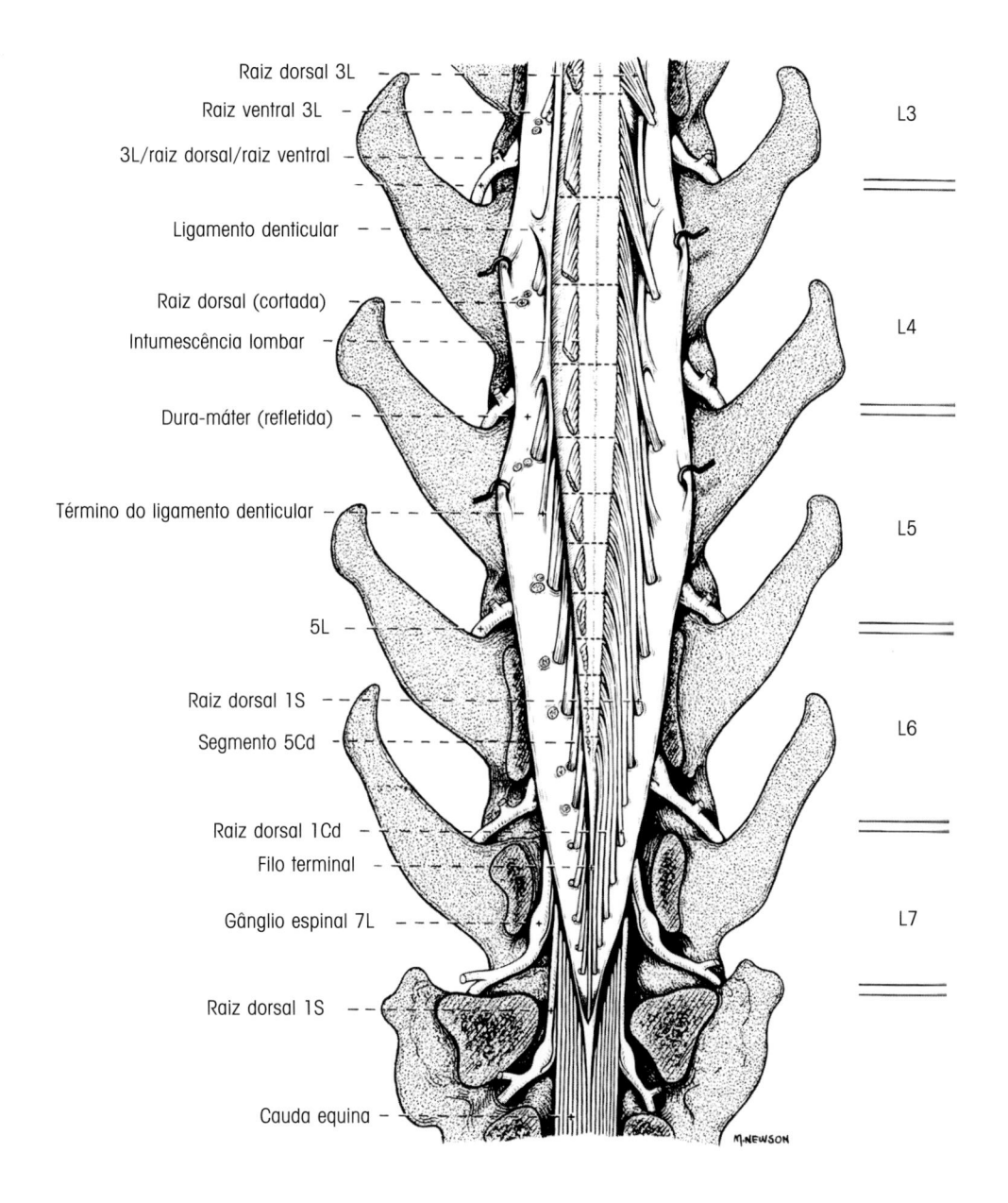

Figura 50.2 Relação segmentar da medula espinal com os corpos vertebrais. A medula espinal, as raízes, os gânglios e os nervos foram expostos pela remoção dos arcos vertebrais, de T11 aos segmentos caudais. A dura-máter foi removida, exceto no lado direito. Os números à direita representam os níveis dos corpos vertebrais. (De Miller ME, Christensen GC, and Evans HE: Anatomy of the Dog. Philadelphia: WB Saunders, 1964, desenhado por M. Newson.)

à medula espinal terminar antes da junção lombossacral, as raízes nervosas lombares caudais, sacrais e caudais continuam pela distância restante até sair do espaço vertebral através dos forames intervertebrais apropriados. Essa coleção de raízes nervosas é denominada cauda equina.[3] As raízes nervosas dorsais e ventrais fundem-se distalmente ao gânglio da raiz dorsal, próximo ao forame intervertebral, para formar os nervos espinais. Os nervos espinais carreiam os axônios que formam os nervos ciático, pudendo e parassimpático caudal (Figura 50.3).[3] Por toda a medula espinal torácica e lombar, os nervos espinais saem da coluna vertebral caudalmente à vértebra de mesmo número (p. ex., a raiz nervosa L7 sai através do forame intervertebral L7), imediatamente cranial ao DIV. Portanto, com a doença lombossacral, tipicamente a última raiz lombar e as sacrais são as mais afetadas clinicamente. Porém, doenças degenerativas em L6-L7 podem ocorrer independentemente ou em conjunto com doença lombossacral. As raízes nervosas, como a medula espinal, são cobertas por gordura epidural, que age como uma camada protetora contra lesão. Seios venosos pareados, presentes em todo o comprimento do canal vertebral, divergem lateralmente sobre os espaços discais e convergem para a linha mediana sobre a metade do corpo vertebral.

Dois corpos vertebrais adjacentes e o DIV entre eles constituem um segmento de moção. No segmento de moção vertebral existem três articulações: duas facetas articulares e o DIV. A moção é constrangida pelas cápsulas articulares e por ligamentos.[4] Quando essas estruturas atingem os limites de sua elasticidade e encontram forças tensionais, a flexibilidade é reduzida.[1] A movimentação da articulação é primariamente de flexão, com graus mais restritos de rotação, de curvamento lateral e de extensão.[1,5] A flexão no plano sagital é limitada pelos ligamentos supraespinhoso, interespinhoso, interarqueado e dorsal longitudinal e pelas cápsulas das articulações das facetas articulares.[1,5] A extensão é restringida pelo ligamento longitudinal ventral e pelas cápsulas das articulações das facetas articulares.[1,5] O curvamento lateral é controlado pelas cápsulas das articulações das facetas articulares, pelos ligamentos intertransversos, pelo anel fibroso do DIV e, até certo grau, pela pelve.[1,5] Finalmente, a rotação axial é controlada pelas facetas articulares e pelo anel fibroso do DIV.[1,4]

Patologia macroscópica da doença lombossacral

A causa mais comum de doença da cauda equina é a estenose, ou estreitamento, do canal vertebral, resultando em compressão da cauda equina (Figura 50.4).[2,4-8] Embora a estenose possa ser de natureza congênita, ela frequentemente é secundária à doença lombossacral degenerativa, que engloba alterações múltiplas na anatomia estrutural nessa localização. Muito frequentemente essas alterações afetam o DIV, as facetas articulares e os ligamentos da coluna vertebral. Anormalidades congênitas, como instabilidade, vértebras transicionais, osteocondrose da placa terminal sacral ou da L7[8,9] e também o traumatismo estão associados à doença lombossacral. Essas anormalidades em geral resultam em alterações degenerativas secundárias adquiridas, que acabam por contribuir clínicos mais tarde com os sinais.[2,4,5,7,8,10] Estenose espinal lombossacral congênita verdadeira, com sinais clínicos, pode ocorrer precocemente antes do desenvolvimento de alterações degenerativas se o diâmetro for diminuído o suficiente. Todavia, não é necessária a presença prévia de anormalidades congênitas ou de traumatismo para que ocorram alterações degenerativas nesse nível e certamente não são tão comuns como as alterações degenerativas ligadas ao envelhecimento. As outras doenças que afetam a coluna lombossacral e a cauda equina são neoplasia, traumatismo

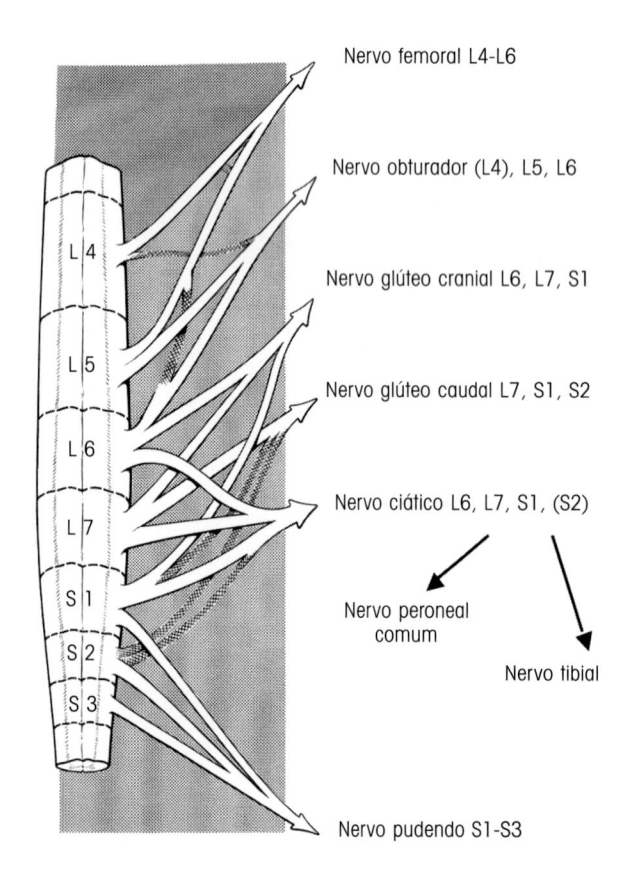

Figura 50.3 Formação dos nervos periféricos a partir dos segmentos da medula espinal da intumescência lombar no cão. (Modificado de De Lahunta A: Veterinary Neuroanatomy and Clinical Neurology, 2nd ed. Philadelphia: WB Saunders, 1983.)

(fratura), inflamação, infecção e lesões vasculares. Neste capítulo, o foco é a doença lombossacral degenerativa. A anatomia patológica associada à doença lombossacral degenerativa pode ser encontrada no Quadro 50.1.

A articulação lombossacral faz a transição entre uma região mais flexível da espinha (segmentos lombares) e uma região que tem posição estática (sacro) devido às suas ligações com a pelve. A amplitude de movimento é maior ali do que em quaisquer outros segmentos lombares inferiores.[11] Não surpreende que essa articulação possa sofrer estresses biomecânicos excessivos. Postula-se que a doença lombossacral é prevalente em cães de raças grandes devido à existência de um desequilíbrio entre o peso corporal e a dimensão da área de contato lombossacral não visto em raças menores, resultando em forças maiores naquela articulação.[12] A espondilose e a produção de osteófitos em torno das articulações das facetas, comumente observadas na doença lombossacral degenerativa, pode ser uma forma de reduzir a carga (forças) sobre a articulação.[12,13] Foi demonstrado que cães Pastores alemães, que têm alta incidência da doença, têm hipermotilidade e aumento da extensão longitudinal.[8,12]

Uma das mais precoces alterações ocorre no DIV e é relacionada à degeneração discal tipo II. Uma extensa revisão da doença do DIV tipo II pode ser encontrada no Capítulo 46. À medida que o disco na articulação lombossacral degenera, ocorrem distúrbios nas funções normais de suporte de cargas. À medida que o disco começa a herniar ou a colapsar, sua altura normal se perde, as facetas articulares começam a suportar mais do que sua carga biomecânica normal,[8,14] e sofrem certo grau de subluxação.[15] Apesar de o colapso do disco resultar em estreitamento do forame,[5,16] a significância desse estreitamento é desconhecida. A significância clínica do estreitamento dos forames sem o estreitamento do canal vertebral tem sido questionada na literatura humana.[17] Em outras articulações diartrodiais, o desenvolvimento de osteófitos ocorre em resposta a estressores biomecânicos excessivos.[18] Frequentemente, os osteófitos formam-se no lado ventromedial das facetas e nas regiões dorsolaterais da placa terminal de L7.[18-20] Podem restringir severamente os forames e a raiz de L7, especialmente se a articulação for estendida.[14] Adicionalmente, as alterações na função do segmento de moção podem causar hipertrofia do ligamento interarqueado, que se dobra para o interior do canal vertebral contribuindo para a estenose e a compressão dorsal das raízes nervosas.[4,5,21,22] A espondilose ventral é um achado típico; todavia, mais frequentemente é um indicador das alterações degenerativas do que de uma verdadeira causa dos sinais clínicos.

As anomalias congênitas tendem a acentuar os efeitos das cargas biomecânicas e contribuem para as alterações degenerativas lombossacrais. A instabilidade congênita é tipicamente relacionada a malformação e má articulação das facetas e do alinhamento vertebral anormal. A resposta à instabilidade nesse ponto pode ser comparada àquela que acontece com a malformação/má articulação cervical caudal (doença do *wobbler*). A osteocondrose é a mais recente anomalia congênita relatada na literatura que contribui para as alterações degenerativas da articulação lombossacral. O defeito cartilaginoso da placa terminal cranial é visto mais comumente na placa terminal cranial sacral do que na placa terminal caudal lombar.[9] Não surpreende que essa anomalia seja observada mais comumente em cães Pastor alemão, sendo mais comum em machos do que em fêmeas.[9] Em geral é observada clinicamente em cães mais jovens (a partir de 18 meses) do que nos pacientes típicos que apresentam a doença lombossacral.[9] As alterações degenerativas na articulação lombossacral podem ser atribuíveis a um aumento dos estresses anormais e, possivelmente, a impedimento na nutrição do DIV em uma idade abaixo daquela típica da degeneração tipo II do DIV.

O termo "vértebra transicional" engloba várias anormalidades ósseas congênitas vistas nas vértebras entre os segmentos espinais. Mais comumente, essas alterações têm sido vistas no segmento de moção lombossacral.[23] Essa anormalidade exibe características morfológicas tanto das vértebras lombares quanto das sacrais.[24-26] Normalmente, o desenvolvimento e o alinhamento das últimas vértebras lombares são tais que os processos transversos não estão em contato com os ílios.[23] O desenvolvimento anormal acontece por mecanismos

---

Quadro 50.1 Anatomia patológica associada à doença lombossacral degenerativa.

Doenças adquiridas
- Doença discal degenerativa
  - Tipo II*
- Alterações degenerativas de outras estruturas espinais
  - Hipertrofia/inflamação do ligamento amarelo (ligamento interarqueado)
  - Hipertrofia/inflamação do ligamento longitudinal dorsal
  - Hipertrofia/inflamação da cápsula da articulação facetária
  - Osteófitos da faceta articular
  - Espessamento e endurecimento da gordura epidural
  - Adesões fibrosas de raízes nervosas
  - Espondilose

Doenças congênitas que podem causar doença lombossacral e contribuir para as alterações degenerativas
- Estenose congênita
- Má articulação ou malformação da articulação lombossacral (p. ex., instabilidade)
- Vértebras transicionais
- Osteocondrose da placa terminal de L7 ou da S1.

* A extrusão tipo II do disco intervertebral pode ocorrer nessa região, mas é relativamente incomum, mesmo em raças condrodistróficas.

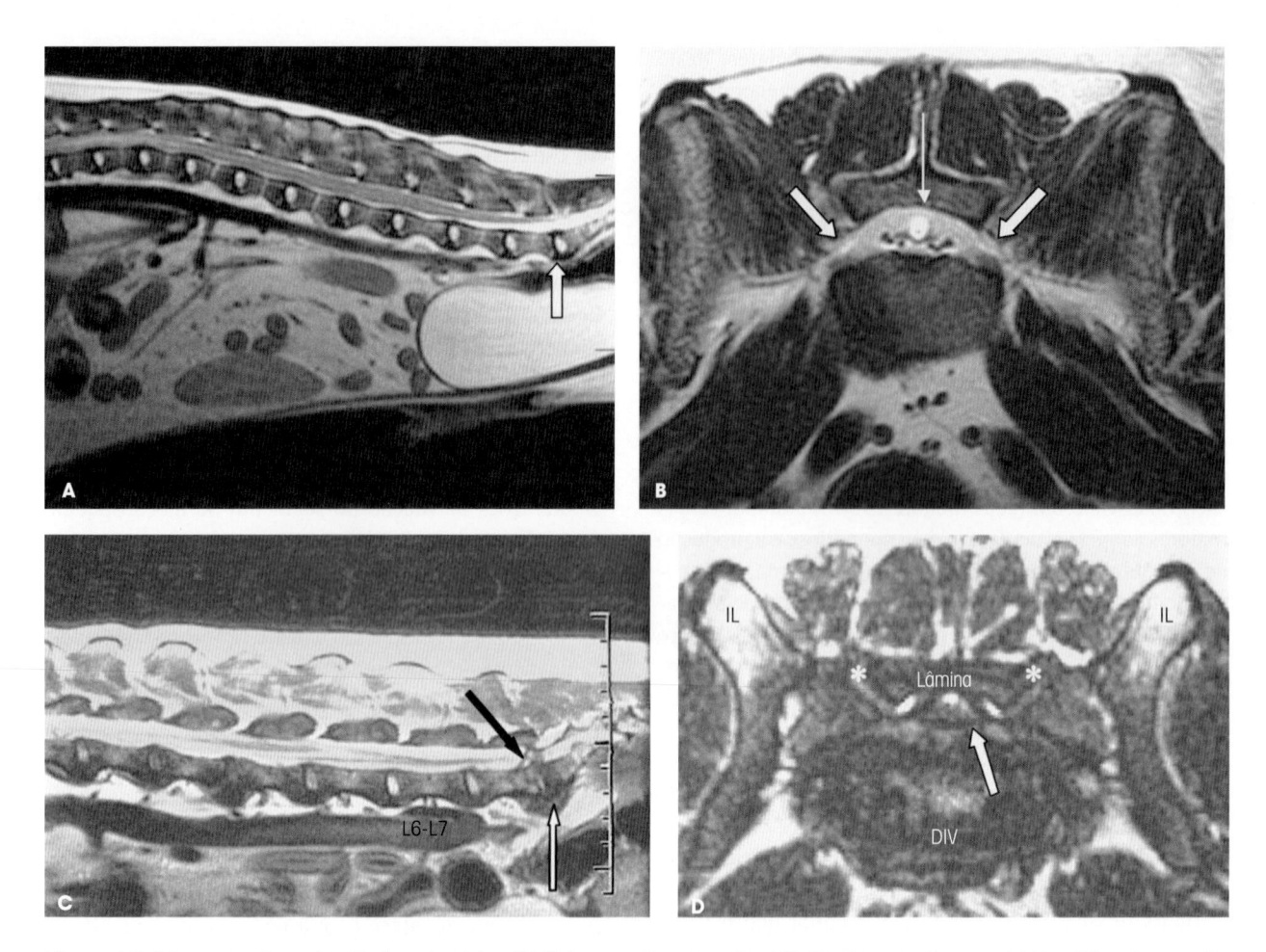

Figura 50.4 Imagens de ressonância magnética (RM) de um cão com a junção lombossacral normal (**A**) e (**B**) e de um cão com doença lombossacral degenerativa **C.** e **D.** Imagem de RM ponderada em T2, em plano sagital. Todos os DIV estão bem hidratados. O tecido neural e a gordura são facilmente identificáveis no canal vertebral lombar baixo e sacral. *Seta branca*: disco L7-S1. **B.** RM ponderada em T2, em plano transversal, através da articulação L7-S1. *Seta estreita*: canal vertebral contendo o tubo de dura-máter, as raízes nervosas e a gordura epidural. *Setas espessas*: raízes nervosas L7 saindo através do forame intervertebral L7-S1. **C.** RM ponderada em T2, em plano sagital. Existe uma grande extrusão no disco L7-S1 e o canal está severamente estenosado (*seta negra*). Em L3-L4, L4-L5 e L7-S1 existem DIV em degeneração (evidenciado por perda de sinal devido à desidratação). Na articulação lombossacral nota-se espondilose ventral (*seta branca*) e também em outros espaços discais. **D.** RM ponderada em T2, em plano transversal, através do espaço discal L7-S1. O canal vertebral está obliterado por material discal extrudado (*seta branca*) e a anatomia neural é difícil de ser apreciada. DIV = disco intervertebral; IL = asa do ílio; * = articulação das facetas.

anormais durante o crescimento dos centros de ossificação das vértebras do sacro e/ou de L7.[23] As anormalidades mais características em geral ocorrem nos processos transversos, que podem ou não estar ligados ao ílio ou ao sacro.[23,24,26] As variações na morfologia do corpo vertebral são menos comuns.[23,26] Essas anormalidades podem resultar em ligações sacroilíacas anormais (geralmente encurtamento das ligações no lado afetado) e em rotação anormal da pelve.[23] O alinhamento anatômico anormal provavelmente resulta em biomecânica alterada e em cargas excessivas no DIV e nas articulações das facetas. Assim, vértebras transicionais podem ser clinicamente relevantes na doença lombossacral degenerativa, especialmente em cães Pastores alemães, que têm uma alta incidência comprovada de doença lombossacral degenerativa.[23,24,26-28]

Em pessoas, vértebras transicionais são mais prováveis de ser associadas à doença degenerativa do disco e à degeneração da articulação das facetas acima da vértebra transicional, e essa malformação exerce um grau de proteção contra alterações degenerativas do disco localizado abaixo.[29] A articulação entre o processo transverso da vértebra transicional e o sacro pode restringir a rotação e o encurvamento lateral, protegendo, dessa forma, o disco lombossacral (disco L5-S1 em pessoas) contra forças biomecânicas excessivas.[29,30] Constatou-se que a altura do disco abaixo da vértebra transicional é menor do que a altura dos discos mais acima em homens jovens, mas a altura do disco é similar em pessoas com essa condição em comparação com a altura dos discos em homens normais na população de meia-idade.[29] A altura encurtada do disco na população mais velha não afetada provavelmente resulta de degeneração.[29,31] O efeito protetor da vértebra transicional no disco inferior é mais forte para o anel fibroso do que para a placa terminal e o núcleo pulposo, mas é postulado que as alterações degenerativas vistas nessas estruturas podem ser induzidas por outro mecanismo, isto é, o envelhecimento natural do disco.[29]

Sinais clínicos da doença lombossacral

Os sinais clínicos da doença espinal lombossacral são diferenciados da lesão aos segmentos lombossacrais da medula espinal. Devido à anatomia neurológica na articulação lombossacral, as raízes nervosas de L7, as sacrais e as caudais são tipicamente mais afetadas do que a medula espinal pelos processos patológicos na junção lombossacral. A compressão da cauda equina é mais frequentemente associada a dor, alterações da marcha e graus de leves a moderados de disfunção neurológica, comparando-se com a lesão aos segmentos da medula espinal lombossacral, em que podem ser mais completos ou graves. A Tabela 50.1 é uma lista dos possíveis achados durante o exame neurológico em animais com a síndrome da cauda equina. É importante notar que nem todos os déficits listados na tabela estarão necessariamente presentes em um mesmo paciente.

A entidade patológica mais comum que afeta a cauda equina é a estenose, ou estreitamento do canal vertebral, causando compressão das raízes nervosas.[2,4-7] Cães frequentemente exibem sinais de dor lombossacral observados durante a palpação lombossacral profunda com ou sem extensão do quadril, elevação da base da cauda, palpação retal (pressionando dorsalmente) e carrinho de mão com os membros pélvicos. Os clientes comentam sobre o animal manter a cauda abaixada ou não abanar a cauda. A dor associada à doença lombossacral pode originar-se do disco (dor discogênica), da inflamação da raiz nervosa ou da cápsula da articulação das facetas articulares e dos ligamentos espinais. A dor radicular, ou da raiz nervosa, pode ser manifestada por alodinia, disestesia, hiperestesia ou parestesia.[32] A definição dessas síndromes de dor é exibida na Tabela 50.2. A patogênese da dor associada à doença lombossacral será discutida mais adiante.

É crítico que se exclua a possibilidade de osteoartrite coxofemoral como a fonte da dor na área lombar, que também pode concomitantemente estar presente. A dor lombossacral frequentemente leva à claudicação, que é intermitente ou persistente, e a uma marcha aos pulos semelhantes à do coelho (*bunny hopping*). Essas alterações na marcha também são vistas com a doença coxofemoral. A dificuldade para se levantar, a intolerância ao exercício e a inabilidade em executar tarefas que uma vez já foram atividades normais podem ser atribuíveis à dor e/ou à fraqueza.

O exame neurológico pode resultar normal em um animal com dor lombossacral somente, ou, se os resultados forem anormais, o exame pode revelar dor e déficits leves nas reações posturais e nos reflexos espinais. A identificação precoce dos sinais, os melhores cuidados sanitários para animais de companhia e, finalmente, a melhoria nas formas de diagnóstico podem ter contribuído para a baixa incidência de déficits neurológicos significantes vistos pelo autor. Todavia, a doença pode resultar em vários graus de disfunção nas reações posturais e em reflexos inervados pelos nervos ciáticos, sacrais e caudais. Eles incluem déficits na propriocepção consciente, na reação de pular, nos reflexos espinais diminuídos ou ausentes, na incontinência urinária e/ou fecal e na função ou sensação anormal perineal e na cauda.

O reflexo patelar é poupado porque as raízes nervosas que suprem o nervo femoral (L4-L6) saem da coluna vertebral rostralmente à articulação lombossacral. A paraplegia é rara porque, quando a função do nervo femoral estiver intacta, o membro pélvico pode se estender e carregar peso. Em casos de disfunção grave do nervo ciático, o animal pode estar muito fraco, mas geralmente não é não ambulatório. Quando o nervo ciático for extremamente disfuncional, o reflexo patelar pode parecer estar exagerado. Isso é chamado de "pseudo-hiper-reflexia", porque não é um sinal de "neurônio motor superior" (NMS) verdadeiro, mas ocorre secundariamente à perda da ação muscular antagônica nos músculos bíceps femoral, semitendinoso, semimembranoso e gastrocnêmio. Tipicamente, esse "falso" reflexo é observado como uma rápida extensão do membro com pobre retração da flexão do jarrete. A hiper-reflexia verdadeira é associada a clônus do membro.

Ocasionalmente, o único ou mais grave sinal clínico da doença lombossacral é a perda da função autonômica, tais como incontinências urinária e/ou fecal. A função da bexiga é impedida pela interrupção das fibras nervosas simpáticas de S1-S3 que formam o nervo pélvico e controlam a função do músculo detrusor da bexiga urinária. As fibras somáticas presentes nos nervos espinais S1-S3 controlam o esfíncter urinário externo, ou músculo uretral. Adicionalmente, as fibras sensoriais aferentes também são afetadas. As fibras sensoriais aferentes enviam informações à medula espinal sacral que facilita a atividade reflexa local. A

Tabela 50.1 Achados do exame neurológico na doença lombossacral.	
Sinais	Comentários
Estado mental	Normal
Marcha	Membros torácicos normais Pode ser atáxico nos membros pélvicos Pode ser fraco (paraparesia ou monoparesia) nos membros pélvicos, primariamente nos músculos inervados pelo nervo ciático (a fraqueza geralmente é leve e a paralisia é rara) Claudicação (intermitente ou persistente) Passo em "pulo de coelho" Dificuldade em se levantar Diminuição da tolerância a exercícios
Reações posturais	Normais nos membros torácicos Propriocepção consciente pode ser de normal ou diminuída a ausente nos membros pélvicos dependendo da gravidade da lesão à raiz nervosa As reações de pular podem ser normais a diminuídas, raramente ausentes, exceto se a lesão à raiz nervosa for grave (fratura espinal com avulsão de raiz)
Reflexos espinais	Normal nos membros torácicos O tônus muscular nos membros pélvicos e no esfíncter anal pode ser normal ou diminuído (hipotônico) a ausente (flácido) dependendo da gravidade da lesão à raiz nervosa O reflexo miotático femoral (patelar) é normal Os reflexos miotáticos são de normais ou diminuídos a ausentes (hiper-reflexia a arreflexia) na distribuição dos reflexos inervados pelos nervos ciático e sacral, dependendo da gravidade da lesão à raiz nervosa A resposta à dor profunda frequentemente está intacta, mas pode estar de deprimida a ausente nos dedos laterais, na cauda e na região perineal, dependendo da gravidade da lesão à raiz nervosa
Dor	A maioria das doenças nessa região causa dor: • Doença do disco intervertebral/doença degenerativa adquirida • Neoplasia vertebral • Discoespondilite • Osteomielite • Traumatismo/fratura • Anomalias vertebrais (±) Doenças não dolorosas: • Avulsão de nervo sem fratura espinal
Incontinência urinária	Pode haver disfunção da bexiga de neurônio motor inferior (NMI) Pode gotejar urina
Outras	Pode haver incontinência fecal e/ou dilatação do esfíncter anal Assinatura radicular neural (menos comum que com lesões de C6-T2) Pode ter fraqueza/paralisia da cauda A parestesia pode levar à automutilação (cauda, membros pélvicos) Disestesia

informação ascendente dessas fibras também converge nos corpos celulares pré-ganglionares simpáticos na medula espinal toracolombar (em torno de L1-L4), as quais formam o nervo hipogástrico que inerva o esfíncter urinário interno. O grau variado de perda de informação ascendente a esses corpos celulares pode resultar também em tônus ineficiente do esfíncter urinário interno. Todavia, esse esfíncter pode ser algo mais funcional do que o músculo uretral e contribuir para qualquer retenção urinária presente. A presença de disfunção autonômica significativa resulta em prognóstico reservado, mesmo com tratamento.[5,33]

Um animal algumas vezes exibe sinal radicular (*root signature*) neural com a compressão da cauda equina. Caracteriza-se por elevação do membro pélvico quando cessa a movimentação. Provavelmente é relacionado a uma tentativa de aumentar o conforto diminuindo o estiramento da raiz nervosa comprimida. O sinal da raiz nervosa parece ser muito mais comum na radiculopatia cervical, na qual o animal eleva um membro torácico.

Tabela 50.2 Definições das síndromes de dor que podem ocorrer com a lesão da raiz nervosa.[32]	
Alodinia	Dor causada por um estímulo que normalmente não causaria dor
Disestesia	Uma sensação anormal desagradável que normalmente é considerada dolorosa
Hiperalgesia	Resposta aumentada a um estímulo que normalmente é considerado doloroso
Parestesia	Uma sensação anormal, espontânea ou evocada

Fisiopatologia da dor na doença lombossacral

A dor é uma das características-chave da estenose lombossacral e da doença degenerativa. Apesar de as causas da dor parecerem um tanto óbvias, a natureza variável do grau de dor e a falta de resolução da dor seguindo-se à cirurgia de descompressão em alguns indivíduos humanos e em animais permanecem um enigma.[34] A compressão mecânica direta de raízes nervosas tem um papel na patogênese da dor, mas não é sua única causa. Muita pesquisa tem sido conduzida em situações experimentais e clínicas para elucidar as causas da dor lombar baixa com a doença degenerativa lombossacral. A dor resulta de compressão e de inflamação de raízes nervosas sensoriais (dor radicular) e das alterações degenerativas e inflamatórias nas articulações facetárias, de outras estruturas de suporte e do DIV (dor discogênica).[35]

Muitos dos modelos de dores neuropáticas que foram desenvolvidos experimentalmente envolvem a manipulação do nervo ciático, da cauda equina ou de uma raiz nervosa isolada. A lesão ao nervo, às raízes nervosas ou à cauda equina tem sido induzida por muitos mecanismos: manipulação, transação, ligadura, crioneurólise, esmagamento e constrição crônica.[36-39] A fisiopatologia local no local da lesão neural tem implicado uma pletora de potenciais mediadores da dor. A compressão do nervo ou da raiz nervosa resulta em deformação mecânica com despolarização espontânea (ectópica) do nervo, em edema vasogênico, em infiltração de células imunitárias com subsequente suprarregulação de mediadores imunes nas raízes nervosas e na medula espinal e em sensibilização central da medula espinal para a percepção suprarregulada da dor.[35,40] Esses fatores não são entidades independentes e são inter-relacionados em uma via complexa (Figura 50.5).

Nocicepção nas estruturas anatômicas da coluna vertebral

Em um nível nociceptivo básico, a inervação sensorial está presente em todas as estruturas da espinha.[41] A inervação dessas estruturas primariamente se inicia nas raízes nervosas dorsais primárias distais ao gânglio da raiz dorsal.[42,43] Nervos articulares recorrentes inervam o periósteo vertebral, as cápsulas das articulações facetárias e os tecidos ligamentosos do arco neural dorsal (p. ex., ligamento interarqueado).[42] Outro ramo forma o nervo sinovertebral, que entra por trás no forame intervertebral e dá origem aos ramos cranial e caudal, que proporcionam rica inervação ao ligamento longitudinal dorsal e ao anel fibroso dorsal do DIV.[42] Foi demonstrado recentemente que essas fibras possuem canais de dor sensoriais específicos controlados por sódio (SNS/PN3 e NaN/SNS2), que podem proporcionar um novo mecanismo terapêutico para analgesia.[41] A extensão dessas fibras sobre um ou dois segmentos vertebrais pode limitar a localização precisa da dor a uma articulação intervertebral específica.[41] Esses dois nervos sensoriais também têm uma associação muito próxima com o plexo autônomo.[41] Condições dolorosas ou patológicas desses nervos ou de estruturas inervadas por eles podem resultar em manifestações autonômicas.

Devido à faceta articular ser uma articulação artrodial verdadeira, a dor associada à faceta articular pode ser atribuída ao estresse mecânico, à osteoartrite e à inflamação sinovial.[44-47] Similarmente a outras articulações que suportam peso, as alterações degenerativas da faceta articular incluem degradação da cartilagem hialina, remodelagem e osteosclerose do osso subcondral e a formação de osteófitos.[47] Apesar de os processos inflamatórios em articulações típicas (isto é, joelho e quadril) terem sido bem documentados, são poucos os estudos avaliando as articulações das facetas.[47] A dor secundária à osteoartrite e à degeneração articular é associada a citocinas produzidas pela cascata do ácido araquidônico. Em um estudo, múltiplas prostaglandinas e leucotrienos, ambos produtos da cascata do ácido araquidônico, foram produzidos na articulação das facetas, nos tecidos discais e no osso subcondral de pacientes humanos com distúrbios degenerativos da coluna lombossacral. As citocinas produzidas eram similares àquelas obtidas da cartilagem e do osso subcondral de outras articulações osteoartríticas.[48] Em outro estudo clínico humano,[47] sinóvias e cartilagens articulares de 40 pacientes submetidos a cirurgia da coluna lombar foram colhidas para avaliação quanto à produção de citocinas.

Apesar de o foco do estudo ter sido a identificação da presença de interleucina-Iβ (IL-Iβ) e de fator de necrose tumoral-α (TNF-α, *tumor necrosis factor alpha*), os autores ficaram surpresos ao descobrir que essas citocinas não eram encontradas em alta concentração nos pacientes com doença discal ou com estenose do canal vertebral. Todavia, a concentração de interleucina 6 (IL-6) estava elevada em ambos os grupos de pacientes. Constatou-se que a produção de Il-6 é induzida pela IL-Iβ e TNF-α. Acredita-se que essas duas citocinas estejam presentes no início da inflamação aguda e na produção subsequente de IL-6, contribuindo mais ainda para a cascata inflamatória.[49-54] A presença de IL-6 elevada, sem elevação de IL-Iβ e TNF-α, pode ser atribuída à natureza crônica da doença lombar degenerativa.

Menos atenção tem sido dada à dor gerada pela compressão e pela inflamação da dura-máter. A inervação sensorial da dura é feita pelo nervo sinovertebral, que tem fibras sensoriais e simpáticas.[55] Muitas fibras nervosas peptidérgicas (associadas à dor) são distribuídas na duramáter e provavelmente têm um papel na geração da dor.

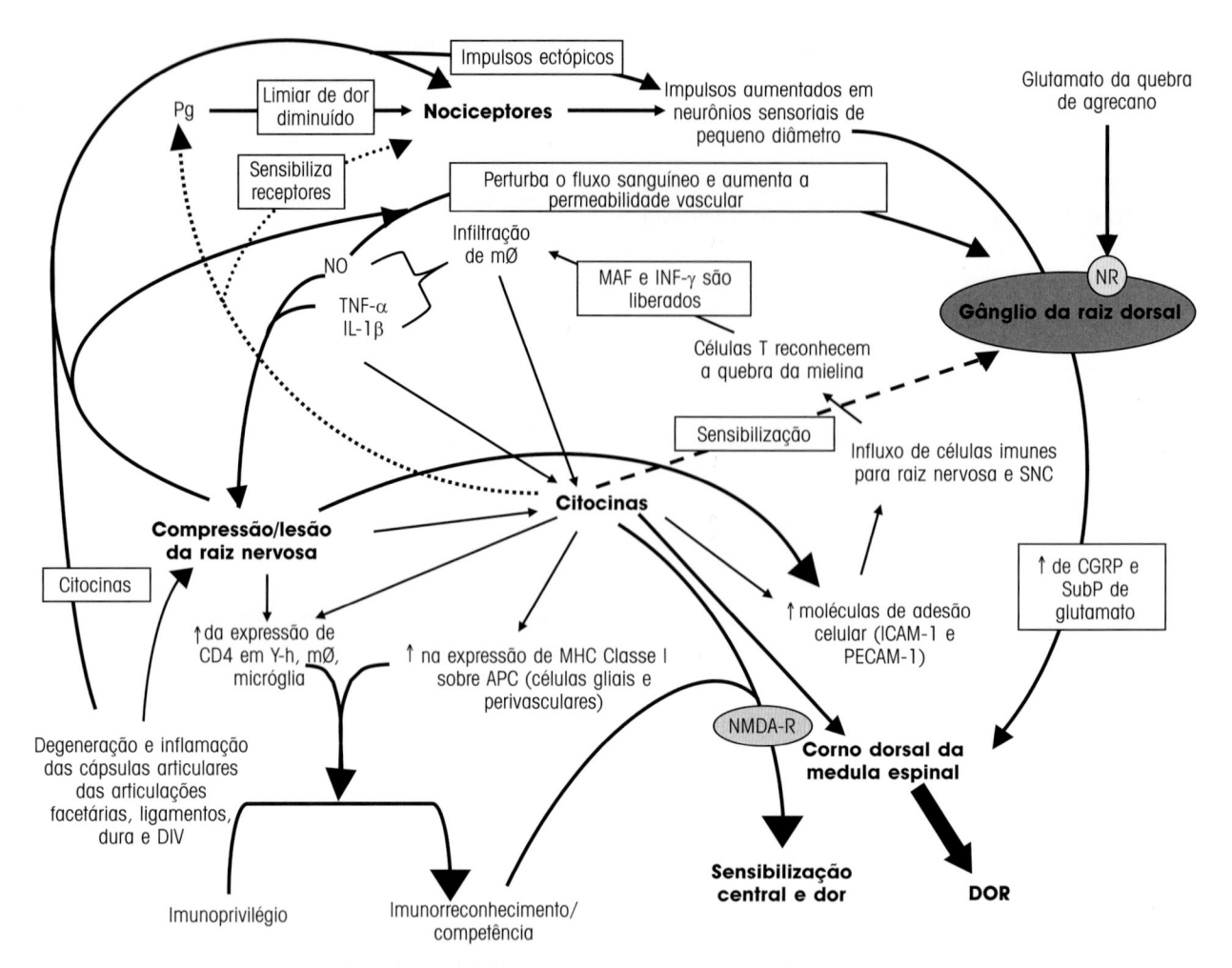

Figura 50.5 Visão geral esquemática da inter-relação de fatores nas dores radiculares aguda e crônica devido à compressão nervosa. APC = células apresentadoras de antígenos; CGRP = peptídio relacionado com o gene da calcitonina; DIV = disco intervertebral; ICAM-1 = molécula de adesão intercelular 1; IL-1β = interleucina 1-β; INF-γ = interferona gama; mØ = macrófagos; MAF = fator ativador de macrófagos; NMDA-R = receptor N-metil-D-aspartato; NO = óxido nítrico; NR = receptor nociceptivo; PECAM-1 = molécula de adesão de célula endotelial plaquetária; Pg = prostaglandinas; SNC = sistema nervoso central; SubP = substância P; T-h = célula T auxiliar; TNF-α = fator de necrose tumoral-α.

Deformação mecânica das raízes nervosas e da cauda equina

No estado normal, os nervos da cauda equina são um tanto móveis no interior do canal vertebral e de forames para permitir as alterações causadas durante a extensão e a flexão da coluna e a flexão e movimentos dos membros pélvicos. Quando as raízes nervosas se tornam comprimidas ou aprisionadas por um DIV extrudado, hipertrofia de tecidos ou estenose do canal, o movimento da raiz nervosa torna-se limitado e a tração e a compressão da raiz nervosa induzem mecanismos de dor e alterações morfológicas no nervo. A compressão crônica pode ser pensada como uma sequência de episódios repetidos ou persistentes de compressão aguda.[40]

A fisiopatologia básica da dor na doença degenerativa da coluna lombar foi estudada extensivamente. Ela começa com a compressão de raízes nervosas em toda a cauda equina ou de raízes nervosas individuais. A lesão mecânica direta ou química às raízes lombares no rato produz alodinia mecânica e hiperalgesia térmica.[56] A dor, a alodinia e o amortecimento são sintomas subjetivos da radiculopatia lombar, que pode ser induzida por disparos ectópicos ou espontâneos de neurônios sensoriais nociceptivos.[43,57] Tem sido demonstrado que a excitabilidade e o disparo espontâneo nos gânglios da raiz dorsal são ligados a canais controlados por sódio (SNS/PN3 e NaN/SNS2) de nervos sensoriais recentemente implicados na dor neurológica.[41] Foi demonstrado, adicionalmente, que a compressão mecânica leva a uma reação tecidual intraneural, incluindo edema, desmielinização e fibrose.[40,58,59] Várias alterações morfológicas e fisiológicas ocorrem nas fases (aguda, subaguda e crônica) da compressão da raiz nervosa.[37,40,59-62] Um estudo de Kobayashi et al.[40] avaliou os desarranjos morfológicos induzidos pela compressão da raiz nervosa de L7 feita por clipe em um modelo canino. O clipe foi mantido no pós-operatório e as raízes nervosas foram avaliadas em 1 e 3 semanas depois. Foram observados três processos característicos: degeneração walleriana, influxo de macrófagos e radiculite. A degeneração walleriana foi observada na raiz nervosa proximal e ventralmente ao gânglio da raiz dorsal. Nas regiões da degeneração walleriana, foram observados macrófagos metabolizando restos necróticos. Os macrófagos estão envolvidos na cascata inflamatória, aumentando a permeabilidade vascular, a produção de sinais quimiotáticos para outras células inflamatórias e a modulação da atividade dessas células. A origem exata desses macrófagos é desconhecida.[63,65] O tecido nervoso não possui um sistema linfático; contudo, o líquido cerebrospinal (LCE) pode ter um papel semelhante ao sistema linfático, pois o fluxo do LCE pode remover metabólitos e produtos de descarte da medula espinal e das raízes nervosas.[63-65]

Muitos estudos foram realizados para elucidar a patogênese da radiculite associada à compressão da raiz nervosa. Foi proposta a inflamação da raiz nervosa induzida quimicamente pela presença de tecido de disco rompido disseminado ao longo da bainha da raiz.[35,63,66] As substâncias do disco, que se pensa terem um papel na indução da radiculite química, incluem glicoproteínas, imunoglobulina G, fosfolipase A_2, citocinas e íons hidrogênio.[35,63,64,66-69] Apesar de esses achados não explicarem a produção de inflamação na estenose do canal medular, a compressão de uma raiz nervosa resulta em edema intraneural e em influxo de macrófagos, o que é associado à produção de citocinas inflamatórias, tais como IL-1β, IL-6 e TNF-α, óxido nítrico e proteases.[49-54,67]

Em um estudo semelhante ao modelo canino de aplicação de um clipe no nervo,[63] as alterações nos gânglios da raiz dorsal foram avaliadas 24 h, 1 semana e 3 semanas após a compressão. A compressão das raízes dorsais proximais ao gânglio da raiz dorsal resultou em um comprometimento do fluxo axônico na raiz e em alterações morfológicas incluindo cromatólise central nos corpos celulares do gânglio da raiz dorsal. O transporte axônico tem uma função nos movimentos retrógrado e anterógrado de neurotransmissores, de nutrientes e de fatores neurotróficos que são sintetizados pelas células do gânglio da raiz dorsal. Poderia ser esperado, então, que os distúrbios do fluxo axônico causassem disfunção neurológica. A cromatólise central e as outras alterações morfológicas vistas no gânglio foram consideradas um reflexo da síntese diminuída de neurotransmissores e de outros fatores homeostáticos neuronais em favor da produção de proteínas estruturais, como o citoesqueleto e os fatores neurotróficos necessários para a reparação.[63,70,71] Pensa-se que os fatores de crescimento de nervos e outros fatores neurotrópicos estejam envolvidos na manutenção de neurônios sensoriais e podem, na realidade, inibir a morte celular após transecção do nervo.[63,72-76] Quando a compressão resulta em cromatólise central leve, o neurônio pode, geralmente, recuperar-se totalmente após o alívio da compressão. Todavia, a compressão sustentada pode resultar em dano irreversível ao gânglio da raiz dorsal, o que pode, em parte, explicar a não recuperação de alguns pacientes após cirurgia para descompressão.

Fluxo sanguíneo intraneural e edema

A diminuição da irrigação sanguínea no interior de raízes nervosas ou da cauda equina pode ter um papel nos sintomas de pacientes com doença lombossacral degenerativa ou estenótica.[77] Foi demonstrado que o fluxo sanguíneo é afetado negativamente pela compressão experimental da raiz nervosa[61,78-81] e foi demonstrado que o estresse hipóxico induz disparos ectópicos no gânglio da raiz dorsal e aumento da sensibilidade a estímulos mecânicos.[78,82] Um grande número de raízes sensoriais passa através do gânglio da raiz dorsal, que tem uma abundante rede vascular e não tem barreira hematoneural.[80,83] A compressão provavelmente ocorre primeiro nas vênulas, de paredes finas, o que resulta em comprometimento da perfusão do sistema capilar que alimenta as raízes nervosas, produzindo isquemia e aumentando o edema radicular.[58,62,82,84,85] A permeabilidade vascular aumentada e o edema subsequente no restante da raiz são atribuíveis a uma quebra na barreira hematoneural.[40,63,84,86] O edema endoneural, que foi demonstrado experimentalmente estar temporariamente associado ao início da dor na raiz nervosa e à disfunção neurológica, é observado no gânglio da raiz dorsal durante a compressão.[57,80] O edema resulta em altas pressões sendo aplicadas nas células ganglionares porque o perineuro evita vazamento do fluido para o epineuro, resultando em retenção do fluido[88] (Figura 50.6). O edema pode, então, aumentar a compressão funcional em adição ao estresse mecânico e contribuir para o comprometimento da função celular.[80] No estudo em cães, mencionado anteriormente, de aplicação de um clipe em L7 por Kobayashi et al.,[40] os aumentos de permeabilidade vascular foram mais acentuados em uma semana após a cirurgia e começaram a se resolver na terceira semana. O edema inicial acentuado foi atribuído à perda do controle vasomotor induzido por aminas vasoativas e por neuropeptídios produzidos em resposta à lesão nesse local. A persistência de permeabilidade vascular aumentada além da fase aguda foi atribuída a uma demanda maior de fluxo sanguíneo para fornecer nutrientes e blocos estruturais metabólicos durante a regeneração.[40,89] Hida[90] forneceu suporte à teoria de comprometimento vascular na compressão da raiz nervosa demonstrando que o fluxo sanguíneo à raiz nervosa medido durante a cirurgia de descompressão lombar estava aumentado naqueles pacientes cujos déficits neurológicos se resolveram logo após a cirurgia, comparando-se com aqueles pacientes cujos déficits neurológicos não se resolveram após a cirurgia.

Respostas neuroimunes, mediadores inflamatórios e sensibilização central

Os processos de nocicepção envolvem a geração de impulsos nervosos em neurônios sensoriais de pequeno diâmetro e a propagação desses impulsos até a medula espinal. Existe uma complexa inter-relação entre os nociceptores e a cascata inflamatória. Os mediadores inflamatórios causam sensibilização ou resposta aumentada a estímulos, os quais também são acentuados por neuropeptídios liberados na cascata inflamatória.[34]

Leucócitos movimentando-se na medula espinal têm sido observados na compressão de raiz nervosa.[91] O sistema nervoso é considerado imunologicamente privilegiado, o que significa que ele não é tipicamente vigiado por linfócitos circulantes como outros órgãos. Descobriu-se que glicoproteínas da membrana imune (CD4 e complexo maior de histocompatibilidade, ou MHC, do inglês *major histocompatibility complex* classe II) e moléculas de adesão celular (molécula de adesão intracelular-1) ICAM-1 (do inglês *intracellular adhesion molecule-1* e molécula de adesão celular endotelial plaquetária-1, ou PECAM-1), as quais são fazem parte da ativação imunológica, e o influxo de células imunitárias aumentam em resposta à lesão da raiz nervosa.[91] As moléculas MHC classe II são expressas em geral em células apresentadoras de antígenos (APC, do inglês APC, *antigen-presenting cells*) para interação com células-T no reconhecimento imune. As células apresentadoras de antígeno no sistema nervoso são as células perivasculares e a micróglia.[92,93] As células gliais em geral não expressam moléculas MCH classe II, mas a expressão pode ser induzida por citocinas.[94] Glicoproteínas de membrana CD4, expressadas em células T auxiliares, em macrófagos e em micróglia[95], exercem o papel de reconhecimento de antígenos pelas APC em associação com as moléculas MHC classe II. A lesão a raízes nervosas lombares resultou em expressão aumentada de CD4 na substância cinzenta de medula espinal comparativamente com ratos, nos quais a cirurgia foi apenas simulada, e em ratos normais.[91] O papel das moléculas CD4 não é

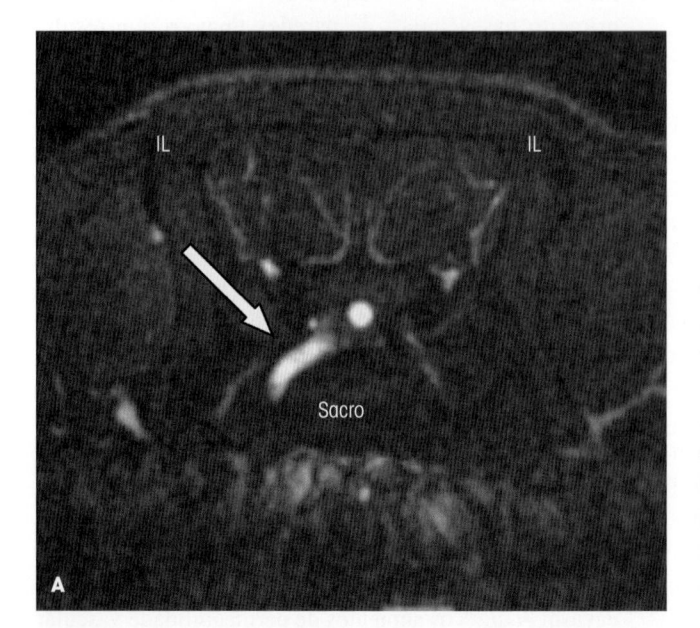

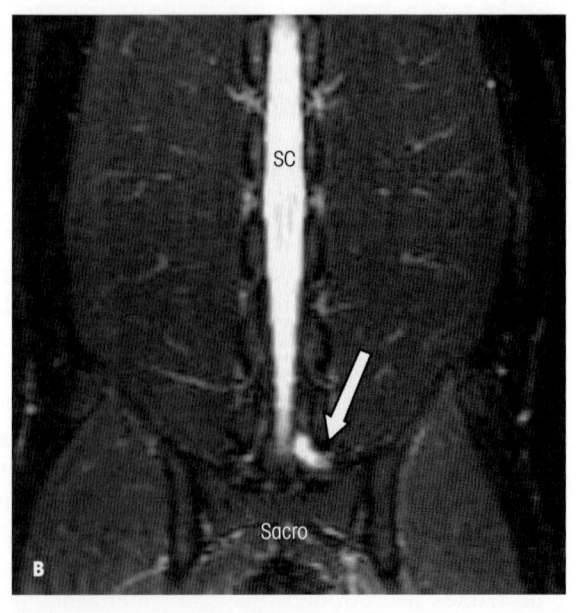

Figura 50.6 A. Uma imagem de ressonância magnética (RM), em plano transversal, ponderada em T2 no nível da articulação lombossacral de um cão com atrofia muscular do membro pélvico esquerdo, dor lombar e no membro. O cão tinha déficit proprioceptivo consciente leve e fraqueza no membro pélvico esquerdo. Foi identificado edema grave da raiz nervosa (*seta branca*) durante a cirurgia e confirmado por biopsia. Uma foraminotomia foi feita, o cão melhorou e estava melhor aos 6 meses após a cirurgia. IL = asa do ílio. **B.** Imagem de RM em plano coronal, ponderada em T2, do mesmo cão; *seta branca* = raiz nervosa edematosa; SC = medula espinal.

completamente conhecido, mas é provável que elas contribuam para a imunocompetência e para a resposta no SNC após lesão à raiz nervosa. O sistema nervoso, constitucionalmente, expressa níveis muito baixos dessas proteínas de membrana, o que contribui para o estado imune privilegiado do sistema nervoso.[91]

A lesão à raiz nervosa pode produzir uma cascata de eventos que suprarregulam a ICAM-1, o que permite a entrada de células hematógenas no sistema nervoso central (SNC), contribuindo para a inflamação de nervos e o desenvolvimento de sensibilização central.[91,96-98] A suprarregulação dessas moléculas tem sido associada temporariamente ao início de alodinia mecânica após lesão à raiz nervosa.[91] Adicionalmente, essas alterações são associadas à lâmina do corno dorsal, na qual terminam as fibras nociceptivas.[91] O aumento da expressão de moléculas de adesão celular e de glicoproteínas de membrana tem sido demonstrado em vários processos de doença do SNC e do sistema nervoso periférico (SNP), incluindo infecção, inflamação autoimune e compressão de raiz nervosa.

Modelos experimentais têm proporcionado evidências de inflamação nervosa central devido à compressão de raízes nervosas, incluindo a ativação de astrócitos e de células gliais e o aumento da expressão de citocinas pró-inflamatórias.[98-100] A produção local de citocinas pró-inflamatórias pela ativação de células imunes tem sido implicada no aumento da atividade nociceptora.[101] O SNC torna-se infiltrado por células imunes da circulação periférica.[91,102] Micróglia e astrócitos também se tornam ativados em resposta à lesão a nervos periféricos ou à raiz nervosa[37] e liberam moléculas pró-inflamatórias e anti-inflamatórias, citocinas e moléculas de adesão celular.[96,97,102]

As células T reconhecem os produtos da quebra da bainha de mielina e liberam fatores ativadores de macrófagos, como a interferona gama (INF-γ).[103] Os macrófagos ativados começam a infiltrar o local para remover restos celulares e para liberar citocinas inflamatórias tais como a IL1-β, o óxido nítrico e o TNF-α. Demonstrou-se que, quando aplicado sobre o epineuro, o TNF-α produz hipersensibilidade, que era bloqueada quando se administram, ao mesmo tempo, anticorpos anti-TNF-α.[101] O TNF-α e o óxido nítrico podem potencializar a desmielinização causada por lesão às células de Schwann. O óxido nítrico também contribui para aumentar a permeabilidade vascular[104,105] e a dor.[106-108] Não se demonstrou que as prostaglandinas, que têm um importante papel na inflamação, tenham efeito nociceptivo direto, mas podem diminuir o limiar da dor em terminações nervosas sensoriais.[109] Adicionalmente, a expressão de neuropeptídios analgésicos espinais (peptídio gene-relacionado à calcitonina (CGRP, do inglês *calcitonin gene-related peptide*) e substância P, ou SubP) foi demonstrada em modelos de compressão de raiz nervosa.[110] A compressão mecânica do gânglio da raiz dorsal em ratos resultou em um aumento da concentração da SubP no gânglio da raiz dorsal e nas células do corno dorsal ipsilaterais da medula espinal, o que foi ligado ao começo da dor.[111] O acúmulo de SubP no interior de axônios dos ramos centrais aumentou distalmente ao gânglio da raiz dorsal, à medida que a intensidade e a duração da compressão aumentavam, sugerindo que a dinâmica dos neurotransmissores está envolvida no aparecimento da dor radicular.[112]

O aminoácido glutamato é um dos mais onipresentes neurotransmissores e tem sido demonstrado estar associado ao processamento da dor por todo o sistema nervoso.[113-117] Antagonistas do glutamato que funcionam em receptores NMDA, 2-[3H]amino-3-hidroxi-5-metil-4-isoxazoleproprônico (AMPA) e de cainato, tem sido demonstrado, atenuam as respostas dolorosas em modelos de ratos.[113-120] Apesar de as ações do glutamato no gânglio da raiz dorsal não serem completamente conhecidas, tem sido demonstrado que os corpos celulares possuem alta densidade de receptores para glutamato[121-124] localizados ao lado de neurônios nociceptivos,[114,125,126] tendo sido identificados mecanismos para a retomada de glutamato da junção neuromuscular.[122,123,127-129] Consequentemente, o glutamato também é encontrado em altas concentrações no agrecano, proteoglicano prevalente da matriz extracelular do DIV.[117,130-133] Harrington et al.[134] lançaram a hipótese de que o glutamato liberado pela degradação de proteoglicanos durante a degeneração do disco pode ser uma fonte potencial de neurotransmissores ativos ao se difundir pelo espaço extradural para afetar receptores de glutamato no gânglio da raiz dorsal.[117,133,135,136] Discos humanos herniados e não herniados foram avaliados usando cromatografia gás-líquido de alta *performance* e imuno-histoquímica para testar a presença de glutamato. O glutamato foi encontrado em abundância na matriz extracelular do DIV com concentrações significativamente maiores no material do disco herniado, sugerindo a liberação de glutamato da estrutura do proteoglicano. Adicionalmente à identificação e à semiquantificação do glutamato do DIV, eles avaliaram a capacidade do glutamato tritiado em se difundir através do espaço epidural e ligar-se a receptores de glutamato nas células do gânglio da raiz dorsal em um modelo em ratos. O glutamato tritiado, foi demonstrado, liga-se a receptores no gânglio da raiz dorsal quando infundido no espaço epidural em níveis duas magnitudes menores do que aquelas medidas no material do disco herniado. Esses resultados sugerem que as células do gânglio da raiz dorsal foram capazes de tomar o glutamato do espaço epidural e a concentração de glutamato normalmente presente no espaço peridural era relativamente baixa, resultando em um gradiente de concentração muito alto, difundindo a partir do material do DIV herniado para o gânglio da raiz dorsal. Estudos adicionais são necessários para entender como o glutamato livre afeta as vias nociceptivas no gânglio da raiz dorsal.

A dor da doença lombossacral é caracteristicamente de natureza crônica. A lesão ao nervo pode levar à potencialização da sensibilização central e ao desenvolvimento de radiculopatia lombar crônica.[34] Foi demonstrado que ocorre potencialização duradoura na medula espinal em resposta à estimulação nociva ou à lesão a nervos periféricos.[137] Lesões repetidas à raiz nervosa em um modelo em ratos produziram aumentos significativos na magnitude e na duração da alodinia mecânica na pata do rato.[34] Estudos demonstraram o envolvimento de fatores químicos (citocinas) em torno da raiz nervosa associada à dor radicular.[138-141] Além disso, no início, a ativação neuroimune espinal e a inflamação acentuadas induzem sensibilização central, inibindo direta ou indiretamente a atividade inibitória interneuronal no corno dorsal na medula espinal.[37] Citocinas pró-inflamatórias gliais e neuronais podem sensibilizar os campos nociceptivos periféricos e os gânglios das raízes dorsais.[142,143] As células gliais sintetizam citocinas pró-inflamatórias, proteases, óxido nítrico induzível, excesso de glutamato, radicais livres de oxigênio, eicosanoides e outras toxinas que atuam nos receptores NMDA (N-metil-D-aspartato), que são implicados na sensibilização.[56,144-149] Finalmente, apoiando o conceito de sensibilização central, a compressão de raiz nervosa exibe as características de dor reflexa.[3,4] Dor reflexa é a presença de sensação de dor no membro oposto na presença de compressão unilateral da raiz nervosa.

Referências bibliográficas

1. Evans JH: Biomechanics of lumbar fusion. Clin Orthop 193:38-46, 1985.
2. Wheeler SJ. Lumbosacral disease. Vet Clin North Am Small Anim Pract 22(4):937-950, 1992.
3. Evans HE, Christensen GC: Miller's Anatomy of the Dog, 2nd ed. Philadelphia: WB Saunders, 1979, pp. 945-947.
4. Chambers JN. Degenerative lumbosacral stenosis in dogs. Vet Med Report 1:166-180, 1989.
5. Palmer RH, Chambers JN: Canine lumbosacral diseases. Part 1:Anatomy, pathophysiology, and clinic presentation. Cont Ed Pract Vet 13(1):61-69, 1991.
6. De Risio L, Thomas WB, Sharp NJ: Degenerative lumbosacral stenosis. Vet Clin North Am Small Anim Pract 30(1):111-32, 2000.
7. Indrieri RJ: Lumbosacral stenosis and injury of the cauda equina. Vet Clin North Am Small Anim Pract 18(3):697-710, 1988.
8. Oliver JE Jr, Selcer RR, Simpson S: Cauda equina compression from lumbosacral malarticulation and malformation in the dog. J Am Vet Med Assoc 173(2):207-214, 1978.
9. Hanna FY: Lumbosacral osteochondrosis: radiological features and surgical management in 34 dogs. J Small Anim Pract 43(6):272-278 2001.
10. Natarajan M, Prabhakaran T, Surendranathan R: An analysis of lumbar intervertebral disc prolapse. Int Surg 64(6):27-30, 1979.
11. Burger R, Lang J: [Kinetic studies of the lumbar vertebrae and the lumbosacral transition in the German shepherd dog. 2. Our personal investigations]. Schweiz Arch Tierheilkd 135(2):35-43, 1993.
12. Breit S: Functional adaptations of facet geometry in the canine thoracolumbar and lumbar spine (Th10-L6). Ann Anat 184(4):379-385, 2002.
13. Wright JA: Spondylosis deformans of the lumbosacral joint in dogs. J Small Anim Pract 21:45-58, 1980.
14. Weinstein PR: The application of anatomy and pathophysiology in the management of lumbar spine disease. Clin Neurosurg 27:517-540, 1980.
15. Macnab I: The surgery of lumbar disc degeneration. Surg Annu 8:447-480, 1976.
16. Crock HV: Isolated lumbar disk resorption as a cause of nerve root canal stenosis. Clin Orthop Relat Res (115):109-115, 1976.
17. Cinotti G, De SP, Nofroni I, et al: Stenosis of lumbar intervertebral foramen: anatomic study on predisposing factors. Spine 27(3):223-229, 2002.
18. Atarvin GB, Prata RG: Cauda equina compression syndrome. In Bojrab MJ (ed). Current Techniques in Small Animal Surgery, 2nd ed. Philadelphia: Lea & Febiger, 1983, pp. 594-598.
19. Schneck CD: The anatomy of lumbar spondylosis. Clin Orthop Relat Res (193):20-37, 1985.
20. Burton CV, Heithoff KB, Kirkaldy-Willis W, et al: Computed tomographic scanning and the lumbar spine. Part II: Clinical considerations. Spine 4(4):356-368, 1979.
21. Burton CV, Heithoff KB, Kirkaldy-Willis W, et al: Computed tomographic scanning and the lumbar spine. Part II: Clinical considerations. Spine 4(4):356-368, 1979.
22. McIvor GW, Kirkaldy-Willis WH: Pathological and myelographic changes in the major types of lumbar spinal stenosis. Clin Orthop Relat Res (115):72-76, 1976.
23. Damur-Djuric N, Steffen F, Hassig M, et al: Lumbosacral transitional vertebrae in dogs: classification, prevalence, and association with sacroiliac morphology. Vet Radiol Ultrasound 47(1):32-38, 2006.
24. Morgan JP: Transitional lumbosacral vertebral anomaly in the dog: a radiographic study. J Small Anim Pract 40:167-172, 1999.
25. Simoens P, De Vos NR, Lauwers H, Nicaise M: Numerical vertebral variations and transitional vertebrae in the goat. Vet Med J Anat Histol Embryol 12:97-103, 1983.
26. Morgan JP: Congenital anomalies of the vertebral column of the dog: a study of the incidence and significance based on radiographic and morphologic study. J Am Vet Radiol Soc 9:21-29, 1968.
27. Breit S, Knaus I, Kunzel W: Differentiation between lumbosacral transitional vertebrae, pseudolumbarisation, and lumbosacral osteophyte formation in ventrodorsal radiographs of the canine pelvis. Vet J 165(1):36-42, 2003.
28. Winkler W, Loeffler K: [Lumbosacral transitional vertebrae in the dog]. Berl Munch Tierarztl Wochenschr 99(10):343-346, 1986.
29. Luoma K, Vehmas T, Raininko R, et al: Lumbosacral transitional vertebra: relation to disc degeneration and low back pain. Spine 29(2):200-205, 2004.
30. MacGibbon B, Farfan HF: A radiologic survey of various configurations of the lumbar spine. Spine 4(3):258-266, 1979.
31. Hsieh CY, Vanderford JD, Moreau SR, et al: Lumbosacral transitional segments: classification, prevalence, and effect on disk height. J Manipulative Physiol Ther 23(7):483-489, 2000.
32. Turk DC, Okifuji A: Pain terms and taxonomies of pain. In Loeser JD, Butler SH, Chapman RC, and Turk DC (eds). Bonica's Management of Pain, 3rd ed. Philadelphia: Lippincott Williams & Wilkins, 2001, p. 18.
33. De RL, Sharp NJ, Olby NJ, et al: Predictors of outcome after dorsal decompressive laminectomy for degenerative lumbosacral stenosis in dogs: 69 cases (1987-1997). J Am Vet Med Assoc 219(5):624-628, 2001.
34. Hunt JL, Winkelstein BA, Rutkowski MD, et al: Repeated injury to the lumbar nerve roots produces enhanced mechanical allodynia and persistent spinal neuroinflammation. Spine 26(19):2073-2079, 2001.
35. Kang JD, Georgescu HI, Intyre-Larkin L, et al: Herniated lumbar intervertebral discs spontaneously produce matrix metalloproteinases, nitric oxide, interleukin-6, and prostaglandin E2. Spine 21(3):271-277, 1996.
36. DeLeo JA, Coombs DW, Willenbring S, et al: Characterization of a neuropathic pain model: sciatic cryoneurolysis in the rat. Pain 56(1):9-16, 1994.

37. DeLeo JA, Winkelstein BA: Physiology of chronic spinal pain syndromes: from animal models to biomechanics. Spine 27(22):2526-2537, 2002.
38. Przewlocka B, Mika J, Labuz D, et al: Spinal analgesic action of endomorphins in acute, inflammatory and neuropathic pain in rats. Eur J Pharmacol 367(2-3):189-196, 1999.
39. Seltzer Z, Dubner R, Shir Y: A novel behavioral model of neuropathic pain disorders produced in rats by partial sciatic nerve injury. Pain 43(2):205-218, 1990.
40. Kobayashi S, Yoshizawa H, Yamada S: Pathology of lumbar nerve root compression. Part 1: Intraradicular inflammatory changes induced by mechanical compression. J Orthop Res 22(1):170-179, 2004.
41. Bucknill AT, Coward K, Plumpton C, et al: Nerve fibers in lumbar spine structures and injured spinal roots express the sensory neuron-specific sodium channels SNS/PN3 and NaN/SNS2. Spine 27(2):135-140, 2002.
42. Branch CL Jr: Anatomic principles guiding surgery of degenerative lumbar spine disease. Clin Neurosurg 41:258-269, 1994.
43. Howe JF, Loeser JD, Calvin WH: Mechanosensitivity of dorsal root ganglia and chronically injured axons: a physiological basis for the radicular pain of nerve root compression. Pain 3(1):25-41, 1977.
44. Evans HE, Christensen GC: Miller's Anatomy of the Dog, 2nd ed. Philadelphia: WB Saunders, 1979, p. 161.
45. Lawrence JS, Bremner JM, Bier F: Osteo-arthrosis. Prevalence in the population and relationship between symptoms and x-ray changes. Ann Rheum Dis 25 (1):1-24, 1966.
46. Adams MA, Hutton WC: The mechanical function of the lumbar apophyseal joints. Spine 8(3):327-330, 1983.
47. Igarashi A, Kikuchi S, Konno S, et al: Inflammatory cytokines released from the facet joint tissue in degenerative lumbar spinal disorders. Spine 29(19):2091-2095 2004.
48. Willburger RE, Wittenberg RH: Prostaglandin release from lumbar disc and facet joint tissue. Spine 19(18):2068-2070, 1994.
49. Akira S, Taga T, Kishimoto T: Interleukin-6 in biology and medicine. Adv Immunol 54:1-78, 1993.
50. Guerne PA, Zuraw BL, Vaughan JH, et al: Synovium as a source of interleukin 6 in vitro. Contribution to local and systemic manifestations of arthritis. J Clin Invest 83(2):585-592, 1989.
51. Houssiau FA, Devogelaer JP, Van DJ, et al: Interleukin-6 in synovial fluid and serum of patients with rheumatoid arthritis and other inflammatory arthritides. Arthritis Rheum 31(6):784-788, 1988.
52. Miyasaka N, Sato K, Hashimoto J, et al: Constitutive production of interleukin 6/B cell stimulatory factor-2 from inflammatory synovium. Clin Immunol Immunopathol 52(2):238-247, 1989.
53. Rosenbaum JT, Cugnini R, Tara DC, et al: Production and modulation of interleukin 6 synthesis by synoviocytes derived from patients with arthritic disease. Ann Rheum Dis 51(2):198-202, 1992.
54. Yoshizaki K, Nakagawa T, Kaieda T, et al: Induction of proliferation and Ig production in human B leukemic cells by anti-immunoglobulins and T cell factors. J Immunol 128(3):1296-1301, 1982.
55. Konnai Y, Honda T, Sekiguchi Y, et al: Sensory innervation of the lumbar dura mater passing through the sympathetic trunk in rats. Spine 25(7):776-782, 2000.
56. Hashizume H, DeLeo JA, Colburn RW, et al: Spinal glial activation and cytokine expression after lumbar root injury in the rat. Spine 25(10):1206-1217, 2000.
57. Winkelstein BA, Weinstein JN, DeLeo JA: The role of mechanical deformation in lumbar radiculopathy: an in vivo model. Spine 27(1):27-33, 2002.
58. Rydevik B, Brown MD, Lundborg G: Pathoanatomy and pathophysiology of nerve root compression. Spine 9(1):7-15, 1984.
59. Yoshizawa H, Kobayashi S, Morita T: Chronic nerve root compression. Pathophysiologic mechanism of nerve root dysfunction. Spine 20(4):397-407, 1995.
60. Gelfan S, Tarlove IM: Physiology of spinal cord, nerve root and peripheral nerve compression. Am J Physiol 185(1):217-229, 1956.
61. Yoshizawa H, Kobayashi S, Kubota K: Effects of compression on intraradicular blood flow in dogs. Spine 14(11):1220-1225, 1989.
62. Yoshizawa H, Kobayashi S, Hachiya Y: Blood supply of nerve roots and dorsal root ganglia. Orthop Clin North Am 22(2):195-211, 1991.
63. Kobayashi S, Yoshizawa H, Yamada S: Pathology of lumbar nerve root compression. Part 2: morphological and immunohistochemical changes of dorsal root ganglion. J Orthop Res 22(1):180-188, 2004.
64. Nathaniel EJ, Nathaniel DR: Electron microscopic studies of spinal ganglion cells following crushing of dorsal roots in adult rat. J Ultrastruct Res 45(3):168-182, 1973.
65. Nielsch U, Bisby MA, Keen P: Effect of cutting or crushing the rat sciatic nerve on synthesis of substance P by isolated L5 dorsal root ganglia. Neuropeptides 10(2):137-145, 1987.
66. Iwamoto H, Kuwahara H, Matsuda H, et al: Production of chronic compression of the cauda equina in rats for use in studies of lumbar spinal canal stenosis. Spine 20(24):2750-2757, 1995.
67. Cornefjord M, Olmarker K, Farley DB, et al: Neuropeptide changes in compressed spinal nerve roots. Spine20(6):670-673, 1995.
68. Kuraishi Y, Hirota N, Sato Y, et al: Evidence that substance P and somatostatin transmit separate information related to pain in the spinal dorsal horn. Brain Res 325(1-2):294-298, 1985.
69. Morton CR, Hutchison WD: Release of sensory neuropeptides in the spinal cord: studies with calcitonin gene-related peptide and galanin. Neuroscience 31(3):807-815, 1989.
70. Bisby MA: Dependence of GAP43 (B50, F1) transport on axonal regeneration in rat dorsal root ganglion neurons. Brain Res 458(1):157-161, 1988.
71. Oblinger MM, Szumlas RA, Wong J, et al: Changes in cytoskeletal gene expression affect the composition of regenerating axonal sprouts elaborated by dorsal root ganglion neurons in vivo. J Neurosci 9(8):2645-2653, 1989.
72. Acheson A, Conover JC, Fandl JP, et al: A BDNF autocrine loop in adult sensory neurons prevents cell death. Nature 374(6521):450-453, 1995.
73. Edwards SN, Tolkovsky AM: Characterization of apoptosis in cultured rat sympathetic neurons after nerve growth factor withdrawal. J Cell Biol 124(4):537-546, 1994.
74. Lieberman AR: The axon reaction: a review of the principal features of perikaryal responses to axon injury. Int Rev Neurobiol 14:49-124, 1971.
75. Persson H, Ibanez CF: Role and expression of neurotrophins and the trk family of tyrosine kinase receptors in neural growth and rescue after injury. Curr Opinion Neurol Neurosurg 6(1):11-18, 1993.
76. Tong JX, Eichler ME, Rich KM: Intracellular calcium levels influence apoptosis in mature sensory neurons after trophic factor deprivation. Exp Neurol 138(1):45-52, 1996.
77. Olmarker K, Holm S, Rosenqvist AL, et al: Experimental nerve root compression. A model of acute, graded compression of the porcine cauda equina and an analysis of neural and vascular anatomy. Spine 16(1):61-69, 1991.
78. Garfin SR, Rydevik B, Lind B, et al: Spinal nerve root compression. Spine 20(16):1810-1820, 1995.
79. Kobayashi S, Yoshizawa H, Nakai S: Experimental study on the dynamics of lumbosacral nerve root circulation. Spine 25(3):298-305, 2000.
80. Kobayashi S, Yoshizawa H: Effect of mechanical compression on the vascular permeability of the dorsal root ganglion. J Orthop Res 20(4):730-739, 2002.
81. Naito M, Owen JH, Bridwell KH, et al: Blood flow direction in the lumbar nerve root. Spine 15(9):966-968, 1990.
82. Sugawara O, Atsuta Y, Iwahara T, et al: The effects of mechanical compression and hypoxia on nerve root and dorsal root ganglia. An analysis of ectopic firing using an in vitro model. Spine 21(18):2089-2094, 1996.
83. Bergmann L, Alexander L: Vascular supply of the spinal ganglia. Arch Neurol Psychiat 46:761-82, 1941.
84. Kobayashi S, Yoshizawa H, Hachiya Y, et al: Vasogenic edema induced by compression injury to the spinal nerve root. Distribution of intravenously injected protein tracers and gadolinium-enhanced magnetic resonance imaging. Spine 18(11):1410-1424, 1993.
85. Parke WW: The significance of venous return impairment in ischemic radiculopathy and myelopathy. Orthop Clin North Am 22(2):213-221, 1991.
86. Kobayashi S, Baba H, Uchida K, et al: Effect of mechanical compression on the lumbar nerve root: localization and changes of intraradicular inflammatory cytokines, nitric oxide, and cyclooxygenase. Spine 30(15):1699-1705, 2005.

87. Arvidson B: Distribution of intravenously injected protein tracers in peripheral ganglia of adult mice. Exp Neurol 63(2):388-410, 1979.
88. Shanthaveerappa TR, Bourne GH: Perineural epithelium: a new concept of its role in the integrity of the peripheral nervous system. Science 154(755):1464-1467, 1966.
89. Hara H, Kobayashi S: Adrenergic innervation of the vasa nervorum in the cranial nerves and spinal roots in the subarachnoid space. Exp Neurol 98(3):673-676, 1987.
90. Hida S, Naito M, Kubo M: Intraoperative measurements of nerve root blood flow during discectomy for lumbar disc herniation. Spine 28(1):85-90, 2003.
91. Rutkowski MD, Winkelstein BA, Hickey WF, et al: Lumbar nerve root injury induces central nervous system neuroimmune activation and neuroinflammation in the rat: relationship to painful radiculopathy. Spine 27(15):1604-1613, 2002.
92. Ford AL, Goodsall AL, Hickey WF, et al: Normal adult ramified microglia separated from other central nervous system macrophages by flow cytometric sorting. Phenotypic differences defined and direct ex vivo antigen presentation to myelin basic protein-reactive CD4+ T cells compared. J Immunol 154(9):4309-4321, 1995.
93. Wekerle H: T-cell autoimmunity in the central nervous system. Intervirology 35(1-4):95-100, 1993.
94. Kreutzberg GW: Microglia: a sensor for pathological events in the CNS. Trends Neurosci 19(8):312-318, 1996.
95. Buttini M, Westland CE, Masliah E, et al: Novel role of human CD4 molecule identified in neurodegeneration. Nat Med 4(4):441-446, 1998.
96. DeLeo JA, Yezierski RP: The role of neuroinflammation and neuroimmune activation in persistent pain. Pain 90(1-2):1-6, 2001.
97. Nottet HS, Jett M, Flanagan CR, et al: A regulatory role for astrocytes in HIV-1 encephalitis. An overexpression of eicosanoids, platelet-activating factor, and tumor necrosis factor-alpha by activated HIV-1-infected monocytes is attenuated by primary human astrocytes. J Immunol 154(7):3567-3581, 1995.
98. Sweitzer SM, Colburn RW, Rutkowski M, et al: Acute peripheral inflammation induces moderate glial activation and spinal IL-1beta expression that correlates with pain behavior in the rat. Brain Res 829(1-2):209-221, 1999.
99. DeLeo JA, Colburn RW, Rickman AJ: Cytokine and growth factor immunohistochemical spinal profiles in two animal models of mononeuropathy. Brain Res 759(1):50-57, 1997.
100. DeLeo JA, Colburn RW, Rickman AJ, et al: Intrathecal catheterization alone induces neuroimmune activation in the rat. Eur J Pain 1(2):115-122, 1997.
101. Sorkin LS, Doom CM: Epineurial application of TNF elicits an acute mechanical hyperalgesia in the awake rat. J Peripher Nerv Syst 5(2):96-100, 2000.
102. Sweitzer SM, White KA, Dutta C, et al: The differential role of spinal MHC class II and cellular adhesion molecules in peripheral inflammatory versus neuropathic pain in rodents. J Neuroimmunol 125(1-2):82-93, 2002.
103. Misko TP, Trotter JL, Cross AH: Mediation of inflammation by encephalitogenic cells: interferon gamma induction of nitric oxide synthase and cyclooxygenase 2. J Neuroimmunol 61(2):195-204, 1995.
104. Ialenti A, Ianaro A, Moncada S, et al: Modulation of acute inflammation by endogenous nitric oxide. Eur J Pharmacol 211(2):177-182, 1992.
105. Lacroix S, Rivest S: Effect of acute systemic inflammatory response and cytokines on the transcription of the genes encoding cyclooxygenase enzymes (COX-1 and COX-2) in the rat brain. J Neurochem 70(2):452-466, 1998.
106. Choi Y, Raja SN, Moore LC, et al: Neuropathic pain in rats is associated with altered nitric oxide synthase activity in neural tissue. J Neurol Sci 138(1-2):14-20, 1996.
107. Duarte ID, dos Santos IR, Lorenzetti BB, et al: Analgesia by direct antagonism of nociceptor sensitization involves the arginine-nitric oxide-cGMP pathway. Eur J Pharmacol 217(2-3):225-227, 1992.
108. Khalil Z, Helme RD: The quantitative contribution of nitric oxide and sensory nerves to bradykinin-induced inflammation in rat skin microvasculature. Brain Res 589(1):102-108, 1992.
109. Seibert K, Zhang Y, Leahy K, et al: Pharmacological and biochemical demonstration of the role of cyclooxygenase 2 in inflammation and pain. Proc Natl Acad Sci USA 91(25):12013-12017, 1994.
110. Rothman SM, Kreider RA, Winkelstein BA: Spinal neuropeptide responses in persistent and transient pain following cervical nerve root injury. Spine 30(22):2491-2496, 2005.
111. Badalamente MA, Dee R, Ghillani R, et al: Mechanical stimulation of dorsal root ganglia induces increased production of substance P: a mechanism for pain following nerve root compromise? Spine 12(6):552-555, 1987.
112. Kobayashi S, Kokubo Y, Uchida K, et al: Effect of lumbar nerve root compression on primary sensory neurons and their central branches: changes in the nociceptive neuropeptides substance P and somatostatin. Spine 30(3):276-282, 2005.
113. Corderre TJ: The role of excitatory amino acid receptors and intracellular messengers in persistent nociception after tissue injury in rats. Mol Neurobiol 7:229-246, 1994.
114. Heuttner JE: Glutamate receptor channels in rat DRG neuron: activation by kainate and quisqualate and blockade of desensitization by Con A. Neuron 5:255-266, 1990;
115. Gronblad M, Virri J, Tolonen J, et al: A controlled immunohistochemical study of inflammatory cells in disc herniation tissue. Spine 19(24):2744-2751, 1994.
116. Jensen TS, Yaksh TL: Brainstem excitatory amino acid receptors in nociception: microinjection mapping and pharmacological characterization of glutamate-sensitive sites in the brainstem associated with algogenic behavior. Neuroscience 46(3):535-547, 1992.
117. Upholt WB, Chandrasekaran L, Tanzer ML: Molecular cloning and analysis of the protein modules of aggrecans. Experientia 49(5):384-392, 1993.
118. Kitao Y, Robertson B, Kudo M, et al: Neurogenesis of subpopulations of rat lumbar dorsal root ganglion neurons including neurons projecting to the dorsal column nuclei. J Comp Neurol 371(2):249-257, 1996.
119. Maeshima T, Ito R, Hamada S, et al: The cellular localization of 5-HT2A receptors in the spinal cord and spinal ganglia of the adult rat. Brain Res 797(1):118-124, 1998.
120. Zhou S, Bonasera L, Carlton SM: Peripheral administration of NMDA, AMPA or KA results in pain behaviors in rats. Neuroreport 7(4):895-900, 1996.
121. Herrero I, Miras-Portugal MT, Sanchez-Prieto J: Functional switch from facilitation to inhibition in the control of glutamate release by metabotropic glutamate receptors. J Biol Chem 273(4):1951-1958, 1998.
122. Kuslich SD, Ulstrom CL, Michael CJ: The tissue origin of low back pain and sciatica: a report of pain response to tissue stimulation during operations on the lumbar spine using local anesthesia. Orthop Clin North Am 22(2):181-187, 1991.
123. Li JL, Ohishi H, Kaneko T, et al: Immunohistochemical localization of a metabotropic glutamate receptor, mGluR7, in ganglion neurons of the rat; with special reference to the presence in glutamatergic ganglion neurons. Neurosci Lett 204(1-2):9-12, 1996.
124. Partin KM, Patneau DK, Winters CA, et al: Selective modulation of desensitization at AMPA versus kainate receptors by cyclothiazide and concanavalin A. Neuron 11(6):1069-1082, 1993.
125. Lee CJ, Bardoni R, Tong CK, et al: Functional expression of AMPA receptors on central terminals of rat dorsal root ganglion neurons and presynaptic inhibition of glutamate release. Neuron 35(1):135-146, 2002.
126. Small B, Thomas J, Kemp M, et al: LY339434, a GluR5 kainate receptor agonist. Neuropharmacol 37(10-11):1261-1267, 1998.
127. Cangro CB, Sweetnam PM, Wrathall JR, et al: Localization of elevated glutaminase immunoreactivity in small DRG neurons. Brain Res 336(1):158-161, 1985.
128. Duce IR, Keen P: Selective uptake of [3H]glutamine and [3H] glutamate into neurons and satellite cells of dorsal root ganglia in vitro. Neurosci 8(4):861-866, 1983.
129. Kai-Kai MA, Howe R: Glutamate-immunoreactivity in the trigeminal and dorsal root ganglia, and intraspinal neurons and fibres in the dorsal horn of the rat. Histochem J 23(4):171-179, 1991.
130. Barry FP, Gaw JU, Young CN, et al: Hyaluronan-binding region of aggrecan from pig laryngeal cartilage. Amino acid sequence, analysis of N-linked oligosaccharides and location of the keratan sulphate. Biochem J 286 (Pt 3):761-769, 1992.

131. Lohmander LS, Neame PJ, Sandy JD: The structure of aggrecan fragments in human synovial fluid. Evidence that aggrecanase mediates cartilage degradation in inflammatory joint disease, joint injury, and osteoarthritis. Arthritis Rheum 36(9):1214-1222, 1993.
132. Neame PJ, Barry FP: The link proteins. Experientia 49(5):393-402, 1993.
133. Vilim V, Fosang AJ: Proteoglycans isolated from dissociative extracts of differently aged human articular cartilage: characterization of naturally occurring hyaluronan-binding fragments of aggrecan. Biochem J 304 (Pt 3):887-894, 1994.
134. Harrington JF, Messier AA, Bereiter D, et al: Herniated lumbar disc material as a source of free glutamate available to affect pain signals through the dorsal root ganglion. Spine 25(8):929-936, 2000.
135. Inkinen RI, Lammi MJ, Lehmonen S, et al: Relative increase of biglycan and decorin and altered chondroitin sulfate epitopes in the degenerating human intervertebral disc. J Rheumatol 25(3):506-514, 1998.
136. Nguyen Q, Liu J, Roughley PJ, et al: Link protein as a monitor in situ of endogenous proteolysis in adult human articular cartilage. Biochem J 278 (Pt 1):143-147, 1991.
137. Sandkuhler J, Liu X: Induction of long-term potentiation at spinal synapses by noxious stimulation or nerve injury. Eur J Neurosci 10(7):2476-2480, 1998.
138. Gertzbein SD, Tait JH, Devlin SR: The stimulation of lymphocytes by nucleus pulposus in patients with degenerative disk disease of the lumbar spine. Clin Orthop Relat Res (123):149-154, 1977.
139. Gronblad M, Weinstein JN, Santavirta S: Immunohistochemical observations on spinal tissue innervation. A review of hypothetical mechanisms of back pain. Acta Orthop Scand 62(6):614-622, 1991.
140. Nachemson A. Intradiscal measurements of pH in patients with lumbar rhizopathies. Acta Orthop Scand 40(1):23-42, 1969.
141. Urban L, Somjen GG: Reversible effects of hypoxia on neurons in mouse dorsal root ganglia in vitro. Brain Res 520(1-2):36-42, 1990.
142. Junger H, Sorkin LS: Nociceptive and inflammatory effects of subcutaneous TNFalpha. Pain 85(1-2):145-151, 2000.
143. Ozaktay AC, Kallakuri S, Takebayashi T, et al: Effects of interleukin-1 beta, interleukin-6, and tumor necrosis factor on sensitivity of dorsal root ganglion and peripheral receptive fields in rats. Eur Spine J15:1-9, 2006.
144. Chao CC, Hu S: Tumor necrosis factor-alpha potentiates glutamate neurotoxicity in human fetal brain cell cultures. Dev Neurosci 16(3-4):172-179, 1994.
145. Huang ZF, Massey JB, Via DP: Differential regulation of cyclooxygenase-2 (COX-2) mRNA stability by interleukin-1 beta (IL-1 beta) and tumor necrosis factor-alpha (TNF-alpha) in human in vitro differentiated macrophages. Biochem Pharmacol 59(2):187-194, 2000.
146. Kalaria RN, Cohen DL, Premkumar DR: Cellular aspects of the inflammatory response in Alzheimer's disease. Neurodegeneration 5(4):497-503, 1996.
147. Morioka N, Takeda K, Kumagai K, et al: Interleukin-1beta-induced substance P release from rat cultured primary afferent neurons driven by two phospholipase A2 enzymes: secretory type IIA and cytosolic type IV. J Neurochem 80(6):989-997, 2002.
148. Nicol GD, Lopshire JC, Pafford CM: Tumor necrosis factor enhances the capsaicin sensitivity of rat sensory neurons. J Neurosci 17(3):975-982, 1997.
149. Serou MJ, DeCoster MA, Bazan NG: Interleukin-1 beta activates expression of cyclooxygenase-2 and inducible nitric oxide synthase in primary hippocampal neuronal culture: platelet-activating factor as a preferential mediator of cyclooxygenase-2 expression. J Neurosci Res 58(4):593-598, 1999.

Parte 6

Sistema Respiratório

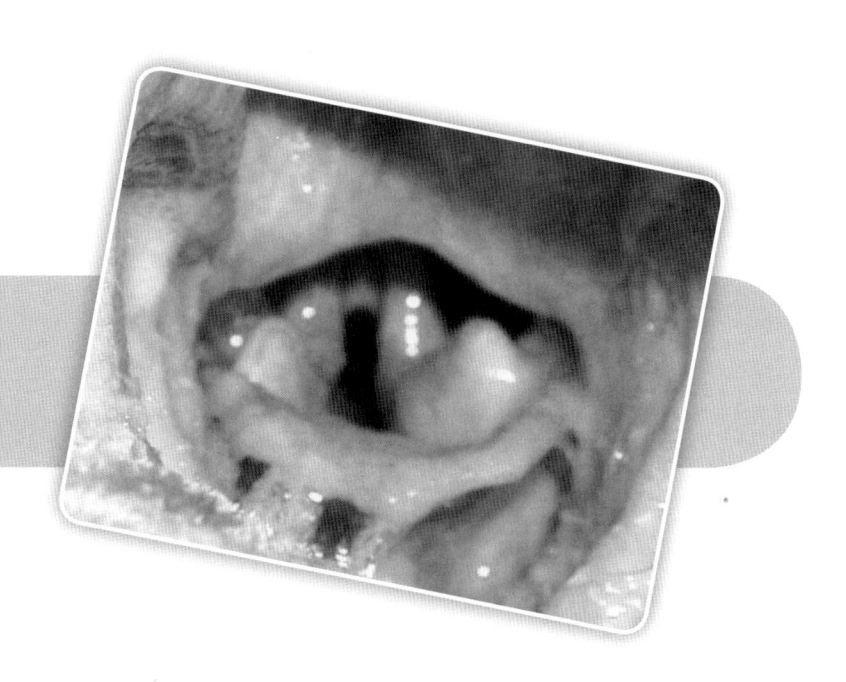

Síndrome das Vias Respiratórias Superiores dos Braquicefálicos

Gilles P. Dupré e Cyrill Poncet

As raças braquicefálicas geralmente são diferenciadas das raças mesocefálicas e dolicocefálicas pelo seu crânio encurtado, resultado da ancilose precoce das cartilagens cranianas. As raças braquicefálicas têm sido definidas por diferentes mensurações:[1,2] relação cranial entre largura e comprimento maior que 0,81; relação face para crânio de 1,6 a 3,44; ou ângulo craniofacial menor que 14° (ângulo entre a base do crânio e o crânio facial). As raças em geral reconhecidas como braquicefálicas por essas definições incluem: Boston terrier, Buldogues francês e inglês, Pug, Pequinês, Shih-tzu e Cavalier King Charles. Algumas raças miniaturas, como o Yorkshire e Pinschers miniaturas, também são, frequentemente, incluídas nessa lista.

A síndrome respiratória superior tem sido descrita em cães braquicefálicos (CB). Os sinais clínicos incluem roncos, dispneia inspiratória, intolerância ao exercício, estridor, cianose e até episódios de síncope nos casos mais graves. Esses problemas geralmente são agravados por estresse, exercício ou calor. A respiração laboriosa é acompanhada por dilatação excessiva do tórax; isso porque a maior pressão negativa intratorácica tende a puxar o abdome para o interior da cavidade torácica. A síndrome respiratória superior em geral se torna mais grave com o avanço da idade. Vômito e regurgitação de saliva também são frequentemente encontrados associados a essa síndrome.

Anatomia das vias respiratórias superiores em cães braquicefálicos

Várias anormalidades anatômicas podem ser encontradas no cão braquicefálico.[1-3] Comparando-se com raças não braquicefálicas, o esqueleto cartilaginoso das narinas externas geralmente é mais curto, mais espesso e deslocado em direção medial, causando obstrução secundária das narinas. Devido ao encurtamento do crânio, o tamanho e a forma das conchas nasais são modificados, resultando em potencial estenose intranasal. Em raças dolicocefálicas e mesocefálicas, a transição do palato duro para o palato mole em geral é caudal ao último molar, enquanto ela é localizada mais rostralmente nos CB. O palato mole, que normalmente se estende até a extremidade da epiglote, pode se estender até 1 a 2 cm além da epiglote, podendo ser facilmente aspirada para o interior da rima da glote, durante a inspiração. No exame radiográfico (Figuras 51.1 e 51.2), pode-se facilmente ver isso; em CB, o palato mole não só é demasiadamente longo, mas também demasiadamente espesso.[4] Em muitos CB, especialmente nos Buldogues ingleses e franceses, a base da língua também é hiperplásica; o termo macroglossia tem sido usado para definir essa anormalidade. Além desses achados, outras redundâncias de tecidos podem ser encontradas, especialmente na região orofaríngea e nasofaríngea.

A rima da glote, a passagem mais estreita do fluxo do ar das vias respiratórias superiores, é formada pelo par de cartilagens aritenoides e pelas pregas vocais. Os sáculos laríngeos, ou ventrículos, são localizados cranialmente

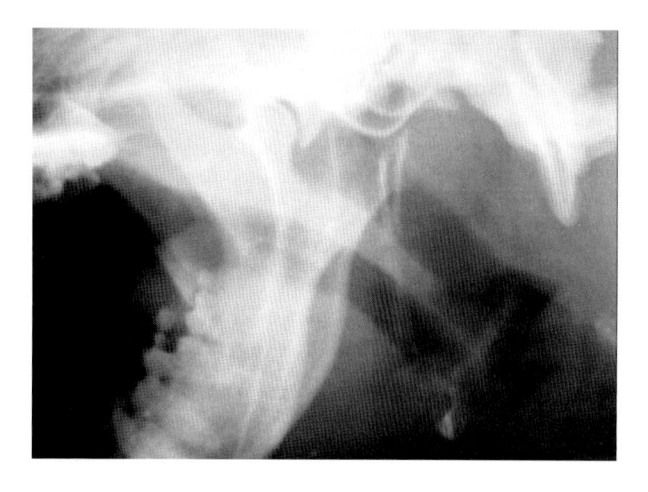

Figura 51.1 Radiografia lateral da região faringiana de um cão mesocefálico. A orofaringe e a nasofaringe podem ser vistas facilmente como duas faixas largas de densidade tipo ar.

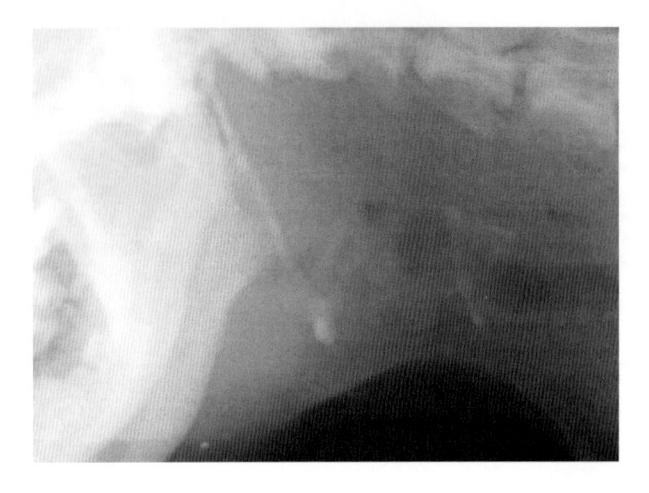

Figura 51.2 Radiografia lateral da região faringiana de um cão braquicefálico (CB). As duas faixas largas de densidade tipo ar desapareceram e o palato mole parece estar tanto alongado quanto espessado.

às cordas vocais e não podem ser vistos em um cão normal. Em muitos CB, os ventrículos laríngeos podem ser vistos protraindo-se para o lúmen laringiano.[5] Devido à embriogênese anormal, a traqueia de alguns cães braquicefálicos (principalmente Buldogues ingleses) é hipoplásica, o que diminui mais ainda o fluxo aéreo.[6]

Essas anomalias anatômicas são responsáveis por obstruções multifocais das vias respiratórias superiores. As narinas são estreitadas devido ao deslocamento medial das asas nasais. A nasofaringe e a orofaringe são "bloqueadas" entre uma língua hiperplásica e um palato mole muito espesso e a rima da glote é obstruída pelo palato mole excessivamente longo. Essas anormalidades anatômicas têm consequências funcionais secundárias adversas na função da laringe.

Consequências fisiopatológicas

Os CB têm de produzir pressões negativas maiores para respirar adequadamente devido às suas narinas e suas passagens nasais estreitadas. Durante a inspiração, o palato mole vibra no interior da rima da glote e pode até obstruí-la. Em algumas situações, quando a pressão negativa é suficientemente alta, ela pode exceder a resistência natural dos tecidos e causar seu colapso. Isso pode ser observado clinicamente nas narinas e também na laringe. As cartilagens cuneiforme e corniculada são puxadas para a abertura da glote seguindo-se aos esforços respiratórios aumentados, causando colapso da laringe. Nesses casos, pode-se até ouvir estridor inspiratório e observar-se sufocação. Nesses pacientes, os ventrículos laríngeos em geral estão evertidos para o lúmen da laringe. A eversão dos ventrículos laríngeos e o colapso da laringe são eventos secundários que levam a um comprometimento respiratório ainda mais grave.[2,5,7]

Outros achados em cães braquicefálicos com comprometimento das vias respiratórias superiores

Muitos proprietários descrevem sinais de regurgitação ou de vômito quando seus CB se tornam excitados ou têm sofrimento respiratório.[7-9] Nessas situações, os sinais de dificuldade respiratória são aliviados, geralmente, quando o cão vomita ou regurgita grandes porções de "espuma". Em um estudo em 73 CB sofrendo de síndrome das vias respiratórias superiores[9], os sinais respiratórios ou digestórios foram graduados como mínimo (grau 1), moderado (grau 2) ou grave (grau 3), de acordo com sua frequência ou com a gravidade. Os sinais respiratórios foram considerados moderados em 20 cães (27,4%) e graves em 51 (69,9%). Dezenove cães (26%) apresentavam sinais digestórios de grau 1, 19 (26%) tinham sinais de grau 2 e 35 (48%) tinham sinais de grau 3. Entre os 35 cães com sinais digestórios de grau 3, 28 (80%) sofriam dificuldades respiratórias de grau 3, 5 cães (14,3%) de grau 2 e 1 cão (5,7%) de grau 1. Foi demonstrada uma correlação entre a gravidade dos sinais gástricos e respiratórios (p = 0,059).

Diagnóstico

Vários passos devem ser seguidos para que se faça um diagnóstico acurado de síndrome braquicefálica.

História e sinais clínicos

A história geralmente descreve roncos e intolerância progressiva a exercícios, agravados por temperatura mais elevada, quando o cão tem entre 1 e 2 anos de idade.[5,9,10] Portanto, a maioria dos proprietários tomam conhecimento do problema durante o segundo verão da vida do cão.[7,9,11] Infelizmente, como os roncos são considerados uma característica respiratória normal dos CB pela maioria dos proprietários, criadores e até clínicos veterinários, os passos adicionais para o diagnóstico ou para a terapia do problema não são tomados. Com o tempo, a condição piora, até que sinais de colapso da laringe (estridor) começam a aparecer. Nesses casos, a maioria dos proprietários espontaneamente encontram meios de desobstruir as vias respiratórias de seus animais abrindo-lhes a boca e puxando a língua para frente. Concomitantemente, vômito ou regurgitação de saliva ou de comida geralmente acontecem e, na concepção dos proprietários e criadores, isso é considerado uma característica normal de CB.

Exame radiográfico

O exame radiográfico da cabeça pode ser usado para avaliar o comprimento e a espessura do palato mole. Frequentemente pode ser observado que tanto a orofaringe quanto a nasofaringe estão igualmente comprimidas pela hiperplasia da mucosa (Figuras 51.1 e 51.2). Radiografias torácicas são recomendadas para o diagnóstico de hipoplasia da traqueia, de pneumonia aspirativa e/ou de insuficiência cardíaca direita secundária.[2,11]

Endoscopia

Em vista do envolvimento comum das vias respiratórias superiores e do trato gastrintestinal superior, a endoscopia sempre deverá ser feita como parte do protocolo diagnóstico básico.

O comprimento e a espessura do palato mole são avaliados e, após a remoção do tubo endotraqueal, a movimentação das cartilagens aritenoides e a posição dos ventrículos são avaliadas. Em alguns casos, especialmente em CB muito pequenos (p. ex., Pugs ou Pequineses), as cartilagens aritenoides são flácidas e têm tendência a se curvar para dentro do lúmen laríngeo.[7] Durante o mesmo procedimento, faz-se a endoscopia do trato gastrintestinal superior. O esôfago, a cárdia, o estômago, o piloro e o duodeno são avaliados. Recomenda-se que se colham biopsias gástricas e duodenais.[7-9]

Achados macroscópicos e endoscópicos

As duas anomalias mais comuns presentes são narinas estenóticas e hiperplasia do palato mole, presentes em 50% a 85% e em 96% a 100% dos casos, respectivamente.[5,8,10,11] Ventrículos evertidos são geralmente encontrados em 54% a 60% dos casos[10,11] e, apesar de raramente mencionado no passado, em um estudo retrospectivo recente encontrou-se colapso laríngeo moderado a grave em 64% (39/61) dos pacientes.[9]

Apesar de muitas malformações anatômicas do trato gastrintestinal terem sido descritas em CB,[12-15] alguns autores estudaram especificamente os distúrbios digestivos em CB portadores de comprometimento das vias respiratórias superiores.[7-9] Em um desses estudos,[9] 71 de 73 cães (97,2%) apresentavam anomalias esofágicas, gástricas ou duodenais. Quarenta e quatro cães tinham anomalias esofágicas, 12 apresentavam desvio do esôfago, 28 tinham atonia da cárdia, 23 tinham refluxo gastresofágico, 3 tinham hérnias hiatais axiais e 27 tinham esofagite distal. Vômitos crônicos, esvaziamento gástrico lento e hérnias hiatais têm sido, classicamente, descritos para explicar o refluxo gástrico.[16] Em raças braquicefálicas, uma possível explicação é a alta pressão positiva abdominal gerada pelos vômitos frequentes e também a pressão negativa intratorácica gerada pelo aumento do trabalho respiratório.[17-21] No mesmo estudo[9], entre os 71 cães com anomalias gástricas, 65 apresentavam inflamação difusa do corpo ou do antro gástrico, inflamação puntiforme foi observada em 28 deles, 23 apresentavam estase gástrica, 63 tinham hiperplasia da mucosa do piloro, 22 tinham estenose pilórica, 4 tinham atonia do piloro e 6 tinham refluxo duodenogástrico. Gastrite crônica difusa ou folicular foi encontrada em 50 das 51 amostras (98%). A gastrite foi graduada histologicamente como mínima em 13 casos (26%), moderada em 25 casos (50%) e grave em 10 casos (24%).

Sinais gastrintestinais e respiratórios: uma via fisiopatológica comum

O refluxo gastrintestinal associado à regurgitação e a vômitos pode contribuir para a inflamação do esôfago superior, da faringe e da laringe. Esses fenômenos têm sido documentados experimentalmente em animais[22] e clinicamente em bebês.[23] Eles podem contribuir adicionalmente para os problemas respiratórios superiores. Por sua vez, a dificuldade respiratória pode estimular o sistema nervoso autônomo simpático, que vai diminuir a movimentação gástrica e aumentar o tempo de esvaziamento gástrico. Mais ainda, o antro dilatado estimularia as células produtoras de gastrina responsáveis pela hiperplasia muscular.[13,24] Em um estudo em cavalos de corrida durante o exercício, foi demonstrado que a pressão sobre o esfíncter esofágico inferior era relacionada à obstrução do trato respiratório superior.[25] Em seres humanos, foi demonstrada uma alta prevalência de hérnia hiatal e de refluxo gastrintestinal em pacientes com asma.[26] Finalmente, em cães, foram descritos vários casos de doenças gastresofágicas ou de hérnia hiatal associados a obstruções das vias respiratórias superiores.[7-9,26,27] A correlação entre distúrbios respiratórios e digestórios sugere que haja influência das doenças do trato respiratório superior sobre as doenças gastresofágicas e vice-versa. As desordens gastresofágicas, o ptialismo, a regurgitação, o vômito e o refluxo podem agravar os sinais respiratórios ao restringir a região faríngea e estimular inflamação persistente. Por outro lado, a depressão respiratória crônica promove o refluxo gástrico. A relação próxima entre os problemas respiratórios e digestórios é comprovada pelo fato de que muitos desses animais "vomitam" grandes porções de saliva quando excitados, estressados ou durante a dificuldade respiratória.

Tratamento

Alívio precoce do comprometimento respiratório

De acordo com a fisiopatologia da síndrome, deve-se tentar aliviar logo a obstrução respiratória superior porque é postulado que a correção precoce poderia prevenir, e mesmo reverter, a eversão ventricular e o colapso laríngeo.[5] Portanto, assim que se observam os roncos, recomenda-se que se faça a rinoplastia e a palatoplastia. Esses procedimentos já foram feitos tão cedo quanto aos 6 meses de idade, mas o valor de uma rinoplastia tão precoce ainda é debatido.

Tratamento médico da doença gastresofágica

A influência do tratamento cirúrgico das vias respiratórias superiores na melhora dos sinais gastrintestinais também foi estudada.[28] Nesse estudo, quando uma doença gastrintestinal inflamatória era observada endoscopicamente se recomendava tratamento médico imediatamente após a cirurgia; esse tratamento era baseado na inibição da secreção do íon hidrogênio (omeprazol, 0,7 mg/kg via oral [VO], a cada 24 h) e na medicação pró-cinética (cisaprida, 0,2 mg/kg, VO, a cada 8 h). Caso se notasse esofagite distal, prescrevia-se um antiácido por 15 dias (sulfato de magnésio, 1 mℓ/kg, VO, após as refeições). Após os resultados histológicos, o tratamento era ajustado para cada caso. Para gastrite moderada a grave, recomendava-se um curso de tratamento de 2 meses, incluindo um inibidor da secreção do íon hidrogênio (omeprazol, 0,7 mg/kg, VO, a cada 24 h), um pró-cinético (cisaprida, 0,2 mg/kg, VO, cada 8 h), um protetor de superfície (sucralfato, 1 g, VO, a cada 12 h, longe das refeições). Para gastrite grave e/ou duodenite com fibrose parietal, o mesmo tratamento foi aconselhado por 3 meses e corticosteroides foram adicionados (prednisolona, começando com 0,5 mg/kg, VO, a cada 12 h).

Esse estudo também sugeriu que, após o tratamento cirúrgico das vias respiratórias superiores e, apesar da descontinuação do tratamento médico, em mais de 80% dos casos foi observada uma clara melhora do trato gastrintestinal superior. Nos casos em que se pode fazer uma endoscopia de controle 6 meses após a cirurgia, esse exame sempre mostrou resolução completa dos sinais gastresofágicos endoscópicos e histopatológicos. Esses achados apoiam a hipótese prévia de uma via fisiopatológica comum para as doenças respiratória e digestória superiores em CB.

Tratamento cirúrgico

Narinas

Várias técnicas de rinoplastia foram desenvolvidas.[2,5] Todas elas visam à abertura das asas laterais das narinas. A remoção dessas partes aumenta o diâmetro e contribui para a melhora do fluxo aéreo nasal.

Palato mole alongado e hiperplásico

As técnicas atuais para o tratamento do palato mole alongado envolvem a excisão da porção alongada.[2,5] Embora o nível da excisão recomendado situe-se em algum ponto entre a metade e o final das tonsilas, é considerado sábio cortar o palato mole no nível exato em que ele entra em contato com a extremidade da epiglote. Uma nova técnica de palatoplastia, a chamada "palatoplastia com retalho dobrado" (*folded flap palatoplasty*), foi desenvolvida para resolver as obstruções de ambas a laringe e a faringe.[4] Essa técnica obtém uma marcada redução na espessura do palato mole, aliviando, assim, tanto a obstrução nasofaríngea quanto a orofaríngea. Como com as técnicas convencionais, o palato mole é encurtado e a obstrução laríngea também é aliviada.

Colapso laríngeo

Em um estudo,[9] 64% (39 de 61) dos pacientes apresentavam colapso laríngeo moderado a grave e 54% (33 de 61) apresentavam ventrículos evertidos. Uma vez que é postulado que o colapso laríngeo e a eversão ventricular são eventos secundários, mais provavelmente o resultado do aumento da depressão respiratória, o alívio da obstrução proximal deveria aliviar os sinais do colapso laríngeo. Isso tem sido observado clinicamente. Nesse estudo, somente 1 cão dentre 61 foi submetido à cirurgia da laringe (lateralização aritenoide) e 1 à ventriculectomia oral. Apesar de a ventriculectomia ser recomendada para o tratamento da eversão ventricular, ela aumenta a inflamação local e pode resultar em formação de membrana na laringe. Seus benefícios em melhorar os sinais clínicos ainda não foram comprovados. Pelo contrário: em um estudo retrospectivo buscando por cães com eversão ventricular, o prognóstico geral foi melhor naqueles que não sofreram a ventriculectomia.[10]

Tratar o colapso laríngeo continua a ser um desafio. Em casos em que os sinais clínicos não melhoraram após rinoplastia e palatoplastia, a lateralização de uma das cartilagens aritenoides pode ser tentada. Isso em geral proporciona uma abertura laríngea adequada nos casos em que a cartilagem é suficientemente rígida. Em alguns casos, as cartilagens aritenoides são flácidas e têm tendência a inverter-se para o lúmen laríngeo. Em nossa experiência, esses cães não respondem favoravelmente à lateralização, devendo-se recomendar uma traqueostomia permanente.

Prognóstico

Seguindo esse protocolo médico-cirúrgico geral, o prognóstico 6 meses após o tratamento cirúrgico foi considerado bom em 22% e excelente em 67% dos casos.[29] Os resultados obtidos com esse protocolo comparam-se favoravelmente com estudos prévios conduzidos na mesma instituição desconsiderando o tratamento gastrintestinal.[10]

Conclusão

Em raças braquicefálicas, as anomalias anatômicas do trato respiratório superior (isto é, narinas estenóticas e palato mole excessivamente longo e excessivamente espesso) levam, progressivamente, ao impedimento adicional da respiração devido ao comprometimento progressivo da laringe (isto é, colapso laríngeo e eversão dos ventrículos). Além disso, doenças gastrintestinais podem ser encontradas clinicamente, endoscopicamente e histologicamente em muitos CB portadores de impedimento das vias respiratórias superiores. Para aliviar a obstrução das vias respiratórias superiores, recomenda-se tratamento cirúrgico precoce das narinas estenosadas e do palato mole excessivamente longo e espesso. A adoção de um tratamento medicamentoso para os sinais gastrintestinais também demonstrou ser capaz de melhorar o prognóstico geral.

Referências bibliográficas

1. Chaudieu G, Denis B: Génétique des races canines dites brachycéphales. PMCAC 5:571-576, 1999.
2. Koch D, Arnold S, Hubler M, Montavon P: Brachycephalic syndrome in dogs. Compendium 25:48-55, 2003.
3. Evans HE: Miller's Anatomy of the Dog, 3rd ed. Philadelphia: WB Saunders, 1993.
4. Dupre G, Findji L, Poncet C: The folded flap palatoplasty: a new technique for the treatment of elongated soft palate in dogs. ECVS Proceedings, 14th Annual Meeting, Lyon France.
5. Harvey C: Upper airway obstruction surgery. J Am Anim Hosp Assoc 18:535-569, 1982.
6. Harvey CE, Fink EA: Tracheal diameter, analysis of radiographic measurements in brachycephalic and non brachycephalic breeds. J Am Anim Hosp Assoc 18:570, 1982.
7. Dupre G, Freiche V: Ronflements et vomissements chez les bouledogues: traitement médical ou chirurgical? AFVAC-CNVSPA Annual Congress Proceeding, Paris. France. 2002; 235-236.
8. Lecoindre P, Richard S: Digestive disorders associated with the chronic obstructive syndrome of brachycephalic dogs: 30 cases. Revue Méd Vét 155(3):141-146, 2004.
9. Poncet C, Dupre G, Freiche V, et al: Prevalence of gastro-intestinal tract lesions in brachycephalic dogs with upper respiratory syndrome. J Small Anim Pract 46(6):273-279, 2004.
10. Ducarouge B: Le syndrome obstructif des voies respiratoires supérieures chez les chiens brachycéphales. Etude clinique à propos de 27 cas. University Thesis, Lyon, France, 2002; 142.
11. Lorinson D, Bright RM, White RAS: Brachycephalic airway obstruction syndrome - A Review of 118 Cases. Canine Pract 22:18-21, 1997.
12. Callan MB, Washabau RJ, Saunders HM, et al: Congenital esophageal hiatal hernia in the chinese shar-pei dog. J Vet Intern Med 7:210-215, 1993.
13. Peeters ME: Pyloric stenosis in the dog: developments in its surgical treatment and retrospective study in 47 patients. Tijdschr Diergeneeskd 116:137-141, 1991.
14. Walter MC, Goldschmidt MH, Stone EA, Chronic hypertrophic pyloric gastropathy as a cause of pyloric obstruction in the dog. J Am Vet Med Assoc 186:157-161, 1985.
15. Woods C, Rawlings C, Barber D: Esophageal deviation in four english bulldogs. J Am Vet Med Assoc 172:934-938, 1978.
16. Washabau RJ: Diseases of the esophagus. In Textbook of Veterinary Internal Medicine, 5th ed. Ettinger SJ (ed). Philadelphia:WB Saunders, 2000, pp. 1142-1154.
17. Burnie A, Simpson J, Corcoran B: Gastro-oesophageal reflux and hiatus hernia associated with laryngeal paralysis in a dog. J Small Anim Pract 30:414-416, 1989.
18. Hall JA: 2000 Diseases of the Stomach. In Textbook of Veterinary Internal Medicine, 5th ed. Ettinger SJ (ed). Philadelphia:WB Saunders, 2000, pp. 1154-1182.
19. Hardie EM, Ramirez O, Clary EM, et al: Abnormalities of the thoracic bellows: stress fractures of the ribs and hiatal hernia. J Vet Intern Med 12:279-287, 1998.
20. Hunt GB, O'Brien C, Kolenc G, Malik R: Hiatal hernia in a puppy. Austral Vet J 80:685-686, 2002.
21. Miles KG, Pope ER, Jergens AE: Paraesophageal hiatal hernia and pyloric obstruction in a dog. J Am Vet Med Assoc 193:1437-1439, 1988.
22. White D, Heavner S, Hardy S, Prazma J: Gastroesophageal reflux and eustachian tube dysfunction in an animal model. Laryngoscope 112:995-961, 2002.
23. Halstead LA: Role of gastroesophageal reflux in pediatric upper airway disorders. Otolaryngol Head Neck Surg 120:208-214, 1999.
24. Guilford W, Strombeck D: Chronic gastric disease. In Strombeck's Small Animal Gastroenterology, 3rd ed. Guilford W, Center S, Strombeck. D (eds). Philadelphia: WB Saunders,1996, pp. 275-302.
25. Hackett R, Ducharme N, Ainsworth D, et al: Effects of extrathoracic airway obstruction on intrathoracic pressure and pulmonary artery pressure in exercising horses. Am J Vet Res 60:485-49, 1999.
26. Bright R, Sackman J, Denevo C, Toal C: Hiatal hernia in the dog and cat: a retrospective study of 16 cases. J Small Anim Pract 31:244-250, 1990.
27. Carmona-Sanchez C, Valdovinos-Diaz M, Facha M: Hiatal hernia in asthmatic patients: prevalence of and its association to gastroesopahgeal reflux. Revista de Investigacion Clinica 54(4):214-220, 1999.
28. Poncet C, Dupre G, Freiche V, et al: Long term results of upper respiratory syndrome surgery and gastrointestinal tract medical treatment in 51 brachycephalic dogs (2000-2003). J Small Anim Pract 46:1-6, 2004.

Paralisia da Laringe

Catriona MacPhail

As funções da laringe são regular o fluxo do ar, proteger as vias respiratórias inferiores de aspiração durante a deglutição e controlar a fonação. A paralisia laringiana é a falha na abdução da cartilagem aritenoide, secundariamente a um dano muscular ou nervoso. Essa falha resulta em obstrução da via respiratória superior devido à interferência no fluxo do ar, particularmente durante a inspiração. Embora a paralisia da laringe possa ocorrer em gatos, essa condição é muito mais comum em cães e deve ser considerada um possível diagnóstico diferencial em animais com dificuldade respiratória e estridor.

Anatomia funcional

Laringe é o termo empregado para descrever a cartilagem que circunda a rima da glote e que é responsável pelo controle do fluxo do ar durante a respiração. As quatro cartilagens que constituem a laringe são o par de aritenoides e as cartilagens únicas epiglote, cricoide e tireoide. A base da epiglote liga-se à concavidade cranial da cartilagem tireoide. Lateralmente, a epiglote é conectada ao processo cuneiforme da aritenoide pela mucosa, formando a prega ariepiglótica. O ápice da epiglote estende-se para o interior da orofaringe logo além da borda caudal do palato mole. A cartilagem tireoide é uma estrutura em forma de U com projeções dorsais em forma de cornos em cada extremidade, conhecidas como cornos caudal e rostral. O corno rostral articula-se com os ossos tiro-hióideos do aparelho hioide, enquanto o corno caudal conecta-se à cartilagem cricoide. A cartilagem cricoide é uma estrutura em forma de anel, mais larga dorsalmente do que ventralmente. O aspecto caudal da cartilagem cricoide se conecta com a traqueia. As cartilagens pareadas aritenoides são estruturas irregulares com quatro conjuntos de processos: o processo corniculado, dorsalmente; o processo cuneiforme, rostralmente; o processo muscular, caudalmente; e o processo vocal, ventralmente. A rima da glote é a abertura alongada entre as cartilagens aritenoides e é a parte mais estreita da laringe. A glote consiste na rima da glote, dorsalmente, e as pregas vocais, ventralmente, as quais são criadas por ligamentos vocais que se estendem dos processos vocais da cartilagem aritenoide.

O músculo cricoaritenóideo dorsal é responsável unicamente por alargar a glote. Esse músculo origina-se da superfície dorsolateral da cricoide e insere-se no processo muscular das aritenoides. A contração do músculo resulta em rotação e em abdução lateral das aritenoides, que puxam os processos vocais lateralmente. O nervo laríngeo recorrente inerva todos os músculos intrínsecos da laringe, exceto o músculo cricoaritenóideo, que é inervado pelo nervo laríngeo cranial. O nervo do lado direito ramifica-se a partir do nervo vago no nível do gânglio cervical mediano na entrada do tórax, curva-se dorsocranialmente em torno da artéria subclávia e então segue cranialmente ao longo da superfície dorsolateral da traqueia. O lado esquerdo deixa o nervo vago aproximadamente no nível do gânglio cervical mediano, mas cursa caudalmente e então medialmente em torno do arco aórtico antes de seguir cranialmente ao longo da face ventrolateral da traqueia.

Etiologia

A paralisia da laringe é uma desordem respiratória unilateral ou bilateral comum que afeta, primariamente, cães mais velhos de raças grandes. Todavia, uma forma congênita ocorre em algumas raças. A paralisia laríngea é causada por dano ao nervo laríngeo recorrente ou ao músculo cricoaritenóideo dorsal, resultando em falha de abdução das aritenoides durante a inspiração.

Paralisia laríngea congênita

A paralisia congênita da laringe tem sido descrita em várias raças caninas. Um trato autossômico dominante foi documentado no Bouvier des Flandres, resultando em degeneração walleriana dos nervos laríngeos recorrentes e anormalidades no núcleo ambíguo.[1,2] Apesar de ainda não ter sido definido um modo preciso de herdabilidade, foi identificada uma predisposição hereditária em cães Siberian huskies, Alascan malamutes e em cruzamentos dessas duas raças.[3-5] Complexos paralisia da laringe-polineuropatia foram descritos em cães Dálmatas, Rottweilers e Leonbergers.[6-8] As outras raças descritas como tendo paralisia laríngea congênita incluem Bull terrier e Pastor alemão de pelo branco.[9,10] Os sinais respiratórios frequentemente são aparentes nos primeiros meses de vida, mas a maioria dos cães é diagnosticada quanto tem pouco menos de 1 ano de idade. O prognóstico para cães com paralisia laríngea congênita é ruim, especialmente naqueles com polineuropatia concorrente.

Adquirida

A paralisia laríngea adquirida é uma condição comum de cães mais velhos de raças grandes e gigantes. O Labrador retriever é, de longe, a raça mais comumente afetada, mas Golden retrievers, São-bernardos, Terra-novas e Setters irlandeses também são bastante representados.[11-16] A média de idade para o começo da doença varia de 9 a 11 anos. Na maioria dos estudos, cães machos parecem ser afetados mais comumente.[12,14,15] A paralisia da laringe também foi descrita em gatos.[17] As causas propostas para a paralisia da laringe incluem traumatismo acidental, massas intratorácicas, massas cervicais e doença neuromuscular (Quadro 52.1). Existe uma associação entre a paralisia laríngea adquirida e o hipotireoidismo, mas uma ligação direta não foi determinada.[18] Para os cães diagnosticados com hipotireoidismo concorrente, a suplementação para tireoide deveria ser instituída, mas isso tipicamente não melhora os sinais clínicos da paralisia da laringe. Frequentemente não pode ser determinada uma causa subjacente da paralisia e esses casos são, então, considerados idiopáticos.

Diagnóstico

A suspeita de paralisia da laringe nasce a partir da história do cão e também de sinais clínicos consistentes. O protocolo rotineiro para um cão suspeito de ter paralisia laríngea bilateral inclui exame físico, exame neurológico, hemograma completo, perfil bioquímico, urinálise, radiografias torácicas, testes de função tireoidiana e exame da laringe.

O diagnóstico definitivo da paralisia da laringe exige o exame visual da laringe. Todavia, a laringoscopia dificilmente é um teste diagnóstico específico, pois falsos positivos são comuns devido à influência dos agentes anestésicos sobre a função laríngea. Por definição, paralisia laríngea é a ausência da abdução das aritenoides durante a inspiração. Em particular, o processo corniculado das cartilagens aritenoides que enquadram a rima da glote dorsalmente é observado em busca de movimentação proposital, isto é, não casual (Figura 52.1). Todavia, um diagnóstico absoluto não deve ser feito baseado somente na falta de movimentação das aritenoides. A paralisia laríngea é uma obstrução fixa da via respiratória superior que resulta em inflamação e edema das cartilagens laringianas. O diagnóstico também pode ser confundido pela presença de movimentação paradoxal das aritenoides, o que pode levar a um resultado falso negativo. Nessa situação, as cartilagens aritenoides movem-se para dentro durante a inspiração devido à pressão negativa intraglótica criada pela respiração (inspiração) na presença de uma obstrução. As cartilagens retornam daí à sua posição original durante a fase expiratória, dando a impressão de abdução. Um assistente deve informar o estágio da respiração durante a laringoscopia para auxiliar a distinguir a moção normal da anormal.

Tratamento

Os cães frequentemente não têm sinais clínicos graves até que tenham paralisia ou paresia laríngea bilateral. Para cães com paralisia laríngea bilateral, a decisão de instituir tratamento cirúrgico é baseada na qualidade de vida do cão, na gravidade dos sinais clínicos e no período do ano. O tratamento cirúrgico da paralisia laríngea é dirigido primariamente para aumentar a área da rima da glote. Isso é comumente obtido por lateralização aritenoide unilateral, mas outros métodos incluem variações da laringectomia parcial e laringofissura castelada.

Quadro 52.1 Etiologias propostas para a paralisia da laringe.

- Congênita
- Traumatismo acidental
  - Ferimentos penetrantes no pescoço
  - Traumatismo estrangulante
- Traumatismo iatrogênico cirúrgico
  - Hemilaminectomia ventral (*ventral slot*)
  - Tireoidectomia/paratireoidectomia
  - Cirurgia traqueal
- Massas cervicais/intratorácicas
  - Carcinoma da tireoide
  - Timoma
  - Linfoma
  - Abscesso
  - Granuloma
- Doença neuromuscular
  - Doença imunomediada
  - Endocrinopatia
- Idiopática

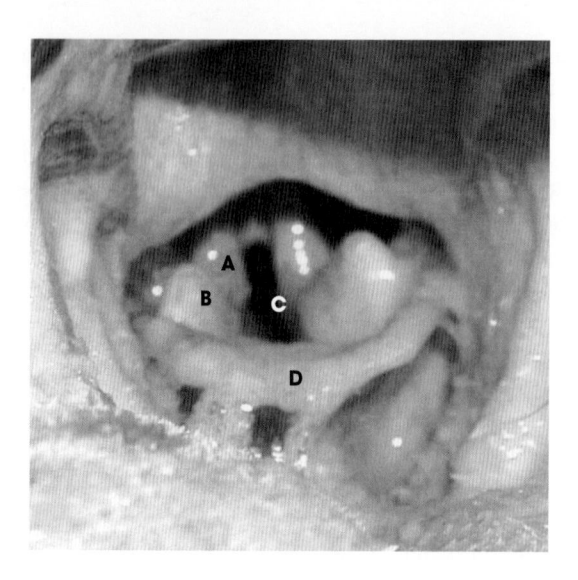

Figura 52.1 A anatomia da laringe é visualizada durante o exame laringiano: A = processo corniculado direito da cartilagem aritenoide; B = processo cuneiforme direito da cartilagem aritenoide; C = rima da glote; e D = epiglote.

A traqueostomia permanente também é descrita como um tratamento cirúrgico como um meio de desviar inteiramente a obstrução da via respiratória superior. A lateralização aritenoide bilateral não é mais considerada uma opção razoável para essa doença devido ao número de complicações pós-operatórias; também não é necessário aumentar a área da rima da glote até aquele grau para aliviar os sinais clínicos.[15,19] De acordo com a lei de Poiseuille, o fluxo de ar através da glote é diretamente proporcional ao raio da glote à quarta potência (Figura 52.2). Por exemplo, se o raio da rima da glote for dobrado, a resistência à passagem do ar é reduzida em um fator de.[16] Todavia, essa equação é usada mais apropriadamente para descrever a velocidade do fluxo laminar de baixa velocidade através de um tubo reto, geralmente as vias respiratórias periféricas pequenas. O movimento do ar através da traqueia, da rima da glote, do nariz e da boca é um fluxo de alta velocidade turbulento com resistência pesada. Ainda, diferentes métodos para lateralização aritenoide unilateral têm resultado em vários graus de aumento da área da rima da glote sem qualquer diferença na evolução clínica em curto prazo ou na taxa de complicação.[20] A laringoplastia cricoaritenoide, na qual a sutura é passada do processo muscular da cartilagem aritenoide para o aspecto dorsocaudal da cartilagem cricoide, resulta em um aumento de 207% na área da rima da glote. Isso é comparado com um aumento de 140% na área da rima da glote para cães com lateralização tireoaritenoide, na qual a sutura passa do processo muscular da cartilagem aritenoide para o aspecto caudodorsal da cartilagem tireoide.

O efeito do grau de tensão da sutura na área da rima da glote também foi avaliado em cadáveres caninos.[21] Descobriu-se que uma sutura de baixa tensão (sutura apertada até se sentir resistência da parte cranial da cápsula da articulação cricoaritenoide) aumenta a área da rima da glote quando a epiglote estiver aberta sem aumentar a área da rima da glote quando a epiglote estiver fechada. Uma sutura de alta tensão (sutura apertada o máximo possível) resultou em aumento significante da área não coberta pela epiglote em posição fechada (46% maior do que na sutura de baixa tensão). Foi sugerido que o uso de uma sutura de baixa tensão em casos clínicos pode reduzir o risco potencial de pneumonia aspirativa pós-operatória.

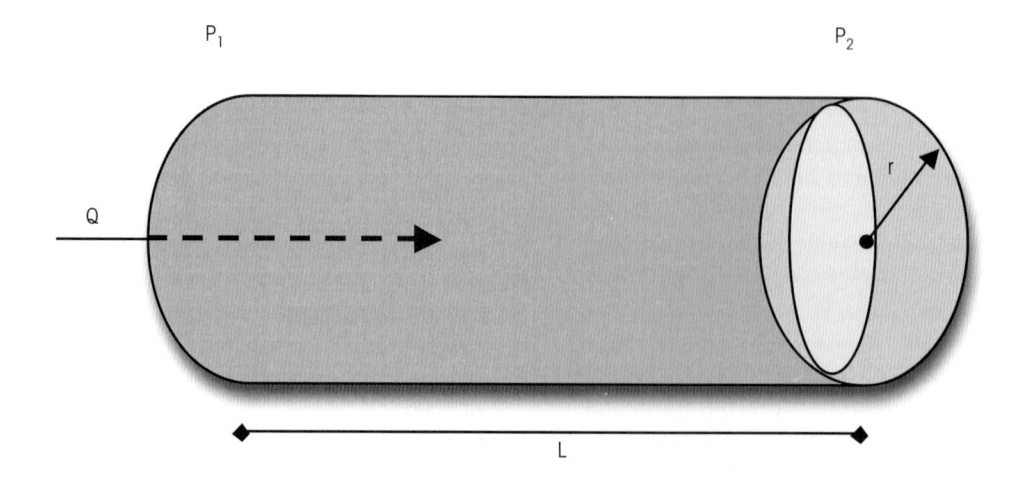

Figura 52.2 Representação esquemática da lei de Poiseuille ($Q = \pi r^4 P/8\eta L$), em que Q = taxa de fluxo; r = raio do tubo; L = comprimento do tubo; P = pressão no interior do tubo; η = viscosidade.

Complicações cirúrgicas

Seguindo-se ao tratamento cirúrgico da paralisia da laringe, relatou-se que pneumonia aspirativa pós-operatória ocorre em 8% a 19% dos cães submetidos à lateralização aritenoide unilateral.[15,22] Apesar de a pneumonia ser mais provável de ocorrer durante as primeiras semanas após a cirurgia, reconhece-se que esses cães estarão sob risco de pneumonia aspirativa para o resto de suas vidas.[15] Os fatores associados significativamente a um risco maior de desenvolver complicações incluem a presença de pneumonia aspirativa pré-operatória, megaesôfago pós-operatório, traqueostomia temporária e doença neoplásica concorrente.

Foi determinado que o uso de uma sonda de traqueostomia temporária antes da cirurgia é um risco negativo significante em cães com paralisia da laringe. Dos cães que tinham a sonda de traqueostomia temporária pré-operatoriamente, 50% desenvolveram complicações no pós-operatório. O risco aumentado não estava relacionado ao fato de o cão ter sido levado à clínica em uma emergência. A presença da sonda de traqueostomia resulta em perda dos cílios, em ulceração do epitélio, em inflamação das submucosas e em retenção de secreções. A traqueia torna-se colonizada por bactérias da flora orofaríngea 24 h após a colocação da sonda de traqueostomia. Lançou-se a teoria de que as sondas endotraqueais interferem significativamente na função normal do aparelho mucociliar, de tal forma que esses cães se tornam incapazes de eliminar efetivamente as substâncias aspiradas.

Prognóstico

Sem complicações pós-operatórias, a lateralização aritenoide unilateral para o tratamento da paralisia laríngea canina resulta em menores sofrimento respiratório e estridor e melhora da tolerância ao exercício. A satisfação dos proprietários com esse procedimento é relatada como excelente, com a maioria dos proprietários opinando que a qualidade de vida de seus cães melhorou dramaticamente.[14,22,24]

Paralisia da laringe em gatos

A paralisia da laringe é uma condição incomum em gatos. A apresentação clínica é similar àquela do cão, tendo sido relatados casos de paralisia tanto unilateral quanto bilateral. Os gatos com paralisia unilateral da laringe podem apresentar sinais clínicos significantes, ao contrário dos cães, que raramente são sintomáticos.

Também parece que há prevalência de casos unilaterais afetando o lado esquerdo em gatos, o que é similar ao relatado em seres humanos e em cavalos. A etiologia específica da paralisia da laringe em gatos é desconhecida, mas vários casos foram associados a traumatismo, a invasão neoplásica e a lesão iatrogênica. Foi relatado sucesso com o tratamento cirúrgico utilizando lateralização aritenoide unilateral.[17]

Referências bibliográficas

1. Venker-van Haagen AJ, Hartman W, Goedege SA: Spontaneous laryngeal paralysis in young Bouviers. J Am Anim Hosp Assoc 1914:714, 1978.
2. Venker-van Haagen AJ, Bouw J, Hartman W: Hereditary transmission of laryngeal paralysis in bouviers. J Am Anim Hosp Assoc 18:75, 1981.
3. O'Brien JA: Hereditary laryngeal paralysis in the racing sled dog (husky). Vookjaarsdagen International Congress, Amsterdam, The Netherlands, 1985.
4. O'Brien JA, Hendriks J: Inherited laryngeal paralysis. Analysis in the husky cross. Vet Q 8:301, 1986.
5. Polizopoulou ZS, Koutinas AF, Papadopoulos GC, et al.: Juvenile laryngeal paralysis in three Siberian husky x Alaskan malamute puppies. Vet Rec 153:624, 2003.
6. Braund KG, Shores A, Cochrane S, et al: Laryngeal paralysis-polyneuropathy complex in young Dalmatians. Am J Vet Res 55:534, 1994.
7. Mahony OM, Knowles KE, Braund KG, et al: Laryngeal paralysis-polyneuropathy complex in young Rottweilers. J Vet Intern Med 12:330, 1998.
8. Shelton GD, Podell M, Poncelet L, et al: Inherited polyneuropathy in Leonberger dogs: a mixed or intermediate form of Charcot-Marie-Tooth disease? Muscle Nerve 27:471, 2003.
9. Baker GJ: Surgery of the canine larynx and pharynx. J Small Anim Pract 13:505, 1972.
10. Ridyard AE, Corcoran BM, Taker S, et al: Spontaneous laryngeal paralysis in four white-coated German shepherd dogs. J Small Anim Pract 41:558, 2000.
11. Burbridge HM: A review of laryngeal paralysis in dogs. Br Vet J 151:71, 1995.
12. Gaber CE, Amis TC, LeCouteur RA: Laryngeal paralysis in dogs: A review of 23 cases. J Am Vet Med Assoc 186:377, 1985.
13. Greenfield CL: Canine laryngeal paralysis. Comp Cont Educ Pract Vet 9:1011, 1987.
14. LaHue TR: Treatment of laryngeal paralysis in dogs by unilateral cricoarytenoid laryngoplasty. J Am Anim Hosp Assoc 25:317, 1989.
15. MacPhail CM, Monnet E: Outcome of and postoperative complications in dogs undergoing surgical treatment of laryngeal paralysis: 140 cases (1985-1998). J Am Vet Med Assoc 218:1949, 2001.
16. Ross JT, Matthuesen DT, Noone KE, et al: Complications and long-term results after partial laryngectomy for the treatment of idiopathic laryngeal paralysis. Vet Surg 20:169, 1991.
17. Schachter S, Norris CR: Laryngeal paralysis in cats: 16 cases (1990-1999). J Am Vet Med Assoc 216:1100, 2000.
18. Jaggy A, Oliver JE, Ferguson DC, et al: Neurological manifestations of hypothyroidism: a retrospective study of 29 dogs. J Vet Intern Med 8:328, 1994.
19. Burbridge HM: Laryngeal paralysis in dogs: An evaluation of the bilateral arytenoid lateralization procedure. J Small Anim Pract 34:515, 1993.
20. Griffiths LG, Sullivan M, Reid SW: A comparison of the effects of unilateral thyroarytenoid lateralization versus cricoarytenoid laryngoplasty on the area of the rima glottidis and clinical outcome in dogs with laryngeal paralysis. Vet Surg 30:359, 2001.
21. Bureau S, Monnet E: Effects of suture tension and surgical approach during unilateral arytenoids lateralization on the rima glottidis in the canine larynx. Vet Surg 31;589, 2002.

22. Snelling SR, Edwards GA: A retrospective study of unilateral arytenoids lateralization in the treatment of laryngeal paralysis in 100 dogs (1992-2000). Aust Vet J 81:464, 2003
23. Colley P, Huber M, Henderson R: Tracheostomy techniques and management. Comp Cont Educ Pract Vet 21:44, 1999.
24. White RAS: Unilateral arytenoid lateralization: An assessment of technique and long term results in 62 dogs with laryngeal paralysis. J Sm Anim Pract 30:543, 1995.

Colapso Traqueal

Catriona MacPhail

A função primária da traqueia é servir de condutor de ar para dentro e para fora da árvore brônquica. O colapso traqueal ocorre quando há malácia das cartilagens traqueais, causando graus variados de achatamento dorsoventral da traqueia e impedindo a passagem de ar. Existe controvérsia quanto ao manejo clínico do colapso traqueal, uma vez que o tratamento médico considera apenas a terapia sintomática e o tratamento cirúrgico é sobrecarregado de complicações.

Anatomia funcional

A traqueia do cão ou do gato é composta por 35 a 45 anéis cartilaginosos incompletos em forma de C, apesar de existir variações entre raças e mesmo entre animais individuais.[1,2] As extremidades dos anéis incompletos são conectadas pela membrana dorsal da traqueia, que é um músculo delgado em forma de faixa, localizado em sua superfície dorsal. O primeiro anel traqueal é completo e parcialmente coberto pela cartilagem cricoide. Os demais anéis traqueais são conectados uns aos outros pelos ligamentos anulares elásticos, resultando em um tubo rígido, mas flexível.

A irrigação sanguínea da traqueia vem da artéria tireoide cranial, da artéria tireoide caudal e das artérias broncoesofágicas. Ramos das artérias tireoides penetram os anéis traqueais em ambos os lados e, em seguida, arborizam-se na submucosa para criar um rico plexo subepitelial nas traqueias cervical e torácica proximal. Ramos das artérias broncoesofágicas suprem a traqueia terminal, a carina e os brônquios principais. A traqueia é inervada pelo sistema nervoso autônomo; sua estimulação resulta em contração muscular e em secreção glandular.

A traqueia é composta por quatro camadas distintas: mucosa, submucosa, camada musculocartilaginosa e adventícia.[3] A mucosa é formada por epitélio pseudo-estratificado colunar ciliado e por células caliciformes e é orientado em pregas longitudinais. Glândulas traqueais no interior da submucosa contribuem com muco para as secreções respiratórias. A camada musculocartilaginosa é composta por cartilagem hialina, tecido fibroelástico e tecido muscular liso, que se funde ao tecido conjuntivo da adventícia.

A principal função da traqueia é canalizar o ar durante as fases da respiração. O diâmetro do lúmen da traqueia é capaz de ser alterado pela contração da membrana traqueal dorsal. A contração muscular aproxima as extremidades dos anéis cartilaginosos, diminuindo o diâmetro e, assim, reduzindo o espaço morto respiratório e aumentando a velocidade do fluxo do ar. O diâmetro da traqueia também pode aumentar para se adaptar a aumentos do volume de fluxo do ar e reduzir a resistência da via respiratória. Agressões à parede traqueal podem afetar a maneira pela qual a traqueia se adapta às alterações do fluxo do ar e às pressões externas. A velocidade do fluxo aumenta ao se diminuir o diâmetro e, de acordo com o efeito de Bernoulli, a pressão interna diminui. Uma traqueia normal é suficientemente rígida para resistir à pressão externa, mas as cartilagens traqueais enfraquecidas estão sujeitas a colapso.

Outro importante papel da traqueia é aprisionar fragmentos aspirados e transportar esse material de volta pela árvore traqueobrônquica. O aparelho mucociliar é responsável pela limpeza de partículas pequenas (1 a 5 µm) capazes de passar através da nasofaringe.[4] Essas partículas aderem-se ao muco que forra as grandes vias respiratórias; os cílios das células epiteliais batem no interior da camada de muco, empurrando o material de volta para a faringe. Os cílios normais batem em uma frequência de 10 a 20 vezes/s, resultando em um tempo de limpeza (*clearance time*) de 5 a 26 mm/min em um cão normal.[5] O aparelho mucociliar e a taxa de limpeza podem ser acentuadamente afetados por doenças da via respiratória e por traumatismo à mucosa.

Fisiopatologia

O colapso traqueal resulta de anormalidades estruturais dos anéis de cartilagem e de alterações secundárias na membrana traqueal dorsal. As análises histopatológica e ultraestrutural da cartilagem traqueal em cães com colapso traqueal evidenciaram hipocelularidade, causando diminuição de sulfato de condroitina e glicosaminoglicanos e transformação da cartilagem hialina normal em cartilagem fibrosa.[6] Essa condromalácia torna a traqueia menos rígida e menos capaz de resistir às pressões externas, resultando em achatamento dorsoventral. A etiologia específica do colapso da traqueia é desconhecida, mas pensa-se que seja multifatorial, com um componente de herdabilidade.[7]

O colapso traqueal pode ser confinado a um segmento isolado ou envolver toda a traqueia e a árvore brônquica. A entrada do tórax é a área mais comumente envolvida (Figura 53.1). O colapso tipicamente ocorre no sentido dorsoventral, à medida que a cartilagem enfraquece e a membrana traqueal dorsal se adelgaça e estira-se; todavia, já foi relatado o colapso lateral das paredes traqueais.[8]

O colapso da traqueia cervical e da entrada do tórax classicamente ocorre durante a inspiração devido à diminuição da pressão intraluminal, as paredes sendo comprimidas pela pressão atmosférica; a traqueia intratorácica colapsa na expiração. Apesar de a pressão no interior da traqueia diminuir durante a inspiração, a pressão luminal ainda excede a pressão intrapleural, o que mantém a via respiratória aberta. Na expiração, a pressão intrapleural torna-se menos negativa e excede a pressão intraluminal. Cães com cartilagens enfraquecidas não têm força suficiente para aguentar a pressão intrapleural aumentada. A entrada do tórax é mais suscetível ao colapso traqueal porque este é o ponto em que as pressões se igualam: a pressão intrapleural se iguala à pressão intraluminal da via respiratória e ocorre a transição de pressão intrapleural para pressão atmosférica.[7] Um estudo, contudo, encontrou evidências de cães que tinham colapso intratorácico durante a inspiração e colapso extratorácico durante a expiração, mas não conseguiu oferecer uma explicação.[9]

Cães com colapso traqueal têm vários graus de lesão secundária devido à tosse crônica. O tossir causa aumento adicional da pressão intrapleural e piora o colapso traqueal. Em casos de colapso moderado a grave, os revestimentos epiteliais das paredes opostas entram em contato entre si, causando irritação e lesões na mucosa. Essa irritação crônica causa inflamação, hipertrofia das glândulas mucosas, descamação do epitélio e comprometimento do mecanismo mucociliar.[7]

Características do paciente e apresentação clínica

O colapso traqueal é tipicamente associado a cães de meia-idade, de raças *toy* ou miniatura. As raças clássicas incluem Yorkshire terrier, poodle *toy*, poodle miniatura, Pomerânios, Chihuahuas e pugs. Essa condição tem sido descrita ocasionalmente também em cães de raças grandes[10,11] e em gatos.[12-14] Em gatos, o colapso traqueal tem sido associado a massas intraluminais, extraluminais ou nasais.

A maioria dos cães é diagnosticada em torno de 6 a 7 anos de idade, embora tenha sido relatado que 25% dos cães afetados já são sintomáticos aos 6 meses de idade.[15] Os cães apresentam tosse facilmente provocada, que tem sido descrita mais frequentemente como um grasnar de ganso. Cães severamente afetados podem ter intolerância a exercícios, sofrimento respiratório e síncope. Os sinais clínicos são exacerbados pelo estresse ou por excitação.

Cães com colapso traqueal podem sofrer de uma variedade de problemas concorrentes. Quase 50% deles apresentam algum grau de obesidade, o que piora os sinais clínicos.[7] Paresia ou paralisia laríngea foi relatada em 20% a 30% dos cães, enquanto um terço dos cães tinha murmúrios sistólicos compatíveis com insuficiência da valva mitral.[7,15,16] Os sinais de trato respiratório superior podem ser agravados por aumento do átrio esquerdo, o que faz pressão sobre a carina e os brônquios principais.

Acredita-se que pelo menos 40% dos cães tenham algum grau de doença dental ou periodontal.[7] Há hipóteses de que a aspiração de bactérias orais para as vias respiratórias doentes contribua para a exacerbação dos sinais clínicos devido a aumento da inflamação da via respiratória ou da tosse. Em um estudo em 37 cães com colapso traqueal, 83% tinham cultura positiva em grande via respiratória, com 59% exibindo crescimento de mais de uma espécie de bactérias.[17] Isso é de interesse porque a flora orofaríngea tem sido encontrada na traqueia de cães normais, mas

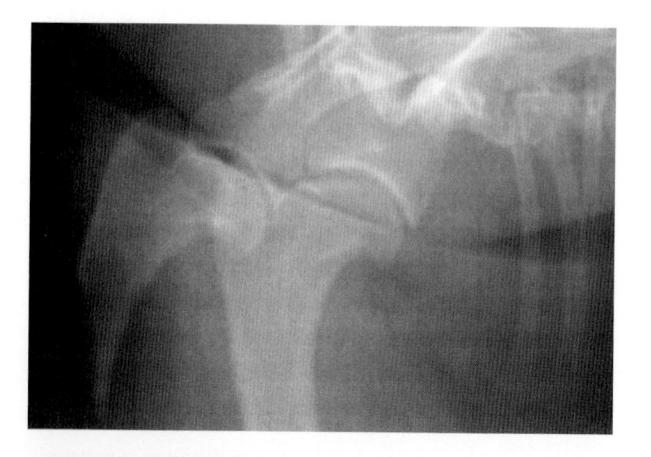

Figura 53.1 Radiografia torácica lateral evidenciando colapso traqueal grave na entrada do tórax.

somente 17% têm colonização múltipla ou mista.[18] Inflamação citológica concomitante, todavia, não foi encontrada consistentemente em uma população de cães com colapso traqueal; portanto, ainda não foi comprovada uma associação entre a colonização bacteriana de grandes vias respiratórias e os sinais clínicos.[17]

Hepatomegalia e hepatopatia concomitantes também são comuns em cães com colapso traqueal. Em um estudo em 26 cães, 46% tinham aumento da atividade sérica de duas ou mais enzimas hepáticas e 92% tinham elevação das concentrações séricas basais de ácido biliar.[19] A razão para essa associação ainda não é clara, apesar de teorias especulativas incluírem congestão hepática passiva ou necrose centrolobular de hepatócitos secundária à hipoxia.

Tabela 53.1 Graus de colapso da traqueia.

Grau	Redução no diâmetro da via respiratória (%)	Características
1	25	Protrusão leve da membrana dorsal da traqueia para o interior do lúmen
2	50	Alongamento de leve a moderado e achatamento dos anéis traqueais
3	75	Achatamento marcado dos anéis traqueais
4	> 90	Desvio dorsal da superfície ventral da traqueia

Diagnóstico

A suspeita de colapso traqueal baseia-se nas características do paciente, na história clínica e em resultados do exame físico. Radiografias laterais do pescoço e do tórax confirmam o diagnóstico. Devem ser feitas exposições das traqueias cervical e torácica durante a inspiração e a expiração. A traqueia cervical estreita-se durante a inspiração devido à pressão negativa em seu interior, enquanto a traqueia torácica colapsa durante a expiração devido ao aumento da pressão intrapleural. Radiografias estáticas podem detectar o colapso traqueal em somente 59% a 92% dos casos,[9,15,16] mas as radiografias devem ser cuidadosamente avaliadas para a presença concorrente de doenças das vias respiratórias ou cardíacas.[7,20] A avaliação dinâmica da traqueia pode ser feita usando fluoroscopia, que é particularmente útil na identificação do colapso intratorácico. Comparando-se a fluoroscopia com a avaliação radiográfica padrão, descobriu-se que a radiografia subestima a frequência e os graus de colapso traqueal.[9] Também já foi descrita a detecção de colapso traqueal usando-se ultrassonografia.[21]

A broncoscopia permite a visualização direta de toda a árvore traqueobrônquica (Figura 53.2A). A broncoscopia permite, em particular, avaliar os brônquios principais (Figura 53.2B). Amostras das vias respiratórias podem ser colhidas para citologia e para cultura bacteriana através de pincelagem traqueal ou de lavagem broncoalveolar, uma vez que a traqueobronquite ou a broncopneumonia podem influenciar a gravidade dos sinais clínicos. A desvantagem da broncoscopia é a necessidade de anestesia geral. Contudo, ela proporciona uma oportunidade para avaliar a anatomia e a função laríngea.

O colapso traqueal pode ser graduado pela sua aparência na fluoroscopia ou na broncoscopia (Tabela 53.1; Figura 53.3). Esse esquema de graduação permite determinar a gravidade do colapso, estabelecer uma linha básica para avaliar a progressão da doença e confirmar ou eliminar o potencial para intervenção cirúrgica.

Tratamento

O tratamento médico do colapso traqueal resulta em melhora para a maioria dos cães.[15] Perder peso corporal é crítico para o sucesso de outras terapias médicas. Modificações ambientais, como o uso de um arreio peitoral ao invés de uma coleira e a criação de um ambiente livre de fumaça de cigarro, podem ajudar alguns cães, da mesma maneira que pode ajudar alguns cães o manejo das condições concorrentes subjacentes. Tem sido advogado também que se faça profilaxia odontológica nos cães afetados para diminuir a carga bacteriana que pode ser aspirada para a traqueia.[7] As medicações frequentemente utilizadas incluem os supressores da tosse, os broncodilatadores, os anti-inflamatórios e os antibióticos.

Sugere-se intervenção cirúrgica em pacientes com colapso traqueal moderado a grave que sejam refratários à medicação. A cirurgia não é recomendada para pacientes com colapso dos brônquios principais, com doença

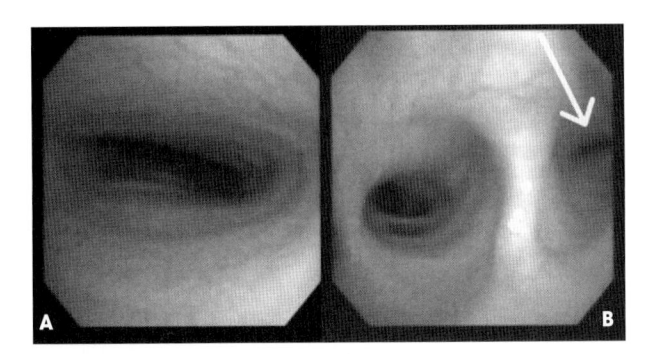

Figura 53.2 A. e B. Visão broncoscópica de um colapso da traqueia cervical e do brônquio principal esquerdo (seta) no mesmo cão.

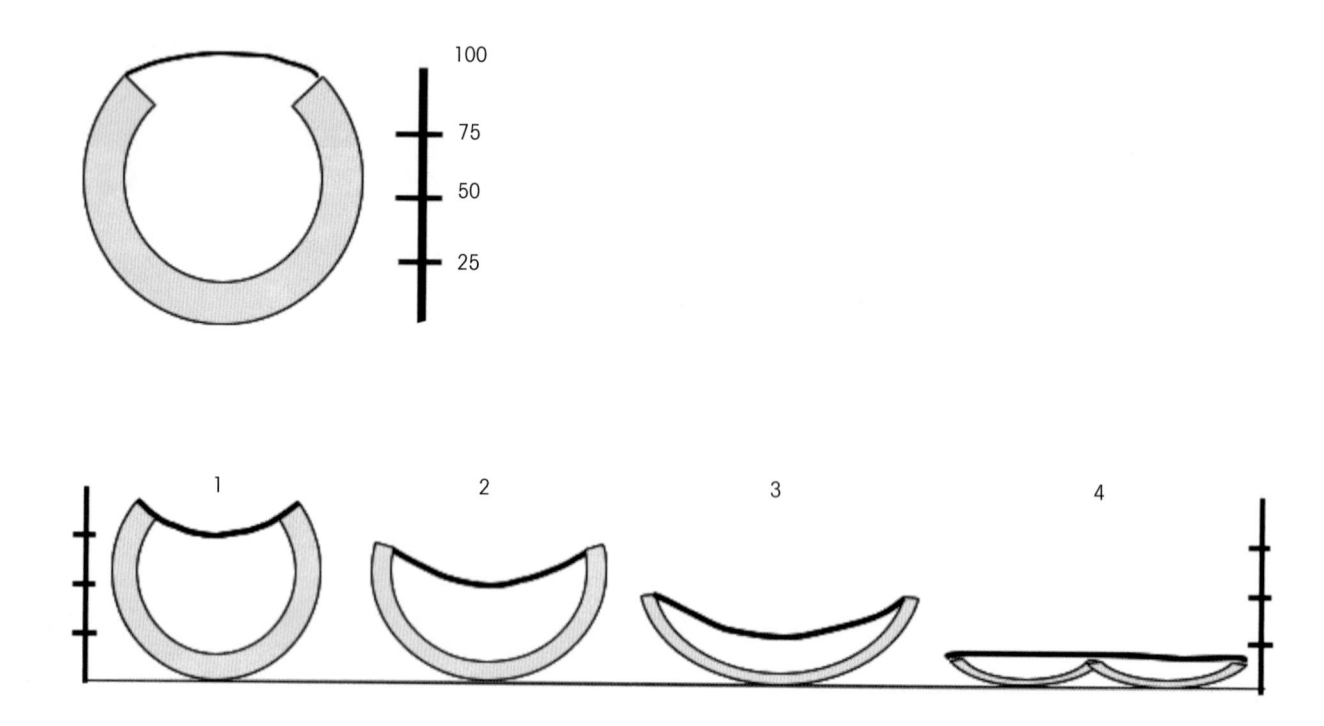

Figura 53.3 Representação gráfica do esquema de graduação do colapso traqueal.

laríngea subjacente e com doença cardiopulmonar concorrente. Apesar de outras técnicas terem sido descritas, o tratamento cirúrgico do colapso traqueal atualmente tem sido feito com próteses extraluminais de anéis ou com colocação de próteses (*stents*) intraluminais.

As próteses extraluminais de anéis podem ser implantadas em cães com colapso traqueal cervical ou intratorácico proximal. Desfechos clínicos bons a excelentes têm sido descritos em 75% a 80% dos pacientes, mas essa técnica é limitada pela seleção dos candidatos e pelas complicações cirúrgicas.[16,22] Após a cirurgia, foram relatadas paralisia da laringe, necrose da laringe e dificuldades respiratórias pós-operatórias requerendo traqueostomia permanente.[22] Cães com mais de 6 anos parecem ter evoluções clínicas piores do que cães mais jovens, independentemente do grau de colapso.[22]

A colocação intraluminal de *stents* foi relatada em uma variedade de situações e usando uma grande variedade de materiais.[23-25] A colocação de *stents* intraluminais pode ser feita em cães com colapso traqueal intratorácico ou com colapso traqueal difuso para proporcionar rápido alívio dos sinais clínicos e tem sido usada em cães com colapso brônquico coexistente. As complicações relatadas com a implantação intraluminal de *stents* incluem a migração do *stent*, a fratura do *stent*, a formação de granuloma, a pneumonia e a tosse crônica.[26,27]

Conclusão

O colapso traqueal é uma condição desafiadora tanto para se diagnosticar como para se tratar. O diagnóstico é complicado por doenças coexistentes que exacerbam os sinais clínicos, e os padrões de tratamento e cuidados ainda não foram estabelecidos. O tratamento médico apropriado pode aliviar os sinais clínicos em uma grande porcentagem de cães afetados; contudo, cães refratários à intervenção farmacológica podem beneficiar-se dos suportes traqueais extraluminal ou intraluminal.

Referências bibliográficas

1. Evans HE: The respiratory system. *In* Miller's Anatomy of the Dog, 3rd ed. Evans HE (ed). Philadelphia: WB Saunders, 1993, pp. 463-493.
2. Grandage J: Functional anatomy of the respiratory system. *In* Textbook of Small Animal Surgery, 3rd ed. Slatter DH (ed). Philadelphia: WB Saunders, 2000, pp. 763-780.
3. Fingland RB: Trachea and bronchi. *In* Disease Mechanisms *In* Small Animal Surgery, 2nd ed Bojrab MJ (ed). Philadelphia: Lea & Febiger, 1993, pp. 376-385.
4. Tucker A: Respiratory pathophysiology. *In* Textbook of Small Animal Surgery, 3rd ed. Slatter DH (ed). Philadelphia: WB Saunders, 2000, pp. 781-797.
5. Bridger GP, Proctor DF: Mucociliary function in the dog's larynx and trachea. Laryngoscope 52:218, 1972.
6. Dallman MJ, McClure RC, Brown EM: Histochemical study of normal and collapsed tracheas in dogs. Am J Vet Res 49:2117, 1988.

7. Johnson LR: Tracheal collapse. Diagnosis and medical and surgical treatment. Vet Clin North Am Small Anim Pract 30:1253, 2000.
8. Johnson LR, Krahwinkel DJ, McKiernan BC: Surgical management of atypical lateral tracheal collapse in a dog. J Am Vet Med Assoc 203:1693, 1993.
9. Macready DM, Johnson LR, Pollard RE: Fluoroscopic and radiographic evaluation of tracheal collapse in dogs: 62 cases (2001-2006). J Am Vet Med Assoc 230:1870, 2007.
10. Spodnick GJ, Nwadike BS: Surgical management of extrathoracic tracheal collapse in two large-breed dogs. J Am Vet Med Assoc 211:1545, 1997.
11. Radlinsky MA, Fossum TW: Tracheal collapse in a young boxer. J Am Anim Hosp Assoc 36:313, 2000
12. Hendricks JC, O'Brien JA: Tracheal collapse in two cats. J Am Vet Med Assoc 187:418, 1985.
13. Fujita M, Miura H, Yasuda D, et al: Tracheal narrowing secondary to airway obstruction in two cats. J Small Anim Pract 45:29, 2004.
14. Bell R, Philbey AW, Marineau H, et al: Dynamic tracheal collapse associated with disseminated histiocytic sarcoma in a cat. J Small Anim Pract 47:461. 2006.
15. White RAS, Williams JM: Tracheal collapse in the dogs: Is there really a role for surgery? A survey of 100 cases. J Small Anim Pract 35:191, 1994.
16. Tangner CH, Hobson HP: A retrospective study of 20 surgically managed cases of collapsed trachea. Vet Surg 11:146, 1982.
17. Johnson LR, Fales WH: Clinical and microbiologic findings in dogs with bronchoscopically diagnosed tracheal collapse: 37 cases (1990-1995). J Am Vet Med Assoc 219:1247, 2001.
18. McKiernan BC, Smith AR, Kissil M: Bacterial isolates from the lower trachea of clinically healthy dogs. J Am Anim Hosp Assoc 20:139, 1982.
19. Bauer NB, Schneider MA, Neiger R, et al: Liver disease in dogs with tracheal collapse. J Vet Intern Med 20:845, 2006.
20. Marolf A, Blaik M, Specht A: A retrospective study of the relationship between tracheal collapse and bronchiectasis in dogs. Vet Radiol Ultrasound 48:199, 2007
21. Rudorf H, Herrtage ME, White RAS: Use of ultrasonography in the diagnosis of tracheal collapse. J Small Anim Pract 38:513, 1997
22. Buback JL, Boothe HW, Hobson HP: Surgical treatment of tracheal collapse in dogs: 90 cases. J Am Vet Med Assoc 208:380, 1996.
23. Radlinsky MG, Fossum TW, Walker MA, et al: Evaluation of the Palmaz stent in the trachea and mainstem bronchi of normal dogs. Vet Surg 26:99, 1997.
24. Gellasch KL, Gomez TD, McAnulty JF, et al: Use of intraluminal nitinol stents in the treatment of tracheal collapse in a dog. J Am Vet Med Assoc 221:1719, 2002.
25. Moritz A, Schneider M, Bauer N: Management of advanced tracheal collapse in dogs using intraluminal self-expanding biliary wallstents. J Vet Intern Med 18:31, 2004.
26. Mittleman E, Weisse C, Mehler SJ, et al: Fracture of an endoluminal nitinol stent used in the treatment of tracheal collapse in a dog. J Am Vet Med Assoc 225:1217, 2004.
27. Ouellet M, Dunn ME, Lussier B, et al: Noninvasive correction of a fractured endoluminal nitinol tracheal stent in a dog. J Am Anim Hosp Assoc 42:467, 2006.v

# Torção de Lobo Pulmonar

Prudence J. Neath

Anatomia e etiologia

Os pulmões do cão e do gato são divididos em lobos específicos por fissuras profundas que permitem que os pulmões alterem sua posição em resposta ao movimento do diafragma ou da coluna vertebral.[1] A extensão do movimento de cada lobo pulmonar é limitada pela presença dos lobos adjacentes e também pelas estruturas e órgãos ao redor, como o coração, mediastino, diafragma e parede torácica. Os ligamentos pulmonares são finas lâminas de pleura que se estendem do lobo caudal de cada pulmão até o mediastino e proporcionam estabilização adicional desses lobos.[2] O lobo acessório é isolado entre o mediastino e a prega da veia cava, o que proporciona suporte adequado para este lobo. O espaço entre a pleura parietal e a pleura visceral contém somente um fino filme de fluido pleural para facilitar o deslizamento dos lobos pulmonares, mas a pressão negativa normal no interior deste espaço pleural auxilia a minimizar a movimentação excessiva dos lobos.[3]

Para o desenvolvimento da torção de um lobo pulmonar é necessário que este sobrepuje as forças estabilizadoras daquelas estruturas anatômicas para poder girar em torno do seu eixo longitudinal. Várias teorias foram consideradas, e qualquer condição que possa aumentar a mobilidade do lobo pode predispô-lo a desenvolver a torção. A revisão da literatura humana indica a ocorrência de torção de lobos pulmonares em associação com derrame pleural, pneumotórax e traumatismo acidental ou cirúrgico. A causa predisponente mais comum em seres humanos parece ser a manipulação cirúrgica dos lobos pulmonares. Pensa-se que a divisão dos ligamentos pulmonares durante um procedimento torácico, em combinação com a presença de lobos desinflados, pode predispor um lobo consolidado a girar em torno de seu eixo.[4] Similarmente, em relatos de torção de lobo pulmonar no cão, foi proposto que a suspensão de um lobo consolidado ou atelectásico em fluido (derrame pleural) ou ar (pneumotórax) pode predispor o lobo ao movimento rotacional.[5,6] A atelectasia pulmonar pode ser resultado de várias causas, como traumatismo, pneumonia, derrame pleural, pneumotórax ou manipulação cirúrgica (apesar de o traumatismo cirúrgico raramente ser causa predisponente de torção de lobo pulmonar em cães e gatos). Existem também relatos de torção de lobo pulmonar ocorrendo sem qualquer histórico de fatores predisponentes. Portanto, a torção espontânea pode ocorrer.[7-9] Relatos de torção de lobo pulmonar em gatos são raros, e todos os casos estavam associados a uma doença subjacente, como quilotórax, piotórax ou asma crônica.[10,11]

Quando um lobo pulmonar gira em torno de seu eixo, os vasos pulmonares e os brônquios se ocluem pela rotação no hilo, levando inicialmente à obstrução da veia pulmonar, que tem as paredes finas. O sangue continua a fluir através da artéria pulmonar, mesmo que o lobo esteja congestionado. Fluido extravasa dos vasos para o interstício e vias respiratórias, causando consolidação do lobo. A pleura parietal eventualmente é ultrapassada, permitindo o acúmulo de derrame pleural na maioria dos casos.[6,9]

O lobo médio direito é fino e estreito. É o lobo mais comumente afetado em cães e gatos, apesar do lobo cranial esquerdo ser afetado quase com a mesma frequência em cães. Já foi relatada a torção de cada um dos lobos pulmonares, e também existem relatos de episódios ocasionais de torção de múltiplos lobos. Os lobos médio direito e cranial esquerdo podem ter predisposição à torção pois possuem ligações menos extensivas. Portanto, esses lobos têm maior mobilidade comparados com os demais.

Relatos clínicos de torção de lobo pulmonar são mais comuns em cães grandes e com o tórax profundo. Pensa-se que esta forma torácica pode predispor à rotação do lobo pulmonar. Em um estudo, considerou-se que o Afghan Hound é 133 vezes mais suscetível a sofrer torção de lobo pulmonar do que outras raças.[6] Relatos mais recentes indicam uma tendência à torção de lobo pulmonar ocorrer em cães da raça Pug. A forma de seu tórax, em barril, foi sugerida como causa predisponente.[7-9]

Sinais clínicos e investigações

O histórico clínico comumente inclui dispneia ou taquipneia, tosse e letargia acompanhadas por anorexia e vômitos. O exame físico revela graus variados de dificuldade respiratória acompanhados por abafamento dos sons cardiopulmonares na auscultação torácica. A ausência de sons respiratórios pode ser extensa, se houver derrame pleural significativo. Pode haver ausência focal sobre o lobo afetado. Outros sinais como pirexia, instabilidade cardiopulmonar, vômitos e depressão também foram relatados.[5-11]

A análise do hemograma completo e do painel bioquímico revelam resultados leves e inespecíficos nesses pacientes. Os resultados podem ser influenciados pela presença de um processo mórbido torácico subjacente.[6,9]

Imagens do tórax revelam derrame pleural na maioria dos pacientes. Pode ser necessário fazer uma toracocentese para que os detalhes radiográficos dos pulmões possam ser revelados.[5-11] Tipicamente é observada consolidação do lobo pulmonar. Em certas ocasiões, mais de um lobo pode estar consolidado.[6,9] Um lobo pulmonar gravemente consolidado, com anormalidades mínimas nos demais lobos, tem alta probabilidade de torção. Esta probabilidade é maior se for acompanhada por posicionamento brônquico anormal. Podem ser vistos broncogramas e alveologramas por ar se o lobo sofreu torção recente. Mas à medida que fluido de desloca para as vias respiratórias, o lobo torna-se opacificado.[5-11] O diagnóstico diferencial para um lobo opacificado inclui atelectasia, neoplasia, edema e contusões pulmonares.

A ultrassonografia pulmonar pode confirmar a presença de derrame pleural e proporcionar mais detalhes das razões subjacentes para a opacificação daquele lobo pulmonar. Da mesma maneira, poder revelar qualquer acúmulo de fluido nos brônquios.[6,9] Biopsias guiadas por ultrassonografia podem ser feitas para determinar se pode haver presença de qualquer outro processo doentio.[7] Foi relatada a confirmação de oclusão brônquica utilizando broncoscopia por fibra óptica.[9,12] A toracoscopia permite a confirmação da torção de um lobo pulmonar. Mas, pela experiência do autor, não foi publicado em nenhum relato de caso clínico até hoje.

O fluido pleural colhido desses pacientes é serossanguíneo ou hemorrágico, embora muitos casos foram relatados apresentando derrame quiloso.[5-11] As descobertas citológicas indicam uma população celular inflamatória, com altos níveis de neutrófilos, linfócitos e eritrócitos.[6] Processos doentios subjacentes podem complicar a interpretação da análise do fluido pleural. Células mesoteliais reativas podem estar presentes, como resultado da inflamação da pleura. Sua presença não deve ser superestimada, pois o mesotelioma mediastinal é raro.[6] A cultura bacteriana pode resultar em crescimento em alguns casos. Raramente é relatada a presença de piotórax acompanhado por torção de lobo pulmonar.[5,6,9] As bactérias identificadas incluem *Escherichia coli*, *Staphylococcus* spp, *Proteus* spp e *Pseudomonas* spp.[6,9] Suspeita-se de derrame quiloso quando o fluido colhido tiver aspecto branco-leitoso opaco e o quilo é confirmado pela demonstração de uma concentração de triglicerídios maior do que a do soro.

Tratamento

Antes da intervenção cirúrgica é necessária a estabilização médica do paciente. Podem ser necessários oxigênio via máscara, cateter nasal ou gaiola de oxigênio. A remoção de toda a derrame pleural por toracocentese melhora a ventilação dos lobos pulmonares não afetados, aliviando os sinais de dificuldade respiratória. Muitos pacientes requerem reanimação fluídica antes da indução da anestesia geral. A administração de antibióticos intravenosos é recomendada pois é provável que ocorra contaminação intraoperatória a partir do trato respiratório.

A toracotomia exploratória é feita por abordagem intercostal lateral no espaço intercostal apropriado. O lobo pulmonar afetado geralmente aparece escuro e consolidado, podendo ser friável. Necrose pode já ter começado, aumentando a fragilidade do lobo. Recomenda-se a lobectomia do lobo afetado sem destorcer o pedículo para minimizar o risco de liberação de citocinas na circulação geral. Isso deve também evitar a possibilidade de lesão por reperfusão. O brônquio deve ser clampeado antes da lobectomia. O pedículo pode ser ligado manualmente ou por meio de um aparelho de grampeamento. Um fragmento do pulmão deve ser enviado para cultura bacteriana e o resto do lobo enviado para exame histológico. A seguir deve-se avaliar os demais lobos pulmonares e as demais estruturas intratorácicas. Qualquer tecido anormal deve sofrer biopsia e ser enviado para exame histológico e cultura bacteriana. Se houver quilotórax, podem ser feitas ligaduras do ducto torácico e pericardectomia. Esta decisão de tratamento pode ser influenciada pela raça do paciente. Apesar de ter sido relatado que o quilotórax se resolve após a lobectomia pulmonar em muitos pacientes, Afghan Hounds parecem ser predispostos ao desenvolvimento de quilotórax. É provável que requeiram tratamento cirúrgico adicional nessa condição após a lobectomia pulmonar inicial.[5,6] Antes do fechamento do tórax, deve ser colocada uma sonda torácica e ser confirmada a inflação adequada e a orientação correta dos demais lobos pulmonares.

Os cuidados pós-operatórios envolvem analgesia, antibióticos e fluidoterapia intravenosa, conforme indicada por avaliações regulares do paciente. Algumas vezes é necessária suplementação de oxigênio. A drenagem da sonda torácica deve ser feita em intervalos regulares até que a produção de fluido seja menor que 5 mℓ/kg/dia e o tubo possa ser removido com segurança.

O exame histopatológico do lobo pulmonar excisado geralmente revela: brônquios preenchidos por fluido hemorrágico; trombose de vasos sanguíneos; infiltração dos tecidos por plasmócitos e linfócitos; presença de necrose.[6,9] Ocasionalmente, uma doença subjacente é revelada, como pneumonia ou neoplasia, que possa ter predisposto o lobo à torção.[6,11]

Prognóstico

A maioria dos pacientes tratados para torção espontânea de um lobo pulmonar sem uma doença subjacente recupera-se rapidamente e sem complicações significantes.[5-9] Se neoplasia for responsável pelo desenvolvimento de derrame e a torção subsequente do lobo pulmonar, o prognóstico provavelmente é mau.[6,9] Alguns pacientes desenvolvem a síndrome da resposta inflamatória sistêmica pré ou pós-operatoriamente, levando-os à morte ou eutanásia. Acredita-se que a síndrome resulte da liberação de citocinas pelo tecido pulmonar necrótico. Pode ser complicada por comprometimento cardiovascular, coagulação intravascular disseminada ou síndrome do sofrimento respiratório agudo.[6,9]

Derrame pleural persistente pode ocorrer nesses pacientes, sendo que o quilotórax persistente é relatado com mais frequência.[5,6,9] Pensa-se que a ruptura ou impedimento do ducto torácico ou de vasos linfáticos torácicos levam à linfangiectasia, resultando em derrame quiloso para a cavidade pleural.[13] Apesar de quilotórax ter sido detectado ao diagnosticar a torção do lobo pulmonar, a maioria relata que ele ocorre em seguida à correção cirúrgica da torção do lobo pulmonar.[5,6,9,10] A resolução do quilotórax acontece em 7 dias na maioria dos pacientes. Entretanto, têm sido relatados quilotórax persistentes em Afghan Hounds e em um gato.[5,6,9,10] Foi sugerido que os Afghan Hounds podem ter um sistema linfático torácico com tolerância menor a qualquer grau de traumatismo, predispondo-os ao desenvolvimento do quilotórax.[6] Tem sido relatado que, para Afghan Hounds que desenvolvem quilotórax associados a torção de lobo pulmonar. O prognóstico é mau,[6,9] mas relatos de tratamentos cirúrgicos para o quilotórax em cães e gatos têm evidenciado prognósticos mais favoráveis do que os relatados no passado.[13-15]

Referências bibliográficas

1. Diaconescu N, Veleanu C: Die Rolle der brunstwirbelsaulendynamik bei der lobierung des lungenparenchyms (The role of thoracic spine dynamics in lobation of the lung parenchyma). Anat Anz 117(2):96, 1965.
2. Evans HE: Miller's Anatomy of the Dog, 3rd ed. Philadelphia: WB Saunders, 1993.
3. Miserocchi G, Nakamura T, Mariani E, et al: Pleural fluid pressure over the interlobar mediastinal and diaphragmatic surfaces of the lung. Respir Physiol 46:61, 1981.
4. Schamaun M: Postoperative pulmonary torsion: report of a case and survey of the literature including a spontaneous and posttraumatic torsion. Thorac Cardiovasc Surgeon 42:116, 1994.
5. Johnston GR, Feeney DA, O'Brien TD, et al: Recurring lung lobe torsion in three Afghan hounds. J Am Vet Med Assoc 184:842, 1984.
6. Neath PJ, Brockman DJ, King LG: Lung lobe torsion in dogs: 22 cases (1981-1999). J Am Vet Med Assoc 217:1041, 2000.
7. Rooney MB, Lanz O, Monnet E: Spontaneous lung lobe torsion in two pugs. J Am Anim Hosp Assoc 37:128, 2001.
8. Hofeling AD, Jackson AH, Alsup JC. et al: Spontaneous midlobar lung lobe torsion in a 2-year-old Newfoundland. J Am Anim Hosp Assoc 40:220, 2004.
9. Murphy KA, Brisson BA: Evaluation of lung lobe torsion in Pugs: 7 cases (1991-2004). J Am Vet Med Assoc 228:86, 2006.
10. Kerpsack SJ, McLoughlin MA, Graves TK, et al: Chylothorax associated with lung lobe torsion and a peritoneopericardial diaphragmatic hernia in a cat. J Am Anim Hosp Assoc 30:351, 1994.
11. Dye TL, Teague HD, Poundstone ML: Lung lobe torsion in a cat with chronic feline asthma. J Am Anim Hosp Assoc 34:493, 1998.
12. Moses BL: Fiberoptic bronchoscopy for diagnosis of lung lobe torsion in a dog. J Am Vet Med Assoc 176:44, 1980.
13. Fossum TW, Birchard SJ, Jacobs RM: Chylothorax in 34 dogs. J Am Vet Med Assoc 32:263, 1986.
14. Fossum TW, Mertens MM, Peacock JT, et al: Thoracic duct ligation and pericardectomy for treatment of idiopathic chylothorax. J Vet Intern Med 18:307, 2004.
15. Hayashi K, Sicard G, Gellasch K, et al: Cisterna chyli ablation with thoracic duct ligation for chylothorax: results in eight dogs. Vet Surg 34:519, 2005.

Pneumotórax

David A. Puerto e Susan W. Volk

Pneumotórax é definido como acúmulo de ar ou de gás no espaço pleural. Essa acumulação de ar pode vir de três fontes gerais, mas a ruptura da pleura visceral com vazamento secundário a partir do pulmão, um vazamento pleuropulmonar, é a causa mais comum. Alternativamente, o ar atmosférico pode penetrar no espaço pleural por rupturas esofágicas, traqueais, bronquiais ou da parede torácica. Gás também pode ser formado no espaço pleural por infecções por organismos produtores de gás, mas essa é uma ocorrência rara.

O pneumotórax pode ser caracterizado em quatro grandes categorias: traumático, iatrogênico, espontâneo e infeccioso. O pneumotórax traumático é a forma mais comum e instala-se quando um rompimento da integridade do pulmão, do esôfago ou da parede torácica permite que ar vaze para o espaço pleural. O pneumotórax traumático pode ser subdividido: se houve perda da integridade da parede torácica (pneumotórax aberto) ou se não houve disrupção visível (pneumotórax fechado). O pneumotórax iatrogênico é uma consequência da toracotomia, mas também pode ocorrer como resultado de traumatismo acidental aos pulmões durante procedimentos diagnósticos ou terapêuticos. O pneumotórax espontâneo é o que ocorre sem história de traumatismo prévio e resulta de um vazamento pleuropulmonar cujo foco em geral está em locais de danos prévios ao tecido pulmonar, secundariamente a uma variedade de causas subjacentes. O pneumotórax também pode acontecer secundariamente à infecção do espaço pleural por um microrganismo produtor de gás.

Independentemente da etiologia, a progressão do pneumotórax depende do tamanho da lesão que o causou, da capacidade da lesão em se autosselar, de se ela atua como uma válvula de sentido único ou se permite que o ar entre ou saia do espaço pleural. O padrão respiratório do paciente também pode influenciar a progressão do pneumotórax.

Fisiologia e fisiopatologia

A pleura visceral (pulmonar) é a membrana serosa firmemente aderida aos pulmões e acompanha todas as irregularidades de sua superfície.[1] A pleura parietal cobre as paredes da cavidade torácica, o diafragma e também a superfície interna do mediastino. As pleuras de cães e de gatos têm aproximadamente 20 μm de espessura.[2] As pleuras formam dois sacos completos, um em cada lado do tórax, denominados cavidades pleurais. A cavidade pleural direita é maior do que a esquerda devido ao deslocamento do mediastino para a esquerda, caudalmente ao coração. Exceto pela presença de um filme capilar de fluido umedecendo as células mesoteliais das pleuras, a pleura visceral está em contato com a pleura parietal. Esse fluido efetivamente acopla os pulmões à parede torácica e, ao mesmo tempo, permite que eles se movam no seu interior durante as fases da respiração. Devido ao acoplamento pelo fluido das duas superfícies pleurais e à pressão intratorácica negativa, as alterações no volume torácico causam variações no volume pulmonar.

Somente durante condições patológicas, nas quais fluido ou ar se acumulam entre essas duas camadas, a cavidade pleural existe como uma cavidade real. Os recuos elásticos opostos do pulmão e do tórax criam uma pressão interpleural negativa relativa, tanto em relação à pressão atmosférica quanto em relação à pressão alveolar.[3] Para uma função ótima, o espaço pleural não pode conter nem ar nem fluido. O fluido secretado para a cavidade pleural normalmente é reabsorvido pelos capilares subjacentes à pleura parietal. A pressão de gás total relativamente negativa dos tecidos circundantes favorece a absorção de gás do espaço pleural.

Com a introdução de ar no espaço pleural, como a que acontece no pneumotórax, a pressão do gás no espaço aproxima-se, ou eventualmente se iguala, à pressão atmosférica. Comparativamente, a pressão nos tecidos vizinhos continua subatmosférica. Essa diferença entre pressões favorece a reabsorção do pneumotórax, cada gás sendo reabsorvido independentemente. O oxigênio pleural difunde-se em direção ao seu gradiente de concentração menor (de aproximadamente 149 mmHg para 40 mmHg) para fora da cavidade pleural e para o líquido intersticial. Com a saída do oxigênio do espaço pleural, o volume de gás diminui e a concentração relativa do nitrogênio aumenta. O oxigênio e o nitrogênio residuais no interior do espaço pleural, seguidos de dióxido de carbono e de vapor de água, continuam a ser absorvidos até que todos os gases tenham sido evacuados. A taxa de reabsorção depende de vários fatores, que incluem a qualidade do espaço pleural (condições patológicas que aumentam a espessura da pleura diminuem a taxa de reabsorção), a superfície total da cavidade torácica e o volume inicial do ar a ser reabsorvido. Foi comprovado que a oxigenoterapia acelera a resolução do pneumotórax ao diminuir a pressão parcial de nitrogênio alveolar e, dessa forma, a pressão de nitrogênio venosa.[4,5] O aumento do gradiente entre o nitrogênio pleural e o alveolar facilita sua difusão do espaço pleural para o espaço alveolar, acelerando, assim, a absorção do ar da pleura.

Os efeitos cardiopulmonares do pneumotórax progressivo foram investigados em cães anestesiados e em cães conscientes.[6-11] À medida que as superfícies pleurais se separam, o recuo elástico é abolido, a cavidade torácica expande-se com colapso simultâneo dos pulmões, apesar de o grau de colapso pulmonar ser desproporcionalmente maior do que o grau de expansão da cavidade torácica.[10] Em adição a uma diminuição do volume tidal, o colapso do pulmão cria um desencontro ventilação/perfusão, levando à diminuição das pressões arteriais parciais de oxigênio.[10,12] Essa queda na Pa_{O_2} leva a um aumento concomitante da frequência respiratória através da eliminação vago-mediada da atividade expiratória da musculatura abdominal.[7] À medida que o pneumotórax progride, a hipoxemia induz vasoconstrição dos vasos de resistência dos pulmões (vasoconstrição hipóxica) na tentativa de reduzir o desequilíbrio ventilação-perfusão, desviando o sangue de regiões hipóxicas e de manter a Pa_{O_2}. Inicialmente, os mecanismos compensatórios iniciais são capazes de manter a ventilação alveolar apesar da redução do volume tidal, mas, com o aumento do grau do pneumotórax, esses mecanismos são sobrepujados e distúrbios cardiopulmonares adicionais tornam-se evidentes.[10,11] Também é clinicamente significativo que muitos mecanismos compensatórios são abolidos durante a anestesia, aumentando a depressão cardiorrespiratória em pacientes com pneumotórax anestesiados.[13] A frequência respiratória, a pressão venosa central e a diferença entre a tensão de oxigênio alveolar e arterial aumentam em uma relação linear proporcional ao grau de pneumotórax, enquanto o volume tidal, o pH arterial e venoso misto e a Pa_{O_2} diminuem em uma relação linear e de maneira inversamente proporcional ao grau de pneumotórax. A frequência cardíaca e a pressão arterial média não são afetadas significativamente por pneumotórax leves a moderados.[10,11] À medida que o pneumotórax progride, os efeitos cardiovasculares tornam-se mais evidentes. A pressão intratorácica aumentada pode impedir o retorno venoso diretamente ao comprimir os grandes vasos e indiretamente ao eliminar a bomba torácica. Adicionalmente, a elevação da pressão na artéria pulmonar e a isquemia do miocárdio podem diminuir o débito cardíaco.

O pneumotórax hipertensivo ocorre quando uma borda rompida do pulmão ou da parede pulmonar forma um retalho e atua como uma válvula de sentido único, permitindo que o ar entre mas não saia do espaço pleural. O acúmulo de ar pode ser rápido e as alterações fisiopatológicas descritas anteriormente podem progredir rapidamente para colapso circulatório se não forem detectadas e tratadas imediatamente. Ao se desenvolver uma pressão no espaço pleural maior do que a pressão atmosférica, ocorrem atelectasia por compressão grave do pulmão, achatamento do diafragma e compressão dos vasos maiores. Esses eventos levam a comprometimento ventilatório, hipoxemia profunda e redução dramática do retorno venoso, que acabam sendo fatais se não forem tratados agressivamente.

Apesar de ser claro que o aumento do volume de ar no interior do espaço pleural está correlacionado com o grau de disfunção cardiorrespiratória, a presença de uma condição médica subjacente no pulmão tem impacto substancial na apresentação clínica. Em indivíduos experimentais saudáveis, pneumotórax equivalentes a 150% do volume pulmonar calculado foram bem tolerados;[11] mas pacientes com doença pulmonar concorrente e comprometimento ventilatório podem exibir desarranjos fisiopatológicos com pneumotórax de muito menor volume. Além disso, a presença concomitante de traumatismo encefálico, fraturas, rupturas de grandes vias respiratórias, hérnias diafragmáticas, contusões miocárdicas e doenças intra-abdominais vistas em pacientes de traumatismo com pneumotórax pode comprometer adicionalmente esses pacientes.

Síndromes e patogênese

A caracterização e a designação do paciente a uma categoria etiológica de pneumotórax são um passo importante para um processo lógico de diagnóstico e de terapia.

Pneumotórax traumático

Estima-se que o pneumotórax consequente a um evento traumático ocorra em até 87% (92/105) dos casos e mais frequentemente resulta de um acidente automobilístico.[14] Menos comumente, ferimentos por mordidas, armas brancas, tiros ou lesões por aceleração/desaceleração podem causar uma lesão penetrante e comprometer a integridade da parede torácica (pneumotórax aberto). Na ausência de um defeito pleurocutâneo (pneumotórax fechado), pode entrar ar no espaço pleural através de vazamento pleuropulmonar, ruptura das vias respiratórias ou do esôfago. Isso pode ocorrer por barotrauma secundário a aumento brusco e maciço da pressão intratorácica, que ocorre com a compressão do tórax por golpe não penetrante com a glote fechada, por forças de cisalhamento ou tensão gerados pelo impacto.

Fraturas de costelas e corpos estranhos penetrantes também podem lacerar diretamente o parênquima pulmonar. Foi demonstrado que o pneumotórax ocorre concomitantemente em 56% dos gatos com fraturas traumáticas de costelas e em 58% dos cães e dos gatos com segmentos torácicos instáveis (*flail segments*).[15,16] Em um estudo que incluiu 92 casos de pneumotórax traumático, a lesão mais comum não associada à respiração foi no sistema musculoesquelético, com uma incidência de aproximadamente 50% naqueles casos.[14] Similarmente, em um estudo, mais da metade (6/11) dos cães e dos gatos tratados para ferimentos causados por mordidas foi diagnosticada com pneumotórax.[17] Foi relatado que pneumotórax relacionado a queda de grandes alturas (*high-rise injury*) ocorre em 32% dos cães e em 63% dos gatos.[18,19] Pela possibilidade da presença de lesões concomitantes, é menos provável que os animais possam resistir a pneumotórax de pequeno volume. Adicionalmente, pode ser necessário tratamento mais agressivo para o pneumotórax nos casos em que a doença concomitante também necessita de tratamento cirúrgico de emergência, porque a anestesia pode abolir mecanismos cardiorrespiratórios compensatórios. É interessante notar que, em um estudo, a taxa de sobrevivência não foi afetada pela presença de lesões concomitantes nos animais tratados.[14]

O pneumotórax aberto ocorre quando a parede torácica é rompida e o ar penetra no espaço pleural através do ferimento: corpos estranhos penetrantes (isto é, tiros, fragmentos de madeira etc.) e a combinação de traumatismo penetrante e não penetrante secundária a ferimentos por mordida ou a acidentes veiculares. Um ferimento torácico aberto resulta em comprometimento significante na função pulmonar porque ele permite rápida equalização da pressão intratorácica com a pressão atmosférica e a incapacitação de expansão pulmonar.

Pneumotórax iatrogênico

Traumatismos iatrogênicos associados a procedimentos veterinários diagnósticos ou terapêuticos são causas comprovadas de pneumotórax em cães e gatos. O pneumotórax é um risco implícito ao se fazer toracocenteses, colocação de uma sonda de toracostomia, biopsia pulmonar aspirativa por agulha fina ou biopsias de outras estruturas intratorácicas.[20,21] Relata-se que o pneumotórax ocorre em 31% dos cães submetidos a biopsias transtorácicas por agulha.[21] Animais submetidos à anestesia geral estão sujeitos a risco de barotrauma nas vias respiratórias e nos alvéolos.[22,23] Em cães e gatos submetidos à ventilação assistida mecanicamente por longos períodos, a incidência de pneumotórax foi de 29% e 28%, respectivamente.[24,25] A combinação de um processo patológico e de pressões positivas ao final da expiração tornam esses pacientes particularmente suscetíveis ao desenvolvimento de pneumotórax. Além disso, o uso de ventilação com pressão positiva pode converter um pneumotórax simples em pneumotórax hipertensivo. Pneumotórax é uma das complicações passíveis da fenestração de disco toracolombar.[26] A contenção física durante a punção venosa foi a causa hipotética do pneumotórax em um gato novo.[27] Outros procedimentos, nos quais o pneumotórax foi induzido, incluem reanimação cardiopulmonar com tórax fechado, colocação de cânula venosa central, implantação de marca-passos e incisão acidental do diafragma durante celiotomia.

Pneumotórax espontâneo

Na ausência de um evento traumático, o pneumotórax é categorizado como espontâneo (com a rara exceção dos causados por bactérias produtoras de gás). Em comparação com casos de pneumotórax induzidos por traumatismo, o pneumotórax espontâneo é muito menos frequente e tem uma prevalência estimada em 0,11%. O local do vazamento pode ser o de uma alteração patológica preexistente no parênquima pulmonar. Alternativamente, a ruptura de um espaço contendo ar no interior ou imediatamente abaixo da pleura visceral pode levar à comunicação pleuropulmonar; essas lesões são denominadas vesículas ou bolhas, dependendo da localização.

Vesículas são contidas inteiramente na pleura, entre as duas camadas da lâmina elástica (interna e externa), mas elas se comunicam diretamente com o espaço alveolar adjacente.[28,29] Elas são encontradas mais frequentemente nos ápices e aparecem como vesículas na superfície pulmonar. Bolhas (*bullae*) são revestidas por uma combinação de tecido pulmonar espessado e pelo pulmão enfisematoso (Figura 55.1). No maior estudo sobre pneumotórax espontâneo canino já feito até hoje, 68% dos casos, nos quais se obteve um diagnóstico definitivo, foram causados por enfisema bolhoso,[30] dando suporte a relatos de estudos menores nos quais vesículas e bolhas eram as mais frequentes causas de pneumotórax espontâneo no cão.[31-34] É interessante notar que cães Husky Siberiano eram excessivamente representados na população estudada pela Universidade da Pensilvânia.[30] Em um estudo de 12 cães com pneumotórax espontâneo atribuíveis a bolhas ou a vesículas, todos os 12 tinham lesões em um ou em os ambos os lobos pulmonares craniais, tendo dez dos cães lesões múltiplas. Lesões bilaterais foram vistam em 36% a 58% dos cães e múltiplos lobos foram afetados por bolhas

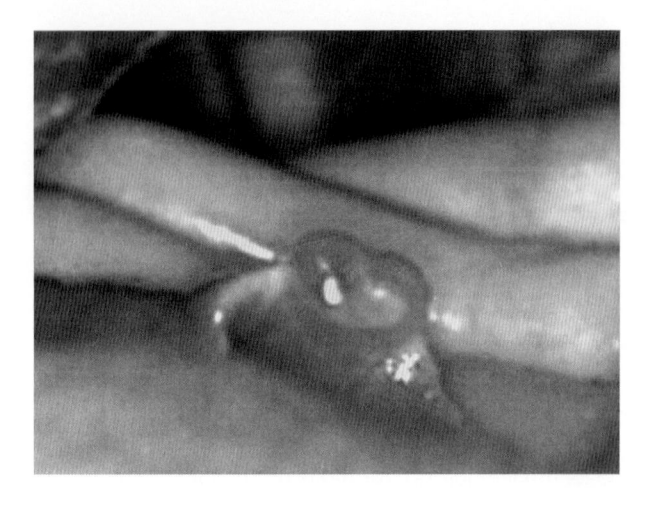

Figura 55.1 Visão intraoperatória de uma vesícula/bolha pulmonar em um cão com pneumotórax espontâneo. (Cortesia de David Holt, Universidade da Pensilvânia.)

em 37% dos cães.[3,30] Em comparação, essa condição parece ser muito menos prevalente em gatos, com somente sete casos de gatos relatados na literatura.[35,36]

A patogênese das vesículas e das bolhas pulmonares em cães e seres humanos é mal definida. Exposição à fumaça de cigarros, tem sido demonstrado, é um fator significante para o desenvolvimento dessas lesões em seres humanos.[37] Adicionalmente, o aumento das forças de distensão associadas a conformação, alterações da pressão atmosférica e certas condições inflamatórias todas têm sido teorizadas como capazes de predispor o paciente a seu desenvolvimento.[38-42] Apesar de nenhum estudo ter examinado especificamente a patogênese das vesículas e bolhas, as similaridades histológicas entre essas lesões em seres humanos e cães sugerem que podem existir mecanismos similares em seu desenvolvimento.

Menos comum, o pneumotórax espontâneo desenvolve-se secundariamente a uma alteração patológica pulmonar específica, causando o enfraquecimento das paredes alveolares e da pleura visceral, bem como a formação subsequente de um vazamento pleuropulmonar. As bolhas podem ser visíveis macroscopicamente no tecido doente. Em cães, pneumotórax espontâneos têm sido associados a uma variedade de condições infecciosas e inflamatórias, incluindo abscessos pulmonares, pneumonia, granulomas parasíticos, tromboembolismo arterial associado, doença do verme do coração e pleurite.[30,43-47] Neoplasias, primárias ou metastáticas, também têm sido implicadas no desenvolvimento do pneumotórax.[30,48,49]

Pneumotórax infeccioso

O pneumotórax que ocorre secundariamente a uma infecção por microrganismo produtor de gás é uma condição rara em cães e gatos.

Pneumomediastino com pneumotórax

Pneumomediastino é definido como a presença de ar livre no interior dos tecidos do mediastino. O pneumomediastino pode ser visto radiograficamente em alguns animais com pneumotórax. Adicionalmente, o ar pode ser visto dissecando-se em planos fasciais do pescoço, do pericárdio e espaço retroperitoneal. Isso pode ocorrer com a ruptura de vias respiratórias inferiores, do esôfago e alvéolos marginais do pulmão.[22,50-56] A pleura mediastinal pode romper-se comumente com a distensão excessiva e levar a um pneumotórax, mas um pneumotórax não pode causar pneumomediastino.[55,56] Quando o pneumomediastino ocorre, raramente ele tem importância clínica, mas os clínicos devem estar alerta ao fato de que ele pode levar a um pneumotórax.

O tratamento para pacientes com comprometimento respiratório mínimo é conservador. Colocar o paciente em decúbito lateral com o lado afetado para baixo pode ser benéfico, mesmo em pacientes que estejam sendo ventilados mecanicamente. A toracocentese ou a colocação de sondas de toracostomia com sucção intermitente ou contínua pode ser necessária. Se o vazamento é secundário à ventilação com pressão positiva, a pressão positiva ao final da expiração (PEEP, *positive end-expiratory pressure*) deve ser interrompida, se possível. Cirurgia raramente é necessária e é reservada aos pacientes que não respondem ao tratamento conservador. O tratamento recomendado para o pneumotórax espontâneo envolve a estabilização do paciente por toracocentese ou sonda de toracostomia seguida por exploração cirúrgica precoce com esternotomia mediana para aqueles sem doenças não cirúrgicas identificáveis ou doença pulmonar difusa. Casos de pneumotórax espontâneos tratados cirurgicamente tiveram recorrência (3%) e mortalidade (12%) mais baixas do que os casos tratados não cirurgicamente, que tiveram recorrência de 50% e mortalidade de 53%.[30]

Referências bibliográficas

1. Evans HE: The respiratory system. *In* Miller's Anatomy of the Dog. Evans HE (ed). Philadelphia: WB Saunders, 1993, p. 463.
2. Lai-Fook SJ, Kaplowitz MR: Pleural space thickness in situ by light microscopy in five mammalian species. J Appl Physiol 59:603, 1985.
3. Lipscomb V, Hardie RJ, Dubielzig RR: Spontaneous pneumothorax caused by pulmonary blebs and bullae in 12 dogs. J Am Anim Hosp Assoc 39:435, 2003.
4. England GJ, Hill RC, Timberlake GA, Harrah JD, et al: Resolution of experimental pneumothorax in rabbits by graded oxygen therapy. J Trauma Injury Infection Crit Care 45:333, 1998.
5. Zierold D, Lee SL, Subramanian S, DuBois JJ: Supplemental oxygen improves resolution of injury-induced pneumothorax. J Pediatr Surg 35:998, 2005.
6. Lee BP, Lin YC, Chiang ST: Role of vagal reflex in maintaining alveolar ventilation during pneumothorax in anaesthetized dogs. J Formosan Med Assoc 86:1133, 1987.

7. Hollstein SB, Carl ML, Schelegle ES, Green JF: Role of vagal afferents in the control of abdominal expiratory muscle activity in the dog. J Appl Physiol 71:1795, 1991.
8. De Troyer A, Sampson M, Sigrist S, Macklem PT: Action of costal and crural parts of the diaphragm on the rib cage in dogs. J Appl Physiol 54:465, 1983.
9. Shannon R: Respiratory pattern changes during costovertebral joint movement. J Appl Physiol 48:862, 1980.
10. Walker M, Hartsfield S, Matthews N, et al: Computed tomography and blood gas analysis of anesthetized bloodhounds with induced pneumothorax. Vet Rad Ultrasound 34:93, 1993.
11. Bennet RA, Orton EC, Tucker A, Heiller CL: Cardiopulmonary changes in conscious dogs with induced progressive pneumothorax. Am J Vet Res 50:280, 1989.
12. Moran JF, Jones RH, Wolfe WG: Regional pulmonary function during experimental unilateral pneumothorax in the awake state. J Thorac Cardiovasc Surg 74:396, 1977.
13. Kilburn KH: Cardiorespiratory effects of large pneumothorax in conscious and anesthetized dogs. J Appl Physiol 18:279, 1962.
14. Krahwinkel DJ, Rorhbach BW, Hollis BA: Factors associated with survival in dogs and cats with pneumothorax. J Vet Emerg Crit Care 9:7, 1999.
15. Kraje BJ, Kraje AC, Rorhbach BW, et al: Intrathoracic and concurrent orthopedic injury associated with traumatic rib fracture in cats: 75 cases, J Am Vet Med Assoc 216:51, 2000.
16. Olsen D, Renberg W, Perrett J, et al: Clinical management of flail chest in dogs and cats: A retrospective study of 24 cases (1989-1999). J Am Anim Hosp Assoc 38:315, 2002.
17. Shahar R, Shamir M, Johnston DE: A technique for management of bite wounds of the thoracic wall in small dogs. Vet Surg 26:45, 1997.
18. Whitney WO, Melhaff CJ: High-rise syndrome in cats. J Am Vet Med Assoc 191:1399, 1987.
19. Gordon LE, Thacher C, Kapatkin AS: High-rise syndrome in dogs: 81 cases (1985-1991). J Am Vet Med Assoc 202:118, 1993.
20. Tillson DM: Thoracostomy tubes, part II, placement and maintenance. Comp Cont Educ Pract Vet 19:1331, 1997.
21. Teske E, Stokhof AA, van den Ingh TS, et al: Transthoracic needle aspiration biopsy of the lung in dogs with pulmonic diseases. J Am Anim Hosp Assoc 27:289, 1991.
22. Cimino Brown D, Holt D: Subcutaneous emphysema, pneumothorax, pneumomediastinum and pneumopericardium associated with positive pressure ventilation in a cat. J Am Vet Med Assoc 206:997, 1995.
23. Evans HE: Pneumothorax, pneumomediastinum, and subcutaneous emphysema in a cat due to barotrauma after equipment failure during anesthesia. J Am Vet Med Assoc 164:1107, 1998.
24. King LG, Hendricks JC: Use of positive-pressure ventilation in dogs and cats: 41 cases (1990-1992). J Am Vet Med Assoc 204:1045, 1994.
25. Lee JA, Drobatz KJ, Koch MW, King LG: Indications for and outcome of positive-pressure ventilation in cats: 53 cases (1993-2002). J Am Vet Med Assoc 226:924, 2005.
26. Bartels KE, Creed JE, Ytrurraspe DJ: Complications associated with the dorsolateral muscle-separating approach for thoracolumbar disk fenestration in the dog. J Small Anim Pract 38:237, 1997.
27. Godfrey DR: Bronchial rupture and fatal tension pneumothorax following routine venipuncture in a kitten. J Am Anim Hosp Assoc 33:260, 1997.
28. Ohata M, Suzuki H: Pathogenesis of spontaneous pneumothorax. Chest 77:771, 1980.
29. Murphy DM, Fishman AP: Bullous disease of the lung. In Pulmonary Diseases and Disorders. New York: McGraw-Hill, 1988, p. 1219.
30. Puerto DA, Brockman DJ, Lindquist C, Drobatz K: Surgical and nonsurgical management of and selected risk factors for spontaneous pneumothorax in dogs: 64 cases (1986-1999). J Am Vet Med Assoc 220:1670, 2002.
31. Valentine A, Smeak D, Allen D, et al: Spontaneous pneumothorax in dogs. Comp Cont Educ Pract Vet 18:53, 1996.
32. Yoshioka MM: Management of spontaneous pneumothorax in 12 dogs. J Am Anim Hosp Assoc 18:57, 1982.
33. Kramek BA, Caywood DD, O'Brien TD: Bullous emphysema and recurrent pneumothorax in the dog. J Am Vet Med Assoc 186:971, 1985.
34. Holtsinger RH, Beale BS, Bellah JR, King RR: Spontaneous pneumothorax in the dog: A retrospective analysis of 21 cases. J Am Anim Hosp Assoc 29:195, 1993.
35. White HL, Rozanski EA, Tidwell AS, et al: Spontaneous pneumothorax in two cats with small airway disease. J Am Vet Med Assoc 222:1573, 2003.
36. Cooper ES, Syring RS, King LG: Pneumothorax in cats with a clinical diagnosis of feline asthma: 5 cases (1990-2000). J Vet Emerg Crit Care 13:95, 2003.
37. Bense L, Eklaund G, Odont D, Wiman LG: Smoking and the increased risk of contracting spontaneous pneumothorax. Chest 92:1009, 1987.
38. Vawter DL, Matthews FL, West JB: Effect of shape and size of lung and chest wall on stresses in the lung. J Applied Phys 39:9, 1975.
39. Dermksian G, Lamb LE: Spontaneous pneumothorax in apparently healthy flying personnel. Ann Intern Med 51:39, 1959.
40. Bense L: Spontaneous pneumothorax related to falls in atmospheric pressure. Eur J Respir Dis 65:544, 1984.
41. Scott GC, Berger R, McKean HE: The role of atmospheric pressure variation in the development of spontaneous pneumothoraces. Am Rev Respir Dis 139:659, 1989.
42. Schramel FM, Postmus PE, Vanderschueren RG: Current aspects of spontaneous pneumothorax. Eur Resp J 10:1379, 1997.
43. Saheki Y, Ishitani R, Miyamoto Y: Acute fatal pneumothorax in canine dirofilariasis. Jpn J Vet Sci 43:315, 1981.
44. Burrows CF, O'Brien JA, Biery DN: Pneumothorax due to Filaroides osleri infestation in the dog. J Small Anim Pract 3:613, 1982.
45. Schaer M, Gamble D, Spencer C: Spontaneous pneumothorax associated with bacterial pneumonia in the dog-two case reports. J Am Anim Hosp Assoc 17:783, 1981.
46. Forrester SD, Fossum TW, Miller MW: Pneumothorax in a dog with a pulmonary abscess and suspected infective endocarditis. J Am Vet Med Assoc 200: 351, 1992.
47. Busch DS, Noxon JO: Pneumothorax in a dog infected with Dirofilaria immitis. J Am Vet Med Assoc 201:1893, 1992.
48. Pechman RD Jr: Pulmonary paragonimiasis in dogs and cats: a review. J Small Anim Pract 21:87, 1980.
49. Dallman MJ, Martin RA, Roth L: Pneumothorax as the primary problem in two cases of bronchioloalveolar carcinoma in the dog. J Am Anim Hosp Assoc 24:710, 1988.
50. Manning MM, Brunson DB: Barotrauma in a cat. J Am Vet Med Assoc 205:62, 1994.
51. White RN, Burton CA: Surgical management of intrathoracic tracheal avulsion in cats: long-term results in 9 consecutive cases. Vet Surg 29:430, 2000.
52. White RN, Milner HR: Intrathoracic tracheal avulsion in three cats. J Small Anim Pract 36:343, 1995.
53. Hardie EM, Spodnick GJ, Gilson SD, et al: Tracheal rupture in cats: 16 cases (1983-1998). J Am Vet Med Assoc 214:508, 1999.
54. Kellagher REB, White RN: Tracheal rupture in a dog. J Small Anim Pract 28:29, 1987.
55. Van den Broek A: Pneumomediastinum in 17 dogs: aetiology and radiographic signs. J Small Anim Pract 27:747, 1986.
56. Rogers K, Walker MA: Disorders of the mediastinum. Comp Cont Educ Pract Vet 19:69, 1997.

Piotórax

Trent Gall e Matthew Rooney

"Em casos de empiema tratados por cautério ou incisão, quando a matéria é pura, branca e não fétida, o paciente se recupera; mas se for de característica sanguinolenta e suja, ele morre..."

Hipócrates (470 a 410 a.C.) em seu trabalho original sobre empiema.[1]

Piotórax, ou empiema torácico, é uma doença que afeta cães e gatos. Essa doença tem sido reconhecida em seres humanos por mais de 2.000 anos, sendo Hipócrates um dos primeiros a documentá-la.[1] O piotórax é caracterizado por um derrame torácico séptico e infecção do espaço pleural. Essa doença rara, mas é uma ameaça à vida, tem muitas etiologias propostas e frequentemente a causa não é descoberta *ante mortem*.

Etiologia

Os muitos mecanismos propostos para o piotórax incluem material vegetal inalado ou ingerido (aristas de plantas), corpos estranhos migratórios, perfuração esofágica, migração parasitária, ferimentos penetrantes torácicos, extensão hematógena ou direta de infecções (sepse sistêmica), secundária à broncopneumonia, derrame parapneumônico, mediastinite, causas iatrogênicas e infecção subfrênica.[2-4] Na maioria das vezes, a causa determinante do piotórax nunca é determinada *ante mortem*.

Em gatos, acredita-se amplamente que um dos mecanismos do piotórax são os ferimentos torácicos penetrantes por mordidas. Apesar de os ferimentos por mordidas compreenderem uma pequena porcentagem dos casos documentados de piotórax, essa causa raramente é identificada *ante mortem*.[2,3,5] O mecanismo de desenvolvimento do piotórax a partir de um ferimento por mordida é a contaminação por flora oral normal.[3,6,7] Esse conceito foi popularizado porque existe uma super-representação de gatos originários de casas com muitos gatos, embora seja notável que os gatos machos não castrados não caseiros não sejam super-representados em alguns estudos.[3,5] Também não existe diferença estatística entre os números de gatos caseiros e não caseiros nesses estudos.[3,5] A explicação mais comum para a super-representação de gatos de casas com muitos gatos é de que os ferimentos por mordidas são pequenos, não são notados, provocam abscessos e rompem-se no interior do tórax.[3,5] Os autores de um relato contestam essa crença e aderem ao pensamento de que a causa mais frequente do piotórax felino é a disseminação parapneumônica da infecção após colonização e invasão do tecido pulmonar por anaeróbios orofaríngeos.[3] A super-representação de gatos de casas com muitos gatos pode ser atribuída ao fato de esses gatos serem predispostos a infecções das vias respiratórias superiores que levam à pneumonia e então à disseminação parapneumônica de bactérias, levando ao piotórax.[3] Devido à controvérsia em torno da causa do piotórax em gatos, deve ser feito um exame físico completo (incluindo exame dermatológico em busca de ferimentos por mordidas) e uma investigação completa da história (inquirindo sobre infecções respiratórias superiores recentes) em todos os gatos.

Em cães, a etiologia mais comumente aceita é a migração de fragmentos (aristas) de plantas via inalação, ingestão ou migração transdermal das aristas que penetraram em outros locais do corpo. As espécies comuns de plantas que foram identificadas são as gramíneas da família *Poaceae*, *Hordeum jubatum* (na maior parte dos EUA), *Stipa* e *Setaria* (na parte sul dos EUA) e *Hordeum murinum* na França e na Austrália.[8] Essa etiologia ganhou suporte devido à predominância de raças caninas esportivas na literatura publicada.[2,8-13] Supõe-se que o material de planta inalado ou ingerido carregue, com as aristas, a flora oral para os pulmões, além de contaminantes ambientais como *Actinomyces* spp. e *Nocardia* spp. Pensa-se que as aristas da planta que migram através da pele carreguem bactérias do ambiente e também contaminantes da pele. Essa ideia é suportada pelo fato de que, na maioria dos casos, o piotórax é composto por uma população multibacteriana contendo aqueles microrganismos orais e ambientais.[2,3,9,10,12,14,15] Adicionando mais confusão ao problema, alguns cães com piotórax não haviam sido expostos a aristas de plantas. Em qualquer caso de piotórax, um exame físico e uma investigação completa da história devem ser feitos, apesar de ser incomum encontrar a causa inicial em muitos casos de piotórax.[2,10,11,14]

Micróbios

O fluido pleural suspeito de piotórax (fluido exsudativo) deve ser enviado ao laboratório para cultura e testes de sensibilidade para micróbios aeróbicos e anaeróbicos e para *Mycoplasma*. O piotórax tem uma alta prevalência de infecções polimicrobianas.[2,3,9,10,12,14,15] Tanto o *Actinomyces* spp. quanto a *Nocardia* spp. são microrganismos ambientais comuns, dos quais se pensa serem introduzidos no animal junto com corpos estranhos originados de plantas. *Actinomyces* spp. também pode ser encontrado como parte da flora orofaríngea normal em cães e gatos.[4] Os *Actinomyces* spp. são patógenos oportunistas que contam com a ruptura mecânica das barreiras normais da mucosa, como a que acontece com a migração de uma arista de planta.[4] Pensa-se que as infecções com *Nocardia* spp. ocorrem de maneira similar porque os *Nocardia* spp. são saprófitos onipresentes de solo que degradam matéria orgânica, sendo encontrados no solo, na água e em plantas.[4] O microrganismo mais comumente isolado de cães e de gatos são: *Bacteroides*, *Clostridium*, *Peptostreptococcus* e *Pasteurella multocida*.[7,15] Essas bactérias são consideradas componentes da flora normal da orofaringe e do sistema respiratório superior de cães e gatos (Quadro 56.1).[6]

Quadro 56.1 Micróbios comprovadamente associados a piotórax canino e felino.[2,7,10,11,15,17]

- Bactérias anaeróbicas
  - *Bacteroides* sp
  - *Clostridium* sp
  - *Eubacterium* sp
  - *Fusobacterium* sp
  - *Peptostreptococcus* sp
  - *Porphyromonas* sp
  - *Prevotella* sp
  - *Propionibacterium* sp
- Bactérias aeróbicas
  - *Actinomyces* sp
  - *Escherichia coli*
  - *Enterobacter* sp
  - *Klebsiella* sp
  - *Mycoplasma* sp
  - *Nocardia* sp
  - *Pasteurella* sp
  - *Proteus* sp
  - *Pseudomonas* sp
  - *Staphylococcus* sp
  - *Streptococcus* sp
- Fungos
  - *Candida albicans*.

História, características do paciente e achados do exame físico

O piotórax tem sido diagnosticado em cães com média de idade entre 3 e 4 anos (amplitude de 1 a 11 anos), com um caso de um filhote neonato de Boxer.[2,9,11-14,17] Gatos têm idade variando de 1 a 11 anos, com uma média de 3,8 a 5,8 anos, com um caso relatado em um filhote de leão com 4 meses de idade e um relato de um gato com 1 mês de idade.[3,5,11-14,17] A incidência do piotórax segundo o sexo ainda é motivo de debate. Vários estudos relatam que cães machos são mais predispostos do que as fêmeas em uma proporção de 2:1 em um estudo e de 1,25:1 em outro,[2,9,11,14] mas outros estudos sugerem que não existe predileção por sexo.[12,13,15] Alguma discrepância quanto à predileção por sexo parece existir para gatos também. Um estudo sugere uma relação macho para fêmea de 2 a 2,5:1[5,11] e outros estudos não demonstraram diferenças entre os sexos.[3,15,21] A maioria dos cães afetados é de raças de tamanho médio a grande, com cães de esporte ou de caça sendo super-representados em algumas regiões geográficas.[12] Não existe predominância aparente de uma raça específica, mas muitos casos ocorrem durante os meses de outono e inverno, que correspondem às épocas típicas de caça.[10]

Cães e gatos frequentemente apresentam sinais clínicos compatíveis com derrame pleural, mas que podem variar dependendo da gravidade do derrame. Os sinais incluem: intolerância a exercícios, mau desempenho atlético, falta de ar, taquipneia, letargia e perda de peso. Outros sinais incluem respiração com a boca aberta, dispneia na fase inspiratória, abdução dos cotovelos, cabeça e pescoço estendidos, respiração laboriosa, sons cardíacos abafados, sinais pulmonares diminuídos, sons percussivos maciços na parte inferior do tórax, inchaços na parede torácica e/ou abdominal e ferimentos penetrantes ou outro traumatismo.[2,3,9-11,13,14,17,23] Na maioria dos gatos, o mais importante achado histórico é a história de anorexia parcial ou completa,[3] e os outros sinais são similares aos dos cães. Os proprietários frequentemente não percebem os sinais sutis em gatos com derrame pleural. Sinais menos comuns, como letargia, relutância em se deitar e anorexia, podem ser as queixas iniciais em cães.[2,3,9-11,13,14,17] As queixas menos comuns apresentadas incluem tosse, diarreia, poliúria e polidipsia. Os casos mais graves apresentam-se com sofrimento respiratório, choque, desidratação, membranas mucosas pálidas e hipotermia.[10,19]

Hemograma completo e análise bioquímica

A análise bioquímica não é específica para o piotórax e a anormalidade mais comum é a hipoalbuminemia. Outras anormalidades incluem hiponatremia, hipocloremia, hiperglobulinemia, elevações em alanina aminotransferases ou fosfatase alcalina, hiperglicemia, aumento na ureia sanguínea, aumento da creatinina e aumento dos ácidos biliares.[2,3,5,11,14,19]

Recomenda-se que todos os gatos com derrame pleural sejam testados para o vírus da leucemia felina (do inglês FeLV, *feline leukemia virus*), o vírus da imunodeficiência felina (do inglês FIV, *feline immunodeficiency virus*) e a doença do verme cardíaco.[24]

Os resultados dos estudos hematológicos variam e são tipicamente indicativos de infecção bacteriana. Essas anormalidades incluem leucocitose neutrofílica, com ou sem desvio à esquerda, monocitose e eosinofilia. Anemia pode ou não estar presente.[2,3,5,11,14,19]

Diagnóstico por imagens

Radiografias em incidências direitas e/ou esquerdas, ventrodorsais ou dorsoventrais podem ser feitas em pacientes estáveis. Os achados incluem silhueta cardíaca sem nitidez, presença de linhas de fissura interlobares, arredondamento das bordas pulmonares nos ângulos costofrênicos, afastamento das bordas pulmonares da parede torácica, empilhamento das margens pulmonares dorsalmente ao esterno, colapso de lobo pulmonar ou suspeita de massa torácica, elevação da traqueia, alargamento do mediastino, espessamento da pleura visceral, linfonodos esternais aumentados, infiltrados alveolares difusos e focais, broncogramas aéreos nos lobos pulmonares consolidados, doença broncointersticial e doença intersticial difusa.[2,3,10,11,25] Em alguns casos pode ser visível atelectasia. Nem sempre é possível distinguir entre atelectasia elástica, consolidação lobar e fluido pleural encapsulado.[3] É vantajoso remover o máximo possível do derrame pleural antes de se fazer as radiografias. Isso vai melhorar a visualização da anatomia torácica e frequentemente deixa o paciente mais confortável durante o posicionamento para as radiografias. Se o paciente estiver em sofrimento respiratório, podem ser feitas as radiografias com o raio na horizontal.[21] Esse tipo de incidência frequentemente é útil porque auxilia o clínico diferenciar piopneumotórax de bactérias produtoras de gás. As radiografias podem detectar até quantidades mínimas de 50 a 100 mℓ de fluido; o posicionamento ventrodorsal em decúbito parece ser o mais sensível para detectar as menores quantidades de fluido.[26] Foi publicado que animais com lesões radiodensas no mediastino ou nos campos pulmonares têm os piores prognósticos se forem tratados medicamente em vez de cirurgicamente.[2]

A maioria dos cães e dos gatos afetados apresenta derrame bilateral.[2,3,5,11,21] Um estudo relatou 82% (do total de animais) apresentando derrame bilateral, 29% dos gatos tinham derrame unilateral e 14% dos cães tinham derrame unilateral.[11] Outro estudo em gatos relatou resultados similares com 76% com derrame bilateral e 24% unilateral.[3] Nesse estudo, 40% dos gatos tinham evidência radiográfica de pneumonia.

A ultrassonografia do tórax pode ser útil no diagnóstico do piotórax e pode ser usada para detectar pequenos volumes de fluido pleural não detectados radiograficamente, para quantificar ou mais bem caracterizar um derrame ou então para guiar a toracocentese.[27] Os achados anormais incluem fluido pleural livre, lobos pulmonares colapsados ou consolidados e/ou faixas fibrinosas ou fibrosas estendendo-se entre as pleuras parietal e visceral.[5,11] Ocasionalmente, os derrames são acompanhados por septações e por espessamentos da pleura parietal.[27] Massas mediastinais craniais, abscessos pulmonares, derrame pericárdico e pleurite restritiva podem ser detectados pela ultrassonografia.[11,27] Também é fácil concluir que corpos estranhos poderiam ser detectados com ultrassonografia; todavia, segundo nosso conhecimento, isso ainda não foi documentado nos relatos publicados. A presença de derrame pleural é vantajosa ao se fazer ultrassonografia do tórax porque o fluido proporciona uma "janela acústica" que permite melhor visualização da anatomia torácica.[27]

A tomografia computadorizada e a ressonância magnética são comumente utilizadas em medicina humana para diagnosticar doenças torácicas e como essas técnicas estão se tornando cada vez mais comuns em medicina veterinária, há uma possibilidade de poderem ser utilizadas quando os pacientes estiverem suficientemente estáveis para receber anestesia geral ou sedação pesada. Essas modalidades são especialmente úteis para o diagnóstico de certas doenças como a neoplasia[28] e os abscessos pulmonares.

Análise do fluido pleural

A toracocentese é um processo simples, diagnóstico e terapêutico. As suas complicações são mínimas quando se utiliza técnica apropriada. Essas complicações podem incluir laceração do tecido pulmonar, causando pneumotórax, hemotórax ou hemorragia pulmonar.[10] Se o derrame pleural estiver "embolsado", radiografias ou ultrassonografia podem guiar o clínico para atingir essas "bolsas". Aproximadamente 5 a 10 mℓ do fluido aspirado devem ser separados para cultura bacteriana, para testes de sensibilidade e também para análise. Idealmente, essas amostras devem ser colhidas durante a toracocentese terapêutica e antes de se iniciar a terapia antimicrobiana. Uma porção do fluido deve ser colocada em um tubo com ácido etilenodiaminotetracético (do inglês EDTA, *ethylenediamine tetraacetic acid*) para contagem total de células nucleadas, de proteína total, de peso específico (densidade) e para exame citológico.[10,25,29] O restante da amostra do fluido deve ser colocado em um tubo de vidro para soro (tampa vermelha sem ativador de coágulo) para análise bioquímica, em meio de transporte/cultura para cultura de aeróbicos, de *Mycoplasma* e de anaeróbicos e para testes de sensibilidade.[10,29] As amostras a ser enviadas para cultura e sensibilidade devem ser manuseadas adequadamente para maximizar a identificação. Deve-se evitar a refrigeração das amostras e elas devem ser enviadas ao laboratório antes de 24 h.[10,30] Durante a coleção do fluido para análise, devem ser feitos quatro a seis esfregaços diretos do fluido em lâminas de microscopia, especialmente se as amostras serão enviadas a um laboratório.[25,31] Se essas lâminas forem enviadas a um laboratório externo, várias lâminas não deverão ser coradas. Se o clínico for examinar as lâminas, elas devem ser coradas com Gram e/ou com Diff Quick.[3,25]

As amostras de derrame pleural devem ser analisadas quanto às suas características físicas, químicas e citológicas. Os parâmetros físicos incluem volume, cor, turbidez, viscosidade, presença de grânulos de enxofre e odor.[10,25,29,31,32] Turbidez aumentada, alta viscosidade, mau odor e cores variadas (p. ex., sanguinolenta, marrom, parda, branco/esverdeada ou vermelha "cremosa") são características de derrames sépticos.[10,25] Leucócitos degenerados e bactérias podem compor restos flocosos na forma de partículas amarelas ou grânulos de enxofre.[10,25] Se possível, esses grânulos devem ser incluídos nos esfregaços diretos e nas amostras enviadas para cultura e para sensibilidade.[10]

O fluido pleural normal contém menos de 1,5 g/dℓ de proteína e menos de 500 cel/μℓ. Fluidos exsudativos tipicamente contêm mais de 3 g/dℓ de proteína e mais de 7.000 cel/μℓ, com tipos variados de células, e sua densidade é maior que 1,025.[10,29] Algumas propriedades químicas têm sido úteis para a avaliação do fluido pleural em seres humanos e em gatos. No conhecimento do autor, essas propriedades não foram comprovadas como sendo acuradas para a análise de fluidos pleurais de cães.[10,32] Aqueles parâmetros incluem os níveis de desidrogenase láctica (do inglês LDH, *lactate dehidrogenase*), de pH e de glicose. Foi determinado que, em gatos, níveis de LDH maiores que 200 UI/ℓ, de pH ácido e níveis de glicose menores que 30 mg/dℓ são consistentes com fluidos exsudativos.[10,33] Em seres humanos, níveis de LDH aumentados são consistentes com dano celular e com inflamação.[10,32,34]

Ao se avaliar o derrame pleural, a ausência de microrganismos e/ou de neutrófilos degenerados durante o exame citológico não exclui uma causa infecciosa.[10,29] Algumas bactérias podem não produzir toxinas suficientes para causar alterações tóxicas nos neutrófilos, a ausência de microrganismos pode ser o resultado da administração de antibióticos antes da coleta das amostras ou, então, dever-se à presença de bactérias sem parede celular (p. ex., *Mycoplasma*).[10]

Prognóstico

O piotórax tem prognóstico de razoável a bom tanto para cães quanto para gatos tratados com manejo agressivo médico ou cirúrgico. As taxas de sobrevivência publicadas variam aproximadamente de 60% a 90%, dependendo do diagnóstico precoce, da etiologia subjacente e da agressividade do tratamento.[2,10] Em um estudo retrospectivo, cães que tinham infecção confirmada por *Actinomyces* spp. apresentaram diferenças significativas nos intervalos sem doença daqueles que foram tratados medicamente e daqueles tratados cirurgicamente (taxa de risco [HR]: 4,96; 95% intervalo de confiança [IC] de 1,56 a 15,78).[2] Em cães que tinham evidências de lesões mediastinais ou pulmonares, a diferença nos intervalos livres da doença também foi significativa entre animais tratados medicamente e cirurgicamente (HR: 6,97; 95% IC de 2,16 a 22,46).[2] Essa evidência sugere que animais com *Actinomyces* spp. confirmada e/ou lesões mediastinais ou pulmonares têm prognóstico melhor quando tratados cirurgicamente do que medicamente.[2] Gatos com piotórax são mais prováveis de vir de casas com muitos gatos.[5] Hipersalivação e bradicardia eram mais comuns em animais que não sobreviveram do que nos sobreviventes.[5]

Conclusão

O piotórax tem prognóstico de razoável a bom com o manejo adequado. Frequentemente, a causa determinante não pode ser identificada durante os exames *ante mortem*. A resolução satisfatória do piotórax depende da detecção precoce, da seleção apropriada do antimicrobiano e do manejo agressivo. O manejo agressivo inclui intervenção cirúrgica precoce quando a cirurgia for necessária.

Referências bibliográficas

1. Hippocrates: The Genuine Works of Hippocrates. New York: Dover, 1868.
2. Rooney MB, Monnet E: Medical and surgical treatment of pyothorax in dogs: 26 cases (1991-2001). J Am Vet Med Assoc 221:86-92, 2002.

3. Barrs VR, Allan GS, Martin P, et al: Feline pyothorax: a retrospective study of 27 cases in Australia. J Feline Med Surg 7:211-222, 2005.
4. Greene CE: Infectious Diseases of the Dog and Cat, 2nd ed. Philadelphia: WB Saunders, 1998.
5. Waddell LS, Brady CA, Drobatz KJ: Risk factors, prognostic indicators, and outcome of pyothorax in cats: 80 cases (1986-1999). J Am Vet Med Assoc 221:819-824, 2002.
6. Love DN, Johnson JL, Moore LV: Bacteroides species from the oral cavity and oral-associated diseases of cats. Vet Microbiol 19:275-281, 1989.
7. Love DN, Jones RF, Bailey M, et a:. Isolation and characterisation of bacteria from pyothorax (empyaemia) in cats. Vet Microbiol 7:455-461, 1982.
8. Brennan KE, Ihrke PJ: Grass awn migration in dogs and cats: A restrospective study of 182 cases. J Am Vet Med Assoc 182:1201-1204, 1983.
9. Robertson SA, Stoddart ME, Evans RJ, et al: Thoracic empyema in the dog; a report of twenty-two cases. J Small Anim Pract 24:103-119, 1983.
10. Scott JA, Macintire DK: Canine pyothorax: clinical presentation, diagnosis, and treatment. Comp Cont Educ Pract Vet 25:180-193, 2003.
11. Demetriou JL, Foale RD, Ladlow J, et al: Canine and feline pyothorax: a retrospective study of 50 cases in the UK and Ireland. J Small Anim Pract 43:388-394, 2002.
12. Piek CJ, Robben JH: Pyothorax in nine dogs. Vet Q 22:107-111, 2000.
13. Frendin J: Pyogranulomatous pleuritis with empyema in hunting dogs. Zentralbl Veterinarmed A 44:167-178, 1997.
14. Turner WD, Breznock EM: Continuous suction drainage for managenent of canine pyothorax - A retrospective study. J Am Anim Hosp Assoc 24:485-494, 1988.
15. Walker AL, Jang SS, Hirsh DC: Bacteria associated with pyothorax of dogs and cats: 98 cases (1989-1998). J Am Vet Med Assoc 216:359-363, 2000.
16. Love DN, Vekselstein R, Collings S: The obligate and facultatively anaerobic bacterial flora of the normal feline gingival margin. Vet Microbiol 22:267-275, 1990.
17. Schoeffler GL, Rozanski EA, Rush JE: Pyothorax in a neonatal boxer. J Vet Emerg Crit Care 11:147-152, 2001.
18. Dickie CW: Feline pyothorax caused by a Borrelia-like organism and Corynebacterium pyogenes. J Am Vet Med Assoc 174:516-517, 1979.
19. Brady CA, Otto CM, Van Winkle TJ, et al: Severe sepsis in cats: 29 cases (1986-1998). J Am Vet Med Assoc 217:531-535, 2000.
20. Buergelt CD: Pleural effusion in cats. Vet Med 97:812-818, 2002.
21. Davies C, Forrester SD: Pleural effusion in cats: 82 cases (1987 to 1995). J Small Anim Pract 37:217-224, 1996.
22. Cannon JE, Higgins WY: Pyothorax in a lion cub. Mod Vet Pract 53:40, 1972.
23. Frendin J: Thoracic and abdominal wall swellings in dogs caused by foreign bodies. J Small Anim Pract 35:499-508, 1994.
24. Forrester SD: The categories and causes of pleural effusion in cats. Vet Med 894-906, 1988.
25. Forrester SD, Troy GC, Fossum TW: Pleural effusions: Pathophysiology and diagnostic considerations. Comp Cont Educ Pract Vet 10:121-136, 1988.
26. Lord PF, Suter PF, Chan KF, et al: Pleural, extrapleural and pulmonary lesions in small animals: a radiographic approach to differential diagnosis. J Am Vet Radiol Soc 13:4-17, 1972.
27. Tidwell AS: Ultrasonography of the thorax (excluding the heart). Vet Clin North Am Small Anim Pract 28:993-1015, 1998.
28. Henninger W: Use of computed tomography in the diseased feline thorax. J Small Anim Pract 44:56-64, 2003.
29. Cowell RL, Tyler RD, Meinkoth JH: Abdominal and thoracic fluid. *In* Cowell RL, Tyler RD, Meinkoth JH (eds). Diagnostic Cytology and Hematology of the Dog and Cat. St Louis: Mosby, 1999, pp.142-158.
30. Hirsh DC, Jang SS: Anaerobic infections. *In* Infectious Diseases of the Dog and Cat. Greene CE (ed). Philadelphia: WB Saunders, 1998, pp. 258-263.
31. Perman V, Osborne CA, Stevens JB: Laboratory evaluation of abnormal body fluids. Vet Clin North Am 4:255-268, 1974.
32. Christopher MM. Pleural effusions. Vet Clin North Am 17:255-270, 1987.
33. Stewart A, Padrid P, Lobinger R: Diagnostic utility of differential cell counts and measurement of LDH, total protein, glucose and Ph in the analysis of feline pleural fluid [abstract]. Proc ACVIM 1990;1121.
34. Light RW: Pleural effusions. Med Clin North Am 61:1339-1352, 1977.

Derrame Pleural

MaryAnn G. Radlinsky

O derrame pleural resulta em comprometimento respiratório ao limitar a expansão pulmonar em resposta aos movimentos diafragmáticos e torácicos. Com grandes volumes de derrame, os movimentos diafragmático e torácico podem ser severamente limitados. A etiologia do derrame, o volume e a velocidade de acumulação determinam os sinais clínicos e a gravidade do comprometimento ventilatório. O comprometimento da expansão pulmonar resulta em decréscimo na capacidade vital, no volume tidal máximo, no volume de reserva inspiratório e na capacidade residual funcional, ou volume pulmonar ao final da exalação.[1] O resultado é atelectasia, o que pode exacerbar adicionalmente as anormalidades na ventilação e na perfusão. O tratamento de suporte para os casos de derrame pleural frequentemente inclui toracocentese, fluidoterapia, suporte nutricional e outros tratamentos dependendo do tipo e da etiologia do derrame. A drenagem repetitiva do fluido pleural pode resultar em perda significante de fluido, de proteína, de eletrólitos e, talvez, de lipídios, de vitaminas e de leucócitos, o que sublinha a necessidade de medidas de suporte e terapêuticas específicas.

Um entendimento das etiologias e das fisiopatologias do derrame pleural é, portanto, vital para o manejo de casos clínicos. Neste capítulo, proporcionamos um *insight* no diagnóstico, na fisiopatologia e nos diferentes tipos e causas do derrame pleural.

Anatomia normal

O espaço pleural normal é revestido por uma única camada de células mesoteliais, com uma camada subjacente de tecido conjuntivo elástico contendo canais vasculares e linfáticos. A pleura parietal reveste a parede torácica, o diafragma e o mediastino e a pleura visceral reveste as superfícies pulmonares, incluindo as fissuras interlobares. O espaço pleural normal é ocupado por uma pequena quantidade (2 a 3 m) de fluido, que contém um pequeno número de células (< 500 cel/mℓ) e pouca proteína (< 1,5 g/dℓ).[2] O fluido pleural lubrifica as superfícies dos pulmões e as estruturas em torno ao se movimentarem durante o ciclo ventilatório. A pleura parietal é suprida pela irrigação sistêmica (artérias intercostais, diafragmáticas e pericárdicas) e a drenagem venosa é feita pelas veias ázigos e pela mamária interna. A pleura visceral é suprida pela circulação pulmonar de baixa pressão (artérias pulmonares e bronquiais) e é drenada pelas veias bronquiais. Estomas presentes entre as células mesoteliais da pleura parietal aumentam em número ventralmente ao longo das paredes torácica e diafragmática, aumentando a drenagem da linfa da pleura parietal.[3] A linfa drenada da pleura parietal segue para os linfáticos intercostais e, finalmente, para o ducto torácico.[4]

A linfa drenada da pleura visceral entra nos linfáticos peribronquiais e interlobares e nos ductos linfáticos torácico e direito, que também recebem linfa dos pulmões, coração, abdome, mediastino e diafragma. Os linfáticos diafragmáticos permitem alguma comunicação entre as cavidades peritoneal e pleurais. O ducto torácico é a continuação da cisterna do quilo, localizada ventralmente às vértebras lombares L1-L4, e conduz a linfa das vísceras abdominais e da metade caudal do corpo. O ducto cursa dorsolateralmente à aorta à direita no cão e à esquerda no gato. O ducto cruza para a esquerda, no cão, na altura da quinta ou da sexta vértebra torácica e termina na veia jugular externa esquerda, ou no ângulo jugulo-subclávio esquerdo na maioria dos indivíduos de ambas as espécies.

Fisiologia normal

A produção de fluido no espaço pleural é baseada na lei de Starling, primariamente nas diferenças de pressões hidrostática e coloidosmótica entre os leitos capilares e linfáticos das pleuras parietal e visceral. A seguinte equação proporciona os determinantes da dinâmica de fluidos pleurais, incluindo a permeabilidade vascular[1]:

Movimento do fluido =
K × {[(HPc parietal − HPc visceral) − Hpif] − [COPc − COPif]}
K = coeficiente de filtração (m/s/cm^2/cm H$_2$O)
HP = pressão hidrostática
C = capilar
If = líquido intersticial
COP = pressão coloidosmótica (cm/H$_2$O)

Os gradientes gerais de pressão para a produção e a absorção de fluido são mostrados na Figura 57.1. Devido às pressões hidrostáticas sistêmica e pulmonar serem maiores do que aquelas do espaço pleural, a pressão hidrostática favorece a produção de fluido. O gradiente entre a circulação sistêmica, ou pleura parietal, e o espaço pleural é maior do que aquele formado no lado pulmonar, ou pleura visceral. A pressão osmótica de ambos os leitos vasculares sistêmico e pulmonar é maior do que aquela do fluido no espaço pleural, favorecendo a absorção de fluido através das pleuras parietal e visceral. Quando os gradientes de pressão hidrostática e osmótica resultantes são somados, o fluido tende a entrar no espaço pleural a partir da pleura parietal e ser absorvido pelos linfáticos e capilares da pleura visceral. Todavia, a pleura parietal contém muitos estomas e os linfáticos parietais podem absorver fluido.[5] A absorção através de linfáticos parietais é estimulada pelo movimento da musculatura intercostal, diafragmática e dos pulmões. Os linfáticos parietais podem ter um importante papel nos casos de derrame pleural nos quais a absorção capilar pulmonar diminui ou não se pode manter a absorção frente a derrames de grande volume.

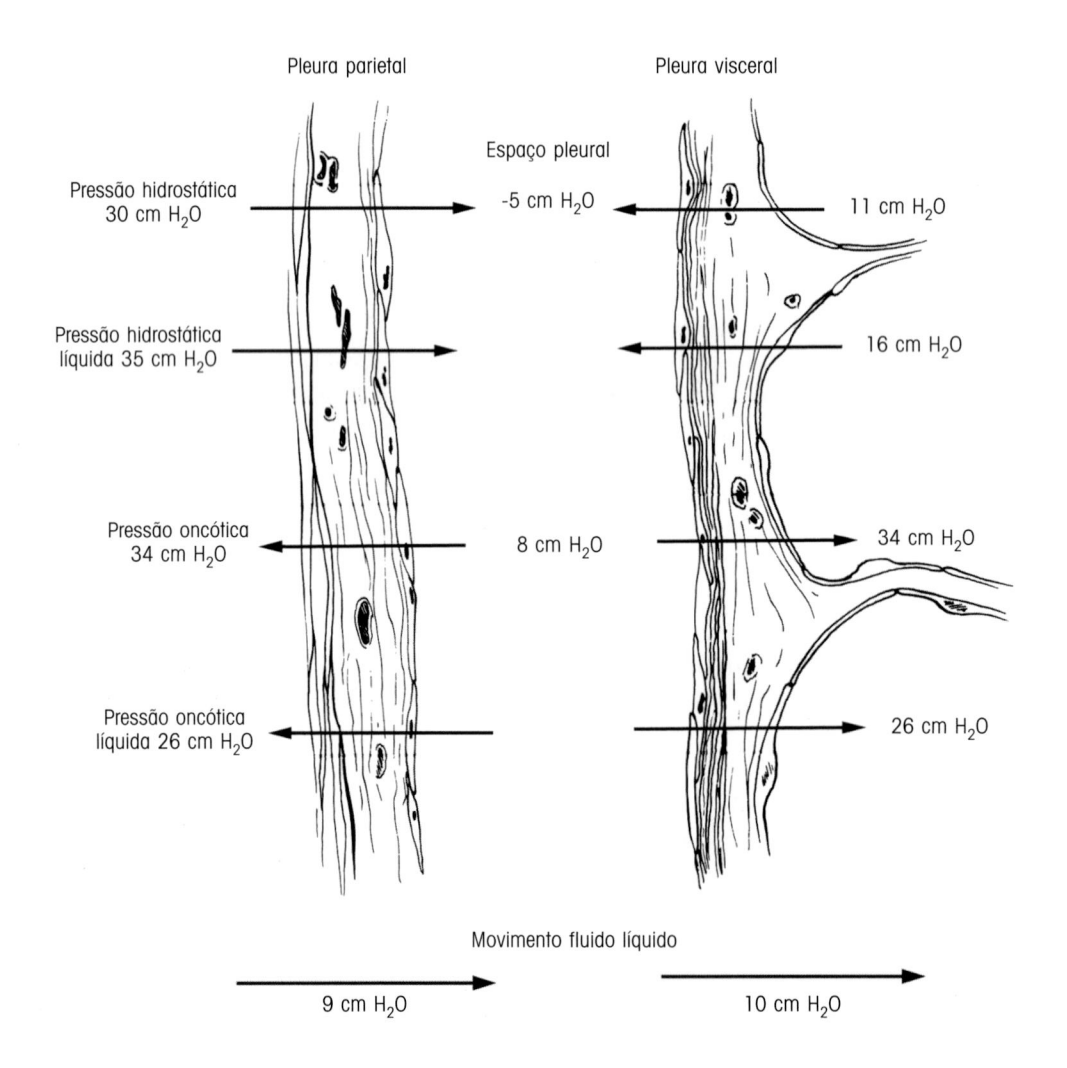

Figura 57.1 Forças e gradientes resultantes responsáveis pela produção e pela absorção do fluido pleural. (Adaptado de Pathophysiology in Small Animal Surgery, MJ Borjrab (ed). Philadelphia: Lea & Febiger, 1981.)

Tabela 57.1 Classificação laboratorial dos tipos de fluido pleural.

Tipo	Proteína (g/dl)	Densidade	Num. Cél. (× 10^9/l)	Citologia
Transudato	< 3	< 1,018	< 3	Células mesoteliais, macrófagos, linfócitos
Transudato modificado	3 a 5		< 5	Eritrócitos, linfócitos, células mesoteliais
Exsudato	> 3	> 1,018	> 7 Séptico: 30 a 200 Não séptico: 5 a 15	Neutrófilos (degenerados, se séptico)

Fisiopatologia

Acumulações anormais de fluido ocorrem com alterações na pressão hidrostática, na pressão osmótica, na permeabilidade vascular ou com disfunção linfática. A pressão hidrostática sistêmica aumentada, como na insuficiência cardíaca congestiva direita, pode levar a um aumento na produção de fluido. A diminuição na pressão osmótica, como na hipoalbuminemia, afeta a reabsorção de fluido porque a pressão osmótica do sistema vascular está diminuída, o que diminui o gradiente que favorece a reabsorção de fluido pelas pleuras parietal e visceral. Condições inflamatórias do espaço pleural levam ao aumento da permeabilidade vascular, aumentando a produção de fluido pleural. A presença de obstrução concorrente vascular ou linfática pode alterar as pressões hidrostáticas e a absorção linfática de fluido. A obstrução linfática devido à redução do fluxo ou à obstrução na junção linfático-venosa também diminui a reabsorção pleural de fluido e pode levar ao vazamento de fluido pelo ducto (ou ductos) torácico.

Outros fatores, tais como traumatismo, neoplasia ou condições focais, podem causar acumulação de fluidos por forças diferentes. Aumentos generalizados na pressão hidrostática não estarão presentes, por exemplo, em casos de torção de lobo pulmonar, mas um aumento localizado grave na pressão hidrostática causará acumulação de fluido. Traumatismo a vasos sanguíneos ou hemorragia a partir de vasos anormais (p. ex., neoplasia) levam à acumulação de sangue no interior do espaço pleural. Alterações na coagulação também podem resultar em hemotórax seguindo-se a um traumatismo mínimo.

Tipos de derrame pleural

O fluido pleural é geralmente classificado em três categorias baseando-se na sua concentração de proteína, na contagem celular, potencialmente nos tipos de células presentes e na densidade do fluido. A classificação do fluido em geral é o primeiro passo para desenvolver um diagnóstico definitivo da condição. Quando as características

Tabela 57.2 Classificação clínica e etiologias do derrame pleural.

Tipo	Etiologia	Tipo	Etiologia
Transudato	Insuficiência cardíaca congestiva Hipoproteinemia Derrame associado à ascite Hipertireoidismo	Inflamatória	Idiopática Corpo estranho Traumatismo Ruptura traqueal ou esofágica
Serossanguíneo	Torção de lobo pulmonar Hérnia diafragmática Derrame pericárdico Neoplasia Tromboembolismo		Cirurgia Toracocentese Infecção sistêmica Mediastinite Extensão de infecção cervical
Sanguíneo	Traumatismo Cirurgia Neoplasia Coagulopatia		Abscesso pulmonar Pancreatite Peritonite infecciosa felina
Quiloso	Idiopático Insuficiência cardíaca congestiva Neoplasia Traumatismo Compressão ou obstrução da veia cava cranial Infecção fúngica Dirofilariose Anomalia congênita	Neoplásica	Mesotelioma Tumor pulmonar primário ou secundário Tumor da base cardíaca Carcinomatose Linfossarcoma Outras neoplasias

do animal, a história, os achados físicos e o tipo do fluido são combinados com a classificação laboratorial do fluido, a lista de diagnósticos diferenciais é estreitada dramaticamente e a etiologia torna-se aparente.

A classificação laboratorial do fluido inclui transudato, transudato modificado e exsudato. O conteúdo proteico e a contagem celular aumentam ao longo do esquema classificatório. Existe alguma variação na literatura, mas as divisões gerais em conteúdo de proteína e em número de células são listadas na Tabela 57.1. A etiologia da acumulação do fluido não está incluída nesse esquema classificatório. Testes diagnósticos adicionais podem elucidar a causa do derrame e, ultimamente, seu diagnóstico. Uma classificação clinicamente útil do fluido pleural inclui transudato puro, serossanguíneo, sanguíneo (ou hemorrágico), inflamatório, quiloso e neoplásico. As diferenças para cada tipo de derrame são listadas na Tabela 57.2.

Transudato puro

Transudatos puros desenvolvem-se com mais frequência secundariamente à hipoproteinemia. A falta de proteína sérica, principalmente albumina, resulta em decréscimo na pressão oncótica do sistema vascular. A falta de pressão oncótica resulta em aumento no vazamento de fluido (produção aumentada) e em diminuição da reabsorção, o que causa acumulação de fluido no espaço pleural. A produção diminuída de proteína pode dever-se à disfunção hepática, à inanição ou à deficiência nutricional grave. Perda significante de proteína pode ocorrer com condições como enteropatias ou nefropatias perdedoras de proteína. Insuficiência cardíaca congestiva também pode resultar em produção de um transudato pleural puro pelo aumento da pressão hidrostática, mas mais frequentemente a insuficiência cardíaca é associada ao acúmulo de transudato modificado. Qualquer transudato puro crônico pode tornar-se modificado com o tempo; assim, as causas produtoras de transudatos puros devem ser consideradas no plano diagnóstico de um transudato modificado.

Derrame serossanguíneo

O derrame serossanguíneo mais frequentemente é categorizada concomitantemente como transudato modificado. O número de eritrócitos, portanto hematócrito, do fluido é muito inferior ao do sangue periférico. Muitas condições podem resultar em derrames serossanguíneos através de diferentes rotas patológicas. A torção de lobo pulmonar causa oclusão venosa e linfática, mas com fluxo arterial permanecendo intacto. Isso resulta em significante aumento na pressão hidrostática e em aumento na produção de fluido pleural. A absorção linfática é, ao mesmo tempo, diminuída. Inicialmente, o derrame associada à torção de lobo pulmonar pode ser sanguínea; porém, a torção do lobo hepático pode ser primária ou secundária.[5] A suspensão do pulmão em um derrame pleural preexistente pode predispor os lobos pulmonares mais móveis, tais como os lobos médio direito ou caudal, a girar em torno de seu eixo longitudinal.[5] A possibilidade de um derrame primário, como o quilotórax, deve ser excluído, pois a pneumolobectomia não vai resultar em resolução desse derrame. Hérnia diafragmática com aprisionamento do fígado também pode causar obstruções venosa e linfática similares. O fluido extravasa do parênquima hepático congestionado. O derrame pericárdico, resultando em tamponamento cardíaco e em insuficiência cardíaca direita, causa produção excessiva de fluido devido ao aumento da pressão hidrostática vascular. Neoplasias podem causar uma variedade de derrames causando obstrução linfática ou vascular, diminuindo a concentração sérica das proteínas ou causando inflamação. Neoplasias difusas, como o mesotelioma ou a carcinomatose, comumente resultam em derrame serossanguíneo. Por último, pleurite e derrame pleural idiopáticas têm sido diagnosticados tanto em cães quanto em gatos, sendo mais frequentemente associadas a um transudato modificado.[6]

Derrame sanguíneo

A hemorragia no espaço pleural é comumente associada a traumatismo, que pode ser não penetrante, penetrante ou cirúrgico. O hematócrito do derrame pode ser similar ao do sangue periférico, mas, devido à rápida desfibrinação, ele pode não coagular. A fonte da hemorragia iatrogênica depende da abordagem cirúrgica utilizada e dos procedimentos executados. A vasculatura intercostal, torácica interna, pulmonar, pericardial, mediastinal e cardíaca são todas fontes possíveis. Os vasos intercostais podem ser lesados nas toracotomias laterais, que podem traumatizar também os vasos torácicos internos se estendidas ventralmente no tórax. Os outros vasos mencionados podem ser traumatizados dependendo do procedimento feito e da condição das estruturas. Os vasos mediastinais podem estar aumentados em tamanho e em número nas condições inflamatórias do tórax. Tumores no interior do tórax podem erodir vasos ou tecidos adjacentes, levando a hemorragias significativas. Os tumores comuns incluem o quemodectoma, que pode invadir os grandes vasos adjacentes, e o hemangiossarcoma do átrio direito. Certos tumores (p. ex., hemangiossarcoma) ou neoplasia difusa podem estar associados à coagulopatia intravascular disseminada e a hemotórax.

Hemorragias de qualquer etiologia que ameaçam a vida requerem estabilização agressiva e possível intervenção cirúrgica. A perda sanguínea e a atelectasia devem ambas ser levadas em consideração antes da intervenção cirúrgica. Cuidados de suporte e de estabilização são adequados e podem até evitar a intervenção cirúrgica, permitindo a reabsorção do sangue do espaço pleural. A possibilidade de uma autotransfusão também deve ser considerada, uma vez que a contaminação do derrame por bactérias é rara. Células neoplásicas podem estar presentes no sangue transfundido e o prognóstico a longo prazo deve ser considerado em face à necessidade da autotransfusão. É improvável que as células neoplásicas no sangue transfundido diminuam significativamente o prognóstico nos casos de hemotórax induzido por neoplasia.[3]

Derrame quiloso

O quilotórax em geral é macroscopicamente evidente, uma vez que o fluido é branco leitoso ou branco levemente rosado. O quilo é classificado como um transudato modificado com valores de proteína menores que 4 g/dℓ, contagem celular menor que 7.000/mℓ e densidade menor que 1,032.[2] As células podem ser predominantemente linfócitos, mas, com o tempo, neutrófilos não degenerados podem predominar. O diagnóstico definitivo é feito comparando-se os níveis de triglicerídios e do colesterol do soro com aqueles do derrame. Um derrame pseudoquiloso, na qual o nível de colesterol é elevado em comparação com o do soro, o conteúdo de triglicerídio é baixo e os quilomícrons estão ausentes, tem sido descrita em pessoas, mas não em cães ou em gatos. Outros testes diagnósticos incluem corar os quilomícrons no fluido com negro de Sudan ou fazer um teste de clarificação com éter. Para isso, o fluido pleural é colocado em dois tubos e ambos são alcalinizados com hidróxido de potássio. Adiciona-se éter em um dos tubos e água comum no outro. O éter vai causar clareamento da opacidade; a água, não.

O derrame quiloso pode resultar de qualquer condição que cause aumento da pressão hidrostática na veia cava cranial; a obstrução ou a obstrução relativa da junção linfático-venosa leva à dilatação e ao vazamento dos linfáticos torácicos. Os linfáticos pulmonares também podem ser a fonte de um derrame quiloso.[7] Traumatismo não penetrante ou penetrante podem causar quilotórax, mas é esperado que o ducto torácico se recupere espontaneamente.[8] Outras condições associadas a quilotórax são listadas na Tabela 57.2. Condições específicas incluem a cardiomiopatia, as massas mediastinais (p. ex., linfossarcoma e timoma), a dirofilariose, a blastomicose, a trombose venosa jugular, a hérnia diafragmática, o derrame pericárdico, as anomalias congênitas (p. ex., tetralogia de Fallot, displasia da tricúspide, *cor triatriatum dexter*, ou anomalia do ducto torácico) e os tumores da base cardíaca. Apesar das numerosas condições associadas ao quilotórax, a causa mais comum é idiopática e é associada à linfangiectasia torácica. Afghan hounds e gatos Siameses podem ser afetados mais frequentemente do que outras raças e uma torção de lobo pulmonar pode estar associada a um derrame quiloso presente há muito tempo.

A etiologia do derrame é determinada fazendo-se radiografias torácicas após remoção do derrame para excluir a possibilidade da presença de massas intratorácicas. A falta de expansão dos pulmões após a toracocentese terapêutica sugere pleurite fibrosante. A deposição de fibrina sobre a pleura visceral ocorre secundariamente à inflamação crônica, que causa alterações nas células mesoteliais. As alterações celulares incluem permeabilidade alterada, aumento de descamação e ativação da cascata da coagulação.[9] A produção de colágeno aumentada e a fibrose subsequente com fibrinólise diminuída causam a constrição do parênquima pulmonar.[9] A diminuição da fibrinólise pode ser um efeito da diluição do ativador do plasminogênio pelo fluido pleural ou pode ser devido a alterações nas funções das células mesoteliais.[9]

Para a ultrassonografia do tórax é necessário que haja um pouco de fluido presente para proporcionar uma janela acústica para avaliar as estruturas no mediastino; o coração e sua função também devem ser examinados. Hemogramas de rotina podem mostrar linfopenia e hipoproteinemia secundária pela perda para o derrame. Os testes diagnósticos devem ser completados antes de se voltar para a causa mais comumente diagnosticada: quilotórax idiopático. Casos de quilotórax idiopático em geral são submetidos também a linfangiografia, que é feita em geral por cateterização de um vaso linfático intestinal. Um contraste hidrossolúvel é injetado na dose de 1 mℓ/kg diluído a 1:1 em salina estéril. Radiografias torácicas são feitas para identificar o número e a localização dos ramos do ducto torácico a ser ligados. Uma linfangiografia pós-ligadura é feita para confirmar a oclusão de todos os ramos.[10]

Derrame inflamatório

A inflamação do espaço pleural pode ou não estar associada à infecção. Derrames não sépticos em geral estão associadas a contagens muito menores de células nucleadas do que os derrames inflamatórios sépticos (ver Tabela 57.1). Podem estar presentes linfócitos, macrófagos e neutrófilos; alterações degenerativas dos neutrófilos ocorrem com a inflamação séptica. O preenchimento do espaço pleural por exsudato séptico é referido como "piotórax" ou "empiema torácico". A acumulação de fluido secundária à inflamação resulta da produção aumentada de fluido devido à vasodilatação e à permeabilidade vascular aumentada. A diminuição na reabsorção também pode ocorrer devido à pressão oncótica aumentada do fluido e ao espessamento da pleura ao se tornar mais crônica a condição.

A inflamação não séptica pode ser causada por doenças infecciosas (p. ex., peritonite infecciosa felina), por derrame quiloso crônico, por herniação diafragmática de órgãos abdominais, por neoplasia ou por certas condições abdominais como a pancreatite. O derrame inflamatório associado à pancreatite pode ser o resultado da inflamação localizada ligada ao diafragma, à liberação de enzimas pancreáticas causadoras de necrose localizadas do tecido adiposo e à inflamação.[3] O exsudato associado à peritonite infecciosa felina é alto em proteína (5 a 12 g/dℓ) e densidade (> 1,017); as células nucleadas geralmente são neutrófilos não degenerados, mas, com a cronicidade, macrófagos, plasmócitos e linfócitos também aparecem.[1] Hérnia diafragmática crônica, quilotórax crônico e torção crônica de lobo pulmonar também podem causar inflamação não séptica. Culturas para bactérias e para fungos devem ser feitas em qualquer caso de exsudação pleural para excluir a possibilidade de processo infeccioso, mesmo se não forem evidentes microrganismos no exame citológico. Derrames pleurais idiopáticos também têm sido associadas a derrames exsudativos.[6]

A inflamação séptica é, primariamente, de origem traumática. A rota do acesso bacteriano ao espaço pleural pode ser por extensão de qualquer um dos seguintes: traumatismo penetrante à parede torácica, traumatismo ou corpo estranho esofágico, traumatismo traqueal, inalação de corpo estranho e migração através de uma pequena via respiratória ou pulmão, traumatismo cervical caudal ou infecção que leve à mediastinite, toracocenteses repetidas ou cirurgias cervicais ou torácicas. A extensão de uma infecção sistêmica, pneumonia ou ruptura de um abscesso pulmonar resulta menos comumente em exsudato pleural séptico. Devem ser feitas culturas tanto para aeróbicos quanto para anaeróbicos em qualquer exsudato pleural. Os exsudatos são mais frequentemente polimicrobianos e os anaeróbicos são comuns nas inflamações pleurais.[11] Cuidados especiais devem ser tomados para avaliar e para fazer culturas para *Actinomyces* e *Nocardia*, que frequentemente estão presentes em exsudatos sépticos crônicos.[12]

Derrame neoplásico

Obstrução de vasos sanguíneos e linfáticos, inflamação, diminuição da albumina sérica e pressão oncótica aumentada no espaço pleural podem todos contribuir para acumulação de fluido associada a uma condição neoplásica no interior do espaço pleural. Alguns tipos específicos de tumor causam erosão nas paredes de vasos (p. ex., hemangiossarcoma), causando derrame hemorrágico, ou podem obstruir ou causar erosão no ducto torácico (p. ex., neoplasia mediastinal), causando um derrame quiloso. Uma neoplasia difusa pode ser primária, como o mesotelioma, ou secundária, como nos casos de carcinomatose. As neoplasias difusas em geral resultam em acumulação de um transudato modificado, mas células neoplásicas raramente são identificadas no fluido. A avaliação citológica raramente proporciona o diagnóstico de neoplasia, porque células mesoteliais reativas exibem muitas características de neoplasia, tornando difícil a diferenciação dos dois tipos celulares. O diagnóstico pode requerer técnicas mais invasivas, com coleta de amostras de tecidos para exame histopatológico.

Sinais clínicos

A acumulação de fluido pleural geralmente causa taquipneia devido à falta de expansão pulmonar. O padrão respiratório é referido como "restritivo", sendo caracterizado por movimentos respiratórios rápidos e superficiais em um esforço de manter a ventilação ou o volume-minuto. A duração e a rapidez da acumulação do fluido determinam a gravidade dos sinais clínicos. Animais com uma pequena quantidade de exsudato podem ser assintomáticos. Da mesma maneira, uma acumulação lenta de fluido permite que o animal compense e adapte-se à alteração na capacidade residual, até que seja estressado por atividade, por aumento da temperatura ambiente ou ansiedade. A rápida acumulação de um grande volume de fluido pleural resulta em sinais clínicos mais graves, tais como o aparecimento de taquipneia aguda, dispneia e/ou colapso. Cianose, ortopneia e distensão da cavidade torácica também podem ocorrer com grandes volumes de fluido pleural. Outros sinais clínicos que acompanham o derrame pleural incluem: intolerância ao exercício, tosse, letargia, inapetência, relutância em se deitar e perda de peso. Sinais clínicos adicionais podem depender da etiologia do derrame.

Os achados no exame físico consistentes com derrame pleural incluem um padrão ventilatório restritivo e diminuição dos sons cardíacos e pulmonares, especialmente na parte ventral do tórax. Os sons broncovesiculares podem estar aumentados dorsalmente. O tórax pode apresentar som maciço durante a percussão ou a percussão pode demonstrar uma linha de fluido. Gatos podem exibir um aparente "prender a respiração", no qual a inspiração parece forçada e a exalação é um tanto postergada. Febre pode acompanhar os derrames exsudativos e murmúrio cardíaco, distensão venosa jugular, hepatomegalia, ascite ou linfadenopatia podem estar presentes, dependendo do processo doentio primário.

Conclusão

Derrames pleurais não cardiogênicos devem ser abordados baseando-se no seu tipo (transudato, transudato modificado etc.) e em sua etiologia. As forças que resultam em acumulação de fluido incluem diminuição na pressão oncótica, aumento na pressão hidrostática, aumento na permeabilidade vascular, anormalidades na função ou permeabilidade linfáticas e sobrecarga relativa do volume linfático. Essas forças devem ser entendidas, pois elas são vitais para o diagnóstico dos derrames pleurais. A amostragem do fluido pleural esclarece o tipo de derrame, determina os testes específicos adicionais necessários e estreita a lista de possíveis causas. O diagnóstico definitivo, então, permite o desenvolvimento de opções terapêuticas e proporciona um prognóstico para o paciente.

Referências bibliográficas

1. Silverstein DC: Pleural space disease. *In* Textbook of Respiratory Disease in Dogs and Cats. King LG (ed). Philadelphia: Saunders, 2004, p. 49.
2. Fossum TW: Small Animal Surgery. St. Louis: Mosby, 2004, pp. 788-820.
3. Birchard SJ: Noncardiogenic pleural effusion. *In* Disease Mechanisms in Small Animal Surgery. Borjab MJ (ed). Philadelphia: Lea & Febiger, 1993, p. 404.
4. Bezuidenhout AJ: The lymphatic system. *In* Miller's Anatomy of the Dog. Evans HE (ed). Philadelphia: WB Saunders, 1993, p. 717.
5. Neath PJ, Brockman DJ, King LG: Lung lobe torsion in dogs: 22 cases (1981-1999). J Am Vet Med Assoc 217:1041, 2000.
6. Kovak JR, Ludwig LL, Bergman PJ, et al: Use of thoracoscopy to determine the etiology of pleural effusion in dogs and cats: 18 cases (1998-2001). J Am Vet Med Assoc 221:990, 2002.
7. Bilbrey SA, Birchard SJ: Pulmonary lymphatics in dogs with experimentally induced chylothorax. J Am Anim Hosp Assoc 30:86, 1994.
8. Hodges CC, Fossum TW, Evering W: Evaluation of thoracic duct healing after experimental laceration and transection. Vet Surg 22:431-5, 1993.
9. Fossum TW: Feline chylothorax. Comp Cont Educ Pract Vet 15:549, 1993.
10. Fossum TW, Mertens MM, Miller MW, et al: Thoracic duct ligation and pericardectomy for treatment of idiopathic chylothorax. J Vet Intern Med 18:307, 2004.
11. Walker AL, Jang SS, Hirsh DC: Bacteria associated with pyothorax of dogs and cats: 98 cases (1989-1998). J Am Vet Med Assoc 216:359-63, 2000.
12. Rooney MB, Monnet E: Medical and surgical treatment of pyothorax in dogs: 26 cases (1991-2001). J Am Vet Med Assoc 221:86, 2002.

Parede Torácica e Esterno

Dennis Olsen

A parede torácica e o esterno têm uma função integral em vários processos fisiológicos normais essenciais para a manutenção da homeostase. Os papéis fisiológicos da parede torácica e do esterno incluem albergar e proteger as vísceras torácicas e também proporcionar uma estrutura semirrígida que suporte a atividade e a função respiratórias. Quando as funções da parede e do esterno são alteradas devido a malformações (congênitas ou adquiridas) ou a traumatismos, a homeostase pode ser alterada, com resultados que variam de inconsequentes a catastróficos. Portanto, é responsabilidade do veterinário entender as funções normais da parede torácica e do esterno e também reconhecer prováveis consequências quando essas funções são interrompidas. Infelizmente, os sinais clínicos que indicam a presença de um processo patológico na parede torácica podem ser obscurecidos por sinais clínicos concomitantes e mais óbvios, causados por problemas separados, ou ser de natureza insidiosa e relativamente difíceis de detectar.

O traumatismo na parede torácica é considerado mais comum do que as deformidades congênitas ou adquiridas[1] e as lesões traumáticas à parede torácica podem ser consideradas não penetrantes (traumatismo rombo) e penetrantes.[1-4] Lesões não penetrantes à parede torácica resultam de acidentes com veículos, interações adversas com outros animais, quedas de locais altos ou lesões por esmagamentos. A natureza flexível da parede torácica de pequenos animais tem sido apontada como a primeira razão pela qual o traumatismo não penetrante nem sempre resulta em alterações evidentes na parede torácica.[5-10] Todavia, por conter órgãos torácicos vitais, a ausência de danos externos visivelmente óbvios não elimina a possibilidade de ter havido dano àqueles órgãos. Muitos relatos científicos indicam que as lesões aos tecidos pulmonares e cardíacos são sequelas comuns de traumatismos não penetrantes, apesar da ausência de danos visíveis à parede torácica.[2,11-13] Quando as lesões à parede torácica são aparentes, deve-se assumir que também houve lesões aos órgãos subjacentes e a terapia dirigida a essas lesões devem ter prioridade sobre outras lesões menos ameaçadoras. As prováveis consequências dos traumatismos torácicos são: danos pulmonares, alterações do espaço pleural, ruptura de estruturas traqueobrônquicas, danos ao coração e aos grandes vasos e ruptura do diafragma.

As lesões penetrantes na parede torácica não são tão comuns como o traumatismo rombo e resultam de projéteis de alta ou baixa velocidade, mordidas de animais e empalações (acidentais ou propositais). A integridade do espaço pleural e os órgãos subjacentes tornam-se a principal preocupação, pois a perda de sua integridade ou de sua função pode ser rapidamente fatal. Ferimentos penetrantes devem ser considerados contaminados, considerando-se a possibilidade de infecção.[3] O grau de traumatismo resultante da penetração depende de vários fatores. Entre eles estão o tipo de tecido, a massa, a forma, o tamanho, a velocidade do objeto penetrante e o comportamento do objeto durante a penetração.[14,15] De maneira geral, quanto mais energia cinética é transmitida aos tecidos, maior será o dano tecidual. Essa generalização, contudo, não leva em conta que funções vitais possam ser completamente interrompidas mesmo por pequenos danos teciduais, dependendo do órgão envolvido. Ferimentos penetrantes na parede torácica, por si sós, raramente causariam grandes preocupações, não fosse pela função da parede torácica para a respiração e a proteção de órgãos vitais.

As deformações na parede torácica e no esterno, como mencionado anteriormente, são muito menos comuns do que as lesões traumáticas.[1] Os resultados patológicos das deformidades podem alterar a função fisiológica da parede torácica e de importantes sistemas orgânicos ali abrigados.[1,3,6,16] Todavia, essas interrupções de funções não são comuns e se relacionam à gravidade da deformação. As deformações congênitas incluem o tórax escavado, *pectus carinatum* e várias deformidades das costelas e coluna vertebral. O fato de se encontrar uma deformidade congênita significante na parede torácica e/ou no esterno não é uma indicação automática para uma intervenção cirúrgica ou médica porque, muitas vezes, aqueles casos afetados são assintomáticos.[16,17] Deformações adquiridas da parede torácica podem ser o resultado de neoplasia ou infecção. Os distúrbios neoplásicos podem originar-se dos tecidos moles ou das estruturas esqueléticas do tórax ou serem uma extensão de um local distante.[17] Infecções podem resultar de invasões bacterianas ou fúngicas secundárias ao traumatismo à parede torácica ou por corpos estranhos migrantes. Essas infecções podem apresentar-se como massas ou romper a integridade da parede torácica, levando a doenças do espaço pleural e, possivelmente, a doenças pulmonares.

Neste capítulo, a discussão focaliza-se nas bases anatômicas e fisiológicas para propiciar informações suficientes para que o leitor reconheça a fisiopatologia de doenças selecionadas da parede torácica e do esterno.

Anatomia

A caixa torácica proporciona os limites periféricos dorsal, laterais e ventral da cavidade torácica, que contém, no todo ou em parte, o coração, os grandes vasos, os pulmões, as pleuras, o espaço pleural, a traqueia, o esôfago, o timo, os linfonodos e os nervos dos sistemas somático e autônomo. Também protegidos pela caixa torácica estão o diafragma, o fígado, a vesícula biliar, o estômago, todo ou parte do baço, o rim direito, a glândula adrenal direita, os intestinos, as extensões abdominais dos grandes vasos e os nervos autônomos.[18] A morfologia da caixa torácica pode ser descrita genericamente como um cone comprimido lateralmente, com a base voltada caudalmente e o ápice cranialmente. As compressões laterais fazem com que ela tenha sua maior dimensão na direção dorsoventral.[16,18] Seus componentes esqueléticos incluem o esterno, os corpos das vértebras torácicas e as costelas. O esterno é composto por oito ossos individuais, chamados estérnebras, que compõem o assoalho da caixa torácica. A estérnebra mais cranial e a mais caudal são designadas especificamente de manúbrio e de processo xifoide, respectivamente. Interpostas entre as estérnebras localizam-se as placas cartilaginosas, e, estendendo-se caudalmente a partir do processo xifoide, está a cartilagem xifoide achatada. O aspecto dorsal da caixa torácica é formado pelos corpos das 13 vértebras torácicas e as extremidades vertebrais das costelas. Treze pares de costelas constituem as paredes laterais da caixa torácica, cada uma delas com o seu componente ósseo dorsal e o componente cartilaginoso, ventral. Cada costela tem articulações sinoviais com as vértebras, dorsalmente, em dois locais: a cabeça da costela com os corpos (ou corpo) vertebrais na altura do disco intervertebral (DIV) e o tubérculo com o processo transversal. Ventralmente, os nove primeiros pares de costelas têm articulações sinoviais com o esterno. O primeiro par com o manúbrio; os pares dois a sete com as placas cartilaginosas interesternebrais correspondentes; e os pares oito e nove compartilham uma articulação com a última placa cartilaginosa interesternebral. Os pares 10 a 12 ligam-se às costelas precedentes pelas cartilagens costais ventrais para formar o arco costal. O 13º par é conhecido como costelas flutuantes porque elas não se articulam com o esterno e suas porções cartilaginosas ventrais estão incluídas nos músculos abdominais vizinhos.[6,16,18] A natureza divergente do esterno e dos corpos vertebrais, bem como o aumento dos arcos costais de cranial para caudal são os que proporcionam o aspecto de cone do tórax mencionado anteriormente.[18]

Os tecidos moles componentes da parede torácica incluem a pleura parietal costal, as fáscias endotorácica e torácica externa e vários músculos, que são importantes estrutural e funcionalmente para a respiração. A pleura parietal é uma membrana serosa formada por uma camada de células mesoteliais suportada por uma camada de fibras elásticas delicadas. A pleura parietal também forra a superfície do diafragma.[18,19] A pleura parietal é suportada pela fáscia endotorácica, localizada profundamente em relação à musculatura. A fáscia torácica externa cobre as superfícies externas dos músculos e a parede do tórax.[18]

Os músculos intercostais são confinados ao espaço entre cada costela. Os músculos intercostais internos localizam-se mais próximos à pleura parietal. Esses músculos estendem-se da borda cranial das costelas 2 a 13 e cursam em direção cranioventral para inserir-se na borda caudal da costela precedente.[16,19] Na área interóssea da caixa torácica, essa disposição resulta de tração das costelas em direção caudal. Outros músculos da parede torácica também funcionam puxando as costelas caudalmente. Estes incluem os músculos intercostais externos dos espaços intercostais mais caudais, o reto abdominal no aspecto ventral, as porções costais do músculo oblíquo abdominal externo no aspecto ventrolateral da parede do tórax, a porção caudal do músculo serrátil dorsal localizada caudodorsal e o transverso do tórax na superfície interna do tórax ventral.[16,18,20,21] Os músculos intercostais externos, como o nome sugere, localizam-se lateralmente, ou externamente, aos músculos intercostais internos. Esses músculos originam-se da borda caudal das costelas 1 a 12, cursam de forma caudoventral e inserem-se na borda cranial da costela subsequente.[16,18] Suas fibras cruzam as fibras do intercostal interno em ângulo reto; nos espaços intervertebrais craniodorsais têm essencialmente uma função oposta, isto é, puxar as costelas em direção cranial. Os outros músculos da parede torácica que puxam as costelas cranialmente incluem a porção intercondral dos músculos intercostais internos, o reto do tórax localizado cranioventral, o escaleno, no aspecto ventrolateral, e a porção cranial do serrátil dorsal no aspecto dorsolateral da parede do tórax.[16,18,20,21] Os outros músculos que cobrem a parede torácica e têm uma função na mobilidade da coluna vertebral e do membro torácico incluem os músculos epaxiais sobre a região torácica dorsal, o serrátil ventral, na superfície craniolateral, os músculos romboide e o trapézio sobre as paredes craniodorsais, os músculos peitorais na superfície ventral e o músculo grande dorsal ao longo da parede lateral.[16,18] Finalmente, as camadas mais externas e a cobertura da parede torácica são feitas por tecido subcutâneo frouxo, pelo músculo cutâneo do tronco e pela pele.

O suprimento vascular da parede torácica é feito geralmente pelas artérias e veias intercostais. As artérias originam-se ou do tronco costocervical ou das intercostais dorsais a partir da aorta torácica e cursam ao longo da borda caudal das costelas para anastomosar-se com as artérias intercostais ventrais, originando-se das artérias torácicas internas, que se localizam na superfície interna da parede torácica ventral. Ramos das intercostais ventrais podem ser encontrados nas faces cranial e caudal das costelas. As veias intercostais cursam com a artéria ao longo da borda caudal das costelas e drenam para a veia ázigos entre os corpos vertebrais e a aorta torácica.[18]

A inervação da parede torácica é feita primariamente pelos ramos dos nervos espinais torácicos. Os nervos intercostais originam-se dos ramos ventrais e cursam junto com as artérias e as veias ao longo da borda caudal das costelas.[18]

Fisiologia

A respiração pode ser dividida em quatro funções maiores: ventilação pulmonar, difusão de oxigênio (O_2) e de dióxido de carbono (CO_2) entre os alvéolos e o sangue, transporte de O_2 e de CO_2 no interior do sangue para as células no corpo e a regulação da ventilação.[22] A morfologia anatômica da parede torácica contribui primariamente para a ventilação. A forma em cone da caixa torácica e as inserções musculares permitem a expansão e a contração da cavidade torácica. Como o diafragma está localizado na base do "cone", quando ele se contrai, a dimensão craniocaudal da cavidade torácica aumenta. A combinação da morfologia das costelas, a articulação das costelas com a coluna vertebral e com o esterno e a musculatura da parede torácica fazem com que as costelas tenham uma movimentação semelhante à de "alça de um balde".[6,23] À medida que as costelas são puxadas em direção cranial pela musculatura da parede torácica, o esterno é afastado da coluna vertebral e os arcos das costelas posicionam-se mais abaxialmente. Isso resulta em um aumento das dimensões dorsoventral e lateral da caixa torácica. Os músculos que funcionam puxando as costelas cranialmente são chamados de músculos inspiratórios, enquanto os que as puxam caudalmente são chamados de músculos expiratórios.

Convencionalmente, considerava-se que os músculos intercostais externos e internos tinham distintas funções inspiratória e expiratória, respectivamente. Essa convenção foi modificada e os efeitos individuais desses músculos na respiração são determinados mais pela topografia e por estímulos nervosos.[20,21] Hoje, considera-se que os músculos intercostais externos nos espaços intercostais craniodorsais e a porção intercondral dos músculos intercostais internos (também conhecidos como intercostais paraesternais) são inspiratórios, puxando as costelas em direção cranial.[20,21]

A contribuição dos intercostais paraesternais para a movimentação cranial das costelas é estimada em aproximadamente 80%.[24] A porção interóssea dos músculos intercostais internos e os intercostais externos dos espaços intercostais mais caudais é expiratória, puxando as costelas caudalmente.[20,21]

O espaço pleural contido na cavidade torácica é, na realidade, somente um espaço potencial. Isso porque a pressão subatmosférica, ou pressão negativa, no interior do espaço mantém a pleura pulmonar em contato com a pleura parietal da parede torácica. Essa pressão negativa é criada por movimento de fluido para dentro e para fora do espaço pleural.[22] As forças de Starling e as membranas pleurais, que são porosas, permitem que o líquido intersticial, contendo proteínas, transude para dentro e para fora do espaço pleural. O efeito final resultante das pressões hidrostáticas e coloidosmóticas entre os capilares sistêmicos e os capilares pulmonares favorece que o fluxo a partir dos capilares sistêmicos através do espaço pleural seja absorvido pelos capilares pulmonares. À medida que o volume de fluido aumenta mais do que o necessário para a lubrificação das superfícies pleurais, os vasos linfáticos drenam o excesso de fluido. Essa ação de drenagem do sistema linfático auxilia na produção da pressão intrapleural negativa. A dinâmica do fluxo de fluidos e a ação dos linfáticos produzem um "acoplamento líquido" entre as superfícies pleurais pulmonar e parietal. Esse acoplamento permite a transmissão completa das alterações de volume da cavidade torácica aos pulmões.[19] Assim, à medida que as dimensões da cavidade torácica aumentam em resposta à ação dos músculos respiratórios, há correspondente expansão dos pulmões.

A parede torácica e os pulmões têm natureza elástica independentes entre si. Sem o acoplamento líquido, a parede torácica expandir-se-ia até um ponto em que, quando relaxada, teria um volume torácico específico (V_0).[6] Quando os músculos inspiratórios aumentam o volume torácico acima de V_0, a parede torácica tem tendência de voltar (encolher-se) até que V_0 seja atingido. Se o volume torácico for menor que V_0, a parede torácica tenderá a se expandir até que V_0 seja atingido. A natureza elástica dos pulmões, sem o acoplamento líquido, faria com que os pulmões sofressem colapso até um ponto em que apenas um volume residual de ar permanecesse em seu interior. As forças elásticas de retração opostas da parede torácica e dos pulmões, com o acoplamento líquido, têm um ponto em que o equilíbrio é alcançado, isto é, a tendência inerente do pulmão em entrar em colapso é evitada pela tendência inerente da parede torácica em se expandir e vice-versa. Nesse ponto de equilíbrio, o volume torácico é menor que V_0 e o volume no interior dos pulmões é a capacidade funcional residual (CFR).[6,23] Quando os músculos inspiratórios causam expansão do volume torácico, os pulmões também se expandem devido ao acoplamento fluido. Isso resulta em aumento da pressão negativa pleural, que gera pressão negativa no interior das vias respiratórias e alvéolos em relação à pressão atmosférica (pressão transpulmonar) e permite que o ar flua para o interior dos pulmões. Por ser o volume torácico mantido em valores menores que V_0, a tendência inerente da parede torácica em se expandir na realidade ajuda no esforço inspiratório até V_0 ser atingido ou excedido. E, então, quando a contração dos músculos inspiratórios cessa, o tórax retorna passivamente ao ponto de equilíbrio.

A alteração do volume dos pulmões e da cavidade torácica em resposta às alterações na pressão é chamada de complacência.[6,22,23] A complacência pulmonar e a da parede torácica, juntas, compõem a complacência total do sistema respiratório. Quando a capacidade da parede torácica ou dos pulmões em alterar o volume em resposta às alterações da pressão se altera, a complacência total também se altera. O trabalho da respiração consiste no esforço necessário para gerar pressão transpulmonar suficientemente negativa para sobrepujar a complacência do sistema respiratório e a resistência ao fluxo do ar no interior das vias respiratórias durante a inspiração ou para sobrepujar a resistência ao fluxo expiratório. O trabalho respiratório será alterado, se a complacência for alterada.[1,6] Se a complacência da parede torácica for diminuída devido a traumatismo ou a doença, o trabalho respiratório aumentará.

Traumatismo

Traumatismo rombo

O traumatismo rombo, não penetrante, ao tórax induz dano aos tecidos por transferência da energia cinética do objeto impactante à parede torácica, mas sem causar uma comunicação entre o espaço pleural e os órgãos torácicos e o meio externo. Quanto maior a energia cinética transmitida, maior a possibilidade de dano ao tórax. Adicionalmente, a energia é transmitida também aos órgãos torácicos, com possível dano a esses órgãos. O traumatismo direto produz lesão por esmagamento, ou compressão, e cisalhamento nos tecidos moles e nas estruturas esqueléticas. Traumatismos de baixa velocidade produzem uma lesão por compressão localizada nos tecidos.[1] Com esse tipo de traumatismo, a pele pode parecer relativamente não lesada devido à elasticidade do epitélio cutâneo. Os tecidos subjacentes, como músculos e ossos, todavia, podem exibir graus maiores de lesão. O tecido muscular é extremamente sensível à pressão.[25] Essa sensibilidade pode resultar em lesão muscular com rabdomiólise localizada e subsequente liberação de mioglobina, potássio, fósforo e creatinina fosfoquinase para os tecidos vizinhos. Quando forem lesados mais de 200 g de músculo, os níveis séricos de mioglobina podem aumentar e a mioglobina pode ser detectada na urina.[26] Embora a mioglobina possa ser rapidamente eliminada, deve-se lembrar que os produtos do metabolismo da mioglobina são nefrotóxicos.[27,28] Os músculos esqueléticos contêm mais potássio do que qualquer outra estrutura corporal.[29] Danos extensos ao tecido muscular, com necrose muscular, podem resultar em hiperpotassemia.[30] Fósforo pode extravasar do tecido muscular lesado e contribuir para a hiperfosfatemia.[31] A creatinina fosfoquinase é uma enzima liberada pelo músculo lesado e os aumentos dos níveis de creatinina fosfoquinase são um indicador sensível de lesão muscular por qualquer causa, e o aumento é proporcional ao grau da lesão. O músculo lesado dessa maneira torna-se edematoso e inchado, perdendo a elasticidade e a capacidade de se contrair eficientemente. Isso diminui a complacência da parede torácica e, portanto, aumenta o trabalho respiratório. Além disso, a dor resultante da lesão pode contribuir para a diminuição no esforço respiratório, o que pode contribuir para a hipoventilação.

O traumatismo de alta velocidade produz lesão por cisalhamento em adição ao esmagamento.[1] A lesão por cisalhamento acontece quando dois tecidos adjacentes, com densidades diferentes, são subitamente acelerados ou desacelerados.[1,32] Devido à diferença de densidades, o momento dos tecidos durante a alteração abrupta também é diferente. Isso gera forças de cisalhamento na junção entre os dois tecidos. Se a força de cisalhamento exceder a elasticidade inerente da junção dos tecidos, o resultado será a separação entre eles. Apesar de o dano aos tecidos moles da parede torácica raramente ser a causa de morbidade ou de mortalidade[1], é crítico que se recorde que a energia cinética do impacto também é transmitida aos órgãos torácicos, podendo causar lesões por esmagamento e por cisalhamento nessas estruturas.

A resistência das estruturas esqueléticas da caixa torácica às lesões por traumatismo rombo é atribuída à sua inerente elasticidade.[2,4,6,9] Apesar dessa elasticidade, a falta de dano esquelético óbvio não elimina a possibilidade de dano grave, até ameaçador à vida, porque é necessária uma força considerável para induzir uma fratura e essa força também é transmitida aos órgãos torácicos. Traumatismos rombos que resultam em fraturas da caixa torácica mais comumente provêm de forças diretas aplicadas à parede torácica lateral, causando fraturas de costelas.[4] A compressão ventrodorsal do tórax por mordidas ou quedas de altura podem resultar em fraturas do esterno e das costelas, mas são consideradas raras.[4,33] Pesquisas demonstraram que as forças primárias durante o impacto são o curvamento e o cisalhamento locais.[34] Quando a força ou a carga aplicada aos componentes esqueléticos excede a resistência, ocorre a fratura. É interessante notar que a velocidade em que uma força é aplicada ao osso cortical das costelas afeta as características materiais desse. A resistência final do osso é menor quando a carga é aplicada lentamente. Por outro lado, a aplicação em velocidade alta resulta em resistência final maior. Essa propriedade é conhecida como viscoelasticidade;[35] pode afetar a quantidade de energia cinética absorvida pelo osso quando uma força é aplicada. A aplicação lenta de carga até que ocorra falha resulta em menos energia cinética absorvida e a fratura resultante provavelmente será uma fratura simples com dois fragmentos, mínima liberação de energia e subsequentemente dano mínimo aos tecidos vizinhos. A carga em alta velocidade, até que ocorra falha, resultará em aumento da energia cinética absorvida, em uma fratura mais complexa e em maior dano aos tecidos vizinhos.[35] A proximidade do espaço pleural e dos pulmões à caixa torácica coloca-os em risco quando ocorre uma fratura; quanto mais complexa a fratura, maior é o risco a essas estruturas vitais. As fraturas das costelas e do esterno alteram a função da caixa torácica ao diminuir sua complacência. Todavia, em fraturas simples não desalinhadas e em fraturas simples desalinhadas que não danificam o espaço pleural e os pulmões subjacentes, a terapia deve ser dirigida ao dano pulmonar e à dor, e não à fratura em si. Se os fragmentos fraturados colocaram esses órgãos em perigo, então a terapia deverá ser dirigida à estabilização dos fragmentos.

Tórax instável

Quando o traumatismo à parede torácica é suficientemente grave para fraturar costelas adjacentes (pelo menos duas) em dois locais nas mesmas costelas, o resultado é o tórax instável. Essa fratura complexa elimina o suporte do arco costal daquela seção da parede torácica entre as fraturas. A seção fraturada flutua em assincronia com a movimentação torácica normal, caracterizando-se por deslocamento interno durante a inspiração e deslocamento externo durante a expiração. O grau de movimentação paradoxal é determinado pela pressão pleural que se torna mais negativa durante a inspiração e a ação dos músculos intercostais paraesternais (intercostais intercondrais internos), que puxam o segmento instável para dentro.[36,37] Essa movimentação paradoxal pode ser um achado clínico dramático, que pode eclipsar o menos aparente, mas clinicamente mais significante, dano aos órgãos torácicos. Foi demonstrado em um modelo não traumático de tórax instável, no cão, que os gases sanguíneos arteriais e o padrão respiratório não se alteram durante a existência de um fragmento instável. Isso sugere que os efeitos do tórax instável traumático resultam de dano pulmonar, ruptura do espaço pleural e dor que acompanha o traumatismo, em vez da movimentação paradoxal do segmento instável.[5,38] A ruptura da parede torácica pelas costelas fraturadas diminui sua complacência e o trabalho respiratório aumentará; todavia, a dor que acompanha o processo causa restrição dos esforços ventilatórios. O entendimento do tórax instável redirecionou a terapia primária de estabilização do segmento instável à melhoria da função respiratória e o controle da dor.[1,5] Se o traumatismo ou os fragmentos fraturados resultarem em ruptura do espaço pleural ou colocarem em perigo o parênquima pulmonar, é importante que a terapia também inclua a restauração da integridade pleural e a estabilização das fraturas.

Traumatismo penetrante

Lesões penetrantes geralmente são o resultado de quando uma força mecânica é abruptamente aplicada a uma área focal e a integridade das paredes torácica e do espaço pleural é rompida. O dano resultante é causado por estiramento grave e esmagamento de tecidos no trajeto direto da penetração. A penetração da parede torácica, por si só, não seria uma causa primária de preocupação, exceto pelo fato de que o espaço pleural e os órgãos torácicos poderiam ser danificados. A gravidade da lesão causada pela penetração depende do grau de disfunção e danos a órgãos vitais.

A lesão pela penetração de baixa velocidade é essencialmente limitada à área confinada porque relativamente pouca energia é transferida pelo objeto penetrante aos tecidos. Ferimentos simples por mordeduras, perfurações por facas, flechas e alguns projéteis propelidos a ar comprimido são exemplos de penetrações de baixa velocidade. Tecidos cutâneos e subcutâneos, músculos, fáscias e, possivelmente, ossos são danificados na trajetória da penetração. Quando a pleura parietal é penetrada e ocorre comunicação direta com o meio externo, a pressão negativa no interior do espaço pleural deixa de existir e este é preenchido por ar. O acoplamento fluido entre a parede torácica e a pleura parietal e o pulmão é eliminado e a elasticidade inerente do pulmão faz com que ele entre em colapso, enquanto o tórax se expande. A complacência individual do pulmão e da parede torácica diminui e o trabalho respiratório necessariamente aumenta. Sem a assistência da parede torácica, os pulmões são incapazes de se expandir adequadamente e o grau de pressão transpulmonar negativa necessária para permitir fluxo eficiente de ar para as vias respiratórias não é gerado. O resultado é uma caixa torácica expandida e um padrão respiratório compensatório rápido e superficial.[6]

A lesão por empalação é outro tipo de penetração em baixa velocidade, na qual um corpo estranho atravessa e torna-se transfixado na parede torácica. Essa lesão incomum geralmente é o resultado de colisão ou de impacto entre o corpo e um objeto imóvel.[39] Mesmo que essa lesão seja classificada como penetrante, pode-se argumentar que ela tem também características de traumatismo rombo.[40,41] A distância penetrada e a trajetória da penetração vão determinar quais (se houver algum) órgãos torácicos ou quais outras regiões corporais podem estar envolvidos. Na lesão por empalação, o corpo estranho pode preencher o ferimento o suficiente e de tal forma que o espaço pleural continua fechado e proporciona também um efeito de tamponamento nos órgãos e vasos vizinhos.[4,42,43] Por essa razão, recomenda-se que o objeto que causa a empalação não seja removido às cegas do corpo, mas estabilizado e deixado no local, e o paciente encaminhado ao hospital para remoção sob visualização direta e condições cirúrgicas controladas.[40-43] Pode ser necessário cortar e encurtar o objeto para a remoção do paciente da situação e isso deve ser feito com extremo cuidado para não causar mais distúrbios ou deslocamento acidental. Ferimentos de empalação podem estar contaminados com patógenos não usuais do meio ambiente e também com microrganismos residentes nos tecidos cutâneos e em possíveis vísceras ocas rompidas.[43]

Mordidas são uma fonte relativamente comum de ferimentos torácicos penetrantes de baixa velocidade. Ferimentos de mordidas, da mesma maneira que as empalações, também têm características de traumatismo rombo, mas introduzem a possibilidade de lesão grave por rasgaduras distantes do ponto de penetração devido ao efeito de tesoura dos dentes e o chacoalhar que frequentemente acompanham a mordida. O componente de traumatismo rombo dos ferimentos por mordidas na parede torácica é uma fonte relativamente comum de fraturas.[4,5,8] Rasgaduras dos músculos intercostais e as fraturas prováveis podem causar ruptura grave da caixa torácica e espaço pleural a ponto de acontecer herniação pulmonar.[6] Ocasionalmente, o epitélio cutâneo pode permanecer intacto, apesar da ruptura completa das estruturas musculares e esqueléticas. Quando isso ocorre, a pele pode mover-se paradoxalmente e mimetizar a instabilidade torácica.[6] Da mesma maneira que em outros ferimentos torácicos penetrantes, a contaminação por microrganismos é inevitável, com possibilidade de infecção subsequente. O espectro dos organismos contaminantes inclui a flora cutânea normal e numerosos microrganismos orais.

A lesão penetrante por projéteis de alta velocidade mais comumente resulta de acidentes ou atos maliciosamente intencionais. Como já mencionado previamente, a quantidade de energia cinética transferida por um objeto penetrante aos tecidos determina a intensidade do dano. Várias fórmulas calculam a quantidade de energia cinética. A mais simples delas é

$$KE = 1/2 \ mV^2$$

em que KE é a energia cinética, m é a massa do projétil e V é a velocidade.[44] Como é facilmente visível na equação, a velocidade é o mais importante fator já que se relaciona à transferência de energia e, portanto, ao dano tecidual. A transferência de energia aos tecidos produz dano em várias formas. Projéteis de baixa velocidade, como os de armas de ar comprimido, danificam os tecidos primariamente por esmagamento e laceração. Projéteis de alta velocidade também têm um componente de esmagamento e laceração no trajeto da penetração, mas também produzem cavitação temporária formada pela aceleração dos tecidos causada pelo deslocamento do projétil, o que causa estiramento radial da cavidade do ferimento. A cavitação pode lacerar os tecidos, causar contusão, danificar o revestimento vascular e romper grandes vasos. Quanto maior a energia transferida aos tecidos, mais longe do trajeto da bala essas lesões se estenderão. Outra forma de lesão é através das ondas de choque que trafegam à frente e aos lados do projétil. Em baixa velocidade, essas ondas de choque produzem pouco dano; mas, em alta velocidade, a pressão criada pode ser significante.[14]

Outro fator inclui o tipo de tecido penetrado. As principais características dos tecidos corporais que influenciam o grau de dano são a densidade e a elasticidade.[14] Essas características têm influências diferentes no grau de dano aos tecidos quando penetrados por projéteis de alta velocidade. Tecidos que tenham densidade maior sofrerão danos maiores, enquanto tecidos que são altamente elásticos sofrerão danos menos graves. Os músculos têm uma densidade relativamente alta e alguma elasticidade e, portanto, são severamente lesados. A densidade variável do osso pode desviar a trajetória do projétil. Se o osso for fraturado pelo projétil, os fragmentos criados também podem se transformar em projéteis.[45]

Deformidades estruturais

Tórax escavado

O tórax escavado (TE) é uma deformidade morfológica da parede torácica caracterizada por anormalidades cartilaginosas do esterno e das costelas que pode resultar em achatamento dorsoventral da caixa torácica ou em concavidade da parede torácica ventral.[1,3,6,16] Embora a condição seja geralmente considerada congênita em pequenos animais, sua etiologia permanece amplamente desconhecida. Existem várias teorias quanto à sua causa, incluindo o desenvolvimento defeituoso de cartilagem e osso de tal maneira que o esterno e as cartilagens costais se tornam facilmente deformáveis por gradientes de pressão respiratórios, variações anatômicas nas ligações dos tecidos moles ao esterno, crescimento excessivo da cartilagem costal e pressões intrauterinas anormais.[1,3,46] Como o TE é visto mais comumente em cães braquicefálicos e em gatos Birmaneses e ter sido relatado em casos de mucopolissacaridose, é possível que exista uma base genética para essa condição.[1,6,46-48] Também é possível que exista um aspecto adquirido no TE, como pode ser visto em seres humanos com obstrução de vias respiratórias superiores.[1,46,49,50] Em cães braquicefálicos, a obstrução das vias respiratórias superiores resultante da síndrome braquicefálica das vias respiratórias pode levar a aumento de pressão negativa pleural, o que deformaria a cartilagem e os ossos imaturos do tórax. Geralmente, a condição é localizada na área do esterno caudal, mas deformações no esterno cranial também já foram publicadas.[51]

Pacientes com TE podem exibir aumento do trabalho respiratório e isso sugere diminuição da complacência do sistema pulmonar. A anatomia anormal na cartilagem do esterno e costelas diminui a complacência da parede torácica, enquanto a compressão pulmonar diminui a complacência pulmonar. Clinicamente, isso pode ser visto como vários graus de taquipneia, intolerância ao exercício, dispneia e cianose. Outros sinais podem incluir infecção respiratória recorrente, murmúrios cardíacos, vômito, perda de peso e crescimento retardado.[1,46] O desvio cardíaco causado por TE pode resultar em murmúrios cardíacos, anormalidades de condução e dilatação aparente.[1,6,16,46,52] É importante diferenciar possíveis defeitos cardíacos congênitos dos efeitos secundários da compressão e da má-posição cardíacas. Muitas das anormalidades cardíacas associadas a TE podem ser aliviadas ou eliminadas pela reparação do defeito.

O diagnóstico do TE geralmente é feito por palpação do tórax. Todavia, em alguns animais, o achatamento do tórax não é tão aparente como evidenciado pelo diagnóstico feito em fase posterior da vida, quando os sinais clínicos indicam a possibilidade de um problema cardiovascular ou respiratório. Radiografias do tórax podem proporcionar meios de medição objetiva do grau relativo de TE. O índice frontossagital é a relação entre a largura do tórax na altura do corpo da 10ª vértebra torácica e a medida dorsoventral da superfície ventral da 10ª vértebra até o esterno. A variação das relações normais para cães não braquicefálicos é de 0,8 a 1,4; para cães braquicefálicos, é de 1 a 1,5; e, para gatos, é de 0,7 a 1,3. O índice vertebral também tem sido utilizado e é calculado como a relação entre a medida dorsoventral da superfície dorsal do corpo vertebral selecionado até ao esterno e a medida dorsoventral do próprio corpo vertebral. Cães não braquicefálicos têm um índice vertebral de 11,8 a 19,6; cães braquicefálicos de 12,5 a 16,5; e gatos de 12,6 a 18,8.[52] Apesar de essas medidas e relações poderem auxiliar a classificar os graus de TE e auxiliar a determinar a melhoria anatômica após os procedimentos de reparação, não necessariamente se correlacionam com a gravidade da apresentação clínica ou com as anormalidades fisiológicas.[1]

Outras deformidades congênitas

O *pectus carinatum* é, essencialmente, o reverso do TE e é descrito como uma deformidade com protrusão do esterno.[16,53] Como a cavidade torácica em pequenos animais é comprimida lateralmente, essa condição é inerentemente difícil de ser detectada. De fato, no conhecimento do autor, nenhum caso foi descrito em pequenos animais. Outras deformidades na parede do tórax incluem a falta de costelas, costelas extras e malformações das costelas. A exposição *in utero* a toxinas pode levar a esses tipos de formações esqueléticas anormais.[54] Apesar de haver algumas descrições esporádicas de tais anomalias na literatura veterinária, frequentemente são achados incidentais. Deformações espinais graves, como escolioses e cifoses, podem causar malformações da caixa torácica e diminuição da complacência.[46] A anormalidade também pode levar a restrição pulmonar, diminuição na complacência e função pulmonar anormal.[55] Essas anormalidades são raras e os relatos na literatura veterinária são incomuns.

Deformidades adquiridas

As deformidades adquiridas da parede torácica que levam à disfunção são incomuns. Essas deformidades podem apresentar-se como lesões em forma de massas, facilmente visíveis externamente, ou espessamentos leves da parede torácica com extensão intratorácica extensiva que pode levar a disfunções respiratória e cardiovascular.[3,6,17] Essas deformidades incluem tumores primários da parede torácica, tumores metastáticos e infecções piogranulomatosas ou purulentas.

Infecção

A natureza contaminante dos ferimentos penetrantes aumenta a probabilidade de infecção clínica no local ou próxima ao local do ferimento. O processo infeccioso pode resultar em celulite, abscessos ou granulomas. Várias bactérias aeróbicas e anaeróbicas, bem como fungos têm sido isolados de lesões na parede torácica. Corpos estranhos migratórios como aristas de gramíneas (*foxtails*, do gênero *Hordeum*) podem ser a fonte da infecção e o grau de envolvimento tecidual pode ser extensivo. Lesões por microrganismos infecciosos podem afetar adversamente a função de áreas localizadas da parede torácica por alteração da ação muscular e destruição de tecidos musculoesqueléticos. Todavia, a extensão da infecção para o espaço pleural e órgãos da cavidade torácica pode resultar em condições mais sérias como piotórax, linfadenopatia e infiltração pulmonar.[17] A terapia para as condições infecciosas pode ser a drenagem simples e a medicação antimicrobiana apropriada, mas pode requerer debridação excessiva ou excisão de tecido doente para facilitar a resolução. Nesses casos, a terapia também pode contribuir para alterar a função torácica.

Neoplasia

Tumores da parede torácica podem originar-se das estruturas esqueléticas ou dos tecidos moles e o seu tipo determinará seu comportamento biológico. Apesar de tumores da parede torácica serem considerados incomuns, é importante diferenciar entre benignos e malignos para poder planejar a terapia apropriada. Tumores benignos podem, geralmente, ser removidos sem o uso de técnicas de remoção ampla ou radical e a cura pode ser esperada. Tumores malignos devem ser removidos com uma margem variável de tecido normal, dependendo do seu tipo e tecidos envolvidos. Aqueles com alta probabilidade de recorrência devem ser removidos com uma margem maior de tecido normal em todas as dimensões ao seu redor.[56] A extensão da excisão cirúrgica pode não só afetar a função da parede torácica, mas também determinar o tipo de fechamento ou de reconstrução da parede torácica necessários.

Tumores primários que afetam as estruturas esqueléticas de suporte da parede torácica são mais frequentemente malignos do que benignos.[1,3,6,16,46,57] A maioria dos autores relata que o osteossarcoma é o tipo mais comum e o condrossarcoma vêm em segundo lugar;[1,3,6,16,46,57] todavia, alguns autores apresentam essa ordem invertida.[17] O local comum de ocorrência em cães, para ambos os tipos de tumor, é a junção costocondral, raramente o esterno.[1,3,16,57] Esses tumores em geral são firmemente afixados a outros tecidos do tórax, tornando-os relativamente imóveis. Essa característica pode ser uma indicação de malignidade.[46] Cães mais jovens até de meia-idade parecem ser afetados mais frequentemente por esses tumores.[1,16,57,58] A ocorrência desses tumores e nessa localização em gatos é rara.[57]

O tumor ósseo mais comum em cães é o osteossarcoma; aproximadamente 25% ocorrem no esqueleto axial, sendo 10% deles nas costelas.[59] Clinicamente, cães com osteossarcoma do tórax apresentam-se com uma massa palpável sobre as costelas ou no esterno, que pode ser dolorosa[59], apesar de muitos autores descrevê-la como não dolorosa.[16,17,57] Dispneia tem sido relatada como um sinal clínico por vários autores com sugestões de que a causa possa ser colisão pulmonar pela extensão intratorácica, derrame pleural ou metástases pulmonares.[1,16,57,58] Outros afirmam que sinais respiratórios causados por essas condições não são vistos comumente.[59] Uma característica que geralmente os autores estão de acordo é que o comportamento biológico do osteossarcoma na costela é similar ao de outras localizações. O osteossarcoma é localmente agressivo, causando lise, produção de osso e substituição por tecido neoplásico.[59] Uma característica importante do osteossarcoma é a produção precoce de metástases, sendo o pulmão o local primário de disseminação do tumor.[6,57,58] Essa predileção por metástases é responsável pelo mau prognóstico do osteossarcoma. O tempo médio de sobrevivência dos pacientes tratados por excisão em bloco e excisão mais quimioterapia é de 3 meses e de 8 meses, respectivamente.[59-61] O mau prognóstico enfatiza a necessidade de um diagnóstico acurado.

O condrossarcoma parece ter uma predileção por ossos chatos, ocorrendo nesses ossos 61% das vezes.[59] Em cães, a frequência de ocorrência nas costelas varia de 6% a 33%, de acordo com várias fontes.[17,57] Em gatos, a localização comum próximo ao tórax é a escápula e as vértebras; raramente, ou nunca, nas costelas ou no esterno. Ostensivo, não tão agressivo como o osteossarcoma, esse tumor pode atingir grandes dimensões antes do diagnóstico. É localmente invasivo, invadindo o espaço pleural e podendo causar derrame pleural.[17] As metástases são mais lentas do que no osteossarcoma e o prognóstico é um pouco melhor.[17,59] Existe uma grande variação no tempo de sobrevivência para cães com condrossarcoma das costelas, mas é consideravelmente maior do que no osteossarcoma, com algumas fontes relatando sobrevivências de até 1.080 dias.[59,61] Da mesma maneira que o osteossarcoma, a terapia para o condrossarcoma é a ressecção em bloco com reconstituição da parede torácica conforme necessário.

Neoplasias metastáticas da parede torácica têm sido descritas e as costelas são consideradas um local comum, enquanto no esterno raramente são relatadas.[1,59] Quando ocorrem metástases nas costelas (e em outros ossos), parecem localizar-se próximo às áreas diafisárias, próximo ao forame nutridor, em vez das junções costocondrais. A incidência de metástases do osteossarcoma em outros ossos, como as costelas, podem ser aumentadas após regimes quimioterápicos.[59]

Tumores primários dos tecidos moles torácicos incluem vários sarcomas (p. ex., fibrossarcoma, hemangiossarcoma, hemangiopericitoma e histiocitoma fibroso maligno) e ocasionalmente tumores de células discretas (p. ex., mastocitomas).[3,46,62] Recomenda-se excisão ampla tridimensional desses tumores. Se a remoção exigir excisão em bloco da parede torácica, pode ser necessária sua reconstituição.

Referências bibliográficas

1. Fossum TW: Thoracic Wall and Sternum: Diseases, Disruptions, and Deformities *In* Disease Mechanisms in Small Animal Surgery, 2nd ed. Bojrab MJ (ed). Philadelphia: Lea & Febiger, 1993, p. 411.
2. Cockshutt JR: Management of fracture-associated thoracic trauma. Vet Clin North Am Small Anim Pract 25:1031, 1995.
3. Sweet DC, Waters DJ: Role of surgery in the management of dogs with pathologic conditions of the thorax – part II. Comp Cont Educ Pract Vet 13:1671, 1991.
4. Spackman CJA, Caywood DD: Management of thoracic trauma and chest wall reconstruction. Vet Clin North Am Small Anim Pract 17:431, 1987.
5. Olsen D, Renberg W, Perrett J, et al: Clinical management of flail chest in dogs and cats: a retrospective study of 24 cases (1989-1999). J Am Anim Hosp Assoc 38:315, 2002.
6. Orton EC: Small Animal Thoracic Surgery. Philadelphia: Williams & Wilkins, 1995, p. 73.
7. Anderson M, Payne JT, Mann FA, et al: Flail chest: pathophysiology, treatment, and prognosis. Comp Cont Educ Pract Vet 15:65, 1993.
8. Kolata RJ: Management of thoracic trauma. Vet Clin North Am Small Anim Pract 11:103, 1981.
9. Tamas PM, Paddleford RR, Krahwinkel DJ: Thoracic trauma in dogs and cats presented for limb fractures. J Am Anim Hosp Assoc 21:161, 1985.
10. Crowe DT: Traumatic pulmonary contusions, hematomas, pseudocysts, and acute respiratory distress syndrome: an update – part I. Comp Cont Educ Pract Vet 5:396, 1983.
11. Hackner SG: Emergency management of traumatic pulmonary contusions. Comp Cont Educ Pract Vet 17:677, 1995.
12. Griffon DJ, Walter PA, Wallace LJ: Thoracic injuries in cats with traumatic fractures. Vet Comp Orthop Trauma 7:98, 1994.
13. Kraje BJ, Kraje AC, Rohrbach BW, et al: Intrathoracic and concurrent orthopedic injury associated with traumatic rib fractures in cats: 75 cases (1980-1998). J Am Vet Med Assoc 216:51, 2000.
14. Adams DB: Wound ballistics: a review. Mil Med 147:831, 1982.
15. Bartlett CS: Clinical update: gunshot wound ballistics. Clin Orthop Relat Res 408:28, 2003.
16. Fossum TW: Surgery of the lower respiratory system: lungs and thoracic wall *In* Small Animal Surgery, 2nd ed.Fossum TW (ed). St. Louis: Mosby, 2002, p. 780.
17. Bauer T, Woodfield JA: Mediastinal, pleural and extrapleural diseases. *In* Textbook of Veterinary Internal Medicine, 4th ed. Ettinger SJ, Feldman EC (eds). Philadelphia: WB Saunders, 1995, p. 815.
18. Smith BJ: Canine Anatomy. Philadelphia: Lippincott Williams & Wilkins, 1999, p. 333.
19. Monnet E: Pleura and pleural space *In* Textbook of Small Animal Surgery, 3rd ed. Slatter D (ed). Philadelphia: Elsevier Science, 2003, p. 387.
20. DeTroyer A, Legrand A, Wilson TA: Respiratory mechanical advantage of the canine external and internal intercostals muscles. J Physiol 518:283, 1999.
21. DeTroyer A, Kirkwood PA, Wilson TA: Respiratory actions of the intercostal muscles. Physiol Rev 85:717, 2005.
22. Guyton AC, Hall JE: Textbook of Medical Physiology, 11th ed. Philadelphia: Elsevier Science, 2005, p. 471.
23. West JB: Respiratory Physiology – the Essentials, 4th ed. Williams & Wilkins 1990, p. 99.
24. DeTroyer A: Inspiratory elevation of the ribs in the dog: primary role of the parasternals. J Appl Physiol 70:1447, 1991.
25. Bettor OS, Abassi Z, Rubenstein I, et al: The mechanism of muscle injury in the crush syndrome: Ischemic versus pressure stretch myopathy. Minor Electrolyte Metab 16:181, 1990.
26. Kagan LJ: Myoglobinemia and myoglobinuria in myositis syndrome. Arthritis Rheum 14:457, 1971.
27. Better OS: Traumatic rhabdomyolysis ("crush syndrome"). Israel J Med Sciences 25:69, 1989.
28. Monroe WE, Waldron DR: Renal failure: Surgical considerations *In* Disease Mechanisms in Small Animal Surgery, 2nd ed. Bojrab MJ (ed). Philadelphia: Lea & Febiger, 1993, p. 411.
29. Better OS, Rubenstein I, Winaver J: Recent insights into the pathogenesis and early management of the crush syndrome. Semin Nephrol 12:217, 1992.
30. Gabow PA, Kaehny WD, Kelleher SP: The spectrum of rhabdomyolysis. Medicine 61:141, 1982.
31. Pettifer G: Fluids, electrolytes, and acid-base therapy *In* Textbook of Small Animal Surgery, 3rd ed. Slatter D (ed). Philadelphia: Elsevier Science, 2003, p. 17.
32. Berkwitt L, Berzon JL: Thoracic trauma, newer concepts. Vet Clin North Am Small Anim Pract 15:1031, 1985.
33. Mitten RW: Radiographic examination of the ribs and sternum in the dog and cat. Comp Cont Educ Pract Vet 2:738, 1980.
34. Shen W, Nin Y, Stuhmiller JH: Biomechanically based criteria for rib fractures induced by high speed impact. J Trauma 58:538, 2005.
35. Schwarz PD: Fractures biomechanics of the appendicular skeleton: Causes and assessment *In* Disease Mechanisms in Small Animal Surgery, 2nd ed. Bojrab MJ, (ed). Philadelphia: Lea & Febiger, 1993, p. 1009.
36. Cappello M, Legrand A, DeTroyer A: Determinants of rib motion in flail chest. Am J Respir Crit Care Med 159:886, 1999.
37. Cappello M, DeTroyer A: Actions of the inspiratory intercostals muscles in flail chest. Am J Respir Crit Care Med 155:1085, 1997.
38. Cappello M, Yuehua C, DeTroyer A: Rib cage distortion in a canine model of flail chest. Am J Respir Crit Care Med 151:1481, 1995.
39. Ketterhagan JP, Wassermann DH: Impalement injuries: the preferred approach. J Trauma 23: 258, 1983.
40. Eachempati SR: Impalement injuries. Duke Trauma Center Newsletter 6:6, 1998.
41. Asch MJ, Lippman J, Nelson RJ, et al: Truck aerial impalement injury of the thorax: report of a case in an 8-year old boy. J Pediatric Surg 9:251, 1974.
42. Horowitz MD, Dove DB, Eismont FJ: Impalement injuries. J Trauma 25:914, 1985.
43. Santanello SA: Impalement injuries: the "ins and outs" of management. Life Link Log 5: 2, 2001.
44. Mendelson JA: The relationship between mechanisms of wounding and principles of treatment of missile wounds. J Trauma 31:1181, 1991.
45. Bartlett CS, Helfet DL, Hausman MR, et al: Ballistics and gunshot wounds: effects on musculoskeletal tissues. J Am Acad Orthop Surg 8: 21, 2000.
46. Orton EC: Thoracic wall. *In* Textbook of Small Animal Surgery, 3rd ed. Slatter D (ed). Philadelphia: Elsevier Science, 2003, p. 373.
47. Sturgess CP, Waters L, Gruffydd-Jones TJ, et al.: Investigation of the association between whole blood and tissue taurine levels and the development of thoracic deformities in neonatal Burmese kittens. Vet Rec 141:566, 1997.
48. Schultheiss PC, Gardner SA, Owens JM, et al: Mucopolysaccharidosis VII in a cat. Vet Pathol 37:502, 2000.
49. Fan L, Murphy S: Pectus excavatum from chronic upper airway obstruction. Am J Dis Child 135:550,1981.
50. Olsen KD, Kern EB, O'Connell EJ: Pectus excavatum: resolution after surgical removal of upper airway obstruction. Laryngoscope 90:832, 1980.

51. Ellison G, Halling KB: Atypical pectus excavatum in two Welsh terrier littermates. J Small Anim Pract 45:311, 2004.
52. Fossum TW, Boudrieau RJ, Hobson HP: Pectus excavatum in 8 dogs and 6 cats. J Am Anim Hosp Assoc 25:595, 1989.
53. Fonkalsrud EW: Pectus carinatum: the under treated chest malformation. Asian J Surg 26:189, 2003.
54. Panter KE, Keeler RF, Bunch TD, et al: Congenital skeletal malformations and cleft palate induced in goats by ingestion of Lupinus, Conium and Nicotiana species. Toxicon 28:1377, 1990.
55. West JB: Pulmonary pathophysiology – the Essentials, 4th ed. Williams & Wilkins 1990, p. 89.
56. Withrow SJ: Surgical Oncology. *In* Small Animal Clinical Oncology, 3rd ed. Withrow SJ, MacEwen EG (eds). Philadelphia: WB Saunders, 2001, p. 70.
57. Bell FW: Neoplastic diseases of the thorax. Vet Clin North Am Small Anim Pract 17:387, 1987.
58. Feeney DA, Johnston GR, Grindem, et al: Malignant neoplasia of canine ribs: clinical, radiographic and pathologic findings. J Am Vet Med Assoc 180:927, 1982.
59. Dernell WS, Straw RC, Withrow SJ: Tumors of the skeletal system *In* Small Animal Clinical Oncology, 3rd ed. Withrow SJ, MacEwen EG (eds). Philadelphia: WB Saunders, 2001, p. 378.
60. Matthiesen DT, Clark GN, Orsher RJ, et al: En bloc resection of primary rib tumors in 40 dogs. Vet Surg 21:201, 1992.
61. Pirkey-Ehrhart N, Withrow SJ, Straw RC, et al: Primary rib tumors in 54 dogs. J Am Anim Hosp Assoc 31:65, 1995.
62. MacEwen EG, Powers BE, Macy D, et al: Soft tissue sarcoma *In* Small Animal Clinical Oncology, 3rd ed. Withrow SJ, MacEwen EG (eds). Philadelphia: WB Saunders, 2001, p. 283.

Parte 7

Alterações dos Órgãos dos Sentidos

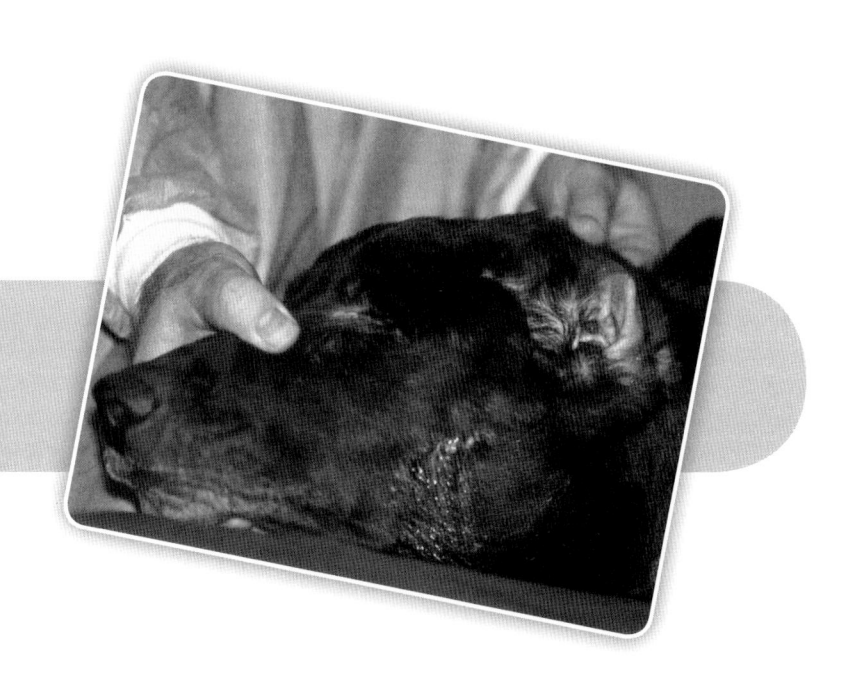

Orelha

Jamie R. Bellah

Os procedimentos cirúrgicos na orelha pertencem a duas categorias básicas. São uma adição à terapia medicamentosa de doenças da orelha ou tentam proporcionar a resolução completa de uma doença local neoplásica ou inflamatória. Ocasionalmente, lesões traumáticas da orelha são resolvidas cirurgicamente. Mais comumente, as doenças da orelha são inflamatórias e complicadas com infecção secundária por bactérias e/ou leveduras. O meato acústico, como uma extensão da pele, é afetado por distúrbios cutâneos generalizados, tais como atopia, alergia a alimentos e seborreia generalizada. O microclima mais quente e mais úmido é um fator predisponente para a infecção secundária. Processos neoplásicos, sejam benignos ou malignos, obstruem a drenagem do meato acústico, alteram os mecanismos de defesa e frequentemente resultam em infecção local secundária. A estenose congênita, a estenose por processos de cicatrização de ferimentos e os distúrbios vasculares também podem afetar o meato acústico externo e a pina. Enquanto a orelha média é mais comumente afetada por ser mais próxima do meato acústico, doenças que começam na orelha média também podem afetar secundariamente o meato acústico externo e as passagens nasofaríngeas. A proximidade da articulação temporomandibular e de ramos dos nervos facial e simpático podem resultar em sinais clínicos relacionados a estruturas mais distantes. A orelha também pode ser afetada por distúrbios vasculares que, em alguns casos, requerem cirurgia. Minha missão neste capítulo é focalizar os processos fisiopatológicos que afetam a orelha e como a cirurgia pode ser usada como suporte ao tratamento ou para resolução das doenças aurais.

Meato acústico externo

A conformação da pina da orelha externa é uma característica racial, porém, mais importante, ela tem funções específicas. Sendo um funil, sua placa cartilaginosa e sua forma recebem vibrações e transmitem-nas ou as direcionam para o interior do meato acústico até a membrana timpânica. O meato acústico proporciona proteção para a membrana timpânica contra lesão direta e mantém uma via aberta para condução do som até o tímpano.[1] A forma da pina pode ser modificada por 19 músculos auriculares, inseridos em cada orelha, que controlam seu movimento de forma independente.[2] A superfície convexa da pina é a superfície medial e caudal da orelha, enquanto a superfície côncava é a superfície rostral e a lateral é a que direciona o som para o interior do meato acústico. A irrigação sanguínea da pina é feita pelos ramos medial, intermediário e lateral das artérias auriculares caudais, que iniciam na base da orelha no tecido subcutâneo da porção inferior do lado convexo da orelha.[2]

Cartilagem auricular

A cartilagem auricular inclui a hélice, a anti-hélice, o trago e o antítrago. A hélice é a borda livre da cartilagem auricular, que tem uma parte medial e uma lateral que se encontram no ápice. A anti-hélice é localizada na parede medial do canal auricular, formando uma prega horizontal baixa, e tem um tubérculo proeminente visível próximo à entrada. O trago é a parede lateral da entrada do meato acústico. A incisura intertrágica separa o trago, mais espesso e denso, do antítrago, mais fino e caudal. As estruturas mencionadas e as cruras medial e lateral da hélice circundam o meato acústico (Figura 59.1). A cartilagem auricular do meato acústico liga-se ao crânio no meato acústico externo, que está voltado dorsolateralmente. O meato acústico vertical estende-se até o canal horizontal, orientado transversalmente, que termina no final (na porção mais medial) do meato acústico, na membrana timpânica. A membrana timpânica é, também, a parede lateral da orelha média (Figura 59.2). A cartilagem anular é localizada medialmente, em parte encaixa-se na porção enrolada da cartilagem auricular e tem ligações ligamentosas com o osso temporal.

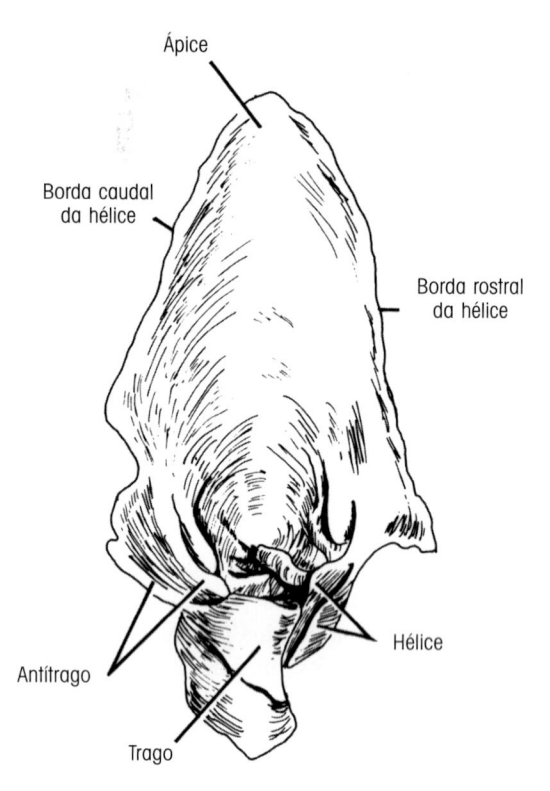

Figura 59.1 Diagrama da pina e das cartilagens aurais. (Redesenhado de Miller's Anatomy of the Dog, 2nd ed. Evans HE, Christensen GD, (eds). Philadelphia: WB Saunders, 1979.)

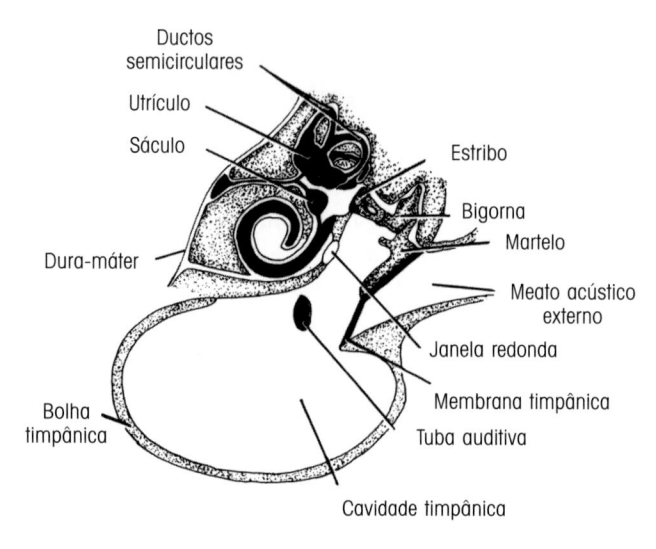

Figura 59.2 Diagrama da orelha média e da orelha interna. (Redesenhado de Miller's Anatomy of the Dog, 2nd ed. Evans HE, Christensen GD, (eds). Philadelphia: WB Saunders, 1979.)

Meato acústico externo

O meato acústico externo é revestido por uma continuação do epitélio escamoso estratificado do meato acústico e por seus anexos, que incluem as glândulas sebáceas mais superficiais, as glândulas tubulares apócrinas (ceruminosas), localizadas na camada profunda de tecido conjuntivo, e os folículos pilosos. As glândulas apócrinas e as glândulas sebáceas são responsáveis pela produção do cerume. Apesar de haver variações quanto à raça, os folículos pilosos estão localizados na pina e no interior do meato acústico. A densidade dos folículos pilosos, das glândulas sebáceas e das glândulas tubulares diminui na profundidade do canal e é mínima no interior do meato ósseo. Cães com pelagem espessa têm folículos pilosos mais compostos e densidade folicular consistente ao longo do canal horizontal. Raças de pelos curtos tendem a ter menos folículos e folículos simples próximos ao tímpano.[1,3] Gatos têm poucos pelos no meato acústico e mais anexos no terço proximal do canal horizontal. Os pelos tendem a apontar para fora; facilitando, portanto, a movimentação do cerume e de restos para fora do meato acústico e dificultando a movimentação para o interior em direção ao tímpano.

A pele de todo o meato acústico é apoiada em uma densa camada de tecido conjuntivo e gradualmente se torna mais fina, à medida que se estende para o interior do meato acústico externo (Figura 59.3). Glândulas apócrinas enroladas são vistas nas camadas dermais mais profundas do meato acústico periférico. Canais auditivos normais de cães contêm folículos sebáceos secretores ativos, os quais produzem uma substância holócrina que é secretada por ductos próximos à superfície da pele e, ocasionalmente, diretamente na superfície da pele.[2] O cerume é uma combinação de queratinócitos descamados, secreções apócrinas e sebáceas, contendo proteína, lipídios, aminoácidos e íons minerais. O cerume tende a ser pegajoso e essa característica adesiva é considerada um mecanismo protetor local, auxiliando a evitar que sujidades se movam em direção ao tímpano. Pequenas glândulas apócrinas tubulares espiraladas não são comuns em orelhas saudáveis e são localizadas abaixo das glândulas sebáceas. Na otite externa de longa duração, as secreções das glândulas sebáceas e das apócrinas tornam-se copiosas e acumulam-se no interior do meato acústico externo. A atividade aumentada das glândulas ceruminosas resulta em acúmulo de cerume, que é um ótimo meio de cultura para bactérias, especialmente para microrganismos patológicos.[2,3]

Nervos periféricos

Os nervos periféricos que inervam o meato acústico são o nervo vago, que proporciona inervação sensorial para o meato acústico externo, e o nervo facial, que é responsável pela inervação motora, mas também fornece dois ramos que penetram o aspecto caudal e caudolateral do canal vertical. Esses ramos proporcionam inervação

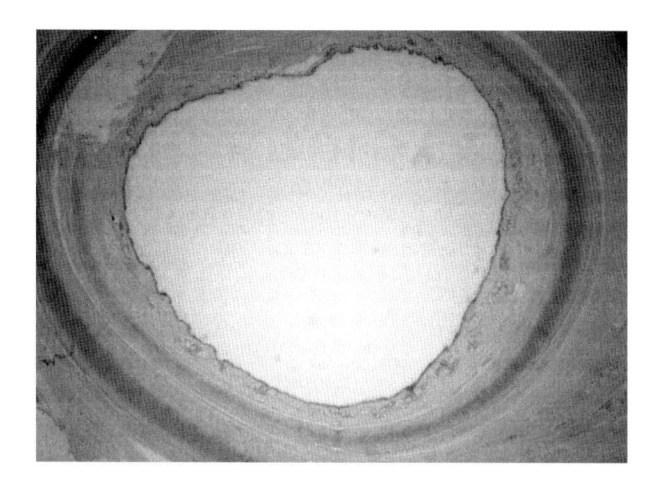

Figura 59.3 Fotomicrografia histopatológica do corte transversal do meato acústico canino normal (hematoxilina e eosina [H & E]). Cortesia de Dr. Pam Ginn, University of Florida. (Reimpresso com permissão de Bellah JR: When should you recommend total ear canal ablation and lateral bulla osteotomy? VetMed June:544-550, 1997.)

sensorial a uma parte da pina.[4] Esses pequenos ramos sensoriais do nervo facial são seccionados durante a ablação do meato acústico.[4]

Migração epitelial

Existe a hipótese de que a orelha tem uma função de autolimpeza, ou seja, um mecanismo que mantém o meato acústico externo limpo.[5] Trabalhos investigativos têm sugerido que ocorre migração epitelial da membrana timpânica para a abertura do meato acústico. A membrana timpânica tem um centro de geração (uma região em que a mitose de células epiteliais é mais intensa) que supostamente fornece células que migram ativamente do tímpano para fora ou distalmente ao longo da parede do meato acústico. As células no estrato basal e estrato espinhoso são reputadas como importantes nesse processo por sua forma assimétrica e orientação do seu eixo longitudinal em direção do movimento epitelial. Essas células também têm alta concentração de proteínas contráteis, em comparação com outras células.[2] Dessa maneira, os restos são transportados passivamente em direção à abertura do canal. Essa migração epitelial lateral hipotética pode explicar, em parte, o potencial de cicatrização rápida de ferimentos no interior do meato acústico e a falta geral de restos ou sujidades em seu interior.

Membrana timpânica

O tímpano é uma barreira fina e transparente entre o meato acústico externo e a orelha média. É constituída pela parte flácida, a pequena região triangular localizada entre o processo lateral do martelo e as margens da incisura timpânica, e pela parte tensa, a região maior da membrana. O umbigo da membrana timpânica é um ponto deprimido oposto à extremidade distal do manúbrio do martelo. Otoscopicamente, pode-se ver a estria maleolar cursando dorsocaudalmente do umbigo da membrana timpânica em direção à parte flácida. A parte tensa é ligada firmemente ao osso que circunda o canal por um anel fibrocartilaginoso, ligado por tecido fibroso ao meato acústico externo.[1]

Orelha média

A orelha média é localizada imediatamente medial à membrana timpânica na cavidade timpânica, uma cavidade de forma oval na porção pétrea do osso temporal. A orelha média inclui a tuba auditiva (tuba de Eustáquio), a grande cavidade óssea em forma de bulbo, ou de pera, ou cavidade timpânica, e o recesso epitimpânico, que contém os três ossículos auditivos. No gato, a cavidade timpânica é dividida por um septo ósseo em um compartimento dorsolateral e em um compartimento ventromedial. As estruturas de importância na orelha média são os ossículos auditórios (martelo, bigorna e estribo), a janela vestibular (oval), a janela coclear (redonda) e a tuba auditiva (de Eustáquio). A janela vestibular é ocupada pela base do estribo (Figura 59.4). O óstio da tuba auditiva é localizado rostrodorsalmente, próximo à janela

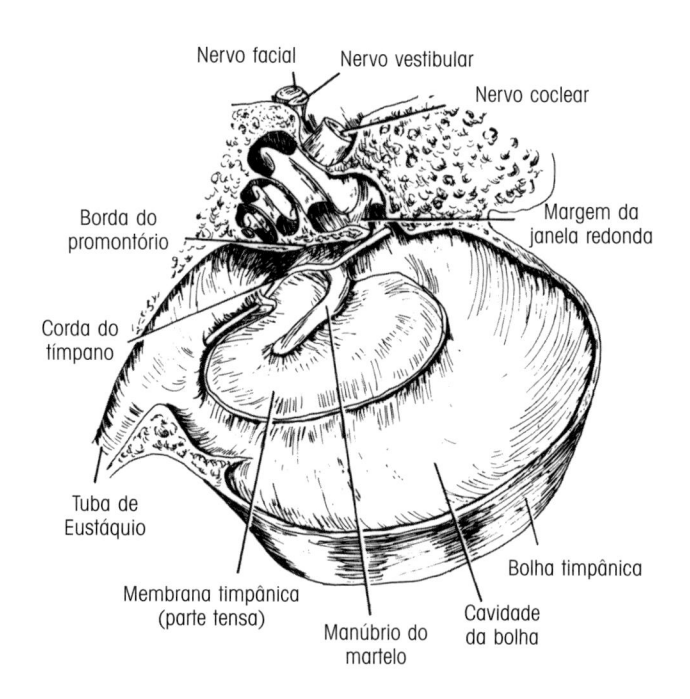

Figura 59.4 Vista medial esculpida da orelha média e cóclea direitas. (Redesenhado de Miller's Anatomy of the Dog, 2nd ed. Evans HE, Christensen GD, (eds). Philadelphia: WB Saunders, 1979.)

coclear. O nervo corda do tímpano, um ramo do nervo facial, passa através do aspecto dorsal da bolha timpânica, passando pelo manúbrio do martelo e, eventualmente, juntando-se ao nervo lingual. As estruturas vitais no interior da bolha timpânica localizam-se dorsomedialmente na região mais cranial. A bolha timpânica é limitada em seu lado externo pelo músculo digástrico lateralmente e pelos músculos estiloglosso e hipoglosso medialmente. O nervo hipoglosso é localizado medialmente à bolha. A cartilagem tímpano-hioide do aparelho hioide liga-se ao processo mastoide do crânio, que é caudal ao meato acústico externo e caudolateral à bolha timpânica. A cavidade timpânica, cheia de ar, é revestida por epitélio colunar ciliado, que forma uma membrana translúcida que continua na tuba auditiva. O aspecto ventral da cavidade timpânica é revestido por epitélio escamoso simples, que também reveste os ossículos auditórios, a superfície interna da membrana timpânica e as membranas sobre as janelas oval e redonda.

Orelha interna

O labirinto ósseo no interior da porção pétrea do osso temporal contém a cóclea, o vestíbulo e os canais semicirculares. No interior do labirinto ósseo existem membranas que formam um sistema fechado, contendo endolinfa, denominado labirinto membranoso. O labirinto membranoso é composto por três partes, o vestíbulo (sáculo e utrículo), a cóclea e os três canais semicirculares, e é o órgão sensorial final do nervo vestibulococlear e do mecanismo vestibular. As alterações da posição da cabeça são detectadas por esse aparelho proprioceptor, que então controla a tensão de músculos posturais. É esse aparelho que, quando danificado, é o responsável pelos sinais vestibulares, que incluem inclinação da cabeça para o lado afetado e nistagmo horizontal. A fase rápida do nistagmo horizontal direciona-se para longe do lado afetado quando a lesão é periférica. Pequenos animais gravemente afetados em geral não podem andar e rolam para o lado afetado. O fascículo mediano longitudinal e os III, IV e V nervos cranianos que o acompanham permitem comunicação do núcleo vestibular com os músculos oculares e, portanto, são as vias neurológicas que resultam em nistagmo.

Anomalias de desenvolvimento

Problemas congênitos com o meato acústico são raros em cães e gatos. Anotia, ausência do meato acústico, geralmente ocorre em conjunto com anoftalmia e outras deformidades e os animais afetados geralmente morrem ou são eutanasiados antes do desmame. Em filhotes de cães, a membrana do meato acústico externo oclui o canal em até 14 a 17 dias de idade, quando o canal se abre. A falha completa dessa membrana em se desintegrar em geral resulta em surdez, enquanto a retenção parcial da membrana do canal predisporá o portador à otite externa secundária à má-aeração e à falta de drenagem. Foi relatada a suspeita de atresia do meato acústico distal em um cão Bouvier des Flandres e a otalgia associada foi resolvida por ablação total do meato acústico e osteotomia lateral da bolha timpânica.[6]

Cistos dentígeros e odontomas temporais podem ocorrer devido ao desenvolvimento ectópico de dentes. O dente desenvolvido incompletamente em geral é encontrado próximo ao processo mastoide do osso temporal pétreo e causa formação de um trato fistuloso que drena próximo à base do meato acústico. A remoção cirúrgica do trato fistuloso e do cisto resolve a condição.

A surdez congênita ocorre como resultado de um defeito na orelha interna ou por lesão no centro auditivo, sendo de percepção ou central, respectivamente. Esses defeitos estão associados à falta de cílios no órgão de Corti, ao desenvolvimento inadequado do nervo coclear ou à agenesia da cóclea.

Doenças adquiridas do meato acústico

Otite externa

A inflamação do meato acústico pode ser causada por fatores predisponentes, primários ou perpetuadores e o grau de envolvimento pode incluir uma ou mais regiões da orelha. Os fatores que alteram o microambiente do meato acústico predispõem o canal a microrganismos patogênicos e oportunistas. Exemplos desses fatores incluem orelhas pendulares, estenose congênita do meato acústico e obstruções mecânicas do canal por tumores ou corpos estranhos. É sabido que a anatomia da orelha tem um papel no desenvolvimento da otite externa e a umidade parece ser mais importante do que a temperatura nesse papel.[3,7] Cães com orelhas pendulares têm, significativamente, mais otites externas do que cães com orelhas eretas e algumas raças (Labrador retriever, Cocker spaniel americano e Springer spaniel inglês) têm glândulas apócrinas (ceruminosas) mais numerosas e, portanto, maior produção de cerume.[3] As raças mencionadas também têm maior densidade de folículos pilosos ao longo do canal horizontal em comparação com cães Greyhounds e vira-latas.[3] As raças Poodle e Lhasa apso têm maior densidade de folículos pilosos compostos, que promovem acumulação de cerume e de sujidades e interferem na migração de material para fora do canal. Beagles e Setters são raças que são uma exceção ao que foi dito anteriormente e são afetados menos frequentemente por otites do que outras raças de orelhas pendulares. Por outro lado, cães Pastores alemães, uma raça de orelhas eretas, são mais afetados. A raça chinesa Sharpei tende a ter um meato acústico estreito, longo e vertical, o qual é, essencialmente, estenótico quando comparado com outras raças. A estenose do meato acústico pode ser uma coincidência em outras raças; Chow-chows e seus mestiços também tendem a ter canais estreitos. A estenose adquirida do meato acústico é causada por massas periauriais, como neoplasias. A flora que ocorre normalmente no canal pode ser mais apta a causar otite externa quando o microambiente do meato acústico suporta melhor o crescimento dos microrganismos. O estrato córneo pode ser rompido pelo aumento de umidade nas orelhas, pois ocorre maceração da epiderme permitindo que microrganismos colonizem o meato acústico, resultando em otite. A umidade excessiva na orelha causada por natação, excesso de banhos, umidade e temperatura do meio ambiente (características da região sudeste dos EUA) pode causar maceração da superfície do meato acústico e influenciar a incidência de otite externa. Uma investigação sobre casos de otites externas de primeira ocorrência em cinco regiões da América do Norte demonstrou que as variações ambientais mensais em temperatura, em precipitação pluviométrica e em umidade relativa correlacionavam-se positivamente com a incidência de infecções iniciais nas orelhas. A investigação descobriu que havia um intervalo de tempo de 2 meses entre a alteração climática e o aumento da incidência de otite externa.[3]

O traumatismo mecânico do meato acústico por limpezas excessivas ou uso em excesso de agentes de limpeza ou de secagem pode danificar o meato acústico. Doenças sistêmicas podem predispor à otite externa por alterar a imunidade celular. Foi relatado que a otite externa ulcerativa responde à terapia imunossupressora em cães.[8] Os exemplos de doenças que podem resultar nesse tipo de impedimento imunológico incluem infecções pelo vírus da leucemia felina, vírus da imunodeficiência felina, cinomose e parvovirose canina. Doenças endócrinas, como hiperadrenocorticismo, hipoadrenocorticismo e diabetes melito também podem estar associadas à otite externa.[3]

Parasitos, como *Otodectes cyanotis* e *Demodex canis*, são comumente responsáveis por otites externas em animais jovens[9], especialmente em gatos, nos quais aproximadamente 50% dos casos são secundários a infestações por ácaros. Os ácaros auriculares causam irritação mecânica, mas o cão ou o gato também pode se tornar sensível a antígenos da saliva dos ácaros. Quando houver hipersensibilização, são necessários apenas uns poucos ácaros para desencadear inflamação grave. A infestação pelos ácaros *Demodex* geralmente causa otite ceruminosa grave em cães e gatos e a presença de otite pode ser o único sinal da infestação. Outros ácaros e *Otobius megnini*, o carrapato espinhoso da orelha, também podem ser encontrados no meato acústico, mas esses são menos comuns do que os anteriormente mencionados. Aristas de gramíneas (*foxtails*) e outros materiais estranhos, incluindo cerume compactado, podem iniciar a otite. A causa mais comum da otite externa bilateral no cão é a hipersensibilidade. Condições alérgicas que comumente produzem otites externas secundárias incluem atopia, alergia alimentar e alergia de contato. A atopia, por exemplo, afeta até 50% dos cães em um algum momento e é comumente associada à infecção secundária. Quando a atopia e outras hipersensibilidades que afetam a orelha não são complicadas, a pina e o meato acústico vertical aparecem avermelhados e pruriginosos enquanto o canal horizontal pode ser normal.[2] A otite externa está presente em 88% dos cães com alergia alimentar.[10] Alergias de contato são causadas mais comumente por terapias tópicas; a indicação de ser esta a causa é o fato de que a otite piora, ou então não há melhora, com o início da medicação.[3,5]

Seborreia é um distúrbio da queratinização que pode resultar em otite ceruminosa. Outros distúrbios endócrinos que podem estar associados à otite externa incluem o hipotireoidismo, a síndrome de feminização do macho (tumores de células de Sertoli ou intersticiais) e desequilíbrios ovarianos.[3]

Tumores no interior do meato acústico causam interferência mecânica na movimentação normal do cerume e na drenagem de exsudatos após a instalação da otite externa. Adenoma e adenocarcinoma das glândulas ceruminosas, adenocarcinoma sebáceo, mastocitoma, carcinoma de células escamosas e condições benignas como pólipos, qualquer um deles pode obstruir o meato acústico.

Os fatores perpetuadores que evitam a resolução da otite externa ou pioram a otite preexistente, em geral, são os microrganismos. O meato acústico normal tem uma flora pouco numerosa que inclui tanto bactérias comensais como patogênicas. *Staphylococcus intermedius* é uma bactéria comum envolvida na otite externa; outras espécies frequentemente encontradas incluem *Pseudomonas* spp, *Proteus* spp, *Escherichia coli*, *Enterococcus* spp e *Corynebacterium* spp. Bactérias do gênero *Pseudomonas* são isoladas de 12% a 35% das orelhas com otite externa.[11] Múltiplos organismos podem estar presentes com a otite externa. Em 20% das culturas, um segundo microrganismo pode não ter sido identificado e esse é um fator que deve ser considerado nos casos de falha no tratamento.[12] Esses microrganismos beneficiam-se da alteração no microambiente no interior do meato acústico e do comprometimento da drenagem do canal, o que resulta em sua proliferação e potencialização da resposta inflamatória. *Malassezia* spp é o mais comum organismo fúngico encontrado no canal, podendo estar presente tanto em orelhas normais quanto nas inflamadas, mas é altamente oportunista, desenvolvendo-se em orelhas maceradas e inflamadas e é comum como complicação secundária na doença cutânea atópica ou na alergia alimentar. Outros fungos, tais como *Candida*, *Aspergillus* e *Microsporum*, também podem causar otite externa.[3]

A otite externa resulta em lesão progressiva do meato acústico se a terapia médica não for capaz de controlar a causa e a resposta inflamatória consequentes. Inicialmente, quando a otite é aguda, ocorrem eritema e edema do canal devido à infiltração de muitas células inflamatórias na derme e na epiderme. As glândulas apócrinas hipertrofiam e dilatam-se, o que é acompanhado por aumento de produção de cerume. O cerume produzido também difere em sua composição. Normalmente, a migração epitelial ocorre em direção à abertura do meato acústico, mas se a resposta inflamatória for progressiva, a epiderme começa a apresentar dobras (Figura 59.5) e a migração epitelial é inibida. Eventualmente, a maior atividade glandular, o aumento da espessura epidérmica e a migração epitelial diminuída levam à produção excessiva de cera com acúmulo de restos queratináceos, permitindo a proliferação e o crescimento bacteriano excessivo. A persistência da inflamação resulta em fibrose dermal no interior do canal horizontal e em calcificação das cartilagens anular e auriculares, normalmente das regiões profundas para a superfície, e, mais tarde, pode ocorrer ossificação. O estágio final resulta em estenose permanente do meato acústico.[3,5] Pode acontecer obstrução completa do lúmen do meato acústico e o processo inflamatório pode ultrapassar o canal e resultar em fístulas periaurais (Figuras 59.6 e 59.7).

Os sinais clínicos da doença do meato acústico não necessariamente diferenciam as várias causas da otite. Prurido, dor, eritema, inchaço e drenagem são comuns. Dependendo da gravidade, quantidade de drenagem e de a orelha média também estar envolvida, pode-se notar uma inclinação da cabeça para o lado afetado. O

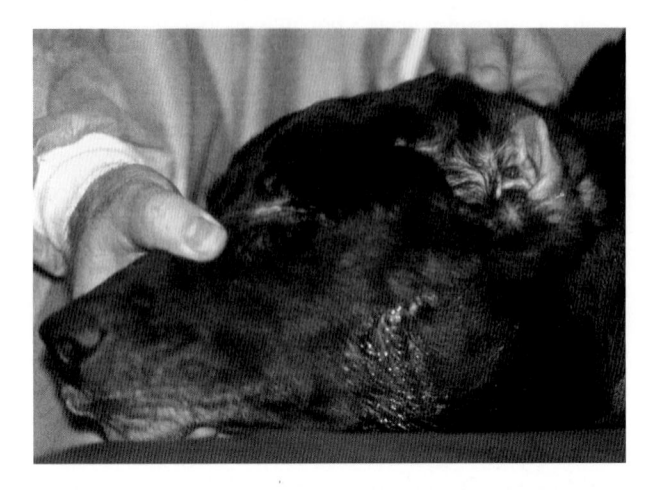

Figura 59.6 Labrador retriever com otite externa em estágio final e rompimento externo de abscesso com formação de fístula e de drenagem. Foi feita a ablação do meato acústico (ver Figura 59.7). (Reimpresso com permissão de Bellah JR: When should you recommend total ear canal ablation and lateral bulla osteotomy? VetMed June:544-550, 1997.)

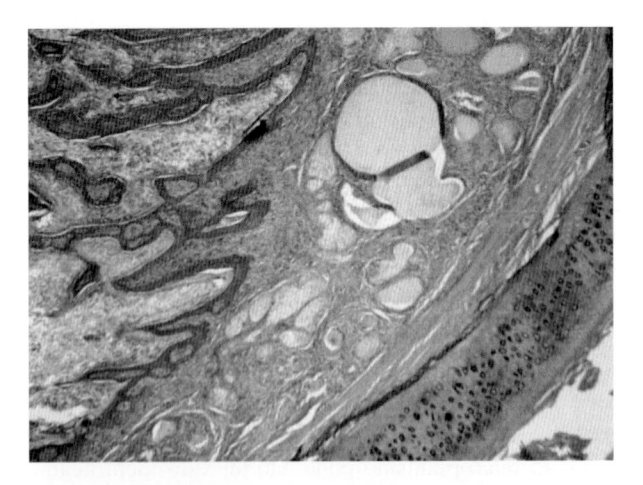

Figura 59.5 Fotomicrografia histopatológica de um corte transversal do meato acústico de um cão com otite externa (hematoxilina e eosina [H & E]). Note a hiperplasia das glândulas tubulares apócrinas, o espessamento da epiderme e o acúmulo de restos de queratina. (Cortesia de Dr. Pam Ginn, University of Florida.)

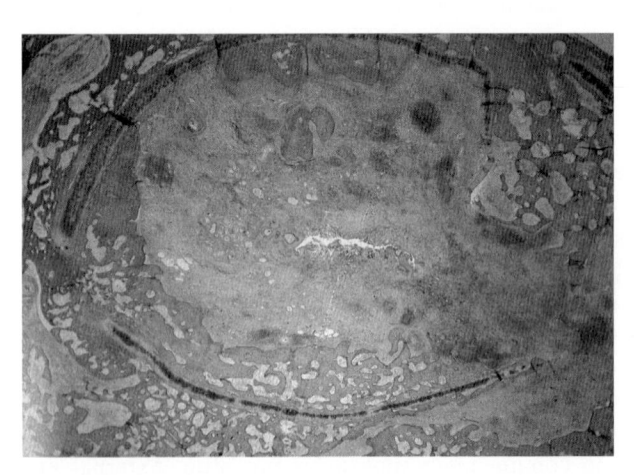

Figura 59.7 Fotomicrografia histopatológica de um corte transversal do meato acústico externo de um cão com otite externa grave em estágio final (o cão da Figura 59.6). Note a obstrução do meato acústico devido à mineralização da cartilagem e à hiperplasia grave e a formação de microabscessos no lúmen do meato acústico (hematoxilina e eosina [H & E]). Cortesia de Dr. Pam Ginn, University of Florida. (Reimpresso com permissão de: Bellah JR: When should you recommend total ear canal ablation and lateral bulla osteotomy? VetMed June:544-550, 1997.)

chacoalhar excessivo da cabeça pode levar a um hematoma aural. Podem estar presentes corrimento ou odor fétido. Escoriações e alopecias periauriculares podem ser evidentes. Na otite externa alérgica não complicada, pode ocorrer eritema da pina e do canal vertical e o canal horizontal pode permanecer relativamente não afetado. Doenças proliferativas podem ser limitadas ao canal vertical. Ulcerações e erosões do meato acústico podem ocorrer com as dermatites de contato ou infecções por bactérias Gram-negativas. À medida que a otite externa se torna mais crônica, a complacência da cartilagem de suporte do canal se perde e a cartilagem torna-se mineralizada. A otite externa aguda é dolorosa para cães e para gatos, mas, à medida que a condição se torna mais crônica, as respostas dolorosas obtidas durante o exame são menos dramáticas. Todavia, a calcificação do meato acústico é associada à dor intensa. Perda da audição frequentemente é notada pelos proprietários quando a otite atinge seu estado terminal.

Lesão timpânica

A lesão ao tímpano é mais comumente secundária à otite externa em pequenos animais.[13] Enzimas proteolíticas que se acumulam pela liberação bacteriana e degradação de células inflamatórias têm efeitos destrutivos sobre a superfície epitelial da membrana timpânica. Uma vez ocorrida uma perfuração, as bactérias, suas enzimas e restos têm acesso ao epitélio respiratório da orelha média.[13] Perfurações traumáticas ocorrem por traumatismo direto (isto é, aplicadores com ponta de algodão ou excesso de pressão do fluido de lavagem agindo sobre a membrana enfraquecida) durante a limpeza do meato acústico. Massas, tais como pólipos nasofaríngeos em gatos, podem causar necrose por pressão ao empurrar contra a membrana timpânica; infecções secundárias e seus subprodutos causam lesão adicional.

O tímpano é capaz de cicatrizar e vai tentar fazê-lo se persistirem remanescentes da membrana timpânica. Dois fatores são necessários para que ocorra a cicatrização da membrana timpânica: irrigação sanguínea satisfatória e epitélio germinal intacto. O suprimento sanguíneo ao epitélio germinal origina-se de vasos no interior da parte flácida da membrana; portanto, essa região do tímpano tem de estar intacta para que ocorra a cicatrização. O epitélio germinal que produz a camada epidérmica da membrana timpânica é localizado próximo ao manúbrio do martelo. A partir daquela localização, o epitélio timpânico cresce radialmente em direção ao anel da membrana timpânica e a cicatrização pode ser completa em um período de 3 a 4 meses.[13]

A cicatrização de ferimentos na membrana timpânica foi investigada. Queratinócitos proliferam na superfície externa da membrana timpânica simultaneamente com a proliferação de células de tecido conjuntivo fibroso na orelha média. A camada interna do epitélio diferencia-se em células ciliadas e secretórias na borda da perfuração. A cicatrização e o fechamento inicial do ferimento timpânico dão-se pela migração das camadas epiteliais superficiais do tímpano e a aposição e o fechamento permanente ocorre pela migração lenta do epitélio basal.[13] Nas perfurações de ocorrência natural do tímpano, as alterações patológicas tendem a ser progressivas, alterações como inflamação, fibrose, timpanosclerose e hiperqueratose, e impedem a progressão da cicatrização do ferimento. A proliferação de epitélio queratinizado pode localizar-se no lado medial do tímpano e protrair-se para o interior da cavidade da orelha média. A otite média, devido à produção de muco e de exsudato purulento, que inclui enzimas proteolíticas, impede a cicatrização do tímpano. Se ocorrer lise do martelo e o epitélio germinativo for destruído, ou a cicatriz fibrosa desvitalizar a parte flácida, a perfuração será permanente.[13] A presença de um anel de epitélio hiperqueratótico na região da perfuração do tímpano é uma indicação de perfuração crônica permanente. Drenagem persistente e otite média recorrente ocorrem nessa condição.

Cirurgia do canal auditivo externo

O tratamento cirúrgico do meato acústico externo é feito para tratar otite externa recorrente ou persistente, estenose do meato acústico vertical ou horizontal, neoplasias, doença vascular da pina e lesões traumáticas no meato acústico. As técnicas específicas para as condições específicas da orelha não são o objetivo deste capítulo, mas comentários sobre áreas específicas da orelha e da cirurgia apropriada para aquelas áreas são apresentadas a seguir.

Pina

A pina de cães e gatos é funcionalmente importante para os animais, mas também têm importância cosmética para os proprietários desses animais. Lacerações e danos traumáticos à pina são comuns e resultam de brigas entre gatos, entre cães, entre cães e gatos e de ferimentos por armas de fogo e outros projéteis. Muitas lacerações de espessura parcial não necessitam ser suturadas, mas a aposição utilizando fios de sutura finos (3-0 a 5-0) frequentemente melhora o resultado cosmético. Lacerações de espessura total beneficiam-se da inclusão da cartilagem do meato acústico no ponto de sutura (isto é, colchoeiro vertical), para que ocorra aposição acurada das bordas da cartilagem, seguida por sutura da pele do lado oposto. As lacerações do lado piloso (convexo) da orelha podem ser apostas e suturadas com maior facilidade porque a derme e a cartilagem são separadas por tecido subcutâneo naquele lado da pina.[2,14]

Quando for necessário remover uma massa da pina, a superfície pilosa do lado convexo da pina tem pele suficiente para ser dissecada/mobilizada e suturada após a excisão do tumor. Dependendo de sua localização, massas de até 2 cm de tamanho 14 podem ser removidas na expectativa de se conseguir fechamento primário sem criar um retalho da cabeça ou do pescoço. Pele mobilizável pode ser mais facilmente disponível próximo à base da pina. Na superfície côncava, a pele e a cartilagem estão em contato próximo, de forma que o deslocamento da pele é mais difícil. Massas pequenas não malignas podem ser excisadas com margens estreitas e os ferimentos menores e menos importantes podem cicatrizar por segunda intenção. Massas malignas pequenas podem ser excisadas por remoção da pele, da massa, do pericôndrio subjacente e da cartilagem, enquanto massas maiores sabidamente malignas são mais bem removidas agressivamente, até com excisão de toda a pina. Isso resulta em assimetria cosmética, mas é preferível a deixar tecido neoplásico microscópico no local da excisão.

Defeitos grandes na lateral de pele não pilosa da pina são difíceis de ser corrigidos devido à impossibilidade de se deslocar a pele extensivamente e porque a cartilagem auricular é inelástica. Várias técnicas de reconstrução estão disponíveis, incluindo a criação de retalhos locais de pele das bochechas ou do pescoço. Retalhos de várias formas podem ser criados para reparar cosmeticamente a orelha utilizando técnicas em estágios. A cor ou o sentido de crescimento diferentes do pelo e a espessura da pele são desvantagens a ser consideradas. Defeitos na porção central da pina também podem ser corrigidos com técnicas similares.

A amputação de uma porção da pina é simples quando o envolvimento neoplásico ou a desvitalização traumática de uma parte da pina for localizada na periferia. Incisões de espessura total utilizando lâmina de bisturi podem ser feitas incluindo uma margem de tecido normal a ser removida com o tumor. O bisturi é o instrumento de escolha por ser o instrumento de excisão menos traumático, comparando-se com o esmagamento dos tecidos auriculares quando se usa a tesoura. Ocasionalmente, incisões curvilíneas na borda da pina podem ser feitas com tesouras bem afiadas, por ser mais fácil de fazer incisões mais cosméticas (arredondadas). A pele das margens côncava e convexa é suturada sobre a cartilagem utilizando sutura fina. A excisão de massas ao longo das margens posterior ou anterior do meato acústico pode ser feita removendo-se uma porção triangular do canal (uma cunha) e apondo-se às margens de espessura total em duas camadas. Algumas vezes isso estreitará a pina em orelhas pendulares ou deixar a pina mais convexa nas orelhas eretas, mas frequentemente se consegue um bom resultado cosmético assim que o pelo voltar a crescer.

Ressecção aural lateral

A ressecção aural lateral (RAL), o procedimento de Zepp, tem sido feita para auxiliar no manejo da otite externa em cães desde 1949.[15] Durante os anos, cirurgiões veterinários têm alterado sua abordagem à otite externa, desde recomendar frequentemente a RAL da orelha em cães com otite externa recorrente até raramente recomendar essa cirurgia. Isto se deve ao advento de melhores cuidados da orelha em geral e ao conhecimento de que os resultados da ressecção não são uma panaceia para a resolução da otite como se previa. A probabilidade de a cirurgia ser eficaz era um objetivo sincero em propor a cirurgia, pois aproximadamente 4% das admissões em hospitais veterinários envolvem alguma forma de otite externa.[16] A RAL resulta em alteração significante no microclima na orelha; em um estudo, a umidade relativa diminuiu em 10% nos canais auditivos externos operados.[17] Em um estudo em 281 cães com otite externa, Tufvesson achou que a RAL resolveu aproximadamente 50% dos casos de otite externa em cães, com outros 15% dos cães exibindo melhoras e os restantes 35% exibindo melhora mínima ou nenhuma.[18] Nesse estudo, a idade ou a raça não influíram nos resultados; mas Spaniels, Poodles e Ariedale terriers tinham predisposição à doença.[18] Um resultado similar foi relatado por Gregory e Vasseur em um pequeno número de cães (n = 26), dos quais 41% tiveram bons resultados, 12% melhoraram e 47% tiveram um mau resultado.[19] Concluíram que uma RAL tecnicamente correta não garante um desfecho satisfatório, mas também notaram que os sinais clínicos melhoraram em alguns casos em que a cirurgia havia sido tecnicamente falha.[19] Uma investigação pós-cirúrgica feita por Lane e Little, de 135 cães com drenagem aural persistente após a cirurgia, destacou a otite média concomitante, danos irreversíveis do meato acústico vertical medial e drenagem insatisfatória do canal horizontal como os mais comuns fatores reconhecidos como falhas cirúrgicas.[20] O desfecho cirúrgico em outro estudo mostrou que a RAL conseguiu resultados aceitáveis em 45% dos cães tratados e, em 55%, os resultados foram inaceitáveis. Os desfechos considerados aceitáveis foram classificados como excelentes (as orelhas não mais requeriam limpeza regular e o cão não teve mais de duas crises de otite externa desde a cirurgia) ou bons (as orelhas tinham ocasionais recrudescimentos de otite externa, não mais de dois por ano e respondiam prontamente ao manejo medicamentoso tópico). Os resultados inaceitáveis foram classificados como regulares (as orelhas requeriam limpeza regular para prevenir reincidência da otite e o cão teve uma média de três ou mais crises de otite anualmente) ou ruins (as orelhas progrediram para otite em estágio final com oclusão do meato acústico comprovado por exames físicos de acompanhamento). A raça Cocker spaniel apresentou resultados piores do que outras raças, exibindo uma taxa de falha de 86,5%. Raças que não a Cocker spaniel tiveram um resultado de RAL aceitável de 63%. A raça Sharpei foi demonstrada como tendo canais auditivos verticais estreitados.[21] Outros estudos demonstraram resultados variáveis para a cirurgia de RAL.[19] Johnston relatou resultados desapontadores quando a RAL foi feita em 41 cães, com ocorrência de otite média e de desenvolvimento de alterações graves no meato acústico e ruptura do tímpano. Irrigação agressiva da orelha média e uso apropriado de antimicrobianos baseado em culturas e antibiogramas em adição à RAL causaram melhora nesses cães, mas o chacoalhar da cabeça e a drenagem do canal horizontal persistiram.[22] Em um grupo menos afetado nesse estudo, 70 cães com uma história de otite externa de 1 a 2 anos com alterações mínimas no canal foram tratados por RAL. Nesse grupo, 50 cães tinham perfuração grave do tímpano e os outros 20 apresentavam tímpanos doentes e provavelmente rompidos; a RAL resultou em corrimento leve a moderado com diminuição do desconforto e chacoalhar da cabeça.[22] O terceiro grupo de 33 cães nesse estudo era de cães afetados por otite externa durante toda a vida, com 12 a 18 meses de idade (baseado na raça, em um mínimo de três episódios de otite externa após tratamento e em evidências de atopia ou outra doença cutânea alérgica). Cães nesse grupo não tinham ruptura do tímpano. Nesse último grupo de 33 cães, todos os cães tiveram resolução do corrimento da orelha e do desconforto 6 meses após a cirurgia e nenhum cão teve perfuração do tímpano.[22] A conclusão foi que a RAL (Zepp) era definitivamente indicada assim que a predisposição para otite externa fosse diagnosticada e antes que alterações irreversíveis estivessem presentes no meato acústico, no tímpano e na orelha média.[22] Se a intervenção cirúrgica for considerada um último recurso após uma doença proliferativa e a obstrução do canal esteja em progressão, o procedimento está destinado a falhar.

As indicações para recomendar a ressecção da parede lateral do meato acústico vertical ou a criação de um retalho lateral do meato acústico que é posicionado ventralmente (Zepp) podem ser no caso de massas envolvendo o aspecto lateral do meato acústico vertical ou quando a abertura do canal vertical a fim de alterar o microclima dos canais auriculares for considerada benéfica para um cão com otite externa.[23] A última indicação apresenta-se como uma decisão mais difícil, pois a ressecção lateral do meato acústico não é considerada um procedimento curativo para a otite média. O procedimento de fato altera o microclima do meato acústico e pode ter um impacto positivo em auxiliar o tratamento da otite externa. Além de alterar o microclima do meato acústico, a RAL melhora a drenagem de fluidos e de exsudatos do canal horizontal ao eliminar o "reservatório" representado pelo canal vertical, um fator que o animal tenta suplantar chacoalhando a cabeça. A região torna-se mais bem arejada e pode ser limpa com maior facilidade, mas, ao menos em alguns cães, isso é paliativo. É necessário que haja um canal horizontal com alterações proliferativas crônicas mínimas para que essa cirurgia seja considerada.[24]

A ressecção lateral do meato acústico não requer equipamento especial e não é um procedimento difícil de ser realizado. O erro mais comum ao se fazer a cirurgia é a incisão não acurada do canal vertical. Isso pode acontecer se o retalho lateral do canal for deixado muito estreito na parte lateral, tornando a base do retalho muito estreita, ou no lado medial, resultando em uma faixa muito estreita de canal vertical remanescente e em um retalho lateral do canal difícil de ser dobrado para ser posicionado ventralmente. O objetivo é incisar o retalho de modo que o aspecto ventral do canal horizontal esteja completamente aberto e o retalho lateral forme uma dobra cranioventral suave. O retalho criado é recortado para um comprimento de aproximadamente 2 cm e suturado de forma que permaneça ventral. O método de sutura depende da preferência do cirurgião. A área mais difícil de suturar é o canto mais profundo do retalho de canal lateral no ponto em que ele é dobrado para longe do canal vertical. Pode-se usar uma sutura mucocutânea em padrão em forma de oito (similar à usada para aposição mucocutânea) para tornar os pontos de sutura mais acessíveis para remoção posterior.[23,25]

Ressecção aural vertical (RAV)

Uma excisão do meato acústico um pouco mais agressiva é a ressecção do meato acústico vertical. É usada menos comumente para a otite externa.[26] A ressecção completa do meato acústico vertical é feita mais comumente quando houve laceração traumática, com lesão grave do meato acústico vertical, ou quando este estiver comprometido por neoplasia. Cães atópicos e cães com alergia alimentar, nos quais a inflamação e o edema são mais focalmente localizados no canal vertical, beneficiam-se pela remoção das alterações proliferativas no canal vertical.[27] O canal horizontal é comumente preservado dos efeitos inflamatórios graves observados nessas duas condições alérgicas; a região mais pruriginosa parece ser o canal vertical, estendendo-se para a pina.[3] Quando for considerada a excisão do canal vertical para a excisão de um tumor aural, o fator mais importante é a determinação da existência de canal horizontal longo o suficiente para o fechamento do ferimento cirúrgico após a ressecção. Imagens do meato acústico e do crânio por tomografia computadorizada (TC) antes da cirurgia auxiliam nas decisões pré-operatórias. Na indisponibilidade de TC, a inspeção local por exploração do canal durante a cirurgia por abordagem por ressecção aural lateral pode ser necessária. Se o canal horizontal for insuficiente, faz-se uma ablação total do meato acústico para conseguir as melhores margens cirúrgicas possíveis além do tumor. A abordagem cirúrgica para a ressecção do canal vertical requer conservação da pele periaural para o fechamento do ferimento e, portanto, difere da ressecção lateral do meato acústico. Uma incisão em "T" é usada comumente e a parte correspondente à parte superior do "T" é feita ao longo do trago, se a pele for normal, para preservar toda a pele disponível para o fechamento abaixo da pina. A preservação de pele facilita a aposição das bordas do ferimento entre o estoma do canal horizontal e a pina.

O canal vertical é isolado em torno de toda a sua circunferência dissecando-se próximo à cartilagem do meato acústico e afastando ou fazendo uma pequena incisão na glândula salivar parótida para facilitar a exposição. É particularmente importante manter a dissecação próxima ao meato acústico na superfície côncava do canal para não danificar os vasos auriculares que nutrem a pina. O nível da incisão no aspecto dorsal do meato acústico depende da posição do tumor sendo excisado ou do nível da doença proliferativa, se o procedimento estiver sendo feito para atopia. Uma vez completada a excisão e feita a hemostasia, se houver canal horizontal remanescente suficiente, ele deve ser dividido em duas placas de contenção, dorsal e ventral. Se não houver canal suficiente, a pele é suturada diretamente ao remanescente circular do canal horizontal. O padrão de sutura mucocutânea em forma de oito é útil quando restar pouco canal horizontal. A aposição da pele em torno do canal horizontal é feita primeiramente, seguindo-se pela aposição da pele à pina a partir das bordas anterior e posterior.

Ablação total do meato acústico e osteotomia lateral da bolha (ATCA-OLB)

A otite externa em estágio final resulta em obstrução do meato acústico a tal ponto que a migração epidermal lateral normal do epitélio queratinizado, bem como de restos e sujidades não mais acontece; na maioria dos casos, existe também ruptura do tímpano e otite média. A remoção de todo o meato acústico é um procedimento comum em cães e menos comum em gatos.[28-30] Em gatos, a indicação mais comum para a ATCA-OLB em um estudo publicado foi a neoplasia,[29] com 86% dos tumores sendo adenocarcinoma de glândulas ceruminosas.[29] A ablação total do meato acústico é indicada para a resolução do desconforto e da infecção crônica, para a drenagem nos casos de otite externa em estágio final e de canais calcificados para doenças neoplásicas localizadas profundamente no meato acústico, com ou sem infecção secundária, e resolver formação de abscessos para-aurais resultantes da avulsão traumática e da estritura secundária do meato acústico.[31,32] A avulsão traumática da cartilagem anular do meato acústico externo em um gato também foi relatada, sendo tratada por ablação do meato acústico.[33] As separações traumáticas do meato acústico podem ser manejadas pelo isolamento da extremidade distal do meato acústico horizontal (cartilagem anular) e sutura da extremidade aberta à pele para permitir a limpeza e a manutenção de sua permeabilidade.[34]

Muitas referências e textos contêm revisões da técnica cirúrgica de ablação do meato acústico e cada cirurgião tem métodos específicos para facilitar a exposição e a realização do procedimento.[28-30,35,36] Muitos cirurgiões usam uma incisão em forma de "T", similar àquela utilizada para a ressecção do canal vertical; todavia, a preferência do autor é fazer uma incisão do aspecto cranial da abertura do meato acústico em direção caudoventral, mas seguindo a borda do meato acústico até o aspecto caudal da abertura dele, e, então, estendendo-se em direção ventral paralelamente ao canal vertical até um nível abaixo do canal horizontal. O propósito dessa incisão é conservar o máximo possível de pele para facilitar o fechamento após a ressecção do canal, essencialmente na forma de um avanço de pedículo simples em direção à superfície côncava da pina. Uma vez feita a incisão, faz-se a dissecção até a cartilagem e os tecidos moles são removidos por dissecção romba e cortante em torno de toda a circunferência do meato acústico vertical. O nível da incisão feita para liberar o aspecto dorsal do canal vertical depende de até onde a doença proliferativa se estende. Toda a doença proliferativa deve ser removida, mas quanto mais alto o nível de ressecção do canal vertical, mais importante é permanecer próximo à cartilagem do meato acústico para proteger os vasos auriculares que irrigam a pina. Continua-se com dissecção cuidadosa para baixo até o meato acústico externo. Note que ramos do nervo facial e dos nervos auricular caudal interno e auricular lateral interno penetram os aspectos caudal e lateral do canal horizontal, respectivamente.[4] Cada um está associado a uma artéria a que é ligada. O nervo facial localiza-se imediatamente caudal e ventralmente a uma protuberância óssea na posição de 5 h ou 7 h, aproximadamente, dependendo de ser o canal removido o esquerdo ou o direito. O nervo facial não necessita ser identificado durante a cirurgia porque seu tronco é localizado caudal ao meato acústico e imediatamente ventral ao processo mastoide, uma protuberância que pode ser palpada durante a cirurgia. Esses pontos de referência permitem que a localização do nervo facial seja sempre lembrada e se possa fazer a retração cuidadosa do tecido vizinho, tomando-se cuidado para evitar fazer compressão nessa região porque a movimentação do nervo é restringida pela proximidade do forame estilomastóideo, por onde o nervo sai do crânio. Raramente o nervo é incorporado na resposta inflamatória que se estende do meato acústico; mais comumente ele é deslocado pela expansão dos tecidos do canal.

O aspecto mais dorsal da circunferência do canal horizontal é o local que permite o acesso mais conveniente ao interior da cavidade timpânica. O meato acústico geralmente pode ser separado do meato acústico usando-se um elevador de Freer. O restante da circunferência é então liberado, expandindo-se a separação em torno de toda a circunferência. Os aspectos caudoventrais das ligações do canal são os mais difíceis e esse é o local em que a proliferação óssea é mais extensa. O forame retroarticular deve ser evitado para que não ocorra hemorragia da veia retroglenoide. Tecidos ou restos de tecido são colhidos para cultura e exame histopatológico assim que o canal for liberado. As bactérias cultivadas de locais de ATCA-OLB comumente incluem *Streptococcus canis* e *E. coli*. Uma investigação demonstrou que bactérias permanecem após a debridação e a lavagem da cavidade timpânica; e, nesse estudo, somente 26% dos isolados eram sensíveis à cefazolina.

O acesso à bolha timpânica é conseguido mediante osteotomia lateral, feita para permitir a remoção completa de fragmentos e de tecidos que se estendem para a orelha média. Broca pneumática é o método mais eficaz para remover o espesso osso cortical do meato acústico externo. Ruginas também podem ser usadas efetivamente. Deve-se tomar cuidado para não enrolar os tecidos moles em torno do canal se for utilizada uma broca e também inspecionar cuidadosamente os tecidos ventralmente ao meato externo para que não remanesça tecido secretório. Ramos da artéria carótida localizam-se profundamente na bolha timpânica e hemorragia grave pode resultar caso esses ramos forem rompidos durante a dissecção. Faz-se lavagem completa e, a seguir, o ferimento é fechado.

Não são necessários drenos para manter a drenagem após a ATCA-OLB.[35] Mais comumente é feito fechamento primário após a ATCA-OLB, mas drenos passivos podem ser utilizados a critério do cirurgião. Drenos podem ser utilizados em algumas situações nas quais ocorreram rupturas externas de abscessos e nas quais as fístulas são aparentes antes da ablação, uma vez que a infecção pode se estender muito além da região do meato acústico. Os tecidos moles são apostos, cuidando para não fazer os pontos tão profundos que possam penetrar nos vasos. Os tecidos subcutâneos são apostos, podendo ser incluída a cartilagem na sutura se for necessário para resistência. A aposição da margem do ferimento da pina (o restante da cartilagem auricular) ao retalho de pele é feito em direção cranial para caudal por ser mais fácil corrigir defeitos de sobra de pele no aspecto caudoventral da incisão.

Paralisia facial é a complicação mais comum e provavelmente resulta de isquemia causada por compressão ou tração do nervo facial próximo ao processo mastóideo. A incidência varia de 5% a 58%.[30] A isquemia, se mantida por tempo suficiente, causa degeneração das fibras nervosas e resulta em perda da função nervosa. Desde que o nervo facial permaneça inteiro, a função nervosa deve retornar, uma vez que as fibras se regeneram a uma taxa de 1 mm por dia. A incidência de paralisia do nervo facial é alta; o emprego de técnica cuidadosa na região do processo mastoide e ventral ao meato acústico protege a função do nervo. Em gatos, a paralisia do nervo facial ocorreu em 56% dos gatos submetidos à ATCA-OLB e 42% tiveram síndrome de Horner.[29] Foi sugerido que a fragilidade do nervo é maior em gatos do que em cães.[29]

Há relatos de que a otite média persistente e desenvolvimento de tratos sinusais periaurais chegam a até 30% em cães submetidos à ablação total do meato acústico,[30,39] mas a maioria dos cirurgiões estima que menos de 10% dos cães sejam afetados.[40,41] A fonte das fístulas pode ser tecido ou material dentro ou fora da cavidade timpânica.[40] Radiografias simples e sinografias podem ser utilizadas para demonstrar a origem da drenagem.[42] É incomum que a otite média persistente com desenvolvimento de tratos sinusais seja tratada com sucesso por drenagem e antibioticoterapia; somente 1 de 17 e 1 de 8 cães em dois relatos publicados foram tratados com sucesso dessa maneira.[41,43] Na opinião do autor, a osteotomia lateral da bolha é o procedimento de escolha para tentar a resolução de tratos sinusais e de otite média persistente. Apesar de uma osteotomia ventral da bolha poder ser utilizada e proporcionar uma boa exposição da cavidade timpânica, é difícil atingir a região do meato acústico com esse método, especialmente na região lateral, em que os restos de epitélio secretório podem ser encontrados. A retração da artéria carótida externa e ao menos a transecção parcial do músculo digástrico são necessárias para se obter uma boa exposição do aspecto lateral do meato acústico externo quando se usa uma abordagem ventral.[40] A localização do nervo facial é difícil com a abordagem lateral após ATCA-OLB, uma vez que o canal acústico não está mais presente para ser usado como ponto de referência. O processo mastoide, todavia, ainda é palpável e uma dissecção cuidadosa ao longo das porções profundas do trato sinusal auxilia a proteger o nervo. A abordagem lateral permite que se siga o trajeto do trato sinusal (inserir um cateter de borracha em seu interior é um método efetivo para acompanhar o trato durante a cirurgia) até o remanescente do meato acústico externo e à cavidade timpânica, a fim de que esta seja aberta em dimensão suficientemente grande para permitir seu debridamento e a remoção de qualquer estrutura anexa causadora do trato.

Os sinais vestibulares, incluindo o nistagmo, a inclinação da cabeça e as anormalidades posturais podem acontecer quando houver traumatismo ao promontório ou às janelas oval e redonda durante a curetagem da cavidade timpânica.[30] Essa é uma complicação rara, mas provavelmente é a mais desconcertante para o proprietário porque o cão exibe muita ansiedade ao tentar caminhar. Em geral, os sinais vestibulares diminuem em um período de semanas, mas podem permanecer sinais residuais, tal como a inclinação da cabeça.[40]

Necrose da pina devido a dissecação descuidada, hemorragia e obstrução de via respiratória tem sido relatada após ablação do meato acústico. A última complicação foi notada quando ocorre hemorragia grave e quando se faz ablação bilateral do meato acústico em um só período anestésico. Existem estruturas de vias respiratórias próximas à bolha timpânica, de maneira que podem resultar hemorragia e edema graves em resistência ao fluxo aéreo quando a sonda endotraqueal for removida. Bandagens cervicais muito apertadas também podem restringir um bom fluxo aéreo.

Existem múltiplos regimes para proporcionar analgesia para a cirurgia aural. Opioides, combinações de administração sistêmica e bloqueios nervosos são usados comumente.[44] Bloqueios por irrigação local com bupivacaína ou administração de bupivacaína através de um cateter de analgesia também são utilizados comumente.[45] Uma comparação de opioides sistêmicos com opioides sistêmicos mais bloqueios nervosos pré-operatórios não apontou vantagens desse último protocolo.[44] Os grandes nervos auricular e auriculotemporal podem ser bloqueados.[36] Também podem ser usados comprimidos de morfina de liberação estendida e *patches* transdermais.[36] A tranquilização em alguns animais pode necessária, não para a analgesia, mas para proporcionar contenção do chacoalhar da cabeça ou evitar que o animal bata as patas na incisão. A restrição física com colares elisabetanos para evitar que o cão ou o gato traumatizem o local cirúrgico também tem sido usada.

Recomenda-se o uso pré-operatório de antimicrobianos para a cirurgia do meato acústico, especialmente para a ATCA-OLB, e o uso terapêutico além do período pós-operatório deve ser baseado nos resultados de cultura e antibiograma.[38]

Função auditiva após ablação do meato acústico

Os proprietários dos animais frequentemente se preocupam quanto ao efeito da ablação do meato acústico na audição do animal. Cães com otite externa bilateral em estágio final têm sido avaliados antes e após a cirurgia quanto à resposta auditiva evocada.[46] Antes da cirurgia, todos os animais podiam ouvir voz alta ou barulho alto, três cães podiam ouvir a voz em volume normal e 13 das 14 orelhas dos sete cães tinham uma resposta auditiva evocada de tronco encefálico (conduzida pelo ar ou conduzida pelo osso). Após a cirurgia, dois cães responderam à voz normal e todos os sete cães responderam à voz ou ao barulho altos. Três das 13 orelhas não responderam ao estímulo conduzido pelo ar, mas que respondiam antes da cirurgia, porém todas as 13 orelhas responderam ao estímulo conduzido pelo osso.[46] Experimentalmente, cães normais submetidos à osteotomia ventral da bolha timpânica tinham potenciais auditivos reduzidos após a cicatrização do ferimento.[47] A proliferação de tecido cicatricial e de osso em localização periosteal em alguns cães impediram a função dos ossículos auditórios e do tímpano. Apesar de muitos cães no estudo reformarem a cavidade timpânica sem comprometimento auditivo, foi demonstrado que as superfícies internas produzem facilmente um novo osso, o que, se for extensivo, pode afetar a função auditiva em cães.[47] A perda da audição condutiva foi avaliada experimentalmente em cães usando o limiar e a intensidade latente de resposta auditiva evocada do tronco encefálico. Os cães tiveram seus canais auditivos bloqueados por um tampão aural classificado em 26 decibéis, tiveram irritação mecânica para induzir estenose transitória do meato acústico externo, uma puntura por agulha do tímpano ou a destruição extensa do tímpano por eletrocautério.[48] Os investigadores descobriram que somente o tampão e a destruição da maior parte do tímpano produzem perda significativa da audição.[48] O tamanho e a localização da perfuração e, especialmente, a perda da integridade dos ossículos auditivos foram fatores que afetaram a gravidade da resposta auditiva evocada.

A emissão otoacústica (denominada *tinnitus* em seres humanos), um som ressonante a partir do meato acústico, foi relatado em um cão. Emissão otoacústica é o termo utilizado em animais porque não se pode determinar se o cão percebe o som conscientemente.[49] Foi determinado que o cão tinha uma resposta auditiva evocada de tronco encefálico normal, indicando que as fases iniciais de processamento do som na orelha afetada eram normais.

Otite média

Otite média é definida como a inflamação da orelha média, geralmente causada por infecções bacterianas que se estenderam diretamente do meato acústico externo.[50,51] Na maioria das situações, o tímpano rompeu-se, mas pode aparecer intacto durante o exame, pois pequenos defeitos podem já ter cicatrizado.[52] Culturas positivas da orelha média frequentemente podem ser obtidas por meio de miringotomia, caso o tímpano esteja intacto. Em uma investigação de 46 orelhas em cães com otite média, 71% das orelhas tinham o tímpano intacto.[52] Bactérias são a causa mais comum de otites médias, mas leveduras também podem ser o agente causal.[52] A via hematógena e a tuba auditiva (de Eustáquio) também podem ser a fonte de infecção para a otite média.[53] A infecção bacteriana da orelha média geralmente é secundária, a partir de extensão da otite externa ou de um colesteatoma. A otite média primária pode ocorrer devido a neoplasia, pólipos inflamatórios e, raramente, infecções primárias. Doenças da orelha média têm sido associadas a defeitos palatinos congênitos em cães e, em um gato, sem evidências de doença da orelha externa.[54]

O sinal clínico inicial da otite média primária é a dor, que faz com que o cão mantenha a orelha afetada voltada para baixo.[2] Os sinais clínicos de doenças envolvendo a orelha média podem ser similares àqueles de outros tipos de doenças auriculares, mas os rotineiros chacoalhar da cabeça, bater com a pata na orelha e drenagem do meato acústico são mais comuns na otite média. Pode ocorrer drenagem se o tímpano for perfurado. Os exames otoscópico ou videoscópico do tímpano, que frequentemente requerem anestesia, podem revelar o tímpano com cor alterada ou possivelmente projetando-se para o meato acústico externo e com vasos sanguíneos congestos.[2] Um tímpano estufado e com cor alterada (fosco e cinza a amarelado) na presença de um meato acústico externo normal sugere que a origem da doença seja hematógena ou pela tuba auditiva. Faz-se miringotomia para a obtenção de amostras para exame citológico, para cultura e antibiograma.

A doença da orelha média pode ser expansiva, resultando em aumento do volume da cavidade timpânica ventralmente, ou a doença pode romper os limites do tímpano. Isso pode resultar em uma massa que algumas vezes é palpável ventralmente à bolha. Devido à proximidade da bolha óssea à nasofaringe, se a massa expansiva torna-se grande o suficiente, ela se estenderá para baixo em direção ao palato mole e comprimirá essas estruturas; o exame oral pode revelar que a região do pilar tonsilar dorsal e o palato mole formam um bulbo na nasofaringe. Pode-se notar expiração ruidosa se a nasofaringe for comprometida. Adicionalmente, a bolha óssea está muito próxima à articulação temporomandibular, de forma que processos mórbidos que causam inflamação e dor nessa região podem causar irritação quando a mandíbula se move, resultando em disfagia.

A avaliação diagnóstica inclui exame otoscópico básico, radiografias da bolha timpânica e avaliação citológica do fluido drenado da orelha. A tomografia computadorizada (TC) é uma técnica ideal de imagem para a orelha média e o uso de contraste pode proporcionar informações diagnósticas de valor.[22,55] Um relato mostrou que a TC foi mais acurada do que radiografias do crânio para o diagnóstico de doenças da orelha média quando o grau da doença era de moderado a alto; quando a gravidade do envolvimento da orelha média era baixa, as radiografias cranianas e a TC foram mais variáveis em suas capacidades de detectar anormalidades.[56] Achados de proliferação de osso, de lise óssea e, em particular, de extensão de processos invasivos em direção da calvária permitiram que se julgasse melhor o caso para evitar a cirurgia ou melhor planejar a cirurgia exploradora. Uma vez feitas as imagens diagnósticas, podem ser obtidos espécimes da orelha média se o meato acústico não estiver obstruído. Cateteres macios podem ser introduzidos por miringotomia, se o tímpano estiver intacto, ou através da perfuração, se o tímpano estiver perfurado, para obter espécimes para exame citológico, para cultura e antibiograma.

Em cães, o colesteatoma aural pode ser uma sequela da oclusão do canal e de otite externa crônica.[3] Um colesteatoma é um cisto epidermal localizado no interior da cavidade da orelha média e origina-se de uma bolsa de membrana timpânica que se projeta para a cavidade timpânica. Esse prolapso de epiderme adere-se à mucosa inflamada da cavidade da orelha média e enche-se de lamelas de queratina (Figura 59.8) produzidas pela epiderme da membrana timpânica.[3,57] Esse processo pode resultar em expansão da bolha timpânica óssea com remodelamento do osso que normalmente contorna a cavidade timpânica (Figura 59.9). Os colesteatomas são mais comumente secundários à otite externa em cães, mas podem ser congênitos ou adquiridos.[57] Colesteatomas que se expandem no interior da orelha média podem causar compressão orofaríngea e obstrução parcial da tuba nasofaríngea.[57,58] Colesteatomas secundários à otite externa crônica podem ser manejados com sucesso por ablação total do meato acústico e por osteotomia lateral da bolha timpânica. A grande estrutura cística revestida por epiderme pode ser removida delicadamente da orelha média. Pode-se fazer uma osteotomia ventral da bolha para a remoção do cisto epidermal; mas, se o colesteatoma for secundário à otite externa crônica, membrana timpânica e epiderme residuais podem permanecer.

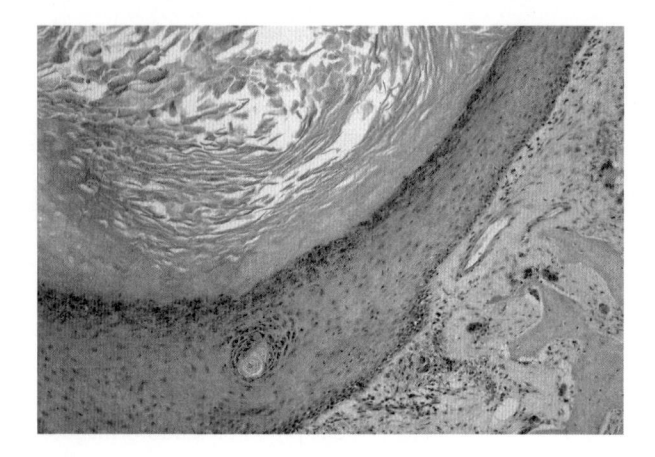

Figura 59.8 Fotomicrografia histopatológica de um corte da bolha timpânica de um cão com colesteatoma. Note o epitélio e as escamas de queratina. (Cortesia de Dr. Pam Ginn, University of Florida.)

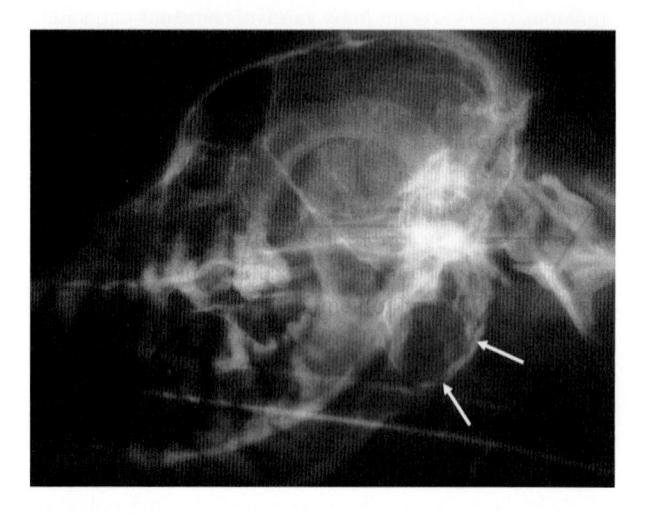

Figura 59.9 Radiografia lateral da bolha timpânica afetada (Figura 59.8) de um cão com colesteatoma. Note o aspecto em fitas da margem expandida da bolha timpânica (*setas*).

Abordagens cirúrgicas à orelha média

Os três métodos de acesso à orelha média incluem miringotomia, osteotomia ventral da bolha e osteotomia lateral da bolha. A abordagem mais conservativa é a miringotomia, que é feita mais comumente para a coleta de espécimes para cultura, antibiograma e citologia quando se suspeita de otite média. A osteotomia lateral da bolha é a abordagem cirúrgica mais comum, mas é feita em conjunto com a ablação total do meato acústico com o propósito de remover detritos e tecidos da bolha timpânica. A osteotomia ventral da bolha é feita para explorar a bolha timpânica, para remover tecidos, tumores e detritos, para histopatologia e para cultura e antibiograma. Também é feita para remoção de colesteatomas e promover drenagem ventral. A abordagem ventral à bolha timpânica é geralmente feita quando a avaliação diagnóstica revela doença focal no interior da bolha, se a otite média não for responsiva à miringotomia e à terapia medicamentosa ou se o proprietário desejar que se façam todos os esforços para salvar a função auditiva.

É necessário bom julgamento cirúrgico ao decidir qual abordagem realizar para o tratamento das doenças da orelha média. A osteotomia lateral da bolha é mais apropriada para o tratamento da otite média secundária à otite externa em estágio final. Uma abordagem ventral pode ser feita, mas proporciona um mau acesso aos aspectos laterais do meato acústico externo. A osteotomia ventral da bolha proporciona exposição mais completa da cavidade timpânica e é usada quando estiverem presentes otite média primária e outra doença da orelha média. Em cães, as diferenças de raças fazem com que a osteotomia ventral da bolha varie em dificuldade. Por exemplo, a dissecção é profunda em raças compactas, como o Buldogue inglês e o Boxer, enquanto em cães dolicocefálicos a dissecção parece ser mais fácil. Em gatos, as bulas ósseas são palpáveis antes da incisão; mas a bolha timpânica é dividida em dois compartimentos, dorsal e ventral. A anatomia cirúrgica é basicamente a mesma, mas o grau de dificuldade em se chegar à bolha pode variar muito. Estruturas vitais encontradas durante o acesso incluem o nervo hipoglosso, a artéria carótida externa, a artéria lingual e a glândula salivar sublingual. Lembre-se: as estruturas vitais no interior da bolha timpânica localizam-se dorsal e cranialmente; assim, a osteotomia inicial deve ser feita ventral e caudalmente. A bolha localiza-se entre o ângulo da mandíbula e o processo jugular do crânio, mas um ponto de referência conveniente que auxilia a encontrar a bolha é o aparelho hioide. A cartilagem tímpano-hioide liga-se ao osso estilo-hióideo caudalmente ao meato acústico externo, que é caudolateral à bolha timpânica. Também é importante lembrar que, em adição às estruturas vitais localizadas na periferia da abordagem ao aspecto ventral da bolha timpânica, a orofaringe está apenas alguns milímetros distante e a dissecação descuidada pode resultar em exposição da cavidade oral.

Pólipos inflamatórios em cães e gatos

Pólipos inflamatórios são comuns em gatos jovens e raramente têm sido relatados em cães.[59-61] Esses pólipos não são neoplásicos e sua etiologia exata é desconhecida, uma vez que nem uma origem congênita nem um resultado secundário de infecção da orelha média foram confirmados.[62] Pólipos em gatos não parecem estar associados a infecções pelos vírus da leucemia felina ou da imunodeficiência felina.[62] Tentativas para encontrar uma evidência viral por meio de reação da cadeia da polimerase (PCR) não tiveram sucesso.[63] A irritação crônica da superfície mucosa da orelha média pode levar à produção do pólipo inflamatório, que é tipicamente composto por um estroma fibroso bem vascularizado revestido por epitélio respiratório. O epitélio ulcerado tem um estroma subjacente que contém células inflamatórias agudas e crônicas. Apesar de os pólipos poderem ocorrer em gatos de qualquer idade, a média de idade no momento do diagnóstico é de 1,5 ano.[62] Pensa-se que os pólipos inflamatórios em gatos se originam mais comumente na orelha média próximo à junção da tuba auditiva e da bolha timpânica e, dessa localização, migram para o meato acústico externo por protrusão através do tímpano ou para a nasofaringe pela tuba auditiva. Devido ao epitélio respiratório ser contínuo no interior da cavidade timpânica, na tuba de Eustáquio e na nasofaringe, é difícil de saber a exata localização de origem.[62] Na faringe, os pólipos podem atingir um tamanho grande o suficiente para causar respiração estertorosa. Raramente, pode-se observar disfagia. A remoção cirúrgica é feita por avulsão do pólipo do meato acústico horizontal, por osteotomia ventral da bolha ou por uma abordagem oral, que pode ou não necessitar de incisão do palato mole. A osteotomia ventral da bolha para permitir a remoção do septo da orelha média e a curetagem da base do pólipo diminuem a possibilidade de recorrência dos pólipos.[64,65] O pólipo geralmente se origina do compartimento dorsolateral. A curetagem de ambas as áreas deve ser completa ou será provável a recorrência do pólipo. A síndrome de Horner geralmente é transiente após a curetagem da bolha em gatos (até 48% podem ter essa complicação).[62]

Tração ou avulsão do pólipo inflamatório podem ser feitas tanto a partir do meato acústico quanto da nasofaringe. Uma ressecção aural lateral pode melhorar a exposição.[62] Pode acontecer recidiva do pólipo se o seu pedículo for deixado intacto. Em 22 gatos que tinham pólipos inflamatórios tratados somente por tração, 41% tiveram recorrência.[66] A prednisolona também foi empregada nos gatos desse estudo e crê-se que auxiliou na prevenção da recorrência, pois oito dos gatos que receberam o corticosteroide não tiveram recorrência e 9 de 14 gatos que não o receberam tiveram recorrência dos pólipos.[66] Também foi relatado que os pólipos nasofaríngeos têm probabilidade quatro vezes maior de ser tratados com sucesso utilizando somente a tração do que aqueles que ocorrem no meato acústico.[62,66] Excisão transtimpânica por endoscopia (ETTP) tem sido descrita e utiliza visão endoscópica e fórceps endoscópicos para remover o pólipo. Em um relato, oito de dez gatos tiveram resolução completa por 24 meses, dois gatos necessitaram de repetição da ETTP e dois gatos tiveram síndrome de Horner temporária.[67]

A ablação por *laser* de pólipos inflamatórios pode ser feita utilizando-se exposição videoscópica e um *laser* de CO_2.[67] Pólipos pequenos podem ser vaporizados e removidos gradualmente até que o pedículo do pólipo não possa mais ser visto. Pólipos maiores são removidos inicialmente vaporizando uma porção do pedículo do pólipo, seguido da avulsão do pólipo e, a seguir, terminando a vaporização do pedículo do pólipo.[62] A terapia com corticosteroide e com azitromicina também é recomendada.[62] Mas a terapia antimicrobiana deveria ser baseada nos resultados de cultura e de antibiograma.

O tímpano comumente é destruído quando pólipos inflamatórios se estendem para o meato acústico horizontal. Embora o tecido remanescente do tímpano e o tecido cicatricial proliferado possam reformar o tímpano e proporcionar uma separação da orelha média da orelha externa, a persistência daquela comunicação pode resultar em recorrência das otites externa e média com corrimento persistente a partir da otite média. Em alguns gatos pode ser necessária a ATCA-OLB para resolver as otites externa crônica e média resultantes.

Em cães, pólipos nasofaríngeos e aurais raramente se desenvolvem.[62] Os pólipos podem entrar na tuba nasofaríngea e afetar a via respiratória. Em um cão, um pólipo foi removido através de uma abordagem por estafilectomia, o que permitiu que o pólipo fosse aprisionado e removido.[59] Massas polipoides geralmente são grandes adenomas de glândulas ceruminosas ao invés de pólipos inflamatórios.[62]

As complicações da osteotomia da bolha incluem lesão às estruturas vitais, tais como os nervos hipoglosso e glossofaríngeo, a criação ou a exacerbação de otite interna (sinais vestibulares), a síndrome de Horner, quando fibras simpáticas são lesadas, a paralisia do nervo facial e a hemorragia. A inclinação da cabeça, se presente antes da cirurgia, pode persistir, especialmente se for crônica, apesar da resolução da doença.

Hematomas aurais

Hematomas aurais são mais comumente diagnosticados em cães, mas são vistos ocasionalmente em gatos. Eles ocorrem no interior das placas cartilaginosas (localização intracondral) da aurícula (pina) da orelha externa. O hematoma, que consiste em sangue, em soro ou em ambos, classicamente tem sido considerado como resultante de traumatismo autoinfligido à orelha. O prurido, causado por alergias, por ectoparasitas ou sendo secundário à otite externa, resulta em chacoalhar a cabeça ou em coçar a orelha. Crê-se que o traumatismo produza uma força de cisalhamento que causaria a separação da cartilagem da pina. O hematoma é doloroso e irritante para o cão ou gato e causa mais chacoalhar da cabeça e batidas da pata na orelha, com subsequente extensão da área envolvida. Em gatos, os hematomas aurais são diagnosticados mais comumente na presença de infestação de ácaros da orelha e de otite externa concomitante.[2] Os hematomas aurais evidenciam o traumatismo como um fator desencadeador e não como um fator subjacente. São comumente associados a doenças cutâneas crônicas e em geral ocorrem quando não existe outra evidência de doenças auriculares no cão afetado.[68]

A patogênese mencionada para os hematomas aurais em cães foi contestada no final dos anos 1980. A maioria dos cirurgiões veterinários já fez diagnósticos de hematomas aurais na presença de um meato acústico intacto, entendendo-se, portanto, que a associação entre otite externa e traumatismo é algumas vezes questionável. Foi feita a hipótese de uma patogênese imunomediada baseada em um estudo no qual 30% dos cães afetados eram positivos para células LE, 100% dos cães eram positivos no teste de Coomb e 52% dos cães tinham títulos positivos de anticorpos antinucleares.[69] Foi sugerido que a doença inflamatória nas orelhas poderia servir como um mecanismo para desencadear a reação autoimune responsável pela degeneração da cartilagem, na formação de fendas na cartilagem e desenvolvimento subsequente do hematoma aural. O tratamento local do hematoma aural continua o mesmo, mas a necessidade de decidir se um tratamento sistêmico é ou não apropriado continua válida. Tem sido recomendada a dexametasona, baseando-se naqueles trabalhos, para controlar o componente imunomediado julgado responsável. Esse tratamento continua controverso e o que funciona para alguns veterinários pode não funcionar para outros. As causas (ou as associações) relatadas incluem fungos, bactérias, parasitos, atopia, corpos estranhos aurais e neoplasias aurais. A patogênese autoimune, proposta na literatura no passado, não foi substanciada por investigações mais recentes.[68] Essas últimas investigações encontraram, de fato, degeneração da cartilagem associada a tecido de granulação fibrovascular que pode ser o resultado final de um processo mediado por macrófagos.[62,68]

É importante tratar os hematomas aurais, pois, se não tratados, o resultado geralmente será o desenvolvimento de tecido cicatricial espesso, o que causa a dobra da orelha. O pericôndrio da cartilagem auricular é altamente condrogênico e a invasão de um hematoma aural em organização por condroblastos resulta em uma massa cartilaginosa de tecido cicatricial, o que causa distorção da pina. O resultado final do tratamento conservador do hematoma aural é uma pina com conformação anormal, muito evidente nas raças com orelhas eretas. Existem vários métodos para o tratamento, mas todos devem ser combinados com exames otoscópicos cuidadosos para identificar se existem evidências de traumatismo autoinfligido ou de chacoalhar da cabeça, uma vez que é importante o manejo médico de algum problema subjacente para completar o tratamento.

Técnicas conservadoras para drenar os hematomas aurais são efetivas e, por não se fazer uma grande incisão, ocorre mínima deformação cicatricial da pina. Uma técnica de drenagem ativa ou pressão pode auxiliar a avaliação do fluido da cavidade aural.[70] Vários tipos de dreno são colocados na cavidade atingindo todo o hematoma após se fazer uma pequena incisão. A cânula de teto é colocada na porção mais inferior do hematoma. O dreno deve ser limpo diariamente para assegurar sua permeabilidade e pode ser necessário deixá-lo em posição por 14 a 21 dias. Se o dreno for obstruído por exsudato ou se for removido prematuramente, é provável que ocorra recorrência do hematoma. A aplicação de faixas protege a orelha contra traumatismos adicionais relacionados ao chacoalhar de cabeça e também evita a sujeira em áreas da casa em que ocorra drenagem.

Técnicas mais invasivas geralmente envolvem a feitura de incisões paralelas à pina, a evacuação do fluido e a aplicação de suturas para fazer aposição das camadas de tecido com o objetivo de resolver e prevenir a recorrência do hematoma aural. Vários padrões de incisão e de sutura podem ser utilizados para alcançar esse objetivo; a escolha depende do cirurgião. O excesso de tensão nas suturas pode causar contratura secundária e deformação da orelha; assim, deve-se ter cuidado ao aplicar as suturas. Alguns cirurgiões pensam que uma grande incisão curvilínea evitaria a contração que deformaria a pina. É desejável que permaneça uma pequena fenda entre as bordas incisadas para garantir a drenagem da superfície côncava da orelha. Usam-se curativos não aderentes. As técnicas para enfaixar também variam, mas são utilizadas para proteger a orelha do chacoalhar da cabeça e também para absorver a drenagem. As suturas são deixadas por 14 dias ou mais.

Hematomas aurais mais crônicos podem ser firmes e organizados, pois, após 7 a 10 dias, ocorre infiltração de fibroblastos no hematoma com formação eventual de cartilagem. A remoção cirúrgica desse material, seguida da obliteração do espaço por suturas, é benéfica. Nesse estágio, a drenagem pelos métodos descritos anteriormente não é possível. Os hematomas organizados devem ser removidos por incisão da superfície côncava da orelha. O hematoma é removido e os vasos que sangram devem ser cauterizados ou ligados. As margens da incisão são excisadas de maneira que as bordas não se toquem, permitindo a drenagem. O espaço morto na cavidade é obliterado com suturas de colchoeiro transfixantes colocadas paralelamente e em cada lado da incisão, com os nós colocados na superfície externa da orelha. Uma técnica alternativa é colocar os pontos de colchoeiro a partir do lado interno da orelha através da cartilagem, porém sem penetrar e perfurar a pele da superfície oposta da orelha. Obtém-se um melhor resultado estético, pois se evita a formação de abscessos na superfície pilosa da pina. Deve-se utilizar material de sutura não capilar (isto é, náilon ou polipropileno monofilamentar) e os pontos de colchoeiro devem ser colocados paralelamente ao eixo longitudinal da pina para conservar os vasos sanguíneos, que são orientados nessa direção. Também se pode utilizar o *laser* de dióxido de carbono para tratar os hematomas aurais.[71] Independentemente da técnica empregada, aplica-se uma bandagem tipo faixa em torno da cabeça; a bandagem deve ser trocada a cada 2 a 3 dias e as suturas são removidas em 10 a 14 dias.

Antibioticoterapia não é indicada, a não ser que se suspeite ou se confirme uma infecção por cultura e antibiograma; corticosteroides são utilizados pelos que pensam que um componente imunomediado contribuiu para o desenvolvimento do hematoma aural. Os corticosteroides são também importantes para diminuir o chacoalhar da cabeça e para o conforto do paciente. O uso de corticosteroides também pode ser terapêutico se a resposta inflamatória for responsável, em parte, pela separação da cartilagem e pelo desenvolvimento do hematoma.

Dermatose auricular marginal e fissuras da margem da orelha

Cães de pelos curtos e de orelhas pendulares ocasionalmente desenvolvem áreas espessadas nas bordas apicais da pina. Essas áreas eventualmente se tornam crostosas e, quando as crostas são removidas, revelam uma superfície cruenta e sangrenta. À medida que esses ferimentos cicatrizam, a cartilagem exposta desaparece, porém a borda continua erodida e espessada.[2] A necrose da pina, frequentemente idiopática, pode afetar raças *toy* e requerem excisão cirúrgica da borda ou do ápice da pina (Figuras 59.10A e B). A biopsia da lesão da pina, especialmente na superfície côncava, pode ser feita utilizando-se uma punção para biopsia de pele de 3 mm. A hemorragia pode ser controlada por pressão digital, por ponta de agulha do cautério ou um agente cauterizante. É importante que seja incluído tecido dermal na amostra colhida. Uma pequena agulha hipodérmica pode ser utilizada para remover o tecido fibroso da base cartilaginosa.

As fissuras da margem da orelha ocorrem como resultado de coçar-se ou chacoalhar (bater) as orelhas. Essa lesão aparece como pequenos ferimentos na margem do aspecto distal da pina e, com a continuação do traumatismo, pode atingir vários centímetros de comprimento.[2] O tratamento da causa primária do desconforto e do chacoalhar da cabeça (bater as orelhas) é importante para romper o ciclo que causa a lesão recorrente. O tratamento de fissuras longas exige debridação e sutura. Fissuras pequenas e múltiplas geralmente são tratadas por excisão da borda mais superficial da pina. Um bisturi ou tesoura afiada (dependendo da espessura da borda da pina) podem ser usados para excisar a borda afetada proximalmente à fissura. Suturas nem sempre são necessárias, mas a orelha deve ser enfaixada por sobre a cabeça para evitar traumatismo à borda do ferimento causado por chacoalhar a cabeça. Alternativamente, as bordas medial e lateral da pele podem ser apostas delicadamente sobre a cartilagem com sutura interrompida com material fino não absorvível, tomando-se cuidado para não penetrar a cartilagem, quando

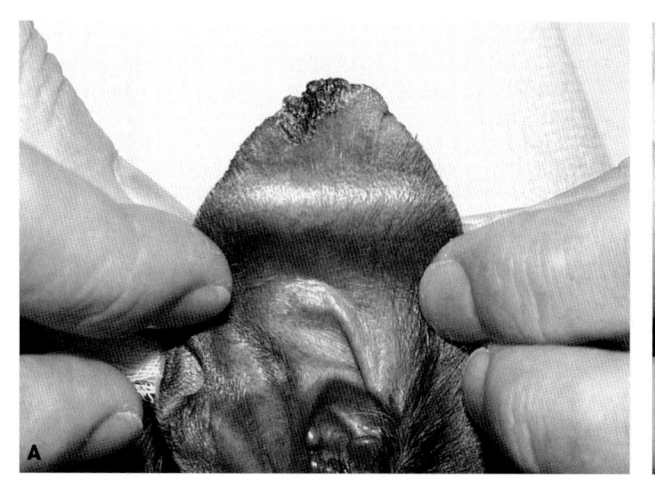

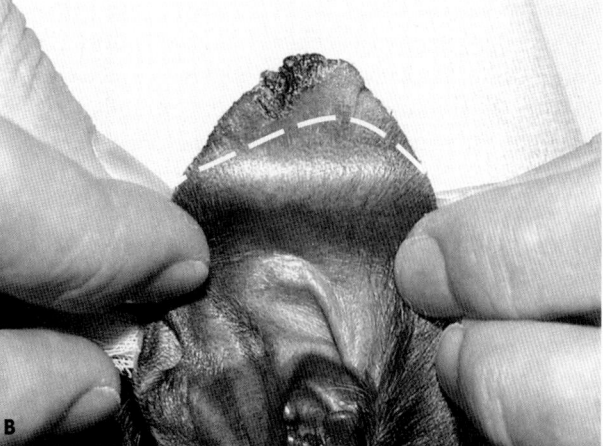

Figura 59.10 A. Fotografia da orelha de um Chihuahua com necrose idiopática da pina. É indicada a biopsia cirúrgica dessa lesão **(B)** e a excisão cosmética da porção distal da pina, delimitada pela *linha interrompida*, pode ser curativa. (Cortesia de Dr. Robert Kennis, Auburn University.)

possível. Enquanto a margem da orelha estiver cicatrizando, seja por primeira ou por segunda intenção, a causa primária para a irritação e para o traumatismo deve ser tratada, para que, quando as orelhas forem desenfaixadas, suas batidas sejam minimizadas.

Condrite auricular, resultando em espessamento bilateral da pina, foi relatada em um gato. Leve enrolamento da pina, eritema intenso e dor eram evidentes. O gato respondeu ao tratamento com prednisolona.[72]

Otolitíase

Raramente, podem aparecer opacidades no interior da bolha timpânica. Material necrótico, mineralizado, de otites médias anteriores pode ser a fonte da otolitíase. A otolitíase foi relatada em três cães, tendo sido detectadas por radiografias do crânio e por TC.[73] Os otólitos podem ser diagnosticados em casos de otite média ativa ou, em alguns cães, podem ser um achado fortuito.

Neoplasia aural

Em cães e gatos, os tumores da orelha são relativamente raros, perfazendo entre 2% e 6% dos casos de cães admitidos para cirurgia aural, e entre 1% e 2% dos casos de gatos admitidos para cirurgia nas orelhas.[74] Tumores aurais malignos em cães e gatos incluem o adenocarcinoma de glândulas ceruminosas, o carcinoma de células escamosas e os de origem indeterminada.[74] É dito que os tumores malignos em cães são menos agressivos do que aqueles em gatos.[75] Existe a expectativa de que cães vivam mais de 2 anos após a excisão cirúrgica de um tumor aural, enquanto a média de sobrevivência de gatos é em torno de 1 ano.[75] O tempo médio de sobrevivência para cães e para gatos com tumores malignos em um estudo de 1996 foi de 58 meses maior para os cães e de 11,7 meses maior para os gatos.[74] Um estudo mais recente em gatos mostrou um tempo médio de sobrevivência de 50,3 meses para aqueles com adenocarcinoma de glândulas ceruminosas.[29] Os fatores para um prognóstico negativo foram o envolvimento extensivo do tumor, a presença de sinais neurológicos no momento do diagnóstico, o diagnóstico de carcinoma de células escamosas ou de carcinoma de origem indeterminada e a invasão de vasos sanguíneos ou linfáticos.[74] É sabido que carcinomas de células escamosas podem se desenvolver na orelha média de gatos e causar síndrome de Horner, disfunção vestibular e paralisia facial.[29,76] No estudo mais recente em gatos, os pacientes com índice mitótico maior ou igual a 3 viveram significativamente menos do que aqueles com um índice mitótico menor ou igual a 2,29. Aproximadamente 25% dos tumores aurais malignos apresentam envolvimento da bolha timpânica; portanto, estudos de imagens, como a TC, são úteis para o planejamento da remoção cirúrgica.[75] Metástases para o tórax ou linfonodos regionais estão presentes em aproximadamente 10% dos cães e dos gatos no momento do diagnóstico.[75] Tanto para cães como para gatos, a excisão agressiva do tumor maligno (isto é, a ablação total do canal auricular com osteotomia lateral da bolha) resultou em maiores tempos de sobrevivência. Tumores benignos do meato acústico podem ser manejados com ressecção cirúrgica mais conservadora, dependendo da localização do tumor e da condição do meato acústico. A radiação pode ser utilizada conjuntamente quando a ressecção for incompleta e pouco se sabe sobre a eficácia da quimioterapia.[75]

Referências bibliográficas

1. Cole LK: Diseases of the ear. In Morgan RV, Bright RM, Swartout MS (eds). Handbook of Small Animal Practice, 4th ed. Philadelphia: Saunders, 2003, p. 1047.
2. Bojrab MJ, Griffin CE, Renegar WR: The ear. In Bojrab MJ (ed). Mechanisms of Disease in Small Animal Surgery. Philadelphia: WB Saunders, 1998, p. 120.
3. Logas DB, Bellah JR: Otitis externa. In Handbook of Small Animal Practice, 4th. Morgan RV, Bright RM, Swartout MS (eds). ed. Philadelphia: WB Saunders, 2003, p. 1049.
4. McClure RC: The cranial nerves. In Evans HE, Christensen GC (eds). Miller's Anatomy of the Dog. Philadelphia: WB Saunders,: 1979, p. 924.
5. Logas D: Otitis externa etiology and pathogenesis. Course Notes, Two Day Intense Otitis Seminar, North American Veterinary Conference, January 2002.
6. House A: Atresia of the distal external acoustic meatus in a Bouvier des Flandres. J Small Anim Pract 42:88, 2001.
7. Huang HP, Huang HM: Effects of ear type, sex, age, body weight, and climate on temperatures in the external acoustic meatus of dogs. Am J Vet Res 60:1173, 1999.
8. Hendricks A, Brooks H, Pocknell A, Bond R: Ulcerative otitis externa responsive to immunosuppressive therapy in two dogs. J Small Anim Pract 43:350, 2002.
9. Griffen CE: Otitis externa and otitis media. In Current Veterinary Dermatology. Griffin CE, Kwochka KW, MacDonald JM (eds). Philadelphia: Mosby Year Book, 1993, p. 245.
10. Rosser EJ: Diagnosis of food allergy in dogs. J Am Vet Med Assoc 203:259, 1993.
11. Nuttall TJ: Use of ticarcillin in the management of canine otitis externa complicated by Pseudomonas aeruginosa. J Small Anim Pract 39:165, 1998.
12. Graham-Mize CA, Rosser EJ: Comparison of microbial isolates and susceptibility patterns from the external ear canal of dogs with otitis externa. J Am Anim Hosp Assoc 40:102,2004.
13. Gotthelf, LN: Healing of the ruptured eardrum. In Small Animal Ear Diseases, an Illustrated Guide. Gotthelf LN (ed). St. Louis: Elsevier Saunders, 2005, p. 305.
14. Swaim SF, Henderson RA:. Small Animal Wound Management, 2nd ed. Philadelphia: Williams & Wilkins, 1997, p. 212.
15. Zepp CP: Surgical technique to establish drainage of the external ear canal and corrections of hematoma of the dog and cat. J Am Vet Med Assoc 115:91, 1949.
16. Griffin CE: Otitis externa. Comp Cont Educ Pract Vet 3:741, 1981.
17. Grono LR: Studies of the microclimate of the external auditory canal in the dog. Res Vet Sci 11:316, 1970.
18. Tufvesson G: Operation for otitis externa in dogs according to Zepp's method. Am J Vet Res 16:565, 1955.
19. Gregory CR, Vasseur PB: Clinical results of lateral ear resection in dogs. J Am Vet Med Assoc 182:1087, 1983.

20. Lane JG, Little CJL: Surgery of the canine external auditory meatus: A review of failures. J Small Anim Pract 27:247, 1986.
21. Sylvestre AM: Potential factors affecting the outcome of dogs with a resection of the lateral wall of the vertical ear canal. Can Vet J 39:157, 1998.
22. Johnston DE: Early lateral drainage procedure for chronic otitis externa in dogs. Abstract, the 4th Annual Scientific Meeting of the ECVS, Constance, Germany, 1995; 38.
23. Blakely CL: Otorrhea and surgical drainage. In Canine Surgery, 4th edd., Mayer K, et al (eds). Santa Barbara: American Veterinary Publications, 1957, p. 309.
24. Bellah JR: How and when to perform lateral and vertical ear canal resection. Vet Med June:535, 1997.
25. Layton CE: The role of lateral ear resection in managing chronic otitis externa. Semin Vet Med Surg (Small Anim) 8:24, 1993.
26. Fraser G, Withers AR, Spreull JA: Otitis externa in the dog. J Small Anim Pract 2:32, 1961.
21. McCarthy RJ, Caywood DD: Vertical ear canal resection for end-stage otitis externa in dogs. J Am Anim Hosp Assoc 28:545, 1992.
28. Bellah JR: When should you recommend total ear canal ablation and lateral bulla osteotomy? Vet Med June:544, 1997.
29. Bacon NJ, Gilbert RL, Bostock DE, White RAS: Total ear canal ablation in the cat: indication, morbidity and long-term survival. J Small Anim Pract 44:430, 2003.
30. Henderson JT, Radasch RM: Total ear canal ablation with lateral bulla osteotomy for the management of end-stage otitis in dogs. Comp Pract Vet (Small Animal) 17:157, 1995.
31. McCarthy PE, Hosgood G, Pechman: Traumatic ear canal separations and para-aural abscessation in three dogs. J Am Anim Hosp Assoc 31:419, 1995.
32. Connery NA, McAllister H, Hay CW: Para-aural abscessation following traumatic ear canal separation in a dog. J Small Anim Pract 42:253, 2001.
33. Smeak DD: Traumatic separation of the annular cartilage from the external auditory meatus in a cat. J Am Vet Med Assoc 211:448, 1997.
34. Boothe HW, Hobson HP, McDonald DE: Treatment of traumatic separation of the auricular and annular cartilages without ablation: Results in five dogs. Vet Surg 25:376, 1996.
35. Devitt DM, Seim HB, Willer R, et al: Passive drainage versus primary closure after total ear canal ablation – lateral bulla osteotomy in dogs: 59 dogs (1985-1995) 26:210, 1997.
36. Waldron DR: Ear canal surgery: Palliation vs. cure. Vet Forum January:24, 2006.
37. Vogel PL, Komtebedde J, Hirsh DC, Kass PH: Wound contamination and antimicrobial susceptibility of bacteria cultured during total ear canal ablation and lateral bulla osteotomy in dogs. J Am Vet Med Assoc 214:1641, 1999.
38. Hettlich BF, Boothe HW, Simpson, et al: Effect of tympanic cavity evaluation and flushing on microbial isolates during total ear canal ablation with lateral bulla osteotomy in dogs. J Am Vet Med Assoc 227:748, 2005.
39. Grono LR: The surgical treatment of canine otitis externa. Aust Vet J 38:235, 1962.
40. Holt D, Brockman DJ, Sylvestre AM, Sadanaga KK: Lateral exploration of fistulas developing after total ear canal ablations: 10 cases (1989-1993). J Am Anim Hosp Assoc 32:527, 1996.
41. Smeak DD, Crocker CB, Birchard SJ: Treatment of recurrent otitis media that developed after total ear canal ablation and lateral bulla osteotomy in dogs: nine cases (1986-1994). J Am Vet Med Assoc 209:937, 1996.
42. Lamb CR, White RN, McEvoy FJ: Sinography in the investigation of draining tracts in small animals: Retrospective review of 25 cases. Vet Surg 23:129, 1994.
43. Matthieson DT, Scavelli T: Total ear canal ablation and lateral bulla osteotomy in 38 dogs. J Am Anim Hosp Assoc 26:257, 1990.
44. Buback JL, Boothe HW, Carroll GL, Green RW: Comparison of three methods for relief of pain after ear canal ablation in dogs. Vet Surg 25:380, 1996.
45. Radlinsky M, Mann D, Roush J, et al: Continuous infusion of bupivicane for analgesia following total ear canal ablation in dogs (abstract). Presented at the 12th Annual Veterinary Symposium of the American College of Veterinary Surgeons, San Diego, October, 2002.
46. Krahwinkel DJ, Pardo AD, Sims MH, Bubb WJ: Effect of total ablation of the external acoustic meatus and bulla osteotomy on auditory function in dogs. J Am Vet Med Assoc 202:949, 1993.
47. McAnulty JF, Hattle A, Harvery CE: Wound healing and brain stem auditory evoked potentials after experimental ventral tympanic bulla osteotomy in dogs. Vet Surg 24:9, 1995.
48. Steiss JE, Wright JC, Storrs DP: Alterations in the brain stem auditory evoked response threshold and latency-intensity curve associated with conductive hearing loss in dogs. Prob Vet Neurol 1:205, 1991.
49. Sims MH, Brace JJ, Arthur DA, Harvey RC: Otoacoustic emission in a dog. J Am Vet Med Assoc 198:1017, 1991.
50. Logas DB: Diseases of the ear canal. Vet Clinic North Am (Small Anim Pract) 24:905, 1994.
51. Neer TM, Howard PE: Otitis media. Comp Cont Educ Pract Vet 4:410, 1982.
52. Cole LK, Kwochka KW, Kowalski JJ, Hillier A: Microbial flora and antimicrobial susceptibility patterns of isolated pathogens from the horizontal ear canal and middle ear in dogs with otitis media J Am Vet Med Assoc 212:534, 1998.
53. Bruette DS, Lorena MD: Otitis externa and otitis media: diagnostic and medical aspects. Semin Vet Med Surg (Small Anim) 8:3, 1993.
54. Gregory SP: Middle ear disease associated with congenital palatine defects in seven dogs and one cat. J Small Anim Pract 41:398, 2000.
55. Bischoff MG, Kneller SK: Diagnostic imaging of the canine and feline ear. Vet Clin North Am (Small Anim) 34:437, 2004.
56. Rohleder JJ, Jones JC, Duncan RB, et al: Comparative performance of radiography and computed tomography in the diagnosis of middle ear disease in 31 dogs. Vet Radiol Ultrasound 47:45, 2006.
57. Ellison GW, Donnell RL, Daniel GB: Nasopharyngeal epidermal cyst in a dog. J Am Vet Med Assoc 207:1590, 1995.
58. Little CJL, Lane JG, Gibbs C, et al: Inflammatory middle ear disease of the dog: the clinical and pathological features of cholesteatoama, a complication of otitis media. Vet Rec 128:319, 1991.
59. Fingland RB, Gratzek A, Vorhies MW, et al: Nasopharyngeal polyp in a dog. J Am Anim Hosp Assoc 29:311, 1993.
60. Kapatkin AS, Matthiesen DT, Noone KE, et al: Results of surgery and long-term follow-up in 31 cats with nasopharyngeal polyps. J Am Anim Hosp Assoc 26:387, 1990.
61. Pratschke KM: Inflammatory polyps in the middle ear in 5 dogs. Vet Surg 32:292, 2003.
62. Gotthelf LN: Inflammatory polyps. In Small Animal Ear Diseases, An Illustrated Guide. Gotthelf LN (ed). St. Louis: Elsevier Saunders, 2005, p. 318.
63. Veir JK, Lappin MR, Foley JE, et al: Feline inflammatory polyps: historical, clinical, and PCR findings for feline calicivirus and feline herpesvirus-1 in 28 cases. J Feline Med Surg 4:195, 2002.
64. Trevor PB, Martin RA: Tympanic bulla osteotomy for the treatment of middle ear disease in cats; 19 cases (1984-1991). J Am Vet Med Assoc 202:123, 1993.
65. Boothe HW: Surgery of the tympanic bull (otitis media and nasopharyngeal polyps). Prob Vet Med 3:254, 1991.
66. Anderson DM, White RAS, Robinson RK: Management of inflammatory polyps in 37 cats. Vet Rec 147:684, 2000.
67. Mortenello CM, Alfieri C, DeFrancesco I, et al: Perendoscopic trans-tympanic excision (PTTE) of ear canal polyps in cats: 10 case reports. World Small Animal Veterinary Association Proceedings, 2001.
68. Joyce J, Day M: Immunopathogenesis of canine aural haematoma. J Sm Anim Pract 38:152, 1997.
69. Kuwahara J: Canine and feline aural hematoma: Clinical, experimental and clinicopathologic observations. Am J Vet Res 47:2300, 1986.
70. Swaim SF, Bradley DM: Evaluation of closed-suction drainage for treating auricular hematomas. J Am Anim Hosp Assoc 32:36, 1996.
71. Dye TL, Teague HD, Ostwald DA, Ferreira SD: Evaluation of a technique using the carbon dioxide laser for the treatment of aural hematomas. J Am Anim Hosp Assoc 38:385, 2002.

72. Delmage DA, Kelly DF: Auricular chondritis in a cat. J Small Anim Pract 42:499, 2001.
73. Ziemer LS, Schwarz T, Sullivan M: Otolithiasis in 3 dogs. Vet Radiol Ultrasound 44:28, 2003.
74. London CA, Dubilzeig RR, Vail DM, et al: Evaluation of dogs and cats with tumors of the ear canal: 145 cases (1978-1992). J Am Vet Med Assoc 208:1413, 1996.
75. Vail DM, Withrow SJ: Tumors of the skin and subcutaneous tissues. *In* Small Animal Clinical Oncology. Withrow SJ, MacEwen EG (eds). Philadelphia: Saunders, 2001, p. 252.
76. Indrieri RJ, Taylor RF: Vestibular dysfunction caused by squamous cell carcinoma involving the middle ear and inner ear in two cats. J Am Vet Med Assoc 184:471, 1984.

Pólipos Aurais e Nasofaríngeos Felinos

Rod A.W. Rosychuk

Os pólipos aurais-nasofaríngeos em felinos são crescimentos não neoplásicos que se originam da orelha média e/ou da entrada adjacente da tuba auditiva. Pólipos aurais são aqueles que se estendem da orelha média, através do tímpano, para o meato acústico horizontal. Pólipos nasofaríngeos são aqueles que se estendem através da tuba auditiva para a faringe posterior. Pólipos aurais-nasofaríngeos são a doença nasofaríngea mais comum de gatos jovens e a massa não neoplásica mais comum da orelha dos felinos.[1,2]

Os pólipos são vistos em gatos jovens até de meia-idade, sendo que a média de idade ao ser diagnosticados varia, segundo os relatos, de 18 meses[3-5] a 6 anos.[6,7] A amplitude é de 3 meses a 18 anos.[3-7] Não parece haver predisposição por sexo ou por raça.[3-7]

Etiopatogenia

Os pólipos parecem ser lesões inflamatórias ou pós-inflamatórias. Histologicamente, os crescimentos são caracterizados por tecido fibroso frouxo através do qual estão espalhados plasmócitos, linfócitos, neutrófilos, agregados, ou folículos linfoides e números variáveis de glândulas secretoras de muco.[4,8,9] Frequentemente, logo abaixo do epitélio, existem áreas de vascularização aumentada e, ocasionalmente, densas infiltrações de células inflamatórias, tanto agudas quanto crônicas.[8,9] Os pólipos são revestidos por epitélio escamoso estratificado a colunar ciliado, que pode estar ulcerado.[3,8,9] O epitélio colunar ciliado é indistinguível do epitélio que reveste a nasofaringe, a tuba auditiva ou do revestimento da orelha média.[10] Macroscopicamente, os pólipos podem ser lisos ou lobulados e rosa-pálidos ou cinzentos.[9] Os pólipos nasofaríngeos e muitos pólipos aurais geralmente parecem firmes ou elásticos ao corte.[9] Essa firmeza facilita que sejam segurados com pinças para ser removidos por tração ou avulsão. Alguns pólipos aurais tendem a ser mais mixomatosos e friáveis, o que sugere que teriam tido um período de crescimento mais curto.[8]

A etiologia dos pólipos continua incerta. Por terem as lesões um componente inflamatório, a causa iniciadora mais provável seria de natureza irritante.[10] Existem hipóteses em que a causa seria infecção viral[2,7,11] ou bacteriana.[9] O suporte para uma causa infecciosa é sugerido pela observação ocasional de vários gatos não relacionados entre si desenvolverem os pólipos ao mesmo tempo.[11]

Apesar de haver relatos de isolamentos de calicivírus a partir de pólipos,[11,12] a incidência é baixa e provavelmente é um achado fortuito. Em um estudo de 41 pólipos, não foram encontrados *herpesvírus* felino e *calicivírus* felino por reação da cadeia da polimerase em tempo real (RT-PCR, do inglês *real time polymerase chain reaction*) e reação da cadeia da polimerase (PCR, do inglês *polymerase chain reaction*).[7] O fato de as amostras nesse estudo serem formolizadas pode ter contribuído para alguns resultados falsos negativos. Apesar de esses dados sugerirem que a persistência viral não é uma causa provável do problema, eles não excluem a possibilidade de que vírus possam iniciar a síndrome e serem posteriormente eliminados.

Também é possível que uma infecção bacteriana, que tenha ascendido pela tuba auditiva, possa ser responsável por iniciar e perpetuar o crescimento do pólipo.[9] Os gatos são suscetíveis a infecções virais do trato respiratório superior, que podem ser complicadas por infecção bacteriana secundária. Todavia, a maioria dos gatos não tem uma história de infecção do trato respiratório superior pré-datando o desenvolvimento do pólipo[7] e a orelha média de gatos com pólipos nasofaríngeos é estéril.[4] Novamente, isso não elimina a possibilidade de que uma infecção bacteriana tenha iniciado o problema.

O papel de outros microrganismos infecciosos, tais como *Bartonella*, *Mycoplasma* e/ou *Chlamydia*, até hoje ainda não foi avaliado.

Como os pólipos são observados em animais muito jovens, também foi lançada a hipótese de que possam ser defeitos congênitos que se originam de remanescentes dos arcos braquiais.[13] Todavia, não existem dados que apoiem essa conjetura.

É muito provável que a causa iniciadora do crescimento do pólipo não esteja mais presente no momento da apresentação clínica. Isso é amparado pelo fato de que a remoção relativamente completa por osteotomia ventral da bolha (OVB) resultar em ausência recidiva na vasta maioria dos casos, tanto de pólipos aurais quanto de pólipos nasofaríngeos.[3,4,6,7]

Local de origem

A orelha média do gato é dividida em duas câmaras, uma menor, dorsolateral, e uma maior, ventromedial, por uma fina placa óssea. A câmara dorsolateral é limitada medialmente pelo promontório coclear ósseo, pelo osso pétreo temporal e lateralmente pelo tímpano. Contém os ossículos auditórios e um plexo nervoso simpático pós-ganglionar que se abre em leque sobre sua parede medial.[14,15] A comunicação entre essas duas câmaras é limitada por uma estreita fissura entre a placa óssea e o promontório coclear no aspecto caudomedial do compartimento. Em direção à sua extremidade caudal, a fissura alarga-se formando um forame triangular.[14,15] A janela redonda da cóclea constitui parte da parede medial dessa abertura. A tuba auditiva, que tem de 5 a 8 mm de comprimento, inicia-se no aspecto mais anterior da câmara dorsolateral e estende-se até a faringe posterior.

Existem somente relatos raros de dissecação *post mortem* para documentar o local de origem dos pólipos. Em um gato jovem com pólipos nasofaríngeos e da orelha média, o único local de fixação de ambos era a região da abertura da tuba auditiva na orelha média.[16] As correlações quanto aos locais de origem são, em outras situações, apenas presuntivas e baseadas em radiografias e observações feitas durante o tratamento cirúrgico.

A origem localizada na orelha média para ambos os pólipos nasofaríngeos e aurais é apoiada na vasta maioria dos casos pela observação radiográfica de uma massa na orelha média e pela exploração cirúrgica por osteotomia ventral da bula.[4,5] A origem na câmara dorsolateral é apoiada pela observação de que, durante a osteotomia ventral da bula em gatos afetados, os pólipos são aderidos às paredes do compartimento dorsolateral, mas não às paredes da câmara ventromedial. O crescimento do pólipo provavelmente se estende da câmara dorsolateral através da fissura e do forame comunicantes para encher a câmara ventromedial. Seu crescimento pode produzir necrose por pressão da fina placa óssea que separa as duas câmaras. Isso explicaria a ausência da placa óssea durante a osteotomia ventral da bula em muitos pacientes. Pólipos nasofaríngeos são vistos ocasionalmente sem envolvimento radiográfico da orelha média. Nesses indivíduos, o crescimento dos pólipos parece ocorrer a partir do entorno da abertura da tuba auditiva.[4] Após tração para remoção de pólipos nasofaríngeos, vê-se um pedículo ligado ao pólipo com comprimento correspondente ao comprimento da tuba auditiva felina.[4]

A ligação do pólipo aos tecidos submucosos sobre a parede óssea medial da câmara dorsolateral é apoiada ainda mais pela ocorrência comum de síndrome de Horner transiente após avulsão/tração de pólipos, tanto nasofaríngeos quanto aurais.[4,6]

Fatores complicadores

A presença de secreção mucoide é notada comumente nas orelhas médias de gatos com pólipos em seu interior.[14] O revestimento epitelial da orelha medial contém células caliciformes contendo muco.[17,18] Com a irritação crônica, notou-se também o desenvolvimento de glândulas secretoras de muco.[17,18] A presença do material do pólipo no interior da orelha média provavelmente estimula a produção de muco pela irritação. Também se nota que a oclusão da tuba auditiva em gatos normais resulta em acúmulo de um material mucoide viscoso originado das células caliciformes e das glândulas de muco.[17,18] Essas secreções normalmente são eliminadas da orelha média através da tuba auditiva. O pólipo, obstruindo parcialmente a tuba auditiva, provavelmente causa retenção do material mucoide nos gatos afetados.

Infecções bacterianas secundárias também são comumente observadas nas orelhas médias de gatos com pólipos aurais (17 de 22 casos relatados).[5,6,19-21] As bactérias presentes incluem (em ordem decrescente de frequência) *Pasteurella multocida, Streptococcus* beta-hemolítico, *Staphylococcus hominis, Bacteroides* sp, *Pseudomonas* sp e *Streptococcus zooepidemicus*.[6] Para a incidência de infecções secundárias recomenda-se a prática rotineira de exame citológico, a cultura e o uso de antibióticos pós-operatórios no manejo dos pólipos aurais.[6] Essa tendência para o desenvolvimento de infecções secundárias provavelmente é relacionada à perfuração do tímpano seguida do acesso de bactérias a partir do meato acústico.

É incomum haver infecções secundárias da orelha média em gatos com pólipos nasofaríngeos (3 de 23 casos em um estudo[4]). Nesses casos, as bactérias isoladas incluíam *Bordetella* sp, *Pasteurella* sp e *Achromobacter* sp. Foi relatado que a obstrução da tuba auditiva predispõe à infecção bacteriana secundária da orelha média no gato.[17] A orelha média do gato tem uma flora bacteriana transitória normal. Secreções retidas associadas à obstrução provavelmente produzem um microambiente propício à infecção. A obstrução parcial causada por um crescimento nasofaríngeo pode predispor à infecção através de um mecanismo similar.

História e sinais clínicos

Os sinais clínicos iniciais podem ser notados dias a anos antes da apresentação.[3,4,7] Os pólipos mais comumente são unilaterais na apresentação. Em um estudo de gatos somente com pólipos nasofaríngeos, 21 eram unilaterais e quatro eram bilaterais.[4] Em um grupo somente com pólipos aurais, 10 eram unilaterais e dois eram bilaterais.[6]

O crescimento do pólipo a partir da orelha média geralmente ocorre para o interior da tuba auditiva, através do tímpano para o meato acústico horizontal ou ambos. Em um estudo de 28 gatos, 50% eram somente aurais, 21% somente nasofaríngeos e 29% uma combinação de ambos.[7] Em outro estudo de 37 gatos, 51% tinham crescimento para a nasofaringe, 38% para a orelha e 11% dos gatos tinham ambos.[3]

No momento da apresentação, os pólipos quase sempre já tinham se estendido para o meato acústico horizontal ou para a nasofaringe. É difícil dizer quais sinais clínicos, se houver, são associados ao crescimento inicial do pólipo confinado à orelha média. É provável que os sinais clínicos nesse ponto sejam mínimos, como é indicado pela falta de sinais clínicos de otite média (chacoalhar da cabeça, dor ao abrir a boca, sinais neurológicos) em um grupo de indivíduos somente com pólipos nasofaríngeos e evidências radiográficas e exploratórias de envolvimento da bula.[4]

Os sinais clínicos associados aos pólipos auriculares incluem acumulação de sujidades no interior do meato acústico, chacoalhar de cabeça, coçar a orelha e inclinação da cabeça intermitente ou consistente.[6] A inclinação intermitente da cabeça em geral é causada mais pelo desconforto do que por disfunção neurológica. Esses sinais provavelmente resultam da perfuração do tímpano, da irritação no interior do canal horizontal e da infecção secundária bacteriana ou por colonização/infecção por *Malassezia* do interior dos canais. A acumulação de restos e sujeiras nos canais auditivos é comum e esse material pode ser ceroso a purulento.[5] Essas acumulações devem-se ao rompimento do mecanismo normal de "descarga" da orelha (crescimento epitelial em direção lateral a partir do tímpano), à irritação pelo pólipo e à colonização/infecção por bactérias e/ou *Malassezia*. Qualquer fonte de irritação ou de inflamação no interior da orelha resulta no aumento das secreções ceruminosas. A real incidência da colonização/infecção por bactérias e/ou *Malassezia* ainda não foi relatada em gatos afetados; todavia, na experiência do autor, elas são comuns.

Os sinais neurológicos de otite média (síndrome de Horner, paresia e paralisia facial) e de otite interna (inclinação da cabeça, nistagmo, ataxia) são observados de forma incomum em pacientes com pólipos aurais.[5,8,19] Esses sinais, provavelmente, são complicações de infecções secundárias da orelha média que tiveram acesso à orelha interna pelas janelas oval ou redonda, que são cobertas por uma membrana.[19] Quando não há infecção, tem sido sugerido que os sinais relacionados à orelha interna podem resultar de um aumento de pressão no interior da orelha interna, mediada pela pressão nas janelas redonda e/ou oval.[21]

Os sinais clínicos associados aos pólipos nasofaríngeos são relacionados ao crescimento progressivo no interior da tuba auditiva, à oclusão da tuba auditiva, ao crescimento gradual e à expansão na região faríngea posterior. A maioria das massas é visível no interior da faringe posterior no momento da apresentação, tanto clinicamente quanto radiograficamente (30 de 31 casos em um estudo[4]). A visualização é facilitada por tração rostral do palato mole. Os sinais clínicos da massa em expansão na faringe posterior incluem estridor inspiratório, ronco,[5] corrimento nasal, engasgos e espirros.[4,5] A respiração nasal pode estar comprometida[22] e o sono pode ser interrompido devido à necessidade de respirar pela boca. A obstrução grave pode resultar em dispneia, em cianose e em colapso sincopal.[15] As dificuldades respiratórias e/ou a diminuição da capacidade olfatória podem resultar em inapetência significante. Massas maiores podem impingir sobre a laringe, causar alterações na voz e produzir disfagia. Os gatos afetados podem querer comer, mas têm dificuldades em engolir. A halitose pode ser significante.[3] Esses vários problemas podem produzir perda de peso e perda de condição corporal geral. Os pacientes afetados são suscetíveis ao desenvolvimento de rinites ou de sinusites bacterianas secundárias. Esses sinais podem contribuir para os sintomas e podem ser difíceis de diferenciar dos sinais associados aos pólipos. Podem desenvolver-se doenças do trato respiratório inferior (pneumonias) nos casos crônicos ou graves, provavelmente devido ao comprometimento dos mecanismos de limpeza das grandes vias respiratórias. Os sinais neurológicos associados aos pólipos nasofaríngeos são incomuns (vistos em 3 de 31 casos em um estudo[4]). Esses sinais muito provavelmente são relacionados ao desenvolvimento de infecções secundárias na orelha média, como foi sugerido para os pólipos aurais.

Fatores que afetam o prognóstico

Sendo os pólipos clinicamente visíveis, a natureza do processo inflamatório parece tornar as massas relativamente resistentes aos efeitos de dosagens tanto anti-inflamatórias quanto imunossupressoras de glicocorticoides orais e de glicocorticoides tópicos (para os pólipos aurais).[8]

Naqueles casos em que se deixam significantes quantidades de tecido no interior da bula, a recidiva é comum.[4,6,7] Em um estudo, o tempo médio para o recrescimento foi de 3,5 meses, com amplitude de 1 a 9 meses.[3] O recrescimento é notado mais comumente nos pólipos aurais tratados por tração/avulsão[3,7] e é provavelmente relacionado ao de que, com essa técnica, uma quantidade significante de material permanece na bula. Por essa razão, muitos autores recomendam a osteotomia ventral da bula como o tratamento de escolha para os pólipos, tanto aurais quanto nasofaríngeos.[4,7] Mais recentemente, foi notado que o emprego de um regime de dosagens decrescentes de glicocorticoides orais resulta na ausência de recrescimento após remoção parcial por tração/avulsão de pólipos aurais e nasofaríngeos.[3] Uma significante quantidade de pólipo permaneceu no interior da bula e seria de se esperar que houvesse recrescimento em vários. Não se observou recrescimento em 83 de 83 e em 6 de 6 casos.[23] Essas observações sugeririam que, mesmo que uma significante quantidade de material do pólipo tenha permanecido na bula, a criação de um microambiente inflamatório agudo pela tração/avulsão permite que os efeitos anti-inflamatórios dos glicocorticoides sejam efetivos em causar regressão do tecido residual do pólipo.

Referências bibliográficas

1. Allen HS, Broussard J, Noone K: Nasopharyngeal diseases in cats: a retrospective study of 53 cases (1991-1998). J Am Anim Hosp Assoc 35:457, 1999.
2. Rogers KS: Tumors of the ear canal. Vet Clin North Am 18:59, 1988.
3. Anderson DM, Robinson RK, White RA: Management of inflammatory polyps in 37 cats. Vet Rec 147:684, 2000.
4. Kapatkin A, Mattheisen DT, Noone KE, et al: Results of surgery and long-term follow-up in 31 cats with nasopharyngeal polyps. J Am Anim Hosp Assoc 26:387, 1990.
5. Trevor PB, Martin RA: Tympanic bulla osteotomy for treatment of middle ear disease in cats: 19 cases (1984-1991). J Am Vet Med Assoc 202:123, 1993.
6. Faulkner JE, Budsberg SC: Results of ventral bulla osteotomy for the treatment of middle ear polyps in cats. J Am Anim Hosp Assoc 26:496, 1990.
7. Veir JK, Lappin MR, Foley JE, Getzy DM: Feline inflammatory polyps: historical, clinical and PCR findings for feline calici virus and feline herpes virus-1 in 28 cases. J Fel Med Surg 4:195, 2002.
8. Harvey CE, Goldschmidt MH: Inflammatory polypoid growths in the ear canals of cats. J Small Anim Pract19:669, 1978.
9. Lane JG, Orr CM, Lucke VM, Gruffydd-Jones TJ: Nasopharyngeal polyps arising in the middle ear of the cat. J Small Anim Pract 22:511, 1981.
10. Bradley RL, Noone KE, Saunders GK, Patnaik AK: Nasopharyngeal and middle ear polypoid masses in five cats. Vet Surg 14:141, 1985.
11. Parker NR, Binnington AG: Nasopharyngeal polyps in cats: three case reports and a review of the literature. J Am Anim Hosp Assoc 21:473, 1985.
12. Muilenburg RK, Fry TR: Feline nasopharyngeal polyps. Vet Clin North Am Small Anim Pract 32:839, 2002.
13. Baker GJ: Nasopharyngeal polyps in cats. Vet Rec 111:43, 1982.
14. Little CJ: Nasopharyngeal polyps. In August JR (ed). Consultations in Feline Internal Medicine, 3rd ed. Philadelphia:WB Saunders, 1997, p. 310.
15. LeCouteur RA, Vernau KM: Feline vestibular disorders. Part 1: Anatomy and clinical signs. J Fel Med Surg 1:71, 1999.
16. Stanton ME, Wheaton LG, Render JA, Blevins WE: Pharyngeal polyps in two feline siblings. J Am Vet Med Assoc 186:1311, 1985.
17. Majima Y, Jin CS, Takeuch K, et al: Rheological properties of middle ear mucus in relation to goblet cell populations in the cat. Acta Otolaryngol (Stockh) 483:11, 1991.
18. Tos M, Wiederhold M, Larsen P: Experimental long-term tubal occlusion in the cat. A quantitative histopathological study. Acta Otolaryngal (Stockh) 97:580, 1984.
19. Cook LB, Bergman RL, Bahr A, Boothe HW: Inflammatory polyps in the middle ear with secondary suppurative meningoencephalitis in a cat. Vet Rad Ultras 44:648. 2003.
20. Remedios AM, Fowler JD, Pharr JW: A comparison of radiographic versus surgical diagnosis of otitis media. J Am Anim Hosp Assoc 27:183, 1991.
21. Seitz SE, Losonsky JM, Marretta SM: Computed tomographic appearance of inflammatory polyps in three cats. Vet Rad Ultras 37:99, 1996.
22. Bacmeister C: Dyspnea in a cat with otitis. Feline Pract 19:5, 1991.
23. Rosychuk RAW, Personal Communication, 2006.

Parte 8

Pele/Tegumento

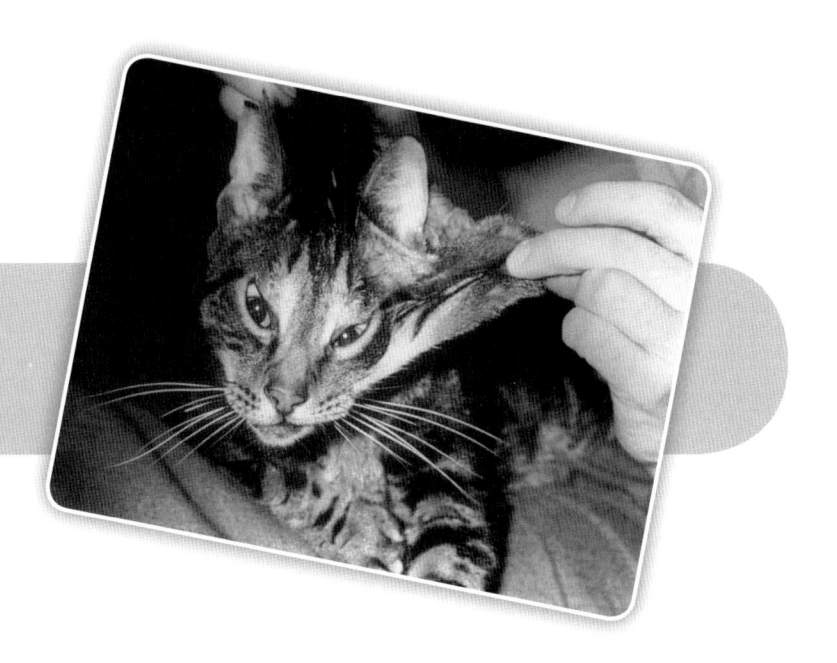

Parte 8

Sistema Tegumento

Cicatrização do Ferimento Cutâneo 61

Tannaz Amalsadvala e Steven F. Swaim

Um ferimento é definido como qualquer interrupção da continuidade de um tecido do corpo.[1,2] Imediatamente após a agressão, o ferimento começa um complexo processo de cura que envolve sincronização sofisticada de eventos moleculares e bioquímicos em nível celular a fim de promover a reparação tecidual e regeneração. A cicatrização do ferimento é um processo finamente ajustado que restaura a integridade anatômica e fisiológica do tecido e culmina pela formação de uma cicatriz.

A cicatrização do ferimento pode ser dividida em quatro estágios: inflamação, debridação, reparação/proliferação e maturação/remodelação.[3-6] Estes estágios exibem considerável grau de sobreposição e ocorrem em um *continuum* do começo ao fim. Assim, um ou mais estágios da cicatrização podem estar ocorrendo ao mesmo tempo. Independentemente do tamanho, todos os ferimentos passam por todos os estágios do processo de cicatrização.

Os agentes causais dos ferimentos são numerosos e variados. Vão de traumatismos mecânicos a agentes físicos, como temperaturas extremas, químicos, processos neoplásicos, infecção por microrganismos e cirurgias.[3]

Estágios de inflamação e debridação

O estágio inflamatório da cicatrização é a resposta defensiva vascular e celular do corpo.[7,8] É separado em fase inicial e fase tardia.[4,5] A fase inicial consiste nas respostas imediatas, incluindo a dinâmica do tônus vascular e a hemostasia. A fase tardia é caracterizada por respostas vasculares e por recrutamento e ativação de populações de células inflamatórias.[7,8]

Reações do tecido

A primeira resposta a qualquer agressão é a hemorragia, cuja magnitude varia de acordo com a lesão. Ocorre vasoconstrição na tentativa de controlar a hemorragia. É acompanhada por um aumento imediato do tamanho do ferimento, devido à elasticidade inerente da pele e à tensão muscular externa que retrai as margens do ferimento. Isso faz com que ele se abra.[4] Como resultado, um ferimento pode parecer grande. Todavia, a manipulação dos tecidos em torno dele pode revelar que muito daquele aumento resulta da retração dos tecidos.

Hemostasia, reação linfática e crosta

Os vasos sanguíneos rompidos têm suas membranas basais expostas contendo colágeno subendotelial. O colágeno em contato com plaquetas provoca ativação e agregação plaquetária e desencadeamento da via intrínseca da cascata da coagulação.[3,4,7,9] Culmina então na formação de um trombo que controla a hemorragia, ou seja, o coágulo de fibrina no ferimento. O coágulo não somente atenua a hemorragia, mas também oclui vasos linfáticos rompidos. Evita assim, a drenagem linfática, promovendo edema e localizando a inflamação.[4] Mais tarde no processo de cicatrização, a fibrinólise dissolve os tampões de fibrina nos vãos linfáticos e a drenagem linfática se restabelece. Quando exposto ao meio ambiente externo o coágulo seca, formando uma crosta.[3,4] A crosta firmemente aderida age como uma bandagem biológica, sob a qual a contração e a reepitelização do ferimento continuam sem serem prejudicadas.[4,5]

Eventos vasculares e humorais e movimento celular

A vasoconstrição inicial é seguida por vasodilatação reflexa e aumento na permeabilidade vascular. Resulta em exsudação de plasma[4,5] e escape de mediadores inflamatórios e componentes celulares dos vasos sanguíneos. A iniciação da cascata do ácido araquidônico resulta na produção de prostaglandinas, tromboxanos e leucotrienos.[3,4,7,8] Esses fatores humorais, juntamente com a histamina, serotonina, bradicinina e ativação do complemento auxiliam a perpetuar a inflamação.[8] A serotonina e a histamina originadas dos mastócitos causam arredondamento das células endoteliais vasculares, desta forma desfazem junções intercelulares apertadas e permitem a extravasão de plasma e outros mediadores inflamatórios para os tecidos circundantes.[8]

Receptores de superfície para leucócitos nas células endoteliais são ativados, causando marginação e eventual migração dos leucócitos para o tecido intersticial.[5,8]

Células endoteliais em vasos sanguíneos adjacentes ao tecido ferido exibem moléculas de adesão celular (do inglês CAM, *cellular adhesion molecules*), fixando células inflamatórias e auxiliando a passagem por entre as células endoteliais para o ferimento.[7] Migração celular é feita com o auxílio de proteinases (serina, metalo, cisteína e aspártica) as quais, ao catabolizar a matriz celular, criam um caminho para as células inflamatórias.[7] Os polímeros de fibrina têm ligações cruzadas formando uma estrutura sobre a qual os neutrófilos e macrófagos migram em direção ao ferimento após saírem dos vasos sanguíneos por diapedese.[3]

Os leucócitos polimorfonucleares são os primeiros a responder aos vários sinais quimiotáxicos e a aparecer no local do ferimento poucas horas após o traumatismo.[4,8,9] São logo seguidos pelos macrófagos e, finalmente, pelos linfócitos T.[8] Os neutrófilos geralmente têm vida curta, enquanto os macrófagos persistem por um período significativamente maior.[5]

Funções celulares

Além de ter um papel principal na coagulação, as plaquetas produzem várias citocinas e fatores de crescimento importantes para a progressão da cicatrização do ferimento. A ativação das plaquetas resulta na liberação pelos seus grânulos alfa,[2,8] de fator de crescimento derivado de plaquetas (do inglês PDGF, *platelet-derived growth factor*), fator de crescimento transformador α e β (do inglês TGF-α e TGF-β, *transforming growth factor alpha* e *transforming growth factor betha*), e fator de necrose tumoral α (do inglês TNF-α, *tumor necrosis factor*).[2,4,7] Essas moléculas de sinalização são quimiotáxicos para neutrófilos, macrófagos e linfócitos T, que migram em direção ao ferimento.[3,7] Os grânulos alfa das plaquetas contêm quatro glicoproteínas adesivas: fibrinogênio, fibronectina, fator de von Willebrand e trombospondina.[8] Essas glicoproteínas participam na coagulação e também na síntese de matriz temporária.

Os neutrófilos e os macrófagos fazem a remoção do tecido necrótico, ou desvitalizado do ferimento. Mais tarde, os macrófagos coordenam a proliferação do tecido.

Os neutrófilos não são essenciais para a cicatrização do ferimento, apesar de serem os primeiros a chegar a ele.[3,9] Neutrófilos fagocitam bactérias e as matam pela geração de espécies reativas de oxigênio e radicais livres.[2,7] Seus grânulos contêm várias proteinases. Entre elas são predominantes a catepsina G, ativador de plasminogênio tipo uroquinase, colagenase e elastase.[2,7] Essas proteinases podem digerir os componentes da matriz extracelular, incluindo elastina, fibrina, fibronectina, vitronectina, laminina, colágeno e proteoglicanos. Inibidores de proteinases protegem o tecido normal saudável da ação das proteinases. Uma vez esgotados, os neutrófilos são removidos do ferimento por macrófagos ou pelo exsudato do ferimento.[4]

Monócitos são transformados em macrófagos assim que saem da circulação e são sequestrados nos tecidos. Os números dos macrófagos atingem o máximo em 24 h.[8,9] Os macrófagos são capazes de fagocitose e também de descarregar proteinases, especificamente metaloproteinases da matriz (do inglês MMP, *matrix metallo proteinases*). Essas capacidades são cruciais durante o desbridamento do ferimento e a cicatrização subsequente. O desbridamento e a proliferação do tecido são desacelerados em ferimentos desprovidos de macrófagos.[7] Os inibidores teciduais de metaloproteinases (do inglês TIMP, *tissue inhibitors of metalloproteinases*) protegem o tecido sadio da ação indiscriminada de MMP. Os macrófagos são ativados a sintetizar moléculas sinalizadoras, incluindo fator estimulador de colônias, TNF-α, PDGF, interleucina-1, TGF-α e TGF-β, fator de crescimento de fibroblasto (do inglês FGF, *fibroblast growth factor*) e fator de crescimento tipo insulina-I (do inglês IGFI, *insulin-like growth factor-I*), que induzem a proliferação celular, especialmente de queratinócitos, fibroblastos e células endoteliais.[2,7] Portanto, os macrófagos são a ponte entre a fase inflamatória e a fase de reparação na cicatrização do ferimento.[7]

Os linfócitos T têm um papel regulatório na cicatrização do ferimento. Embora não sejam vitais para o processo, sua ausência retarda a cicatrização. Os linfócitos produzem fatores regulatórios e de crescimento que governam as funções de outras células. O papel dos linfócitos na cicatrização é geralmente associado à presença de um antígeno estranho ou uma infecção secundária. Chegam ao ferimento no mesmo tempo que os macrófagos e interagem com eles para produzir uma resposta imune. Os macrófagos processam os antígenos estranhos, e esses antígenos modificados são apresentados aos linfócitos. Estes produzem citocinas como a interferona gama (INF-γ) e interleucina-2.[2,4] Os linfócitos produzem também TGF-β.[4]

O papel dos eosinófilos na cicatrização dos ferimentos ainda não foi elucidado. Eles estão presentes em ferimentos, em processo de cicatrização e atingem um número máximo em torno de 1 semana após a lesão.[8] Um modelo de reparação de ferimento em coelhos demonstrou que os eosinófilos parecem ser responsáveis por secretar TGF-α após o dia 7,[8] mas eosinófilos podem atrasar a reepitelização de ferimentos.[7]

Estágio de reparação/proliferação

A fase de reparação/proliferação é composta por proliferação e migração de fibroblastos com produção de matriz extracelular do ferimento, neovascularização, proliferação e migração epitelial.[2-6,8] A atividade dos fibroblastos e a neovascularização resultam na formação de tecido de granulação.

Os macrófagos têm um importante papel nesse estágio da cicatrização do ferimento. São ativados em resposta a fatores quimiotáxicos e de crescimento liberados pelas plaquetas durante a última parte das fases inflamatória e de desbridamento. A digestão de fibronectina e colágeno potencializa a ativação dos macrófagos e a liberação de mediadores adicionais como fibroplasia e angiogênese. Um exemplo é o óxido nítrico, essencial para a síntese do tecido de granulação.[3,4] Os macrófagos recrutam os linfócitos, que liberam linfocinas (interleucinas e interferona) responsáveis por reativação de macrófagos para assegurar níveis adequados de mediadores moleculares e peptídios vasoativos durante toda a fase proliferativa.

Tecido de granulação – produção e funções

O tecido de granulação é composto primariamente de fibroblastos, capilares, macrófagos e colágeno[3,4,10] e aparece no ferimento entre 3 e 6 dias após o início da cicatrização.[5] O tecido de granulação proporciona uma barreira mecânica contra infecção microbiana do ferimento e uma barreira biológica devido à presença de granulócitos e macrófagos em sua superfície.[3] É também uma fonte de colágeno, que é necessário para a reparação e remodelagem. O tecido de granulação põe em ação a contração do ferimento e serve como uma fundação através da qual a migração epitelial acontece.[4]

Os fibroblastos são componentes predominantes nesse estágio da cicatrização do ferimento e um importante constituinte do tecido de granulação. As fontes dos fibroblastos no ferimento incluem os pericitos e as células mesenquimais perivasculares indiferenciadas encontradas no tecido conjuntivo.[4,6,8,9,11] Sob a influência de fatores, como PDGF, fator de crescimento epidermal (do inglês EGF, *epidermal growth factor*), FGF, IGF-1 e TGF-β, esta população celular quiescente torna-se ativada, prolifera e desenvolve extensões citoplasmáticas chamadas membranas arrepiadas (*ruffled*).[9] Os fibroblastos secretam IGF-1, β-FGF, TGF-β, PDGF e fator de crescimento de queratinócitos (do inglês KGF, *keratinocyte growth factor*).[4] A movimentação dos fibroblastos ao longo da rede de fibrina no interior do ferimento é assistida por direcionamento, contato, haptotaxia,[8,10] quimiotaxia e pelo uso de membranas arrepiadas.[4,8] À medida que os fibroblastos concentram-se no leito do ferimento, eles continuam a sintetizar constituintes da matriz extracelular, incluindo fibronectina, proteoglicanos, colágeno e elastina.[4,8]

Neovascularização

O segundo componente do estágio de reparação é a neovascularização. A proliferação de células endoteliais e a subsequente migração ocorrem na presença de matriz intersticial ou na inexistência de uma membrana basal intacta. Resultam assim, no nascimento de brotos de capilares a partir de vênulas preexistentes[3,4,6,10] e na formação de alças capilares.[8,10] Uma vez canalizadas, o fluxo sanguíneo é iniciado e a circulação é estabelecida. Novos vasos crescem a uma velocidade aproximada de 0,4 a 1 mm por dia. Estudos *in vitro* demonstraram que as células endoteliais cultivadas sobre colágeno tipos IV e V (componentes da membrana basal),[8,12] formam estruturas tubulares ao invés de monocamadas confluentes (observadas quando as células são cultivadas sobre colágenos tipos I e II).[8] Os brotos de capilares que não desenvolvem lúmens regridem.[3,4,6] Os linfáticos seguem um padrão similar àqueles dos capilares, embora muito mais lentos para se reconstituir. Portanto, a drenagem linfática durante as fases iniciais da cicatrização do ferimento é inadequada, o que contribui para a formação de edema.[3,4,8]

O pH e o oxigênio do ferimento são fatores importantes para o funcionamento dos fibroblastos e a neovascularização. A síntese ótima de colágeno é alcançada quando o microambiente do ferimento mantém um pH levemente ácido.[8] A tensão de oxigênio na periferia do ferimento é quase 90 mmHg, enquanto no centro do ferimento ele cai para quase zero.[2,11] Sob essas condições hipóxicas, a energia derivada da glicose é suficiente para iniciar a fibroplasia. Entretanto, para sustentar a produção de colágeno, o oxigênio molecular é absolutamente necessário para a hidroxilação pós-translacional da prolina, das partes de lisina e formação de ligações cruzadas das fibrilas de colágeno.[11] A tensão de oxigênio mínima necessária para que ocorra fibroplasia e síntese de colágeno parece ser de 20 mmHg.[8,9] Uma outra publicação sugere que a fibroplasia é impedida em tensões de oxigênio inferiores a 40 mmHg.[11]

Apesar de seus efeitos deletérios sobre a cicatrização de ferimentos, um ambiente hipóxico e a existência de um gradiente de tensão de oxigênio, atuam como estímulo para a mitose de fibroblastos, angiogênese e secreção sustentada de fatores de crescimento pelos macrófagos.[3,4,11] A existência de um gradiente de tensão de oxigênio é um pré-requisito para a neovascularização.[8]

Os fatores de crescimento angiogênicos incluem PDGF, fator de crescimento endotelial vascular (do inglês VEGF, *vascular endothelial growth factor*), TNT e endotelina-1.[2,11] A suprarregulação desses fatores angiogênicos nas células endoteliais aumenta a atividade mitótica celular e portanto promove a neovascularização. As células endoteliais demonstram um fenômeno chamado reciprocidade dinâmica, pelo qual elas respondem às influências ambientais como os sinais celulares e químicos. São capazes de transformar seu meio ambiente para induzir alterações benéficas para a cicatrização do ferimento.[11]

À medida que a cicatrização progride, os componentes iniciais do processo regridem e os componentes de reparação aumentam. A fibrinólise pela plasmina rompe o coágulo no leito do ferimento.[4] Gradualmente, neutrófilos e linfócitos são eliminados do ferimento por apoptose ou fagocitose feitas pelos macrófagos. Fibrina, proteoglicanos, tropocolágeno e protocolágeno são substituídos por fibrilas de colágeno sintetizadas pelos fibroblastos do ferimento.

O colágeno é um importante componente do tecido de granulação.[10] Os fibroblastos, sob a influência de TGF-α e TGF-β, EGF, PDGF, β-FGF, IL-1 e FNT, sintetizam fibrilas de colágeno e matriz extracelular viscoelástica.[9,12] A biossíntese do colágeno é um processo complicado que envolve: transcrição e translação de genes; transformação intracelular, intercelular e extracelular; agremiação e formação de ligações cruzadas de fibrilas.[12] O colágeno inclui dois aminoácidos específicos, hidroxilisina e 4-hidroxiprolina.[12,13] Estes aminoácidos, associados a glicina, formam cadeias alfa peptídicas. Essas cadeias alfa peptídicas são entretecidas formando uma tripla hélice[2,6,12,13] enrolada, formando uma hélice superenrolada.[13] Galactose é adicionada à super-hélice antes de ser extrudada do fibroblasto como pró-colágeno, clivado para formar tropocolágeno.

O aumento da resistência do ferimento deve-se à deposição do colágeno e à maturação deste. O tropocolágeno é agregado e sofre ligações cruzadas para formar filamentos de colágeno. Os filamentos de colágeno sofrem ligações cruzadas para formar fibrilas de colágeno. Quando estas fazem ligações cruzadas entre si, formam as fibras de colágeno. Na maturação, o colágeno tipo III torna-se colágeno tipo I[3,4,6,10] que ao maturar e se reorientar no interior do ferimento, aumenta a resistência à tração deste.[4] Nas primeiras 2 semanas da cicatrização, fibroblastos, fibrina e o colágeno são organizados verticalmente entre as margens do ferimento. O aumento de resistência à tração deste deve-se a um aumento na deposição de colágeno.[9] Na fase tardia do estágio de reparação, as fibras são organizadas horizontalmente.[3,4,8] A resistência inicial do ferimento é atribuída ao seu conteúdo de colágeno, enquanto a resistência mais tardia é associada ao tipo, maturação e a remodelagem tridimensional do colágeno. À medida que o conteúdo de colágeno do ferimento aumenta, a síntese de colágeno equilibra a lise de colágeno. A matriz de proteoglicano extracelular diminui proporcionalmente, à medida que o colágeno ocupa cada vez mais espaço.[4] Isto assinala o início da fase de maturação.

Contração do ferimento

O tecido de granulação também contribui para a contração do ferimento. Contração do ferimento é a força centrípeta pela qual um ferimento reduz suas dimensões.[3,4,6,10] Essa força pode ou não culminar em seu fechamento completo. Este fenômeno é especialmente importante na cicatrização aberta de ferimentos. A contração do ferimento não envolve a síntese de nova pele, mas a movimentação centrípeta da pele ao seu redor.[4,10]

Uma teoria sobre a contração do ferimento diz que uma subpopulação de fibroblastos do tecido de granulação desenvolve uma porcentagem maior de fibras ricas em actina, desta forma transformando-os em miofibroblastos.[2] Estas fibras são chamadas fibras de estresse e contêm miosina e tropomiosina.[8] Pensa-se que o TGF-β tem papel na diferenciação.[3,4,10] Esta resposta é uma tentativa de contrabalançar as forças de retração da natureza elástica inerente da pele, exercidas sobre as margens do ferimento.[4,10] A conexão entre os miofibroblastos e a matriz extracelular é o fibronexo. Ele tem um papel na mediação da contração do ferimento ao reorientar a substância intercelular.[8] O fibronexo conecta as fibras de estresse dos miofibroblastos com o colágeno através da fibronectina.[8]

Uma segunda teoria sobre a contração do ferimento sugere que fibroblastos regulares usam as forças tracionais da membrana celular para reorganizar e rearranjar as fibrilas de colágeno.[4,6,10] Enquanto o fibroblasto atravessa o colágeno, a membrana da célula puxa as fibrilas de colágeno em direção ao centro do ferimento. Isto é explicado melhor pela comparação com "um tanque de brinquedo deslocando-se sobre um carpete frouxo".[4,10] Este processo é aumentado por PDGF, que estimula a contração da matriz extracelular, enquanto FGF e IFN-γ inibem o processo.

A contração do ferimento é terminada por inibição de contato. Ou seja, quando uma borda do ferimento encontra-se com a outra, ou quando as tensões exercidas pela elasticidade da pele nas bordas do ferimento e dos fibroblastos e miofibroblastos no interior do ferimento forem iguais.[4,10] O número de miofibroblastos presentes em qualquer ferimento é proporcional ao tamanho do ferimento e à tensão nas suas bordas. Grandes ferimentos abertos têm números maiores, enquanto ferimentos submetidos a fechamento primário têm significativamente menos fibroblastos.[9]

Epitelização

A epitelização protege contra infecção externa e perda de fluidos.[3] Para que ocorra a epitelização, o ferimento necessita estar livre de infecção e necessita manter um microambiente úmido e rico em oxigênio.[8] A epitelização ocorre independentemente da contração do ferimento e, em ferimentos deixados abertos, ocorre após o tecido de granulação ter se estabelecido, isto é, após uma fase lag de 4 ou 5 dias[4], enquanto na cicatrização de ferimentos fechados, ela começa quase que imediatamente e estará completa em 2 dias.

As células epiteliais são influenciadas por β-FGF, EGF, IL-1, PDGF, TGF-α e TGF-β. Quando suprarregulados, estes fatores induzem atividade mitótica acelerada das células epiteliais. A atividade mitótica e a migração não são fatores interdependentes.[8] As células epiteliais desenvolvem microvilosidades no interior das membranas celulares. Elas estendem pseudópodes que facilitam sua migração.[3] Duas teorias elucidam a migração epitelial. Um delas propõe que as ligações desmossomais e hemidesmossomais do epitélio basal e da membrana basal sejam adjacentes às células epiteliais adjacentes nas margens do ferimento são perdidas. Desta forma, permitem a migração das células através do leito do ferimento em monocamadas.[2,3] Esta é conhecida como a teoria do deslizamento.[4,8] A segunda teoria é chamada de teoria do "jogo do pulo do sapo". Propõe que as células epiteliais basais das margens do ferimento migram para o tecido de granulação e lá se implantam. As células epidermais, logo atrás, migram sobre as células recentemente implantadas e se fixam ao leito do ferimento assim que encontram o tecido de granulação.[4,8] A migração epitelial é terminada por inibição de contato e as ligações desmossomais são refeitas.[3,4,8] As células epiteliais também possuem atividade fagocítica, potencializada pela fibronectina. Isto facilita a epitelização sobre o leito do ferimento sob a crosta ou através do exsudato do ferimento.[8]

Estágio de maturação/ remodelação

A resistência inicial do ferimento aumenta rapidamente nas primeiras 24 h da lesão. O coágulo de fibrina é o primeiro a contribuir para a resistência do ferimento; todavia, a resistência não alcança um grau significativo até 6 dias.[4] Entre os dias 5 e 15, a deposição continuada de fibrilas de colágeno reflete em incremento na resistência do ferimento à tração. Com a progressão da cicatrização, a matriz extracelular, as fibrilas de colágeno,

Tabela 61.1 Relevância clínica do que é visível no processo de cicatrização de ferimentos.

Processo	Relevância
Hemorragia do ferimento	Pode auxiliar a limpar o ferimento de material estranho e toxinas
Retração das bordas do ferimento	Um ferimento pode parecer maior do que realmente é. Manipule suas margens para assegurar que não existe falta de tecido e para ter uma ideia do que vai ser necessário para a reconstituição
Coágulo sanguíneo/crosta	Proporciona uma estrutura ou uma base para a formação do tecido de granulação. A crosta é a superfície sob a qual a cicatrização ocorre
Exsudato, hiperemia, calor, edema, dor	São partes necessárias do estágio da inflamação/debridamento. Frequentemente os ferimentos parecerão (aspecto visual e cheiro) piores antes de começar a melhorar (reparação). O pico acontece 3 a 5 dias após a lesão inicial
Tecido de granulação	É o primeiro sinal visível de que o ferimento está progredindo para o estágio de reparação
Contração do ferimento	Um processo "amigo" quando acontece no tronco de um cão ou gato. Alguns grandes ferimentos podem cicatrizar completamente por esse processo. Traçar semanalmente seu contorno em um papel transparente permite o monitoramento da progressão do processo
Epitelização	Proporciona uma cobertura temporária sobre o ferimento enquanto a contração acontece. Indica que o leito de tecido de granulação é saudável o suficiente para receber um enxerto (se houver indicação para um enxerto). Proporciona durabilidade muito precária se for a cobertura final para um ferimento (uma cirurgia reparadora é indicada)

o crescimento de capilares e as forças adesivas das células epiteliais somam-se para aumentar a resistência inicial do ferimento.

A resistência tardia do ferimento começa somente após a cicatrização ter continuado sem ser deturpada, por pelo menos 21 dias.[4] Uma vez que a taxa de síntese de colágenos se iguala à taxa de lise do colágeno, colagenases e metaloproteinases da matriz digerem materiais extras não importantes, preservando as fibras colágenas orientadas apropriadamente. O colágeno tipo III é substituído por colágeno tipo I, que aumenta a resistência à tração do ferimento. Ao progredir a maturação, os feixes de colágenos recentemente formados e o colágeno dermal preexistente coalescem. Desta forma, a diferenciação entre eles é extremamente difícil. Não importa o quão completa é a cicatrização do ferimento ou quão mínima é a cicatriz resultante, o ferimento é sempre em torno de 20% mais fraco do que o tecido adjacente não lesado.[3,4,11]

Enquanto os clínicos e seus clientes observam o progresso da cicatrização do ferimento, alguns processos visíveis parecem ter um significado relacionado ao que está acontecendo. Esses processos podem se úteis para o clínico explicar a cicatrização do ferimento ao cliente e para o manejo do ferimento (Tabela 61.1).

Conclusão

A fisiologia da cicatrização de ferimentos é um processo intrínseco, interligado, delicadamente balanceado e que envolve comunicação afinada entre as células participantes e suas várias citocinas, peptídios vasoativos e sinalizadores químicos. O processo de cicatrização pode ser comparado à *performance* de uma orquestra sinfônica. Quando cada instrumento toca sua parte em conjunto com os demais no tempo apropriado, o resultado é uma bela música. O mesmo é verdadeiro na cicatrização de ferimentos. Quando cada componente executa sua função em conjunto com os outros componentes no momento apropriado, acontece uma cicatrização descomplicada. O menor distúrbio neste equilíbrio é capaz de impedir que ela aconteça. Apesar de termos aprendido muito sobre a cicatrização de ferimentos, mais descobertas nos esperam além da esquina.

Referências bibliográficas

1. Wysocki AB: Skin anatomy, physiology and pathophysiology. Nurs Clin North Am 34 (4):777, 1999.
2. Hosgood G: Wound repair and specific tissue response to injury. *In* Textbook of Small Animal Surgery. Vol 1. Slatter DH (ed). Philadelphia: WB Saunders, 2003.
3. Gregory CR: Wound healing and influencing factors. *In* BSAVA Manual of Canine and Feline Wound Management and Reconstruction. Fowler D, Williams JM (eds). Cheltenham, U.K: BSAVA, 1999.
4. Swaim SF, Henderson RA Jr: Wound healing. *In* Small Animal Wound Management. Philadelphia: Williams & Wilkins, 1997.
5. Swaim SF: The Effects of dressings and bandages on wound healing. Semin Vet Med Surg (Small Anim) 4(4):274, 1989.
6. Pavletic MM: Atlas of Small Animal Reconstructive Surgery. Philadelphia: WB Saunders, 1999.
7. Hart J: Inflammation 1: Its role in the healing of acute wounds. J Wound Care: 11(6):205, 2002
8. Fowler D: Principles of wound healing. *In* Surgical Complications and Wound Healing in the Small Animal Practice. Harari J (ed). Philadelphia: WB Saunders, 1993.
9. Nwomeh BC, Yager DR, Cohen KI: Physiology of chronic wounds. Clin Plast Surg 25(3):341, 1998.
10. Wilhelmi BJ, Blackwell SJ, Mancoll JS, Phillips LG: Creep vs. stretch: A review of the viscoelastic properties of skin. Ann Plast Surg 41(2):215, 1998.
11. Muller GH, Kirk RW: Structure and function of the skin. *In* Small Animal Dermatology. Muller GH (ed). Philadelphia: WB Saunders, 2001.
12. Swaim SF, Hinkle SH, Bradley DM: Wound contraction: basic and clinical factor. Comp Cont Edu Pract Vet 23(1):20 2001.
13. Fowler D: Wound healing: an overview. Semin Vet Med Surg (Small Animals) 4(4):256, 1989.

Queimaduras

Mark W. Bohling e Steven F. Swain

Queimaduras em pequenos animais podem ser alguns dos casos mais desafiantes para um veterinário tratar. Um entendimento detalhado da fisiopatologia da lesão por queimadura é crucial para maximizar a chance de um tratamento com sucesso. Felizmente, nosso conhecimento da fisiopatologia das queimaduras aumentou bastante na década passada. Muito desse conhecimento já tem sido colocado em prática no manejo clínico dos casos de queimaduras. Da mesma maneira que várias outras áreas da medicina veterinária, grande parte da literatura científica básica e clínica vem da medicina humana. Este capítulo faz uso intenso desses recursos. Com o propósito de aplicação clínica, muitos avanços no tratamento de queimados humanos são amplamente baseados em dados obtidos de experimentações com animais. Dados nos quais, o cão é um modelo comum. Este fato torna relevante a aplicação veterinária da literatura da medicina humana. Todavia, deve-se ter cuidado na interpretação e aplicação da literatura médica humana em animais, devido às importantes diferenças anatômicas e fisiológicas entre seres humanos e animais. Este capítulo revisa os avanços históricos e recentes no entendimento da fisiopatologia das queimaduras e identifica as áreas para a aplicação dessa informação no manejo clínico de queimaduras na prática médica em pequenos animais.

Classificação das lesões por queimaduras

As queimaduras são classificadas em quatro tipos baseados na etiologia.[1,2] *Queimaduras térmicas* são causadas por exposição a temperaturas extremas (altas ou baixas) suficientes para causar dano celular. *Queimaduras químicas* são causadas por exposição a substâncias químicas que causam necrose tecidual por meio de reações químicas ou efeitos térmicos. *Queimaduras elétricas* acontecem quando uma corrente elétrica com amperagem e voltagem suficientes causam morte celular no paciente. *Queimaduras por radiação* são causadas por exposição a radiação ionizante em níveis que causam morte celular. Queimaduras por radiação são mais comuns devido à exposição à radiação solar, ou como um efeito colateral da radioterapia para doenças neoplásicas. Estas não serão discutidas neste capítulo. A identificação da causa da queimadura e o mecanismo pelo qual ela inflige a lesão é vital para o cuidado apropriado inicial do paciente queimado. Por exemplo, lavagem copiosa para muitas das queimaduras químicas, esfriamento rápido dos tecidos expostos ao calor excessivo, reaquecimento delicado dos tecidos congelados etc.

Com poucas exceções, o órgão primariamente envolvido é o tegumento. Alguns tipos de lesões por queimadura (químicas, elétricas e por radiação) podem ter envolvimento gastrintestinal ou de outros locais primários. As queimaduras térmicas, que envolvem primariamente a pele, podem ter efeitos sistêmicos mas a pele é normalmente o primeiro e o mais importante local da lesão. Em geral é onde o dano inicial ocorre e leva às sequelas sistêmicas. Portanto, é o foco da maioria das investigações sobre a fisiopatologia e terapia das queimaduras.

Queimaduras térmicas

Tecnicamente, queimaduras térmicas incluem tanto as leões causadas pela exposição ao calor excessivo (queimaduras hipertérmicas) quanto as causadas pela exposição ao frio excessivo (queimaduras hipotérmicas). Neste capítulo, o uso do termo "queimaduras térmicas" refere-se apenas às primeiras, enquanto o termo "congelamento" será usado em referência às últimas. Queimaduras térmicas são subclassificadas de acordo com a fonte do calor. Chama ou fogo; escaldaduras por líquidos ou gases quentes e queimaduras por contato direto com um objeto quente.[3] As queimaduras térmicas ocorrem quando o calor é transmitido aos tecidos em uma de três formas: por condução; convecção ou radiação. Condução é a fonte mais comum da lesão térmica. Ocorre quando o corpo entra em contato direto com um objeto quente, como almofada de aquecimento ou água quente. Convecção é a transferência de calor por correntes de ar, como ar superaquecido vindo de um incêndio. Nas queimaduras por radiação, a energia sob forma de radiação eletromagnética trafega pelo ar até atingir o corpo e é convertida em calor. Lâmpadas de aquecimento podem produzir queimaduras por esse processo.[1] A gravidade da queimadura tem sido classificada historicamente, de acordo com a profundidade da destruição tecidual. Este sistema de classificação tem provado ser útil para o planejamento do tratamento e para o prognóstico. As queimaduras de *espessura parcial* podem ser divididas em duas categorias. Queimaduras de *primeiro grau* são lesões superficiais que atingem apenas a epiderme. O eritema é a única alteração observável. Como a derme não foi envolvida, a integridade da pele é mantida, sem formação de bolhas ou ferimentos abertos. A cicatrização é rápida e não produz cicatrizes, mesmo sem intervenção médica. As queimaduras de primeiro grau são dolorosas porque nociceptores na epiderme são estimulados no momento da lesão. Queimaduras de *segundo grau* são lesões de espessura parcial da pele que atingem a derme. Em adição à dor e eritema, essas lesões caracterizam-se pela formação de bolhas e exsudação de fluido (nota: as bolhas são comuns em seres humanos, mas raras em cães e gatos devido às diferenças estruturais histológicas da derme). As queimaduras de espessura parcial podem variar de superficiais a profundas. Parte da derme e dos anexos sobrevivem à agressão, de tal forma que comumente não acontece a formação de cicatrizes. A cura completa da lesão leva em média 2 a 3 semanas nos casos menos complicados. Queimaduras de espessura total podem ser subdivididas em três categorias. Queimaduras de *terceiro grau* estendem-se através da pele até os tecidos subcutâneos. Alguns esquemas de classificação reconhecem duas categorias adicionais: queimaduras de *quarto grau*, que se estendem até a musculatura subjacente e queimaduras de *quinto grau*, que envolvem o osso.[2] A profundidade da destruição tecidual é diretamente proporcional aos fatores que concentram o calor na área da lesão. Isto significa o grau da temperatura em que o tecido é aquecido e o tempo de duração da exposição ou contato.[4] As alterações das funções celulares e a necrose tecidual seguem uma progressão previsível, à medida que a temperatura da pele aumenta. Entre 40 e 44°C a atividade enzimática da célula é afetada, resultando assim, em falha na bomba de sódio. O destacamento da epiderme (queimadura de espessura parcial) acontece quando a pele é aquecida a 60°C por mais de 1 segundo, e temperaturas da pele acima de 70°C produzem queimaduras de espessura total.[5]

Resposta local à lesão por queimadura

O local da queimadura tem sido dividido em três áreas funcionais e anatômicas; partindo do centro da área queimada, a área mais interna é a *zona de coagulação* (também conhecida como zona de necrose ou destruição). Nesta zona ocorre perda total da viabilidade tecidual. O objetivo da terapia nesse local é o desbridamento. A próxima área é a *área de estase*, onde ocorrem as alterações produzidas nos eritrócitos reduzindo a capacidade de deformação e a capacidade de fluir através de vasos microscópicos. Este processo é complicado pela redução da área luminal da microvasculatura devido ao aumento da pressão extraluminal pelo edema tecidual causado pela inflamação e subsequente aumento da permeabilidade capilar. O aumento da permeabilidade capilar local em resposta à queimadura não é um fenômeno "tudo ou nada", mas uma resposta graduada baseada na gravidade da lesão. Em um modelo de escaldadura do membro posterior canino, a permeabilidade capilar, medida pelo fluxo linfático local e o conteúdo proteico, aumentou com a elevação da temperatura da escaldadura.[6] Em conjunto, essas alterações causam lentidão no fluxo sanguíneo e hipoxia tecidual. Nesta zona intermediária, o tecido segue para necrose ou para a cura, dependendo das agressões sofridas e/ou da eficácia do tratamento, tornando esta área o principal foco da terapia da queimadura. Finalmente, a *zona de hiperemia*, a mais externa, é a área de resposta inflamatória à queimadura. O tecido nessa zona de hiperemia permanece viável e prosseguirá para a cura, se não for mantida agressão adicional.[7]

A resposta local à lesão por queimadura é similar às outras lesões inflamatórias. É caracterizada por vasodilatação local, aumento da permeabilidade vascular, edema e migração de células inflamatórias para a área lesada.[8] O tecido queimado e as células inflamatórias residentes no momento da agressão são a fonte primária das quimiocinas que iniciam a resposta inflamatória. Estão incluídas endotoxina,[9] prostaglandina E_2,[10] histamina e complemento ativado.

Imediatamente após a queimadura, ocorre uma suprarregulação do fluxo sanguíneo sobre a área queimada. A administração do bloqueador autônomo hexametônio elimina essa resposta, indicando que essa vasodilatação arteriolar local parece estar, pelo menos em parte, sob controle autônomo pós-ganglionar.[12] A suprarregulação local da produção de óxido nítrico (do inglês NO, *nitric oxide*) também tem uma importante função na vasodilatação regional em resposta à queimadura. Vários estudos têm demonstrado aumento da produção de NO no tecido lesado termicamente[13] e também na pele vizinha não queimada.[14] O NO é bem conhecido como um potente vasodilatador que aumenta o fluxo sanguíneo nos leitos vasculares teciduais locais em resposta a uma variedade de estímulos inflamatórios, incluindo as queimaduras. Foi demonstrado que o NO age direta e indiretamente, potencializando a liberação de outras moléculas vasodilatadoras como a substância P (SubP).[15]

A permeabilidade vascular também aumenta nos tecidos periféricos à lesão após a queimadura. O aumento da permeabilidade é mediado pela ativação da cascata inflamatória. É um fenômeno gradual, isto é, o fluxo transvascular de fluido e proteína é diretamente proporcional à gravidade da queimadura.[6] A permeabilidade vascular aumentada, ao lado do aumento do fluxo sanguíneo, leva ao edema do ferimento por queimadura. A migração extravascular de neutrófilos é em parte, uma consequência da permeabilidade vascular aumentada e em parte mediada por efeitos diretos sobre sua diapedese. A expressão das moléculas de adesão celular CD11b/CD18 e a adesão ao endotélio vascular aparecem aumentadas em neutrófilos incubados na presença de soro de queimaduras. Este efeito é bloqueado pela administração de anticorpos monoclonais às moléculas de adesão.

É interessante notar que os ferimentos por queimadura parecem não ter a habilidade dos ferimentos cirúrgicos normais em estimular sua própria cicatrização. Quando se comparou a atividade angiogênica de fluidos de ferimentos cirúrgicos, ferimentos de enxertos cutâneos (do doador) e ferimentos de queimadura, foi constatado que no fluido de ferimentos de queimaduras havia ausência completa da habilidade em estimular a migração ou proliferação de células endoteliais. Continha ainda, menos de 5% dos níveis de fator de crescimento de fibroblastos-2 (do inglês FGF-2, *fibroblast growth factor*) que o fluido de ferimentos cirúrgicos.[17]

A maior parte do interesse na resposta de queimadura local diz respeito ao período pós-queimadura agudo. Muitos efeitos colaterais ameaçadores à vida começam com o ferimento por queimadura aguda. Para aqueles pacientes que sobrevivem, o ferimento por queimadura entra em estágio crônico que pode resultar em problemas de cicatrização ao tentar reparar a pele. Em queimaduras de primeiro e segundo graus, a epiderme pode estar danificada. Entretanto, a membrana basal permanece intacta e a cicatrização da pele geralmente é rápida e descomplicada. Queimaduras de terceiro grau ou maior apresentam um problema. A necrose da derme indica que a membrana basal sobre ela foi destruída. A membrana basal é uma superfície necessária para direcionar a migração de células-tronco para o ferimento a partir do estrato basal da pele vizinha não queimada. Da mesma maneira, para qualquer lesão que envolva perda da membrana basal, a cura dá-se por formação de cicatriz quando os fibroblastos invadirem o ferimento e depositam uma matriz colagenosa. Dois processos fisiopatológicos crônicos podem afetar os ferimentos por queimadura em pequenos animais: a contratura da cicatriz e a formação de vesículas após a queimadura.

A *contração do ferimento* é o processo pelo qual a motilidade de fibroblastos e os miofibroblastos no interior da matriz exercem uma força que reduz a área de um ferimento aberto. Geralmente este é um processo benéfico, especialmente em cães e gatos com abundante pele sobre o corpo. Ele reduz a quantidade de tecido exposto à desidratação e contaminação. Cessa quando a queimadura estiver completamente coberta por um novo epitélio.[18] Em contraste, a *contratura da cicatriz*, que apesar de envolver os mesmos mecanismos básicos, é considerada um processo patológico pois continua mesmo após o ferimento ter sido epitelizado.[18] A contratura da cicatriz causa dor e perda de mobilidade, e pode ser parcialmente incapacitante quando for extensa ou ocorrer sobre uma articulação ou área com mobilidade cutânea mínima.[19] O grau de contratura parece ser proporcional à quantidade de tecido cicatricial. Portanto, a prevenção da contratura é dirigida à prevenção da formação excessiva de cicatriz. O tratamento da contratura é feito por excisão da cicatriz existente e aplicação de enxerto ou retalho sobre o defeito resultante.[20]

A formação de vesículas após a queimadura é uma complicação relativamente comum em seres humanos queimados.[21] Apesar de incomum em animais, esse fenômeno também foi observado em um cão. Após um grande ferimento por queimadura ter cicatrizado por segunda intenção, vesículas podem aparecer de forma espontânea, romper e cicatrizar em um ciclo contínuo. Análises imuno-histoquímicas e ultraestruturais das vesículas revelam que a membrana basal exibe áreas de descontinuidade e destacamento da derme.[22] Uma hipótese é que a reorganização defeituosa da membrana basal pode estar associada a aberrações ultraestruturais observadas nos fibroblastos dermais.[23]

Resposta sistêmica à lesão por queimadura térmica

Sistema pulmonar

O efeito mais importante e de maior alcance da lesão por queimadura térmica no sistema pulmonar deve-se à inalação de fumaça.

A inalação de fumaça ocorre geralmente como uma lesão intercorrente com a queimadura térmica. Além dos efeitos locais (pulmonares), frequentemente sérios e mesmo fatais, a inalação de fumaça também exacerba profundamente as sequelas sistêmicas da lesão por queimadura. A resposta fisiopatológica do pulmão à inalação de fumaça pode ser dividida em vários componentes: edema pulmonar, atelectasia, aumento na pressão alveolar e desativação do surfactante pulmonar.[24] Esses eventos altamente interdependentes combinam-se para levar ao desenvolvimento da síndrome da angústia respiratória aguda (SARA), que é uma das maiores complicações da lesão por queimadura.[25]

Os agentes etiológicos da lesão por inalação de fumaça são numerosos e inter-relacionados. Incluem citocinas, eicosanoides, neutrófilos ativados, NO, radicais livres, e neurotransmissores como a SubP.[26,27] Três fontes principais de citocinas parecem estar envolvidas na lesão e disfunção pulmonar mediada por citocinas após queimadura. A primeira fonte são as citocinas liberadas pelo tecido queimado. A segunda fonte é o pulmão, danificado pela inalação da fumaça. A terceira é o trato intestinal, que leva citocinas até o pulmão através dos vasos linfáticos mesentéricos. Estas citocinas parecem agir sinergicamente com bactérias e endotoxinas para maximizar os aumentos na permeabilidade vascular pulmonar e apoptose de células alveolares.[28]

O edema pulmonar começa a se desenvolver logo após a inalação da fumaça, com acumulação de fluido, muco e neutrófilos nos alvéolos e vias respiratórias.[29,30] O eicosanoide tromboxano A2, sintetizado e liberado pelo tecido pulmonar em resposta à inalação da fumaça, tem importante função na fisiopatologia da inalação da fumaça. O aumento na concentração de tromboxano A2 na linfa pulmonar após a exposição à fumaça é associada a um aumento paralelo no fluxo transvascular pulmonar e na resistência vascular, tanto sistêmica quanto pulmonar. A resistência vascular pulmonar aumentada parece ser causada primariamente por vasoconstrição intensa mas transiente.[24] A inibição do tromboxano A2 por um inibidor da tromboxano A2 sintetase atenua significativamente essas alterações.[29]

O NO é outro mediador sistêmico da inflamação que está envolvido no edema pulmonar após a queimadura.[26,31,32] Aumentos significativos de NO no plasma e na linfa pulmonar aparecem dentro de 24 h após a queimadura devido a uma suprarregulação de NO sintetase induzível. Estão associados a aumentos na permeabilidade microvascular pulmonar, depressão cardíaca e hemoconcentração.[32] O NO parece afetar a permeabilidade vascular de forma diferente entre espécies. No modelo ovino, o vazamento de fluido aumenta enquanto o fluxo de proteína permanece em níveis normais.[33] Em um rato, o fluxo transvascular de albumina aumentou em 100%. A complacência pulmonar também diminuiu após a queimadura. Este efeito é causado em parte pelo edema pulmonar e em parte pela redução da produção de surfactante pulmonar.[34]

Parte da complexidade da lesão por inalação de fumaça nasce da complexa composição química da fumaça inalada. A maioria dos animais queimados com inalação de fumaça se expõe a um ambiente fechado, como incêndio residencial. A fumaça de incêndios residenciais tem mais de 200 compostos tóxicos.[35] Os principais entre estes são o monóxido de carbono (da combustão incompleta da madeira), cianeto de hidrogênio (da combustão de produtos contendo nitrogênio, isto é, náilon, fórmica, melamina, lã), e ácidos inorgânicos HCl, HF e Hbr (de cloreto de polivinila, teflon, neoprene e vários plásticos). A toxicidade do monóxido de carbono ocorre por três mecanismos: 1) ligando-se à hemoglobina e reduzindo sua capacidade de transportar oxigênio; 2) formação de carboxi-hemoglobina, que resulta em um desvio à esquerda na curva de dissociação da oxi-hemoglobina e reduzindo a distribuição de oxigênio aos tecidos; e 3) ligando-se à hemoglobina para reduzir a disponibilidade de oxigênio aos músculos, especialmente cardíaco e esqueléticos. O cianeto de hidrogênio liga-se à citocromo oxidase das mitocôndrias, impedindo a utilização do oxigênio pelas células. O cloreto de hidrogênio e outros haletos ácidos diatômicos são todos intensamente irritantes para as mucosas respiratórias, produzindo laringospasmo e broncospasmo nas concentrações em que são encontrados na fumaça.[36] A inalação de fumaça também causa uma lesão dose-dependente no epitélio traqueobrônquico e no parênquima pulmonar por meio dos radicais livres de carbono e hidroxila contidos na fumaça, e também pela infiltração neutrofílica que acompanha o processo.[35]

Sistema cardiovascular

Hipovolemia e disfunção vascular

A perda de volume de fluido do espaço vascular é uma das alterações fisiopatológicas iniciais vistas com as queimaduras graves. Em 10 min após uma queimadura, a permeabilidade vascular sistêmica para fluidos e albumina aumenta, por meio de uma contração da células endoteliais vasculares mediada por miosina. Isso eleva os espaços intercelulares no endotélio.[37] O dano direto às células endoteliais, mediado por ativação do complemento, histamina, assim como os radicais livres de oxigênio do local da queimadura[11] exacerbam o processo e causam edema intersticial e perda de volume fluido do espaço vascular.[38]

O ferimento da queimadura é outra fonte de perda de fluidos pela evaporação, que é 4 a 20 vezes maior que a da pele intacta.[39] Essas perdas podem constituir uma fonte significativa de perda de fluido, levando à hipovolemia nas grandes queimaduras. O efeito cumulativo da hiperpermeabilidade e da perda de fluidos causa hipovolemia profunda nas primeiras poucas horas após uma grande queimadura. A hipovolemia e a redução da deformabilidade dos eritrócitos combinam-se causando hiperviscosidade do sangue. Este problema é complicado pela vasoconstrição sistêmica, mediada pela resposta simpática a baroceptores e nociceptores aferentes[40,41] e é proporcional à gravidade da queimadura.[42,43] Os efeitos combinados da hipovolemia, hiperviscosidade e vasoconstrição acabam levando à acidose metabólica.[44,45]

Efeitos miocárdicos

Os efeitos diretos ao miocárdio também constituem uma porção da fisiopatologia do choque por queimadura. A contratilidade do ventrículo esquerdo diminuiu significativamente durante o período de observação de 6 h em cães após a queimadura de 50% da área de superfície corporal.[46] Essa contratilidade diminuída é acompanhada por aumento significante do Ca^{++} intracelular dos miócitos cardíacos.[47] Pelo menos uma porção deste influxo de Ca^{++} miocárdico pós-queimadura e da disfunção contrátil é mediada pelo aumento na translocação de bactérias intestinais, endotoxinas, citocinas, e a consequente síndrome de resposta inflamatória sistêmica.[48] Em um experimento, a eliminação da população intestinal por antibióticos orais reduziu os níveis miocárdicos de fator de necrose tumoral-α (do inglês TNF-α, *tumor necrosis factor-alpha*) e de outras citocinas pós-queimadura, melhorando a contratilidade do miocárdio.[49] A estimulação simpática aumentada faz com que os cardiomiócitos sintetizem e liberem níveis aumentados de TNF-α e outras citocinas. Resultam em defeitos na contração e relaxamento cardíacos.[50]

A inalação de fumaça também causa diminuição do débito cardíaco[51,29] e dano miocárdico por monóxido de carbono. Este diminui a distribuição e a utilização de oxigênio pelo miocárdio. Em um modelo canino, a inalação de fumaça causou aumento de carboxi-hemoglobina, diminuição da produção de adenosina trifosfato (ATP) pelos cardiomiócitos e evidências zimográficas e histopatológicas de necrose miocárdica.[52]

Sistema gastrintestinal

O sistema gastrintestinal (SGI) pode ser profundamente afetado por grandes queimaduras. Acaba sendo um importante órgão efetor para a síndrome do choque, sepse, e falência de múltiplos órgãos que ocorrem após grandes queimaduras. Estudos demonstraram que, após uma queimadura grave, ocorre perda da função de barreira do SGI, com translocação de bactérias intestinais, endotoxinas e citocinas que levam ao choque séptico.[53-56] Foi demonstrado que a lesão por queimadura aumenta a taxa de apoptose das células da mucosa intestinal, com ausência de efeito na proliferação da mucosa. Isto pode ser um importante aspecto na perda da integridade da mucosa do SGI observada após queimaduras.[57] A motilidade pós-queimadura do SGI também é dificultada por um mecanismo dependente de NO. A expressão da NO sintetase induzível por neurônios do plexo mioentérico parece ter papel significativo.[58]

O fígado também é afetado pela lesão por queimadura. Queimaduras causam aumento no estresse oxidativo em hepatócitos, marcado por diminuição dos níveis hepáticos de glutationa e aumentos na atividade de malondialdeído (MDA) e mieloperoxidase (MPO) às 24 h pós-queimadura.[59] O *turnover* de hepatócitos também é maior após a queimadura, como demonstrado por aumentos tanto das apoptoses quanto da proliferação.[60] A função sintética do fígado também é afetada. A suprarregulação de certos produtos, como as proteínas de fase aguda, e a infrarregulação de outros foi notada 3 dias após a queimadura.[61]

Sistema renal

A incidência de insuficiência renal aguda em pacientes humanos com queimaduras graves varia de 1,3% a 38% e é associada a mortalidade alta, entre 73% e 100%.[62] A gravidade da queimadura (expressa como a porcentagem da área da superfície corporal total envolvida) é um previsor independente da probabilidade de insuficiência renal aguda e da mortalidade associada.[63] Foram identificados vários fatores contribuintes, incluindo hipotensão,[63] hipoalbuminemia,[63] hemoglobinemia, mioglobinemia,[63] sepse,[63,64] débito cardíaco diminuído e vasoconstrição sistêmica,com elevados níveis de hormônios do estresse (catecolaminas, vasopressina, angiotensina e aldosterona) implicados no mecanismo.[65] O peptídio natriurético atrial (PNA) também é elevado em pacientes de queimaduras. Pode ter papel protetor ao aumentar o fluxo sanguíneo renal e a eliminação de urina. Cães que recebem uma infusão constante de epinefrina responderam à administração intravenosa de PNA com melhora dos parâmetros renais e hemodinâmicos.[65]

A insuficiência renal aguda também se desenvolve como uma consequência tardia das queimaduras. Pensa-se que a etiologia seja multifatorial, incluindo os efeitos tardios da isquemia renal, sepse, efeitos nefrotóxicos de antibióticos ou outras drogas, e deposição glomerular de proteínas, como hemoglobina e mioglobina e outros restos celulares de células necróticas.[1,64]

Respostas hematológicas

A lesão por queimadura produz redução imediata e de longa duração dos números de eritrócitos circulantes. A chamada "anemia da queimadura", resulta de aumento da perda de eritrócitos associado à diminuição na eritropoese.

Até 10% da massa de eritrócitos circulantes pode ser aprisionada e destruída em uma grande queimadura.[66] Isto corresponde somente a uma porção do total dos eritrócitos perdidos – pacientes humanos têm uma perda média de 12% da massa total de eritrócitos em 6 h após uma grande queimadura (15% a 40% da área total da superfície corporal), e podem perder até 18% da sua massa total de eritrócitos em 24 h.[67] Em 1 h após a queimadura, os níveis plasmáticos de hemoglobina livre aumentam. O aumento da hemólise acontece devido a uma combinação de fatores. Primeiro, um aumento da fragilidade osmótica parece resultar em dano causado às membranas dos eritrócitos pelo complemento ativado, neutrófilos e radicais livres de oxigênio.[68] Segundo, ocorre diminuição da deformabilidade dos eritrócitos devido a estresse oxidativo e subsequente peroxidação de sua membrana.[69,70] Apesar da perda da massa de eritrócitos, a qual estimula uma elevação apropriada da liberação de eritropoetina pelos rins, a eritropoese é deprimida.[71,72] A redução da eritropoese parece ser causada por uma proteína inibidora do eritroide[73] e como um efeito secundário da diminuição da disponibilidade de ferro.[72] A administração suplementar de eritropoetina exógena auxilia a recuperar a massa de eritrócitos após uma queimadura.[74]

A queimadura também produz efeitos negativos significativos na produção e função dos leucócitos. Por exemplo, a apoptose linfoide é suprarregulada após a queimadura, e pode estar ligada a uma suprarregulação paralela do TNF-α.[75] A lesão da queimadura também causou uma infrarregulação da produção de citocina quimiotáxica pelos linfócitos T de camundongos, resultando em suscetibilidade aumentada para a sepse. Este efeito parece ser mediado pelo sistema nervoso simpático. Animais que foram simpatectomizados quimicamente apresentavam normalização da produção de citocinas e melhora na resistência à sepse. *In vitro*, linfócitos T de camundongos queimados ou de camundongos normais tratados com norepinefrina também demonstraram redução na produção de citocinas.[76]

Sistema nervoso

Efeito da dor na resposta do ferimento por queimadura

Queimaduras produzem dor intensa. Mesmo as queimaduras de espessura total, nas quais os nociceptores cutâneos são destruídos, podem ainda ser dolorosas, pois a área queimada é circundada por tecidos que foram danificados mas não completamente destruídos.[77] Nesta área de tecido danificado, os nociceptores periféricos são ativados pela queimadura, enviando estímulos aferentes ao longo de fibras A delta e C.[78] O dano celular e a consequente resposta inflamatória também causam a liberação de mediadores químicos da dor (cininas, prostaglandinas), que sensibilizam mais ainda os nociceptores locais, causando um estágio hiperalgésico.[77] A intensa dor estimula uma descarga simpática maciça que, por sua vez, produz muitas das alterações cardiovasculares do choque por queimadura. Mesmo após o choque por queimadura ter sido tratado, a dor crônica em pacientes queimados continua a estimular uma liberação crônica, mas em menor nível, de catecolaminas que medeiam vários dos distúrbios metabólicos e orgânicos vistos nesses pacientes.[78]

Outros neuromoduladores da resposta do ferimento por queimadura

Além da modulação da dor da queimadura e seus efeitos secundários, o sistema nociceptor periférico também é envolvido na iniciação da resposta inflamatória local da lesão por queimadura através de seus efeitos no tônus vasomotor e na quimiotaxia das células inflamatórias. A lesão por escaldadura na pata traseira de ratos induziu a liberação de SubP e peptídio relacionado ao gene da calcitonina (do inglês CGRP, *calcitonin gene-related peptide*) por neurônios sensoriais periféricos. Ambas as substâncias induzem vasodilatação no tecido lesado. Tem sido demonstrado que neuropeptídios induzem quimiotaxia e ativação de neutrófilos, eosinófilos, mastócitos e monócitos em seguida à lesão tecidual.[79] Também foi demonstrado que eles possuem papel no desenvolvimento da SARA após a inalação de fumaça.[27]

Alterações metabólicas e endócrinas

A queimadura induz profundas alterações no metabolismo energético e proteico. Estas alterações são iniciadas por dois eventos primários. Efeitos locais, isto é, a liberação de citocinas pró-inflamatórias (TNF-α, interleucina-6 [IL-6], IL-8) e o estresse oxidante resultante da lise celular. Além de efeitos sistêmicos pela liberação aumentada de hormônios catabólicos (primariamente cortisol e catecolaminas).

O metabolismo pós-queimadura segue um curso bifásico. Existe um período de hipometabolismo imediatamente após a lesão (a "fase *ebb*", que ocorre durante o choque), seguido por um estado hipermetabólico (a "fase *flow*"), durante a qual o gasto energético aumenta acima de 100% em comparação com o de antes da queimadura.[80,81] Esta alteração é causada por várias condições, em níveis local e sistêmico. A perda da função de barreira da pele significa que grande quantidade da água corporal é perdida por evaporação. Junto com a perda de água, ocorre significante perda de calor, devido ao roubo de calor pela evaporação. O "ponto de regulagem" hipotalâmico também é elevado após a queimadura em 1 a 2°C em resposta à liberação das citocinas e eicosanoides como parte do processo inflamatório. O "custo" energético dessa termogênese aumentada é pago por meio de um aumento do trabalho metabólico não produtivo que consome energia e produz calor. Por exemplo, existe um aumento de 450% no ciclo triglicerídio-ácido graxo e um aumento de 250% no ciclo glicolítico-gliconeogênico em pacientes após queimaduras.[82]

O metabolismo de proteínas e carboidratos também é alterado no estado pós-queimadura. A utilização de aminoácidos para produção de energia é aumentada, produzindo um declínio na massa magra corporal quando a proteína corporal é catabolizada. Esse balanço energético e nitrogênico negativo difere significativamente daquele da inanição simples. Na inanição simples, as reservas corporais adiposas suprem 90% da necessidade energética basal. A massa magra corporal responde por apenas 5% a 8% das necessidades energéticas corporais. No estado pós-queimadura, a resistência relativa à insulina causada pelos hormônios catabólicos aumentados (glucagon, cortisol e catecolaminas) resulta em um perfil de consumo energético completamente diferente, no qual somente 50% das necessidades energéticas do corpo são supridas pelo tecido adiposo e a massa magra representa 30%.[83] A suprarregulação da gliconeogênese hepática e a resistência relativa à insulina resultam em um estado hiperglicêmico/catabólico persistente, caracterizado por intolerância à glicose e hiperinsulinemia. Há redução da taxa de extração de glicose pelos tecidos periféricos (músculos, gordura etc.). O aumento da captação de glicose é limitada ao ferimento da queimadura, o qual tem uma alta necessidade energética para glicólise anaeróbica por células inflamatórias e endoteliais e fibroblastos.[82] O chamado "diabetes da queimadura" é uma séria complicação das queimaduras em ambos os estágios agudo e crônico. O prognóstico piora com o aumento na perda de massa magra corporal.[83]

Aplicação da fisiopatologia da queimadura ao tratamento

O tratamento de pacientes humanos com queimaduras de uma grande porcentagem do corpo passou por uma progressão interessante. Inicialmente, todo o foco do tratamento era dirigido ao local da queimadura. Várias técnicas de bandagem, enzimáticas e outros tratamentos locais foram desenvolvidos para o desbridamento não cirúrgico. O problema com o foco na terapia local era a alta porcentagem de pacientes que morriam por complicações sistêmicas das queimaduras. Assim, a atenção foi dirigida ao desenvolvimento de tratamentos para o choque da queimadura e outras complicações desta.

Mais recentemente, o foco do tratamento de pacientes com grandes queimaduras de espessura total voltou-se novamente para o local da queimadura. Depois que a conexão entre a fisiopatologia da área queimada e a fisiopatologia sistêmica foi esclarecida, grandes queimaduras de espessura total são tratadas por excisão cirúrgica completa da escara queimada assim que o paciente possa ser estabilizado o suficiente para suportar a cirurgia. O benefício dessa estratégia é óbvio: a escara queimada é o estímulo que propele a reação inflamatória, levando à cascata de eventos locais e sistêmicos descritos anteriormente. A escarectomia precoce e completa remove esse estímulo e efetivamente transforma a queimadura – uma importante ameaça fisiológica – em um ferimento aberto comparativamente benigno, grande e limpo. Os níveis sistêmicos pós-queimadura de endotoxina e E-selectina (mas não o TNF-α ou a IL-10) foram reduzidos significativamente em 1 a 3 dias após escarectomia em pacientes humanos.[9]

Em um estudo clínico de crianças gravemente queimadas, a administração do agente anabólico oxandrolona melhorou o balanço nitrogênico líquido, a massa magra corporal e a expressão de genes para a síntese muscular, quando comparadas com os controles.[84]

Foi demonstrado que a alimentação enteral precoce melhora alguns dos efeitos das queimaduras no SGI. Ao reverter o aumento da taxa de apoptose vista no epitélio da mucosa, a alimentação enteral precoce auxilia a manter a integridade da mucosa.[57] Isto pode ser particularmente importante devido à conexão entre a perda da integridade da mucosa e o choque séptico pós-queimadura.

Congelamento

O congelamento (*frostbite*) pode acontecer quando animais sofrem exposição longa ao frio, especialmente aqueles já debilitados ou lesados. Sob essas condições, as extremidades são mais afetadas, particularmente as pinas[85] e os dígitos. As pregas do flanco também são predispostas ao congelamento por ser a pele extremamente delgada nessa região. O congelamento também pode acontecer como uma condição iatrogênica, quando a crioterapia é feita de maneira imprópria.[86] Três mecanismos fisiopatológicos causam os danos teciduais vistos no congelamento: congelamento, hipoxia e liberação de mediadores inflamatórios. Esses eventos ocorrem simultaneamente e agem sinergicamente, uma vez que as alterações patológicas causadas por um exacerbam os outros.[87,88]

O congelamento dos tecidos causa dano celular de duas formas. Provoca a formação intra e extracelular de cristais de gelo. Inicialmente os cristais de gelo extracelulares danificam as membranas das células, levando à ruptura do gradiente osmótico e à desidratação intracelular. À medida que a temperatura do tecido continua a baixar, os cristais de gelo intracelulares formam-se e se expandem, causando dano físico direto e ruptura da membrana celular e a morte celular. O congelamento também causa dano direto às células pela desnaturação dos complexos lipídicos da membrana celular.[87,88]

A hipoxia local é induzida pela vasoconstrição gerada pelo frio. Inicialmente, à medida que os tecidos esfriam, os leitos vasculares locais respondem com ciclos alternantes de vasoconstrição e vasodilatação, a "reação da caçada".[87] A vasoconstrição causa diminuição no fluxo sanguíneo pela diminuição do diâmetro vascular. A viscosidade do sangue também aumenta. A fase de vasodilatação provoca descongelamento parcial do tecido congelado e o restabelecimento da irrigação sanguínea. Este é o ciclo de congelamento-descongelamento que causa a maior quantidade de dano tecidual. Após ciclos repetidos, ocorre trombose vascular, o que leva a um estado hipóxico contínuo. Os efeitos combinados de dano celular direto e hipoxia tecidual estimulam a liberação de citocinas inflamatórias (prostaglandinas, tromboxanos, bradicinina, histamina) e a ativação da cascata inflamatória, muito parecida com a que é vista na lesão por queimadura térmica. A ativação da cascata inflamatória leva à ativação da coagulação e à trombose intravascular, completando o "ciclo vicioso".[87,88]

Os conceitos atuais para o tratamento do congelamento são focados em aproveitar o conhecimento dos mecanismos da lesão. O tratamento inclui 1) reaquecimento rápido dos tecidos congelados, mas não sob "condições de campo", onde o recongelamento pode ocorrer e exacerbar a lesão; 2) fluidoterapia para melhorar a circulação local; e 3) anti-inflamatórios não esteroides para combater a ativação das cascatas inflamatória e da coagulação.[87]

Queimaduras químicas

Queimaduras químicas acontecem pela reação química entre a substância e componentes celulares ou pelos efeitos térmicos quando a substância química em questão, produz uma reação exotérmica ou endotérmica intensa. O grau de dano tecidual é proporcional à toxicidade, quantidade, concentração e duração da exposição da substância química.[1] As queimaduras químicas tendem a continuar até a substância em questão ser neutralizada pela reação com os componentes do tecido (ou por outra substância química aplicada externamente), ou é enxaguada ou diluída o suficiente durante os primeiros socorros. Diferentes classes de substâncias químicas têm diferentes modos de toxicidade aos tecidos. Os ácidos agem como agentes oxidantes potentes que rompem as estruturas e funções proteicas inserindo átomos de oxigênio no interior das ligações peptídicas. Os álcalis são agentes redutores que desnaturam as proteínas através da redução das ligações amidas que fazem as ligações cruzadas nas cadeias polipeptídicas. Essas reações podem ser intensamente exotérmicas, causando queimaduras térmicas simultaneamente. Os hidrocarbonetos agem como solventes lipídicos que rompem a membrana citoplasmática.[1] Vesicantes são agentes químicos que causam formação de vesículas. Portanto, a definição para esse grupo de compostos é mais funcional do que química.[89] Um agente desse grupo, o agente quimioterapêutico doxorrubicina, é de especial interesse e preocupação por ser de uso comum em medicina veterinária e altamente tóxico aos tecidos quando extravasado durante a administração. O mecanismo exato da toxicidade tecidual da doxorrubicina é desconhecido. Uma teoria é que pode ser o resultado de uma intercalação da doxorrubicina com o ácido desoxirribonucleico (do inglês DNA, *deoxyribonucleic acid*) celular. Um outra teoria é que a redução enzimática da doxorrubicina resulta na formação de radicais livres, os quais seriam os verdadeiros constituintes tóxicos.[89] A doxorrubicina é particularmente tóxica aos tecidos porque, ao contrário de muitos outros agentes químicos, ele não é neutralizado durante o curso de reação com os constituintes celulares. Assim, após a doxorrubicina causar necrose celular, ela é liberada com a lise das células e pode continuar seus efeitos tóxicos locais.[89] As recomendações atuais para a extravasão da doxorrubicina incluem a excisão cirúrgica, injeção local de hialuronidase para promover a absorção vascular da droga, e assim diluindo-a, e a infiltração do local com dimetilsulfóxido (DMSO) ou outro coletor de radicais livres, como o dexrazoxano. Este último, um quelante de íons metálicos, foi desenvolvido como um cardioprotetor para reduzir a cardiomiopatia induzida pela doxorrubicina. Também promete ser um tratamento para o extravasamento da doxorrubicina em pacientes humanos e também tem sido usado em pacientes veterinários.[90] O mecanismo de ação proposto é que o dexrazoxano protege os tecidos contra os danos por radicais livres causados pelos complexos ferro-doxorrubicina aprisionando o ferro e, assim, tornando-o indisponível.

Queimaduras elétricas

As queimaduras elétricas em pequenos animais não são comuns. A maioria acontece como queimaduras orais, ao mastigar fios elétricos, ou como resultado do aterramento inadequado do paciente ao usar o eletrocautério. O calor, gerado pela resistência do tecido à corrente elétrica, é o mais importante componente da lesão por eletricidade. A lei de Joule ($J = I^2RT$) descreve essas relações e indica que a produção de calor é diretamente proporcional à resistência do tecido, ao tempo de exposição, e ao quadrado da amperagem.[1,91] A resistência do tecido é particularmente importante na determinação da distribuição e gravidade do ferimento. Tecidos mais resistentes sofrem danos maiores que os tecidos menos resistentes. Em particular, o osso tem resistência elétrica muito maior que o músculo e a fáscia em torno dele. Também dissipa o calor mais lentamente devido à sua maior densidade. O efeito final é que a lesão superficial na pele, nas queimaduras elétricas, pode parecer relativamente menor, enquanto o músculo, fáscia e estruturas neurovasculares adjacentes ao osso sofreram dano grave.[91] Esta é uma importante consideração para o prognóstico e o tratamento das lesões nas quais o osso encontra-se imediatamente abaixo da área de uma queimadura visível, como nas queimaduras da cavidade oral.

Conclusão

As queimaduras, particularmente as grandes, estão entre os ferimentos mais devastadores fisicamente. São também os mais desafiadores que o veterinário poderá tratar. Praticamente, todos os sistemas orgânicos são impactados em um grau ou outro, com muitas interações complexas entre os sistemas. Embora muitos dos eventos fisiopatológicos críticos iniciem em nível local, as sequelas sistêmicas frequentemente são as determinantes finais da morbidade e mortalidade dos pacientes. A aplicação do conhecimento desses processos pode ter um importante impacto nas taxas de mortalidade por queimaduras. As taxas de mortalidade registradas em centros de tratamento de pacientes humanos queimados tem caído drasticamente nos últimos 30 anos. Por exemplo, uma pesquisa recente de 1.818 registros de pacientes no Hospital Shriners Burns de Boston comparou a mortalidade de dois períodos, 1974-1980 e 1991-1997. O estudo demonstrou uma redução de 88% na mortalidade em geral e uma redução de 57% na mortalidade dos pacientes mais gravemente queimados (de 60 a 100% da superfície total do corpo).[92] Esses ganhos foram atribuídos à adoção de reanimação fluídica agressiva, escarectomia precoce, melhoras na prevenção da sepse, controle da dor e suporte nutricional.[92-94] A aplicação similar dos princípios fisiopatológicos das queimaduras pode produzir resultados comparáveis na medicina veterinária.

Referências bibliográficas

1. Rutan RL: Physiologic response to cutaneous burn injury. In Burn Care and Therapy, Carrougher GJ (ed). St. Louis: Mosby, 1998, pp. 5-9.
2. Supple KG: Physiologic response to burn injury. Crit Care Nurs Clin North Am 16:119, 2004.
3. Hettiaratchy S, Dziewulski P: ABC of burns: pathophysiology and types of burns. Br Med J 328:1427, 2004.
4. Mortiz AR, Henriques FC: Studies of thermal injury. II. The relative importance of time and surface temperature in the causation of cutaneous burns. Am J Pathol 23:695, 1947.
5. Lawrence JC, Bull JP: Thermal conditions which cause skin burns. Engineer Med 5:61, 1976.
6. Ferrara JJ, Dyess DL, Collins JN, et al: Effects of graded thermal injury on microvascular permeability at the site of injury. J Surg Res 57:420, 1994.
7. Jackson DM: The diagnosis of the depth of burning. Br J Surg 40:558, 1953.
8. Gibran NS, Heimbach DM: Current status of burn wound pathophysiology. Clin Plast Surg 27:11, 2000.
9. Han TH, Lee SY, Kwon JE, et al: The limited immunomodulatory effects of escharectomy on the kinetics of endotoxin, cytokines, and adhesion molecules in major burns. Mediators Inflamm 13:241, 2004.
10. Hahn EL, Gamelli RL: Prostaglandin E2 synthesis and metabolism in burn injury and trauma. J Trauma 49:1147, 2000.
11. Friedl HP, Till GO, Trentz O, Ward PA: Roles of histamine, complement and xanthine oxidase in thermal injury of skin. Am J Pathol 135(1):203, 1989.
12. Taheri P, Choe E, Lippton H, et al: Autonomic control of the regional hemodynamic response to scald. Life Sci 56:701, 1995.
13. Rawlingson A: Nitric oxide, inflammation and acute burn injury. Burns 29:631, 2003.
14. Oliveira GV, Shimoda K, Enkhbaatar P, et al: Skin nitric oxide and its metabolites are increased in nonburned skin after thermal injuries. Shock 22:278, 2004.
15. Yonehara N, Yoshimura M: Interaction between nitric oxide and substance P on heat-induced inflammation in rat paw. Neurosci Res 36(1):35, 2000.
16. Fang Y, Chen Y, Ge S: The role of PMN CD11b/CD18 on the increasing PMN adhesion to endothelial cells induced by severe burn injury. Zhonghua Wai Ke Za Zhi 35:504, 1997.
17. Nissen NN, Gamelli RL, Polverini PJ, DiPietro LA: Differential angiogenic and proliferative activity of surgical and burn wound fluids. J Trauma 54:1205, 2003.
18. Rudolph R, Vande Berg J, Ehrlich HP: Wound contraction and scar contracture. In Wound Healing – Biochemical and Clinical Aspects. Cohen IK, Diegelman RF, Lindblad WJ (eds). Philadelphia: Saunders, 1992, p. 96-97.
19. Swaim SF, Henderson RA: Small Animal Wound Management, 2nd ed. Baltimore: Williams & Wilkins, 1997, p. 28.
20. Pavletic MM: Atlas of Small Animal Reconstrutive Surgery, 2nd ed. Philadelphia: Saunders, 1999, p. 49.
21. Compton CC: The delayed postburn blister. A commonplace but commonly overlooked phenomenon. Arch Dermatol 128:249, 1992.
22. Bergman R, David R, Ramon Y, et al: Delayed postburn blisters: an immunohistochemical and ultrastructural study. J Cutan Pathol 24:429, 1997.
23. Chetty BV, Boissy RE, Warden GD, Nordlund JJ: Basement membrane and fibroblast aberration in blisters at the donor, graft, and spontaneously healed sites in patients with burns. Arch Dermatol 128:181, 1992.
24. Nieman GF, Clark WR Jr, Paskanik A, Feldbaum D: Segmental pulmonary vascular resistance following wood smoke inhalation. Crit Care Med 23:1264, 1995.
25. Enkhbaatar P, Traber DL: Pathophysiology of acute lung injury in combined burn and smoke inhalation injury. Clin Sci (Lond.) 107:137, 2004.
26. Murakami K, Traber DL: Pathophysiological basis of smoke inhalation injury. News Physiol Sci 18:125, 2003.
27. Wong SS, Sun NN, Lantz RC, Witten ML: Substance P and neutral endopeptidase in development of acute respiratory distress syndrome following fire smoke inhalation. Am J Physiol Lung Cell Mol Physiol 287:L859, 2004.
28. Magnotti LJ, Xu DZ, Lu Q, Deitch EA: Gut-derived mesenteric lymph: a link between burn and lung injury. Arch Surg 134:1333, 1999.

29. Westphal M, Noshima S, Isago T, et al: Selective thromboxane A2 synthase inhibition by OKY-046 prevents cardiopulmonary dysfunction after ovine smoke inhalation injury. Anesthesiology 102:954, 2005.
30. Cox RA, Burke AS, Soejima K, et al: Airway obstruction in sheep with burn and smoke inhalation injuries. Am J Respir Cell Mol Biol 29(3 Pt 1):295, 2003.
31. Enkhbaatar P, Murakami K, Shimoda K, et al: The inducible nitric oxide synthase inhibitor BBS-2 prevents acute lung injury in sheep after burn and smoke inhalation injury. Am J Respir Crit Care Med 167:1021, 2003.
32. Soejima K, Schmalstieg FC, Sakurai H, et al: Pathophysiological analysis of combined burn and smoke inhalation injuries in sheep. Am J Physiol Lung Cell Mol Physiol 280:L1233, 2001.
33. Soejima K, Traber LD, Schmalstieg FC, et al: Role of nitric oxide in vascular permeability after combined burns and smoke inhalation injury. Am J Respir Crit Care Med 163:745, 2001.
34. Martini WZ, Irtun O, Chinkes DL, et al: Surfactant phosphatidylcholine in thermally injured pigs. Crit Care Med 29:1417, 2001.
35. Park MS, Cancio LC, Jordan BS, et al: Assessment of oxidative stress in lungs from sheep after inhalation of wood smoke. Toxicology 195:97, 2004.
36. Alarie Y: Toxicity of fire smoke. Crit Rev Toxicol 32:259, 2002.
37. Huang Q, Xu W, Ustinova E, et al: Myosin light chain kinase-dependent microvascular hyperpermeability in thermal injury. Shock 20:363, 2003.
38. Enkhbaatar P, Murakami K, Shimoda K, et al: Inducible nitric oxide synthase dimerization inhibitor prevents cardiovascular and renal morbidity in sheep with combined burn and smoke inhalation injury. Am J Physiol Heart Circ Physiol 285:H2430-H2436, 2003.
39. Gordon MD, Winfree JH: Fluid resuscitation after a major burn. In Burn Care and Therapy Carrougher GJ (ed). St. Louis: Mosby, 1998, pp. 5-23.
40. Cassuto J, Tarnow P, Yregard L, et al: Regulation of postburn ischemia by alpha- and beta- adrenoreceptor subtypes. Burns 31(2):131, 2005.
41. Sedowofia K, Barclay C, Quaba A, et al: The systemic response to thermal injury in children. Clin Endocrinol (Oxf) 49:335, 1998.
42. Sharar SR, Heimbach DM, Green M, et al: Effects of body surface thermal injury on apparent renal and cutaneous blood flow in goats. J Burn Care Rehabil 9(1):26, 1988.
43. Smith A, Barclay C, Quaba A, et al: The bigger the burn, the greater the stress. Burns 23(4):291, 1997.
44. Lowe GD: Blood rheology in general medicine and surgery. Bailliers Clin Haematol 1(3):827, 1987.
45. Kawakami M, Endoh Y, Orringer EP, Meyer AA: Improvements in rheologic properties of blood by fluid resuscitation after burn injury in rats. J Burn Care Rehabil 13(3):316, 1992.
46. Suzuki K, Nishina M, Ogino R, Kohama A: Left ventricular contractility and diastolic properties in anesthetized dogs after severe burns. Am J Physiol 260(5 Pt 2):H1433, 1991.
47. Xia ZF, Zhao P, Horton JW: Changes in cardiac contractile function and myocardial. Am J Physiol Heart Circ Physiol 280:H1916, 2001.
48. Yatani A, Xu DZ, Kim SJ, et al: Mesenteric lymph from rats with thermal injury prolongs the action potential and increases Ca2+ transient in rat ventricular myocytes. Shock 20:458, 2003.
49. Horton JW, Tan J, White DJ, et al: Selective decontamination of the digestive tract attenuated the myocardial inflammation and dysfunction that occur with burn injury. Am J Physiol Heart Circ Physiol 287:H2241, 2004.
50. Ballard-Croft C, Maass DL, Sikes P, et al: Activation of stress-responsive pathways by the sympathetic nervous system in burn trauma. Shock 18(1):38, 2002.
51. Quinn DA, Moufarrej R, Volokhov A, et al: Combined smoke inhalation and scald burn in the rat. J Burn Care Rehabil 24:208, 2003.
52. Qi S, Sun W: The effects of inhaled nitric oxide on cardiac pathology and energy metabolism in a canine model of smoke inhalation injury. Burns 30:65, 2004.
53. Deitch EA: The role of intestinal barrier failure and bacterial translocation in the development of systemic infection and multiple organ failure. Arch Surg 125:403, 1990.
54. Jones WG Jr, Minei JP, Barber AE, et al: Bacterial translocation and intestinal atrophy following thermal injury and burn wound sepsis. Ann Surg 211:399, 1990.
55. Ziegler TR, Smith RJ, O'Dwyer ST, et al: Increased intestinal permeability associated with infection in burn patients. Arch Surg 123:1313, 1988.
56. Gosain A, Gamelli RL: Role of the gastrointestinal tract in burn sepsis. J Burn Care Rehabil 26(1):85, 2005.
57. Jeschke MG, Debroy MA, Wolf SE, et al: Burn and starvation increase programmed cell death in small bowel epithelial cells. Dig Dis Sci 45:415, 2000.
58. Gan HT, Chen JD: Roles of nitric oxide and prostaglandins in pathogenesis of delayed colonic transit after burn injury in rats. Am J Physiol 288:R1316, 2005.
59. Ocal K, Avlan D, Cinel I, et al: The effect of N-acetylcysteine on oxidative stress in intestine and bacterial translocation after thermal injury. Burns 30:778, 2004.
60. Jeschke MG, Low JF, Spies M, et al: Cell proliferation, apoptosis, NF-kappaB expression, enzyme, protein, and weight changes in livers of burned rats. Am J Physiol Gastrointest Liver Physiol 280:G1314, 2001.
61. Jeong J, Adamson LK, Hatam R, et al: Alterations in the expression and modification of histones in the liver after injury. Exp Mol Pathol 75:256, 2003.
62. Schiavon M, Di Landro D, Baldo M, et al: A study of renal damage in seriously burned patients. Burns Incl Therm Inj 14(2):107, 1988.
63. Kim G, Oh KH, Yoon JW, et al: Impact of burn size and initial serum albumin level on acute renal failure occurring in major burn. Am J Nephrol 23:55, 2003.
64. Holm C, Hörbrand F, von Donnersmarck GH, Mühlbauer W: Acute renal failure in severely burned patients. Burns 25:171, 1999.
65. Aikawa N, Wakabayashi G, Ueda M, Shinozawa Y: Regulation of renal function in thermal injury. J Trauma 30:S174, 1990.
66. Loebl EC, Baxter CR, Curreri PW: The mechanism of erythrocyte destruction in the early post-burn period. Ann Surg 178(6):681, 1973.
67. Topley E, Jackson DM, Cason JS, Davies JW: Assessment of red cell loss in the first two days after severe burns. Ann Surg 155:581, 1962.
68. Hatherill JR, Till GO, Bruner LH, Ward PA: Thermal injury, intravascular hemolysis, and toxic oxygen products. J Clin Invest 78:629, 1986.
69. Bekyarova G, Yankova T: Alpha-tocopherol and reduced glutathione deficiency and decreased deformability of erythrocytes after thermal skin injury. Acta Physiol Pharmacol Bulg 23:55, 1998.
70. Bekyarova G, Yankova T, Kozarev I, Yankov D: Reduced erythrocyte deformability related to activated lipid peroxidation during the early postburn period. Burns 22(4):291, 1996.
71. Vasko SD, Burdge JJ, Ruberg RL, Verghese AS: Evaluation of erythropoietin levels in the anemia of thermal injury. J Burn Care Rehabil 12:437, 1991.
72. Andes WA, Rogers PW, Beason JW, Pruitt BA Jr: The erythropoietin response to the anemia of thermal injury. J Lab Clin Med 88(4):584, 1976.
73. Wallner S, Vautrin R, Katz J, Murphy J: The anemia of thermal injury: partial characterization of an erythroid inhibitory substance. J Trauma 27:639, 1987.
74. Sheldon GF, Sanders R, Fuchs R, et al: Metabolism, oxygen transport, and erythropoietin synthesis in the anemia of thermal injury. Am J Surg 135(3):406, 1978.
75. Cho K, Adamson LK, Greenhalgh DG: Parallel self-induction of TNF-alpha and apoptosis in the thymus of mice after burn injury. J Surg Res 98:9, 2001.
76. Takahashi H, Kobayashi M, Tsuda Y, et al: Contribution of the sympathetic nervous system on the burn-associated impairment of CCL3 production. Cytokine 29:208, 2005.
77. Gallagher G, Rae CP, Kinsella J: Treatment of pain in severe burns. Am J Clin Dermatol 1:329, 2000.
78. Stoddard FJ, Sheridan RL, Saxe GN, et al: Treatment of pain in acutely burned children. J Burn Care Rehabil 23(2):135, 2002.
79. Khalil Z, Helme R: Sensory peptides as neuromodulators of wound healing in aged rats. J Gerontol A Biol Sci Med Sci 51:B354, 1996.

80. Cartwright MM: The metabolic response to stress: a case of complex nutrition support management. Crit Care Nurs Clin North Am 16(4):467, 2004.
81. Cuthbertson DP, Zagreb H: The metabolic response to injury and its nutritional implications: retrospect and prospect. J Parenter Enteral Nutr 3(3):108, 1979.
82. Herndon DN, Tompkins RG: Support of the metabolic response to burn injury. Lancet 363:1895, 2004.
83. Demling RH, Seigne P: Metabolic management of patients with severe burns. World J Surg 24:673, 2000.
84. Wolf SE, Thomas SJ, Dasu MR, et al: Improved net protein balance, lean mass, and gene expression changes with oxandrolone treatment in the severely burned. Ann Surg 237:801, 2003.
85. Henderson RA, Horne R: The Pinna. *In* Textbook of Small Animal Surgery, 3rd ed. Slatter DH (ed). Philadelphia: Saunders, 2002, p. 1745.
86. Withrow SJ: Cryosurgery. *In* Small Animal Clinical Oncology, 3rd ed. Withrow SJ, MacEwen EG (eds). Philadelphia: Saunders, 2001, p. 79.
87. Reamy BV: Frostbite: review and current concepts. J Am Board Fam Pract 11(1):34, 1998.
88. Murphy JV, Banwell PE, Roberts AH, McGrouther DA: Frostbite: pathogenesis and treatment. J Trauma 48(1):171, 2000.
89. Vargel I, Erdem A, Ertoy D, et al: Effects of growth factors on doxorubicin-induced skin necrosis: documentation of histomorphological alterations and early treatment by GM-CSF and G-CSF. Ann Plast Surg 49(6):646, 2002.
90. Garrett LD: Beyond the lymphoma: paraneoplastic syndromes and more. Proceedings 23rd Annual Forum American College of Veterinary Internal Medicine. Baltimore, 2005.
91. Luce EA: Electrical burns. Clin Plast Surg 27:133, 2000.
92. Sheridan RL, Remensnyder JP, Schnitzer JJ, et al: Current expectations for survival in pediatric burns. Arch Pediatr Adolesc Med 154:245, 2000.
93. Sheridan RL: Burn care. Results of technical and organizational progress. JAMA 290:719, 2003.
94. Herruzo-Cabrera R, Fernandez-Arjona M, Garcia-Torres V, et al: Mortality evolution study of burn patients in a critical care burn unit between 1971 and 1991. Burns 21:106, 1995.

Doenças Congênitas da Pele

Mark W. Bohling e Steven F. Swain

As doenças cutâneas congênitas compreendem apenas uma pequena porcentagem dos casos cirúrgicos veterinários. Apesar disso, existem alguns poucos distúrbios de pele congênitos que são dignos de nota. Podem beneficiar-se da intervenção cirúrgica ou então afetar drasticamente a resposta do animal a outros tratamentos cirúrgicos. As dermatopatias de maior importância para o cirurgião veterinário são: astenia cutânea, sínus dermoide, cisto de sínus dermoide nasal e aplasia cutânea. Outras doenças congênitas da pele com menor importância cirúrgica são discutidas rapidamente neste capítulo e incluem a síndrome de Chediak-Higashi, mucinose cutânea, síndrome da mutilação acral e distúrbios hereditários da queratinização. Dermatoses congênitas são condições cutâneas presentes no nascimento. Apesar da causa exata de todas as dermatoses congênitas ser desconhecida, pensa-se que a maioria resulte de defeitos genéticos. Dermatoses verdadeiramente congênitas são incomuns. Com mais frequência são os defeitos congênitos que se manifestam mais tarde na vida.

Astenia cutânea

Definições e mecanismos

A astenia cutânea também é denominada síndrome de Ehlers-Danlos, doença do "filhote de borracha", síndrome da fragilidade dermal, displasia dominante do colágeno, e dermatosparaxis.[1,2] Astenia cutânea é um grupo de doenças congênitas hereditárias do tecido conjuntivo que afeta o homem e várias espécies animais, incluindo cães, gatos, cavalos, ovelhas, coelhões e vison.[1-5] O complexo mórbido lembra a síndrome de Ehlers-Danlos em seres humanos, a qual tem pelo menos onze variações distinguíveis clinicamente, geneticamente e biomecanicamente.[1,3] Em geral, a condição é herdada como um trato autossômico dominante simples em cães e gatos,[1,2,4-7] apesar de ter sido relatada como sendo um trato recessivo em gatos Himalaia.[1,2,8-10]

A condição é caracterizada por fragilidade, hiperextensibilidade (Figura 63.1) e frouxidão da pele, sendo a fragilidade a principal característica da condição.[1-5,11-13] A falta de resistência à tração e a diminuição da firmeza da pele pode ser relacionada à organização ou às ligações cruzadas das moléculas de colágeno na derme.[3,13] A resistência à distensão da pele afetada tem sido relatada como sendo entre um terço a um quarto da resistência da pele normal.[1,11,12,14] Em gatos, foi relatada uma redução de 9 vezes na resistência à distensão.[1,12] A anormalidade colagenosa em gatos Himalaia é devida à deficiência de pró-colágeno peptidase.[8,10]

Histopatologicamente, a derme de cães afetados tem espessura normal[15], ou é mais fina do que a de cães normais (1,21 *versus* 1,71, respectivamente).[12] Em um estudo não foi notada diferença significativa na espessura da derme entre gatos normais e gatos afetados (1,41 e 1,44 mm, respectivamente).[12] Outro estudo relatou derme significativamente mais fina nos gatos afetados do que nos gatos normais (0,25 × 1,71 mm, respectivamente).[15] A espessura da epiderme em gatos e cães afetados e normais varia entre 0,02 e 0,03 mm.[1,3,12]

As anormalidades histopatológicas na derme são relacionadas ao colágeno, que é o que dá resistência à tração à pele. Em animais afetados, os feixes dermais de colágeno têm tamanho irregular e aspecto fibrilar. Não possuem o padrão ondulado característico.[3,12] Os feixes de colágeno parecem ser finos, frequentemente fragmentados, sem orientação e com aparência enovelada.[3,5,12,14] Faltam também feixes de colágeno maduros, e em alguns casos as fibras de colágeno são circundadas por degeneração mucinosa.[3,14]

A derme de gatos afetados tem colágeno fino e fibrilar, com feixes de colágeno de vários tamanhos, alguns dos quais parecem desmanchados. Na derme profunda aparecem feixes de colágeno grandes, curtos e enrolados.[12] Também foi relatada a presença de fibras colagenosas enroladas em torno de vasos sanguíneos e em torno de glândulas sudoríparas em gatos.[16] A microscopia

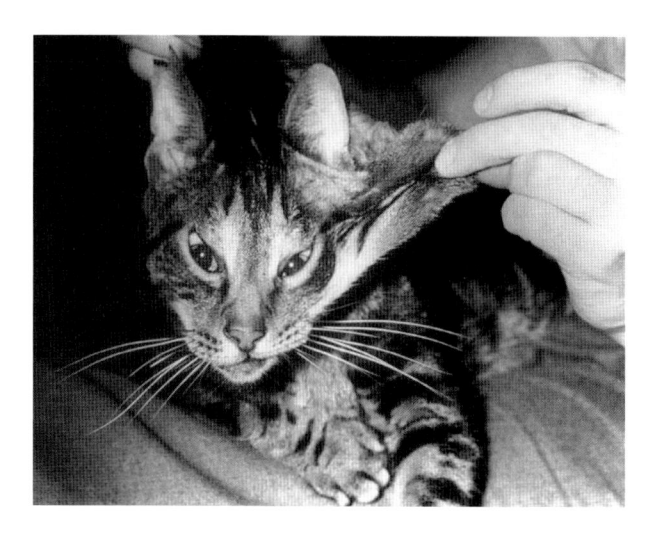

Figura 63.1 Este gato com astenia cutânea tem a típica hiperextensibilidade da pele.

eletrônica revela desorganização de fibrilas de colágeno, com variação em seu tamanho e forma, e orientação irregular, resultando em aspecto esburacado.[1,5]

Significância cirúrgica

A fragilidade da pele tem aspectos significantes para o cirurgião veterinário. A incidência de lacerações é maior em animais afetados devido à facilidade com que a pele é rompida. As lacerações devem ser suturadas imediatamente.[1] Ao manipular a pele para o fechamento do ferimento, deve-se evitar pressão e tração excessivas com a pinça nas margens do ferimento para evitar o rompimento do tecido. Pode ser necessária dissecação cuidadosa sob a pele para permitir o fechamento sem tensão.[8,12,17]

Tem sido recomendado o uso de suturas de colchoeiro, especificamente em padrão horizontal, com ou sem suporte de tubos de borracha, para evitar que os pontos de sutura rompam a pele.[1,8] Todavia, foi demonstrado que suturas em pontos cruzadas e colocadas a 5 mm da margem do ferimento são menos prováveis de romper a pele do que os pontos interrompidos simples e de colchoeiro verticais ou horizontais.[12,13] Agulhas cilíndricas pequenas com fio pré-montado são indicadas para evitar o rompimento da pele.[12,17] Devido à pouca espessura da derme, a pele tende a se everter quando suturada.[17]

Cicatrização do ferimento

Tem sido relatado o atraso na cicatrização do ferimento como uma complicação da síndrome de Ehlers-Danlos em seres humanos.[13,17] Utilizando critérios clínicos e histológicos, a cicatrização de ferimentos em cães e gatos com astenia cutânea parece ser similar à de animais não afetados.[17] Em cães com astenia cutânea, o tecido cicatricial tem maior resistência à tração do que a pele adjacente. Em gatos afetados, a resistência do tecido cicatricial é a mesma da pele adjacente.[13] Foi especulado que o aumento da resistência observado em cães seria causado por (1) um maior grau de ligações cruzadas intra e intermoleculares das fibrilas de colágeno da cicatriz, (2) aumento na produção de colágeno tipo I na cicatriz ou (3) redução na colagenólise, ou maior grau de interação do colágeno da substância intercelular na cicatriz.[13]

Sínus dermoide e cisto de sínus dermoide nasal

Definição e mecanismo

O sínus dermoide (sínus pilonidal) é um defeito do tubo neural que resulta em separação incompleta da pele e do tubo neural durante o desenvolvimento embrional.[1,2,18-24] O sínus é uma invaginação tubular da pele que se estende com um saco cego desde a linha média dorsal até uma profundidade variável nos tecidos subjacentes.[1] Os sínus dermoides são classificados segundo a profundidade da penetração (Figura 63.2).[20,21] As Classes de I a IV têm uma abertura na superfície cutânea. Um quinto tipo (Classe V) foi relatado na literatura, tratando-se de um cisto verdadeiro sem abertura cutânea.[21,23,24] Os sínus ocorrem nas regiões cervical, craniotorácica e sacrococcígea (i. e., cranial e caudalmente à região da crista de pelos nos Rhodesian ridgebacks). Os sínus ocorrem com maior frequência na região cervical e com menor frequência na região sacrococcígea.[20] Um ou mais sínus podem estar presentes no mesmo animal.[18-20,23] Na região cervical, o sínus geralmente é ligado à área do processo espinhoso dorsal da segunda vértebra cervical e raramente se expande mais profundamente. Os sínus Classe IV, que se comunicam com a dura-máter, são vistos principalmente na região sacrococcígea, estendendo-se cranioventralmente até a última vértebra sacral.[20] Os sínus dermoides ocorrem muito mais comumente em Rhodesian ridgebacks (Figura 63.3).[18-21,24] Já foram relatados casos também em Golden retriever,[25] Shih tzu, Boxer,[26] Yorkshire terrier,[22] Springer spaniel,[27] Chow-chow[23] e Husky Siberiano.[28] Nos Rhodesian ridgebacks, a condição pode ser causada por um complexo de genes.[1,21] A maioria dos dados históricos sobre a hereditariedade do sínus dermoide sugere que a condição pode ser hereditária como um trato recessivo simples.[18-20] Um estudo mais recente sugeriu um modo de herança di-híbrido mais complexo com penetração diferencial.[21]

O cisto de sínus dermoide nasal é uma forma única de sínus dermoide e foi relatada em Golden retriever,[29] English bull terrier,[30] Spaniels brittany, Springer e

Cocker.[29,31] Nesta condição, um trato sinusal de epitélio invaginado, queratinizado e com estruturas anexas (folículos pilosos e glândulas) se estende de uma abertura na linha média imediatamente caudal ao plano nasal, caudalmente ao septo nasal.[29] Essa condição é congênita e no homem é causada por um remanescente neuroectodérmico no espaço pré-nasal localizado entre os ossos frontal e nasal e a cápsula nasal cartilaginosa no embrião.[29]

Significância cirúrgica

A remoção cirúrgica é o tratamento de escolha para o sínus dermoide e o cisto de sínus dermoide nasal.[1,18,20,29] Todavia, foi descrita apenas a observação sem tratamento se a lesão for quiescente. Quando estiverem presentes drenagem ou sinais clínicos neurológicos, a cirurgia deve ser feita.[1] É importante a dissecção cuidadosa de todas as estruturas do sínus. A introdução de um cateter urinário pequeno (3,5 Fr) no interior do sínus pode auxiliar na sua identificação durante a progressão da dissecção. No sínus dermoide, as ligações fibrosas profundas, possivelmente com a dura-máter, podem impossibilitar a excisão completa.[1,18] A remoção incompleta pode resultar em recorrência dos sinais clínicos.[18] A meningite é uma complicação frequente nos casos em que o sínus dermoide é ligado à dura-máter.[1] Portanto, são indicados cuidado extremo e técnica asséptica.[1,19] Quando os sínus dermoides têm comunicação com a dura-máter, pode ser necessário uma hemilaminectomia ou craniotomia com remoção de parte da dura-máter e dos tecidos anormais associados para assegurar a remoção completa de todos os tecidos do sínus.[20,26]

Aplasia cutânea
Definição e mecanismo

A aplasia cutânea é uma desordem congênita rara caracterizada por descontinuidade focal da epiderme. Esta condição também é denominada epiteliogênese imperfeita. A maioria dos relatos dessa doença na literatura veterinária é de casos em bovinos, cavalos, ovelhas e porcos. Nestes animais, a aplasia cutânea é tida como um distúrbio recessivo autossômico.[32] Existem apenas relatos isolados em filhotes de cães e de gatos.[33-35] A causa da doença nesses animais é desconhecida.

Significância cirúrgica

Lesões pequenas podem ser corrigidas por reparação cirúrgica ou ser deixadas para cicatrizar por contração e epitelização. Foi sugerido que, em bovinos, a doença não é apenas um defeito hereditário no desenvolvimento da epiderme, mas um distúrbio mais complexo do metabolismo de fibroblastos.[36] Fibroblastos cultivados de bovinos afetados têm várias alterações metabólicas, incluindo diminuição da biossíntese de colágeno e de lipídios. Se o mesmo for verdadeiro para outras espécies, a probabilidade de cicatrização normal após a reparação cirúrgica é diminuída.

Síndrome de Chediak-Higashi
Definição e mecanismo

A síndrome de Chediak-Higashi é um defeito genético autossômico recessivo raro que já foi observado em várias espécies, incluindo seres humanos e gatos Persas.[37,38]

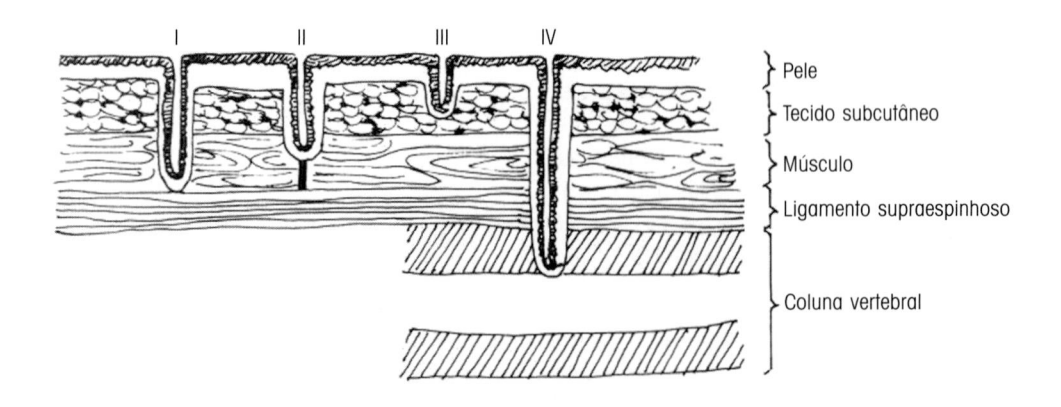

Figura 63.2 Classes de sínus dermoides. Classe I, o sínus estende-se até o ligamento supraespinhoso, onde ele está ligado. Classe II, o sínus estende-se para o interior do tecido muscular ou subcutâneo e é conectado ao ligamento supraespinhoso por uma faixa fibrosa. Classe III, o sínus estende-se para o interior do tecido muscular ou subcutâneo mas não é ligado ao ligamento supraespinhoso. Classe IV, o sínus se estende para o canal vertebral e é ligado à dura-máter. Classe V (não ilustrado), cisto verdadeiro sem conexão com a pele. (Adaptado de Mann GE, Stratton J: Dermoid sínus in the Rohdesian ridgeback. J Small Anim Parct 7:631, 1966.)

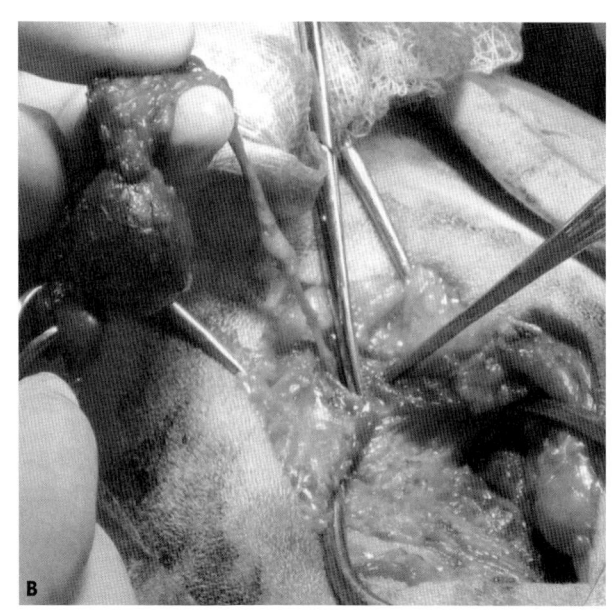

Figura 63.3 A. Fistulograma de um sínus dermoide em um Rhodesian ridgeback. Note a estrutura tipo cisto superficial e a extensão do contraste (que delineia o sínus) até o processo espinhoso da terceira vértebra cervical. **B.** Ressecção cirúrgica do sínus. **C.** O trato sinusal excisado. Note a área levemente mais escura no centro da elipse da pele excisada; esta era a localização da comunicação do sínus com a superfície da pele.

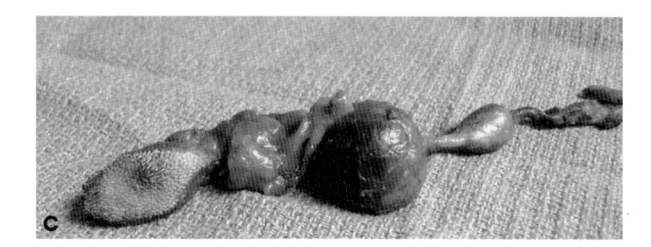

Os indivíduos afetados tem um defeito estrutural que resulta em grânulos anormalmente grandes em neutrófilos, monócitos e eosinófilos. Os grânulos de melanina são, da mesma maneira, aumentados. As anormalidades celulares dos animais afetados incluem maior fragilidade dos grânulos dos leucócitos, fusão anormal dos grânulos e deficiências enzimáticas. Essas anormalidades podem resultar em ruptura celular e dano aos tecidos, respostas quimiotáxicas anormais e defeitos na eliminação intracelular de microrganismos.[38,39] Os animais afetados podem sucumbir por infecções recorrentes ou neoplasias linfoides.[38]

Significância cirúrgica

A cor distinta dos olhos e da pelagem dos gatos Persas afetados deveriam alertar o veterinário para a possibilidade da síndrome de Chediak-Higashi. O conhecimento desta síndrome pode evitar uma cirurgia desnecessária, a qual poderia ser complicada por sangramento e infecções pós-operatórios excessivos. Foi demonstrado que o fator recombinante estimulador de colônias de granulócitos canino intensifica a função dos neutrófilos nos gatos afetados e pode ser um adjunto útil para reduzir o risco de infecções quando a cirurgia for necessária.[39]

Mucinose cutânea

Definição e mecanismo

Em cães, foi demonstrado que tanto o lúpus eritematoso[40] quanto o hipotireoidismo[41,42] aumentam a deposição dermal de mucina. O Sharpei Chinês parece único na sua propensão para ter mucinose cutânea, e em todos os Sharpeis, essa anormalidade dermal parece ser hereditária, e "normal" até certo grau. Em casos extremos, um Sharpei pode desenvolver mixedema grave e vesículas mucoides.[43,44] A mucinose cutânea é manifestada histologicamente por grande separação dos feixes de fibras de colágeno por mucina. Mesmo um Sharpei "normal" tem mais deposição de mucina entre os feixes de colágeno do que outras raças.

A causa desse aumento de mucina dermal não é clara, mas pensa-se que a fonte seja o fibroblasto dermal.[40] Mixedema pode ser o resultado do aumento da síntese ou da diminuição da desgranulação de mucopolissacarídios.[45] O mucopolissacarídio que se acumula na derme é o sulfato de condroitina e o ácido hialurônico.

Significância cirúrgica

A incisão na pele do Sharpei revela um material gelatinoso que tende a formar contas ou filamentos. Foi sugerido que em Sharpeis gravemente afetados, a maturação de fibroblastos dermais pode ser atrasada.[43] Isso poderia resultar em cicatrização de má qualidade de ferimentos.

Síndrome da mutilação acral

Definição e mecanismo

A síndrome da mutilação acral não é uma anomalia congênita, mas uma doença hereditária. Esta doença de automutilação foi relatada no English pointer e no French Spaniel na América do Norte; em German Short-Haired Pointers na Europa e em English Springer spaniels na Austrália.[4-48] O exame do *pedigree* em cada raça afetada indica que a condição provavelmente é hereditária como uma neuropatia sensorial autossômica recessiva. Estudos bioquímicos em Pointers afetados demonstraram uma redução na imunorreatividade tipo substância P[46], enquanto o exame histológico demonstrou uma redução no tamanho dos gânglios espinais e deficiência nos neurônios ganglionares.[47]

Significância cirúrgica

Os animais afetados são difíceis de serem mantidos por causa de sua persistente determinação em morder e mastigar as próprias patas. Torna-se necessário o manejo crônico dos ferimentos, com medicação tópica, bandagens e o emprego constante de mordaças ou outras formas de contenção. Mesmo após a cicatrização, muitos cães sofrem recaídas assim que a contenção é removida. Confrontados com essa situação desencorajadora, muitos proprietários optam pela eutanásia.[46-48]

Defeitos hereditários da queratinização

Definição e mecanismo

Esta categoria de doenças raras está agrupada pois todas compartilham a característica de queratinização anormal. A hiperqueratose dos coxins das patas foi descrita como uma condição familiar no Irish Terrier[50] e no Dogue de Bordeaux.[51] Também foi relatada em indivíduos aparentados de várias outras raças (Labrador ou Golden retrievers, Kerry blue terriers e cães mestiços). Foi relatado um defeito hereditário na formação do filamento de queratina causando aumento da epidermólise em 7 Norfolk terriers aparentados. Havendo suspeita de hereditariedade autossômica recessiva.[52] A hiperqueratose epidermolítica, uma condição congênita de pessoas caracterizada por colapso do citoesqueleto do filamento de queratina, foi relatada em um único paciente canino, um mestiço Labrador retriever com 6 meses de idade.[53]

Significância cirúrgica

Os defeitos de queratinização mencionados anteriormente parecem ser raros em cães, e apesar de faltarem informações específicas quanto a complicações cirúrgicas, pode-se fazer várias inferências razoáveis. Em cada uma dessas condições, as anormalidades citológicas e bioquímicas parecem ser limitadas às camadas superficiais da epiderme (acima do estrato basal).[50,52,53] Portanto, a cicatrização primária não deve ser afetada seriamente. Todavia, a pele gravemente espessada e com rachaduras torna-se predisposta às infecções bacterianas e fúngicas.[52] Portanto, há expectativas de que infecções superficiais do ferimento sejam um problema. Uma terapia apropriada deve ser instituída antes de procedimentos cirúrgicos eletivos para melhorar a condição da epiderme e, assim, minimizar o risco de infecção. Embora não confirmada, a cicatrização por segunda intenção pode ser impactada devido aos possíveis efeitos da queratinização normal na epitelização do ferimento. Um ambiente úmido para o ferimento e o uso judicioso de um agente descamante leve podem ser benéficos.

Conclusão

Apesar de o mecanismo exato para o desenvolvimento de todas as doenças congênitas da pele ser desconhecido, foi comprovado que a maioria tem uma base genética. Em muitas situações a condição é herdada como um trato autossômico recessivo. Com isto em mente, deve ser recomendado que não só os animais afetados sejam afastados da reprodução, mas na maioria das vezes, seus pais e talvez os irmãos também não sejam utilizados para a reprodução. Em alguns casos, o teste de acasalamento com animais afetados pode proporcionar evidências de que o um animal em particular não seja um portador do gene anormal.[1,2,54]

Referências bibliográficas

1. Scott DW, Miller WH, Griffin CE: Small Animal Dermatology, 6th ed. Philadelphia: WB Saunders, 2001.
2. Foil CS: The skin. *In* Veterinary Pediatrics: Dogs and Cats From Birth to Six Months. Hoskins JD (ed). Philadelphia: WB Saunders, 1990.
3. Hegreberg GA, Padgett GA, Henson JB: Connective tissue disease of dogs and mink resembling Ehlers-Danlos syndrome in man. III. Histopathologic changes of the skin. Arch Pathol 90:159, 1970.
4. Hegreberg GA, Padgett GA, Gorham JR, Henson JB: A connective tissue disease of dogs and mink resembling the Ehlers-Danlos syndrome in man: II. Mode of inheritance. J Hered 60:249, 1969.
5. Paciello O, Lamagna F, Lamagna B, Papparella S: Ehlers-Danlos-like syndrome in 2 dogs: clinical, histologic, and ultrastructural findings. Vet Clin Pathol 32:13, 2003.

6. Patterson DF, Minor RR: Hereditary fragility and hyperextensibility of skin of cats: a defect in collagen fibrillogenesis. Lab Invest 37:170, 1977.
7. Minor RR, et al: Defects in fibrillogenesis causing hyperextensible, fragile skin in dogs. J Am Vet Med Assoc 752:142, 1983.
8. Collier LA, Leathers CW, Counts DF: A clinical description of dermatosparaxis in a Himalayan cat. Feline Pract 70:25, 1980.
9. Counts DF, Byers PH, Holbrook KA, Hegreberg GA: Dermatosparaxis in a Himalayan cat: I. biochemical studies of dermal collagen. J Invest Dermatol. 74:96, 1980.
10. Holbrook KA, Byers PH, Counts DF, Hegreberg GA: Dermatosparaxis in a Himalayan cat. II. Ultrastructural studies of dermal collagen. J Invest Dermatol 74:100, 1980.
11. Hegreberg GA, Padgett GA, Ott RL, Henson JB: A heritable connective tissue disease of dogs and mink resembling Ehlers-Danlos syndrome of man. I. Skin tensile strength properties. J Invest Dermatol 54:311, 1970.
12. Freeman LJ, Hegreberg GA, Robinette ID: Ehlers-Danlos syndrome in dogs and cats. Semin Vet Med Surg 2:221, 1987.
13. Freeman LJ, Hegreberg GA, Robinette JD, Kimbrell, JT: Biochemical properties of skin and wounds in Ehlers-Danlos syndrome. Vet Surg 18(2):97, 1989.
14. Hegreberg GA, Padgett GA, Henson JB, Ott RL: Cutaneous asthenia in Dogs. *In* Proceedings of the 16th Annual Meeting, Gaines Veterinary Symposium. Philadelphia, 1966.
15. Ducatelle R, Charlier G, Cornelissen F, et al: A morphometric classification of dermatosparaxis in the dog and cat. Vlamaams Diergen. Tudschrift 56(2):107, 1987.
16. Rest JR: Pathology of two possible genodermatoses. J Small Anim Pract 30:230, 1989.
17. Freeman LJ, Hegreberg GA, Robinette JD: Cutaneous wound healing in Ehlers-Danlos syndrome. Vet Surg 18(2):88, 1989.
18. Gammie JS: Dermoid sinus removal in a Rhodesian ridgeback dog. Can Vet J 27:250, 1986.
19. Hathcock JT, Clampett EG, Broadstone RV: Dermoid sinus in a Rhodesian ridgeback. Vet Med Small Anim Clin 74:53, 1979.
20. Leyh R, Carithers RW: Dermoid sinus in a Rhodesian ridgeback. Iowa State Univ Vet 7:36, 1979.
21. Hillbertz NHCS: Inheritance of dermoid sinus in the Rhodesian ridgeback. J Small Anim Pract 46: 71, 2005.
22. Fatone G, Brunetti A, Lamagna F, Potena A: Dermoid sinus and spinal malformations in a Yorkshire terrier: diagnosis and follow-up. J Small Animal Pract 36:178, 1995.
23. Booth MJ: Atypical dermoid sinus in a chow chow dog. J South. Afr Vet Assoc 69: 102, 1998.
24. Tshamala M, Moens Y: True dermoid cyst in a Rhodesian ridgeback. J Small Anim Pract 41:352, 2000.
25. Cornegliani L, Jommi E, Vercelli A: Dermoid sinus in a golden retriever. J Small Anim Pract 42:514, 2001.
26. Selcer EA, Helman RG, Selcer RR: Dermoid sinus in a Shih tzu and a boxer. J Am Anim Hosp Assoc 20:634, 1983.
27. Pratt JN, Knottenbelt CM, Welsh EM: Dermoid sinus at the lumbosacral junction in an English springer spaniel. J Small Anim Pract 41:24, 2000.
28. Cornegliani L, Ghibaudo G: A dermoid sinus in a Siberian husky. Vet Dermatol 10:47, 1999.
29. Anderson DM, White RAS: Nasal dermoid sinus cysts in the dog. Vet Surg 31:303, 2002.
30. Burrow RD: A nasal dermoid sinus in an English bull terrier. J Small Anim Pract 45:572, 2004.
31. Bailey TR, Holmberg DL, Yager JA: Nasal dermoid sinus in an American cocker spaniel. Can Vet J 42:213. 2001.
32. Scott DW: Large Animal Dermatology. Philadelphia: WB Saunders, 1988.
33. Gupta BN: Epitheliogenesis imperfecta in a dog. Am J Vet Res 34:443, 1973.
34. Hewitt MP, Mills JHL, Hunter B: Epitheliogenesis imperfecta in a black Labrador puppy. Can Vet J 76:371, 1975.
35. Munday BL: Epitheliogenesis imperfecta in lambs and kittens. Br Vet J 726:47, 1970.
36. Frey J, Chamson A, Gourreau, JM, Gillet JP: Collagen and lipid biosynthesis in a case of epitheliogenesis imperfecta in cattle. J Invest Dermatol 93:83, 1989.
37. Kramer JW, Davis WC, Prieur DJ: The Chediak-Higashi syndrome of cats. Lab Invest 36:554, 1977.
38. Tizard I: Veterinary Immunology: An Introduction, 7th ed. Philadelphia: WB Saunders, 2004.
39. Colgan SP, Gasper PW, Thrall MA, et al: Neutrophil function in normal and Chediak-Higashi syndrome cats following administration of recombinant canine granulocyte colony stimulating factor. Exp Hematol 20:1229, 1992.
40. Rosenkrantz WS, Griffin CE, Barr RJ, Walder EJ: Histological evaluation of acid mucopolysaccharide (mucin) in canine discoid lupus erythematosus. J Am Anim Hosp Assoc 22:577, 1986.
41. Scott DW: Histopathologic findings in endocrine skin disease of the dog. J Am Anim Hosp Assoc 75:173, 1982.
42. Miller WH, Buerger RG: Cutaneous mucinous vesiculation in a dog with hypothyroidism. J Am Vet Med Assoc 796:757, 1990.
43. Rosenkrantz WS, Griffin CE, Walder EJ, Froehlich PS: Idiopathic cutaneous mucinosis in a dog. Companion Anim Pract., 7:39, 1987.
44. Johnson GR: Cutaneous mucinosis in the Shar Pei. Proceedings of the American Academy of Veterinary Dermatology and American College of Veterinary Dermatology. New Orleans, 1986.
45. Freinkel RK, Freinkel N: Cutaneous manifestations of endocrine disorders. *In* Dermatology in General Medicine, 3rd ed. Fitzpatrick TB, et al (eds). New York: McGraw-Hill, 1987.
46. Cummings JF, de Lahunta A, Braund KG, Mitchell WJ: Nociceptive loss and acral mutilation in pointer dogs: canine hereditary sensory neuropathy. Am J Pathol 772:136, 1983.
47. Cummings JF, de Lahunta A, Winn SS: Acral mutilation and nociceptive loss in English pointer dogs: a canine sensory neuropathy. Acta Neuropathol (Berlin), 53:119, 1981.
48. Paradis M, de Jaham C, Page N, et al: Acral mutilation and analgesia in 13 French spaniels. Vet Dermatol 16:87, 2005.
49. Cummings JF, de Lahunta A, Simpson ST, MacDonald JM: Reduced substance P-like immunoreactivity in hereditary sensory neuropathy of pointer dogs. Acta Neuropathol. (Berlin) 63:33, 1984.
50. Schleifer SG, Versteeg SA, van Oost B, Willemse T: Familial footpad hyperkeratosis and inheritance of keratin 2, keratin 9, and desmoglein 1 in two pedigrees of Irish terriers. A.JVR 64: 715, 2003.
51. Paradis M: Footpad hyperkeratosis in a family of Dogue de Bordeaux. Vet Dermatol 3:75, 1992.
52. Barnhart KF, Credille KM, Ambrus A, Dunstan RW: A heritable keratinization defect of the superficial epidermis in Norfolk terriers. J Comp Pathol 130: 246, 2004.
53. Mecklenburg L, Hetzel U, Ueberschär S: Epidermolytic ichthyosis in a dog: clinical, histopathological, immunohistochemical and ultrastructural findings. J Comp Pathol 122: 307, 2000.
54. Pidduck H: Is this disease inherited? A discussion paper with some guidelines for canine conditions. J Small Anim Pract 26:279, 1985.

Parte 9

Sistema Urinário

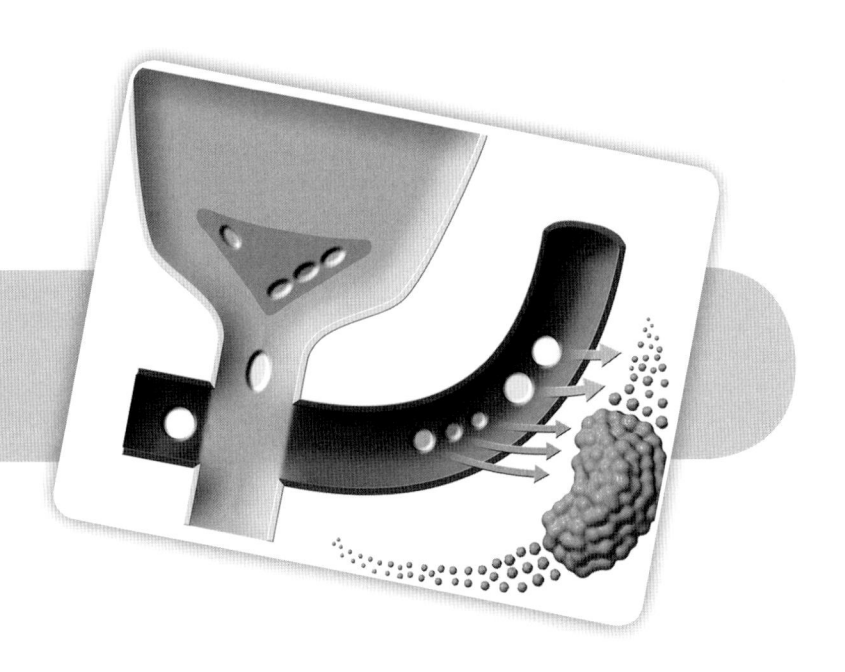

Insuficiência Renal: Considerações Cirúrgicas

Don R. Waldron

Os rins recebem aproximadamente 20 a 25% do débito cardíaco e regulam a composição do fluido extracelular por filtração, reabsorção, secreção e produção de hormônios.[1] Muitos parâmetros sistêmicos importantes são influenciados pelos rins, incluindo o estado ácido-base, o equilíbrio eletrolítico, a concentração de produtos descartáveis do metabolismo corporal e a massa de eritrócitos.[1-3] O diagnóstico da insuficiência renal sugere que houve perda suficiente da função renal para causar níveis elevados de produtos de descarte metabólico, possíveis anormalidades dos equilíbrios hídrico e eletrolítico e perda da função de biossíntese renal.

A perda de função reflete-se em testes laboratoriais como um aumento dos produtos de descarte nitrogenados não proteicos (nitrogênio ureico sanguíneo e creatinina), uma condição denominada azotemia. A incapacidade de excretar produtos de descarte nitrogenados não proteicos pode ser causada por mecanismos pré-renais, primários (intrínseco renal) ou pós-renais. A azotemia pré-renal é causada por estados de hipoperfusão renal, como desidratação ou hipotensão. A azotemia pós-renal está associada a obstrução do fluxo da urina ou ruptura da estrutura do trato urinário, resultando em vazamento de urina para os tecidos ou cavidades corporais. A azotemia causada por mecanismos pré-renais ou pós-renais pode progredir até causar dano renal e insuficiência renal primária. A azotemia causada por doença renal primária é classificada com base em sua duração como aguda ou crônica. Em quaisquer dos casos, as anormalidades bioquímicas associadas à insuficiência renal podem causar profundas alterações na capacidade de o animal manter um estado homeostático normal.

Em pacientes cirúrgicos, é importante reconhecer a azotemia pré ou pós-renal no início do curso da doença, uma vez que a correção precoce pode evitar a progressão para insuficiência renal. Os fatores do paciente, como idade, estado cardíaco e a administração concomitante de drogas nefrotóxicas, podem compor outros fatores pré-renais e influenciar a progressão para doença renal primária. A azotemia pós-renal é diagnosticada de imediato por meio de uma boa história somada a um exame físico com particular atenção à palpação da bexiga e uretra. Mas alguns casos podem necessitar de cateterização uretral, abdominocentese ou técnicas de aquisição de imagens, como estudos radiográficos com contraste ou ultrassom para confirmar azotemia como pós-renal e para identificar um defeito anatômico específico.

A insuficiência renal aguda (IRA) é uma abrupta deterioração da função renal que ocorre durante um período de horas a dias, resultando em azotemia e diminuição da capacidade renal de regular o balanço de água e solutos.[4] Diferenciar IRA de insuficiência renal crônica (IRC) pode ser difícil. O diagnóstico correto é importante porque a IRA é potencialmente reversível, enquanto a IRC não é.[5] A IRA que afeta pacientes cirúrgicos é mais provável de ocorrer no ambiente hospitalar. Em animais, a incidência da IRA adquirida em hospitais parece ser relativamente baixa. Todavia, um estudo prévio documentou uma taxa de sobrevivência de apenas 40% nesses casos. Assim, a prevenção da IRA é crítica.[6] A IRA em pequenos animais é causada por nefrotoxinas. Em seres humanos, a causa é a hipoperfusão.[6,7] Tanto as nefrotoxinas quanto os estados de hipoperfusão podem causar nefrite tubulointersticial, doença glomerular ou vascular ou necrose tubular renal. Como a azotemia pré-renal pode progredir para IRA, sua identificação precoce é imperativa, para que possa ser corrigida e o dano renal primário evitado. A insuficiência renal primária ou intrínseca foi subdividida em fases e pode ou não ser reversível. Durante a fase de indução da IRA, se os fatores causativos forem eliminados quando houver predomínio de disfunção da célula tubular, em vez de necrose celular, a recuperação da função celular é possível e mais provável do que quando já foi alcançada a fase de manutenção da IRA. As evidências de lesão renal inicial incluem densidade urinária baixa (menor que 1,030 em cães, e menor que 1,035 em gatos), presença de células tubulares renais e cilindros granulares no sedimento urinário, o não retorno ao normal dos valores de nitrogênio ureico e creatinina após correção da hipoperfusão, e glicosúria em um paciente normoglicêmico.

A fase de manutenção da IRA é caracterizada por lesão irreversível da célula tubular renal com necrose celular. A correção da hipoperfusão durante esta fase tem pouco ou nenhum efeito nas concentrações de nitrogênio ureico e creatinina. A oligúria geralmente está presente após a correção da hipovolemia ou hipoperfusão. A oligúria no cão é definida com produção de urina inferior a 0,27 mℓ/kg/h.[8] Pacientes com IRA que não sejam oligúricos podem ter recuperação mais rápida. Contudo, isto nem sempre acontece, pois a IRA associada à toxicidade por aminoglicosídios pode ou não ser reversível, mas em geral é oligúrica. Em um estudo recente, 39% dos animais com IRA eram não oligúricos.[9] Se ocorrer perda de néfrons, com inflamação intersticial e fibrose, a recuperação de função renal adequada pode ser impossível. Todavia, a cura adequada do tecido renal pode acontecer, iniciando a fase de recuperação da IRA. A cura pode não ocorrer por 2 ou 3 semanas após o começo da fase de manutenção. A fase de recuperação é caracterizada por aumento da produção de urina e poliúria. Se não houver oligúria, a fase de recuperação é caracterizada por resolução da azotemia.[7]

As consequências clínicas da IRA incluem distúrbios do balanço fluídico, produção inadequada de urina e desequilíbrio ácido-base.[4] Outros tecidos corporais, como os sistemas gastrintestinal, pulmonar e cardíaco, também podem ser afetados pela insuficiência renal.

Múltiplos fatores contribuem para a diminuição da taxa de filtração glomerular (GFR, do inglês *glomerular filtration rate*) vista em casos de IRA. Fatores hemodinâmicos são mais importantes durante a fase de indução, envolvendo a redução na pressão de perfusão renal ou a vasoconstrição das arteríolas aferentes. Os mecanismos possíveis incluem a resposta a uma estimulação adrenérgica, falha na autorregulação intrarrenal por falta de produção de prostaglandinas, edema de células endoteliais, ativação do sistema renina-angiotensina e diminuição da permeabilidade glomerular. Os fatores tubulares que causam diminuição da GFR podem ser mais importantes durante a fase de manutenção da IRA. A obstrução de túbulos por células, restos celulares e proteína precipitada leva a aumento da pressão retrógrada, reduzindo, assim, a GFR. Danos às células tubulares podem também permitir vazamento de filtrado glomerular para os tecidos intersticiais, reduzindo o fluxo de urina e permitindo a reabsorção de fluido e soluto.[4,10]

A insuficiência ou disfunção renal crônica é uma entidade clínica mais comum do que a IRA. A prevalência de IRC estima-se que varie entre 0,5% e 7% em cães e 1,6% e 20% em gatos.[11,12] As causas da IRC são multifatoriais e incluem doenças familiares, congênitas ou adquiridas. As lesões renais são com maior frequência tubulointersticiais ou glomerulares. Na maioria dos casos não é identificada uma causa iniciadora específica.[13] A identificação de IRC em um paciente antes da anestesia e cirurgia é necessária para evitar o potencial para complicações pós-operatórias, hospitalização prolongada ou o desencadeamento de insuficiência renal aguda. Finalmente, a identificação de causas ou fatores de risco para a IRA no período pré-operatório é importante para sua prevenção ou tratamento precoce, enquanto o dano renal é menos grave e potencialmente reversível, e as complicações metabólicas possam ser evitadas ou minimizadas. Da mesma maneira, a identificação de pacientes com doença renal crônica já presente é importante para o prognóstico e a prevenção da descompensação por estado de doença clínica ou de IRA após um procedimento anestésico e/ou cirúrgico. Neste capítulo, são discutidas as prováveis causas e os fatores de risco para a IRA em pacientes cirúrgicos com o objetivo de sua prevenção ou tratamento precoce. Os efeitos da uremia no paciente cirúrgico também são discutidos para que as prováveis complicações cirúrgicas possam ser prevenidas ou minimizadas.

Etiologia e fatores de risco de insuficiência renal aguda no paciente perioperatório

A insuficiência renal adquirida em hospitais não é incomum em seres humanos. Em um estudo com 29 cães, fatores iatrogênicos foram implicados na maioria dos casos.[14] As causas mais comuns para o desenvolvimento de insuficiência renal aguda adquirida em hospitais foram a exposição a nefrotoxinas e idade avançada.[6] Doença cardíaca crônica, doença renal preexistente e a anestesia foram identificadas como aparentes contribuintes para a IRA naqueles cães. Os pacientes que efetivamente se recuperam de IRA necessitam tratamento prolongado e caro.[2] Vários fatores de risco e doenças têm sido descritos para o desenvolvimento de IRA na literatura humana e veterinária, mas não está claro quantos desses fatores foram documentados em animais (Quadro 64.1). Muitos fatores foram identificados na IRA induzida por gentamicina em cães, e foi estabelecido que os mesmos fatores predisponentes afetam o desenvolvimento de IRA também em outros casos.[2] Alguns fatores são potencialmente corrigíveis antes de um procedimento anestésico e/ou cirúrgico. Assim, deve-se focar a atenção na sua identificação e tratamento. Em uma revisão retrospectiva da insuficiência renal aguda em cães, pancreatite, choque, sepse e coagulação intravascular disseminada (CID) foram classificados como estados doentios isquêmicos associados à IRA.[9]

Quadro 64.1 Doença ou fatores de risco para a insuficiência renal aguda em cães e gatos.	
Doença renal preexistente	Sepse
Idade avançada	Débito cardíaco diminuído
Hipotensão/Choque	Desidratação
Hipertensão	Deficiência ou excesso de sódio, potássio ou cálcio
CID	Acidose
Pancreatite	Síndromes de hiperviscosidade
Drogas nefrotóxicas	

Modificado de Grauer G: Prevention of acute renal failure. Vet Clin North Am 1966, e Grauer GF: Prevention of acute renal failure. In Textbook of Small Animal Surgery, 3rd ed. Slatter DH (ed). Philadelphia: Saunders, 2003. CID = coagulação intravascular disseminada.

Estados de hipoperfusão

A hipoperfusão renal pode ser causada por desidratação, hemorragia ou choque. A desidratação tem sido citada como o mais comum e mais importante fator de risco de IRA.[2] Em seres humanos, a hipoperfusão renal associada a hemorragia, cirurgia ou desidratação é uma causa comum da IRA.[15] Em cães normais, contudo, a hipoperfusão renal por si não leva a um dano renal permanente e à IRA.[16]

O rim canino parece ser mais resistente à IRA secundária ao choque ou a outros estados hipotensivos. Em contraste com animais com função renal normal, foi demonstrado experimentalmente que, após um episódio hipotensivo, cães com massa renal diminuída tinham GFR menores e alterações histopatológicas leves compatíveis com IRA.[17] Da mesma maneira, pensa-se que a hipotensão resultante de uma doença do terceiro espaço (ascite ou derrame pleural), diminuição da pressão oncótica (hipoalbuminemia), diminuição do débito cardíaco (insuficiência cardíaca) ou um episódio anestésico pode predispor o pequeno animal paciente cirúrgico à IRA, particularmente se já houver uma doença renal clínica ou subclínica. Foi relatada pancreatite como causa de IRA em animais, mas a fisiopatologia não é clara. As possíveis causas incluem choque hipovolêmico ou séptico, CID ou os efeitos diretos da tripsina ou de vasopressores liberados pelo pâncreas nos capilares glomerulares.[18,19]

A hipoperfusão também pode potencializar os efeitos de agentes nefrotóxicos, como os anti-inflamatórios não esteroides (AINE), aminoglicosídios, antibióticos, agentes anestésicos e mioglobina (Quadro 64.2).[20] Parece que os fatores de risco têm característica aditiva. Embora um determinado agente não cause problemas clínicos em um animal normal, a desidratação provavelmente desencadeará nefrotoxicidade por uma droga que, em outra situação, seria segura, como um AINE seletivo para cicloxigenase 2 (Cox-2). Em pacientes cirúrgicos, a hipoperfusão associada a um episódio anestésico pode causar descompensação renal, especialmente se o animal já tenha uma doença renal limítrofe ou subclínica.

Sepse

A sepse é uma importante complicação clínica que pode levar à insuficiência renal aguda em pacientes perioperatórios. A sepse leva à IRA através de vários mecanismos, incluindo a hipoperfusão renal devido à redistribuição da irrigação sanguínea renal, deposição de microtrombos na vasculatura renal ou a partir do dano tóxico direto às células tubulares por bactérias ou endotoxinas.[21] A expansão volumétrica apropriada e a antibioticoterapia em pacientes sépticos pode evitar a IRA.

Quadro 64.2 Agentes terapêuticos/diagnósticos com potencial nefrotóxico.
• Agentes antibacterianos
– Aminoglicosídios
– Nafcilina
– Cefalosporinas
– Sulfonamidas
– Fluoroquinolonas
– Tetraciclinas
• AINE
– Quimioterápicos para o câncer
– Cisplatina, carboplatina
– Metotrexato
– Doxorrubicina
– Adriamicina
– Azatioprina
• Inibidores da ECA
• Drogas antifúngicas
– Anfotericina
• Drogas imunossupressoras
– Ciclosporina
– Interleucina 2 (IL-2)
• Contrastes radiológicos
• Miscelânea
– Metoxiflurano
– Paracetamol
– Penicilamina
– Dextrana 40
– Azul de metileno
– Alopurinol.

Modificado de Cowgill LD: Acute uremia. In Textbook of Veterinary Internal Medicine. Ettinger SJ, Feldman EC (eds). St Louis: Elsevier Saunders, 2005. AINE = anti-inflamatório não esteroide; ECA = enzima conversora de angiotensina.

A piometra canina tem sido associada a várias lesões renais. Estas incluem a glomerulonefrite membranoproliferativa mediada por antígeno-anticorpo, a nefrite tubulointersticial e o diabetes insípido nefrogênico.[22,23] Muitos pacientes, contudo, têm diminuição da GFR não associada a lesões renais ou hipovolemia. O decréscimo da GFR pode ocorrer em animais com ou sem azotemia, sugerindo que algum fator associado à piometra cause diminuição da perfusão renal. A insuficiência renal aguda em cães com piometra tem sido associada a infecções por *Escherichia coli*. Entretanto, nem todos os animais com piometra e insuficiência renal têm infecções por essa bactéria.[2] Muitos animais com piometra também têm infecções do trato urinário, incluindo pielonefrite.[24] Azotemia pré-renal também pode estar presente devido à poliúria e à falta de consumo de água devido ao mal-estar do animal. Hipoperfusão renal, glomerulonefrite, dano tubular e pielonefrite, podem todos contribuir para o desenvolvimento de IRA em pacientes com piometra, da mesma forma que CID, a sepse e o choque séptico. Em pacientes geriátricos com piometra, a azotemia pode dever-se a uma causa pré-renal ou a uma combinação de insuficiência renal aguda e crônica. A cronicidade da doença renal pode ser difícil de ser determinada até que a piometra seja corrigida.[24] A biopsia do rim pode assistir no diagnóstico da extensão da disfunção renal nesses casos.

Toxinas

A mioglobina é uma causa nefrotóxica incomum, mas potente, de IRA, especialmente na presença de desidratação. A mioglobinúria pode ocorrer no paciente perioperatório devido a hipertermia maligna, rabdomiólise por exerção ou convulsões prolongadas de grande mal.[25-28] A identificação e o tratamento precoces minimizam o provável dano renal por essas doenças. A hipertermia maligna é uma miopatia metabólica adquirida e tem sido associada ao exercício ou à anestesia geral (particularmente à anestesia por halotano). Cães Greyhound parecem ter predisposição para essa doença.[26,29]

A hemoglobina não é nefrotóxica para pacientes bem hidratados, embora se saiba que a hemólise de sangue total é tóxica para seres humanos. As condições que poderiam levar à hemólise e possivelmente à insuficiência renal aguda em pequenos animais incluem queimaduras; infusão rápida de grandes volumes de soluções hipotônicas; reações de transfusão ou hemólise de sangue total durante administração inadequada; doença hemolítica imunomediada; infecção por parasitos de eritrócitos (como *Babesia* ou *Hemobartonella*); ou a administração de paracetamol (particularmente em gatos). O azul de metileno tem sido usado em animais durante a cirurgia como auxiliar na identificação de neoplasia do pâncreas, mas pode causar hemólise em cães e gatos. A insuficiência renal aguda após queimaduras é provavelmente multifatorial, causada por hemólise e fragmentação da membrana de eritrócitos. Pode, por hemoconcentração e resposta à catecolamina, levar à redistribuição do fluxo sanguíneo.[30] Evitar essas condições, reconhecer precocemente a hemólise, seguida de fluidoterapia apropriada para manter o fluxo sanguíneo renal e a produção de urina podem evitar o dano renal causado pela hemoglobinúria.

Os desequilíbrios eletrolíticos podem aumentar os riscos de insuficiência renal aguda. A hipercalcemia no cão adulto muitas vezes está associada a neoplasia, linfossarcoma, adenocarcinoma da glândula apócrina dos sacos anais, adenocarcinoma da glândula mamária ou da cavidade nasal, carcinoma da tireoide e tumores das glândulas paratireoides.[31] Em uma revisão de 29 cães com hiperparatireoidismo primário, 13 cães tinham níveis elevados de nitrogênio ureico sanguíneo ao serem examinados pela primeira vez. Pós-operatoriamente, sete cães sofreram de insuficiência renal, quatro dos quais tinham nitrogênio ureico elevado antes da cirurgia. Cães que desenvolveram insuficiência renal tinham níveis pré-operatórios de cálcio total elevados, comparativamente a animais que tinham função renal normal.[32] A hipercalcemia pode contribuir para a azotemia pré-renal devido à diminuição da ingestão de água e à poliúria causada pelos efeitos diretos do cálcio na capacidade tubular de concentração. A hipercalcemia crônica causa dano tubular e intersticial que pode levar à insuficiência renal.[33] A hipercalcemia aguda pode causar defeitos na capacidade de concentrar a urina mas não leva à diminuição da GFR até que a concentração de cálcio exceda 16 mg/dℓ.[34] O dano causado pela hipercalcemia aguda inclui toxicidade direta à célula tubular e também lesão isquêmica por vasoconstrição. O reconhecimento precoce da hipercalcemia em pacientes cirúrgicos (para que se possa reduzir os valores de cálcio no soro por diurese estimulada por volumes apropriados de solução salina) pode auxiliar a prevenir o dano renal, particularmente na presença de possível hipoperfusão renal associada a anestesia e cirurgia. Para pacientes refratários à diurese somente por solução salina pode ser necessária a terapia por corticoides e diuréticos, a fim de reduzir a concentração sérica de cálcio até um nível aceitável.

Outras anormalidades eletrolíticas podem contribuir para a insuficiência renal aguda de forma concomitante a outros fatores de risco. Tem sido relatado que a hiponatremia potencializa a insuficiência renal aguda induzida por meios de contraste em cães.[35] A hipocalcemia, hipomagnesemia e a hipopotassemia podem potencializar os efeitos nefrotóxicos dos antibióticos aminoglicosídicos.[2]

Insuficiência renal aguda induzida por drogas

Muitos agentes terapêuticos têm potencial de serem nefrotóxicos, podendo ser agentes predisponentes para a IRA no paciente cirúrgico (ver Quadro 64.2).

O uso de drogas AINE em cães cresceu marcadamente nos últimos 10 anos. Esta classe de drogas agora é comumente utilizada em cães para o tratamento da dor relacionada com a osteoartrite e no período perioperatório para diminuir a dor associada a procedimentos cirúrgicos tanto ortopédicos quanto de tecidos moles. A toxicidade renal é o segundo mais importante dos efeitos tóxicos de AINE, após os efeitos gastrintestinais.[36] A ação primária do AINE é o bloqueio da expressão da COX-2 nas membranas celulares. As COX existem em duas isoformas, COX-1 e COX-2. Ambas têm papéis na homeostasia normal e são induzidas por estímulos pró-inflamatórios. Durante períodos de hipotensão e perfusão renal reduzidas, as prostaglandinas são importantes para autorregular e manter o fluxo sanguíneo renal. Também são importantes na filtragem glomerular, o que mostra sua natureza protetora. O AINE tem potencial para causar distúrbio pré-renal por conta da depleção de prostaglandinas vasodilatadoras no rim.[37] A introdução de AINE que inibem seletivamente a COX-2 faz diminuir a prevalência de toxicidade gastrintestinal. Entretanto, como o rim tem as duas isoformas COX-1 e COX-2, pode haver pouca diferença na incidência de toxicidade renal ligada aos vários AINE. Qualquer NSAID pode causar toxicidade renal, especialmente na presença de uma doença renal preexistente. O mecanismo exato do comprometimento renal é desconhecido. Um dos efeitos primários no parênquima renal pode ser nefrite intersticial aguda que pode progredir para necrose papilar.[37] Parece que a ocorrência geral de IRA devido ao uso das novas AINE (carprofeno, deracoxibe e meloxicam) em cães é baixa. A maioria dos cães que desenvolveram IRA como resultados de AINE ingeriu quantidades excessivas da droga ou têm doença concomitante que os predispõe à IRA.[38]

Antibióticos específicos, particularmente a gentamicina, possuem um conhecido potencial nefrotóxico. A gentamicina pode causar necrose idiossincrásica aguda das células tubulares renais em seres humanos e animais.[39,40] Conhecem-se vários fatores predisponentes para a toxicidade da gentamicina, incluindo desidratação, administração concomitante de furosemida e a hipopotassemia.[41] Sabe-se que a medição dos níveis de nitrogênio ureico e creatinina não são bons indicadores precoces do dano renal causado pela toxicidade dos aminoglicosídios. Glicosúria, proteinúria, hematúria, cilindrúria ou a diminuição da densidade da urina são melhores indicadores do dano renal.[42] A medida da atividade da gama glutamil-transpeptidase (GGT) na urina ou o uso da proporção GGT para creatinina são indicadores mais sensíveis da nefrotoxicidade precoce pela terapia com gentamicina.[40,43] Houve suspeita de que a nafcilina, usada na antibioticoterapia profilática em pacientes cirúrgicos, tenha causado IRA em sete cães em uma instituição. Nenhum dos cães tinha doença renal preexistente nem havia sofrido um episódio hipotensivo. Seis cães recuperaram-se após terapia intensiva para IRA.[44]

Meios de contraste radiográficos são usados frequentemente por via parenteral para diagnóstico em pacientes cirúrgicos. Os contrastes utilizados para urografia excretora são hiperosmolares e causam diurese osmótica após a administração. Os possíveis mecanismos patogênicos para a IRA causada por contrastes radiográficos incluem o dano direto ao túbulo renal, precipitação, nos túbulos, de proteína urinária pelo meio de contraste causando obstrução, vasoconstrição de vasos renais levando a lesão isquêmica, ou reação idiossincrásica.[45] A prevalência da insuficiência renal induzida por meios de contraste em pequenos animais parece ser muito baixa e foi descrita em dois relatos de caso.[46,47] Em um dos casos relatados, havia doença renal preexistente antes da administração do contraste. Recomenda-se a correção do desequilíbrio de sódio e potássio antes da administração do contraste intravenoso. A presença de doença renal preexistente indica que seja administrado com cuidado.[35] A correção da desidratação e a administração de fluidos durante e após o contraste deve ser considerada.

Distúrbios vasculares

A CID é uma condição clinicopatológica que pode causar diástase hemorrágica e trombose da vasculatura. A CID é sempre uma doença secundária e tem sido associada a condições infecciosas, inflamatórias, neoplásicas e tóxicas. A CID pode acontecer em até 50% dos cães com hemangiossarcoma.[48] As evidências laboratoriais de CID incluem trombocitopenia, tempos de coagulação prolongados e diminuição das concentrações de antitrombina III no plasma. Um teste mais recente para a detecção da elevação da proteína dímero D no soro é um marcador sensível da lise dos coágulos. Quando elevada, sugere enfaticamente a presença de CID. Resultado negativo não exclui a possibilidade de CID.[48] Insuficiência renal aguda causada por isquemia renal associada a trombose da vasculatura renal ocorre em alguns casos de CID. Devido à possibilidade de o fluxo vascular lento, acidose metabólica, acidose respiratória e choque poderem exacerbar a CID.[49] É importante identificar e corrigir essas condições predisponentes em pacientes perioperatórios o mais cedo possível.

Anestesia/cirurgia

Anestesia, cirurgia e função renal podem interagir por vários mecanismos. A doença renal pode causar alterações na homeostasia de fluidos, nos níveis de eletrólitos ou estado ácido-base. Estas alterações junto com a doença renal podem afetar a farmacocinética de drogas utilizadas na anestesia. A cetamina é eliminada quase inalterada pelos rins no gato. Dessa forma, a doença renal no gato pode resultar em prolongamento do efeito da cetamina. A azotemia causa aumento da sensibilidade aos tiobarbituratos. Recomendam-se, portanto, doses diminuídas em animais com doença renal.[50]

Os agentes anestésicos podem afetar a função renal, seja por efeitos tóxicos diretos ou alterações produzidas na função fisiológica. Os agentes anestésicos diminuem a pressão arterial renal e a hipotensão resultante causa liberação de renina pelo aparelho justaglomerular. A renina, por sua vez, ativa a cascata da angiotensina, que estimula a glândula adrenal a aumentar a produção de aldosterona. A aldosterona causa aumento da reabsorção de sódio, promovendo, assim retenção de água, a qual ajuda na manutenção do volume sanguíneo. Agentes anestésicos, como o halotano e o isoflurano, estimulam o sistema renina-angiotensina.[51] O estresse da anestesia e da cirurgia também estimula o sistema renina-angiotensina através de vias simpáticas. A hipovolemia resultante da hemorragia intraoperatória é um potente estimulador da liberação da renina. O mecanismo proposto para explicar a diminuição na GFR na insuficiência renal aguda é a constrição da arteríola glomerular aferente causada pelos efeitos da angiotensina II e hormônio antidiurético (ADH, do inglês *antidiuretic hormone*) em resposta ao aumento na liberação de renina. A anestesia pode contribuir para o desenvolvimento de IRA através desse mecanismo.

A anestesia e a cirurgia podem afetar adversamente a função renal normal ao causar aumento na liberação de ADH pela pituitária posterior. O ADH causa vasoconstrição nas circulações esplâncnica e renal ao mesmo tempo que aumenta a reabsorção tubular de água. A restrição da ingestão oral de água antes da anestesia e/ou a administração de halotano ou tiopental causa uma leve elevação da concentração de ADH. A secreção de ADH é um mecanismo protetor na maioria das situações, mas pode complicar a isquemia causada pelo choque hipovolêmico.

O único agente anestésico com nefrotoxicidade direta usado comumente na prática veterinária é o inalante metoxiflurano.[50] Este agente é agora essencialmente obsoleto devido à falta de disponibilidade e porque existem agentes com características mais seguras e desejáveis. O fígado metaboliza o metoxiflurano para fluoreto livre e oxalato. O íon fluoreto é um agente nefrotóxico potente, mas sozinho não é comum causar doença renal em cães.[52,53] Uma combinação de anestesia por metoxiflurano, doença renal preexistente e/ou uso de concorrente de outra droga nefrotóxica, como um AINE, torna o metoxiflurano potencialmente perigoso.[54] O metabolismo do sevoflurano também produz o íon fluoreto. Foi estabelecido que seu potencial para nefrotoxicidade em cães é baixo.[55] O sevoflurano também se decompõe no agente nefrotóxico "Composto A" no sistema de absorção do dióxido de carbono em um sistema anestésico de circuito fechado. Taxas baixas de fluxo de oxigênio podem aumentar a concentração do Composto A. Recomenda-se que se evitem fluxos de oxigênio abaixo de 20 mℓ/kg/min com esse agente, especialmente em animais com doença renal.[50]

Insuficiência renal crônica

A doença/disfunção renal crônica (DRC) é a doença renal mais comum em cães e gatos.[13] A DRC é caracterizada por dano renal existente há 3 meses ou mais ou por diminuição da GFR em mais de 50% do normal persistindo por 3 meses.[13] Muitas doenças, incluindo neoplásicas, infecciosas e imunorrelacionadas, têm sido identificadas como causas de insuficiência renal crônica em cães e gatos. Considerando os cães com azotemia renal primária, as lesões mais comuns são: nefrite tubulointersticial, glomerulopatia e amiloidose. A magnitude clínica da doença renal em animais com DRC varia consideravelmente, já que a doença pode ou não afetar a função renal. No início da doença renal crônica, o animal não está azotêmico e pode ter poucas anormalidades clínicas ou laboratoriais associadas à doença. À medida que a condição progride, os animais com insuficiência renal crônica podem ter anemia, hipertensão sistêmica e desequilíbrios eletrolítico e mineral. Hiperfosfatemia, hipercalcemia ou hipocalcemia também são vistas nos animais, dependendo do estágio da insuficiência renal. A azotemia cauda acidose metabólica e pode progredir para uremia e anorexia e vômito.

A identificação de pacientes com doença renal crônica é importante durante os procedimentos pré-operatórios. O animal pode ter sido apresentado por causa de um problema cirúrgico não relacionado ao trato urinário. Porém, o desfecho do tratamento para o problema cirúrgico primário pode depender da avaliação acurada e o conhecimento dos problemas relacionados a doenças renais.

Efeitos da insuficiência renal nos pacientes cirúrgicos

Cicatrização dos ferimentos

A uremia tem efeito danoso na cicatrização de ferimentos. Experimentalmente, ratos azotêmicos e urêmicos exibiram atrasos no ganho de resistência à tração nos ferimentos em cicatrização.[56] A resistência diminuída dos ferimentos pode ser um resultado da síntese de colágeno de má qualidade ou de maior degradação do colágeno.[57,58] Também foi relatada diminuição da formação de tecido de granulação e da divisão de células epiteliais em camundongos urêmicos.[59]

Os efeitos da uremia na cicatrização de ferimentos podem ser clinicamente teóricos, pois os ferimentos em pacientes azotêmicos e urêmicos acabam por cicatrizar de forma normal, embora com maior lentidão. Aconselha-se a seleção de materiais de sutura adequados tendo em vista o provável atraso na cicatrização do ferimento.

Hemostasia

A função das plaquetas pode ser anormal em pacientes com insuficiência renal.[3,13] Acredita-se que a uremia e uma ou mais das toxinas urêmicas causem comprometimento da adesividade e agregação das plaquetas.[13,61] A produção diminuída de tromboxano-A2, a mobilização intracelular anormal do cálcio e o aumento de adenosina monofosfato cíclico (AMPc) intracelular têm sido descritos em plaquetas urêmicas.[61] Os fatores de coagulação são normais, assim o teste de hemostasia mais prático no paciente urêmico é o tempo de sangramento da mucosa bucal.

Foi relatado que a administração de acetato de desmopressina (DDAVP) diminui o tempo de sangramento em seres humanos urêmicos. A diástase hemorrágica na IRC provavelmente é clinicamente insignificante em animais, a não ser que estejam presentes outros distúrbios de coagulação.[3]

Anemia

Pacientes com IRC, em geral, têm anemia não regenerativa que varia de leve a grave. A anemia é caracterizada por eritrócitos normocrômicos normocíticos. Apesar de a anemia da IRC ser, na maioria das vezes, multifatorial, sua mais importante causa é uma deficiência relativa de eritropoetina.[63] A falta de eritropoetina suficiente resulta em hipoplasia dos precursores eritroides na medula óssea. A produção de plaquetas e leucócitos não é afetada.

Outros fatores sugeridos para contribuir para a anemia em animais com insuficiência renal são: sobrevivência mais curta dos eritrócitos, disfunção plaquetária, anormalidades nutricionais e hemorragias gastrintestinais por ulcerações na mucosa.[13,62] As concentrações de ferro no soro, com frequência, estão abaixo do normal.

Função cardiopulmonar

A função pulmonar pode estar comprometida em animais com insuficiência renal, potencialmente comprometendo sua capacidade de tolerar anestesia e cirurgia. Pneumonia intersticial foi relatada em um grupo de 10 cães com IRC.[63] Desses cães, quatro tinham sinais respiratórios e três tinham infiltrados alveolares nos pulmões. Tromboembolismo arterial pulmonar levando à dispneia ocorreu em pacientes caninos com síndrome nefrótica associada à doença glomerular.[66] Isto parece ter sido causado por um estado de hipercoagulabilidade associado a perda renal excessiva de antitrombina III ou disfunção plaquetária associada à hipoalbuminemia.[64,65] A significância clínica da doença pulmonar secundária para o paciente veterinário anestesiado é desconhecida e parece ser questionável.

Anormalidades cardiovasculares podem ocorrer como comorbidades em animais com insuficiência renal. Clinicamente, a mais importante anormalidade provável é a hipertensão sistêmica. A hipertensão sistêmica pode ser uma causa ou uma consequência da doença renal crônica.[13] Tem sido relatado que a incidência de hipertensão em cães com doença renal crônica é de 30% a 90%.[66,67] Aparentemente a condição é muito mais comum no gato, ocorrendo em até 66% dos animais afetados com doença renal.[68] A presença de pressão inicial sistólica alta (164 a 217 mmHg) em cães com doença renal aumenta o risco de crise urêmica e também parece ser um preditor de um declínio mais rápido na função renal em animais afetados.[66] A hipertensão também dificulta a capacidade do rim em autorregular a perfusão renal, assim complicando, potencialmente, um episódio anestésico.[69] Derrame pericárdico secundário à doença renal foi descrita em dois cães.[70,71] Em revisão posterior de registros necroscópicos de outros 150 cães com doença renal, 11 cães tinham quantidades variáveis de fluido pericárdico claro ou hemorrágico.[70] A significância clínica do derrame pericárdico como resultado da insuficiência renal em cães é desconhecida, e sua ocorrência parece incomum.

Nutrição e desnutrição

Anorexia e perda de peso são sinais clínicos inespecíficos, mas comuns, associados à doença renal avançada. Náuseas e vômitos levando à desnutrição também são comuns, especialmente se a uremia for avançada. A gastropatia urêmica e a ulceração da mucosa gastrintestinal associadas à hiperacidez gástrica e a liberação de histamina por mastócitos localizados na mucosa contribuem para a náuseas e o vômito. Lesões orais, como úlceras e estomatite, podem ser associadas à anorexia, especialmente em gatos.

A importância da nutrição apropriada para a prevenção ou tratamento de doenças em animais é bem reconhecida. A desnutrição energético-proteica pode intensificar mais ainda o estado catabólico associado à anestesia e cirurgia. Os efeitos deletérios da desnutrição energético-proteica que são de importância particular para o paciente cirúrgico incluem dificuldade da função imune, maior suscetibilidade a infecções e atrasos na cicatrização de ferimentos.[72] A ingestão inadequada de energia leva ao uso da proteína corporal para energia, o que piora a azotemia (e talvez a uremia) em animais com insuficiência renal. Reduz assim, a disponibilidade de proteína para a reparação renal na IRA.[73] Animais que permanecem anoréticos por mais de 3 dias ou que perderam mais que 10% de seu peso corporal deveriam receber terapia nutricional de suporte.[73]

Referências bibliográficas

1. Brown SA: Physiology of the urinary tract. In Textbook of Small Animal Surgery, 3rd ed. Slatter DH (ed). Philadelphia: Saunders, 2003.
2. Grauer GF: Prevention of acute renal failure. In Textbook of Small Animal Surgery, 3rd ed. Slatter DH (ed). Philadelphia: Saunders, 2003.
3. Brown SA: Pathophysiology and therapeutics of urinary tract diseases. In Textbook of Small Animal Surgery, 3rd ed. Slatter DH (ed). Philadelphia: Saunders, 2003.
4. Cowgill LD, Francey T: Acute uremia. In Textbook of Veterinary Internal Medicine. 6th ed. Ettinger SJ, Feldman EC (eds). St Louis: Elsevier Saunders, 2005.
5. Dibartola SP: Renal disease: Clinical approach and laboratory evaluation. In Textbook of Veterinary Internal Medicine. 6th ed. Ettinger SJ, Feldman EC (eds). St Louis: Elsevier Saunders, 2005.
6. Behrend EN, et al: Hospital-acquired acute renal failure in dogs: 29 cases (1983-1992). J Am Vet Med Assoc 208:537, 1996.
7. Chew DJ, DiBartola SP: Diagnosis and pathophysiology of renal disease. In Textbook of Veterinary Internal Medicine. 3rd edition. Ettinger SJ (ed). Philadelphia: WB Saunders, 1989.
8. Grauer GF, Lane I: Acute renal failure: Ischemic and clinical nephrosis. In Canine and Feline Nephrology and Urology. Osborne CA, Finco DR (eds). Baltimore, Williams & Wilkins, 1995.
9. Vaden SL, et al: Retrospective case-control of acute renal failure in 99 dogs. J Vet Intern Med 11:58, 1997
10. Burnier M, Schirer RW: Pathogenesis of acute renal failure. In Acute Renal Failure Clinical and Experimental., Amerio A, et al (eds). New York, Plenum Press, 1987.
11. Lund E, et al: Health status and population characteristics of dogs and cats examined at private veterinary practices in the United States. J Am Vet Med Assoc 214: 1336-1341, 1999.
12. Watson A: Indicators of renal insufficiency in dogs and cats presented at a veterinary teaching hospital. Aust Vet Practi 31:54-58, 2001.
13. Polzin DJ, Osborne CA, Ross S: Chronic kidney disease. In Textbook of Veterinary Internal Medicine, 6th ed. Ettinger SJ, Feldman EC (eds). St Louis: Elsevier Saunders, 2005.
14. Hou SH, et al: Hospital acquired renal insufficiency: a prospective study. Am J Med 74: 243, 1983.
15. Brezis M, et al: Acute renal failure. In The Kidney, 3rd ed. Edited by Brennerard BM, Rector FC Jr (eds). Philadelphia: WB Saunders, 1986.
16. Phillips RA, et al: Effects of acute hemorrhagic and traumatic shock on renal function of dogs. Am J Physiol 145: 314, 1946.
17. Stone EA, et al: Renal function after prolonged hypotensive anesthesia and surgery in dogs with reduced renal mass. Am J Vet Res 42: 1675, 1981.
18. Hall JA, Macy DW: Acute canine pancreatitis. Comp Cont Educ Pract Vet 10:4 403-417, 1988.
19. Pitchumoni CS, Agarwal N, Jain NK: Systemic complications of acute pancreatitis. Am J Gastroenterol 83 (6):597-606, 1988.
20. Mandel AK, et al: Myoglobinuria exacerbates ischemic renal damage in the dog. Nephron 53:261, 1989.
21. Hardi EM, Rawlings CA: Septic shock. Part I. Pathophysiology. Comp Cont Educ Pract Vet 5:369, 1983.
22. Hardy RM, Osborne CA: Canine pyometra: pathophysiology, diagnosis, and treatment of uterine and extrauterinelesions. J Am Anim Hosp Assoc 10:245, 1974.
23. Stone EA, et al: Renal dysfunction in dogs with pyometra. J Am Vet Med Assoc 193:457, 1988.
24. Stone EA: Ovary and uterus. In Textbook of Small Animal Surgery, 3rd ed. Slatter DH (ed). Philadelphia: WB Saunders, 2003.
25. Leary SL, et al: Recurrent malignant hyperthermia in a greyhound. J Am Vet Med Assoc 182: 521, 1983
26. Gannon JR: Exertional rhabdomyolysis (myoglobinuria) in the racing greyhound. In Current Veterinary Therapy VII. Small Animal Practice. Kirk RW (ed). Philadelphia: WB Saunders, 1980.
27. Howard EW, McCrindle MW. Acute renal failure in a dog following exertional rhabdomyolysis. J South Afr Vet Assoc 52:115, 1982.
28. Spangler WL, Maglie FM: Seizure induced rhabdomyolysis accompanied by acute renal failure in a dog. J Am Vet Med Assoc 172:1190, 1978
29. Shell LG: Diseases of periperal nerve, neuromuscular junction, and muscles. In Practical Small Animal Internal Medicine. Leib MS, Monroe WE (eds). Philadelphia: WB Saunders, 1997.
30. Norman TE, Chaffin MK, Johnson MC, et al: Intravascular hemolysis associated with severe cutaneous burn injuries in five horses. J Am Vet Med Assoc 226:2039, 2005.
31. Bergman PJ: Paraneoplastic syndromes. In Small Animal Clinical Oncology, 3rd ed. Withrow SJ, MacEwen EG (eds). Philadelphia: WB Saunders, 2001.
32. Gear RNA, et al: Primary hyperparathyroidism in 29 dogs: diagnosis, treatment, outcome and associated renal failure. J Sm Anim Pract 46 (1):10-16, 2005
33. Chew DJ, Capen CC: Hypercalcemic nephropathy and associated disorders. In Current VeterinaryTherapy VII, Small Animal Practice. Kirk RW (ed). Philadelphia: WB Saunders, 1980.
34. Lin LE: Renal function in hypercalcemic dogs during hydropenia and during saline infusion. Acta Physiol Scan 106:177, 1979.
35. Margulies KB, et al: Induction and prevention of radiocontrast-induced nephropathy in dogs with heart failure. Kidney Int 38:1101, 1990.
36. Lascelles DB, et al: Guidelines for safe and effective use of nonsteroidal anti-inflammatory drugs in dogs. Pfizer Animal Health Technical Bulletin, November, 2004.
37. Huerta C, et al: Nonsteroidal anti-inflammatory drugs and risk of ARF in the general population. Am J of Kid Dis 45(3):531-539, 2005.
38. Stokes JE, et al: New and unusual causes of acute renal failure in dogs and cats. Vet Clin North Am 34(4): 909-922, 2004.
39. Englehart JA, et al: Drug-related nephropathies. Part II. Commonly used drugs. Comp Cont Educ Pract Vet 9:281-289, 1987.
40. Rivers BJ, et al: Evaluation of urine gamma-glutamyl transpeptidase-to-creatinine ratio as a diagnostic tool in an experimental model of aminoglycoside-induced acute renal failure in the dog. J Am Anim Hosp Assoc 32:323-336, 1996.
41. Adelaman RD: Furosemide enhancement of experimental gentamicin toxicity: comparison of functional and morphological changes with activities of urinary enzymes. J Infect Dis 140:342, 1979
42. Brown SA, et al: Gentamicin associated renal failure in the dog. J Am Vet Med Assoc 186: 686, 1985.
43. Greco DS, et al: Urinary gamma-glutamyl transpeptidase activity in dogs with gentamicin-induced nephrotoxicity. Am J Vet Res 46:2332-2335, 1985.
44. Pasco PJ, Ilkiw JE, Cowgill LD: Concerned about renal failure after anesthesia/surgery (letters). J Am Vet Med Assoc 204:1734, 1994.
45. Campese VM, Iseki K: Contrast induced acute renal failure. In Acute Renal Failure Clinical and Experimental. Amerio A, et al (eds). New York: Plenum, 1987.

46. Ihle SK, Kostolich M: Acute renal failure associated with contrast medium administration in a dog. J Am Vet Med Assoc 199:899, 1991.
47. Daley C, Finn-Bodner ST, Lenz SD: Contrast-induced renal failure documented by color-Doppler imaging in a dog. J Am Anim Hosp Assoc 30:33, 1994.
48. DuFort RM, Matros L: Acquired coagulopathies. In Texbook of Veterinary Internal Medicine, 6th ed. Ettinger SJ, Feldman EC (eds). St. Louis: Elsevier Saunders, 2005.
49. Slappendel RJ: Disseminated intravascular coagulation. In Current Veterinary Therapy X, Small Animal Practice. Kirk RW. Philadelphia: WB Saunders, 1989.
50. Mason DE: Urinary system. In Textbook of Small Animal Surgery, 3rd ed,. Slatter DH (ed). Philadelphia: Saunders, 2003.
51. Trim CM: Anesthesia and the urinary system. In Textbook of Small Animal Surgery. Slatter DH (ed). Philadelphia: WB Saunders, 1985.
52. Sawyer D: The anesthetic period. In The Practice of Small Animal Anesthesia. Piermattei D (ed). Philadelphia: WB Saunders, 1982.
53. Muir WW, Hubbell JA: Handbook of Veterinary Anesthesia. St. Louis: CV Mosby, 1989.
54. Matthews K, et al: Nephrotoxicity in dogs associated with methoxyflurane anesthesia and flunixin meglumine analgesia. Can Vet J 31:766, 1990.
55. Branson KR, Quandt JE, Martinez EA, et al: A multisite case report on the clinical use of sevoflurane in dogs. J Am Anim Hosp Assoc 37:420-432, 2001.
56. Peacock EE: Wound Repair, 3rd ed. Philadelphia: WB Saunders, 1984.
57. Hosgood G: Wound healing. In Textbook of Small Animal Surgery, 3rd ed. Slatter DH (ed). Philadelphia, Saunders, 2003.
58. Colin JF, Ellis H: The effect of uremia upon wound healing: an experimental study. Br J Surg 66:793, 1979.
59. Colin JF, Ellis H: The effect of uremia upon wound healing; histology and autoradiography in the mouse. Ann Surg 168:142, 1968.
60. Anagnostu A, Kurtzman NA: Hematological consequences of renal failure. In The Kidney, 3rd ed. Brenner BM, Rector FC (eds). Philadelphia: WB Saunders, 1986.
61. Himmelfarb J: Hematolological manifestations of acute renal failure. In Primer on Kidney Diseases. San Diego: Academic Press, 1998.
62. Cowgill L: Pathophysiology and management of anemia in chronic progressive renal failure. Semin Vet Med Surg (Small Anim) 7(3):175-182, 1992.
63. Moon ML, Grenlee PG, and Burk RL: Uremic pneumonitis-like syndrome in ten dogs. J Am Anim Hosp Assoc 22:687, 1986.
64. Green RA, Kabel AL: Hypercoagulable state in three dogs with nephrotic syndrome: role of acquired antithrombin III deficiency. J Am Vet Med Assoc 181: 914, 1982.
65. Green RA, et al.: Hypolabuminemia-related platelet hypersensitivity in two dogs with nephritic syndrome. J Am Vet Med Assoc 186: 485, 1985.
66. Jacob F, Polzin DJ, OsborneCA, et al: Association between initial systolic blood pressure and risk of developing a uremic crisis or dying in dogs with chronic renal failure. J Am Vet Med Assoc 222:322-329, 2003.
67. Michell A, et al: Absence of hypertension in dogs with renal insufficiency. Ren Fail 19: 61-68, 1997.
68. Syme H, et al: Prevalence of systolic hypertension in cats with chronic renal failure. J Am Vet Med Assoc 220:1799-1804, 2002.
69. Finco DR: Association of systemic hypertension with renal injury in dogs with induced renal failure. J Vet Intern Med 18:289-294, 2004.
70. Madewell BR, Nordin RW: Renal failure associated with pericardial effusion in a dog. J Am Vet Med Assoc 167:1091, 1975.
71. Berg RJ, Winfield W: Pericardial effusion in the dog: a review of 42 cases. J Am Anim Hosp Assoc 20:721, 1984.
72. Crowe DT: Enteral nutrition for critically ill or injured patients. Part I. Comp Cont Educ Pract Vet 8: 603, 1986.
73. Lewis LD, Morris ML, Hand MS: Small Animal Clinical Nutrition, 3rd ed. Topeka: Mark Morris Assoicates, 1987.

Infecções Bacterianas do Trato Urinário

Carl A. Osborne e Jody P. Lulich

No contexto da cirurgia, o entendimento conceitual das alterações nas interações entre as defesas do hospedeiro e os micróbios patogênicos que resultam em infecções do trato urinário (ITU) é importante por pelo menos duas razões. Primeiro, muitos procedimentos cirúrgicos propostos para corrigir os distúrbios não infecciosos do trato urinário podem interferir parcial ou totalmente nas defesas locais do hospedeiro. São muitas vezes capazes de impedir ou dificultar o desenvolvimento de ITU. Segundo, para prevenir a recorrência ou a persistência de ITU bacterianas, pode ser necessária a correção cirúrgica das anormalidades que afetam os mecanismos de defesa.

Por que é importante reconhecer que a infecção bacteriana do trato urinário não é uma entidade diagnóstica primária?

Apesar de o trato urinário comunicar-se com um meio externo carregado de bactérias e outros agentes potencialmente patogênicos, a maior parte do trato é estéril e normalmente resistente à infecção. Da mesma maneira que em todos os sistemas do corpo, a resistência do trato urinário às infecções depende da interação de vários mecanismos de defesa do hospedeiro.[1] A patogênese das ITU é relacionada à interação entre a virulência dos agentes infecciosos uropatogênicos (como se fossem as sementes) e o estado funcional dos mecanismos de defesa do hospedeiro (como se fosse o solo; Quadro 65.1). O crescimento das bactérias (as sementes) geralmente não ocorre, a não ser que estejam presentes anormalidades nas defesas do hospedeiro (o solo adequado). Portanto, no contexto do diagnóstico, uma infecção bacteriana do trato urinário (ITU) pode ser vista mais como uma entidade diagnóstica secundária (ou complicadora) do que uma entidade primária.

ATENÇÃO – Além do foco no tratamento antibacteriano dos patógenos bacterianos (os quais são em geral causas secundárias da doença do trato urinário), é importante considerar a detecção e o tratamento das anormalidades nas defesas do hospedeiro que permitem que as bactérias colonizem e invadam os tecidos do trato urinário (Quadros 65.1 e 65.2). Se as ITU forem manejadas de maneira inadequada, uma ou mais sequelas podem ocorrer (Quadro 65.3). A detecção precoce seguida do tratamento apropriado e avaliações de acompanhamento minimizam a ocorrência e a gravidade dessas sequelas.

Qual classificação diagnóstica vai facilitar o tratamento das ITU bacterianas?

As ITU bacterianas compreendem uma grande variedade de entidades clínicas cujo denominador comum é a invasão bacteriana de qualquer um de seus componentes. As infecções do trato urinário podem ser classificadas com base em sua 1) localização anatômica (i. e., rim, ureter, bexiga e/ou uretra); 2) etiologia (*Escherichia coli, Sataphylococcus intermedius* etc.); 3) complexidade (não complicada ou complicada); e/ou 4) resposta à terapia (persistente, relapsante, reinfecção ou superinfecção).[1-3]

A localização anatômica das infecções no trato urinário deve ser considerada porque ela pode influenciar o prognóstico, tipo, dosagem, frequência das doses do antibiótico selecionado e a duração do tratamento. A classificação das ITU baseada na complexidade também tem significância para o prognóstico e terapia pois permite a diferenciação entre infecções não complicadas (ou simples) e infecções complicadas do trato urinário (Quadros 65.1 e 65.2).

Infecções Bacterianas do Trato Urinário **507**

Quadro 65.1 Defesas naturais e adquiridas do trato urinário contra infecções bacterianas.

I. Micturição normal
   A. Volume urinário adequado
   B. Micturição frequente
   C. Micturição completa
II. Estruturas anatômicas
   A. Zonas uretrais de alta pressão
   B. Características superficiais do urotélio uretral
   C. Peristalse uretral
   D. Secreções prostáticas (fração antibacteriana e imunoglobulinas)
   E. Comprimento normal da uretra
   F. Válvulas ureterovesicais
   G. Peristalse ureteral
   H. Células mesangiais glomerulares?
   I. Suplemento e fluxo sanguíneos renais extensivos
III. Barreiras de defesa da mucosa
   A. Produção local de anticorpos
   B. Camada superficial (glicosaminoglicanos hidrofílicos)
   C. Propriedades antimicrobianas intrínsecas das células da mucosa
   D. Esfoliação das células
   E. Micróbios comensais (flora normal) da uretra distal e do trato genital distal que interferem na infecção por uropatógenos
IV. Propriedades antimicrobianas da urina
   A. Extremos do pH (alto ou baixo) da urina
   B. Hiperosmolalidade (urina altamente concentrada)
   C. Alta concentração de ureia
   D. Ácidos orgânicos
   E. Carboidratos de baixo peso molecular
   F. Mucoproteina de Tamm-Horsfall
   G. Substâncias tipo estearases de leucócitos (gatos)?
V. Imunocompetência sistêmica
   A. Imunidade celular
   B. Imunidade humoral

Quadro 65.2 Algumas causas predisponentes de ITU complicadas.

I. Interferência na micturição normal
   A. Obstrução mecânica do efluxo
      1. Urólitos, neoplasias e estenoses (especialmente da uretra)
      2. Herniação da bexiga
      3. Cistos, abscessos ou neoplasias da próstata
   B. Esvaziamento incompleto das vias excretórias
      1. Danos à inervação
         a. Fraturas, luxações, subluxações e anomalias das vértebras
         b. Neoplasia
         c. Dissinergia reflexa
      2. Defeitos anatômicos
         a. Divertículos da uretra, bexiga, ureteres e pelves renais
         b. Refluxo vesicoureteral
II. Defeitos anatômicos
   A. Congênitos ou hereditários
      1. Anomalias uretrais
      2. Ureteres ectópicos
      3. Persistência de divertículos do úraco
      4. Anormalidades vulvares predispondo à dermatite perivulvar
   B. Adquiridos
      1. Doenças do trato urinário, especialmente das porções inferiores
      2. Uretrostomia e outras técnicas cirúrgicas diversas
III. Alterações do urotélio
   A. Traumatismo
      1. Cateterização ou outras instrumentações
      2. Urolitíase
   B. Metaplasia
      1. Administração de estrógenos
      2. Neoplasias de células de Sertoli produtoras de estrógenos
   C. Neoplasia
   D. Excreção urinária de drogas citotóxicas como a ciclofosfamida
   E. Alterações da flora normal da uretra distal, prepúcio e vagina
IV. Alterações de volume, frequência ou composição da urina
   A. Volume urinário diminuído
      1. Balanço hídrico negativo
      2. Insuficiência renal oligúrica primária
   B. Retenção voluntária ou involuntária
   C. Glicosúria
   D. Formação de urina diluída
V. Imunocompetência comprometida
   A. Doenças
      1. Imunodeficiência congênita?
      2. Adquiridas
         a. Hiperadrenocorticismo?
         b. Uremia
   B. Corticosteroides, drogas imunossupressoras

ITU = infecção do trato urinário.

ITU não complicadas

Uma ITU não complicada é aquela na qual não se pode identificar uma anormalidade subjacente estrutural, neurológica, imunológica ou funcional. Apesar de ser útil, esta classificação pode ser confusa, pois sugere que a infecção bacteriana é a anormalidade primária, em vez da secundária. Todavia, a maioria das bactérias sobrevive e se multiplica somente quando as defesas do hospedeiro estão comprometidas. Muitas ITU simples englobam defeitos transitórios e potencialmente reversíveis nos mecanismos de defesa inatos do paciente, embora a causa subjacente possa não ser detectada. Outras ocorrem quando as defesas normais do paciente são sobrepujadas por uropatógenos virulentos. Por exemplo, uma ITU nosocomial pode ocorrer como resultado de uma cateterização transuretral imprópria na unidade de terapia intensiva de um hospital que abriga uropatógenos resistentes. As ITU não complicadas podem também ser causadas pela substituição da flora microbiana normal (as chamadas bactérias boas) da uretra distal e trato genital por micróbios uropatogênicos que emergiram em consequência de um tratamento anterior do paciente com antibióticos. As ITU não complicadas geralmente têm prognóstico melhor.

ITU complicadas

As ITU complicadas ocorrem como resultado da invasão bacteriana ao sistema urinário. É uma doença secundária identificável que interfere com um ou mais mecanismos de defesa (Quadro 65.2).[1,2,4] Existe uma relação entre a gravidade da anormalidade nas defesas do hospedeiro, a frequência e a gravidade da ITU. Em geral, a anormalidade nas defesas do hospedeiro precisa ser corrigida ou removida para que a infecção bacteriana seja completamente erradicada e não haja recorrência. A falha ou a incapacidade de conseguir isso é uma causa comum da persistência ou recorrência de ITU (relapso ou reinfecção).

ATENÇÃO – A diferenciação entre uma ITU não complicada e uma complicada e a identificação da localização anatômica da ITU requerem avaliação diagnóstica apropriada, a qual pode incluir palpação transretal do trato geniturinário, ultrassonografia, radiografias simples e contrastadas, cistoscopia e biopsia aspirativa por punção ou cirúrgica.

Por que é importante diferenciar as ITU de acordo com suas características: persistentes, recorrentes, reinfecções ou superinfecções?

Recorrentes

As ITU bacterianas recorrentes que aparecem logo em seguida à suspensão da terapia podem ser classificadas como recidivas ou reinfecções (Tabela 65.1). As recorrências (ou seja, a recorrência de um patógeno persistente) são definidas como a recidiva dos sinais clínicos causados pela mesma espécie (e cepa sorológica) de micróbio. Nesta situação, a remissão dos sinais clínicos e a erradicação das bactérias patogênicas da urina não são acompanhadas pela erradicação das bactérias patogênicas dos tecidos do trato urinário. Se bactérias viáveis permanecerem sequestradas em locais inacessíveis às concentrações bactericidas do antimicrobiano, os resultados da cultura da urina obtida por cistocentese durante a terapia antimicrobiana podem ser negativos se a droga for eliminada em alta concentração na urina. Em geral, a recorrência dos sinais clínicos ocorre de vários dias a poucas semanas após a interrupção da terapia antimicrobiana. As bactérias podem tornar-se mais resistentes aos agentes antimicrobianos do que eram antes da terapia. A patogênese das ITU recorrentes provavelmente envolve a falha em eliminar completamente as bactérias patogênicas antes de suspender a terapia antimicrobiana. As recorrências representam falhas na terapia antimicrobiana associadas a uma ou mais causas, e afetam tanto cães machos quanto fêmeas durante toda a vida. Têm potencial para causar morbidade significativa se forem mal manejados (Quadros 65.3 e 65.4).

Quadro 65.3 Possíveis sequelas das infecções bacterianas do trato urinário não tratadas ou tratadas inadequadamente.

1. Disfunção do trato urinário inferior (aguda ou crônica)
    a. Disúria, polaciúria
    b. Incontinência de "urgência"
    c. Danos ao músculo detrusor
    d. Danos à uretra
2. Prostatite (aguda ou crônica)
3. Urolitíase por estruvita e suas sequelas
4. Infertilidade
5. Disfunção renal (aguda ou crônica)
    a. Pielonefrite
    b. Insuficiência renal
    c. Septicemia (especialmente em pacientes com obstrução concomitante do efluxo urinário)
6. Anemia ou inflamação crônica
7. Discoespondilite sacral

Reinfecções

Reinfecções são as ITU recorrentes causadas por um ou mais patógenos (Tabela 65.1). Nesta situação, as bactérias foram erradicadas da urina e dos tecidos vizinhos, mas uma disfunção persistente em um ou mais mecanismos de defesa do hospedeiro predispõe à reinfecção

Tabela 65.1 Exemplos de padrões de bacteriúria detectada por culturas sequenciais de urina realizadas para monitorar a resposta ao tratamento antimicrobiano de ITU.

	Tempo e *status* da cultura da urina para bactérias				Interpretação
Antes do tratamento	3 a 5 dias após o início do tratamento	3 a 5 dias antes de suspender o tratamento	7 a 14 dias após a suspensão do tratamento	Mais de 2 semanas após a suspensão do tratamento	
Positiva	Positiva	Não se aplica	Não se aplica	Não se aplica	ITU persistente; falha no tratamento
Positiva	Negativa	Negativa	Positiva para a mesma bactéria	Não se aplica	Recidiva (Quadro 65.4)
Positiva	Negativa	Negativa	Negativa	Negativa	Cura
Positiva	Negativa	Negativa	Negativa	Positiva para bactéria diferente	Reinfecção (Quadro 65.5)

por uropatógenos diferentes (Quadros 65.2 e 65.5). Se houver tempo para que os danos superficiais dos tecidos do trato urinário causado pelas bactérias da infecção inicial se curem, a recorrência das manifestações clínicas frequentemente ocorrem em intervalos maiores após a cessação da terapia do que os relapsos. As reinfecções parecem ser mais comuns em cadelas e em gatos jovens de meia-idade com doenças do trato urinário inferior.

Superinfecções

Superinfecções são as infecções com um ou mais patógenos adicionais durante o curso da terapia antimicrobiana.[1] Ocorrem mais provavelmente com o uso de cateteres transuretrais permanentes, como uma sequela das técnicas de desvio do fluxo urinário (i. e., uretrostomia pré-púbica, sonda de cistostomia, nefropielostomia) e anormalidades anatômicas que promovam a migração ascendente de bactérias para o trato urinário.

ATENÇÃO – Em geral, o plano terapêutico para relapsos é diferente do plano para reinfecções. Portanto, é importante comparar os resultado da cultura bacteriana da urina obtida antes do início da terapia com os resultados da cultura obtidos durante e/ou após a suspensão da terapia.

Por que a cultura diagnóstica da urina é o padrão-ouro para o diagnóstico da ITU bacteriana?

Uma vez que a ITU engloba uma variedade de anormalidades subjacentes nos mecanismos de defesa do hospedeiro, além dos patógenos bacterianos, as necessidades diagnósticas e terapêuticas variam de um caso para outro. Não existem fatos patognomônicos associados à ITU bacteriana na história e nos exames físico, radiográfico e ultrassonográfico.

Quadro 65.4 *Checklist* das causas potenciais de ITU recorrentes por recidivas.

- Uso de drogas ineficazes
  - Infecções mistas com mais de um tipo de patógeno em que todos os patógenos não foram erradicados pela terapia antimicrobiana
  - Bactérias são resistentes à droga escolhida
  - O antimicrobiano não atinge concentração terapêutica na urina
  - O antimicrobiano não atinge concentração terapêutica nos locais da infecção (especialmente rins, próstata e urólitos induzidos por infecção)
  - O paciente não absorve uma porção ou toda a droga administrada oralmente por causa do alimento, disfunção gastrintestinal ou interação com outras drogas
  - Início da terapia em um estágio avançado no curso da doença
  - Bactérias resistentes à droga, incluindo bactérias em forma de L
  - Fatores do hospedeiro prejudicando a eficácia da droga
- Uso inadequado das drogas
  - Uso de teste de sensibilidade a antimicrobianos inadequado e/ou má interpretação dos resultados
  - Prescrição do antimicrobiano por um período insuficiente para erradicar os uropatógenos
  - Falha em prescrever uma dosagem apropriada e/ou um intervalo de manutenção apropriado para um antimicrobiano que, se não fosse por isso, seria efetivo
  - Não obediência caracterizada por falha ou incapacidade dos proprietários em administrar a dosagem prescrita do antimicrobiano nos intervalos apropriados e por tempo suficiente
  - Uso inadequado de combinação de drogas que interfere na sua capacidade de erradicar os uropatógenos
  - Avaliação prematura da resposta terapêutica.

Em adição à infecção bacteriana, muitos processos doentios não infecciosos, incluindo neoplasia e urolitíase, resultam em lesões inflamatórias no trato urinário caracterizadas por exsudação de eritrócitos, leucócitos e proteína para a urina. A hematúria, piúria e proteinúria resultantes sugerem a presença de doença inflamatória do trato urinário, mas não indicam sua causa ou localização no trato urinário. O diagnóstico de ITU bacteriana feito com base somente na urinálise e na detecção de células inflamatórias no sedimento urinário resulta em exagero no diagnóstico.

Portanto, é essencial fazer uma distinção entre inflamação e infecção relacionadas a doença do trato urinário. Embora a detecção de bactérias no sedimento de urina fresca alerte para a necessidade de considerar a possibilidade de ITU, esta deve ser confirmada por cultura da urina. Com frequência, alguns detritos no sedimento urinário podem ser confundidos com bactérias.

A cultura urinária quantitativa é considerada como o padrão-ouro para o diagnóstico de ITU bacteriana.[18] Para facilitar a diferenciação entre bactérias contaminantes e patógenos bacterianos presentes na urina, a identificação acurada de espécies bacterianas específicas auxilia na escolha das drogas antimicrobianas. Além disso, lembre-se que ITU recorrentes por recidivas não podem ser diferenciadas de ITU recorrentes devido à reinfecção sem a comparação dos resultados das culturas pré-tratamento com os resultados das culturas de acompanhamento.

ATENÇÃO – Deixar de fazer culturas bacterianas da urina ou interpretar erroneamente os resultados dessas culturas pode levar não somente a erros diagnósticos, mas também a falhas terapêuticas. Embora a presença de bactérias em amostras de urina colhidas de maneira apropriada seja altamente indicativa de ITU bacteriana, são necessárias mais informações para confirmar a doença e identificar o local da infecção.

Quadro 65.5 *Checklist* das possíveis causas de ITU recorrentes por reinfecções.

1. Resultados da cultura inválidos causados por:
   a. Contaminação do espécime durante coleta, transporte, armazenamento, ou manuseio
   b. Técnica inadequada de cultura bacteriana de urina
2. Disfunção persistente dos mecanismos de defesa do hospedeiro (Quadros 65.1 e 65.2)
3. Falha ou incapacidade de reconhecer e eliminar as causas predisponentes
4. Infecção iatrogênica, especialmente associada à cateterização transuretral
5. Sequelas das técnicas cirúrgicas que interferiram na função de defesa do hospedeiro, especialmente uretrostomia e procedimentos para desviar o fluxo da urina
6. Reinfecção espontânea

ITU = infecção do trato urinário.

Como devem ser coletadas as amostras de urina para a cultura diagnóstica?

Preferimos colher as amostras de urina para cultura bacteriana por cistocentese a fim de eliminar os problemas de diferenciação entre contaminantes e patógenos.[3] A detecção de bactérias, mesmo em números baixos, na urina colhida assepticamente por cistocentese, é indicativa de ITU. Todavia, resultados falso-positivos podem ocorrer se a agulha penetrar em uma alça intestinal durante a coleta ou a amostra for contaminada durante a transferência para o meio de cultura. Por essa razão, recomenda-se rotineiramente a cultura quantitativa da urina, mesmo para amostras colhidas por cistocentese. Os resultados da cultura da urina devem ser interpretados no contexto de outras descobertas clínicos (Quadro 65.6).

ATENÇÃO – As ITU induzidas por cateteres (infecções hospitalares) são comuns em pacientes com doenças do trato urinário, e podem até resultar em pielonefrite iatrogênica, insuficiência renal e septicemia. Desta maneira, a cateterização transuretral de pacientes com risco aumentado de ITU deve ser reavaliada quanto aos riscos e benefícios.

Quadro 65.6 *Checklist* dos fatores que influenciam a interpretação das culturas de urina qualitativas.

- Método da coleta de urina?
- Espaço de tempo entre a coleta da urina e a cultura bacteriana?
- Método de preservação se a urina não for cultivada em 30 min?
- Cultura de bactérias pura ou mista?
  – Um isolado em torno de 75% das ITU
  – Dois isolados somente em 20% das ITU
  – Três isolados somente em 5% das ITU
- Magnitude da resposta inflamatória (se houver) detectada por urinálise?
- Detecção microscópica das bactérias em amostra de urina não contaminada fresca não centrifugada?

Como devem ser preservadas as amostras de urina antes da cultura?

Se for necessário fazer culturas diagnósticas de urina, estas devem ser coletadas antes de iniciar a terapia antibacteriana. Se o paciente já estiver sendo tratado com um antibiótico, este deve ser suspenso por aproximadamente 3 a 5 dias antes da coleta para a cultura diagnóstica, a fim de minimizar a inibição do crescimento bacteriano *in vivo* e *in vitro*.

Por ser a urina um bom meio de cultura em temperatura ambiente (a contagem bacteriana pode dobrar a cada 20 a 45 min), ela deve ser cultivada antes de 15 a 30 min após a coleta.[6] Outra razão para cultura de amostras frescas de urina é que a destruição de algumas bactérias persistentes pode acontecer dentro de poucas horas após a coleta. Se por qualquer razão a cultura de amostras frescas não for possível, as amostras devem ser mantidas seladas e refrigeradas em frasco estéril imediatamente após a coleta. As amostras refrigeradas podem ser armazenadas por 6 a 12 h sem crescimento adicional de bactérias.[6] Todavia, deve-se enfatizar que as bactérias persistentes podem morrer no meio urinário, se o tempo de refrigeração for prolongado.

Uma alternativa é o uso de tubos de coleta de fabricação comercial combinados com a refrigeração. Desta maneira pode-se manter as amostras por até 72 h. *Kits de fabricação comercial para cultura de urina e testes de sensibilidade também estão disponíveis (IndicatoRx, Idess Laboratories, Westbrook, Maine).*

ATENÇÃO – O transporte das amostras de urina até um laboratório comercial de microbiologia resulta em aumento do tempo entre a coleta da urina e a cultura aeróbica e, portanto, adiciona uma fonte potencial de erro ao processo, especialmente se as amostras não forem preservadas adequadamente. O congelamento da amostra pode destruir as bactérias.

Por que as culturas bacterianas quantitativas de urina são padrão de prática no manejo das ITU?

O padrão-ouro para o diagnóstico de ITU é o isolamento de bactérias de uma amostra de urina coletada apropriadamente. Todavia, a presença de bactérias na urina *per se* não é sinônimo de ITU, pois a urina pode ser contaminada por bactérias ao fluir pela uretra e após ter sido removida do paciente, ou antes de ser cultivada. A cultura quantitativa da urina inclui a determinação do número de bactérias (unidades formadoras de colônias) por mililitro de urina, além do isolamento e identificação das bactérias. Por facilitar a diferenciação de bactérias que contaminaram a amostra e provavelmente são a causa da ITU, a cultura quantitativa de urina é o método de cultura diagnóstica preferido para amostras de urina obtidas por qualquer método de coleta.

O conceito de bacteriúria significante foi introduzido para auxiliar a diferenciação entre contaminantes bacterianos inofensivos da urina e bactérias patogênicas que causam doença infecciosa do sistema urinário.[1,2,7] Uma contagem bacteriana alta em uma amostra de urina coletada e cultivada apropriadamente indica alta probabilidade de ITU (Tabela 65.2). Em geral, pequenos números de bactérias obtidas de pacientes não tratados indicam contaminação.

O número mínimo de bactérias isoladas da urina de felinos que indica infecção (os chamados valores de corte) não foi determinado com precisão. Todavia, em geral ele é menor que o do cão pois a urina felina parece ser menos propícia ao crescimento bacteriano do que a urina canina (Tabela 65.2).[8]

ATENÇÃO – Ao interpretar culturas bacterianas, diferentes variáveis devem ser levadas em consideração (Quadro 65.6). Em até 20% dos pacientes caninos, uma ITU bacteriana pode estar presente com menos de 10.000 unidades formadoras de colônia por mililitro de urina.[2,3] Nessa circunstância, amostras coletadas por cateterização ou durante a micção podem ser erroneamente interpretadas como contaminantes (Tabela 65.2). Esta observação enfatiza a importância da cistocentese como o método preferido de coleta para a cultura diagnóstica da urina.

Como podem as culturas de urina aeróbicas quantitativas de rotina ser adaptadas a uma prática veterinária de primeiros cuidados?

Muitos veterinários não fazem culturas de urina rotineiramente por causa do tempo e da proficiência necessários para identificar bactérias específicas. Todavia, todos os indivíduos podem reconhecer a ausência de crescimento bacteriano nas placas de cultura. Portanto, recomendamos que os veterinários cultivem quantitativamente a urina em placas microbiológicas (como ágar-sangue e ágar MacConkey) utilizando alças microbiológicas calibradas.[9] Se não houver crescimento após incubação das placas de cultura a 37°C por aproximadamente 24 h, ou houver baixo crescimento do número de bactérias (contaminantes), não são necessários esforços adicionais para identificar as espécies de bactérias. Em geral, o tratamento com uma droga antimicrobiana não é indicado (Tabela 65.2). Se números significativos de bactérias (unidades formadoras de colônias) forem isolados, as placas microbiológicas, ou esfregaços (*swabs*) das placas, podem ser enviados para laboratórios comerciais para identificação da espécie bacteriana e testes de sensibilidade. A terapia com uma droga antimicrobiana apropriada (consulte a próxima seção sobre a escolha empírica de antimicrobianos) pode ser iniciada enquanto os resultados do laboratório comercial são validados.

Método de coleta	Significante		Suspeito		Contaminante	
	Cão	Gato	Cão	Gato	Cão	Gato
Cistocentese	≥ 1.000**	≥ 1.000	100 a 1.000	100 a 1.000	≤ 100	≤ 100
Cateterização	≥ 10.000	≥ 1.000	1.000 a 10.000	100 a 1.000	≤ 1.000	≤ 100
Metade da Micção	≥ 100.000***	≥ 10.000	10.000 a 90.000	1.000 a 10.000	≤ 10.000	≤ 1.000

* Os dados representam generalidades. Às vezes, ITU bacterianas podem ser detectadas em cães e gatos com números menores de organismos (i. e., resultados falso-negativos).

** Os números representam unidades formadoras de colônias de bactérias por mililitro de urina.

*** Cuidado: A contaminação de amostras coletadas na metade do jato da micção pode resultar em contagens de colônias de 10.000/mℓ ou maiores em alguns gatos e cães, especialmente cadelas (i. e., resultados falso-positivos). Portanto, eles não devem ser usados para cultura diagnóstica de urina de rotina.

Rotineiramente utilizamos alças de inoculação bacteriológicas calibradas (disponíveis em Veterinary Lab Supply, 120, S. 1st Ave., Winterset Iowa 50237) ou pipetas mecânicas em microlitros que liberam exatamente 0,01 ou 0,001 mililitros de urina nas placas de cultura. Para facilitar a cultura, a urina é espalhada sobre as superfícies das placas de ágar com as alças de inoculação pelos métodos convencionais. As placas são colocadas em um incubador com a tampa para baixo a 37°C por 18 a 24 h, e são então examinadas para detecção de crescimento bacteriano. O ágar-sangue suporta o crescimento da maioria dos organismos aeróbicos encontrados em pacientes com ITU. O ágar MacConkey dá informações que auxiliam na identificação experimental das bactérias e evita o apinhamento de micróbios.

A estratégia das culturas intra-hospitalares de urina não somente estimula o diagnóstico e terapia apropriados, mas também é economicamente justificável. A taxa normalmente paga ao laboratório de diagnóstico para a cultura estéril de urina pode ser ganha com justiça pelo hospital veterinário. Esta estratégia também estimula o uso das culturas de urina para monitorar a eficácia da terapia (o chamado "teste de efetividade").

ATENÇÃO – Antes da cultura, a urina não deve ser mantida em temperatura ambiente ou congelada. A urina também não deve ser colocada em meio enriquecido imediatamente após a coleta para estimular o crescimento bacteriano, pois isso invalida os resultados da cultura quantitativa.

Referências bibliográficas

1. Osborne CA: Bacterial Infections of the Canine and Feline Urinary Tract: Cause, Cure, and Control. *In* Disease Mechanisms In Small Animal Surgery. Bojrab MJ (ed). Philadelphia: Lea & Febiger, 1993, p. 426.
2. Barsanti JA: Genitourinary infections. *In* Infectious Diseases of the Dog and Cat, 3rd ed. Greene CE (ed). St. Louis: Saunders Elsevier, 2006, p. 934.
3. Osborne CA, Lees GE: Bacterial infections of the canine and feline urinary tract. *In* Canine and Feline Nephrology and Urology. Osborne CA, Finco DR (eds). Malvern: Williams & Wilkins, 1995, p. 759.
4. Osborne CA, Stevens JB: Urinalysis: A clinical Guide To Compassionate Care. Shawnee Mission, Kansas: Bayer Corporation, 1999.
5. Ling, GV, Norris CR, Franti CE, et al: Interrelations of organism prevalence, specimen collection method, and host age, sex, and breed among 8,354 canine urinary tract infections (1969-1995). J Vet Internal Med 15: 341, 2001.
6. Padilla, J, Osborne CA, Ward GE: Effects of storage time and temperature on quantitative culture of canine urine. JAVMA 178:1077-1081, 1981.
7. Osborne CA, Lees GE: Diagnostic urine culture. *In* Canine and Feline Nephrology and Urology. Osborne CA, Finco DR (eds). Malvern: Williams & Wilkins, 1995, p. 206.
8. Lees GE, Osborne CA: Antibacterial properties of urine. A comparative review. J Am Anim Hosp Assoc 15:125, 1979.
9. Osborne CA: Three steps to effective management of bacterial urinary tract infections: diagnosis, diagnosis, diagnosis. Comp Cont Educ Vet Med 17:1233, 1995.

Urolitíase Canina e Felina: Fisiopatologia, Epidemiologia e Manejo

Jodi L. Westropp, Annette L. Ruby, Scott J. Campbell e Gerald V. Ling

Visão geral da urolitíase

Urólitos são concreções organizadas encontradas no trato urinário que contêm primariamente cristaloide (o componente iônico dos cristais) orgânico e inorgânico e uma quantidade muito menor de matriz orgânica. Quando a urina torna-se supersaturada de minerais e, na presença de outros parâmetros condutivos para a cristalização, os minerais podem precipitar-se e os cristais podem ser observados na urina. A cristalúria *não* significa que o paciente esteja em risco de urolitíase. Não é uma doença e nenhum tratamento é necessário. A não ser que um urólito esteja presente no momento, ou então que um urólito ou um plugue uretral tenham se formado no passado.

A supersaturação da urina com cristaloides depende da interação de dezenas de espécies de cristaloides formados por elementos minerais comuns na urina derivados do volume de cada soluto ingerido e excretado no volume de urina produzido.[1] Contribuições de moléculas orgânicas, como inibidores ou promotores proteicos da cristalização, também podem influenciar a formação de cristais ou cálculos.[2] As amostras de urina devem ser examinadas dentro de 1 h após a coleta para minimizar a cristalização *in vitro* dependente de tempo e temperatura.[3]

O pH da urina também influencia a formação de cristais: estruvita, carbonato de cálcio e fosfato de cálcio são menos solúveis na urina alcalina; cistina, ácido úrico e sílica são menos solúveis na urina ácida. Dependendo de qual sal ou ácido úrico estiver presente, a solubilidade do cálculo de urato pode depender do pH. Por exemplo, o urato de amônia é mais solúvel em pH alcalino, mas outros sais de ácido úrico podem não ser influenciados pelo pH da urina na mesma extensão. É necessário que haja mais pesquisas para identificar os exatos sais presentes nesses cálculos. O pH da urina parece não ter efeito maior na solubilidade de oxalato de cálcio (CaOx), e os cálculos de CaOx podem ocorrer em uma ampla variedade de valores de pH urinário.

Além do pH da urina, os fatores que causam estase da urina têm um importante papel na urolitíase, pois a permanência de cristais no trato urinário por tempo suficiente para permitir sua agregação pode permitir a formação de cálculos.

Supersaturação relativa

O método mais utilizado para avaliar o potencial de cristalização na urina canina e/ou felina é o cálculo da supersaturação relativa (RSS, do inglês *relative supersaturation*).[4-6] Embora muitos outros métodos de avaliação tenham sido relatados em seres humanos.[7-9] As concentrações das substâncias litogênicas e o pH da urina são usados para calcular os valores de RSS urinário para tipos particulares de cristais. Um programa computacional validado é usado para calcular a concentração dos numerosos complexos iônicos solúveis e os produtos da atividade dos complexos iônicos que formam cálculos.[6] O RSS para um tipo de cristal em particular é então calculado a partir das proporções dos produtos da atividade com os produtos da solubilidade termodinâmica para cada complexo. Uma RSS menor que 1 indica que a urina está subsaturada com o complexo iônico avaliado, enquanto a RSS maior que um indica que a urina está supersaturada com o complexo iônico avaliada.

Diagnóstico por imagem da urolitíase

Radiografias devem ser feitas antes da remoção dos cálculos e incluir todo o trato urinário. Cálculos de CaOx, apatita, estruvita e sílica geralmente são radiopacos. A maioria dos cálculos de urato e cistina não pode ser identificada por radiografias simples. Imediatamente após a remoção dos cálculos, radiografias adicionais devem ser feitas para garantir que cálculos não foram inadvertidamente omitidos. Os cálculos de CaOx são pequenos e múltiplos e podem ser difíceis de serem removidos por irrigação da uretra. Estudos contrastados e ultrassonografia devem ser utilizados para constatar a presença ou ausência de cálculos residuais de urato e cistina após a cirurgia. Imagens periódicas (a cada 3 a 4 meses) são essenciais para monitorar o paciente quanto à recorrência da urolitíase. Esta atitude permite que o clínico utilize terapia não invasiva enquanto os cálculos ainda são pequenos, evitando intervenções cirúrgicas.

Remoção dos cálculos

A remoção de cálculos vesicais pode ser feita por vários métodos. Com frequência faz-se cistostomia. Se houver indicação clínica, no momento da remoção do cálculo pode-se colher uma amostra da bexiga para avaliação histológica e cultura bacteriana. Para cálculos vesicais grandes em cães e gatos, a litotripsia a *laser* está disponível em algumas instituições de referência. A litotripsia a *laser holmium*:YAG pode fragmentar cálculos por meio de um processo fototérmico. A energia do *laser* é absorvida em menos de 0,5 mm de fluido, tornando seu uso seguro para procedimentos urológicos.[10] Foi relatado que o *laser* Ho:YAG fragmenta todos os tipos de cálculos caninos *in vitro*,[11] mas são necessários mais estudos para avaliar o tempo necessário para fragmentar cálculos caninos e felinos *in vivo*. Uma vez fragmentados os cálculos, uma cesta pode ser introduzida através do cistoscópio e o maior dos fragmentos é aprisionado para assegurar que possa passar facilmente através da uretra. Os fragmentos maiores devem ser incluídos entre os enviados para análise para que possam ser identificadas de maneira adequada todas as camadas do cálculo. Isto é importante para iniciar em seguida as estratégias apropriadas de manejo. Todos os outros fragmentos são eliminados por micção por uro-hidropropulsão. Este processo pode ser útil também, quando o animal apresenta cálculos vesicais pequenos. Em geral, se houver "areia e restos" ou mesmo pequenos cálculos (3 a 5 mm) na bexiga, a cirurgia não é necessária. A micção por uro-hidropropulsão pode ser uma técnica menos invasiva para a remoção dos cálculos. Para uma revisão completa desta técnica o leitor deve consultar a literatura.[12]

Quando há necessidade de cirurgia em gatos com cálculos ureterais, o assunto torna-se um tópico de debate entre cirurgiões e residentes. Os resultados sobre um estudo retrospectivo maior sobre cálculos ureterais em gatos sugerem que os manejos médico e cirúrgico são associados a altas taxas de morbidade e mortalidade.[13] Antes de qualquer intervenção cirúrgica recomenda-se o manejo médico com diurese agressiva por fluidos, terapia diurética parenteral, analgesia e mesmo hemodiálise.

Quando os cálculos ureterais permanecerem alojados nos ureteres, apesar da terapia médica, e estiverem causando comprometimento renal ou desconforto significante para o gato, deve-se fazer a cirurgia para remover a obstrução. Para a remoção do cálculo podem ser feitas ureterotomia ou ureteroneocistotomia. Esta última é feita com maior frequência quando o ureterólito localiza-se no terço distal do ureter. Foi relatado que a ureterolitíase atingiu 40% dos gatos pesquisados com imagens abdominais seriadas. A maioria dos ureterólitos que examinamos em nosso laboratório é de CaOx,[14] mas temos notado maior incidência de cálculos sanguíneos secos solidificados nos ureteres de gatos.[15]

Urolitíase por estruvita em cães

Cálculos contendo estruvita compreendem cerca de 45% de todos os urólitos analisados no UC-Davis (Urinary Stone Analysis Laboratory). Quase três quartos de todos os cálculos de estruvita ocorreram em cadelas. Tem sido documentada uma forte associação estatística entre o sexo feminino e o aumento de risco de cálculos contendo estruvita em cães.[16] O aumento de risco de cálculo contendo estruvita foi relatado em Cocker spaniels, Springer spaniels e Labrador retrievers. Notou-se risco menor para cálculos contendo estruvita em ambos os sexos de Dálmatas, Lulus-da-pomerânia e Malteses.[17] Relatamos uma alteração na tendência das proporções de cálculos urinários caninos compostos de estruvita de 1981-2001.[18] Para ambos os sexos, em 20 anos, houve um decréscimo estatisticamente significante na proporção das amostras de cálculos que continham estruvita. Este decréscimo foi maior em machos do que em fêmeas. A alteração dessa tendência pode depender da raça, idade, gênero e da interação entre esses três fatores.

Os urólitos de estruvita são encontrados mais comumente no trato urinário inferior, mas ocasionalmente são encontrados na pelve renal e ureteres. Os urólitos de estruvita aparecem em uma variedade de formas e tamanhos. Outros minerais, como cálcio e fosfato, podem estar incorporados no cálculo devido às alterações secundárias do pH da urina.

Em cães, praticamente todos os cálculos de estruvita são induzidos por infecção. Em geral, o microrganismo causador é *Staphylococcus intermedius*. É menos comum que seja causada pela bactéria *Proteus mirabilis*. Essas bactérias têm a habilidade de hidrolisar ureia em amônia, bicarbonato e carbonato. O resultante aumento no pH da urina resulta em supersaturação daqueles íons na urina. Pensa-se, também, que o pH elevado seja um fator contribuinte para causar dano à camada de glicosaminoglicanos no uroepitélio subjacente. Foi relatado em seres humanos que bactérias não produtoras de urease também podem influenciar a formação de pedras,[19] mas isso ainda não foi avaliado em cães. Ocasionalmente, na ausência de infecção, a urina pode tornar-se supersaturada com os minerais que compõem os urólitos de estruvita, e os urólitos podem se formar mesmo na ausência de infecção. A solubilidade da estruvita aumenta quando o pH da urina é maior que 6,8.

Urolitíase por estruvita em gatos

Baseado em estudos epidemiológicos já publicados, estruvita foi o mais comum urólito relatado em gatos até aproximadamente 1993, quando a incidência de CaOx começou a aumentar.[20] Entre 1998 e 2003, estruvita foi o mais comum tipo de urólito em um outro laboratório.[21] Nós também notamos que estruvita é o segundo mais comum tipo de mineral encontrado em cálculos enviados para o da UC-Davis, e o número de cálculos de estruvita diminuiu significativamente quando se avaliam os últimos 15 anos.[22] Todavia, a proporção de cálculos de estruvita analisados nos últimos anos parece que está aumentado, enquanto a proporção de urólitos contendo CaOx está declinando (Figura 66.1). Notamos uma mudança na tendência das urolitíase felinas que começou em 1993, quando 53% dos cálculos *continham* CaOx, enquanto apenas 47% continham estruvita. A proporção de cálculos contendo CaOx continuou a aumentar durante os 8 anos seguintes, enquanto a proporção de cálculos contendo estruvita diminuiu durante o mesmo período. Cálculos não contendo CaOx ou estruvita apareceram estáticos durante o mesmo período. Uma hipótese para essa aparente mudança na tendência pode ser que dietas menos altamente acidificantes têm sido prescritas pelos veterinários, mas informações quanto às dietas não estavam disponíveis naqueles registros para confirmar ou negar essa hipótese.

Em 2000, o University of Minnesota Urolith Center relatou que o Foreign shorthair, Ragdoll, Chartreux, Oriental shorthair, doméstico de pelo curto e Himalaio eram raças com risco de formação de cálculos de estruvita.[20] O Rex, Burmese, Abissínio, Russian blue, Birman, Siamês e gatos mestiços tinham risco significativamente menor de desenvolver urólitos de estruvita. A Tabela 66.1 fornece um quadro do risco relativo de cada raça para formação cálculos de estruvita e CaOx que temos visto no UC-Davis.[22] A bexiga é o local mais comum de remoção de cálculos de estruvita, e aproximadamente 90% dos urólitos de estruvita enviados para nosso laboratório foram removidos da bexiga. Os cálculos de estruvita foram removidos também da uretra (7%) e trato urinário superior (0,34%) ou foram eliminados pela micção (2,5%). Os envios de cálculos ureterais para exame também aumentaram nos últimos 15 anos.[22]

Em geral, nos gatos, a formação de cálculos de estruvita ocorre na urina estéril. Isto contrasta com cães, nos quais os cálculos de estruvita geralmente estão associados à infecção por uma bactéria produtora de urease. Estudos epidemiológicos sobre a dieta e formação de estruvita em gatos foram publicados,[23] mas a fisiopatologia da formação dos cálculos de estruvita nesses animais ainda não é completamente conhecida. A

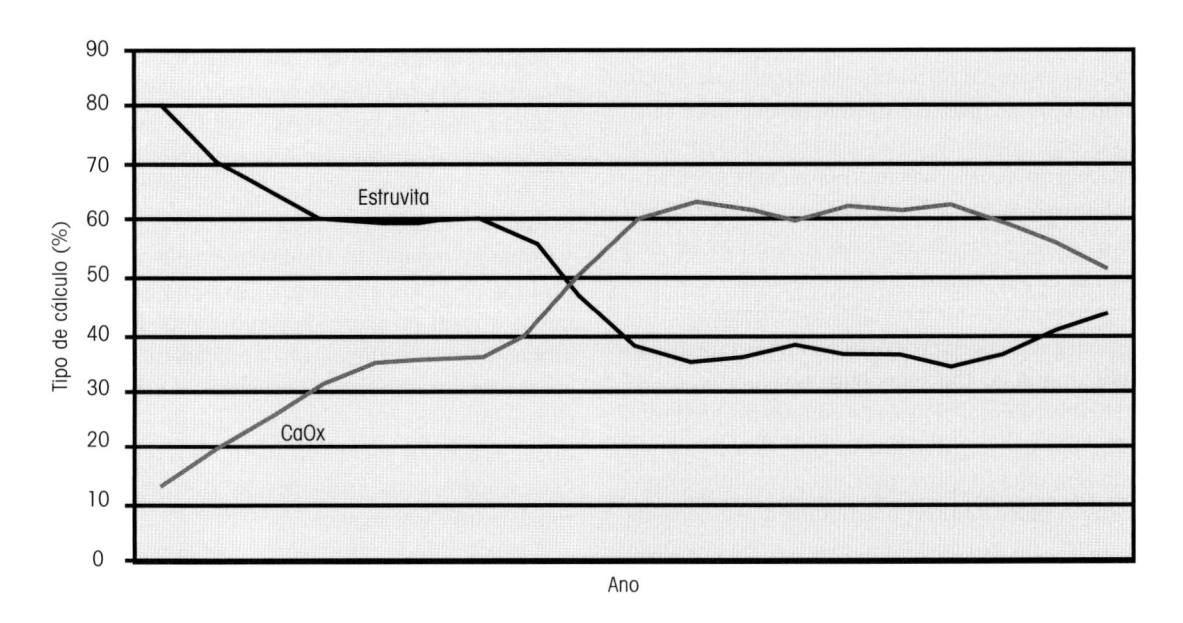

Figura 66.1 Média dos cálculos de estruvita e oxalato de cálcio (CaOx) em gatos durante 3 anos.

Tabela 66.1 Riscos relativos das raças para estruvita e CAoX.

Raça	Oxalato de cálcio (n)	Proporção de risco	Intervalo de confiança de 95%	Estruvita (n)	Proporção de risco	Intervalo de confiança de 95%
Doméstico de pelo curto	1.731	1,06	1,03 a 1,09	1.406	1,01	0,97 a 1,04
Doméstico de pelo longo	313	0,73	0,65 a 0,81	349	0,95	0,86 a 1,05
Himalaio	213	4,39	3,77 a 5,12	579	2,30	1,86 a 2,84
Persa	204	2,82	2,43 a 3,27	132	2,14	1,79 a 2,56
Siamês	132	1,13	0,95 a 1,34	176	1,76	1,52 a 2,05
DMH	115	0,72	0,60 a 0,87	131	0,97	0,81 a 1,15
Maine coon	16	0,54	0,33 a 0,89	21	0,83	0,53 a 1,28
Tonquinês	5	0,95	0,38 a 2,35	2	0,44	0,11 a 1,82
British shorthair	3	17,91	2,99 a 107,17	0	0	NE
Abissínio	2	0,09	0,02 a 0,34	0	0	NE
Balinês	0	0	NE	0	0	NE
Bengali	0	0	NE	0	0	NE
Burmese	0	0	NE	0	0	NE
Birman	0	0	NE	0	0	NE
Scottish fold	0	0	NE	0	0	NE

NE = não determinado (do inglês *non-evaluated*).

formação de urólitos de estruvita provavelmente resulta de uma combinação de raça, sexo e fatores dietéticos. A estruvita é mais solúvel na urina levemente ácida (pH < 6,8). Portanto, os fatores que possam estar associados à formação de urina alcalina (p. ex., história familiar de cálculos de estruvita, dieta pobre em proteína animal, ou acidose tubular distal) também devem ser considerados em gatos com urolitíase por estruvita.

Urolitíase por oxalato de cálcio em cães e gatos

O mecanismo exato da formação de cálculos de CaOx é desconhecido, mas provavelmente envolve inter-relação entre gênero, genética, raça, dieta e fatores do meio ambiente. Nas espécies com urolitíase por CaOx suspeitada ou comprovada, o soro deve ser avaliado para verificar as concentrações de cálcio. A elevação dos níveis de cálcio por várias causas (neoplasia, hiperparatireoidismo primário ou secundário, ou hipercalcemia idiopática em gatos) pode predispor o animal à formação de cálculos de CaOx. Em seres humanos, aproximadamente 75% dos cálculos renais são compostos predominantemente por CaOx. Acredita-se que o metabolismo do oxalato tem uma função crucial no desenvolvimento dos cálculos. A hiperoxalúria pode resultar do aumento da ingestão dietética e também da diminuição da atividade de bactérias que degradam oxalato no cólon (*Oxalobacter formigenes*).[24] A hiperoxalúria tipo I é um erro inato do metabolismo de glioxilato e pode causar um aumento evidente na produção hepática de oxalatos em seres humanos.[25] Os seres humanos são também muito propensos a desenvolver nefrolitíase, particularmente nas nações industrializadas, enquanto os cálculos vesicais são encontrados mais em nações em desenvolvimento[26] (o mesmo ocorre em cães e gatos). Embora a supersaturação urinária com cristais esteja implicada na formação de cálculos em seres humanos, vários estudos têm investigado a possibilidade de não ser a urina o elemento inicial de desenvolvimento dos cálculos. Foi proposta uma etiologia vascular para a urolitíase em seres humanos,[26] sugerindo que anormalidades vasculares (p. ex., lesão vascular por hipertensão, aterosclerose) podem levar a placas de Randall (lesões papilares, em geral associadas a cálcio e fosfato ou CaOx).[27] Stoller *et al.* lançaram a hipótese de o evento primário na nefrolitíase por CaOx em seres humanos poder começar no leito vascular da extremidade da papila renal. Ainda outros estudos investigaram o papel de lipídios elevados na formação de urólitos de CaOx em ratos e em seres humanos.[28] Portanto, o local primário da urolitíase pode não ser relacionado à estase urinária, infecção ou outras causas secundárias para cálculos urinários, e novos regimes de tratamento necessitam ser investigados. Não foram publicados estudos sobre esses distúrbios ou hipóteses para cães e gatos e que relações, se houver, poderiam ser feitas entre essas espécies.

CaOx é um dos tipos mais comuns de minerais presentes em amostras de cálculos obtidos de cães. A incidência de cálculos de CaOx parece estar aumentando durante os últimos 20 anos (com um decréscimo recíproco na proporção de cálculos de estruvita).[18] Os cálculos de CaOx parecem ser mais comuns em cães mais velhos machos castrados.[16,29] Outros fatores de risco para urólitos de CaOx em cães incluem obesidade[29] e raça. Vários cães de raças pequenas, incluindo o Schnauzer miniatura, uma raça reconhecidamente em risco também de hipertrigliceridemia, estão em risco maior para a formação de urólitos de CaOx. Níveis elevados de colesterol[26] e de triglicerídios foram avaliados em outras espécies com urólitos de CaOx. Pesquisas em ratos sugerem que níveis de lipídios elevados podem ter um papel na formação de urólitos de CaOx.[26,28] Todavia, a patogênese da formação de cálculos em cães e gatos pode ser diferente da patogênese em ratos e seres humanos.

Os cálculos de CaOx são o tipo mais comum de urólitos encontrado em pessoas, e durante os últimos 15 anos a incidência da formação de urólitos de CaOx tem aumentado em gatos.[20] Os cálculos de CaOx são compostos de oxalato de cálcio mono-hidratado (whewellita) ou oxalato de cálcio di-hidratado (nevelita). A causa exata da formação do cálculo de CaOx no gato é desconhecida. A preocupação com a doença do cálculo de estruvita em gatos parece que direcionou os fabricantes de rações para *pets* a restringir o conteúdo de magnésio nas dietas felinas e também resultou na formulação de dietas com maior potencial de acidificação da urina. Infelizmente parece ter havido aumento na frequência de urolitíase por CaOx após começarem essas modificações nas dietas. Entre 1984 e 1995, a porcentagem de cálculos enviados ao University of Minnesota Urolith Center que eram compostos de CaOx aumentou de 2% para 40%.[30] Relatamos uma tendência similar em nosso laboratório.[14] Apesar da acidificação da dieta poder aumentar a solubilidade dos cristais de estruvita na urina de gatos, ela também promove a liberação de carbonato de cálcio do osso como um tampão metabólico, resultando em hipercalciúria.[31] Os resultados demonstraram que diferenças de idade, sexo, raça e estado reprodutivo não contribuem para a aparente relação recíproca entre as ocorrências de urólitos de CaOx e estruvita em gatos.[20] Todavia, como mencionado antes na secção sobre estruvita, nós, e outros,[21] também notamos uma diminuição da proporção de cálculos de CaOx enviados para análise nos últimos anos. Os urólitos de CaOx podem ocorrer em qualquer lugar no trato urinário, e quando ureterólitos estão presentes em gatos, a composição mineral provavelmente é CaOx. Aproximadamente 75% dos cálculos de CaOx que analisamos foram removidos da bexiga, 7,3% foram removidos dos ureteres, 4,3% foram removidos dos rins, 13% foram removidos da uretra e 2% foram eliminados pela micção. Na maior parte das vezes, se cálculos de CaOx foram removidos da uretra ou eliminados pela micção, existiam outros cálculos localizados em outros locais do trato urinário.

As raças de gatos referidos como de maior risco para urolitíase por CaOx incluem o Ragdoll, British shorthair, Foreign shorthair, Himalaio, Havana brown, Scotish fold, Persian e Exotic shorthair. O Birman, Abissínio, Siamês, e gatos mestiços tinham risco significativamente menor de desenvolver urolitíase por CaOx.[20] Como mencionado, gatos com urolitíase por CaOx geralmente são mais velhos que gatos com urolitíase por estruvita. Foi relatado que gatos com idades entre 7 e 10 anos são 67 vezes mais prováveis de desenvolver urólitos de CaOx do que gatos com 1 a 2 anos de idade.[20] Gatos machos têm probabilidade 1,5 vez maior de desenvolver urólitos de CaOx do que fêmeas. Gatos castrados têm probabilidade 7 vezes maior de desenvolver urólitos de CaOx do que gatos não castrados.

Urolitíase por uratos em cães dálmatas

Diferentemente de outras raças de cães, os dálmatas têm alterações bem descritas no metabolismo das purinas que leva à excreção de uratos (sais do ácido úrico) ou, menos comumente, ácido úrico na urina em vez de seu metabólito mais solúvel, a alantoína.[32] Em dálmatas, o fígado não oxida completamente o ácido úrico disponível, apesar de ter concentrações suficientes de uricase, a enzima necessária para converter ácido úrico em alantoína. Há a hipótese de que as membranas celulares hepáticas sejam parcialmente impermeáveis ao ácido úrico.[33] Adicionalmente, os dálmatas excretam excessivas quantidades de ácido úrico pelos rins como resultado da diminuição na capacidade de reabsorção tubular e aumento da secreção tubular.[34] O aumento da excreção de ácido úrico parece ser o fator de risco para a formação de cálculos de uratos, mas não são a única causa. Todos os dálmatas excretam relativamente grandes quantidades de ácido úrico (400 a 600 mg de ácido úrico por dia, em comparação com 10 a 60 mg/dia em cães de outras raças). Todavia, nem todos os dálmatas formam cálculos de uratos. É provável que uma combinação de raças e outros fatores, como a falta de inibidores na urina,[35] possam ter um papel na patogênese da formação dos cálculos de urato. Tem sido relatado que a maioria dos dálmatas que forma cálculos é constituída por machos.[17] As razões para essa diferença entre sexos pode estar relacionada à existência de um trato genético ligado ao sexo contribuinte, ou que os cálculos se alojem na uretra dos cães machos por seu menor diâmetro. Estudos genéticos relatam que o modo de herança não é ligado ao sexo e a prevalência da doença clínica em dálmatas machos varia de 26% a 34%.[32]

Dependendo de qual sal de ácido úrico estiver presente, a solubilidade do cálculo de urato pode depender do pH. Por exemplo, o urato de amônia é mais solúvel em pH alcalino, mas outros sais do ácido úrico podem não ser influenciados pelo pH da urina da mesma maneira. É necessário que haja novas pesquisas para identificar adequadamente os sais exatos presente naqueles cálculos.

Urolitíase por uratos em cães de outras raças

Tem sido relatada uma alta incidência de cálculos de urato de amônia em cães com anomalias vasculares portais. Os *shunts* vasculares portais proporcionam comunicação entre a vasculatura sistêmica e a circulação sistêmica, desviando do fígado e resultando em diminuição da função hepática. Como resultado, o ácido úrico se acumula e pode predispor os animais à formação de cálculos de uratos. Teoricamente, a correção cirúrgica do problema e a eliminação da hiperuricosúria podem prevenir a formação de cálculos de uratos em cães com anomalias portossistêmicas. Geralmente não se recomenda o alopurinol para cães com anomalias vasculares portais por causa das alterações no metabolismo dessa droga.

Tem sido descrita em outras raças caninas (sem disfunções hepáticas) com incidência aumentada de urolitíase por uratos, particularmente o Buldogue inglês. A patogênese da formação dos cálculos de uratos nesta raça não foi estabelecida, e a avaliação de oito Buldogues ingleses com cálculos revelou leve elevação nas concentrações séricas de ácido úrico. A função hepática, quando avaliada, era normal.[33] Os Schnauzer miniatura, Shih tzu, Yorkshire terrier[33], e talvez o Russian black terrier[36], também foram representados excessivamente.

Urolitíase felina por uratos

Avaliamos a composição mineral de 4.933 urólitos felinos enviados ao UC-Davis de 1986 a 2003. Desses, 10,4% continham urato. Aproximadamente a metade desses cálculos era composta por 100% de urato. Outros eram mistos de estruvita ou CaOx, e destes, 49% eram gatos fêmeas e 51%, gatos machos. Analisando os dados de nosso laboratório, a incidência de cálculos de uratos em gatos não parece ter se alterado nos últimos 20 anos. Portanto, a ocorrência desses cálculos não parece ter sido influenciada pelas mudanças efetuadas na dieta para minimizar a formação de cálculos de estruvita. O CaOx parece ser um componente secundário de alguns cálculos de urato, e os cálculos de urato encontrados em gatos com *shunts* portossistêmicos também continham estruvita.[30] Muitas vezes, a fisiopatologia da formação de cálculos de uratos em gatos é desconhecida.

Urolitíase por cistina e sílica em cães e gatos

Urólitos de cistina representam uma pequena porcentagem dos urólitos que analisamos no UC-Davis. Outros laboratórios nos EUA também relatam ser esse tipo de cálculo de baixa frequência.[37] Cistinúria pode ocorrer em alguns cães e gatos e parece ser uma doença heterógena. A cistinúria é um distúrbio hereditário no transporte renal caracterizado por excreção urinária excessiva de cistina e também dos outros aminoácidos dibásicos ornitina, arginina e lisina. Aminoacidúria dibásica também tem sido relatada com a cistinúria. O excesso concomitante de carnitina também foi descrito em cinco cães estudados com cistinúria.[38] A base molecular da cistinúria foi investigada em cães Terra-nova, e foram relatados clonagem, sequenciamento do gene canino SLC3A1 (o gene do transporte aminoácido) e a identificação de uma mutação sem sentido no éxon 2 desse gene.[39] A cistina é insolúvel na urina e a solubilidade desse aminoácido diminui mais ainda com a acidez da urina. Geralmente, os cálculos de cistina são invisíveis em radiografias simples, a não ser que sejam excepcionalmente grandes. Urólitos de cistina são raros em gatos, compreendendo apenas 0,2% dos urólitos de gatos no Minnesota Urolith Center[40] e 0,15% dos urólitos felinos examinados em nosso laboratório.

Uma dieta com alta umidade e proteína reduzida tem o potencial de minimizar a recorrência da formação de cálculos em cães com urolitíase de cistina. Se a proteína for restringida em um cão que excreta excesso de aminoácidos sulfurados, a suplementação com taurina é recomendada. Os efeitos do sódio na excreção de cistina não foi avaliada em cães, embora tenha sido relatado que o sódio aumenta a cistinúria em seres humanos.[41] Drogas contendo tiol (p. ex., (n-(e-mercaptopropionil)-glicina (2-MPG)) podem diminuir a concentração de cistina na urina ao participar de uma reação de troca tiol-dissulfeto. Em um estudo retrospectivo de 88 cães[42], as raças que tinham urolitíase com maior frequência eram os Dachshunds, Tibetan spaniels e Basset hounds. A excreção de cistina parece diminuir à medida que o cão envelhece. De acordo com este estudo em cães com urolitíase por cistina recorrente, a dissolução foi induzida aumentando a dose de tiopronina para 40 mg/kg/dia. Efeitos adversos foram observados com o uso das drogas contendo tiol, e esses efeitos incluíam agressividade e miopatia. Todos os sinais desapareceram quando o tratamento foi suspenso. Além do uso das drogas contendo tiol, deve-se iniciar também maior ingestão de água.

A urolitíase por sílica é incomum em cães e rara em gatos. Esses urólitos compreendem aproximadamente 0,1 a 2% dos urólitos vistos a cada ano no Minnesota Urolith Center[43] e também no UC-Davis. Na maioria das vezes, os cães com urólitos de sílica são mais velhos, e os cães machos parecem ser predispostos. As raças mais comuns associadas aos urólitos de sílica em nosso laboratório incluem o Pastor alemão, Labrador retriever e Pastor australiano. As hipóteses para a fisiopatologia da urolitíase por sílica são muito bem revisadas em outro capítulo e o leitor deve consultar a literatura para informações quanto ao manejo.[43]

Referências bibliográficas

1. Robertson WG, Jones JS, Heaton MA, et al: Predicting the crystallization potential of urine from cats and dogs with respect to calcium oxalate and magnesium ammonium phosphate (struvite). J Nutr 132:1637S-1641S, 2002.
2. Walton RC, Kavanagh JP, Heywood BR: The density and protein content of calcium oxalate crystals precipitated from human urine: a tool to investigate ultrastructure and the fractional volume occupied by organic matrix. J Struct Biol 143:14-23, 2003.
3. Albasan H, Lulich JP, Osborne CA, et al: Effects of storage time and temperature on pH, specific gravity, and crystal formation in urine samples from dogs and cats. J Am Vet Med Assoc 222:176-179, 2003.
4. Lulich JP, Osborne CA, Sanderson SL: Effects of dietary supplementation with sodium chloride on urinary relative supersaturation with calcium oxalate in healthy dogs. Am J Vet Res 66:319-324, 2005.
5. Stevenson AE, Hynds WK, Markwell PJ: Effect of dietary moisture and sodium content on urine composition and calcium oxalate relative supersaturation in healthy miniature schnauzers and labrador retrievers. Res Vet Sci 74:145-151, 2003.
6. Stevenson AE, Blackburn JM, Markwell PJ, et al: Nutrient intake and urine composition in calcium oxalate stone-forming dogs: comparison with healthy dogs and impact of dietary modification. Vet Therap 5:218-231, 2004.
7. Laube N, Hergarten S: Can the Bonn Risk Index be replaced by a simple measurement of the urinary concentration of free calcium ions? J Urol 173:2175-2177, 2005.
8. Hussain F, Billimoria FR, Singh PP: Predictive value of some biochemical indices in stone formers. Int Urol Nephrol 22:25-31, 1990.
9. Pak CY, Hayashi Y, Finlayson B, et al: Estimation of the state of saturation of brushite and calcium oxalate in urine: a comparison of three methods. J Lab Clin Med 89:891-901,.1977;
10. Vassar GJ, Chan KF, Teichman JM, et al: Holmium:YAG lithotripsy: photothermal mechanism. J Endourol 13:181-190, 1999.
11. Wynn VM, Davidson EB, Higbee RG, et al: In vitro effects of pulsed holmium laser energy on canine uroliths and porcine cadaveric urethra. Lasers Surg Med 33:243-246, 2003.
12. Lulich JP, Osborne CA, Carlson M, et al: Nonsurgical removal of urocystoliths in dogs and cats by voiding urohydropropulsion. J Am Vet Med Assoc 203:660-663, 1993.
13. Kyles AE, Hardie EM, Wooden BG, et al: Management and outcome of cats with ureteral calculi: 153 cases (1984-2002). J Am Vet Med Assoc 226:937-944, 2005.
14. Westropp JL: Epidemiology of feline urolithiasis. In Feline Urinary Calculi: The New Stone Age. Montipillier, France 2005.
15. Westropp JL, Ruby AL, Bailiff N, et al: Dried solidified blood calculi in cats. JVIM 2005; In press.
16. Ling GV, Franti CE, Ruby AL, et al: Urolithiasis in dogs. I: Mineral prevalence and interrelations of mineral composition, age, and sex. Am J Vet Res 59:624-629, 1998.
17. Ling GV, Franti CE, Ruby AL, et al: Urolithiasis in dogs. II: Breed prevalence, and interrelations of breed, sex, age, and mineral composition. Am J Vet Res 59:630-642,.1998;
18. Ling GV, Thurmond MC, Choi YK, et al: Changes in proportion of canine urinary calculi composed of calcium oxalate or struvite in specimens analyzed from 1981 through 2001. J Vet Intern Med 17:817-823, 2003.
19. Kaya S, Poyraz O, Gokce G, et al: Role of genital mycoplasmata and other bacteria in urolithiasis. Scand J Infect Dis 35:315-317, 2003.
20. Lekcharoensuk C, Lulich JP, Osborne CA, et al: Association between patient-related factors and risk of calcium oxalate and magnesium ammonium phosphate urolithiasis in cats. J Am Vet Med Assoc 217:520-525, 2000.
21. Houston DM, Moore AE, Favrin MG, et al: Feline urethral plugs and bladder uroliths: a review of 5484 submissions 1998-2003. Can Vet J 44:974-977, 2003.
22. Cannon AB, Westropp JL, Kass PH, et al: Trends in feline urolithiasis: 1985-2004. In Proceedings of ACVIM, Louisville, KY 2005.
23. Lekcharoensuk C, Osborne CA, Lulich JP, et al: Association between dietary factors and calcium oxalate and magnesium ammonium phosphate urolithiasis in cats. J Am Vet Med Assoc 219:1228-1237, 2001.
24. Mittal RD, Kumar R: Gut-inhibiting bacterium Oxalobacter formigenes: role in calcium oxalate urolithiasis. J Endourol 18:418-424, 2004.
25. Monico CG, Rossetti S, Olson JB, et al: Pyridoxine effect in type I primary hyperoxaluria is associated with the most common mutant allele. Kidney Int 67:1704-1709, 2005.
26. Stoller ML, Meng MV, Abrahams HM, et al: The primary stone event: a new hypothesis involving a vascular etiology. J Urol 171:1920-1924, 2004.
27. Ohman S, Larsson L: Evidence for Randall's plaques to be the origin of primary renal stones. Med Hypotheses 39:360-363, 1992.
28. Lenin M, Thiagarajan A, Nagaraj M, et al: Attenuation of oxalate-induced nephrotoxicity by eicosapentaenoate-lipoate (EPA-LA) derivative in experimental rat model. Prostaglandins Leukot Essent Fatty Acids 65:265-270, 2001.
29. Lekcharoensuk C, Lulich J, Osborne C, et al: Patient and environmental factors associated with calcium oxalate urolithiasis in dogs. JAVMA 217:515-519, 2000.
30. Osborne CA, Lulich JP, Thumchai R, et al: Feline urolithiasis. Etiology and pathophysiology. Vet Clin North Am Small Anim Pract 26:217-232, 1996.
31. Dibartola SP: Metabolic acid-base disorders. In Fluid Therapy in Small Animal Practice. Dibartola SP (ed). Philadelphia: WB Saunders, 2000, pp. 211-240.
32. Bannasch DL, Ling GV, Bea J, et al: Inheritance of urinary calculi in the Dalmatian. J Vet Intern Med 18:483-487, 2004.
33. Bartges JW, Osborne CA, Lulich JP, et al: Canine urate urolithiasis. Etiopathogenesis, diagnosis, and management. Vet Clin North Am Small Anim Pract 29:161-191, xii-xiii, 1999.
34. Collins RL, Birchard SJ, Chew DJ, et al: Surgical treatment of urate calculi in Dalmatians: 38 cases (1980-1995). J Am Vet Med Assoc 213:833-838, 1998.
35. Carvalho M, Lulich JP, Osborne CA, et al: Role of urinary inhibitors of crystallization in uric acid nephrolithiasis: Dalmatian dog model. Urology 62:566-570, 2003.
36. Bende B, Nemeth T: High prevalence of urate urolithiasis in the Russian black terrier. Vet Rec 155:239-240, 2001.
37. Osborne CA, Sanderson SL, Lulich JP, et al: Canine cystine urolithiasis. Cause, detection, treatment, and prevention. Vet Clin North Am Small Anim Pract 29:193-211, xiii, 1999.
38. Sanderson SL, Osborne CA, Lulich JP, et al: Evaluation of urinary carnitine and taurine excretion in 5 cystinuric dogs with carnitine and taurine deficiency. J Vet Intern Med 15:94-100, 2001.

39. Henthorn PS, Liu J, Gidalevich T, et al: Canine cystinuria: polymorphism in the canine SLC3A1 gene and identification of a nonsense mutation in cystinuric Newfoundland dogs. Hum Genet 107:295-303, 2000.
40. Osborne CA, Kruger JM, Lulich J, et al: Feline lower urinary tract diseases. In Textbook of Veterinary Internal Medicine. Ettinger SJ, Feldman E (eds). Philadelphia: WB Saunders, 2000, pp. 1710-1747.
41. Jaeger P, Portmann L, Saunders A, et al: Anticystinuric effects of glutamine and of dietary sodium restriction. N Engl J Med 315:1120-1123, 1986.
42. Hoppe A, Denneberg T: Cystinuria in the dog: clinical studies during 14 years of medical treatment. J Vet Intern Med 15:361-367, 2001.
43. Osborne CA, Jacob F, Lulich JP, et al: Canine silica urolithiasis. Risk factors, detection, treatment, and prevention. Vet Clin North Am Small Anim Pract 29:213-230, xiii, 1999.

Doenças do Trato Urinário Inferior Felino

Carl A. Osborne, Jon M. Kruger e Jody P. Lulich

Terminologia

Síndrome urológica felina

Em 1970, o termo "síndrome urológica felina" e o acrônimo "FUS" (do inglês *feline urologic syndrome*) foram usados pela primeira vez e logo se tornaram amplamente adotados como um diagnóstico abrangente para se referir às doenças do trato urinário inferior dos felinos (DTUIF), de ocorrência natural ou induzidas experimentalmente, com diferentes locais de envolvimento, combinações diferentes de sinais clínicos e causas fundamentais diferentes.[1] Os denominadores comuns de todos esses distúrbios eram as várias combinações de disúria, polaciúria, estrangúria, hematúria, periúria (urinar em locais inadequados) e/ou obstrução do efluxo urinário. A similaridade de sinais clínicos da DTUIF resultante de diferentes causas é compreensível, pois o trato urinário pode responder a várias doenças em apenas uma forma previsível e limitada. Infelizmente, o uso do acrônimo FUS para englobar todas as DTUIF de maneira coletiva, em vez de separá-las baseando-se em suas causas específicas, estimulou erros fundamentais no desenho de estudos experimentais, epidemiológicos e clínicos projetados para investigar o comportamento biológico e o diagnóstico daqueles dsitúrbios.[2] O diagnóstico de FUS baseado somente nas observações da história e do exame físico resultou em uma abordagem estereotipada para o tratamento médico e cirúrgico, assim como para a prevenção das doenças do trato urinário inferior (DTUI), independentemente da causa específica.

Doença do trato urinário inferior felino

No início dos anos 1980, propusemos o conceito de que FUS era um nome inadequado para um grupo heterogêneo de DTUIF resultantes de causas fundamentais diferentes.[3,2] As causas podem ser únicas, múltiplas e inter-relacionadas ou não relacionadas. Esta mudança na perspectiva na maneira de encararmos as formas de ocorrência natural dos distúrbios do trato urinário inferior dos felinos é de significância clínica fundamental pois auxilia a eliminação da abordagem estereotipada do tratamento e prevenção que foi estimulada pelo uso de FUS como diagnóstico final. Continuamos a incentivar nossos colegas a substituir, sempre que possível, o diagnóstico clínico de FUS por um termo diagnóstico mais refinado ligado aos locais (p. ex., uretra, bexiga), causas (p. ex., anomalias, urolitíases, bactérias, fungos, parasitos, neoplasias, distúrbios metabólicos, formas idiopáticas), alterações morfológicas (p. ex., inflamação, neoplasia) e mecanismos fisiopatológicos (p. ex., uropatia obstrutiva, dissinergia reflexa). Se a causa da DTUIF não puder ser identificada após avaliação apropriada, sugerimos que ela seja denominada DTUIF idiopática, com o entendimento de que nem todos os casos de DTUIF idiopática têm a mesma causa básica. DTUIF idiopática é um diagnóstico de exclusão.

Cistite idiopática e cistite intersticial felinas

Na metade e no começo dos anos 1990, investigadores lançaram a hipótese de que gatos com formas idiopáticas de DTUI tinham cistite intersticial pois observaram que alguns gatos apresentavam anormalidades similares àquelas relatadas em seres humanos com cistite intersticial.[4,5] A cistite intersticial humana é um distúrbio neuroinflamatório não maligno de etiologia desconhecida.[6] A doença é caracterizada por disúria, dor acima da região púbica (aliviada com a micção), piúria, hematúria e/ou proteinúria (detectada por urinálise), hemorragias petequiais características na submucosa (denominadas glomerulações) detectadas por cistoscopia e diminuição das concentrações urinárias de glicosaminoglicanos. Em estudos pilotos subsequentes realizados em gatos, também foram registrados a diminuição das concentrações urinárias de glicosaminoglicanos e aumento da permeabilidade da bexiga.[7] Consequentemente, recomendaram que a DTUI idiopática fosse denominada cistite intersticial felina (CIF). Desde então, eles têm declarado que o uso do termo cistite intersticial felina como um termo abrangente para todos os gatos com DTUI idiopática é inadequado. Eles reservam o uso do termo cistite intersticial felina aos gatos que têm recorrências persistentes ou frequentes dos sinais clínicos de doença do trato urinário inferior. A DTUI idiopática pode ser aguda ou crônica, mas a cistite intersticial é, por definição, um processo inflamatório idiopático crônico. Atualmente, os termos DTUI idiopática e cistite idiopática felina são frequentemente empregados como sinônimos.

Incidência e morbidade proporcional das DTUI

Incidência

A incidência de uma doença é definida como a taxa anual de aparecimento de novos casos dessa doença entre toda a população de indivíduos com risco de tê-la. A incidência geral de DTUI felina nos EUA e Grã Bretanha foi estimada em 1,5% por ano.[8,9] Embora a doença idiopática atualmente represente a maioria desses casos,[5,10] sua incidência atual, taxa de recorrência e frequência de sequelas são desconhecidas. Não existem estudos epidemiológicos atuais controlados e projetados para avaliar subgrupos de gatos com DTUI definidos com base em critérios diagnósticos específicos.

Taxas de morbidade proporcional

A incidência natural de hematúria, disúria e/ou obstrução da uretra em gatos domésticos não deve ser confundida com a frequência com que gatos com essas alterações são vistos em hospitais veterinários (as chamadas taxas proporcionais de morbidade). Como fica claro na discussão a seguir, as taxas proporcionais de morbidade para DTUIF não são índices confiáveis de sua incidência, pois podem ser afetadas por fatores como a economia da população local, geografia, estação do ano, tipo de clínica veterinária, interesse e treinamento dos veterinários.

Os resultados de um recente estudo retrospectivo indicam que a morbidade proporcional da DTUIF em Hospitais Veterinários de Instituições de Ensino, de 1980-1997 foi de 8%, com uma variação significante entre hospitais (3% a 13%).[11] A grande variação registrada por hospitais veterinários de ensino enfatiza a necessidade de cuidado ao se formular generalidades sobre as taxas proporcionais de morbidade da DTUI baseando-se em relatos de um centro apenas. A doença do trato urinário inferior é encontrada e/ou diagnosticada mais comumente em Hospitais Veterinários de Instituições de Ensino com interesse especial em DTUI. Apesar de ser improvável que as taxas proporcionais de morbidade registradas por aqueles centros sejam representativas para hospitais veterinários sem um interesse especial em urologia, a frequência com que cada causa específica de DTUI é reconhecida por avaliações diagnósticas atuais e sugere que causas específicas de DTUI são "subdiagnosticadas".

Os resultados de estudos prospectivos realizados em dois Hospitais Veterinários de Ensino indicam que as formas de DTUIF mais comumente encontradas são as DTUI idiopáticas (~ 65%) e as urolitíases (~ 25%).[5,10] As doenças encontradas menos frequentemente incluem infecções bacterianas do trato urinário, defeitos congênitos, distúrbios neurológicos, neoplasia e traumatismo.[9,11]

Prioridade dos planos diagnósticos e terapêuticos para DTUIF

Logicamente, para localizar e identificar as diferentes causas das DTUIF é indiscutível a necessidade de uma avaliação diagnóstica de cada paciente por métodos atuais. A investigação da história e exame físico apropriados, devem ser feitas em conjunto com urinálise completa em amostras de urina que não tenham sido alteradas por irrigação retrógrada da bexiga. A avaliação do trato urinário por radiografias abdominais simples e ultrassonografia são recomendadas. Radiografias contrastadas e/ou endouroscopia podem ser necessárias para auxiliar na localização de problemas a fim de identificar as causas básicas dos sinais clínicos recorrentes ou persistentes. A localização dos locais e das causas da obstrução uretral é especialmente importante, caso seja considerada cirurgia uretral. Um exame neurológico também pode ser útil. Pacientes com disfunção renal causados por obstrução uretral devem ser avaliados com auxílio de um hemograma completo e perfil bioquímico (especialmente quanto às concentrações de potássio e bicarbonato). Talvez haja a necessidade de realizar um eletrocardiograma (para avaliação dos efeitos tóxicos dos níveis elevados do potássio sérico sobre o coração). Análises minerais quantitativas de urólitos e tampões uretrais devem ser feitas como rotina. O tecido removido cirurgicamente deve ser avaliado sob microscopia óptica.

Se a causa da doença do trato urinário inferior felino não puder ser identificada após avaliação apropriada, recomenda-se sua denominação como DTUIF idiopática ou cistite idiopática felina.

Anormalidades do desenvolvimento

Como em outras espécies, as anormalidades congênitas do trato urinário podem estar associadas a hematúria, disúria, incontinência urinária e/ou obstrução uretral.[9] Todavia, não é comum a identificação dessas causas nos casos de DTUIF. Divertículos vesicouracais são uma exceção a esta generalização, tendo sido diagnosticados em até 1 em 4 gatos com DTUIF. Eles merecem uma discussão adicional.

Divertículos vesicouracais

Funções e disfunções do úraco

O úraco é um condutor que, no feto, permite que a urina passe da bexiga em desenvolvimento para a placenta. Ele deixa de funcionar quando o animal nasce. Remanescentes microscópicos do úraco fetal, caracterizados por lúmens microscópicos revestidos por epitélio transicional foram detectados no ápice da bexiga em gatos adultos saudáveis. Em um estudo, mais de 40% apresentavam divertículos uracais microscópicos.

Em geral, remanescentes microscópicos persistentes no ápice da bexiga após o nascimento são clinicamente silentes. Entretanto são fatores de risco para o desenvolvimento de divertículos macroscópicos da bexiga em gatos adultos.[12] Aumentos anormais ou persistentes da pressão intraluminal da bexiga associados a distúrbios do trato urinário inferior felino podem causar aumento e/ou rompimento de divertículos microscópicos que levam ao desenvolvimento divertículos macroscópicos de vários tamanhos.

Divertículos vesicouracais congênitos e adquiridos

Em nossa experiência, divertículos radiograficamente detectáveis, localizados no ápice da bexiga ocorrem em quase 1 em 4 gatos adultos com hematúria, disúria e/ou obstrução uretral.[12,13] Ocorrem 2 vezes ou mais em gatos machos (27%) do que em fêmeas (14%). Não observamos uma predisposição de raça. A média de idade dos gatos afetados no momento do diagnóstico em nossos casos foi de 3,7 anos (limites = 1 a 11 anos). Sinais clínicos de DTUI não foram observados em gatos com menos de 1 ano de idade. A frequência maior de divertículos vesicouracais em gatos machos, muito provavelmente é relacionada a maior prevalência de obstruções urinárias nesse sexo.

Existem duas formas etiologicamente distintas de divertículos vesicouracais macroscópicos. Em gatos com a forma mais comum, remanescentes microscópicos do úraco localizados no ápice da bexiga permanecem clinicamente silentes até que se desenvolva uma doença do trato urinário inferior. Divertículos radiograficamente detectáveis podem desenvolver-se no ápice vesical como resultado do aumento desses restos vesicouracais microscópicos, consequentes ao aumento da pressão intraluminal causada por obstrução uretral adquirida e/ou por hiperatividade do músculo detrusor induzida por inflamação. Esta hipótese é apoiada pela observação de que muitos divertículos macroscópicos em gatos resolvem-se após 2 ou 3 semanas após a resolução dos sinais clínicos da doença do trato inferior.[13]

A segunda forma incomum consiste em divertículos vesicouracais macroscópicos congênitos.[12] Embora a sequência exata de eventos que resulta em sua formação ainda não tenha sido bem definida, parecem ser causados por distúrbios que estimulam pressão anormalmente alta ou sustentada no lúmen vesical. Divertículos vesicouracais macroscópicos congênitos tipicamente são associados a sinais de DTUI em gatos imaturos. Em nossa experiência, não se resolvem espontaneamente. Divertículos macroscópicos congênitos persistentes predispõem o animal às infecções bacterianas do trato urinário. Se as infecções forem causadas por bactérias calculogênicas produtoras de urease (especialmente estafilococos), com frequência urólitos de estruvita se desenvolvem. Divertículos uracais são fatores primários incomuns no desenvolvimento de doenças do trato urinário inferior de felinos. A maioria dos divertículos macroscópicos do ápice da bexiga é sequela das disfunções do trato inferior. Mais ainda, na maioria das vezes, os divertículos macroscópicos podem ser autolimitantes se a bexiga e a uretra readquirem seu estado funcional normal.[12,13] Em geral, divertículos adquiridos curam-se em 2 a 3 semanas após a eliminação da causa básica do aumento da pressão intraluminal.[13]

Urólitos e tampões uretrais

O sistema urinário é projetado para eliminar produtos de descarte em forma solúvel. Todavia, alguns desses produtos ao serem eliminados, são escassamente solúveis e em certas ocasiões, precipitam-se formando cristais. O crescimento ou agregação dos cristais microscópicos podem levar à formação de urólitos macroscópicos. A urolitíase pode ser definida como a formação de urólitos a partir de cristaloides menos solúveis da urina, resultante de múltiplos processos fisiológicos, patológicos, genéticos e/ou adquiridos. Se aqueles cristaloides tornam-se aprisionados no sistema urinário, podem crescer até atingir um tamanho que desencadeie os sinais clínicos.

A urolitíase não deve ser considerada uma doença específica, mas sequela de uma ou mais anormalidades básicas. Estudos epidemiológicos indicam que muitos fatores de risco fisiopatológicos, demográficos e ambientais podem estar associados à manifestação clínica da urolitíase. Por essa razão, a detecção de urólitos é somente o começo do processo de diagnóstico. A determinação de sua composição mineral estreita as possibilidades etiológicas. O conhecimento da idade, gênero, dieta, ambiente do paciente e as concentrações urinárias de minerais calculogênicos, promotores de cristalização, inibidores da cristalização e suas interações proporciona maior entendimento quanto ao diagnóstico e manejo dos urólitos.

Terminologia

Existem diferenças físicas e, provavelmente etiopatogênicas entre urólitos e tampões uretrais felinos. Portanto, esses termos não devem ser utilizados como sinônimos.

Urólitos são concreções policristalinas compostas primariamente ($\geq \sim 95\%$) de minerais (cristaloides orgânicos e inorgânicos) e quantidades menores ($\leq \sim 5\%$) de matriz. Diferentemente dos tampões uretrais, urólitos não são precipitados desorganizados de material cristalino, mas são compostos por agregados de cristais com uma estrutura interna complexa.

Os tampões uretrais felinos, comumente são compostos por grandes quantidades ($\geq \sim 50\%$) de matriz misturada com minerais.[15] Todavia, alguns tampões uretrais são compostos primariamente de matriz, alguns consistem em tecido eliminado, sangue e/ou produtos de inflamação, e uns poucos são compostos primariamente por agregados de minerais cristalinos. Eles podem formar um molde do lúmen da uretra, sugerindo que se formaram rapidamente.

A composição mineral dos urólitos e tampões uretrais deve ser utilizada para descrevê-los, pois muitos regimes terapêuticos baseiam-se em sua composição mineral. Uma variedade de minerais diferentes foi identificada em urólitos e em tampões uretrais de gatos.

Epidemiologia dos urólitos e tampões uretrais

Urólitos

Em 2004, 8.711 urólitos felinos foram enviados por veterinários ao Minnesota Urolith Center para análise mineral. Estruvita era o componente principal em 45% deles, oxalato de cálcio era o principal componente em 44%, e sais do ácido úrico eram os componentes principais em 5%. Menos de 1% dos urólitos eram compostos por fosfato de cálcio e cistina.

Tampões uretrais

Em 2004, 524 tampões uretrais felinos foram enviados por veterinários ao Minnesota Urolith Center para análise mineral. Estruvita era o componente principal em 87%, enquanto 10% continham matriz não cristalina. Menos de 1% dos urólitos eram compostos por oxalato de cálcio e fosfato de cálcio.

Urólitos

Comportamento biológico dos urólitos

Revisão geral: A detecção de um urólito nem sempre é uma justificativa para o tratamento cirúrgico. Em gatos, urólitos pequenos podem permanecer assintomáticos no interior do trato urinário (especialmente na pelve renal e bexiga) por meses ou anos. Todavia, as causas subjacentes dos urólitos e as suas sequelas (obstrução parcial ou total, infecção do trato urinário) permanecem como perigos potenciais. Nessas situações em que os urólitos são detectados em pacientes assintomáticos e sem bacteriúria significante, a minimização dos fatores de risco por manejo médico e o monitoramento da atividade do urólito por procedimentos apropriados é uma alternativa aceitável à cirurgia. Se o urólito permanece inativo, a terapia objetivando sua dissolução é obrigatória. Se o urólito tornar-se ativo, recomenda-se a terapia médica ou cirúrgica apropriada.

Velocidade de formação: O tempo de formação de urólitos varia de dias a meses. O tempo é influenciado pela composição mineral e uma variedade de fatores de risco. Uma vez que cristais de um tipo mineral se formem na urina, podem reduzir a quantidade de substâncias litogênicas necessárias para que cristais de outros tipos de minerais também se formem. O princípio envolvido é chamada nucleação heterogênea ("semente") e funciona da mesma maneira que substâncias estranhas, como material de sutura ou cateteres, predispõem à formação de urólitos. Visto neste contexto, um cristal de um tipo mineral serve como fator de risco para a formação de cristais de outros tipos, e proporciona uma explicação sobre a razão de muitos urólitos macroscópicos conterem mais do que mineral.

Movimentação de urólitos: Urólitos de pequeno tamanho que se formam na bexiga podem passar para a uretra dos gatos machos e fêmeas. Devido à tendência dos urólitos alterarem seu tamanho e posição, a avaliação radiográfica do sistema urinário deve ser repetida, se passar muito tempo entre o diagnóstico e a cirurgia programada para removê-los.

Recorrência: Gatos que já tiveram urólitos estão em maior risco de recorrência da urolitíase. Em nossa experiência, urólitos estéreis de estruvita recorreram em semanas a vários meses após terem sido removidos. Urólitos de cistina também podem recorrer em poucas semanas e vários meses após a remoção. Urólitos de oxalato de cálcio, fosfato de cálcio e urato de amônia têm uma tendência imprevisível de recorrer, tipicamente dentro de meses ou anos (em vez de semanas) após a remoção.

Pseudorrecorrência: Devido a muitos urólitos serem pequenos em felinos, pode ser difícil a remoção cirúrgica de todos eles. Em um estudo clínico retrospectivo conduzido pela Universidade de Minnesota, foram detectados urólitos em radiografias obtidas 14 dias após cistotomias em 20% dos pacientes.[16] Chamamos esse fenômeno de pseudorrecorrência. Os resultados desse estudo enfatizam a importância de radiografias, ultrassonografias ou uroendoscopias pós-cirúrgicas para avaliar o estado dos urólitos antes de avaliar a recorrência e/ou os efeitos terapêuticos.

Urólitos de urato de amônia

Na série de urólitos felinos do Minnesota Urolith Center, urato de amônia e ácido úrico, denominados coletivamente purinas, compunham aproximadamente 6% do total. A bexiga e os ureteres foram os locais mais comuns dos cálculos de purina (99%), e os rins e ureteres (< 1%) os locais menos comuns. Em nossa série, os machos eram afetados com a mesma frequência que as fêmeas. A média de idade dos gatos afetados foi de 6,1 ± 3,1 anos (limite = 5 meses a 15 anos).

Apesar de terem sido confirmadas anomalias associadas a hiperamonemia e hiperuricemia como a causa básica em alguns casos de urólitos por uratos, a causa(s) da formação da maioria desses urólitos não pode ser estabelecida. Todavia, a formação dos urólitos de urato de amônia provavelmente está associada a vários fatores de risco (Tabela 67.1).

Urólitos de oxalato de cálcio

As causas básicas para a formação de urólitos de oxalato de cálcio não foram definidas. Os fatores de risco incriminados incluem: idade, gênero, raça, hipercalciúria, hiperoxalúria, diminuição da concentração urinária de inibidores da cristalização, hipocitritúria, hipomagnesúria, acidose, aumento da concentração urinária, diminuição do volume urinário e retenção de urina (Tabela 67.2). Vários fatores de risco nutricionais também foram incriminados.

A frequência do diagnóstico de urolitíase por oxalato de cálcio em gatos tem aumentado nos últimos anos. Em 2004, urólitos de oxalato de cálcio correspondiam a 44% dos urólitos felinos enviados ao Minnesota Urolith Center. Embora os urólitos de oxalato de cálcio se localizem principalmente na bexiga (72%), também foram encontrados em várias combinações nos rins, ureteres e uretra.

Os urólitos de oxalato de cálcio podem ocorrer em qualquer idade. Todavia, são mais frequentes em gatos mais velhos. Em um estudo, gatos com idades entre 7 e 10 anos tinham probabilidade 67 vezes maior de desenvolver urólitos de oxalato de cálcio do que gatos com 1 a 2 anos de idade.[17] Em nossa série, gatos machos (57%) eram mais afetados do que fêmeas (43%). Gatos castrados eram 7 vezes mais prováveis a apresentar urólitos do que gatos sexualmente ativos. Estudos epidemiológicos caso-controle indicam risco aumentado de urólitos de oxalato de cálcio nas raças Burmese, Himalaia,

Tabela 67.1 Prováveis fatores de risco associados à urolitíase por urato de amônia.

Fator de risco	Distúrbio etiopatológico	Mecanismo fisiopatológico
Hiperuricosúria	Anomalia vascular portal hepática e outras formas de insuficiência hepática	Reduz a disponibilidade e/ou a função da urato oxidase hepática e assim minimiza a conversão de ácido úrico em alantoína (mais hidrossolúvel)
Hiperuricosúria	Excesso de purinas na dieta	Promove hiperuricemia e hiperuricosúria
Hiperuricosúria	Aumento no catabolismo de ácidos nucleicos (p. ex., linfoma, leucemia, destruição tecidual difusa)	Resulta em metabolismo acelerado das purinas, que são metabolizadas para ácido úrico
Hiperamoniúria	Excesso de proteínas na dieta	Proporciona ureia adicional para o metabolismo para NH_3, e glutamina para conversão para NH_4
Hiperamoniúria	Acidose metabólica	Promove o metabolismo de glutamina para NH_4
Hiperamoniúria	Acidúria	Ioniza o NH_3 que se difundiu para o lúmen dos túbulos renais; o NH_4 aprisionado é excretado em seguida
Hiperamoniúria	Hiperpotassemia	Produz acidose intracelular e subsequente excreção de NH_4
Hiperamoniúria	Infecção do trato urinário por bactérias produtoras de urease	Promove a conversão de ureia na urina em NH_3 e NH_4
Acidúria	Acidúria	Diminui a solubilidade do ácido úrico na urina
Volume urinário diminuído	Depleção do volume intravascular	A conservação de água promove aumento da concentração da urina e supersaturação de ácido úrico. A retenção de urina proporciona tempo adicional para nucleação e crescimento dos cristais

Persa, Britânico e Exótico de pelos curtos, Havana brown, Ragdoll e Scottish fold sugerindo que fatores genéticos podem aumentar os riscos em alguns gatos.[9,17-19]

Na maioria dos gatos com urólitos de oxalato de cálcio, as concentrações séricas de minerais, incluindo cálcio, são normais. As sequências de eventos que promovem o início e crescimento de urólitos de oxalato de cálcio não foram definidas. Todavia, estudos epidemiológicos indicam vários prováveis fatores de risco (Tabela 67.2).[20,21] Hipercalcemia leve (11,1 a 13,5 mg/dℓ) tem sido observada com alta frequência (35%) para recomendar que se faça avaliação rotineira da concentração sérica de cálcio total nos pacientes afetados.[21] Os mecanismos da hipercalcemia não foram identificados na maioria dos gatos. Hipercalcemia promove excreção renal de cálcio e pode resultar em precipitação de cristais de oxalato de cálcio. Se for confirmada a hipercalcemia em amostras seriais de soro, as concentrações de cálcio ionizado sérico, paratormônio e vitamina D também devem ser avaliadas.

Gatos com urólitos de oxalato de cálcio, tipicamente apresentam urina ácida (pH de 6,3 a 6,7). O pH sanguíneo e a concentração total de dióxido de carbono pré-tratamento frequentemente estão reduzidos (pH = 7,3). Todavia, a solubilidade dos cristais de oxalato de cálcio aparentemente não é afetada diretamente pelo pH da urina dentro dos limites fisiológicos. A associação indireta entre acidúria, acidemia e urolitíase por oxalato de cálcio pode ocorrer devido à promoção, pela acidemia, de mobilização de carbonato e fósforo dos ossos para tamponar os íons hidrogênio. A mobilização concomitante do cálcio ósseo pode resultar em hipercalciúria. A hipercalciúria, por sua vez, é um fator de risco para cristais de oxalato de cálcio. Adicionalmente, o pH urinário baixo diminui as concentrações urinárias de citrato promovendo reabsorção tubular de citrato. Os resultados de estudos epidemiológicos suportam esta associação, pois gatos com urólitos de oxalato de cálcio apresentavam 3 vezes mais probabilidade do que gatos hospitalizados por terem sido alimentados com dietas que promovam valores de pH urinário menores que 6,3.[18,22]

Vários fatores de risco ligados a dietas podem estar associados a urólitos de oxalato de cálcio. O potencial de acidificação da urina e o efeito do consumo de água no volume e concentração da urina são especialmente importantes.

Tabela 67.2 Prováveis fatores de risco associados à formação de urólitos de oxalato de cálcio.

Fator de risco	Possível(is) causa(s)	Mecanismo fisiopatológico proposto
Hipercalciúria	Excesso de cálcio na dieta	Pode resultar em hipercalciúria
Hipercalciúria	Hipercalcemia	Resulta em aumento da eliminação renal de cálcio e hipercalciúria
Hipercalciúria	Excesso de vitamina D	Aumenta a absorção intestinal de cálcio. Promove hipercalciúria ao suprimir o paratormônio
Hipercalciúria	Acidose; consumo de dietas que acidificam a urina	Promove a mobilização do cálcio esquelético e reduz a reabsorção tubular de cálcio
Hipercalciúria	Hipofosfatemia (p. ex., redução do consumo na dieta ou hiperparatireoidismo)	Estimula a produção de calcitriol, que aumenta a absorção intestinal de cálcio
Hiperoxalúria	Redução do cálcio na dieta	Pode aumentar a absorção intestinal e a excreção renal de ácido oxálico
Hiperoxalúria	Excesso de oxalato na dieta	Resulta em hiperoxalúria
Hiperoxalúria	Excesso de vitamina C	Pode ser um precursor de ácido oxálico
Hiperoxalúria	Deficiência de piridoxina	Promove aumento da produção endógena de ácido oxálico
Hiperoxalúria	Hiperoxalúria primária	Resulta em aumento da produção endógena de ácido oxálico
Hipocitratúria	Idiopática	Aumenta a concentração urinária de íons cálcio disponíveis para ligarem-se com o oxalato
Hipocitratúria	Acidemia (p. ex., acidose tubular renal)	Promove a utilização tubular renal de citrato e reduz excreção de citrato
Inibidores macromoleculares diminuídos?	Distúrbio hereditário?	Minimiza a produção de glicoproteínas capazes de inibir a agregação e o crescimento dos cristais de oxalato de cálcio
Volume diminuído de urina concentrada	Diminuição do consumo de água; consumo de dietas secas	A conservação de água promove aumento da concentração da urina e supersaturação de oxalato de cálcio. A retenção de urina proporciona tempo adicional para a nucleação e crescimento de cristais

Embora a redução das concentrações urinárias de cálcio e ácido oxálico pela redução da *ingestão de cálcio* e ácido oxálico pareça ser um objetivo válido, não é necessariamente uma manobra inofensiva. A redução do consumo de apenas um desses constituintes (como o cálcio) pode aumentar a disponibilidade do outro (como o ácido oxálico) para absorção intestinal e a subsequente excreção renal.[9,20,22] Baseado em informações epidemiológicas recentes sugerindo que uma restrição importante na ingestão de cálcio está associada ao aumento do risco de formação de urólitos de oxalato de cálcio, o consenso geral é que não é aconselhável reduzir a ingestão do cálcio. Para gatos normocalcêmicos, são recomendados níveis moderados de cálcio na dieta.

Em um estudo, o consumo de níveis elevados de sódio aumentou a excreção renal de cálcio em gatos saudáveis, mas reduziu a supersaturação de urina pelo oxalato de cálcio.[20] A explicação para esse paradoxo é que os efeitos do sódio oral na ingestão de água e seu efeito de diluição nas concentrações urinárias do cálcio foram maiores que os efeitos do sódio em promover a excreção urinária do cálcio. Todavia, estudos em gatos com urolitíase natural por oxalato de cálcio revelaram que o consumo de uma dieta baixa em sódio projetada para minimizar a recorrência de urólitos por oxalato de sódio estava associada a redução da concentração de cálcio e da supersaturação por oxalato de cálcio na urina.[23] Com base nesta evidência, seria lógica a recomendação de uma dieta moderadamente restrita em sódio para os animais formadores ativos de urólitos de oxalato de cálcio.

A *ingestão de fósforo* não deve ser restringida em pacientes com urolitíase de oxalato de cálcio pois a redução de sua ingestão pode estar associada à ativação da vitamina D que, por sua vez, estimula a absorção intestinal de cálcio e sua subsequente excreção renal. O pirofosfato é um inibidor da formação de urólitos de oxalato de cálcio.[22]

A concentração aumentada de *magnésio* reduz a formação de cristais de oxalato de cálcio in vitro.[9] Por esta razão, a suplementação de magnésio tem sido usada para minimizar a recorrência de urólitos de oxalato de cálcio em pessoas. Todavia, a suplementação dietética de magnésio pode contribuir para a formação de urólitos de fosfato de amônio magnesiano e hipercalciúria em gatos. Por outro lado, estudos epidemiológicos sugerem que gatos que foram alimentados com dietas com níveis reduzidos de magnésio e capacidade acidificante da urina reduzida tinham risco de desenvolver urólitos de oxalato de cálcio. Dependendo de mais pesquisas, não recomendamos a restrição dietética ou a suplementação de magnésio para gatos com urólitos de oxalato de cálcio.[20,24]

A ingestão de alimentos com alto teor de *proteína* pode contribuir para a urolitíase de oxalato de cálcio por aumentar a excreção urinária de cálcio e ácido oxálico. Também diminui a eliminação ácido cítrico. Algumas dessas consequências resultam da excreção obrigatória de ácido associada ao metabolismo proteico. Porém, como gatos são carnívoros obrigatórios, não se recomenda a restrição de proteína na dieta.

Estudos epidemiológicos conduzidos pela Universidade de Minnesota revelaram que gatos que consomem dietas enlatadas têm um terço do risco de formação de urólitos de oxalato de cálcio, em comparação com outras formulações dietéticas.[22] O aumento do volume urinário poderia minimizar a formação de urólitos ao reduzir as concentrações de substâncias calculogênicas na urina, e também ao promover a micção antes que os cristais possam atingir um tamanho suficiente para causar doença clínica. O consumo total de *água* frequentemente é menor em gatos que recebem dietas secas, resultando na formação de um volume menor de urina altamente concentrada.

Em suma, baseando-se no conhecimento atual, dietas que minimizam a formação de cálculos de oxalato de cálcio devem ser formuladas para minimizar a acidose, e não devem conter precursores do ácido oxálico em excesso. Da mesma maneira, devem ser evitados níveis excessivos de vitamina D (que estimula a absorção intestinal de cálcio), de ácido ascórbico (um precursor de oxalato), e de sódio. As dietas devem conter quantidades adequadas, não excessivas, de cálcio, fósforo, magnésio, potássio e citrato. A dieta deveria ser fortificada adequadamente com vitamina B_6, uma vez que a deficiência desta vitamina estimula a produção endógena e a subsequente excreção urinária de ácido oxálico. Deve-se preferir as dietas enlatadas, em vez de formulações secas, para aumentar a formação de urina menos concentrada e para aumentar a micturição.

Urólitos de estruvita

Os resultados de estudos clínicos e experimentais indicam que dois mecanismos etiológicos distintos podem ser responsáveis pelo desenvolvimento de urólitos contendo grandes quantidades de estruvita.[9] A formação de urólitos estéreis de estruvita (talvez associados a fatores de risco dietéticos) é o tipo mais comum. A formação de urólitos "infectados" ou de "urease" como uma sequela de infecções do trato urinário por bactérias produtoras de urease é um segundo tipo.

Em 2004, aproximadamente 45% dos urólitos de ocorrência natural enviados para análise ao Minnesota Urolith Center eram principalmente de estruvita. Embora a exata porcentagem de urólitos estéreis *versus* induzidos por infecção não ter sido determinada precisamente, estimamos que pelo menos 90% a 95% eram de estruvita estéril. O restante desta discussão refere-se aos urólitos de estruvita estéreis. Informações sobre cálculos de estruvita induzidos por infecção podem ser encontradas em outras publicações.[2]

Comparados com gatos que desenvolvem cálculos de oxalato de cálcio, os gatos com cálculos de estruvita tendem a ser mais jovens. Gatos com ≥ 4 anos, mas ≤ 7 anos de idade, tinham a mais alta probabilidade de desenvolver urólitos de estruvita.[17] Os urólitos de estruvita ocorrem mais em fêmeas (55%) do que em machos (45%). Uma comparação com controle de caso conduzida na Universidade de Minnesota revelou risco maior em gatos das raças domésticas de pelo curto, Shorthair oriental, Ragdoll, Chartreux e Himalaia.[17] Gatos castrados tinham probabilidade 3,5 vezes maior de desenvolver cálculos de estruvita do que gatos sexualmente ativos. A bexiga foi o local de detecção mais comum para os urólitos de estruvita, enquanto os locais menos comuns foram os rins, os ureteres e a uretra.

Dados coletados de gatos com cálculos de estruvita estéreis induzidos experimentalmente indicam que vários fatores dietéticos têm um papel na etiopatogênese dos cálculos de estruvita de ocorrência natural. Destes, os fatores que afetam a concentração urinária de magnésio, pH urinário e a concentração da urina são os de maior importância terapêutica.[9,20] A diminuição do volume e aumento da densidade da urina, secundários à diminuição na ingestão de água seriam fatores de risco lógico para a formação de urólitos (Tabela 67.3). Da mesma maneira, é esperado que o consumo excessivo de comida (talvez associado à alimentação *ad libitum*) resultasse em obesidade e excreção excessiva de minerais (alguns dos quais poderiam ser calculogênicos) na urina. Gatos mantêm a homeostasia do magnésio pela excreção do excesso de magnésio dietético na urina.

Tampões uretrais

Os tampões uretrais contêm quantidades variáveis de minerais em proporção a grandes quantidades de matriz. Embora tenham sido identificados vários minerais em tampões uretrais de gatos, estruvita é o mais comum. De 524 tampões uretrais felinos enviados para análise ao Minnesota Urolith Center em 2004, o principal componente mineral em aproximadamente 87% era a estruvita. Menos de 1% eram compostos por oxalato de cálcio ou fosfato de cálcio.

Os fatores de risco associados à formação de cristais de oxalato de cálcio, fosfato de cálcio e de fosfato de amônio magnesiano encontrados nos tampões uretrais são provavelmente similares àqueles associados à formação mineral nos urólitos clássicos. A composição mineral dos tampões uretrais deve ser usada para descrevê-los, pelo menos em parte, uma vez que os regimes terapêuticos frequentemente são influenciados pelo conhecimento de sua composição mineral.

Comparados com os urólitos, os tampões uretrais contêm grande quantidade de matriz. Alguns tampões uretrais não contêm componentes cristalinos; 10% dos tampões avaliados em 2004 continham apenas matriz microcristalina. A questão sobre a composição específica da matriz dos tampões uretrais ainda não foi respondida. Todavia, parece que a matriz amorfa aprisiona cristais e estruturas não cristalinas (incluindo eritrócitos, leucócitos, células epiteliais, espermatozoides, partículas tipo vírus, e bactérias) da mesma maneira que a formação de uma geleia de frutas.[25]

Infecções bacterianas do trato urinário

Em geral, os episódios iniciais das DTUI em gatos adultos jovens ocorrem na ausência de números detectáveis significativos da bactérias anaeróbicas.[26,27] Em estudos diagnósticos prospectivos de gatos machos e fêmeas com obstruções, infecções bacterianas aeróbicas

Tabela 67.3 Prováveis fatores de risco associados à formação estéril de urólitos de estruvita.		
Fator de risco	Possível(is) causa(s)	Mecanismo fisiopatológico
Hipermagnesúria	Excesso de magnésio na dieta	Resulta no aumento da eliminação renal de magnésio e hipermagnesúria
Hiperamoniúria	Excesso de proteína na dieta	Proporciona ureia adicional para o metabolismo de NH_3 e glutamina para conversão em NH_4
Hiperamoniúria	Acidose metabólica	Promove o metabolismo de glutamina de NH_4
Hiperamoniúria	Acidúria	Ioniza o NH_3 que se difundiu para o lúmen dos túbulos renais; o NH_4 aprisionado é excretado em seguida
Hiperamoniúria	Hipopotassemia	Produz acidose intracelular e subsequente excreção de NH_4
Hiperfosfatúria	Excesso de fósforo na dieta	Resulta em maior eliminação renal de fósforo e hiperfosfatúria
Urina alcalina	Fatores relacionados à dieta	Aumenta a concentração da urina e a saturação de PO_3^{-3} removendo íons hidrogênio do $H_2PO_4^{-3}$ e HPO_4^{-2}
Volume diminuído de urina concentrada	Diminuição do consumo de água; consumo de alimentos secos	A conservação de água promove maior concentração da urina e supersaturação de ácido úrico. A retenção de urina proporciona tempo adicional para nucleação e crescimento dos cristais

do trato urinário foram identificadas em menos de 3% de todos os pacientes.[5,10] A baixa frequência com que bactérias aeróbicas têm sido isoladas da urina de gatos jovens e de meia-idade durante as fases iniciais de DTUI é relacionada aos mecanismos de defesa locais altamente efetivos dessa espécie.[26]

Embora infecções do trato urinário (ITU) bacterianas sejam encontradas em apenas 1 a 3% dos gatos adultos jovens, a prevalência de ITU aumenta para 10% ou mais em gatos com 10 anos ou mais de idade.[11,28] A frequência com que as ITU bacterianas têm sido diagnosticada em gatos geriátricos deveria motivar uma avaliação diagnóstica mais acurada nesse grupo de pacientes.

Quando uma ITU é diagnosticada em gatos, em geral é secundária ou é um fator complicador. Dificilmente é primária. As defesas urinárias locais contra infecções bacterianas frequentemente estão comprometidas nos gatos com as várias formas de DTUI não complicadas de ocorrência natural, especialmente se o episódio for associado à obstrução uretral.

O uso de cateter transuretral permanente é associado à alta prevalência de infecções bacterianas secundárias ou complicadoras do trato urinário. Em estudos em gatos normais, e de gatos com DTUI induzidas, foi detectada bacteriúria induzida por cateter em 33% dos gatos após 1 dia de cateterização, e em 50% a 83% dos gatos após 5 dias da permanência do cateter.[28] A ITU bacteriana é também uma sequela comum em gatos após uretrostomias perineais. Consulte o Capítulo 65, Infecções Bacterianas do Trato Urinário, em Diagnósticos e cuidados, para informações adicionais.

Doenças idiopáticas do trato urinário inferior de felinos

Etiopatogênese

Em aproximadamente 65% dos casos naturais de DTUI, as causas exatas da hematúria, polaciúria, estrangúria, periúria e/ou obstrução uretral ainda são desconhecidas. Após avaliação diagnóstica apropriada, esses gatos são classificados como tendo DTUI idiopática, cistite idiopática felina (CIF) ou cistite intersticial felina. Por não haver um teste ou procedimento diagnóstico patognomônico, o diagnóstico da DTUI idiopática depende da exclusão das outras possibilidades.

Observações clínicas sugerem que o estresse pode ter um papel em desencadear ou exacerbar os sinais associados à cistite idiopática.[30-32] Anormalidades neuroendócrinas identificadas em gatos com cistite idiopática crônica são indicativas de atividade aumentada do sistema nervoso simpático e diminuição da resposta adrenocortical.[33,34] Com base nessas observações, têm sido preconizadas estratégias com o objetivo de normalizar a reatividade do sistema de resposta ao estresse para minimizar a recorrência de cistite idiopática felina.

Manifestações clínicas

DTUI não obstrutivas ocorrem em machos e fêmeas de todas as idades, mas são mais comuns em gatos jovens e de meia-idade (média de 3,5 anos, limites de 0,5 a 17,5 anos).[5,10]

É incomum em gatos com menos de 1 ano e menos comum em gatos com mais de 10 anos de idade. Não existe aparente predisposição por raça. Periúria, polaciúria, estrangúria e hematúria macroscópica são os sinais clínicos mais comumente observados em gatos com DTUI idiopática não obstrutiva e frequentemente precede a forma obstrutiva da doença.

A não ser que sejam complicados por alguma doença concomitante, os resultados do hemograma e dos perfis bioquímicos de gatos com DTUI idiopática não obstrutiva são normais. A urina de gatos coletada com DTUI idiopática, em geral é concentrada e ácida. Hematúria e proteinúria, com ausência de piúria ou bacteriúria, são achados típicos.[9,35] Embora a possibilidade da hematúria microscópica seja uma consequência do traumatismo causado pela cistocentese, a observação de hematúria macroscópica em 81% e hematúria microscópica em 95% dos gatos com DTUI idiopática sem obstruções sugere que a hematúria é uma característica prevalente nessa doença.

A prevalência, magnitude e tipo da cristalúria em gatos com DTUI idiopática são variáveis e parece que não diferem daquelas dos gatos-controle, não afetados.[10] O tipo mais comum de cristal identificado em gatos com DTUI idiopática é a estruvita. Sem dúvida, alguns casos de cristalúria por estruvita naqueles paciente representam formação *in vitro* dos cristais, em vez de *in vivo*.

Os resultados da cultura da urina de gatos com DTUI idiopática são negativos para bactérias aeróbicas, micoplasma, ureaplasma e vírus. A maioria dos gatos com DTUI idiopática é soronegativa para anticorpos FIV e antígenos FeLV.[10,35]

As radiografias abdominais simples de gatos com DTUI idiopática não obstrutiva geralmente são normais. A cistouretrografia contrastada pode ser normal ou acusar espessamento da parede vesical, irregularidades na mucosa, divertículos uracais e/ou estreitamento da uretra. Os achados ultrassonográficos de DTUI idiopática não foram caracterizados. Todavia, podem ser detectados coágulos sanguíneos ou espessamentos.

O exame cistoscópico de gatos com DTUI idiopática não obstrutiva pode revelar aumento de vascularização da mucosa, descamação urotelial superficial e hemorragias petequiais na submucosa (denominadas "glomerulações").[7]

As glomerulações são inespecíficas e podem estar associadas a outros distúrbios da bexiga.⁶ O traumatismo urotelial causado pelo cistoscópio pode ser confundido com alterações patológicas primárias. Dependendo dos resultados de estudos adicionais, a detecção de glomerulações pela cistoscopia deve ser interpretada no contexto dos resultados das outras avaliações diagnósticas.

A cistotomia exploradora tem sido usada comumente para a avaliação diagnóstica das DTUI idiopáticas. Com o advento de meios menos invasivos de avaliação do trato urinário inferior, a necessidade da cistotomia e biopsia cirúrgica da bexiga com o propósito único de estabelecer um diagnóstico, na maioria das vezes, já foi abandonada. Mesmo quando feitas, a maioria das biopsias revela erosões e ulcerações da mucosa, e vários graus de hemorragia, edema e fibrose da submucosa. Esses achados da microscopia óptica não são específicos, e raramente levam a uma melhor terapia. Portanto, não podemos recomendar a cistotomia em vez de um procedimento menos invasivo para estabelecer um diagnóstico de DTUI idiopática.

Comportamento biológico da DTUI idiopática

Os sinais clínicos de hematúria, disúria e polaciúria em muitos machos e fêmeas com DTUI idiopática aguda sem obstruções não tratados frequentemente diminuem em 5 a 7 dias. Esses sinais podem recorrer após períodos variáveis de tempo e melhoram sem terapia. Nossa impressão é que a frequência dos episódios recorrentes de DTUI idiopática aguda tende a diminuir à medida que o gato envelhece.[37,38]

Embora a recorrência dos sinais em pacientes com DTUI idiopática frequentemente seja considerada uma recorrência da doença original, os sinais recorrentes também podem ser resultado de uma manifestação tardia da doença original (p. ex., estenose uretral espontânea ou iatrogênica). Além disso, pode ter acontecido o desencadeamento de uma doença diferente (como a urolitíase), mas com manifestações clínicas similares àquelas da doença original.

Ocasionalmente temos encontrado gatos com hematúria e disúria que persistem por meses e para as quais não foi identificada uma causa específica. Não se sabe se a DTUI idiopática crônica representa um extremo nas manifestações clínicas associadas a fatores etiológicos similares ou se representa um mecanismo de doença totalmente diferente daquelas associadas a doenças idiopáticas agudas autolimitantes.

Uma vez que os sinais clínicos associados a esta forma de doença são frequentemente autolimitantes e de curta duração, qualquer forma de terapia pode parecer benéfica, desde que não seja danosa. A natureza autolimitante dos sinais clínicos em muitos gatos com DTUI idiopáticas enfatiza a necessidade de estudos clínicos prospectivos controlados duplo-cegos para comprovar a eficácia de várias formas de terapia.

Referências bibliográficas

1. Osbaldiston GW, Taussig RA: Clinical report on 46 cases of feline urological syndrome. Vet Med Sm Anim Clin 65: 461, 1970.
2. Osborne CA, Kruger JM, Lulich JP et al: Feline urologic syndrome, feline lower urinary tract disease, feline interstitial l cystitis: What's in a name? JAVMA 214: 1470, 1999.
3. Osborne CA, Johnston GR, Polzin DJ et al: Redefinition of the feline urologic syndrome. Feline lower urinary tract disease with heterogeneous causes. Vet Clin N Amer 14: 409, 1984.
4. Buffington CA, Chew DJ, Dibartola SP: Lower urinary tract disease in cats: Is diet still a cause? JAVMA 205: 1524, 1994.
5. Buffington CAT, Chew DJ, Kendall MS et al: Clinical evaluation of cats with nonobstructive urinary tract diseases. JAVMA 210: 46, 1997.
6. Hanno PM. Interstitial cystitis and related syndromes. In Walsh PC et al (eds), Campbell's Urology. 8th ed. Philadelphia, Saunders, 2002, p 631.
7. Buffington CAT, Chew DJ, DiBartola SP: Interstitial cystitis in cats Vet Clin N Amer 26: 317, 1996.
8. Lawler DF, Jolin DW, Collins JE: Incidence rates of feline lower urinary tract disease in the United States. Feline Practice 15: 13, 1985.
9. Osborne CA, Kruger JM, Lulich JP et al: Feline lower urinary tract diseases. In Ettinger SJ, Feldman EC (eds).: Textbook of Veterinary Internal Medicine. Vol. 2. 5th ed. Philadelphia, W.B. Saunders, 2000, p. 1710.
10. Kruger JM, Osborne CA, Goyal SM et al: Clinical evaluation of cats with lower urinary tract disease. JAVMA 199: 221, 1991.
11. Lekcharoensuk C, Osborne CA, Lulich JP. Epidemiologic study of risk factors for lower urinary tract diseases in cats. JAVMA 218; 1429, 2001.
12. Osborne CA, Johnston GR, Kruger JM et al: Etiopathogenesis and biological behavior of feline vesicourachal diverticula. Don't just do something-Stand there. Vet Clin N Amer 17: 697, 1987.
13. Osborne CA, Kroll RA, Lulich JP et al: Medical management of vesicourachal diverticula in 15 cats with lower urinary tract disease. J Small Anim Pract 30: 608, 1989.
14. Osborne CA, Kruger JM, Lulich JP et al: Feline lower urinary tract disease: Relationships between crystalluria, urinary tract infections, and host factors. In, August JR, ed.: Consultations In Feline Internal Medicine. Philadelphia, WB Saunders, 1994, p 351.
15. Osborne CA, Kruger JM, Lulich JP et al: Feline matrix-crystalline urethral plugs: A unifying hypothesis if causes. J Small Anim Practice 33: 172, 1992.
16. Lulich JP, Osborne CA, Polzin DJ et al: Incomplete removal of canine and feline urocystoliths by cystotomy. In, Proceedings 11th ACVIM Forum, Washington DC, 1993, p 397.
17. Lekcharoensuk C, Lulich JP, Osborne CA et al. Association between patient-related factors and risk of calcium oxalate and magnesium ammonium phosphate urolithiasis in cats. JAVMA, 217: 520, 2000.
18. Kirk CA, Ling GV, Franti CE, et al: Evaluation of factors associated with development of calcium oxalate urolithiasis in cats. JAVMA 207: 1429, 1995.
19. Thumchai R, Lulich JP, Osborne CA et al: Epizootiology evaluation of 3498 feline uroliths: 1982-1992. JAVMA 208: 547, 1996.
20. Kirk CA, Ling G, Osborne CA et al. Clinical guidelines for managing calcium oxalatee uroliths in cats: medical therapy, hydration, and dietary therapy. In, managing urolithiasis in cats: recent updates and practice guidelines. Lenexa KS, Thompson veterinary healthcare communications. 2003, p 10.
21. Osborne CA, Lulich JP Thumchai R et al: Diagnosis, medical treatment, and prognosis of feline urolithiasis. Vet Clin N Amer 26: 589, 1996.
22. Lekcharoensuk C, Lulich JP, Osborne CA et al. Association between dietary factors and feline calcium oxalate and magnesium ammonium phosphate urolithiasis. JAVMA 219; 1228, 2001.

23. Lulich JP, Osborne CA, Lekcharoensuk C: Effects of diet on urine composition of cats with calcium oxalate urolithiasis. J Amer Anim Hosp Assoc 40: 185, 2004.
24. Markwell PJ, Buffington CAT, Chew DJ, et al. Clinical evaluation of commercially available urinary acidification diets in the management of idiopathic cystitis in cats, JAVMA 214:361, 1999.
25. Osborne CA, Lulich JP, Kruger JM et al: Feline urethral plugs: Etiology and pathophysiology. Vet Clin N Amer 26: 233, 1996.
26. Lees GE: Bacterial urinary tract infections. Vet Clin N Amer 26: 297, 1996.
27. Kruger JM and Osborne CA: The role of uropathogens in feline lower urinary tract disease. Vet Clin N Amer 23: 101, 1993.
28. Bartges JW. Lower urinary tract disease in geriatric cats. *In*, Proceedings of the 15th American College of Veterinary Internal Medicine Forum, Orlando 1997, p322.
29. Barsanti JA, Shotts EB, Crowell WA, et al: Effect of therapy on susceptibility to urinary tract infection in male cats with indwelling urethral catheters. J Vet Int Med 6: 64, 1992.
30. Caston HT. Stress and the feline urological syndrome. Feline Practice 4:14, 1973.
31. Cameron ME, Casey RA, Bradshaw JWS, et al. A study of environmental and behavioural factors that may be associated with feline idiopathic cystitis. J Small Anim Pract 45:144, 2004.
32. Kalkstein TS, Kruger JM, Osborne CA. Feline idiopathic lower urinary tract disease. Part II. Potential causes. Compend Cont Ed Pract Vet 21:148, 1999.
33. Buffington CAT. External and internal influences on disease risk in cats. JAVMA 220, 994, 2002.
34. Westropp JL, Welk KA, Buffington CAT. Small adrenal glands in cats with feline interstitial cystitis. J Urol 170:2494, 2003.
35. Kruger JM, Osborne CA Lulich JP: Management of nonobstructive idiopathic feline lower urinary tract disease. Vet Clin N Amer 26: 571, 1996.
36. Barsanti JA, Brown J, Marks A, et al. Relationship of lower urinary tract signs to seropositivity for feline immunodeficiency virus in cats. J Vet Int Med 10:34, 1996.
37. Osborne CA, Kruger JM, Lulich JP: Feline lower urinary tract disease: The Minnesota Experience. *In*, Proc 15th Annual ACVIM Forum, San Antonio Texas 1997, p 338.
38. Kruger JM and Osborne CA: Recurrent nonobstructive idiopathic feline lower urinary tract disease: An illustrative case report. J Amer Anim Hosp Assoc 31:312, 1995.

Ectopia Ureteral

Mary A. McLoughlin

Anatomia do ureter

Os ureteres são tubos fibromusculares que transportam a urina através do espaço retroperitoneal desde a pelve renal até a bexiga.[1,2] A irrigação sanguínea do ureter é feita a partir das artérias ureterais cranial e caudal que cursam longitudinalmente e se anastomosam ao longo do ureter. Em machos, o ureter passa dorsalmente ao ducto deferente, enquanto nas fêmeas o ureter percorre através da base do ligamento largo. Os ureteres deixam o espaço retroperitoneal entre as dobras de duas camadas de peritônio que formam os ligamentos laterais da bexiga. A urina move-se progressivamente através dos ureteres por um movimento peristáltico organizado. O tamanho dos ureteres varia de acordo com a espécie e tamanho do paciente. Os ureteres são considerados maiores do que o normal em cães, se o seu diâmetro for superior a 0,09 vez o comprimento da segunda vértebra lombar. Em geral, os ureteres aumentados são maiores que 3 mm[3]. Os ureteres ligam-se à superfície dorsolateral da bexiga na região do colo e passam através da parede vesical em um ângulo oblíquo criando um efeito tipo válvula. A junção vesicoureteral pode adquirir um aspecto em forma de "J".[3]

Desenvolvimento embriológico

O entendimento do complexo desenvolvimento embriológico do sistema urogenital forma uma base para o entendimento de algumas anormalidades congênitas encontradas na medicina clínica. As anormalidades de desenvolvimento do botão ureteral tipicamente não ocorrem como um evento isolado, mas possuem um forte efeito no desenvolvimento dos rins, parede da bexiga, trígono, junção vesicoureteral, uretra proximal, mecanismo esfincteriano interno e algumas das estruturas reprodutivas.

O desenvolvimento do rim e o sistema de drenagem "normais" são classicamente descrito como prosseguindo através de três sistemas renais, sequenciais e integrados: pronefro, mesonefro e metanefro que compartilham componentes com o sistema reprodutivo.[2,4-8] A forma mais primitiva reconhecida do sistema excretor em vertebrados é o pronefro. Ele não é funcional e é rapidamente substituído pelo mesonefro. Todavia, uma parte importante do ducto pronéfrico é mantida e mais tarde é denominada ducto mesonéfrico ou de Wolf. O sistema ductal mesonéfrico representa o segundo estágio do desenvolvimento do sistema excretor.[2,4,5] Este vai se tornar o sistema excretor maduro em anfíbios, mas somente partes desse sistema são mantidas no desenvolvimento do sistema excretor dos animais vertebrados. Os ductos mesonéfricos são estruturas pares que se fundem com o aspecto ventrolateral da cloaca.[5] Quando a cloaca se divide para formar o reto e o sínus urogenital, o local da ligação dos ductos mesonéfricos diferencia-se, formando a parede posterior ou dorsal da bexiga. Nos machos, partes do ducto mesonéfrico dão origem aos ductos deferentes. Próximo às suas aberturas na uretra formam-se as vesículas seminais.[2,4,5,8] Nas fêmeas, as estruturas reprodutivas se originam e se diferenciam a partir dos ductos paramesonéfricos ou de Müller. Os ductos de Müller se originam separadamente no mesoderma em aposição próxima aos ductos mesonéfricos (durante o período de migração do botão ureteral para o metanefro). Foi demonstrado que os ductos de Müller se originam no interior da membrana basal do ducto mesonéfrico e podem ser derivados das mesmas células.[5] À medida que migram em direção ao sínus urogenital, os ductos de Müller fundem-se formando o útero e a vagina. O local de fusão entre os ductos de Müller e o sínus urogenital forma a junção vestibulovaginal. Uma pequena camada de tecido paramesonéfrico, referido como hímen, é posicionado entre as membranas do sínus urogenital e o ducto parametanéfrico.[8] Em geral, essa membrana himenal se rompe durante o nascimento. Por último, os ductos mesonéfricos em desenvolvimento são reabsorvidos, deixando somente glândulas de Gartner espalhadas como seu único remanescente em fêmeas adultas.[2,4,5,8]

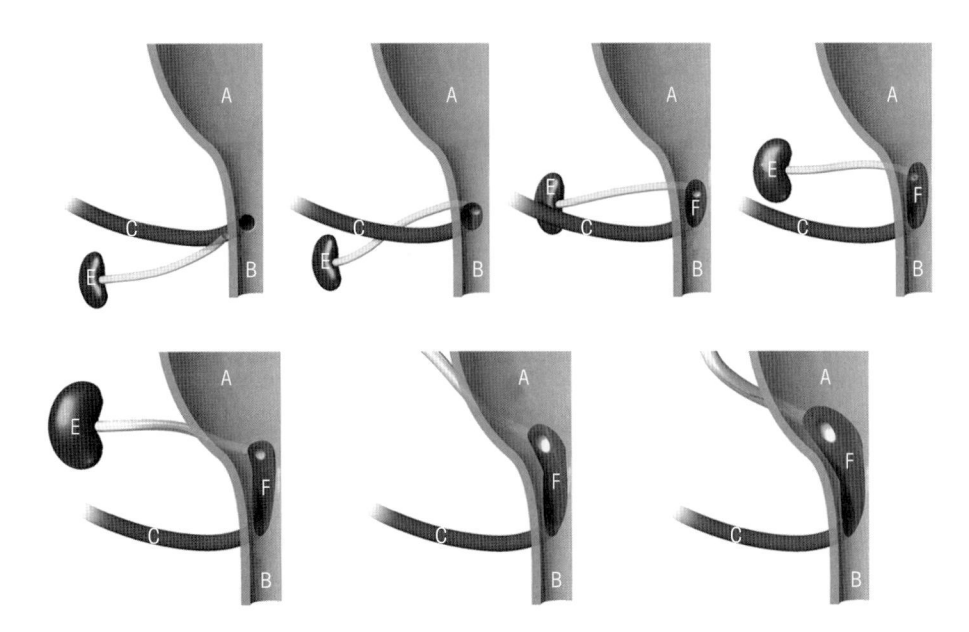

Figura 68.1 Migração do botão ureteral e abertura mesonéfrica por extrofia do ducto excretor comum. **A.** e **B.** Sínus urogenital A para tornar-se a bexiga, e B para tornar-se a uretra). **C.** Ducto mesonéfrico. **D.** Botão ureteral. **E.** Massa metanéfrica para se tornar o rim. **F.** Região do ducto excretor comum (para formar o trígono). (Adaptado de Cannizzo, K.L.: Uroendoscopic evaluation of ureteral ectopia em female dogs. Master's of Science Thesis, The Ohio State University 2001.)

Na superfície dorsal do ducto mesonéfrico, próximo à sua ligação com a cloaca, o divertículo metanéfrico ou botão ureteral aparece pela primeira vez.[2,4-8] O desenvolvimento do sistema metanéfrico representa a terceira fase na progressão do desenvolvimento. O botão ureteral estende-se em direção dorsal para contatar a prega metanéfrica blastemal em desenvolvimento no mesoderma intermediário e, ao final, torna-se o ureter. Este contato ou interação entre o botão ureteral e o blastema metanéfrico é essencial para o desenvolvimento normal do rim e do ureter, processo referido como indução.[2,4,5-10] No interior do blastema metanéfrico inicia-se e mantém-se a diferenciação dos glomérulos, túbulos convolutos proximais e distais e alças de Henle, formando as estruturas do córtex renal. A porção proximal do botão ureteral em desenvolvimento sofre divisão sequencial para formar três cálices principais, os quais, por sua vez dividem-se para formar os cálices menores, ductos papilares e coletores, formando a porção medular do rim maduro. Durante este processo de diferenciação ocorre migração sincronizada do rim e do ureter (Figura 68.1). A migração cranial do rim acontece para que este assuma sua posição sublombar final. Concomitantemente, a extremidade distal do botão ureteral é puxada em direção ao sínus urogenital.[4,5-9] A região do ducto mesonéfrico localizado entre o sínus urogenital e a região proximal do botão ureteral é referida como ducto excretor comum.[8] A migração, ou absorção, do ducto excretor comum para a parede do sínus urogenital resulta em migração caudal do botão ureteral. O futuro colo da bexiga e o meato uretral interno formam-se no local de contato entre o botão ureteral e o sínus urogenital. O botão ureteral é posicionado medialmente ao ducto excretor comum no local de contato com o sínus urogenital. Ocorrem migração craniolateral do ureter e migração caudomedial da abertura do ducto mesonéfrico. Após a migração, o orifício ureteral e a abertura do ducto mesonéfrico (futura abertura do ducto deferente em machos) localizam-se equidistantes do colo da bexiga.[5,6,8] O ducto excretor comum estendendo-se entre essas aberturas desenvolve-se formando a placa trigonal e ultimamente nas camadas musculares profunda e superficial do trígono e uretra proximal nas fêmeas ou uretra pélvica nos machos, formando o mecanismo esfincteriano uretral interno.[5-9]

A disembriogênese do botão ureteral é a causa responsável por muitas malformações, tanto do sistema urinário superior quanto do inferior.[6,7,10] A falha do botão em se originar do ducto mesonéfrico ou do botão em contatar o blastema metanéfrico resulta em agenesia renal e pode resultar também em não desenvolvimento de estruturas reprodutivas. O posicionamento anormal ou deslocamento lateral do botão ureteral no ducto mesonéfrico resulta em alteração do trajeto migratório enquanto o ducto excretório comum migra ou é absorvido na parede do sínus urogenital.[6-8] Isto resulta em deslocamento distal do orifício ureteral e, consequentemente, em ectopia dos ureteres e

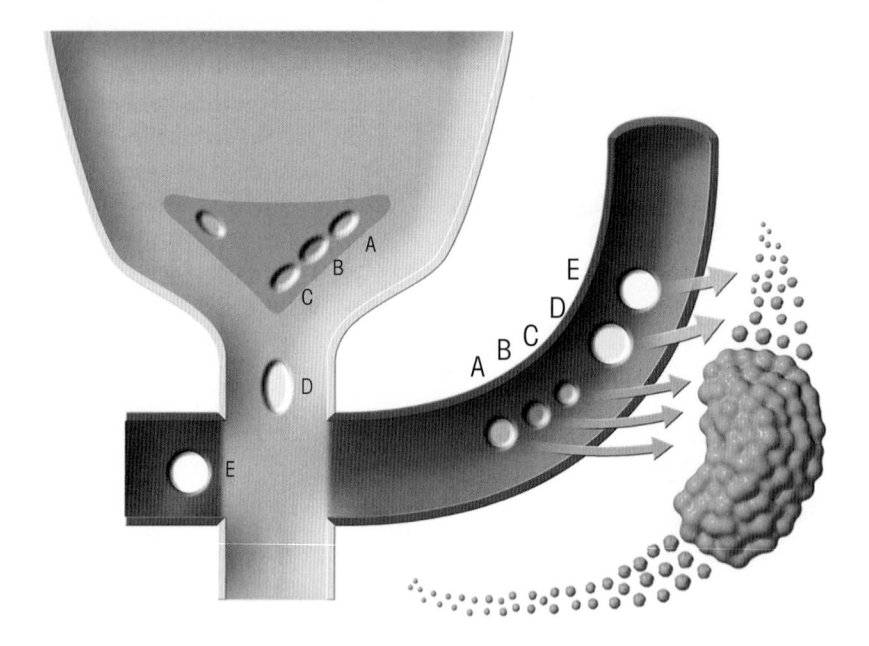

Figura 68.2 Associação da posição do botão ureteral no ducto mesonéfrico e a posição final resultante do orifício ureteral. **A.** Posição normal. **B.** e **C.** Ectopia ureteral intravesical. **D.** Ectopia ureteral uretral. **E.** Ectopia ureteral vestibular. (Adaptado de Cannizzo, K.L.: Uroendoscopic evaluation of ureteral ectopia em female dogs. Master's of Science Thesis, The Ohio State University 2001.)

malformação na integridade estrutural do trígono (Figura 68.2). A bifurcação do botão ureteral ou a formação de múltiplos botões ureterais resultam em formação do sistema coletor duplex quando o botão contata e induz à blastemia metanéfrica.[6,7,9]

Ectopia ureteral

A ectopia ureteral é uma anomalia congênita bem reconhecida que pode englobar várias malformações do trato urinário e do trato reprodutivo. A ectopia ureteral é caracterizada pelo deslocamento distal de um ou ambos os orifícios ureterais para locais distais à posição anatômica esperada, isto é na extremidade do trígono, frequentemente resultando em incontinência urinária.[11-16] A ectopia ureteral foi descrita em cães, gatos, ratos, cavalos, bovinos, camelídeos, aves e seres humanos.[2,4,8-23] A maioria da literatura científica relacionada a essa anomalia é focada em cães e crianças. Existem diferenças na anatomia, morfologia e apresentação clínica da ectopia ureteral entre cães e crianças. Em seres humanos, aproximadamente 80% de todos os ureteres ectópicos estão associados a um sistema coletor duplex, que é definido como um rim único e duplicação completa do sistema pieloureteral.[24,25] O ureter deslocado ectopicamente é quase sempre associado à drenagem da metade superior do sistema duplex. Relatos de rins duplex em pacientes animais são raros.[22,26]

A incidência exata da ectopia ureteral é obscura. Em geral, a documentação dessa anomalia é baseada nos sinais clínicos de incontinência urinária em pacientes juvenis (presentes desde o nascimento ou em pacientes fêmeas adultas após ooforoisterectomia). Dois estudos prévios tentaram caracterizar a incidência da ectopia ureteral em uma população clínica de cães. Um dos estudos revisou um total de 67.721 pacientes pequenos animais durante um período de 7 anos, identificando 11 cães com diagnóstico confirmado de ectopia ureteral. O segundo estudo revisou 106.790 pacientes pequenos animais, identificando um total de 18 cães afetados. Foi calculada uma porcentagem de incidência idêntica de 0,016% em ambos os estudos.[4,27]

As localizações específicas dos orifícios ureterais deslocados foram bem documentadas em cães fêmeas e machos. As localizações comuns dos orifícios ureterais ectópicos em fêmeas incluem locais no interior do trígono ou colo vesical, junção vesicouretral, ao longo de toda a extensão da uretra, ou no interior da vagina ou vestíbulo. Todavia, em cães machos, a maioria dos orifícios ureterais ectópicos foi identificada na junção vesicouretral ou na uretra pré-prostática.[4,12,13,15-18] A ectopia ureteral frequentemente é associada a incontinência urinária intermitente, contínua ou posicional e é considerada a mais comum causa de incontinência urinária em cadelas jovens.[18] Cadelas afetadas são identificadas com uma frequência cerca de 4 a 20 vezes maior que cães machos.[4,13,15,16,18] Esta disparidade provavelmente reflete tanto uma predisposição sexual verdadeira quanto um subdiagnóstico em cães machos continentes. A incontinência urinária em cães machos com ureteres ectópicos pode ocorrer menos frequentemente devido ao maior comprimento relativo da uretra e o aumento da pressão sobre a uretra prostática e o mecanismo esfincteriano externo que, juntos, se opõem à passagem da urina em direção distal, resultando em enchimento retrógrado da bexiga.[13,23]

A ectopia ureteral é relatada em cães de raça pura e em mestiços. Tem sido documentada com maior frequência em raças específicas, que incluem o Labrador retriever, Golden retriever, Husky siberiano, Terra-nova, Skye terrier, West Highland terrier, Wire haired fox terrier, e Wheaton terrier de pelo macio. Também foi observada em Poodles standards e miniaturas.[3,4,8,11-18] A etiologia específica dessa anomalia permanece obscura. Tem-se sugerido repetidamente que haveria uma base hereditária fundamentada na incidência maior em raças predispostas e provavelmente dentro de linhagens familiares, na identificação de vários cães afetados em uma mesma ninhada e em um único relato de transmissão de pais para filhos.[5-8,16,28-31] Todavia, ainda não foi comprovada a existência de uma base genética por estudo reprodutivo controlado, análise do ácido desoxirribonucleico (DNA, do inglês *deoxyribonucleic acid*) ou avaliação quanto à presença de mutações genéticas. Foi demonstrado que hipervitaminose A, deficiência de vitamina A, deficiência de ácido fólico e irradiação resultam em anomalias do trato urinário. Inclui-se a ectopia ureteral em ratos, mas não em cães.[32] Foi demonstrado que a suplementação com vitamina A durante a gestação elimina o desenvolvimento desses defeitos.[4,5,7,8,32] Neste ponto, não existem evidências que sugiram que a dieta e outros fatores ambientais específicos tenham um papel no desenvolvimento da ectopia ureteral.

Os ureteres ectópicos são caracterizados como extramurais ou intramurais segundo seu curso anatômico. Os ureteres ectópicos extramurais desviam-se da bexiga e se abrem diretamente na junção vesicouretral, uretra, útero, vagina ou vestíbulo.[4,8,11-13,15-18] Antigamente considerado um achado comum, hoje se reconhece, com técnicas e modalidades diagnósticas melhoradas, que a incidência de ureteres ectópicos extramurais em cães é rara.[33,34] Os ureteres ectópicos intramurais ligam-se à superfície serosa da bexiga na posição dorsolateral esperada na região do colo da bexiga, mas não se abrem para o lúmen da bexiga na extremidade do trígono. Os ureteres intramurais fazem um túnel em direção distal sob a camada submucosa pra se abrir em um local ainda no interior do trígono, junção vesicouretral, uretra, vagina ou vestíbulo.[3,4,12,15,18,33-35] Foram relatadas variações anatômicas do segmento ureteral terminal, incluindo variações de tamanho e forma do orifício, fendas ureterais, duas aberturas em um ou em ambos os ureteres, aberturas fenestradas múltiplas ao longo do túnel submucoso, dois túneis submucosos abrindo-se através de um único orifício e presença de uma ureterocele ectópica.[4,13,15,18,28,33-35] A ectopia ureteral é comumente associada a anomalias adicionais do sistema urinário, incluindo rins ausentes, pequenos ou de formato irregular, displasia renal, hidronefrose, ureter dilatado, ureter tortuoso, bexiga pélvica, uretra encurtada, junção vesicoureteral indistinta, remanescentes uracais e conformação anormal da junção ureterovesical.[3,5,7,10]

O hidroureter é a anormalidade mais relatada associada à ectopia ureteral. O hidroureter resulta de obstrução intermitente ou parcial do efluxo urinário. A dilatação ureteral é mais comumente associada a ureteres intramurais deslocados para o aspecto distal da uretra ou do vestíbulo.[3,4,13,28,33,34] A pressão intraluminal na uretra é aumentada entre os períodos de micturição para manter a continência urinária. Ao aumentar a pressão e o lúmen entrar em colapso, isso também ocorrerá com o túnel ureteral remanescente abaixo da mucosa da uretra, obstruindo o efluxo da urina. É importante notar que nem todos os ureteres intramurais são dilatados. Os ureteres deslocados minimamente, localizados no interior do trígono ou da junção vesicoureteral, túneis submucosos com aberturas fenestradas múltiplas e ureteres associados a um orifício tipo fenda dilatam-se menos frequentemente.[4,12,13,33]

Apresentação clínica

A ectopia ureteral é a causa mais comum de incontinência urinária em cadelas jovens.[18] A ectopia ureteral também deve ser considerada um diagnóstico diferencial importante para aqueles pacientes com história de incontinência urinária após ooforoisterectomia, especialmente em raças com sabida predisposição para aquela anomalia. Os pacientes afetados também podem apresentar padrões de micturição e comportamento normais. A causa da incontinência urinária associada à ectopia ureteral é considerada multifatorial. A incontinência resulta da descarga de urina distalmente ao colo da bexiga e ao mecanismo esfincteriano ou de anormalidades estruturais e funcionais da junção vesicouretral e uretra, o que resulta em incompetência primária do mecanismo esfincteriano.[4,12,13] O grau de incontinência urinária e os padrões de micção não podem ser usados para confirmar o diagnóstico de ectopia ureteral nem para determinar se existe doença unilateral ou bilateral.[4,12,13,16] Os resultados do exame físico geralmente são normais com exceção da presença de pelos úmidos ou manchados por urina na região perivulvar ou prepucial. Podem ser observados dermatite secundária ou escaldo por urina. A palpação abdominal pode detectar anormalidades de tamanho ou estrutura renal resultantes de hidronefrose ou displasia. As avaliações hematológicas ou bioquímicas são normais, a não ser que existam anormalidades que diminuam a função renal. Frequentemente são identificadas infecções do trato urinário causadas por patógenos bacterianos ascendentes.[2,36]

Métodos de diagnóstico

O diagnóstico específico de ectopia ureteral é baseado na identificação do orifício(s) ureteral distal à sua posição esperada no ápice do trígono. Historicamente, o diagnóstico de ectopia ureteral tem sido focado no uso de radiografias contrastadas.

Radiografias simples e contrastadas são frequentemente utilizadas para avaliar os tratos urinários superior e inferior em pacientes com suspeita de anomalias congênitas e/ou incontinência urinária. A urografia excretora (urografia intravenosa – UIV) e uretrografia retrógrada têm sido consideradas, há muito tempo, os principais métodos para o diagnóstico de ectopia ureteral em pequenos animais.[4,11-13,16,33] Esses métodos têm proporcionado diagnósticos positivos e anatomicamente acurados em 62% a 77% dos casos confirmados de ectopia ureteral.[33] Todavia, uma variedade de fatores é capaz de comprometer a utilidade diagnóstica desses procedimentos contrastados, como o posicionamento e preparação do paciente, o deslocamento caudal da bexiga (síndrome da bexiga pélvica), visão obscurecida do trígono e uretra proximal pelas estruturas pélvicas sobrepostas, grau de dilatação ureteral e acumulação retrógrada do contraste.[33]

A UIV dá informações valiosas quanto ao trato urinário superior, incluindo estrutura e função renal, tamanho e morfologia dos ureteres, e tem o potencial de identificar a localização dos orifícios ureterais. São necessárias exposições laterais, ventrodorsais e oblíquas para delinear os segmentos ureterais distais na região pélvica. Todavia, o diagnóstico de ectopia ureteral frequentemente continua sendo difícil de ser feito, mesmo utilizando avaliação radiográfica apropriada.[12,13,33]

A uretrografia retrógrada ou a vaginouretrografia podem proporcionar informações adicionais quanto ao comprimento da uretra, estrutura da junção vesicouretral, identificação dos orifícios ureterais e a morfologia ureteral distal.[33,37,38] Um estudo demonstrou que o enchimento retrógrado do ureter com contraste iodado não foi observado nos pacientes diagnosticados com ureteres ectópicos, a não ser que os ureteres estivessem anormalmente dilatados. A dilatação dos ureteres deslocados foi observada em somente 59% dos pacientes afetados.[33]

A tomografia computadorizada (TC) intensificada com contraste é considerada o método de escolha para avaliar a ectopia ureteral em seres humanos.[33] A melhor resolução espacial e temporal característica das imagens transversais helicoidais e axiais permite uma avaliação mais detalhada da anatomia por não ser obscurecida por estruturas sobrejacentes. Um estudo para determinar a utilidade da TC helicoidal para o diagnóstico da ectopia ureteral foi feito em 24 cães incontinentes com suspeita de ectopia ureteral. A TC diagnosticou de maneira confiável e precisa a ectopia ureteral e a localização específica dos orifícios ureterais deslocados comparados com os métodos tradicionais em 17 cães afetados.[33] Apesar de ser mais cara, a superioridade das informações diagnósticas obtidas com TC, em comparação com outras técnicas estabelecidas, recomenda o seu uso. A interpretação das imagens da TC requer experiência e pode tornar-se mais difícil ainda pela necessidade de revisão sistemática de múltiplas imagens.[33]

A visualização direta da superfície luminal do trato urinário inferior e do trato reprodutivo usando um endoscópio rígido ou flexível pode ser feita em pacientes com mais de 3 kg. A uroendoscopia aumentou dramaticamente nossa habilidade em diagnosticar acuradamente a ectopia ureteral e as malformações associadas dos orifícios ureterais, junção vesicoureteral, trígono, uretra, vestíbulo e vagina. Esse procedimento também proporciona informação adicional quanto ao trajeto anatômico e à morfologia do segmento ureteral terminal.[12,13,16,28] A avaliação endoscópica do segmento distal do ureter dilatado também pode se feita introduzindo-se delicadamente um endoscópio de tamanho apropriado através do orifício ureteral no interior do ureter dilatado. Deve-se fazer uma avaliação radiográfica do sistema urinário superior, quando se faz um diagnóstico de ectopia ureteral por uroendoscopia. Radiografias contrastadas, ultrassonografia ou TC podem ser obtidas para avaliar os rins e os ureteres. O exame ultrassonográfico não é invasivo e tem demonstrado ser um método confiável para diagnosticar a ectopia ureteral por um operador hábil. A confirmação da ectopia ureteral é feita identificando a localização do jato ureteral, além de avaliar o tamanho e a estrutura do ureter.[30,40]

Foi demonstrado que a avaliação urodinâmica, cistometrograma e perfil da pressão uretral (PPU), são ferramentas úteis na avaliação da função da bexiga e uretra, em pacientes com incontinência urinária e outros distúrbios miccionais. Os resultados das medidas urodinâmicas em nove cadelas com incontinência, diagnosticados com ectopia ureteral antes da correção cirúrgica, foram publicados. Redução da capacidade vesical e anormalidades no perfil de pressão uretral compatíveis com incompetência uretral foram notada em 89% das cadelas. A avaliação urodinâmica de cães com ectopia ureteral pode ter valor na identificação de anormalidades concomitantes do trato urinário inferior, mas pode ter uso limitado para a previsão da continência pós-operatória.[41]

Tratamento

O objetivo do tratamento médico ou cirúrgico da ectopia ureteral é a resolução da incontinência urinária, restabelecimento da integridade anatômica do sistema urinário inferior, e preservação da função renal. O tratamento da ectopia ureteral é baseado na localização e na morfologia dos ureteres ectópicos, e das anormalidades associadas presentes no sistema urogenital.[4,12,13,16,35] A avaliação da função renal é necessária antes de instituir qualquer tipo de terapia. A avaliação ultrassonográfica dos rins e ureteres combinada com UIV ou cintigrafia nuclear renal é usada para caracterizar a função renal. Se for determinado que o rim não é funcional e o rim contralateral tem função normal, deve-se fazer nefroureterectomia do rim não funcional. São coletadas amostras para biopsia renal e cultura, caso sejam notadas anormalidades estruturais em um rim funcional ou se houver suspeita de pielonefrite.

Tratamento médico

Com frequência, a incontinência urinária associada à ectopia ureteral não responde ou a resposta é mínima, a terapias médicas comprovadas. Entre essas terapias podemos citar o uso dos agonistas alfa-adrenérgicos sulfato de efedrina ou fenilpropanolamina; terapia anticolinérgica, como oxibutinina; ou terapia hormonal, como dietilestilbrestrol (DES) em fêmeas e cipionato de testosterona em machos.[42,43]

Tratamentos minimamente invasivos

O tratamento de incompetência primária do mecanismo esfincteriano, usando espessamento uretral submucoso com injeção de colágeno bovino com ligação cruzada por glutaraldeído, demonstrou ter sucesso em cadelas com sinais clínicos de incontinência urinária.[44] Foi relatado o uso de colágeno injetado em torno da uretra e abaixo da mucosa para tratar a incontinência urinária em mulheres.[44] O colágeno urológico é composto por colágeno dermal bovino altamente purificado em ligações cruzadas com glutaraldeído em solução salina com tampão de fosfato. Este produto é composto por aproximadamente 95% de colágeno tipo I e 5% ou menos de colágeno tipo III. Um endoscópio rígido 14 ou 19 French com um ângulo de 30 graus e canal de biopsia 4 French é usado para uroendoscopia e colocação submucosa dos agentes espessantes da uretra.

Antes da injeção do colágeno deve-se fazer uma avaliação completa do trato urinário inferior. A extremidade do endoscópio é posicionada para visualização do colo da bexiga e uretra proximal. O instrumento de injeção é introduzido pelo canal de biopsia do endoscópio. Os pontos para a injeção são localizados aproximadamente a 1,5 cm distal à junção vesicouretral. O posicionamento do endoscópio facilita a introdução da extremidade biselada do dispositivo de injeção sob a mucosa da uretra. O colágeno é injetado lentamente enquanto se visualiza a distensão da mucosa da uretra para o lúmen uretral. Em geral, a injeção é feita em três ou quatro pontos, de maneira circunferecial.[44] O procedimento é considerado completo quando os locais de injeção se apõem uns aos outros. Não foi relatada obstrução completa da uretra em cães.

Implantes submucosos de colágeno também têm sido usados para tratar com sucesso, sem intervenção cirúrgica, cães selecionados com ectopia ureteral deslocada proximalmente. Os locais de injeção sob a mucosa situam-se 1 a 1,5 cm distalmente aos orifícios ureterais deslocados, resultando em refluxo de urina para o lúmen vesical e também criando uma obstrução para o efluxo da urina. Pacientes com ectopia ureteral com dilatação moderada ou grave dos ureteres ou função renal diminuída não são considerados candidatos para esse procedimento não invasivo.

Cirurgia

A avaliação dos tratos urinários superior e inferior é feita por celiotomia ventral mediana que se estende até o púbis. Um ponto de sutura de apoio é aplicado no ápice da bexiga para proporcionar sua manipulação e retração durante os procedimentos cirúrgicos exploratórios e corretivos. A porção intrapélvica da uretra feminina pode ser exposta no interior da cavidade abdominal fazendo-se tração delicada no ápice da bexiga. Faz-se uma cistotomia mediana ventral para visualização direta da superfície luminal do trígono, colo vesical e uretra, permitindo a identificação dos ureteres intramurais, túneis submucosos, fendas ureterais e a maioria dos orifícios ureterais deslocados. Os orifícios ureterais localizados nos aspectos terminais extremos da uretra ou vestíbulo podem não ser visíveis por essa abordagem sem que se faça uma osteotomia do púbis para ampliar a incisão uretral.

Reimplantação/transposição ureteral

A transposição do ureter e do orifício ureteral ectópicos é indicada se o local da junção do ureter for distal ao colo da bexiga. A conformação de ureteres extramurais por meio de cirurgia é relatada com baixa frequência.[12,13,28,33] Pode resultar em incontinência urinária persistente, pois o orifício ureteral é posicionado distalmente ao colo vesical e ao mecanismo esfincteriano uretral. O reposicionamento do segmento distal do ureter e orifício ureteral diretamente no interior da bexiga pode restaurar a continência urinária se não existirem anormalidades estruturais e/ou funcionais adicionais no mecanismo esfincteriano primário.

Faz-se uma celiotomia ventral mediana, e o ureter extramural é isolado distalmente, onde ele se une à superfície dorsal ou dorsolateral do colo vesical, junção vesicouretral, uretra, vagina ou ao útero. É feita uma ligadura no ureter, em seu ponto mais distal de junção, com fio não absorvível e o ureter é seccionado distalmente à ligadura. O segmento ureteral distal é separado do espaço retroperitoneal, respeitando a irrigação sanguínea do ureter situada ao longo do ureter no interior da ligação fascial. Faz-se uma cistotomia ventral mediana e identifica-se o local para a transposição ureteral. Este local pode situar-se em qualquer ponto entre o ápice da bexiga e o trígono. Uma pinça hemostática mosquito é introduzida através da mucosa em direção oblíqua e delicadamente através da parede vesical. Uma pequena sutura de estabilização colocada na extremidade seccionada do ureter é presa pela pinça e utilizada para tracionar o ureter através da parede vesical. Uma vez o ureter colocado no interior da bexiga, sua porção distal (3 a 4 mm) é excisada e descartada. A anastomose ureteral intravesical é feita suturando-se a mucosa ureteral à mucosa vesical com material de sutura monofilamentar absorvível 5 a 0 em padrão interrompido. Pode ser necessária magnificação cirúrgica para aplicar adequadamente os pontos de sutura. A bexiga é fechada de maneira rotineira.[2,4,12,13,35,45,46]

Neoureterostomia e reconstrução uretral/trigonal

Ureteres ectópicos intramurais passam através da parede da bexiga mas não terminam e se abrem para o lúmen vesical na extremidade do trígono. Este tipo de ureter ectópico continua em forma de túnel submucoso através do trígono para se abrir em um local no interior ou distalmente ao colo vesical. A incontinência urinária é causada por localização ectópica do orifício ureteral e/ou rompimento da camada de músculo liso do mecanismo esfincteriano uretral pela passagem submucosa do ureter. Historicamente, o reparo cirúrgico de ureteres ectópicos intramurais foca-se na criação de uma nova abertura ureteral no interior do lúmen da bexiga e a ligadura do segmento submucoso distal do ureter, redirecionando o fluxo da urina para o interior da bexiga.[2,4,12,13,35,45-47] Frequentemente se relata incontinência urinária persistente ou recorrente após a cirurgia.[2,12,13,35] Para restaurar a anatomia funcional do mecanismo esfincteriano uretral interno e melhorar a continência após a cirurgia, faz-se a ressecção da porção intramural do segmento terminal do ureter, separando-o dos tecidos vizinhos do colo vesical e da uretra. Faz-se a aposição cirúrgica da mucosa e das camadas de músculo liso do mecanismo esfincteriano uretral interno.[12,13]

Faz-se cistotomia e uretrotomia ventrais medianas, e se identificam os orifícios ureterais ectópicos no interior do colo da bexiga e da uretra. Todavia, se o orifício ureteral localizar-se distalmente além da extensão dessa abordagem, no aspecto terminal visível da uretra, uma pequena incisão é feita na mucosa da uretra distal diretamente para o lúmen do ureter submucoso, criando um orifício e evitando a morbidade cirúrgica da osteotomia pélvica. Um cateter uretral de tamanho apropriado (5, 8 ou 10 French) é introduzido retrogradamente através de cada orifício ureteral deslocado ou da incisão da ureterotomia distal. O cateter é passado retrogradamente até o ponto onde o ureter atravessa a parede vesical. É essencial assegurar que este local esteja apropriadamente posicionado próximo à extremidade do trígono. Caso contrário, deve-se realizar uma transposição ureteral. Com o cateter em posição, o ureter é dissecado de forma cortante dos tecidos uretrais vizinhos, incluindo a mucosa, submucosa e a muscular. O fechamento primário do defeito resultante no colo da bexiga e na uretra é feito com fio de sutura monofilamentar sintético absorvível 5 a 0 em pontos contínuos ou interrompidos. O fechamento da mucosa uretral é feito com pontos profundos, incluindo a camada de músculo liso subjacente. A hemorragia local é controlada pela aplicação dos pontos de sutura ao fechar o defeito uretral. Pode ser necessário dissecar uma porção do ureter submucoso, seguido do fechamento imediato do defeito para controlar a hemorragia antes de continuar com a dissecção completa. O remanescente do ureter é dissecado completamente de sua posição submucosa distalmente ao local onde o ureter atravessa a parede vesical. O ureter é transeccionado a aproximadamente 0,5 cm desse local e suturado para criar uma nova abertura permanente para o interior da bexiga. A mucosa ureteral é suturada à mucosa vesical usando fio monofilamentar absorvível 5 a 0 em pontos interrompidos. Um cateter uretral com balão na extremidade é passado para o lúmen da bexiga, e um sistema fechado de coleta de urina é mantido por 24 a 36 h após a cirurgia. A cistotomia e uretrotomia são fechadas usando-se fio monofilamentar absorvível 4 a 0 em uma ou duas camadas de sutura contínua ou interrompida. Após a remoção do cateter urinário, frequentemente se observa estrangúria, que persiste por várias semanas após a cirurgia.[12,13]

Nefroureterectomia

A remoção de um rim não funcional e seu ureter é indicada como um procedimento de salvamento, desde que a função do rim contralateral seja normal. Caso tenha sido comprovada uma infecção do trato urinário ou se suspeite de pielonefrite, deve-se colher material da pelve renal para cultura de bactérias aeróbicas. O ureter é dissecado da fáscia ureteral e do espaço retroperitoneal até seu final. Faz-se uma ligadura no ureter em seu ponto mais distal e ele é transeccionado cranialmente à ligadura. A remoção do rim não funcional, sem a remoção de um ureter intramural associado, provavelmente resultará em incontinência urinária persistente após a cirurgia. A porção submucosa do ureter ectópico é excisada da maneira descrita anteriormente.

Considerações pós-cirúrgicas

Incontinência urinária persistente é a mais comum complicação após a cirurgia para correção da ectopia ureteral unilateral ou bilateral. Foi relatada a ocorrência de incontinência urinária em 44% a 67% dos pacientes após a cirurgia.[2-4,15,18,27,35,36,41] A incontinência foi relatada após reimplantação ureteral de ureteres ectópicos extramurais e também com neoureterostomia de ureteres ectópicos intramurais e nefroureterectomia de um rim não funcional associado a ureter ectópico.[36] Há uma hipótese de que a incompetência do mecanismo esfincteriano primário seja uma causa subjacente de incontinência urinária persistente. A identificação e o tratamento da infecção do trato urinário são os primeiros passos no manejo de qualquer paciente com incontinência urinária recorrente ou persistente. O tratamento médico padrão com drogas agonistas alfa-adrenérgicas e anticolinérgicas pode melhorar o sucesso em alguns pacientes com incontinência leve após a cirurgia. A injeção submucosa de colágeno com ligações cruzadas por glutaraldeído no interior da uretra também tem sido usada com sucesso para o tratamento da incontinência urinária persistente.

Referências bibliográficas

1. Christensen GC: The urogenital apparatus. *In* Miller's Anatomy of the Dog, 2nd ed. Evans HE, Christensen GC (eds). Philadelphia: WB Saunders, 1979, p. 551.
2. Alexander LG: Ectopic ureter and ureterocele. *In* Bojrab MJ (ed). Disease Mechanisms *In* Small Animal Surgery, 2nd ed. Malvern: Lea & Febiger, 1993, p. 515.
3. Mason LK, Stone EA, Biery DN, et al: Surgery of ectopic ureters: Pre- and postoperative radiographic morphology. J Am Anim Hosp Assoc 26:73, 1990.
4. Dean PW, Bojrab MJ, Constantinescu GM: Canine ectopic ureter. Comp Cont Educ Pract Vet 10(2):146, 1988.
5. Owen RR: Canine ureteral ectopia – a review. 1. Embryology and etiology. J Small Anim Pract, 14:407, 1973.
6. Tanagho E: Embryologic basis for lower ureteral abnormalities: a hypothesis. Urology 7:451, 1976.
7. Mackie GG: Abnormalities of the ureteral bud. Urol Clin North Am, 5:162, 1978.
8. Cannizzo KL: Uroendoscopic evaluation of ureteral ectopia in female dogs. Master's of Science Thesis, The Ohio State University, 2001.
9. Williams JL, Sago AL: Ureteral ectopia into seminal vesicle: embryology and clinical presentation. Urology 22(6):594,1983.
10. Li J, Hu T, Wang M, et al: Single ureteral ectopia with congenital renal dysplasia. J Urol 170:558, 2003.
11. Owen RR: Canine ureteral ectopia – a review. 2. Incidence, diagnosis and treatment. J Small Anim Pract 14:419, 1973.
12. McLoughlin MA, Chew DJ: Diagnosis and surgical management of ectopic ureters. Clin Tech Small Anim Pract 15:17, 2000.
13. McLoughlin MA, Bjorling DE: Surgery of the ureter. *In* Textbook of Small Animal Surgery, 3rd ed. Slatter D (ed). Philadelphia: WB Saunders, 2003, p. 1619.
14. Holt PE: Ectopic ureter in the bitch. Vet Rec 98:299, 1976.
15. Holt PE, Gibbs C, Pearson H: Canine ectopic ureter- A review of twenty-nine cases. J Small Anim Pract 23:195, 1982.
16. Sutherland-Smith J, Jerram RM, Walker AM, et al: Ectopic ureters and ureteroceles in dogs: presentation, cause and diagnosis. Comp Cont Educ Pract Vet, 4:303, 2004.
17. Hayes HM: Breed associations of canine ectopic ureter: a study of 217 female cases. J Small Anim Pract 25:501, 1984.
18. Holt PE, Moore AH: Canine ureteral ectopia: an analysis of 175 cases and comparison of surgical techniques. Vet Rec 136:345, 1995.
19. Bliksger AT, Green EM: Ectopic ureters in horses. Comp Cont Educ Pract Vet 14:802, 1992.
20. Cardwell JM, Thorne MH: Hydronephrosis and ureteral duplication in a young alpaca. Vet Rec 145(4):104, 1999.
21. Carrig CB, Grandage J, Ruth GR, et al: Ectopic ureter, ureteral stricture, and hemivertebrae in a heifer. J Am Vet Med Assoc 155(2):143, 1969.
22. Benko L: Cases of bilateral and unilateral duplication of ureters in the pig. Vet Rec 84(6):139, 1969.
23. Rutgers C, Chew DJ, Burt JK: Bilateral ectopic ureters in a female cat without urinary incontinence. J Am Vet Med Assoc 184:1394, 1984.
24. Gotoh T, Morita H, Tokunaka S, et al: Single ectopic ureter. J Urol 129:271,1983.
25. Wünsch L, Hübner U, Halsband H: Long-term results of treatment of single-system ectopic ureters. Pediatr Surg Int 16:493, 2000.
26. O'Handley P, Carrig CB, Walshaw R: Renal and ureteral duplication in a dog. J Am Vet Med Assoc 174:484, 1979.
27. Smith CW, Stowater JL, Kneller SK: Ectopic ureter in the dog-a review of cases. J Am Anim Hosp Assoc 17:245,1981.
28. Cannizzo KA, McLoughlin MA, Mattoon JS, et al: Transurethral cystoscopy and intravenous pyelography for the diagnosis of ectopic ureters in 25 female dogs. (1992-2000). J Am Vet Med Assoc 223:475, 2003.
29. Hayes HM Ectopic ureters in dogs: epidemiologic features. Teratology 10(2):129, 1974.
30. Musselman BC, Barry JJ: Varying degrees of ureteral ectopia and duplication in 5 siblings. J Urol 110:476, 1973.
31. Deweerd JH, Feeney DP: Bilateral ureteral ectopia with urinary incontinence in a mother and daughter. J Urol 98:335, 1967.
32. Kalter P, Warkany J: Experimental production of congenital malformations in strains of inbred mice by maternal treatment with hypervitaminosis A. Am J Pathol 38:1, 1961.
33. Samii VF, McLoughlin MA, Mattoon JS, et al: Digital fluoroscopic excretory urography, helical computed tomography and cystoscopy in 24 dogs with suspected ureteral ectopia. J Vet Intern Med 18:271, 2004.
34. Hosgood G, Salisbury SK, Blevins WE, et al: Unusual anatomic variation of bilateral ectopic ureters in a dog. J Am Vet Med Assoc 195:1591, 1989.
35. Stone EA, Mason LK: Surgery of ectopic ureters: types, method of correction, and postoperative results. J Am Anim Hosp Assoc 26:81, 1990.
36. McLaughlin R, Miller CW: Urinary incontinence after surgical repair of ureteral ectopia in dogs. Vet Surg 20:100, 1991.
37. Holt PE, Gibbs C, Latham J: Evaluation of positive contrast vaginourethrogram as a diagnostic aid in the bitch. J Small Anim Pract 25:531, 1984.
38. Leveille R, Atilola MA: Retrograde vaginocystography: a contrast study for evaluation of bitches with urinary incontinence. Comp Cont Educ Pract Vet 13:934, 1991.
39. Nyland TG, Samii VF: Radiographic and ultrasonographic imaging of the urinary tract and prostate. *In* Lower Urinary Tract Diseases in Dogs and Cats. Ling GV (ed). St. Louis: Mosby-YearBook, 1995, p. 70.

40. Lamb CR, Gregory SP: Ultrasonographic findings in 14 dogs with ectopic ureter. Vet Radiol Ultrasound 39(3):218, 1998.
41. Lane IF, Lappin MR, Seim HB: Evaluation of results of preoperative urodynamic measurements in nine dogs with ectopic ureters. J Am Vet Med Assoc 206:1348, 1995.
42. Rosen AE, Ross L:Diagnosis and pharmacological management of disorders of urinary incontinence in the dog. Comp Cont Educ Pract Vet 3:601, 1981.
43. Gregory SP: Developments in the understanding of the pathophysiology of urethral sphincter mechanism incompetence in the bitch. Br Vet J 150:135, 1984.
44. Arnold S, Hubler M, Lott-Stolz G, et al: Treatment of urinary incontinence in bitches by endoscopic injection of glutaraldehyde cross-linked collagen. J Small Anim Pract 37:163, 1996.
45. Sutherland-Smith J, Jerram RM, Walker AM, et al: Ectopic ureters and ureteroceles in dogs: treatment. Comp Cont Educ Pract Vet 4:311, 2004.
46. Rawlings CA: Repair of ectopic ureter. *In* Current Techniques in Small Animal Surgery, 2nd ed. Bojrab MJ (ed). Philadelphia: Lea & Febiger, 1983, pp. 308-312.
47. Dingwall JS, Eger CE, Owen RR: Clinical experiences with the combined technique of ureterovesicular anastomosis for treatment of ectopic ureters. J Am Anim Hosp Assoc 12:406, 1976.

69 Incompetência do Mecanismo Esfincteriano Uretral Canino

Peter E. Holt

Durante a estocagem de urina, a resistência da uretra é mantida por um complexo mecanismo de fatores. Estes incluem o tônus no músculo liso uretral (o esfíncter "interno"), o tônus no músculo estriado uretral (o esfíncter "externo"), a elasticidade natural dos tecidos da parede uretral (não somente a musculatura), as propriedades físicas da uretra (comprimento e diâmetro) e o grau de ingurgitamento dos plexos venosos suburoteliais. Devido à não existência de um esfíncter verdadeiro no colo da bexiga da cadela e a continência urinária ser mantida por um mecanismo complexo de fatores interagentes, o termo "incompetência do mecanismo esfincteriano uretral" foi sugerido para descrever a fraqueza do esfíncter urinário.[1] Este termo foi amplamente adotado.

A função neuromuscular do trato urinário inferior no cão é complexo e não é completamente conhecido. Um sumário é apresentado na Figura 69.1.

A incompetência do mecanismo esfincteriano uretral ocorre em cães e gatos, apesar de ser rara nestes últimos. Em cães enviados para investigação de incontinência urinária, a incompetência do mecanismo esfincteriano

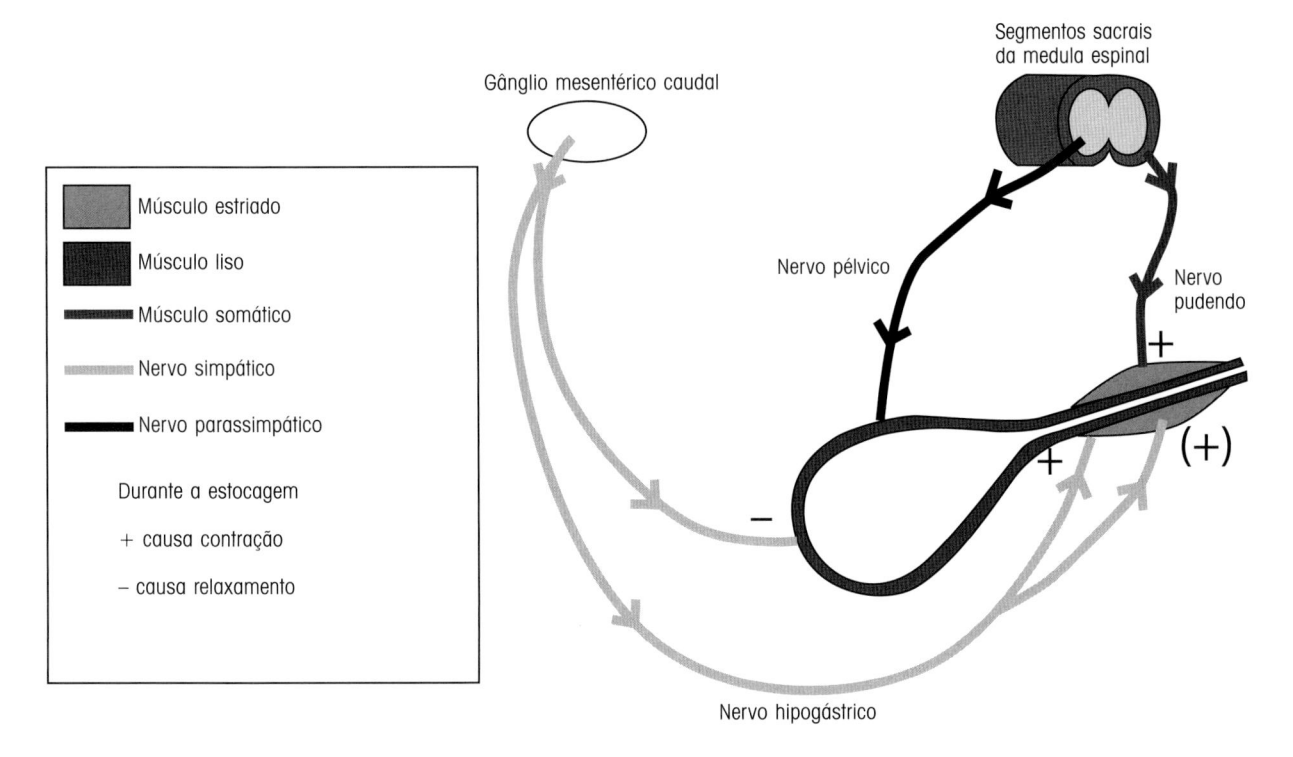

Figura 69.1 O controle neuromuscular da continência urinária. Durante a estocagem de urina, a inervação simpática exerce um efeito beta (relaxamento) na bexiga e um efeito alfa-adrenérgico (contrátil) no músculo liso uretral. Em algumas espécies, como seres humanos e gatos, a inervação simpática age também no musculo estriado uretral, mas isto ainda não foi demonstrado em cães. O músculo uretral estriado proporciona tônus adicional durante momentos de estresse e está sob controle voluntário através do nervo pudendo.

uretral é o diagnóstico mais comum feito em adultos, estando em segundo lugar apenas para a ectopia ureteral em juvenis, particularmente fêmeas.[2-4]

Pode apresentar-se como uma condição congênita ou adquirida. A forma adquirida é rara no gato. Nesta espécie, a maioria dos casos de incompetência do mecanismo esfincteriano uretral é congênita.[5] Embora a perfilometria da pressão uretral possa ser usada para demonstrar a incompetência do mecanismo esfincteriano uretral[6], esta técnica não se encontra facilmente disponível nas clínicas em geral e é predisposta a uma série de artefatos que podem tornar difícil a sua interpretação.[7,8] Na prática clínica geral, portanto, o diagnóstico geralmente é feito com base na raça e na história, e pela eliminação de outros possíveis diagnósticos utilizando técnicas de imagem e de laboratório.

Incompetência congênita do mecanismo esfincteriano uretral em cadelas

Este tende a ser um problema em raças caninas grandes, predominantemente nas cadelas. O vazamento da urina é mais copioso em comparação ao de animais com ectopia ureteral e ocorre predominantemente quando a cadela está em decúbito. A uretra pode ser anormalmente curta, ou mesmo ausente, especialmente em gatos, e podem estar presentes divertículos e dilatações uretrais em cães machos juvenis.[9] Em muitas cadelas, não se detectam anormalidades além da bexiga posicionada mais caudalmente, em radiografias contrastadas. O diagnóstico baseia-se na história e na eliminação de outras possíveis causas da incontinência.

Aproximadamente metade das cadelas afetadas torna-se continente após o primeiro estro. Aquelas que não se tornam continentes podem ser candidatas ao tratamento médico ou cirúrgico. Estrógenos são contraindicados em cadelas juvenis com essa condição devido aos possíveis efeitos retroativos na pituitária, mas alfa-adrenérgicos como a fenilpropanolamina poderiam ser utilizados, enquanto se espera pelo estro.

Incompetência adquirida do mecanismo esfincteriano uretral em cadelas

A incompetência adquirida do mecanismo esfincteriano uretral geralmente (mas nem sempre) acontece após ovário-histerectomia na cadela[10,11] e castração nos cães machos.[12] Antes que se contemple o tratamento, é necessário um entendimento da fisiopatologia da incompetência do mecanismo esfincteriano uretral. A anormalidade exata que leva à incompetência do mecanismo esfincteriano uretral e a região da uretra em que ela ocorre são desconhecidas. É um problema multifatorial e vários fatores são conhecidos ou se suspeita que contribuam para a manifestação de incontinência urinária. Estes fatores incluem tônus uretral, comprimento da uretra, posição do colo da bexiga, tamanho corporal e raça, ovário-histerectomia/ovariectomia, hormônios e obesidade.

Tônus uretral

A introdução da perfilometria da pressão uretral como um meio auxiliar investigativo para a cadela tem permitido a confirmação da crença de que um mau tônus uretral está implicado na incontinência urinária causada pela incompetência do mecanismo esfincteriano uretral.[6] O tônus uretral é mantido por uma complexa interação de componentes neuromusculares, vasculares e de elasticidade passiva, e não está claro qual desses é deficiente na incompetência do mecanismo esfincteriano.

Comprimento uretral

Existe considerável variação no comprimento da uretra entre cadelas de tamanhos diferentes. Todavia, considerando o tamanho corporal, cadelas com incompetência do mecanismo esfincteriano uretral tendem a ter uretras mais curtas do que cadelas continentes.[13]

Posição do colo da bexiga

Vários autores registraram a observação radiográfica de "bexiga pélvica" durante a investigação de animais incontinentes. A significância dessa descoberta foi contestada no passado, mas existe boa evidência que um colo vesical intrapélvico contribui significativamente para a incontinência urinária devido à incompetência do mecanismo esfincteriano uretral.[13] A posição caudal da bexiga em cães afetados está associada a uretras de comprimento menor e também ao fato de que a bexiga move-se caudalmente quando a cadela passa de uma posição ereta para uma posição recumbente relaxada. Este movimento é mais pronunciado em cadelas com incompetência do mecanismo esfincteriano uretral do que em animais normais.[14] Pensa-se que o papel da posição do colo vesical em cadelas com incompetência do mecanismo esfincteriano uretral deva-se a alterações na transferência de pressões abdominais para a uretra (Figura 69.2).[13,15,16]

Tamanho corporal e raça

O tamanho corporal parece ser um fator que torna raças grandes ou gigantes particularmente suscetíveis ao problema. No Reino Unido, a incompetência do mecanismo

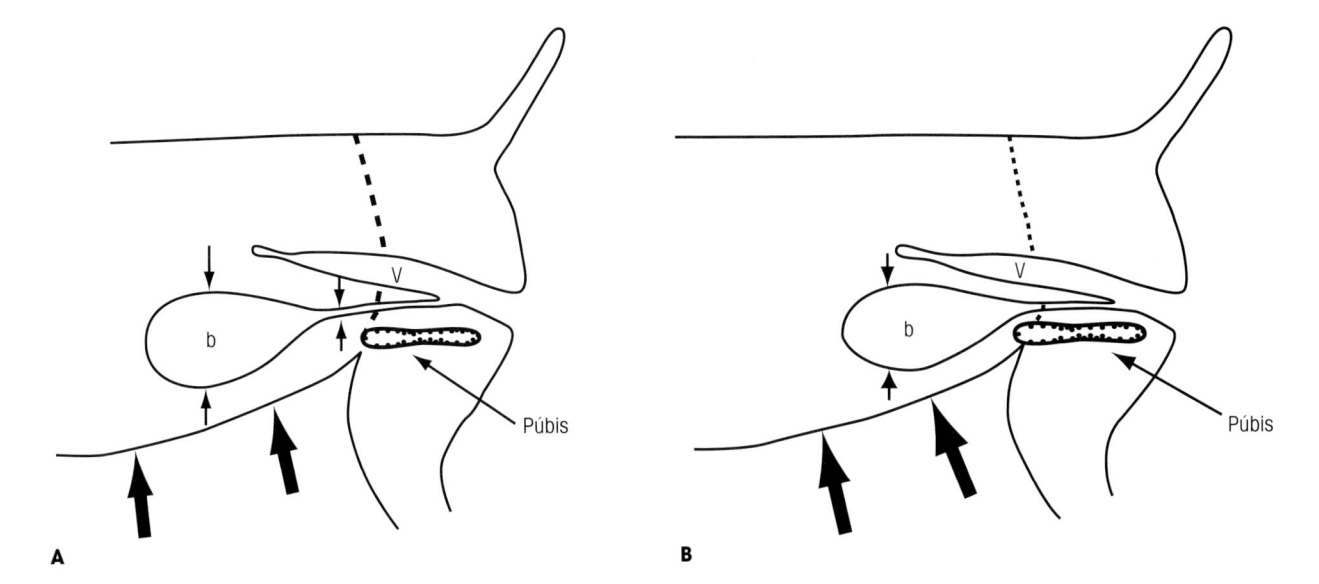

Figura 69.2 O efeito da posição do colo da bexiga no controle da continência. **A.** Em um animal com o colo vesical intra-abdominal, os aumentos na pressão abdominal são transmitidos não somente à bexiga, mas simultaneamente à bexiga, colo, e uretra proximal. Assim, qualquer aumento na pressão intravesical pode ser contrabalançado por um aumento na resistência uretral. **B.** Se o colo da bexiga for intrapélvico, todavia, os aumentos da pressão abdominal agem predominantemente sobre a bexiga e menos eficientemente no colo vesical e uretra proximal. Se o tônus uretral for adequado, a posição do colo vesical é de pequena relevância, mas, se houver incompetência do mecanismo esfincteriano uretral, será mais provável que a cadela com a anatomia ilustrada em (**B**) deixe de extravasar urina em momentos de aumento da pressão intra-abdominal (p. ex., decúbito). Infelizmente para cães fêmeas e machos afetados, o colo vesical intrapélvico é um achado comum em animais com incompetência do mecanismo esfincteriano uretral. É provável que os acúmulos retroperitoneais de gordura em animais obesos piorarem esta situação ao deslocar em direção cranial a extensão caudal da cavidade abdominal. b = bexiga; V = vagina; a linha interrompida representa a extensão caudal da cavidade abdominal (peritoneal).

esfincteriano uretral é mais comum em Dobermans e Old English sheepdogs, e existem evidências de que, além dessas raças, Rottweilers, Weimaraners, Springer spaniels e Irish setter também têm risco particularmente alto.[10]

Ooforoisterectomia/ovariectomia e hormônios

Existe uma associação entre castração em fêmeas e incontinência urinária.[11] Isto provavelmente é causado pela falta de estrógenos circulantes.[17] Embora haja um estudo sugerindo que o excesso de gonadotrofinas também seja um fator.[18] Em termos gerais, cadelas castradas têm probabilidade quase 8 vezes maior de desenvolver essa forma de incontinência urinária do que cadelas sexualmente intactas.[11] Contudo, isto deve ser considerado em termos de anos caninos. Em termos simples, se 100 cadelas não forem castradas, 10 anos mais tarde duas seriam incontinentes. Se 100 cadelas forem castradas, aproximadamente 16 seriam incontinentes 10 anos mais tarde. A castração antes do primeiro cio pode aumentar o risco de incontinência, embora não seja possível provar isso de modo conclusivo em um estudo prospectivo,[11] provavelmente por causa do pequeno número de animais examinados. Um estudo sugeriu que, se tiver de ser realizada gonadectomia precoce em animais fêmeas, deverá ser postergada até que o animal tenha pelo menos 3 meses de idade.[19] A função e a morfometria do trato urinário inferior são afetadas pelas alterações no balanço hormonal que ocorrem durante o ciclo estral.[20]

Obesidade

Apesar de não ser uma causa da condição, a obesidade pode piorar o grau de incontinência, e a perda de peso pode melhorar a situação.

Estenose vestibulovaginal em relação à incompetência do mecanismo esfincteriano uretral em cadelas

A estenose vestibulovaginal (por estenose verdadeira ou persistência de hímen não perfurado) tem sido ligada à incontinência urinária por alguns autores.[21-23] Holt e Sayle sugeriram que a incontinência poderia ser associada ao acúmulo de urina cranial à estenose durante a micturição e a urina subsequentemente escorrer para o exterior.[21] Todavia, mais tarde Holt demonstrou que não há diferença na prevalência de estenose vestibulovaginal entre cadelas normais e cadelas incontinentes.[13] O autor agora crê que a estenose vestibulovaginal *per se* não é uma causa de incontinência, embora, se uma cadela já for incontinente e com vazamento de urina para a vagina, um pouco de urina poderá acumular-se cranialmente à estenose, exacerbando os sinais e predispondo o animal à vaginite. A experiência sugere que a incontinência seja o resultado de outras causas, como a incompetência do mecanismo esfincteriano uretral, e que, se a incontinência por essas outras causas puder ser curada, a estenose vestibulovaginal será irrelevante.

Incompetência do mecanismo esfincteriano uretral em cães machos

A incompetência do mecanismo esfincteriano uretral em cães machos é incomum.[9] Como na cadela, a condição pode ocorrer nas formas congênita ou adquirida. A condição congênita frequentemente é associada a deformidades macroscópicas da uretra prostática/pélvica (dilatações uretrais e divertículos uretrais prostáticos) e é improvável que seja tratada com sucesso. Da mesma maneira que na cadela, a forma adquirida é associada à castração[12], e parece que as raças maiores têm risco maior. É provável que ocorra incontinência quando a pressão intra-abdominal aumenta (p. ex., durante o decúbito). Animais afetados tendem a ter colos vesicais intrapélvicos, ainda que ter a uretra mais curta não pareça ser um fator determinante em machos.[12] O tratamento conservador frequentemente é decepcionante. Em comparação com a cadela, é menos provável que a condição responda à terapia médica. A fisiopatologia da incompetência do mecanismo esfincteriano uretral em machos é mal compreendida, o que torna difícil o tratamento racional. As drogas usadas para seu manejo incluem andrógenos, estrógenos e alfa-adrenérgicos. Destes, os alfa-adrenérgicos proporcionam os melhores resultados, mas, mesmo assim, mais da metade dos cães não responde à terapia.[5] Foram feitas tentativas de reposicionar o colo vesical intrapélvico para uma posição intra-abdominal. A maioria dessas tentativas envolve a fixação (pexia) dos ductos deferentes à parede abdominal,[24,25] embora o autor tenha usado a prostatopexia (em machos castrados) ao tendão pré-púbico.[26] Da mesma maneira que no tratamento médico, a impressão que se tem em um número limitado de casos é que apenas o tratamento cirúrgico da incompetência do mecanismo esfincteriano uretral tem menos sucesso em machos do que em fêmeas.

Aplicações práticas

O tratamento da incompetência do mecanismo esfincteriano pode ser difícil e a maioria das terapias corrige somente um dos fatores discutidos. É improvável, portanto, que qualquer forma de tratamento isoladamente cure 100% dos casos a longo prazo.

Em teoria, agentes simpaticomiméticos ou parassimpaticolíticos deveriam melhorar o controle da continência aumentando o tônus uretral ou reduzindo a pressão intravesical, respectivamente (Figura 69.1), mas os resultados dos ensaios clínicos são variáveis e os possíveis efeitos a longo prazo não foram avaliados. Atualmente, o tratamento médico mais popular é o alfa-adrenérgico fenilpropanolamina.[27-30] Cadelas castradas afetadas podem também responder à terapia com estrógenos, como o estriol.[31] Em alguns animais que respondem inicialmente aos alfa-adrenérgicos ou estrógenos, a resposta eventualmente vai cessar. No caso dos estrógenos, isto possivelmente é o resultado da dessensibilização dos receptores de estrógenos. Os estrógenos sensibilizam o músculo liso uretral à estimulação alfa-adrenérgica e assim, uma combinação terapêutica de estrógenos e alfa-adrenérgicos pode ser útil, além de reduzir a dose de cada droga individualmente, diminuído as chances de efeitos colaterais. Andrógenos têm sido empregados em cães machos castrados mas, na experiência do autor, os resultados são desapontadores.

As principais opções para o tratamento cirúrgico, segundo os objetivos, são:

- *Aumentar a resistência uretral*: por exemplo, alças ou laços cirúrgicos periuretrais[32,33] ou esfíncteres artificiais;[34] injeção intrauretral de agentes espessantes[35-37]
- *Aumentar o comprimento da uretra*: usando técnicas de reconstrução do colo da bexiga[38]
- *Colo da bexiga em posição intra-abdominal*: recolocar por meio de colposuspensão,[39-43] deferentopexia,[24,25] uretropexia,[44,45] ou prostatopexia.[26]

O problema potencial das técnicas com a finalidade de aumentar a resistência uretral é que podem aumentar a morbidade ao tornar disúrico um animal incontinente. Os agentes espessantes têm sido empregados mais comumente para aumentar a resistência uretral. Similarmente, aumentar o comprimento da uretra acarreta riscos potencialmente sérios e, na visão do autor, deve ser reservada aos animais com hipoplasia uretral congênita séria. Na opinião do autor, a técnica menos provável de levar a complicações graves é a relocação do colo da bexiga para uma posição intra-abdominal por colpossuspensão. A maior experiência dos urologistas médicos no tratamento de mulheres com incontinência urinária sugere que a colpossuspensão proporciona ancoragem mais firme para o trato urogenital inferior do que a uretropexia e evita o traumatismo uretral. Também pode prevenir o movimento caudal da bexiga que ocorre durante o decúbito, movimento este mais acentuado em cadelas com incompetência do mecanismo esfincteriano uretral.[14] Todavia, uma revisão da uretropexia como tratamento da incompetência do mecanismo esfincteriano uretral em 100 cadelas revelou resultados similares à colpossuspensão[45], ainda que a prevalência e a gravidade das complicações uretrais tenham sido maiores. O autor da revisão acredita que a cistopexia é contraindicada nesses casos porque pode resultar em instabilidade no mecanismo detrusor, outra causa de incontinência urinária.

A colpossuspensão em cadelas com incompetência do mecanismo esfincteriano uretral é feita com a intenção de mover o colo intrapélvico para uma posição intra-abdominal para que os aumentos da pressão intra-abdominal possam agir simultaneamente sobre a bexiga e a uretra. Assim, qualquer aumento da pressão intravesical é contraposta a um aumento da resistência uretral (ver Figura 69.2).

Apesar de, nas últimas três décadas, terem sido feitos grandes progressos em nosso entendimento da fisiopatologia e, portanto, no tratamento da incompetência do mecanismo esfincteriano uretral canino, um editorial recente de um dos mais respeitados urologistas do mundo sugere que ainda temos muito a aprender.[46] Apesar de terem sido descritos mais de 200 procedimentos para o tratamento da incontinência do estresse em seres humanos, o autor questionou-se, quando se tratar de seus próprios pacientes, o que deveria ele fazer.

Referências bibliográficas

1. Holt PE: Urinary incontinence in the dog. In Pract 5:162, 1983.
2. Holt PE: Urinary incontinence in the bitch due to sphincter mechanism incompetence: prevalence in referred dogs and retrospective analysis of sixty cases. J Small Anim Pract 26:181, 1985.
3. Holt PE: Urinary incontinence in dogs and cats. Vet Rec 127:347, 1990.
4. Holt PE: FECAVA LECTURE. Investigation and therapy of incontinent animals. Eur J Comp Anim Pract 10:111, 2000.
5. Holt PE, Gibbs C: Congenital urinary incontinence in cats: a review of 19 cases. Vet Rec 130:437, 1992.
6. Holt PE: "Simultaneous" urethral pressure profilometry: comparisons between continent and incontinent bitches J Small Anim Pract 29:761, 1988.
7. Holt PE, Gibbs C, Wathes CM: Simultaneous urethral pressure profilometry using a microtip transducer catheter in the bitch: effects of bitch position and transducer orientation Neurourol Urodyn 9:281, 1990.
8. Holt PE, Gregory SP: Resting urethral pressure profilometry in bitches: artefact or reality? Comp Cont Educ Pract Vet 15:1207, 1993.
9. Aaron A, Eggleton E, Power C, Holt PE: Urethral sphincter mechanism incompetence in male dogs: a retrospective analysis of 54 cases. Vet Rec 139:542, 1996.
10. Holt PE, Thrusfield MV: Association in bitches between breed, size, neutering and docking, and acquired urinary incontinence due to incompetence of the urethral sphincter mechanism. Vet Rec 133:177, 1993.
11. Thrusfield MV, Muirhead RH, Holt PE: Acquired urinary incontinence in bitches: its incidence and relationship to neutering practices. J Small Anim Pract 39:559, 1998.
12. Power SC, Eggleton KE, Aaron AJ, et al: Urethral sphincter mechanism incompetence in the male dog: importance of bladder neck position, proximal urethral length and castration. J Small Anim Pract 39:69, 1998.
13. Holt PE: Importance of urethral length, bladder neck position and vestibulovaginal stenosis in sphincter mechanism incompetence in the incontinent bitch. Res Vet Sci 39:364, 1985.
14. Atalan G, Holt PE, Barr FJ: Ultrasonographic assessment of bladder neck mobility in continent bitches and bitches with urinary incontinence attributable to urethral sphincter mechanism incompetence. Am J Vet Res 59:673, 1998.
15. Gregory SP, Holt PE: Comparison of stressed simultaneous urethral pressure profiles between anesthetized continent and incontinent bitches with urethral sphincter mechanism incompetence. Am J Vet Res 54:216, 1993.
16. Holt PE, Jones A: In vitro study of the significance of bladder neck position in incontinent bitches. Vet Rec 146:437, 2000.
17. Nickel RF: Oestriol: pharmacology and effects on lower urinary tract function. ESVIM Newsletter 9:13, 1999.
18. Reichler IM, Hubler M, Jöchle W, et al: The effect of GnRH analogs on urinary incontinence after ablation of the ovaries in dogs. Theriogenol 60:1207, 2003.
19. Spain CV, Scarlett JM, Houpt KA: Long-term risks and benefits of early-age gonadectomy in dogs. J Am Vet Med Assoc 224:380, 2004.
20. Hamaide AJ, Verstefen JP, Snaps FR, et al: Influence of the estrous cycle on urodynamic and morphometric measurements of the lower portion of the urogenital tract in dogs. Am J Vet Res 66:1075, 2005.
21. Holt PE, Sayle B: Congenital vestibulo-vaginal stenosis in the bitch. J Small Anim Pract 22:67, 1981.
22. Kyles AE, Vaden S, Hardie EM, Stone EA: Vestibulovaginal stenosis in dogs: 18 cases (1987-1995). J Am Vet Med Assoc 209:1889, 1996.
23. Crawford JT, Adams WM: Influence of vestibulovaginal stenosis, pelvic bladder, and recessed vulva on response to treatment for clinical signs of lower urinary tract disease in dogs: 38 cases (1990-1999). J Am Vet Med Assoc 221 995, 2002.
24. Weber UT, Arnold S, Hubler M, Kupper JR: Surgical treatment of male dogs with urinary incontinence due to urethral sphincter mechanism incompetence. Vet Surg 26:51, 1997.
25. Salomon JF, Cotard JP, Viguier E: Management of urethral sphincter mechanism incompetence in a male dog with laparoscopic-guided deferentopexy. J Small Anim Pract 43:501, 2002.
26. Holt PE, Coe RJ, Hotston Moore A: Prostatopexy as a treatment for urethral sphincter mechanism incompetence in male dogs. J Small Anim Pract (accepted for publication), 2005.
27. Richter KP, Ling GV: Clinical response and urethral pressure profile changes after phenylpropanolamine in dogs with primary sphincter incompetence. J Am Vet Med Assoc 187:605, 1985.
28. White RAS, Pomeroy CJ: Phenylpropanolamine: an α-adrenergic agent for the management of urinary incontinence in the bitch associated with urethral sphincter mechanism incompetence. Vet Rec 125:478, 1989.
29. Scott L, Leddy M, Bernay F, Davot JL: Evaluation of phenylpropanolamine in the treatment of urethral sphincter mechanism incompetence in the bitch. J Small Anim Pract 43:493, 2002.
30. Bacon N.J, Oni O, White RAS: Treatment of urethral sphincter mechanism incompetence in 11 bitches with a sustained-release formulation of phenylpropanolamine hydrochloride. Vet Rec 151:373, 2002.
31. Mandigers PJJ, Nell T: Treatment of bitches with acquired urinary incontinence with oestriol. Vet Rec 149:764, 2001.
32. Muir P, Goldsmid SE, Bellenger CR: Management of urinary incontinence in five bitches with incompetence of the urethral sphincter mechanism by colposuspension and a modified sling urethroplasty. Vet Rec 134:38, 1994.
33. Nickel RF, Wiegand U, Van Den Brom WE: Evaluation of a transpelvic sling procedure with and without colposuspension for treatment of femlae dogs with refractory urethral sphincter mechanism incompetence. Vet Surg 27:94, 1998.
34. Dean PW, Novotny MJ, O'Brien DP: Prosthetic sphincter for urinary incontinence: results in three cases. J Am Anim Hosp Assoc 25:447, 1989.

35. Arnold S, Jager P, DiBartola SP, et al: Treatment of urinary incontinence in dogs by endoscopic injection of Teflon. J Am Vet Med Assoc 195:1369, 1989.
36. Arnold S, Hubler M, Lott-Stolz G, Rusch P: Treatment of urinary incontinence in bitches by endoscopic injection of glutaraldehyde cross-linked collagen. J Small Anim Pract 37:163, 1996.
37. Barth A, Reichler IM, Hubler M, et al: Evaluation of long-term effects of endoscopic injection of collagen into the urethral submucosa for treatment of urethral sphincter mechanism incompetence in female dogs: 40 cases (1993-2000). J Am Vet Med Assoc 226:73, 2005.
38. Holt PE: Surgical management of congenital urethral sphincter mechanism incompetence in eight female cats and a bitch. Vet Surg 22:98, 1993.
39. Holt PE: Urinary incontinence in the bitch due to sphincter mechanism incompetence: surgical treatment. J Small Anim Pract 26:237, 1985.
40. Holt PE: Long-term evaluation of colposuspension in the treatment of urinary incontinence due to incompetence of the urethral sphincter mechanism in the bitch. Vet Rec 127:537, 1990.
41. Gregory SP, Holt PE: The immediate effect of colposuspension on resting and stressed urethral pressure profiles in anaesthetized incontinent bitches Vet Surg 23:330, 1994.
42. Rawlings CA, Mahaffey MB, Chernosky AC, Huzella L: Immediate urodynamic and anatomic response to colposuspension in female Beagles. Am J Vet Res 61:1353, 2000.
43. Rawlings CA, Barsanti JA, Mahaffey MB, Bement S: Evaluation of colposuspension for treatment of incontinence in spayed female dogs. J Am Vet Med Assoc 219:770, 2001.
44. Massat BJ, Gregory CR, Ling GV, et al: Cystourethropexy to correct refractory urinary incontinence due to urethral sphincter mechanism incompetence. Preliminary results in ten bitches. Vet Surg 22:260, 1993.
45. White RN: Urethropexy for the management of urethral sphincter mechanism incompetence in the bitch. J Small Anim Pract 42:481, 2001.
46. Blavais JG: What to do? Neurourol Urodyn 24:201, 2005.

Doenças da Uretra e Uropatia Obstrutiva

Cheryl S. Hedlund e Giselle Hosgood

As doenças uretrais geralmente causam incontinência ou obstrução urinária e produzem sinais clínicos característicos que incluem disúria, estrangúria, hematúria, polaciúria e corrimento uretral. As doenças uretrais podem ser congênitas ou adquiridas e podem causar lesões mecânicas ou funcionais (Quadro 70.1).

Uretra normal

Anatomia

A uretra é o tubo que conduz a urina da bexiga para o exterior do corpo.[1] A uretra masculina é dividida em porções prostática, membranosa e esponjosa ou peniana.[1,2] A porção prostática estende-se da bexiga até a borda caudal da próstata, na qual começa a porção membranosa. A porção membranosa termina na ponta do bulbo do pênis, na qual a porção esponjosa começa e continua até o orifício uretral externo.[1,2] O tecido vascular erétil da porção esponjosa é contínua com o corpo esponjoso do pênis.[1] A uretra feminina corresponde àquela porção da uretra masculina cranial à próstata.[1] A mucosa uretral forma pregas (rugas) que desaparecem com a distensão uretral. Mas permanece uma dobra mediana dorsal proeminente, conhecida como crista uretral dorsal.[1,2] No macho, o colículo seminal, um aumento oval localizado no meio da crista uretral que se projeta para o lúmen uretral, contém as minúsculas aberturas do útero masculino (utrículo prostático) e é proximamente relacionado aos ductos deferentes, que se abrem a cada lado.[1,2]

A parede da uretra consiste em quatro camadas: mucosa, submucosa, muscular e adventícia. A mucosa, tanto em machos quanto em fêmeas, é predominantemente de epitélio transicional e muda gradualmente para epitélio escamoso estratificado próximo ao orifício uretral externo. Epitélios cuboide estratificado, colunar estratificado e colunar simples estão espalhados entre essas duas regiões.[2,3]

Quadro 70.1 Anormalidades uretrais identificadas segundo suas características clínicas predominantes.

Incompetência uretral	Obstruções uretrais
• Neurogênica	• Funcional
• Não Neurogênicas	• Mecânicas
– Congênitas	– Cálculos, tampões
▲ Hipospádia	– Neoplasia
▲ Epispádia	– Pólipos
▲ Fístula	– Granuloma
▲ Estenose	– Estenose
▲ Ureter ectópico	– Mau posicionamento
▲ Ureterocele	– Fratura peniana
– Adquiridas	– Coágulos
▲ Incontinência paradoxal	• Outras anormalidades
▲ Uretrite	– Prolapso
▲ Incompetência do mecanismo esfincteriano	– Ruptura.

A submucosa própria consiste em tecido conjuntivo frouxo com muitas fibras elásticas e de músculo liso. A uretra nas cadelas é composta por 68% a 78%, em volume, de tecido conjuntivo.[4] Tecidos linfático difuso e nodular também são encontrados em cães.[2,3] Gatos machos têm também glândulas uretrais tubulares simples.[2] A presença de espaços cavernosos na submucosa e na lâmina própria ao longo de todo o comprimento das uretras masculina e feminina lhes dá aparência de tecido erétil.[1-3] A quantidade e o tamanho dos espaços cavernosos aumentam na uretra peniana, que se torna o corpo esponjoso.[2]

O músculo uretral é composto por três camadas internas de músculo liso e por uma camada externa de músculo estriado e é contínuo, proximalmente, com o músculo detrusor da parede da bexiga.[1] A quantidade de músculo liso *versus* de músculo estriado varia regionalmente ao longo da uretra. Em fêmeas, a uretra proximal é predominantemente de músculo liso, com uma espessa camada interna circular, entrelaçada com finas fibras oblíquas[5], e recoberta externamente por uma fina camada de fibras longitudinais.[3] O músculo liso proximal tem propriedades análogas às esfincterianas, mas não existe um esfíncter anatômico verdadeiro e não está sob controle consciente. Distalmente, as fibras de músculo liso são entremeadas com fibras de músculo estriado e são substituídas principalmente por feixes circulares de fibras estriadas e por umas poucas fibras longitudinais. Terminalmente, uma fina camada circular de músculo liso localiza-se no lado interno de feixes predominantemente estriados.[3] Em machos, o músculo liso predomina na uretra proximal e o músculo estriado torna-se dominante na uretra pós-prostática.[6] Em cadelas, fibras musculares esqueléticas são localizadas na metade distal da uretra. Diferentemente dos cães, os gatos têm fibras musculares circulares e longitudinais bem organizadas na uretra proximal, que encurtam e alargam a uretra durante a micturição.[7] Gatas têm músculo esquelético no terço distal da uretra.[7] O músculo estriado uretral distal é funcionalmente mais eficiente em machos do que em fêmeas e está sob controle voluntário.[7] Os músculos lisos no trato urinário inferior são eletricamente acoplados, exibem potenciais de ação espontâneos, contraem-se quando estirados e estão sob controle autônomo. O músculo uretral é circundado por uma adventícia de tecido conjuntivo irregular frouxo ou denso.[2]

A irrigação sanguínea da uretra é feita por ramos da artéria e da veia pudendas internas.[1] Nervos saídos dos plexos pélvico e sacral (nervos pélvico, pudendo e hipogástrico) controlam as funções que envolvem a uretra.[1] A drenagem linfática ocorre através dos linfonodos ilíaco medial (antigamente ilíaco externo), hipogástrico (antigamente ilíaco interno) e sacral.[1]

Fisiologia

As funções primárias da uretra são: (1) manter a continência, proporcionando resistência ao efluxo da urina nas situações que não são de micturição[9], (2) permitir a passagem sem dificuldade da urina durante a urinação[9] e (3) contribuir para as defesas naturais do hospedeiro contra infecções do trato urinário.[10,11]

Micturição e continência

A continência urinária é mantida pelo tônus do músculo liso e do músculo estriado, pela tensão elástica da parede uretral e pressão intra-abdominal, e é influenciada pelo comprimento da uretra. Durante a micturição, a contração da bexiga e o relaxamento simultâneo da uretra permitem a saída da urina.[12] A micturição é desencadeada reflexa ou voluntariamente. Na micturição reflexa, fibras aferentes da bexiga excitam neurônios que se projetam até o tronco encefálico, ativam o centro da micturição na ponte rostral e inibem as fibras pré-ganglionares simpáticas, que evitam a micção. Comandos do centro da micturição alcançam a medula espinal sacral através uma via reticuloespinal.[13] Na micturição voluntária, o esfíncter externo é relaxado voluntariamente por inibição cortical do nervo pudendo, o que permite a urina fluir através do meato. Em qualquer dos mecanismos, a contração do músculo detrusor causa vigorosa descarga dos mecanorreceptores na parede da bexiga, que ativam adicionalmente o arco supraespinal e causam esvaziamento completo da bexiga.[14] Durante essas fases, a uretra e a bexiga funcionam de forma interdependente e dependem do córtex cerebral para o controle voluntário.[9,12,14]

A micturição envolve coordenação de atividades aferentes e eferentes autonômicas e somáticas. A inervação simpática pós-ganglionar é feita através do nervo hipogástrico, com ramos pré-ganglionares do primeiro e do segundo segmentos da medula espinal lombar (L1 e L2) em cães ou do segundo e do terceiro segmentos (L2 e L3) em gatos.[12,14] A inervação parassimpática através do nervo pélvico origina-se do primeiro, do segundo e do terceiro segmentos da medula espinal sacral (S1, S2 e S3).[12,14] A inervação somática do músculo estriado uretral é através do nervo pudendo, originando-se dos segmentos sacrais S1-S3 da medula espinal.[12,14] Os impulsos autônomos simpáticos são mediados por acetilcolina em sinapses pré-ganglionares e por norepinefrina nas sinapses pós-ganglionares. A norepinefrina excita tanto receptores alfa (para contração do músculo liso; excita o trígono e o esfíncter uretral interno) quanto receptores beta (para relaxamento de músculo liso; inibe o músculo detrusor).[12,14] Os impulsos autônomos parassimpáticos ativam receptores colinérgicos da bexiga e induzem a contração do liso detrusor.[12,14] A inervação somática do músculo estriado uretral envolve uma sinapse única entre o nervo motor e o músculo mediada por acetilcolina.[12,14]

A atividade autonômica simpática domina a fase de armazenamento de urina: a estimulação beta-adrenérgica facilita o relaxamento do músculo detrusor e a estimulação alfa-adrenérgica produz contração do trígono e do músculo liso uretral proximal para manter a continência. Existe também inibição alfa-adrenérgico-mediada da transmissão parassimpática, diminuindo a estimulação colinérgica do músculo detrusor e permitindo o relaxamento.[8,12]

O principal receptor adrenérgico no interior da uretra prostática é o subtipo alfa$_{1A}$ (que responde à fenilefrina de maneira dose-dependente).[13] O músculo estriado uretral tem um papel mínimo na manutenção da continência, mas a estimulação somática pode causar uma rápida contração temporária caso seja necessária uma maior resistência ao fluxo da urina.[8,12] O tecido fibroelástico da uretra também é responsável por uma parte significativa do tônus uretral durante o repouso.[8,12]

Na fase da micção predomina a atividade autonômica parassimpática. A distensão da bexiga estimula receptores sensoriais pré-ganglionares através do nervo pélvico e inicia o reflexo de micturição.[12] A transmissão através dos gânglios parassimpáticos no plexo pélvico para fibras pós-ganglionares estimula o músculo detrusor, produz uma onda de despolarização e subsequente contração forte e completa da bexiga. Simultaneamente, a inibição simpática do trígono e da uretra proximal através do nervo hipogástrico permite o relaxamento do músculo liso.[12] Neurônios sensoriais pélvicos também enviam ramos colaterais para inibir interneurônios na medula espinal sacral. Estes, por sua vez, inibem corpos celulares do nervo pudendo, que inerva o músculo estriado uretral externo.[12] Quando a bexiga está vazia, as descargas do nervo pélvico cessam, permitindo a perda de inibição do nervo hipogástrico (simpático) e dos nervos pudendos (somáticos) e o fechamento da uretra.

O controle central da micturição reside no tronco encefálico, no nível da ponte, e recebe estímulos sensórios de receptores de estiramento e de dor na bexiga. O controle voluntário do centro da micturição no tronco encefálico inclui o córtex cerebral, os gânglios basais, o tálamo e o cerebelo e esses componentes exercem principalmente um efeito inibidor sobre a micturição.[12]

Papel da uretra na defesa do hospedeiro

Alguns dos mecanismos naturais de defesa do trato urinário para prevenir infecções incluem o comprimento da uretra, as zonas de alta pressão na uretra, a peristalse uretral e ureteral, os *flaps* vesicoureterais, que evitam o refluxo de urina da bexiga para os ureteres, a extensiva irrigação sanguínea e o fluxo renais.[10,15] Outras defesas do hospedeiro incluem as propriedades antibacterianas da urina, defesas renais e defesas sistêmicas. A maior parte do trato urinário é estéril; contudo, bactérias residem normalmente no trato geniturinário inferior. Em cães, essas bactérias incluem espécies de *Staphylococcus, Streptococcus, Corynebacterium, Pasteurella, Proteus, Klebsiella, Mycoplasma, Escherichia coli* e outras.[10] Essa população residente de bactérias pode inibir o estabelecimento de um uropatógeno ou pode emergir como um uropatógeno se as defesas normais do hospedeiro forem alteradas. A uropatogenicidade de cada microrganismo varia. A maioria das infecções do trato urinário (ITU) resulta da migração ascendente de patógenos.[10] Os uropatógenos caninos mais comuns são *Escherichia coli* (44,1%), *Staphylococcus* spp (11,6%), *Proteus* (9,3%), *Klebsiella* spp (9,1%), *Enterococcus* spp (8%) e *Streptococcus* spp (5,4%).[16] A simples presença de bactérias na urina não é indicativa de infecção do trato urinário. Há infecção se houver um alto número de bactérias em uma amostra de urina colhida e cultivada apropriadamente.[10] A uretra contribui para as defesas locais do hospedeiro envolvendo a micturição normal, as barreiras anatômicas e as barreiras defensivas da mucosa.

Micturição normal

A lavagem mecânica induzida pela frequente, desimpedida e completa eliminação de um volume adequado de urina inibe a colonização bacteriana do trato urinário ao eliminar rapidamente os microrganismos que alcançaram a uretra proximal e a bexiga.[10] A urinação também reduz a população bacteriana da mucosa uretral ao lavar a uretra com urina estéril. A lavagem é auxiliada pela distensão da uretra, que desfaz as dobras da mucosa que poderiam albergar bactérias.[10] A efetividade da micção depende de taxa de produção de urina, frequência e completude da micção, assim como da taxa de proliferação bacteriana.[10] A composição da urina também ajuda a prevenir infecções. A urina contém substâncias que inibem a colonização bacteriana, incluindo uma alta concentração de ureia, ácidos orgânicos, carboidratos de baixo peso molecular e mucoproteína de Tamm-Horsfall.[10,15] As imunidades celular e humoral na urina ou no trato urinário também fornecem proteção.[10,15] As propriedades antibacterianas da urina incluem os extremos alto e baixo do pH da urina, hiperosmolaridade e alta concentração de ureia, ácidos orgânicos, carboidratos de baixo peso molecular, mucoproteínas de Tamm-Horsfall e, talvez, outras.[10,15]

Barreiras anatômicas

Há uma hipótese de que uma zona de alta pressão na metade da uretra em cadelas, correspondente a uma área de músculo liso e de músculo estriado, iniba a migração de bactérias ao longo da uretra.[10] As características da superfície do epitélio uretral diferem nas uretras proximal e distal e correlacionam-se, respectivamente, com a ausência ou a presença de bactérias. A uretra proximal, normalmente estéril, contém dobras longitudinais, chamadas de micropregas (*microplicae*), que se achatam e desaparecem quando o lúmen se expande. A uretra distal tem, da mesma forma, micropregas, mas tem também projeções digitiformes distribuídas aleatoriamente chamadas de microvilosidades.[10] A peristalse uretral, começando na uretra proximal e movendo-se em direção distal, pode ser importante na manutenção do fluxo unidirecional da urina e na inibição da ascensão de bactérias.[10] A incidência de cistite é menor em machos do que em fêmeas, talvez por causa das frações bactericidas Gram-positiva e Gram-negativa do fluido prostático.[10] Apesar disso, em alguns cães, a próstata pode atuar como um reservatório de bactérias.[17] Adicionalmente, a uretra masculina mais longa pode proporcionar maior resistência ao acesso de bactérias à uretra proximal e à bexiga.[10]

Barreiras defensivas da mucosa

As barreiras defensivas da mucosa do trato urinário evitam a migração e a colonização bacteriana. Essas barreiras incluem uma camada de glicosaminoglicanos, anticorpos, propriedades antibacterianas intrínsecas da mucosa, esfoliação celular e interferência bacteriana por microrganismos comensais da uretra distal e trato genital distal.[15] A aderência bacteriana à superfície epitelial uretral é essencial para a subsequente invasão e colonização tecidual.[11] A carga elétrica negativa normal da parede celular bacteriana e do epitélio uretral tende a repelir as bactérias e a evitar seu contato. A aderência bacteriana é obtida por ligação molecular entre estruturas moleculares conhecidas como adesinas e locais receptores específicos na superfície epitelial uretral.[11] As adesinas estão presentes nas fímbrias da parede celular de bactérias Gram-negativas ou nas fibrilas de bactérias Gram-positivas. Apesar de a mucosa ter poucas propriedades antibacterianas diretas, uma camada superficial de mucopolissacarídios glicosaminoglicanos proporciona uma barreira contra a aderência bacteriana.[10] A mucosa uretral também pode produzir imunoglobulina secretória A (IgA).[10] A maior parte da IgA na urina origina-se dessa fonte e inibe a ascensão de bactérias da uretra para a bexiga.[10] O rompimento da camada superficial de glicosaminoglicanos por ácido ou povidona-iodo permite a aderência de bactérias ao epitélio uretral.[11] A esfoliação das células epiteliais é um processo natural que pode estar acelerado em algumas condições anormais. Isso pode acelerar a remoção de bactérias da uretra durante a micção.

Disfunção uretral

A perda da função uretral normal em geral resulta em incontinência urinária ou em obstrução. A incontinência urinária ocorre quando a pressão intravesical excede a pressão intrauretral, resultando em perda incontrolada de urina. A incontinência também pode ocorrer devido a anormalidades anatômicas que desviam os mecanismos de continência normais (ureteres ectópicos). Tal incontinência urinária é causada primariamente por incompetência e pode ser neurogênica ou não neurogênica. A disfunção uretral, causando obstrução do trato urinário, pode ser funcional (neurogênica) ou mecânica (obstrução intraluminal ou extramural ou perda da integridade). A doença uretral também pode afetar a capacidade da uretra de contribuir para as defesas do hospedeiro contra ITU. A ITU frequentemente é um achado concomitante à disfunção uretral, causando incontinência ou obstrução.

Incompetência uretral

Disfunção uretral não neurogênica como causa da incontinência

Anormalidades uretrais congênitas ou adquiridas podem resultar em incontinência e incluem as malformações uretrais e as condições que causam incompetência uretral. Adicionalmente, a obstrução uretral que leva à distensão excessiva da bexiga pode causar dano detrusor e atonia, levando à incontinência por transbordamento.

Distúrbios uretrais congênitos são infrequentes. Agenesia uretral, duplicação uretral, hipospádia, epispádia, divertículos, estenoses, fístulas, ectopia uretral, hermafroditismo e pseudo-hermafroditismo já foram relatados. Essas condições às vezes resultam em incontinência ou em fluxo anormal de urina da uretra.

Ureteres ectópicos podem estar associados a anormalidades anatômicas e funcionais da bexiga e da uretra.[18,19] Anormalidades anatômicas da uretra e do vestíbulo vaginal são comuns em cães com ureteres ectópicos e podem resultar em incontinência contínua após a reparação cirúrgica, caso não sejam tratadas concomitantemente. Fendas uretrais, fenestrações, *tenting*, *striping* da uretra e o ureter intramural na parede uretral dorsal podem afetar a habilidade da uretra em gerar pressão de fechamento suficiente.[18,19] A incompetência uretral congênita, que não se resolve após o tratamento cirúrgico dos ureteres ectópicos, também pode ser o resultado de mau posicionamento ureteral persistente, de malformação vestibulovaginal ou de déficit neuromuscular congênito na uretra proximal.

Para uma discussão da incompetência uretral adquirida, ver Capítulo 69: Incompetência do mecanismo esfincteriano uretral canino.

Incontinência urinária paradoxal

A incontinência urinária paradoxal mimetiza a obstrução uretral sem que haja uma obstrução física.[20] Os animais afetados têm uma grande bexiga e tentam urinar sem sucesso. Podem desenvolver azotemia e uremia pós-renais. Acredita-se que a obstrução seja causada pela contração espástica e inflamação secundárias à uretrite crônica.[20] É difícil cateterizar os animais quando acordados, mas, se forem anestesiados, eles podem ser cateterizados sem dificuldades. Quando a bexiga se enche, a pressão intravesical ultrapassa a resistência causada pela lesão uretral, resultando em incontinência urinária.

Uretrite

A inflamação crônica do trato urinário inferior pode produzir uma síndrome de incontinência, caracterizada por contrações detrusoras involuntárias frequentes e descontroladas. É um distúrbio da fase de armazenamento de urina no processo de micturição e frequentemente é referida como incontinência de urgência. A inflamação da uretra pode ser infecciosa ou não infecciosa. A uretrite não é uma entidade clínica comum e geralmente é associada a outras doenças inflamatórias urogenitais, incluindo prostatite, cistite e vaginite.[20] As causas não infecciosas da uretrite, como traumatismo, produtos químicos, neoplasias e urolitíases, podem predispor o animal à uretrite bacteriana. A uretra normal não é estéril e bactérias residentes normalmente habitam a uretra distal.[10] A uretrite infecciosa também pode ocorrer secundariamente à infecção em algum outro lugar no trato urogenital (p. ex., cistite, prostatite ou vaginite).[20] A cateterização pode induzir uretrite por traumatismo, contaminação bacteriana e reação ao material de um cateter permanente.[21]

A uretrite aguda pode induzir estrangúria ou polaciúria.[20] Hematúria macroscópica pode aparecer no início da micturição. O corrimento uretral necessita ser diferenciado dos corrimentos prepuciais ou vaginais.[20] A uretrite crônica pode levar à incompetência uretral devido a alterações fibróticas no tecido. Da mesma maneira, doenças infiltrativas, como neoplasias ou uretrite granulomatosa, também podem causar incompetência uretral.[22,23] Ao aumentar a pressão intravesical, a uretra danificada ou doente é incapaz de impedir o fluxo da urina, resultando em incontinência urinária. A uretrite crônica com estenose ou doenças infiltrativas pode progredir e causar obstrução da uretra (ver discussão da obstrução uretral mecânica mais adiante neste capítulo).[22,23]

Disfunção uretral neurogênica como causa da incontinência

Lesões na medula espinal sacral, raízes nervosas sacrais ou nervo pudendo diminuem a pressão uretral. A hipotonia é comumente associada a lesões do neurônio motor inferior no nível da vértebra L5 (L6 no gato) ou caudal a ela. Essas lesões danificam os segmentos da medula espinal ou as raízes nervosas (nervos pudendo e pélvico).[24] Em geral, o resultado é arreflexia detrusora, com ou sem perda completa do tônus uretral. Nas lesões completas, o músculo estriado uretral é denervado, mas o nervo hipogástrico, que inerva o músculo liso uretral proximal, permanece intacto porque se origina de segmentos da medula espinal lombar.[25] A lesão sacral abole o estímulo sensório normal dos receptores de estiramento no músculo detrusor. Como resultado, o músculo liso uretral proximal não relaxa em resposta ao aumento da pressão da bexiga distendida e permanece contraído.[25] A compressão manual da bexiga pode ser fácil ou apresentar resistência. Uma vez cheia a bexiga, a pressão intravesical sobrepuja a resistência do músculo liso uretral proximal, resultando em incontinência por transbordamento. Alguns receptores de dor no nervo hipogástrico podem permanecer intactos, o animal pode exibir algum desconforto e fazer tentativas sem sucesso de urinar.[25]

Consequências da incompetência uretral

A incompetência urinária causada por disfunção uretral resulta em urina sujando o meio ambiente e o próprio animal, particularmente causando irritação da pele e escaldo dos membros posteriores, períneo e abdome ventral.[10,15] A distensão excessiva da bexiga pode danificar as células musculares e causar também separação das junções de oclusão entre as fibras musculares do detrusor, evitando o acoplamento excitação-contração (ver discussão das consequências da obstrução uretral crônica adiante, neste capítulo). O aumento da capacidade e o esvaziamento incompleto da bexiga podem resultar em permanência de grandes volumes de urina residual e predispor o animal a infecções recorrentes do trato urinário. A eliminação das bactérias da bexiga é impedida após a distensão excessiva. As possíveis consequências da ITU incluem septicemia, discoespondilite, urolitíase, incontinência, prostatite, pielonefrite, insuficiência renal e neoplasias da bexiga. A distensão excessiva de longa duração da bexiga e a ITU crônica causam hipertrofia, hiperplasia e infiltração de tecido conjuntivo fibroso da parede da bexiga ou da uretra. Isso resulta em má função contrátil dessas estruturas e reduz a capacidade da bexiga, exacerbando então o problema da incontinência urinária.

Obstrução uretral

A obstrução uretral pode ser mecânica ou funcional. Doenças da uretra frequentemente resultam em obstrução parcial ou completa do efluxo urinário. Cálculos, neoplasia, granuloma, estenose ou mau posicionamento da uretra podem causar obstrução uretral. Ocasionalmente, doença neurológica, doença prostática ou coágulos sanguíneos podem causar obstrução. A condição pode ser ameaçadora à vida e os animais devem ser avaliados para hiperpotassemia e acidose metabólica. A obstrução completa é uma emergência e rapidamente causa uremia (em 2 a 3 dias) e morte (em 3 a 6 dias) se não for tratada. Adicionalmente, a obstrução uretral pode resultar em distensão prolongada da bexiga, o que causa disfunção contrátil detrusora temporária ou permanente.

Obstrução uretral funcional

Obstrução funcional é aquela resultante da falha de coordenação entre o relaxamento uretral e a contração detrusora. Lesões motoras superiores da bexiga com lesões medulares acima da L5 afetam os segmentos suprassacrais da medula espinal.[12] O reflexo de micturição é perdido e a arreflexia detrusora com hipertonicidade da uretra resulta da falta de inibição dos nervos hipogástrico e pudendo.[12] A hipertonicidade uretral causa aumento da resistência ao fluxo urinário e o esvaziamento por compressão manual da bexiga é difícil. O animal não percebe a repleção da bexiga devido à perda da sensação consciente e do controle motor cerebral.[12] A micturição pode ser iniciada por reflexos medulares e uma bexiga reflexa pode se desenvolver em dias a semanas após a lesão.[12] Assim que for atingida a capacidade limite da bexiga, um reflexo "tipo miotático" é iniciado através de receptores de estiramento na parede vesical. Esses receptores enviam impulsos aferentes através do nervo pélvico à medula espinal sacral. A despolarização dos eferentes do nervo pélvico contrai o músculo detrusor, mas a micção é interrompida, involuntária e incompleta devido à falha no relaxamento uretral.[12]

Lesões suprassacrais parciais podem resultar em contração inadequada ou falha no relaxamento do músculo uretral coincidente com a contração detrusora. Essa condição é denominada dissinergia detrusor-uretral ou dissinergia reflexa. O animal faz tentativas voluntárias de urinar, mas a micturição é incompleta, dando a impressão de obstrução uretral mecânica.[12] A maior resistência ao fluxo da urina acontece no local em que o músculo estriado uretral distal sobrepõe o músculo liso proximal, aproximadamente na metade da uretra em fêmeas e na uretra membranosa pós-prostática em machos. Pensa-se que a principal causa de obstrução seja uma descarga excessiva de impulsos nervosos simpáticos para os músculos uretrais liso e estriado, causando aumento da pressão intrauretral durante as tentativas de urinar.[12] Anormalidades da inervação somática dos músculos uretrais estriados também podem contribuir para a dissinergia. Os problemas que podem acompanhar essa situação poderiam incluir infecção do trato urinário, atonia da bexiga, aumento prostático, urolitíase e priapismo.[26,27]

Obstrução uretral mecânica

A obstrução uretral intraluminal pode ser causada por estenoses congênitas ou adquiridas, por urólitos, neoplasias, pólipos, uretrite proliferativa,[22] corpos estranhos, coágulos sanguíneos, más posições ou fraturas penianas.[20,28-31] As estenoses uretrais podem formar-se secundariamente a lesões uretrais prévias, como cirurgia, uretrólitos, traumatismo externo ou cateterização. Urólitos uretrais originam-se na bexiga e causam obstruções uretrais mais frequentemente em cães machos, apesar de terem sido relatados também em fêmeas. O local mais frequente de obstrução é a extremidade caudal do osso peniano, mas os urólitos podem se alojar em qualquer outro local da uretra. Os sinais clínicos incluem estrangúria e completa incapacidade de urinar.

Os tumores uretrais primários são relatados mais frequentemente em cadelas mais velhas. O carcinoma de células transicionais e o carcinoma de células escamosas são os mais comuns.[32-34] Outros tumores relatados incluem leiomioma, leiomiossarcoma, adenocarcinoma prostático, hemangiossarcoma, rabdomiossarcoma, mixossarcoma e linfoma.[32-35] As metástases localizam-se nos linfonodos regionais e nos pulmões.[32,33,35] Os sinais clínicos variam e incluem estrangúria, associada a obstrução parcial ou completa. Já foram relatadas, também, hematúria e incontinência urinária.[34]

A uretrite proliferativa (uretrite granulomatosa infiltrativa) é mal definida em cães. Ela é clinicamente indistinguível de neoplasias uretrais; os sinais clínicos são estrangúria, hematúria e obstrução urinária.[22,23] As proliferações são frequentemente faixas de tecido ligadas nas duas extremidades à mucosa, em vez de ser pedunculadas ou papilares. As proliferações da mucosa podem causar o efeito de válvula de sentido único, que causa obstrução do fluxo da urina, mas que permite a passagem retrógrada de cateteres uretrais. A uretra pode ser palpável, parecendo espessada e firme. Cadelas mais velhas parecem predispostas à uretrite proliferativa. A causa é desconhecida, mas a reação tecidual pode representar uma reação específica com mediação celular contra antígenos, organismos ou corpos estranhos. Os achados histológicos incluem inflamação linfoplasmocitária e neutrofílica da uretra.[22,23] O epitélio uretral torna-se moderada a severamente hiperplásico. Agregados multifocais, nodulares ou coalescentes de linfócitos, macrófagos e neutrófilos são observados nas camadas mucosa e submucosa.[22,23]

Podem ocorrer obstruções uretrais em gatos com doença idiopática do trato urinário inferior. As razões para as obstruções podem incluir edema inflamatório da uretra, espasmos musculares, dissinergia reflexa, acúmulo intraluminal de tecido descamado, de células inflamatórias ou eritrócitos e formação de tampões de matriz e cristais.[36]

Obstrução uretral extraluminal pode ocorrer secundariamente a massas compressivas ou edemas adjacentes. Fraturas e tumores do osso peniano têm sido relatados como causa de obstrução uretral.[37,38] A perda da integridade da uretra causada por traumatismo por falha técnica de cateterização, fratura pélvica ou ferimentos por mordidas ou arma de fogo podem levar ao comprometimento do efluxo da urina e a sinais compatíveis com obstrução urinária.

Consequências da obstrução uretral[8,39]

As consequências da obstrução dependem de esta ser aguda ou crônica e parcial ou completa. A obstrução parcial ou inicial do fluxo urinário pode não impedir suficientemente a função renal para causar uremia; todavia, a obstrução completa causa sinais de uremia em 24 h. À medida que a massa renal funcional diminui ou que as pressões intravesical, ureteral e renal aumentam, perde-se a capacidade de concentração da urina. Adicionalmente, a obstrução pode levar a atonia detrusora, dano à mucosa, infecção do trato urinário e ruptura da uretra ou bexiga. A obstrução completa ou parcial grave produz azotemia pós-renal e uremia que, se não for corrigida, é fatal em 3 a 6 dias. Em contraste, a obstrução parcial crônica causa pressão excessiva nas vias excretórias quando a capacidade da bexiga é excedida. Esse aumento de pressão causa dilatação progressiva do trato urinário e o dano ao parênquima renal pode ser suficiente para causar insuficiência renal crônica (IRC).

Obstrução uretral completa aguda

A obstrução uretral completa aguda manifesta-se como anúria e resulta em distensão excessiva da bexiga. A pressão no local da obstrução danifica a mucosa, causando edema, hemorragia e perda epitelial. A distensão excessiva da bexiga causa alterações similares. A obstrução do efluxo urinário resulta em aumento de pressão na bexiga e uretra proximal ao local da obstrução. À medida que a pressão intravesical aumenta, ocorrem danos ao urotélio e ao músculo detrusor. Os nervos na parede vesical são danificados e as células inflamatórias infiltram-se. Os rins e os ureteres também são afetados se a pressão retrógrada persistir. À medida que a capacidade da bexiga é excedida, as pressões ureteral e intratubular renal aumentam.[40] A pressão normal na pelve renal e no ureter variam de 0 a 10 mmHg.[41] Com a obstrução ureteral completa durante diurese salina, a pressão ureteral em cães atingiu 50 a 150 mmHg em 5 a 15 min.[42,43] Após 4 h de obstrução, a pressão intratubular diminui, mas ainda pode ser até 3 vezes a normal.[44-46] Pensa-se que o declínio da pressão intratubular possa resultar de redução do volume de fluido no sistema tubular por causa da diminuição da taxa de filtração glomerular (GFR, do inglês *glomerular filtration rate*), de aumento da reabsorção tubular ou da capacidade devido à complacência da pelve renal.[40]

Taxa de filtração glomerular reduzida

A GFR é determinada por (1): pressão final de ultrafiltração através dos capilares glomerulares (a diferença entre a pressão hidrostática nos capilares glomerulares e a soma da pressão oncótica do plasma nos capilares glomerulares mais a pressão hidrostática no espaço de Bowman); (2) permeabilidade da parede capilar glomerular para água e pequenos solutos; e (3) área da superfície dos capilares.[40] A obstrução do trato urinário pode afetar um ou mais desses fatores, diminuindo significativamente a GFR.

Ao aumentar a pressão intratubular ocorre diminuição na pressão efetiva de filtração (a diferença entre a pressão capilar intraglomerular e a pressão no espaço de Bowman, ou pressão intratubular). Essa diminuição deve-se, principalmente, a uma redução da pressão hidrostática nos capilares glomerulares e é acompanhada por intensa diminuição do fluxo sanguíneo renal após 24 h de obstrução.[47-49] Com obstrução de mais de 5 h ocorre constrição pré-glomerular progressiva, com diminuição de aproximadamente 80% na GFR após uma obstrução de 24 h.[50-52] A obstrução resulta em função heterogênea do néfron. Alguns néfrons deixam de funcionar e outros exibem diminuição da GFR; eles são conhecidos como, respectivamente, néfrons não filtrantes e filtrantes.[40] A GFR dos néfrons corticais, mais externos, é menos afetada do que a dos néfrons justaglomerulares, mais internos: após obstrução de 24 h, a diminuição é de 60% a 70% e 50% do normal, respectivamente.[52] Após 24 h, a GFR diminui mais ainda devido à ação dos principais agentes vasoconstritores tromboxano A_2, angiotensina II e, talvez, ao fator relaxante endotelial-derivado.[39] O rim obstruído pode evitar futuros decréscimos da GFR pela produção de prostaglandinas vasodilatadoras como a prostaglandina E_2 e a prostaciclina, que antagonizam os efeitos vasoconstritores do tromboxano A_2 e da angiotensina II.[39] A recuperação da GFR após a eliminação da obstrução diminui, à medida que a duração da obstrução aumenta.

Hemodinâmica renal

Durante a uropatia obstrutiva, as alterações do fluxo sanguíneo renal podem ser divididas em três fases.[40] Durante a primeira fase, 1 a 2 h após a obstrução, na realidade, o fluxo sanguíneo renal cortical aumenta acima do normal, em associação com a diminuição da resistência intrarrenal e aumento gradual da pressão intraureteral.[53-57] Todavia, a circulação sanguínea medular interna diminui desde o começo da obstrução, atingindo menos de 30% do normal em 6 h.[58] O aumento inicial do fluxo sanguíneo pode ser o resultado da produção aumentada de prostaglandinas vasodilatadoras (prostaglandina E_2 [PG E_2] e prostaciclina) pelo rim obstruído.[59-60] Pensa-se que o aumento de produção de prostaglandina renal pelas células intersticiais medulares seja o resultado do declínio do fluxo sanguíneo medular interno secundariamente ao aumento da pressão ureteral. A síntese de prostaglandina causa alteração abrupta da resistência vascular com um excesso no fluxo sanguíneo renal visto na primeira fase.[40] Durante a segunda fase, 2 a 5 h após a obstrução, o fluxo sanguíneo renal diminui para o normal e a pressão intraureteral continua a aumentar. A segunda fase pode ser o resultado de aumento de resistência renal, um efeito direto da pressão intraureteral em crescimento no interstício. Finalmente, na terceira fase, a pressão ureteral começa a decrescer, mas o fluxo sanguíneo renal continua a declinar progressivamente com o tempo. A fase final, crônica, é o resultado de aumento da resistência em nível pré-glomerular.[40] O declínio progressivo do fluxo sanguíneo pode ser o resultado do aumento da produção de tromboxano A_2, um metabólito do ácido araquidônico e um vasoconstritor poderoso.[40] A persistente secreção de renina e a produção de angiotensina também podem ter um papel na vasoconstrição, apesar de as evidências serem conflitantes.[61-62] A renina inicia a produção de angiotensina, um potente vasoconstritor. Células da cortical exterior têm maior concentração de renina do que aquelas dos néfrons justaglomerulares.[41] A atividade nervosa renal aumentada e os altos níveis de catecolaminas em locais críticos no rim também poderiam contribuir para vasoconstrição e diminuição do fluxo sanguíneo renal.[63-65]

Logo após o começo da obstrução ureteral aguda, ocorre um influxo de leucócitos, principalmente macrófagos e linfócitos T.[39] Esse influxo é associado a uma depleção relativa de macrófagos dos glomérulos. Após a liberação da obstrução, o infiltrado de macrófagos e de linfócitos T diminui em alguns dias.

Efeitos tubulares

O grau e a duração da obstrução determinam o grau e a natureza dos efeitos tubulares e a sua recuperação.[39] As anormalidades tubulares incluem defeito de concentração da urina, alteração na reabsorção de água e de solutos e dificuldade na excreção de hidrogênio e de potássio. Pode ocorrer retenção de sódio, de potássio, de fosfato, de magnésio e de prótons durante a obstrução. A disfunção tubular pode persistir após correção da obstrução devido aos danos tubulares.

Eletrólitos

A obstrução urinária completa pode levar à morte por uremia em 3 a 6 dias. A morte resulta da combinação de anormalidades nos balanços fluídico, eletrolítico e ácido-base resultantes do acúmulo de produtos de descarte metabólicos.[39] Caracteristicamente, ocorre acidose metabólica hiperpotassêmica e os níveis séricos de fósforo e de cálcio podem estar elevados. A excreção fracionada de potássio aumenta após a resolução da obstrução e pode ocorrer hiperpotassemia pós-obstrução.[39] Isso pode ser causado por aumento da distribuição de sódio ao túbulo distal, local em que ocorre a troca sódio-potássio.

Defeito na acidificação

A acidemia metabólica associada à obstrução uretral resulta de retenção de ácidos metabólicos, consumo de bicarbonato para estabilizar o pH do plasma e dos compartimentos, geração de lactato associada à hipovolemia e à hipoxia e diminuição da conservação do bicarbonato durante os períodos obstrutivo e pós-obstrutivo.

Os efeitos diretos da acidemia incluem diminuição da contratilidade do miocárdio, do volume sistólico e do débito cardíaco; alterações na excitabilidade da membrana, levando a disritmias; depressão do sistema nervoso central; e disfunção de vias metabólicas.[39] Os efeitos diretos da acidemia incluem alterações de: distribuição transcelular do potássio, ligações das proteínas plasmáticas, ionização de agentes farmacológicos, transporte de oxigênio, catabolismo tecidual e aumento da atividade parassimpática. Mesmo que animais com obstrução do trato urinário tenham acidose metabólica hiperpotassêmica, defeitos na acidificação da urina tornam-se aparentes e podem persistir após a eliminação da obstrução.[40] Dois defeitos foram isolados, deficiência seletiva de aldosterona e acidose renal tubular distal, ou uma combinação de ambas. Dois mecanismos foram propostos. Primeiro, a excreção de bicarbonato aumenta marcadamente devido à absorção alterada no túbulo distal.[40] Segundo, a capacidade renal de acidificar a urina em locais distais está dificultada. A capacidade dos néfrons corticais exteriores em secretar íons hidrogênio parece intacta e o defeito está provavelmente no tubo coletor ou nos néfrons justaglomerulares.[66]

Sequelas após liberação da obstrução

A diminuição da GFR que ocorre com obstrução de 24 a 36 h de duração é completamente reversível.[67] As alterações mais iniciais no rim são apenas funcionais e não resultam em perda permanente de néfrons.[68] A obstrução completa por mais de 6 dias resulta em perda permanente de néfrons.[68] Cães com obstrução ureteral unilateral mostraram recuperação de 39% da função renal após 2 semanas de obstrução, 10% após 4 semanas e 2% após 6 semanas.[40] A obstrução do trato urinário, mesmo após a liberação, altera a habilidade do rim em modular a excreção de água e eletrólitos. Uma das primeiras anormalidades na função renal após a obstrução é a menor capacidade de concentração da urina. Seguindo-se à liberação da obstrução do trato urinário ocorre uma perda dramática de água e solutos, um fenômeno denominado diurese pós-obstrutiva.[40,41] Os fatores presumidamente envolvidos no defeito de concentração da uropatia obstrutiva incluem diminuição da remoção de solutos pela espessa alça ascendente de Henle, diminuição do número de néfrons justaglomerulares, lavamento de solutos da medula devido ao aumento da irrigação sanguínea medular e diminuição da resposta hidro-osmótica dos ductos coletores corticais ao hormônio antidiurético.[69]

Os fatores que contribuem para esse fenômeno incluem o estado volumétrico do animal antes da liberação da obstrução. Animais frequentemente recebem fluidos intravenosos e drogas e sofrem expansão volumétrica. Em parte, o aumento de fluxo urinário e de excreção de sódio após a liberação da obstrução é uma resposta fisiológica à expansão volumétrica.[70] O acúmulo de ureia e outros solutos relativamente não absorvíveis durante a obstrução pode causar diurese por solutos e resultar em perda de muito sódio e água após a liberação.[40]

O aumento inadequado da produção de urina após a liberação da obstrução urinária pode também resultar de um defeito intrínseco na função renal tubular. Estudos demonstraram um defeito ao longo dos túbulos proximais e distais dos néfrons da camada cortical exterior até o nível das alças de Henle nos néfrons justamedulares.[51,67] Outros estudos sugerem que o ducto coletor medular pode ser o local da alteração de reabsorção de água e de sódio.[41]

As células intersticiais medulares, responsáveis pela síntese de prostaglandinas, exibem alterações proliferativas 5 dias após a obstrução.[39] O aumento da síntese medular de prostaglandinas diminui a reabsorção de cloreto de sódio pelo ramo ascendente medular da alça de Henle e diminui o conteúdo medular de soluto.[40] O aumento da secreção de prostaglandinas também pode aumentar o fluxo sanguíneo nos vasos retos e causar lavagem persistente da medula. A diminuição do conteúdo de solutos na medula tem o efeito final de diminuir a difusão de água para fora do ducto coletor.[40]

O aumento da produção medular de prostaglandina pode antagonizar o efeito da vasopressina, reduzindo a permeabilidade dos túbulos coletores de água e contribuindo para a diminuição da osmolaridade da urina.[40]

Após a obstrução, a produção de adenosina monofosfato cíclico (AMPc) vasopressina-dependente também pode estar comprometida.[71,72]

Obstrução uretral crônica

A obstrução parcial crônica não é imediatamente ameaçadora à vida, mas resulta em alterações patológicas de bexiga, ureteres e rins. A distensão excessiva da bexiga causada pela resistência ao efluxo da urina pode causar vários graus de hidroureter e hidronefrose.

Durante as fases iniciais da obstrução, as alterações funcionais e morfológicas no ureter e pelve renal incluem hipertrofia muscular e hiperplasia. Mais tarde, colágeno e tecido conjuntivo elástico são produzidos pelas fibras de músculo liso, o que dificulta a transmissão dos impulsos miogênicos e interrompe a peristalse normal.[39]

As alterações renais estruturais durante a hidronefrose podem resultar em insuficiência renal crônica. A obstrução experimental da uretra no rato, coelho e cão causa alterações iniciais nos túbulos proximais, os quais exibem uma dilatação transitória durante vários dias e, a seguir, sofrem atrofia.[8] No 14º dia pós-obstrução, ocorre dilatação progressiva dos túbulos distais e coletores com atrofia das células dos túbulos proximais.[8] No 28º dia, a espessura da medula é reduzida em 50% e a dilatação e a atrofia dos túbulos distais e coletores continua.[8] O córtex torna-se mais fino e os túbulos proximais tornam-se marcadamente atróficos. Alterações glomerulares são notadas após 28 dias. Em 8 semanas, apenas uma fina faixa parenquimatosa de tecido conjuntivo e pequenos glomérulos remanescem.[8]

Durante a hidronefrose crônica com altas pressões intratubulares, 80% a 90% da urina é reabsorvida para os túbulos e sai através das veias renais.[8] Uma pequena porção da urina é reabsorvida para os vasos linfáticos hilares e um pouco do fluido extravasa para os espaços perirrenais.[8]

Distensão crônica da bexiga

A obstrução com distensão da bexiga produz significantes alterações da estrutura e função detrusora.[73] A obstrução crônica do efluxo da bexiga pode causar aumento da espessura da parede vesical por hipertrofia muscular, hiperplasia e deposição de colágeno pelas fibras de músculo liso.[74] A hipertrofia é a resposta predominante nas obstruções moderadas, enquanto a hiperplasia com maior deposição de colágeno é a resposta predominante nas obstruções graves.[74]

Apesar de a bexiga aumentar de tamanho, sua complacência e capacidade diminuem.[73] Isso é demonstrado por uma abrupta inclinação do ramo enchente do cistometrograma.[73] A obstrução crônica resulta em contratilidade diminuída do detrusor, tendo sido relatadas evidências de denervação parcial.[75-77] A hipersensibilidade pós-juncional secundária à denervação parcial contribui para a instabilidade do detrusor,[75,76] caracterizada por contrações detrusoras frequentes e inadequadas. A obstrução pode causar rápidas alterações e a densidade de receptores muscarínicos reduz-se em 50% após 24 h de distensão.[73] O defeito na contratilidade não se deve somente à baixa densidade de receptores muscarínicos.[78] Os outros fatores envolvidos na contratilidade reduzida incluem diminuição de miofilamentos nos miócitos musculares lisos hipertróficos; contrações fracas dos miócitos hiperplásicos jovens, ainda imaturos[74]; aumento dos elementos não contráteis na parede da bexiga[73] e diminuição da propagação dos potenciais de ação através do músculo detrusor, secundária à ruptura intercelular.[79] Estudos por microscopia eletrônica do músculo detrusor de coelhos após distensão da bexiga demonstraram ruptura aguda das junções intercelulares com fibrose intercelular secundária.[80] Dois meses após a distensão da bexiga, foi demonstrada separação intracelular entre o citoplasma e a membrana plasmática das fibras musculares do detrusor.[79] Os resultados de outro estudo questionam se essas alterações são significantes e se realmente representam "ruptura" das junções. Gosling *et al.* relataram achados similares nas bexigas distendidas e também nas bexigas dos animais-controle.[81] Eles propõem que essas junções representam junções "intermediárias", em oposição às junções "fechadas" ou oclusivas. Em seu estudo, nenhum dos tipos de junção foi afetado pela distensão.[81]

A obstrução do efluxo da bexiga altera também a função metabólica desse órgão, que pode contribuir para a contratilidade alterada.[82] Após 2 semanas de obstrução, o tecido da bexiga demonstrou diminuição do metabolismo aeróbico e aumento do metabolismo anaeróbico.[82] A habilidade da bexiga em manter uma contração e esvaziar-se pode ser diretamente relacionada ao metabolismo aeróbico. Subsequentemente, a diminuição do metabolismo aeróbico, mesmo na presença de aumento do metabolismo anaeróbico, pode contribuir para a diminuição da capacidade da bexiga obstruída de se esvaziar.[82] Um outro estudo descobriu que o tecido da bexiga sofre importante diminuição da concentração de adenosina trifosfato (ATP) após a obstrução, o que pode ser atribuído às condições isquêmicas criadas pela distensão.[81] A distensão da bexiga do cão por 2 h reduziu o fluxo sanguíneo na mucosa, na muscular da mucosa e no tecido vesical total em 25% a 30% em cada componente.[81] Adicionalmente, o aumento de tecido conjuntivo na parede da bexiga diminui a concentração intracelular geral de ATP no músculo liso.[81]

Sequelas após a liberação da obstrução crônica

A obstrução do efluxo vesical predispõe às infecções bacterianas. Os fatores que contribuem para isso incluem cateterização, estase urinária, refluxo vesicoureteral e infecções preexistentes. A atonia do detrusor e o edema ou o espasmo uretrais podem contribuir para a estase urinária.[39]

Após a liberação da obstrução crônica, observam-se diurese pós-obstrutiva e defeitos na concentração urinária. A quantidade de função recuperada depende da duração da obstrução.[8] A liberação da obstrução dentro de 6 dias pode permitir retorno funcional completo. A liberação após 14 dias pode restaurar 50% a 65% da função. A liberação após 30 dias de obstrução pode restaurar 30% da função. A obstrução por mais de 4 semanas pode resultar em danos permanentes.[41]

A insuficiência renal pós-obstrutiva pode ocorrer como resultado da perda de parênquima renal devido a aumento sustentado da pressão intrarrenal, produção de citocinas pelos leucócitos infiltrados, desequilíbrios eletrolíticos, fibrose do parênquima renal danificado e isquemia renal devido à desidratação.[69] A morte pode estar associada aos desequilíbrios fluídico e eletrolítico, resultantes de insuficiência cardiopulmonar.

Outras anormalidades

Prolapso uretral

Prolapso uretral é uma eversão ou um prolapso da mucosa da extremidade do pênis. Os cães apresentam-se com sinais de sangramento prepucial ou peniano. O prolapso uretral é visto mais frequentemente em cães braquicefálicos jovens, podendo estar associado a excitação sexual, estrangúria por infecção uretral ou urolitíase.[83,84] A causa exata é desconhecida, mas teorias especulam uma predisposição genética ou aumento da pressão abdominal secundária a obstrução crônica de via respiratória superior.[84] Em pessoas, é proposto como causa de uma ligação de má qualidade entre as camadas musculares da uretra associada a aumentos episódicos da pressão abdominal.[84]

Traumatismo uretral

Lesões uretrais podem estar associadas a cateterização, obstrução ou ao traumatismo externo, especialmente os traumatismos abdominal, pélvico ou perineal. Os tipos de traumatismo incluem contusões, lacerações, avulsões uretrais ou fraturas do osso peniano. As contusões podem ser assintomáticas ou causar hematúria, disúria ou polaciúria. Animais com lacerações ou avulsão podem ser incapazes de urinar ou ter hematúria. O traumatismo com rompimento da integridade da uretra resulta em vazamento da urina para os tecidos vizinhos do abdome, causando um tipo de irritação química. O vazamento para o tecido subcutâneo resulta em edema grave, alteração da cor e, algumas vezes, necrose tecidual. O contato da urina com os tecidos por mais de 12 a 14 h resulta em inflamação, edema e celulite, o que causa atraso na cicatrização e fibrose.[85] O uroabdome resulta em desidratação profunda, hiperpotassemia que ameaça a vida, azotemia pós-renal grave, peritonite química e acidose metabólica.[85] As manifestações do uroabdome incluem letargia, anorexia, vômito, desidratação, distensão abdominal e dor. As complicações adicionais da lesão uretral incluem formação de estenose e incontinência urinária.

A urina é hiperosmolar e seu acúmulo na cavidade abdominal cria um gradiente de concentração através do peritônio, do compartimento do fluido extracelular, para a cavidade abdominal. Moléculas grandes, como a creatina, puxam a água para o abdome, enquanto solutos menores, como ureia e eletrólitos (potássio), se difundem para o compartimento do fluido extracelular. Sódio e cloreto difundem-se para o abdome. A desidratação resulta de uma combinação de trocas de fluidos, perda de fluido pelo vômito e diminuição da ingestão de fluidos. A desidratação leva a diminuição na filtração glomerular e subsequente diminuição da secreção de ureia e creatinina. A retenção de urina no abdome com acúmulo de produtos excretórios também resulta em aumento das concentrações séricas de ureia e creatinina. O sistema tampão orgânico normal sofre depleção quando o hidrogênio retido na urina abdominal é reabsorvido através dos capilares peritoneais, levando à acidose metabólica. A produção de ácido láctico secundariamente à má perfusão tecidual resultante de desidratação e choque hipovolêmico também contribui para a acidose metabólica.

O acúmulo de urina no abdome causa peritonite química, o que resulta em íleo adinâmico funcional e dor. Peritonite séptica pode ocorrer se já existir uma infecção do trato urinário ou se houver ocorrido uma lesão penetrante. A peritonite contribui para uma mudança de fluido do espaço extracelular para o interior do abdome com uma perda concomitante de albumina no derrame abdominal.[85]

Referências bibliográficas

1. Evans HE, Christensen GC: The urogenital sytem. *In* Miller's Anatomy of the Dog, 3rd ed. Evans HE (ed). Philadelphia: WB Saunders, 1993, p. 494.
2. Wrobel KH: Male reproductive system. *In* Textbook of Histology, 5th ed. Dellman HD, Eurell JA (eds). Philadelphia: Williams & Wilkins, 1998, p. 226.
3. Hendricks C: Urinary system. *In* Textbook of Histology, 5th ed. Dellman HD, Eurell JA (eds). Philadelphia: Williams & Wilkins, 1998, p. 203.
4. Augsburger HR, Cruze-Orive LM: Stereological analysis of the urethra in sexual intact and spayed female dogs. Acta Anat 154:135, 1995.
5. Cullen WC, Fletcher TF, Bradley WE: Histology of the canine urethra. I. Morphology of the female urethra. Anat Rec 199:177, 1981.
6. Cullen WC, Fletcher TF, Bradley WE: Histology of the canine urethra. II. Morphology of the male urethra. Anat Rec 199:187, 1981.
7. Goodkin JL, Stone EA, Sharp NJ: Urinary incontinence in dogs and cats. Part I. Urethral pressure profilometry. Comp Cont Educ 18(4):407, 1996.
8. Hosgood G, Hedlund CS: Urethral disease and obstructive uropathy. *In* Disease Mechanisms in Small Animal Surgery, 2nd ed. Bojrab MJ (ed). Philadelphia: Lea & Febiger, 1993, p. 528.
9. Filippich LJ, Read RA, Riesz G: Functional urethral obstruction in a cat. Aust Vet Pract 19:202, 1990.
10. Osborne CA, Lees GE: Bacterial infections of the canine and feline urinary tract. *In* Canine and Feline Nephrology and Urology. Osborne CA, Finco DR (eds). Baltimore: Williams & Wilkins, 1995, p. 759.
11. Senior DR: Bacterial urinary tract infections: Invasion, host defenses, and new approaches to prevention. Comp Cont Educ 7:334, 1985.
12. Lane IF: Disorders of micturition. *In* Canine and Feline Nephrology and Urology. Osborne CA, Finco DR (eds). Baltimore: Williams & Wilkins, 1995, p. 693.
13. Brune ME, Katwala SP, Milicic I, et al: Effects of selective and nonselective alpha-1-adrenoceptor antagonists ion intraurethral and arteriole pressures in intact and conscious dogs. Pharmacology 53:356, 1996.
14. Labato MA: Micurition disorders. *In* Textbook of Veterinary Internal Medicine: Diseases of Dogs and Cats, 6th ed. Ettinger SJ, Feldman EC (eds). St Louis: Elsevier Saunders, 2005, p. 105.
15. Bartges JW: Urinary tract infections. *In* Textbook of Veterinary Internal Medicine: Diseases of Dogs and Cats, 6th ed. Ettinger SJ, Feldman EC (eds). St Louis: Elsevier Saunders, 2005, p.1800.
16. Ling GV, Norris CR, Franti CE, et al: Interrelations of organism prevalence, specimen collection method and host age, sex and breed among 8,354 canine urinary tract infections (1969-1995). J Vet Intern Med 15:341, 2001.
17. Rogers KS, Lees GE, Simpson RB: Effects of single-dose and three-day trimethoprim-sulfadiazine and amikacin treatment of induced E. coli urinary tract infections in dogs. Am J Vet Res 49:345, 1988.
18. Cannizzo KL, McLoughlin MA, Mattoon JS, et al.: Evaluation of transurethral cystoscopy and excretory urography for diagnosis of ectopic ureters in female dogs: 25 cases (1992-2000). J Am Vet Med Assoc 223:475, 2003.
19. Lane IF, Lappin MR, Seim HB: Evaluation of results of preoperative urodynamic measurements in nine dogs with ectopic ureters. J Am Vet Med Assoc 206:1348, 1995.
20. Krawiec DR: Urethral diseases of dogs and cats. *In* Canine and Feline Nephrology and Urology. Osborne CA, Finco DR (eds). Baltimore: Williams & Wilkins, 1995, p. 718.
21. Lees GE, Osborne CA, Stevens JB, et al.: Adverse effects caused by polypropylene and polyvinyl feline urinary catheters. Am J Vet Res 41:1836, 1980.
22. Moroff SD, Brown BA, Matthiesen DT, et al: Infiltrative urethral disease in female dogs: 41 cases (1980-1987). J Am Vet Med Assoc 199:247, 1991.
23. Hostutler RA, Chew DJ, Eaton KA, et al: Cystoscopic appearance of proliferative urethritis in 2 dogs before and after treatment. J Vet Intern Med 18:113, 2004.
24. Gookin JL, Stone EA, Sharp NJ: Urinary incontinence in dogs and cats; Part II Diagnosis and management. Comp Cont Educ 18:525, 1996.
25. McGuire EJ: The innervation and function of the lower urinary tract. J Neurosurg 65:278, 1986.
26. Lane IF: Diagnosis and management of urinary retention. Vet Clin North Am 30(1):25, 2000.

27. Lane IF, Fischer JR, Miller E, et al: Function urethral obstruction in three dogs: Clinical and urethral pressure profile findings. J Vet Intern Med 14:43, 2000.
28. Breitschwerdt EB, Olivier NB, King GK, et al: Bilateral hydronephrosis and hydroureter in a dog associated with congenital urethral stricture. J Am Anim Hosp Assoc 18:799, 1982.
29. Rawlings CA: Extraperitoneal urinary bladder rupture and urinary fistula in a dog. J Am Anim Hosp Assoc 115:123, 1969.
30. Adams LG, Syme HM: Canine Lower urinary tract diseases. In Textbook of Veterinary Internal Medicine: Diseases of Dogs and Cats, 6th ed. Ettinger SJ, Feldman EC (eds). St Louis: Elsevier Saunders, 2005, p. 1850.
31. Elwick KE, Melendez LD, Higbee RG, et al: Neodymium:Yttrium-aluminum-garnet (Nd:YAG) laser ablation of an obstructive urethral polyp in a dog. J Am Anim Hosp Assoc 39:506, 2002.
32. Tarvin G, Patnaik A, Greene R: Primary urethral tumors in dogs. J Am Vet Med Assoc 172:931, 1978.
33. Wilson GP, Hayes HM, Casey HW: Canine urethral cancer. J Am Anim Hosp Assoc 15:741, 1979.
34. Stone EA: Urogenital tumors. Vet Clin North Am 15:597, 1985.
35. Davies RV, Read HM: Urethral tumors in dogs. J Small Anim Pract 31:131, 1990.
36. Kalkstein TS, Kruger JM, Osborne CA: Feline idiopathic lower urinary tract disease. Part 1. Clinical manifestations. Comp Cont Educ 21(1):15, 1999.
37. Mirkovic TK, Shmon CL, Allen AL: Urinary obstruction secondary to an ossifying fibroma of the os penis in a dog. J Am Anim Hosp Assoc 40:152, 2004.
38. Bradley RL: Complete urethral obstruction secondary to fracture of the os penis. Comp Cont Educ 7:759, 1985.
39. Bartges JW, Finco DR, Polzin DJ, et al.: Pathophysiology of urethral obstruction. Vet Clin North Am 26(2):255, 1996.
40. Klahr S: Pathophysiology of obstructive nephropathy. Kidney Int 23:414, 1983.
41. Brace JJ: Urinary tract obstruction. In Pathophysiology of Small Animal Surgery, Bojrab MJ (ed). Philadelphia, Lea & Febiger, 1981, p. 288.
42. Taylor MG, Ulmann E: Glomerular filtration after obstruction of the ureter. J Physiol 157:38, 1961.
43. Papdopoulou ZL: Glomerular filtration during stop flow. Proc Soc Exp Biol Med 130:1206, 1969.
44. Jaenike JR: The renal response to ureteral obstruction: A model for the study of factors which influence glomerular filtration pressure. J Lab Clin Med 76:373, 1970.
45. Yarger WE, Aynedjian HS, Bank N: A micropuncture study of postobstructive diuresis in the rat. J Clin Invest 51:625, 1972.
46. DalCanton A, Corradi A, Stanziale R, et al.: Glomerular hemodynamics before and after release of 24-hour bilateral ureteral obstruction. Kidney Int 17:491, 1980.
47. DalCanton A, Corradi A, Stanziale R, et al.: Effects of 24 hour unilateral ureteral obstruction on glomerular hemodynamics in rat kidney. Kidney Int 15:457, 1979.
48. Vaughan ED, Sorenson EJ, Gillenwater JY: The renal hemodynamic response to chronic unilateral complete ureteral occlusion. Invest Urol 8:78, 1970.
49. Hsu CH, Kurtz TW, Rosenzweig J, et al: Intrarenal hemodynamics and ureteral pressure during ureteral obstruction. Invest Urol 14:442, 1977.
50. Harris RH, Yarger WE: Renal function after release of unilateral obstruction in rats. Am J Physiol 227:806, 1974.
51. Buerkert J, Head M, Klahr S: Effects of acute bilateral ureteral obstruction on deep nephron and terminal collecting duct function in the young rat. J Clin Invest 59:1055, 1977.
52. Buerkert J, Martin D, Head M, et al.: Deep nephron function after release of acute unilateral obstruction in the young rat. J Clin Invest 62:1228, 1978.
53. Moody TE, Vaughan ED, Gillenwater JY: Comparison of the renal hemodynamic response to unilateral and bilateral ureteral occlusion. Invest Urol 14:455, 1977.
54. DalCanton A, Stanziale R, Corradi A, et al: Effects of acute ureteral obstruction on glomerular hemodynamics in rat kidney. Kidney Int 12:403, 1977.
55. Selkurt EE: Effects of ureteral blockade on renal blood flow and urinary concentrating ability. Am J Physiol 205:286, 1963.
56. Gilmore JP: Influence of tissue pressure on renal blood flow autoregulation. Am J Physiol 206:707, 1964.
57. Schramm LP: Influence of tissue pressure on renal vasoconstriction by elevated ureteral pressure. Am J Physiol 228:1126, 1975.
58. Solez K, Ponchak S, Buono RA, et al.: Inner medullary plasma flow in the kidney with ureteral obstruction. Am J Physiol 231:1315, 1976.
59. Allen JT, Vaughan ED, Gillenwater JY: The effect of indomethacin on renal blood flow and ureteral pressure in unilateral ureteral obstruction in awake dogs. Invest Urol 15:324, 1978.
60. Blackshear, JL, Wathen RL: Effects of indomethacin on renal blood flow and renin secretory responses to ureteral occlusion in the dog. Miner Electrolyte Metabol 1:271, 1978.
61. Yarger WE, Schocken DD, Harris RH: Obstructive nephropathy in the rat. Possible roles for renin-angiotensin system, protaglandins and thromboxanes in postobstructive renal function. J Clin Invest 65:400, 1980.
62. Moody TE, Vaughan ED Jr, Wyker AT, et al: The role of intrarenal angiotensin II in the hemodynamic response to unilateral obstructive uropathy. Invest Urol 14:390, 1977.
63. Wilson DR, Honrath U, Sole M: Effect of acute and chronic renal denervation on renal function after release of unilateral ureteral obstruction in the rat. Can J Physiol Pharmacol 57:731, 1979.
64. DiBona GF, Rios LL: Renal nerves in compensatory renal response to contralateral adaptation to ureteral occlusion. Am J Physiol 238:F26, 1980.
65. Francisco LL, Hoversten LG, DiBona GF: Renal nerves in the compensatory adaptation to ureteral occlusion. Am J Physiol 238:F229, 1980.
66. Thirakomen K, Kozlov N, Arruda JAL, et al.: Renal hydrogen ion secretion after release of unilateral ureteral obstruction. Am J Physiol 231:1233, 1976.
67. McDougal WS, Wright FS: Defect in proximal and distal sodium transport in postobstructive diuresis. Kidney Int 2:304, 1972.
68. Kerr WS: Effects of complete ureteral obstruction in dogs on kidney function. Am J Physiol 184:521, 1956.
69. Saphasan S, Sorrasuchart S: Factors inducing post-obstructive diuresis in rats. Nephron 38:125, 1984.
70. Muldowney FP, Duffy GJ, Kelly DG, et al: Sodium diuresis after relief of obstructive uropathy. N Engl J Med 274:1294, 1966.
71. Beck N, Webster SK: Impaired urinary concentrating ability and vasopressin-dependent cyclic AMP in post-obstructive kidneys (abstr.). Kidney Int 8:455, 1975.
72. Weber H, Schlondoroff D, Trizna W: The adenylate cyclase system in obstructive uropathy: a model for the mechanism of altered end-organ responsiveness (abstr.). Kidney Int 8:464, 1975.
73. Malkowicz SB, Wein AJ, Elbadawi A, et al: Acute biochemical and functional alterations in the partially obstructed rabbit urinary bladder. J Urol 136:1324, 1986.
74. Ghoniem GM, Regnier CH, Biancani P, et al: Effect of vesical outlet obstruction on detrusor contractility and passive properties in rabbits. J Urol 135:1284, 1986.
75. Sibley GNA: The physiological response of the detrusor muscle to experimental bladder outflow obstruction in the pig. Br J Urol 60:332, 1987.
76. Speakman MJ, Brading AF, Gilpin CJ, et al: Bladder outflow obstruction: a cause of denervation supersensitivity. J Urol 138:1461-1466, 1987.
77. Seki N, Karim OM, Mostwin JL: The effect of experimental urethral obstruction and its reversal on changes in passive electrical properties of detrusor muscle. J Urol 148:1957, 1992.
78. Levin RM, High J, Wein AJ: The effect of short-term obstruction on urinary bladder function in the rabbit. J Urol 132:789, 1984.
79. Lloyd-Davies RW, Hinman F: Structural and functional changes leading to impaired bacterial elimination after overdistension of the rabbit bladder. Invest Urol 9:136, 1971.

80. Lloyd-Davies RW, Clark AE, Prout WG, et al.: The effects of stretching the rabbit bladder. Invest Urol 8:145, 1970.
81. Gosling JA, Dixon JS, Dunn M: The structure of the rabbit urinary bladder after experimental distension. Invest Urol 14:386, 1977.
82. Kato K, Lin ATL, Haugaard N, et al: Effects of outlet obstruction on glucose metabolism of the rabbit urinary bladder. J Urol 143:844, 1990.
83. McDonald RK: Urethral prolapse in a Yorkshire terrier. Comp Cont Educ 11(6):682, 1989.
84. Kirsch JA, Hauptman JG, Walshaw R: A urethropexy technique for surgical treatment of urethral prolapse in the male dog. J Am Anim Hosp Assoc 38:381, 2002.
85. Gannon KM, Moses L: Uroabdomen in dogs and cats. Comp Cont Educ 24: 604, 2002.

Transplante de Órgãos – Transplante Renal Clínico em Cães e Gatos

Clare R. Gregory, Andrew E. Kyles e Margo Mehl

Transplante renal clínico em gatos

Critérios para o receptor renal

O transplante renal é um método de tratamento para a insuficiência renal.[1-5] Não pode ser considerado um tratamento de emergência ou um "último recurso" para salvar a vida de um paciente criticamente doente e desnutrido. A intervenção cirúrgica tem de ser levada a cabo antes que todos os meios médicos de terapia tenham se exaurido. Os autores consideram o peso corporal uma importante indicação do estado do candidato ao transplante renal. Se um gato vem mantendo-se em insuficiência renal compensada e começa a perder peso corporal, ou é apresentado com insuficiência renal com história de perda de peso crônica, o transplante deve ser considerado como uma opção antes que ocorra perda adicional de peso. No paciente cirúrgico humano criticamente doente, a *performance* física máxima deteriora-se após perda de 10% do peso corporal normal. Perdas de peso maiores que 40% em geral são letais. Tentativas anteriores dos autores de alterar o curso da deterioração física resultante da insuficiência renal descompensada por meio de alimentação enteral ou parenteral falharam. A hemodiálise, todavia, é altamente eficiente em manejar pacientes com uremia grave vários dias antes da cirurgia. Os autores usam a hemodiálise para corrigir os desequilíbrios eletrolítico e ácido-base e para diminuir a concentração sanguínea de nitrogênio ureico para 100 mg/dℓ ou menos. Concentrações de nitrogênio ureico acima de 100 mg/dℓ predispõem os gatos a edema cerebral e a convulsões pós-operatórias devido à eliminação rápida do nitrogênio ureico por um enxerto renal perfeitamente funcional. A idade, as concentrações plasmáticas de creatinina e de nitrogênio ureico e outros parâmetros clínico-patológicos para a avaliação da função renal não podem, isoladamente, indicar um candidato apropriado para transplante. Todos os parâmetros físicos e bioquímicos devem ser avaliados para determinar a adequação geral de um candidato.

Os felinos candidatos a transplante renal devem ser livres de infecções pelo vírus da leucemia felina, da síndrome da imunodeficiência adquirida ativa e de outras doenças complicadoras. Parece que a insuficiência renal pode produzir hipertensão sistêmica no paciente felino, levando-o à insuficiência cardíaca congestiva. Gatos com insuficiência renal frequentemente têm murmúrios cardíacos secundários à anemia, que podem não representar doença cardíaca significante. A dilatação cardíaca determinada por exame ultrassonográfico, os ritmos cardíacos galopantes e/ou anormalidades eletrocardiográficas são possíveis indicações para que se recuse um candidato a transplante. Exame ultrassonográfico abdominal e biopsia intestinal devem ser feitos caso se suspeite de neoplasia ou de doença intestinal inflamatória. A imunossupressão frequentemente intensifica o crescimento de tumores e a doença intestinal inflamatória parece promover a rejeição aguda do enxerto.

O par doador/receptor felino não tem de ter parentesco entre si, nem compatibilidade tecidual, mas precisa ter compatibilidade sanguínea. Os antígenos presentes nas células sanguíneas também estão no endotélio dos vasos sanguíneos do enxerto. Anticorpos pré-formados contra esses antígenos causarão a formação de trombos nos vasos sanguíneos e infartos no órgão implantado na cirurgia. O felino receptor renal também tem de ter compatibilidade sanguínea com dois a três gatos doadores de sangue. A principal razão para isso é a anemia que acompanha a insuficiência renal crônica (IRC). Após a hidratação do paciente antes da cirurgia, seu hematócrito pode cair para até 12% a 15%. Para se conseguir um hematócrito de 30% no receptor renal, antes da cirurgia, podem ser necessários 180 a 250 mℓ de sangue total. Também, em nossa experiência, alguns gatos com IRC são incapazes de aceitar transfusões sanguíneas, isto é, todos os testes de compatibilidade exibem aglutinação dos eritrócitos do doador. Em duas ocasiões, a doença renal era secundária ao lúpus eritematoso. Em outro caso, todavia, não foi encontrada nenhuma causa para a incompatibilidade. Todos os gatos tinham o mesmo tipo sanguíneo (tipo A). Esta é uma importante consideração: o paciente do transplante ter de se deslocar de grande distância até a clínica de transplantes. Os testes de compatibilidade deveriam ser feitos localmente para assegurar que possam ser feitas as transfusões antes da cirurgia. Eritropoetina pode ser útil no controle da anemia associada à insuficiência renal. Começar a administração de eritropoetina 1 a 2 meses antes da cirurgia pode reduzir muito a necessidade de derivados de sangue.

As doenças renais tratadas com sucesso por transplante renal em gatos incluem glomerulonefropatia membranosa, nefrite tubulointersticial crônica, doença policística renal e toxicose por etilenoglicol. Gatos com história suspeita de infecção bacteriana do trato urinário devem ser submetidos à biopsia renal e submetidos a um desafio com ciclosporina por 2 semanas antes da cirurgia. A ciclosporina é administrada na dose de 4 mg/kg, 2 vezes/dia, via oral (VO), e deverão ser feitas culturas da urina em 7 e a 14 dias após o início da administração. Infecções latentes frequentemente se tornam ativas com a administração de ciclosporina. Hoje recomendamos o transplante renal para gatos cuja insuficiência renal era secundária à obstrução por urólitos de oxalato de cálcio; todavia, os clientes devem ser alertados de que alguns desses animais podem formar urólitos adicionais após o transplante, os quais poderiam obstruir e danificar ou destruir o rim transplantado. Gatos com insuficiência renal, cujos rins têm tamanho normal ou aumentado, devem ser submetidos à biopsia renal para eliminar a possibilidade de linfossarcoma.

No passado, gatos com títulos positivos para toxoplasmose, imunoglobulinas G (IgG) ou M (IgM) não eram considerados candidatos a imunossupressão e transplante. Tanto gatos quanto cães desenvolveram infecções fatais por *Toxoplasma* após transplante renal e imunossupressão.[6] Atualmente, animais com títulos sorológicos positivos submetidos ao transplante recebem clindamicina ou trimetoprima/sulfadiazina antes da cirurgia e pelo resto da vida do paciente (LR Aronson, Universidade da Pensilvânia, comunicação pessoal). A trimetoprima/sulfadiazina deve ser usada com cuidado porque essa droga pode aumentar a nefrotoxicidade da ciclosporina.

Critérios para o doador renal

O doador renal deve ter saúde excelente e não ter evidências de insuficiência renal baseado em testes clinicopatológicos: hemograma completo, painel bioquímico sorológico, urinálise e cultura bacteriana da urina. Uma pielografia intravenosa deve ser feita para assegurar que o doador tenha dois rins de formato normal e bem vascularizados. O doador não deve ter infecção pelo vírus da leucemia felina, ter compatibilidade sanguínea, assim como peso e tamanho corporais similares aos do receptor. O doador terá uma expectativa de vida normal após nefrectomia unilateral.[7] A elevação dos níveis séricos de creatinina e de proteinúria foram relatados em doadores renais humanos e recomenda-se monitoramento da função renal a longo prazo.

Preparação pré-operatória do receptor

Antes da cirurgia, o receptor do transplante renal recebe soluções balanceadas de eletrólitos por via subcutânea (SC) ou intravenosa (IV) em quantidade correspondente a 1,5 a 2 vezes a sua necessidade de manutenção diária. Transfusões de sangue total ou de papa de hemácias são administradas até que se consiga um hematócrito de 25% a 30%. Emprega-se hemodiálise nos gatos que mantenham uma concentração de nitrogênio ureico igual ou superior a 120 mg/dℓ apesar da diurese fluídica agressiva. Solução oral de ciclosporina (Neoral) é administrada 48 h antes da cirurgia em dose de 3 a 5 mg/kg a cada 12 h. A solução oral de ciclosporina pode ser colocada em cápsulas de gelatina antes da administração. Cápsulas tamanho #0 ou #1 funcionam bem para a maioria dos gatos. A solução oral de ciclosporina tem gosto desagradável, o que faz com que alguns gatos salivem profusamente, resultando em perda parcial da dose administrada. A clindamicina é administrada aos animais com títulos positivos para toxoplasmose.

Na manhã da cirurgia, uma amostra de sangue é colhida do receptor 12 h após a última dose oral de ciclosporina. Isso informará a concentração sanguínea mínima (concentração de vale) da droga de 12 h. Os autores seguem as concentrações no sangue total de ciclosporina analisadas por cromatografia líquida de alta pressão. Em gatos, uma concentração de 500 ng/mℓ é mantida pelos primeiros 30 dias do pós-operatório, reduzindo-se para 250 ng/mℓ 3 meses após o transplante. Prednisolona, 1 mg/kg/12h, VO, é iniciada na noite que se segue ao transplante, sendo reduzida para 0,5 a 1 mg/kg/24 h em 1 mês após a cirurgia, se a função renal for normal. Se a função renal começar a deteriorar-se nas primeiras semanas após o transplante, isto é, as concentrações séricas de creatinina começam a subir acima de 2 mg/dℓ, deve-se adicionar azatioprina (0,3 mg/kg/72 h) ao protocolo imunossupressor. Gatos que recebem azatioprina devem ser submetidos à realização de hemograma e perfil bioquímico semanalmente até que se encontre uma dose segura e efetiva. A contagem de leucócitos deve ser mantida acima de 3.000/μℓ e os perfis bioquímicos devem ser avaliados quanto a evidências de hepatite ou pancreatite.

Cirurgia

O transplante renal é feito por duas equipes cirúrgicas: uma equipe colhe o rim doador e fecha o ferimento abdominal e outra prepara os vasos receptores e recebe o rim.[2,3,5,8] A abordagem em duas equipes minimiza o tempo de isquemia quente do rim doador, o qual deve ser mantido por menos de 60 min, a não ser que sejam empregados protocolos de preservação.[9] Os autores não têm utilizado soluções de perfusão para manter o rim até a vascularização, mas utiliza-se salina heparinizada gelada para enxaguar o sangue do rim após a coleta. É importante esfriar completamente o rim logo após sua excisão. Compressas geladas devem ser colocadas sobre o rim durante o procedimento de implantação para impedir que se aqueça prematuramente.

Os protocolos anestésicos variam para cada paciente. Em geral, o receptor recebe atropina (0,03 mg/kg) e oximorfona (0,05 mg/kg) SC antes da indução. O gato sofre indução anestésica por máscara ou na caixa e a anestesia é mantida com isoflurano ou sevoflurano por inalação e com oxigênio. Durante o procedimento, soluções balanceadas de eletrólitos e/ou sangue total ou papa de hemácias são administrados intravenosamente. A pressão arterial sistêmica é monitorada por cateterização arterial direta ou medida indiretamente por ultrassonografia Doppler. A hipotensão pode ser controlada com dopamina (5 μg/kg/min. IV) e com fluidos em *bolus* conforme necessário. Ambos os gatos recebem antibióticos de largo espectro intravenosamente logo antes da cirurgia. Ao se fazer a incisão abdominal, o gato doador deve receber manitol (0,5 g/kg em *bolus* seguido por infusão constante de 1 mg/kg/min.) para proteger o rim a ser transplantado durante a coleta. O manitol reduz significativamente a incidência e a duração da necrose tubular aguda associada à isquemia quente.

A nefrectomia doadora é feita por celiotomia ventral medial. Lupas de aumento 3,3 × a 4,5 × são recomendadas para a dissecção vascular. O pedículo vascular do rim doador pode conter somente uma artéria. As artérias renais podem bifurcar-se próximas à aorta. Para a anastomose é necessário um comprimento de 0,5 cm ou mais. Se houver duas ou mais veias presentes, a maior delas é preservada para a anastomose. O pedículo vascular deve conter a veia mais longa possível, por isso o rim esquerdo é explorado em primeiro lugar.

Uma vez selecionado o rim a ser colhido, a equipe cirúrgica receptora deve ser avisada para que possa preparar os vasos receptores. É extremamente importante limpar a artéria e a veia renais do doador de toda gordura e adventícia que for possível. O maior coxim gorduroso na pelve renal deve ser removido, tomando-se cuidado para não danificar o ureter. A remoção da gordura e da adventícia dos vasos antes da nefrectomia reduz o tempo de isquemia quente. Mede-se o diâmetro da veia renal e faz-se um modelo de papel estéril para orientar o tamanho da venotomia na veia cava caudal do receptor. O ureter é isolado na altura da bexiga. A nefrectomia no doador é feita quando a equipe cirúrgica estiver preparada para receber o rim. A anastomose dos vasos renais e do ureter em um cão pequeno ou em um gato necessita de magnificação de 3 × a 10 ×. A magnificação maior é necessária para suturar o ureter à bexiga. Os autores utilizam um microscópio cirúrgico.

A aorta pós-renal e a veia cava do receptor são isoladas por meio de celiotomia ventral medial. O rim é implantado entre as artérias renal esquerda e mesentérica caudal. Primeiro, a aorta é ocluída por clampes vasculares. Utilizando-se um clampe de arteriotomia, cria-se um defeito de 1,5 a 2 mm na parede aórtica. O lúmen da aorta é lavado com solução salina heparinizada. A veia cava caudal é, então, ocluída ao lado do local da arteriotomia na aorta. Utilizando o modelo criado ao medir a veia renal do doador, cria-se um defeito oval na veia cava. Esta é lavada com solução salina heparinizada.

Assim que os vasos do receptor tenham sido preparados para a implantação do enxerto, o rim do doador é colhido. O rim é irrigado com solução salina heparinizada gelada. A artéria renal é delicadamente dilatada e a adventícia da extremidade distal é excisada. A artéria renal é anastomosada término-lateralmente à aorta utilizando náilon 8-0 em padrão contínuo simples. A veia renal é então anastomosada à veia cava caudal usando seda 7-0 ou náilon 8-0, dependendo de seu tamanho, em padrão contínuo simples. Devido à falta de visibilidade da parede adjacente à aorta, o primeiro lado da veia mais próximo à aorta é suturado no interior do lúmen dos vasos (técnica *back-wall*). Uma vez suturado o primeiro lado, o lado distante da artéria é suturado de maneira convencional.

Assim que ambas, a artéria e a veia renais, estejam suturadas, o clampe de oclusão venosa é removido, seguido da remoção do clampe arterial. A hemorragia é controlada por pressão ou, se necessário, pela adição de pontos separados simples.

O ureter é suturado à bexiga da seguinte maneira.[1,10,11] Faz-se uma incisão de 1 cm na camada seromuscular do lado ventral de bexiga. A mucosa vai projetar-se para fora da incisão. Faz-se uma incisão de 3 a 4 mm na mucosa, no aspecto caudal da incisão seromuscular. A gordura periureteral é removida dos 5 mm distais da extremidade do ureter e a extremidade do ureter é aberta, dando-lhe forma espatulada. Usando-se *vicryl* 8-0, a mucosa do ureter é suturada à mucosa vesical com pontos simples interrompidos. Os pontos de sutura distais e proximais são aplicados em primeiro lugar. Um *stent* de polipropileno de 5 mm é utilizado para testar a permeabilidade do estoma criado. Depois de apostas as camadas mucosas, a camada seromuscular da bexiga é fechada por sobre o ureter usando-se fio absorvível 4-0 em pontos separados simples.

A cápsula renal é fixada à parede abdominal criando-se um retalho do músculo transverso do abdome e do peritônio baseado em um pedículo ventral. O retalho é suturado à capsula renal com pontos separados simples de polipropileno 5-0. A fixação do rim à parede abdominal evita que o rim sofra torção do pedículo, com consequente isquemia e perda do enxerto. Para proporcionar suporte nutricional durante o período pós-operatório, coloca-se uma sonda de gastrostomia ou esofagostomia antes que o animal se recupere da anestesia.

Em cães, o rim transplantado pode ser colocado na fossa ilíaca do receptor. A veia renal é anastomosada término-lateralmente à veia ilíaca externa usando um fio de seda 4-0 ou 5-0 em padrão contínuo de sutura. A artéria renal é anastomosada término-terminalmente à artéria ilíaca externa usando fio de polipropileno 4-0 ou 5-0 em padrão interrompido simples. Como no gato, um retalho peritônio/muscular é usado para segurar o rim à parede abdominal. Os vasos ilíacos não são mais usados como receptores do transplante em pacientes felinos. Embora não seja um problema em cães, a perda da irrigação sanguínea ilíaca em gatos pode resultar em fraqueza, paralisia e isquemia do membro ipsilateral.[8]

A não ser que exista evidência de nefrite bacteriana ou de rins policísticos severamente aumentados, os autores não removem os rins originais do receptor no momento do transplante. Esses rins permanecem disponíveis para proporcionar algum suporte, caso o órgão transplantado venha a falhar e podem ser removidos mais tarde, se houver indicação.

Cuidado pós-operatório do receptor renal

Durante e após a cirurgia é imperativo que se mantenha o paciente do transplante aquecido e com os valores de hematócrito e de pressão sistólica sanguínea dentro dos limites normais. Evite estresse e manuseio desnecessários. A dor pós-operatória é controlada pela administração de oximorfona (0,05 mg/kg, SC) conforme necessário. O receptor recebe soluções balanceadas de eletrólitos suplementadas para corrigir anormalidades eletrolíticas ou ácido-base.[1,11] A densidade da urina é medida 2 vezes ao dia na urina colhida livremente. A densidade urinária geralmente se torna maior do que 1,020 no terceiro dia do pós-operatório. O hematócrito, o nível de proteína total no soro, os níveis de eletrólitos e as concentrações plasmáticas de creatinina são avaliados 3 vezes ao dia até que a função renal se estabilize. Durante o período pós-operatório inicial, devem ser evitadas as venipunções, as coletas de sangue e os manuseios desnecessários do paciente. Se a cirurgia for tecnicamente um sucesso, a densidade da urina estará aumentada e o nível plasmático de creatinina diminuído no terceiro dia pós-operatório. O receptor parecerá clinicamente melhor. O apetite normal em geral retorna em torno do terceiro ao quinto dia do pós-operatório. Se o enxerto falhou, ou tiver função atrasada, o receptor permanecerá deprimido e anorético. A urina permanecerá isostenúrica. Cerca de 3 dias após a cirurgia, um exame ultrassonográfico do rim e do ureter transplantados pode ser feito, caso a função renal não esteja retornando ao normal. Se a perfusão do enxerto for boa e não houver evidência de hidronefrose ou de hidroureter secundários à obstrução, o enxerto poderá ter sofrido necrose tubular aguda compatível com atraso na função do enxerto. Desde que a perfusão do rim permaneça intacta, a função pode recomeçar até 3 semanas após a cirurgia.

A hipertensão é uma complicação comum que pode ocorrer nas primeiras 72 h após a cirurgia.[13,14] Gatos podem desenvolver hipertensão (pressão sistólica ≥ 170 mmHg) e têm risco maior de distúrbios neurológicos, como ataxia, cegueira, convulsões e estupor. Ocasionalmente, convulsões incontroláveis e morte podem resultar. O controle da hipertensão reduz significativamente a frequência dessas complicações. A pressão sistólica é medida indiretamente por ultrassonografia Doppler a cada hora por pelo menos 24 h após a cirurgia e, a seguir, em intervalos decrescentes durante as próximas 48 h. Quando a pressão sistólica for igual ou superior a 170 mmHg, dá-se hidralazina (2,5 mg, dose total, SC). Se a pressão sistólica não cair para o normal dentro de 15 a 20 min, uma segunda dose é dada. Em um caso raro no qual a hipertensão é refratária à hidralazina, administra-se acetilpromazina (0,01 mg/kg, IV, SC). Raramente, pacientes de transplante podem desenvolver uma sensibilidade letal à ciclosporina, denominada síndrome urêmica hemolítica.[15] Os gatos tornam-se anêmicos com anemia hemolítica e trombocitopenia hemolítica. O rim transplantado é perdido devido à isquemia resultante de trombose vascular difusa. Não existe tratamento para essa síndrome em gatos.

Se o receptor do transplante não estiver comendo bem 24 h após a cirurgia, começa-se a alimentação utilizando as sondas de gastrostomia ou de esofagostomia. A ingestão calórica normal é atingida em 24 a 48 h. A ciclosporina é administrada em níveis necessários para atingir concentrações sanguíneas mínimas (de vale) de

500 ng/mℓ. Prednisolona é administrada em dose de 1 mg/kg/12h, VO, diminuindo progressivamente para 0,5 mg/kg/24h na quarta semana do pós-operatório. Eritropoetina pode ser administrada, se o hematócrito permanecer abaixo de 25%.

Os recipientes de transplante deixam o hospital quando atingem uma ingestão nutricional adequada e os níveis sanguíneos de ciclosporina se estabilizam. A sonda de alimentação é mantida até que o gato esteja completamente adaptado em casa.

Manejo a longo prazo do receptor renal

O manejo do paciente transplantado deve ser coordenado com o cliente, com o(s) veterinário(s) local(is) e com o centro de transplante. Inicialmente são feitos exames semanais pelo veterinário local. Medem-se hematócritos, concentração de proteína total, concentração plasmática de creatinina e concentração de ciclosporina no sangue total e faz-se uma urinálise. Os períodos entre as séries de exames são estendidos gradualmente até 3 ou 4 semanas. Os autores recomendam que se faça um hemograma mensalmente e que um painel bioquímico do soro, urinálise com cultura e uma consulta cardíaca sejam feitos 3 vezes por ano.

Durante o primeiro ano após o transplante, as complicações mais comuns que ocorrem são a rejeição aguda, as infecções e o desenvolvimento de cânceres.[6,16-20] A rejeição aguda em geral pode ser atribuída à desobediência do proprietário em administrar a medicação e não fazer as análises da concentração sanguíneas de ciclosporina regularmente. A rejeição aguda é uma situação de emergência que deve ser tratada rápida e agressivamente com ciclosporina injetável (Sandimmune, [Novartis AG, Basel, Suíça], 6,6 mg/kg, 1 vez ao dia, durante 4 a 6 h), corticosteroides e administração intravenosa de soluções balanceadas de eletrólitos. Os gatos não exibem doença aparente associada à rejeição aguda; assim, níveis de creatinina em elevação são considerados motivo para o tratamento, a não ser que se comprove a presença de uropatia obstrutiva por avaliação ultrassonográfica do rim e do ureter.[21,22] Em gatos, as elevações lentas e crônicas da creatinina sérica, na presença de níveis sanguíneos adequados de ciclosporina, são tratadas com a adição de azatioprina (0,3 mg/kg/72 h) ao protocolo imunossupressor. O leucograma e as concentrações de enzimas hepáticas devem ser monitorados e a dose ajustada como necessário para evitar leucopenia grave (< 3.000 células/μℓ) ou hepatite.

Os pacientes de transplantes são suscetíveis a infecções. Infecções virais, bacterianas, parasíticas, coccídicas, protozoárias e fúngicas podem todas se desenvolver.

Ao tratar as infecções bacterianas, os antibióticos aminoglicosídicos e trimetoprima/sulfa devem ser evitados por ser nefrotóxicos quando combinados com a ciclosporina. Ao adicionar qualquer medicação ao protocolo imunossupressor, verifique a bula que acompanha a ciclosporina quanto às possíveis interações medicamentosas. Muitos agentes podem aumentar ou baixar as concentrações sanguíneas da ciclosporina ao interferir ou promover a atividade da enzima P-450.

Pacientes com imunossupressão também estão em risco maior de desenvolvimento de câncer. Os tipos mais comuns são o linfoma e o carcinoma de células escamosas. Os pacientes de transplantes também podem desenvolver diabetes melito com frequência maior. O diabetes pode ser um problema temporário ou crônico. A insulina pode proporcionar o controle a longo prazo.

Transplante renal clínico em cães

Existem apenas pequenas diferenças entre os aspectos técnicos dos transplantes renais em cães e gatos. A maioria dos cães, devido ao seu tamanho, não exige magnificação para a anastomose dos vasos, embora as lupas com magnificação de 2 × a 3 × auxilie bastante. Além da implantação do enxerto na aorta terminal e na veia cava, a artéria e a veia ilíacas externas também podem ser utilizadas como receptoras para o rim transplantado. Os vasos ilíacos não devem ser utilizados como vasos receptores em gatos porque, nesses animais, a perda do suprimento sanguíneo ilíaco resulta em fraqueza, paralisia e isquemia dos membros posteriores.[8]

Para facilitar a anastomose, o rim doador esquerdo é colocado na fossa ilíaca direita do receptor e o direito deve ser colocado na fossa ilíaca esquerda. Se necessário, o rim doador pode ser colocado na fossa ilíaca ipsilateral do receptor; todavia, será mais difícil realizar anastomose arterial. A fossa ilíaca escolhida é preparada para uma anastomose término-terminal da artéria renal à artéria ilíaca e uma anastomose término-lateral da veia renal à veia ilíaca. A artéria ilíaca é isolada e um clampe *bulldog* ou outro clampe vascular é utilizado para ocluí-la próximo à bifurcação aórtica. A seguir, a artéria ilíaca é ligada distalmente, próximo ao anel femoral, e seccionada. A extremidade livre da artéria é lavada com solução salina heparinizada para eliminar o sangue de seu interior. A extremidade da artéria é delicadamente dilatada e a adventícia é excisada nos 3 a 5 mm proximais. A veia ilíaca repousa profundamente em relação à artéria, no meio de gordura e adventícia. A veia é isolada na mesma área que a artéria, obtendo-se o maior comprimento livre possível. A veia ilíaca tem muitas veias tributárias nessa região que necessitam ser ligadas. A inspeção cuidadosa dorsal e caudalmente à veia revelará esses ramos. Uma vez ligados os ramos tributários, dois clampes vasculares são aplicados na veia, o mais afastados possível um do outro. O primeiro é colocado distalmente e o segundo proximalmente. Uma secção da parede da veia ilíaca é excisada, ligeiramente maior que o diâmetro da veia renal doadora. É importante criar uma falha na veia e não só uma fenda. A veia é lavada com solução salina heparinizada para eliminar o sangue.

Dois fios de sutura de seda 4-0 a 6-0 são colocados nas extremidades do defeito na parede venosa. Cada fio é, então, passado nos aspectos cranial e caudal da veia renal e atam-se os nós da sutura. A veia renal é, então, anastomosada à veia ilíaca usando um padrão de sutura contínuo simples nos lados lateral e medial dos vasos. Depois de completada a anastomose venosa, a artéria renal e a artéria ilíaca são isoladas próximo à linha mediana do receptor. As artérias são anastomosadas usando-se fio de náilon ou polipropileno 5-0 a 8-0 com sutura interrompida simples. Uma vez completada a anastomose, os clampes vasculares são removidos, primeiro da veia e, a seguir, da artéria. Espera-se que ocorra um pouco de hemorragia, que pode ser controlada por compressão leve e que deve parar em poucos minutos. Falhas maiores na anastomose arterial têm de ser controladas colocando-se pontos adicionais de sutura. A ureteroneocistostomia é feita usando-se o mesmo método descrito para o gato. A cápsula renal é ligada à parede abdominal adjacente utilizando sutura em pontos simples separados com polipropileno 3-0 ou um retalho do músculo transverso do abdome.

Após o transplante do rim, é provável que os cães desenvolvam intussuscepção intestinal. Dois tratamentos impedem a ocorrência pós-operatória dessa condição. O primeiro tratamento é a morfina, 0,5 mg/mℓ, administrada subcutaneamente como pré-medicação e após a cirurgia na dose de 0,5 mg/kg a cada 3 a 4 h para controlar a dor;[23] no segundo tratamento faz-se enteroplicação após completado o procedimento de transplante. As camadas seromusculares do intestino são aproximadas usando-se pontos de sutura simples interrompidos com polidioxanona 3-0.[24]

Devido à dificuldade de imunossuprimir a resposta de rejeição no cão, poucos transplantes renais têm sido feitos clinicamente em cães com insuficiência renal. A principal diferença entre o transplante em cães e gatos é a seleção do doador. Usando ciclosporina e prednisolona para se conseguir imunossupressão, os autores selecionam apenas doadores compatíveis por reação de linfócitos mistos. A nova formulação da ciclosporina, com agentes convencionais ou recentemente desenvolvidos, tem provado ser capaz de controlar a resposta de rejeição canina.[25,26]

Usando-se doadores MHC (complexo de histocompatibilidade maior, do inglês *major histocompatibility complex*) não compatíveis, os autores empregam um ou dois protocolos imunossupressores: (1) ciclosporina e leflunomida (4 a 6 mg/kg/24 h) ou (2) ciclosporina (Neoral), azatioprina (1 a 5 mg/kg a cada 48 h) e prednisolona (1 mg/kg/24 h). A ciclosporina é administrada em dose que atinja uma concentração sanguínea de vale de 500 ng/mℓ. A leflunomida é administrada na dose necessária para manter uma concentração sanguínea de vale de 20 μg/mℓ. A dosagem da azatioprina é ajustada para evitar leucopenia e hepatite. A dose de prednisolona é reduzida durante 1 a 3 meses, dependendo da concentração sérica de creatinina e do grau dos efeitos colaterais sugestivos de síndrome de Cushing. Em um estudo a longo prazo ainda em andamento, Mathews et al.[27] empregaram soro antitimócitos, ciclosporina, azatioprina e prednisolona para imunossupressão de pares de cães doador-receptor sem parentesco. Conseguiu-se uma mediana de tempo de sobrevivência de 8 meses, com dois cães sobrevivendo mais de 2 anos.[27] Em um estudo clínico terminado, os autores acharam que uma combinação de ciclosporina, azatioprina e prednisolona evitou a rejeição do enxerto alográfico renal em 15 cães. Desses, três cães estão vivos, 24 a 50 meses após a cirurgia, cinco morreram no período perioperatório devido ao desenvolvimento de tromboembolismo sistêmico e quatro morreram por infecções bacterianas letais. A rejeição do enxerto alográfico renal pode ser controlada no cão, mas é necessário manter o equilíbrio entre o controle da rejeição e o desenvolvimento de infecções letais. Devido ao estado de hipercoagulabilidade presente no cão paciente de insuficiência renal, deve ser empregada a terapia anticoagulação perioperatória (Gregory CR et al., artigo não publicado, em revisão).

O transplante renal em cães ainda está na fase de desenvolvimento. O trabalho de Mathews et al.[27] e os nossos próprios estudos têm sido extremamente úteis em destacar as técnicas e as dificuldades tanto clínicas quanto financeiras. Nos próximos anos, a seleção dos casos, o manejo imunossupressor e as estratégias para anticoagulação serão mais refinados e o desfecho clínico vai melhorar.

Educação do cliente

Antes de se fazer um transplante renal para um cão ou um gato, os clientes devem ser completamente informados sobre os riscos, as responsabilidades e os custos associados ao procedimento. Devem ser capazes de administrar medicação oral 2 vezes ao dia durante toda a vida do seu animal de estimação. Cães e gatos irritados e de mau temperamento não são bons candidatos devido a extensa enfermagem necessária durante o período perioperatório e necessidade de exames regulares pelo veterinário local. Os clientes devem ter acesso a uma unidade de emergência 24 h. Por fim, eles têm de entender que, independentemente de seleção e manejo cuidadosos, seu cão ou gato pode morrer devido ao estresse do procedimento ou à falha do enxerto.

O transplante renal felino e canino tem se tornado mais amplamente disponível nos EUA, sendo também realizado na Austrália, Japão e Europa. As taxas de sobrevivência têm melhorado com a seleção cuidadosa dos pacientes, com o melhor cuidado e monitoramento perioperatório e a introdução da forma microemulsificada da ciclosporina (Neoral). O transplante renal pode oferecer um longo tempo de sobrevida com uma qualidade normal de vida para cães e gatos com insuficiência renal.

Referências bibliográficas

1. Bernsteen L, et al: Renal transplantation in cats. Clin Tech Small Anim Pract 15:40, 2000.
2. Gregory CR: Renal transplantation in the cat. Comp Cont Educ Pract Vet15:1325, 1993.
3. Gregory CR, Gourley IM: Organ transplantation in clinical veterinary medicine. *In* Textbook of Small Animal Surgery, 2nd ed. Slatter D (ed). Philadelphia: WB Saunders, 1993, pp. 95-101.
4. Kochin E.J. and Gregory CR: Renal transplantation:patient selection and postoperative care. *In* Consultations in Feline Internal Medicine, 2nd ed, WB Saunders Company, Philadelphia, 1993 pp. 339-342.
5. Gregory CR, Bernsteen L: Organ Transplantation in Clinical Veterinary Practice. *In* Textbook of Small Animal Surgery, 3rd ed. Slatter D (ed). Philadelphia: WB Saunders, 2003, p. 122.
6. Bernsteen L, et al: Acute toxoplasmosis following renal transplantation in three cats and a dog. JAVMA 215:1123, 1999.
7. Lirtzman RA, Gregory CR: Long-term renal and hematologic effects of uninephectomy in healthy feline kidney donors. JAVMA 207:1044,1995.
8. Bernsteen L, et al: Comparison of two surgical techniques for renal transplantation in cats. Vet Surg 28:417, 1999.
9. McAnulty JF: Hypothermic storage of feline kidneys for transplantation: successful ex vivo storage up to 7 hours. Vet Surg 27:312, 1998.
10. Kochin E.J. and Gregory CR. Evaluation of a method of ureteroneocystostomy in the cat. JAVMA 202: 257,1993.
11. Gregory CR et al: A mucosal apposition technique for ureteroneocystostomy after renal transplantation in cats. Vet Surg 25:13, 1995.
12. Wooldridge JD, Gregory CR: Ionized and total serum magnesium concentrations in feline renal transplant recipients. Vet Surg 28:31, 1999.
13. Gregory CR, et al: Central nervous system disorders after renal transplantation in cats. Vet Surg 26:386, 1997.
14. Kyles A E, et al: Management of hypertension controls postoperative neurologic disorders after renal transplantation in cats. Vet Surg 28:436, 1999.
15. Aronson LR, Gregory CR: Possible hemolytic uremic syndrome in three cats after renal transplantation and cyclosporine therapy. Vet Surg 28:135, 1999.
16. Gregory CR et al: Preliminary results of clinical renal allograft transplantation in the dog and cat. J Vet Int Med 1:53, 1987.
17. Gregory CR et al: Feline leukemia virus-associated lymphosarcoma following renal transplantation in a cat. Transplantation 52(6):1097, 1991.
18. Gregory CR et al: Renal transplantation for treatment of end-stage renal failure in cats. JAVMA 201:285, 1992
19. Gregory CR, et al: Oxalate nephrosis and renal sclerosis after renal transplantation in a cat. Vet Surg 22:221, 1993.
20. Mathews KG, Gregory CR: Renal transplants in cats: 66 cases (1987-1996). JAVMA 211:1432, 1997.
21. Nyland TG, et al: Ultrasonographic evaluation of renal size in dogs with acute allograft rejection. Vet Radiol Ultrasound 38:55, 1997.
22. Pollard R, et al: Ultrasonographic evaluation of renal autografts in normal cats. Vet Radiol Ultrasound 40:380-385, 1999.
23. McAnulty JF, Southard JH, Belzer FO: Prevention of postoperative intestinal intussusception by prophylactic morphine administration in dogs used for organ transplantation research. Surgery 105:494, 1989.
24. Kyles AE, Gregory CR, Griffey SM, et al: Modified noble plication for the prevention of intestinal intussusception after renal transplantation in dogs. J Invest Surg 16:161, 2003.
25. Bernsteen L, Gregory CR, Kyles AE, et al: Microemulsified cyclosporine-based immunosuppression for the prevention of acute renal allograft rejection in unrelated dogs: preliminary experimental study. Vet Surg 32:213, 2003.
26. Kyles AE, Gregory CR, Griffey SM, et al: Immunosuppression with a combination of the leflunomide analog, FK778, and microemulsified cyclosporine for renal transplantation in mongrel dogs. Transplantation 27:1128, 2003.
27. Mathews KA, et al: Kidney transplantation in dogs with naturally occurring end-stage renal disease. JAAHA 36:294, 2000.

Parte 10

Sistema Genital

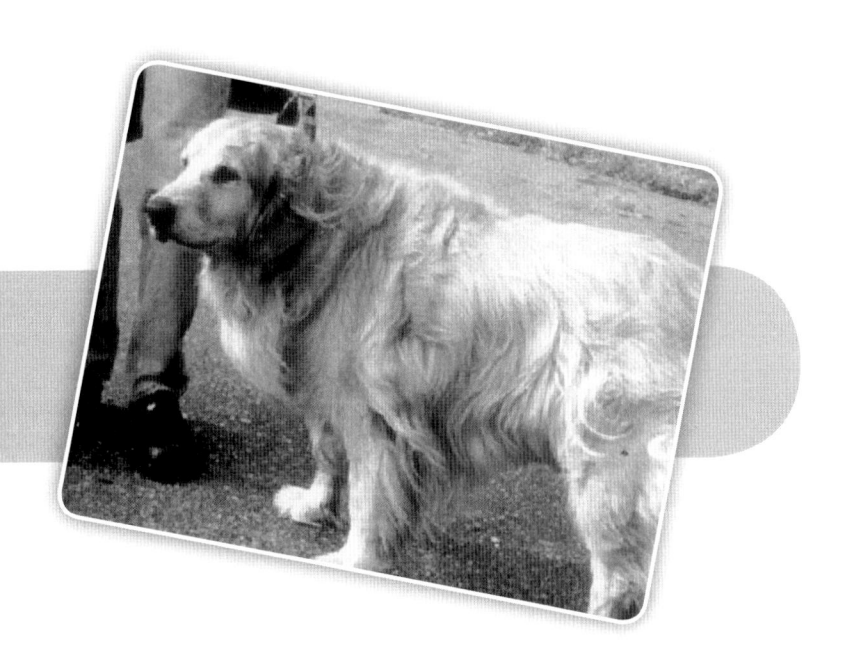

Parte 10

Sistema Central

Próstata

Richard Wheeler

As doenças prostáticas, com poucas exceções, além da neoplasia, são doenças dos cães não castrados. A maioria dessas doenças desenvolve-se a partir de alterações endócrino-induzidas da estrutura e integridade prostática. Sua resolução geralmente pode ser conseguida por tratamento médico, manipulação hormonal ou intervenção cirúrgica, incluindo a castração.

Anatomia

A próstata canina é um órgão bilobulado, encapsulado, composto de células estromais, de fibras de músculo liso e de células epiteliais. É muito proximamente relacionada ao colo da bexiga e circunda uma porção da uretra (uretra prostática). A vascularização é proporcionada pela artéria prostática, um ramo da artéria pudenda interna, e pela veia prostática.[1] A inervação parassimpática, que estimula a secreção glandular, é suprida pelo nervo pélvico.[1] A inervação simpática, que estimula a contração da musculatura lisa durante a ejaculação, deriva do nervo hipogástrico.[1] Os vasos sanguíneos e os nervos penetram a próstata a partir do seu aspecto craniodorsal.

A próstata localiza-se na borda cranioventral da entrada da pelve. A maturação pós-puberal e a doença avançada resultam em aumento da próstata e no seu avanço em direção cranioventral para o abdome, local em que ela se torna acessível à cirurgia. A próstata é um órgão farmacologicamente privilegiado, protegido por uma barreira hematoprostática imposta pela presença de junções comunicantes (junções *gap*) entre as células epiteliais.

Fisiologia

A próstata é a única glândula sexual acessória no cão. Produz fluido ejaculatório para aumentar o volume seminal. O fluido prostático pode ter algum efeito antibiótico e um papel na ativação de espermatozoides para a fertilização. Ironicamente, a exposição prolongada ao fluido prostático é prejudicial para a viabilidade do esperma.

O ejaculado canino pode ser colhido em três frações distintas. A primeira fração é de origem prostática e frequentemente tem volume insignificante. A segunda fração é esperma concentrado, derivado do epidídimo. A terceira fração é, novamente, de origem prostática e constitui a porção mais volumosa do ejaculado. O volume total da terceira fração varia dependendo do indivíduo, raça e duração do coito (ou da coleta); pode variar de 1 mℓ a mais de 20 mℓ. O fluido prostático normal é claro, seroso e tem pH de neutro a levemente ácido.

Apresentação clínica

A apresentação da doença prostática é principalmente causada por aumento da próstata. A magnitude dos efeitos da ocupação de espaço determina o tipo e a gravidade dos sinais clínicos. Aumentos dramáticos da próstata por hipertrofia ou lesões de massas podem causar deslocamento dorsal do cólon, resultando em tenesmo ou fezes em "forma de fita". O deslocamento cranioventral da bexiga pode causar disúria, maior urgência de micção e comprometimento dos mecanismos de defesa do trato urinário, predispondo à cistite ascendente e a seus sinais clínicos associados.

Outros sinais clínicos são atribuíveis à hiperplasia do parênquima e estroma. A vascularidade aumentada e a diminuição da integridade do estroma predispõem a hemorragias microvasculares, evidenciadas como hematospermia, hematúria ou corrimento uretral hemorrágico.[1] A oclusão do ducto deferente obstrui as secreções da glândula, formando glândulas císticas. Esses ácinos dilatados podem romper-se, contribuindo para o corrimento uretral[1], ou coalescer, formando grandes cavitações que contribuem para o efeito de massa. A hiperplasia compromete os mecanismos de defesa naturais e a imunidade, predispondo às infecções bacterianas.[1]

Finalmente, a duração do início da doença tem um importante papel na apresentação clínica. A inflamação prostática aguda frequentemente é associada a dores intensas retal ou abdominal por ser a capsula da próstata incapaz de se acomodar ao inchaço rápido. A doença crônica frequentemente é assintomática devido ao corpo se acomodar ao curso insidioso da doença; todavia, uma vez que uma massa crítica é atingida (isto é, aumento obstrutivo), os efeitos da ocupação de espaço tornam-se evidentes.

Diagnóstico

A história e o exame físico completos do cão proporcionarão importantes informações para a interpretação de outros procedimentos diagnósticos. A presença de dor ou de pirexia implicam um processo agudo ou séptico. Cães castrados têm risco menor de doenças infecciosas e isso pode dirigir o diagnóstico diferencial para neoplasia.

A palpação retal é um comprovante do aumento prostático altamente subjetivo e não específico, pois somente o polo caudal da glândula pode ser palpado. À medida que a próstata aumenta de tamanho e move-se cranial e ventralmente para o abdome, a palpação retal em conjunto com a palpação abdominal pode ser necessária para sentir a próstata.[1] A simetria da bilobulação da próstata deve ser avaliada.

O exame citológico do fluido prostático pode identificar eritrócitos, neutrófilos, bactérias e células epiteliais normais ou neoplásicas (Figura 72.1). O fluido prostático pode ser obtido facilmente por ejaculação manual, isolando-se a terceira fração. Se o cão não for responsivo à coleção, então a massagem prostática, a irrigação uretral ou o método de escovação uretral podem ser empregados.[1] Sangue ou esmegma do prepúcio podem contaminar a amostra, complicando a interpretação.

A cultura do fluido prostático deve ser interpretada cuidadosamente. O fluido prostático é coletado conforme descrito anteriormente para avaliação citológica. É necessário notar que esse método não proporciona uma forma asséptica de coleta do fluido; a flora bacteriana normal da uretra ou do prepúcio pode contaminar a amostra.

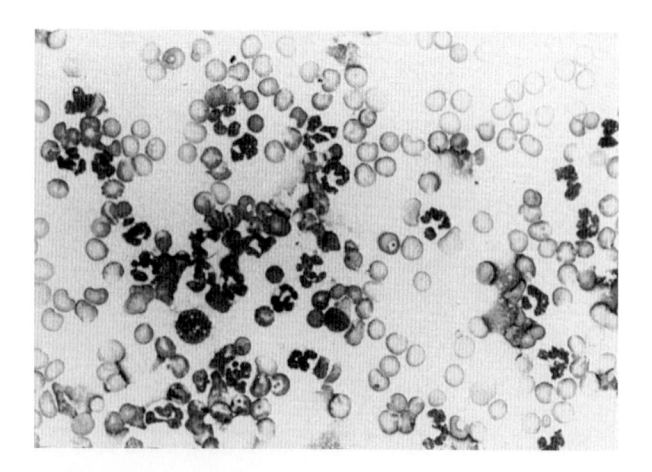

Radiografias simples de triagem frequentemente não são diagnósticas para doenças prostáticas leves a moderadas.[1] Com o avanço da doença prostática e aumento significativo da próstata, as radiografias podem demonstrar uma densidade de tecido mole no abdome caudal, lesões ocupadoras de espaço da bexiga ou deslocamento dorsal do cólon.[1] Todavia, elas não determinam que as lesões se localizam na próstata ou que diferenciam as doenças prostáticas.

Cistouretrogramas retrógrados podem demarcar mais facilmente as bordas da próstata e a sua associação com a bexiga. A invasão do meio de contraste na próstata a partir da uretra prostática pode implicar a presença de doenças prostáticas específicas.[1]

A ultrassonografia é a técnica não invasiva mais efetiva para diferenciar as doenças prostáticas. A avaliação de tamanho, simetria e ecogenicidade indica processos doentios específicos, mas o diagnóstico definitivo não pode ser feito somente pela ultrassonografia.

A aspiração por agulha fina guiada por ultrassonografia (US-FNA, do inglês *ultrasound-guided fine-needle aspiration*) de lesões prostáticas pode proporcionar o mais definitivo diagnóstico de doenças prostáticas. Um estudo demonstrou 80% de concordância diagnóstica ao comparar os resultados da US-FNA com os achados histopatológicos após necropsia.[2] As prováveis complicações incluem a semeadura de bactérias ao longo do trato da agulha e o vazamento de material supurativo no abdome.[2]

A biopsia prostática pode ser feita por laparotomia, transabdominalmente guiada por ultrassonografia, ou por biopsia perirretal.[1] Novamente, há preocupação quanto à disseminação de bactérias ao longo do trato da agulha e quanto à contaminação abdominal.

A sorologia e a hematologia têm aplicação limitada no diagnóstico de doenças prostáticas, além de excluir infecção sistêmica. Leves elevações na fosfatase alcalina (ALP, do inglês *alkaline phosphatase*) são vistas comumente, mas não são específicas de doenças prostáticas.[3]

Marcadores prostáticos específicos têm sido usados extensivamente na medicina humana para o diagnóstico precoce do câncer prostático. Até hoje não foi demonstrada nenhuma substância similar capaz de diagnosticar ou diferenciar confiavelmente doenças prostáticas no cão. O marcador mais promissor, a arginina esterase prostático-específica canina (CPSE, do inglês *canine prostate-specific arginine esterase*), é produzido por células epiteliais em resposta a andrógenos e é secretado no fluido prostático.[3] Os níveis de CPSE no soro estão aumentados em cães com hipertrofia prostática benigna, em comparação com cães normais; todavia, isso não diferencia neoplasia prostática.[3]

Figura 72.1 Fluido prostático.

Fisiopatologia

Hipertrofia prostática benigna (hiperplasia)

A hiperplasia ou a hiperplasia prostática benigna (HPB) é uma condição normal, senil, em geral assintomática, de cães não castrados idosos. Cinquenta por cento dos cães não castrados com idade acima de 5 anos e 95% dos cães não castrados com mais de 9 anos têm sinais macroscópicos ou histológicos de HPB.[1]

O aumento da próstata é causado hormonalmente, como é evidenciado pela atrofia da próstata após castração. O eixo hipotalâmico-pituitário-testicular é predominantemente responsável pela produção dos hormônios sexuais masculinos. O hipotálamo produz hormônio liberador de gonadotrofina (GnRH, do inglês *gonadotropin releasing hormone*), o qual induz a secreção pituitária de gonadotrofinas: hormônios luteinizantes (LH, do inglês *luteinizing hormone*) e hormônio foliculoestimulante (FSH, do inglês *follicle stimulating hormone*). O LH estimula a produção de testosterona pelas células testiculares de Leydig. A di-hidrotestosterona (DHT) é o principal mediador do crescimento prostático.[1,4] É sintetizada na próstata pelo metabolismo da testosterona sob a influência da enzima 5a-redutase.[1,4] Ambas, a testosterona e a DHT, induzem fatores de crescimento nas células estromais e epiteliais (glandulares), as quais aumentam de tamanho (hipertrofia) e número (hiperplasia) e diminuem as taxas normais de apoptose (morte celular programada).[1,4,5] Todavia, a DHT liga-se às células com afinidade 10 vezes maior e dissocia-se muito mais lentamente, exercendo efeitos exponencialmente maiores no crescimento prostático do que a testosterona.[1,4] O estrógeno (E2) tem um papel importante, mas incerto, no desenvolvimento da HPB.[1,4] Pode aumentar os receptores ou a afinidade dos receptores à DHT.[4]

A HPB geralmente é excêntrica (para longe do centro), de maneira que a uretra prostática não é ocluída e a estrangúria raramente é vista como uma queixa na apresentação do cão.[1] A HPB induz aumento simétrico que, se for suficientemente intenso, vai produzir sinais causados pelos efeitos da ocupação de espaço. Hematospermia frequentemente é um achado incidental durante a avaliação de rotina do sêmen.

Na avaliação por ultrassonografia, diagnostica-se a HPB quando a próstata excede os parâmetros normais. Em alguns casos de HPB, o tamanho da próstata pode estar dentro do normal; todavia, as alterações da aparência do estroma e do parênquima são compatíveis com as alterações patológicas da HPB.[1] Essas alterações incluem ecogenicidade difusa (aspecto de "roído por traças") ou presença de cistos parenquimais.[1]

A castração é o tratamento definitivo para a HPB.[1] A eliminação da testosterona induz regressão completa do crescimento prostático para um tamanho próximo ao tamanho pré-puberal.[1,4] Em animais valiosos para reprodução, ou quando a castração não for uma opção viável, a regulação hormonal por toda a vida do animal com o objetivo de diminuir a concentração da testosterona ou da DHT pode reduzir dramaticamente a HPB. A finasterida ("Proscar", Merck; 5 mg, via oral [VO], diariamente) bloqueia a enzima 5a-redutase, evitando a conversão da testosterona para DHT.[1,5] A finasterida demonstrou boa eficácia em reduzir o tamanho da próstata.[1,5] Ela tem uma boa margem de segurança, mantém a fertilidade e não foram relatados efeitos colaterais.[1,5] O acetato de megestrol (MGA, "Ovaban", Schering; 0,5 mg/kg, VO, diariamente), uma progestina sintética, inibe a liberação de gonadotrofina (LH) pela inibição por *feedback* negativo da pituitária, resultando em diminuição dos níveis de testosterona e produção de estrógeno.[1] Níveis menores de testosterona são correlacionados com níveis menores de DHT e redução da HPB. Não foram relatados efeitos prejudiciais na fertilidade e efeitos colaterais. Uma vacina contra o hormônio liberador de gonadotrofina (GnRH, do inglês *gonadotropin releasing hormone*) ("Fator Liberador de Gonadotrofina Canina [GnRF] Imunoterapêutico", Pfizer Animal Health; 1 mℓ, SC, repetido de 4 a 6 semanas e com reforço a cada 6 meses) recentemente recebeu licença condicional para o tratamento da HPB em cães. Estudos preliminares demonstram aumento de anticorpos anti-GnRH, diminuição das concentrações séricas de testosterona e dos tamanhos da próstata e testículo.[6] Os efeitos na fertilidade não foram avaliados, mas a diminuição de tamanho do testículo sugere diminuição da produção de esperma.

Prostatite

A HPB é a causa incitante da prostatite.[1,4] A HPB rompe a integridade da próstata e afeta a imunidade natural, a resistência à infecção, a drenagem linfática e a vascularização normal da glândula.[1,4] Duas formas distintas de prostatite são reconhecidas: prostatite asséptica e prostatite séptica.[4] A prostatite asséptica é uma reação inflamatória não infecciosa caracterizada pela infiltração da próstata por neutrófilos. A prostatite séptica desenvolve-se quando bactérias da flora normal do trato geniturinário invadem, de forma oportunista, a próstata.[1,4] *Escherichia coli* é a mais comumente isolada. *Pseudomonas*, *Staphylococcus*, *Streptococcus* e *Proteus* são outros patógenos comuns.[1,4] A prostatite séptica pode ser subcategorizada em aguda ou crônica. A diferença fundamental é a duração do início e os sinais clínicos apresentados. A prostatite crônica frequentemente é subclínica ou com sintomatologia de uma infecção de baixo grau.[1] A prostatite aguda apresenta-se com início repentino de dor abdominal grave e pirexia.[1]

O diagnóstico da prostatite é feito pela demonstração de células inflamatórias no fluido prostático. No caso de prostatite séptica, deve ser confirmada a presença de bactérias intracelulares ou haver uma cultura bacteriana positiva. A cultura e a histologia de uma biopsia prostática ou de um aspirado por agulha fina pode proporcionar o diagnóstico definitivo.

O tratamento com sucesso da prostatite requer a resolução de qualquer componente infeccioso e a remoção da causa incitante, no caso a HPB. Primeiramente, o tratamento da infecção bacteriana requer o uso de antibióticos capazes de penetrar a barreira prostática. Os antibióticos apropriados devem ser lipofílicos para penetrar a barreira lipídica, levemente básicos, uma vez que o pH da próstata normal ou infectada é geralmente neutro ou levemente ácido, e devem ter baixa afinidade para ligação a proteínas a fim de poder dissociar-se da circulação.[1] Devem ser selecionadas as opções de antibióticos atualmente disponíveis (enrofloxacino, trimetoprima-sulfa, eritromicina e cloranfenicol) com base na segurança e nos testes de sensibilidade a antibióticos. Em segundo lugar, o tratamento efetivo de prostatite crônica requer o tratamento da HPB (ver anteriormente).

Abscessos prostáticos

A prostatite séptica pode progredir para vacuolização purulenta da próstata ou infecção dos cistos parenquimais.[1,4,7] Os vacúolos ou cistos podem coalescer e formar grandes abscessos intracapsulares, causando aumento assimétrico da próstata.[1] Os sinais clínicos variam de sintomas inespecíficos crônicos até começo agudo com dor abdominal e pirexia. Se um abscesso se romper, a apresentação pode ser de abdome agudo e choque séptico.[1] Um diagnóstico presuntivo é feito por ultrassonografia. A história, os sinais clínicos e a hematologia ajudam a diferenciar abscessos prostáticos de cistos intraprostáticos. O diagnóstico conclusivo é feito pela demonstração de fluido supurativo obtido por biopsia, aspiração por agulha fina ou cirurgia exploradora.[1]

O tratamento requer drenagem do abscesso, antibioticoterapia a longo prazo e resolução da HPB. A drenagem cirúrgica seguida de omentalização é a técnica cirúrgica preferida. Outras opções cirúrgicas incluem prostatectomia completa ou parcial, marsupialização ou colocação de drenos de Penrose. Foi relatado sucesso com drenagem não cirúrgica feita por aspiração guiada por ultrassonografia.[8] Independentemente do tratamento, a castração é altamente recomendada.

Lesões císticas da próstata

Os abscessos prostáticos têm de ser diferenciados dos cistos prostáticos. Os cistos parenquimais (de retenção) são estruturas hipoecoicas difusas no interior do parênquima da próstata que se desenvolvem consequentemente à HPB e são as condições císticas mais comuns vistas na próstata canina.[1,7] A "metaplasia escamosa", que é a hiperplasia epitelial em resposta à exposição ao estrogênio, é responsável pela formação de alguns cistos parenquimais.[1,7] A hiperplasia epitelial e a fibrose estromal bloqueiam os dúctulos eferentes das glândulas, resultando em acúmulo de fluido serossanguinolento e subsequente dilatação e destruição dos ácinos.[1,4,7,8] Os cistos são revestidos por uma camada única de células epiteliais.[1,4,7] A prostatite crônica pode levar à fibrose e à dissolução do revestimento dos cistos, formando cavidades gigantes (prostatite cavitária) (Figura 72.2).[7]

Cavidades parenquimais extremamente grandes podem estender-se para além das margens da próstata. As cavidades ou os cistos podem ser assintomáticos ou contribuir para os sinais de hematúria ou de hematospermia, caso se rompam. Podem causar sinais clínicos relacionados à ocupação de espaço ou predispor à formação de abscessos prostáticos por disseminação ascendente ou por via hematógena das bactérias.

O tratamento dos cistos parenquimais requer o tratamento da HPB farmacologicamente ou por castração. Na metaplasia escamosa, é necessária a eliminação da fonte de estrógeno (p. ex., terapia exógena por estrógenos ou produção endógena de estrogênios por tumores das células de Sertoli ou por tumores adrenais).[5,7] Cistos pequenos podem regredir, mas cistos e cavidades grandes podem necessitar de drenagem cirúrgica se tiverem significância clínica. Foi descrita a drenagem por US-FNA.[8] A excisão cirúrgica e a omentalização são os procedimentos de escolha quando for necessária a cirurgia.[1]

Cistos paraprostáticos (cistos de ductos de Müller) localizam-se fora da cápsula prostática, o que os distingue dos cistos parenquimais. Eles não são controlados por hormônios, não são associados à HPB e não regridem após castração. Desenvolvem-se mais tarde na vida do animal a partir de remanescentes do ducto de Müller (ducto mülleriano ou paramesonéfrico).[1,7] Durante a embriogênese, a diferenciação sexual para macho induz regressão do ducto mülleriano por secreção da substância inibidora mülleriana (MIS).[1] Em fêmeas, o ducto de Müller dá origem aos ovidutos, ao útero e à vagina cranial.[1] A regressão incompleta do ducto mülleriano pode resultar em cistos cheios de fluido localizados adjacentes à próstata, com vários graus de envolvimento prostático. Os cistos geralmente não se comunicam com a próstata ou com a uretra. Cistos paraprostáticos requerem drenagem ou ressecção cirúrgica somente quando se tornarem sintomáticos.

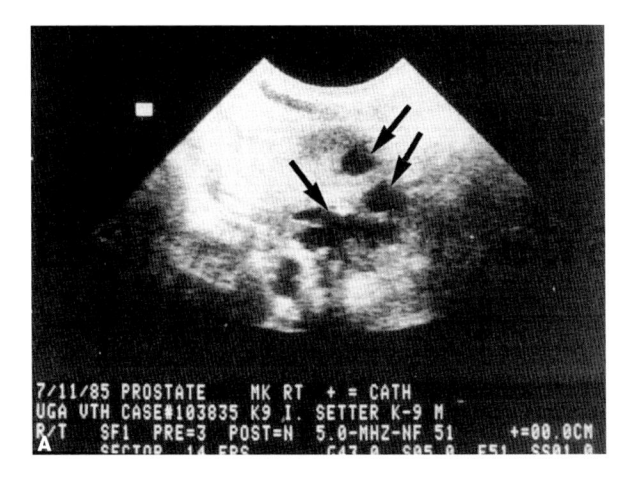

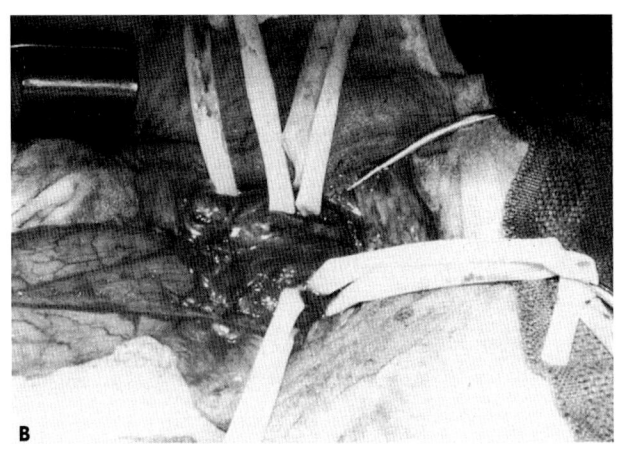

Figura 72.2 Cisto prostático na ultrassonografia (**A**) e na cirurgia (**B**).

Neoplasia prostática

A maior incidência de neoplasia prostática ocorre em cães castrados.[9,10] Parece não haver nenhuma associação com a idade em que foi feita a castração.[10] A neoplasia mais comumente diagnosticada é o adenocarcinoma.[9,10] O carcinoma de células transicionais também é comum, presumivelmente pela associação próxima da próstata à bexiga.[9]

As queixas presentes na apresentação do animal incluem estrangúria, que é mais comum na neoplasia prostática do que em quaisquer outras condições prostáticas devido à natureza invasiva do tumor para o interior do lúmen da uretra.[1] A palpação retal ou a ultrassonografia comumente demonstram a assimetria da próstata.[1] A ultrassonografia pode identificar também lesões ecogênicas maciças no interior do parênquima. O diagnostico definitivo é feito por biopsia ou aspiração por agulha fina.

Os cânceres prostáticos são altamente malignos e geralmente metástases já terão ocorrido no momento do diagnóstico.[1,9,10] O prognóstico é de grave a reservado no momento do diagnóstico e o tratamento, geralmente, é apenas paliativo, focado em manter a uretra patente.[11] As opções terapêuticas que têm sido descritas incluem prostatectomia completa, radioterapia[12] e ressecção transuretral (TUR, do inglês *transurethral resection*).[11] Todas as modalidades de tratamento têm sido associadas a significantes efeitos colaterais, inclusive incontinência e morte, e nenhuma prolongou ou manteve a qualidade da vida do paciente.

Referências bibliográficas

1. Johnston SD, Root Kustritz MV, Olson PNS: Disorders of the Canine Prostate. *In* Canine and Feline Theriogenology. Philadelphia: WB Saunders, 2001, p. 337.
2. Powe JR, Canfield PJ, Martin PA: Evaluation of the cytologic diagnosis of canine prostatic disorders. Vet Clin Pathol 33:150, 2004.
3. Gobello C, Castex G, Corrada Y: Serum and seminal markers in the diagnosis of disorders of the genital tract of the dog: a mini-review. Theriogenology 57:1285, 2002.
4. Epstein JI: The lower urinary tract and male genital system *In* Robbins and Cotran Pathologic Basis of Disease, 7th ed. Kumar V, et al (eds). Philadelphia: Elsevier Saunders, 1999, p. 1023.
5. Sirinarumitr K, Sirinarumitr T, Jhonson SD, et al. Finasteride-induced prostatic involution by apoptosis in dogs with benign prostatic hypertrophy. AJVR 63:495, 2002.
6. Trettien A: New Treatment Option for Canine Benign Prostatic Hyperplasia. Pfizer Animal Health Technical Bulletin, Sept 2006.
7. Nghiem HT, Kellman GM, Sandberg SA, Craig BM: Cystic lesions of the prostate. RadioGraphics 10:635, 1990.
8. Boland LE, Hardie RJ, Gregory SP, Lamb CR: Ultrasound-guided percutaneous drainage as the primary treatment for prostatic abscesses and cysts in dogs. JAAHA 39:151, 2003.
9. McEntee M: Reproductive oncology. Clin Tech Small Aim Pract 17:133, 2002.
10. Teske E: Canine prostate carcinoma: epidemiological evidence of an increased risk in castrated dogs. Molec Cell Endocrinol 197:251, 2002.
11. Liptak JM, Brutscher SP, Monnet E, et al: transurethral resection in the management of urethral and prostatic neoplasia in 6 dogs. Vet Surg 33:505, 2004.
12. Lucroy MD, Bowles MH, Higbee RG, et al: Photodynamic therapy for prostatic carcinoma in a dog. J Vet Intern Med 17:235, 2003.

Distúrbios do Testículo

Cheri A. Johnson

Se não houvesse influências genéticas e hormonais contrárias, a diferenciação normal dos mamíferos progrediria sempre para fêmea. No embrião, as células da crista genital transformam-se em gônadas bipotenciais ou indiferentes. O segundo fator mais importante que determina o desenvolvimento de testículo a partir da gônada indiferenciada localiza-se no braço mais curto do cromossomo Y. Essa região foi denominada região Y determinante do sexo, o gene Sry. Outros genes nos autossomos e os cromossomos sexuais também estão envolvidos na determinação para testículo ou ovário.[1] Os hormônios produzidos pelo testículo fetal, por sua vez, são responsáveis pela diferenciação para o fenótipo masculino. As células fetais de Sertoli produzem a substância inibidora mülleriana (MIS, do inglês *müllerian-inhibiting substance*), a qual, com seu receptor, causa regressão dos ductos müllerianos que, de outra maneira, desenvolver-se-iam em ovidutos, útero e vagina cranial. As células fetais de Leydig produzem testosterona, a qual, com receptor androgênico, faz com que os ductos de Wolff se estabilizem e desenvolvam-se em ductos deferentes e epidídimo.[2,3] A di-hidrotestosterona faz com que o sínus genital, o tubérculo genital e o inchaço genital se diferenciem em uretra e próstata, pênis e escroto, respectivamente.[3] A diferenciação testicular ocorre no feto canino no 36º dia de gestação. A regressão dos ductos de Müller está completa no 46º dia.[4]

Fatores produzidos pelo testículo fetal também causam a descida do testículo de sua posição fetal próximo ao polo caudal do rim, através do canal inguinal, até o escroto. A descida testicular transabdominal é mediada pelo ligante tipo insulina 3 (Insl3) e por seu receptor. O Insl3 é produzido por células de Leydig pré-natais e pós-natais e induz crescimento e diferenciação do gubernáculo a partir do ligamento suspensório caudal. A migração transabdominal é independente de andrógeno, enquanto a descida inguinoescrotal é mediada pela testosterona. A testosterona causa regressão do ligamento suspensório cranial.[2,5] Durante a fase inguinoescrotal da migração, ocorrem encurtamento do gubernáculo e eversão do músculo cremaster. A descida testicular normal é um evento pré-natal em gatos; em cães, normalmente se completa aos 10 a 42 dias de idade.[6]

Criptorquidismo

A falha na descida normal do testículo é denominada criptorquidismo, termo que significa testículos escondidos ou cobertos. A condição pode ser unilateral ou bilateral. O testículo não descido, ou "retido", pode estar em uma localização abdominal, em qualquer lugar ao longo da linha desde o polo caudal do rim até o canal inguinal. Os testículos não descidos podem também se localizar no canal inguinal ou no tecido subcutâneo entre o anel inguinal externo e o escroto. Em raras ocasiões um testículo críptico unilateral pode ser encontrado no tecido subcutâneo perineal, imediatamente caudal ou lateral ao escroto.

O testículo neonatal em cães e gatos recém-nascidos é móvel e desloca-se facilmente para fora do escroto, de volta à área inguinal. Por essa razão, algumas vezes é difícil diagnosticar com confiança o criptorquidismo em animais jovens. Em torno de 6 a 8 semanas de idade, uma idade típica para gatos e cães recém-nascidos serem adquiridos e levados para a sua primeira vacinação, ambos os testículos devem ser palpáveis no escroto. Existem descrições não publicadas, em cães, segundo as quais a descida testicular ocorre até com 6 meses de idade, mas isso não é normal. Alguns autores recomendam que o diagnóstico de criptorquidismo não seja feito antes que o cão tenha 6 meses de idade.[6] Não se sabe se esses relatos representam testículos escrotais excepcionalmente móveis ao invés de um atraso verdadeiro na descida testicular.

Testículos crípticos continuam a produzir testosterona. Portanto, as características sexuais secundárias, a típica libido e o comportamento masculino estarão presentes. A espermatogênese é impedida pela temperatura maior à qual os testículos não escrotais são submetidos e também por outros fatores, como defeitos nos receptores dos testículos retidos. O monorquidismo, a condição resultante da aplasia testicular unilateral, é raro em cães e gatos.

A prevalência de criptorquidismo na população em geral é desconhecida. De 1.345 gatos apresentados em um hospital de ensino para castração, 23 (1,7%) eram criptorquídicos.[7] Destes, 18 eram criptorquídicos unilaterais, sem diferenças entre os lados esquerdo e direito. Em todos os cinco casos com criptorquidismo bilateral, os testículos eram intra-abdominais. De 3.038 gatos de rua machos apreendidos para castração, 35 (1,2%) eram criptorquídicos e 46 (1,5%) já haviam sido castrados anteriormente, segundo os exames físicos.[8] A prevalência de criptorquidismo na população hospitalar canina é relatada como sendo entre 1,2% a 5%. Apesar de o modo de herdabilidade não ser conhecido para nenhuma das duas espécies, é bem aceito que o criptorquidismo é associado a linhagens familiares. Portanto, é provável que a prevalência varie de acordo com a raça. Por exemplo, em um estudo, a incidência de criptorquidismo em 2.929 cães da raça Boxer foi de 10,7%.[9] A herdabilidade estimada naquele estudo indicou que o modo de herança era complexo, mas que a seleção genética teria sucesso na tentativa de alterar a prevalência do criptorquidismo na raça Boxer.

A palpação cuidadosa do escroto geralmente é suficiente para estabelecer o diagnóstico de criptorquidismo em cães e gatos com mais de 6 a 8 semanas de idade, tendo em mente a mobilidade dos testículos. Se houver dúvidas nesses animais tão jovens, eles devem ser reexaminados mais tarde. Ocasionalmente, animais adultos sem testículos escrotais são adotados sem o conhecimento de cirurgias prévias. Nesses casos, pode existir dúvida se o animal é criptorquídico ou se foi castrado. A presença de comportamento típico de machos não castrados ou o odor típico da urina do gato macho pode aumentar a suspeita de criptorquidismo. Os achados no exame físico de espículas penianas em um gato ou a próstata bem desenvolvida em um cão proporcionam evidências indiretas da presença de testículo, pois essas estruturas são dependentes de andrógenos. Ambas involuem rapidamente após a castração.

Outros testes diagnósticos para o criptorquidismo incluem a determinação das concentrações séricas de hormônio luteinizante (LH, do inglês *luteinizing hormone*) ou de testosterona e a ultrassonografia. Após a castração, as concentrações séricas de LH aumentam devido à ausência de *feedback* negativo da testosterona. Portanto, encontrar níveis altos de LH no soro em um macho sem os testículos no escroto indica castração prévia; por outro lado, níveis baixos de LH indicam a presença de andrógeno. O ponto mínimo da secreção episódica de testosterona em cães e gatos machos não castrados pode situar-se abaixo do limite de detecção de alguns exames de testosterona. Portanto, as concentrações de testosterona devem ser medidas antes e após a administração de hormônio liberador de gonadotrofina (GnRH, do inglês *gonadotropin-releasing hormone*) ou gonadotrofina coriônica humana (HCG, do inglês *human chorionic gonadotropin*). Animais castrados têm baixos níveis de testosterona e não respondem ao GnRH ou à HCG. Uma única determinação aleatória da testosterona em um cão macho não castrado também pode ser baixa ou não detectável, dependendo da técnica. Níveis altos de testosterona ou aumento das concentrações em resposta ao GnRH ou à HCG confirmam a presença de testículo. A ultrassonografia pode identificar a presença e a localização de um testículo críptico. Isso pode ajudar no planejamento da abordagem cirúrgica. Resultados negativos na ultrassonografia não excluem a possibilidade de criptorquidismo porque o testículo retido pode ser pequeno.

A castração é o tratamento recomendado porque, em cães, o risco de neoplasia testicular no testículo críptico é significativamente maior do que no testículo escrotal. Apesar de a neoplasia testicular ser incomum em gatos, existem relatos em testículos retidos.[10] Se, durante a cirurgia, o ducto deferente, os vasos testiculares e/ou o epidídimo forem encontrados, é provável que exista também um testículo no lado ipsilateral. O monorquidismo (aplasia testicular) é raro. Quando se suspeitar de aplasia testicular, é importante confirmar a ausência verdadeira de tecido testicular com os testes hormonais apropriados descritos anteriormente. O tratamento médico para causar a descida de um testículo intra-abdominal não tem sucesso. Até hoje, os resultados de tratamentos para testículos subcutâneos inguinais têm sido principalmente de natureza empírica em medicina veterinária e muito variáveis nas medicinas humana e veterinária. Alguns argumentam que, nos casos de sucesso relatados, os testículos poderiam ter descido espontaneamente ou seriam altamente móveis e, a não ser por isso, normais.[11]

Neoplasia testicular

Tumores testiculares são comuns no cão, mas raros em gatos. Eles podem ser encontrados incidentalmente durante o exame físico, a castração ou a necropsia ou eles podem causar sinais clínicos. Os tumores testiculares mais comuns são o tumor das células de Sertoli, das células de Leydig (intersticiais) e os seminomas. Eles ocorrem com frequências aproximadamente similares exceto nos testículos intra-abdominais, nos quais os tumores mais frequentes são os das células de Sertoli. Tumores das células de Sertoli e de Leydig podem produzir hormônios e causar síndromes paraneoplásicas[12] (Figura 73.1).

O sinal clínico mais comum da neoplasia testicular é o aumento do testículo. As síndromes paraneoplásicas ocorrem comumente com os tumores testiculares produtores de hormônios. Essas síndromes incluem atrofia do testículo contralateral, alopecia, hiperpigmentação, ginecomastia, prepúcio pendular, metaplasia escamosa da próstata e supressão da medula óssea. A toxicidade na medula óssea, causada pelo estrogênio, pode resultar em anemia, trombocitopenia e/ou leucopenia. Portanto, os sinais clínicos podem ser caracterizados por anemia ou sangramento. Tumores testiculares intra-abdominais podem causar interferência mecânica em outros órgãos abdominais. A infertilidade também é um possível resultado da neoplasia testicular, mas a maioria dos cães afetados já passou da idade de reprodução.

Vários fatores de risco para neoplasias testiculares foram identificados em cães. A idade talvez seja o mais importante. Tumores testiculares são improváveis em cães com menos de 6 anos de idade, mas são muito comuns em cães com 10 anos ou mais. Em cães com mais de 6 anos de idade, a incidência de câncer testicular foi calculada em 68,1/1.000 anos-cães em risco.[13] O criptorquidismo também é um significante fator de risco. Em um estudo envolvendo 1.266 cães, tumores testiculares foram diagnosticados 10,9 vezes mais comumente em testículos crípticos do que em testículos escrotais.[14] Carcinógenos ambientais e certas expressões genéticas também são fatores de risco.

Deve-se suspeitar de neoplasia em qualquer massa testicular em um cão mais velho. A presença de ginecomastia e prepúcio pendular é chamada de feminização. A feminização é causada pelo estrógeno sozinho ou por um desequilíbrio entre estrógenos e andrógenos.[17] Ao se encontrar esses sinais em um macho não castrado, especialmente se houver também alopecia, deve-se suspeitar fortemente de tumor testicular produtor de estrógeno. No caso de um cão com próstata aumentada, deve-se suspeitar de metaplasia escamosa ao se encontrar grande número de células escamosas no ejaculado ou em aspirados por agulha fina da próstata. O estrógeno é a causa da metaplasia escamosa prostática. A presença de excesso de estrógeno pode ser confirmada por citologia esfoliativa da mucosa prepucial, pois ela se cornifica sob a influência de estrógeno da mesma maneira que o epitélio vaginal. A fonte mais provável de excesso de estrogênio em um cão macho é um tumor testicular.

O diagnóstico de neoplasia testicular frequentemente é feito com base na presença de uma massa testicular palpável. Os tumores geralmente são mais firmes do que o parênquima testicular circundante. Se não for palpável um tumor testicular em um cão com feminização ou metaplasia escamosa da próstata, ou em outras situações em que uma neoplasia testicular for um provável diagnóstico, deve-se fazer ultrassonografia testicular. A ultrassonografia pode ajudar a identificar pequenos tumores, especialmente quando eles se situam profundamente no parênquima e sua palpação é difícil. Embora a aspiração por agulha fina e a biopsia possam confirmar o diagnóstico e diferenciar os tumores testiculares, esses procedimentos raramente são indicados, pois o tratamento para todos esses tumores é a remoção do testículo afetado. Devido ao possível efeito tóxico do estrógeno na medula óssea, a avaliação pré-operatória deve incluir um hemograma completo. Tendo em vista que a maioria dos cães afetados é geriátrica, a realização de um painel bioquímico e de urinálise também é apropriada.

Se o cão ainda tiver valor como reprodutor, deve-se realizar castração unilateral, senão, ambos os testículos podem ser removidos. O testículo afetado é, então, enviado para avaliação histopatológica. Em contraste com a situação em homens, muitos dos tumores testiculares caninos são benignos. Portanto, o estadiamento completo da doença pode ser razoavelmente postergado até a confirmação histológica de malignidade. É mais provável que ocorram metástases intra-abdominais do que pulmonares. As opções de tratamento dos tumores malignos e metastáticos testiculares devem ser discutidas com um oncologista veterinário. Em comparação com o criptorquidismo e a neoplasia, os outros distúrbios testiculares são vistos muito menos comumente na clínica geral de pequenos animais. As massas testiculares não neoplásicas incluem espermatocele, granulomas e cistos. Embora possam formar-se abscessos nos testículos, nas infecções testiculares é mais comum haver envolvimento difuso ao invés de uma massa focal. Os proprietários podem assumir que um escroto aumentado se deva ao aumento do testículo. Outras causas de aumento do escroto incluem aumentos do epidídimo e do cordão espermático (incluindo o cordão cirroso), herniação escrotal de omento ou de alça intestinal, hidrocele ou edema da pele escrotal. Hidrocele é o acúmulo de fluido entre as camadas visceral e parietal da túnica vaginal no escroto. O fluido pode ser um transudato, no caso de obstrução linfática do cordão espermático, ou ser sangue ou exsudato, no caso de traumatismo ou de infecção. Além da palpação cuidadosa, a ultrassonografia do conteúdo escrotal é de extrema ajuda para a diferenciação das causas do aumento escrotal.

Espermatocele/granuloma espermático

Espermatocele é uma dilatação cística do sistema ductal causado por estase e por acúmulo de espermatozoides.[18] É muito mais provável de ocorrer no ducto deferente ou

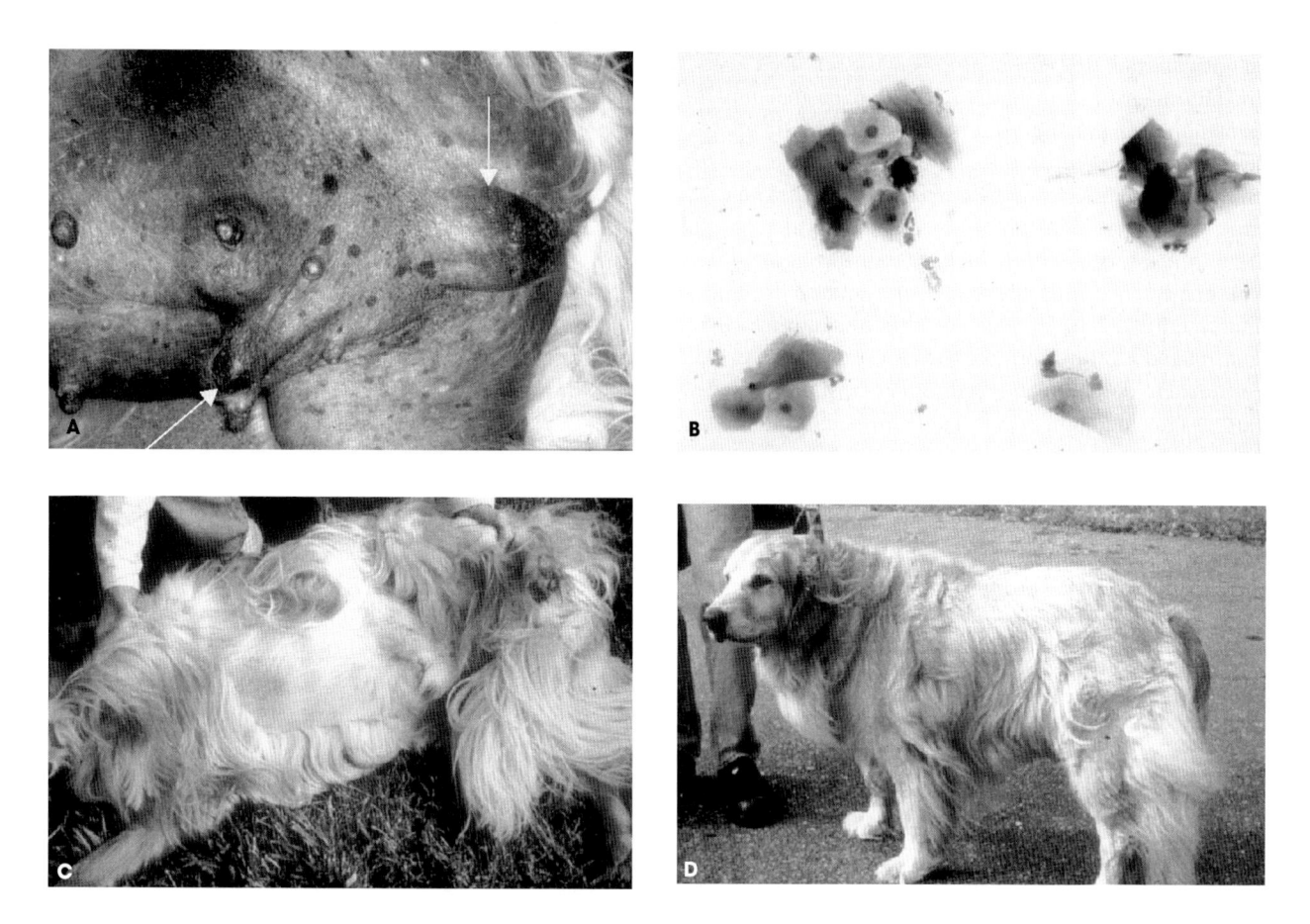

Figura 73.1 Golden retriever com 10 anos de idade com síndrome paraneoplásica causada por um tumor de células intersticiais produtor de estrógeno. **A.** Alopecia e hiperpigmentação, desenvolvimento mamário e de mamilos, prepúcio pendular (*seta branca*) e testículos assimétricos (*seta na região caudal*). **B.** Cornificação do epitélio da mucosa prepucial. **C.** e **D.** Resolução da alopecia, da hiperpigmentação e da feminização após a castração. (Cortesia do Dr. William Schall, Michigan State University.)

no epidídimo do que no testículo. As espermatoceles podem causar reação inflamatória local com infiltração de monócitos e macrófagos e desenvolvimento de um granuloma espermático. Por outro lado, a preexistência de inflamação testicular (orquite) pode causar obstrução e formação de espermatocele. As espermatoceles também podem resultar de traumatismo, incluindo aqueles causados pela aspiração por agulha fina ou biopsia. Algumas espermatoceles são de origem congênita. A espermatocele pode ser um achado incidental, sem sinais clínicos, ou causar aumento de volume e de uma massa palpável. Se estiver associada a uma condição inflamatória, o animal também pode sentir desconforto. Cistos ocasionalmente se originam dos túbulos seminíferos ou da *rete testis*. Podem ser achados incidentais durante a ultrassonografia testicular ou ser grandes o suficiente para alterar o tamanho ou a forma dos testículos. Os cistos envolvendo a *rete testis* podem obstruir completamente a passagem de espermatozoides para o epidídimo.

Sempre que uma lesão for encontrada em um dos testículos, ambos devem ser examinados para determinar se o distúrbio é unilateral ou bilateral. A diferenciação de lesões testiculares locais, como tumores, granulomas ou cistos, pode ser feita por ultrassonografia e aspiração por agulha fina. As amostras devem ser enviadas para avaliação citológica e cultura, se houver indicação. Quando cistos e granulomas forem achados incidentais e não causarem sinais clínicos, não é necessária avaliação adicional. Embora possam ser feitas biopsias, a aspiração por agulha fina geralmente é suficiente para as lesões focais. A remoção do testículo afetado frequentemente é uma abordagem mais vantajosa do ponto de vista custo-benefício do que a realização de biopsia porque aquela é potencialmente terapêutica e também proporciona amostras para avaliações histopatológicas e microbiológicas.

Orquite

Condições infecciosas ou inflamatórias dos testículos são relativamente incomuns no cão e raras no gato. Quando ocorrem, o epidídimo também frequentemente é envolvido. As infecções podem ter origem hematógena ou ser causadas por ferimentos penetrantes. Dos agentes infecciosos, a *Brucella canis* é de particular importância em cães por sua natureza insidiosa e seus efeitos devastadores na reprodução.[19] A infecção por *Brucella canis* geralmente não causa sinais de doença sistêmica em cães. A febre transitória e o edema testicular que se seguem à infecção geralmente passam despercebidos. Apesar de a *B. Canis* poder causar aumento do epidídimo e do testículo, geralmente esse aumento não é de uma magnitude que seja notada na observação casual. Foi relatada dermatite escrotal associada à epididimite, mas certamente não é um achado consistente. Somente após os cães terem se tornado inférteis é que os proprietários percebem o problema. Ocasionalmente, *B. Canis* infecta órgãos não reprodutivos, incluindo os olhos e discos intervertebrais. Quando isso acontece, há sinais clínicos associados. Na infecção crônica, os testículos atrofiam-se. Outras bactérias e outros agentes micóticos, como *Blastomyces*, também podem causar orquite. Foi relatada orquite linfocítica, que se suspeita ter uma base imunomediada.[20] O traumatismo testicular pode causar hemorragia, edema e inflamação.

Deve-se suspeitar de orquite quando se observa edema, calor e dor durante o exame físico do testículo. Se outros sinais de doença estiverem presentes, também devem ser investigados. Deve ser feita sorologia para *Brucella canis* em todos os cães com orquite ou epididimite. O teste rápido de aglutinação em lâmina (RSAT, do inglês *rapid slide agglutination*) é um excelente teste de triagem. É altamente sensível; assim, um resultado negativo é uma boa evidência *contra* o diagnóstico, assumindo-se que a infecção esteja presente por, pelo menos, 8 a 12 semanas e o animal não esteja sob antibioticoterapia. O RSAT não é específico. Resultados falso-positivos são comuns. Se o resultado de RSAT para *B. canis* for positivo, a antibioticoterapia deve ser suspensa até que se completem outros testes confirmatórios. Se o RSAT para *B. canis* for negativo, podem ser feitos testes adicionais para o diagnóstico de orquite. Esses testes devem incluir ultrassonografia, citologia e cultura do líquido seminal e/ou aspiração por agulha fina, a fim de obter amostras para citologia e cultura microbiológica. Pode ser iniciado tratamento empírico com antibióticos enquanto os resultados são aguardados. Se o traumatismo for a causa suspeita, pode considerar-se o uso de compressas frias para reduzir o edema, pois a pressão tem efeito negativo sobre a espermatogênese. No caso de orquite unilateral em um reprodutor valioso, deve-se considerar a preservação do testículo contralateral. A espermatogênese pode ser afetada adversamente por calor, pressão e/ou extensão direta da infecção. Para preservar o testículo contralateral não afetado, pode-se considerar a hemicastração, caso a resposta ao tratamento não seja imediata.

Torção do cordão espermático

Outras causas de aumento testicular incluem a torção do cordão espermático e a oclusão do cordão espermático. A torção do cordão espermático geralmente é denominada torção testicular, mas "torção do cordão" é o mais correto. A torção do cordão espermático ocorre mais frequentemente em testículos intra-abdominais do que em testículos escrotais.[21] Frequentemente, o testículo intra-abdominal também tem um tumor. O sinal clínico proeminente da torção do cordão espermático é o início súbito de dor intensa. Os sinais clínicos podem ser típicos de abdome agudo, quando um testículo intra-abdominal estiver envolvido. A dor na torção do cordão espermático intraescrotal pode se manifestar como relutância em andar.[22] A torção do cordão espermático causa edema e aumento de firmeza no cordão, epidídimo e testículo. A natureza espiralada e a dilatação dos vasos testiculares no interior do cordão torcido podem ser identificadas pela ultrassonografia.

O tratamento é a castração do testículo intra-abdominal afetado. A castração geralmente também é recomendada para a torção do cordão espermático intraescrotal porque danos irreparáveis podem ser causados à espermatogênese em poucas horas. Uma hérnia escrotal também pode causar oclusão do cordão espermático[23], e nesse caso os sinais clínicos seriam idênticos aos de torção do cordão. Mais comumente, porém, as hérnias escrotais não ocluem o cordão espermático ou afetam os testículos. Os sinais usuais de hérnia escrotal são aumento unilateral do escroto e dor mínima.

Hipoplasia testicular

Uma variedade de distúrbios congênitos resulta em hipoplasia testicular ou hipogonadismo. Frequentemente, encontram-se na genitália anormalidades associadas. A hipoplasia e o hipogonadismo são vistos em animais jovens quando atingem a puberdade. Conforme discutido anteriormente, fatores genéticos e hormonais são necessários para a diferenciação normal da gônada indiferenciada em testículos e a diferenciação sexual subsequente da genitália para fenótipo masculino. Portanto, anormalidades na expressão dos genes que determinam a diferenciação do testículo, na produção testicular de hormônios e/ou em receptores hormonais, podem estar envolvidos.[24-26] A determinação da causa específica da hipoplasia testicular em um determinado animal em geral requer extensa avaliação, particularmente se a genitália externa tiver fenótipo masculino normal. Uma exceção é o gato macho calico (ou calicó ou calicó), ou casco de tartaruga (*tortoise-shell*).

As pelagens de cor laranja e preta requerem um cromossomo X para se expressar, por esta razão, os gatos machos, por terem apenas um X, não seriam capazes de exibir ambas as cores. A cor da pelagem do gato macho calico ou casco de tartaruga é, portanto, um marcador para XXY ou um estado quimérico. Pelo menos sete complementos cromossômicos diferentes foram descritos para gatos calico/casco de tartaruga machos.[6] Alguns desses gatos são machos fenotipicamente normais, férteis, com espermatogênese normal comprovada por histopatologia testicular. Presumivelmente, esses gatos são quimeras com o cariótipo felino XY 38 normal no tecido gonádico. Alguns machos calico/casco de tartaruga têm hipoplasia testicular. A histopatologia testicular pode ser normal em algumas áreas, alguns ou todos os túbulos seminíferos sem espermatogônias ou alguns ou todos os túbulos somente com células de Sertoli.

Em outros animais com hipoplasia testicular deve ser considerada também a presença de anormalidades em qualquer lugar ao longo do eixo hipotalâmico-pituitário-gonádico e também de distúrbios na diferenciação sexual. O achado de anormalidades concomitantes nas genitálias externa ou interna, tais como genitália ambígua ou feminina, hipospádia ou persistência de ductos müllerianos, ajuda a definir os outros fatores que podem estar envolvidos.[27,28] Algumas vezes, a execução direta de cariotipagem proporciona a resposta.

Por ser improvável que os animais com hipoplasia testicular tenham boa qualidade de sêmen e geralmente não serem desejáveis para reprodução, não há motivo para um trabalho de diagnóstico extensivo para um indivíduo em particular. Todavia, se mais de um indivíduo da mesma linhagem for afetado similarmente, o trabalho pode ser de interesse para a raça. O exame físico vai confirmar os testículos anormalmente pequenos. Se houver necessidade, a capacidade funcional do testículo hipoplásico pode ser avaliada medindo-se a testosterona antes e depois da administração de GnRH ou de HCG e pela avaliação do sêmen. É improvável que os resultados sejam normais, mas, se forem, alguns proprietários podem optar por não castrar o animal.

Atrofia testicular

Em contraste com a hipoplasia, a degeneração testicular e a atrofia são condições adquiridas. A atrofia testicular é comum em cães geriátricos, especialmente naqueles com mais de 11 anos de idade. O American Kennel Club não registra filhotes de pais com mais de 12 anos sem uma documentação que comprove a normalidade do sêmen. O testículo é danificado facilmente, frequentemente resultando em atrofia. As espermatogônias geralmente são mais sensíveis ao dano do que as células de Sertoli e as células intersticiais. Portanto, a produção de testosterona pode continuar mesmo que a espermatogênese tenha sido perdida. Calor, pressão, infecção, certas toxinas e drogas (inclusive corticoides), radiação, deficiências nutricionais e traumatismo (incluindo biopsias) são algumas das muitas causas. Quando, finalmente, um macho é apresentado com testículos atróficos ou degenerados, pode ser difícil determinar a causa incitante. Se um cão ainda tem valor como reprodutor, a função testicular deve ser avaliada por um período superior a 2 meses, já que o ciclo espermatogênico do cão é de 62 dias.[6] O prognóstico para a recuperação da fertilidade de testículos atróficos ou degenerados é reservado, mesmo que a causa possa ser encontrada e corrigida. Se a condição for unilateral, o envio do lado afetado para avaliação histopatológica e cultura microbiológica seria razoável.

Azoospermia

Animais machos podem ser apresentados para avaliação de anormalidades funcionais, e não físicas, dos testículos. A história deve ser analisada com cuidado e deve ser feito um exame físico completo. Sorologia para *Brucella canis* deve ser feita em qualquer cão apresentado para exame de infertilidade. O primeiro passo na avaliação da função endócrina da gônada é determinar as concentrações séricas de testosterona antes e após administração de GnRH ou de HCG. O primeiro passo para a avaliação da espermatogênese é fazer uma avaliação do sêmen. Os leitores devem dirigir-se ao livro-texto *Canine and Feline Theriogenology*[6] para uma discussão completa da abordagem diagnóstica da infertilidade em um plantel. Nossa discussão será limitada à ausência de espermatozoides, ou azoospermia, no ejaculado porque essa é uma situação que frequentemente requer biopsia testicular. Em animais que ainda têm espermatozoides no ejaculado, a biopsia frequentemente é recomendada como o último teste diagnóstico porque poderá haver dano ao parênquima testicular no processo. Mesmo na ausência de complicações, a biopsia testicular de um testículo normal aparentemente não tem efeito prejudicial na qualidade do sêmen em cães;[29] o mesmo fato pode não ser verdadeiro para testículos nos quais a espermatogênese já seja marginal.

A ausência de espermatozoides no ejaculado pode refletir ejaculação retrógrada, ejaculação incompleta, obstrução do efluxo do esperma ou falta de espermatogênese. A ejaculação retrógrada de poucos espermatozoides para a bexiga é normal em cães e gatos. A magnitude é maior quando se emprega a eletroejaculação para a coleta do sêmen.[30] Apesar de ter sido considerada por alguns uma provável causa de azoospermia, o autor não observou ejaculação retrógrada de magnitude capaz de explicar a ausência completa de espermatozoides no fluido seminal. Para avaliar essa possibilidade, o número de espermatozoides no fluido seminal é comparado com o número de espermatozoides obtidos da bexiga após a ejaculação.

O epidídimo canino produz fosfatase alcalina. Portanto, a concentração de fosfatase alcalina no fluido seminal pode ser usada como um marcador da presença de fluido epididimal no ejaculado. O fluido originado do epidídimo também deve conter espermatozoides móveis. Se não houver espermatozoides, mas as concentrações de fosfatase alcalina forem altas, existe obstrução bilateral do efluxo de espermatozoides do testículo para o epidídimo ou os testículos não estão produzindo espermatozoides. Se uma amostra azoospérmica tiver baixa concentração de fosfatase alcalina, existem duas possibilidades. A primeira possibilidade é a de que somente a primeira fração (pré-esperma) do ejaculado, a que se origina da próstata, foi colhida. A segunda possibilidade é a da obstrução bilateral do efluxo do esperma a partir do epidídimo.

Em cães e gatos, amostras obtidas por aspiração por agulha fina dos testículos podem ser utilizadas para avaliar a presença ou a ausência de espermatozoides. Todavia, serão necessários a coleta e o exame de espécimes de biopsia para avaliar completamente o ciclo espermatogênico.[31] O emprego de técnica cirúrgica meticulosa e a aplicação pós-operatória de compressas frias no escroto ajudarão a minimizar o edema após a biopsia.[32]

Referências bibliográficas

1. Silversides DW, Pilon N, Behdjani R, et al: Genetic manipulation of sex differentiation and phenotype in domestic animals. Theriogenology 55:51, 2001.
2. Hughes IA: Female development – all by default? N Engl J Med 351:8, 2004.
3. Melniczek JR, Dambach D, Prociuk U, et al: Sry-negative XX sex reversal in a family of Norwegian Elkhounds. J Vet Intern Med 13:564, 1999.
4. Meyers-Wallen VN, Manganaro TF, Kuroda T, et al: The critical period for Müllerian duct regression in the dog embryo. Biol Reproduc 45:626, 1991.
5. Gorlov IP, Kamat A, Bogatcheva NV, et al: Mutations of the GREAT gene case cryptorchidism. Hum Molec Gen 11:2309, 2002.
6. Johnston SD, Root Kustritz MV, Olson PN: Sexual differentiation and normal anatomy of the dog. Sexual differentiation and normal anatomy of the tom cat. *In* Canine and Feline Theriogenology, Philadelphia: WB Saunders, 2001, pp. 275; 497.
7. Millis DL, Hauphman JG, Johnson CA: Cryptorchidism and monorchidism in cats. 25 cases (1980-1989) J Am Vet Med Assoc 200:1128, 1992.
8. Williams LS, Levy JK, Robertson SA, et al: Use of the anesthetic combination of tiletamine, zolazepam, ketamine and xylazine for neutering feral cats. J Am Vet Med Assoc 220:1491, 2002.
9. Nielen AL, Janss LL, Knol BW: Heritability estimations of diseases, coat color, body weight, and height in a birth cohort of Boxers. Am J Vet Res 62:1198, 2001.
10. Yasuda MN, Kamimura Y, et al: Teratoma in a feline unilateral cryptorchid testis. Vet Pathol 38:729, 2001.
11. Rafer J, Handelsman DJ, Swerdloff RS, et al: Hormonal therapy of cryptorchidism. N Engl J Med 314:466, 1986.
12. Peters MA, de Jong FH, Teerds KJ, et al: Ageing, testicular tumors and the pituitary-testis axis in dogs. J Endocrinol 166:153, 2000.
13. Reif JS, Maguire TG, Kenney RM: A cohort study of canine testicular neoplasia, J Am Vet Med Assoc 175:719, 1979.
14. Pendergrass TW, Hayes HM: Cryptorchidism and related defects in dogs: epidemiologic comparisons to man. Teratology 12:51, 1975.
15. Hayes HM, Tarone RE, Casey HW: A cohort study of the effects of Vietnam service on testicular pathology of US military working dogs. Military Med 160:248, 1995.
16. Peters MA, Mol JA, van Wolferen ME, et al: Expression of insulin-like growth factor (IGF) system and steroidogenic enzymes in canine testis tumors. Reprod Biol Endocrinol 1:22, 2003.
17. Mischke R, Meurer D, Hoppen HO, et al: Blood plasma concentration of oestradiol-17β, testosterone and testosterone/oestradiol ratio in dogs with neoplastic and degenerative testicular diseases. Res Vet Sci 73:267, 2002.
18. Mayenco Aguirre AM, Garcia Fernandez P, Sanchez Muela M: Sperm granuloma in the dog: Complications of vasectomy. J Small Anim Pract 37:392, 1996.
19. Johnson CA, Walker RD: Clinical signs and diagnosis of Brucella canis infecture. Comp Cont Edu 14:763, 1992.
20. Fritz TE, Lombard LS, Tyler SA, et al: Pathology and familial incidence of orchitis and its relationship to thyroiditis in a closed beagle colony. Exper Molec Pathol 24:142, 1976.
21. Naylor RW, Thompson SM: Intra-abdominal testicular torsion – a report of two cases. J Am Animal Hosp Assoc 15:763, 1979.
22. Young ACB: Two cases of intrascrotal torsion of a normal testicle. J Small Anim Pract 20:229, 1979.
23. Dorn AS: Spermatic cord occlusion in a dog. J Am Vet Med Assoc 173:82, 1978.
24. Flier JS, Underhill LH: Androgen resistance – the clinical and molecular spectrum. N Engl J Med 326:611, 1992.
25. Peter AT, Markwelder D, Asem EK: Phenotypic feminization in a genetic male dog caused by nonfunctional androgen receptors. Theriogenol 40:1093, 1993.
26. Knighton EL: Congenital adrenal hyperplasia secondary to 11β-hydroxylase deficiency in a domestic cat. J Am Vet Med Assoc 225:238, 2004.
27. Meyers-Wallen VN, Donahue PK, Ueno S, et al: Müllerian inhibiting substance is present in testes of dogs with persistent Müllerian duct syndrome. Biol Reproduct 41:881, 1989.
28. King GJ, Johnson EH: Hypospadias in a Himalayan cat. J Small Anim Pract 41:508, 2000.
29. Attia KA, Zaki AA, Eilts BE, et al: Anti-sperm antibodies and seminal characteristics after testicular biopsy or epididymal aspiration in dogs. Theriogenol 53:1355, 2000.
30. Dooley MP, Pineda MH: Effect of method of collection on seminal characteristics of the domestic cat. Am J Vet Res 47:286, 1986.
31. Dajlbom M, Mäkinen A, Suominen J: Testicular fine needle aspiration cytology as a diagnostic tool in dog infertility. J Small Anim Pract 38:506, 1997.
32. Johnson CA, Olivier NB, Nachreiner RF, et al: Effect of 131I-induced hypothyroidism on indices of reproductive function in adult male dogs. J Vet Intern Med 13:103, 1999.

Fisiopatologia do Pênis

Michelle Anne Kutzler

Desenvolvimento

O desenvolvimento reprodutivo normal em cães e gatos machos depende da exposição do sínus urogenital embrional e dos ductos mesonéfricos (de Wolff) a andrógenos durante o terço médio da gestação (entre 20 e 40 dias antes do nascimento). Nesse estágio do desenvolvimento, o sínus urogenital consiste em uma porção pélvica que se estende da bexiga até o arco isquial, do qual a uretra deriva, e também em uma porção fálica associada ao tubérculo genital. O revestimento epitelial da porção fálica expande-se ao longo do tubérculo genital como um cordão sólido, chamado placa uretral, e torna-se oco, formando um canal. A proliferação mesenquimal em ambos os lados da placa uretral aumenta as pregas genitais, levando à formação de uma fenda uretral mediana na superfície ventral do tubérculo genital. O tubérculo genital em alongamento desenvolve-se em pênis e as pregas urogenitais fundem-se ventralmente ao longo de todo o comprimento do tubérculo genital formando a uretra peniana. O tecido erétil do corpo esponjoso é formado pela diferenciação de tecidos mesodérmicos no interior das pregas uretrais e ele avança ao longo da uretra ao mesmo tempo que progride a fusão das pregas uretrais. O inchaço escrotal que se forma lateralmente às pregas urogenitais gradualmente se move em direção craniomedial e suas partes caudais aumentam e fundem-se na linha mediana para formar o escroto e a rafe escrotal. O prepúcio desenvolve-se a partir de uma separação de duas camadas de células ectodérmicas que se originam na extremidade distal do pênis. Em cães pré-púberes, a separação das camadas ectodérmicas forma um anel incompleto com uma conexão ventral entre a superfície inferior da glande e o prepúcio, conhecido como frênulo. Ao contrário dos cães, o prepúcio de gatos pré-púberes é aderido circunferencialmente à glande. Em ambas as espécies, essa conexão peniano-prepucial evita a extensão da glande para fora do prepúcio durante a ereção. A mucosa prepucial normal é composta de epitélio escamoso estratificado. Quando há necessidade de substitutos para a mucosa prepucial durante uma reparação cirúrgica, a mucosa bucal ou a intestinal têm sido usadas com sucesso.[1]

Foi relatado que, durante o desenvolvimento embrional, a uretra origina-se da fusão das bordas livres do par de pregas uretrais, resultando no fechamento da fossa uretral após o rompimento da membrana uretral.[2] Todavia, uma pesquisa subsequente foi incapaz de detectar tanto a fusão das pregas uretrais quanto a ruptura da membrana urogenital; portanto, o desenvolvimento embriológico exato da uretra permanece obscuro.[3] O que não se contesta é que, na ausência de andrógenos (testosterona ou di-hidrotestosterona) ou de receptores para andrógenos, os ductos mesonéfricos, o pênis e a uretra peniana não se desenvolvem.[4] Adicionalmente, a exposição pré-natal de fetos de cães e de gatas a andrógenos masculiniza o sínus urogenital e possibilita a persistência dos ductos mesonéfricos.[5]

Anatomia e fisiologia

O prepúcio é uma dobra de pele que cobre a glande peniana enquanto o pênis não está ereto. O prepúcio consiste em uma lâmina externa e uma lâmina interna que se unem na abertura prepucial. A lâmina interna termina no fórnix, local em que ela se torna contínua com a mucosa que reveste a glande; a lâmina externa é a pele com pelos, do lado de fora. O prepúcio é suspenso do abdome ventral por ligamentos prepuciais e por músculos. Esses músculos cutâneos modificados mantêm o prepúcio sobre a glande peniana durante o estado de retração. O pênis é fixado ao arco isquiático pela crura e pelos músculos isquiocavernosos. O pênis consiste em raiz, corpo e glande. A raiz não é visível externamente. O corpo do pênis é feito de tecido cavernoso. O corpo cavernoso distal é ossificado (osso peniano) e estende-se distalmente desde logo atrás do bulbo até a extremidade da glande.[6] Um canal ventral no osso peniano acomoda a uretra, cuja extremidade proximal é um local comum de obstrução uretral por cálculos urinários.[4] A glande peniana do cão é dividida em duas partes principais: a parte longa e o bulbo. A aplicação de pressão atrás do bulbo da glande resulta em contração do músculo isquiouretral, o qual se insere em um anel fibroso que circunda o tronco comum das veias dorsais esquerda e direita do pênis. A contração do músculo isquiouretral oclui a veia dorsal, resultando em ingurgitamento dos tecidos cavernosos no interior do pênis. Adicionalmente, o encurvamento caudal do pênis durante a posição cauda a cauda assumida no trancamento genital em cães oclui as veias emissárias.[7] A transecção do músculo isquiouretral impede a ereção em cães, incluindo a ereção parcial do pênis pelo bulbo da glande.[8] A detumescência requer relaxamento daquelas fibras musculares, permitindo a drenagem venosa pelas veias pudendas.

Na glande do gato adulto não castrado existe uma faixa de aproximadamente 4 mm de largura, formada por 120 a 150 espículas queratinizadas apontadas para trás, dispostas em seis a oito fileiras que circundam a glande.[9] Essas espículas são sensíveis a andrógenos e são um indicador indireto da presença de hormônios masculinos em gatos.[9] As espículas regridem completamente em 13 a 24 semanas após a castração.[9] As espículas são uma adaptação para proporcionar estimulação adicional e para induzir a ovulação durante o acasalamento.[9] Porém, mesmo o pênis liso do gato castrado é capaz de estimular a ovulação.[9] O epitélio uretral em gatos machos também é sensível a andrógenos, sendo significativamente mais alto e com uma densidade de fibrócitos menor do que nos gatos castrados.[4] A presença de espículas penianas pode ser usada para identificar machos castrados unilateralmente.[10] Testes adicionais de estimulação endócrina podem ser usados para confirmar um diagnóstico de castração incompleta, começando com a coleta de uma amostra de sangue venoso para determinação da concentração basal de testosterona. As amostras de sangue pós-estimulação são coletadas aos 30 e aos 120 min após a injeção intravenosa (500 UI/gato) de gonadotrofina coriônica humana (HCG).[10] As concentrações de testosterona aumentam em 5 e 10 vezes aos 30 e aos 120 min, respectivamente.[10] A administração intravenosa da HCG resulta em estimulação mais consistente do que a administração intramuscular ou subcutânea.

O suprimento vascular do prepúcio ocorre através da artéria e da veia dorsais do pênis e de um ramo dos vasos pudendos externos. A drenagem linfática é feita para os linfonodos prepucial e inguinal superficial. O suprimento sanguíneo para o corpo cavernoso do pênis é feito pelas artérias penianas profunda e dorsal. A ereção ocorre quando há aumento do fluxo arterial para o corpo cavernoso associado a uma diminuição do efluxo sanguíneo venoso dos corpos cavernosos através da veia dorsal do pênis, resultando em relaxamento dos sinusoides e em enchimento dos corpos cavernosos.

O corpo cavernoso é uma conglomeração de sinusoides venosos que funcionam como tecido erétil. A artéria epigástrica caudal pode servir como um vaso doador para aumentar o fluxo sanguíneo para o corpo cavernoso quando houver redução do fluxo da artéria peniana dorsal.[11] No cão, o ingurgitamento rápido do bulbo da glande também depende da dilatação das artérias helicinas no tecido erétil junto ao sangue venoso da parte longa da glande. Um sistema elaborado de drenagem venosa conecta os corpos cavernosos às veias ilíacas, e um vazamento nesse sistema é importante causa de impotência em homens. A veia circunflexa drena para a veia dorsal profunda e proporciona drenagem adicional para os dois terços distais dos corpos cavernosos. Um vazamento venoso pequeno na presença de fluxo arterial normal tem efeito mínimo no desenvolvimento da ereção.[12] Porém, a rigidez peniana pode ser impedida pelo excesso de efluxo venoso resultante de alterações patológicas nos músculos lisos cavernosos, de drenagem venosa local anormal, de liberação insuficiente de neurotransmissor e de alterações no endotélio cavernoso.[13] Os corpos cavernosos são facilmente acessíveis a puncturas percutâneas por agulha hipodérmica e podem ser usados como um acesso vascular emergencial em cães com hipovolemia grave.

Os núcleos espinais que controlam a ereção estão localizados na substância cinzenta intermédio-lateral em S1-S3 e em T12-L3 em cães.[15] Os axônios dos núcleos sacrais fundem-se para formar o nervo pélvico (nervos erigentes), cujas fibras eferentes parassimpáticas viscerais (nervos cavernosos) estão localizadas no aspecto lateral da uretra.[15] Os nervos cavernosos penetram sozinhos a túnica albugínea dos corpos cavernosos e entram no corpo cavernoso junto com a artéria peniana profunda e com a veia cavernosa.[15] Esses nervos podem ser danificados facilmente durante cirurgias urogenitais. A dessensibilização da glande resulta em desorientação genital durante o acasalamento e também em falhas na penetração em gatos,[16] mas não em cães.[17] No cão, a simpatectomia toracolombar resulta em diminuição da frequência do acasalamento, mas quando a cópula acontece, o trancamento genital, que é altamente dependente de alterações vasomotoras no pênis, permanece inalterado.[18] A ereção pode ser induzida via eletroestimulação dos nervos cavernosos ao longo do aspecto posterolateral da próstata.[11] A ereção também pode ser induzida em machos castrados, mas é necessário maior nível no limiar energético. A voltagem mínima necessária para induzir a ereção em cães não castrados (0,2 V a 4 V) é a metade daquela necessária em cães castrados (0,6 V a 12 V).[19]

O nervo hipogástrico é um nervo simpático periférico que tem papel crucial no transporte do esperma através do vaso deferente, na secreção de fluido de glândula acessória e no fechamento do colo da bexiga.

Receptores de pressão para ejaculação estão localizados no corpo do pênis abaixo da superfície do epitélio. Quando as vias simpáticas do nervo esplâncnico lombar são lesadas bilateralmente, no retroperitônio ou no interior da pelve, ocorre falha na ejaculação resultante da falta de fechamento do colo da bexiga, mas sem impedimento da emissão seminal.[20] A transecção bilateral dos nervos hipogástricos em cães resulta em ejaculação retrógrada, pois os nervos hipogástricos são a única via de sinais eferentes para a contração ativa do colo da bexiga durante a ejaculação.[20] A função do nervo hipogástrico pode ser recuperada por anastomose do nervo hipogástrico seccionado.[20]

O cão macho tem dois reflexos ejaculatórios que são controlados, principalmente, por sinais somáticos por meio do nervo pudendo, do qual o nervo dorsal do pênis se origina. O primeiro reflexo ejaculatório ocorre seguindo a introdução peniana, persiste por 15 a 30 s e é caracterizado por movimentos pélvicos intensos, por passos alternados dos membros posteriores, por ingurgitação rápida da glande, por contração do músculo bulboesponjoso e por expulsão da fração rica em espermatozoides do ejaculado. O segundo reflexo ejaculatório ocorre durante o trancamento genital, persiste por 10 a 30 min e é caracterizado pela contração rítmica dos músculos uretrais, do bulboesponjoso e do isquiocavernoso e pela expulsão de fluido prostático.

Anormalidades congênitas penianas e prepuciais

Hipospádia

Hipospádia é uma anormalidade congênita incomum da genitália externa masculina de cães e de gatos.[21] A frequência exata é desconhecida porque casos graves resultam em morte neonatal e casos leves podem não ser diagnosticados. Existem poucos relatos publicados dessa condição em gatos e a revisão de 2,2 milhões de registros médicos caninos de 17 hospitais veterinários de ensino revelou apenas 66 casos.[21] A hipospádia ocorre quando o desenvolvimento da uretra é incompleto. A hipospádia é definida segundo a localização do orifício uretral: glandular, peniano, peniano-escrotal, escrotal e perineal.[1] As hipospádias podem resultar da deficiência fetal de androgênio, da deficiência de 5-α-redutase ou da resistência tecidual aos andrógenos.[22] A hipospádia também é frequente em casos de intersexualidade. Os indivíduos afetados são geneticamente machos (XY), com genitália externa malformada e com criptorquidismo bilateral. Além do mais, pode existir um componente genético familiar para a hipospádia em cães, uma vez que a raça Boston terrier se apresenta com frequência maior do que a esperada nessa condição.[21] Defeitos de desenvolvimento prepuciais, como os que ocorrem com a hipospádia, podem ser corrigidos cirurgicamente pela manipulação dos músculos prepuciais para causar avanço cranial do prepúcio sobre o pênis. Foi sugerido, como uma fonte de pele para a reconstrução do prepúcio, um retalho pediculado com a artéria epigástrica superficial caudal.[23] A irrigação sanguínea para o retalho, a disponibilidade de pele, o tipo e o tamanho do defeito e a restauração da função após a reconstrução devem ser considerados antes da cirurgia.

Frênulo persistente

A persistência do frênulo peniano ocorre raramente em cães e gatos. Os sinais clínicos comuns da persistência do frênulo incluem dor durante a ereção, falha na introdução peniana, balanopostite e disúria.[24] Animais que não são usados para cruzamento podem não apresentar sinais clínicos associados à condição. A ligadura seguida da secção cirúrgica do frênulo é curativa e o prognóstico é excelente.[24]

Fimose

A fimose, um distúrbio raro em cães e gatos, é a incapacidade de exteriorizar a glande peniana além do orifício prepucial e é caracterizada por um orifício prepucial estreito.[25] Existem poucos relatos publicados sobre aberturas prepuciais anormalmente pequenas em cães. Os sinais clínicos de fimose variam desde um estreitamento assintomático do orifício prepucial e um estreitamento com retenção prepucial de urina com postite até a oclusão completa do orifício prepucial com sinais de obstrução urinária. A reparação cirúrgica da fimose inclui a ressecção de uma pequena cunha da margem prepucial dorsal seguida da aposição da pele e da borda da mucosa ipsilaterais.[26] Deve-se ter cuidado para não fazer uma abertura excessivamente grande a fim de não causar protrusão contínua do pênis.

Anormalidades adquiridas penianas e prepuciais

Parafimose

A parafimose é a incapacidade de recolher completamente o pênis para o interior do prepúcio.[27] É observada mais comumente em machos não castrados jovens e pode ocorrer secundariamente ao traumatismo, à masturbação, à hiperatividade sexual, à presença de uma fêmea em estro, à constrição dos pelos prepuciais em torno do pênis, à incapacidade dos músculos prepuciais em puxar o prepúcio de volta sobre a glande após a ereção, ao pseudo-hermafroditismo, ao déficit neurológico em cães com paresia posterior ou pode ocorrer como um evento idiopático. A exposição prolongada da glande causa ingurgitamento vascular, secagem do epitélio, edema e inflamação, exacerbando, dessa forma, a parafimose.[27] A condição torna-se pior com o tempo e pode progredir para trombose do corpo peniano.

O tratamento conservador é a recolocação do pênis no prepúcio o mais rápido possível com auxílio de anestesia regional. O edema peniano pode ser aliviado com massagem. Pode ser necessária uma prepuciotomia para se conseguir a redução do pênis. Se for feita uma prepuciotomia, os tecidos devem ser reconstituídos cuidadosamente para seu estado original. Nos casos em que o manejo não cirúrgico falhou, o alongamento do prepúcio (prepucioplastia), a miorrafia dos músculos prepuciais (encurtamento dos músculos prepuciais) e a amputação do pênis com concorrente uretrostomia têm sido relatados como correção para a parafimose.[28] Para amputar o pênis, o prepúcio é refletido caudalmente seguindo a excisão das estruturas suspensórias e a ligadura do suprimento sanguíneo. As artérias dorsal e profunda do pênis, ambas ramos da artéria perineal, são ligadas quando o pênis é amputado em sua fixação isquial.[29] Um segmento da uretra deve ser mantido para a uretrostomia.

A falopexia é outro método para o tratamento de parafimose, que é feita pela criação de uma adesão permanente entre a superfície dorsal do pênis e a mucosa prepucial.[27] A falopexia deve ser feita na superfície dorsal do pênis para evitar a uretra e os tecidos prepuciais frouxos no lado ventral.[27] Durante o procedimento, deve-se tomar cuidado com o tecido cavernoso subjacente.[27] Retenção de urina e balanopostite podem resultar caso o procedimento seja realizado em posição excessivamente caudal no prepúcio.[27] A extremidade peniana deve ser mantida 5 a 10 mm para o interior do orifício prepucial quando o pênis não estiver em ereção.[25]

Priapismo

O priapismo, um distúrbio incomum em gatos e em cães, é a ereção peniana persistente na ausência de excitação sexual e resulta em dor e em disúria. O priapismo é mais provável de desenvolver-se secundariamente ao traumatismo durante o acasalamento ou durante a castração, a infecção, a inflamação geniturinária ou constipação intestinal, resultando em estimulação persistente do nervo pélvico, em disfunção neurológica (p. ex., lesões inflamatórias ligadas à cinomose na medula espinal) ou em diminuição do efluxo venoso causado por um tromboembolismo oclusivo ou por uma tumoração.[30] Essa forma de priapismo (priapismo de baixo fluxo) é associada a um pior prognóstico, pois o dano causado pela isquemia é mais grave.[31] No priapismo de baixo fluxo, o perigo não está no priapismo em si, mas na redução da pressão parcial de oxigênio e em uma elevação da pressão parcial de dióxido de carbono resultante da estase circulatória no interior dos tecidos cavernosos.[32] O priapismo de alto fluxo resulta de um aumento persistente do fluxo sanguíneo devido a um distúrbio neuroarterial ou do desenvolvimento de fístulas arteriovenosas.[31]

As fístulas arteriovenosas são relatadas infrequentemente em cães e gatos. Ocasionalmente, fístulas arteriovenosas desenvolvem-se no prepúcio.[33] Clinicamente, uma fístula arteriovenosa prepucial apresenta-se como uma rede de grandes vasos sanguíneos tortuosos e pulsantes que aumentaram de tamanho gradualmente durante vários meses.[33] O diagnóstico pode ser feito por angiografia. A angiografia é a melhor técnica para planejar o tratamento das comunicações arteriovenosas. Os achados angiográficos característicos de fístulas arteriovenosas incluem enchimento venoso prematuro, ausência da fase capilar normal e redução no fluxo arterial distal.[34] O tratamento cirúrgico conservador consiste na ligadura dos vasos supridores proximais para reduzir o fluxo através da fístula. O prognóstico para cães com fístulas arteriovenosas depende do tamanho e da localização da fístula e do grau de insuficiência cardiovascular no momento do diagnóstico.[34]

Um cavernograma peniano pode ser utilizado para identificar os tromboêmbolos ou as massas que causam diminuição no efluxo venoso e também para identificar a extensão do impedimento do efluxo venoso.[35] A cavernografia dinâmica consiste na infusão de salina heparinizada em velocidade crescente (3 a 25 mℓ/min.) até que a pressão intracavernosa atinja o platô em 80 mmHg (pressão de ereção total), seguida da infusão de meio de contraste Hypaque meglumine a 60% para opacificar as veias responsáveis pela drenagem anormal.[13] Agulhas *butterfly* (21 G) podem ser inseridas nos corpos cavernosos e conectadas a um transdutor de pressão. A cavernosometria dinâmica deve ser feita em seguida à indução de ereção por administração intracavernosa de papaverina (2 a 10 mg).[11,36] A papaverina diminui a resistência arterial e aumenta a resistência venosa. A injeção intracavernosa de epinefrina, de norepinefrina ou de fenilefrina impede a ereção peniana.[37]

Independentemente da causa primária, a estagnação de sangue contendo concentração diminuída de oxigênio e a concentração aumentada de dióxido de carbono nos tecidos cavernosos resultam na formação de edema com oclusão venosa adicional e eventual fibrose irreversível dos tratos de efluxo venoso do pênis. Histologicamente, desenvolve-se congestão cavernosa grave com grandes cristais de hemoglobina e trombos de fibrina organizados.[30] O tratamento conservador consiste em várias combinações de compressas de água fria, em lubrificação peniana, em corticosteroides, em antibióticos e em diuréticos. Em razão de o pênis não poder ser reduzido manualmente para o interior do prepúcio, ele se torna congesto, seco e eventualmente necrótico. O tratamento médico com mesilato de benzotropina intravenoso (0,015 mg/kg), um medicamento colinérgico e anti-histamínico, tem sido usado com êxito em cavalos, mas tem de ser administrado dentro de 6 h após o começo do priapismo.[38] O aumento do efluxo venoso por meio da drenagem e da lavagem dos tecidos cavernosos com solução salina (NaCl 0,9%) heparinizada em combinação com infusão de fenilefrina[39] ou de epinefrina[40] também foi descrito como tratamento para o priapismo de baixo fluxo. Todavia, o pênis pode já estar irreparavelmente danificado no momento da primeira apresentação, necessitando de amputação e de uretrostomia.

Traumatismo

Lesões traumáticas do pênis e do prepúcio podem resultar de ferimentos por mordidas ou de acidentes com automóveis, em associação com uma lesão pélvica, ou durante atividade sexual enquanto o pênis estava ereto. O tratamento das lesões traumáticas do pênis varia dependendo do dano. A terapia de emergência deve ser voltada para o controle da hemorragia e para a manutenção da uretra patente. Se a extremidade do pênis estiver lacerada, pode ser feita sua debridação e sua sutura. Um torniquete em torno do pênis proximal diminui a quantidade de sangue no campo operatório e melhora a precisão com que os pontos de sutura são colocados. Se o dano for extensivo, pode ser necessário amputar grandes partes do pênis traumatizado. Uma incisão em cunha deve ser feita através dos tecidos dos corpos cavernosos, e o osso peniano distal à lesão deve ser removido com uma rugina.[29] O corpo cavernoso do pênis é suturado e o orifício uretral é restabelecido no corpo ventral do pênis. Seguindo-se à reconstrução do prepúcio, devem ser feitas extrusões diárias do pênis para evitar aderências entre o pênis e o prepúcio.

O osso peniano pode ser fraturado como resultado de traumatismo, mas essa lesão é rara.[41] A fratura do osso peniano pode resultar em oclusão ou em ruptura da uretra peniana. Os sinais clínicos incluem disúria, estrangúria, polaciúria e hematúria. Em casos agudos, o animal pode apresentar dor sobre o local da fratura. A cateterização da uretra também pode indicar a obstrução na altura do osso peniano. Se for possível a passagem de um cateter urinário e os fragmentos do osso peniano estiverem bem alinhados, a fratura pode consolidar-se satisfatoriamente com a colocação de um cateter permanente durante 5 a 21 dias após a lesão.[42] O afastamento dos fragmentos fraturados ou o inchaço, associados ao traumatismo, podem resultar em oclusão uretral, sendo necessária uma uretrostomia para restabelecer o fluxo urinário. Uma uretrostomia pré-escrotal permitirá a cateterização da bexiga se o cateter não puder ser introduzido pela uretra peniana e preservará a função reprodutiva do macho.[29] O músculo retrator do pênis deverá ser desviado lateralmente, porque a clivagem do músculo resultará em contração muscular e em fechamento prematuro da uretrostomia.[29]

É necessária radiografia para o diagnóstico definitivo da fratura do osso peniano.[43] A reparação cirúrgica da fratura é indicada se houver obstrução uretral. Coloca-se um torniquete de borracha caudalmente ao osso peniano para minimizar o sangramento durante a cirurgia e faz-se uma incisão longitudinal no epitélio ao longo do aspecto lateral do pênis.[43] Deve-se passar um elevador periosteal pequeno ao longo da fenda ventral para separar os corpos esponjosos do osso peniano. As cristas ventrais do osso peniano podem ser removidas com rugina para permitir a expansão da uretra no interior da fenda ventral durante a reparação da fratura, evitando o estreitamento da uretra. Uma placa metálica para dedos[41] e arames de Kirschner[44] já foram utilizados para a reparação cirúrgica de fraturas do osso peniano. O posicionamento dorsal dos parafusos através do osso peniano evitará a oclusão da uretra.[43] Em casos crônicos de fratura, a palpação do osso peniano revelará leve espessamento no local da fratura.[41] Pode ocorrer disúria crônica ou obstrução uretral completa dentro de até 2 anos após o traumatismo, devido à formação de calo ósseo no local da fratura e à consequente compressão da uretra.[41,43,45] Um uretrograma retrógrado usando meio de contraste confirmará o estreitamento da uretra.[43] A reparação cirúrgica é feita removendo-se os tecidos ósseo e fibroso excessivos.[43] O efeito da fratura do osso peniano na capacidade reprodutiva ainda não foi publicado.

Neoplasia

Neoplasias da glande peniana e do pênis não são comuns.[28] As neoplasias comuns da pele podem ocorrer no pênis e no prepúcio, o que inclui papiloma, hemangioma, melanoma e histiocitoma.[20] O tumor venéreo transmissível pode se desenvolver na glande e no prepúcio. Essa é uma doença neoplásica contagiosa transmitida pela implantação de células tumorais viáveis durante o acasalamento.[46] As neoplasias malignas incluem o sarcoma de mastócitos, o sarcoma de células reticulares, o melanoma, o hemangiossarcoma, o carcinoma de células escamosas e o sarcoma venéreo. O carcinoma escamoso pode ocorrer no epitélio da glande e pode ocorrer hemangiossarcoma dos tecidos cavernosos.[28] Os sinais clínicos incluem corrimento prepucial persistente ou intermitente, com presença de massas solitárias ou múltiplas, com aspectos de couve-flor, papilares, multilobuladas ou pedunculadas. Qualquer uma dessas lesões deve ser excisada com ampla margem e identificada histologicamente; devem ser instituídas quimioterapia e/ou radioterapia caso sejam prescritas segundo a identificação do tumor.

Referências bibliográficas

1. Smith MM, Gourley IM: Preputial reconstruction in a dog. J Am Vet Med Assoc 196:1493-1496, 1990.
2. Glenister TW: A correlation of the normal and abnormal development of the penile urethra and of the infraabdominal wall. Br J Urol 30:117-126, 1958.
3. Kluth D, Lambreact W, Reich P: Pathogenesis of hypospadias – more questions than answers. J Pediatr Surg 23:1095-1101, 1988.
4. Herron MA: The effect of prepubertal castration on the penile urethra of the cat. J Am Vet Med Assoc 160:208-211, 1972.
5. Beach FA, Kuehn RE, Sprague RH, et al: Coital behavior in dogs. XI. Effects of androgenic stimulation during development on masculine mating responses in females. Horm Behav 3:143-168, 1972.
6. Beach FA: Hormonal modulation of genital reflexes in male and masculinized female dogs. Behav Neurosci 98(2):325-332, 1984.
7. Grandage J: The erect dog penis: a paradox of flexible rigidity. Vet Rec 91:141-147, 1972.
8. Hart BL: The action of extrinsic muscles during copulation in the male dog. Anat Rec 173:1-6, 1972.
9. Aronson LR, Cooper ML: Penile spines of the domestic cat: their endocrine-behavior relations. Anat Rec 157:71-78, 1967.
10. Memon MA, Ganjam VK, Pavletic MM, et al: Use of human chorionic gonadotropin stimulation test to detect a retained testis in a cat. J Am Vet Med Assoc 201:1602, 1992.
11. Floth A, Paick JS, Suh JK, et al: Hemodynamics of revascularization of the corpora cavernosa in an animal model. Urol Res 19:281-284, 1991.
12. Aboseif SR, Wetterauer U, Breza J, et al: The effect of venous incompetence and arterial insufficiency on erectile function: an animal model. J Urol 144:790-793, 1990.
13. Stief CG, Diederichs W, Benard F, et al: The diagnosis of venogenic impotence: dynamic or pharmacologic cavernosometry? J Urol 140:1561-1563, 1988.
14. Stein M, Gray R: Corpus cavernosum as an emergency vascular access in dogs. Acad Radiol 2:1073-1077, 1995.
15. Lue TF, Zeineh SJ, Schmidt RA, et al: Neuroanatomy of penile erection: its relevance to iatrogenic impotence. J Urol 131:273-280, 1984.
16. Aronson LR, Cooper ML: Mating behaviour in sexually inexperienced cats after desensitization of the glans penis. Anim Behav 17:208-212, 1969.
17. Hart BL: Reproductive system. In The Beagle As An Experimental Dog. Andersen AC (ed). Ames: Iowa State University Press, 1970, pp. 296-312.
18. Beach FA: Coital behavior in dogs: VII. Effects of sympathectomy in males. Brain Res 15:243-245, 1969.
19. Takahashi Y, Hirata Y, Yokoyama S, et al: Loss of penile erectile response to intracavernous injection of acetylcholine in castrated dog. Tohoku J Exp Med 163:85-91, 1991.
20. Kihara K, Sato K, Ando M, et al: A mechanism of retrograde ejaculation after bilateral hypogastric nerve transections in the dog. J Urol 148:1301-1309, 1992.
21. Hayes HM., Wilson GP: Hospital incidence of hypospadias in dogs in North America. Vet Rec 118:605-606, 1986.
22. Svensson J: Male hypospadias, 625 cases, associated malformations and possible etiological factors. Acta Paediatric Scand 68:587-592, 1979.
23. Paveltic MM: Caudal superficial epigastric arterial pedicle grafts in the dog. Vet Surg 9:103-107, 1980.
24. Barrand KR: Persistent penile frenulum. J Small Anim Pract 40:105, 142, 1999.
25. Proescholdt TA, DeYoung DW, Evans LE: Preputial reconstruction for phimosis and infantile penis. J Am Anim Hosp Assoc 13:725-727, 1977.
26. Bright SR, Mellanby RJ: Case report: Congenital phimosis in a cat. J Fel Med Surg 6:367-370, 2004.
27. Somerville ME, Anderson SM: Phallopexy for treatment of paraphimosis in the dog. J Am Anim Hosp Assoc 37:397-400, 2001.
28. Ndiritu CG: Lesions of the canine penis and prepuce. Mod Vet Pract 60:712-715, 1979.
29. Wilson GP: Surgery of the male reproductive tract. Vet Clin North Am 5:537-550, 1975.
30. Swalec KM, Smeak DD: Priapism after castration in a cat. J Am Vet Med Assoc 195:963-964, 1989.
31. Pohl J, Pott B, Kleinhans G: Priapism: a three phase concept of management according to aetiology and prognosis. Br J Urol 58:113-118, 1986.
32. Hashmat AL, Macchia RJ, Waterhouse K: Treatment of priapism by corporoglans shunt. A report on 20 cases. J Urol 125:A234, 1981.
33. Trower ND, White RN, Lamb CR: Arteriovenous fistula involving the prepuce of a dog. J Small Anim Pract 38:455-458, 1997.
34. Hosgood G: Arteriovenous fistulas: pathophysiology, diagnosis and treatment. Comp Cont Educ Pract Vet 11:625-636, 1989.
35. Root Kustritz MV, Olson PN: Priapism or paraphimosis. J Am Vet Med Assoc 214:1483-1484, 1999.
36. Lue TF, Hricak H, Schmidt RA, et al: Functional evaluation of penile veins by cavernosography in papaverine-induced erection. J Urol 135:479-482, 1986.
37. Lue TF: Intracavernous drug administration: its role in diagnosis and treatment of impotence. Semin Urol 8:100-106, 1990.
38. Wilson DV, Nickels FA, Williams MA: Pharmacologic treatment of priapism in two horses. J Am Vet Med Assoc 199:1183-1184, 1991.
39. Sidi AA: Vasoactive intracavernous pharmacotherapy. Urol Clin North Am 15:95-101, 1988.
40. Moon DG, Lee DS, Kim JJ: Altered contractile response of penis under hypoxia with metabolic acidosis. Int J Impot Res 11:265-271, 1999.
41. Stead AC: Fracture of the os penis in the dog–two case reports. J Small Anim Pract 13:19-22, 1972.
42. Robertson JJ: Management of miscellaneous orthopedic conditions. In Current Techniques In Small Animal Surgery, 3rd ed. Bojrab MJ (ed). Philadelphia: Lea & Febiger, 1990, pp. 894-895.
43. Kelly SE, Clark WT: Surgical repair of fracture of the os penis in a dog. J Small Anim Pract 36:507-509, 1995.
44. Jeffrey KL: Fracture of the os penis. J Am Anim Hosp Assoc 10:41-44, 1974.
45. Bradley RL: Complete urethral obstruction secondary to fracture of the os penis. Comp Cont Educ Pract Vet 7:759-763, 1985.
46. Páramo RM: Transmissible venereal tumors. In Veterinary Clinical Advisor. Coté E (ed). St. Louis: Elsevier, 2007, pp. 1191-1192.

Distocia na Cadela

Catharina Linde Forsberg

Alguns dos mais desafiadores, mas também mais gratificantes casos na trabalhosa prática clínica geral, são as cadelas com suspeita ou com distocia confirmada ou aquelas para as quais os proprietários solicitam uma cesariana eletiva. Frequentemente, tanto o bem-estar da mãe quanto as chances de sobrevivência dos filhotes dependem da avaliação precisa e das decisões feitas com sabedoria pelos veterinários e pelos membros da equipe técnica na clínica. Para diagnosticar a distocia, é vital a completa apreciação dos vários estágios da parturição normal, ou eutocia, na cadela.

Alterações fisiológicas durante a gestação

As demandas fisiológicas aumentam durante a gestação. O volume sanguíneo é acrescido em 40%, principalmente por plasma, causando hemodiluição e um hematócrito em torno de 30% ao termo da gestação. Pensa-se que isso facilita a perfusão da placenta. O débito cardíaco é aumentado devido ao aumento na frequência cardíaca e no volume sistólico. O consumo de oxigênio durante a prenhez aumenta em 20%, enquanto a capacidade funcional residual dos pulmões diminui devido ao deslocamento anterior do diafragma causado pelo útero aumentado. Animais prenhes também podem ter tempo de esvaziamento gástrico maior em razão da diminuição da movimentação e ao deslocamento do estômago.

Duração da gestação

A duração da gestação em cadelas é, em média, de 63 dias, mas pode variar de 56 a 72 dias, contados a partir do primeiro cruzamento.[1] Essa grande variação deve-se principalmente à duração longa e variável do período de comportamento estral da cadela. A duração da gestação é altamente previsível quando calculada a partir do pico pré-ovulatório do hormônio luteinizante (LH), em que a duração gestacional é de 65 (e ± 1) dias; a partir do dia da ovulação, quando é de 63 (e ± 1) dias[2]; ou do tempo de fertilização dos oócitos, quando é de 60 (e ± 1) dias.[1,3]

A habilidade em determinar a idade gestacional e em predizer o dia da parturição na cadela é de considerável importância clínica, especialmente no caso de suspeita de gestação prolongada e também nos casos de cadelas com cesariana eletiva programada. Alguns dos métodos discutidos aqui são aplicáveis somente para a cadela que foi examinada adiantadamente devido a uma suspeita prévia de que ela venha a sofrer distocia, enquanto os outros métodos são úteis também em casos agudos de distocia.

Ultrassonografia modo B

A ultrassonografia modo B pode ser usada durante toda a gestação para avaliar o diâmetro das estruturas gestacionais e para estimar o tamanho fetal.[4-6] O diâmetro da cavidade coriônica interna nos dias 18 a 37 da ovulação e o diâmetro da cabeça fetal no dia 38 até a parturição mostram a melhor correlação para a idade gestacional e para a predição do dia da parturição. Outras estruturas fetais usadas para caracterizar os tempos gestacionais são os botões dos membros, notados pela primeira vez nos dias 33 a 35; os olhos, os rins e o fígado, nos dias 39 a 47; e os intestinos, nos dias 57 a 63.

Radiografia

Usando-se a radiografia, o esqueleto fetal raramente é visível antes do dia 42; o crânio, dos dias 45 a 49; os ossos pélvicos, dos dias 53 a 57; e os dentes, dos dias 58 a 63.

Progesterona sérica

A concentração de progesterona no soro pode ser um ótimo previsor do dia da parturição. Tem se tornado cada vez mais comum que os criadores determinem o melhor dia para o acasalamento da cadela verificando os níveis de progesterona no soro durante o pró-estro e o estro. A progesterona aumenta abruptamente, de um valor próximo ao nível basal para ≥ 4,5 nmol/ℓ (≥ 1,5 ng/mℓ) no momento do pico de LH, e a parturição pode ser esperada que aconteça 65 ± 1 dia mais tarde. A precisão da previsão do dia da parturição com ± 1, ± 2 e ± 3 dias de intervalo usando os níveis de progesterona pré-acasalamento foi de 67%, 90% e 100%[7] e não foi influenciada pelo peso corporal ou pelo tamanho da ninhada. O nível de progesterona no soro também foi útil para prever o dia da parturição na cadela a termo, uma vez que ele decresce abruptamente, de 12 a 15 nmol/ℓ (4 a 5 ng/mℓ) para menos de 6 nmol/ℓ (2 ng/mℓ), a partir de 24 h antes do parto.

Outros sinais clínicos

O *relaxamento das musculaturas pélvica e abdominal* é um indicador consistente, mas sutil, de parturição iminente. Portanto, ele é mais bem observado pelo proprietário da cadela.

A *queda na temperatura retal*, na maioria das cadelas, é um bom previsor do dia da parturição. Durante a semana final da gestação, a temperatura retal da cadela oscila, em consequência da oscilação dos níveis (termorregulatórios) de progesterona, mas daí ela cai rapidamente 8 a 24 h antes da parturição, o que acontece 10 a 14 h após os níveis de progesterona terem caído para menos de 6 nmol/ℓ (2 ng/mℓ). Contudo, para avaliar apropriadamente a queda pré-parto da temperatura corporal, as medições devem ser feitas a cada 1 a 2 h enquanto a temperatura cair, mas podem ser feitas em intervalos maiores conforme se nota que a temperatura volta a subir. O grau da queda na temperatura retal varia entre 1°C e 3,5°C, provavelmente como um efeito da relação superfície corporal/volume corporal. Assim, em cadelas de raças miniatura de pelo curto, a temperatura pode cair para 35°C; em cadelas de tamanho médio, para quase 36°C; enquanto raramente cai para menos de 37°C em cadelas de raças gigantes com pelagem espessa. Em cadelas com inércia uterina, pode-se não observar uma queda evidente na temperatura corporal.

Alterações no comportamento podem manifestar-se. Vários dias antes da parturição, a cadela pode tornar-se inquieta, buscar lugares escondidos ou ser extremamente atenciosa, e pode recusar o alimento. Ela pode exibir comportamento de "fazer um ninho" 12 a 24 h antes do parto, concomitante com aumento na frequência e na intensidade das contrações uterinas. Os tremores são uma resposta à queda na temperatura corporal.

Em cadelas primíparas, a *lactação* pode começar menos de 24 h antes da parturição; enquanto, após várias prenhezes, o colostro já pode ser observado até 1 semana antes do parto.

Parturição normal

O estresse causado pela redução do suprimento nutricional proporcionado pela placenta ao feto estimula o eixo hipotalâmico-pituitário-adrenal fetal, resultando em liberação de hormônio adrenocorticosteroide, que se pensa ser o gatilho para a parturição. Acredita-se que um aumento nos níveis fetais e maternais de cortisol estimule a liberação de prostaglandina $F_{2\alpha}$, que é luteolítica, a partir do tecido placentário fetal, resultando em declínio na concentração plasmática de progesterona. A remoção do bloqueio da progesterona da gestação é um pré-requisito para o curso normal da parturição em cães; cadelas que recebem progesterona de ação prolongada durante a gestação não entram em trabalho de parto.[2] Ao mesmo tempo que ocorre decréscimo gradual da concentração de progesterona no plasma durante os últimos dias antes do parto, ocorre uma alteração progressiva na qualidade da atividade elétrica uterina. Ocorre um significante aumento na atividade uterina durante as últimas 24 h antes do parto, junto com a queda final da concentração plasmática de progesterona para menos de 6 nmol/ℓ (2 ng/mℓ).[2,8,9] No cão não foi demonstrado, sem sombra de dúvida, que os níveis de estrógenos aumentam antes da parturição, como acontece em muitas outras espécies animais. Receptores sensoriais na cérvice e na vagina são estimulados pela distensão criada pelo feto e pelas membranas fetais cheias de fluido. Essa estimulação aferente é conduzida ao hipotálamo e provoca liberação de ocitocina durante o segundo estágio do trabalho de parto. Vias aferentes também participam de um arco reflexo espinal com estimulação eferente da musculatura abdominal produzindo contrações abdominais. A relaxina provoca relaxamento dos tecidos moles pélvicos e do trato genital para facilitar a passagem dos fetos. Na cadela gestante, esse hormônio é produzido pelo ovário e, possivelmente, pela placenta e pelo útero e seus níveis aumentam gradualmente durante os dois últimos terços da gestação.[10]

Primeiro estágio

A duração do primeiro estágio é de, geralmente, 6 a 12 h. Pode prolongar-se por 36 h, especialmente em cadelas primíparas e nervosas, mas, para isso ser considerado normal, a temperatura retal tem de permanecer baixa. O relaxamento vaginal e a dilatação da cérvice ocorrem durante esse estágio, da mesma maneira que acontecem contrações uterinas intermitentes, sem sinais de contrações abdominais. A cadela poderá parecer desconfortável e sua inquietude poderá intensificar-se. Podem ser observados respiração ofegante, comportamento de rasgar e rearranjar sua cama, tremores e vômitos ocasionais. Algumas cadelas não exibem evidências comportamentais do primeiro estágio do parto. As contrações uterinas não aparentes aumentam em frequência, em duração e em intensidade ao final do primeiro estágio. Criadores inexperientes podem não entender completamente a função desse estágio preparatório da parturição, durante o qual ocorrem os aumentos recorrentes do tônus uterino, o relaxamento do canal do parto e a abertura da cérvice uterina.

Quanto à orientação dos fetos durante a gestação, 50% deles orientam-se caudalmente e 50% orientam-se cranialmente, mas essa situação se modifica durante o primeiro estágio da parturição, pois os fetos podem girar longitudinalmente e estender a cabeça, o pescoço e os membros. Isso resulta em 60% a 70% deles nascendo em apresentação anterior e 30% a 40% em apresentação posterior.[11,12] As membranas fetais cheias de fluido são empurradas à frente dos fetos pelas contrações expulsivas do útero e dilatam a cérvice.

Segundo estágio

É crucial que o veterinário seja capaz de determinar se a cadela já está no segundo estágio ou se ainda está no primeiro estágio da parturição. Se um ou mais dos seguintes sinais forem observados, a cadela estará no segundo estágio:

- A temperatura retal estava baixa e começa a retornar ao nível normal
- Presença de contrações abdominais evidentes
- Eliminação de fluidos fetais.

A duração do segundo estágio é, geralmente, de 3 a 12 h; em raros casos pode demorar 24 h. No começo do segundo estágio do parto, a temperatura retal aumenta até o valor normal ou até levemente acima do normal. O primeiro dos fetos encaixa-se na entrada pélvica e as contrações uterinas subsequentes intensas e expulsivas são acompanhadas por contrações abdominais. Ao entrar no canal do parto, a membrana alanto-coriônica pode romper-se, podendo notar-se eliminação vaginal de fluido claro. O primeiro feto, coberto pela membrana amniótica, geralmente nasce dentro de 4 h após o começo do segundo estágio.[13] Normalmente, a cadela rompe a membrana fetal, lambe o neonato intensamente e corta o cordão umbilical. Às vezes, a cadela necessitará de assistência para romper as membranas fetais para que o recém-nascido possa respirar e, às vezes, as vias respiratórias dele terão de ser limpas dos fluidos fetais. O cordão umbilical pode ser preso com uma hemostática e cortado com tesoura não afiada, para minimizar o sangramento dos vasos fetais, deixando em torno de um centímetro de cordão. Caso o sangramento continue, o cordão deverá ser ligado.

No trabalho de parto normal, a cadela poderá exibir contrações infrequentes e/ou fracas por 2 h, ou no máximo por 4 h, antes de nascer o primeiro filhote. Se a cadela estiver tendo contrações fortes, frequentes mas não produtivas, isso indica a presença de alguma obstrução. Deve-se procurar atendimento veterinário dentro de, no máximo, 20 a 30 min.

A expulsão do primeiro feto geralmente é a mais demorada. O intervalo entre nascimentos na parturição normal e não complicada é de 5 a 120 min.[11,12] Desde que existam fetos em ambos os cornos, na maioria das vezes eles nascem alternadamente, de um e de outro corno uterino. Ao dar à luz uma ninhada grande, pode haver acúmulo de ácido láctico no miométrio e a cadela pode parar de contrair-se. Tal repouso entre o nascimento de dois fetos consecutivos pode demorar mais de 2 h. As contrações do segundo estágio recomeçam e continuam até que nasçam os últimos fetos. Uma parturição normal estimula a circulação fetal, esvazia as vias respiratórias dos fluidos fetais e, assim, facilita sua respiração.

A parturição geralmente estará completa em 6 h após o início do segundo estágio, mas pode se prolongar por até 12 h. Não se deve permitir que dure mais de 24 h, considerando os riscos envolvidos tanto para a mãe quanto para os fetos.

Terceiro estágio

Normalmente, após 15 min após a expulsão de cada feto seguem-se a expulsão da placenta e o encurtamento dos cornos uterinos. Contudo, dois ou três fetos podem nascer antes que suas placentas sejam eliminadas. Se a cadela ingerir mais que uma ou duas placentas, ela pode desenvolver diarreia. O corrimento pós-parto de material esverdeado composto de fluidos fetais e de restos de placenta (lóquios) persiste por até 3 semanas ou, às vezes, mais. Normalmente, a involução uterina será completa em 12 a 15 semanas.

Distocia

A distocia, definida como o nascimento dificultoso ou a incapacidade de expelir todos os fetos através do canal do parto sem assistência, é um problema frequente em caninos. A incidência geral provavelmente é inferior a 5%, mas em algumas raças pode ser de até 100%, especialmente aquelas do tipo acondroplásico ou aquelas selecionadas para cabeças grandes.[11,14,15] Em torno de 75% dos casos de distocia em cadelas são de origem maternal e 25%, de origem fetal (Tabela 75.1).[14]

Tabela 75.1 Causas de distocia em cadelas (182 casos) (Davelid e Linde-Forsberg, 1994).

	Frequência (%)
Causas maternais	75,3
Inércia primária completa	48,9
Inércia primária parcial	23,1
Canal do parto estreito	1,1
Torção do útero	1,1
Prolapso do útero	-
Estrangulamento do útero	-
Hidroalantoide	0,5
Formação de septo vaginal	0,5
Causas fetais	24,7
Más apresentações	15,4
Malformações	1,6
Tamanho fetal excessivo	6,6
Morte fetal	1,1

Avaliação clínica

Quando uma cadela com distocia é levada à clínica, é importante que se apure uma história completa e que se faça um exame físico minucioso para o manejo adequado da situação. Na ausência da uma causa óbvia para a distocia, como um feto obstrutor visível pela vagina, os três critérios para que a cadela esteja no segundo estágio (temperatura corporal de volta ao normal, contrações abdominais visíveis e passagem de fluidos fetais) devem ser avaliados. Deve ser feita uma avaliação do estado geral de saúde da cadela e devem ser notados quaisquer sinais de efeitos adversos na parturição. Devem ser observados o comportamento da cadela e a característica e a frequência das contrações. A vulva e o períneo devem ser examinados, notando-se a cor e a quantidade da descarga vaginal. Deve ser avaliado o desenvolvimento das glândulas mamárias, incluindo a avaliação do tamanho, a presença de congestão e de distensão e a presença de leite. Deve-se palpar o abdome e estimar o grau de distensão e o tônus uterino. Deve-se examinar a vagina por palpação digital utilizando técnica asséptica para determinar a presença de obstruções e para determinar a presença e a apresentação de algum feto que esteja no canal pélvico. Na maioria das cadelas não é possível alcançar a cérvice durante o primeiro estágio da parturição, mas uma avaliação do grau de dilatação e do tônus da vagina pode dar uma indicação do estado da cérvice e do tônus do útero. A presença de tônus pronunciado da vagina anterior pode indicar atividade muscular satisfatória no útero, enquanto a flacidez pode indicar inércia uterina.[16] O caráter dos fluidos vaginais também indica se a cérvice está fechada, com a produção de um fluido escasso e pegajoso, criando certa resistência para a introdução do dedo, ou aberta, quando os fluidos fetais lubrificam a vagina, tornando fácil a exploração digital. Quando a cérvice estiver fechada, as paredes vaginais adaptam-se com justeza em torno do dedo, enquanto com a cérvice aberta, a porção cranial da vagina parece mais aberta.

O exame radiográfico tem valor na avaliação de anormalidades evidentes da pelve maternal e no número e na localização dos fetos, para estimar o tamanho dos fetos e para detectar sinais de morte fetal. Gás no interior dos fetos aparece 6 h após sua morte e pode ser detectado radiograficamente, enquanto a sobreposição dos ossos craniais e o colapso da coluna vertebral são vistos comumente 48 h após a morte. O exame ultrassonográfico determina a viabilidade fetal e o estresse fetal, com o ritmo cardíaco normal de 180 a 240 bpm, desacelerando nos fetos comprometidos.

Diagnóstico

A amplitude da variação do normal observada em cadelas na parturição torna difícil o diagnóstico da distocia. Apesar de limites de tempo rígidos não serem aplicáveis a todos os casos e a intensidade, a duração e a frequência das contrações uterinas também serem fatores cruciais, os critérios a seguir podem servir como regras práticas, tanto nas conversas com os proprietários dos cães quanto como auxílio para o diagnóstico.

- A temperatura retal que estava de 1°C a 3°C abaixo do normal e retornou ao normal sem sinais de parturição
- Fluidos fetais foram observados há 2 a 4 h, mas não se observam sinais de parturição
- Parturição não ocorre há mais de 2 h ou tem sido fraca e infrequente por mais de 2 a 4 h
- A parturição vinha sendo normal, mas está se tornando cada vez mais infrequente e fraca
- Contrações fortes e persistentes, mas não produtivas, vêm ocorrendo há mais de 20 a 30 min
- Um corrimento vulvar de cor verde pode ser observado, mas nenhum feto nasceu (essa descarga emana do hematoma marginal das placentas e indica que, pelo menos, uma placenta está separando-se da irrigação sanguínea maternal; tal é normal desde que o nascimento esteja em progresso)
- Pode ser vista uma causa óbvia da distocia, como uma fratura pélvica ou um feto obstrutivo estar visível no canal do parto
- A cadela está no segundo estágio da parturição há mais de 12 h.

Notam-se sinais de toxemia (condição geral alterada, edema, choque) no momento em que a parturição deveria estar ocorrendo.

Causas da distocia maternal

Inércia uterina

A inércia uterina é decididamente a causa mais comum de distocia em cães. Na inércia primária, o útero normal pode deixar de responder aos sinais fetais porque existem apenas um ou dois filhotes e, assim, a estimulação é insuficiente para iniciar a parturição (a síndrome do filhote único), por causa da distensão excessiva do miométrio por uma ninhada muito grande, por excesso de fluidos fetais ou por fetos excessivamente grandes. Outras causas de inércia primária podem ser: predisposição hereditária, desidratação ou desequilíbrio nutricional, infiltração gordurosa do miométrio, alterações relacionadas com a idade, deficiência de regulação neuroendócrina ou doença sistêmica da cadela. A inércia uterina primária completa é a falha do útero em começar o parto ao termo da gestação. É dito ocorrer a inércia uterina primária parcial quando a atividade uterina é suficiente para iniciar a parturição, mas insuficiente para completar o nascimento normal de todos os fetos na ausência de obstrução. A inércia uterina secundária implica exaustão do miométrio normal causada por obstrução do canal do parto. A patogênese da inércia secundária é, então, diferente e o tratamento médico raramente é efetivo. Portanto, a inércia secundária deve ser distinguida claramente da inércia primária.

Manejo da inércia uterina

Não é incomum que filhotes nasçam no carro a caminho da clínica veterinária. A maioria desses filhotes provavelmente teria nascido no ambiente quieto e tranquilo de casa se os próprios proprietários tivessem tentado induzir a cadela a fazer força, dando assim aos filhotes um começo melhor de vida e, talvez, possivelmente fazendo com que toda a ninhada nascesse sem intervenção adicional alguma. Assim, em casos de inércia uterina primária em uma cadela alerta e esperta, os proprietários deveriam ser inicialmente instruídos a tentar induzir as contrações abdominais exercitando ativamente a cadela por 10 a 15 min, correndo, por exemplo, em torno da casa ou subindo e descendo as escadas. Outro meio de induzir uma cadela em trabalho de parto insuficiente a iniciar as contrações abdominais é inserir dois dedos em sua vagina e pressionar com os dedos ou "caminhar" com os dedos contra a parede vaginal dorsal, induzindo, assim, um episódio de contração abdominal (reflexo de Ferguson). Esse método também pode ser efetivo para iniciar a parturição após a correção da posição ou da postura de um feto que obstruía a passagem. Massagear as glândulas mamárias delicadamente induz a liberação de ocitocina e pode estimular a progressão da parturição. Os proprietários deveriam também ser aconselhados a fornecer fluidos e energia suficientes à cadela, por exemplo, glicose, para evitar a desidratação e a hipoglicemia durante o parto.

O estresse psicológico pode levar à inibição voluntária nervosa do parto, principalmente em uma cadela primípara nervosa. O apoio do proprietário, restabelecendo a confiança do animal, ou a administração de uma dose baixa de tranquilizante pode eliminar a inibição.[17] Uma vez que o primeiro feto nasça, em geral a parturição progride normalmente.

A cadela com inércia uterina primária completa geralmente é esperta e alerta, tem temperatura retal normal e não exibe evidências de parto. A cérvice frequentemente está dilatada e a exploração vaginal é fácil de ser feita pela presença de fluidos fetais, mas os fetos poderão estar fora do alcance dos dedos em razão de útero estar flácido. Antes de se iniciar o tratamento médico da inércia uterina, deve-se excluir a possibilidade de obstrução do canal do parto. Devem ser administrados fluidos e glicose via oral ou intravenosa (IV).

Soluções de cálcio e de ocitocina são as drogas de escolha em casos de inércia uterina primária. A ocitocina tem ação direta na taxa de influxo de cálcio para as células do miométrio, o que é essencial para a contração do miométrio. Em torno de 10 min antes da administração de ocitocina, borogluconato de cálcio a 10%, 0,5 a 1,5 mℓ/kg deve ser dado por infusão intravenosa lenta (1 mℓ/min.), sob monitoramento cuidadoso da frequência cardíaca. O cálcio pode ser dado também por via subcutânea (SC), o que elimina o risco de arritmia mas apresenta pequeno risco de formação de granuloma no local da injeção. Pode ocorrer hipoglicemia, especialmente após contrações por longo tempo. Nesses casos, uma solução diluída de glicose (10% a 20%) pode ser adicionada à infusão sendo dada intravenosamente, em doses de 5 a 20 mℓ. A dose recomendada de ocitocina para a cadela é de 1 a 5 UI dadas intravenosamente, ou de 2,5 a 10 UI, intramuscularmente, podendo ser repetida em intervalos de 30 min. A resposta ao tratamento, contudo, será menor a cada administração adicional. Doses mais altas ou mais frequentes do que as recomendadas podem resultar em contratura prolongada do miométrio, evitando a expulsão fetal e impedindo a irrigação transplacentária, o que causa hipoxia dos fetos. As desvantagens da administração de ocitocina incluem uma tendência de causar separação precoce da placenta e fechamento da cérvice. Se não houver resposta ao tratamento após uma segunda administração de ocitocina, os filhotes devem ser removidos sem demora, seja com auxílio de fórceps obstétricos, se somente um ou dois filhotes permanecerem no útero e estiverem acessíveis, seja por cesariana. As ergotaminas de ação prolongada nunca devem ser utilizadas em conexão com a parturição.

O esquema de tratamento inclui:

- Solução de gliconato de cálcio a 10%, administrada lentamente, IV, enquanto a frequência cardíaca da paciente é monitorada cuidadosamente
- Espera-se 30 min para que a cadela responda ao tratamento. Se as contrações abdominais começarem, o tratamento pode ser repetido, se necessário, ou continuado com ocitocina
- Se a infusão de cálcio não tiver efeito em 30 min, administra-se ocitocina IV ou intramuscularmente
- Novamente espera-se 30 min para que a cadela responda ao tratamento. Se as contrações abdominais começarem, o tratamento pode ser repetido, se necessário, embora cada administração adicional vá provocar uma resposta mais fraca
- Se não houver resposta alguma em 30 min, é improvável que qualquer tratamento médico adicional funcione. Os fetos devem ser extraídos por fórceps, se houver apenas um ou dois fetos remanescentes no útero e eles estejam acessíveis, ou por cesariana.

Obstrução do canal do parto

Algumas das causas maternais para a obstrução são relacionadas a seguir.

Torção do útero e ruptura do útero

Essas são condições agudas, que ameaçam a vida, ocorrendo ou ao final da gestação ou durante a parturição. A condição física da cadela pode deteriorar-se rapidamente. Sempre será necessária a cirurgia, e um diagnóstico rápido é essencial para a sobrevivência da cadela.

Herniação inguinal do útero

A herniação do útero pelo anel inguinal frequentemente é detectada durante a quarta semana de gestação, quando os aumentos uterinos fetais têm 2 cm a 2,5 cm de tamanho. Inicialmente, eles podem ser confundidos com mastite das mamas caudais. A condição é corrigida por cirurgia, com reposição dos cornos uterinos e com sutura do anel herniário. Em casos de distúrbios circulatórios e de dano tecidual considerável, o útero poderá ter de ser removido.

Anormalidades dos tecidos moles

Algumas anormalidades de tecidos moles, como septos e neoplasias vaginais ou fibrose do canal do parto, podem causar distocia obstrutiva. Septos vaginais em geral são restos do sistema de ductos fetais de Müller, mas também podem ocorrer secundariamente ao traumatismo ou à infecção vaginais. Se forem extensivos, tanto septos quanto neoplasias podem impedir a passagem dos fetos. Contudo, frequentemente logo antes do parto, a vagina pode relaxar-se o suficiente para permitir a passagem dos fetos. Fibroses da vagina ou da cérvice são raramente vistas, em geral são secundárias a traumatismo ou a processos inflamatórios e, em casos graves, podem causar distocia. Tumores ou septos podem ser removidos cirurgicamente, de preferência durante o anestro e antes do acasalamento; mas, nos casos de fibrose, a cirurgia raramente tem êxito devido à formação de novo tecido cicatricial durante o processo de cura.

Canal pélvico estreito

O estreitamento do canal pélvico, causando distocia obstrutiva, pode resultar de imaturidade da cadela, de malformação congênita ou de fraturas pélvicas. A pelve canina normal geralmente tem o diâmetro vertical maior do que o horizontal. Canais de parto congenitamente estreitos são observados em algumas raças terrier ou braquicefálicas, por exemplo, Boston terriers e Scottish terriers. Adicionalmente, os fetos dessas raças têm, comparativamente, cabeças maiores e ombros mais largos. No acondroplásico Scottish terrier, um achatamento dorsoventral da pelve modifica a entrada da pelve e cria uma obstrução ao encaixamento dos fetos. Foram encontradas diferenças significativas em cadelas Scottish terriers que pariram normalmente em comparação com aquelas com distocia devido ao canal do parto muito estreito resultante do achatamento dorsolateral e do encurtamento da pelve.[15] Em cadelas Boston terriers, encontrou-se uma altura interna da pelve significativamente maior naquelas que pariam normalmente. Também, nessa raça, o tamanho dos filhotes e, especialmente, de suas cabeças, foi importante porque o tamanho das cabeças era relacionado com o peso dos filhotes. O English bulldog tem o tórax grande e profundo e uma cintura pronunciada. Os fetos, portanto, apresentam-se em um ângulo relativamente agudo em relação à pelve. As cadelas bulldogs também podem ter musculatura abdominal frouxa, o que leva a contrações uterinas e abdominais insuficientes para levantar o feto até a cavidade pélvica. Em casos de obstruções pélvicas, geralmente é necessária uma cesariana. Nesses casos, é importante o aconselhamento genético para os criadores.[15]

Causas de distocia fetal

As causas fetais de distocia incluem as más apresentações/más orientações e fetos grandes demais ou monstruosidades, por exemplo, aqueles com hidrocefalia, com edema ou com duplicações. A morte do feto pode ser o resultado da distocia por má posição ou por estimulação inadequada para a parturição iniciar. O feto saudável é ativo durante a expulsão, estendendo a cabeça e os membros, torcendo-se ou girando para poder passar. Na maioria das raças, a parte mais extensa do feto se localiza em sua cavidade abdominal, enquanto as partes ósseas, a cabeça e o quadril são relativamente pequenos. Os membros são curtos e flexíveis e raramente causam obstruções sérias para a parturição nos fetos de tamanho normal.

Apresentação posterior

A apresentação posterior é considerada normal em cães, ocorrendo em 30% a 40% dos nascimentos.[11,12] A apresentação posterior, todavia, tem sido relacionada com a alta mortalidade de filhotes[11] e com uma predisposição à distocia, particularmente quando isso envolve o primeiro feto a nascer, pois a dilatação mecânica da cérvice pode ser inadequada. Adicionalmente, a expulsão torna-se mais difícil, pois o tórax fetal, em vez de ser comprimido, torna-se distendido pela pressão dos órgãos abdominais através do diafragma e porque o feto se desloca contra o sentido do crescimento dos seus pelos. Ocasionalmente, o feto pode ter os cotovelos enganchados na borda pélvica, impedindo sua expulsão. Quando um feto se torna aprisionado no canal pélvico, a pressão nos vasos umbilicais aprisionados entre o tórax do feto e o assoalho da pelve maternal pode causar hipoxia e inalação reflexa de fluidos fetais.

Apresentação pélvica

A apresentação pélvica, que é a apresentação posterior com os membros posteriores flexionados para frente, pode ser uma complicação grave, especialmente em raças pequenas e médias. A exploração vaginal revela a extremidade da cauda e, talvez, o ânus e a estrutura óssea da pelve do feto.

Desvio lateral ou ventral da cabeça

Essas são as duas más posições mais comuns no cão. O desvio ventral, ou para baixo, da cabeça é mais visto em raças braquicefálicas e em raças com cabeças longas, como Sealyham e Scottish terriers, enquanto o desvio lateral da cabeça é mais comum em raças de pescoços longos, como os Rough collies. Nos desvios ventrais da cabeça, ambas as pernas ou, algumas vezes, a parte dorsal do pescoço podem ser palpados; se ambos os membros anteriores estiverem flexionadas para trás, somente o crânio do feto pode ser palpado. Nos desvios laterais, a exploração vaginal revela somente um membro anterior, o membro contralateral à direção do desvio da cabeça (isto é, quando a cabeça está desviada para a esquerda, o membro anterior direito está estendido para frente e será palpável, e vice-versa).

Flexão posterior de ambos os membros anteriores

Essa condição é especialmente comum quando o feto é fraco ou está morto e, algumas vezes, é vista em combinação com desvios da cabeça, especialmente para baixo. Para cadelas de raças maiores ou mesmo de tamanho médio, é possível nascer um filhote com uma ou ambas as patas anteriores flexionadas.

Apresentação bicórnea ou transversa

Um feto, em vez de progredir do corno uterino através da cérvice para a vagina, pode, algumas vezes, progredir para o corno uterino contralateral. Isso pode acontecer devido a alguma obstrução ou o feto pode ter sido implantado muito próximo ao corpo do útero. Esses casos sempre exigem cirurgia, pois não existe espaço para a correção manual.

Dois fetos em apresentação simultânea

Algumas vezes dois fetos, um de cada corno, são apresentados simultaneamente, comprimindo-se no canal do parto. Se um deles estiver vindo em apresentação posterior, ele deverá ser removido primeiro, se for possível, pois ocupa mais espaço.

Fetos grandes demais

Um filhote pesando 4% a 5% do peso da cadela é considerado o limite superior de peso para um parto sem complicações. Existe associação frequente entre fetos grandes demais e ninhadas pequenas. Em raças braquicefálicas, como Boston terrier e Scottish terrier, distocias ocorrem frequentemente devido a uma combinação entre entrada pélvica achatada e filhotes com cabeças grandes ou longas. Estabeleceu-se que ocorra distocia com filhotes pesando 2,5% a 3,1% do peso adulto nessas raças.[15]

Manejo das más apresentações fetais

Se houver um feto no canal do parto, pode-se tentar sua manipulação, manualmente ou por meio de fórceps obstétricos, antes de se decidir por uma cesariana. Isso é relevante em casos em que se assume que, com a remoção do feto obstrutor, o nascimento dos demais fetos poderá prosseguir sem empecilhos.

Antes disso, a posição fetal deve ser avaliada. Se o feto avançou parcialmente no canal do parto, ele produz um aumento característico na região perineal da cadela. A elevação dos lábios vulvares pode revelar o saco amniótico e a posição do feto. A exploração vaginal digital e o exame radiográfico ajudam no diagnóstico nos casos em que o feto não avançou tanto. Fazer com que um auxiliar segure a cadela de maneira que ela fique em pé apenas nos membros posteriores ou segurando a cadela sentada no colo voltada para frente faz com que a gravidade coloque o feto ao alcance para ser palpado. Em cadelas de raças gigantes é possível, até, inserir a mão através da vagina para extrair o feto.

Durante o parto natural, o feto faz quase que uma cambalhota completa, saindo de uma alça do corno uterino e progredindo para cima para passar pelo canal pélvico e, a seguir, para baixo através da longa vagina e do vestíbulo da cadela para atingir a vulva, localizada 5 cm a 15 cm abaixo do nível do assoalho da pelve. Assim, após segurar o feto, a tração exercida deve ser feita, delicadamente, em direção posteroventral.

Se for tentada a manipulação externa, uma aplicação generosa de um lubrificante obstétrico (parafina líquida, vaselina ou um lubrificante hidrossolúvel estéril) pode ajudar, especialmente se a cadela estiver no segundo estágio do parto já há algum tempo. A parte mais estreita do canal do parto é no interior do cinturão pélvico, que é rígido. O feto que não puder ser puxado facilmente pode ser empurrado cranialmente adiante da pelve, local em que as correções de posição ou postura são mais fáceis de ser feitas. Esse procedimento deve ser feito entre os episódios de contração abdominal da cadela e nunca durante as contrações. A parte mais larga do cinturão pélvico geralmente é na diagonal; assim, a rotação do feto em 45° pode criar espaço suficiente para a passagem.

Dependendo da posição e da postura do feto, eles devem ser segurados pela cabeça e pelo pescoço, por cima ou por baixo, o que for mais fácil, ou pela pelve ou pelos membros. Deve-se tomar cuidado, porque o pescoço e os membros do feto podem ser rompidos facilmente ao ser puxados. A correção da posição pode ser feita facilmente por manipulação do feto através da parede abdominal com uma das mãos e por manipulação transvaginal concomitante com a outra. Pode-se introduzir um dedo na boca do feto para auxiliar na correção do desvio ventral da cabeça. Se for necessário alterar a posição dos membros, um dedo pode ser introduzido além do cotovelo ou do joelho e o membro movido medialmente sob o feto para corrigir sua posição.

A tração delicada aplicada alternadamente à esquerda e à direita do feto, delicadamente balançando-o para frente e para trás ou de um lado para outro e possivelmente girando-o para uma posição diagonal, poderá auxiliar a liberar os ombros ou a pelve, um lado por vez. A aplicação de uma leve pressão sobre o aumento de volume no períneo causado pelo feto pode impedir que ele deslize novamente para dentro entre os períodos de contração abdominal.

Fórceps obstétricos somente devem ser empregados para tração assistida de um feto relativamente grande quando os demais fetos da ninhada provavelmente sejam menores ou quando somente um ou dois fetos ainda permanecerem no útero. A introdução do fórceps é guiada pelo dedo e ele nunca deve ser introduzido além do corpo uterino devido ao risco de aprisionar também parte da parede uterina, causando dano muito sério. Se a cabeça do feto puder ser alcançada, o fórceps deve ser aplicado em torno do pescoço (fórceps de Pålsson) ou em torno das bochechas. Nas apresentações posteriores, a pegada do fórceps deve ser feita em torno da pelve do feto. Se as pernas puderem ser alcançadas, a pegada do fórceps deve ser feita nelas e não nos pés.

Desfecho do tratamento obstétrico

A manipulação digital, incluindo o uso de fórceps e/ou o tratamento medicamentoso para a distocia, tem sucesso em somente 27,6% dos casos.[14] Aproximadamente 65% das cadelas com distocia, portanto, acabam passando por uma cesariana. O diagnóstico precoce e o tratamento imediato são cruciais para reduzir as taxas de mortalidade fetal em casos de distocia.

Critérios para a operação cesariana

As indicações para uma operação cesariana incluem as seguintes:

- Anormalidades da pelve materna ou dos tecidos moles do canal do parto
- Inércia uterina primária, parcial ou completa, que não responde ao tratamento medicamentoso
- Inércia uterina secundária, com retorno incompleto ao trabalho de parto após remoção da obstrução
- Tamanho fetal excessivo, absoluto ou relativo, ou monstruosidade fetal
- Excesso ou deficiência de líquidos fetais
- Má posição fetal impossível de ser corrigida por manipulação
- Morte fetal, com putrefação

- Toxemia da prenhez
- Distocia negligenciada
- Profilática/eletiva (história prévia de distocia).

Uma vez tomada a decisão de remover os fetos por operação cesariana, a cirurgia deve ser feita sem demora. A cadela frequentemente já aguentou horas de trabalho mais ou menos intenso e pode estar sofrendo de exaustão física, de desidratação, de distúrbios do equilíbrio ácido-base, de hipotensão, de hipocalcemia e, frequentemente, de hipoglicemia. O prognóstico para a cadela e para a ninhada é bom se a cirurgia for feita dentro de 12 h após o começo do segundo estágio do parto e continua relativamente bom para a cadela após as 12 h, mas torna-se reservado para os fetos. Se já se passaram mais de 24 h após o começo do segundo estágio do parto, toda a ninhada em geral estará morta e a demora adicional compromete a vida da cadela.

A decisão de se fazer uma cesariana eletiva deve ser tomada pelo veterinário baseada em uma presunção bem fundada de que, se a intervenção cirúrgica não for feita, a cadela sofrerá distocia. O veterinário pode, todavia, levar em consideração também ser melhor, por motivos práticos e pela segurança da cadela, fazer uma cesariana em uma tarde de sexta-feira em vez de durante o fim de semana, quando a clínica poderá ser deficiente em pessoal técnico. Realizar cesarianas em uma linhagem de cães que não pode se reproduzir com êxito sem intervenção ou então para a conveniência do criador pode ser questionado por motivos éticos.

A cadela levada à clínica para uma cesariana deve estar a termo e, preferencialmente, ter entrado no primeiro estágio da parturição para que os fetos estejam maduros e tenham surfactante o suficiente para a função pulmonar normal. O tratamento pré-cirúrgico com 0,5 ou 1 ou 2 mg/kg de peso corporal de metilprednisolona ou de dexametasona, preferivelmente 24 a 48 h, pelo menos 1 h antes da cirurgia a fim de acelerar a maturação pulmonar (especialmente em raças braquicefálicas), e para a preparação materna tem sido advogado por alguns, apesar de não ter sido documentado cientificamente no cão.

Se os níveis plasmáticos periféricos de progesterona foram determinados na hora do cruzamento, eles são de grande ajuda para determinar o momento certo para realizar a cesariana eletiva. A cesariana na cadela antes do 62º dia após o pico de LH (definido como o primeiro aumento do nível de progesterona para um nível duas vezes o do valor basal, isto é, no limite de 4,5 a 7,5 nmol/ℓ [1,5 a 2,5 ng/mℓ]) é provável que resulte em alta porcentagem de perdas neonatais devido à imaturidade fetal. As cesarianas eletivas devem, portanto, ser feitas no mínimo 62 a 64 dias após o pico de LH (isto é, 58 a 60 dias após a fertilização). O nível de progesterona nesse momento em geral é menor do que, ou aproximadamente igual a, 6 nmol/ℓ (2 ng/mℓ).

Pós-parto

A cadela deve ser examinada no pós-parto se:

- Houver hemorragia genital grave
- Não forem expelidas todas as placentas em quatro a 6 h após o nascimento do último filhote
- O lóquios tem odor ruim ou odor pútrido
- A temperatura retal estiver acima de 39,5°C
- A condição geral da cadela estiver afetada
- A condição geral dos filhotes estiver afetada.

Hemorragia pós-parto

A hemorragia verdadeira deve ser diferenciada do corrimento vaginal pós-parto normal e dos casos de subinvolução dos locais placentários (SIPS, do inglês *subinvolution of the placental sites*). Os casos de SIPS ocorrem predominantemente na cadela jovem, primípara, e são observados como uma hemorragia vaginal escassa com duração de muitas semanas ou mesmo de meses. Isso não deve ser motivo para alarme, a não ser que a cadela se torne anêmica ou que desenvolva uma infecção uterina. Não existe tratamento efetivo; a condição, na vasta maioria dos casos, cura-se espontaneamente e em geral não recorre nas parturições subsequentes.

A hemorragia excessiva após a parturição pode, em contraste, indicar rupturas uterinas ou vaginais ou pode evidenciar um defeito na coagulação. O hematócrito deve ser verificado, lembrando-se que 30% é um valor normal para a cadela a termo. Deve-se inspecionar a vulva e a vagina em uma tentativa de localizar a origem do sangramento. Ocitocina pode ser administrada para promover involução do útero e contração da parede uterina. Em casos mais graves de hemorragia uterina, pode ser necessária uma laparotomia exploradora. A cadela deve ser monitorada cuidadosamente quanto a sinais de choque iminente e podem ser necessárias transfusões sanguíneas enquanto é determinada a causa da hemorragia.

Retenção de placentas/fetos

A retenção de placentas na cadela pode causar problemas graves, especialmente quando acompanhada de retenção de fetos ou de infecção. Os sinais clínicos da retenção placentária incluem a presença de corrimento vaginal escuro e espesso. A retenção de fetos pode ser identificada pela palpação abdominal ou por exames ultrassonográficos ou radiográficos. O exame deve incluir também o corpo do útero e a vagina na busca de fetos expelidos parcialmente ou de membranas fetais. A placenta retida geralmente pode ser palpada no útero, dependendo do tamanho da cadela e do grau de involução uterina. Algumas vezes é possível a extração dos tecidos retidos "ordenhando-se" cuidadosamente o útero ou com o uso de fórceps. O tratamento com 1 a 5 UI de ocitocina por cão SC ou intramuscular, duas a quatro vezes por dia, durante até 3 dias, pode auxiliar a expulsão das placentas retidas. Alcaloides do *ergot*, de ação prolongada, não devem ser empregados porque eles podem causar fechamento da cérvice. Aconselha-se antibioticoterapia se a cadela mostrar sinais de doença.

Referências bibliográficas

1. Holst PA, Phemister RD: Onset of diestrus in the beagle bitch: Definition and significance. Am J Vet Res 35:401-406, 1974.
2. Concannon PW, et al: Biology and endocrinology of ovulation, pregnancy and parturition in the dog. J Reprod Fertil 39(Suppl.):3-25, 1989.
3. Linde-Forsberg C, Ström Holst B, Govette G: Comparison of fertility data from vaginal vs intrauterine insemination of frozen-thawed dog semen: a retrospective study. Theriogenol 52:11-23, 1999.
4. Luvoni GC, Beccaglia M: The prediction of parturition date in canine pregnancy. Reprod Dom Anim, 41:27-32, 2006.
5. Kutzler MA, Yeager AE, Mohammed HO, Meyers-Wallen VN: Accuracy of canine parturition date prediction using fetal measurements obtained by ultrasonography. Theriogenol 60(7):1309-1317, 2003.
6. Son C, Jeong K, Kim J, Park I, et al: Establishment of the prediction table of parturition day with ultrasonography in small pet dogs. J Vet Med Sci 63(7):715-721, 2001.
7. Kutzler MA, Mohammed HO, Lamb SV, Meyers-Wallen VN: Accuracy of canine parturition date prediction from the initial rise in preovulatory progesterone concentration. Theriogenol 60:1187-1196, 2003.
8. Concannon PW: Canine pregnancy: Predicting parturition and timing events of gestation. *In* Recent Advances in Small Animal Reproduction. Concannon PW, England G, Verstegen J, Linde-Forsberg C (eds). International Veterinary Information Service (www.ivis.org).
9. van der Weyden GC, et al: Physiological aspects of pregnancy and parturition in the bitch. J Reprod Fertil Suppl 39:211-224, 1989.
10. Steinetz BG, et al: Diurnal variation of serum progesterone, but not relaxin, prolactin or oestradiol-17beta in the pregnant bitch. Endocrinol 127:1057-1063, 1990.
11. Johnston SD, et al: Canine pregnancy length from serum progesterone concentrations of 3-32 nmol/l (1 to 10 ng/ml) (abstract). *In* Proceedings, Symposium on Canine and Feline Reproduction, Sydney, 1996.
12. van der Weyden GC, et al: The intrauterine position of canine fetuses and their sequence of expulsion at birth. J Small Anim Pract 22:503-510, 1981.
13. Wallace MS: Management of parturition and problems of the periparturient period of dogs and cats. Semin Vet Med Surg (Small Anim) 9:28-37, 1994.
14. Darvelid AW, Linde-Forsberg C: Dystocia in the bitch: A retrospective study of 182 cases. J Small Anim Pract 35:402-407, 1994.
15. Eneroth A, et al: Radiographic pelvimetry for assessment of dystocia in bitches: a clinical study in two terrier breeds. J Small Anim Pract 40:257-264, 1999.
16. Jackson PGG: *In* Handbook of Veterinary Obstetrics. 2nd ed. PGG Jackson (ed). London:WB Saunders, 2004.
17. Freak MJ: The whelping bitch. Vet Rec 60:295-301, 1948.

Doenças do Útero

Bronwyn Crane e Michelle Kutzler

Prolapso uterino

O prolapso do útero é raro na cadela, mas pode ocorrer imediatamente antes ou logo após a parturição quando a cérvice estiver aberta. O prolapso pode envolver um ou ambos os cornos uterinos. Se ambos os cornos sofreram prolapso, o diagnóstico é relativamente simples. Se o prolapso ocorreu em somente um corno, poderá ser necessária a vaginoscopia para diferenciar o tecido prolapsado. Em casos em que somente um corno prolapsou, a cadela poderá apresentar desconforto abdominal e esforços expulsivos. O ligamento largo pode romper-se, resultando em hemorragia dos vasos uterinos. Se ocorrer hemorragia, o paciente pode ser apresentado com hemoperitônio ou morrer rapidamente por exsanguinação. Em alguns casos de prolapso vaginal, o útero pode estar incluído juntamente com outras estruturas no tecido prolapsado.[1] Uma vez feito o diagnóstico de prolapso uterino, o objetivo do tratamento é o seu reposicionamento e a prevenção de infecção. Se o tecido tiver sido severamente traumatizado e desvitalizado, o melhor tratamento é a ooforoisterectomia. Frequentemente é necessária uma laparotomia para a reposição do útero prolapsado. Outra opção é a amputação do prolapso sem laparotomia, tomando-se cuidado para evitar a bexiga e a uretra.

Subinvolução dos locais placentários

A subinvolução dos locais placentários (SIPS, do inglês *subinvolution of placental sites*) é caracterizada por corrimento vaginal hemorrágico prolongado, que persiste além do tempo esperado de eliminação de lóquios após a parturição. A presença de descarga serossanguinolenta vaginal é normal durante as primeiras quatro a 6 semanas após o parto, durante o período de reconstrução endometrial. Nos casos de SIPS, trofoblastos invadem áreas profundas do endométrio e do miométrio após a separação placentária durante o terceiro estágio da parturição, resultando em hemorragia intrauterina evidente. Considera-se que essa condição seja autolimitante e não existe tratamento comprovado. A administração de antibióticos sistêmicos de largo espectro não diminui o tempo da doença, mas é com frequência utilizada profilaticamente para reduzir o risco de endometrite concomitante. As cadelas apresentam-se clinicamente normais, afebris e têm parâmetros hematológicos pós-parto normais. Em raros casos, as cadelas podem ter hemorragia grave, necessitando de transfusão e/ou de ooforoisterectomia.

Infecção uterina

Endometrite é a presença de infecção e de resposta inflamatória no endométrio; a metrite é uma infecção com alterações inflamatórias no endométrio e no miométrio. Essas condições ocorrem como resultado da introdução de bactérias após a parturição e, menos comumente, após o acasalamento. Durante o período pós-parto, bactérias são capazes de ascender da vagina para o útero pela cérvice aberta. Subsequentemente, a cadela pode desenvolver septicemia ou endotoxemia. A metrite pode ocorrer em cadelas de qualquer idade e não é influenciada por hormônios como nos casos da hiperplasia endometrial cística (HCE)-piometra. É mais provável que a cadela desenvolva metrite no pós-parto consequente à retenção fetal, à retenção placentária, às manipulações obstétricas ou ao aborto infeccioso; contudo, a metrite pode ocorrer também após uma parturição normal. Os sinais clínicos de metrite são os mesmos de uma doença sistêmica, como vômito, anorexia, letargia, agalactia e hipertermia. Geralmente está presente corrimento vaginal malcheiroso, que tem aspecto diferente e que persiste por mais tempo do que o lóquios normal. A avaliação ultrassonográfica do útero revela espessamento na parede e no diâmetro luminal do útero. Pode ou não haver fluido no útero. No caso de retenção fetal, serão vistas áreas organizadas de hiperecogenicidade.[2] O hemograma completo exibe leucocitose com desvio à esquerda. A radiografia também pode ser usada para detectar tanto fetos retidos como placentas retidas; a histerografia com contraste duplo pode ser usada. A avaliação histológica do útero após histerectomia demonstra infiltração por células inflamatórias no endométrio e no miométrio e aumento geral na espessura das camadas. Se a cadela não for destinada à reprodução ou a condição for grave e houver um feto retido, o melhor tratamento é a ooforoisterectomia, ou então o manejo medicamentoso incluir o uso de antibióticos sistêmicos de amplo espectro e de ecbólicos para estimular a evacuação uterina. A administração de $PGF2_\alpha$ em doses de 0,01 a 0,1 mg/kg, SC, a cada 2 a 4 h deve ser continuada até que se obtenha limpeza do útero.

Hiperplasia endometrial cística-piometra

A hiperplasia endometrial cística (HEC)-piometra é a doença uterina mais comum em cadelas e em gatas intactas, de meia-idade ou mais velhas, com média de idade de 9,36 anos.[3] A HEC é diagnosticada infrequentemente em cadelas com menos de 4 anos de idade e ocorre com frequência um pouco maior em cadelas virgens. Em cadelas Beagle criadas em colônias, a incidência de HEC foi de 15,2%.[3] Todavia, essa incidência pode ser uma superestimação para a ocorrência na população em geral, pois gatas não castradas criadas em colônia têm uma incidência significativamente maior de HEC comparativamente com gatas ferais não castradas.[4]

A HEC é uma doença subclínica caracterizada pela proliferação e pela hipersecreção das glândulas endometriais, o que resulta na formação de cistos preenchidos por líquido. Quando sozinha, a HEC não é associada a nenhum sinal clínico além de infertilidade. A HEC é geralmente considerada como o estágio inicial que progride para piometra após colonização bacteriana do útero. A piometra é uma doença que ameaça a vida e que envolve o acúmulo intraluminal de exsudato purulento no útero e a infiltração de células inflamatórias nas camadas do endométrio e do miométrio. Apesar de a HEC geralmente preceder a piometra, a piometra pode ocorrer sem HEC prévia.

A HEC-piometra é uma doença endócrina. A doença ocorre durante o diestro quando houver corpos lúteos e os níveis de progesterona forem altos. O tempo médio entre o começo do proestro até o diagnóstico de HEC-piometra é de 35 dias (variação de 20 a 70 dias).

A progesterona estimula o crescimento do endométrio e a atividade secretória glandular. A progesterona também reduz a contratilidade do miométrio e mantém o fechamento cervical. Adicionalmente, a progesterona diminui a função imune ao diminuir a quimiotaxia e a fagocitose dos neutrófilos e aumenta a aderência bacteriana endometrial. Apesar disso, as concentrações séricas periféricas de progesterona em cadelas com piometra não são maiores do que as concentrações em cadelas normais em diestro. Estrógenos também têm um papel na patogênese da HEC por meio da suprarregulação de receptores de progesterona e de estrógeno endometriais. Todavia, em estudos nos quais a HEC foi induzida experimentalmente, os estrógenos isoladamente não foram capazes de induzir a doença. A administração de estrógenos seguida de progesterona ou a progesterona isoladamente induziram HEC. Em casos de HEC de ocorrência espontânea, as expressões de receptores de estrógenos (ER, do inglês *estrogen receptor*) e de receptores de progesterona (PR, do inglês *progesterone receptor*) estavam aumentadas no epitélio superficial, nas glândulas endometriais, nos fibroblastos estromais e no miométrio.[5] Clinicamente, a ocorrência de HEC-piometra é uma sequela que já foi descrita ocorrendo após o uso de estrógenos exógenos para a interrupção de gestação, de progestinas exógenas para contracepção e na presença de folículos anovulatórios (císticos) e de neoplasias ovarianas. O uso de acetato de medroxiprogesterona para o controle populacional aumenta a prevalência de piometra nas cadelas tratadas para 45%, contra uma incidência de apenas 5% nas cadelas não tratadas.[6]

Bactérias têm acesso ao útero por ascensão durante a dilatação cervical que ocorre no estro. As bactérias encontradas em úteros saudáveis e em úteros de cadelas com piometra são representativas da flora normal da vagina e da cérvice. A bactéria mais comumente isolada em casos de piometra é a *Escherichia coli*. A infusão de isolados de *E. coli* obtidos de cadelas com piometra no útero de cadelas saudáveis resultou no desenvolvimento de piometra.[7] Certos sorotipos de *E. coli* são mais comumente associados à piometra, indicando que essas cepas podem ter maior virulência ou podem se originar de uma infecção concomitante do trato urinário. A presença do antígeno K é uma característica comum em isolados de *E. coli* de casos de piometra.[8] Adicionalmente, cerca de 50% dos isolados de *E. coli* de casos de piometra contêm fator necrosante citotóxico (CNF, do inglês *cytotoxic necrotizing factor*), o que reduz a integridade do epitélio endometrial. Outras bactérias menos comuns isoladas de casos de piometra incluem *Streptococcus* sp., *Enterobacter* sp, *Proteus* sp, *Klebsiella* sp. e *Pseudomonas* sp. A irritação mecânica por bactérias no interior do endométrio proporciona um estímulo para a HEC. De fato, a presença de qualquer estímulo, do embrião a um fragmento de fio de seda, estimula a proliferação local de glândulas endometriais e alterações hiperplásicas no endométrio. Em casos de HEC e de piometra mecanicamente induzidas, as expressões de ER e de PR são reduzidas no epitélio superficial e nas glândulas endometriais, enquanto a expressão de PR é levemente aumentada nos fibroblastos estromais e no miométrio.[5] Isso pode ser parcialmente causado por perda da integridade celular devido ao dano ao endométrio em virtude de uma resposta aumentada à progesterona, que naturalmente causa uma infrarregulação dos dois tipos de receptores.

Os critérios histológicos e as alterações patológicas macroscópicas da HEC foram categorizados em cinco grupos, em uma tentativa de classificar a doença segundo sua gravidade.[9] Cadelas no grupo 1 têm o útero levemente aumentado e arredondado, com diagnóstico histológico de hiperplasia endometrial sem endometrite. As cadelas no grupo 2 têm útero aumentado, com diâmetro menor ou igual a 3 cm e diagnóstico histológico de hiperplasia endometrial com cistos irregulares. Cadelas no grupo 3 têm aumento no útero e nos cornos uterinos com diâmetro maior ou igual a 7 cm e lesões histológicas consistindo em superfície endometrial irregular, em cistos e em ulceração do endométrio. Os animais do grupo 4 são subdivididos segundo a permeabilidade da cérvice. As cadelas do grupo 4 com a cérvice aberta (grupo 4A) têm aumento do útero e dos cornos uterinos com diâmetro menor ou igual a 3 cm, com evidência histológica de fibrose endometrial, de hipertrofia do miométrio e de cistos. As cadelas do grupo 4 com a cérvice fechada (grupo 4B) têm aumento do útero com adelgaçamento da parede uterina e diagnóstico histológico de cistos atróficos no endométrio e no miométrio.

De Bosschere e seus colaboradores desenvolveram uma classificação histomorfométrica para a HEC-piometra.[10] A HEC pode ser categorizada como de leve ou grave baseando-se no número de cistos e na porcentagem afetada do útero. A HEC é reconhecida pelo aumento da relação endométrio/miométrio. A piometra é diferenciada da HEC pela presença de exsudato inflamatório. A piometra pode ser categorizada como hiperplásica ou atrófica. Na piometra hiperplásica existe grave reação inflamatória e mais de 25% do endométrio é ocupado por glândulas endometriais luminais. Estão presentes muitos cistos grandes, com aumento na relação endométrio/miométrio e com proliferação moderada de fibroblastos. Na piometra atrófica, também existe reação inflamatória grave, mas não existem cistos e não ocorre proliferação de fibroblastos.

Os sinais clínicos da piometra incluem corrimento vaginal (80%), febre (47%), polidipsia, poliúria e vômito.[11] Outros sinais incluem letargia e anorexia. O exsudato uterino, na forma de corrimento vaginal, pode ser purulento, mucoide ou hemorrágico. Muitos sinais clínicos de piometra resultam dos efeitos de toxinas bacterianas. A neutrofilia é um achado hematológico comum, variando de 15.000 a 60.000 células/mℓ. Hiperproteinemia e hiperglobulinemia podem ocorrer secundariamente à desidratação e à estimulação antigênica. O comprometimento da função renal (hipostenúria e proteinúria) é causado pelas endotoxinas lipopolissacarídias da *E. coli* nos túbulos convolutos distais e nos ductos coletores, causando insensibilidade ao hormônio antidiurético. *E. coli* fator necrosante citotóxico positivo também causa dano hepatocelular e/ou hipoxia devido à desidratação e à diminuição na circulação, resultando em aumento no aspartato transaminase (AST) e na alanina transaminase (ALT).

O diagnóstico de HEC-piometra é feito pelos sinais clínicos, pela palpação abdominal do útero aumentado, pelos resultados hematológicos e bioquímicos, por radiografias e por ultrassonografia evidenciando a uteromegalia. A ultrassonografia é particularmente útil, pois pode ser utilizada para avaliar a integridade endometrial, a espessura da parede uterina, a distensão uterina (Figura 76.1) e a presença de glândulas endometriais císticas. Na HEC sem piometra, as glândulas endometriais estão aumentadas em número, aparecendo como áreas anecoicas de 1 a 2 mm no interior do endométrio.[11] A HEC subclínica também tem sido identificada em gatas usando-se fluoroscopia e cintigrafia, com histogramas mostrando o útero com aparência de saca-rolhas e com defeitos de preenchimento irregulares no lúmen.[12] É importante notar que a aparência de saca-rolhas é normal no diestro, tanto em gatas quanto em cadelas (Figura 76.2). Quando se detecta fluido no útero, a piometra pode ser diferenciada da HEC com mucometra, medindo-se os metabólitos circulantes de prostaglandina F (PGFM, do inglês *circulating prostaglandina-F metabolites*). Concentrações de PGFM ≥ 3.054 pmol/ℓ, ≥ 2.388 pmol/ℓ ou ≥ 1.666 pmol/ℓ indicam, respectivamente, 95%, 90% ou 80% de probabilidade de piometra.[13] Combinando-se os resultados de PGFM com a porcentagem de bastonetes presentes no hemograma, a sensibilidade na diferenciação entre piometra e mucometra aumenta para 100%. Todavia, a determinação de PGFM não está disponível clinicamente.

O tratamento recomendado para a piometra na maioria das cadelas e das gatas é a ooforoisterectomia. Antes da cirurgia, a paciente deve ser estabilizada, especialmente se houver toxemia. Para casos menos graves de piometra em animais destinados à reprodução, as pacientes podem ser tratadas com $PGF_{2\alpha}$ e com antibióticos sistêmicos. A prostaglandina $F_{2\alpha}$ causa contração do miométrio, que expele o conteúdo luminal. Ela causa também luteólise, que diminui a concentração de progesterona. Os efeitos colaterais da $PGF_{2\alpha}$ são associados à dose administrada e incluem respiração ofegante,

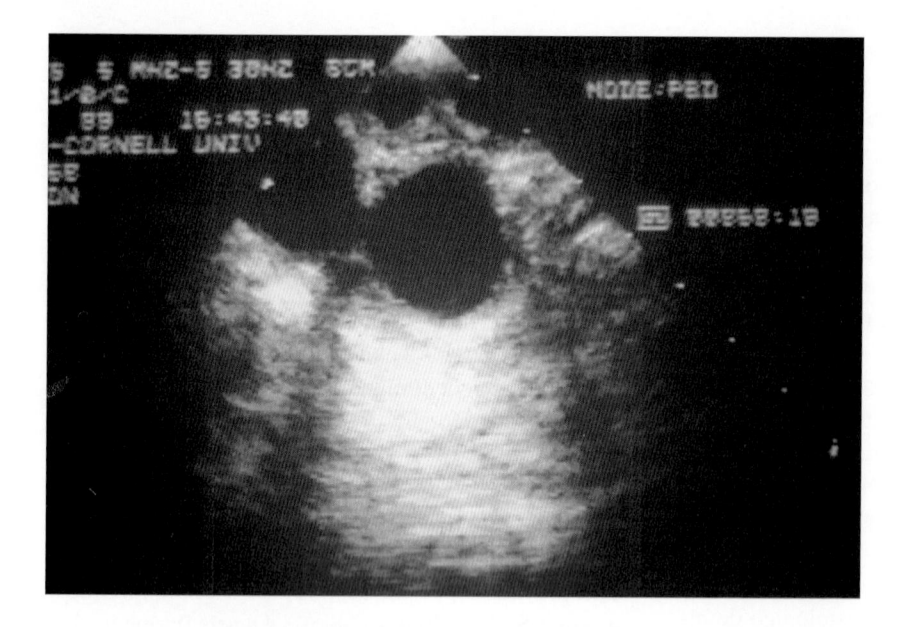

Figura 76.1 Distensão anecoica intraluminal por fluido de várias alças do corno uterino em uma cadela com piometra.

salivação, ansiedade, diarreia, vômito, urinação, contrações abdominais e ataxia 15 min após a administração. Os efeitos colaterais podem persistir por até 120 min. Os regimes terapêuticos usando altas doses de $PGF_{2\alpha}$ com esquemas de tratamentos infrequentes são associados a sinais colaterais mais graves e a resultados menos efetivos. É importante lembrar que o índice terapêutico da $PGF_{2\alpha}$ em cães é estreito, com uma dose letal de 5,13 mg/kg de dinoprosta ($PGF_{2\alpha}$ natural). Doses baixas (0,01 a 0,10 mg/kg) de $PGF_{2\alpha}$, administradas subcutaneamente, a cada duas a 4 h até que ocorram evacuação uterina completa e luteólise, são um tratamento altamente efetivo. A tolerância, sob a forma de menos efeitos colaterais, desenvolve-se após tratamentos repetidos. Adicionalmente, a maioria dos efeitos colaterais da $PGF_{2\alpha}$ podem ser evitados se ela for administrada intravaginalmente. A $PGF_{2\alpha}$ administrada em dose de 0,15 mg/kg em infusão intravaginal a cada 12 h por até 12 dias efetivamente aliviou a doença em 9 de 11 cadelas tratadas.[14] Meyers-Wallen e colaboradores relataram que 40% das cadelas tratadas para piometra produziram uma ninhada em 1 ano após o tratamento.[15] Todavia, a seleção dos casos para o tratamento medicamentoso é crítica, pois as cadelas categorizadas nos grupos de Dow 3 ou 4 tiveram uma taxa de recorrência de piometra de 40% no primeiro diestro após o tratamento. Das cadelas tratadas, 77% desenvolverão novamente piometra em 27 meses após o tratamento.

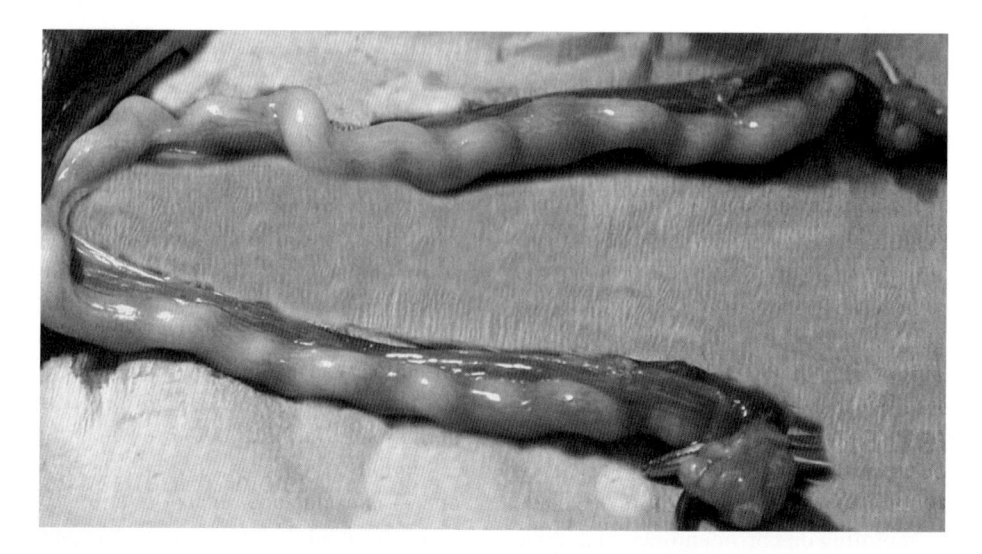

Figura 76.2 Aspecto de saca-rolhas dos cornos uterinos no diestro em uma gata durante cirurgia de ooforoisterectomia rotineira.

Mucometra

A mucometra pode ocorrer como uma sequela da HEC e como um precursor da piometra. A hiperplasia glandular causa acúmulo de fluido mucoide ou seroso no lúmen uterino. As mucometras tipicamente são achados incidentais em ooforoisterectomias de cadelas clinicamente normais. O diagnóstico é feito por ultrassonografia e por avaliação hematológica. O tratamento para cadelas não destinadas à reprodução é a ooforoisterectomia. O tratamento médico para as cadelas destinadas à reprodução e para aquelas com formas brandas de HEC é similar ao tratamento para a piometra.

Piometra do coto uterino

A piometra do coto uterino tem patogênese similar à da piometra, com a exceção de que a paciente era considerada como tendo tido o útero e os ovários removidos por completo anteriormente. Nos pacientes com piometra do coto uterino foram deixados restos de tecido ovariano com quantidades variáveis de tecido uterino após a ooforoisterectomia (OHE).[16] Os sinais clínicos são similares aos da HEC-piometra e incluem corrimento vaginal, depressão e anorexia. O diagnóstico é feito por vaginografia retrógrada e por ultrassonografia, que revelam áreas únicas ou múltiplas, cheias de fluido, adjacentes à bexiga. O tratamento consiste na remoção cirúrgica de todos os tecidos ovariano e uterino remanescentes. Simultaneamente, deve ser feita uma vaginopexia, pois tem sido relatada a alta incidência de incontinência urinária pós-cirúrgica causada por adesões pélvicas.

Neoplasia uterina

Neoplasias uterinas são incomuns na cadela. As incidências relatadas para tumores do trato reprodutor variam de 1% a 19%.[16] A neoplasia uterina ocorre mais comumente em cadelas com mais de 10 anos de idade e não foi determinada uma predileção racial. O tumor benigno mais comum no útero é o liomioma. O liomioma uterino frequentemente existe sem sinais clínicos e é um achado incidental durante a OHE. Outros tumores benignos descritos incluem fibroma, fibroliomiomas, fibromioma, fibroadenoma, adenoma, lipoma, angiolipoliomioma e pólipos endometriais. Os tumores uterinos malignos descritos incluem adenocarcinoma, carcinoma endometrial, linfossarcoma, hemangiossarcoma, tumor venéreo transmissível metastático e disgerminoma metastático. Os sinais clínicos do adenocarcinoma uterino incluem corrimento vaginal purulento ou sanguinolento, disúria, hematúria, letargia, anorexia e distensão abdominal. O diagnóstico presuntivo é baseado nos sinais clínicos e nos achados radiográficos e ultrassonográficos. Um diagnóstico definitivo requer biopsia excisional seguida de avaliação histopatológica. O tratamento para todos os tumores uterinos é a ooforoisterectomia. O prognóstico depende do grau de invasão e da presença de metástases.

Neoplasias uterinas são raras também na gata. Uma pesquisa de 4.402 neoplasias em gatos encontrou somente 13 casos (0,29%) envolvendo o útero.[17] Nesse estudo, a idade do animal ao ser diagnosticado variava de 3 a 16 anos (idade mediana de 9 anos). Dos gatos com neoplasias uterinas, mais da metade eram raças puras. Todavia, a representação maior de raças puras provavelmente se deve a uma proporção maior de gatas intactas de raças puras. As neoplasias uterinas mais comuns encontradas em gatas foram liomioma, liomiossarcoma e adenocarcinomas. Foram relatados adenocarcinomas mamários concomitantes com casos de liomioma e com adenocarcinoma uterinos. Os sinais clínicos apresentados nas gatas com neoplasia uterina eram variáveis e alternavam desde assintomáticos, com descobrimento da neoplasia durante ooforoisterectomia, até havendo infertilidade, perda de peso, massa abdominal palpável, estrangúria, hematúria, constipação intestinal, piometra, letargia, anorexia e corrimento vaginal malcheiroso. No momento do diagnóstico, metade das gatas com adenocarcinoma uterino tinha metástases e poucas viveram mais do que 5 meses após a ooforoisterectomia.

Referências bibliográficas

1. McNamara P, Harvey H, Dykes N: Chronic vaginocervical prolapse with visceral incarceration in a dog. J Am Anim Hosp Assoc 33:533-536, 1997.
2. Grundy SA, Davidson AP: Acute metritis secondary to retained fetal membranes and a retained nonviable fetus. J Am Vet Med Assoc 224:844, 2004.
3. Fukuda S: Incidence of pyometra in colony-raised beagle dogs. Exp Anim 50:325, 2001.
4. Perez J, Conley A, Dieter J, et al: Studies on the origin of ovarian interstitial tissue and the incidence of endometrial hyperplasia in domestic and feral cats. Gen Comp Endocrinol 116:10, 1999.
5. De Bosschere H, Ducatelle R, Tshama M: Is mechanically induced cystic endometrial hyperplasia (CEH) a suitable model for study of spontaneously ocurrung CEH in the uterus of the bitch? Reprod Dom Anim 37:152, 2002.
6. Von Berky A, Townsend WL: The relationship between the prevalence of uterine lesions and the use of medroxyprogesterone acetate for canine population control. Aust Vet J 70:249, 1994.
7. Hagman R, Kuhn I: Escherichia coli strains isolated from the uterus and urinary bladder of bitches suffering from pyometra: comparison by restriction enzyme digestion and pulsed-field gel electrophoresis. Vet Microbiol 84:143, 2002.
8. Noakes DE, Dhaliwal GK, England GCW: Cystic endometrial hyperplasia/pyometra in dogs: a review of the causes and pathogenesis. J Reprod Fertil Suppl 57:395, 2001.
9. Dow C: The cystic hyperplasia-pyometra complex in the bitch. Vet Rec 70:1102, 1958.
10. De Bosschere H, Ducatelle R, Vermeirsch H, et al.: Cystic endometrial hyperplasia- pyometra complex in the bitch: should the two entities be disconnected? Theriogenol 55:1509, 2001.

11. Bigliardi E, Parmigiani E, Cavirani S, et al: Ultrasonography and cystic hyperplasia-pyometra complex in the bitch. Reprod Dom Anim 39:136, 2004.
12. Chatdarong K, Kampa N, Axner E, et al: Investigation of cervical patency and uterine appearance in domestic cats by fluoroscopy and scintigraphy. Reprod Dom Anim 37:275, 2002.
13. Hagman R, Kindahl H, Fransson B, et al: Differentiation between pyometra and cystic endometrial hyperplasia/mucometra in bitches by prostaglandin $F_{2\alpha}$ metabolite analysis. Theriogenol 66:198, 2006.
14. Gabor G, Siver L, Szenci O: Intravaginal prostaglandin $F_{2\alpha}$ for the treatment of metritis and pyometra in the bitch. Acta Vet Hung 47:103, 1999.
15. Meyers-Wallen V, Goldschmidt M, Flickinger G: Prostaglandin $F_{2\alpha}$ treatment of canine pyometra. J Am Vet Med Assoc 189:1557, 1986.
16. Johnston SD, Root Kustritz MV, Olson PNS: Disorders of the canine uterus and uterine tubes (oviducts). *In* Canine and Feline Theriogenology. Johnston SD, Root Kustritz MV, Olson PNS (eds). Philadelphia: WB Saunders, 2001, p. 206.
17. Miller A, Ramos-Vara J, Dickerson M, et al: Uterine neoplasia in 12 cats. J Vet Diagn Invest 15:575-522, 2003.

Doenças Cirúrgicas da Vulva e da Vagina

Beverly J. Purswell e Kara A. Kolster

Anatomia

A vulva é a porção externa do trato reprodutor. A abertura vertical da vulva é formada pelos lábios vulvares, que se encontram nas comissuras dorsal e ventral. O clitóris, um homólogo do pênis masculino, jaz no interior da fossa clitoridiana logo no interior da comissura ventral da vulva.

O vestíbulo situa-se dorsal e cranialmente à fossa clitoridiana e abre-se para o exterior na vulva. O vestíbulo é orientado dorsalmente e muda 90° de direção, tornando-se horizontal ao passar o arco isquial. O tubérculo uretral, contendo o orifício uretral externo, situa-se ventralmente, no assoalho do vestíbulo, próximo à junção vestibulovaginal. A porção do trato tubular caudal a esse ponto serve em comum aos sistemas reprodutor e urinário. Nódulos linfáticos estão presentes no tecido subepitelial do vestíbulo, particularmente na área oposta ao tubérculo uretral.

A vagina estende-se do vestíbulo ao óstio cervical externo. Ela é altamente distensível, exceto a porção que circunda imediatamente a cérvice. Existe extensa formação de pregas longitudinais na mucosa vaginal. Está presente uma prega longitudinal dorsal, que leva em direção à cérvice. O óstio cervical externo projeta-se ventralmente na vagina e é limitado nessa mesma direção por um fórnix ventral.

Exame vaginal

A inspeção do trato vaginal é feita através da vulva. Ela deve começar com a inspeção visual da conformação vulvar, da pele perivulvar e dos lábios vulvares. O tamanho e a turgidez da vulva devem ser relacionados com o estágio do ciclo estral. A presença e a característica de qualquer secreção devem ser notadas. O clitóris e a mucosa vaginal são examinados afastando-se os lábios vulvares. O clitóris normal é relativamente pequeno e tem superfície mucosa. A mucosa vaginal deve parecer lisa e rosada ao longo de todo o trato.

O vestíbulo cranial e a vagina caudal podem ser examinados visual e digitalmente. A inspeção visual é auxiliada pelo uso de um otoscópio ou de um espéculo vaginal. O exame digital, usando um dedo enluvado e lubrificado, é necessário para avaliar a textura da mucosa e para identificar anormalidades físicas, como bandas ou estriaturas vaginais. A irritação da mucosa vestibular leva à hiperplasia dos nódulos linfáticos subepiteliais, que é identificada pela textura áspera da mucosa.

Para a avaliação visual da vagina cranial é necessária a vaginoscopia. A mucosa vaginal é edematosa durante o proestro. O edema diminui e as pregas tornam-se angulares à medida que os níveis de estrogênio caem e os níveis de progesterona aumentam durante o estro. A palidez da mucosa aumenta durante o estro. A cérvice protrai-se para a vagina e é direcionada ventralmente. Ela é diferenciada das pregas vaginais circundantes por sua característica aparência de piso de pedras arredondadas. O óstio externo localiza-se no meio dessas "pedras". Se a vaginoscopia for feita durante o estro, pode ser visto um corrimento sanguinolento saindo pelo óstio externo. No começo do diestro e durante o diestro e o anestro, as pregas vaginais são achatadas. No começo do diestro torna-se aparente um aspecto de listras longitudinais.

A citologia esfoliativa vaginal é uma técnica útil para examinar a vagina e para determinar a natureza da condição vaginal e das secreções vaginais. A citologia vaginal pode determinar a presença ou a ausência de influência estrogênica e de inflamação. A influência estrogênica é evidenciada por uma grande porcentagem de células cornificadas, em geral mais de 50%. A inflamação é indicada pela presença de grande número de neutrófilos degenerados e não degenerados. A única exceção para isso é no início do diestro, em que a presença de grande número de leucócitos não degenerados é considerada normal. Essa técnica é útil para identificar o estágio do ciclo estral e como uma ferramenta diagnóstica para as secreções vaginais.

Episiotomia

A episiotomia é indicada para proporcionar melhor exposição do vestíbulo e da vagina distal em conjunto com outros procedimentos cirúrgicos. Faz-se uma incisão vertical a partir da comissura dorsal diretamente sobre a linha média para aumentar a abertura vulvar e para proporcionar maior exposição de estruturas pélvicas que não são acessíveis pela laparotomia.

Episioplastia

A episioplastia é um procedimento reconstrutivo indicado para quando a vulva é escondida por pele perivulvar redundante.[1-3] O fluxo turbulento da urina e a retenção de umidade causam pioderma perivulvar recorrente, vaginite, vestibulite e infecções do trato urinário. Essa condição é vista mais comumente em cadelas que foram castradas antes da puberdade e que têm uma vulva juvenil, retraída para o interior das pregas cutâneas. Na episioplastia, a pele excessiva é removida dorsal e lateralmente para expor a vulva (Figura 77.1). Se houver persistência da secreção vaginal e ela não for corrigida totalmente pela cirurgia, pode-se considerar a possibilidade de terapia estrogênica. O tratamento com estrogênio causa espessamento do epitélio vaginal, ajudando na resolução da inflamação crônica. Contudo, existe risco de supressão fatal da atividade da medula óssea pelo uso crônico de estrógeno; portanto, usam-se doses baixas gradual e progressivamente decrescentes ao longo do tempo até que se identifique a dose mínima efetiva. Em pacientes obesos, recomenda-se perda de peso antes da cirurgia. O ganho de peso após a cirurgia pode causar recorrência da pele redundante.

Prolapso de prega vaginal (hiperplasia vaginal)

O prolapso de prega vaginal resulta de uma resposta individual exagerada ao estímulo estrogênico durante o estro.[2,4-6] Historicamente, essa condição vem sendo denominada hiperplasia vaginal, que é um nome não adequado. Ocorrendo somente durante o proestro e o estro, o epitélio vaginal espessa-se normalmente devido a um efeito do estrogênio, um mecanismo de proteção para a vagina durante a copulação. Em casos de prolapso de pregas vaginais, a massa protraída tem edema acentuado nos tecidos mais profundos e é recoberta por mucosa com várias camadas de epitélio escamoso cornificado, o que motiva o diagnóstico de hiperplasia. No prolapso de prega vaginal, pode-se observar uma massa quando se afastam os lábios vulvares ou quando se protraem por entre os lábios vulvares. O tecido envolvido em geral se origina do assoalho da vagina, cranialmente ao tubérculo uretral. O lúmen vaginal situa-se dorsalmente à massa, o que diferencia o prolapso de prega vaginal do prolapso vaginal, que, em geral, apresenta-se como uma massa circunferencial, em forma de argola. A biopsia revela epitélio hiperplástico cornificado, característico do estro. A massa geralmente regride espontaneamente após o estro, mas a recorrência nos períodos estrais subsequentes é alta. Em alguns casos, a massa está presente durante o diestro e a gestação. A resolução permanente é obtida pela ooforoisterectomia. É indicada a remoção cirúrgica da massa protraída caso ela seja muito grande ou se houver dano extenso à mucosa.[4,6] O orifício uretral externo, na face ventral da massa, deve ser identificado e cateterizado para evitar dano durante a cirurgia. Aproximadamente 25% dos casos cirúrgicos

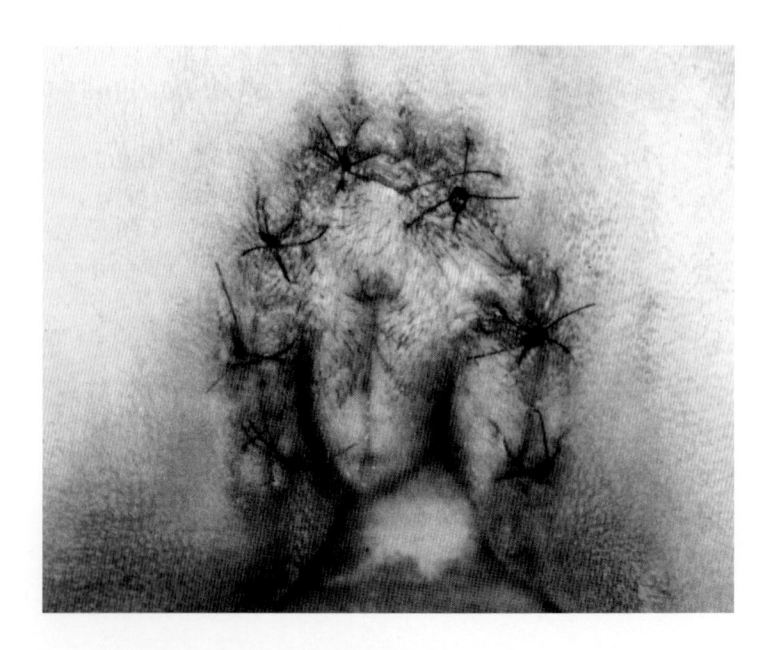

Figura 77.1 Aspecto pós-operatório da vulva depois de episioplastia feita como tratamento de infecções crônicas do trato urinário e de inflamação perivulvar (de Textbook of Veterinary Internal Medicine, 6th ed. Ettinger SJ, Feldman EC [eds]. Philadelphia: Elsevier, 2005, p. 1689, com permissão da editora.)

recorrem em animais que não sofreram ooforoisterectomia. As complicações potenciais incluem disúria se o peso da massa comprime o tubérculo uretral ou se a uretra for danificada durante a cirurgia. O prolapso de prega vaginal ocorre mais comumente em cadelas jovens, de raças braquicefálicas e de raças grandes. Não se recomenda cruzamento das cadelas afetadas porque a condição pode ser hereditária.

Prolapso vaginal

O prolapso vaginal é menos comum do que o prolapso de prega vaginal. Ele é identificado pela eversão em forma de argola de toda a circunferência vaginal, com o lúmen vaginal localizado no centro da massa prolapsada. O prolapso ocorre tipicamente durante o estro ou na parturição, na combinação de forças excessivas com presença de relaxamento do tecido perivulvar. Ele pode, também, ocorrer como resultado da separação forçada do travamento copulatório, de trabalho de parto prolongado ou de constipação intestinal. O prolapso vaginal é hereditário e é mais comum em raças braquicefálicas. A correção cirúrgica consiste na redução do prolapso. Se houver dano tecidual significativo, pode ser necessária a ressecção cirúrgica. Episiotomia, compressão manual para diminuir o edema e tração do útero através de uma incisão ventral mediana podem auxiliar na redução. A redução é mantida durante o período pós-operatório imediato pela colocação de pontos de sutura não absorvíveis através dos lábios vulvares. A cervicopexia pode diminuir a incidência de recorrência. A cervicopexia é feita prendendo-se a cérvice ao tendão pré-púbico. Deve-se tomar cuidado para não envolver a uretra.

Tumores vaginais

Os tumores vaginais na cadela são, tipicamente, benignos.[7] A apresentação clássica é de uma cadela mais velha, não castrada, com história de esforços para urinar e para defecar, secreção vaginal ou uma massa protraindo pela vulva. Os tipos mais comuns de tumores são os liomiomas, os fibromas, os lipomas e os tumores venéreos transmissíveis (TVT). Os TVT podem fazer metástases através dos linfáticos ou se espalhar para a boca pela lambedura. Raramente são vistos liomiossarcomas. Tumores intraluminais geralmente são pedunculados e podem protrair-se pela vulva. Estes, tipicamente, podem ser excisados. Tumores extraluminais podem causar aumentos no períneo. Pode ser necessária dissecção extensiva para remover massas extraluminais. TVT são o tipo de tumor mais comum em cães errantes. Alguns TVT regridem espontaneamente após vários meses. Massas múltiplas são comuns e sua excisão completa é difícil. A recorrência é comum, a não ser que os tumores sejam tratados também com radiação e com quimioterapia. A quimioterapia com vincristina (0,025 mg/kg IV, semanalmente, por dois a oito tratamentos) é considerada o tratamento de escolha. A remoção da parte maior dos tumores pode auxiliar na terapia.

Aumento clitoridiano

O aumento do clitóris ocorre devido a anormalidades na diferenciação sexual (pseudo-hermafroditismo masculino), à exposição a andrógenos exógenos ou à produção excessiva de hormônios sexuais secundária ao hiperadrenocorticismo (Figura 77.2). A cadela pode ser levada à clínica devido ao lamber frequente da área vulvar, à

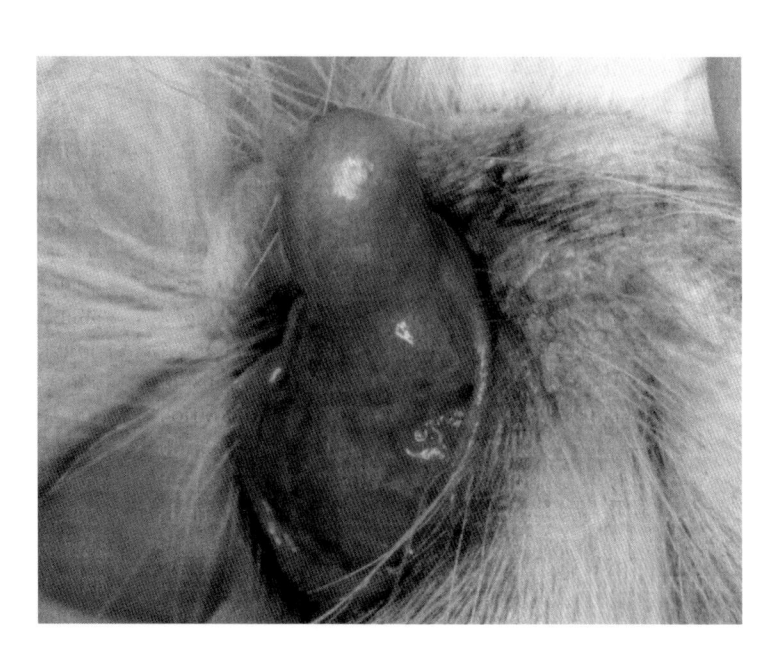

Figura 77.2 Clitóris de um pseudo-hermafrodita masculino, exibindo anatomia semelhante a pênis (de Textbook of Veterinary Internal Medicine, 6th ed. Ettinger SJ, Feldman EC [eds]. Philadelphia: Elsevier, 2005, p. 1689, com permissão da editora.)

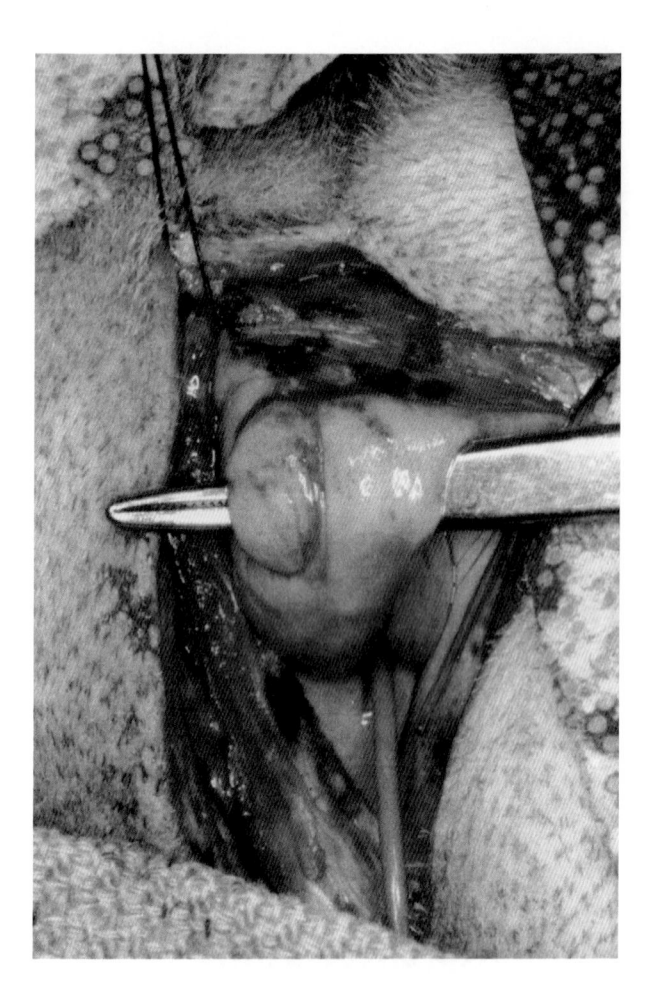

Figura 77.3 Um instrumento é utilizado para demonstrar um grande septo vaginal dorsoventral. A uretra está cateterizada e uma episiotomia aumenta a exposição cirúrgica.

relutância em sentar-se, à secreção vaginal ou ao aparecimento de uma massa protraindo pela vulva. Pode estar presente um óstio clitoridiano em casos de diferenciação sexual anormal. A fricção entre o clitóris aumentado e a vulva pode causar inflamação e vaginite. O tecido pode, também, ser traumatizado por exposição se ele protrair pela vulva. A cirurgia é indicada se o clitóris aumentado estiver causando sinais clínicos ou se estiver presente um óstio clitoridiano. O clitóris não regride após a remoção da influência androgênica se houver um óstio clitoridiano. É crítico que se determine acuradamente a localização da uretra.

Traumatismo

Traumatismo na vulva e na vagina pode ocorrer como resultado de briga de cães, de lesões durante o acasalamento, de tentativas de romper um travamento copulatório, de distocia, de atos de malícia ou pode ser iatrogênico. As lacerações geralmente são longitudinais. Ferimentos por contusão e por punctura também podem ocorrer. Em geral, não é necessário tratamento para as lesões de menor importância. Indica-se correção cirúrgica para as grandes lacerações ou para ferimentos penetrantes. Cadelas no estro devem ser confinadas para evitar o acasalamento e novas lesões.

Anormalidades do desenvolvimento

Podem ocorrer várias anormalidades de desenvolvimento congênitas que obstruam parcialmente a vagina ou o vestíbulo e necessitem de correção cirúrgica, especialmente em animais de reprodução. Os ductos pares de Müller (paramesonéfricos) fundem-se embriologicamente para dar origem ao trato reprodutivo tubular na fêmea. O sínus urogenital funde-se com os ductos e desenvolve-se formando o vestíbulo. O hímen forma-se na junção vaginovestibular. As anormalidades congênitas originam-se da fusão incompleta dessas estruturas embriológicas ou da perfuração incompleta do hímen. As anormalidades manifestam-se sob a forma de bandas verticais ou de estriuras circunferenciais e ocorrem mais comumente na área da junção vaginovestibular. A real incidência de anormalidades vaginais congênitas é desconhecida porque muitos casos são assintomáticos e não são descobertos até que se tente o cruzamento. As bandas vaginais e as estriuras causam obstruções parciais que podem impedir o acasalamento natural e/ou a parturição. Outros possíveis sinais incluem vaginite crônica e secreção vaginal. O exame digital, a vaginoscopia ou a vaginografia contrastada são ferramentas diagnósticas úteis. As bandas verticais podem ser pequenas o suficiente para poder ser rompidas digitalmente ou podem ser mais espessas e necessitar de ressecção cirúrgica (Figura 77.3). As estriuras podem ser dilatadas ou removidas cirurgicamente, mas a cicatrização e a recorrência são comuns. A vaginectomia parcial foi relatada como o procedimento de maior sucesso para a resolução dos sinais clínicos.

Referências bibliográficas

1. Hammel SP, Bjorling DE: Results of vulvoplasty for treatment of recessed vulva in dogs. J Am Anim Hosp Assoc 38:79, 2002.
2. Johnston SD, Kustritz MVR, Olson PNS: Canine and Feline Theriogenology. Philadelphia: Saunders, 2001, p. 4.
3. Lightner BA, McLoughlin MA, Chew DJ, et al: Episioplasty for the treatment of perivulvar dermatitis or recurrent urinary tract infections in dogs with excessive perivulvar skin folds: 31 cases (1983-2000). J Am Vet Med Assoc 219:1577, 2001.
4. Pettit GD: Vagina and vulva. In Current Techniques in Small Animal Surgery. Bojrab MJ (ed). Philadelphia: Lippincott Williams & Wilkins, 1998, p. 503.

5. Purswell BJ: Vaginal disorders. *In* Textbook of Veterinary Internal Medicine. Ettinger SJ, Feldman EC (eds). St. Louis: Elsevier, 2005, p. 1686.
6. Wykes PM, Olson PN: Vagina, vestibule, and vulva *In* Textbook of Small Animal Surgery, 3rd ed. Slatter D (ed). Philadelphia: Saunders, 2003, p. 1502.
7. Mello Martins MI, Ferreira de Souze F, Gobello C: Canine transmissible veneral tumor: etiology, pathology, diagnosis and treatment. *In* Recent Advances in Small Animal Reproduction. Concannon PW, England G, Verstegen J III, and Linde-Forsberg C (eds). International Veterinary Information Service, Ithaca NY (www.ivis.org), 2005.

Distúrbios da Glândula Mamária do Cão e do Gato

Mitch Robbins

Anatomia da glândula mamária

As glândulas mamárias são glândulas sudoríparas aumentadas e altamente modificadas. A glândula em si é composta de tecido epitelial glandular e de tecido conjuntivo de suporte.

Apesar de o número e a localização das glândulas mamárias serem variáveis, a maioria dos cães tem cinco pares bilateralmente simétricos. As glândulas são nomeadas segundo sua localização: torácica cranial, torácica caudal, abdominal cranial, abdominal caudal e inguinal. A maioria dos gatos tem quatro pares de glândulas bilateralmente simétricas (torácicas cranial e caudal, abdominal e inguinal).[1,2]

O suprimento sanguíneo para as glândulas mamárias individuais depende de sua localização. As glândulas torácicas recebem seu principal suprimento arterial dos ramos esternais perfurantes da artéria torácica interna. As glândulas abdominais e a inguinal são supridas pelos ramos mamários das artérias epigástricas. A artéria epigástrica superficial localiza-se na altura do arco costal. Ela supre a glândula abdominal cranial e junta-se à artéria epigástrica superficial caudal. A artéria epigástrica superficial caudal é um ramo da artéria pudenda. Ela cursa em direção cranial sob a glândula mamária inguinal para suprir a glândula inguinal e a glândula abdominal caudal. Cranialmente a esse ponto ela se junta aos ramos terminais da artéria epigástrica superficial caudal.[1]

A drenagem linfática das glândulas mamárias é bilateralmente simétrica e é variável. As glândulas torácicas craniais drenam-se diretamente para o linfonodo axilar. As glândulas inguinais drenam diretamente para o linfonodo inguinal. A drenagem das glândulas torácica caudal e abdominais pode ir para qualquer um deles ou para ambos os linfonodos inguinal e axilar. Também foi documentada comunicação entre os lados esquerdo e direito.[3]

Distúrbios da glândula mamária

Pseudogestação

Pseudogestação é uma síndrome fisiológica normal vista durante o diestro em cadelas não gestantes; geralmente ocorre 6 a 8 semanas após o estro. Os sinais clínicos associados à pseudogestação incluem alterações comportamentais (preparar um ninho e comportamento maternal) e também alterações físicas (ganho de peso, aumento mamário e contrações). Pensa-se que a causa da pseudogestação seja uma rápida diminuição da progesterona sérica, o que estimularia a síntese e a secreção de prolactina. Algumas cadelas não gestantes podem ser mais sensíveis à prolactina, exibindo uma resposta exagerada que leva a um aumento considerável das glândulas mamárias e à lactação.[4]

Cadelas com pseudogestação exagerada podem ser tratadas conservadoramente caso os sinais sejam leves. A pseudogestação é autolimitante e os sinais em geral desaparecem em 3 semanas. Um colar elisabetano pode ser usado para diminuir a estimulação das glândulas mamárias.

Se for necessária uma terapia mais agressiva, já foram relatados tratamentos com inibidores da prolactina.[5,6] Foi utilizada cabergolina em uma dose de 5 µg/kg oralmente uma vez ao dia durante cinco a sete dias ou em injeção subcutânea em dose de 1,5 a 5 µg/kg a cada 48 h por dois ou três tratamentos. O tratamento teve sucesso, com 95% a 100% dos casos tendo redução do aumento mamário e da lactação em cinco a sete dias após o início do tratamento.[5,6] Os efeitos colaterais mais comuns foram vômito, letargia e anorexia. Outros inibidores da prolactina que têm sido usados para combater a pseudogestação incluem a bromocriptina, a 10 a 100 mg/kg/dia durante 10 a 14 dias, e a metergolina, a 0,2 mg/kg/dia durante 8 a 10 dias.[4]

Embora a ooforoisterectomia seja o tratamento de escolha para a prevenção definitiva da pseudogestação em cadelas não destinadas à reprodução, seu uso como tratamento principal para essa doença não é preconizado.[4] A ooforoisterectomia leva a um decréscimo súbito e grave nos níveis de progesterona, o que pode exacerbar o aumento rápido da concentração sérica de prolactina. Por essa razão, muitos cirurgiões postergam a ooforoisterectomia por vários meses após o estro.

Mastite

A mastite não é comum em cadelas lactantes. Os pacientes apresentam-se ao veterinário com sinais clínicos sistêmicos, como letargia, anorexia e dor de intensidade variável nas glândulas mamárias. O diagnóstico baseia-se na história e no exame físico, nos quais se encontra uma glândula mamária grande, edemaciada, quente e dolorosa. Testes de cultura e de sensibilidade são de ajuda para a identificação de patógenos específicos. Os mais comuns são a *Escherichia coli,* os estreptococos beta-hemolíticos e os estafilococos.[4] Apesar de a antibioticoterapia (ampicilina ou axacilina[4]) ser um tratamento eficiente, ocasionalmente glândulas severamente infectadas podem se tornar necróticas e necessitar de debridação cirúrgica.

Em alguns casos, glândulas mamárias aumentadas, inchadas e dolorosas podem resultar de inflamações não sépticas e de estase láctea. Frequentemente isso acontece após o desmame rápido dos filhotes em uma cadela que estava lactando ativamente. O tratamento pode ser pela reintrodução dos filhotes para mamar ou pela tentativa de interromper a lactação.[4] Não há necessidade de cirurgia para esses pacientes porque não há progressão para abscedimento ou para necrose das glândulas.

Neoplasia das glândulas mamárias

Tumores mamários caninos

Os tumores das glândulas mamárias estão entre os tumores mais comuns em cadelas. A idade média para o desenvolvimento de neoplasia das glândulas mamárias é de 8 a 10 anos, com as cadelas mais jovens tendo incidência maior de tumores benignos.[7] Têm sido demonstrados vários fatores capazes de aumentar o risco de formação de tumores da glândula mamária. Esses fatores incluem obesidade a 1 ano de idade, obesidade 1 ano antes do diagnóstico de tumores da glândula mamária, ingestão de dietas caseiras *versus* dietas comerciais[8] e ooforoisterectomia.[9]

A influência dos hormônios femininos já foi bem definida. A ooforoisterectomia em idade jovem reduz o risco de desenvolvimento de tumores mamários. Comparando-se com uma cadela inteira, o risco de uma cadela ovário-histerectomizada antes do primeiro ciclo estral desenvolver tumores mamários é de 0,05%. O risco aumenta para 8% se a ooforoisterectomia for feita após o primeiro ciclo e para 26% se for feita após o segundo ciclo. Não existe nenhum benefício protetor se a ooforoisterectomia for feita após o terceiro ciclo.[9]

A presença de receptores para estrógeno e para progesterona nos tumores mamários caninos foi determinada. Quase 100% do tecido mamário canino normal contém receptores para progesterona e para estrógeno. Esses receptores são encontrados em 70% dos tumores mamários benignos e em 50% dos tumores mamários malignos.[10]

Tipos de tumores e seu comportamento

Aproximadamente 50% dos tumores mamários em cães são benignos. Os tipos de tumores benignos incluem os fibroadenoma, os tumores mistos benignos, os adenomas simples e os tumores mesenquimais benignos.[11]

Os tumores malignos mais comuns (perfazendo os outros 50% dos tumores) são carcinomas (carcinoma sólido, adenocarcinoma tubular, adenocarcinoma papilar e carcinoma anaplásico).

Os sarcomas compõem aproximadamente 10% das malignidades. Os sarcomas relatados incluem osteossarcoma, fibrossarcoma e osteocondrossarcoma. Osteossarcomas extraesqueléticos ocorrem frequentemente na glândula mamária. Esses osteossarcomas são vistos tipicamente em cadelas mais velhas. A taxa publicada de ocorrência de metástases para o osteossarcoma da glândula mamária é de 63%, com um tempo médio de sobrevida de 90 dias.[12]

Os tumores mamários mistos malignos têm características histológicas de origens mesenquimal e epitelial. Eles compreendem aproximadamente 8% das malignidades e comportam-se similarmente aos carcinomas.

Tumores inflamatórios da glândula mamária são raros em cães. Os tumores mamários inflamatórios são caracterizados por crescimento rápido, por edema, por eritema, por firmeza e por calor do tecido. Os tumores mamários inflamatórios devem ser diferenciados de doenças inflamatórias e infecciosas da glândula mamária. Biopsias aspirativas por agulha fina de tumores mamários inflamatórios geralmente são sugestivas de carcinoma. O prognóstico para pacientes com tumores mamários inflamatórios é ruim. Frequentemente os pacientes já têm metástases distantes no momento do diagnóstico; anormalidades consistentes com coagulação intravascular disseminada estão presentes em 30% dos pacientes.[13]

Tabela 78.1 Fatores de prognóstico para o câncer da glândula mamária canina.		
Tamanho do tumor	< 3 cm de diâmetro	30% de recorrência
	> 3 cm de diâmetro	85% de recorrência
Fixação ao tecido subjacente ou ulceração da pele		Prognóstico pior
Grau/diferenciação	Baixo grau	20% de recorrência
	Alto grau	80% de recorrência
Infiltração linfoide no tumor		Prognóstico melhor
Tipo histológico		Sarcomas são piores que carcinomas Mistos são iguais aos carcinomas
Estado dos linfonodos	Sem metástases histológicas	20% de recorrência
	Com metástases histológicas	80% de recorrência
Evidências histológicas de invasão linfática ou vascular		Prognóstico pior
Receptores de progesterona/estrógeno		Prognóstico melhor

Diagnóstico e estadiamento clínico

Pacientes com tumores mamários podem ser apresentados ao veterinário com sinais clínicos referentes às massas na cadeia mamária ou com sinais relacionados com a obstrução linfática ou com as metástases.

A biopsia com avaliação histopatológica é o método mais acurado de diagnóstico dos tumores mamários caninos. A aspiração por agulha fina tem restrições devido à insensibilidade da citologia em diferenciar os tumores malignos dos benignos.[14]

O estadiamento de pacientes com tumores mamários sempre deveria incluir radiografias torácicas e uma base de dados mínima de informações incluindo hemograma completo, perfil bioquímico e urinálise. A cintigrafia óssea pode ser útil para a identificação de cães com metástases ósseas. Metástases pulmonares podem estar presentes em até 50% dos pacientes com tumores mamários malignos. Quando presentes, as metástases pulmonares podem aparecer como nódulos bem definidos (64%), como nódulos intersticiais pouco definidos (18%) ou como derrame pleural sem evidência de lesões pulmonares (18%).[15,16]

Tratamento

O tratamento pode começar assim que se tenha um diagnóstico histológico e assim que se tenha feito o estadiamento. A cirurgia é a primeira linha de tratamento para os tumores mamários. O planejamento cirúrgico efetivo requer conhecimento da anatomia, dos suprimentos vascular e linfático e do comportamento do tumor sendo tratado.

Em pacientes caninos ainda não existe associação entre a "dose cirúrgica" (tipo e amplitude da excisão) e uma maior sobrevivência,[17] mas tem implicações teóricas baseadas na drenagem linfática para tumores invasivos. As opções para o tratamento cirúrgico incluem a simples lumpectomia, a mastectomia, a mastectomia regional e a mastectomia radical.

A realização de ooforoisterectomia simultaneamente com a remoção de tumores mamários em cadelas inteiras é controversa. Em dois estudos, a ooforoisterectomia concorrente melhorou a sobrevivência em 45%,[11,18] mas outros estudos não apontaram diferenças na sobrevivência.[17,19]

Prognóstico

Vários indicadores prognósticos foram identificados para malignidades da glândula mamária canina (Tabela 78.1). Entre esses, estão o tamanho do tumor, a fixação do tumor aos tecidos subjacentes, a presença de ulceração da pele, o tipo de tumor, o grau do tumor, as evidências de invasão vascular ou linfática, a infiltração linfoide no tumor e a presença de receptores para estrogênio e para progesterona.[20]

Tumores mamários felinos

Os tumores mamários são o terceiro tipo mais comum de tumores em gatos.[21] Dos tumores mamários em gatos, 80% são malignos (adenocarcinoma), 25% dos gatos têm massas ulceradas e mais de 50% têm envolvimento de mais de uma glândula. Mais de 80% dos gatos com cânceres mamários desenvolvem metástases e 49% dos gatos têm metástases em linfonodos.[22]

O prognóstico para gatos com carcinoma da glândula mamária depende do tamanho do tumor. A média de sobrevivência geral é de aproximadamente 12 meses. Gatos com tumores de menos de 2 cm de diâmetro têm sobrevivência média de 2 anos. Gatos com tumores maiores que 3 cm sobrevivem em média 6 meses. Gatos com tumores histologicamente bem diferenciados sem evidência de invasão linfática têm prognóstico melhor do que aqueles com tumores de grau mais elevado.[22]

A cirurgia é o meio mais efetivo de tratamento dos tumores mamários felinos. A mastectomia radical é recomendada para diminuir a chance de recorrência local. A recorrência local com cirurgia mais conservadora é de 66%.[22]

Hiperplasia fibroadenomatosa mamária felina

A hiperplasia fibroadenomatosa é um importante diagnóstico diferencial para a neoplasia mamária em gatos. A hiperplasia fibroadenomatosa é uma hiperplasia ductal dependente de progesterona. Embora a ocorrência mais comum seja em gatas intactas jovens, ocorrendo dentro de 2 semanas após o estro, o problema já foi relatado em gatos e em gatas castradas após tratamento com acetato de megestrol.[23] Clinicamente, as gatas apresentam-se com glândulas mamárias grandes, vermelhas e inchadas. Apesar de a maioria dos casos responderem à ooforoisterectomia ou se resolverem espontaneamente em 4 a 6 semanas, existem relatos do uso do antagonista da progesterona aglepristone para o tratamento de gatas com hiperplasia fibroadenomatosa que não respondem à ooforoisterectomia. Aglepristone foi usada em uma dose de 10 a 20 mg/kg em frequência variável (uma a duas vezes por semana). Com esse tratamento, a regressão do tumor foi rápida em todos os gatos em uma a 2 semanas. Gatas gestantes tiveram maior tendência para abortar e para desenvolver endometrite.[24,25]

Referências bibliográficas

1. Christensen GC: The mammae. In Miller's Anatomy of the Dog. Evans HE, Christensen GC (eds). Philadelphia: WB Saunders, 1979, p. 101.
2. Dyce KM: Textbook of Veterinary Anatomy. Philadelphia: WB Saunders, 1987, p. 367.
3. Morrison WB: Canine and feline mammary tumors In Cancer in Dogs and Cats Medical and Surgical Management. Morrison WB (ed). Jackson: Teton NewMedia, 2002, p. 565.
4. Feldman EC and Nelson RW: Canine and Feline Endocrinology and Reproduction. St. Louis: Saunders, 2004, p. 808.
5. Harvey MJ, Cauvin A, Dale M, et al: Effect and mechanisms of the anti-prolactin drug cabergoline on pseudopregnancy in the bitch. J Small Anim Pract 38:336, 1997.
6. Arbeiter K, Brass W, Ballabio R, Jochle W: Treatment of pseudopregnancy in the bitch with cabergoline, an ergoline derivative. J Small Anim Pract 29:781, 1988.
7. MacEwen EG, Withrow SJ: Tumors of the mammary gland. In Small Animal Clinical Oncology. Withrow SJ, MacEwen EG (eds). Philadelphia: WB Saunders, 1996, p. 356.
8. Sonnenschein EG: Body conformation, diet and risk of breast cancer in pet dogs: a case controlled study. Am J Epidemiol 133:694, 1991.
9. Hahn KA, Richardson RC, Knapp DW: Canine malignant mammary neoplasia: biologic behavior, diagnosis, and treatment options. J Am Anim Hosp Assoc 28:251,1992.
10. MacEwen EG, Patnaik AK, Harvey HJ, et al: Estrogen receptors in canine mammary tumors. Cancer Res 42:2255-2259.
11. Johnston SD: Reproductive systems. In Textbook of Small Animal Surgery 2nd ed. Slatter D (ed). Philadelphia: WB Saunders, 1993, pp. 2177-2200.
12. Lagenbach A, Anderson MA, Dambach DM, et al: Extraskeletal osteosarcoma in dogs: a retrospective study of 169 cases (1986-1996). J Am Anim Hosp Assoc 34:113-120, 1998.
13. Perez-Alenza D, Tabanera E, Pena L: Inflammatory mammary carcinoma in dogs: 33 cases (1995-1999). J Am Vet Med Assoc 219:1110-1114, 2001.
14. Allen SW, Prasse KW, Mahaffey EA: Cytologic differentiation of benign from malignant mammary tumors. Vet Pathol 23:649-655, 1986.
15. Forest LJ, Graybush CA: Radiographic appearance of pulmonary metastasis in 25 cats. Vet Radiol 39:4-8, 1998.
16. Tiemessen I: Thoracic metastasis of canine mammary tumors- A radiographic study. Vet Radiol 30:249-252, 1989.
17. Allen SW, Mahaffey EA: Canine mammary neoplasia: Prognostic indicators and response to surgical therapy. J Am Anim Hosp Assoc 25:540-546, 1989.
18. Sorenmo KU, Shofer FS, Goldschmidt MH: Effect of spaying on survival of dogs with mammary carcinoma. J Vet Intern Med 14:266-270, 2000.
19. Yamagami T, Kobayashi T, Takashi K, et al: Influence of ovariectomy at the time of mastectomy on the prognosis for canine malignant mammary tumors. J Small Anim Pract 37:462-464, 1996.
20. Robbins M: Reproductive oncology. In Textbook of Small Animal Surgery 3rd ed. Slatter D (ed). Philadelphia: WB Saunders, 2003, pp. 2437-2444.
21. Hayes A: Feline mammary gland tumors. Vet Clin North Am 7:205-212, 1977.
22. MacEwen EG, Withrow SJ: Tumors of the mammary gland. In Small Animal Clinical Oncology. Withrow SJ, MacEwen EG (eds). Philadelphia: WB Saunders, 1996, pp. 356-372.
23. Chastain CB, Panciera D: Mammary fibroadenomatous hyperplasia associated with megesterol acetate. Small Anim Clin Endocrinol 14:39-40, 2004.
24. Chastain CB, Panciera D: Aglepristone treatment of fibroadenomatous hyperplasia of the mammary glands. Small Anim Clin Endocrinol 13:38-39, 2003.
25. Gorlinger S, Kooistra HS, van den Broek A, Okkens AC: Treatment of fibroadenomatous hyperplasia in cats with aglepristone. J Vet Intern Med 16:710-713, 2002.

Parte 11

Sistema Endócrino

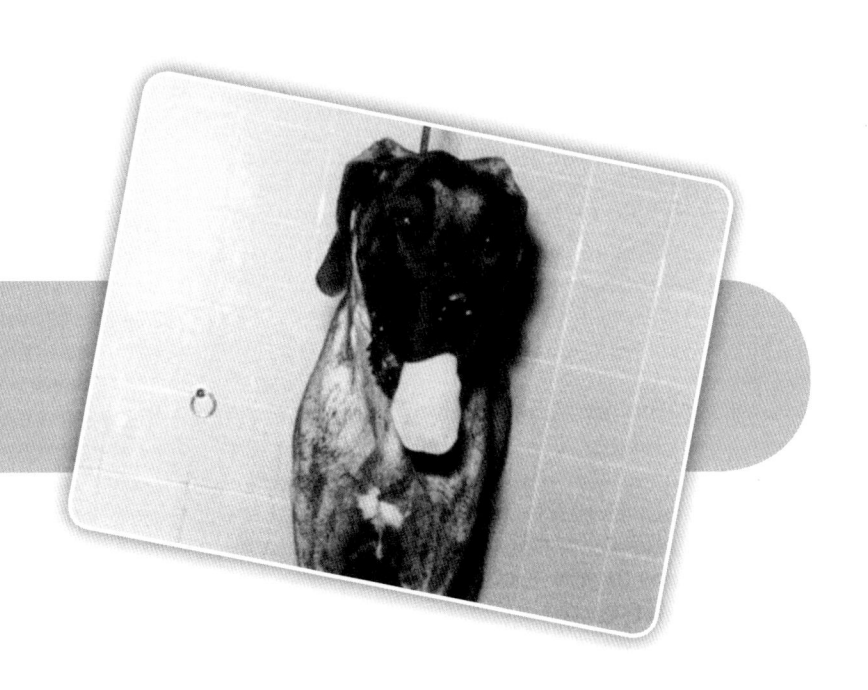

Doenças da Glândula Tireoide

Janet R. Kovak

Anatomia

As tireoides são glândulas lobuladas pares adjacentes aos anéis traqueais; são conectadas entre si por um istmo, no cão, mas são independentes no gato. O tamanho normal de cada glândula no cão é aproximadamente de 2 cm × 1 cm × 0,5 cm; no gato, medem aproximadamente 2 cm × 0,5 cm × 0,3 cm.[1,2] O suprimento sanguíneo varia levemente entre as duas espécies. No cão, a irrigação sanguínea deriva das artérias tireoidianas craniais e caudais; no gato, os lobos tireoidianos são supridos somente pelos ramos da artéria tireoidiana cranial. A drenagem venosa ocorre através das veias tireoidianas craniais e caudais. A drenagem linfática no cão faz-se para o tronco linfático cervical ou para a veia jugular interna.[2] Tecido tireoidiano ectópico pode ser encontrado em qualquer lugar ao longo da região cervical até a base do coração.

Metabolismo hormonal da tireoide

A glândula tireoide regula o metabolismo basal. Duas moléculas, tirosina e iodo, são importantes para a síntese hormonal da tireoide. A tirosina é parte de uma grande molécula (PM 660.000) chamada tiroglobulina, que é formada na célula folicular e secretada para o lúmen do folículo. O iodo é convertido em iodeto no trato intestinal e transportado para a glândula tireoide, na qual o folículo aprisiona o iodo mediante um processo de transporte ativo. O anel tirosil pode acomodar duas moléculas de iodo: se for fixada uma molécula de iodo, ele é chamado de monoiodotirosina (MIT); se duas moléculas de iodo forem ligadas ao anel tirosil, ele é chamado de di-iodotirosina (DIT). O acoplamento de duas tirosinas iodadas resulta na formação dos hormônios tireoidianos principais. Duas moléculas de DIT formam a tetraiodotironina (T_4) e uma molécula de MIT acoplada a uma molécula de DIT forma a tri-iodotironina (T_3).

A tireotrofina, ou hormônio tireoestimulante (TSH, do inglês *thyroid stimulating hormone*), é o mais importante regulador da atividade tireoidiana. A secreção de TSH é regulada pelos hormônios tireoidianos mediante inibição por *feedback* negativo da síntese do hormônio liberador de tireotrofina (TRH, do inglês *thyrotropin release hormone*) no hipotálamo e por inibição da atividade do TSH na pituitária.

A tiroxina (T_4) é a forma mais importante de armazenamento de hormônio tireoidiano, enquanto a T_3 é a forma ativa do hormônio. A formação da maior parte de T_3 ocorre fora da glândula tireoide pela deiodinação da T_4. Outro tipo de T_3 é formado quando uma molécula de iodo é removida do anel fenólico interno de T_4. Esse composto é denominado T_3 reversa e tem poucos dos efeitos biológicos dos hormônios tireoidianos. A T_3 reversa aumenta em doenças não tireoidianas e é responsável pela diminuição da T_4 sérica total ($T T_4$) vista na síndrome eutireoideo doente. Da mesma maneira que todos os hormônios lipossolúveis transportados no plasma, as T_3 e T_4 são ligadas a proteínas plasmáticas. A quantidade de hormônio tireoidiano livre no plasma é notavelmente baixa, por exemplo, em cães; a quantidade de hormônio livre é um pouco menos de 1% para a T_4 e um pouco mais de 1% para a T_3.[2-4]

Hipotireoidismo canino e felino

O hipotireoidismo primário é a causa mais comum de hipotireoidismo de ocorrência natural em cães, representando mais de 95% dos casos. As duas formas histológicas são a tireoidite linfocítica e a atrofia tireoidiana idiopática. O hipotireoidismo congênito pode ser causado por disgenesia tireoidiana, por dis-hormonogênese, por defeitos no transporte de T_4, por bociogênicos ou, raramente, por deficiência de iodo. O hipotireoidismo secundário pode ser adquirido, como em cães da raça Pastor alemão com cisto da bolsa de Rathke, ou secundário a tumores pituitários, à radioterapia ou a glicocorticoides endógenos ou exógenos.[2,5] As causas congênitas de hipotireoidismo secundário incluem deficiência hereditária de TSH, como observado em cães da raça Schnauzer gigante. O hipotireoidismo terciário pode ser adquirido, por exemplo, com tumores hipotalâmicos ou pode ser congênito como resultado de TRH defeituoso ou de defeitos nos receptores de TRH.[5]

O hipotireoidismo felino geralmente é iatrogênico, ocorrendo após tratamento cirúrgico ou após tratamento com iodo radioativo. Essa condição geralmente é transiente, resolvendo-se quando o tecido tireoidiano ectópico reassume a produção das concentrações normais de hormônio tireoidiano.[6]

O hipotireoidismo em cães apresenta uma distinta predisposição de raça, sendo que as raças que têm alto risco apresentam o problema desde os 2 a 3 anos de idade e as raças com baixo risco apresentam a doença um pouco mais tarde (4 a 6 anos). As raças predispostas ao hipotireoidismo incluem Golden retriever, Doberman pinscher e Dachshund.[7]

Sinais clínicos

Os sinais clínicos do hipotireoidismo iniciam-se gradual e sutilmente, sendo a letargia e a obesidade os mais comuns. Os proprietários frequentemente não percebem o começo dos sinais clínicos e pensam que seu cão está, simplesmente, ficando "mais velho". Após a letargia e a obesidade, as evidências dermatológicas são os sinais mais comuns. Alopecia simétrica no tronco ou da base da cauda é um achado clássico em cães com hipotireoidismo. A pele frequentemente está espessada devido ao acúmulo mixedematoso na derme.[5,7]

Os sinais cardiovasculares do hipotireoidismo, que incluem bradicardia, contratilidade diminuída do miocárdio e anormalidades eletrocardiográficas, são queixas raras na apresentação dos animais.[3] Sinais neuromusculares, como miopatias e megaesôfago, também são manifestações incomuns do hipotireoidismo canino. Neuropatias, incluindo paralisia facial unilateral ou bilateral, doença vestibular ou distúrbios dos neurônios motor e inferior são vistos ocasionalmente em cães hipotireoidianos. O coma mixedematoso é uma ocorrência incomum em cães com hipotireoidismo e manifesta-se por estupor e por coma secundariamente ao acúmulo de fluido mixedematoso no cérebro e por hiponatremia grave.[4,5,7]

Diagnóstico

Muitos cães hipotireoidianos podem manifestar anemia normocítica normocrômica resultante de deficiência de eritropoetina, de diminuição da atividade da medula óssea, de diminuição da concentração de ferro no soro e da capacidade de ligação ao ferro. O que pode ser visto ainda mais comumente é hipercolesterolemia, que ocorre em aproximadamente 75% dos cães hipotireoidianos, devido a uma alteração no metabolismo lipídico, à diminuição na excreção fecal de colesterol e à diminuição da conversão de lipídios em ácidos biliares.[3] Outros achados incluem hiperlipidemia, presença de células em alvo e rara hipercalcemia leve em casos de hipotireoidismo congênito.[3]

O diagnóstico baseia-se nas medições das concentrações séricas basais totais de tiroxina (T_4) e de tri-iodotironina (T_3), das concentrações séricas de T_4 e T_3 livres, dos níveis de TSH canino no soro e/ou testes dinâmicos da função tireoidiana incluindo os testes de estimulação de TRH e de TSH. As variáveis que afetam a T_4 são muitas, incluindo idade, raça, temperaturas ambiental e corporal, ritmo circadiano, obesidade e desnutrição. A síndrome do eutireoideo doente é caracterizada por uma diminuição na T T_4 e por um aumento na T_3 reversa (ver acima). Doenças concorrentes, como o diabetes melito, a insuficiência renal crônica, a insuficiência hepática e as infecções, podem causar a síndrome do eutireoideo doente, resultando em diminuição das concentrações de T T_4 no soro. Medicamentos como anestésicos, fenobarbital, primidona, diazepam, trimetoprima-sulfa, quinidina, fenilbutazona, salicilatos e glicocorticoides também podem diminuir as concentrações basais de T T_4.[3,5,7]

As concentrações de hormônios tireoidianos livres (HTL) ou de tiroxina e de tri-iodotironina livres são usadas em medicina humana para diferenciar a síndrome do eutireoideo doente do hipotireoidismo verdadeiro. Em seres humanos, a precisão diagnóstica de uma única medição de HTL_4 é de aproximadamente 90%.[8] As medições das concentrações de HTL_4 são obtidas por diálise de equilíbrio (padrão ouro) ou de imunoensaios análogos. Teoricamente, a HTL_4 não é sujeita às alterações espontâneas ou induzidas por medicamentos que ocorrem com a T T_4. Estudos iniciais, que classificavam cães como hipotireoidianos se baseando nos testes de estimulação de TSH, indicaram que a HTL_4 por diálise de equilíbrio foi 90% precisa, enquanto outros ensaios para HTL_4 (ensaios análogos) não foram melhores do que a T T_4.[8]

Com o advento do ensaio do TSH endógeno canino, os veterinários agora têm um método de avaliar o eixo tireoide-pituitária em cães sem a necessidade de fazer testes dinâmicos. Com a falência da glândula tireoide, a diminuição das concentrações no soro de HTL_4 e de T T_4 é sentida pela glândula pituitária, resultando em aumento na concentração no soro de TSH endógeno. À medida que a concentração de HTL_4 cai, ocorre um aumento logarítmico na concentração de TSH endógeno no soro, o que o torna o teste mais sensível para a detecção precoce do hipotireoidismo. Todavia, doenças não tireoidianas podem afetar as concentrações de TSH endógeno e também as concentrações de HTL_4 e de T T_4; portanto, o uso isolado do TSH endógeno não é recomendado como um método para avaliar a função tireoidiana.[8,9]

Hipertireoidismo felino

O hipertireoidismo é a endocrinopatia mais comum dos gatos. Gatos de meia-idade e mais velhos são, tipicamente, afetados, não existindo predileção por sexo ou por raça. O hipertireoidismo é caracterizado por hipermetabolismo; portanto, as características mais proeminentes da doença são polifagia, perda de peso, polidipsia e poliúria.[6] A ativação do sistema nervoso simpático também se manifesta sob a forma de hiperatividade, de taquicardia, de dilatação pupilar e de alterações comportamentais. O hipertireoidismo de longa data leva à cardiomiopatia hipertrófica, à insuficiência cardíaca de alto débito e à caquexia, que podem levar à morte.[2,6]

Diagnóstico

As características clinicopatológicas do hipertireoidismo incluem eritrocitose e leucograma de excitação (neutrofilia, linfocitose), causados por aumento nas concentrações de catecolaminas circulantes. O aumento do catabolismo do tecido muscular em gatos hipertireóidicos pode resultar em aumento do nitrogênio meico, mas não da creatinina.[10] A taxa metabólica aumentada resulta em hipermetabolismo hepático; assim, a atividade sérica de enzimas hepáticas (alanina transaminase, aspartato transaminase) aumenta de 80% a 90% em gatos com hipertireoidismo. O colesterol sérico diminui, não em resultado de diminuição na síntese, e sim como resultado do aumento da eliminação hepática mediada pelo excesso de hormônios tireoidianos.[6,10,11]

O diagnóstico do hipertireoidismo felino é feito medindo-se as concentrações de tiroxina séricas totais (T T_4); a concentração de tri-iodotironina sérica total (T T_3) geralmente não contribui para o diagnóstico.[10,11] Devido à doença ter se tornado mais comum e reconhecida em seus estágios iniciais, as concentrações de tiroxina livre no soro (HTL_4) recentemente foram comprovadas como sendo diagnósticas do hipertireoidismo precoce ou "oculto".[8] O diagnóstico pode ser desafiador nos gatos com hipertireoidismo oculto que exibem sinais clínicos sugestivos de hipertireoidismo (polifagia, poliúria, polidipsia, perda de peso, bócio), mas que têm concentrações normais (em geral normais-altas) de T T_4. Em casos de suspeita de hipertireoidismo oculto, testes endócrinos dinâmicos utilizando o teste de supressão de T_3 ou o teste de estimulação de TRH podem ser benéficos.[10,12-14]

Opções de tratamento

As opções de tratamento para o hipertireoidismo felino incluem suplementação oral, tratamento com iodo radioativo ou tireoidectomia cirúrgica. O iodo radioativo (I^{131}) é a terapia considerada ótima para o hipertireoidismo felino. Ela é segura e efetiva, com efeitos colaterais e complicações mínimos. Aproximadamente 80% dos gatos tornam-se eutireoideos em 3 meses após um único tratamento. As recomendações de segurança quanto à radiação devem ser obedecidas à risca.[15-17] Metimazol oral é dado por suplementação diária, podendo estar associado a efeitos colaterais que incluem anorexia, vômito, prurido e, não comumente, efeitos mais sérios como trombocitopenia e agranulocitose.[18] A excisão cirúrgica é um tratamento definitivo potencial. Os pacientes podem ser candidatos de alto risco para a anestesia; sempre que possível, deve-se atingir um estado eutireoideo antes do tratamento oral com Metimazol.

Técnicas cirúrgicas

A cirurgia é feita através de uma incisão na linha média ventral do pescoço e as glândulas tireoides são excisadas pelas técnicas intracapsular, intracapsular modificada, extracapsular ou extracapsular modificada. A abordagem extracapsular modificada tem sido associada ao menor número de complicações relacionadas com a hipocalcemia. O paciente deve ser monitorado cuidadosamente após a cirurgia para complicações que incluem hipocalcemia, hipotireoidismo e paralisia da laringe.[2,19] O hipertireoidismo pode recorrer se foi feita uma excisão inadequada ou se houver tecido tireoidiano ectópico. A doença recorrente pode ser tratada com nova cirurgia exploradora, com medicação ou, idealmente, com terapia com iodo radioativo.[15]

Neoplasia da tireoide

Enquanto as alterações adenomatosas benignas da glândula tireoide são mais comuns em gatos, uma grande porcentagem de cães tem doenças malignas. Embora os carcinomas em gatos sejam frequentemente associados a sinais clínicos de hipertireoidismo, os cães, tipicamente, têm tumores não funcionais.[2,4] Em pacientes felinos, o tratamento do carcinoma da tireoide envolve uma combinação de cirurgia e de radioterapia. Embora a excisão completa possa ser curativa para a doença não metastática, a taxa de metástases pode ser de até 71%.[20]

O carcinoma da tireoide em cães é tipicamente mais agressivo do que o carcinoma da tireoide em gatos. Dos tumores caninos, 90% são malignos; eles raramente são funcionais e associados a sinais clínicos de hipertireoidismo.[4,21] Os cães podem apresentar-se sem sinais clínicos ou com uma massa palpável na região cervical. O diagnóstico definitivo é baseado na avaliação histológica. Devido à natureza altamente vascular do tumor, os parâmetros de coagulação devem ser avaliados antes da biopsia e recomenda-se biopsia incisional, em vez de aspiração por agulha. A ultrassonografia, a cintigrafia nuclear e a tomografia computadorizada têm sido, todas, empregadas para melhor avaliar a extensão da invasão tumoral.[22-24] A ressecção cirúrgica dos tumores proporciona melhores respostas se a massa for livremente móvel, pequena, não metastática e removida completamente.[25] Radioterapia ou quimioterapia podem ser escolhidas para tratar massas incompletamente removidas ou impossíveis de ser removidas.[26] As complicações cirúrgicas incluem hemorragia, dano às estruturas regionais, além do nervo laríngeo recorrente e também hipocalcemia ou, raramente, hipotireoidismo pós-operatório.[2,4,21,25] Os cães podem ter sobrevida longa, dependendo das características histológicas do tumor e de se o diagnóstico tenha sido feito antes de invasão local ou disseminação metastática da doença.[21]

Referências bibliográficas

1. Hullinger RL: The endocrine system. *In* Miller's Anatomy of the Dog, 4th ed. Evans HE (ed). Philadelphia: WB Saunders, 1993, p. 559.
2. Ehrhart N: Thyroid. *In* Textbook of Small Animal Surgery, 3rd ed. Slatter D (ed). Philadelphia: WB Saunders, 2002, p. 1700.
3. Feldman EC, Nelson RW: Hypothyroidism. *In* Canine and Feline Endocrinology and Reproduction. Feldman EC, Nelson RW (eds). Philadelphia: WB Saunders, 2004, p. 86.
4. Feldman EC, Nelson RW: Canine thyroid tumors and hyperthyroidism. *In* Canine and Feline Endocrinology and Reproduction. Feldman EC, Nelson RW (eds). Philadelphia: WB Saunders, 2004, p.219.
5. Chastin CB, Panciera DL: Hypothyroid diseases. *In* Ettinger SJ, Feldman EC (eds). Textbook of Veterinary Internal Medicine. Philadelphia:WB Saunders, 1995, p. 1487.
6. Peterson ME: Feline hyperthyroidism: Pretreatment clinical and laboratory evaluation of 131 cases. J Am Vet Med Assoc 183:103-110, 1983.
7. Panciera DL: Conditions associated with canine hypothyroidism. Vet Clin North Am Small Anim Pract. 31(5):935, 2001.
8. Ferguson DC, et al: Free thyroid hormone measurements in the diagnosis of thyroid disease. J Vet Intern Med 3:121, 1989.
9. Dixon RM, Mooney CT: Evaluation of serum free thyroxine and thyrotropin concentrations in the diagnosis of canine hypothyroidism J Small Anim Pract. 40(2):72, 1999.
10. Peterson ME: Feline hyperthyroidism. Vet Clin North Am 14(4):809, 1984.
11. Meric SM: Diagnosis and management of feline hyperthyroidism. Comp Cont Educ Pract 11:1053, 1989.
12. Graves T: Complications of treatment and concurrent illness associated with hyperthyroidism in cats. *In* Current Veterinary Therapy XII. Kirk RW, Bonagura JA (eds). Philadelphia: WB Saunders, 1994, p. 369.
13. Peterson ME, Graves TK, Gamble DA: Triiodothyronine (T3) suppression test: an aid in the diagnosis of mild hyperthyroidism in cats. J Vet Intern Med 4:233, 1990.
14. Peterson ME, Broussard JD, Gamble DA: Use of the thyrotropin releasing hormone stimulation test to diagnose mild hyperthyroidism in cats. J Vet Intern Med 8(4):279, 1994.
15. Kintzer PP, Peterson ME: Nuclear medicine of the thyroid gland. Scintigraphy and radioiodine therapy. Vet Clin North Am Small Anim Pract 24(3):587, 1994.
16. Slater MR, Geller S, Rogers K: Long-term health and predictors of survival for hyperthyroid cats treated with iodine 131. J Vet Intern Med 15 (1):47, 2001.
17. Peterson ME: Radioactive iodine (radioiodine) treatment for hyperthyroidism in cats. *In* Current Veterinary Therapy XII. Kirk RW, Bonagura JA (eds). Philadelphia: WB Saunders, 1994, p.373.
18. Peterson ME, Kintzer PP, Hurvitz AI: Methimazole treatment of 262 cats with hyperthyroidism. J Vet Intern Med 2(3):150, 1988.
19. Flanders JA, Harvey HJ, Erb HN: Feline thyroidectomy. A comparison of postoperative hypocalcemia associated with three different surgical techniques. Vet Surg 16(5):362, 1987.
20. Turrel JM, et al: Thyroid carcinoma causing hyperthyroidism in cats: 14 cases. J Am Anim Hosp Assoc 193:359, 1988.
21. Flanders JA: Surgical therapy of the thyroid. Vet Clin North Am Small Anim Pract 24(3):607, 1994.
22. Weisner ER, Nyland TG: Ultrasonography of the thyroid and parathyroid glands. Vet Clin North Am Small Anim Pract 24:973, 1994.
23. Marks SL, Koblick PD, Hornof WJ, et al.: 99mTc-pertechnetate imaging of thyroid tumors in dogs: 29 cases (1980-1992). J Am Vet Med Assoc 204(5):756, 1994.
24. Slensky KA, Volk SW, Schwarz T et al.: Acute severe hemorrhage secondary to arterial invasion in a dog with thyroid carcinoma. J Am Vet Med Assoc 223(5):649, 2003.
25. Klien MK, Powes BE, Withrow SJ, et al: Treatment of thyroid carcinoma in dogs by surgical resection alone: 20 cases (1981-1989). J Am Vet Med Assoc 206(7):1007, 1995.
26. Brearley MJ: Hypofractionated radiation therapy for invasive carcinoma in dogs: A retrospective analysis of survival. J Small Anim Pract 40:206, 1999.

Doenças das Glândulas Paratireoides

Janet R. Kovak

O controle do metabolismo do cálcio e do fosfato é vital, uma vez que esses íons têm importante papel em muitos processos fisiológicos. O cálcio é necessário para reações intracelulares, incluindo a contração muscular, a atividade da célula nervosa, a liberação de hormônios pelo processo de exocitose e a ativação de numerosas enzimas.[1] O fosfato inorgânico também funciona como importante sistema tampão para o íon hidrogênio no sangue. O fosfato inorgânico compõe uma parte importante da célula, incluindo a membrana plasmática, os componentes intracelulares, entre eles ácidos nucleicos, o ATP e o ADP. A regulação do cálcio envolve o controle do movimento de cálcio entre o fluido extracelular e três órgãos do corpo: ossos, trato gastrintestinal e rins.[2]

Hormônio da paratireoide

O principal órgão envolvido no controle do metabolismo do cálcio e do fosfato é a glândula paratireoide. Existem quatro glândulas paratireoides no cão e no gato. As paratireoides externas estão no polo craniolateral da glândula tireoide e as glândulas paratireoides internas localizam-se medialmente, no interior do parênquima da tireoide. O suprimento vascular das paratireoides são proporcionados por ramos das artéria e veia tireoidianas.[3] Durante o desenvolvimento embriológico, fragmentos de tecido paratireoidiano podem migrar e desenvolver-se ectopicamente na fáscia peritraqueal na entrada do tórax ou no mediastino cranial.[4] O hormônio da paratireoide (PTH, ou paratormônio), primariamente um polipeptídio de 84 aminoácidos em cadeia única, é sintetizado, estocado e secretado pelas células principais das glândulas paratireoides.[1]

O efeito do PTH é aumentar a concentração de cálcio e diminuir a concentração de fosfato nos fluidos extracelulares. O PTH tem efeitos diretos no metabolismo do cálcio nos ossos e nos rins e efeitos indiretos no metabolismo gastrintestinal de cálcio.[5] O efeito inicial do PTH no osso é promover a transferência de cálcio através da membrana do osteócito osteoblástico. O PTH age nos túbulos convolutos distais do rim para aumentar a absorção do cálcio e diminuir a reabsorção de fosfato mediante um efeito nos túbulos proximais. O PTH está envolvido também na ativação da vitamina D no rim. O PTH medeia a absorção de cálcio no intestino indiretamente por meio de seu efeito na vitamina D. A secreção de PTH é controlada pela concentração de cálcio livre (ionizado) no sangue. As diminuições dos níveis de cálcio estimulam a secreção de PTH e os aumentos dos níveis de cálcio interrompem a secreção.[1]

Hiperparatireoidismo

A hipercalcemia pode resultar de várias etiologias, que incluem a hipercalcemia das malignidades, o hiperparatireoidismo, a doença granulomatosa, a osteoporose, o hipoadrenocorticismo, a doença renal crônica e a hipervitaminose D.[5] Os sinais iniciais da hipercalcemia são polidipsia e poliúria, resultantes do impedimento da resposta dos túbulos distais ao hormônio antidiurético (ADH, do inglês *antidiuretic hormone*). Inquietude, depressão e fraqueza muscular resultam da depressão da excitabilidade do tecido neuromuscular. Os sinais gastrintestinais leves de hipocalcemia incluem inapetência, vômito e constipação intestinal.[6] Em gatos, neoplasia, insuficiência renal e urolitíases são as condições mais comuns associadas à hipocalcemia.[7]

A abordagem diagnóstica da hipercalcemia consiste, em primeiro lugar, na eliminação da causa mais comum: a hipercalcemia da malignidade. O linfossarcoma e o adenocarcinoma dos sacos anais, tumores que comumente são associados à hipercalcemia, secretam um hormônio similar ao PTH que aumenta a reabsorção óssea e inibe a reabsorção tubular de fósforo.[1,8] São necessários a análise completa da história e um exame físico completo, incluindo o exame dos linfonodos e o exame retal, hemograma, perfil bioquímico, urinálise e radiografias do tórax e do abdome para a busca de algum processo neoplásico subjacente. Uma vez excluído o diagnóstico de neoplasia, o próximo diagnóstico diferencial para a hipercalcemia é a insuficiência renal crônica. Esse é o mais difícil de ser excluído porque outras causas de hipercalcemia podem provocar danos renais devido à mineralização de tecidos moles do rim. Portanto, um animal com hipercalcemia, azotemia e hiperfosfatemia pode estar sofrendo de hiperparatireoidismo primário ou de insuficiência renal primária com hiperparatireoidismo secundário renal. Mais ainda, pacientes com hipercalcemia secundária a doenças renais também podem exibir elevações no PTH intacto. O diagnóstico de hiperparatireoidismo primário baseia-se em encontrar hipercalcemia (preferencialmente Ca ionizado), hipofosfatemia, concentrações de paratormônio no soro normais ou elevadas e uma massa na região cervical. Deve-se medir o PTH intacto usando-se um ensaio sanduíche validado para uso no cão e no gato.[9] Deve ser enfatizado que a concentração normal de PTH na presença de elevação de cálcio total e/ou ionizado é "inadequada" para o nível de cálcio e seria considerada diagnóstica para hiperparatireoidismo primário. Para casos suspeitos de hipercalcemia de malignidade, em que a abordagem diagnóstica não identificou um processo neoplásico, podem ser medidas as concentrações de proteína relacionada com o PTH (PTH-rp).[6,9]

Hiperparatireoidismo primário

Cães com hiperparatireoidismo primário podem apresentar-se sem sinais clínicos, ou com polidipsia, poliúria e fraqueza, e também com sinais de trato urinário atribuíveis à urolitíase e à infecção.[10-12] Os sinais clínicos mais comuns observados em gatos com hipercalcemia são anorexia e letargia.[13] A maioria dos cães tem adenomas da paratireoide ou hiperplasia da paratireoide, com raros carcinomas descritos.[14] Se houver suspeita de hiperparatireoidismo primário, várias modalidades de diagnóstico por imagem, incluindo ultrassonografia, tomografia computadorizada e cintigrafia, podem ser utilizadas caso não haja uma massa palpável no pescoço. A cintigrafia da paratireoide demonstrou ter pouca sensibilidade e pouca especificidade.[15] A ultrassonografia pode delinear melhor o lado e o tamanho da massa presente na paratireoide.[16] Adicionalmente, técnicas percutâneas dirigidas por ultrassonografia podem ser utilizadas para a remoção das massas. Foram descritas a utilização de radiofrequência e a ablação química. Apesar de essas técnicas serem comprovadamente seguras e efetivas, os potenciais fatores de risco incluem hipocalcemia e paralisia da laringe. Adicionalmente, podem ser necessárias injeções repetidas para o tratamento obter sucesso.[17,18] Antes da intervenção cirúrgica, pode ser instituída diurese com salina normal para baixar os níveis de cálcio no soro. Para a hipercalcemia grave, a terapia com furosemida (em um animal bem hidratado), com glicocorticoides ou com calcitonina, pode ser indicada.[5] A administração de glicocorticoides deve ser postergada até que se tenha um diagnóstico definitivo, pois a administração pode interferir com a possibilidade de se confirmar um linfossarcoma histologicamente.[1] Bifosfonatos têm sido usados para diminuir a hipercalcemia em seres humanos; eles funcionam inibindo a função e a viabilidade de osteoclastos.[19]

A cirurgia requer uma exploração cervical ventral total para avaliar bilateralmente as paratireoides externas e internas. Adicionalmente, toda a região cervical até a entrada do tórax deve ser avaliada para a presença de tecido paratireoidiano ectópico. Se todas as quatro glândulas estiverem aumentadas devido à hiperplasia, a excisão de uma a três das glândulas pode resolver a hipercalcemia associada.[3] A visualização do tecido paratireoide anormal pode ser melhorada com a infusão intravenosa de novo azul de metileno, embora exista o risco de anemia por corpúsculos de Heinz.[20] Os pacientes devem ser monitorados pós-operatoriamente para insuficiência renal e para sinais de hipocalcemia, que incluem respiração ofegante, fasciculação muscular ou tremores. O desenvolvimento de insuficiência renal pós-operatória em cães foi descrito, em um estudo, como sendo mais provável nos cães com níveis iniciais de cálcio mais altos.[12] A hipocalcemia ocorre em até 58% dos cães após a cirurgia devido a um efeito *feedback* negativo e à supressão das glândulas remanescentes causada pelos níveis elevados de PTH.[14] Cães com níveis iniciais de cálcio mais elevados (> 14 mg/dℓ) são mais propensos se tornarem hipocalcêmicos após a cirurgia.[1] A suplementação de cálcio, na forma de vitamina D (dihidrotaquisterol) ou de calcitriol [$1,25(OH)_2D_3$], deve ser instituída pré ou pós-operatoriamente e continuada até que os níveis de cálcio se normalizem em 2 a 8 semanas. O prognóstico a longo prazo após a paratireoidectomia, se não ocorreu dano renal, é favorável.[11-14]

Hipoparatireoidismo

Os achados bioquímicos clássicos em animais com hipoparatireoidismo são hipocalcemia (total e ionizada) e hiperfosfatemia com um nível de PTH inadequadamente baixo. Outras causas de hipocalcemia incluem iatrogenia (pós-tireoidectomia), hipoparatireoidismo, insuficiência renal crônica e aguda, pancreatite aguda, hipoalbuminemia, tetania puerperal (eclâmpsia), intoxicação por etileno glicol, má absorção intestinal e hiperparatireoidismo secundário nutricional.[21] A ausência de PTH resulta em perda urinária de cálcio, em diminuição na mobilização de cálcio do osso e em diminuição na absorção intestinal de cálcio.[22] A maioria dos sinais clínicos é atribuível aos baixos níveis circulantes de cálcio ionizado, levando à excitabilidade neuromuscular.[21] Os sinais iniciais de hipocalcemia são inespecíficos e incluem anorexia, esfregação da face, nervosismo e passo enrijecido. Mais tarde, os sinais progridem para arritmias cardíacas, hiperventilação e, finalmente, tetania generalizada e/ou convulsões.[21]

O diagnóstico do hipoparatireoidismo primário obtém-se através de hemograma completo, de perfil bioquímico, de urinálise, de níveis de cálcio ionizado e de magnésio e também dos níveis de PTH. As concentrações de PTH no soro ou no plasma devem ser medidas em uma amostra recém-colhida do animal em jejum. O manuseio da amostra é crucial para o diagnóstico apropriado, pois o PTH é suscetível à degradação se submetido a temperaturas mais elevadas.[9]

O tratamento do hipoparatireoidismo é dirigido à causa subjacente. Em animais sendo submetidos à tireoidectomia bilateral é possível autotransplantar tecido paratireoidiano seccionando-se as glândulas e implantando-as na musculatura cervical adjacente.[3] As glândulas podem se tornar funcionais em 2 semanas após o transplante.[23] A terapia medicamentosa para o hipotireoidismo pode requerer administração intravenosa de cálcio para uma crise aguda ou suplementação permanente de vitamina D nos casos crônicos.[24]

Referências bibliográficas

1. Feldman EC, Nelson RW: Hypercalcemia and primary hyperparathyroidism. *In* Canine and Feline Endocrinology and Reproduction, 3rd ed. Feldman EC, Nelson RW (eds). Philadelphia:WB Saunders, 2004, p. 661.
2. Meuten DJ: Hypercalcemia. Vet Clin North Am Small Anim Pract 14:411, 1982.
3. Flanders JA: Parathyroid gland. *In* Slatter D (ed). Textbook of Small Animal Surgery, 3rd ed. Philadelphia: WB Saunders, 2002, p. 1711.
4. Hullinger RL: The endocrine system. *In* Miller's Anatomy of the Dog, 4th ed. Evans HE (ed). Philadelphia: WB Saunders, 1993, p. 559.
5. Flanders JA: Parathyroid glands. *In* Bojrab MJ (ed). Disease Mechanisms in Small Animal Surgery, 2nd ed. Philadelphia: Lea & Febiger, 1993, p.583.
6. Refsal KR, Provencher-Bollinger AL, Graham PA, et al.: Update on the diagnosis and treatment of disorders of calcium regulation. Vet Clin North Am Small Anim Pract 31(5):1043, 2001.
7. Savary KC, Price GS, Vaden SL: Hypercalcemia in cats: A retrospective study of 71 cases (1991-1997). J Vet Intern Med 14:184, 2000.
8. Weir EC: Humoral hypercalcemia of malignancy in canine lymphosarcoma. Endocrinol 122:602, 1988.
9. Chew DJ, Nagode LA, Rosol TJ, et al: Utility of diagnostic assays in the evaluation of hypercalcemia and hypocalcemia: parathyroid hormone, vitamin D metabolites, parathyroid hormone-related peptide, and ionized calcium. *In* Current Veterinary Therapy XII. Kirk RW, Bonagura JA (eds). Philadelphia: WB Saunders, 1995, p. 378.
10. Feldman EC, Hoar B, Pollard R, et al: Pretreatment clinical and laboratory findings in dogs with primary hyperparathyroidism: 210 cases (1987-2004). J Am Vet Med Assoc 227:756, 2005.
11. Devries SE, Feldman EC, Nelson RW, et al: Primary parathyroid gland hyperplasia in dogs: six cases (1982-1991). J Am Vet Med Assoc 202(7):1132, 1993.
12. Gear RN, Neiger R, Skelly BJ, et al: Primary hyperparathyroidism in 29 dogs: diagnosis, treatment, outcome and associated renal failure. J Small Anim Pract 46(1):10, 2005.
13. Kallet AJ, Richter JP, Feldman EC, et al. Primary hyperparathyroidism in cats: seven cases (1984-1989). J Am Vet Med Assoc 199(12):1767, 1991.
14. Berger B, Feldman EC: Primary hyperparathyroidism in dogs: 21 cases (1976-1986). J Am Vet Med Assoc 191:350, 1987.
15. Matwichuk CL, Taylor SM, Daniel GB, et al: Double-phase parathyroid scintigraphy in dogs using technetium-99M-sestamibi Vet Radiol Ultrasound 41(5):461, 2000.
16. Weisner ER, Penninck D, Biller DS, et al: High-resolution parathyroid sonography. Vet Radiol Ultrasound 38(6):462, 1997.
17. Long CD, Goldstein RE, Hornof WJ, et al: Percutaneous ultrasound-guided chemical ablation for treatment of primary hyperparathyroidism in dogs. J Am Vet Med Assoc 215(2):217, 1999.
18. Pollard RE, Long CD, Nelson RW, et al: Percutaneous ultrasonographically guided radiofrequency heat ablation for treatment of primary hyperparathyroidism in dogs. J Am Vet Med Assoc 218(7):1106, 2001.
19. Fleish H: Bisphosphonates: A new class of drug in diseases of bone and calcium metabolism. *In* Bisphosphonates and Tumor Osteolysis. Bruner KW, et al (eds). Berlin: Springer-Verlag, 1989 p.1.
20. Fingeroth JM, Smeak DD: Intravenous methylene blue infusion for intraoperative identification of parathyroid gland tumors in dogs. Part III: Clinical trials and results in three dogs. J Am Anim Hosp Assoc 24:673, 1988.
21. Feldman EC, Nelson RW. Hypocalcemia and primary hypoparathyroidism. *In* Canine and Feline Endocrinology and Reproduction, 3rd ed. Feldman EC, Nelson RW (eds). WB Saunders, 2004, p. 716.
22. Henderson AK, Mahony O: Hypoparathyroidism: Pathophysiology and diagnosis. Comp Cont Educ Small Anim Pract 27(4):270, 2005.
23. Padgett SL, et al: Efficacy of parathyroid gland autotransplantation in maintaining serum calcium concentrations after bilateral thyroidectomy in cats. J Am Anim Hosp Assoc 34:219, 1998.
24. Henderson AK, Mahony O: Hypoparathyroidism: Treatment. Comp Cont Educ Small Anim Pract 27(4):280, 2005.

Doenças Cirúrgicas do Pâncreas Endócrino

Emily Soiderer e S. Kathleen Salisbury

Anatomia

O pâncreas é uma estrutura lobulada adjacente ao duodeno. É constituído por um corpo e dois lobos. O corpo situa-se adjacente ao piloro, enquanto o lobo direito, em sua face dorsomedial, fica muito próximo ao duodeno descendente encoberto pelo mesoduodeno. O lobo esquerdo do pâncreas situa-se entre as camadas peritoneais da folha profunda do omento maior. Ele é caudal ao estômago e é encontrado dorsalmente no abdome, adjacente ao rim esquerdo e ao colo transverso.

O suprimento sanguíneo da maior parte do pâncreas origina-se da artéria celíaca, através das artérias hepática e esplênica. O ramo gastroduodenal da artéria hepática dá origem à artéria pancreático-duodenal cranial, que irriga o corpo do pâncreas e a metade cranial do lobo direito. A artéria esplênica supre ramos que entram na extremidade distal do lobo esquerdo. A artéria pancreático-duodenal caudal se origina da artéria mesentérica cranial e supre o restante do pâncreas. A inervação do pâncreas deriva do nervo vago e dos nervos esplâncnicos ou é intrínseca à glândula.[1]

Fisiologia do pâncreas endócrino

A função endócrina do pâncreas deve-se a células especializadas das ilhotas de Langerhans. Essas ilhotas são coleções ovoides de células distribuídas aleatoriamente pelo parênquima do pâncreas e compõem apenas uma pequena porção do volume pancreático, em comparação com a porção exócrina.[2,3] A origem das células das ilhotas, segundo acreditam alguns, é ectodérmica. Entretanto, essa teoria é controversa.[4-6] As células das ilhotas são agrupadas funcionalmente como células captadoras de precursores de aminas e de descarboxilação (células APUD).[2] Essas células concentram os precursores de aminoácidos de certas aminas e as descarboxilam para formar as aminas. Estas funcionam como reguladores e neurotransmissores. Tumores funcionais originados dessas células são denominados apudomas.

As células das ilhotas são subdivididas segundo sua produção hormonal. Foram descritos quatro tipos celulares distintos, cada um secretando um único hormônio: células A (alfa), B (beta), D (delta) e F (ou P).[2,7] As células A circundam as células centrais B e produzem glucagon;[2,8] as células B secretam insulina e compõem de 60% a 75% da população das ilhotas[2,9] e se localizam no centro das ilhotas.[2] As células D produzem somatostatina e ocupam uma posição intermediária na ilhota, entre as células A e B. As células F secretam polipeptídio pancreático e são pouco numerosas.[9]

Em geral, os distúrbios do pâncreas endócrino resultam do excesso ou da deficiência de produção de um desses hormônios. O conhecimento da ação normal de cada um desses hormônios, os sinais e a significância clínica da sua produção inadequada são vitais para o entendimento das doenças do pâncreas endócrino. As doenças relacionadas ao excesso ou à deficiência na produção de insulina são os mais comuns distúrbios do pâncreas endócrino.

Insulina

A principal função metabólica da insulina é regular a concentração serosa da glicose e promover a conversão de glicose, ácidos graxos e aminoácidos em suas formas de armazenamento (glicogênio, triglicerídios e proteína). O estímulo para a liberação de insulina pelas células B é a concentração elevada de glicose no soro. A insulina é produzida no retículo endoplasmático rugoso da células B. Em seguida, é acondicionada em grânulos limitados por membrana no aparelho de Golgi. Os grânulos movem-se para a membrana plasmática, por meio de um processo que envolve microtúbulos. Seu conteúdo é expelido das células por exocitose.[2] Estímulos adicionais para a liberação de insulina incluem outros açúcares (frutose, manose, ribose), aminoácidos, hormônios (glucagon, secretina, peptídio inibidor gástrico, colecistocinina, hormônio do crescimento, hormônio adrenocorticotrófico (ACTH, do inglês *adrenocortrophic hormone*), progesterona, estrogênio, fármacos, ácidos graxos, potássio, acetilcolina e cetonas.[2] A glicose penetra na célula por difusão facilitada ou por transporte ativo secundário com sódio (Na+) (intestino e rins).[2] A insulina facilita a entrada de glicose na célula aumentando o número de transportadores de glicose na membrana celular, particularmente no músculo, no tecido adiposo e em alguns outros tecidos.[2] A glicose penetra sem dificuldade apenas em alguns tecidos e células, como o cérebro, fígado, eritrócitos e leucócitos.

A insulina facilita a utilização da glicose por intermédio de glicólise e promove a produção de glicogênio no fígado, tecido adiposo e músculo esquelético por meio do aumento da atividade da glicogênio sintetase. A insulina também diminui a gliconeogênese devido à promoção de síntese proteica em tecidos periféricos, diminuindo assim a quantidade de aminoácidos disponíveis para a gliconeogênese.[2]

No tecido adiposo, a insulina atua para aumentar a entrada de glicose, a síntese de ácidos graxos, a síntese de fosfato de glicerol, a deposição de triglicerídios e a captação de potássio.[2] Ela também ativa a lipoproteína lipase e inibe a lipase hormônio-sensível. No músculo, a insulina aumenta a entrada de glicose, a síntese de glicogênio, a captação de aminoácidos, a síntese proteica nos ribossomos, a captação de cetona e a captação de potássio. Ela diminui o catabolismo proteico e a liberação de aminoácidos gliconeogênicos. No fígado, a insulina aumenta a síntese proteica e lipídica, diminui a cetogênese assim como a saída de glicose pela diminuição da gliconeogênese, aumento da síntese de glicogênio e pelo aumento da glicólise.[2]

Glucagon

O glucagon é, primariamente, um mecanismo hormonal contrarregulatório que restaura os níveis plasmáticos de glicose durante estados de hipoglicemia por meio do aumento da gliconeogênese, da glicogenólise e do fluxo proteína-lipídio no fígado.[10] O glucagon tem uma função adicional no relaxamento do músculo liso gastrintestinal.[10]

Somatostatina

A somatostatina inibe a secreção dos hormônios das ilhotas, incluindo insulina, glucagon e polipeptídio pancreático. Ela inibe também a secreção de peptídios intestinais, incluindo gastrina e secretina. Finalmente, ela inibe a secreção pancreática exócrina e a secreção ácida gástrica e reduz o fluxo sanguíneo esplâncnico, a motilidade intestinal e a absorção de carboidratos, enquanto aumenta a absorção de água e eletrólitos.[10]

Polipeptídio pancreático

O polipeptídio pancreático reduz a secreção ácida gástrica induzida pela colecistocinina, aumenta o tempo de trânsito intestinal reduzindo o esvaziamento gástrico e a motilidade do intestino superior. Também inibe a secreção pancreática exócrina pós-prandial através de uma via vago-dependente.[10]

Distúrbios específicos do pâncreas endócrino

Diabetes melito

O diabetes melito (DM) é o mais comum distúrbio do pâncreas endócrino no cão e no gato. Portanto, é importante para o cirurgião entender o manejo anestésico e perioperatório do paciente diabético.

O DM pode ser causado por falha na produção da insulina, falha na liberação da insulina, degradação excessiva da insulina circulante, ou resistência aos efeitos da insulina pelos tecidos-alvo.[11] Em humanos, o DM é classificado como tipo 1, tipo 2, diabetes gestacional, ou outros tipos específicos de diabetes.[12] Atualmente não existe um sistema de classificação para pacientes animais. Entretanto, a causa mais comum de DM em cães e gatos é a falha na produção e excreção de insulina pelas células B no pâncreas. O diabetes tipo 1 em seres humanos caracteriza-se por destruição de células B, levando à deficiência absoluta de insulina.[12] A causa dessa destruição geralmente é uma resposta autoimune celular-mediada.[13] Os seres humanos têm múltiplas predisposições genéticas para a destruição autoimune das células B. A destruição das células B em seres humanos é também relacionada com fatores ambientais que ainda não estão bem definidos.[13] A causa da destruição de células B em cães e gatos é desconhecida, contudo, as evidências indicam o papel de processos imunomediados. Em 46% dos cães com DM existe infiltração de células inflamatórias nas ilhotas pancreáticas.[14] Anticorpos anticélulas B foram encontrados em aproximadamente 50% dos cães com diabetes melito dependente de insulina.[15] A destruição de células B secundária à pancreatite também foi proposta como uma causa de diabetes melito. Contudo, o pâncreas tem uma grande reserva funcional e a destruição progressiva do tecido pancreático por pancreatite recorrente ou crônica é uma rara causa de insuficiência pancreática exócrina e de diabetes no cão.[16]

Quando se considera a possibilidade de se executar uma cirurgia em um paciente diabético, o estado do diabetes do paciente deve ser determinado e os objetivos da cirurgia devem ser levados em consideração.[11]

Idealmente, a cirurgia deve ser postergada até que o diabetes esteja bem controlado. Mas isto nem sempre é possível, pois ocorrem situações onde a cirurgia é necessária antes que o diabetes possa ser controlado, ou então um paciente com um estado anteriormente bem controlado, torna-se descompensado devido a alguma nova condição. O benefício da cirurgia deve ser balanceado contra o risco de continuar com ela no paciente em um estado não controlado. A cirurgia pode ser eletiva e independente do diabetes em si, pode ser parte de um plano de manejo do diabetes a longo prazo, ou pode ser emergente.[11]

Fisiopatologia

No diabetes melito, a deficiência ou a resistência à insulina resulta na incapacidade de manter um estado euglicêmico. O transporte de glicose para o interior da célula falha. Apesar dos altos níveis de glicose no sangue, acontece um estado de deficiência intracelular de glicose: "inanição no meio da abundância".[2] Esse estado de inanição leva a uma sinalização inadequada das células para aumentar a gliconeogênese, a glicogenólise hepática e a glicogênese. As reservas de glicogênio rapidamente sofrem depleção e o fígado sinaliza para substratos alternativos para glicólise. As necessidades energéticas só podem ser satisfeitas pelo uso das reservas proteicas e de gordura. Inicia-se lipólise dos depósitos de gordura e ácidos graxos são metabolizados, levando à produção de corpos cetônicos. Os ácidos graxos são catabolizados para acetil-coA. O suprimento de acetil-coA excede a capacidade dos tecidos de catabolizar a acetil-coA e o excesso é convertido em corpos cetônicos.[2] As proteínas musculares são catabolizadas em aminoácidos para gliconeogênese. Os efeitos finais do catabolismo proteico acelerado são balanço nitrogênico negativo, depleção proteica e emaciação.

Os pacientes diabéticos podem ser pacientes cirúrgicos complicados devido às várias consequências de seu estado hipoinsulinêmico persistente. Esses pacientes podem sofrer de lipidose hepática por causa da excessiva deposição de gordura no fígado, pela mobilização das reservas de gordura como uma fonte substitutiva de glicose.[2,17] Os ácidos graxos são transportados para o fígado e o depósito de triglicerídios é expandido. Ao mesmo tempo, a deficiência de insulina causa diminuição da liberação de triglicerídios do fígado, levando à lipidose hepática e à hepatomegalia. Isso frequentemente é um problema em pacientes mal compensados, mas mesmo os pacientes diabéticos bem compensados têm comprometimento da função hepática. Isto tem consequência nos protocolos anestésicos e as dosagens dos agentes anestésicos metabolizados pelo fígado necessitam ser reduzidas.[18]

A pancreatite é outra potencial e séria consequência do diabetes.[19-21] Muitos animais diabéticos são pronos à pancreatite e podem ter histórico dela. A anestesia e a manipulação do pâncreas podem causar hipotensão. Subsequentemente, podem resultar em diminuição da perfusão pancreática, levando a um ataque agudo de pancreatite durante a recuperação do paciente.[18,21] Isto complicará o manejo pós-operatório. A necessidade de suspender a alimentação do paciente vai complicar a habilidade do clínico em compensar o diabetes.

Apesar de rara, a nefropatia diabética é uma complicação eventual.[22] As descobertas histológicas incluem glomerulonefropatia membranosa, espessamento da membrana glomerular, espessamento da membrana tubular, fibrose glomerular e glomeruloesclerose. Desenvolve-se uma grave proteinúria, seguida por azotemia. Pode eventualmente haver o desenvolvimento de uremia. Pode se desencadear insuficiência renal oligúrica e anúrica. As descobertas histopatológicas dependem da duração da doença e do controle da hiperglicemia.[22] Outras endocrinopatias concorrentes podem complicar o manejo. O hiperadrenocorticismo e a acromegalia contribuem para a resistência à insulina e podem ser causas da compensação inadequada de pacientes com diabetes melito.

O aumento da suscetibilidade às infecções bacterianas é uma preocupação no paciente cirúrgico diabético.[23] A hiperglicemia prolongada predispõe à infecção. O risco de infecções pode aumentar com a elevação das concentrações de glicose.[23,24] Foram demonstrados defeitos funcionais nos leucócitos polimorfonucleares no diabetes melito.[23,25] A quimiotaxia, fagocitose, atividade opsonínica no soro e a função bactericida dos neutrófilos de pacientes diabéticos são todas diminuídas. Também foram encontradas anormalidades na formação de anticorpos, no sistema complemento e na imunidade celular-mediada em pacientes diabéticos mal controlados.[25] Em pacientes diabéticos é aconselhada a antibioticoterapia perioperatória.

Avaliação pré-operatória do paciente diabético

Antes de qualquer intervenção cirúrgica em um paciente diabético deve-se fazer uma avaliação diagnóstica completa. Deve-se fazer uma avaliação minuciosa da história e um exame físico detalhado. A obtenção de uma base de dados mínima como hemograma completo, avaliação do perfil bioquímico, urinálise e urocultura, é essencial para identificar problemas concomitantes. A cultura da urina deve ser feita devido à suscetibilidade dos pacientes diabéticos a desenvolverem infecções do trato urinário. É importante a avaliação da pele quanto a evidências de dermatites para identificar prováveis fontes de infecção que deveriam ser corrigidas antes da cirurgia. Radiografias, eletrocardiograma, exame ultrassonográfico etc. devem ser feitos antes da cirurgia se houver indicação baseada na história, no exame físico e na análise laboratorial. Se for determinado que o paciente está mal compensado, as intervenções cirúrgicas eletivas devem ser postergadas até que se consiga controle apropriado do estado diabético.

Manejo perioperatório do paciente diabético

O manejo durante a cirurgia requer atenção especial. Se a doença do animal estiver bem compensada, a alimentação é suspensa após a meia-noite da noite anterior à cirurgia. A concentração de glicose no sangue é medida na manhã da cirurgia. Se a glicemia for maior que 150 mg/dℓ, administra-se metade da dose regular de insulina de ação intermediária ou ação prolongada.[26] Se a glicemia for menor que 150 mg/dℓ, não se dá insulina e a glicemia é reavaliada no pós-operatório. A hiperglicemia transitória é muito menos perigosa do que a hipoglicemia. Inicia-se a administração de fluidos intravenosos contendo dextrose a 2,5% ou 5% na indução e continua-se a administração durante a anestesia a 10 mℓ/kg/h, a não ser que haja indicação para alterar essa taxa. Para procedimentos de menos de 1 h, a glicemia pode ser medida no pós-operatório. Pacientes submetidos a procedimentos mais longos e pacientes que sejam menos bem compensados devem ter a glicemia medida a cada 30 min. A infusão de dextrose deve ser ajustada como for necessário para evitar hipoglicemia. Se a glicemia cai para menos de 100 mg/dℓ, a velocidade da infusão de dextrose (ou de dextrose concentrada nos pacientes com risco de sobrecarga de fluidos) deve ser aumentada. Se a glicemia for maior que 300 mg/dℓ, 0,25 unidade/kg de insulina regular é administrada subcutaneamente.

O manejo pós-operatório é focado em retornar o paciente à rotina normal e hábitos alimentares. A glicemia é medida a cada 4 a 6 h objetivando mantê-la entre 150 e 250 mg/dℓ. Se aumentar para acima de 250 mg/dℓ, deve-se administrar insulina regular subcutaneamente. Uma pequena refeição deve ser oferecida na noite da cirurgia. A fluidoterapia é continuada durante a noite e, se o paciente comer na manhã seguinte, a fluidoterapia é interrompida e o regime normal de insulina de ação intermediária é reinstituído. Podem ocorrer hiperglicemia e glicosúria transitórias por alguns dias após a saída do hospital. O proprietário deve ser alertado quanto a isso e não deve alterar a dose de insulina.

Pacientes diabéticos não compensados ou cetoacidóticos que requerem procedimentos emergenciais devem ser avaliados imediatamente quanto a glicemia por meio de tiras reagentes, análises hematológicas, análises bioquímicas e urinálise. Análise dos gases sanguíneos seria ideal, se disponível. A estabilização apropriada com fluidoterapia e correção da cetoacidose é vital para restabelecer o equilíbrio ácido-base e eletrolítico e combater a desidratação. Insulina regular é administrada seguindo as regras de um protocolo estabelecido para pacientes cetoacidóticos. O objetivo é diminuir a glicemia para menos que 300 mg/dℓ e resolver a cetonúria. O animal pode exibir respiração de Kussmaul para tentar eliminar dióxido de carbono e compensar a acidez metabólica. Esse padrão respiratório deve ser reconhecido, particularmente quando o animal estiver sob anestesia, para não ser confundido com um plano anestésico muito leve. Interpretar erroneamente esse padrão respiratório e aumentar a profundidade da anestesia pode ter consequências adversas. O tempo da cirurgia é determinado pela resposta do paciente à terapia e à natureza da emergência. A restauração gradual dos desequilíbrios aos níveis normais é mais bem tolerada do que tentar normalizá-los todos ao mesmo tempo.

Ooforoisterectomia no paciente diabético

Cadelas sexualmente intactas são particularmente suscetíveis a desregulações, uma vez que as concentrações de estrogênio aumentam durante o proestro e estro, antagonizando diretamente os efeitos da insulina. Durante a longa fase luteal do diestro, a progesterona predomina e estimula a secreção de hormônio do crescimento.[27] O hormônio do crescimento causa uma diminuição no número de receptores de insulina nas membranas celulares alvo e também pode diminuir a afinidade pela insulina nos receptores remanescentes.[11] Isto leva a uma prolongada e possivelmente grave resistência à insulina. O animal tem risco aumentado de desenvolver cetoacidose e também infecção uterina. Cadelas diabéticas não castradas apresentam risco de piometra devido às concentrações elevadas de progesterona e ao aumento na suscetibilidade às infecções. A paciente diabética deve ser submetida à ooforoisterectomia antes de começar seu próximo estro. Se a paciente apresenta um estado cetoacidótico, a ooforoisterectomia pode ser urgente para controlar com sucesso o diabetes. Pós-operatoriamente a resistência à insulina melhora e as necessidades de insulina da paciente podem diminuir acentuadamente. Deve ser feito monitoramento serial e cuidadoso das concentrações sanguíneas de glicose.

A gestação também pode romper o estado diabético compensado do paciente. As altas concentrações de progesterona e hormônio do crescimento levam à resistência à insulina. As placentas e os fetos aumentam as demandas energéticas e a hiperglicemia persiste, possivelmente levando à cetoacidose. O aumento no hormônio de crescimento fetal pode causar o desenvolvimento de fetos excessivamente grandes, o que pode ocasionar distocia e ser necessário cesariana de emergência em paciente diabético não regulado. Os fetos também podem desenvolver hiperplasia de células B fetais devido aos altos níveis circulantes de glicose, aminoácidos plasmáticos e gorduras da mãe mal compensada.[11] Se a gestação for levada a termo, os cãezinhos e os gatinhos podem ser suscetíveis a convulsões hipoglicêmicas. Deve-se também reconhecer que as necessidades de insulina da mãe diminuem em 50% assim que as placentas separarem-se do útero ao se fazer uma cesariana. Devido às dificuldades com a compensação da glicemia associadas ao ciclo estral e com a gestação, com o aumento na suscetibilidade de desenvolver piometra e a possibilidade de transmitir o diabetes melito para os filhotes, todas as fêmeas diabéticas não castradas deveriam ser castradas.

Transplante pancreático para o tratamento do diabetes melito

O transplante pancreático como meio de tratamento do diabetes melito já vem sendo investigado há quatro décadas. Transplante total do pâncreas tem sido feito com sucesso em cães, exclusivamente como pesquisa. O primeiro transplante pancreático em um ser humano foi feito em 1966. O maior objetivo do transplante é a prevenção ou a redução das complicações a longo prazo do diabetes (como doença cardíaca, insuficiência renal, cegueira e acidente vascular cerebral). O transplante com sucesso parece que interrompe a progressão da nefropatia diabética e a neuropatia diabética. Contudo, o transplante requer cirurgia maior e também imunossupressão, provavelmente por toda a vida, para evitar a rejeição do transplante.[28] O valor do transplante pancreático em animais de estimação diabéticos é problemático pois cães e gatos diabéticos não vivem por muito tempo (mesmo com a expectativa normal de vida) para desenvolver as complicações de longo prazo vistas em pessoas. As considerações éticas também são um fator, pois um doador saudável deve ser sacrificado para proporcionar um pâncreas saudável para o receptor. Os proprietários podem achar os efeitos colaterais da imunossupressão mais difíceis de lidar do que a administração diária de insulina. Contudo, à medida que a tecnologia avança, o transplante pancreático pode se tornar uma opção mais viável para os animais de companhia.

O transplante de células das ilhotas é uma alternativa promissora para o transplante total do pâncreas. O tecido doador pode ser alterado para reduzir a imunogenicidade, o custo é mais moderado e um número maior de pacientes pode ser tratado. Todavia, muitas ilhotas têm que ser transplantadas porque a duração da sobrevivência do enxerto pode ser correlacionada com o número de ilhotas transplantadas.[28,29] Isto frequentemente requer o uso de vários doadores, o que pode levar a uma necessidade de níveis de imunossupressão que poderiam ser danosos ao receptor.[28] Esse fato levou ao desenvolvimento do transplante de ilhotas imunoprotegidas por microencapsulação. Esse processo isola completamente cada ilhota no interior de uma membrana semipermeável feita de um polissacarídio não tóxico que é permeável a moléculas pequenas, como a insulina e a glicose, mas é completamente impermeável a grandes moléculas como as imunoglobulinas. Isto as torna "invisíveis" ao sistema imune do receptor. Ilhotas pancreáticas microencapsuladas foram transplantadas livres na cavidade peritoneal de 12 cães de estimação com diabetes melito natural. A glicemia baixou para o normal, ou abaixo do normal, em 8 a 12 h. A euglicemia permaneceu por 1 a 6 meses, com média de 3 meses.[28]

Insulinoma

O tumor mais comum do pâncreas endócrino no cão é o insulinoma, um tumor funcional das células beta pancreáticas. O insulinoma é diagnosticado em cães de meia-idade a mais velhos (média de idade de 9 anos, amplitude de 3 a 15 anos).[30] Ele ocorre principalmente em cães de raças grandes, incluindo Irish Setters, Labrador retrievers, Pastores alemães e Golden retrievers. O insulinoma não exibe predileção por gênero em cães.[31] O insulinoma é considerado raro em gatos, pois apenas poucos casos foram relatados na espécie.[32-34] Dos casos relatados, todos os gatos eram idosos (de 12 a 17 anos) e 3 dos 5 eram Siameses.

Fisiopatologia

Os insulinomas secretam insulina independentemente dos efeitos supressivos normais da hipoglicemia. Embora a insulina seja o hormônio mais abundante produzido por esses tumores, existem evidências de produção multi-hormonal, incluindo polipeptídio pancreático, glucagon, somatostatina, serotonina e gastrina.[35,36] Os sinais clínicos associados aos insulinomas resultam dos efeitos hipoglicêmicos da hiperinsulinemia, levando à neuroglicopenia e à estimulação do sistema nervoso simpático, o que causa um aumento nas catecolaminas circulantes.[30,37,38] Os sinais clínicos resultantes da neuroglicopenia incluem letargia, fraqueza, ataxia, colapso, convulsões, paresia dos posteriores e depressão.[13,34] Os sinais clínicos resultantes da estimulação do sistema simpático-adrenal incluem tremores musculares, nervosismo, inquietação e fome.[37,38] Em geral, os sinais clínicos são episódicos devido aos mecanismos contrarregulatórios que permitem a recuperação dos episódios hipoglicêmicos.[38] Os sinais clínicos podem estar presentes por dias ou meses, com a maioria dos cães sendo sintomática por 1 a 6 meses antes de serem levados à clínica.[30,38] O início dos sinais clínicos é relacionado ao grau de hipoglicemia e à frequência que ela ocorre.[30,38] Alterações graduais dos níveis da glicose sanguínea são menos prováveis de causar sinais clínicos de hipoglicemia do que uma queda abrupta dos níveis. Os cães cujas concentrações de glicose sanguínea diminuem lentamente durante um período prolongado (i. e., semanas) podem ser capazes de se ajustar sem exibir sinais clínicos até que a glicemia atinja um ponto no qual o animal não consegue mais se adaptar à hipoglicemia, e os sinais de neuroglicopenia aparecem.[38] Esses cães, tipicamente, podem ajustar-se a concentrações de glicose no sangue tão baixas quanto 20 a 30 mg/dℓ. Todavia, se a hipoglicemia desenvolve-se de forma aguda, talvez no curso de poucas horas, os sinais clínicos aparecem rapidamente. Devido à secreção de insulina não diminuir durante os períodos de hipoglicemia, os cães com insulinomas são predispostos a apresentar sinais clínicos durante jejum e exercício.[38] Adicionalmente, os tumores secretores de insulina permanecem responsivos a muitos dos estímulos que promovem secreção de insulina nos cães sadios, como o ato de alimentar-se, mas a resposta secretória pode ser exagerada, podendo resultar em hipoglicemia grave.[38]

Normalmente, as células beta das ilhotas pancreáticas mantêm o controle primário das concentrações sanguíneas de glicose. Quando a glicemia sobe acima de 110 mg/dℓ, a insulina é secretada e a concentração de glicose diminui para os valores fisiológicos normais. Quando a concentração de glicose no sangue cai abaixo de 60 mg/dℓ, a síntese e a secreção da insulina são inibidas e a glicemia retorna ao normal à medida que a utilização tecidual diminui.[38] Com o insulinoma, a secreção de insulina não é inibida e ocorre hipoglicemia. A hipoglicemia desencadeia a produção de hormônios contrarregulatórios, que incluem glucagon, epinefrina, hormônio do crescimento e cortisol. As concentrações de glucagon, epinefrina e norepinefrina aumentam no começo da resposta contrarregulatória. As do hormônio do crescimento e o cortisol aumentam mais tarde.[38] Glucagon é o principal hormônio contrarregulatório na hipoglicemia aguda. A secreção de glucagon é estimulada pela hipoglicemia e por estimulação beta-adrenérgica do sistema nervoso e por catecolaminas adrenomedulares.[38] O glucagon é secretado na circulação porta e ativa a glicogenólise e a gliconeogênese no fígado. A hipoglicemia estimula a secreção de hormônio do crescimento, o que diminui a captação de glicose em alguns tecidos, aumenta a produção hepática de glicose e, possivelmente, diminui a ligação tecidual da insulina.[2] O hormônio adrenocorticotrófico e o cortisol são aumentados por estimulação direta da glândula pituitária e estimulação do eixo pituitário-adrenocortical pelo sistema nervoso simpático. A elevação do cortisol por tempo prolongado auxilia a lipólise, proporciona o catabolismo proteico e a conversão de aminoácidos em glicose pelo fígado e pelos rins e limita a utilização de glicose pelos tecidos. Os efeitos dos níveis aumentados do cortisol e do hormônio do crescimento não ocorrem durante algumas horas e são mais eficazes em controlar a hipoglicemia crônica do que a hipoglicemia aguda.

A resposta do sistema nervoso autônomo à hipoglicemia tem efeitos alfa-adrenérgicos e beta-adrenérgicos. A hipoglicemia estimula a secreção de catecolaminas pela medula das adrenais. Os efeitos alfa-adrenérgicos causam inibição da secreção endógena de insulina e estimulação de vasoconstrição periférica, provocando um aumento na irrigação sanguínea cerebral em cães normais. A epinefrina estimula a glicogenólise e a gliconeogênese hepáticas, mobiliza glicogênio e precursores gliconeogênicos musculares, estimula a lipólise e inibe a utilização de glicose por tecidos insulinossensíveis. Os efeitos beta-adrenérgicos incluem estimulação da glicogenólise hepática e muscular, aumento na secreção de glucagon plasmático, estimulação da lipólise, inibição da captação muscular de glicose e aumento na irrigação sanguínea cerebral, secundário ao aumento no débito cardíaco. Efeitos colinérgicos levam à estimulação da secreção de polipeptídio pancreático, ao aumento na mobilidade gástrica e à estimulação da fome.[38]

A resposta contrarregulatória à hipoglicemia pode ser efetiva em controlá-la. Todavia, a produção e secreção continuadas de insulina por um insulinoma eventualmente sobrepujará a habilidade desses mecanismos em controlar a hipoglicemia. Sem uma intervenção cirúrgica ou medicamentosa o paciente sucumbirá aos efeitos da hipoglicemia.

A hipoglicemia pode afetar muitas células, mas as células do sistema nervoso central (SNC) são as mais vulneráveis. A capacidade de armazenamento de carboidratos dessas células é mínima e a glicose é a sua principal fonte de energia. É essencial que haja um suprimento contínuo de glicose pelo sangue. A glicose entra nas células por difusão, independentemente de insulina. Quando os níveis de glicose no sangue são inadequados para os processos oxidativos intracelulares, ocorre um declínio nos compostos fosforilados ricos em energia (adenosina trifosfato [ATP]) nos neurônios.[38] A falta de energia resulta em disfunção celular e em alterações celulares semelhantes às da hipoxia: permeabilidade vascular aumentada, vasospasmo, dilatação vascular e edema. Isto é seguido por morte neuronal.[11,38] Devido às taxas metabólicas variadas no SNC, os locais mais ativos são afetados por primeiro. Em mamíferos, isto significa o córtex cerebral. A área menos ativa metabolicamente é o tronco encefálico e, portanto, ele é mais resistente à hipoglicemia.[11,38] A maior parte dos danos ocorre no cérebro, mas podem ocorrer degeneração e desmielinização em nervos periféricos também.[38] Outros importantes sistemas orgânicos são dependentes da glicose para energia, mas o SNC exibe os sinais de uma queda abrupta na glicemia muito antes que se desenvolva insuficiência de outros órgãos.[38]

Diagnóstico diferencial e definitivo

Para se fazer um diagnóstico de insulinoma é necessário um trabalho diagnóstico minucioso. Este começa simplesmente com a obtenção de uma história acurada do proprietário e também com um exame físico detalhado. Deve-se testar a glicemia utilizando uma tira reagente no momento da apresentação do paciente, mas são os resultados dos testes bioquímicos do soro que auxiliam mais na identificação da glicemia como a causa primária, ou única, dos sinais clínicos. Hipoglicemia é definida como a concentração sanguínea de glicose inferior a 60 mg/dℓ. A constatação da existência de hipoglicemia encurta a lista de diagnósticos diferenciais possíveis, mas não determina que seja um insulinoma a causa do quadro clínico. Classicamente tem sido utilizada a tríade de Whipple como um critério para o diagnóstico: (1) presença de sinais neurológicos associados à hipoglicemia, (2) concentrações de glicose em jejum abaixo de 60 mg/dℓ, e (3) resolução dos sinais clínicos com alimentação ou administração de glicose.[38-40] A tríade de Whipple, contudo, somente confirma que a hipoglicemia é a causa dos sinais neurológicos. Ela não fornece um diagnóstico de insulinoma porque qualquer causa de hipoglicemia poderia satisfazer a tríade de Whipple.[38,39,41]

A hipoglicemia pode resultar por utilização excessiva de glicose, impedimento da gliconeogênese e glicogenólise hepática, deficiência de hormônios contrarregulatórios, ingestão dietética insuficiente de glicose e/ou seus substratos e hipoglicemia iatrogênica.[38] A hipoglicemia hepático-induzida pode resultar de causas congênitas como *shunts* portossistêmicos, ou de causas adquiridas como cirrose e *shunt* portossistêmico adquirido. Os responsáveis pela hipoglicemia associada à doença hepática são os depósitos insuficientes de glicogênio hepático e a função hepatocelular insuficiente para suportar gliconeogênese.[38] Qualquer insulto grave ao fígado que resulte em diminuição da função hepatocelular, como infecção, agressão tóxica, ou necrose, pode levar à hipoglicemia. A hipoglicemia pode ser causada pela inanição ou sepse, ou pode ser idiopática em neonatos, cães de raças *toy* e cães de caça.[42] Endocrinopatias, como insuficiência adrenocortical, hipopituitarismo, deficiência de ACTH, deficiência de glucagon e hiperinsulinismo não causado por células beta, podem causar hipoglicemia. Doença de armazenamento de glicogênio, insuficiência renal, doença cardíaca e policitemia também são associados a hipoglicemia. Hipoglicemia artificial pode resultar devido à estocagem prolongada da amostra de sangue antes da separação dos eritrócitos do soro ou plasma. A continuação do metabolismo de glicose pelas hemácias diminui a concentração de glicose na amostra de sangue total. A hipoglicemia iatrogênica pode ocorrer devido a uma sobredosagem de insulina ou de sulfonilureia oral.

Finalmente, neoplasias extrapancreáticas, como liomiossarcoma e adenocarcinoma hepático, têm sido associadas a hipoglicemia. Tumores hepáticos podem alcançar tamanhos tão grandes que utilizam enormes quantidades de glicose e também interferem com a gliconeogênese. Esses tumores também podem secretar insulina e peptídios semelhantes à insulina que contribuem para a hipoglicemia. Frequentemente, pacientes com hipoglicemia não associada a hiperinsulinismo têm outras anormalidades patológicas clínicas que auxiliam a diminuir a relação de diagnósticos diferenciais possíveis e orientar os procedimentos diagnósticos subsequentes.

O diagnóstico de insulinoma é apoiado ao encontrar-se uma concentração sérica de insulina inapropriadamente elevada na presença de hipoglicemia. A concentração de insulina deve ser comparada com a concentração sanguínea de glicose. Em geral, a concentração sérica de insulina em um cão saudável em jejum situa-se entre 5 e 20 µU/mℓ. A concentração sanguínea de glicose é normalmente entre 70 e 110 mg/dℓ. Uma concentração sérica de insulina que exceda 20 µU/mℓ em um cão com uma concentração de glicose menor que 60 mg/dℓ, juntamente com sinais clínicos de hipoglicemia, suporta fortemente o diagnóstico de um tumor secretor de insulina.[38] Todavia, um tumor secretor de insulina é também possível com uma concentração sérica de insulina no limite normal superior (10 a 20 µU/mℓ). Animais com outras causas de hipoglicemia, da mesma maneira que aqueles com tumores secretores de insulina, podem ter uma concentração sérica de insulina entre 5 e 10 µU/mℓ. Em 85 cães com concentrações sanguíneas de glicose menores que 60 mg/dℓ, 73% deles tinham concentrações séricas de insulina maiores que 20 µU/mℓ, 21% tinham concentrações séricas de insulina entre 5 e 10 µU/mℓ.[38] Várias proporções insulina-glicose têm sido usadas para avaliar melhor a probabilidade de um tumor secretor de insulina. Embora essas proporções sejam controversas, a proporção insulina-glicose corrigida é considerada a mais confiável.[38] Essa proporção corrigida consiste na seguinte fórmula:

$$\frac{\text{insulina plasmática (µU/mℓ)} \times 100}{\text{glicose plasmática (mg/dℓ)} - 30}$$

Baseando-se na literatura humana, uma proporção insulina-glicose corrigida maior que 30 é diagnóstica para um tumor secretor de insulina. Todavia, em cães esse teste não é específico para o insulinoma. Outras causas de hipoglicemia, como tumores hepáticos e sepse, podem resultar em proporções insulina-glicose corrigida anormais.[30] Por causa disso, as concentrações absolutas de insulina sérica durante a hipoglicemia devem ser analisadas em face da história, dos resultados dos exames físico e clinicopatológicos.[38,39]

Testes provocativos, incluindo o teste de tolerância ao glucagon, teste da L-leucina, teste da resposta ao tolbutamida e etanol, teste da tolerância à glicose oral, teste de estimulação de epinefrina, teste de infusão de cálcio, teste de supressão de peptídio C e o teste de infusão de diazoxida, foram relatados.[11,38,39] Esses testes não são considerados mais sensíveis que o par insulina-glicose. Podem ser caros e ineficientes. E podem também potencializar hipoglicemia significante perigosa para o animal. Portanto, esses testes não são recomendados.

O processo da doença é mais bem caracterizado com diagnóstico por imagem. Em geral, radiografias abdominais não são remarcáveis devido ao pequeno tamanho dos insulinomas e à sua localização no interior do pâncreas. A presença de tumoração visível ou de deslocamento visceral é extremamente rara.[38] Embora metástases possam ocorrer no fígado, nos linfonodos e no omento peripancreático, essas lesões podem não ser ser detectadas em radiografias. Metástases pulmonares são raras e as radiografias torácicas geralmente não são remarcáveis, mesmo na fase final da doença. A ultrassonografia abdominal é provavelmente mais útil do que a radiografia, mas ainda pode não ser satisfatória. A detecção de uma tumoração no pâncreas é útil para suportar um diagnóstico de insulinoma em animais que têm o quadro clínico apropriado. A incapacidade de identificar uma lesão no pâncreas é comum e, portanto, a ausência de tumoração identificável pela ultrassonografia não exclui sua presença. A ultrassonografia pode, também, detectar lesões metastáticas no fígado e no tecido peripancreático.

O uso de tomografia computadorizada (CT) para a identificação de insulinomas foi investigado recentemente. Em um estudo de 14 casos de insulinomas comprovados, ultrassonografia, CT e CT por emissão de fóton único (SPECT) foram avaliadas quanto à detecção e localização de insulinoma canino.[43] Cinco insulinomas primários foram identificados corretamente com a ultrassonografia, 10 com CT e 6 com SPECT.[43] A CT identificou 2 de 5 com metástases em linfonodo, mas também mostrou 28 lesões falso-positivas.[43] Os autores concluíram que a ultrassonografia poderia ser utilizada para a avaliação inicial de cães com hipoglicemia e apesar de a CT ter identificado a maioria dos tumores primários, a inspeção e palpação intraoperatória ainda foi superior. A SPECT pareceu tão efetiva quanto a ultrassonografia e a CT.[43] A cintigrafia também foi utilizada como uma modalidade adicional de diagnóstico por imagem. Em um estudo, 5 cães com insulinomas foram examinados usando ^{111}Indium-pentetreotide para identificar receptores de somatostatina. Todos os insulinomas expressaram receptores de somatostatina de alta afinidade.[44] Todavia, a cintigrafia foi capaz de prever acuradamente a localização anatômica do tumor em apenas 1 dos 4 cães e foi incapaz de diferenciar se um tumor localizava-se no lobo esquerdo ou no lobo direito do pâncreas. Concluiu-se que a cintigrafia usando ^{111}Indium-pentetreotide é um meio auxiliar de diagnóstico, mas incapaz de localizar o tumor em alguns casos.[44]

Tratamento

A exploração cirúrgica do abdome oferece o melhor em termos de diagnóstico, terapia e prognóstico. A maioria dos cães com tumores secretores de insulina tem nódulos visíveis durante a inspeção do pâncreas.[38] O diagnóstico definitivo baseia-se na avaliação histopatológica da lesão excisada ou que sofreu biopsia durante a cirurgia. Um nódulo solitário no interior do pâncreas provavelmente é removível e sua ressecção proporcionará controle prolongado da hipoglicemia. Porém, a cura é improvável. O objetivo da cirurgia é remover o máximo possível de tecido neoplásico. A remoção subtotal (*debulking*) das metástases macroscopicamente visíveis pode proporcionar um significante efeito terapêutico. A glicemia deve estar estabilizada o melhor possível antes da anestesia e cirurgia. A manipulação de um insulinoma pode resultar em liberação de insulina e em queda adicional da concentração sanguínea de glicose.

A localização de uma tumoração no pâncreas é feita pela inspeção cuidadosa e na palpação delicada de todo o órgão. As lesões primárias são distribuídas igualmente entre os dois lobos pancreáticos, sendo possível identificar a tumoração em 92% das vezes, segundo uma fonte.[38] Outra fonte relatou incapacidade de identificar uma tumoração em 20% dos casos.[45] Se a tumoração não for identificada, podem-se utilizar métodos especiais, como a injeção intravenosa de azul de metileno e a ultrassonografia intraoperatória, para auxiliar na identificação da lesão.[46-48] O azul de metileno é um corante azo que se concentra nas glândulas paratireoides e no pâncreas endócrino. A infusão intravenosa desse corante tem sido recomendada para a identificação de nódulos primários e para diferenciação de lesões metastáticas *versus* não metastáticas.[46-48] O azul de metileno cora o tecido endócrino pancreático normal de uma cor azul acizentado escuro e o tecido hiperfuncional adquire cor violeta avermelhada.[34] Os efeitos colaterais incluem anemia hemolítica por corpúsculos de Heinz, insuficiência renal aguda, pseudocianose, urina de cor esverdeada e, possivelmente, pancreatite.[46-49] A ultrassonografia intraoperatória em seres humanos tem uma taxa de sucesso maior que 95% para encontrar insulinomas. Essa modalidade pode provar-se útil em cães.[50]

É vital a exploração detalhada do abdome para identificar a extensão da doença metastática. Metástases macroscopicamente visíveis são identificáveis durante a cirurgia em aproximadamente 36% dos casos.[51] As metástases ocorrem mais comumente no fígado, nos linfonodos regionais e no tecido peripancreático. As lesões devem ser ressecadas e passar por biopsia, se possível. Idealmente, todo o tecido anormal deve ser removido e enviado para avaliação histopatológica.

A palpação pode evidenciar um pâncreas espessado, ou então o pâncreas pode parecer completamente normal.

O sucesso da cirurgia depende da localização do tumor. Um tumor no aspecto distal do lobo esquerdo ou do direito é o mais suscetível à ressecção. Tumores no corpo ou na região do ducto biliar comum são os mais difíceis de serem excisados e aumentam o risco de pancreatite pós-operatória devido ao potencial de rompimento do suprimento sanguíneo pancreático. A extensiva manipulação necessária para remover tumores nessa área e a probabilidade de ressecção incompleta podem justificar uma decisão de não se remover a tumoração. Na presença de uma tumoração não removível, sua biopsia é o mínimo que o cirurgião deve fazer. É aconselhável fechar o abdome e seguir com terapia medicamentosa.

Fluidos intravenosos devem ser administrados por 12 a 24 h antes, durante e após a cirurgia para assegurar perfusão adequada do pâncreas. A manipulação e a dissecção do pâncreas durante a cirurgia resultam em inflamação e predispõem o animal à pancreatite pós-operatória. A hipotensão causa má perfusão do pâncreas e pode potencializar a pancreatite. A administração de fluidoterapia agressiva pode auxiliar a evitar a hipotensão e minimizar a gravidade da pancreatite. Frequentemente é necessária terapia com dextrose para controlar os sinais clínicos de hipoglicemia. A administração de solução de dextrose a 2,5% ou 5% geralmente é adequada. A manutenção de glicemia normal durante a cirurgia é extremamente importante. A glicemia deve ser medida a cada 30 a 60 min durante a cirurgia com o objetivo de mantê-la acima de 40 mg/dℓ e não necessariamente alcançar os valores normais de concentração sanguínea de glicose. É raro necessitar mais do que uma solução de dextrose a 5%, mas se for necessário, uma infusão contínua de glucagon pode auxiliar a aumentar a glicemia quando a dextrose sozinha não for suficiente.

O cuidado pós-operatório é dirigido para o controle de pancreatite, da hipoglicemia e, se ocorrer, da hiperglicemia. Os níveis serosos de eletrólitos e a glicemia devem ser medidos 2 vezes/dia. Se for diagnosticada pancreatite, a fluidoterapia intravenosa deve ser mantida (rotineiramente, 120 mℓ/kg/dia) e a comida e água são suspensas por 24 a 48 h. Recomenda-se administração de plasma e que se comece nutrição parenteral.

Se houver hipoglicemia persistente no pós-operatório, existe doença metastática funcional. Para prevenir os sinais clínicos deve ser instituída terapia medicamentosa e, da mesma maneira, alimentações frequentes (cada 4 a 6 h) com uma dieta apropriada para pancreatite. A frequência das alimentações é aumentada para, pelo menos, 3 a 6 vezes/dia. Várias terapias medicamentosas podem auxiliar a controlar a hipoglicemia. A medicação com glicocorticoides (prednisona ou prednisolona, 0,25 mg/kg, VO, cada 12 h) em geral é a primeira terapia utilizada quando a alimentação frequente não resolve a hipoglicemia. A dose de glicocorticoide pode ser aumentada pela necessidade de controlar os sinais clínicos, tendo em mente os efeitos colaterais adversos desse medicamento. Doses crescentes de glicocorticoides resultam em sinais de hiperadrenocorticismo e, possivelmente, ulceração gástrica. Quando esses efeitos colaterais tornarem-se inaceitáveis, as doses de glicocorticoides devem ser diminuídas e deve ser adotada outra terapia para controlar os sinais clínicos de hipoglicemia.

A diazoxida (5 mg/kg, VO, a cada 12 h) é uma benzotiadiazina que é usada sozinha ou em combinação com glicocorticoides. A diazoxida inibe a secreção de insulina, promove a gliconeogênese e a glicogenólise hepáticas e inibe o uso de glicose pelos tecidos. Diazoxida pode ser difícil de ser obtida e é cara. Foi relatado que tem eficiência de 70% no controle da hipoglicemia mas não tem nenhum efeito antineoplásico.[52] A dose pode ser aumentada para 30 ou 40 mg/kg cada 12 h, se necessário. Os efeitos colaterais incluem hiperglicemia, supressão da medula óssea, arritmias cardíacas, hipernatremia, cataratas e distúrbios gastrintestinais.[52,53]

A octreotide é um análogo da somatostatina que inibe a secreção de insulina e tem sido usada com sucesso variável em seres humanos.[54,55] Foi relatado que doses de até 40 μg cada 8 a 12 h são efetivas sem causar efeitos colaterais.[56] Em um estudo, os efeitos endócrinos de uma única dose subcutânea de 50 μg de octreotide foram examinados em cães saudáveis em jejum e em cães com insulinoma. Após a administração de octreotide nos cães com insulinomas, as concentrações basais de insulina no plasma aumentaram.[57] Todavia, a avaliação do octreotide em um estudo de 3 cães com insulinoma mostrou que o octreotide não apresenta benefícios maiores que o placebo e que tem pequeno efeito nas concentrações circulantes de insulina e glicose.[58]

Estreptozocina é um agente alquilante nitrosurea que é diretamente citotóxico para as células beta pancreáticas. Anteriormente não era aconselhado o seu uso em cães em razão de sua associação com insuficiência renal aguda causada por necrose tubular aguda.[59-61] Outros efeitos colaterais são vômitos, que podem ser graves e aumento na atividade de enzimas hepáticas. Essas toxicidades dependem da dose, sendo que os vômitos e o aumento nas enzimas hepáticas ocorrem com as doses mais baixas. Necrose tubular renal aguda ocorre com as doses maiores. Um protocolo diurético teve algum sucesso.[62] Salina normal foi administrada na taxa de 18,3 mℓ.kg/h IV por 3 h antes da administração da estreptozocina. A dose do medicamento (500 mg/m^2) foi diluída em volume apropriado e administrada durante as 2 h seguintes na mesma velocidade. Salina normal foi novamente administrada por outras 2 h após completar a infusão de estreptozocina. Butorfanol (0,4 mg/kg, IM) foi dado como antiemético imediatamente após a administração de estreptozocina. Os tratamentos foram repetidos a cada 3 semanas até que não houvesse mais evidência de progressão do tumor (aumento > 50% nas dimensões do tumor), recorrência da hipoglicemia, ou desenvolvimento de toxicose induzida pela estreptozocina. A duração média da euglicemia foi de 163 dias, comparado com 90 dias para o grupo controle, mas essa diferença não foi estatisticamente significante. Dois cães tiveram redução mensurável no tamanho das metástases e os sinais clínicos de 2 de 3 cães com polineuropatia resolveram-se. Os efeitos colaterais da droga foram mínimos com o protocolo de diurese.[62]

Prognóstico

O prognóstico a longo prazo para o insulinoma em cães é reservado a mau comportamento maligno desses tumores. Eles são malignos em termos de seu potencial metastático. A presença de metástases microscópicas ou macroscópicas no momento do diagnóstico é quase certa. Tem sido relatado que o tempo médio de sobrevivência desde o começo dos sinais clínicos é de 12 meses para os cães tratados com medicamentos.[63] Contudo, Tobin relata uma sobrevivência de 74 dias para os cães tratados com medicamentos e de 381 dias para os que foram submetidos à cirurgia.[64] Deve-se notar que os cães tratados medicamente têm a doença avançada e podem ter sobrevida menor por causa do estágio da doença e dos possíveis sentimentos de desesperança do proprietário, que decide pela eutanásia. O prognóstico depende também da idade no momento do início dos sinais clínicos, com os cães mais jovens tendo tempos de sobrevida significativamente menores do que os cães mais velhos. Os cães que apresentam um nódulo pancreático solitário (estágio I) têm intervalos sem a doença significativamente maiores após a cirurgia do que aqueles com metástases no fígado, nos linfonodos (estágio II), ou em locais distantes (estágio III).[65] Níveis pré-operatórios de insulina sérica altos também são associados a tempos de sobrevivência menores.[65] Aproximadamente um terço dos cães submetidos à cirurgia morre ou é eutanasiado dentro de 1 mês como resultado de doença metastática grave, hipoglicemia incontrolável, ou pancreatite pós-operatória. Outro um terço morre ou é eutanasiado dentro de 6 meses da cirurgia devido a doença metastática grave ou à recorrência da hipoglicemia clínica. O um terço restante dos cães operados vive além dos 6 meses sem recorrência da hipoglicemia e muitos deles sobrevivem bem além de 1 ano.[63]

Gastrinoma (síndrome de Zollinger-Ellison)

Gastrinomas são tumores de células das ilhotas pancreáticas que secretam excessiva quantidade de gastrina. Eles foram identificados pela primeira vez em seres humanos, em 1955, por Zollinger e Ellison.[66] A síndrome de Zollinger-Ellison consiste em hipergastrinemia, presença de tumor neuroendócrino e em ulceração gastrintestinal. Esses tumores são raros em animais, existindo somente alguns poucos relatos na literatura.[67-70] Eles ocorrem em cães de meia-idade (amplitude: 3 e 12 anos, média 7,5 anos) e em gatos mais velhos (média de 11 anos).[38] Não foi identificada uma predileção por raça. Cães e gatos fêmeas parecem ser os mais acometidos.[71]

Os sinais clínicos mais comuns do gastrinoma são vômito, anorexia e perda de peso devido à ulceração gastroduodenal.[9,23,67-69] Outros sinais que podem ocorrer incluem letargia, depressão, hematêmese, hematoquezia, diarreia, melena e dor abdominal. Esses animais têm risco de perfuração gastrintestinal e peritonite subsequente e podem sofrer colapso e choque secundariamente. O exame físico pode não revelar nada importante, ou pode revelar um animal extremamente doente se houve perfuração.[9,30,67-69] Os achados no exame físico dependem da gravidade e da duração da doença. Os animais podem se apresentar letárgicos, magros a emaciados, febris, desidratados e em choque.[38]

Fisiopatologia

A gastrina é um hormônio polipeptídio produzido pelas células G nas paredes laterais das glândulas da porção antral da mucosa gástrica.[2] Ele também é encontrado nas ilhotas pancreáticas durante a vida fetal. Os gastrinomas se desenvolvem no pâncreas, mas é incerto que a gastrina seja encontrada nas ilhotas pancreáticas na vida adulta.[2] As principais ações da gastrina são a estimulação da secreção ácida e de pepsina gástrica e também estimulação do crescimento da mucosa do estômago e dos intestinos delgado e grosso.[2]

O estímulo para a secreção de gastrina é relacionado ao conteúdo gástrico, com a secreção aumentando pela presença de produtos da digestão de proteínas (aminoácidos) que agem diretamente nas células G. A distensão luminal também é um estímulo para a secreção de gastrina. A inibição da gastrina ocorre pelo efeito direto do ácido nas células G no antro e pela liberação de somatostatina, que é um inibidor da secreção de gastrina.[2] Em pacientes com gastrinoma, a hipergastrinemia induz secreção gástrica excessiva de ácido clorídrico, o qual é responsável pelo desenvolvimento de úlceras esofágicas, gástricas e duodenais, ruptura das funções intestinais digestivas e absortivas e o desenvolvimento de sinais clínicos.[38] Com o excesso de secreção de gastrina, a secreção de ácido clorídrico aumenta e a hiperacidez resultante leva às ulcerações. Pode ocorrer esofagite de refluxo e, à medida que o excesso de ácido se move pelo trato GI, o ácido pode causar ulceração direta do duodeno e jejuno. A hiperacidez intestinal também pode levar a inflamação intestinal, edema da mucosa, atrofia das vilosidades e inativação da lipase pancreática e dos sais biliares.[38,72] Os gastrinomas também podem secretar outros hormônios, incluindo insulina, ACTH e peptídio pancreático.

Diagnóstico

O trabalho diagnóstico inclui uma base de dados mínima consistindo em hemograma completo, bioquímica do soro e urinálise. As anormalidades no hemograma vistas com o gastrinoma incluem neutrofilia, hipoproteinemia e anemia regenerativa, provavelmente resultantes da inflamação e da perda de sangue. As anormalidades na bioquímica do soro podem incluir hipoalbuminemia, hipocalcemia e aumentos na alanino-aminotransferase e fosfatase alcalina. Hipocloremia, hipopotassemia e alcalose metabólica podem resultar dos vômitos frequentes. O tumor pode secretar outros hormônios, como ACTH e insulina e, possivelmente, levar a hiperglicemia ou hipoglicemia. A coloração do material fecal por Sudan pode revelar esteatorreia. Melena geralmente está presente. A urinálise não chama a atenção.

Em geral, radiografias abdominais não mostram nada de importante. Todavia, se houve perfuração de uma úlcera, pode haver perda de detalhes abdominais consistente com peritonite. Radiografias contrastadas podem identificar úlceras gástricas e duodenais e o espessamento das pregas rugosas do estômago, do antro pilórico e/ou do intestino.[38] Podem estar presentes aumento do tempo de trânsito gastrintestinal e, também, esofagite e megaesôfago secundário. A ultrassonografia abdominal pode mostrar paredes gástrica e intestinal espessadas, úlceras gástricas, tumoração no pâncreas e/ou lesões metastáticas.[30] Os gastrinomas podem ser difíceis de identificar por causa de seu tamanho potencialmente pequeno. A falta de identificação de uma tumoração pela ultrassonografia não elimina a possibilidade de sua presença. A cintigrafia com um radiotraçador com análogos da somatostatina pode ser útil devido à alta concentração de receptores de somatostatina em gastrinomas em pessoas.[70] Um resultado positivo também pode identificar pacientes que poderiam beneficiar-se da terapia médica com análogos da somatostatina, como o octreotide, que diminui a liberação de gastrina.[67-70]

A gastroduodenoscopia pode revelar lesões ulcerativas no estômago e no duodeno. Da mesma maneira, esofagite. As rugas gástricas podem estar espessadas. A avaliação histológica da mucosa gástrica pode revelar inflamação leve a grave com infiltração por linfócitos, neutrófilos, eosinófilos ou plasmócitos e também hipertrofia da mucosa.

O diagnóstico definitivo de gastrinoma é baseado na avaliação histopatológica e imuno-histoquímica da tumoração excisada durante a cirurgia. Os níveis básicos da concentração de gastrina no soro são úteis antes da exploração cirúrgica, particularmente se uma tumoração pancreática não for visível na ultrassonografia. A demonstração de hipergastrinemia persistente com os sinais clínicos apropriados suporta um diagnóstico de gastrinoma. A concentração sérica de gastrina em jejum é medida em múltiplas amostras de sangue coletadas após um jejum noturno. A amplitude dos valores de referência para as concentrações de gastrina varia entre laboratórios, mas o limite superior em geral é menor que 100 pg/mℓ em cães e gatos.[70,73] A maioria dos casos publicados de gastrinomas confirmados histologicamente em cães e gatos tem concentrações de gastrina maiores que três vezes o valor normal superior. As concentrações normais de gastrina foram documentadas em seres humanos com gastrinoma e então é possível que cães e gatos, mesmo com concentrações normais de gastrina, possam ter um gastrinoma. Também é importante notar que uma elevação na concentração de gastrina em jejum não é patognomônica para gastrinoma. Outras síndromes associadas a hipergastrinemia incluem insuficiência renal crônica, gastrite crônica, obstrução do efluxo gástrico, doença hepática, acloridria e a administração de antagonistas de receptores H_2.[38] Uma vez documentada a hipergastrinemia e as outras causas tenham sido eliminadas, pode-se fazer um diagnóstico presuntivo de gastrinoma.

Tratamento

O tratamento é direcionado para a excisão cirúrgica do tumor e o controle da hipersecreção gástrica. A decisão de quando fazer a cirurgia exploradora depende do estado clínico do animal. Antes de ser anestesiado o animal deve ser estabilizado. A terapia medicamentosa com bloqueadores do ácido gástrico deve ser instituída por primeiro, com o objetivo de reduzir a hiperacidez gástrica e controlar seus efeitos secundários. Os objetivos cirúrgicos incluem a identificação de uma tumoração no pâncreas, seu diagnóstico definitivo e sua ressecção com sucesso. Devido ao fato de que aproximadamente 80% dos animais com gastrinomas têm úlceras gastrintestinais, o estômago e intestino devem ser avaliados quanto a evidências de úlceras profundas ou perfuradas. Deve-se fazer a ressecção dessas áreas quando for necessário.[7] A cirurgia também oferece uma oportunidade para estadiar a doença ao se identificar e realizar biopsias em lesões metastáticas. Aproximadamente 70% dos animais têm metástases no momento do primeiro diagnóstico.[38]

A terapia médica para os gastrinomas envolve agentes bloqueadores da hipersecreção de ácido gástrico com antagonistas de receptores H$_2$ e com o H$^\pm$ K$^+$ATPase inibidor, omeprazol. Para que haja secreção máxima de ácido clorídrico pelas células parietais, três sítios receptores devem ser ativados. Esses sítios receptores coaptam gastrina, histamina e acetilcolina. Os antagonistas de receptores H$_2$ ligam-se com o receptor H$_2$ e bloqueiam o efeito estimulatório da gastrina na secreção do ácido clorídrico porque todos os três receptores não estão ocupados pelos seus respectivos peptídios.[38] Os antagonistas dos receptores H$_2$ incluem a famotidina (0,5 a 1 mg/kg, VO, cada 12 a 24 h), ranitidina (2,2 mg/kg, VO, cada 12 h) e cimetidina (10 mg/kg, VO, cada 6 a 8 h). As dosagens necessitam ser aumentadas à medida que a doença progride para controlar a hiperacidez.

Omeprazol é o medicamento preferido para o gastrinoma em seres humanos.[38] Ele age como um inibidor da bomba de prótons (inibe a H$^\pm$ K$^+$ ATPase das células parietais), que é o último passo comum na secreção de ácido gástrico. O omeprazol é considerado mais efetivo do que os antagonistas de receptores de H$_2$ porque ele inibe a secreção ácida gástrica estimulada por qualquer dos secretagogos, enquanto o antagonista do receptor de H$_2$ inibe somente a ação da histamina. O omeprazol tem uma ação de longa duração e é efetivo para o controle dos sinais clínicos do gastrinoma em cães.[73] A dosagem é de 0,7 a 1 mg/kg, VO, cada 24 h.

A octreotide, um análogo de longa ação da somatostatina, é usada ocasionalmente em seres humanos com gastrinoma refratário aos antagonistas de receptores de H$_2$ e ao omeprazol. Ela tem sido usada em cães.[70] A dosagem varia entre 5 e 20 µg subcutaneamente a cada 8 h.

Prognóstico

O prognóstico a longo prazo para o gastrinoma é desfavorável devido à sua natureza altamente maligna, com 76% dos casos tendo metástases macroscópicas no momento do diagnóstico.[74] Em estudos prévios, o tratamento médico e/ou cirúrgico resultou em tempos de sobrevivência de 1 semana a 18 meses.[75] Com a disponibilidade de medicamentos para reduzir a hipersecreção gástrica e para promover a cicatrização das úlceras, o prognóstico a curto prazo se torna melhor.

Glucagonoma

O glucagonoma é um tumor das células A (alfa) das ilhotas pancreáticas no qual excessivas quantidades de glucagon são secretadas inapropriadamente. Tumores secretores de glucagon são raros, tanto em pessoas quanto em animais, com somente poucos casos relatados em cães.[76-82] Os cães tipicamente apresentam uma dermatite característica envolvendo os coxins das patas consistente com dermatite superficial necrolítica (SND, do inglês *superficial necrolytics dermatitis*). Pensa-se que altos níveis de glucagon estejam envolvidos no desenvolvimento dessas lesões de pele, mas o mecanismo não é bem compreendido. Os pacientes também podem desenvolver diabetes melito (DM) causado pela estimulação da gliconeogênese e da glicogenólise devido à excessiva secreção de glucagon.[76] Em geral, o DM ocorre quando a produção de insulina não consegue contrabalançar a secreção aumentada de glucagon.[77] Outros sinais clínicos incluem queilose, anemia normocítica normocrômica, trombose venosa, perda de peso, poliúria, polidipsia, glossite, estomatite e diarreia. Três cães com glucagonoma tinham idades que variavam entre 8 e 11 anos e a queixa principal era a dermatite crônica. As lesões cutâneas ocorrem particularmente em áreas de traumatismo e envolvem hiperqueratose dos coxins palmares e plantares, lesões crostosas eritematosas e erosivas no focinho, na genitália externa, no períneo e na região periocular. Outras queixas comuns incluem perda de peso, polidipsia e poliúria. A perda de peso provavelmente é um resultado dos efeitos catabólicos do glucagon sobre o metabolismo de gorduras e proteína.[83]

Diagnóstico

Devem ser feitos hemograma completo, bioquímica do soro e urinálise. As anormalidades clinicopatológicas podem incluir uma anemia não regenerativa leve, hipoalbuminemia, elevações das enzimas hepáticas, baixos níveis sanguíneos de nitrogênio ureico e, possivelmente, hiperglicemia persistente. A presença de elevação dos níveis de glucagon no soro na ausência de hipoglicemia é sugestivo da presença de glucagonoma.[38,80] Outras síndromes associadas a elevação leve das concentrações de glucagon incluem a cetoacidose diabética, insuficiência renal, insuficiência hepática sepse e inanição.[30] Hipoaminoacidemia também pode ser uma característica dessa doença e a suplementação de aminoácidos pode melhorar as condições dermatológicas.[30] Biopsias cutâneas são necessárias para diagnosticar a dermatite necrolítica superficial, que é caracterizada por hiperqueratose paraqueratótica difusa, acantose, alterações vacuolares dos queratinócitos e edema epidermal.[76-79] O envio de amostras das bordas de várias lesões recentes é o mais adequado.[80] Diagnóstico por imagem do tórax e abdome pode mostrar evidências de doença metastática local. A ultrassonografia abdominal pode revelar lesões hepáticas ou uma tumoração pancreática. Todavia, de nove cães com glucagonomas dos quais se fez ultrassonografia, em apenas um foi visualizada tumoração no pâncreas.[76-82] A tomografia computadorizada do abdome foi utilizada em um cão para identificar a tumoração no pâncreas e teve sucesso na identificação de múltiplas tumorações no fígado.[77]

Tratamento e prognóstico

A ressecção cirúrgica é o tratamento de escolha. A avaliação histológica de tumores pancreáticos em cães demonstrou carcinomas pancreáticos com imunorreatividade para glucagon.[77-79] Metástases são comuns e se presentes, sua excisão pode auxiliar paliativamente na melhora dos sinais clínicos. Foi tentada, com algum sucesso, a quimioterapia em seres humanos.[84,85] A suplementação dietética com ácidos graxos essenciais, zinco e aminoácidos pode melhorar as lesões cutâneas e, em um relato de caso, teve sucesso usada como infusão em uma pessoa.[86] O prognóstico a longo prazo é desfavorável. A maioria dos pacientes caninos é diagnosticada tarde no curso da doença, impossibilitando a cura. Pode-se conseguir atenuação dos sinais clínicos por um período curto de tempo com o tratamento médico ou cirúrgico precoce.

Polipeptidoma pancreático

O polipeptídio pancreático (PP) é um componente comum dos tumores das ilhotas pancreáticas. É bem documentado que a maioria dos tumores endócrinos contém múltiplos hormônios e o polipeptídio é o segundo hormônio mais comum identificado por imunocitoquímica nos tumores endócrinos pancreáticos em cães.[87] Esse raro tumor das células das ilhotas do pâncreas produzindo sinais clínicos foi documentado em apenas um cão. Essa cadela Cocker spaniel com 7 anos de idade apresentava uma história de vômitos crônicos, anorexia e perda de peso.[87] Foi documentada uma elevação na concentração de PP no soro. As concentrações de gastrina no soro também estavam elevadas, mas os testes provocativos foram normais. A necropsia revelou um adenocarcinoma pancreático com metástases no fígado, hipertrofia gástrica e múltiplas úlceras duodenais. A coloração imunocitoquímica do tumor para gastrina foi negativa. As concentrações de PP no soro eram extremamente elevadas e tanto o tumor quanto suas metástases coraram fortemente positivos para PP. Os autores sugeriram que as altas concentrações de PP no soro contribuíram para as ulcerações gastrintestinais e os vômitos.[87]

Vipoma e somatostatinoma

VIPomas são tumores das células das ilhotas pancreáticas que já foram identificados em pessoas, mas ainda não em cães e gatos.[38] A secreção intestinal de fluidos e eletrólitos secundária a altas concentrações circulantes de polipeptídio intestinal vasoativo (VIP, do inglês *vasoactive intestinal polypeptide*) causa sinais clínicos de diarreia aquosa profusa, perda fecal de potássio e bicarbonato e secreção ácida gástrica baixa ou ausente. Isto pode levar a acidose metabólica grave secundária à perda de bicarbonato na diarreia. Os VIPomas são diagnosticados baseando-se nas concentrações de VIP no soro em jejum por radioimunoensaio e confirmação histológica de um tumor pancreático de células não beta com alta concentração de VIP.[88] A excisão cirúrgica é o tratamento de escolha, com 50% dos pacientes conseguindo remissão, se não houver metástases.[89] A terapia medicamentosa com estreptozocina mais fluorouracila tem sido usada em seres humanos com adenocarcinomas inoperáveis ou metastáticos. Octreotide tem sido usada para baixar as concentrações de VIP em pacientes refratários a outras modalidades de tratamento.

Somatostatinomas também têm sido diagnosticados em seres humanos, mas não em cães e gatos. A somatostatina tem sido encontrada em tumores de células de ilhotas caninos.[32,35,36] Em seres humanos, a secreção excessiva de somatostatina por células D (delta) do pâncreas causa intolerância à glicose, colelitíase, diarreia, esteatorreia, hipocloridria e perda de peso.[90] O diagnóstico é baseado nas características clínicas, comprovação de concentrações elevadas de somatostatina e exame histológico do tumor. As metástases ocorrem no fígado e nos linfonodos adjacentes e geralmente já estão presentes no momento do primeiro diagnóstico desses tumores de crescimento lento. A excisão cirúrgica é o tratamento de escolha e já foi tentada a quimioterapia com estreptozocina.[38]

Conclusão

O pâncreas endócrino é um órgão complexo que apresenta muitos desafios para o cirurgião veterinário. A sua produção de vários hormônios e seus efeitos no organismo requerem um entendimento da fisiologia normal do pâncreas endócrino e também da fisiopatologia de seus distúrbios. Esses distúrbios podem ser desafiadores para diagnosticar, sendo necessário um minucioso entendimento da função endócrina para correlacionar o quadro clínico com sua etiologia. O diagnóstico e o manejo apropriado dos casos afetados dependem do conhecimento dos mecanismos da doença, do potencial para complicações pós-operatórias e do desfecho a longo prazo com o tratamento médico ou cirúrgico.

Referências bibliográficas

1. Guilford WG: Strombeck's Small Animal Gastroenterology 3rd ed. Philadelphia: WB Saunders, 1996.
2. Ganong WF: Endocrine functions of the pancreas and regulation of carbohydrate metabolism. *In* Review of Medical Physiology. New York: McGraw Hill, 2003, p. 336.

3. Dyce KM, Sack WO, Wensing CJ: Textbook of Veterinary Anatomy. Philadelphia: WB Saunders, 1987.
4. Pearse AG, Takor TT: Neuroendocrine embryology and the APUD concept. Clin Endocrinol 5 Suppl:229S-244S, 1976.
5. Teitelman G: Insulin cells of pancreas extend neurites but do not arise from the neuroectoderm. Dev Biol 142:368, 1990.
6. Madsen OD, Jensen J, Blume N, et al: Pancreatic development and maturation of the islet B cell. Studies of pluripotent islet cultures. Eur J Biochem 242:435, 1996.
7. Nelson RW: Diabetes mellitus In Textbook of Veterinary Internal Medicine. Ettinger SJ (ed). Philadelphia: WB Saunders, 1995, p. 1510.
8. Hawkins KL, Summers BA, Kuhajda FP, et al: Immunocytochemistry of normal pancreatic islets and spontaneous islet cell tumors in dogs. Vet Pathol 24:170, 1987.
9. Lurye JC, Behrend EN: Endocrine tumors. Vet Clin North Am Small Anim Pract 31:1083-1110, 2001.
10. Boushey RP, Drucker DJ: Gastrointestinal hormones and gut endocrine tumors In Williams Textbook of Endocrinology. Williams RH (ed). Philadelphia: WB Saunders, 2003, p. 1777.
11. Fingeroth JM: Endocrine pancreatic disease In Disease Mechanisms in Small Animal Surgery, 2nd ed. Bojrab J (ed). Philadelphia: Lea & Febiger, 1993, p. 589.
12. Fleeman LM, Rand JS: Management of canine diabetes. Vet Clin North Am Small Anim Pract 31(5):855, 2001.
13. Clinical Practice Recommendations 2005. Diabetes Care. Jan 28 Suppl 1:S1-79, 2005.
14. Alejandro R, Feldman EC, Shenvold FL, et al: Advances in canine diabetes mellitus research: etiopathology and results of islet transplantation. J Am Vet Med Assoc. 193:1050, 1988.
15. Hoenig M, Dawe DL: A qualitative assay for beta cell antibodies. Preliminary results in dogs with diabetes mellitus. Vet Immunol Immunopathol 32:195, 1992.
16. Williams DA: Exocrine pancreatic disease In Textbook of Veterinary Internal Medicine. Ettinger SJ (ed). Philadelphia: WB Saunders, 1995, p. 1381.
17. Greco DS: Diagnosis of diabetes mellitus in cats and dogs. Vet Clin North Am Small Anim Pract 31(5):845, 2001.
18. Trim CM: Anesthesia and the endocrine system In Textbook of Small Animal Surgery, 2nd ed. Slatter D (ed). Philadelphia: WB Saunders, 1993, p. 2290.
19. Nelson RW: Diabetes mellitus In Textbook of Veterinary Internal Medicine. Ettinger SJ (ed). Philadelphia: WB Saunders, 1995, p. 1517.
20. Hess RS, Kass PH, Shofer FS, et al: Evaluation of risk factors for fatal acute pancreatitis in dogs. J Am Vet Med Assoc 214:46, 1999.
21. Cook AK, Breitschwerdt EB, Levine JF, et al: Risk factors associated with acute pancreatitis in dogs: 101 cases (1985-1990). J Am Vet Med Assoc 203:673, 1993.
22. Nelson RW: Diabetes mellitus In Textbook of Veterinary Internal Medicine. Ettinger SJ (ed). Philadelphia: WB Saunders, 1995, p. 1536.
23. Aragon D, Ring CA, Covelli M: The influence of diabetes mellitus on postoperative infections. Crit Care Nurs Clin North Am 15:125, 2003.
24. Golden SH, Peart-Vigilance C, Kao WH, et al: Perioperative glycemic control and the risk of infectious complications in a cohort of adults with diabetes. Diabetes Care 22:1408, 1999.
25. Schaer M: Surgery in the diabetic patient. Vet Clin North Am Small Anim Pract 25(3):651-660, 1995.
26. Paddleford RR: Manual of Small Animal Anesthesia, 2nd ed. Philadelphia: WB Saunders, 1999, p. 306.
27. Kooistra HS, den Hertog E, Okkens AC, et al: Pulsatile secretion pattern of growth hormone during the luteal phase and mid-anoestrus in beagle bitches. J Reprod Fertil 119:217, 2000.
28. Feldman EC, Nelson RW, Soon-Shiong P: Transplantation as a means of treating diabetes mellitus. In Kirk's Current Veterinary Therapy XII. Small Animal Practice. Bonagura JD (ed). Philadelphia: WB Saunders, 1995, p. 398.
29. Street CN, Lakey JR, Shapiro AM, et al.: Islet graft assessment in the Edmonton protocol: implications for predicting long-term clinical outcome. Diabetes 53: 3107, 2004.
30. Waters CB, Scott-Moncrieff JCR: Cancer of endocrine origin In Cancer in Dogs and Cats: Medical and Surgical Management. Morrison WB, (ed). Jackson, WY: Teton NewMedia, 2002, p. 573.
31. Nelson RW: Insulin-secreting islet cell neoplasia In Textbook of Veterinary Internal Medicine. Ettinger SJ (ed). Philadelphia: WB Saunders, 1995, p. 1501.
32. O'Brien TD, Norton F, Turner TM, et al.: Pancreatic endocrine tumor in a cat: clinical, pathological, and immunohistochemical evaluation. J Am Anim Hosp Assoc 26:453, 1990.
33. McMillan FD, Barr B, Feldman EC: Functional pancreatic islet cell tumor in a cat. J Am Anim Hosp Assoc 21:741, 1985.
34. Hawks D, Peterson ME, Hawkins KL, et al: Insulin-secreting pancreatic (islet cell) carcinoma in a cat. J Vet Intern Med 6:193, 1992.
35. Hawkins KL, Summers BA, Kuhajda FP, et al: Immunocytochemistry of normal pancreatic islets and spontaneous islet cell tumors in dogs. Vet Pathol 24:170, 1987.
36. Minkus G, Jutting U, Aubele M, et al: Canine neuroendocrine tumors of the pancreas: a study using image analysis techniques for the discrimination of metastatic versus nonmetastatic tumors. Vet Pathol 34:138, 1997.
37. Nelson RW: Insulin-secreting islet cell neoplasia In Textbook of Veterinary Internal Medicine. Philadelphia: Ettinger SJ (ed). WB Saunders, 1995, p. 1502.
38. Feldman EC, Nelson RW: Canine and Feline Endocrinology and Reproduction. St. Louis: WB Saunders, 2004, p. 616.
39. Nelson RW: Insulin-secreting islet cell neoplasia In Textbook of Veterinary Internal Medicine. Ettinger SJ (ed). Philadelphia: WB Saunders, 1995, p. 1505.
40. Whipple AO, Grantz VK: Adenoma of islet cells with hyperinsulinism. A review. Ann Surg 101:1299, 1935
41. Fossum TW: Small Animal Surgery. St. Louis: Mosby, 1997, p. 401.
42. Nelson RW: Insulin-secreting islet cell neoplasia In Textbook of Veterinary Internal Medicine. Ettinger SJ (ed). Philadelphia: WB Saunders, 1995, p. 1504.
43. Robben JH, Pollak YW, Kirpensteijn J, et al: Comparison of ultrasonography, computed tomography, and single-photon emission computed tomography for the detection and localization of canine insulinoma. J Vet Intern Med 19:15, 2005.
44. Garden OA, Reubi JC, Dykes NL, et al: Somatostatin receptor imaging in vivo by planar scintigraphy facilitates the diagnosis of canine insulinoma. J Vet Intern Med 19:168, 2005.
45. Steiner JM, Bruyette DS: Canine insulinoma. Comp Cont Educ Pract Vet 18:31, 1996.
46. Smeak DD, Fingeroth JM, Bilbrey SA: Intravenous methylene blue as a specific stain for primary and metastatic insulinoma in a dog. J Am Anim Hosp Assoc 24:478, 1988.
47. Fingeroth JM, Smeak DD, Jacobs RM: Intravenous methylene blue infusion for intraoperative identification of parathyroid gland and pancreatic islet-cell tumors in dogs. Part I: experimental determination of dose-related staining efficacy and toxicity. J Am Anim Hosp Assoc 24:165, 1988.
48. Fingeroth JM, Smeak DD: Intravenous methylene blue infusion for intraoperative identification of pancreatic islet-cell tumors in dogs. Part II: Clinical trials and results in four dogs. J Am Anim Hosp Assoc 24:175, 1988.
49. Osana DJ, Armstrong PJ, Duncan DE, et al: Acute renal failure after methylene blue infusion in a dog. J Am Anim Hosp Assoc 26:410, 1990.
50. Hiramoto JS, Feldstein VA, LaBerge JM, et al: Intraoperative ultrasound and preoperative localization detects all occult insulinomas; discussion 1025-1026. Arch Surg 136:1020, 2001.
51. Elie MS, Zerbe CA: Insulinoma in dogs, cats, and ferrets. Comp Cont Educ 17:51, 1995.
52. Leifer CE, Peterson ME, Matus RE: Insulin-secreting tumor: diagnosis and medical and surgical management in 55 dogs. J Am Vet Med Assoc 188:60, 1986.
53. Plumb DC: Veterinary Drug Handbook, 3rd ed. White Bear Lake, MN: Pharma Vet Publishing, 1999, p.187.
54. Vezzosi D, Bennet A, Rochaix P, et al: Octreotide in insulinoma patients: efficacy on hypoglycemia, relationships with Octreoscan scintigraphy and immunostaining with anti-sst2A and anti-sst5 antibodies. Eur J Endocrinol 152:757, 2005.
55. Arnold R, Simon B, Wied M: Treatment of neuroendocrine GEP tumors with somatostatin analogues: a review. Digestion 62 Suppl 1:84, 2000.
56. Nelson RW: Insulin-secreting islet cell neoplasia In Textbook of Veterinary Internal Medicine. Ettinger SJ (ed). Philadelphia: WB Saunders, 1995, p. 1508.

57. Robben JH, van den Brom WE, Mol JA, et al.: Effect of octreotide on plasma concentrations of glucose, insulin, glucagon, growth hormone, and cortisol in healthy dogs and dogs with insulinoma. Res Vet Sci *In press*, 2005.
58. Simpson KW, Stepien RL, Elwood CM, et al: Evaluation of the long-acting somatostatin analogue octreotide in the management of insulinoma in three dogs. J Small Anim Pract 36:161, 1995.
59. Meyer DJ: Pancreatic islet cell carcinoma in a dog treated with streptozotocin. Am J Vet Res 37:1221, 1976.
60. Meyer DJ: Temporary remission of hypoglycemia in a dog with an insulinoma after treatment with streptozotocin. Am J Vet Res 38:1201, 1977.
61. Kaneko JJ, Mattheeuws D, Rottiers RP, et al: Renal function, insulin secretion, and glucose tolerance in mild streptozotocin diabetes in the dog. Am J Vet Res 39:807, 1978.
62. Moore AS, Nelson RW, Henry CJ, et al: Streptozocin for treatment of pancreatic islet cell tumors in dogs: 17 cases (1989-1999). J Am Vet Med Assoc 221:811, 2002.
63. Nelson RW: Insulin-secreting islet cell neoplasia *In* Textbook of Veterinary Internal Medicine. Ettinger SJ (ed). Philadelphia: WB Saunders, 1995, p. 1509.
64. Tobin RL, Nelson RW, Lucroy MD, et al: Outcome of surgical versus medical treatment of dogs with beta cell neoplasia: 39 cases (1990-1997). J Am Vet Med Assoc 215:226, 1999.
65. Caywood DD, Klausner JS, O'Leary TP, et al.: Pancreatic insulin-secreting neoplasms: clinical, diagnostic, and prognostic features in 73 dogs. J Am Anim Hosp Assoc 24:577, 1988.
66. Zollinger RM, Ellison EH: Primary peptic ulcerations of the jejunum associated with islet cell tumors of the pancreas. Ann Surg 142:709, 1955.
67. Green RA, Gartrell CL: Gastrinoma: a retrospective study of four cases (1985-1995). J Am Anim Hosp Assoc 33:524, 1997.
68. Fukushima U, Sato M, Okano S, et al: A case of gastrinoma in a Shih-Tzu dog. J Vet Med Sci 66:311, 2004.
69. Fukushima R, Ichikawa K, Hirabayashi M, et al: A case of canine gastrinoma. J Vet Med Sci 66:993, 2004.
70. Altschul M, Simpson KW, Dykes NL, et al.: Evaluation of somatostatin analogues for the detection and treatment of gastrinoma in a dog. J Small Anim Pract 38:286, 1997.
71. Waters CB, Scott-Moncrieff JC: Cancer of endocrine origin. *In* Cancer in Dogs and Cats: Medical and Surgical Management. Morrison WB (ed). Baltimore, Williams & Wilkins, 1998, p. 599.
72. Zerbe CA, Washabau RJ: Gastrointestinal endocrine disease *In* Textbook of Veterinary Internal Medicine. Ettinger SJ (ed). Philadelphia: WB Saunders, 1995, p. 1597.
73. Brooks D, Watson GL: Omeprazole in a dog with gastrinoma. J Vet Int Med 11:379, 1997
74. Zerbe CA, Washabau RJ: Gastrointestinal endocrine disease *In* Textbook of Veterinary Internal Medicine. Ettinger SJ (ed). Philadelphia: WB Saunders, 1995, p. 1600.
75. Zerbe CA: Islet cell tumors secreting insulin, pancreatic polypeptide, gastrin, or glucagon. *In*: Current Veterinary Therapy XI. Kirk RW, Bonagura GD (eds). Philadelphia: WB Saunders, 1992, p. 368.
76. Gross TL, O'Brien TD, Davies AP, et al: Glucagon-producing pancreatic endocrine tumors in two dogs with superficial necrolytic dermatitis. J Am Vet Med Assoc 197:1619, 1990.
77. Langer NB, Jergens AE, Miles KG: Canine glucagonoma. Comp Cont Educ 25:56, 2003.
78. Torres SM, Caywood DD, O'Brien TD, et al: Resolution of superficial necrolytic dermatitis following excision of a glucagon-secreting pancreatic neoplasm in a dog. J Am Anim Hosp Assoc 33:313, 1997.
79. Miller WH, Anderson WI, McCann JP: Necrolytic migratory erythema in a dog with a glucagon-secreting endocrine tumor. Vet Derm 2:179, 1991.
80. Allenspach K, Arnold P, Glaus T, et al: Glucagon-producing neuroendocrine tumor associated with hypoaminoacidemia and skin lesions. J Small Anim Pract 41:402, 2000.
81. Torres SM, Johnson K, McKeever P, et al: Superficial necrolytic dermatitis and a pancreatic endocrine tumor in a dog. J Small Anim Pract 38:246, 1997.
82. Bond R, McNeil PE, Evans H, et al: Metabolic epidermal necrosis in two dogs with different underlying diseases. Vet Rec 136:466, 1995.
83. Chastain MA: The glucagonoma syndrome: A review of its features and discussion of new perspectives. Am J Med Sci 321(5):306, 2001.
84. Brentjens R, Saltz L: Islet cell tumors of the pancreas: the medical oncologist's perspective. Surg Clin North Am 81:527, 2001.
85. Fiasse R, Pauwels S, Rahier J, et al: Use of octreotide in the treatment of digestive neuroendocrine tumours. Seven year experience in 20 cases including 9 cases of metastatic midgut carcinoid and 5 cases of metastatic gastrinoma. Acta Gastro Belgica 56:279, 1993.
86. Alexander EK, Robinson M, Staniec M, et al: Peripheral amino acid and fatty acid infusion for the treatment of necrolytic migratory erythema in the glucagonoma syndrome. Clin Endocrinol 57:827, 2002.
87. Zerbe CA, Boosinger TR, Grabau JH, et al.: Pancreatic polypeptide and insulin-secreting tumor in a dog with duodenal ulcers and hypertrophic gastritis. J Vet Intern Med 3:178, 1989.
88. Krejs GJ: VIPoma syndrome. Am J Med 82 (Suppl 5B):37, 1987.
89. Smith SL, Branton SA, Avino AJ, et al: Vasoactive intestinal polypypeptide secreting islet cell tumors: a 15-year experience and review of the literature. Surgery 124:1050, 1998.
90. Krejs GJ: Non-insulin-secreting tumors of the gastroenteropancreatic system. *In* Williams Textbook of Endocrinology, 9th ed. Wilson JD, Foster DW, Kronenberg HM, Larsen PR (eds). Philadelphia: WB Saunders, 1998, p. 1663.

Glândulas Adrenais

Andrew E. Kyles

Anatomia

As glândulas adrenais são estruturas pares, retroperitoneais, localizadas cranial e medialmente ao polo cranial de cada rim. A glândula adrenal direita situa-se dorsolateralmente e intimamente associada à veia cava. A glândula adrenal esquerda tem localização mais caudal. A veia frenicoabdominal cursa sobre a superfície ventral de cada glândula, enquanto a artéria frenicoabdominal localiza-se na superfície dorsal da glândula. O suprimento sanguíneo arterial da adrenal deriva de ramos das artérias aorta, frênica, renal, renal acessória, frenicoabdominal e lombar. A drenagem venosa se faz para as veias cava caudal, renal e frenicoabdominal. Tumores malignos da adrenal algumas vezes invadem essas estruturas venosas.

A glândula adrenal consiste em dois componentes endócrinos separados, com distintas origens embrionais. O córtex deriva do epitélio celômico e é de origem mesodérmica. Histologicamente, o córtex é dividido em uma zona externa glomerulosa (o principal local de produção de aldosterona), em zona fasciculada e zona reticular interna, que juntas são responsáveis pela produção de glicocorticoides e hormônios sexuais. A medula deriva dos gânglios simpáticos e tem origem ectodérmica. A medula da adrenal produz catecolaminas: epinefrina e norepinefrina.

Glicocorticoides

Fisiologia

A produção de glicocorticoides é regulada via eixo hipotalâmico-pituitário-adrenal. O hormônio liberador de corticotrofina (CRH, do inglês *corticotrophin-release hormone*) é um hormônio peptídio de 41 aminoácidos. O CRH é secretado por neurônios na porção anterior dos núcleos paraventriculares do hipotálamo. O CRH é levado à glândula pituitária através de uma circulação porta e age estimulando a secreção de hormônio adrenocorticotrófico (ACTH, do inglês *adrenocorticotrophic hormone*) pela pituitária anterior (adeno-hipófise). O ACTH é um hormônio peptídio com 39 aminoácidos derivado de uma grande molécula precursora, a pró-opiomelanocortina. A principal função do ACTH é estimular a secreção de glicocorticoides pela córtex da adrenal. Cortisol é o mais importante glicocorticoide produzido. O cortisol circulante e os glicocorticoides sintéticos produzem uma inibição por feedback negativo no hipotálamo e na pituitária, inibindo a secreção de ACTH. Durante estresse grave, como dor, traumatismo, hipoglicemia aguda e cirurgia, os efeitos supressivos dos glicocorticoides são cancelados, resultando em aumento nas secreções de CRH, ACTH e glicocorticoides.

Hiperadrenocorticismo

O hiperadrenocorticismo (síndrome de Cushing) é causado por exposição crônica a concentrações excessivas de glicocorticoides. Dos cães com hiperadrenocorticismo de ocorrência natural, 80% a 85% têm hiperadrenocorticismo pituitário-dependente (PDH, do inglês *pituitary-dependent hyperadrenocorticism*). O PDH causa produção excessiva de ACTH, resultando em hiperplasia adrenocortical bilateral e secreção excessiva de glicocorticoides. A maioria dos cães com PDH tem um pequeno adenoma pituitário (microadenoma); 10% a 20% dos cães com PDH têm grandes adenomas pituitários (macroadenomas). Esses tumores podem comprimir e invadir o hipotálamo suprajacente, resultando em sinais clínicos como apatia, inquietação, inapetência e desorientação. Estes podem progredir para sinais neurológicos como andar a esmo, ataxia, pressionar a cabeça, andar em círculos e convulsões. Carcinomas pituitários são raros em cães.

Tumores adrenocorticais primários funcionais secretam excessivas quantidades de cortisol independentemente de controle pituitário. A produção excessiva de glicocorticoides suprime as concentrações hipotalâmicas de CRH e plasmáticas de ACTH, resultando em atrofia cortical da glândula adrenal contralateral. Os tumores adrenocorticais funcionais comumente retêm receptores para ACTH e respondem à administração exógena de ACTH secretando cortisol. A diferenciação histológica entre adenomas e carcinomas adrenocorticais é muito difícil. Parece que esses dois tipos tumorais ocorrem com frequência aproximadamente igual em cães. Casos de ocorrência simultânea de PDH e um tumor adrenocortical ou feocromocitoma já foram relatados, da mesma maneira que tumores adrenocorticais bilaterais e ocorrência simultânea de um tumor adrenocortical e um feocromocitoma. O hiperadrenocorticismo natural deve ser diferenciado da forma iatrogênica, causada por terapia crônica com glicocorticoides.

Apresentação

A média de idade dos cães com hiperadrenocorticismo natural é de 11,4 anos.[1] A doença é incomum em cães com menos de 6 anos de idade. O hiperadrenocorticismo é visto em várias raças, sendo mais comumente representados os cães das raças Poodle, Dachshund, de várias raças terriers e Pastor alemão. Aproximadamente 75% dos cães com PDH pesam menos de 20 kg, enquanto 45% a 50% dos cães com tumores adrenocorticais funcionais pesam mais de 20 kg.[1] As fêmeas representam 55% a 60% dos cães com PDH e 60% a 65% dos cães com tumores adrenocorticais funcionais.[1] O hiperadrenocorticismo é raramente diagnosticado em gatos. Existem relatos de gatos com sinais clínicos de hiperadrenocorticismo causados por um tumor de adrenal secretor de progesterona.

História e resultados do exame físico

O hiperadrenocorticismo é uma das mais comuns endocrinopatias em cães. Os sinais clínicos são atribuíveis principalmente ao excesso crônico de glicocorticoides, que resultam em efeitos gliconeogênicos, imunossupressores, anti-inflamatórios, catabólicos proteicos e lipolíticos. Os sinais clínicos incluem polidipsia e poliúria, polifagia, alopecia bilateral simétrica e outras anormalidades cutâneas (hiperpigmentação, formação de comedões, pele adelgaçada, pelagem fina e calcinose cutânea), abdome pendular (devido a hepatomegalia, debilidade muscular e acúmulo intra-abdominal de gordura), fraqueza muscular, atrofia muscular, respiração ofegante, intolerância ao calor e anestro ou atrofia testicular. O número e a gravidade dos sinais clínicos variam bastante. Não é possível diferenciar o PDH de um tumor adrenocortical funcional baseando-se somente nos sinais clínicos.

Complicações médicas associadas ao hiperadrenocorticismo

1. Hipertensão
2. Pielonefrite
3. Diabetes melito
4. Tromboembolismo pulmonar.

Achados clinicopatológicos

Hemograma: o excesso de glicocorticoides produz um leucograma de estresse na maioria dos cães, consistindo em neutrofilia madura, linfopenia, eosinopenia e monocitose.

Perfil bioquímico: a anormalidade mais comum é o aumento de atividade da fosfatase alcalina (ALP, do inglês *alkaline phosphatase*) no soro (um resultado, em parte, da indução de uma isoenzima glicocorticoide única de cães). A atividade da alanina transaminase (ALT) também pode estar aumentada devido a uma hepatopatia esteroide. São comuns os aumentos moderados nas concentrações de colesterol e de triglicerídios e as concentrações de bilirrubina e albumina no soro também podem estar elevadas. As concentrações de bilirrubina e albumina no soro geralmente estão dentro dos valores de referência. As concentrações de glicose variam, com aproximadamente 10% dos cães desenvolvendo diabetes melito (interessantemente, até 80% dos gatos com hiperadrenocorticismo são diabéticos). As concentrações de nitrogênio ureico podem estar baixos devido à diurese.

Urinálise: a densidade da urina em geral é baixa, apesar de a maioria dos cães manter a capacidade de concentrar a urina na privação de água. Infecções do trato urinário ocorrem em 40% a 50%.[2] A proteinúria é comum, associada a infecção do trato urinário ou perda glomerular. Glicosúria pode ocorrer se o limiar renal para glicose for alcançado.

Testes de função tireóidea: São comuns as diminuições nas concentrações basais de T_4 e/ou T_3 no soro.

Diagnóstico por imagem

Radiografias torácicas: a mineralização da árvore traqueobrônquica e do parênquima pulmonar é um achado não específico que é mais comum em cães com hiperadrenocorticismo. As radiografias devem ser avaliadas quanto a sinais de metástases e tromboembolismo.

Radiografias abdominais: encontram-se hepatomegalia, obesidade e mineralização de estruturas de tecidos moles. Mineralização das glândulas adrenais ocorre em aproximadamente 50% dos tumores adrenocorticais.

Ultrassonografia abdominal: em cães com PDH, geralmente as duas glândulas adrenais têm tamanhos relativamente iguais, com dimensões normais ou aumentadas. Em cães com um tumor adrenocortical funcional, a adrenal afetada geralmente é aumentada e irregular, com ecogenicidade mista. A glândula contralateral geralmente é normal ou atrofiada. Compressão ou invasão da veia frenicoabdominal e/ou da veia cava podem já ter ocorrido e metástases intra-abdominais podem estar presentes. O fígado geralmente está dilatado com ecogenicidade aumentada e podem estar presentes cálculos urinários e dilatação das pelves renais (causada por pielonefrite).

Tomografia computadorizada ou ressonância magnética: são usadas para eliminar uma suspeita de microadenoma pituitário. Imagens abdominais podem proporcionar informações adicionais quanto à anatomia adrenal, a metástases abdominais e a invasão vascular.

Testes de função adrenal

Testes de triagem são usados para confirmar o diagnóstico de hiperadrenocorticismo.

Concentração basal de cortisol no plasma: como o cortisol é liberado episodicamente, esse teste não tem valor diagnóstico.

Proporção cortisol:creatinina na urina: esse teste compensa as flutuações das concentrações plasmáticas do cortisol. Ele tem alta sensibilidade, mas baixa especificidade; pode ser um bom teste para excluir a possibilidade de hiperadrenocorticismo.

Teste de estimulação por ACTH: esse teste mede a resposta das glândulas adrenais à estimulação máxima por ACTH. Ele tem sensibilidade de 60% a 85% e especificidade de 85% a 90%.[3] Ele não consegue diferenciar PDH de um tumor adrenocortical funcional. Este é o único teste que consegue identificar cães com hiperadrenocorticismo iatrogênico e é o único teste em medicina veterinária para monitorar a resposta à terapia.

Teste de supressão com baixa dose de dexametasona (LDDS, do inglês low-dose dexamethasone suppression): a dexametasona é um glicocorticoide sintético que não faz reação cruzada no exame para determinar as concentrações de cortisol. Em cães normais, as concentrações de cortisol diminuem 2 a 3 h após a administração de dexametasona, enquanto cães com hiperadrenocorticismo não exibem supressão das concentrações de cortisol. Para o teste LDDS, administra-se dexametasona (0,01 mg/kg IV) e, 4 a 8 h mais tarde, coletam-se amostras de sangue. A sensibilidade do teste 8 h após administração é de 85% a 95% e a especificidade é de 70% a 75%.

Os testes de diferenciação são usados para diferenciar PDH de um tumor adrenocortical funcional.

Teste de supressão com alta dose de dexametasona (HDDS, do inglês high-dose dexamethasone suppression): após administração de alta dose de dexametasona (0,1 mg/kg, IV), aproximadamente 75% dos cães com PDH têm supressão das concentrações de cortisol, enquanto em cães com um tumor adrenocortical funcional, mesmo grandes doses de dexametasona não conseguem suprimir as concentrações plasmáticas de cortisol.[3]

Concentração endógena plasmática de ACTH: em cães com um tumor adrenocortical funcional, o eixo hipotalâmico-pituitário é suprimido e a concentração de ACTH no plasma é baixa ou não detectável, enquanto cães com PDH geralmente têm uma concentração de ACTH acima do valor de referência.

Cirurgia

Adrenalectomia: a excisão cirúrgica é o tratamento de escolha para os tumores adrenais. Durante a cirurgia, a hemostasia é, definitivamente, um desafio. Os tumores adrenais podem causar um trombo tumoral na veia cava caudal. Na maioria dos cães com um trombo na cava, o tumor invade a veia frenicoabdominal e se estende para a veia cava caudal.[4] Isto resulta em um trombo pedunculado na cava cuja base situa-se na inserção da veia frenicoabdominal e que pode ser removido por oclusão temporária da cava e uma venotomia centrada em torno da inserção da veia frenicoabdominal. Após a adrenalectomia unilateral, a secreção de cortisol pela glândula contralateral atrofiada está suprimida e é necessário suplementar glicocorticoide durante e após a cirurgia. A secreção de aldosterona pela glândula contralateral geralmente é adequada, contudo as concentrações de eletrólitos devem ser monitoradas cuidadosamente e, se forem observadas hiperpotassemia e/ou hiponatremia, deve-se instituir terapia com mineralocorticoides. A adrenalectomia bilateral requer suplementação para toda a vida de glicocorticoides e mineralocorticoides.

Cães com hiperadrenocorticismo têm hipercoagulabilidade e risco maior de sofrer tromboembolismo pulmonar após a cirurgia. Portanto, esses pacientes devem ser mantidos sob regimes anticoagulantes após a cirurgia. Outras considerações cirúrgicas incluem dificuldade de cicatrização, maior propensão para infecção de ferimentos, comprometimento da função respiratória e hipertensão. As taxas de mortalidade pós-operatória são relativamente altas (21% a 28%).[4,5] Outras complicações pós-operatórias sérias incluem pancreatite, pneumonia, sepse e insuficiência renal aguda.

Hipofisectomia: a hipofisectomia transesfenoidal é o tratamento de escolha em seres humanos com PDH, demonstrou-se ser um tratamento efetivo para cães com PDH.[6,7] As complicações intraoperatórias potenciais incluem hemorragia do círculo arterial cerebral durante a exploração da fossa. Após a hipofisectomia, os cães necessitam de tratamento para toda a vida com glicocorticoides e tiroxina. O diabetes insípido normalmente é transiente, necessitando de tratamento temporário com vasopressina. A redução na produção de lágrimas frequentemente é reversível. O tempo médio estimado de sobrevivência entre 2 e 4 anos foi de 76% e 68% e as frações livres de relapsos estimadas de 2 anos e 4 anos foram 75% e 58%.

Terapia médica

Mitotano (o,p'-DDD, Lisodren): o mitotano é um potente fármaco adrenolítico que causa destruição seletiva das zonas fasciculada e reticular (locais de produção de glicocorticoides) enquanto preserva a zona glomerulosa (local de produção de mineralocorticoides). Esse medicamento é usado mais comumente para produzir e manter um estado de destruição adrenocortical parcial, com o objetivo de restringir a produção de glicocorticoides para as quantidades necessárias para a vida diária. O teste de estimulação por ACTH é usado para monitorar a terapia. Ele também pode ser usado para induzir destruição adrenocortical completa, um estado que requer terapia com glicocorticoides e mineralocorticoides para toda a vida. Os resultados do uso de mitotano em gatos têm sido desapontadores.

Trilostano: o trilostano é um medicamento inibidor competitivo da enzima 3β-hidroxisteroide desidrogenase administrada oralmente. Essa enzima converte pregnenolona em progesterona e 17-hidroxipregnenolona em 17-hidroxiprogesterona no córtex da adrenal. Assim, o trilostano inibe a produção de cortisol, aldosterona e androstenediona. Similarmente ao uso de mitotano, o objetivo é restringir a produção de cortisol. A dose da droga é alterada baseando-se nos resultados da estimulação por ACTH. O trilostano tem sido usado com sucesso no manejo da PDH e de tumores adrenocorticais funcionais no cão. Tem sido relatado que o trilostano melhora os sinais de hiperadrenocorticismo felino.

Cetoconazol: o cetoconazol é um fungistático que bloqueia vários sistemas enzimáticos P-450. Ele produz inibição reversível da síntese de glicocorticoides e andrógenos, enquanto preserva a produção de mineralocorticoides. O trilostano tem substituído bastante o cetoconazol para o manejo do hiperadrenocorticismo. O uso de cetoconazol em gatos com hiperadrenocorticismo tem apresentado resultados variados.

Mineralocorticoides

Fisiologia

A produção de mineralocorticoides é regulada primariamente pelo sistema renina-angiotensina. A renina é produzida pelas células justaglomerulares, que circundam as arteríolas aferentes nos glomérulos renais. As células justaglomerulares monitoram a perfusão renal. A depleção de volume e a hipotensão estimulam a produção de renina. A renina age em uma α2-globulina plasmática produzida pelo fígado, liberando angiotensina I. Uma enzima conversora no pulmão converte a angiotensina I em angiotensina II, um potente vasoconstritor e o principal estimulante da produção de aldosterona. O principal local de ação da aldosterona é o túbulo renal, onde ele promove a reabsorção de sódio e água e a excreção de potássio. Isso resulta em expansão do volume de fluido extracelular e remove o estímulo de produção de renina.

Hiperaldosteronismo

O hiperaldosteronismo primário (síndrome de Conn) é causado por secreção autônoma de aldosterona por um tumor na zona glomerulosa do córtex adrenal. O hiperaldosteronismo resulta em retenção de sódio, expansão do volume de fluido extracelular e hipertensão. A produção de renina é suprimida. O aumento na excreção de potássio leva à depleção progressiva das reservas orgânicas de potássio e ao desenvolvimento de hipopotassemia e alcalose metabólica hipopotassêmica.

A condição é rara em cães e gatos. Os sinais clínicos incluem fraqueza, que pode ser episódica, ventroflexão cervical (gatos), letargia, poliúria e/ou polidipsia. A anormalidade clinicopatológica mais comum é a hipopotassemia (hipopotassemia) moderada a grave. A concentração de sódio pode ser normal eu levemente elevada. O diagnóstico definitivo requer a demonstração de concentrações de aldosterona impropriamente elevadas com concentração baixa de renina. A adrenalectomia é o tratamento de escolha em animais sem metástases detectáveis. A terapia médica consiste em suplementação de potássio e administração de espironolactona (um antagonista de aldosterona).

Insuficiência adrenocortical

O hipoadrenocorticismo é a síndrome que resulta da secreção deficiente de glicocorticoides e/ou mineralocorticoides pelo córtex das adrenais. O hipoadrenocorticismo primário (doença de Addison) é causado pela destruição de mais de 90% do tecido adrenocortical. O hipoadrenocorticismo primário é raro em cães e gatos. A causa mais comum é a insuficiência adrenocortical idiopática, que mais provavelmente resulta da destruição imunomediada do córtex das adrenais. O hipoadrenocorticismo iatrogênico é uma possível complicação da terapia com mitotano em cães com hiperadrenocorticismo. Embora o mitotano geralmente preserve a zona glomerulosa e, assim, a produção de mineralocorticoides, alguns cães sofrem insuficiência adrenocortical completa e permanente. Outras causas de hipoadrenocorticismo primário incluem adrenalectomia bilateral, hemorragia ou infarto das glândulas adrenais, destruição neoplásica ou granulomatosa das glândulas adrenais, amiloidose e traumatismo. O hipoadrenocorticismo secundário é causado por produção deficiente de ACTH, resultando em impedimento da secreção de glicocorticoides pelos córtices das adrenais; a produção de mineralocorticoides é preservada.

A deficiência de glicocorticoides causa uma diminuição na tolerância ao estresse, incluindo uma redução na capacidade de criar uma resposta de estresse à cirurgia. Outros sinais incluem inapetência, vômitos, diarreia, dor abdominal e letargia. A deficiência de aldosterona bloqueia a capacidade do paciente em conservar sódio e água e uma falha na excreção de potássio, resultando em hiponatremia e hiperpotassemia. A hiponatremia induz letargia, depressão e náuseas, enquanto a hiperpotassemia resulta em fraqueza muscular e impedimento da condução cardíaca. Esses pacientes sofrem hipovolemia, hipotensão, diminuição no débito cardíaco e impedimento na perfusão renal.

Apresentação

Cadelas compõem aproximadamente 70% dos casos.[8] O hipoadrenocorticismo pode ser diagnosticado em cães de qualquer idade, mas é mais comum em cadelas jovens e de meia-idade. Não foi identificada uma predisposição por raça.

História e resultados do exame físico

O hipoadrenocorticismo agudo (crise Addisoniana) causa choque hipovolêmico. Os cães apresentam um estado de colapso ou então colapsam ao serem estressados, apresentando pulso fraco, bradicardia profunda, vômitos, diarreia, desidratação e hipotermia. A forma crônica do hipoadrenocorticismo causa sinais clínicos vagos, não específicos e, frequentemente, episódicos. Os sinais incluem letargia, anorexia, perda de peso, vômitos, diarreia, obnubilação, tremores ou arrepios, fasciculação muscular, fraqueza muscular e poliúria e/ou polidipsia.

Resultados clinicopatológicos

Hemograma: as alterações podem incluir linfocitose, eosinofilia e anemia não regenerativa leve.

Perfil bioquímico: as anormalidades mais comuns incluem hiponatremia, hiperpotassemia, azotemia pré-renal e acidose metabólica. A proporção sódio-potássio normal é de 27:1-40:1; a maioria dos pacientes com hipoadrenocorticismo tem uma proporção abaixo de 25:1. Em aproximadamente 10% dos cães com hipoadrenocorticismo primário, no exame inicial as concentrações de eletrólitos no soro estão dentro dos limites de referencia.

Resultados eletrocardiográficos

A hiperpotassemia dificulta a condutividade elétrica no coração. Um exame eletrocardiográfico pode ser usado para avaliar pacientes com hipoadrenocorticismo. Como um guia geral:

- Hipopotassemia leve (5,5 a 6,5 mEq/ℓ):
  - Ondas T pontiagudas
  - Encurtamento dos intervalos Q-T
- Hipopotassemia moderada (6,5 a 7,5 mEq/ℓ):
  - Aumento na duração dos QRS
  - Amplitude da onda P diminui
  - Intervalo P-R prolongado
- Hipopotassemia grave (> 7,5 mEq/ℓ):
  - Onda P desaparece
  - Bradicardia grave

Testes de função adrenal

Teste de estimulação com ACTH: é o padrão ouro para o diagnóstico do hipoadrenocorticismo. A concentração de cortisol durante repouso é baixa ou não detectável, com resposta subnormal ou insignificante do cortisol ao estímulo com ACTH.

Concentração endógena de ACTH no plasma: é usada para diferenciar o hipoadrenocorticismo primário do secundário. Cães com hipoadrenocorticismo primário têm as concentrações de ACTH notavelmente elevadas (devido à falta do feedback negativo do cortisol), enquanto aqueles com hipoadrenocorticismo secundário têm concentrações de ACTH baixas ou não detectáveis.

Terapia médica

Hipoadrenocorticismo primário agudo: a terapia inicial consiste em fluidoterapia intravenosa agressiva com salina normal (NaCl 0,09%) a uma taxa inicial de 60 a 80 mℓ/kg/h por 1 a 2 h. A eliminação de urina e, possivelmente, a pressão venosa central deveriam ser monitoradas. Essa terapia corrigirá a hipovolemia e a hiponatremia. A concentração de potássio no soro diminui devido à diluição e à melhora na perfusão renal e em geral não é necessária uma terapia específica para a hipopotassemia. Outras terapias para a hiperpotassemia incluem administração intravenosa de glicose (adição de dextrose a 5% nos fluidos IV), que podem ser combinadas com insulinoterapia e administração de cálcio.

A terapia intravenosa com glicocorticoides (succinato sódico de hidrocortisona ou de prednisolona, ou fosfato sódico de dexametasona) é iniciada precocemente durante o tratamento do hipoadrenocorticismo agudo. A terapia com mineralocorticoides não é essencial para o manejo de uma crise Addisoniana, mas em geral se inicia a administração de um mineralocorticoide.

Hipoadrenocorticismo primário crônico: durante a terapia de manutenção, administra-se um mineralocorticoide. O acetato de fludrocortisona (15 mg/kg, VO, 1 vez/dia, ajustado a dose para manter as concentrações de sódio e potássio no soro dentro dos valores de referência) tem efeitos principalmente mineralocorticoides, embora retenha alguma atividade glicocorticoide. O pivalato de desoxicorticosterona (DOCP, do inglês *desoxycorticosterone pivalate*; 2,2 mg/kg IM ou, SC, cada 25 dias) não tem atividade glicocorticoide e deve ser combinado com uma baixa dose de prednisona ou prednisolona (0,1 a 0,2 mg/kg/dia).

Prognóstico

O prognóstico a longo prazo para o manejo do hipoadrenocorticismo é excelente quando se faz uma terapia de manutenção apropriada. Os animais devem receber doses suplementares de glicocorticoides durante períodos de estresse, como quando são submetidos a anestesia e cirurgia.

Medula adrenal

Fisiologia

A medula adrenal é essencialmente um grande gânglio simpatético ao qual faltam fibras pós-ganglionares. As catecolaminas são o produto secretório principal das células cromafins. As catecolaminas são sintetizadas a partir do aminoácido tirosina. O primeiro passo na síntese de catecolaminas, a conversão de L-tirosina em L-DOPA, envolve a enzima tirosina hidroxilase e é o passo que controla a velocidade do processo. Produtos secretórios são estocados em vesículas no citoplasma das células cromafins. A estimulação dessas células resulta na exocitose das vesículas e expulsão de seu conteúdo. O produto final da síntese de catecolaminas é predominantemente epinefrina em seres humanos e em cães e norepinefrina em gatos. A meia-vida das catecolaminas na circulação é curta (minutos). O catabolismo das catecolaminas é mediado por duas enzimas, catecolamina-O-metiltransferase (COMT) e monoaminoxidase (MAO). O metabólito predominante é o ácido vanililmandélico (VMA), o qual, junto com as catecolaminas, é excretado na urina.

Feocromocitoma

Feocromocitoma é um tumor produtor de catecolaminas derivado das células cromafins da medula adrenal. A transformação neoplásica das células cromafins resulta em perda do controle regulatório da liberação de catecolaminas. No feto, as células cromafins são amplamente distribuídas e formam paragânglios. A maioria das células cromafins extra-adrenais involuem após o nascimento, apesar de alguns remanescentes permanecerem, tendo sido relatados tumores das células cromafins extra-adrenais, os paragangliomas. Uma parte substancial dos cães com feocromocitomas também tem outros tumores malignos. Feocromocitomas podem ocorrer em pessoas com a síndrome neoplásica endócrina múltipla tipo 2 (MEN2), tendo sido relatada uma síndrome similar em cães.

História e resultados do exame físico

Os sinais clínicos frequentemente são vagos e episódicos. Os sinais clínicos podem estar relacionados com o excesso de catecolaminas circulantes ou com a presença de uma tumoração abdominal. Os sinais mais comuns em cães são fraqueza e colapso. Os sinais relacionados com o excesso de catecolaminas incluem taquicardia e arritmias, respiração ofegante, ansiedade, andar constante, convulsões, cegueira (por hemorragia retinal), poliúria e polidipsia, vômitos, diarreia e anorexia. Os sinais relacionados com a tumoração adrenal incluem hemoabdome (associado à ruptura do tumor) e síndrome de Budd-Chiari (devido à obstrução da veia cava caudal produzindo ascite e edema e fraqueza dos membros posteriores). Em alguns cães o feocromocitoma é diagnosticado como um achado incidental, por exemplo, durante uma ultrassonografia abdominal, ou outra razão qualquer e não relacionada.

Resultados clinicopatológicos

Hemograma e painel bioquímico: os resultados não são específicos.

Urinálise: pode estar presente proteinúria devido à glomerulopatia hipertensiva, da mesma maneira que hipostenúria ou isostenúria.

Concentrações de catecolaminas: a medida das concentrações basais de catecolaminas no plasma e das concentrações urinárias de catecolaminas e metabólitos de catecolaminas não é feita rotineiramente em medicina veterinária.

Determinação da pressão arterial

A secreção de catecolaminas e a hipertensão sistêmica tendem a ser episódicas em pacientes com feocromocitomas.

Diagnóstico por imagem

Ultrassonografia abdominal: feocromocitomas aparecem como tumorações nas glândulas adrenais com ecogenicidade variável. O paciente deve ser avaliado também quanto à presença de metástases intra-abdominais e invasão vascular.

Tomografia computadorizada e ressonância magnética: imagens abdominais podem proporcionar mais informações da anatomia das adrenais, metástases intra-abdominais e invasão vascular.

Tratamento

Adrenalectomia é o tratamento de escolha. Pacientes com um feocromocitoma são um desafio para serem anestesiados. Cães nos quais se suspeita de feocromocitoma são colocados sob fenoxibenzamina por pelo menos 2 semanas antes da cirurgia. A fenoxibenzamina é um bloqueador alfa-adrenérgico com ação de longa duração. Ele é considerado de escolha para o manejo pré-operatório da hipertensão, uma vez que ela se liga não competitivamente com o receptor e, dessa maneira, picos de liberação de catecolaminas não podem neutralizar a inibição. É recomendada uma dose relativamente alta de fenoxibenzamina (até 2,5 mg/kg 2 vezes/dia, VO). O manejo da hipertensão antes da cirurgia permite a reexpansão do volume intravascular plasmático ao remover os efeitos vasoconstritivos das altas concentrações de catecolaminas. A hipertensão intraoperatória é controlada por administração intravenosa de fentolamina, um bloqueador competitivo alfa-adrenérgico de ação curta (dose de carga 0,1 mg/kg; infusão contínua 1 a 2 µg/kg/min). A hipotensão intraoperatória é controlada diminuindo a dose ou suspendendo a administração de fentolamina. Seja pela administração de fenilefrina ou a expansão rápida do volume vascular por administração de fluido cristaloide, expansores de volume plasmático, ou derivados de sangue. A fenilefrina é um agonista α_1-adrenérgico de ação curta que pode deslocar a fentolamina do receptor. O esmolol, um bloqueador β_1-adrenérgico, é administrado intravenosamente (dose de carga 0,1 mg/kg; infusão contínua 50 a 70 µg/kg/min) naqueles casos com taquicardia persistente apesar de bloqueio alfa-adrenérgico adequado e expansão do volume vascular. Medicações que estimulam a liberação de catecolaminas devem ser evitadas, incluindo cetamina, morfina e halotano. Recomenda-se hipotermia moderada induzida pela superfície (temperatura esofágica de 32°C) caso seja necessária a oclusão temporária da veia cava.

Referências bibliográficas

1. Reusch CE, Feldman EC: Canine hyperadrenocorticism due to adrenocortical neoplasia. J Vet Intern Med 5:3, 1991.
2. Forrester SD, Troy GC, Dalton MN, et al: Retrospective evaluation of urinary tract infection in 42 dogs with hyperadrenocorticism or diabetes mellitus or both. J Vet Intern Med 13:557, 1999.
3. Behrend EN, Kemppainen RJ: Diagnosis of canine hyperadrenocorticism. *In* The Veterinary Clinics of North America, Small Animal Practice-Endocrinology. Behrend EN, Kemppainen RJ (eds). Philadelphia, WB Saunders, 2001, p. 985.
4. Kyles AE, Feldman EC, DeCock HEV, et al: Surgical management of adrenal gland tumors with and without associated tumor thrombi in dogs: 40 cases (1994-2001). J Am Vet Med Assoc 223: 654-662, 2003
5. van Sluijs FJ, Sjollema BE, Voorhout G, et al: Results of adrenalectomy in 36 dogs with hyperadrenocorticism caused by adrenocortical tumour. Vet Q 17:113, 1995.
6. Meij BP, Voorhout G, van der Ingh TS, et al: Results of transsphenoidal hypophysectomy in 52 dogs with pituitary-dependent hyperadrenocorticism. Vet Surg 27:246, 1998.
7. Hanson JM, van'tHoofd MM, Voorhout G, et al: Efficacy of transsphenoidal hypophysectomy in treatment of dogs with pituitary-dependent hyperadrenocorticism. J Vet Intern Med 19:687, 2005.
8. Peterson ME, Kintzer PP, Kass PH: Pretreatment clinical and laboratory findings in dogs with hypoadrenocorticism: 225 cases (1979-1993). J Am Vet Med Assoc 208:85, 1996.

Parte 12

Sistema Hematopoiético

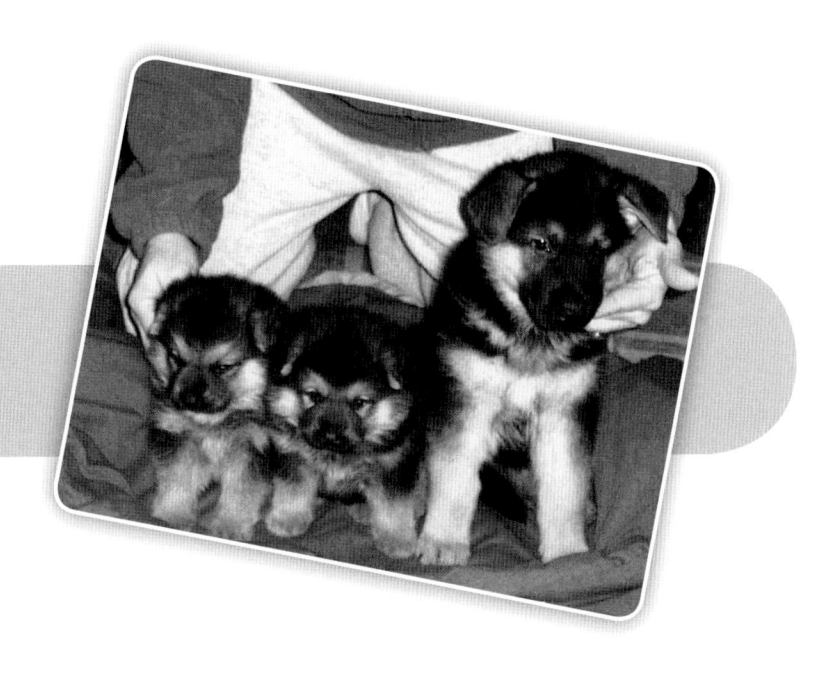

Baço

Brigitte A. Brisson

Anatomia e função

O baço localiza-se ao longo da parede abdominal esquerda no interior da folha superficial do omento maior e é ligado à grande curvatura do estômago pelo omento, mais especificamente pelo ligamento gastresplênico.[1] Embora sua forma, seu tamanho e sua posição variem segundo a espécie, raça e outros fatores como medicamentos ou condições patológicas, o baço é tipicamente oblongo e vermelho-azulado. O sangue entra no baço pela artéria esplênica, um ramo da artéria celíaca e sai pela veia esplênica, que se esvazia na veia gastresplênica e eventualmente na veia porta.[1] Esplenose ou nódulos esplênicos acessórios são encontrados comumente no omento de pequenos animais e provavelmente representam pequenos fragmentos revascularizados do baço resultantes de traumatismo.[1-4] Nódulos solitários de tecido esplênico incluídos ao longo da superfície do pâncreas são descritos em gatos mas não são atribuíveis a traumatismo.[4] Placas sideróticas ou siderofibróticas, são depósitos de cálcio de tamanho irregular levemente elevados, amarelos a cinzentos encontrados comumente ao longo da cápsula esplênica de cães velhos.[5] Pensa-se que essas placas desenvolvem-se secundariamente ao traumatismo esplênico.[6,7] O baço de cães e gatos frequentemente é visível radiograficamente. Na projeção radiográfica ventrodorsal, a cabeça do baço fica lateralmente no lado esquerdo e é frequentemente visível como uma densidade de tecido mole, com forma triangular, imediatamente caudal ao fundo gástrico e cranial ao rim esquerdo. Na projeção radiográfica lateral, a cauda do baço pode ser vista ao longo da parede abdominal ventral imediatamente caudal ao fígado.

O baço é composto de uma cápsula rica em fibras elásticas e músculo liso, de uma rede de trabéculas fibromusculares e do parênquima, localizado entre a cápsula e as trabéculas, consistindo nas polpas esplênicas vermelha e branca.[1] A polpa branca contém tecido linforreticular difuso e nodular e a polpa vermelha é feita primariamente de seios venosos e cordões de células reticulares.[1] Enquanto o baço canino é considerado sinusal, o baço felino tem um sistema sinusal mal desenvolvido e frequentemente é referido como não sinusal. À medida que o sangue se filtra através da rede trabecular do baço, o plasma é desviado para a polpa branca enquanto os eritrócitos se movem para a polpa vermelha.[8] Em cães, uma pequena porção do sangue que entra no baço é levada diretamente para os seios venosos da polpa vermelha, desviando dos cordões esplênicos e passando rapidamente pelo baço. Esse fenômeno é conhecido como circulação fechada. Uma porção maior do sangue que entra no baço se esvazia na polpa vermelha e circula lentamente através da fina rede trabecular dos cordões esplênicos. Esse fenômeno é conhecido como a circulação aberta. No interior dos cordões, os eritrócitos se distorcem para poder passar através de pequenos poros entre as células reticuloendoteliais que revestem as paredes dos seios para serem, a seguir, liberados na circulação venosa. Esse processo retarda o fluxo de eritrócitos através do baço e resulta em aumento na viscosidade sanguínea, baixo pH sanguíneo e diminuição nas concentrações de glicose e oxigênio. Essas condições causam aumento no estresse mecânico e metabólico em eritrócitos mais velhos ou danificados. Durante sua passagem lenta através da polpa vermelha do baço, os eritrócitos anormais são eliminados e bactérias e detritos são fagocitados pelos macrófagos que revestem as trabéculas e os seios venosos.

Fisiologia – funções normais do baço

Armazenamento de eritrócitos

A passagem lenta dos eritrócitos dos cordões esplênicos para os seios esplênicos essencialmente os aprisiona no interior das trabéculas e faz da polpa vermelha do baço um reservatório para eritrócitos. Foi demonstrado que de 10% a 20% dos eritrócitos de um cão podem ser sequestrados no baço a qualquer tempo.[9] Fibras musculares lisas do baço contraem-se em resposta a catecolaminas endógenas ou exógenas para liberar rapidamente na circulação geral as hemácias estocadas.[9] De fato, a perda de sangue equivalente a 40% do volume circulatório é fatal em cães esplenectomizados.[10] Aproximadamente 30% das plaquetas circulantes podem ser encontradas no interior do baço normal em qualquer tempo.[9,11]

Hematopoese

Embora o baço participe ativamente da produção de eritrócitos durante o desenvolvimento fetal, a hematopoese no baço cessa após o nascimento. Nesse momento a medula óssea assume essa tarefa quase que exclusivamente. Em tempos de demanda maior, quando a medula óssea é incapaz de produzir eritrócitos em número suficiente, focos de hematopoese podem se desenvolver no baço.[11,12] Pensa-se que esses focos se originem de células hematopoéticas totipotenciais presentes no baço. A hematopoese extramedular é um diagnóstico citológico e histológico comum em cães e gatos.[3,13]

Maturação de eritrócitos

Reticulócitos liberados para a circulação pela medula óssea são aprisionados no baço onde eles permanecem por alguns dias para completar sua maturação. Enquanto no baço, material intracelular remanescente e restos de membrana celular são removidos. Por esse processo, células imaturas que entram no baço, saem como células maduras, bicôncavas.[8]

Remoção de eritrócitos anormais ou senescentes

Os eritrócitos vivem por aproximadamente 4 meses e após esse tempo eles não são mais deformáveis o suficiente para se espremer através dos poros dos seios esplênicos. Eritrócitos mais velhos ou se rompem quando tentam passar através dos poros sinusais ou simplesmente são aprisionados no baço e são removidos pelo sistema reticuloendotelial. Esse processo é conhecido também como seleção.[8] Durante a fagocitose, o ferro presente nos eritrócitos é reciclado e liberado na circulação como transferrina plasmática para ser usado pela medula óssea para produzir novos eritrócitos. Pode também ser retido no baço e armazenado pelos fagócitos como ferritina e hemossiderina.[14] Enquanto os eritrócitos normais deformam-se para passar através das fenestrações nos seios esplênicos, a passagem das células mais rígidas contendo corpos de inclusão é atrasada. O contato aumentado com as células fagocíticas perissinusoidais permite a remoção dos corpúsculos de inclusão, como os corpúsculos de Heinz e de Howell-Jolly.

Função imune

Devido à sua arquitetura e a seu fluxo sanguíneo lento, o baço proporciona um excelente ambiente para fagocitose e a função imune. Por essa razão, o baço é mais eficaz que o fígado na remoção de bactérias mal opsonizadas.[11] A polpa do baço contém grandes células reticuloendoteliais que fagocitam detritos, microrganismos (bactérias e parasitos) e células cobertas por anticorpos da circulação. A remoção de anticorpos que cobrem a superfície do eritrócito resulta na formação de uma célula menor, o esferócito. Em virtude de os esferócitos serem menos maleáveis, eles tendem a ficar aprisionados no interior do baço e são destruídos por fagocitose.[8] Pensa-se que o baço também tenha um papel nas vias do complemento e da produção de linfócitos B e T, plasmócitos e anticorpos (especialmente IgM).[8]

Outras funções

Outras funções do baço incluem a produção do tetrapeptídio tuftsina, um potente estimulador da atividade fagocítica de neutrófilos e macrófagos em pessoas; armazenamento e ativação do Fator VIII; regulação da formação e degradação da enzima conversora da angiotensina; e modulação da atividade plasmática de norepinefrina e/ou prostaglandina E_2.[8]

Doenças do baço

Cães e gatos com doenças esplênicas têm sinais clínicos e alterações na bioquímica do sangue que variam consideravelmente dependendo da doença em questão.[15,16] Taquiarritmias ventriculares são prevalentes em cães com tumorações no baço, particularmente se o tumor rompeu-se.[17,18] Arritmias também foram descritas em cães com torções do baço[19,20] e têm sido relatadas comumente durante e após a esplenectomia.[16,20] O mecanismo das arritmias secundárias às doenças esplênicas não é bem entendido, mas pode resultar de episódios isquêmicos coronários transientes, choque, redução no débito cardíaco, acidose ou toxemia.[20]

Um estudo avaliando parâmetros hematológicos em cães com lesões esplênicas malignas e benignas revelou que cães com sarcomas têm números significativamente maiores de leucócitos totais do que cães com tumores de células redondas ou doença benigna.[21] Cães com tumores de células redondas tem significativamente menos plaquetas do que cães com doença benigna e menos monócitos do que cães com sarcomas e doenças benignas.[21] Embora o grau de anemia e a presença de esquizócitos não variem com o processo mórbido segundo um estudo,[21] outro estudo relatou que anemia, eritrócitos nucleados ou com morfologia anormal estavam associados a neoplasia esplênica.[22]

O tratamento para a maioria dos distúrbios esplênicos (abscessos, torção, neoplasia e traumatismo) envolve esplenectomia. A esplenectomia é indicada também quando o controle médico de doenças imunomediadas (anemia hemolítica imunomediada [IMHA] e trombocitopenia imunomediada) falhou e para a detecção de portadores ocultos de Ehrlichia, Babesia ou Hemobartonella em doadores de sangue.[23] Os efeitos da esplenectomia não são completamente entendidos, mas é geralmente aceito que o baço não é essencial para a vida em cães e gatos. Após a esplenectomia, as funções do baço são assumidas pelo fígado, pelos linfonodos e pela medula óssea. Todavia, uma vez que o baço assume a hematopoese quando a medula óssea é incapaz de desenvolvê-la, a esplenectomia é contraindicada em casos de hipoplasia da medula óssea.

Um estudo avaliando as alterações hematológicas e bioquímicas aos 3 e aos 10 dias após a esplenectomia em cães com doenças esplênicas não revelou alterações consistentes na contagem de eritrócitos, de leucócitos e de plaquetas e nos esfregaços de medula óssea ou nos perfis bioquímicos.[16] Embora não significante, trombocitose (contagem de plaquetas acima de 500.000/$\mu\ell$) foi observada em 50% dos pacientes aos 10 dias após a cirurgia.[16] As concentrações no soro de ferro, transferrina e IgM também permaneceram normais após a esplenectomia.[16] Esses resultados diferem levemente daqueles relatados anteriormente para cães normais, os quais incluíam aumentos significantes na contagem plaquetária, elevações mínimas na contagem de leucócitos e redução no hematócrito, volume corpuscular médio, volume plasmático e *turnover* de ferro.[24] A causa exata da trombocitose pós-esplenectomia é desconhecida mas tem sido relatado que se resolve após 40 dias em cães normais.[25] Apesar de a sepse pós-esplenectomia ser comumente descrita em pessoas,[8,26] e em alguns poucos casos relatados em pequenos animais,[9,27] ela não parece ser uma complicação comum. Um estudo relata que aproximadamente 20% dos pacientes submetidos esplenectomizados desenvolvem pirexia no período pós-operatório, mas não se encontrou uma correlação positiva entre a pirexia e a cultura bacteriana positiva do tecido esplênico.[16]

Em razão de o tecido esplênico não estar mais presente para filtrar o sangue, inclusões nos eritrócitos, como os corpúsculos de Howell-Jolly, são vistas mais comumente e os pacientes pequenos animais têm risco maior de desenvolver infecções sanguíneas parasitárias.[28,29] Outras consequências relatadas da esplenectomia incluem diminuição à tolerância ao exercício e na resposta ao choque ou hemorragia.[30,31] A avaliação retrospectiva de pacientes submetidos à esplenectomia por várias condições não identificou complicações relacionadas com o procedimento em si ou à ausência do baço.[15]

Prevalência das doenças esplênicas

Existe discrepância significativa com respeito à incidência de lesões esplênicas neoplásicas *versus* não neoplásicas em cães e gatos. Alguns estudos relatam que tumorações esplênicas benignas, como os hematomas e hiperplasia nodular, são diagnosticadas mais comumente em cães sendo submetidos à esplenectomia,[3,9,15,32] enquanto outros descrevem lesões neoplásicas, especialmente hemangiossarcoma, como sendo as mais comuns.[22,33,34] Doenças neoplásicas esplênicas, especialmente mastocitose, são descritas mais comumente em gatos.[4]

Esplenomegalia

Esplenomegalia é o termo utilizado para descrever um baço uniformemente aumentado, independentemente da causa. Tumoração esplênica é a expressão usada quando há aumento assimétrico do baço. Parece que os cães desenvolvem tumorações esplênicas mais comumente do que aumentos difusos do baço, enquanto gatos desenvolvem mais comumente a esplenomegalia difusa.[3,4,22]

Já foi descrita esplenomegalia induzida por medicamentos com a administração de barbitúricos fenotiazínicos como a acepromazina e barbituratos de ação ultracurta como o tiopental.[35] Esses medicamentos resultam em significante represamento de sangue no baço, secundário ao relaxamento do músculo liso da cápsula esplênica.[9] De fato, de 5% a 40% das hemácias de um cão podem ser sequestradas no baço durante a anestesia.[36,37] Um estudo revelou que os protocolos de indução contendo tiopental e uma combinação de cetamina-diazepam causou aumento esplênico significativo comparando com protocolos usando propofol.[38] Foi demonstrado que a esplenomegalia induzida por medicamentos dura por mais de 2 h.[35,38] Outras causas de esplenomegalia congestiva incluem a hipertensão portal, insuficiência cardíaca congestiva direita e torção do baço.[30]

Torção do baço

A torção do baço é uma condição rara que afeta cães grandes, de tórax profundo e que pode ocorrer como uma entidade primária, ou então secundariamente à dilatação gástrica-vólvulo (GVD, do inglês *gastric dilation volvulus*).[19,20] As raças de cães Dogue alemão e Pastor alemão foram identificadas como raças que têm predisposição para torção esplênica. Machos são afetados mais frequentemente que fêmeas.[19] Embora a etiologia da torção esplênica seja incerta, foi sugerido que o baço mantém uma posição rodada após a resolução espontânea da GVD ou que dilatações gástricas repetidas estiram o ligamento gastresplênico, deixando o baço mais sujeito a torção.[39,40] A torção do pedículo vascular esplênico e a obstrução do efluxo venoso fazem com que o sangue se acumule nos sinusoides, eventualmente levando à trombose dos vasos esplênicos. Os sinais clínicos variam, dependendo se a torção for aguda ou crônica e incluem choque e dor abdominal em casos agudos. Em casos crônicos, anorexia, letargia, vômitos, alteração na cor da urina e poliúria/polidipsia foram relatados,[19,20] em geral, o diagnóstico de aumento de tamanho do baço é feito por palpação e radiografia.[19,41] Anormalidades específicas radiográficas (baço em forma de C) e ultrassonográficas (esplenomegalia generalizada, padrão hipoecoico consistente com congestão e fluxo anormal através dos vasos esplênicos hilares) também foram descritas.[19,40-42] Esplenectomia é o tratamento de escolha. Muitos cirurgiões recomendam remoção do baço sem desfazer a rotação do pedículo para evitar a liberação de trombos, endotoxinas e radicais livres,[19,20,43] embora um relato descreva um caso agudo em que o pedículo foi destorcido para poder salvar o baço em um Greyhound de corrida.[44] Um relato de caso mais antigo descreve uma torção esplênica de 180° que foi inicialmente destorcida mas necessitou de esplenectomia completa 4 dias mais tarde devido à torção completa do pedículo esplênico.[20] Montgomery sugeriu que se deve fazer uma esplenopexia se o cirurgião optar por deixar o baço, mas não descreveu a técnica.[45] Gastropexia é recomendada após esplenectomia por torção esplênica para diminuir o risco futuro de torção do estômago.[19,46] Apesar de o prognóstico nem sempre ser favorável, um estudo relatou sobrevivência de 100% em 19 casos de torção esplênica.[19]

Hiperplasia do baço

A hiperplasia representa uma forma mais fisiológica de aumento difuso do baço que tipicamente não causa sinais clínicos. A hiperplasia pode ocorrer devido a uma estimulação imune, secundariamente a infecção ou septicemia (esplenite) ou devido à hiperatividade esplênica relacionada com a remoção ativa de eritrócitos anormais em pacientes com IMHA ou parasitos sanguíneos. A congestão passiva secundária à hipertensão portal causada por doença hepática ou insuficiência cardíaca congestiva direita são outras potenciais causas. A hiperplasia nodular é comum em cães mais velhos e é caracterizada por nódulos subcapsulares únicos ou múltiplos e de tamanhos variáveis. A hiperplasia nodular não tem significância clínica, mas deve ser diferenciada de outras tumorações esplênicas benignas.

Hematoma esplênico

O hematoma esplênico pode desenvolver-se secundariamente a outra doença esplênica, como neoplasia ou traumatismo ou como uma lesão espontânea.[5,34,47] Tem sido feita associação entre o hematoma e a hiperplasia nodular no baço em cães. A hiperplasia nodular pode causar distorção do fluxo sanguíneo marginal do baço, causando acúmulo de sangue no interior e em torno dos nódulos hiperplásicos, levando à formação de um hematoma.[3] Os hematomas esplênicos podem apresentar-se como tumorações pequenas múltiplas ou como um tumor único que pode atingir até 20 cm de diâmetro.[33] Hematomas não podem ser diferenciados macroscopicamente de hemangiossarcomas, mas frequentemente são maiores, mais firmes e mais organizados que estes.[3] Hematomas esplênicos são tratados por esplenectomia e parecem ter prognóstico favorável, com um estudo relatando que todos os cães morreram de causas não relacionadas, em média 14 meses após a esplenectomia.[47] Um estudo mais recente descreve taxas de sobrevivência da 83% e 64% aos 2 e aos 12 meses, respectivamente.[32]

Neoplasia esplênica

Doenças neoplásicas infiltrativas como linfoma, histiocitose e mastocitose são causas comuns de esplenomegalia.[48,49] Histiocitose maligna é descrita mais comumente em cães Bernese mountain.[49] Neoplasias de mastócitos são mais frequentes em gatos e representam a condição esplênica número um diagnosticada nessa espécie.[4] O hemangioma e seu correspondente maligno o hemangiossarcoma (HSA), são tumores de origem endotelial que ocorrem comumente em cães e menos comumente em gatos.[3,4] O hemangiossarcoma tem sido descrito por alguns como o tumor esplênico mais comum diagnosticado em cães,[3,9,15,50,51] mas outros autores relataram taxas mais altas para lesões benignas, como hemangioma, hematoma e hiperplasia nodular.[3,9,15,32] Outros distúrbios neoplásicos, como liomiossarcoma, fibrossarcoma, lipoma e lipossarcomas e também outros sarcomas estão associados a aumentos assimétricos do baço, mas ocorrem menos frequentemente.[33,34,50,51]

O hemangiossarcoma foi descrito como o tumor esplênico mais comum em cães.[3,15,33,34] Coração, pele e fígado são outros locais comuns de HSA primário.[52,53] Cães machos de raças grandes, particularmente Pastor alemão, Labrador e Golden retrievers são predispostos ao HSA.[3,15,22,34,52] O HSA esplênico pode se apresentar como massas únicas ou múltiplas de diâmetros variados. Essas massas podem romper-se e desenvolver ligações omentais.[33] Não é possível a distinção macroscópica entre HSA e hematoma esplênico. Embora o HSA esplênico tenda a ser multifocal, com nódulos menores e mais cavitários que os do hematoma[3], as metástases no fígado são as mais comuns, seguidas pelo omento e o mesentério.[33,52,53] Mais de 50% dos pacientes têm metástases no momento do primeiro diagnóstico.[52] Outros locais de metástases comumente relatados incluem os rins, os linfonodos regionais, o coração e os pulmões.[33,52,53] Quando não houver metástases, a esplenectomia é o tratamento de escolha. As lesões de hiperplasia nodular no fígado podem ser facilmente confundidas com metástases. Por isso, os nódulos hepáticos devem ser biopsiados para confirmar o diagnóstico.[54] A esplenectomia parcial não é recomendada, mesmo nos casos em que houver um tumor localizado.

A diferenciação histológica entre hematoma, hemangioma e hemangiossarcoma pode ser difícil. Múltiplos cortes histológicos devem ser examinados para reduzir o risco de um diagnóstico errado.[3,55] O intervalo entre o diagnóstico e a morte geralmente é curto (3 a 4 meses) e não parece ser afetado pelo estágio da doença (presença ou não de metástases visíveis).[22,33,52,54] Um grande estudo retrospectivo relatou taxas de sobrevivência de 31% e 7% aos 2 e 12 meses, respectivamente.[32] Nesse estudo, a presença de um tumor único estava associada a uma maior taxa de sobrevivência (16%) aos 12 meses.[32] Novos protocolos quimioterápicos podem proporcionar melhoria nas taxas de sobrevivência.[56]

Traumatismo esplênico

Traumatismos no baço são relacionados mais frequentemente com traumatismos abdominais não penetrantes. Traumatismos comumente resultam em ruptura da cápsula e do parênquima esplênico, o que leva a hemorragia abdominal. É possível ocorrer traumatismo iatrogênico no baço durante procedimentos abdominais e laparoscopia. Devido à sua natureza altamente vascular, o traumatismo no baço pode levar a hemorragia abdominal significante e possivelmente à morte. A intervenção cirúrgica pode ser necessária naqueles casos em que o tratamento conservador (bandagem compressiva abdominal, fluidos intravenosos e transfusões sanguíneas) não tem sucesso em controlar a hemorragia. O tratamento cirúrgico deve objetivar o controle da hemorragia. E se possível, salvar o baço. A hemostasia pode ser obtida suturando o parênquima e a cápsula esplênica rompidos com sutura de colchoeiro e colocação de um retalho de omento ou uma esponja hemostática, como Surgicel ou Gelfoam, para controlar o sangramento remanescente.[57-59] Com pessoas, se for necessária a esplenectomia, prefere-se a esplenectomia parcial para que se mantenha alguma função esplênica.[59,60] O autotransplante de tecido esplênico ressecado, em uma tentativa de manter alguma função esplênica, foi estudado em cães como um modelo experimental para pacientes de traumatismo humanos.[60-62] As técnicas descritas incluem o implante de fragmentos ou de fatias avasculares de baço no interior de uma bolsa do omento maior. Foram relatados resultados conflitantes quanto ao sucesso dessas técnicas.[60-62] Embora tenha sido demonstrado que transplantes esplênicos autógenos crescem e hipertrofiam em cães, a quantidade de tecido esplênico necessária para a função normal é desconhecida.

Abscessos esplênicos

Os abscessos esplênicos são descritos raramente, mas podem ocorrer como uma lesão única[15,33] ou como microabscessos difusos espalhados por todo o órgão.[4,33,34] Foram descritos abscessos secundários à sepse (bacteriemia) ou a corpos estranhos penetrantes.[4,33,63] Abscessos esplênicos únicos podem ser removidos por esplenectomia parcial[15] ou completa.[33] O abscedimento difuso é mais bem tratado com esplenectomia completa.[33,34]

Trombose e infarto esplênicos

O infarto esplênico é uma condição associada mais comumente a uma coagulopatia e esplenomegalia. Entretanto, também podem estar associado a outros distúrbios sistêmicos, como doença cardíaca, doença hepática, doença renal, neoplasia, hiperadrenocorticismo, sepse e CID.[3,4,33,42] Infartos esplênicos podem ter aparência nodular, o que os torna difíceis de diferenciar de hiperplasia nodular, hematoma ou HSA.[42] O tratamento geralmente é dirigido à correção da condição primária. A esplenectomia é reservada para pacientes com complicações esplênicas graves, como hemoabdome.[42] O infarto esplênico secundário à torção do baço (com ou sem GVD) é discutido em outro capítulo.

Referências bibliográficas

1. Bezuidenhout AJ: The lymphatic system. *In* Miller's Anatomy of the Dog, 3rd ed. Evans HE (ed). Philadelphia: WB Saunders, 1993, p. 749.
2. Patnaik AK, Lieberman PH, MacEwen EG: Splenosis in a dog. J Small Anim Pract 26:23, 1985.
3. Spangler WL, Culbertson MR: Prevalence, type, and importance of splenic diseases in dogs: 1,480 cases (1985-1989). J Am Vet Med Assoc 209:829, 1992a.
4. Spangler WL, Culbertson MR: Prevalence and type of splenic diseases in cats: 455 cases (1985-1991). J Am Vet Med Assoc 201:773, 1992b.
5. Hottendorf GH, Hirth RS: Lesions of spontaneous subclinical disease in beagle dogs. Vet Pathol 11:240, 1974.

6. Chapman WL: Diseases of lymph nodes and spleen. In Textbook of Veterinary Internal Medicine. Ettinger SJ (ed). Philadelphia: WB Saunders, 1975, p. 1671.
7. Ishmael J, McC Howell J: Siderofibrotic nodules of the spleen of the dog. J Small Anim Pract 8:501, 1967.
8. Sills RH: Splenic function: physiology and splenic hypofunction. Crit Rev Oncol Hematol 7:1, 1987.
9. Couto CG, Hammer AS: Diseases of the lymph nodes and the spleen. In Textbook of Veterinary Internal Medicine, 4th ed. Ettinger SJ, Feldman EC (eds). Philadelphia: WB Saunders, 1995, p. 1930.
10. Dillon AR, Hankes GH, Nachreiner RF, Redding RW: Experimental hemorrhage in splenectomized and non-splenectomized dogs. Am J Vet Res 41:707, 1980.
11. Pope ER, Rochat MC: Spleen. In Bojrab MJ (ed): Disease Mechanisms in Small Animal Surgery. Philadelphia: Lea & Febiger, 1993, p. 616.
12. Robertson JL, Newman SJ: Disorders of the spleen. In Schalms' Veterinary Hematology, 5th ed. Feldman BF, Zinkl JG, Jain NC (eds). Philadelphia: Lippincott Williams & Wilkins, 2000, p. 272.
13. O'Keefe DA, Couto G: Fine-needle aspiration of the spleen as an aid in the diagnosis of splenomegaly. J Vet Intern Med 1:102, 1987.
14. Andrews GA, Smith JE: Iron metabolism. In Schalms's Veterinary Hematology, 5th ed. Feldman BF, Zinkl JG, Jain NC (eds). Philadelphia: Lippincott Williams & Wilkins, 2000, p. 129.
15. Hosgood G: Splenectomy in the dog: a retrospective study of 31 cases. J Am Anim Hosp Assoc 23:275,1987.
16. Richardson EF, Brown NO: Hematological and biochemical changes and results of aerobic bacteriological culturing in dogs undergoing splenectomy. J Am Anim Hosp Assoc 32:199, 1996.
17. Knapp D, Aronsohn MG, Harpster NK: Cardiac arrhythmias associated with mass lesions of the canine spleen. J Am Anim Hosp Assoc 29:122, 1993.
18. Marino DJ, Matthiesen DT, Fox PR, et al: Ventricular arrhythmias in dogs undergoing splenectomy: a prospective study. Vet Surg 23:101, 1994.
19. Neath PJ, Brockman DJ, Saunders HM: Retrospective analysis of 19 cases of isolated torsion of the splenic pedicle in dogs. J Small Anim Pract 38:387, 1997.
20. Stevenson S, Chew DJ, Kociba GJ: Torsion of the splenic pedicle in the dog: a review. J Am Anim Hosp Assoc 17:239, 1981.
21. Elders R: Haematological parameters in dogs presenting with malignant and benign splenic lesions. Proceedings of the 21st Annual Forum of the American College of Veterinary Internal Medicine, 2003.
22. Johnson KA, Powers BE, Withrow SJ, et al: Predictors of neoplasia and survival after splenectomy. J Vet Intern Med 3:160, 1989.
23. Feldman BF, Handagama P, Lubberink AAME: Splenectomy as adjuctive therapy for immune-mediated thrombocytopenia and hemolytic anemia in the dog. J Am Vet Med Assoc 187:617, 1985.
24. Waldmann TA, Weissman SM, Berlin N: The effect of splenectomy on erythropoiesis in the dog. Blood 15:873, 1959.
25. Mandell CP: Essential thrombocytopenia and reactive thrombocytosis. In Schalms' Veterinary Hematology, 5th ed. Feldman BF, Zinkl JG, Jain NC (eds). Philadelphia: Lippincott Williams & Wilkins, 2000, p. 505.
26. Van Wyck DB: Overwhelming postsplenectomy infection (OPSI): the clinical syndrome. Lymphology 16:107, 1983.
27. Withrow SJ: Dental extraction as a probable cause of septicemia in a dog. J Am Anim Hosp Assoc 15:345, 1979.
28. Gaunt SD: Hemolytic anemias caused by blood rickettsial agents and protozoa. In Schalms' Veterinary Hematology, 5th ed. Feldman BF, Zinkl JG, Jain NC (eds). Philadelphia: Lippincott Williams & Wilkins, 2000, p. 154.
29. Rogers KS: Anemia. In Textbook of Veterinary Internal Medicine, 5th ed. Ettinger SJ, Feldman EC (eds). Philadelphia: WB Saunders, 2000, p. 198.
30. Bartels P: Indications for splenectomy and the post-operative survival rate. J Small Anim Pract 10:781, 1970.
31. Crane SW: Spleen. In Canine and Feline Surgery. Archibald J, Catcott EJ (eds). Santa Barbara: American Veterinary Publications, 1984, p. 499.
32. Spangler WL, Kass PH: Pathologic factors affecting postsplenectomy survival in dogs. J Vet Intern Med 11:166, 1997.
33. Day MJ, Lucke VM, Pearson H: A review of pathological diagnoses made from 87 canine splenic biopsies. J Small Anim Pract 36:426, 1995.
34. Frey AJ, Betts CW: A retrospective survey of splenectomy in the dog. J Am Anim Hosp Assoc 13:730, 1977.
35. Hausner E, Essex HE, Mann FC: Roentgenologic observations of the spleen of the dog under ether, sodium amytal, pentobarbital sodium and pentothal sodium anesthesia. Am J Physiol 121: 387, 1938.
36. Hahn PE, Bale WF, Bonner JF: Removal of red cells from the active circulation by sodium pentobarbital. Am J Physiol 415:1942, 1938.
37. Merin RG, Hoffman WL, Kraus AL: The role of the canine spleen in cardiovascular homeostasis during halothane anesthesia. Circ Shock 4:241, 1977.
38. Wilson DV, Evans AT, Carpenter RE, Mullineaux DR: The effect of four anesthetic protocols on splenic size in dogs. Vet Anaesth Analg 31:102, 2004.
39. Hurley RE, Stone MS: Isolated torsion of the splenic pedicle in a dog. J Am Anim Hosp Assoc 30:119, 1994.
40. Konde, LJ, Wrigley RH, Lebel JK, et al: Sonographic and radiographic changes associated with splenic torsion in the dog. Vet Radiol 30:41, 1989.
41. Stickle RL: Radiographic signs of isolated splenic torsion in dogs: eight cases (1980-1987). J Am Vet Med Assoc 194:103, 1989.
42. Hardie EM, Vaden SL, Spaulding K, Malarkey DE: Splenic infarction in 16 dogs: a retrospective study. J Vet Intern Med 9:141, 1995.
43. Wright RP, Callahan KE: Surgically treating a case of splenic torsion. Vet Med 82:532, 1987.
44. Goldsmid SE, Davis P, Pechman R: Successful derotation of a splenic torsion in a racing greyhound. J Small Anim Pract 35:112, 1994.
45. Montgomery RD, Henderson RA, Horne RD, et al: Primary splenic torsion in dogs: literature review and report of five cases. Canine Pract 15:17, 1990.
46. Millis DK, Nemzek J, Riggs C, et al: Gastric dilatation-volvulus after splenic torsion in two dogs. J Am Vet Med Assoc 207:314, 1995.
47. Wrigley RH, Konde LJ, Park RD, Lebel JL: Clinical features and diagnosis of splenic hematomas in dogs: 10 cases (1980 to 1987). J Am Anim Hosp Assoc 25:371, 1989.
48. Brooks MB, Matus RE, Leifer CE, Patnaik AK: Use of splenectomy in the management of lymphoma in dogs: 16 cases (1976-1985). J Am Vet Med Assoc 191:1008, 1987.
49. Ramsey IK, McKay JS, Rudorf H, Dobson JM: Malignant histiocytosis in three Bernese mountain dogs. Vet Rec 138:440, 1996.
50. Spangler WL, Culbertson MR, Kass PH: Primary mesenchymal (nonangiomatous/nonlymphomatous) neoplasms occurring in the canine spleen: anatomic classification, immunohistochemistry, and mitotic activity correlated with patient survival. Vet Pathol 31:37, 1994.
51. Weinstein MJ, Carpenter JL, Schunk JM: Nonangiogenic and nonlymphomatous sarcomas of the canine spleen: 57 cases (1975-1987). J Am Vet Med Assoc 195:784, 1989.
52. Brown NO, Patnaik AM, MacEwen EG: Canine hemangiosarcoma: retrospective analysis of 104 cases. J Am Vet Med Assoc 186:56, 1985.
53. Waters DJ, Caywood DD, Hayden DW, Klausner JS: Metastatic pattern in dogs with splenic haemangiosarcoma: clinical implications. J Small Anim Pract 29:805,1988.
54. Wood CA, Moore AS, Gilatto JM, et al: Prognosis for dogs with stage I or II splenic hemangiosarcoma treated by splenectomy alone: 32 cases (1991-1993). J Am Anim Hosp Assoc 34:417, 1998.
55. Prymak C, McKee LJ, Goldschmidt MH, Glickman LT: Epidemiologic, clinical, pathologic, and prognostic characteristics of splenic hemangiosarcoma and splenci hematoma in dogs: 217 cases (1985). J Am Vet Med Assoc 193:706, 1988.
56. Clifford CA, Mackin AJ, Henry CJ: Treatment of canine hemangiosarcoma: 2000 and beyond. J Vet Intern Med 14:479, 2000.

57. Buntain WL, Lynn HB: Splenorrhaphy: changing concepts for the traumatized spleen. Surgery 86:784, 1979.
58. Coln D, Horton J, Ogden ME, Buja LM: Evaluation of hemostatic agents in experimental splenic lacerations. Am J Surg 145:256, 1983.
59. Crane SW: Evaluation and management of abdominal trauma in the dog and cat. Vet Clin North Am Small Anim Pract 10:655, 1980.
60. Krasna IH, Thompson DA: Failure of autotransplantation of spleen in dogs: an anatomic, radionuclide imaging, and pathologic study. J Pediatr Surg 20:30, 1985.
61. Szendroi T, Miko I, Hajdu Z, et al.: Splenic autotransplantation after abdominal trauma in childhood, clinical and experimental data. Acta Chir Hung 36:349, 1997.
62. Visagie WJ, van Tonder E, Nell CJ: Autotransplantation of splenic tissue into the omentum: a method of preserving splenic tissue. S Afr J Surg 19:119, 1980.
63. Brisson BA, Bersenas A, Etue SM: Ultrasonographic diagnosis of septic arthritis secondary to porcupine quill migration in a dog. J Am Vet Med Assoc 224:1467-70, 2004.

Timo

David Biller e Meredith Esterline

Anatomia

O timo é um órgão bilobado, de cor cinza ou rosada, que se encontra no mediastino pré-cardíaco.[1] Ele se estende de maneira cranial, imediatamente à primeira costela. Estende-se até a quinta costela em cães ou até a sexta costela em gatos. O tamanho e a forma do timo são altamente variáveis.[2] Ele é dividido em lobos esquerdo e direito. O lobo esquerdo se estende mais caudalmente que o direito, até entre a parede torácica esquerda e o ventrículo esquerdo. Compreende apenas 40% do peso do timo.[1] O lobo direito é mais lateralmente expandido e se estende até o saco pericárdico. Dorsalmente, o timo é associado aos nervos frênicos, à traqueia e à veia cava cranial. O timo é derivado do endoderma e do ectoderma da terceira bolsa faríngea e da terceira fenda branquial.[3]

Foram identificados nove vasos arteriais que fazem a irrigação sanguínea do timo.[4] O lobo esquerdo é suprido por vários ramos. Dois ramos do tronco braquicefálico suprem os polos cranial e caudal do timo esquerdo. A artéria torácica interna esquerda envia um grande ramo para o polo caudal, com três ramos arteriais tímicos, com dois indo para o polo cranial e um para o polo caudal e alimenta a artéria pericardiofrênica, que envia um fino ramo para o polo cranial. O lobo direito é irrigado por um ramo da artéria torácica interna direita, a artéria pericardiofrênica, que forma um ramo para cada polo do lobo direito. As veias do timo são associadas às artérias. Quatro ou cinco vasos linfáticos se esvaziam nos linfonodos mediastinal cranial e esternal.[1] O timo é suprido por nervos parassimpáticos e simpáticos.[1,2]

O timo tem uma cápsula de septos fibrosos intralobulares separando os dois lobos. Estes são difíceis de separar cranialmente, mas caudalmente é possível a separação em dois lobos distintos. Esses septos permitem a passagem de vasos, nervos e linfáticos.[3] Os septos terminam próximo à junção corticomedular em um compartimento chamado espaço perivascular, onde ocorre a troca de nutrientes e dejetos entre os lóbulos e a circulação sanguínea e linfática.[3] Células B, plasmócitos, células mieloides, eosinófilos e mastócitos também se acumulam no espaço vascular. O córtex, localizado perifericamente, é composto de uma grande população de timócitos imaturos pequenos, células epiteliais corticais especializadas e macrófagos espalhados. A medula, localizada centralmente, contém células T quase maduras ou maduras, que são proximamente associadas a células epiteliais medulares, células dendríticas, macrófagos e corpúsculos de Hassall. Esses corpúsculos lembram cebolas, com células epiteliais altamente queratinizadas organizadas concentricamente. A medula tem densidade mais baixa do que o córtex. A proporção entre córtex e medula é de 1:1.[2] A parte mais periférica do timo é a fina zona subcapsular que é forrada por um fino epitélio perivascular, estendendo-se ao longo da cápsula interna e ao longo dos septos intralobulares.[3]

Fisiologia

O timo é responsável por produzir células T contra antígenos exógenos ao organismo enquanto reconhece os tecidos do corpo como normais. As células T começam sua formação na medula óssea como células precursoras linfoides comuns (CLP). Essas podem se desenvolver para células T, células B ou células *natural killer* (NK).[5] Algumas das CLP entram no timo e se tornam timócitos imaturos. Essas células passam por estágios até se tornarem células T imaturas, positivas para marcadores de células T, como CD4 e CD8.[3] Pensa-se que células cuidadoras no córtex formam ambientes protetivos para a diferenciação de timócitos. Cada célula cuidadora é responsável por até 200 timócitos. No córtex ocorre seleção positiva, expondo os timócitos a antígenos exógenos, resultando em reconhecimento.[5] Na medula, ocorre seleção negativa, com células dendríticas designadas para estimular apoptose das células com reatividade exagerada.[6] Um grande número de macrófagos está presente para auxiliar na remoção das células T descartadas. Os corpúsculos de

Hassall também contribuem para a remoção de células T descartadas.[3] Somente 5% a 10% das células T sobrevivem à seleção positiva e negativa.[3,5] As células T permanecem no timo por 4 a 5 dias durante este processo.[6]

O timo aumenta de tamanho até que o animal tenha 4 a 5 meses de idade. Em seguida, inicia-se um processo de involução rápido, mas nunca completo.[2] Pensa-se que corticosteroides adrenais aumentados, acoplados com uma diminuição de hormônio do crescimento, possam influenciar o processo de involução.[7] O tecido tímico é substituído por gordura.

A timectomia neonatal resulta em perda da resposta imunitária celular-mediada.[6] O número de linfócitos circulantes diminui drasticamente. Diminuem também os linfócitos das áreas T-dependentes. O número de plasmócitos no tecido linfoide, a quantidade de imunoglobulinas no soro e a formação de anticorpos também diminuem. A timectomia adulta resulta em diminuição gradual no número de linfócitos, sugerindo que exista um reservatório de linfócitos timo-derivados e que ele está sendo lentamente exaurido.[6]

Fisiopatologia

Apesar de raras, algumas doenças relacionadas com o timo têm sido relatadas. Em uma revisão de processos doentios relacionados com o timo, 54 dos 66 casos descritos em cães e gatos eram de timomas ou de linfomas relacionados com o timo.[8]

Timomas

Timomas são tumores que se originam do epitélio tímico.[9] Em cães, as raças grandes e as fêmeas são mais representadas.[10] Em gatos, raças puras (especialmente Siameses) e os domésticos de pelo curto são afetados mais comumente.[11,12] Em geral, eles ocupam o mediastino cranial, mas podem se estender do pescoço ao mediastino posterior.[13] Os timomas frequentemente são nodulares e encapsulados, causando compressão das estruturas adjacentes. Os timomas císticos são mais comuns em gatos do que em cães e ocorrem com distensão e fusão do espaço vascular.[14] Vários graus de infiltração por linfócitos podem estar presentes. Em geral, linfócitos pequenos ou heterogêneos são encontrados, embora os grandes linfócitos predominem em um terço dos timomas.[13] Em geral, as células epiteliais de um timoma são alongadas, mas ocasionalmente podem ser redondas ou ovais. As células epiteliais são arranjadas em padrões sólido, trabecular, cribriforme, enrodilhado, roseta ou angiocêntrico.[13] Outras células encontradas nos timomas incluem mastócitos, eosinófilos, macrófagos, melanócitos, plasmócitos e neutrófilos. Os resultados de aspiração por agulha fina de timomas podem conter quaisquer dessas células, juntamente com grandes números de linfócitos. As células epiteliais podem estar presentes em pequenos números. Os timomas císticos frequentemente produzem uma amostra não diagnóstica.[9] A coloração positiva para citoqueratina identifica positivamente a célula epitelial de um timoma.[13] A maioria dos timomas é benigna, poucos deles provocando metástases. Todavia, os timomas são mais bem categorizados como invasivos e não invasivos. Os timomas não invasivos são tipicamente de ressecção fácil. Os timomas invasivos não são ressecáveis e a ressecção paliativa parcial pode resultar em alta morbidade. Aproximadamente 70% dos timomas são ressecáveis e não existem testes diagnósticos capazes de prever a possibilidade de ressecção pré-operatoriamente. A maioria dos sinais de timomas apresentados envolve o trato respiratório, sendo mais comunm no cão e no gato a apresentação de tosse e dispneia, respectivamente.[11,15,16] Outros sinais clínicos são frequentemente associados a má saúde em geral e síndromes paraneoplásicas.

Processos paraneoplásicos são comuns em conjunção com timomas. Miastenia *gravis* é o mais comum processo paraneoplásico associado ao timoma, causado pela produção de autoanticorpos contra receptores para acetilcolina no tecido muscular, levando à fraqueza generalizada e megaesôfago.[2] A presença de megaesôfago é um importante fator prognóstico, porque pacientes com megaesôfago antes da cirurgia têm um alto risco de pneumonia por aspiração no pós-operatório. Existem relatos isolados de resolução do megaesôfago e declínio dos anticorpos para acetilcolina após a timectomia.[10,17] Polimiosite também pode estar ligada à miastenia *gravis*, com 29% dos cães com miastenia *gravis* tendo também polimiosite.[10] O músculo cardíaco também pode ser afetado. Foi proposto que autoanticorpos contra acetilcolina causam miocardite ou que atacam diretamente o tecido de condução, levando a bloqueio cardíaco atrioventricular de terceiro grau.[15,18] Foi relatada hipocalcemia e em um caso, a proteína relacionada com a paratireoide (PTHrP) estava aumentada. A ressecção do timoma fez com que o cálcio e PTHrP voltassem aos níveis normais.

Gatos podem apresentar dermatite esfoliativa caracterizada por avermelhamento auricular e periauricular progredindo para esfoliação acentuada na cabeça, no pescoço, no tronco e nos membros, com ulceração cutânea nas regiões inguinais e axilares.[19,20] Exsudato marrom ceroso é encontrado na região interdigital e nos leitos ungueais.[21] A histopatologia da pele mostra uma dermatite de interface com linfócitos CD3+, mastócitos e plasmócitos e foliculite.[22] A presença de linfócitos CD3+ pode estar relacionada com a regulação imune anormal que pode ocorrer com a doença tímica. Um gato após timectomia teve recuperação plena. Outros gatos incluídos no estudo foram eutanasiados. Outros tumores não tímicos ocorrem comumente em aproximadamente 10% dos pacientes humanos e isto também é visto em cães e gatos.[23]

O prognóstico com o timoma é variável e existem poucos estudos retrospectivos de larga escala. Se não houver megaesôfago, foram relatados 83% de sobrevivência de 1 ano.[15] Em 11 gatos que foram tratados com quimioterapia e/ou radioterapia, encontrou-se uma ampla variação de tempos de sobrevivência, variando de 61 dias até 1657 dias, com uma média de 180 dias.[12] Em um estudo com 12 gatos, metade deles sobreviveu após excisão cirúrgica por uma média de 21 meses.[11]

Linfoma tímico

O linfoma tímico é a mais comum doença tímica do gato. Gatos Siameses e gatos positivos para o vírus da leucemia felina são mais representados.[8] Ele é frequentemente acompanhado por outros achados associados a linfoma, como linfonodos aumentados ou hipercalcemia paraneoplásica.[9] A quimioterapia para o linfoma é o tratamento definitivo. É comum uma resposta rápida e completa.[9] Se a resposta for parcial ou então se não houver resposta com a quimioterapia, deve-se suspeitar de timoma. A radioterapia pode ser empregada junto com quimioterapia de indução para aumentar a probabilidade de remissão rápida. Pode ser usada se houver atraso em começar a quimioterapia ou se o paciente for resistente à quimioterapia.[24]

Hemorragia tímica

Ocasionalmente, ocorre hemorragia tímica fatal dentro de 2 anos após o nascimento durante o processo de involução.[2] A etiologia é incerta, mas várias teorias foram propostas. Os vasos do timo não são bem suportados durante a involução e traumatismos relativamente pequenos no pescoço podem causar ruptura dos frágeis vasos.[25] A ingestão de um anticoagulante pode estar ligada. Em uma série de casos em 10 cães, metade deles havia consumido rodenticida.[26] Foi lançada uma hipótese de que aumentos súbitos na pressão arterial devido à excitação resultam em hemorragia.[27] Convulsões epileptiformes já foram ligadas a hemorragias tímicas e morte.[28] Há um debate sobre hemorragia tímica ser considerada uma verdadeira entidade patogênica ou se ela é sempre secundária a outras causas.[25] Pastores alemães e Cocker spaniels podem ser mais representados e dois Shetland sheepdogs da mesma ninhada foram afetados.[27,29] O mediastino não contém tecido suficiente para que se forme um hematoma. Assim, o sangramento pode continuar sem ser notado e extravasar para a cavidade torácica. A mortalidade com a hemorragia tímica é alta. O tratamento agressivo com suporte de fluidos, transfusão sanguínea e terapia com vitamina K (se houver suspeita de toxicidade por rodenticida), toracotomia rápida para controle do sangramento e timectomia pode ser usado, se o tratamento médico não der resultado.[27,30]

Restos do timo em localizações aberrantes também têm sido implicados na hemorragia tímica. Foi relatado hemopericárdio fatal secundariamente ao sangramento de um remanescente de timo na base cardíaca.[28]

Outros distúrbios tímicos

Atrofia prematura do timo pode ser vista em conjunto com doenças virais (cinomose canina, parvovirose, leucemia felina, vírus da imunodeficiência felina e Panleucopenia), deficiência de zinco e deficiência de hormônio de crescimento em Weimaraners.[7] A ausência de timo pode estar associada à síndrome do filhote fraco (*fading puppy syndrome*).[31] Hipoplasia do timo é associada a acrodermatite fatal em Bull terriers com deficiência de zinco, com uma grave redução de linfócitos nas áreas ricas em linfócitos T do tecido linfoide.[32] Hiperplasia tímica foi relatada em gatos com linfoma laríngeo e doença de pele.[8] Outras condições neoplásicas do timo podem incluir carcinoma em conjunção com timoma, tumor de células germinais e timolipoma.[2]

Referências bibliográficas

1. Bezuidenhout AJ: The lymphatic system. *In* Miller's Anatomy of the Dog, 3rd ed. Evan HE (ed). Philadelphia: WB Saunders 1993, pp. 753-755.
2. Bellah JR, Smith AN: The thymus. *In* Textbook of Small Animal Surgery, 3rd ed. Slatter D (ed). Philadelphia: WB Saunders 2003, pp. 1083-1090.
3. Chaplin DD: Lymphoid tissues and organs. *In* Fundamental Immunology, 5th ed. Paul WE (ed). Philadelphia: Lippincott Williams & Wilkins, 2003, pp. 422-428.
4. Yalcin H, Tipirdamaz S: A macroanatomic investigation on the arterial vessels of the canine thymus. Rev Med Vet 153(3):173-175, 2002.
5. Bogen SA: Organs and tissues of the immune system. Immunol Infect Immun Washington, DC: ASM Press 2004, pp. 69-70, 316.
6. Tizard IR: Veterinary Immunology: An Introduction, 7th ed. Philadelphia: WB Saunders, 2004, pp. 61, 80-81, 223.
7. Davenport DJ: The lymphoid system. *In* Veterinary Pediatrics. Hoskins JD (ed). Philadelphia: WB Saunders, 1990, p. 405.
8. Day MJ: Review of thymic pathology in 30 cats and 36 dogs. J Small Anim Pract 38:393-403, 1997.
9. Withrow SJ: Thymoma. *In* Small Animal Clinical Oncology. Withrow SJ, MacEwen EG (eds). Philadelphia: WB Saunders, 2001, pp. 646-651.
10. Klebanow ER: Thymoma and acquired myasthenia gravis in the dog: a case report and review of 13 additional cases. J Am Anim Hosp Assoc 28:63-69, 1992.
11. Gores BR, Berg J, Carpenter JL, Aronsohn MG: Surgical treatment of thymoma in cats: 12 cases (1987-1992). J Am Vet Med Assoc 204(11):1782-1785, 1994.
12. Smith AN, Wright JC, Brawner WR Jr, et al: Radiation therapy in the treatment of canine and feline thymomas: a retrospective study (1985-1999). J Am Anim Hosp Assoc 37:489-496, 2001.
13. Jacobs RM, Messick JB, Valli VE: Tumors of the hemolymphatic system. *In* Tumors in Domestic Animals, 4th ed. Menten DJ (ed). Ames: Iowa State Press, 2002, pp. 165-166.

14. Patnaik AK, Lieberman PH, Erlandson RA, Antonescu C: Feline cystic thymoma: a clinicopathologic, immunohistologic, and electron microscopic study of 14 cases. J Feline Med Surg 5:27-35, 2003.
15. Atwater SW, Powers BE, Park RD, et al: Thymoma in dogs: 23 cases (1980-1991). J Am Vet Med Assoc 205(7):1007-1013, 1994.
16. Carpenter JL, Valentine BA: Squamous cell carcinoma arising in two feline thymomas. Vet Pathol 29:541-543, 1992.
17. Lainesse MFC, Taylor SM, Myers SL, er al: Focal myasthenia gravis as a paraneoplastic syndrome of canine thymoma: improvement following thymectomy. J Am Anim Hosp Assoc 32:111-117, 1996.
18. Hackett TB, Van Pelt DR, Willard MD, et al: Third degree atrioventricular block and acquired myasthenia gravis in four dogs. J Am Vet Med Assoc 206(8):1173-1176, 1995.
19. Forster-van Hijfte MA, Curtis CF, White RN: Resolution of exfoliative dermatitis and Malassezia pachydermatis overgrowth in a cat after surgical thymoma resection. J Small Anim Pract 38(11):451-454, 1997.
20. Smits B, Reid MM: Feline paraneoplastic syndrome associated with thymoma. NZ Vet J 51(5):244-247, 2003.
21. Scott DW, Yager JA, Johnston KM: Exfoliative dermatitis in association with thymoma in three cats. Feline Pract 23(4):8-13, 1995.
22. Rottenberg S, Von Tscharner C, Roosje PJ: Thymoma-associated exfoliative dermatitis in cats. Vet Pathol 41:429-433, 2004.
23. Rosenberg JC: Thymic neoplasms. In Cancer, Principles and Practice of Oncology, 4th ed. DeVita VT et al (eds). Philadelphia: JB Lippincott, 1993, p. 763.
24. Meleo KA: The role of radiotherapy in the treatment of lymphoma and thymoma. Vet Clin North Am Small Anim Pract 27(1):115-128, 1997.
25. Van der Linde-Sipman JS, van Dijk JE: Hematomas in the thymus in dogs. Vet Pathol 24:59-61, 1987.
26. Liggett AD, Thompson LJ, Frazier KS, et al: Thymic hematoma in juvenile dogs associated with anticoagulant rodenticide toxicity. J Vet Diagn Invest 14(5):416-419, 2002.
27. Coolman BR, Brewer WG, D'Andrea GH, Lenz SD. Severe idiopathic thymic hemorrhage in two littermate dogs. J Am Vet Med Assoc 205(8):1152-1153, 1994.
28. Bradley GA, Tye J, Lozano-Alarcon F, et al: Hemopericardium in a dog due to hemorrhage originating in a heart base thymic remnant. J Vet Diagn Invest 4:211-212, 1992.
29. Klopfer U, Yakobson B, Nobel TA: Spontaneous fatal hemorrhage in the involuting thymus in dogs. J Am Anim Hosp Assoc 21:261-264, 1985.
30. Glaus TM, Rawlings CA, Mahaffey EA, Mahaffey MB: Acute thymic hemorrhage and hemothorax in a dog. J Am Anim Hosp Assoc 29:489-491, 1993.
31. Roth JA: Possible association of thymus dysfunction with fading syndromes in puppies and kittens. Vet Clin North Am Small Anim Pract 17:603, 1987.
32. Jezyk PF, Haskins ME, MacKay-Smith WE, Patterson DF: Lethal acrodermatitis in bull terriers. J Am Vet Med Assoc 188(8):833-839, 1986.

Parte 13

Ortopedia

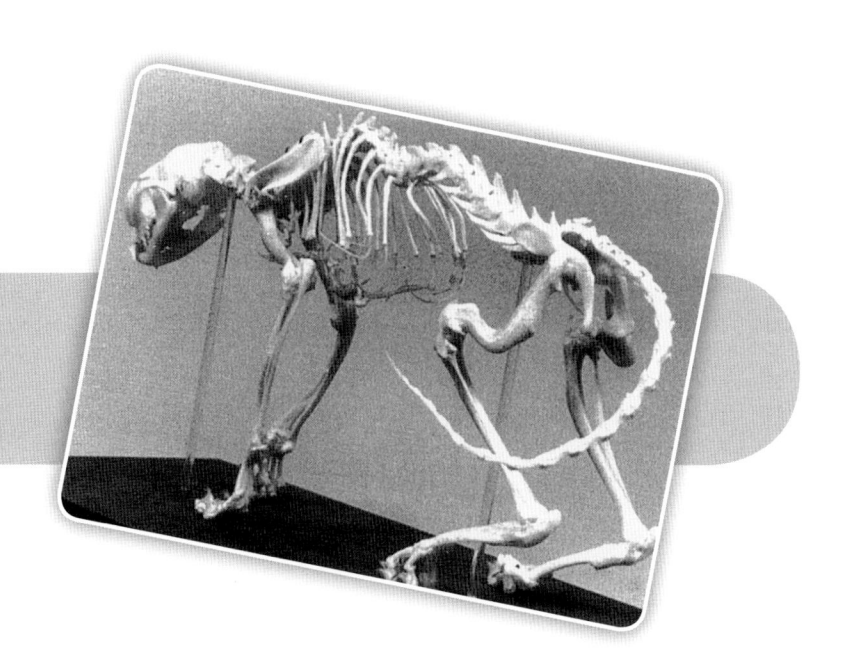

Cicatrização Óssea Primária

D.J. Griffon

Aspectos gerais

O osso tem resistência à quebra similar à do aço médio. Porém, ele é elástico e relativamente leve, representando apenas 10% do peso corporal.[1] Uma fratura ocorre quando o osso é sujeito a forças maiores do que seu limite de resistência, resultando em perda de continuidade. Nessas situações, o papel dos cirurgiões ortopédicos é paliar as funções biomecânicas do osso até que sua integridade funcional tenha sido recuperada. O osso assume outras funções vitais, como armazenamento de fósforo e de, aproximadamente, 99% do cálcio do corpo.[1] Sua cavidade medular é o local de hematopoese. E em adultos, uma área para armazenamento de gordura. Todavia, as consequências das fraturas nessas funções são insignificantes quando comparadas com o impacto nas funções biomecânicas do osso. De fato, a integridade estrutural do esqueleto é essencial para manter a locomoção e a proteção de órgãos vitais. O osso serve como o arcabouço para a origem e inserção dos músculos que o circundam e permite transmissão das cargas pelo eixo de suporte do peso. A osteossíntese foi desenvolvida para restaurar esses papéis e proporcionar retorno breve das funções do paciente.

A falta de formação de um calo entre os dois fragmentos ósseos quando apostos sob uma placa rígida foi notada pela primeira vez por Lane in 1914.[2] Mais tarde, Krompecher relatou que é necessário um ambiente biomecânico neutro para permitir a formação óssea angiogênica primária no osso embriológico intacto. A falta de formação de um calo vista em radiografias pós-operatórias de fraturas reparadas com placas de compressão foi documentada pela primeira vez por Danis em 1949.[3] Ele denominou esse modo de reparação "solda interna", referindo-se ao preenchimento direto do local da fratura com osso, sem formação relevante, do ponto de vista mecânico, de um calo perióstio ou endósteo. Mais tarde, Schenk e Willeneger confirmaram que a cura sob essas condições ocorreu por proliferação direta de ósteons.[4] A interdigitação estável entre os fragmentos ósseos é conseguida clinicamente com a aplicação de implantes rígidos e não deslizantes, como placas ósseas compressivas ou parafusos interfragmentários (*lag screws*). Parece que a redução precisa e a fixação rígida eliminam os sinais biológicos que atraem células osteoprogenitoras dos tecidos moles vizinhos e contribuem para a formação do calo na cicatrização óssea secundária.[5] Mesmo sob essas condições, o microambiente é diferente no interior do local da fratura e influencia o processo pelo qual o osso é depositado. De fato, nunca é obtida uma congruência completa entre os fragmentos ósseos, mesmo com aposição meticulosa. Em vez disso, o contato e a compressão são obtidos em zonas circunscritas (pontos de contato), separadas por áreas onde os fragmentos são separados por pequenos espaços (*gaps*).[6]

Cicatrização primária de uma fratura ou osteotomia diafisária

Na presença de fluxo sanguíneo e funções celulares normais, a aposição e compressão acurada entre os fragmentos ósseos são pré-requisitos para a cicatrização óssea primária. Isto pode ser conseguido em casos clínicos após redução anatômica de uma fratura simples e sua fixação com uma placa de compressão. Todavia, a aplicação de uma placa óssea tende a criar diferentes microambientes biomecânicos no local da fratura. Uma placa de compressão aplicada cruzando uma osteotomia transversa gera alta pressão, melhorando assim o contato no córtex localizado diretamente sob a placa (Figura 85.1). Por outro lado, o córtex distante torna-se o lado de distensão e é predisposto à cicatrização por preenchimento do *gap*.[7,8] Tanto a cicatrização por preenchimento do *gap* quanto a cicatrização por contato diferem da cicatrização secundária por sua falta de reabsorção das extremidades ósseas, mesmo que seja aplicada grande pressão através da linha de fratura.

Cicatrização por contato

A cicatrização por contato ocorre entre superfícies corticais apostas, quando o defeito entre as extremidades ósseas mede menos que 0,01 mm e a tensão interfragmentária é menor que 2%.[9,10] Essas condições permitem que o defeito seja preenchido por reconstrução osteonal primária. Osso lamelar é depositado diretamente na direção axial normal do osso.[8,10] O processo é iniciado pela formação de cones cortantes nas extremidades dos ósteons localizados mais próximos ao local da fratura.

Osteoclastos forram a ponta de lança dos cones cortantes. Osteoblastos formam a traseira dos cones cortantes, de maneira que a união óssea e a remodelagem dos canais de Havers ocorram simultaneamente.[7,11] Os osteoclastos avançam através da fratura, formando cavidades reabsortivas orientadas longitudinalmente.[7] Precursores osteoblásticos perivasculares acompanhando as alças capilares no interior dessas cavidades se diferenciam em osteoblastos e produzem osteoide.[10] Ósteons cruzando a linha de fratura aparecem nos locais de osteotomia 3 semanas após os rádios de cães terem sido transectados experimentalmente e estabilizados com uma placa.[6,7] Baseando-se em marcação com tetraciclina, a progressão diária desses cones cortantes através da linha de fratura foi calculada. Varia entre 70 e 100 μm, que é em torno de 3 vezes o tamanho individual de cada osteoclasto.[12] Os ósteons que cruzam a fratura maturam preenchendo-se com osso lamelar osteonal e se tornam os "pontos de solda" que unem os dois fragmentos, sem a formação de calo periosteal. O osso lamelar formado está alinhado imediatamente em paralelo ao eixo longitudinal do osso, com canais de Havers desviando-se desse eixo em menos de 10 graus.[13] Porém, esse osso neoformado é e permanecerá menos denso do que o córtex intacto por alguns meses. Portanto, a área de fratura permanecerá visível em radiografias até remodelagem completa. Pode variar entre alguns meses e anos, dependendo da espécie.[8]

Cicatrização de *gap*

Já havia sido observado um processo diferente de cicatrização primária óssea em defeitos experimentais. Sua ocorrência foi confirmada em pequenos *gaps* de fraturas fixadas rigidamente. Se o espaço interfragmentário (*gap*) permanece em menos que 2%, há formação direta de osso em *gaps* medindo menos que 800 μm a 1 mm. Essa "cicatrização de *gap*" difere da cicatrização em áreas de contato pois a união óssea e a remodelagem Haversiana ocorrem em passos separados sequenciais.[7] O local da fratura preenche-se diretamente por formação de osso membranoso, mas o osso lamelar neoformado é orientado transversalmente ao eixo longitudinal do osso e mais tarde sofre reconstrução osteonal secundária. Uma alça vascular da vasculatura medular cresce para o interior do *gap* e o tecido conjuntivo frouxo preenche o local.[9] Células osteoprogenitoras acompanham a alça vascular e se diferenciam em osteoblastos. Após 2 semanas, o suprimento sanguíneo está bem estabelecido e os osteoblastos depositam camada sobre camada de osso lamelar em cada uma das superfícies do *gap*, até que as extremidades dos fragmentos unam-se.[11] Inicialmente, em grandes *gaps*, pode-se formar osso primário, que subdivide o espaço em compartimentos menores, subsequentemente preenchidos por osso lamelar.[7] Embora as extremidades dos fragmentos sejam unidas por osso lamelar, essa área permanece mecanicamente fraca, pois o novo osso é orientado transversalmente ao eixo longitudinal do osso e mal conectado ao córtex intacto adjacente. A remodelagem Haversiana começa entre 3 e 8 semanas, quando os osteoclastos formam cavidades reabsortivas orientadas longitudinalmente (Figura 85.1).[11] Esses cones cortantes são formados por novos ósteons no interior do *gap* da fratura e por ósteons originados do osso intacto circundante. Eles avançam através do plano da fratura para unir o novo osso lamelar depositado no *gap* à extremidade de cada fragmento. As cavidades de reabsorção maturam em osso lamelar orientado longitudinalmente e com o tempo, a integridade anatômica e mecânica da córtex é restabelecida.

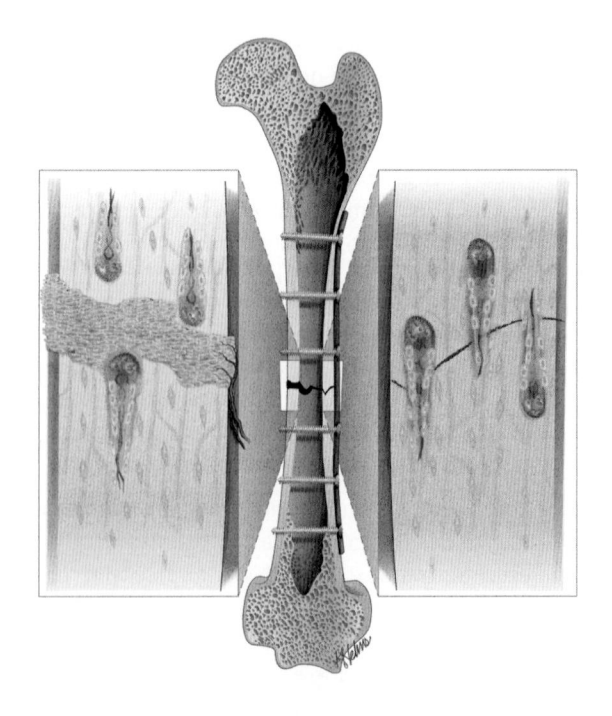

Figura 85.1 Cicatrização óssea primária após redução anatômica de uma fratura diafisária transversal e aplicação de uma placa de compressão. O córtex proximal (*cis*) exibe cicatrização por contato, enquanto o córtex distal (*trans*) exibe cicatrização por preenchimento do *gap*.

Cicatrização primária do osso esponjoso

O osso esponjoso tem uma proporção entre volume e superfície baixa, que faz com que ele seja 25 a 100 vezes mais fraco que o osso cortical.[14] Em um osso longo, essa fraqueza relativa é compensada pela maior área de superfície seccional transversal do osso metafisário ou epifisário, comparado com a diáfise. Essa característica melhora a estabilidade do osso metafisário quanto ao curvamento. Quanto à torção, aumenta sua tolerância à tensão, comparado com o osso diafisário. De fato, qualquer deformação aplicada ao osso será distribuída sobre uma área maior na metáfise do que na diáfise. Fraturas metafisárias frequentemente resultam em impacção do osso esponjoso, criando assim um ambiente mecânico que minimiza a movimentação interfragmentária.[15] O osso esponjoso pode, consequentemente, apresentar cicatrização primária, com novo osso sendo depositado ao longo da superfície das trabéculas.

A cicatrização do osso esponjoso também foi descrita no contexto das técnicas de enxertos ósseos. Em cães, as maiores quantidades de osso autógeno podem ser obtidas da crista ilíaca, pelo úmero proximal e pela tíbia proximal medial.[16] As costelas e o fêmur têm sido menos usados como locais doadores.[17,18] O osso esponjoso metafisário é colhido, tipicamente, através de um orifício redondo feito no córtex com um pino ou uma trefina. A cicatrização desses defeitos circulares foram estudados na tíbia proximal de cães.[19] Em 2 semanas o defeito ósseo foi preenchido por um hematoma e tecido fibrovascular. Em 4 semanas formou-se um calo endosteal, com focos de cartilagem e osso primário ou imaturo, mais tarde substituído por osso lamelar. Em 12 semanas, o arranjo estrutural normal do osso lamelar e da medula hematopoética foi restabelecido na cavidade medular. A cicatrização do local doador foi descoberta. Há variação dependendo da localização, mas uma segunda coleta de osso pode ser feita do mesmo local 12 semanas após a primeira.[16,17] Os defeitos na tíbia proximal cicatrizam mais lentamente do que os localizados no úmero e se enchem com mais tecido fibroso.[17]

Cicatrização primária de defeitos ósseos circulares

A cicatrização de defeitos ósseos circulares ocorre em um ambiente estável pois o córtex em torno deles permanece contínuo. Todavia, o processo de cicatrização varia de acordo com o diâmetro do defeito.

A cicatrização de um ferimento transverso unicortical circular, feito com uma ferramenta cortante, foi descrita como sendo similar à cicatrização de *gap* por Schenk.[6] Nesse experimento, furos unicorticais de 200 μm de diâmetro, feitos nas tíbias de coelhos, inicialmente apresentavam tecido de granulação bem vascularizado. Células osteogênicas no periósteo e endósteo proliferaram rapidamente e se diferenciaram, iniciando um processo de cicatrização ao longo das paredes do defeito. Subsequentemente, osteoblastos formaram uma camada contínua e depositaram osso lamelar de uma maneira concêntrica. Esse osso foi substituído gradualmente por ósteons, orientados longitudinalmente durante os próximos meses. Furos maiores, de até 1 mm de diâmetro, inicialmente são preenchidos por uma plataforma de osso primário. Essa plataforma consiste em trabéculas orientadas aleatoriamente, criando compartimentos de 200 μm de diâmetro preenchidos por tecido de granulação. Osteoblastos formam um filme sobre essas trabéculas e começam a preencher os espaços entre elas com osso lamelar. Em 1 mês, esses compartimentos estreitaram-se, adquirindo o tamanho dos canais vasculares do osso cortical. A remodelagem, a seguir, prossegue até restaurar a aparência microscópica original do córtex em 2 meses. Schenk tirou quatro importantes conclusões dessas observações: (1) pequenos defeitos ósseos cicatrizam por primeira intenção, sob condições estáveis; (2) o osso sempre é depositado sobre uma superfície sólida, que consiste em paredes do defeito ou superfície das trabéculas no interior do defeito; (3) osteoclastos não aparecem no defeito até 3 ou 4 semanas, uma vez iniciada a remodelagem; (4) a ausência de osteoclastos durante a primeira semana após a criação de pequenos defeitos circulares implicaria fatores sinalizadores, que envolvidos nesse estágio devem influenciar as células osteoprogenitoras.

O preenchimento de furos maiores, como os furos de parafusos, demora mais e pode não ser completo. Tecido fibroso forma-se primeiramente ao longo da superfície das paredes (Figura 85.2).[20] Osso lamelar é, então, depositado na rede fibrosa, progredindo da periferia para o centro do defeito. Embora a remodelagem gradualmente restaure a orientação do osso, a espessura do córtex pode não se restabelecer. A visibilidade radiográfica prolongada desses defeitos deve-se à espessura diminuída do córtex e à presença de osso novo menos mineralizado. Se o diâmetro do defeito for aumentado, eventualmente ele vai atingir um ponto crítico, além do qual a capacidade regenerativa do osso é excedida e o defeito será permanente. As dimensões desses defeitos de tamanho crítico variam de acordo com a localização, espécie e outras condições ambientais. Esses defeitos são especialmente relevantes no crânio e na mandíbula, onde eles proporcionam modelos de desunião para a avaliação de novos agentes que estimulam a cicatrização óssea. Na diáfise de ossos longos, o tamanho de um defeito bicortical, como o furo de um parafuso, é essencialmente limitado por sua capacidade de aumentar o estresse e seu potencial para fraturas iatrogênicas. Por exemplo, defeitos medindo 20% do diâmetro do fêmur diminuíram a resistência à torção do osso em 34%, em ovelhas.[21]

Avaliação da cicatrização óssea

A avaliação clínica da reparação de uma fratura tem sido baseada, tradicionalmente, no exame físico e em radiografias. Pesquisas atuais focam na melhoria das técnicas de imagem existentes e no desenvolvimento de novas ferramentas para a detecção precoce de complicações (como infecção e cicatrização atrasadas) e na orientação objetiva do manejo pós-operatório da fratura (retorno à função e remoção do implante).[22-24] Por exemplo, a aparência ultrassonográfica da cicatrização foi recentemente descrita após fixação biológica da fratura de ossos longos (p. ex., cooptação externa, fixadores externos ou haste bloqueada) em cães e gatos. Os sinais ultrassonográficos da união óssea incluíram uma linha hiperecoica contínua em três visões e desaparecimento dos implantes intramedulares. Nesse estudo clínico, a cicatrização secundária da fratura foi diagnosticada 20 dias mais cedo pela ultrassonografia do que radiograficamente.[25] Correlacionando esses resultados com uma avaliação biomecânica do calo, aumentam as recomendações para desestabilização ou remoção dos implantes com base nos sinais ultrassonográficos precoces de cicatrização. De fato, a cicatrização da fratura deve ser avaliada intuitivamente pelo retorno do osso à firmeza e resistência pré-fratura, pois o objetivo principal do tratamento da fratura é a restauração das funções estruturais do osso. Comumente são medidas a resistência final e a firmeza do defeito ósseo para quantificar a cicatrização em modelos experimentais de fraturas usados para estudar a reparação óssea e avaliar as modalidades de tratamento das fraturas. Por exemplo, não foram diagnosticadas refratura ou angulação em um

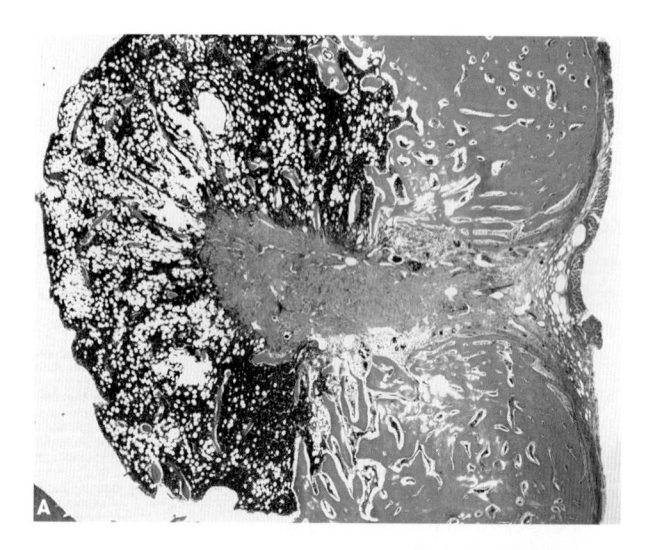

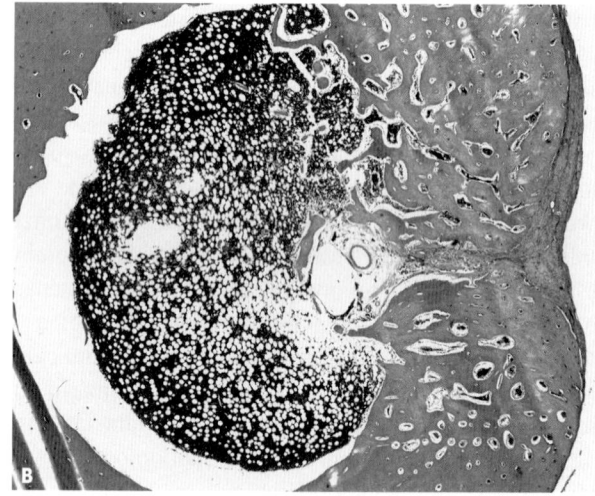

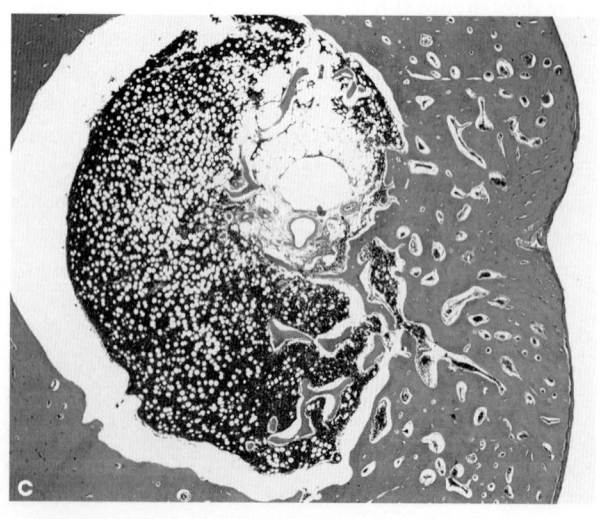

Figura 85.2 Cicatrização óssea de um defeito circular unicortical de 5 mm de diâmetro na diáfise femoral de um cão (1,2 × H&E). **A.** Inicialmente, o defeito é preenchido com tecido conjuntivo. **B.** Osso forma-se ao longo das bordas do defeito e progride em direção ao centro. **C.** Osso imaturo preenche todo o defeito e a remodelagem inicia-se pela periferia.

experimento no qual o fixador externo foi removido assim que o *gap* da fratura readquiriu uma rigidez igual a 10 Nm/grau.[26] Recentemente, apesar de a medição da rigidez da fratura ter permitido a detecção precoce de risco de não união de fraturas da tíbia em pacientes humanos, o uso de testes biomecânicos em casos clínicos continua impraticável.[27] Em vez disso, a avaliação clínica da cicatrização da fratura é baseada primariamente em critérios radiográficos. A avaliação experimental da cicatrização das fraturas necessita de mais precisão e objetividade, e frequentemente, incluem densitometria e/ou técnicas histológicas.

Avaliação radiográfica

Danis foi o primeiro a caracterizar a cicatrização primária da fratura com base em sua aparência radiográfica.[3] O desaparecimento gradual da linha de fratura sem a formação de um calo externo define a cicatrização direta em radiografias seriadas (Figura 85.3). Embora não ocorra reabsorção das extremidades dos fragmentos na cicatrização de contato, a progressão dos cones cortantes através do *gap* da fratura diminui a radio-opacidade da zona em torno da fratura.[8,28]

A remodelagem completa da fratura varia segundo a localização e a espécie. Pode levar meses a anos para que o local da fratura permaneça radiolucente em comparação com o córtex intacto.[8] A cicatrização primária exibe poucos sinais radiográficos em comparação com a formação óssea secundária. O monitoramento da cicatrização da fratura sob essas condições é baseado indiretamente na ausência de sinais adversos clínicos e radiológicos.[29] A presença de evidências radiográficas de formação de calo ósseo e reabsorção óssea após fixação "rígida" de uma fratura é consistente com cicatrização óssea secundária. Esses sinais são interpretados como evidências de que a estabilidade e/ou a redução não atingiram o nível desejado.

Absorciometria por raios X de dupla energia

A absorciometria por raios X de dupla energia (DEXA, do inglês *dual energy X-ray absorptiometry*) quantifica o conteúdo mineral do osso e a densidade do esqueleto inteiro (análise de corpo inteiro). Pode ser usada em uma região específica de interesse no interior de um osso. O primeiro modo de análise é usado mais comumente para diagnosticar e monitorar a osteoporose humana. O segundo modo de análise tem sido usado experimentalmente em animais para avaliar efetivamente a cicatrização de defeitos ósseos.[30-33] Baseado na área de interesse selecionada, um *software* de computador permite a análise de outra região de dimensões similares, como controle. Esse controle pode ser uma área de osso intacto na mesma região avaliada em séries. O *software* mede áreas em vez de volumes. Portanto, as espessuras das amostras devem ser padronizadas para a comparação ter valor. A DEXA pode ser repetida várias vezes em pequenos animais com nenhuma morbidade, além das sedações de rotina. Essa ausência de invasão torna a DEXA especialmente relevante em estudos longitudinais de defeitos ósseos unicorticais e osteotomias experimentais. Foi descoberto que as medidas da DEXA são correlacionadas com as propriedades torcionais de osteotomias tibiais em cicatrização, em cães.[30] Esses resultados suportam o emprego da DEXA como um guia objetivo para definir o tempo de remoção da fixação da fratura, das recomendações relacionadas com o regime de exercícios e na previsão de padrões anormais de cicatrização das fraturas. Todavia, os implantes metálicos criam artefatos que impedem a avaliação das regiões em contato com as placas. Portanto, as osteotomias e as fraturas adequadas para DEXA são aquelas que não necessitam de fixação (osteotomia única da ulna, por exemplo) ou aquelas que podem ser tratadas com fixação externa. No futuro, a DEXA também pode ser indicada para pacientes veterinários para a detecção precoce de doenças ósseas, como esclerose (um marcador para a displasia do cotovelo), neoplasia e infecção. Estudos clínicos podem também apoiar seu emprego para monitorar o metabolismo ósseo

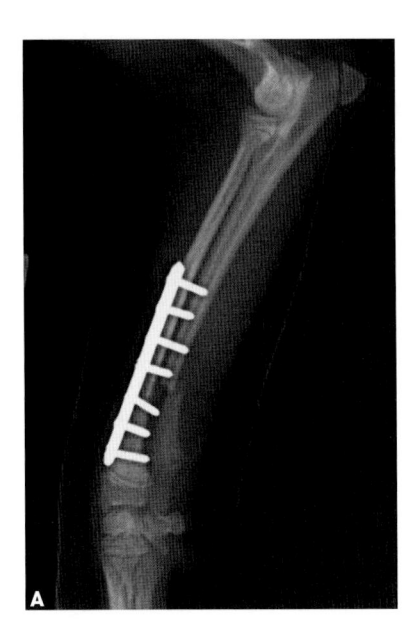

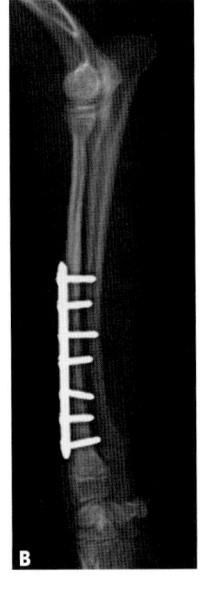

Figura 85.3 Aparência radiográfica de cicatrização óssea primária. **A.** Radiografia pós-operatória lateral de fraturas transversais das diáfises distais do rádio e da ulna em um cão com 6 meses de idade. A fratura radial foi tratada com redução direta e fixação por placa. **B.** Imagem radiográfica lateral obtida 8 semanas mais tarde. A aposição cortical e a fixação rígida levaram à união óssea sem a formação de um calo ósseo.

local e a resposta à terapia em pacientes com osteomielite ou neoplasia. Enquanto isso, as aplicações da DEXA em pacientes veterinários continuam limitadas pela falta de indicações e pelo custo do equipamento.

Histologia

A avaliação histológica do local da fratura melhorou nossa compreensão dos mecanismos celulares envolvidos na cicatrização primária. Por exemplo, as cicatrizações de *gap* e de contato são essencialmente diferentes, baseando-se em sua aparência microscópica. A histologia permanece especialmente relevante quando se testam novas terapias, em que se requer avaliação precisa do local da fratura. Os estudos podem focar em potenciais adjuntos aos tratamentos atuais de fraturas, em cujo caso é necessário comprovar que o agente acelera o processo normal de cicatrização em um modelo de fratura não complicada ou uma osteotomia. Experimentos focados no tratamento das complicações da fratura, como as não uniões, testam se novos agentes promovem a cicatrização de defeitos críticos. Se não fosse pelo tratamento testado, não se preencheriam com osso novo. Nessas instâncias, a avaliação histológica proporciona informação inestimável quanto ao tipo e à extensão da cicatrização ocorrendo no defeito. A biocompatibilidade de novos materiais de enxerto pode ser determinada pelo grau de inflamação logo após sua implantação em defeitos ósseos. Todavia, são necessários estudos em série para avaliar as propriedades osteocondutoras de um agente, seu grau de incorporação, sua taxa de degradação e os mecanismos celulares envolvidos nesses processos.[34] A avaliação histológica da cicatrização de um defeito ósseo pode ser subjetivamente graduada em cortes histológicos descalcificados, com 5 μm de espessura, corados pela hematoxilina e eosina.[20,35] Todavia, a aparência microscópica da cicatrização óssea primária é mais bem avaliada em cortes finos de osso não descalcificado.[14] Esses cortes, com 50 a 80 μm de espessura, podem ser obtidos de osso fresco ou de osso desengordurado em xileno e embebido em metilmetacrilato.[20,35] A análise histomorfométrica desses cortes gera dados quantitativos que podem servir de base para avaliação objetiva da cicatrização óssea. Imagens digitais dos cortes são capturadas com uma câmera digital. Em seguida, as imagens são analisadas com um *software* de análise que quantifica cada tipo de tecido presente no interior do defeito. A nomenclatura e os cálculos para a histomorfometria já foram padronizados anteriormente pela Sociedade Americana de Pesquisa Óssea e Mineral.[13] Quatro tipos de dados histomorfométricos podem ser medidos diretamente nessas imagens: área, comprimento (como o perímetro), distância (entre pontos e linhas) e números (de células, por exemplo). Essas medições são índices da quantidade de tecido examinado e podem somente ser comparados entre sujeitos quando relacionados com um referente em comum, como uma área ou um perímetro claramente definidos em um corte histológico. Por exemplo, nós usamos a área total de defeitos corticais padronizados como uma referência para medir a porcentagem dessa área preenchida por um implante, tecido fibroso ou novo osso.[20,36] Essas medidas foram, então, usadas para comparar a taxa de degradação e as propriedades osteoprodutivas de substitutos de enxertos ósseos. Cortes histológicos bidimensionais na realidade exibem perfis de defeitos tridimensionais. Portanto, os critérios histomorfométricos também podem ser relatados em termos tridimensionais, desde que se mantenha consistência durante todo o estudo. Dados tridimensionais comumente derivados de medidas de áreas nos cortes histológicos incluem volume ósseo, volume de osteoide e volume de fibrose. As superfícies de osso e de osteoide são calculadas com base nos perímetros bidimensionais de osso e osteoide, respectivamente. O quarto tipo de dados histomorfométricos (as medidas em números) só pode ser relatado em análises bidimensionais, portanto, requerendo uma referência.

A origem de histomorfometria óssea dinâmica data de 1958, quando Milch descobriu a localização de tetraciclina no osso.[37] Alguns anos mais tarde, Frost desenvolveu a metodologia para estudar a histologia da remodelagem óssea baseada na tetraciclina.[38] Desde então, outros marcadores fluorescentes, como o xilenol laranja, calceína azul e calceína verde, têm sido usados como substitutos ou em adição à tetraciclina (Figura 85.4). A combinação de marcadores de fluorescências diferentes no mesmo estudo facilita a identificação de linhas individuais e tempos correspondentes de administração. A taxa de aposição mineral (MAR, do inglês *mineral apposition rate*) é então calculada como a distância entre os pontos médios ou entre bordas correspondentes de dois marcadores consecutivos, dividida pelo tempo entre os pontos médios dos períodos de marcação.[13] Em mamíferos, a MAR do osso lamelar em repouso varia de 0,83 a 2,7 μm/dia.[6,39] Técnicas histológicas baseadas em marcação fluorescente do osso, tiveram papel fundamental em nosso entendimento da biologia óssea. Essas técnicas proporcionam informações cruciais sobre os processos dinâmicos de ativação, reabsorção e formação (ARF) da unidade multicelular básica responsável pela remodelagem do osso lamelar e cortical.[40] A histomorfometria óssea dinâmica contribuiu em numerosos estudos, explorando a relação entre o osso e vários fatores biomecânicos ou biológicos. Os resultados desses estudos suportaram teorias mecanicistas sobre a regulação da formação e manutenção do osso, eventualmente levando até o paradigma de Utah sobre a fisiologia óssea.[41] A histomorfometria dinâmica é agora usada comumente para avaliar novas terapias que estimulam a formação de osso.[36,39] Por exemplo, a MAR do osso imaturo e a do osso lamelar quase que dobraram durante a osteogênese por distração em uma osteotomia experimental em cabras.[39] Nós já havíamos medido as MAR em um defeito metafisário em ovinos, em um estudo projetado para avaliar as propriedades de substitutos de enxertos ósseos impactados.[20] Nesse estudo, as MAR medidas no interior de defeitos circulares foram 50% maiores do que as taxas de remodelagem 4 semanas após a cirurgia e retornaram aos níveis de repouso em 12 semanas. Os valores obtidos no centro dos defeitos em 4 semanas foram também maiores do que aqueles obtidos na periferia dos defeitos no mesmo período. As medidas obtidas ao longo das margens daqueles defeitos parecem refletir uma fase mais madura da cicatrização, com a formação de osso progredindo da periferia para o centro dos defeitos. Enquanto esses resultados refletem a progressão da cicatrização de defeitos ósseos unicorticais, eles também reforçam a importância do uso de técnicas padronizadas para a histomorfometria. As medidas deveriam ser obtidas de um número representativo de cortes histológicos e em localizações padronizadas no interior dos defeitos ósseos para permitir comparações com significado da cicatrização óssea entre grupos de tratamento.

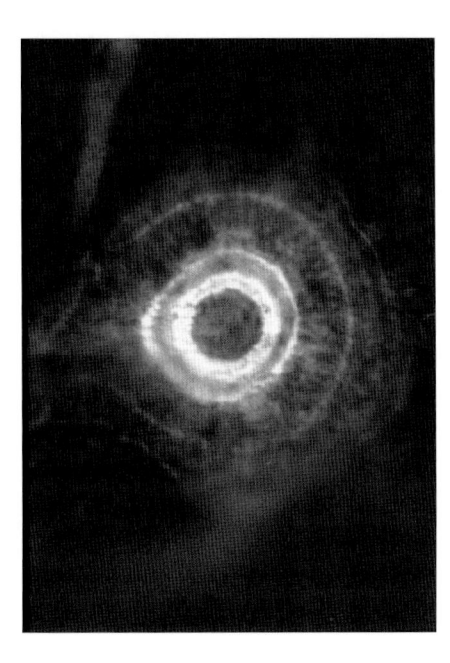

Figura 85.4 Marcação fluorescente para avaliação da cicatrização óssea em ovelha. A marcação óssea foi feita com tetraciclina (30 mg/kg) nos dias 23 e 35 e alizarina complexona (30 mg/kg) 84 dias após a criação de um defeito ósseo metafisário.[36]

Vantagens e desvantagens da fixação interna rígida

A cicatrização óssea primária omite os passos intermediários de diferenciação tecidual e reabsorção das extremidades dos fragmentos, levando diretamente, embora não necessariamente de modo mais rápido, à remodelagem final dos canais de Havers. A cicatrização direta raramente se constitui em um objetivo em si, mas uma consequência de se manter uma estabilidade absoluta.[29] A fixação rígida é um dos conceitos criados pela associação para o estudo da fixação interna ou AO (de *Arbeitsgemeinschaft fur Osteosynthesefragen*), para promover o retorno precoce à mobilidade e função do paciente de fratura. Em 1958, a AO reconheceu as vantagens da redução anatômica das fraturas, fixação interna estável e preservação da irrigação sanguínea. Naquele tempo, o tratamento de fraturas envolvia principalmente a imobilização com gesso ou por tração, frequentemente levando a uma cicatrização prolongada e perda de função. Em comparação, a busca da estabilidade absoluta, originalmente proposta para todas as fraturas, imediatamente restaurava o comprimento do membro e o alinhamento da articulação. Implantes rígidos aliviavam a função biomecânica dos ossos e permitiam a mobilização precoce das articulações adjacentes à fratura. Apesar de os princípios da AO ainda serem considerados fundamentais, sua interpretação e aplicações clínicas foram ajustadas em resposta aos novos conhecimentos trazidos por estudos experimentais e clínicos. Redução anatômica, compressão de fragmentos articulares e imobilização rígida continuam sendo o padrão ouro para o tratamento de fraturas articulares (Tabela 85.1). Eliminando os *gaps* ou degraus na superfície articular e evitando a formação de calo há facilidade na cicatrização da cartilagem minimizando as doenças articulares pós-operatórias. Todavia, a ênfase na fixação extra-articular da fratura evoluiu em décadas recentes das prioridades mecânicas para as prioridades biológicas. Essa alteração foi causada, principalmente, por um entendimento melhor dos efeitos da colocação de placas no osso subjacente e pela influência da micromoção em fragmentos ósseos perfeitamente apostos.

As técnicas tradicionais de colocação de placas afetam o suprimento sanguíneo de um osso fraturado não somente pelo desenho ou pela natureza da fixação, mas também pelo traumatismo infligido aos tecidos moles durante sua colocação. A abordagem cirúrgica, a elevação dos tecidos moles e a manipulação dos fragmentos ósseos para conseguir a redução anatômica e a fixação da placa somam-se ao evento traumático responsável pela fratura. A imobilização rígida da placa e o osso confiam na fixação por fricção. A extensão dessa interface e a rigidez

Tabela 85.1 Vantagens e desvantagens da fixação interna rígida.

Vantagens	Desvantagens
Retorno precoce à função	Maior tempo cirúrgico
Falta de complicações associadas à formação do calo ósseo, como aprisionamento de nervos ou obstipação	Contaminação do local da fratura
	Ganho mais lento na resistência biomecânica em comparação com a formação de calo ósseo
Cuidados pós-operatórios simples (comparando-se com fixadores externos)	Ruptura do suprimento sanguíneo
A redução anatômica das fraturas articulares minimiza as doenças articulares degenerativas pós-operatórias	

da placa correlacionam-se com o grau de osteoporose do córtex subjacente.[42] Essa osteoporose isquêmica tem sido atribuída a um bloqueio do fluxo sanguíneo centrífugo.[43] Acredita-se que o impedimento vascular seja de curta duração, a neovascularização ocorrendo em 4 semanas após a aplicação de uma placa e aumentando intensamente após 8 semanas. Outros estudos não conseguiram correlacionar a necrose óssea de origem vascular com a porose cortical 8 e 24 semanas após a aplicação da placa em fêmures caninos intactos.[44] De fato, a porose foi maior na camada endosteal interna, longe da interface osso-placa e sem presença de necrose. Se a fixação rígida permite a formação direta de osso, quando dois componentes de valores absolutos de elasticidade diferentes formam um sistema mecânico, ocorre um efeito de bloqueio tensional (*stress shielding*). A osteopenia adaptativa resultante foi, então, sugerida como outro mecanismo para explicar a osteoporose do osso em contato com a placa. Apesar de as alterações estruturais do osso após a fixação da placa terem sido bem caracterizadas, a contribuição relativa da diminuição na perfusão cortical e da redistribuição das tensões para essas alterações permanece controversa. A aparência bifásica dessas alterações é atualmente atribuída a uma osteonecrose inicial 8 a 12 semanas após a fixação da placa, resultante de distúrbios vasculares, seguida por osteopenia em 24 a 36 semanas, secundária à alteração no ambiente mecânico.[45] Esses estudos suportam o desenho de novos implantes minimizando o contato com o osso fraturado e/ou proporcionando uma fixação "menos rígida". O conceito de "fixação biológica de fratura" ou "reparação indireta da fratura" tem, consequentemente, ganhado aceitação entre os cirurgiões, afetando primariamente as técnicas de redução, o método de fixação e o manejo pós-operatório de fraturas cominutivas extra-articulares de ossos longos.[46]

Referências bibliográficas

1. Heppenstall RB: Fracture healing. *In* Fracture Treatment and Healing. Heppenstall RB (ed). Philadelphia: WB Saunders, 1980.
2. Lane WA: The operative treatment of fractures. London: The Medical Publishing Company, 1914.
3. Danis R: Theorie et pratique de l'osteosynthese. Paris: Masson, 1949.
4. Schenk R, Willenegger H: [on the Histological Picture of So-Called Primary Healing of Pressure Osteosynthesis in Experimental Osteotomies in the Dog.]. Experientia, 19:593-595, 1963.
5. O'Sullivan ME, Chao EYS, Kelly PJ: The effect of fixation on fracture healing. J Bone Joint Surg Am 71:306-310, 1989.
6. Schenk RK, Hunziker EB: Histologic and ultrastructural features of fracture healing. *In* Bone Formation and Repair. Brighton C, Friedlander G, Lane J (eds). Rosemont: American Academy of Orthopaedic Surgeons, 1994.
7. Kaderly RE: Primary bone healing. Semin Vet Med Surg (Small Anim) 6(1):21-25, 1991.
8. Rahn BA: Bone healing: histologic and physiologic concepts. *In* Bone in Clinical Orthopedics. Fackelman G (ed). New York: Thieme, 2002.
9. Shapiro F: Cortical bone repair. The relationship of the lacunar-canalicular system and intercellular gap junctions to the repair process. J Bone Joint Surg Am 70(7):1067-1081, 1988.
10. Mann FA, Payne JT: Bone healing. Semin Vet Med Surg (Small Anim), 4(4):312-321, 1989.
11. Hulse D, Hyman B: Fracture biology and biomechanics. *In* Textbook of Small Animal Surgery. Slatter D (ed). Philadelphia: WB Saunders, 1993.
12. Schenk RK: Histology of fracture repair and non-union. AO Bulletin: 19, 1978.
13. Parfitt AM, et al: Bone histomorphometry: standardization of nomenclature, symbols, and units. Report of the ASBMR Histomorphometry Nomenclature Committee. J Bone Miner Res, 2(6):595-610, 1987.
14. Perren SM: Primary bone healing. *In* Disease Mechanisms in Small Animal Surgery. Bojrab MJ (ed). Philadelphia: Lea & Febiger, 1993.
15. Rahn BA: Bone healing: histologic and physiologic concepts. *In* Bone in Clinical Orthopaedics – A study in comparative osteology. Sumner-Smith G (ed).Philadelphia: WB Saunders, 1982.
16. Penwick RC, Mosier DA, Clark D M: Healing of canine autogenous cancellous bone graft donor sites. Vet Surg 20(4):229-234, 1991.
17. Trevor PB, et al: Evaluation of the proximal portion of the femur as an autogenous cancellous bone donor site in dogs. Am J Vet Res 53(9):1599-1603, 1992.
18. Fox AM: Cancellous bone grafting in the dog: an overview (1984). J Am Anim Hosp Assoc 20:840-8, 1984.
19. Johnson KA: Histologic features of the healing of bone graft donor sites in dogs. Am J Vet Res 49(6):885-888, 1988.
20. Griffon DJ, et al: An ovine model to evaluate the biologic properties of impacted morselized bone graft substitutes. J Biomed Mater Res 56(3):444-451, 2001.
21. Edgerton BC, An KN, Morrey BF: Torsional strength reduction due to cortical defects in bone. J Orthop Res 8(6):851-855, 1990.
22. Southwood LL, et al: Evaluation of serum biochemical markers of bone metabolism for early diagnosis of nonunion and infected nonunion fractures in rabbits. Am J Vet Res, 64(6):727-735, 2003.
23. Southwood LL, et al: Use of scintigraphy for assessment of fracture healing and early diagnosis of osteomyelitis following fracture repair in rabbits. Am J Vet Res 64(6):736-45, 2003.
24. Hoesel LM, et al: Biochemical bone markers are useful to monitor fracture repair. Clin Orthop Relat Res 440:226-232, 2005.
25. Risselada M, et al: Ultrasonographic and radiographic assessment of uncomplicated secondary fracture healing of long bones in dogs and cats. Vet Surg 34(2):99-107, 2005.
26. Richardson JB, Kenwright J, Cunningham JL: Fracture stiffness measurement in the assessment and management of tibial fractures. Clin Biomech 7:75-79, 1992.
27. Claes L, et al: Monitoring and healing analysis of 100 tibial shaft fractures. Langenbecks Arch Surg 387(3-4):146-152, 2002.
28. Morgan JP, Leighton RL: Radiographic appearance of fracture healing. *In* Radiology of Small Animal Fracture Management. Morgan J, Leighton R. Philadelphia: WB Saunders, 1995.

29. Perren SM: Evolution of the internal fixation of long bone fractures. The scientific basis of biological internal fixation: choosing a new balance between stability and biology. J Bone Joint Surg Br 84(8):1093-1110, 2002.
30. Markel MD, Chao EY: Noninvasive monitoring techniques for quantitative description of callus mineral content and mechanical properties. Clin Orthop Relat Res (293): 37-45, 1993.
31. Griffon DJ, McLaughlin R, Hoskinson J: Effect of a bone inducing agent derived from a cultured human osteosarcoma cell line after orthotopic and heterotopic implantation in the dog. Vet Comp Orthop Trauma 9:22-28, 1996.
32. Grier SJ, Turner AS, Alvis MR: The use of dual-energy x-ray absorptiometry in animals. Invest Radiol 31(1):50-62, 1996.
33. Ehrart N, et al: Effect of cisplatin on bone transport osteogenesis in dogs. Am J Vet Res 63:703-711, 2002.
34. Griffon DJ: Evaluation of osteoproductive biomaterials. Helsinki: University of Helsinki, PhD Thesis, 2002.
35. Schenk R: [on the Histological Processing of Undecalcified Bone.]. Acta Anat (Basel), 60:3-19, 1965.
36. Pratt JN, et al: Impaction grafting with morsellised allograft and tricalcium phosphate-hydroxyapatite: incorporation within ovine metaphyseal bone defects. Biomaterials 23(16):3309-3317, 2002.
37. Milch RA, Rall DP, Tobie JE: Bone localization of the tetracyclines. J Natl Cancer Inst 19(1):87-93, 1957.
38. Frost HM: Measurement of human bone formation by means of tetracycline labeling. Can J Biochem Physiol 41:331-342, 1969.
39. Welch RD, et al: Histomorphometry of distraction osteogenesis in a caprine tibial lengthening model. J Bone Miner Res 13(1):1-9, 1998.
40. Jee WS: The past, present, and future of bone morphometry: its contribution to an improved understanding of bone biology. J Bone Miner Metab 23 Suppl:1-10, 2005.
41. Frost HM: The Utah paradigm of skeletal physiology: an overview of its insights for bone, cartilage and collagenous tissue organs. J Bone Miner Metab 18(6):305-316, 2000.
42. Field JR: The evolving concept of indirect fracture fixation. *In* Bone in Clinical Orthopedics. Sumner-Smith G, ackelman, GE (eds). New York: Thieme, 2002.
43. Rhinelander FW: The normal microcirculation of diaphyseal cortex and its response to fracture. J Bone Joint Surg Am 50(4):784-800, 1968.
44. Uhthoff HK, Boisvert D, Finnegan M: Cortical porosis under plates: reaction to unloading or to necrosis. J Bone Joint Surg Am 76(A): 1507-1512, 1994.
45. Field JR: Bone plate fixation: its relationship with implant induced osteoporosis. Vet Comp Orthop Trauma 10:88-94, 1997.
46. Aron DN, Palmer RH, Johnson AL: Biologic strategies and a balanced concept for repair of highly comminuted long bone fractures. Comp Cont Educ Pract Vet 17:35-49, 1995.

Cicatrização Óssea Secundária (Indireta)

D.J. Griffon

Enquanto a cicatrização óssea primária progride com formação direta de osso no local da fratura, a cicatrização óssea secundária é caracterizada por uma sucessão de estágios e pela formação de calo ósseo intermediário antes da formação do osso. Esse processo tem similaridades com a cicatrização de tecidos moles e foi dividido arbitrariamente, em três fases que se sobrepõem: inflamação, reparação e remodelação (Figura 86.1).[1] Cada uma dessas fases da cicatrização tem características histológicas únicas, e cada uma delas pode ocorrer isoladamente ou em concomitância com outra para conseguir a união do osso. Essa passagem através de tecidos intermediários com rigidez e resistência crescentes restaura gradualmente a estabilidade mecânica necessária para a formação de osso. Ao final, qualquer tecido que não seja osso que persista no *gap* da fratura representa cicatrização incompleta.[2]

A cicatrização óssea secundária é o tipo mais comum de cicatrização encontrada na ortopedia clínica, especialmente após os princípios de fixação biológica de fraturas terem ganhado popularidade em pessoas e em pequenos animais. O conceito de "osteossíntese biológica" enfatiza o papel da integridade dos tecidos moles na cicatrização óssea e da fixação "não tão rígida" da fratura.[3] Esse conceito contrasta-se com a "abordagem biomecânica" para o tratamento de fraturas, que busca redução anatômica e fixação rígida, potencialmente levando à cicatrização óssea primária. Em vez disso, os objetivos da fixação biológica de fraturas são restabelecer o comprimento e o alinhamento gerais do osso, limitar a abordagem cirúrgica e a manipulação dos fragmentos. Aplicado a fraturas altamente cominutivas de ossos longos, o tratamento biológico das fraturas acelera a cicatrização e o retorno da resistência biomecânica óssea. Dessa maneira, diminui as complicações em seres humanos e em pequenos animais.[4,5] No passado já foi considerado um sinal de falha técnica, mas hoje a formação do calo ósseo se tornou um objetivo no tratamento de fraturas extra-articulares de ossos longos.

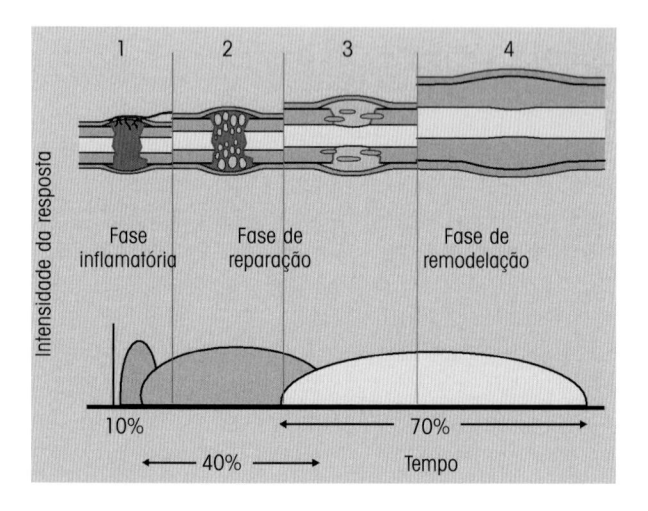

Figura 86.1 Fases da cicatrização óssea secundária. A inflamação (*1*) é a fase mais intensa e mais curta da cicatrização óssea secundária. O *gap* da fratura é, a seguir, preenchido por tecidos de firmeza e resistência crescentes, eventualmente permitindo a formação de osso. O tecido de granulação (*2*) é substituído por um calo fibrocartilaginoso (*3*) que se mineraliza, tornando-se um calo duro (*4*). A fase de remodelação é a mais longa da cicatrização óssea secundária, resultando em desaparecimento gradual do calo. Reproduzido, com autorização, de: Griffon DJ: Fracture healing. In Johnson AL, Houlton JEF, Vannini R (eds). AO Principles of Fracture Management in Small Animals. Davos: AO Publishing, 2005, pp 72-98.

Reparação tecidual em estágios na cicatrização óssea secundária

Fase inflamatória

Imediatamente após a ruptura traumática do osso e dos tecidos moles em torno, há início de uma fase inflamatória que persiste até que comece a formação de cartilagem e de osso. Esse estágio é essencialmente caracterizado por necrose isquêmica óssea, formação de hematoma e formação de uma rede de fibrina na linha de fratura.

As fraturas, inevitavelmente, rompem vasos medulares, causando hemorragia. Embora a contração e trombose dos vasos rompidos minimizem a perda sanguínea, a interrupção do fluxo sanguíneo causa hipoxia e necrose do osso, caracterizadas histologicamente pela presença de lacunas vazias. Radiograficamente, esta reabsorção das extremidades dos fragmentos pode ser reconhecida como uma perda local de radio-opacidade e ampliação do *gap* da fratura 5 a 7 dias após a lesão.[6] A reabsorção óssea é mediada principalmente pelas prostaglandinas E1 e E2, que são mediadores inflamatórios que podem, também, estimular a angiogênese e a proliferação de células osteoprogenitoras.[7] Fagócitos mononucleares levados até o local por vasos neoformados assistem na remoção do osso necrótico. Auxiliam também na construção do calo ósseo. Acredita-se que os macrófagos também orquestram a sequência ordenada da cicatrização de ferimentos de tecidos moles e que têm papel similar na reparação de fraturas. Eles contêm vários fatores de crescimento, incluindo fator de crescimento de fibroblastos (FGF, do inglês *fibroblast growth factor*), que inicia a fibroplasia em tecidos moles e também na reparação de fraturas.[8-10] A reabsorção das extremidades dos fragmentos é particularmente óbvia na reparação espontânea de fraturas: o *gap* da fratura se alarga, com isso a tensão interfragmentária diminui e a deformação dos tecidos moles é minimizada.[11]

A falta de suporte mecânico proporcionado pelo hematoma da fratura é bem estabelecida. Sua contribuição biológica para a cicatrização da fratura, inicialmente questionada, ganhou aceitação geral entre cirurgiões. De fato, a preservação do hematoma da fratura tornou-se um dos objetivos das técnicas de redução indireta e da fixação biológica de fraturas. A principal contribuição do hematoma é a liberação de fatores de crescimento, dessa maneira prepara o osso para a fase de reparação. Foi descoberto que o transplante do hematoma da fratura induz a formação de osso endocondral em locais ectópicos, o que é consistente com osteoindução.[12] O hematoma também age como um espaçador osteocondutor, proporcionando um arcabouço para as células, desse modo guiando o tamanho e a forma do calo ósseo.[11,13] A acidez local e o fator de crescimento endotelial vascular (VEGF, do inglês *vascular endothelial factor*) contido no hematoma estimulam o crescimento vascular para seu interior.[14] A formação de novos vasos também é estimulada pelos mastócitos, que são abundantes durante esta fase e liberam substâncias vasoativas.[8,15] Em algumas horas, um suprimento sanguíneo extraósseo transiente emerge dos tecidos moles vizinhos, revascularizando o local hipóxico da fratura.[16] Em cães, a resposta proliferativa vascular foi estimulada pela aplicação de um retalho muscular, desta forma melhorando a cicatrização de osteotomias experimentais nas tíbias.[17]

Este estudo ilustra a importância de se preservar os tecidos macios em torno da fratura. Caso não haja infecção, mobilidade excessiva ou necrose excessiva dos tecidos moles vizinhos no local da fratura, o hematoma é reabsorvido até o fim da primeira semana.[2] Clinicamente, o final do estágio inflamatório coincide com a diminuição de dor e inchaço.

Fase de reparação

Tecido de granulação

Em poucos dias, o crescimento capilar, as células mononucleares e os fibroblastos contribuem para a transformação do hematoma em tecido de granulação. Esse estágio inicial da fase de reparação coincide com um leve ganho na resistência mecânica porque o tecido de granulação pode aguentar uma força de tensão de até 0,1 Nm/mm^2.[18] Além disso, sua tolerância ao alongamento (de até duas vezes o comprimento original) explica sua formação em um estágio em que a deformação interfragmentária permanece alta.

Tecido conjuntivo

À medida que o tecido de granulação matura para tecido conjuntivo, as fibras de colágeno tornam-se mais abundantes. Dessa forma, há aumento da sua resistência à tensão (para 1 a 60 Nm/mm^2) e alongamento (máximo de 17%). Inicialmente são depositados colágenos dos tipos I, II e III, mas à medida que continua o processo de maturação, o colágeno do tipo I passa a predominar.[19] Esse tecido fibroso interfragmentário é organizado em padrão diagonal, otimizando sua capacidade de alongamento.[11]

"Calo ósseo macio"

As células mesenquimais no interior da camada de câmbio do periósteo, do endósteo, da medula óssea e dos tecidos moles adjacentes, que começaram a proliferar durante a fase inflamatória, diferenciam-se em condrócitos durante a fase de reparação (Figura 86.1). Essa proliferação e diferenciação são desencadeadas por vários fatores de crescimento, entre os quais as proteínas morfogenéticas ósseas (BMP, do inglês *bone morphogenetic proteins*) e o fator de crescimento transformador β (TGF-β, do inglês *transforming growth factor β*) têm papéis principais. O afastamento experimental do periósteo em animais imaturos resulta em produção de um calo ósseo distante do osso, pois as células osteoprogenitoras são puxadas junto com o periósteo.[1] Em pacientes maduros, o periósteo tem tendência a rasgar-se, em vez de se afastar por inteiro. As células osteoprogenitoras permanecem ligadas ao osso e produzem um calo em contato com o local da fratura. Tensão interfragmentária, irrigação sanguínea local e a oxigenação tecidual também afetam a elaboração e o tamanho do calo cartilaginoso. A hipoxia local encoraja as células mesenquimais a diferenciarem-se em condrócitos, em vez de osteoblastos.[20-22] Enquanto o calo externo depende inteiramente da vascularização extraóssea, o calo interno ou medular, desenvolvendo-se da camada celular endosteal, recebe seu suprimento sanguíneo de arteríolas medulares.[22,23] A presença de uma camada fibrocartilaginosa no interior do canal medular interrompe temporariamente o fluxo sanguíneo medular através do espaço da fratura. Juntos, o calo externo e o calo interno constituem a "ponte de calo ósseo".[24] A extensão total da ponte de calo ósseo é subestimada nas radiografias pois a porção cartilaginosa não é visível (Figura 86.2).[6] Isto explica, parcialmente, a discrepância entre a palpação de um grande calo e a visualização radiográfica de uma ponte ossificada relativamente menor. Esse "calo macio" formado durante as primeiras 3 semanas após a lesão resiste à compressão, mas sua resistência à tração (4 a 19 Nm/mm^2) e seu alongamento na ruptura (10% a 12,8%) são similares aos do tecido fibroso.[25] A produção de um calo externo proeminente é um achado comum em fraturas instáveis bem vascularizadas. O aumento resultante no diâmetro seccional transversal na área lesada amplia muito a resistência ao curvamento. A eficiência da resistência aumenta na terceira potência da distância do eixo neutro do osso e a rigidez aumenta na quarta potência.[26] O aumento na concentração de proteoglicanos no interior da fibrocartilagem também contribui para o endurecimento do espaço interfragmentário.[20]

"Calo ósseo duro"

A formação do calo não é aparente nas radiografias até que ocorra sua mineralização. O componente periosteal do calo cresce primeiro e aparece como um colar em torno do local da fratura. O calo interno é menor e forma-se na cavidade medular. É mais difícil de ser visto radiograficamente devido à sobreposição do calo externo.[6] A mineralização do calo macio prossegue das extremidades dos fragmentos para o centro do foco da fratura, formando um "calo duro", mediante um processo similar à ossificação endocondral das placas fisárias (de crescimento).[11] No primeiro momento, as mitocôndrias nos condrócitos parecem acumular grânulos contendo cálcio.[27] Sob hipoxia e metabolismo anaeróbico, esses depósitos intramitocondriais de fosfato de cálcio são liberados na matriz extracelular e se tornam sementes para o crescimento de microcristais de apatita. A invasão vascular da fibrocartilagem é, então, acoplada com a degradação dos compartimentos não mineralizados da matriz por macrófagos. Seguindo este *front* de reabsorção, vasos sanguíneos e células osteoprogenitoras formam novas trabéculas. Embora as propriedades mecânicas desse tecido fibrocartilaginoso calcificado não tenham sido investigadas, essas estruturas contribuem muito para a restauração da

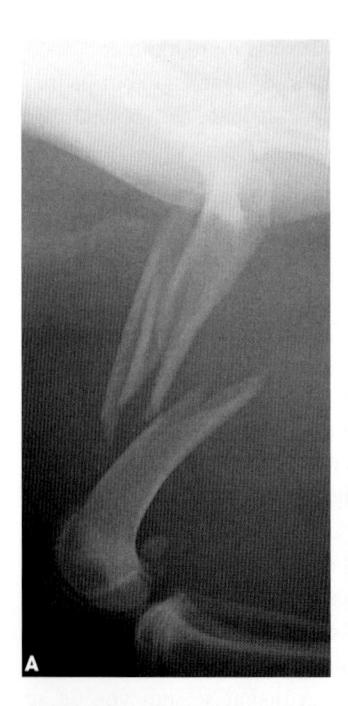

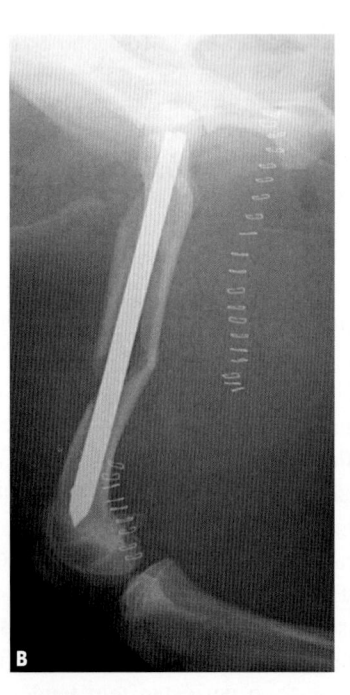

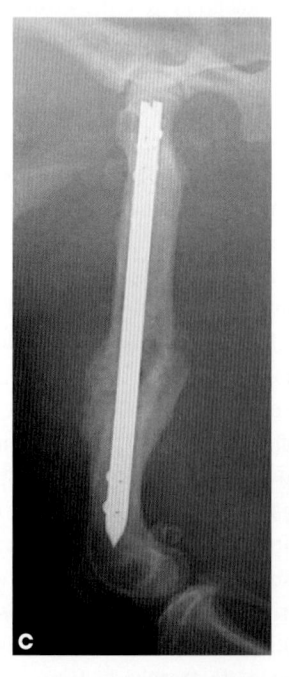

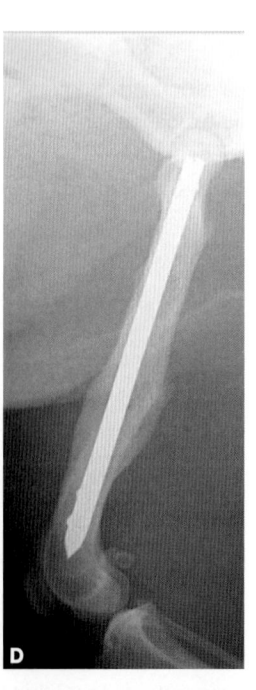

Figura 86.2 Aparência radiográfica da cicatrização óssea secundária. **A.** Radiografia lateral do fêmur de um cão com 10 meses de idade com fratura diafisária cominutiva. **B.** Radiografia obtida imediatamente após a colocação fechada de uma haste bloqueada. **C.** Pode ser notada uma ponte de calo ósseo na radiografia obtida 6 semanas mais tarde. **D.** A remodelação do calo pode ser vista 12 semanas após a cirurgia. O calo torna-se mais fusiforme.

resistência e rigidez no interior do espaço da fratura. Permitem, assim, a formação de osso compacto. A resistência final à tração do osso compacto é em torno de 130 Nm/mm^2, mas seu valor absoluto de elasticidade (resistência à deformação) é alto (10.000 Nm/mm^2) e sua capacidade de alongamento é limitada a 2%. Ao final da fase de reparação, a união óssea é alcançada. Entretanto, a estrutura do local da fratura é diferente da do osso original. O osso lesado ganhou resistência e rigidez suficientes para permitir exercício de baixo impacto.[28] A maturação do calo fibrocartilaginoso resulta no desaparecimento radiográfico da linha de fratura à medida que o *gap* da fratura adquire radio-opacidade igual à do osso adjacente (Figura 86.2).

Fase de remodelação

A fase final da reparação da fratura é caracterizada por uma adaptação morfológica do osso para readquirir função e resistência ótimas. Esse lento processo pode levar entre 6 e 9 anos após o traumatismo inicial em seres humanos, representando 70% do tempo total da cura de uma fratura (Figura 86.1).[29] A ação balanceada entre a reabsorção osteoclástica e a deposição osteoblástica é governada pela lei de Wolff e modulada por piezoeletricidade, um fenômeno pelo qual polaridade elétrica é criada por pressão exercida em um meio cristalino.[22,30,31] A sobrecarga axial de ossos longos cria uma superfície eletropositiva convexa, na qual a atividade osteoclástica predomina. No lado oposto, côncavo, a eletronegatividade superficial está associada a aumento na atividade osteoblástica. O calo externo se torna mais fusiforme e gradualmente desaparece (Figura 86.2). A remodelação do calo interno permite o restabelecimento de uma cavidade medular contínua na diáfise do osso. À medida que o fluxo sanguíneo medular se restabelece, o suprimento sanguíneo extraósseo diminui.

Influência do meio ambiente biomecânico na cicatrização óssea

Se vascularidade adequada é um pré-requisito para a cicatrização óssea, o meio ambiente biomecânico determina o padrão da reparação.[1] A formação óssea requer restauração da estabilidade mecânica. Esta pode ser conseguida pelo processo natural de cicatrização ou por osteossíntese, com estabilização parcial ou completa dos fragmentos da fratura. Enquanto a formação primária de osso ocorre sob condições extremas de redução e estabilização, a cicatrização espontânea representa a extremidade oposta do espectro e ilustra melhor os mecanismos envolvidos na cicatrização óssea secundária.

A cicatrização espontânea de uma fratura completa ocorre, tipicamente, na presença de extremidades ósseas muito instáveis. A reparação óssea precisa acontecer, embora haja alta distensão interfragmentária, que é definida como a deformação do local da fratura em relação ao tamanho da separação (*gap*) entre os fragmentos. Todavia, a formação óssea só ocorre em um meio ambiente biomecanicamente estável, com distensão interfragmentária menor que 2%.[32,33] Os meios da natureza para lidar com essa situação desfavorável tornam-se especialmente óbvios: há contração inicial dos músculos que circundam a fratura, reabsorção das extremidades dos fragmentos, reparação ordenada com tecidos adequados ao meio ambiente mecânico e a formação de um proeminente calo externo. A progressão de calo macio para calo duro depende de irrigação sanguínea e do aumento gradual da estabilidade do foco da fratura. Se o *gap* da fratura for bem vascularizado, a movimentação interfragmentária descontrolada estimula a formação de calo ósseo e a fratura progride para um calo cartilaginoso. Todavia, se o calo for incapaz de estabilizar os fragmentos, uma não união hipertrófica ou pseudoartrose, vai se desenvolver. Uma fratura estável com irrigação sanguínea permite a formação de um calo mineralizado. Todavia, o deslocamento inicial dos fragmentos ósseos devido ao traumatismo e à contração muscular frequentemente resulta em más uniões.

O padrão de cicatrização após cooptação externa ou fixação interna semirrígida de fraturas é intermediário entre a estabilização biológica pela formação de um calo ósseo conseguida na cicatrização espontânea e a reparação sem um calo ósseo conseguida com a estabilização absoluta. A cicatrização da fratura após cooptação externa lembra a reparação óssea espontânea, exceto que o mau alinhamento dos fragmentos é minimizado pela redução fechada. Implantes deslizantes como os pinos e hastes intramedulares tipicamente permitem alguma moção, incluindo micromoção axial com a carga do peso do corpo e cisalhamento rotacional nos fragmentos que não se encaixam. A quantidade de calo produzido após a aplicação de um fixador externo é altamente variável, dependendo da configuração da fratura e da rigidez do aparelho aplicado. A formação do calo após fixação com placa pode ocorrer quando o implante não é colocado no lado de distensão do osso, quando a redução da fratura não é perfeita ou quando a placa não tem rigidez suficiente.[34] Essas observações levaram ao conceito de fixação biológica, que é especialmente relevante nas fraturas cominutivas. Nesses casos, a aposição perfeita dos fragmentos não é provável e o cirurgião privilegia mais fatores biológicos que a redução anatômica e a estabilidade mecânica.[3,35] O alinhamento geral das articulações é restabelecido, mas a manipulação dos

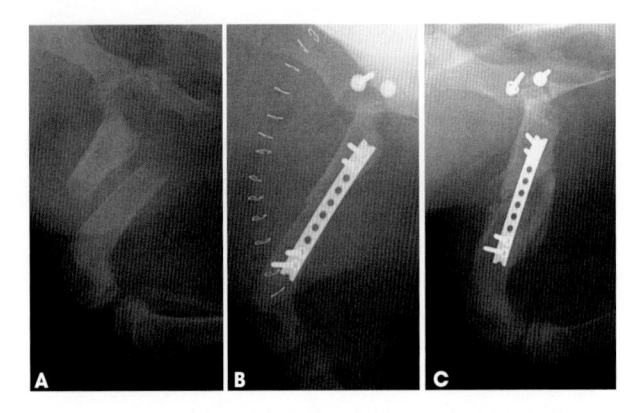

Figura 86.3 Fratura femoral em um cão com 4 meses de idade. **A.** Colocação de placa elástica. **B.** Uma placa veterinária cortável é mantida contra o osso por dois parafusos colocados o mais longe possível do foco da fratura. **C.** Note a quantidade de calo formando uma ponte na fratura 3 semanas após a cirurgia.

fragmentos e dos tecidos moles adjacentes é minimizada. Uma placa com reforço ou uma combinação placa-pino são aplicadas cruzando o *gap* da fratura e fazendo uma ponte em toda a extensão do osso. Essa fixação cirúrgica "não tão rígida" é menos invasiva que a fixação com placa tradicional e resulta em maior produção de calo. Em um estudo, a densidade óssea e a osteogênese em fraturas cominutivas eram maiores 12 semanas após a aplicação de uma placa em ponte, de uma haste intramedular ou um fixador externo em comparação com a aplicação de parafusos interfragmentários e placas de compressão.[5] Resultados similares foram relatados em estudos clínicos em que a fixação biológica de fraturas cominutivas aumentou a produção de calo ósseo e acelerou a união radiográfica. Houve também ganho na resistência biomecânica, permitindo retorno mais breve à função em pessoas e em pequenos animais.[36,37] Mais recentemente, o conceito de "osteossíntese com placa elástica" foi aplicado a fraturas diafisárias femorais unilaterais em 24 cães imaturos.[38] Cada fratura foi tratada com uma placa veterinária cortável fixada ao osso com dois parafusos colocados distantes do foco da fratura. Embora fosse necessário cuidar para restabelecer o grau fisiológico de torção femoral, as fraturas eram frequentemente conectadas por calo ósseo em 4 semanas (Figura 86.3).

Papel dos fatores de crescimento e mediadores inflamatórios

A cicatrização da fratura é orquestrada por interações complexas entre uma cascata de fatores de crescimento, células locais e seu meio ambiente. Embora nosso entendimento da sequência de fatores de crescimento envolvidos na cicatrização de fraturas tenha melhorado efetivamente nos últimos 50 anos, a lista de agentes afetando a formação óssea continua a crescer. O esforço da pesquisa atualmente é focado nos sinais que desencadeiam a liberação de fatores de crescimento e na definição do papel de cada fator na diferenciação sequencial que caracteriza a cicatrização óssea secundária. Resultados conflitantes em relação aos papéis de agentes osteocondutivos refletem a influência de numerosos fatores em seus efeitos, incluindo as células-alvo, doses testadas, espécies e características do meio ambiente local. Por exemplo, a eficácia de preparações osteocondutivas em primatas foi inicialmente questionada, até que estudos adicionais identificaram o efeito dose-dependente da osteoindução e a menor sensibilidade de vertebrados superiores em comparação com roedores.[39,40] Mesmo com esses desafios, é necessário um conhecimento geral dos fatores de crescimento para entender seu impacto no tratamento das fraturas e sua aplicação clínica como promotores da formação óssea (Figura 86.4).[9,41]

O corpo de evidências que dá suporte ao papel dos fatores de crescimento no metabolismo ósseo levou ao reconhecimento da fase inflamatória como um passo essencial para definir as fases subsequentes da cicatrização óssea. O hematoma da fratura, antes considerado uma potencial dificuldade para a cicatrização óssea, agora é preservado como uma fonte endógena de prostaglandinas (PG), cininas e outras proteínas não colagenosas.[42] As plaquetas são a primeira fonte de fatores mitogênicos no local traumatizado.[43] Além dos fatores de coagulação, elas liberam fator de crescimento derivado das plaquetas (PDGF, do inglês *platelet-derived growth factor*) e TGF-β1.[9] Embora o PDGF pareça estimular a proliferação de osteoblastos *in vitro*, seu papel exato na reparação de fraturas ainda não foi bem definido.[9] O selo de fibrina que se forma entre os fragmentos ósseos proporciona um suporte para a migração de células inflamatórias e seus subprodutos. Macrófagos, neutrófilos e mastócitos liberam fatores de crescimento (FGF, PDGF e TGF-β), promovendo angiogênese e estimulando fibroblastos. Os fatores de crescimento de fibroblastos (FGF) são parte de uma família de nove polipeptídios estruturalmente relacionados, entre os quais o FGF ácido (FGF-1 ou α-FGF) e o FGF básico (FGF-2 ou β-FGF) são os mais abundantes. Ambos os fatores estimulam crescimento e diferenciação de uma variedade de células, incluindo células epiteliais, osteoclastos e condrócitos. Os efeitos mitogênicos do FGF-1 têm sido associados à proliferação de condrócitos, enquanto osteoblastos expressam receptores FGF-2.[44,45] Células inflamatórias também produzem citocinas (interleucinas, como IL-1, IL-6; e fator de necrose tumoral ou TNF) que atraem células mesenquimais ao foco de fratura

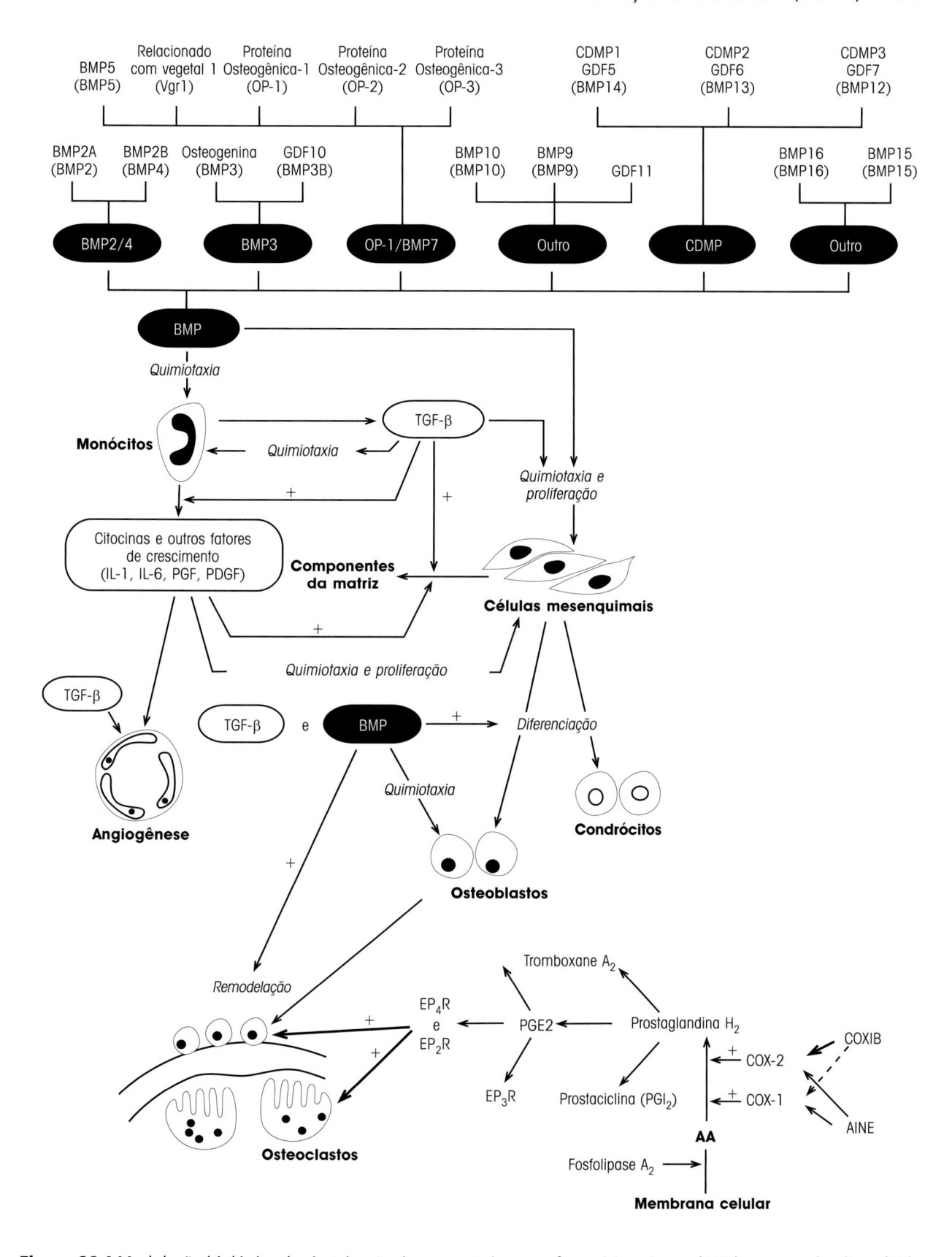

Figura 86.4 Modulação biológica da cicatrização óssea: proteínas morfogenéticas ósseas (BMP) e prostaglandinas (PG). AA = ácido araquidônico; AINE = anti-inflamatórios não esteroides; BMP = proteína morfogenética óssea; CDMP = proteína morfogenética derivada da cartilagem; COX = ciclo-oxigenase; EP1-4R = receptores de prostaglandinas 1 a 4; FGF = fator de crescimento de fibroblastos; GDF = fator de diferenciação do crescimento; IL = interleucina; PDGF = fator de crescimento derivado de plaquetas; TGF-β = fator de crescimento transformador β.[41,42,52]

(Figura 86.4). Estímulos pró-inflamatórios e citocinas promovem a formação de prostaglandinas (PG) por osteoblastos e osteoclastos. Entres essas, a PG-E2 é a mais abundante PG produzida por osteoblastos e a mais potente PG a estimular a formação e reabsorção óssea.[42] Esses efeitos são mediados pela interação com quatro subtipos de receptores (EP_1R, EP_2R, EP_3R e EP_4R), especialmente EP_2R e EP_4R.[42] As PG aumentam o número e a atividade dos osteoclastos.[46] Essas células liberam proteases que dissolvem a matriz mineral óssea e o colágeno e removem osso danificado, dessa maneira contribuindo para a reabsorção óssea e a liberação dos fatores de crescimento contidos na matriz. Outros estudos documentaram aumento na formação e no *turnover* do osso após injeções subcutâneas de PGE2 em cães.[47,48] Essa atividade resultaria de propriedades mitogênicas sobre os osteoblastos e da estimulação de células indiferenciadas em assumir diferenciação osteogênica.[42,46] Em seres humanos, a carga de impacto dinâmico foi associada a um aumento na produção de PG.[49] Esses resultados suportam a teoria segundo a qual PG mediam a resposta fisiológica à carga mecânica.[42] Baseado na sua amplitude de atividades, as PG provavelmente contribuem em todas as fases da reparação de fraturas, incluindo a fase de remodelação na cicatrização óssea secundária.

Na fase de reparação, a quimiotaxia, a proliferação, a coordenação e a diferenciação de células-tronco em condrócitos ou osteoblastos são orquestradas por vários fatores de crescimento, entre os quais TGF-β1 e proteínas morfogenéticas ósseas (BMP) têm papel importante (Figura 86.4). Ambas são membros da superfamília TGF-β, um grupo de proteínas diméricas, que agem como fatores de crescimento e diferenciação durante a embriogênese e na reparação tecidual na vida pós-natal. TGF-β1 é liberada por plaquetas imediatamente após uma fratura, mas a coloração mais intensa ocorre durante a proliferação celular da cartilagem e da ossificação endocondral.[50] Embora a resposta a TGF-β varie com dose, espécie e meio ambiente biológico, esse agente estimula a proliferação de células-tronco mesenquimais indiferenciadas e induz a expressão de BMP.[9,41] Desde que Urist descobriu o fenômeno da osteoindução e o atribuiu a uma única proteína em 1965, foram identificadas as estruturas de 16 BMP.[51,52] Todas pertencem à superfamília TGF-β, exceto a BMP-1. Entre elas, foram comprovadas como osteocondutivas a BMP-2, a BMP-7 e a BMP-9, o que significa que essas proteínas podem proporcionar o sinal primordial para as células-tronco mesenquimais se engajarem na diferenciação osteoblástica.[52] Cada BMP exerce seus efeitos ligando-se a uma combinação específica de receptores de membrana (serina treonina sulfato tipo I e II) e ativando a via de sinalização SMAD que eventualmente determina o desfecho do sinal.[52] Vários estudos descreveram a sequência típica da ossificação endocondral que ocorre após implantação ectópica (em locais normalmente desprovidos de células osteoprogenitoras, como o tecido subcutâneo) desses agentes: recrutamento e proliferação de monócitos e células-tronco mesenquimais, diferenciação em condrócitos, hipertrofia dos condrócitos e calcificação da matriz, seguida por invasão vascular, diferenciação osteoblástica e formação óssea.[53] Essa diferenciação em estágios dos tecidos ilustra os papéis das BMP na reparação natural das fraturas e eventualmente levou a ensaios clínicos de duas proteínas recombinantes, rhBMP-2 e rhBMP-7, em fraturas abertas e sem união da tíbia em seres humanos.[54]

Efeitos dos anti-inflamatórios não esteroides na cicatrização óssea

Muito interesse tem sido colocado no tratamento da dor em pequenos animais e seu impacto na cicatrização óssea. Anti-inflamatórios não esteroides (AINE) são prescritas rotineiramente como parte do manejo perioperatório de pacientes de fraturas por seus efeitos antipiréticos, analgésicos e antiflogísticos. A administração pré-operatória de AINE pode minimizar a sensibilização central e periférica aos estímulos dolorosos e, assim, melhorar a analgesia pós-operatória e evitar o desenvolvimento de síndromes de dores crônicas.[56] Eles não causam sedação e parecem diminuir as doses de opioides necessárias na abordagem analgésica multimodal mais comumente usada no tratamento de casos de traumatismo durante a fase perioperatória imediata. Combinados, esses benefícios aceleram o retorno pós-operatório à função normal, abreviam a hospitalização e reduzem os custos para os proprietários.[55] AINE agem essencialmente nos níveis periféricos e regionais, mas são suficientemente potentes para justificar seu uso como o único analgésico para pacientes ao deixarem o hospital. Sua ação se faz pela inibição da ciclo-oxigenase (COX), um catalisador para conversão enzimática do ácido araquidônico liberado da membrana celular em prostaglandinas, prostaciclina e tromboxane (Figura 86.4). Esse mecanismo de ação é responsável pelos efeitos colaterais dos AINE, incluindo impedimento da função plaquetária, vasoconstrição renal e ulceração gastrintestinal. Essas limitações motivaram o desenvolvimento de agentes anti-inflamatórios que inibem preferencialmente a ciclo-oxigenase induzida durante a inflamação (COX-2), enquanto preserva a isoenzima endógena (COX-1). AINE COX-2 preferenciais (coxibs) têm uma diferença de 2

Tabela 86.1 Estudos clínicos (2000-2005) e estudos experimentais selecionados avaliando os efeitos de AINE COX-2-preferenciais sobre a cicatrização óssea.[59]

Autores	Ano	Animais experimentais	Fratura	Medicamentos	Desfecho
Gerstenfeld et al.[63]	2004	Ratos	Femoral diafisária	Valdecoxibe, 5 mg/kg/dia durante 7 ou 21 dias após a fratura, comparado com placebo	Sem efeito se tx for limitado a 7 dias; o tx por 10 dias afetou cicatrização aos 21 dias, mas não aos 35 dias
Brown et al.[62]	2004	Ratos	Femoral diafisária	Celecoxibe, 3 ou 6 mg/kg/dia durante 10 dias após fratura, comparado com placebo	Observado *gap* da fratura na semana 4, nenhum efeito nas propriedades mecânicas e na avaliação radiográfica nas semanas 4, 8 e 12
Bergenstock et al.[64]	2005	Ratos	Femoral diafisária	Celecoxibe, 3 mg/kg/dia durante 10 dias após a fratura, comparado com placebo	Cicatrização dificultada às 18 semanas, com base em radiografias, testes mecânicos e histologia. NU em 26% das fraturas
Goodman et al.[66]	2005	Coelhos	Câmara óssea, estudo longitudinal	Controle (16 semanas sem tx), daí rofecoxibe, 12,5 mg/dia nas primeiras 2 das 6 semanas, *wash out* (eliminação), rofecoxibe, 12,5 mg/dia pelas 2 últimas das 6 semanas, *wash out*, rofecoxibe, 12,5 mg/dia durante 6 semanas	O crescimento ósseo foi afetado somente quando os AINE foram administrados por 6 semanas

Autores	Ano	Desenho do estudo clínico	Procedimento	Medicamentos	Desfecho
Giannoudis et al.[61]	2000	Retrospectivo	ORIF fêmur	AINE (*recall* do paciente)*	OR de NU com o uso de AINE: 10,74
Bhandari et al.[60]	2003	Observacional	ORIF fêmur	AINE (*recall* do paciente)*	Sem efeito do AINE na cicatrização
Bhattacharyya et al.[65]	2005	Retrospectivo	Diáfise umeral	AINE (registros da prescrição)*	Risco relativo de não união com uso de AINE por 61 a 90 dias após a fratura: 3,9
Reuben e Ekman[68]	2005	Prospectivo randomizado	Artrodese espinal	Celecoxibe, 400 mg, 1 dose antes da cirurgia, daí 200 mg cada 12 h cada 12 h por 5 dias	Sem diferenças entre grupos
Reuben et al.[67]	2005	Retrospectivo	Artrodese espinal	Dados por 5 dias pós-operatórios consecutivos: Celecoxibe, 50 mg/dia, ketorolac, 120 a 240 mg/dia	OR de NU com alta dose de ketorolac: 8,8 OR de NU com baixa dose de ketorolac: 3 Sem diferenças entre placebo, celecoxibe, rofecoxibe

AINE = anti-inflamatório não esteroide; NU = não união; OR = razão de chances (*odds ratio*); ORIF = Redução aberta, fixação interna; tx = tratamento.

* Estudo não distinguiu tipos de AINE administrados, doses, frequência ou duração.

a 100 vezes na concentração necessária do medicamento para inibir a COX-2, *versus* COX-1, *in vitro*.[57] Esses agentes essencialmente substituíram os inibidores não seletivos da ciclo-oxigenase na prática clínica de pequenos animais. Entres eles, o carprofeno foi avaliado recentemente em cães em processo de reparação de fraturas.[58] Nesse estudo prospectivo de 26 cães traumatizados, a administração perioperatória de carprofeno não causou efeitos adversos clinicamente relevantes na hemostasia e na função renal. Apesar de tudo, o uso perioperatório de AINE em pacientes de fratura tem sido neutralizado pelas preocupações quanto aos possíveis efeitos deletérios na cicatrização óssea. De fato, os AINE podem teoricamente, inibir a formação óssea pois elas interferem com a liberação de mediadores inflamatórios, incluindo PG. Foi comprovado que a COX-2 é a enzima limitadora na via de síntese das PG.[46] É de se esperar, então, que qualquer inibição da COX-2 afete a liberação de PG e suprima sua contribuição à cicatrização óssea (delineada na seção sobre fatores de crescimento e cicatrização óssea). A expressão da COX-2 aumenta naturalmente após a fratura e a supressão dessa enzima resulta em uma redução relativa na osteoblastogênese.[46] Os efeitos de AINE não seletivos, como a indometacina e o ácido acetilsalicílico, foram estudados extensivamente e a maioria dos estudos experimentais *in vivo* relata um efeito negativo na cicatrização óssea.[59] Poucos estudos avaliaram o efeito dos agentes que poupam a COX-1 e vários relatam resultados conflitantes. A Tabela 86.1 sumariza os resultados de estudos experimentais selecionados e de todos os estudos clínicos publicados durante os últimos 5 anos sobre os efeitos de AINE seletivos para a COX-2 sobre a cicatrização óssea.[60-68] Entre esses, os efeitos de administração por curto tempo (10 dias) de celecoxibe (3 e 6 mg/kg) foram comparados com um controle negativo em ratos com fraturas femorais induzidas.[64] Celecoxibe dificultou a cura de fraturas e aumentou a taxa de não uniões (26%, 9/26) em comparação com os controles (0/41). O calo ósseo de 8 semanas continha mais cartilagem no grupo tratado, diminuindo suas propriedades biomecânicas. Usando o mesmo modelo de fraturas, outros investigadores testaram os efeitos de outro agente COX-2-preferencial, o valdecoxibe (5 mg/kg/dia) administrado por 7 ou 21 dias após a fratura.[63] Eles não encontraram diferenças nas avaliações físicas, biomecânicas e histológicas da cicatrização óssea após o período curto de administração. Em contraste, o tratamento por 21 dias dificultou a cicatrização óssea em 21 dias comparado com o grupo placebo, mas a diferença desapareceu aos 35 dias. O efeito temporal dos AINE COX-2-seletivos no crescimento ósseo foi avaliado em um modelo de câmara óssea em coelhos.[66] Nesse estudo, rofecoxibe diminuiu a produção de osso se administrado continuamente por 6 semanas, mas não apresentou efeitos adversos se administrado por 2 semanas, precoce ou tardiamente após a implantação da câmara na tíbia. As evidências gerais obtidas de estudos em animais é que um breve curso de AINE que poupem a COX-1 pode alterar a formação do calo no início da fase de reparação mas não tem efeito a longo prazo na cura da fratura. Todavia, a extrapolação para a prática de pequenos animais recomenda cautela, pois esses resultados foram obtidos em roedores, com regimes de doses diferentes daquelas aplicadas clinicamente. Foram feitos poucos estudos clínicos sobre os efeitos dos AINE que poupam a COX-1 em pacientes de fraturas (Tabela 86.1), com uma validade limitada pela sua natureza retrospectiva. Uma melhor evidência foi proporcionada recentemente por um estudo prospectivo, randomizado e duplo-cego em pacientes humanos submetidos a artrodese espinal.[68] Nesse estudo, pacientes recebendo celecoxibe 1 h antes da indução e a cada 12 h por 5 dias após a cirurgia tiveram escores de dor menores e taxas de não união similares em 1 ano comparado aos pacientes do grupo placebo. Baseado na literatura atual, não se pode fazer uma recomendação considerando a evidência sólida quanto ao uso de AINE no tratamento de fraturas. Os AINE podem teoricamente, atrasar a cicatrização óssea, especialmente se forem dados por longos períodos ou em altas doses em pacientes com cicatrização óssea comprometida. Mesmo nesses pacientes, o potencial atraso na reparação óssea deve ser confrontado com os benefícios dos AINE mencionados anteriormente. No futuro, devem ser desenvolvidos grandes testes clínicos randomizados de agentes comercializados para pequenos animais para avaliar seus efeitos nos sinais objetivos de cicatrização (densidade mineral óssea, tamanho do calo) e também nas medidas dirigidas aos pacientes (remoção do implante, retorno ao exercício irrestrito).

Referências bibliográficas

1. Griffon DJ: Fracture healing. *In* AO Principles of Fracture Management in Small Animals. Johnson AL, Houlton JEF, Vannini R (eds). Davos: AO Publishing, 2005.
2. Schiller A: Bone and joints. *In* Pathology. Farber RE (ed). Philadelphia: Lippincott, 1988.
3. Aron DN, Palmer RH, Johnson A L: Biologic strategies and a balanced concept for repair of highly comminuted long bone fractures. Comp Cont Educ Pract Vet 17:35-49, 1995.
4. Dudley M, et al: Open reduction and bone plate stabilization, compared with closed reduction and external fixation, for treatment of comminuted tibial fractures: 47 cases (1980-1995) in dogs. J Am Vet Med Assoc 211(8):1008-1012, 1997.
5. Claes L, et al: Fixation technique influences osteogenesis of comminuted fractures. Clin Orthop Relat Res (365):221-229, 1999.
6. Morgan JP, Leighton,RL: Radiographic appearance of fracture healing. *In* Radiology of Small Animal Fracture Management. Morgan J, Leighton R (eds). Philadelphia: WB Saunders, 1995.
7. Millis DL: Bone- and non-bone-derived growth factors and effects on bone healing. Vet Clin North Am Small Anim Pract, 29(5):1221-1246, 1999.

8. Heppenstall RB: Fracture healing. *In* Fracture Treatment and Healing. Heppenstall R (eds). Philadelphia: WB Saunders, 1980.
9. Lieberman JR, Daluiski A, Einhorn TA: The role of growth factors in the repair of bone. Biology and clinical applications. J Bone Joint Surg Am 84-A(6):1032-1044, 2002.
10. Leibovich SJ, Ross R: The role of the macrophage in wound repair. A study with hydrocortisone and antimacrophage serum. Am J Pathol 78(1):71-100, 1975.
11. Rahn BA: Bone healing: histologic and physiologic concepts. *In* Bone in Clinical Orthopedics. Fackelman G (ed). New York: Thieme, 2002.
12. Mizuno K, et al: The osteogenetic potential of fracture haematoma. Subperiosteal and intramuscular transplantation of the haematoma. J Bone Joint Surg Br 72(5):822-829, 1990.
13. Hulse D, Hyman B: Fracture biology and biomechanics. *In* Textbook of Small Animal Surgery. Slatter D (ed). Philadelphia: WB Saunders, 1993.
14. Street J, et al: Is human fracture hematoma inherently angiogenic? Clin Orthop Relat Res (378):224-237, 2000.
15. Marks RM, et al: Mast cell granules cause proliferation of human microvascular endothelial cells. Lab Invest 55(3):289-294, 1986.
16. Wilson JW: Blood supply to developing, mature and healing bone. *In* Bone in Orthopedics. Fackelman GE (ed). New York: Thieme, 2002.
17. Richards RR, Schemitsch EH: Effect of muscle flap coverage on bone blood flow following devascularization of a segment of tibia: an experimental investigation in the dog. J Orthop Res 7(4):550-558, 1989.
18. Perren SM, Boitzy A: Cellular differentiation and bone biomechanics during the consolidation of a fracture. Anat Clin 1:13, 1978.
19. Lane WA: The operative treatment of fractures. London: The Medical Publishing Company, 1914.
20. Schenk RK, Hunziker EB: Histologic and ultrastructural features of fracture healing. *In* Bone Formation and Repair. Brighton C, Friedlander G, Lane J (eds). Rosemont: American Academy of Orthopaedic Surgeons, 1994.
21. Carter DR, et al: Mechanobiology of skeletal regeneration. Clin Orthop Relat Res (355 Suppl):S41-55, 1998.
22. Remedios A: Bone and bone healing. Vet Clin North Am Small Anim Pract 29(5):1029-1044, 1999.
23. Binnington AG: Bone remodeling and transplantation. *In* Canine Orthopedics. Wittick, WG (ed). Philadelphia: WB Saunders, 1990.
24. Rhinelander FW, Wilson JW: Blood supply to developing, mature and healing bone. *In* Bone in Clinical Orthopaedics. Sumner-Smith, G (ed). Philadelphia, WB Saunders, 1982.
25. Mann FA, Payne JT: Bone healing. Semin Vet Med Surg (Small Anim) 4(4):312-321, 1989.
26. Perren SM: Physical and biological aspects of fracture healing with special reference to internal fixation. Clin Orthop Relat Res (138):175-196, 1979.
27. Ketenjian AY, Arsenis C: Morphological and biochemical studies during differentiation and calcification of fracture callus cartilage. Clin Orthop Relat Res (107):266-273, 1975.
28. Frost HM: The biology of fracture healing. An overview for clinicians. Part I. Clin Orthop Relat Res (248):283-293, 1989.
29. Wendeberg B: Mineral metabolism of fractures of the tibia in man studied with external counting of Sr85. Acta Orthop Scand Suppl 52:1-79, 1961.
30. Bassett CAL: Biophysical principles affecting bone structure. *In* Biochemistry and Physiology of Bone. Bourne, GH (ed). New York, Academic Press, 1971.
31. Cruess RL, Dumont J: Basic fracture healing. *In* Textbook of Small Animal Orthopaedics. Newton CD, Nunamaker DM (eds). Philadelphia: Lippincott, 1985.
32. Perren SM, Cordey J: The concept of interfragmentary strain. *In* Current Concepts of Intenal Fixation of Fractures. Uhthoff HK(ed). Berlin: Springer, 1980.
33. Rahn BA: Bone healing: histologic and physiologic concepts. *In* Bone in Clinical Orthopaedics – A Study in Comparative Osteology. Sumner-Smith G (ed). Philadelphia: WB Saunders, 1982.
34. Hutzschenreuter P, Perren SM, Steinemann S: Some effects of rigidity of internal fixation on the healing pattern of osteotomies. Injury 1:77-85, 1980.
35. Perren SM: Evolution of the internal fixation of long bone fractures. The scientific basis of biological internal fixation: choosing a new balance between stability and biology. J Bone Joint Surg Br 84(8):1093-1110, 2002.
36. Heitemeyer U, et al: Severely comminuted femoral shaft fractures: treatment by bridging-plate osteosynthesis. Arch Orthop Trauma Surg 106(5):327-330, 1987.
37. Johnson AL, Smith CW, Schaeffer DJ: Fragment reconstruction and bone plate fixation versus bridging plate fixation for treating highly comminuted femoral fractures in dogs: 35 cases (1987-1997). J Am Vet Med Assoc 213(8):1157-1161, 1998.
38. Cabassu J: Elastic plate osteosynthesis of femoral shaft fractures in young dogs. Vet Comp Orthop Trauma 14:40-45, 2001.
39. Aspenberg P, Lohmander LS, Thorngren KG: Monkey bone matrix induces bone formation in the athymic rat, but not in adult monkeys. J Orthop Res, 9(1):20-25, 1991.
40. Ripamonti U, et al: Initiation of bone regeneration in adult baboons by osteogenin, a bone morphogenetic protein. Matrix 12(5):369-380, 1992.
41. Zachos TA, Bertone AL: Growth factors and their potential therapeutic applications for healing of musculoskeletal and other connective tissues. Am J Vet Res, 66(4):727-738, 2005.
42. Radi ZA, Khan NK: Effects of cyclooxygenase inhibition on bone, tendon, and ligament healing. Inflamm Res 54(9):358-366, 2005.
43. Bolander MV: Regulation of fracture repair and synthesis of matrix macromolecules. *In* Bone Formation and Repair. Brighton CT, Friedlaender GE,. Lane JM (eds). Rosemont: American Academy of Orthopedic Surgeons, 1994.
44. Jingushi S, et al: Acidic fibroblast growth factor (aFGF) injection stimulates cartilage enlargement and inhibits cartilage gene expression in rat fracture healing. J Orthop Res 8(3):364-371, 1990.
45. Canalis E, Centrella M, McCarthy T: Effects of basic fibroblast growth factor on bone formation in vitro. J Clin Invest 81(5):1572-1577, 1988.
46. Raisz LG: Prostaglandins and bone: physiology and pathophysiology. Osteoarthritis Cartilage 7(4):419-21, 1999.
47. High WB: Effects of orally administered prostaglandin E-2 on cortical bone turnover in adult dogs: a histomorphometric study. Bone 8(6):363-373, 1987.
48. Li XJ, et al: Transient effects of subcutaneously administered prostaglandin E2 on cancellous and cortical bone in young adult dogs. Bone 11(5):353-364, 1990.
49. Thorsen K, et al: In situ microdialysis in bone tissue. Stimulation of prostaglandin E2 release by weight-bearing mechanical loading. J Clin Invest 98(11):2446-2449, 1996.
50. Rosier RN, O'Keefe RJ, Hicks DG: The potential role of transforming growth factor beta in fracture healing. Clin Orthop Relat Res (355 Suppl):S294-300, 1998.
51. Urist MR: Bone: formation by autoinduction. Science 150(698):893-899, 1965.
52. Termaat MF, et al: Bone morphogenetic proteins. Development and clinical efficacy in the treatment of fractures and bone defects. J Bone Joint Surg Am 87(6):1367-1378, 2005.
53. Reddi AH: Initiation of fracture repair by bone morphogenetic proteins. Clin Orthop Relat Res (355 Suppl):S66-72, 1998.
54. Friedlaender GE, et al: Osteogenic protein-1 (bone morphogenetic protein-7) in the treatment of tibial nonunions. J Bone Joint Surg Am 83-A Suppl 1(Pt 2):S151-158, 2001.
55. Perkins FM, Kehlet H: Chronic pain as an outcome of surgery. A review of predictive factors. Anesthesiology 93(4):1123-1133, 2000.
56. Crandell DE, Mathews KA, Dyson DH: Effect of meloxicam and carprofen on renal function when administered to healthy dogs prior to anesthesia and painful stimulation. Am J Vet Res 65(10):1384-1390, 2004.
57. Todhunter R, Johnston S: Osteoarthritis. *In* Textbook of Small Animal Surgery. Slatter D (ed). Philadelphia: WB Saunders, 2003.
58. Bergmann HM, Nolte IJ, Kramer S: Effects of preoperative administration of carprofen on renal function and hemostasis in dogs undergoing surgery for fracture repair. Am J Vet Res 66(8):1356-1363, 2005.
59. Koester MC, Spindler KP: Pharmacologic agents in fracture healing. Clin Sports Med 25(1):63-73, viii, 2006.
60. Bhandari M, et al: Predictors of reoperation following operative management of fractures of the tibial shaft. J Orthop Trauma 17(5):353-361, 2003.

61. Giannoudis PV, et al: Nonunion of the femoral diaphysis. The influence of reaming and non-steroidal anti-inflammatory drugs. J Bone Joint Surg Br 82(5):655-658, 2000.
62. Brown KM, et al: Effect of COX-2-specific inhibition on fracture-healing in the rat femur. J Bone Joint Surg Am 86-A(1):116-123, 2004.
63. Gerstenfeld LC, Einhorn TA: COX inhibitors and their effects on bone healing. Expert Opin Drug Saf 3(2):131-136, 2004.
64. Bergenstock M, et al: A comparison between the effects of acetaminophen and celecoxib on bone fracture healing in rats. J Orthop Trauma 19(10):717-723, 2005.
65. Bhattacharyya T, et al: Nonsteroidal antiinflammatory drugs and nonunion of humeral shaft fractures. Arthritis Rheum 53(3):364-367, 2005.
66. Goodman SB, et al: Temporal effects of a COX-2-selective NSAID on bone ingrowth. J Biomed Mater Res A 72(3):279-287, 2005.
67. Reuben SS, Ablett D, Kaye R: High dose nonsteroidal anti-inflammatory drugs compromise spinal fusion. Can J Anaesth 52(5):506-512, 2005.
68. Reuben SS, Ekman EF: The effect of cyclooxygenase-2 inhibition on analgesia and spinal fusion. J Bone Joint Surg Am 87(3):536-542, 2005.

Aceleração da Cicatrização da Fratura

Erick Egger e Elizabeth Pluhar

Estimulação física da cicatrização óssea

Sabe-se há muito tempo que o ambiente mecânico da fratura de um osso longo pode influenciar o processo biológico de sua cura.[1] Isto foi demonstrado classicamente pelo desenvolvimento de um grande calo periosteal por ossificação endocondral em fraturas estabilizadas com uma fixação que permitia alguma moção no foco da fratura. Isto é o oposto da cicatrização com formação mínima de calo periosteal por ossificação intramembranosa direta quando a fratura é fixada com rigidez, não permitindo virtualmente nenhuma movimentação entre as extremidades fraturadas. Qual dessas vias é a preferida tem sido debatido extensivamente, como foi visto nos Capítulos 85 e 86 sobre "cicatrização óssea" neste livro. Mais recentemente, pesquisadores e clínicos vêm manipulando as respostas da fratura ao ambiente mecânico para otimizar ou estimular sua cura. Esta seção sumariza as técnicas atuais investigadas e empregadas clinicamente e os mecanismos propostos para ação dessas técnicas.

Micromoção induzida

Este conceito foi extensivamente estudado por Goodship e Kenwright no modelo de tíbia em ovelhas[2,3] e em pelo menos um ensaio clínico em seres humanos.[4] Esse esquema utiliza um fixador externo com um ativador acionado pneumaticamente que proporciona forças axiais de distensão e compressão que podem ser controladas quanto ao grau de deslocamento, velocidade e duração. Em um modelo ovino de osteotomia transversal com afastamento de 3 mm, houve efeito positivo na formação do calo e no aumento da rigidez quando estimulado por um grau de deslocamento induzido de 1 mm, em comparação com os controles não estimulados.[2] Um trabalho mais recente sugere que os efeitos positivos da micromoção induzida (IMM, do inglês *induced micromotion*) são maiores com taxas de moção relativamente moderadas ou mais altas (40 e 400 mm/s, *versus* 2 mm/s).[3] Esse efeito positivo foi máximo quando a IMM foi iniciada 1 semana após a osteotomia em comparação com a iniciação postergada (após 6 semanas). Consequentemente, esses autores acham que a IMM tem seu efeito positivo ótimo nas fases iniciais do processo reparativo, o qual, no modelo deles, parece ser a ossificação endocondral. Um ensaio clínico subsequente em 39 fraturas de tíbias de seres humanos tratadas com IMM realmente mostrou um decréscimo significante no tempo de cicatrização quando comparado com controles não estimulados.[4] Um outro estudo[5] com moção induzida externa foi conduzido em osteotomias femorais de 2 mm em ratos. Um fixador externo especializado foi utilizado para proporcionar curvamento cranial-caudal da osteotomia do dia 7 ao dia 18, 3 vezes/semana. A análise de elementos finitos demonstrou que o aspecto cranial da osteotomia em reparação sofreu aproximadamente 7% de força de distensão, enquanto o aspecto caudal da osteotomia sofreu 3,5% de força de compressão. Em geral, as forças de distensão tenderam a promover ossificação endocondral. Eles conjecturaram que isso aconteceu pelo aumento do conjunto de células mesenquimais progenitoras, tendo demonstrado aumento na formação de pontes ósseas, enquanto as forças compressivas suprimem a condrogênese e estimulam a ossificação intramembranosa.

Dinamização

Dinamização é um conceito descrito inicialmente por De Bastiani e incorporado ao desenho de um sistema fixador externo humano (Orthofix™).[6] De Bastiani propôs a utilização de uma fixação inicialmente rígida para permitir a revascularização e a cicatrização inicial da fratura, seguidas da liberação da estabilização axial, com continuação da estabilização angular e rotacional. Embora muitos casos clínicos em seres humanos tenham sido tratados com essa técnica, a maioria dos estudos experimentais não demonstrou um efeito geral positivo na cicatrização de osteotomias em cães.[7] Em um estudo que relatou um efeito geral positivo com a dinamização feita 7 dias pós-operatoriamente, o efeito pode ter refletido um aumento na rigidez causado por um colapso completo do *gap* da osteotomia.[8] Um outro estudo usando um fixador externo de desenho veterinário sugeriu que a dinamização após 2 semanas favorece a formação de calos de tamanho e densidade maiores, mas pode impedir a remodelação no *gap* da fratura.[9] Não foram encontradas diferenças estatisticamente significantes na densitometria, absorciometria, ou tomografia computadorizada durante o período de estudo e, ao final do estudo, 13 semanas pós-operatoriamente, notou-se uma falta de rigidez rotacional ou de diferença na resistência máxima.

Desestabilização

A base desse conceito é proporcionar fixação estabilizada no início e diminuir a rigidez da fixação à medida que a fratura cicatriza e adquire resistência. Ele foi desenvolvido em uma tentativa de combinar as vantagens da estabilização inicial, como a rápida redução na dor pós-operatória e o aumento na velocidade de uso do membro e evitar as desvantagens da fixação rígida a longo termo, como a blindagem da fratura ao estresse. A desestabilização, também conhecida como "desmontagem em estágios", desenvolveu-se à medida que se conseguiu fixação mais rígida com fixadores externos de quadros mais complexos,[10] novos componentes[11] e pinos de fixação com rosca.[12] As observações clínicas de casos de união retardada atrófica e não união de fraturas que ocorriam com esses aparelhos rígidos estimularam as tentativas para otimizar a cicatrização da fratura por manipulação do ambiente mecânico da fixação da fratura. Experimentos iniciais com osteotomias transversais[13] e oblíquas[14] da tíbia em cães sugerem que a desestabilização das configurações rígidas dos fixadores externos para configurações tipo I muito menos rígidas (duas vezes na torção, três vezes no encurvamento e sete vezes na compressão axial)[15] resultou em maior produção de calo, mas em diminuição na resistência da cicatrização quando feita em 0, 2 e 4 semanas após a osteotomia. Foram vistas produção mínima de calo e maior evidência de remodelação com maior resistência na fratura quando desestabilizadas 6 semanas após osteotomia. Não houve efeitos quando as osteotomias foram desestabilizadas 12 semanas após a osteotomia e comparadas com os controles contralaterais estabilizados rigidamente. Esses resultados sugerem que quando a redução na rigidez da fixação for muito grande ou for feita muito cedo, o padrão de cicatrização da fratura pode se converter de ossificação intramembranosa primária para endocondral secundária. A desestabilização pode resultar em maior resistência da fratura quando feita em 6 semanas, provavelmente por estimular a fase de hipertrofia e remodelação da cicatrização óssea primária. A desestabilização tardia daquele modelo não proporcionou efeito benéfico ou porque a resposta do tecido em cicatrização foi inadequada naquele tempo ou porque o estudo não teve duração suficiente (12 a 15 semanas). Também foi notado que problemas com a fixação, afrouxamento de pinos e claudicação secundária com infecção se desenvolveram à medida que o número de pinos de fixação diminuiu após a desestabilização. Todavia, um estudo similar, mais recente e mais bem controlado feito pelo laboratório de Dupui, não encontrou diferenças significativas na cicatrização em uma osteotomia oblíqua com 2 mm de afastamento quando desestabilizada de um quadro tipo II para um quadro tipo I.[16] Esses autores concluíram que os resultados positivos do estudo prévio podem ter sido em razão de osteotomias de controle demasiado rígidas, essencialmente causando blindagem ao estresse e que a desestabilização de um tipo III pode, na realidade, representar um retorno à cicatrização óssea normal, em vez de uma estimulação da cicatrização óssea.[17-19] Todavia, eles também reconheceram que situações clínicas diferentes podem necessitar diferentes abordagens e fraturas que cicatrizam lentamente ainda podem beneficiar-se de um aumento gradual nas cargas por remoção progressiva da fixação.[16]

Aumento da estabilização

O cenário final da manipulação da fixação da fratura que tem sido discutido é aquele de se deixar movimentação precoce do foco da fratura para induzir um grande calo ósseo periosteal pela via de precursores condrais. E consequentemente aumentar a rigidez para encorajar os últimos estágios da ossificação. Nós conduzimos um estudo piloto dessa abordagem começando com uma fixação tipo I por 4 semanas seguida por uma conversão para uma configuração rígida tipo III após produção significante de calo. Problemas esmagadores com falhas na fixação e afrouxamento dos pinos que resultaram em perda da redução e mau uso do membro devido à dor fizeram com que essa abordagem fosse abandonada. Todavia, com a melhoria atual no projeto do aparelho e o uso de pinos com rosca, aquele conceito merece novos estudos.

Estimulação com corrente contínua

A corrente contínua (DC, do inglês *direct current*) usa 20 µA constantes para estimular a fratura. O catodo é colocado no local de estimulação e o anodo/conjunto de baterias é sepultado no tecido subcutâneo. Brighton[15,20] demonstrou que no catodo, a P_{O_2} é menor, o que parece favorecer a formação óssea; a síntese de proteoglicanos e colágeno é aumentada. Atualmente, a DC é aprovada para ser usada em não uniões estabelecidas e fusões espinais em seres humanos,[21] com até 83% de sucesso relatado para não uniões da tíbia.[22] As baterias implantáveis eliminam o problema da aceitação pelo paciente, mas, em geral, necessitam ser removidas após 6 meses.

Campos eletromagnéticos pulsados

O sinal de campos eletromagnéticos pulsados (PEMF, do inglês *pulsed electromagnetic fields*) foi desenvolvido para induzir campos magnéticos em ossos similares em magnitude e tempo aos campos elétricos endógenos produzidos em resposta ao esforço.[21] Ele pode refletir a capacidade de um osso em responder às alterações no ambiente mecânico conhecidas como Lei de Wolff. O sinal consiste em curtas explosões de pulsos eletromagnéticos (EM) repetidos em 15 Hz. Vários estudos *in vivo* demonstraram suprarregulação e aumento de várias vezes nos mRNAs de BMP, que aumentaram a condroneogênese aumentando a diferenciação de células precursoras osteocondrais,[22] sugerindo que os PEMF teriam seu efeito ótimo na produção de osso endocondral. Isto é consistente com as observações clínicas de que PEMF são mais efetivos no tratamento de não uniões hipertróficas do que não uniões atróficas.[22] Atualmente, os PEMF são utilizados em seres humanos como um adjunto à terapia de fraturas-padrão e união retardada.

Acoplamento capacitivo

Esta abordagem utiliza dois eletrodos de superfície colocados em lados alternados da fratura. O campo indutivo é dirigido por uma corrente elétrica oscilante.[21] A intensidade do campo é calculada para ser 0,1 a 20 mV/cm aplicado continuamente. Foi observada estimulação da produção de células ósseas, mas a fisiologia de como os sinais elétricos estimulam é difícil de demonstrar no laboratório.[23] O acoplamento capacitivo é usado tipicamente com o tratamento por imobilização com gesso de não uniões, tendo uma taxa de sucesso de 60% a 77% e de uma melhora de 65% a 85% nas taxas de sucesso em se obter fusão espinal.[23]

Campos magnéticos combinados

Parecem afetar o transporte de íons de cálcio através das membranas celulares e ativar a secreção de fatores de crescimento (fator de crescimento semelhante à insulina II), aumentando a proliferação celular.[23,24] Mas são necessários mais estudos para explicar completamente seu efeito estimulatório. Atualmente, são aplicados por 30 min por dia em casos de não união e para estimular a fusão espinal.[21] Foi sugerido o tratamento de osteoartrites e neuroartropatias, mas isto espera um melhor entendimento de seu mecanismo de ação.[21]

Ultrassonografia de baixa intensidade

Foi demonstrado que a ultrassonografia de baixa intensidade em pulsos de alta frequência acelera a cura de fraturas, mas não parece haver um estágio específico mais sensível.[25] Um efeito de aquecimento mínimo (menos de 1°C) pode aumentar alguma atividade enzimática. A ultrassonografia afeta a taxa de troca de íons potássio e aumenta a liberação de cálcio intracelular e parece estimular a síntese de proteoglicanos em condrócitos de ratos.[26] Foram também demonstrados graus maiores de fluxo sanguíneo em modelos de fratura ulnar em cães com um efeito estimulatório geral.[27] Em seres humanos, ela é aplicada por 20 min diariamente. As indicações clínicas atuais são focadas em reduzir o tempo de cura de fraturas recentes e para evitar uniões retardadas e subsequente perda da redução da fratura.[28] Ela foi usada também no tratamento de não uniões e para aumentar a resistência do novo osso produzido por osteogênese por tração.[21]

Terapia por ondas de choque

As ondas de choque usam um impulso mecânico de alta energia e frequência variável aplicado por um transdutor que pode focalizar os impulsos e concentrar a energia em estruturas profundas. A rápida onda de pressão positiva é seguida por uma pressão negativa variável que pode causar cavitação em tecidos moles ou rupturas de estruturas grandes. Essa terapia foi usada originalmente como litotripsia para fragmentação não invasiva de cálculos renais.[29] Vários estudos demonstraram efeitos positivos e variáveis na cicatrização de uma não união.[28] Um estudo clínico encontrou um efeito positivo na cicatrização tardia de osteotomias tibiais agudas em cães.[30] Embora o mecanismo de ação ainda não esteja bem esclarecido, foi proposto que as ondas de choque causam microtrauma, com criação de hematomas. Subsequentemente, a neovascularização induzida estimula a proliferação e a atividade do tecido conjuntivo.[31] Geralmente, 6.000 a 12.000 impulsos de choque são aplicados em um tratamento, que pode ser repetido periodicamente. Hoje, a terapia por ondas de choque é recomendada somente como um adjunto aos tratamentos tradicionais para não uniões crônicas, particularmente com comprometimento da circulação local. Pode haver um enfraquecimento temporário das estruturas ósseas pela produção de microfraturas trabeculares. Também parece que há um significante efeito analgésico, assim deve-se ter cuidado com a atividade após o tratamento, para evitar uma fratura catastrófica, até que o osso tenha tido oportunidade de responder e se fortalecer.

Estimulação biológica da cicatrização óssea

A maioria das fraturas em animais de companhia é curada em um período de tempo aceitável com a estabilização adequada dos fragmentos ósseos. Existem fatores que contribuem para o atraso ou o impedimento da cicatrização óssea. As principais categorias desses fatores são as deficiências de suprimento vascular, deficiências no vigor da resposta osteocondral e as deficiências na estabilidade ou continuidade física. O uso de células, fatores bioativos, e/ou matrizes de suporte pode melhorar a cura da fratura fornecendo ou estimulando o fator deficiente. Os materiais bioativos podem ser agrupados segundo suas propriedades que intensificam a cicatrização: osteogênese, formação de novo osso; osteoindução, recrutamento e diferenciação de células formadoras de osso; e osteocondução, suporte mecânico ou um arcabouço para as células formadoras de osso. Essas opções terapêuticas podem ser usadas isoladamente ou em combinações sinérgicas. Alguns dos fatores bioativos discutidos aqui estão disponíveis para uso clínico. Todavia, outros têm sido usados apenas em modelos de fraturas ou defeitos ósseos.

Materiais que são principalmente osteogênicos e osteocondutivos

Enxertos autógenos de osso esponjoso ou corticoesponjoso são frequentemente usados por cirurgiões veterinários. Esses enxertos são o padrão ouro para intensificar a cicatrização de fraturas, contra os quais substitutos ósseos são comparados. Os autoenxertos são facilmente disponíveis na metáfise de vários ossos longos ou no ílio. O volume do enxerto é limitado e existe morbidade no local doador. Quando manuseado apropriadamente, o autoenxerto proporciona células-tronco mesenquimais e osteoblastos e osteócitos diferenciados que podem formar novo osso. O osso mineralizado no autoenxerto proporciona superfícies osteocondutivas sobre as quais as células formadoras de osso podem depositar nova matriz. Os enxertos ósseos são discutidos mais extensamente no Capítulo 88.

Células-tronco mesenquimais (MSC, do inglês *mesenchymal stem cells*) ou células progenitoras adultas multipotentes (MAPC, do inglês *multipotent adult progenitor cells*) são células pluripotentes que têm uma alta capacidade de replicação e o potencial de se diferenciar para vários tecidos, inclusive a linhagem osteogênica.[30] Aproximadamente 1 em cada 25.000 células nucleadas de um aspirado de medula óssea canina adulta é uma MSC.[32] Essas células podem ser direcionadas para se desenvolver em uma linhagem osteogênica durante a expansão da cultura quando as células são expostas a algumas substâncias, como o fator de crescimento transformador β (TGF-β), fator de crescimento semelhante a insulina (IGF), fator de crescimento endotelial vascular (VEGF), dexametasona, β-glicerofosfato ou fosfato de ácido ascórbico.[33,34] As MSC na medula de um enxerto autógeno são expostas a esses fatores durante a resposta inflamatória causada pela fratura e pela intervenção cirúrgica. Proteínas morfogenéticas do osso ou proteínas osteogênicas, BMP-2 ou BMP-7/OP-1, são potentes fatores que induzem as MSC a se diferenciar em células osteoblásticas.[35-37] As concentrações locais de proteína morfogenética óssea (BMP) em um foco de fratura podem aumentar quando os osteoclastos absorvem matriz.[38] As células multipotentes que aparecem inicialmente no hematoma da fratura também parecem que sintetizam BMP, as quais criam uma cascata de eventos que resultam em maiores números de células multipotentes e níveis aumentados de BMP.[39]

Dois serviços atualmente purificam e expandem MSC, ou da medula óssea (VetCell Bioscience) ou de lipoaspirados (Vet-Stem). Esses concentrados têm sido usados para intensificar a cura em tendões e ligamentos equinos. As MSC são expandidas em cultura e expostas a um fator osteoindutor colocado em um transportador osteocondutivo. Embora tenha sido demonstrado que essas combinações osteogênicas e osteocondutivas intensificam a cicatrização de fraturas e de defeitos ósseos em muitos modelos experimentais animais, elas não são usadas atualmente em fraturas clínicas humanas ou veterinárias. Os problemas associados à utilização clínica dessa modalidade de tratamento são: (1) necessidade de 2 a 3 semanas para purificar e expandir as células após a coleta inicial, provocando um atraso até que uma quantidade suficiente de MSC do paciente esteja disponível para reintrodução; (2) as MSC originadas do paciente podem não ser adequadas para regeneração de tecidos danificados se o paciente for idoso ou tiver neoplasia da medula óssea; e (3) os custos do isolamento, da expansão e dos controle de segurança e qualidade devem ser cobertos para cada paciente e esses custos são proibitivos.

Muitos cirurgiões estão misturando aspirados não concentrados de medula óssea com material osteocondutivo, como enxerto ósseo alógeno ou hidroxiapatita para intensificar a cicatrização óssea. Foi demonstrado que o potencial osteogênico de MSC concentradas é significativamente maior do que o aspirado fresco de medula óssea. Sistemas que concentram MSC de aspirados frescos de medula óssea instantaneamente na sala de cirurgia estão disponíveis comercialmente. CELLECT®

(Johnson & Johnson) filtra medula fresca através de uma câmara central que contém material osteocondutivo (i. e., osso esponjoso e matriz óssea desmineralizada) e concentra a MSC três a quatro vezes.

O periósteo é o tecido que cobre a superfície externa da maioria dos ossos. Ele é composto de duas camadas microscopicamente distintas. Uma exterior, fibrosa, é composta de fibroblastos, colágeno e fibras de elastina com uma rede neural e microvascular.[40-42] A interna, camada de troca, em contato com a superfície cortical é altamente celular. Ela contém MAPC, células osteoprogenitoras osteogênicas e osteoblastos, fibroblastos, pequenos vasos sanguíneos e nervos simpáticos.[41-43] O traumatismo ativa as células progenitoras do periósteo, embora a maioria dos estudos tenha explorado o uso do periósteo para gerar cartilagem. Modelos experimentais demonstraram que o potencial osteogênico desse tecido pode ser estimulado por fator básico de crescimento de fibroblastos (bFGF), TGF-β e BMP.[44-46] Um estudo demonstrou a poderosa capacidade do periósteo em cicatrizar defeitos corticais tibiais de 5 cm em ovelhas por meio da produção de novo osso.[47]

Plaquetas ativadas no hematoma da fratura liberam vários fatores de crescimento, incluindo o fator de crescimento derivado das plaquetas (PDGF) e bFGF. Esses fatores estimulam a proliferação de células derivadas do periósteo e contribuem para a resposta mitogênica do periósteo durante a formação do calo ósseo.[48-50] Após proliferarem, essas células se diferenciam em osteoblastos e condroblastos para formar osso ou cartilagem cobrindo o *gap* da fratura.

Materiais que são principalmente osteocondutivos

O osso alogênico processado não tem capacidade osteogênica e tem pequena atividade osteocondutiva. Seu propósito principal é proporcionar integridade estrutural e atuar como uma base para formação de novo osso.[51] Para minimizar sua imunogenicidade, o enxerto deve ser processado de modo que comprometa suas propriedades mecânicas. As vantagens do aloenxerto consistem na facilidade disponível de quantidades virtualmente ilimitadas e em evitar morbidade no local doador. Grandes aloenxertos corticais são pedaços de osso morto e subsequentemente não são completamente substituídos por osso novo do receptor e são mais suscetíveis a infecções. O Veterinary Transplant Services Incorporated é um banco de ossos para aloenxertos ósseos caninos e felinos, em uma variedade de estruturas.

Substitutos sintéticos de enxertos ósseos consistem em sulfato de cálcio ou de gesso de Paris, hidroxiapatita, fosfato tricálcico e combinações desses minerais, conhecidos como cerâmicos. Além de vidros sintéticos compostos de SiO_2, Na_2O, CaO e P_2O_5. Os materiais variam em técnica de fabricação, cristalinidade, dimensões dos poros, propriedades mecânicas e taxas de reabsorção. Todas as substâncias sintéticas porosas têm várias vantagens sobre autoenxertos e aloenxertos, incluindo sua disponibilidade ilimitada, fácil esterilização e armazenamento. Todavia, o grau em que cada material proporciona um quadro estrutural osteocondutivo para a invasão de novo osso difere dependendo da composição do material. O sulfato de cálcio em forma de cimento e *pellets* é comercialmente disponível e seu baixo custo, absorvibilidade e biocompatibilidade fazem dele uma opção para cirurgiões veterinários. O Cerasorb Vet (New Generation Devices) é um produto veterinário de fosfato tricálcico puro que está disponível em forma granular e em blocos.

Implantes porosos de hidroxiapatita (HA) são produzidos quando o carbonato de coral do exoesqueleto de invertebrados marinhos do gênero Porite é convertido por uma troca hidrotérmica. O novo material é mecanicamente superior e mantém a estrutura interna do coral. Ele tem canais paralelos de 230 μm de diâmetro, com fenestrações interconectadas de 190 μm de diâmetro similares à estrutura do osso cortical. O tecido fibrovascular que, inicialmente, invade os implantes de HA é, mais tarde, substituído por osso lamelar maduro.[52] Embora ocorra eventual absorção da superfície do implante por células tipo osteoclastos, uma remodelagem maior é mínima devido à estrutura inerte e insolúvel da HA.

Muitas preparações cerâmicas estão disponíveis comercialmente e são amplamente usadas em cirurgia ortopédica humana. As desvantagens dos implantes cerâmicos incluem a facilidade de se quebrarem durante o manuseio, taxas de reabsorção variáveis, má *performance* em defeitos diafisários e potenciais efeitos adversos na remodelagem óssea normal. Essas dificuldades têm limitado seu uso principal como extensores de enxertos ósseos e como veículo de medicamentos. Uma preparação de biovidro particulado comercializada para uso veterinário (Consil, Nutramax Laboratories Inc.) é indicada para uso em bolsas infraósseas associadas a doenças e defeitos periodontais. O vidro bioativo pode induzir mais osteoprodução do que outras cerâmicas, mas é lentamente reabsorvido.

Materiais que são osteocondutivos e osteoindutivos

Matriz óssea desmineralizada (DBM) é um aloenxerto ósseo que passou por extração ácida da porção mineralizada da matriz, o que aumenta a disponibilidade de proteínas indutivas. Várias proteínas osteoindutivas, incluindo a proteína morfogenética óssea, podem estar presentes em concentrações e proporções fisiológicas e biológicas. Uma das vantagens da DBM é que, com o tempo e a remodelagem continuada, ela será completamente absorvida e substituída por osso do receptor. O Veterinary Transplant Services Inc. comercializa DBM canina e felina em pó, isolada ou combinada com fragmentos de aloenxertos esponjosos para proporcionar uma matriz osteocondutiva.

Como mencionado anteriormente, a medula óssea fresca, que pode ser centrifugada ou filtrada para concentrar MSC, pode ser misturada com DBM/osso esponjoso para fornecer material de enxerto que tem propriedades osteogênicas e também propriedades osteoindutivas e osteocondutivas. Outra estratégia que proporciona um efeito sinérgico entre materiais bioativos é misturar DBM ou DBM e aspirado de medula óssea, com concentrado de plaquetas. Um sistema de concentração de plaquetas, Symphony PCS (DePuy), usa um equipamento automatizado para concentrar rapidamente as plaquetas de um volume relativamente pequeno de sangue do paciente. O concentrado tem de três a cinco vezes os níveis de PDGF, IGF, TGF-β e VEGF. Esses fatores são quimiotáxicos para células-tronco, osteoblastos e condrócitos e são mitogênicos para MSC e osteoblastos. Existe também um sistema de entrega, Symphony GDS (DePuy) ou GPS (Biomet) que tem uma câmara de enxerto e tubos especialmente desenhados para a distribuição do material de enxerto no campo cirúrgico ortopédico. O sistema facilita a pré-mistura do material de enxerto com o concentrado de plaquetas, medula óssea ou sangue que pode, então, ser colocado no foco da fratura ou defeito ósseo.

Materiais que são principalmente osteoindutivos

Moléculas osteocondutivas promovem a formação de osso mediada por sinais celulares que fazem com que células multipotentes se diferenciem em osteoblastos. As mais estudadas dessas citocinas são as BMP. Essa família de proteínas tem vários membros, mas as BMP 2, 4, 6 e 7 (também conhecida como proteína osteogênica-1, a OP-1) têm a mais potente eficácia osteoindutiva.[53] Estudos experimentais pré-clínicos em várias espécies, incluindo cães, demonstraram a cicatrização de defeitos ósseos, fraturas e fusões espinais com a aplicação de diferentes sistemas transportadores de BMP. Estudos iniciais usaram DBM ou BMP altamente purificada e estudos mais recentes usam BMP recombinante, em geral, BMP recombinante humana (rhBMP). Essas proteínas hidrossolúveis devem ser combinadas com um transportador para manter distribuição sustentada de concentrações adequadas da concentração de proteínas no local desejado.

Muito do esforço da pesquisa atual é encontrar o transportador ótimo e a dose ótima para diferentes espécies e locais específicos em cada espécie. A proteína morfogenética óssea 2 (Medtronic Sofamor Danek) em uma esponja de colágeno absorvível e o implante OP-1 (Stryker Biotech), que é OP-1 em uma matriz colagenosa particulada bovina tipo 1, são os biomateriais osteoindutivos mais intensamente estudados. Esses dois produtos estão disponíveis para aplicações limitadas em cirurgia ortopédica humana, incluindo lesões periodontais, fusões espinais e não união de fraturas tibiais. Embora esses implantes não sejam aprovados para uso veterinário e seu custo muito provavelmente seja proibitivo, eles tiveram uso fora do prescrito em um número limitado de casos clínicos de união retardada de fraturas em cães. O mais recente método de distribuição de BMP e outras citocinas bioativas para os locais desejados é por meio de terapia genética. A distribuição do DNA relevante às células do hospedeiro pode ser feita utilizando-se vetores não virais (p. ex., plasmídios) ou virais (p. ex., adenovírus). Os vetores podem ser levados diretamente aos tecidos do hospedeiro por transferência *in vivo*, ou indiretamente por transferência *in vitro* em células coletadas do hospedeiro que são então retornadas ao local desejado. Proteínas morfogenéticas ósseas são tratadas com mais profundidade no Capítulo 86.

Os papéis exatos na formação óssea de outros fatores de crescimento que foram identificados são menos claros. Foram relatados resultados conflitantes nos estudos experimentais usando aquelas citocinas na cicatrização de fraturas e nas aplicações clínicas daqueles fatores bioativos. Ao contrário das BMP, esses fatores de crescimento são incapazes de formação de osso a partir do zero em um local ectópico. O TGF-β é uma proteína encontrada em plaquetas, osso e cartilagem que pode agir sinergicamente com outras citocinas para promover diferenciação, proliferação e síntese de matriz pelos osteoblastos. Os osteoclastos degradam o osso durante a reparação da fratura por hidrólise ácida da matriz, criando um ambiente ácido que pode ativar TGF-β latente.[54] O TGF-β liberado da matriz óssea pode ativar osteoblastos a produzirem nova matriz óssea.

O bFGF age principalmente como um mitógeno, estimulando o aumento na síntese de DNA e a divisão celular. Quando injetado no foco de uma fratura, ele aumenta o tamanho e o conteúdo mineral do calo ósseo e a resistência mecânica do osso em cicatrização.[55,56] Os fatores de crescimento semelhante a insulina I e II estimulam a formação óssea promovendo a proliferação de precursores osteoblásticos e produção de matriz por osteoblastos. Fator de crescimento derivado de plaquetas é liberado pelas plaquetas durante a cicatrização da fratura e é quimiotáxico para fibroblastos, monócitos e osteoblastos e estimula a proliferação de células mesenquimais. O fator de crescimento e diferenciação-5 (GDF-5) é um membro divergente da superfamília TGF-β necessária para o desenvolvimento esquelético normal. Quando colocado em uma matriz de colágeno, o GDF-5 induziu formação de cartilagem e osso ectópico, formação de novo osso em defeitos de ossos longos e primatas não humanos e fusão de processos transversos vertebrais em coelhos.[57,58]

Referências bibliográficas

1. Wu JJ, Shyr HS, Chao EYS, et al: Comparison of osteotomy healing under external fixation devices with different stiffness characteristics. J Bone Joint Surg 66A:1258, 1984.
2. Goodship AE, Cunningham JL, Kenwright J: Strain rate and timing of stimulation in mechanical modulation of fracture healing. Clin Orthop Rel Res 355S:S105, 1998.
3. Goodship AE, Kenwright J: The influence of induced micromovement upon the healing of experimental tibial fractures. J Bone Joint Surg 67B:650, 1985.
4. Kenwright J, Goodship AE, Kelly DJ, et al: Effect of controlled axial micromovement on healing of tibial fractures. Lancet 2:1185, 1986.
5. Smith-Adaline EA, Volkman SK, Ignelzi MA, et al: Mechanical environment alters tissue formation patterns during fracture repair. J Orthop Res 22:1079, 2004.
6. De Bastiani G, Aldegheri R, Renzi Brivio L: The treatment of fractures with a dynamic axial fixator. J Trauma 34:185, 1993.
7. Larsson S, Wookcheol K, Caja VL, et al: Effect of early axial dynamization on tibial bone healing: a study in dogs. Clin Orthop 388:240, 2001.
8. Egger EL, Gottsauner-Wolf F, Palmer J, et al: Effects of axial dynamization on bone healing. J Trauma 34:185, 1993.
9. Gorman SC, Kraus KH, Tidwell AS, et al: In vivo axial dynamization of canine tibial fractures using the Securos external skeletal fixation system. Vet Comp Orthop Traumatol 4:199, 2005.
10. Egger, EL: Static strength evaluation of six external skeletal fixation configurations. Vet Surg 12:130, 1983.
11. Kraus KH, Wotton HM, Rand WM: Mechanical comparison of two external fixator clamps designs. Vet Surg 27:224, 1998.
12. Clary EM, Roe SC: Enhancing external skeletal fixation pin performance: Consideration of the pin-bone interface. Vet Comp Orthop Traumatol 8:1, 1995.
13. Egger EL, Lewallen DG, Norrdin RW, et al.: Effects of destabilizing rigid external fixation on healing of unstable canine osteotomies. In Proceedings 34th Annual Meeting Orthopaedic Research Society, Atlanta, CA. 1988 (abstr); 302.
14. Egger EL, Histand MB, Norrdin RW, et al: Canine osteotomy healing when stabilized with decreasingly rigid fixation compared to constantly rigid fixation. Vet Comp Orthop Traumatol 6:182, 1993.
15. Brighton CT, McCluskey WP: Cellular response and mechanisms of action of electrically induced osteogenesis. In Peck WA (ed): Bone and Mineral Research, 4th ed. Amsterdam: Elsevier, 1986, p. 213.
16. Auger J, Dupuis J, Boudreault F, et al: Comparison of multistage versus one-stage destabilization of a type II external fixator used to stabilize an oblique tibial osteotomy in dogs. Vet Surg 31:10, 2002.
17. Hente R, Cordey J, Rahn BA, et al: Fracture healing of the sheep tibia treated using unilateral external fixator. Comparison of static and dynamic fixation. Injury 30:SA44, 1999.
18. Kenwright J, Gardner T: Mechanical influences on tibial fracture healing. Clin Orthop 355S:S179, 1998.
19. O'Dougherty DM, Butler SP, Goodship AE: Stress protection due to external fixation. J Biomechanics 28:575, 1995.
20. Brighton CT, Friedenberg ZB, Mitchell EI, Booth RE: Treatment of nonunion with constant direct current. Clin Orthop 124:106, 1977.
21. Nelson FR, Brighton CT, Ryaby J, et al: Use of physical forces in bone healing. J Am Acad Orthop Surg 11:344, 2003.
22. Brighton CT, Black J, Friedenberg ZB, et al: A multicenter study of the treatment of non-union with constant direct current. J Bone Joint Surg Am 62:2, 1981.
23. Lorich DG, Brighton CT, Gupta R, et al: Biochemical pathway mediating the response of bone cells to capacitive coupling. Clin Orthop 350:246, 1998.
24. Fitzsimmons RJ, Baylink JT, Ryaby JT, Magee FP: EMF-stimulated bone-cell proliferation. In Bland M (ed): Electricity and Magnetism in Biology and Medicine. San Francisco: San Francisco Press, 1993, p. 889.
25. Azuma Y, Ito M, Harada Y, et al: Low-intensity pulsed ultrasound accelerates rat femoral fracture healing by acting on the various cellular reactions in the fracture callus. J Bone Miner Res 16:671, 2001.
26. Wu CC, Lewallen DG, Bolander ME, et al: Exposure to low intensity ultrasound stimulates aggrecan gene expression by cultured chondrocytes. Trans Orthop Soc 21:622, 1996.
27. Rawool D, Goldberg B, Forsberg F, et al: Power Doppler assessment of vascular changes during fracture treatment with low-intensity ultrasound. Trans Radiol Soc North Am 83:1185, 1998.
28. Kristiansen TK, Ryaby JP, McCabe J, et al: Accelerated healing of distal radial fractures with the use of specific, low-intensity ultrasound: A multicenter, prospective, randomized, double-blind, placebo-controlled study. J Bone Joint Surg Am 79:961, 1997.
29. Thiel M: Application of shock waves in medicine. Clin Orthop 387:18, 2001.
30. Haynesworth SE, Goshima J, Goldberg VM, Caplan AI: Characterization of cells with osteogenic potential from human marrow. Bone 13:81, 1992.
31. Odgen JH, Alvarex RG, Levitt R, Marlow M: Shock wave therapy (Orthotripsy®) in musculoskeletal disorders. Clin Orthop 387:22, 2001.
32. Bruder SP, Kraus KH, Goldberg VM, Kadiyala S: The effect of implants loaded with autologous mesenchymal stem cells on healing of canine segmental bone defects. J Bone Joint Surg 80A:985, 1998.
33. Jaiswal N, Haynesworth SE, Caplan AI, Bruder SP: Osteogenic differentiation of purified, culture-expanded human mesenchymal stem cells in vitro. J Cell Biochem 64:295, 1997.
34. Lennon DP, Haynesworth SE, Bruder SP, et al: Human and animal mesenchymal progenitor cells from bone marrow: identification of serum for optimal selection and proliferation. In Vitro Cell Devel Biol 32:602, 1996.
35. Rickard D, Sullivan T, Shenkar B, et al: Induction of rapid osteoblast differentiation in rat bone marrow stromal cell cultures by dexamethasone and BMP-2. Dev Biol 16(1):218, 1994.
36. Chen T, Shen W, Kraemer F: Human BMP-7/OP-1 induces the growth and differentiation of adipocytes and osteoblasts in bone marrow stromal cell cultures. J Cell Biochem 82:187, 2001.
37. Volk SW, Diefendorfer DL, Christopher SA, et al: Effects of osteogenic inducers on cultures of canine mesenchymal stem cells. Am J Vet Res 66(10):1729, 2005.
38. Yang LJ, Jin Y: Immunohistochemical observations on bone morphogenetic protein in normal and abnormal conditions. Clin Orthop 257:249, 1990.
39. Bostrom MPG: Expression of bone morphogenetic proteins in fracture healing. Clin Orthop 355S:116, 1998.
40. Taylor JF: The Periosteum and bone growth. In Bone Growth VI. Hall BK (ed). Boca Raton: CRC Press, 1992.
41. Ellender G, Feik SA, Caraach BJ: Periosteal structure and development in a rat caudal vertebra. J Anat 158:173, 1988.
42. Hohmann EL, Elde RP, Rysavy JA, et al: Innervation of periosteum and bone by sympathetic vasoactive intestinal peptide-containing nerve fibers. Science 232:868, 1986.
43. Aubin J, Triffitt J: Mesenchymal stem cells and osteoblast differentiation. In Principles of Bone Biology. Bilezkian J, Raisz J, Rodan GA (eds). San Diego: Academic Press, 2002.
44. Iwasaki M, Nakahara H, Nakata K, et al: Regulation of proliferation and osteochondrogenic differentiation of periosteum-derived cells by transforming growth factor-beta and basic fibroblast growth factor. J Bone Joint Surg 77A:543, 1995.
45. Joyce ME, Roberts AB, Sporn MB, Bolander ME: Transforming growth factor-beta and the initiation of chondrogenesis and osteogenesis in the rat femur. J Cell Biol 110: 2195, 1990.

46. Gruber R, Mayer C, Bobacz K, et al: Effects of cartilage-derived morphogenetic proteins and osteogenic protein-1 on osteochondrogenic differentiation of periosteum-derived cells. Endocrinology 142:2087, 2001.
47. Pluhar GE, Wheeler DL, Toth CA: Importance of periosteal removal on ovine critical sized defect healing. *In* Proceedings 52nd Annual Meeting, Orthopaedic Research Society, 2006.
48. Gruber R, Varga F, Fischer MB, Watzek G: Platelets stimulate proliferation of bone cells: involvement of platelet-derived growth factor, microparticles and membranes. Clin Oral Implants Res 13(5):529, 2002.
49. Gruber R, Karreth F, Frommlet F, et al: Platelets are mitogenic for periosteum-derived cells. J Orthop Res 21(5):941, 2003.
50. Slater M, Patava J, Kingham K, Mason RS: Involvement of platelets in stimulating osteogenic activity. J Orthop Res 13(5):655, 1995.
51. Burwell RG: The fate of bone grafts. *In* Recent Advances in Orthopaedics. Apley AG (ed). London: Churchill Livingstone, 1969.
52. Chapman MW, Bucholz R, Cornell CN: Treatment of acute fractures with a collagen-calcium phosphate graft material: A randomized clinical trial. J Bone Joint Surg 79A:495, 1997.
53. Wozney JM, Rosen V: Bone morphogenetic protein and bone morphogenetic protein gene family in bone formation and repair. Clin Orthop 346:26, 1998.
54. Oreffo RO, Bonewald L, Kukita A, et al: Inhibitory effects of the bone-derived growth factors, osteoinductive factor and transforming growth factor-beta on isolated osteoclasts. Endocrinology 126:3069, 1990.
55. Kawaguchi H, Kurokawa T, Hanada K, et al: Stimulation of fracture repair by recombinant human basic fibroblast growth factor in normal and streptozotocin-diabetic rats. Endocrinology 135:774, 1994.
56. Nakamura K, Kawaguchi H, Aoyama I, et al: Stimulation of bone formation by intraosseous application of recombinant human basic fibroblast growth factor in normal and ovariectomized rabbits. J Orthop Res 15:307, 1997.
57. Spiro RC, Liu L, Heidaran MA, et al: Inductive activity of recombinant human growth and differentiation factor-5. Biochem Soc Trans 28(4):362, 2000.
58. Spiro RC, Thompson AY, Poser JW: Spinal fusion with recombinant human growth and differentiation factor-5 combined with a mineralized collagen matrix. Anat Rec 263(4):388, 2001.

Enxertos Ósseos

André Autefage e Loïc M. Dejardin

A enxertia óssea é usada extensivamente em medicina humana e veterinária. Ela é utilizada comumente para o tratamento de união retardada e não união de fraturas, preenchimento de defeitos ósseos ou para promover artrodese. Estima-se que 500.000 a 600.000 enxertias ósseas são realizadas anualmente em seres humanos somente nos EUA.[1] Não existem estimativas acuradas para o número de enxertos ósseos realizados em medicina veterinária.

Tipos de enxertos ósseos – terminologia

Enxertos ósseos são caracterizados segundo as relações entre doador e receptor, o tipo de osso coletado e o local de aplicação. *Autoenxertos* são tecidos transplantados de um lugar a outro no mesmo indivíduo. Devido à composição genética do local doador e receptor ser a mesma, não acontece uma resposta imune. Autoenxertos de osso esponjoso são os mais comuns enxertos ósseos usados em medicina veterinária. *Aloenxertos* são transplantados de um indivíduo a outro da mesma espécie. As diferenças genéticas entre o doador e o receptor podem induzir uma reação imune baseada no reconhecimento de antígenos estranhos do enxerto pelo sistema imune do receptor. A maioria dos aloenxertos ósseos requer algum modo de processamento ou preservação antes de ser usada. *Xenoenxertos* são tecidos transplantados de um indivíduo a outro de espécie diferente. Xenoenxertos frequentemente induzem resposta imune mais grave.

Enxertos ósseos também são definidos segundo o tipo de osso transplantado. Os enxertos de *osso esponjoso* são compostos de osso poroso trabecular, altamente celular, encontrado nas epífises e metáfises dos ossos longos e nas asas do ílio e nas esternebras. As trabéculas são cobertas por uma camada endosteal altamente reativa que inclui osteoclastos, osteoblastos e células ósseas de revestimento. As cavidades entre as trabéculas são preenchidas por medula óssea, altamente celular. Os enxertos de *osso cortical* são feitos de osso denso das diáfises de ossos longos. Eles são mecanicamente fortes, mas têm celularidade relativamente baixa. Enxertos de *osso corticoesponjoso* são uma combinação dos dois tipos de osso, que permitem que os cirurgiões se beneficiem dos dois tipos de enxerto. As costelas e a parte craniodorsal das asas ilíacas são a principal fonte dos enxertos ósseos corticoesponjosos em cães. Um aloenxerto em associação ao uso de osso trabecular fresco ou medula óssea é denominado *enxerto composto*. *Autoenxertos ou aloenxertos ósseos vascularizados* são coletados com seu suprimento sanguíneo, sendo necessário realizar anastomoses microvasculares no momento da implantação. Enxertos *osteocondrais* incluem osso e cartilagem articular.

Um enxerto ósseo colocado em sua posição normal (i. e., no tecido ósseo) diz-se ter sido transplantado *ortotopicamente*. Se o enxerto é transplantado para um local anatômico anormal, diz-se ter sido transplantado *heterotopicamente*.

Função dos enxertos ósseos

O enxerto ósseo ideal deve cumprir quatro funções: osteogênese, osteoindução, osteocondução e suporte mecânico.[2,3] Todavia, dependendo do tipo, os mais comuns enxertos ósseos são capazes de cumprir somente uma ou mais dessas funções (Tabela 88.1).

Osteogênese

Osteogênese é definida como a criação de novo osso por células formadoras de osso, independentemente de sua origem. Essa função pode ser cumprida pelas células doadoras (precursores de osteoblasto, osteoblastos ou condroblastos) que sobreviveram à transplantação (autoenxertos frescos, somente[2]) ou por células do receptor estimuladas pelo enxerto ou pelo processo de enxertia.

Tabela 88.1 Funções dos tipos de enxertos ósseos autólogos (adaptado de Finkemeier[12]).			
Função	Esponjoso	Cortical não vascularizado	Cortical vascularizado
Osteogênese	+++	-	++
Osteoindução	++	±	±
Osteocondução	++++	+	+
Suporte mecânico imediato	-	+++	+++
Suporte mecânico em 1 ano	+++	+++	+++

O osso esponjoso tem um potencial osteogênico muito maior do que o osso cortical, em parte porque sua porosidade intensa permite revascularização rápida e intensa, o que contribui para a sobrevivência celular.[4] Mais ainda, o osso esponjoso é preenchido por medula óssea, que contém células-tronco mesenquimais capazes de se diferenciar de linhagens celulares osteoprogenitoras. Finalmente, as trabéculas proporcionam uma grande superfície coberta por células de cobertura e osteoblastos ativos. A sobrevivência das células osteogênicas em um enxerto depende da nutrição que elas recebem diretamente após a transferência.[5] Apesar de a porcentagem de células que sobrevivem à transferência de um autoenxerto esponjoso fresco não ser conhecida, foi demonstrado que *in vitro* aproximadamente 65% das células podem sobreviver por até 3 h quando o enxerto é mantido em temperatura ambiente em solução salina.[6] Todavia, foi estimado que a taxa de sobrevivência de células osteogênicas *in vivo* não passa de 5% após a transplantação.[7] Com autoenxertos de osso esponjoso, a osteogênese inicial é caracterizada por formação ativa de novo osso em contato direto com o enxerto transplantado em 1 semana após ao transplante.[4] Similarmente, com enxertos corticais vascularizados, mais de 90% dos osteócitos podem sobreviver ao transplante,[8] com a formação de novo osso começando em até 24 h após a cirurgia.[9] Em contraste, com enxertos corticais não vascularizados, a osteogênese começa com a invasão vascular do enxerto, a qual não ocorre até o sexto dia após o transplante.[10]

Osteoindução

Osteoindução refere-se ao recrutamento de células mesenquimais e células osteoprogenitoras pluripotentes que mais tarde se diferenciam em células formadoras de osso ou de cartilagem no local do implante. A diferenciação das células mesenquimais é regulada por fatores de crescimento, como proteínas morfogenéticas ósseas, fator de crescimento transformador-beta, fatores de crescimento semelhante à insulina, fator de crescimento de fibroblastos, fatores de crescimento derivados de plaquetas, fator de necrose tumoral, prostaglandina E2 e outras citocinas.[11] Apesar de esses fatores serem produzidos por células vivas e estarem presentes na matriz óssea, as células vivas do enxerto são consideradas mais osteoindutivas do que a matriz óssea. Devido à estrutura trabecular do osso esponjoso, as proteínas da matriz do osso esponjoso são mais facilmente acessíveis do que aquelas no osso cortical. Fatores osteoindutivos também podem ser liberados durante a reabsorção do enxerto, pois contribuem para a incorporação do enxerto.[12] Embora a falta de evidência de que proteínas indutivas e citocinas sejam ativas em autoenxertos de osso esponjoso, acredita-se amplamente que o osso esponjoso seja osteoindutivo.[12]

Osteocondução

A osteocondução refere-se ao processo tridimensional de crescimento de tecido no interior do enxerto, que age como uma estrutura de suporte. Esse processo envolve a invasão da estrutura do enxerto por capilares e a migração de osteoblastos, osteoclastos e células mesenquimais do receptor.[2,13] Em enxertos de osso esponjoso que é poroso, a invasão fibrovascular inicial ocorre rapidamente e é seguida pelo crescimento para o interior de osso, caracterizado por aposição direta de novo osso nas trabéculas do enxerto. Durante a remodelação subsequente do enxerto, as trabéculas necróticas são progressivamente reabsorvidas e substituídas por novo osso. Embora fatores de crescimento e proteínas colagenosas e não colagenosas participem da regulação desse processo, a estrutura tridimensional das trabéculas do osso esponjoso é o principal determinante da velocidade e da completude da incorporação do enxerto.[13] As diferenças histológicas observadas durante a incorporação de enxertos de osso esponjoso *versus* a incorporação de enxertos de osso cortical ilustram esse fenômeno. De fato, enxertos corticais densos devem passar por uma fase reabsortiva, com remoção dos sistemas de Havers necróticos, antes que possa ocorrer o crescimento fibrovascular para o interior dos poros ou canais de reabsorção.[14] O processo de reabsorção óssea inicial seguida pela invasão fibrovascular e formação aposicional de novo osso, como visto na incorporação de enxertos de osso cortical, tem sido denominado "substituição silenciosa". As diferenças entre as incorporações de enxertos de osso esponjoso e de osso cortical sugerem que a porosidade e a superfície da área dos poros influenciam diretamente a velocidade e a taxa de incorporação.

Suporte mecânico

Suporte mecânico ou estrutural refere-se à capacidade do enxerto ósseo em agir preenchendo o espaço e distribuindo as cargas exercidas no tratamento de grandes defeitos ósseos e sua eficiência depende da natureza do enxerto. Embora o osso esponjoso seja eficiente em preencher o espaço, ele não proporciona suporte estrutural substancial. Em contraste, um enxerto cortical proporciona excelente suporte mecânico precoce. Essencialmente, a resistência de um enxerto se modifica com o tempo em resposta ao ambiente biomecânico. A reabsorção óssea e a revascularização local aumentam substancialmente a porosidade, fazendo com que enxertos corticais não vascularizados tornem-se mais fracos na interface receptor-enxerto 6 semanas após a enxertia.[14-16] Por outro lado, os enxertos corticais vascularizados não sofrem reabsorção e revascularização. Portanto, exibem resistência superior 6 semanas pós-operatoriamente.[15] Todavia, 6 meses após o transplante, a resistência dos enxertos corticais vascularizados e não vascularizados é similar.[15] Independentemente do tipo, os enxertos corticais são incapazes de suportar cargas substanciais e precisam ser auxiliados por fixação interna adequada durante o processo de incorporação para evitar uma falha catastrófica.

Biologia da incorporação do enxerto ósseo

O termo *incorporação* é usado para descrever a interação biológica entre o enxerto ósseo e o tecido do receptor no local de enxertia que resulta em formação de osso com a subsequente melhora nas propriedades mecânicas.[17] Esse processo inclui a reação inflamatória do receptor ao traumatismo cirúrgico, a reação inflamatória e/ou imune ao material do enxerto e os processos celulares de proliferação, migração, diferenciação e revascularização resultando em formação de novo osso e na união entre o enxerto e o osso do receptor. A sequência de eventos que leva à incorporação do enxerto é relativamente consistente, embora existam algumas diferenças entre a incorporação do osso esponjoso e do osso cortical e também entre enxertos ósseos vascularizados e não vascularizados.[15,18-20] Os eventos biológicos ocorrendo no local da enxertia incluem: (i) formação de hematoma; (ii) inflamação, migração e proliferação de células mesenquimais e desenvolvimento de tecido fibrovascular no interior e em torno do enxerto; (iii) invasão vascular do enxerto; (iv) reabsorção das superfícies do enxerto; e (v) formação de osso na superfície do enxerto. A incorporação de enxertos ósseos não vascularizados (esponjosos ou corticais) começa com a formação de um hematoma local. Esse hematoma é rico em fatores de crescimento e outras citocinas e permite a sobrevivência das células transplantadas próximas às superfícies trabeculares ou corticais por até 1 semana após a enxertia.[21] A resposta inflamatória leva à formação de tecido de granulação, que invade o local do enxerto e contribui para a revascularização deste. A revascularização e a diferenciação celular variam segundo o tipo do enxerto, a técnica cirúrgica, o meio ambiente mecânico e a qualidade do leito receptor. Enxertos esponjosos são revascularizados mais rapidamente do que enxertos de osso cortical. A histocompatibilidade e a imunogenicidade do enxerto também têm um importante papel nas taxas de revascularização. Enxertos ósseos incompatíveis induzem uma reação imune que atrasa ou inibe a vascularização do enxerto.[4] Uma incompatibilidade maior pode induzir a reabsorção de um aloenxerto de osso esponjoso e sua substituição por fibrocartilagem.[22] Técnicas cirúrgicas assépticas e atraumáticas melhoram as taxas de sucesso de incorporação do enxerto. Exsudação de fluido, infecção ou desvascularização do leito receptor atrasa ou evita a revascularização do enxerto. O meio ambiente mecânico no local do enxerto também tem profundo efeito na revascularização e na diferenciação celular. Embora a presença de instabilidade na interface enxerto-receptor induza tensões de cisalhamento locais que podem impedir a invasão vascular do enxerto, o efeito do ambiente mecânico na incorporação do enxerto varia entre enxertos esponjosos e corticais. Enxertos de osso esponjoso são menos suscetíveis a tensões de cisalhamento por causa de sua porosidade e por ser usado como fragmentos frouxos. Em contraste, a interface receptor-enxerto de enxertos densos e monolíticos de osso cortical é altamente vulnerável à instabilidade porque a proximidade dos fragmentos do enxerto e do receptor induz grandes tensões de cisalhamento que impedem a penetração vascular dos estreitos canais de Havers.[17] Assim, enxertos de osso esponjoso não exigem estabilidade absoluta, mas enxertos corticais necessitam ser estabilizados rigidamente. A qualidade dos tecidos no local receptor também é um importante fator no processo de incorporação. De importância particular é a vascularização no leito receptor e a abundância e competência dos progenitores de células endoteliais e de tecido conjuntivo.[17] Traumatismo cirúrgico excessivo, a presença de tecido necrótico, esteroides sistêmicos, infecção e radioterapia podem comprometer a vascularização do leito receptor e o conjunto de células progenitoras locais.[17,23]

Incorporação de autoenxertos

Autoenxertos esponjosos

Embora a taxa de sobrevivência celular permaneça desconhecida, a maioria das células transplantadas provavelmente morra em resultado da isquemia local ou indução de apoptose. Todavia, células mesenquimais da medula óssea e progenitoras de células endoteliais são relativamente resistentes à isquemia e podem sobreviver à transplantação, podendo proliferar em resposta às alterações nas tensões de oxigênio, pH e citocinas.[17] A sobrevivência dessas células junto com o recrutamento de células-tronco mesenquimais do receptor é a chave para o sucesso da incorporação de autoenxertos de osso esponjoso. Em seguida à transplantação de autoenxertos de osso esponjoso, segue-se invasão vascular dos espaços intertrabeculares e formação de abundante tecido de granulação a partir da interface receptor-enxerto. Esse processo geralmente é completado em 2 semanas.[4] Com o crescimento vascular, ocorre diferenciação de células osteoprogenitoras em células osteogênicas (osteoblastos). Os osteoblastos iniciam deposição de osso novo mal mineralizado (osteoide) na superfície das trabéculas necróticas,[24] enquanto elementos hematopoéticos da medula óssea se acumulam no interior do enxerto.[10] Em 12 semanas, enxertos de fragmentos de osso esponjoso têm a aparência radiográfica e histológica de osso esponjoso maduro.[4] Eventualmente, o arcabouço trabecular necrótico será reabsorvido e remodelado pela atividade osteoclástica e osteoblástica. O osso novo pode ser remodelado em resposta ao estresse mecânico local. De fato, quando enxertos de osso esponjoso são usados para preencher espaços diafisários, o processo de remodelação transforma o osso esponjoso em osso cortical. A atividade osteogênica atinge o máximo em torno de 6 a 8 semanas após o transplante, enquanto a "corticalização" do enxerto em resposta ao estresse mecânico necessita de até 24 semanas.[24]

Autoenxertos corticais não vascularizados

Existem duas diferenças principais entre a incorporação de enxertos ósseos esponjosos e corticais: (i) a taxa de revascularização e (ii) o processo de formação de novo osso. Enquanto autoenxertos esponjosos frescos são revascularizados em até 1 semana após a cirurgia, a invasão vascular de enxertos corticais é postergada até 7 ou 8 semanas.[25] Esse atraso é devido à estrutura do osso cortical, com a penetração vascular do enxerto necessitando antes de reabsorção periférica osteoclástica e infiltração vascular dos canais de Volkmann e de Havers.[14] Em estudos experimentais, a atividade reabsortiva foi confinada quase que exclusivamente aos ósteons, enquanto a reabsorção das lamelas intersticiais era incomum. Quando os canais de Havers atingiam um tamanho crítico, o processo reabsortivo cessava em favor da aposição de novo osso.[10] Em 8 semanas, somente um terço do enxerto tinha sido substituído por novo osso, enquanto a frente de incorporação exibia porosidade aumentada e o restante do núcleo do enxerto aparecia como matriz necrótica mineralizada.[14,25] Em 1 ano, 40% do osso necrótico original permanecia em autoenxertos corticais.[14,19] Não se sabe se a falha em reparar osso lamelar não osteônico persiste indefinidamente. Parece provável que a mistura de osso viável e osso necrótico no enxerto cortical permaneça inalterada assim que os estágios anabólicos e catabólicos da reparação tenham sido completados. Desse modo, os enxertos esponjosos tendem a ser completamente substituídos por osso novo, enquanto os enxertos corticais permanecem como uma mistura de osso necrótico e osso viável.[10] Enquanto a consolidação da interface receptor-enxerto com osso imaturo estabiliza o enxerto e permite a penetração vascular no córtex,[26] o atraso entre a absorção óssea inicial e a deposição tardia de osso aumenta a porosidade óssea na frente de incorporação, reduzindo localmente a resistência do enxerto à metade entre 6 e 24 semanas.[14,25] Como resultado, torna-se necessária a proteção do segmento enxertado por meio de fixação rígida por pelo menos 6 a 12 meses. Mais ainda, para evitar fraturas nos locais do enxerto, a remoção do implante não é recomendável.

A estabilização de autoenxertos corticais utilizando fixação rígida favorece sua incorporação e influencia os eventos biológicos que levam à sua remodelação.[27] A falta de estabilidade absoluta na interface receptor-enxerto atrasa a incorporação do enxerto. Em um estudo utilizando um modelo canino de segmento da diáfise ulnar sem estabilização interna estável, somente 22% estavam unidos em 12 semanas, 54% aos 6 meses e 66% aos 12 meses.[28] Esses resultados contrastam claramente com outro estudo experimental no qual um autoenxerto cortical foi estabilizado usando-se fixação interna. Aos 3 meses, ambas as interfaces receptor-enxerto haviam cicatrizado.[26] Similarmente, outro estudo canino demonstrou que a cicatrização de um autoenxerto cortical femoral de 4 cm estabilizado usando fixação interna rígida foi similar à cicatrização óssea sob condições estáveis.[27] Novo osso foi depositado diretamente sobre a superfície do osso não viável e a revascularização ocorreu a partir da artéria medular do local recipiente ou de uma artéria neonutriente atravessando o osso cortical e restabelecendo a circulação medular. O enxerto foi incorporado diretamente no local receptor sem reabsorção óssea local e foi usado como um arcabouço para o novo osso.[27] Incorporação, não reabsorção, foi a principal característica da cicatrização do enxerto. Assim, reabsorção e substituição não são o destino de todos os enxertos corticais não vascularizados.

Autoenxertos corticais vascularizados

Um enxerto cortical vascularizado envolve osso que foi coletado com sua artéria e veia nutrientes. A transplantação é obtida por transferência para outro local com anastomose microvascular dos dois vasos. A incorporação de autoenxertos vascularizados é obtida de modo mais previsível. Em virtude de o suprimento sanguíneo do enxerto ter sido mantido, sua incorporação pode diferir marcadamente daquela de enxertos não vascularizados. Em particular, quando a anastomose tem sucesso e o enxerto não sofre isquemia intraoperatória, até 94% dos osteócitos sobrevivem ao procedimento de transplante.[8] Esses implantes corticais vascularizados cicatrizam rapidamente na interface receptor-enxerto e sua remodelação é similar àquela do osso normal. Três meses após a cirurgia, enxertos vascularizados podem ser indistinguíveis do osso normal.[25] Enxertos corticais vascularizados são mais fortes que os enxertos não vascularizados durante as primeiras 6 semanas após o transplante por causa da falta de reabsorção.[15] Contudo, aos 6 meses existe pequena diferença em resistência entre enxertos corticais vascularizados e não vascularizados no cão.[15] Embora o enxerto cortical vascularizado não enfraqueça significativamente durante a fase inicial de incorporação, deve ser usada fixação interna apropriada até que o enxerto possa experimentar hipertrofia em resposta às alterações nas cargas mecânicas locais, de acordo com as leis de Wolff. Embora os enxertos vascularizados não sejam usados comumente em medicina veterinária devido aos desafios financeiros associados à aquisição e manutenção de microscópios cirúrgicos e instrumentação microvascular, os enxertos vascularizados são melhores que os enxertos não vascularizados para o tratamento de grandes defeitos ósseos segmentais.[12]

Incorporação de aloenxertos corticais

Aloenxertos ósseos têm sido usados em cirurgia humana e veterinária por décadas e os eventos histológicos na incorporação de aloenxertos foi bem descrita.[9,10,16,18,20,26,29-35] As principais diferenças entre os autoenxertos corticais e aloenxertos corticais é a lentidão da incorporação, o processo de revascularização e os eventos biológicos resultantes da imunogenicidade do enxerto.

A incorporação de aloenxertos corticais acontece por meio de cicatrização na interface receptor-enxerto, a qual envolve a formação gradual de um calo que se estende do osso receptor ao osso do aloenxerto sem reabsorção local.[20,36] A união da interface receptor-enxerto geralmente acontece em 3 meses,[26,31,37] embora os tempos de cicatrização possam variar de 10 semanas a 37 semanas.[36] Os principais determinantes da união receptor-enxerto são a estabilidade da união e o contato entre o osso do receptor e o enxerto.[38] O processo de revascularização e reparação de aloenxertos corticais é controverso. Em alguns estudos, a incorporação de aloenxertos corticais segue um padrão similar àquele visto com autoenxertos corticais, apesar da penetração vascular mais lenta e menos extensiva e formação mais lenta do novo osso.[5,29,32] A revascularização e a subsequente reabsorção estavam quase completas 1 ano após a cirurgia, embora uma grande quantidade de osso necrótico permanecesse no interior do enxerto.[32] Outros estudos[20,26,27,33] sugerem que o padrão de revascularização e reparação difere daquele observado em autoenxertos corticais envolvendo a deposição de uma fina camada de novo osso (1 a 2 mm de espessura) sobre o córtex necrótico do enxerto que permaneceu intacta. Enquanto o osso externo era suprido por vasos extraósseos, a cavidade medular era avascular.[33] O processo de reparação foi lento, com menos de 10% do enxerto sendo incorporado em 1 ano e somente 20% em 5 anos e meio.[20] Embora relatos não publicados tenham demonstrado que um aloenxerto cortical femoral pode permanecer estruturalmente intacto por 8 anos e que pode assumir o suporte mecânico da função do membro por 5 anos após a remoção da placa,[33] de um ponto de vista mecânico, a persistência de uma grande quantidade de osso necrótico no aloenxerto provavelmente diminua sua resistência *in vivo* com o tempo. Uma perda de 50% na resistência do aloenxerto foi notada após 10 anos e foi correlacionada com um aumento em microfraturas, provavelmente relacionadas com os estresses mecânicos causados pelo suporte do peso corporal.[39] Em razão de o osso necrótico não poder reparar-se, essas microfraturas podem, finalmente, desencadear uma falha catastrófica no aloenxerto. Em medicina humana, o risco dessas fraturas (até de 19%) é significante no terceiro ano após a implantação.[40-42]

A imunogenicidade dos aloenxertos ósseos foi demonstrada em estudos experimentais. A resposta imunológica do receptor é predominantemente do tipo celular-mediada contra antígenos de superfície carreadas pelas células no aloenxerto, isto é, antígenos classe I e classe II do complexo maior de histocompatibilidade (MHC). Os antígenos MHC classe I são encontrados em todas as células nucleadas do corpo e os antígenos MHC classe II são expressos na superfície das células da linhagem macrófago-mieloide e também em osteoblastos.[43,44] Por isso, em virtude de as células da medula óssea representarem uma significante fonte de antígenos classe I e classe II do MHC, a remoção das células da medula óssea em aloenxertos provavelmente que diminua sua imunogenicidade.[45] Embora o colágeno e a matriz possam induzir respostas imunes, eles são considerados relativamente fracos quando comparados com a imunogenicidade celular-mediada.[44] Existe evidência também de que todos os tipos de aloenxertos induzem a produção de anticorpos enxerto-específicos que podem ser detectados a partir de 3 semanas após o transplante.[46,47] Enquanto a resposta imune depende das disparidades dos antígenos classe I e classe II do MHC,[47] sua duração e intensidade dependem também do tratamento e tamanho do enxerto, com aloenxertos não compatíveis congelados induzindo uma resposta mais fraca do que os aloenxertos frescos.[46]

Quando os aloenxertos são relativamente pequenos, os anticorpos antidoador são detectáveis por um período de tempo menor do que quando se usam aloenxertos grandes.[47] Vários estudos em animais experimentais demonstraram que o processo de incorporação de aloenxertos ósseos é influenciado negativamente pelo grau de incompatibilidade entre os antígenos do complexo maior de histocompatibilidade.[29,30,35] Todavia, mesmo se forem formados anticorpos contra aloenxertos ósseos, não existe evidência clara de que eles são diretamente envolvidos no processo de rejeição.[10] Embora haja evidência experimental mostrando que aloenxertos podem induzir uma resposta imune no receptor, a significância clínica dessa reação não é clara. Em espécimes de biopsia obtidos 9 a 78 meses após o transplante de grandes aloenxertos corticais congelados em seres humanos, não foi demonstrada relação clara entre a extensão da incorporação do enxerto e o grau de histocompatibilidade entre enxerto e receptor.[48]

Embora a maioria dos aloenxertos cicatrize por meio de formação óssea intramembranosa, estudos clínicos e experimentais demonstraram que a incorporação e remodelação podem variar extensamente. A incorporação pode envolver revascularização completa,[29,32] ou deixar uma grande quantidade de osso necrótico, com ligação biológica de tecidos moles à superfície do aloenxerto e bons resultados funcionais por vários anos.[20,33] Da mesma maneira, a remodelação pode ocorrer em resposta ao estresse mecânico, segundo as leis de Wolff.[9,49]

Incorporação de aloenxertos corticais processados

Os aloenxertos frequentemente são tratados para diminuir sua imunogenicidade e para preservação por longo tempo. Esses métodos de processamento influenciam o grau de reação biológica e/ou suas propriedades mecânicas.

O congelamento reduz os efeitos dos desacertos de histocompatibilidade e a atividade biológica do enxerto, mais provavelmente devido à destruição celular.[35] Da mesma maneira, a desidratação por congelamento reduz a imunogenicidade do enxerto,[16] mas também altera substancialmente suas propriedades materiais, tornando-o mais quebradiço[50] e suscetível a fraturas.[37] A esterilização por óxido de etileno (OE) permite o armazenamento dos aloenxertos por longos períodos e reduz o risco de infecção por contaminação do enxerto. Todavia, o osso esterilizado por OE desenvolve alterações estruturais durante o armazenamento em temperatura ambiente que diminuem sua resistência à compressão e a tensão para arrancamento de parafusos.[51] Por outro lado, o armazenamento a -20°C por 1 ano não modifica significativamente a resistência do enxerto às forças de compressão, torção e flexão.[52] Apesar de o OE ser um agente esterilizador eficiente, ele pode ter efeito deletério na incorporação do enxerto.[53-55]

A irradiação com raios gama é o método mais utilizado em medicina humana. Todavia, em razão de a irradiação afetar as ligações cruzadas do colágeno[56] e destruir a rede fibrilar da matriz óssea,[5] esse processo afeta as propriedades do material do enxerto de uma maneira dose-dependente.[50] Especificamente, a irradiação reduz a resistência e a capacidade de absorção de energia do enxerto antes de falhar.[57,58] Todavia, estudos experimentais em ratos demonstraram que a irradiação em baixas doses seguida por embebição em etanol a 70% e congelamento profundo não comprometem o curso natural da incorporação do enxerto.[59] O tratamento em autoclave induz desnaturação de proteínas, que diminui significativamente as propriedades osteoindutivas e osteocondutivas do enxerto.[11] Embora estudos experimentais em cães tenham demonstrado que autoenxertos corticais autoclavados podem ser incorporados,[60] o processo atrasa marcadamente a incorporação.[5] Uma taxa de complicações de 43% foi associada ao uso de aloenxertos autoclavados em medicina humana.[61] Em uma tentativa de aumentar a revascularização de enxertos corticais, foram feitas microperfurações no enxerto. Um padrão de perfurações consistindo em furos feitos com *laser*, de 300 μm de diâmetro a cada 3 mm, não afetou significativamente a resistência à compressão e à deformação flexional.[62] Foi demonstrado que a perfuração do osso cortical melhora substancialmente a quantidade de osso neoformado e intensifica a incorporação do aloenxerto.[63]

Incorporação de enxertos osteocondrais

Os enxertos osteocondrais incluem enxertos em concha e enxertos maciços. Os enxertos em concha incluem a cartilagem articular e 2 a 8 mm do osso subcondral e são geralmente usados para recuperação da superfície da articulação. Os enxertos em concha são incorporados rapida e completamente se a fixação for adequada.[11] A cicatrização óssea é conseguida em 3 meses.[64-66] Em autoenxertos osteocondrais frescos, a cartilagem articular permanece viável. Em um estudo experimental de mosaicoplastia (múltiplos plugues osteocondrais autólogos implantados em defeitos da cartilagem articular) em cães, as interfaces receptor-enxertos cicatrizaram com fibrocartilagem; uma continuidade entre o enxerto e a cartilagem receptora foi obtida em até 16 dias e mantida até 1 ano.[67] Enxertos osteocondrais alogênicos maciços são usados para reconstruir articulações em procedimentos que preservam o membro após ressecções de tumor. Esses enxertos são compostos de osso cortical, osso esponjoso epifisário e diafisário e cartilagem articular. O padrão de incorporação óssea é similar ao dos aloenxertos ósseos.[29] Embora a cartilagem de aloenxertos osteocondrais congelados sofra significante alteração celular e estrutural, incluindo morte de condrócitos, adelgaçamento e fibrilação,[68] ela pode proporcionar função adequada por até 6 anos[55] antes que osteoartrite se torne um problema.[42] O tecido mole, incluindo ligamentos, tendões e fáscia, pode ser reafixado firmemente à superfície do aloenxerto por uma linha de osso aposicional depositado sobre o enxerto.[55]

Uso de enxertos ósseos

As três principais indicações para enxertos ósseos são intensificação da cicatrização óssea, reposição de osso perdido devido ao traumatismo ou ressecção cirúrgica e em cirurgias articulares.

Enxertos esponjosos

Autoenxertos de osso esponjoso são os mais comumente usados em ortopedia veterinária, particularmente para intensificar a cicatrização no tratamento de fraturas cominutivas de ossos longos. A estabilização biológica da fratura pode ser conseguida por: (i) uma abordagem "abrir, mas sem tocar" que permita a visualização dos fragmentos da fratura, realinhamento do osso e enxertia de osso esponjoso;[69,70] ou (ii) uma redução fechada que envolva o alinhamento sem exposição cirúrgica do foco da fratura. Embora qualquer fratura não reconstruível que requeira redução aberta e fixação interna possa se beneficiar de um autoenxerto de osso esponjoso, o uso de técnicas minimamente invasivas para o tratamento de fraturas, isto é, redução fechada sem enxertia de osso esponjoso, tem sucesso maior que as abordagens abertas.[71] Em nossa experiência, fraturas cominutivas recentes de ossos longos em gatos tratados com uma abordagem minimamente invasiva e o uso de uma reconstrução placa-pino sem nenhum enxerto de osso esponjoso cicatrizam com sucesso. Portanto, o uso sistemático de autoenxertos de osso esponjoso para intensificar a cicatrização óssea em fraturas cominutivas de ossos longos é questionável.

O tratamento de união retardada ou da não união de fraturas inclui o uso de fixação rígida frequentemente associada a enxertia de osso esponjoso. Apesar de muitas não uniões serem biologicamente viáveis e poderem ser tratadas adequadamente por fixação interna rígida com compressão dos fragmentos ósseos, o uso de osso esponjoso autólogo fresco compactado no foco da não união e em torno das extremidades ósseas deveria ser considerado como parte do procedimento. Em não uniões biologicamente inativas, a enxertia com osso esponjoso é essencial.[72] Outra importante indicação para autoenxertos de osso esponjoso é no preenchimento de defeitos ósseos após a excisão de um tumor ósseo benigno ou de cistos ósseos, após a debridação de fraturas abertas e após a sequestrectomia na osteomielite. Independentemente da condição, as extremidades ósseas e os tecidos moles circundantes devem proporcionar revascularização do enxerto esponjoso e deve ser obtida uma estabilização adequada. Se o leito de tecido mole é mal vascularizado, é preferível postergar a enxertia em vez da enxertia imediata após debridação e lavagem do ferimento.[11]

O tratamento da osteomielite requer excisão dos tecidos moles e dos ossos infectados, o que pode resultar em significativa perda óssea, necessitando de preenchimento do defeito com um enxerto ósseo ou um substituto do enxerto ósseo. Pelo fato de enxertos corticais serem propensos a se infectar e os substitutos ósseos poderem agir como corpos estranhos, somente osso esponjoso autólogo fresco deve ser usado para preencher esses defeitos. Todavia, em razão de o osso esponjoso sofrer significante reabsorção no centro do enxerto,[73] autoenxertos de osso esponjoso não são recomendados para o tratamento de grandes defeitos ósseos segmentares.[73,74]

Masquelet et al.[73] descreveram um novo procedimento para o tratamento de defeitos segmentais usando autoenxertos esponjosos. O primeiro estágio consiste na inserção no defeito de um espaçador de cimento. Esse espaçador tem uma função mecânica, evitando a invasão do local receptor por tecido fibroso que pode impedir a cicatrização óssea subsequente. Ele tem também uma função biológica, induzindo a formação de uma membrana pseudosinovial ricamente vascularizada em torno do plugue de cimento. No segundo estágio, 1 mês mais tarde, a membrana é incisada e o espaçador de cimento é substituído por um autoenxerto de osso esponjoso, após o que a membrana é suturada sobre o enxerto. Essa técnica foi usada experimentalmente, com sucesso, para tratar grandes defeitos (3 cm) diafisários e periosteais femorais em ovelhas. No grupo no qual o enxerto esponjoso foi colocado no interior da membrana, os defeitos cicatrizaram com restauração do diâmetro ósseo normal. Em contraste, ocorreu reabsorção do enxerto em todos os animais quando o osso esponjoso autólogo foi colocado após a remoção da membrana.[73] Essa membrana, portanto, contribui ativamente para a revascularização do enxerto ósseo, agindo como um sistema *in situ* de distribuição de fatores de crescimento (VEGF, TGF-β) e fatores osteoindutivos (BMP-2).[73,75] Em pessoas, essa técnica permitiu a reconstrução de defeitos ósseos de até 25 cm de comprimento.[75]

A artrodese de articulações requer fixação estável e o uso de enxertos de osso esponjoso (Figura 88.1). Vários relatos clínicos e estudos experimentais demonstraram a utilidade de enxertos esponjosos autógenos em artrodeses. De fato, foi demonstrado que o uso de autoenxertos esponjosos intensifica a taxa de formação de novo osso e a fusão da articulação quando comparado com articulações não enxertadas, permitindo a remoção mais precoce dos equipamentos de coaptação externos.[76] Para otimizar a incorporação e a sobrevivência das células osteogênicas do enxerto, o enxerto de osso esponjoso fresco deve ser colocado no local receptor o mais cedo possível após a coleta. Por exemplo, o armazenamento do osso esponjoso por 3 h, usando métodos similares àqueles usados para preservação de órgãos, resultou em decréscimo de 20% no número de células viáveis.[6]

O osso esponjoso pode ser aplicado ao local cirúrgico com ou sem compressão. A compressão do autoenxerto de osso esponjoso não intensifica a capacidade osteogênica[77] e pode reduzir o potencial osteocondutivo do enxerto.[78] Embora seja frequentemente benéfica uma quantidade maior de osso esponjoso autólogo, o preenchimento em excesso não intensifica a osteogênese precoce e deve ser evitado caso seja necessário o uso de múltiplos locais de coleta.[79] Foi demonstrado que o uso de pequenos fragmentos de enxerto (3 mm por 1 mm) tem a melhor taxa de revascularização e a maior taxa de sobrevivência de células osteogênicas.[80]

Enxertos corticoesponjosos

Enxertos corticoesponjosos obtidos da crista ilíaca ou de uma costela podem ser usados sob a forma de blocos ou de pequenos fragmentos. Um bloco de enxerto corticoesponjoso pode ser usado como um enxerto cortical em defeitos segmentais relativamente pequenos (Figura 88.2). Enquanto o osso cortical proporciona suporte mecânico e expansão de volume, o osso esponjoso intensifica a incorporação do enxerto. Consequentemente, enxertos corticoesponjosos são frequentemente úteis em neurocirurgia para induzir fusão espinal (p. ex., na síndrome do Wobbler) ou quando forem necessárias quantidades relativamente grandes de enxerto ósseo.[81] A incorporação dos enxertos corticoesponjosos é similar à dos enxertos de osso esponjoso.

Enxertos corticais

Apesar de aloenxertos corticais terem sido usados amplamente no tratamento de fraturas cominutivas de ossos longos de cães e de gatos,[2,11,24,26,27,31-33,36,37,51,82,83] o recente aumento quanto à confiança nas técnicas de reparação biológicas de fraturas tornou o uso de enxertos corticais quase obsoleto. Os autoenxertos corticais podem ser usados na abertura de osteotomias em cunha para limitar o encurtamento do membro no tratamento de deformidades angulares. Um pequeno pedaço de osso cortical é firmado no interior do defeito ósseo para proporcionar suporte mecânico. Com a fixação rígida, a incorporação desses autoenxertos corticais é conseguida dentro de 2 a 3 meses. Aloenxertos corticais, associados a osso esponjoso autógeno fresco colocado em torno das interfaces receptor-enxerto, são usados principalmente em cirurgias que preservam o membro no tratamento de tumores ósseos. Aqui, também, o uso de osteogênese por distração

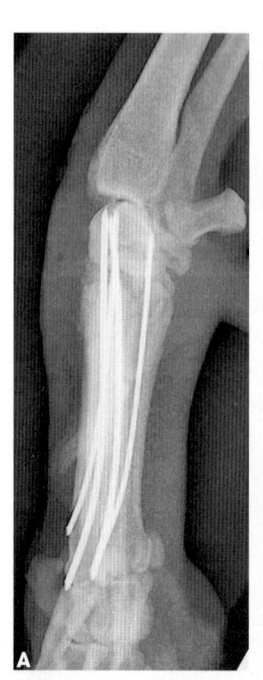

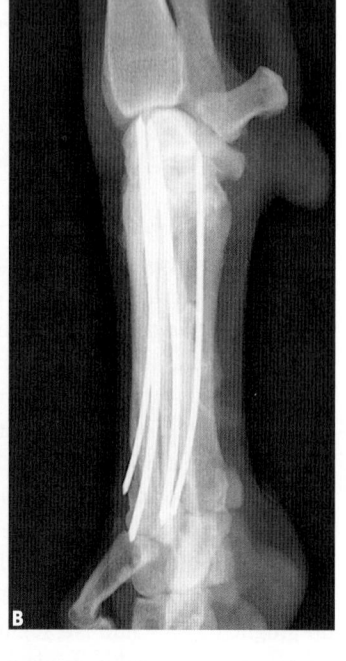

Figura 88.1 Artrodese carpal parcial com um autoenxerto de osso esponjoso. **A.** Dia 0. **B.** Radiografia de acompanhamento após 2 meses, mostrando incorporação e remodelação do enxerto, com fusão óssea completa.

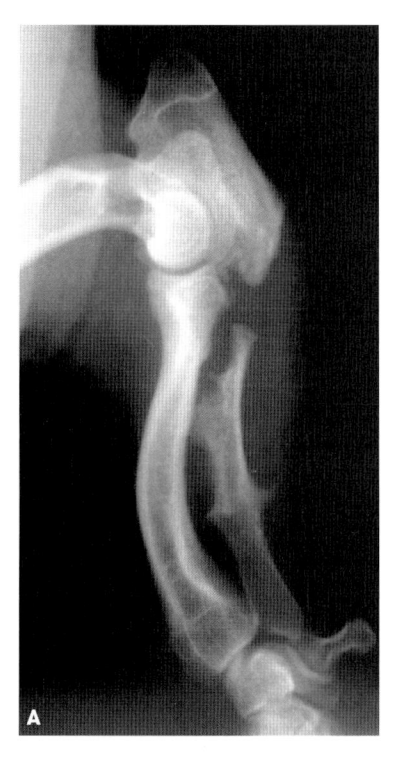

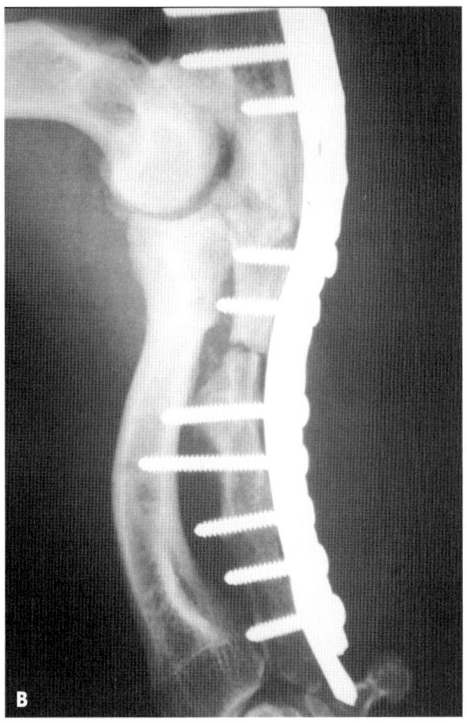

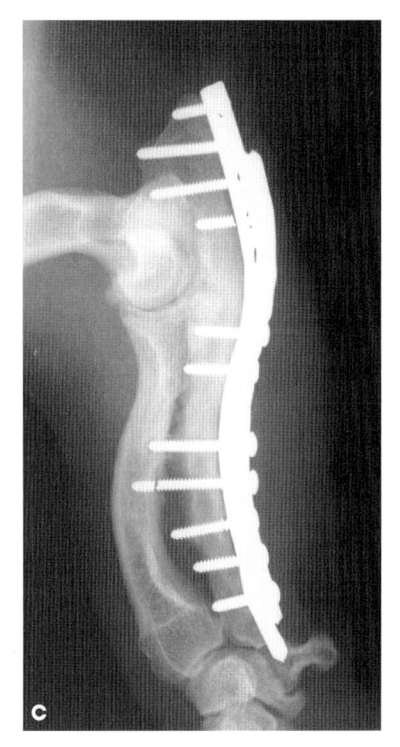

Figura 88.2 Uso de enxerto corticoesponjoso (asa ilíaca) para o tratamento de uma não união da ulna. **A.** Radiografia pré-operatória. **B.** Radiografia pós-operatória. **C.** Acompanhamento aos 6 meses.

mediante transporte ósseo ou o uso de próteses metálicas pode contribuir para a redução de uso clínico de aloenxertos corticais.

Enxertos osteocondrais

Nem os aloenxertos osteocondrais maciços nem a mosaicoplastia são usados rotineiramente em cirurgia de pequenos animais. Embora aloenxertos osteocondrais maciços possam, potencialmente, ser usados em procedimentos de salvamento de membros, as dificuldades logísticas em se obter enxertos anatomicamente apropriados para se conseguir boa função articular tornam o uso de aloenxertos corticais com artrodese uma opção mais efetiva. A ressecção por sulcoplastia (em bloco ou em cunha) no tratamento da luxação patelar é o autoenxerto osteocondral mais comumente usado em cirurgia de pequenos animais. Com esse autoenxerto osteocondral, a cicatrização entre o sulco enxertado e o côndilo femoral geralmente é completada em 10 semanas. O osso trabecular subcondral é levemente espessado e a cartilagem articular do enxerto é viável e parece histologicamente normal.[64]

Referências bibliográficas

1. Anker CJ, Holdridge SP, Baird B, et al: Ultraporous b-tricalcium phosphate is well incorporated in small cavitary defects. Clin Orthop Relat Res 434:251, 2005.
2. Millis DL, Martinez SA: Bone grafts. *In* Textbook of Small Animal Surgery. Slatter D (ed). Philadelphia: WB Saunders, 2003, p. 1875.
3. Sinibaldi KR: Bone grafting principles and techniques. *In* Current Techniques in Small Animal Surgery. Bojrab MJ, Ellison GW, Slocum B (eds). Baltimore: Williams & Wilkins, 1998, p. 901.
4. Wilson JW, Rhinelander FW, Stewart CL: Vascularization of cancellous chip bone grafts. Am J Vet Res 46(8):1691, 1985.
5. Brown KLB, Cruess RL: Bone and cartilage transpl antation in orthopaedic surgery. A review. J Bone Joint Surg 64-A(2):270, 1982.
6. McAnulty JF: Effect of various short-term storage methods on viability of cancellous bone fragments. Am J Vet Res 60(1):63, 1999.
7. Alexander JW: Bone grafting. Vet Clin North Am Small Anim Pract 17(4):811, 1987.
8. Doi K, Tominaga S, Shibata T: Bone grafts with microvascular anastomosis of vascular pedicles: an experimental study in dogs. J Bone Joint Surg 59-A(6):809, 1977.
9. Weiland AJ, Phillips TW, Randolph MA: Bone grafts: a radiologic, histologic, and biomechanical model comparing autografts, allografts, and free vascularized bone grafts. Plast Reconst Surg 74(3):368, 1984.
10. Burchardt H: The biology of bone graft repair. Clin Orthop Relat Res 174:28, 1983.
11. Stevenson S: Bone grafting. *In* Textbook of Small Animal Surgery. Slatter D (ed). Philadelphia: WB Saunders, 1993, p. 1694.
12. Finkemeier CG: Current concepts review – Bone-grafting and bone-graft substitutes. J Bone Joint Surg 84-A(3):454, 2002.
13. Cornell CN, Lane JM: Current understanding of osteoconduction in bone regeneration. Clin Orthop Relat Res 355S:S267, 1998.
14. Enneking WF, Burchardt H, Puhl JJ, et al: Physical and biological aspects of repair in dog cortical-bone transplants. J Bone Joint Surg 57-A(2):237, 1975.
15. Dell PC, Burchardt H, Glowczewskie FPJ: A roentgenographic, biomechanical, and histologic evaluation of vascularized and nonvascularized segmental fibular canine autografts. J Bone Joint Surg 67-A(1):105, 1985.
16. Friedlaender GE: Current concepts review – bone grafts. J Bone Joint Surg 69-A(5):786, 1987.

17. Bauer TW, Muschler GF: Bone graft materials – an overview of the basic science. Clin Orthop Relat Res 371:10, 2000.
18. Heiple KG, Chase SW, Herndon CH: A comparative study of the healing process following different types of bone transplantation. J Bone Joint Surg 45-A(8):1593, 1963.
19. Goldberg VM, Stevenson S: Natural history of autografts and allografts. Clin Orthop Relat Res 225:7, 1987.
20. Enneking WF, Mindell ER, Observations on massive retrieved human allografts. J Bone Joint Surg 73-A(8):1123, 1991.
21. Gould SE, Rhee JM, Tay BK-B, et al: Cellular contribution of bone graft to fusion. J Orthop Res 18(6):920, 2000.
22. Stevenson S, Hohn RB, Templeton JW: Effects of tissue antigen matching on the healing of fresh cancellous bone allografts in dogs. Am J Vet Res 44(2):201, 1983.
23. Weigel JP: Bone grafting. In Disease Mechanisms in Small Animal Surgery. Bojrab MJ (ed). Philadelphia: Lea & Febiger, 1993, p. 678.
24. Johnson AL: Principles of bone grafting. Semin Vet Med Surg (Small Anim), 6(1):90, 1991.
25. Goldberg VM, Stevenson S, Shaffer JW, et al: Biological and physical properties of autogenous vascularized fibular grafts in dogs. J Bone Joint Surg 72-A(6):801, 1990.
26. Johnson AL, Stein LE: Morphologic comparison of healing patterns in ethylene oxide-sterilized cortical allografts and untreated cortical autografts in the dog. Am J Vet Res 49(1):101, 1988.
27. Wilson JW: Blood supply to developing, mature, and healing bone. In Bone in Clinical Orthopedics. Sumner-Smith G (ed). Stuttgart: Thieme, 2002, p.23.
28. Shaffer JW, Field GA, Goldberg VM, et al: Fate of vascularized and non-vascularized autografts. Clin Orthop Relat Res 197:32, 1985.
29. Stevenson S, Li XQ, Martin B: The fate of cancellous and cortical bone after transplantation of fresh and frozen tissue-antigen-matched and mismatched osteochondral allografts in dogs. J Bone Joint Surg 73-A(8):1143, 1991.
30. Bos GD, Goldberg VM, Powell AE, et al: The effect of histocompatibility matching on canine frozen bone allografts. J Bone Joint Surg 65-A(1):89, 1983.
31. Johnson AL, Shokry MM, Stein LE: Preliminary study of ethylene oxide sterilization of full-thickness cortical allografts used in segmental femoral fracture repair. Am J Vet Res 46(5): 1985.
32. Schena CJ, Graham DL, Hoefle WD: Segmental freeze-dried and fresh cortical allografts in the canine femur. II. A sequential histological comparison over a one-year time interval. J Am Anim Hosp Assoc 21:193, 1985.
33. Wilson JW, Hoefle WD: Diaphyseal allograft: eight-year evaluation in a dog. Vet Comp Orthop Trauma (3):78, 1990.
34. Stevenson S, Horowitz M: Current concepts review – the response to bone allografts. J Bone Joint Surg 74-A(6):939, 1992.
35. Stevenson S, Li XQ, Davy DT, et al: Critical biological determinants of incorporation of non-vascularized cortical bone grafts. J Bone Joint Surg 79-A(1):1, 1997.
36. Sinibaldi KR: Evaluation of full cortical allografts in 25 dogs. J Am Vet Med Assoc 194(11):1570, 1989.
37. Schena CJ, Mitten RW, Hoefle WD: Segmental freeze-dried and fresh cortical allografts in the canine femur. I. A sequential radiographic comparison over a one-year time interval. J Am Anim Hosp Assoc 20:911, 1984.
38. Stevenson S, Emery SE, Goldberg VM: Factors affecting bone graft incorporation. Clin Orthop Relat Res 324:66, 1996.
39. Wheeler DL, Enneking WF: Allograft bone decreases in strength in vivo over time. Clin Orthop Relat Res 435:36, 2005.
40. Berrey BH, Lord CF, Gebhardt MC, et al: Fractures of allografts. J Bone Joint Surg 72-A(6):825, 1990.
41. Thompson RC, Pickvance EA, Garry D: Fractures in large-segment allografts. J Bone Joint Surg 75-A(11):1663, 1993.
42. Mankin HJ, Gebhardt MC, Jennings C, et al: Long-term results of allograft replacement in the management of bone tumors. Clin Orthop Relat Res 324:86, 1996.
43. Chalmers J: Transplantation immunity in bone homografting. J Bone Joint Surg 41-B(1):160, 1959.
44. Friedlaender GE: Bone allografts: the biological consequences of immunological events. J Bone Joint Surg 73-A(8):1119, 1991.
45. Horowitz MC, Friedlaender GE: Induction of specific T-cell responsiveness to allogeneic bone. J Bone Joint Surg 73-A(8):1157, 1991.
46. Stevenson S: The immune response to osteochondral allografts in dogs. J Bone Joint Surg 69-A(4):573, 1987.
47. Stevenson S, Shaffer JW, Goldberg VM: The humoral response to vascular and nonvascular allografts of bone. Clin Orthop Relat Res 323:86, 1996.
48. Musculo DL, Caletti E, Schajowicz F, et al: Tissue-typing in human massive allografts of frozen bone. J Bone Joint Surg 69-A(4):583, 1987.
49. Kushner A: Evaluation of Wolff's law of bone formation. J Bone Joint Surg, 22(3):589, 1940.
50. Pelker RP, Friedlaender GE, Markham TC: Biomechanical properties of bone allografts. Clin Orthop Relat Res 174:54, 1983.
51. Roe SC, Pijanowski GJ, Johnson AL: Biomechanical properties of canine cortical bone allografts: effects of preparation and storage. Am J Vet Res 49(6):874, 1988.
52. Tshamala M, van Bree H, Mattheeuws D: Biomechanical properties of ethylene oxide sterilized and cryopreserved cortical bone allografts. Vet Comp Orthop Trauma 7:25, 1994.
53. Johnson AL, Eurell JA, Schaeffer DJ: Evaluation of canine cortical bone graft remodeling. Vet Surg 21(4):293, 1992.
54. Thorén K, Aspenberg P: Ethylene oxide sterilization impairs allograft incorporation in a conduction chamber. Clin Orthop Relat Res 318:259, 1995.
55. Stevenson S: Biology of bone grafts. Orthop Clin North Am 30(4):543, 1999.
56. Lietman SA, Tomford WW, Gebhardt MC, et al: Complications of irradiated allografts in orthopaedic tumor surgery. Clin Orthop Relat Res 375:214, 2000.
57. Hamer AJ, Strachan JR, Black MM, et al: Biomechanical properties of cortical allograft bone using a new method of bone strength measurement: a comparison of fresh, fresh-frozen and irradiated bone. J Bone Joint Surg 78-B(3):363, 1996.
58. Currey JD, Foreman J, Laketic I, et al: Effects of ionizing radiation on the mechanical properties of human bone. J Orthop Res 15(1):111, 1997.
59. Jinno T, Miric A, Feighan J, et al: The effects of processing and low dose irradiation on cortical bone grafts. Clin Orthop Relat Res 375:275, 2000.
60. Coupland BR: Experimental bone grafting in the canine: the use of autoclaved autogenous normal tibial bone. Can Vet J 10(6):170, 1969.
61. Asada N, Tsuchiya H, Kitaoka K, et al: Massive autoclaved allografts and autografts for limb salvage surgery. Acta Orthop Scand 68(4):392, 1997.
62. Lewandrowski K-U, Bonassar L, Uhthoff HK: Mechanical properties of perforated and partially demineralized bone grafts. Clin Orthop Relat Res 353:238, 1998.
63. Delloye C, Simon P, Nyssen-Behets C, et a:, Perforations of cortical bone allografts improve their incorporation. Clin Orthop Relat Res 396:240, 2002.
64. Boone EG, Hohn RB, and Weisbrode SE: Trochlear recession wedge technique for patellar luxation: an experimental study. J Am Anim Hosp Assoc 19:735, 1983.
65. Desjardins MR, Hurtig MB, Palmer NC: Incorporation of fresh and cryopreserved bone in osteochondral autografts in the horse. Vet Surg 20(6):446, 1991.
66. Van Vetchen BJ, Vasseur PB, Rodrigo JJ, et al: A comparison of four different methods of fixation of osteochondral fragments. Vet Comp Orthop Trauma 6:80, 1993.
67. Hangody L, Kish G, Kárpáti Z, et al: Autogenous osteochondral graft technique for replacing knee cartilage defects in dogs. Orthopedics, 5(3):175, 1997.
68. Stevenson S, Dannucci GA, Sharkey NA, et al: The fate of articular cartilage after transplantation of fresh and cryopreserved tissue-antigen-matched and mismatched osteochondral allografts in dogs. J Bone Joint Surg 71-A(9):1297, 1989.
69. Johnson AL, Hulse DA: Fundamentals of orthopedic surgery and fracture management. In Small Animal Surgery. Fossum TW (ed). St Louis: Mosby, 2002, p. 821.
70. Houlthon JEF, Dunning D: Perioperative patient management. In AO Principles of Fracture Management in the Dog and Cat. Johnson AL, Houlthon JEF, Vannini R (eds). Stuttgart: Thieme, 2005, p. 1.
71. Leunig M, Hertel R, Siebenrock KA, et al: The evolution of indirect reduction techniques for the treatment of fractures. Clin Orthop Relat Res 375:7, 2000.

72. Rovesti GL: Nonunions. *In* AO Principles of Fracture Management in the Dog and Cat. Johnson AL, Houlthon JEF, Vannini R (eds). Stuttgart: Thieme, 2005, p. 402.
73. Masquelet AC, Fitoussi F, Muller GP: Reconstruction des os longs par membrane induite et autogreffe spongieuse. Ann Chir Plast Esthét: 45:346, 2000.
74. Pelissier P, Martin D, Baudet J, et al: Behavior of cancellous bone graft placed in induced membranes. Br J Plast Surg 55:596, 2002.
75. Pelissier P, Masquelet AC, Bareille R, et al: Induced membranes secrete growth factors including vascular and osteoinductive factors and could stimulate bone regeneration. J Orthop Res 22(1):73-79, 2004.
76. Johnson KA, Bellenger CR: The effects of autologous bone grafting on bone healing after carpal arthrodesis in the dog. Vet Rec 107:126, 1980.
77. Martinez SA, Probst CW, Hauptman JG, et al: Effects of fixed compression load on the osteogenic effect of autogenous cancellous bone grafts in dogs. Am J Vet Res 53(12):2381, 1992.
78. Tägil M, Aspenberg P: Impaction of bone grafts impairs osteoconduction in titanium chambers. Clin Orthop Relat Res. 352:231, 1998.
79. DeVries WJ, Runyon CL, Martinez SA: Effect of volume variations on osteogenic capabilities of autogenous cancellous bone graft in dogs. Am J Vet Res 57(10):1501, 1996.
80. Renegar WR: Autogenous cancellous bone grafts. *In* Current Techniques of Veterinary Surgery. Bojrab MJ (ed). Philadelphia: Lea & Febiger, 1983, p. 742.
81. Culvenor JA, Parker RJ: Collection of cortico-cancellous bone graft from the ilium using an acetabular reamer. J Small Anim Pract 37:513, 1996.
82. Bloomberg MS, Goring RL: Frozen diaphyseal bone allografts combined with external and internal pin splintage in small animal orthopedic surgery. J Am Anim Hosp Assoc 20:393, 1984.
83. Dueland RT, Trotter EJ, Aron DN, et al: Cryopreserved intercalary bone allografts: early experience (1975-1980) in eight canine cases. J Am Anim Hosp Assoc 25:305, 1989.

Substitutos Ósseos

André Autefage e Loïc M. Dejardin

Razões para os substitutos ósseos

A habilidade do sistema esquelético em recuperar-se é notável. Todavia, quando a cura da fratura não acontece, recomenda-se o uso de vários tipos de enxertos ósseos, incluindo autoenxertos esponjosos, autoenxertos corticais vascularizados e aloenxertos corticais ou técnicas de transporte ósseo. Devido às limitações inerentes à cada técnica, a busca de substitutos ósseos continua sendo uma necessidade médica e tem sido o objeto de extensiva pesquisa.

Os autoenxertos de osso esponjoso, que são considerados o padrão ouro para a reparação óssea, têm limitações que incluem a morbidade no local doador (infecção, dor, hematoma), disponibilidade limitada e custo alto devido ao aumento no tempo cirúrgico. O impacto de tais limitações é exacerbado se for necessária a coleta de vários locais para obtenção de um volume suficiente de enxerto. Além disso, os autoenxertos de osso esponjoso são pouco adequados para o tratamento de defeitos segmentais em razão de sua tendência de sofrer reabsorção central em defeitos corticais maiores que 4 a 5 cm em pessoas, e aproximadamente de 3 cm em cães.[1,2] O transplante de osso vascularizado rotineiramente usado em unidades cirúrgicas especializadas humanas requer um procedimento microcirúrgico importante e uma infraestrutura sofisticada. Portanto, essa técnica raramente é usada em medicina veterinária. Por outro lado, aloenxertos corticais são amplamente usados, com muitos sucessos relatados na literatura ortopédica humana e animal.[3-11] Todavia, a disponibilidade limitada, o alto custo de um banco de ossos, o risco de rejeição e as propriedades mecânicas comprometidas tornam a continuada confiança nos aloenxertos corticais uma preocupação séria.[12,13] O interesse inicial pelas técnicas de osteogênese por distração foi um pouco mitigado por suas limitações, incluindo a morbidade local, resposta limitada dos tecidos moles à distração e a sequência pós-operatória atribulada.

Assim, há uma necessidade crítica para que se desenvolvam substitutos artificiais para ossos em substituição aos enxertos ósseos biológicos. O substituto ideal deve ser biocompatível, osteocondutivo, osteoindutivo, osteogênico, estruturalmente similar ao osso a ser substituído, fácil de ser usado e econômico.[14] Além disso, seria aconselhável que o substituto ósseo fosse também bioabsorvível, mas isso não é um fator limitante.

Propriedades de um substituto ósseo

Um material *osteocondutivo* promove aposição óssea em sua superfície e funciona como uma estrutura tridimensional que suporta o crescimento por invasão celular e vascular, levando à formação de novo osso. Um material *osteoindutivo* proporciona um estímulo biológico que induz o recrutamento e a diferenciação de células do receptor e de células transplantadas em células osteoprogenitoras e então em osteoblastos. Um material *osteogênico* contém células vivas diretamente capazes de formação de novo osso. A bioatividade é definida como a capacidade de um material em desenvolver uma ligação forte e direta com o tecido ósseo vizinho, sem formação da interface fibrosa tipicamente induzida pela implantação de um corpo estranho.[13]

Abordagem aos substitutos ósseos

O uso de substitutos ósseos, ou mais genericamente, a engenharia do tecido ósseo, consiste em três estágios: (i) abordagens baseadas na matriz; (ii) abordagens com base nas células; e (iii) abordagens com base nos fatores.

Abordagens com base na matriz

As abordagens baseadas na matriz utilizam arcabouços estruturais para substituir o osso faltante. Consequentemente, a reparação dos tecidos ósseos depende do recrutamento de células osteoprogenitoras endógenas. Idealmente, esses arcabouços têm uma estrutura porosa que facilita o crescimento interno de osso, mas sua falta de atividade biológica pode limitar seu uso.

Biomateriais

Cerâmicas de fosfato de cálcio

As cerâmicas de fosfato de cálcio (CaP) são materiais sintéticos inorgânicos que não têm propriedade inerente osteoindutiva ou osteogênica. Devido a seu comportamento osteocondutivo *in vivo*, elas demonstraram indução de uma resposta biológica similar à do osso e, portanto, são consideradas material bioativo. Por exemplo, quando implantadas no osso saudável (osteoide), subsequentemente novos ossos são produzidos diretamente na superfície da cerâmica de CaP sem nenhuma interface de tecido mole. As cerâmicas de CaP são extremamente fortes quanto à compressão, mas são frágeis (fragmentáveis) e têm pouca resistência tensional. Os arcabouços de fosfato de cálcio devem ser fortemente compactados e estabilizados rigidamente para se protegerem do estresse de cisalhamento e tensional, e também para otimizar a incorporação óssea.[15]

Hidroxiapatita ($Ca_{10}(PO_4)_6(OH)_2$ ou HA) é estruturalmente similar à apatita encontrada no osso humano normal e, junto com o fosfato tricálcico beta ($Ca_3(PO_4)_2$ ou β-TCP, do inglês *beta tricalcium phosphate*), é a biocerâmica mais altamente compatível e amplamente utilizada. Todavia, os comportamentos da HA e do β-TCP após implantação são levemente diferentes. A taxa de biodegradação do β-TCP é muito maior que a da HA. À medida que o β-TCP é reabsorvido, a formação de novo osso preenche a área antes ocupada pelo arcabouço de β-TCP.[16] Em contraste, a biodegradação da HA é lenta e, apesar de ela ser osteointegrada, fragmentos podem ainda estar presentes no osso vários anos após a implantação. Quando β-TCP foi implantado em uma metáfise de cão, não houve reação inflamatória e foi observada aposição óssea em 4 a 6 meses.[17] Devido a sua biocompatibilidade e bioabsorbilidade, β-TCP é usado como material de preenchimento em defeitos em que são indicados autoenxertos, ou então como um método de expansão suplementando enxertos autólogos de osso esponjoso. A biocompatibilidade da HA também foi demonstrada *in vivo*, em que ocorre incorporação sem induzir reação inflamatória ou resposta tipo corpo estranho.[18] Em 3 semanas, a superfície da HA é forrada com fibroblastos e osteoblastos com uma camada intermediária de osteoide mineralizado produzida diretamente pelos osteoblastos.[16] A composição química precisa das cerâmicas macroporosas de CaP influencia sua capacidade de osteointegração. Foram observadas diferenças significativas na quantidade de novo osso dependendo da proporção entre HA e β-TCP em misturas bifásicas de CaP (BCP), em que BCP contendo um volume maior de β-TCP induziram melhor osteointegração quando comparado com cerâmicas de HA pura.[19]

Materiais de CaP são osteocondutivos, mas geralmente não são osteoindutivos. Sob algumas condições, todavia, os arcabouços de CaP podem adquirir propriedades osteoindutivas devido à ligação de uma quantidade ideal de proteína morfogenética endógena (BMP, do inglês *bone morphogenetic proteins*) ao material.[13,20] Essa propriedade osteoindutiva indireta depende do tipo de cerâmica de CaP com composição bifásica e estrutura porosa e a espécie do animal onde ela é implantada.[20] Quando foi implantado um arcabouço de BCP intramuscular e subcutaneamente, foi detectada evidente formação de osso em cães e porcos, mas não em coelhos, cabras e ratos.[20]

Cemento de CaP

Materiais de fosfato de cálcio também podem ser usados como cemento ósseo. Em um cemento ósseo injetável, contendo partículas de BCP (60/40 HA/β-TCP) incorporadas em um gel transportador de metilcelulose, o crescimento ósseo para seu interior ocorreu em taxas maiores do que em blocos de somente BCP.[21] Mas o principal problema desse sistema é a falta inicial de propriedades mecânicas, o que impõe a necessidade de uso de um método adicional de estabilização do osso e leva a dificuldades em se manter o compósito no interior do defeito durante a cirurgia. Para atender a essas preocupações podem ser usadas pastas de cerâmica. Esse tipo de CaP injetável solidifica-se *in situ* após vários minutos por meio de uma reação não exotérmica, formando um material de alta resistência compressiva. Na metáfise de osso longo de cães, um cemento composto de fosfato monocálcico mono-hidratado, β-TCP e CaO_3, foi tanto osteocondutivo quanto osteoindutivo. Em 2 semanas, havia ocorrido extensa aposição de osso primitivo e osteoide não mineralizado sobre o cemento, sem a interposição de tecido fibroso entre o osso e o cemento.[22] Porém, somente uma pequena proporção do volume desse cemento foi reabsorvida e substituído por osso nos primeiros 16 meses. Em 78 semanas, o cemento ainda não havia sido totalmente reabsorvido.[22]

A resistência de cerâmicas macroporosas de CaP com poros interconectados pode ser melhorada enchendo os poros com cemento de CaP. Usando-se um cemento altamente solúvel, autoendurecedor, de fosfato dicálcico di-hidratado feito de β-TCP e fosfato dicálcico di-hidratado, foi demonstrado que todo o cemento é substituído por osso após 4 meses. Enchendo-se os poros da cerâmica macroporosa com o cemento de CaP melhora significativamente a resistência mecânica dessas cerâmicas sem modificar sua integração na cicatrização óssea ou sua biocompatibilidade.[23]

Hidroxiapatita coralina

A hidroxiapatita coralina é um material natural derivado de coral marinho. Certas espécies de corais marinhos produzem uma estrutura porosa de CaP que tem estrutura próxima à estrutura do osso humano. Os substitutos de coralina podem ser naturais, isto é, coletados diretamente do mar ou manufaturados por conversão a partir do coral natural. Ela é processada por um método de troca química hidrotérmica que transforma o carbonato de cálcio do coral em um material cristalino. As espécies de corais marinhos Goniopora e Porites podem ser usadas como biomateriais. A HA coralina-Goniopora tem macroporos maiores, medindo 600 µm de diâmetro e também poros intercomunicantes de 260 µm, uma estrutura similar ao típico osso esponjoso. Em contraste, com macroporos menores, de 230 µm e poros intercomunicantes de 190 µm, a estrutura da HA coralina-Porites é similar à do osso cortical.[24]

A HA coralina tem uma estrutura porosa tridimensional totalmente contínua, com alto grau de uniformidade no tamanho dos macroporos e dos microporos. A AH coralina exibe muitos dos critérios necessários para um substituto funcional de enxertos ósseos: prontamente disponível, facilmente conformável, com uma resistência compressiva adequada e permite ser invadida por novo osso. Todavia, não existem evidências de degradação rápida.[16]

Vidros bioativos

Vidros bioativos são materiais constituídos por cálcio, fósforo e dióxido de silicone. Eles têm propriedades osteointegrativas e osteocondutivas. Sua resistência mecânica é significativamente maior do que a das cerâmicas porosas de CaP. Porém, quando perfurados, eles são suscetíveis de fraturar e, consequentemente, são difíceis de serem fixados ao osso. Por isso, são usados principalmente para preencher cavidades ósseas em vez de em substituição de segmentos ósseos. Biovidros também têm uso como expansores de enxertos ósseos.[25]

Matriz óssea desmineralizada

A matriz óssea desmineralizada (DBM, do inglês *demineralized bone matrix*) é produzida por extração ácida da fase mineral do osso. A preservação da fase orgânica da matriz óssea confere à DBM algumas propriedades osteocondutivas e osteoindutivas. A capacidade osteoindutiva da DBM foi demonstrada por Urist.[26] A matriz óssea desmineralizada tem má resistência biomecânica e pode ter capacidade osteoindutiva variável dependendo dos passos durante o processamento, do método de esterilização e da formulação final.[27] Até hoje, o verdadeiro potencial osteoindutivo da DBM, em seres humanos, tem sido questionado porque a DBM implantada ectopicamente não é capaz de, confiavelmente, induzir formação de osso.

A formação do osso que acontece diretamente na DBM pode começar durante a fase inflamatória da cicatrização, indicando diferenciação e atividade precoce de osteoblastos. Durante essa fase inicial da cicatrização, células osteoprogenitoras são recrutadas da medula óssea, do endósteo, do periósteo e/ou da vasculatura.[28] Essa habilidade osteoindutiva da DBM pode ser atribuída à presença de BMP-2 e BMP-7.[29] Fatores de crescimento, como o fator de crescimento semelhante à insulina-1 (IGF-1, do inglês *insulin-like growth factor*) e fator transformador de crescimento-beta 1 (TGF-β 1, do inglês *transforming growth factor beta 1*) também foram encontrados na DBM.[30] A formação inicial de novo osso também é relacionada com a capacidade osteocondutiva da DBM que permite aos precursores de osteoblastos aderir a uma matriz colagenosa similar à matriz óssea cortical endógena. De fato, a superfície da DBM parece-se com a superfície do osso lesado, a qual é o local de deposição óssea durante a cicatrização.[28] Uma vantagem final da DBM é sua rápida velocidade de reabsorção.

Compósitos de polímeros

Compósitos de polímeros com cerâmicas de CaP (HA e β-TCP), particularmente ácido polilático (PLA) e/ou ácido poliglicólico (PGA), têm sido investigados. Geralmente, esses compósitos são usados como veículos de distribuição ou como transportadores para fatores de crescimento.

Porosidade

Os arcabouços para a osteogênese deveriam mimetizar a morfologia, estrutura e função ósseas para otimizar sua integração nos tecidos vizinhos. Os poros são necessários para a formação do tecido ósseo porque eles permitem a migração e proliferação dos osteoblastos e de outras células mesenquimais, e também a vascularização através dos canais dos microporos. Existe alguma controvérsia na literatura sobre o tamanho ideal do poro para os arcabouços em relação à engenharia óssea. Para a HA coralina, arcabouços contendo poros maiores (≅500 µm) têm sido associados a maior crescimento ósseo interno do que implantes com poros de tamanho menor (200 µm).[24] Similarmente, quando se usa cerâmica macroporosa de CaP bifásica, foi demonstrado que implantes tendo poros maiores, de 565 µm de diâmetro, proporcionaram mais osso neoformado do que aqueles com poros menores, de 300 μm.[30] Embora poros com tamanho de aproximadamente 100 μm sejam suficientes para permitir migração celular para o interior do implante, a invasão de capilares para o interior do arcabouço, a qual é essencial para intensificar a neoformação de osso, requer poros de 300 μm ou maiores. De fato, enquanto os poros menores (90 a 120 μm) podem induzir condições hipóxicas que levam à formação osteocondral antes da osteogênese, poros maiores ($\cong$ 350 μm) proporcionarão uma neoangiogênese mais efetiva que leva diretamente à osteogênese.[31,32] Interessantemente, em alguns estudos, a morfologia dos blocos de HA formadores de osso com poros de 300 a 400 μm se assemelha àquela do sistema de Havers na remodelação óssea. Esse tamanho de poro coincide com o diâmetro médio do sistema haversiano (aproximadamente 300 μm), indicando que o tamanho ideal dos poros em um arcabouço cerâmico deveria mimetizar o tamanho dos poros do osso normal.[31]

Interações implante-receptor

A biointegração de um implante com arcabouço cerâmico depende de sua estabilização mecânica. Micromoções favorecem a produção de tecido fibroso e evitam a biointegração, mesmo que o implante seja bioativo, como a cerâmica de CaP.[33] Para as biocerâmicas, existe uma forte similaridade química entre a HA e os cristais minerais do osso. Esses materiais têm a capacidade de iniciar nucleação e crescimento do cristal de CaP na sua superfície a partir de fluidos biológicos por um processo de dissolução/precipitação. Dessa maneira, uma camada de apatita carbonada nanocristalina associada a proteínas ósseas específicas é depositada na superfície da cerâmica de CaP e permite a adesão e a atividade dos osteoblastos.[33] Esse processo é similar à remodelação óssea. A camada neoformada apresenta uma composição análoga à linha do cemento na borda de um ósteon.[33] Assim, a ligação entre o implante e o osso é forte, e testes mecânicos demonstraram que 4 semanas após a implantação ocorreram fraturas no interior da cerâmica HA, mas não na interface implante-osso.[34]

Quando um material bioativo é implantado, osteoblastos diferenciam-se no interior do tecido conjuntivo que substituiu o hematoma inicial, muito próximo ao biomaterial. Esses osteoblastos permanecem imobilizados na superfície do material, da mesma maneira que estariam na superfície das trabéculas ósseas. Devido à atividade polar dessas células, matriz extracelular é sintetizada pelo polo celular em contato com o material, levando à deposição de uma matriz osteoide na superfície do material. Tanto o osso imaturo formado em contato com o material como o próprio arcabouço são sujeitos a remodelação e são subsequentemente degradados por osteoclastos e células gigantes. Gradualmente, novo osso substitui aquele osso formado a partir do zero, levando à osteointegração.

Incorporação

Em 24 semanas após a implantação de pequenos cilindros de vários tipos de cerâmica no interior de osso cortical de coelhos, não houve degradação de coralina HA-Goniopora, houve 24% de degradação de coralina HA-Porites e 46% de degradação de β-TCP. Novo osso ocupava 56% do implante de coralina HA-Goniopora, 53% do implante de coralina HA-Porites e 45% do implante de β-TCP.[24] Em grandes defeitos segmentais diafisários, HA e β-TCP isoladamente não são adequados como substitutos ósseos. Em um defeito segmental de 2,5 cm de comprimento no rádio de cães, o uso dessas cerâmicas resultou em não união em muitos dos membros 24 semanas após a cirurgia. Em contraste, todos os defeitos preenchidos com enxertos autólogos de osso esponjoso apresentaram união.[35] Esse estudo demonstrou claramente os limites da capacidade osteocondutiva ou osteoindutiva inerente das cerâmicas de CaP. A osteointegração levando à cicatrização do defeito ósseo requer participação ativa das células do receptor e um ambiente favorável no local receptor que proporcione células osteoprogenitoras e neovascularização do implante. Em cavidades epifisárias ou diafisárias de volume relativamente pequeno, as cerâmicas de CaP sozinhas podem ser integradas porque (i) a compactação da cerâmica pode induzir estabilização mecânica do material e (ii) o osso esponjoso vizinho é bem vascularizado e contém células-tronco mesenquimais capazes de diferenciação osteoclástica. Em grandes defeitos segmentares diafisários, o comportamento pode ser diferente porque (i) a estabilização mecânica é difícil de ser obtida e (ii) o local receptor não é capaz de providenciar células osteoprogenitoras em quantidade suficiente para colonizar completamente o implante. Com arcabouços de material poroso, as células osteogênicas não se diferenciam homogeneamente no interior do material. A espessura do arcabouço pode ser crítica pois ela talvez impeça a revascularização no centro do biomaterial. Portanto, limitar a sobrevivência das células. Além disso, o número de células supridas pelo tecido de granulação pode ser inadequado na área central de grandes defeitos por causa da distância dos tecidos que as fornecem.[36]

Abordagens baseadas nas células

As terapias baseadas em células envolvem a transferência de células que têm potencial osteogênico diretamente para o local de reparação para facilitar a síntese de novo osso, reduzindo assim a dependência de osteoprogenitoras locais. Essas estratégias com base celular dependem da implantação de (i) medula óssea autóloga fresca, (ii) células-tronco mesenquimais purificadas e expandidas por cultura (MSC, do inglês *mesenchymal stem cells*) ou (iii) osteoblastos diferenciados. Células-tronco mesenquimais e células progenitoras são encontradas em quase todos os tecidos normais. Células-tronco são células em repouso que podem ser ativadas por sinais bioquímicos para que se dividam e se diferenciem. Essa divisão celular produz duas células filhas que não são idênticas: uma célula filha volta ao estado original de repouso da célula mãe e a outra célula filha prolifera, produzindo uma abundância de células progenitoras. Essas progenitoras são, subsequentemente, estimuladas a se diferenciar para formar um tecido maduro.[37] Uma população heterogênea de células, incluindo células-tronco originais e células progenitoras derivadas dessas células, está presente em medula óssea, periósteo, trabéculas ósseas (no interior de canais de Havers do osso cortical), tecido adiposo e músculo.

De todas as potenciais fontes de células progenitoras, a mais facilmente disponível é a medula óssea, a qual pode ser coletada por aspiração percutânea ou como um pequeno núcleo de osso esponjoso. Células progenitoras pluripotentes podem se desenvolver seguindo vários caminhos: como células de tecido hepático, sistema nervoso central ou osteoblastos. A diferenciação dessas células seguindo uma via depende de seu ambiente biológico e é influenciada por fatores como tensão de oxigênio, concentração de nutrientes, células vizinhas, estímulos mecânicos e a composição química da matriz extracelular circundante.[37] A via de diferenciação osteoblástica é modulada por uma ampla gama de fatores induzíveis, como IGF e membros da superfamília TGF-β, incluindo BMP-2 e BMP-7.[37]

Quando um enxerto compósito de matriz celular é usado, é essencial assegurar-se de que o ambiente criado pela matriz, isto é, textura da superfície, tamanho dos poros e geometria, arquitetura tridimensional e propriedades de degradação, é compatível com a sobrevivência das células.[37] É também importante considerar o ambiente biológico do substituto ósseo implantado. A sobrevivência das células implantadas depende da capacidade do oxigênio e de outros nutrientes difundirem-se para dentro e para fora do local através do implante. A medula óssea coletada por aspiração contém uma média de 350 a 1.000 células progenitoras por mililitro.[38,39] Células-tronco mesenquimais parecem estar presentes em uma frequência de aproximadamente 1 em 10^5 a 10^6 células medulares nucleadas.[39,40] Um aumento no volume aspirado de medula óssea de 1 para 4 mℓ diminui a concentração de células progenitoras em 50%. Assim, tem sido sugerido que, em seres humanos, o número máximo de células progenitoras pode ser obtido coletando-se quatro alíquotas de 1 mℓ, em vez de uma alíquota de 4 mℓ.[38] Os aspirados de medula óssea podem ser misturados com transportadores, como cerâmicas de CaP ou DBM e este enxerto compósito compactado em defeitos ósseos. Tem sido demonstrado que o uso de compósito medula óssea-DBM em não uniões de fraturas em cães induz a cicatrização em velocidade pelo menos igual, se não superior, àquela obtida com o uso de técnicas padrão de enxertia com osso autólogo.[41] A adição de aspirado de medula óssea à HA ou ao β-TCP melhorou efetivamente o desfecho desses arcabouços implantados no tratamento de defeitos radiais experimentalmente induzidos em cães.[35] Os parâmetros biomecânicos e radiográficos de β-TCP com medula óssea foram grosseiramente comparáveis àqueles de autoenxertos de osso esponjoso às 12 e às 24 semanas. Às 12 semanas, 94% dos defeitos preenchidos com CaP com adição de medula óssea conseguiram união, enquanto foi observada não união em 90% dos defeitos preenchidos somente com o CaP.[35] Foi estimado que o número de osteoprogenitoras proporcionado por aspirados de medula óssea é somente de 20% do que seria necessário para permitir a colonização de todo o implante por novo osso.[37] Todavia, é possível melhorar a eficácia da medula óssea aspirada concentrando as células derivadas da medula.

A separação por densidade, por centrifugação, permite concentração de aproximadamente 4 vezes das células derivadas da medula, que demonstraram ser capazes de aumentar significativamente a formação óssea.[42] As células mesenquimais podem ser isoladas da medula óssea e expandidas *in vivo* sem nenhuma aparente modificação fenotípica ou de perda de função.[43] Usando sistemas de cultura, a expansão *in vivo* resulta em significante aumento do número de MSC que podem ser devolvidas ao local cirúrgico.[43] Com um transportador cerâmico, as MSC cultivadas proporcionam formação de novo osso mais rápida e mais extensa do que a medula óssea fresca devido ao aumento de 300 vezes no número de MSC conseguido pelo processo de expansão por cultura.[44] Em um defeito ulnar de tamanho crítico, em cães, estabilizado por fixação interna, foram implantados grânulos porosos de HA carregados com células cultivadas de osso esponjoso. Observou-se invasão por tecido ósseo nos implantes estromais carregados de células, mas não nos implantes controle, contendo apenas grânulos de HA.[36,45] Similarmente, quando cilindros de BCP com adição de células-tronco mesenquimais cultivadas a partir de aspirados de medula óssea foram implantados em um defeito ósseo de tamanho crítico (21 mm) no fêmur de cães, estabilizado for fixação interna, a cicatrização do osso foi obtida em 12 a 16 semanas. Em contraste, não houve regeneração óssea substancial durante o período de 16 semanas quando foram implantados apenas os cilindros.[44] Sob condições de cultura apropriadas, essas MSC podem se diferenciar das células osteoprogenitoras e crescer como uma camada monocelular. Em seguida, a matriz pode ser carregada com essas células e implantada, constituindo um substituto ósseo híbrido. Células de medula óssea obtidas de cultura primária por 10 dias e transferidas para HA coralina porosa para cultura por 2 semanas demonstraram ser capazes de intensificar a velocidade e a extensão da formação de osso quando comparado com amostras implantadas com células indiferenciadas da medula óssea.[46]

Abordagens com base nos fatores

Terapias baseadas em fatores representam uma tentativa de suplantar as limitações dos arcabouços de cerâmica usados sozinhos, fornecendo diretamente os estímulos osteocondutivos. Fatores de crescimento e de diferenciação são levados pelo implante que é inserido no defeito ósseo.

Fatores de crescimento e proteínas morfogenéticas ósseas (BMP)

Fatores de crescimento de fibroblastos (FGF) têm função na angiogênese e na mitogênese de células mesenquimais. A atividade de ambos, FGF-1 e FGF-2, foi identificada durante os estágios iniciais da cura da fratura. Usando-se FGF básico em osteotomias da tíbia em cães, todos os estágios da reparação óssea e a estimulação de remodelação do calo ósseo foram acelerados.[47] Não são claras quais funções outros fatores de crescimento (como o fator de crescimento semelhante a insulina e o fator de crescimento derivado de plaquetas), têm na cura de fraturas.[48] Entre os fatores de crescimento que têm sido investigados, as BMP, que são membros da superfamília TGF-β, parecem ter o maior potencial de osteoindução. As BMP iniciam a cascata da cicatrização óssea pelo recrutamento de células mesenquimais dos ossos e dos tecidos moles locais e também orientam a diferenciação de células mesenquimais em osteoblastos. Até hoje, mais de 15 BMP foram descritas, mas somente umas poucas parecem ser ativas no processo da cicatrização óssea[49] (Figura 89.1). Duas BMP são produzidas por tecnologia de genes recombinantes e estão disponíveis comercialmente: BMP-2 e BMP-7 (também conhecida como OP-1). Em medicina veterinária, foram feitos estudos experimentais em cães e ensaios clínicos em cães e gatos para avaliar a eficácia de BMP no tratamento de defeitos ósseos,[50,51] de não uniões de fraturas e em artrodeses.[52]

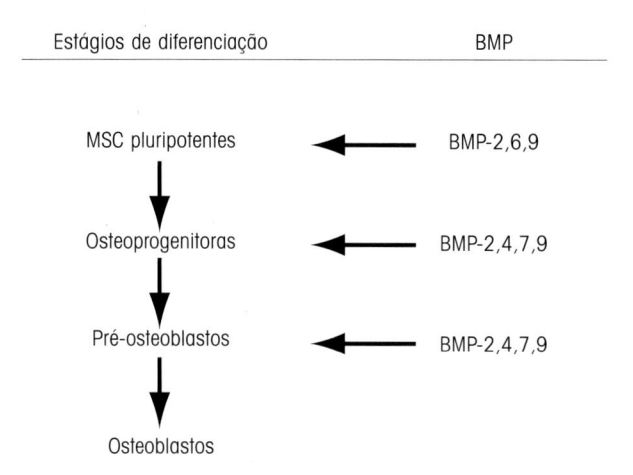

Figura 89.1 Principais BMP envolvidas no processo de diferenciação de células-tronco mesenquimais (MSC).

A eficácia das BMP foi avaliada na cicatrização de um defeito radial de tamanho crítico (2,5 cm) em cães. Em um estudo, o defeito foi preenchido com um cilindro de coral natural (carbonato de cálcio), sozinho ou intensificado com proteínas ósseas de origem bovina e comparados com enxertos autólogos de osso esponjoso.[50] O coral sozinho não permitiu a união óssea, enquanto os implantes de coral com proteína bovina apresentaram taxas de união, formação de osso e resistência biomecânica que foram superiores durante as primeiras 12 semanas. Às 24 semanas, eram comparáveis às do enxerto autólogo de osso esponjoso. Em um estudo subsequente, a eficácia da BMP-2 recombinante humana (rhBMP-2), transportada ao local em uma esponja de colágeno, foi avaliada no mesmo modelo de defeito segmental em cães.[51] Nenhum dos defeitos tratados somente com o transportador foi curado. Do dia da cirurgia até 12 semanas após a cirurgia, os implantes de rhBMP-2 produziram osso em taxas equivalentes e foram biomecanicamente comparáveis ao autoenxerto de osso esponjoso. Porém, os defeitos tratados com a rhBMP-2 exibiram evidências de áreas vazias, semelhantes a cistos ósseos, cuja incidência parecia ser relacionada à dose. O mecanismo específico pelos quais essas áreas vazias se desenvolveram não foi determinado, mas ficou muito claro que são necessárias pesquisas adicionais para determinar a dose ideal de rhBMP-2 antes de sua aplicação clínica. Um compósito não glicosilado de rhBMP-2/fibrina foi aplicado em 41 locais em 38 cães e gatos que necessitavam de artrodese ou de cirurgia revisional para não união de fraturas.[52] A cicatrização óssea foi alcançada em 90% dos casos tratados com rhBMP-2. Embora os autoenxertos de osso esponjoso sejam o padrão ouro para o tratamento dessas condições clínicas, o número de animais exibindo evidências radiográficas de formação de pontes nas artrodeses pancarpais foi maior no grupo tratado com rhBMP-2 do que no grupo tratado com autoenxertos 17 semanas após a cirurgia (100% *versus* 59%).[53,54] Resultados semelhantes foram obtidos no tratamento experimental de defeitos segmentais em modelos animais.

Terapia genética

A terapia genética envolve a transferência de informação genética às células. Quando um gene é transferido adequadamente para uma célula-alvo, a célula sintetiza a proteína codificada pelo gene transferido. Em geral, a duração da síntese da proteína depende da técnica utilizada para transferir o gene à célula. A terapia genética pode ser aplicada sistemicamente ou regionalmente. Para a cicatrização óssea, em pacientes normais, a terapia genética pode ser utilizada regionalmente. O gene pode ser introduzido diretamente em um local anatômico com uso de uma técnica *in vivo* ou pode ser introduzido por uma abordagem *ex vivo*. Na dispersão *ex vivo* de genes, células são coletadas do paciente, o cDNA é transferido para as células em cultura de tecido e as células geneticamente modificadas são, então, administradas de volta ao paciente.

Devem ser utilizados vetores apropriados para intensificar a entrada e a expressão do DNA nas células alvo. Esses vetores podem ser de origem viral ou não viral. Os vírus são eficientes vetores porque a difusão do DNA é um aspecto crítico de seu ciclo vital. Todavia, existem várias importantes preocupações quanto ao uso de vetores virais. Primeiro, existe a possibilidade de recombinação com outros vírus na célula do receptor e também a possibilidade de replicação e multiplicação no paciente. Segundo, a duração da expressão do produto transgênico (proteína) pela célula transformada geneticamente pode ser limitada devido à resposta imune às proteínas virais.[48] Finalmente, o risco de transformação maligna após a integração viral no genoma do receptor é uma preocupação séria.[55]

A terapia genética é considerada uma ferramenta para o tratamento de defeitos ósseos devido à possibilidade de suprarregular uma expressão mais biológica de proteínas individuais em células e tecidos específicos. Embora as proteínas utilizadas na engenharia do tecido ósseo possam ser manufaturadas, sua sobrevivência é curta após serem injetadas ou colocadas cirurgicamente no local-alvo. A terapia genética proporciona o gene necessário para a síntese da proteína desejada e daí as células transfectadas produzem aquela proteína biologicamente *in situ*. Essa técnica resulta em níveis mais altos e mais constantes de produção de proteína, quando comparado com proteínas manufaturadas. Isso é particularmente importante para proteínas como as BMP.[56] Uma revisão descreve os resultados de estudos experimentais e clínicos avaliando o emprego de fatores de crescimento usando terapia genética para intensificar a cura de fraturas.[57] Apesar de a produção da proteína ter uma duração relativamente curta (p. ex., até 6 semanas) devido às respostas imunológicas associadas ao vetor utilizado para a transdução, essa duração é satisfatória e útil para incrementar o processo de cura no tratamento de fraturas ou defeitos ósseos. Em modelos de pequenos animais, fatores de crescimento difundidos por terapia genética resultaram em melhores curas do que aqueles difundidos como proteínas recombinantes.[57] Estudos experimentais em grandes animais ainda não demonstraram os benefícios, sem efeitos colaterais deletérios, da terapia genética para a cura de fraturas e o preenchimento de defeitos ósseos.

Transportadores para a difusão de fatores de crescimento

Fatores de crescimento tendem a se difundir rapidamente do local-alvo quando administrados sozinhos. Para limitar esse fenômeno e, portanto, otimizar seu potencial osteoindutivo local, vários transportadores foram avaliados. A escolha do transportador ou do sistema de difusão é essencial para o sucesso da terapia com fatores de crescimento. O transportador ideal deve ter várias características, incluindo (i) a habilidade de difundir o fator de crescimento na hora e na dose apropriadas, (ii) a habilidade de intensificar o recrutamento e a ligação celular, (iii) a presença de vazios estruturais para permitir a migração celular e a angiogênese e (iv) ser biodegradável sem induzir reação inflamatória ou imune e sem produzir subprodutos tóxicos.[48] As necessidades da matriz quanto aos carregadores de BMP variam de um simples sistema de distribuição, como *minipellets*, contas ou microesferas, até estruturas complexas tridimensionais com macro e miniporosidade que tenta mimetizar a matriz do tecido de reparação. Idealmente, os transportadores deveriam ser absorvíveis. As quatro maiores categorias de carregadores de BMP são polímeros naturais, materiais inorgânicos, polímeros sintéticos e materiais compósitos.[58] A Tabela 89.1 ilustra suas principais propriedades.

O perfil farmacocinético típico da liberação de BMP-2 difere segundo o sistema de distribuição. O pico inicial de distribuição de BMP tem uma meia-vida de menos de 10 min e parece não depender do carregador. A liberação secundária de BMP é caracterizada por meia-vida de 3 a 5 dias com carregadores de colágeno, enquanto os sistemas de distribuição baseados em minerais têm uma meia-vida mais longa, com a BMP sendo detectada por até 5 semanas.[58,59] Estudos *in vitro* e *in vivo* demonstraram a sequência temporal da expressão de BMP durante a formação membranosa de osso. A BMP-6 aparece primeiro, seguida pela BMP-4 e, mais tarde, pela BMP-2.

Tabela 89.1 Principais materiais carregadores usados para disponibilizar proteínas morfogenéticas ósseas.

Categorias	Materiais carregadores	Formulações	Vantagens/desvantagens
Polímeros naturais	Colágeno	Gelatina Matriz óssea desmineralizada Colágeno fibrilar	Biocompatível Bioabsorvível Obtenção (fontes)
	Hialuronano	Géis, esponjas, almofadas	*Processamento*
	Fibrina	Cola adesiva	*Transmissão de doenças*
	Chitosana	Hidrogéis, esponjas, almofadas	*Imunogenicidade*
Materiais inorgânicos	Cemento CaP	Injetável, implantável, sólido	Biocompatível Bioabsorvível Osteocondutivo *Separação em fase durante injeção* *Falta de macroporosidade* *Falta de resistência mecânica*
	Cerâmicas de CaP sinterizado	Grânulos, blocos	Biocompatível Osteocondutivo Tempo de residência prolongado *Falta de resistência mecânica* *Lentidão na bioabsorção*
Polímeros sintéticos	Ácido poliláctico (PLA)	Estrutura tridimensional altamente porosa	Flexibilidade de desenho
	Poliglicólico (PGA) Copo límero poli (L-ácido láctico-co-ácido glicólico) (PLGA)	Estrutura de orientação linear Fibras Folhas Microesferas	Eliminação da transmissão de doenças *Potencial diminuição do pH* *Degradação em massa* *Inflamação excessiva*
Compósitos	Cerâmica CaP/Polímeros naturais		Melhora da resistência mecânica
	Polímeros naturais/sintéticos Cerâmica/polímeros naturais/polímeros sintéticos		Melhora na propriedade de liberação Melhora no manuseio, porosidade e possibilidade de ser injetado

Existe considerável sobreposição no tempo de expressão, sugerindo dependência entre esses fatores. Essa expressão sequencial mostra que as BMP não são necessariamente permutáveis entre si e que é possível que diferentes BMP possam influenciar a expressão de outras, como parte de uma cascata.[60] Ainda foi demonstrado que a coadministração de BMP-2/BMP-7 ou BMP-2/BMP-6 é 5 a 10 vezes mais potente em induzir formação de osso do que a administração de BMP-2 exclusivamente.[27]

Até hoje, a melhor estratégia para a reparação óssea utilizando fatores de crescimento não foi determinada. A dose ideal de proteínas necessárias para conseguir reparação óssea em estudos clínicos não foi claramente estabelecida. A grande variação nas doses e nos protocolos experimentais entre estudos torna difícil a determinação da dose ideal. Além disso, a matriz ideal para a distribuição do fator apropriado ainda não foi identificada. Existem três obstáculos principais para o uso rotineiro de fatores de crescimento na reparação óssea: (i) os altos custos desses fatores, particularmente BMP, (ii) a seleção da dose ideal e (iii) a otimização da matriz carregadora ou do veículo de distribuição para permitir crescimento vascular, população de célula osteoprogenitoras e invasão no interior do arcabouço.

Referências bibliográficas

1. Masquelet AC, Fitoussi F, Muller GP: Reconstruction des os longs par membrane induite et autogreffe spongieuse. Ann Chir Plast Esthét 45:346, 2000.
2. Pelissier P, Martin D, Baudet J, et al: Behavior of cancellous bone graft placed in induced membranes. Br J Plast Surg 55:596, 2002.
3. Bloomberg MS, Goring RL: Frozen diaphyseal bone allografts combined with external and internal pin splintage in small animal orthopedic surgery. J Am Anim Hosp Assoc 20:393, 1984.
4. Schena CJ, Mitten RW, Hoefle WD: Segmental freeze-dried and fresh cortical allografts in the canine femur. I. A sequential radiographic comparison over a one-year time interval. J Am Anim Hosp Assoc 20:911, 1984.
5. Johnson AL, Stein LE: Morphologic comparison of healing patterns in ethylene oxyde-sterilized cortical allografts and untreated cortical autografts in the dog. Am J Vet Res 49(1):101, 1988.
6. Roe SC, Pijanowski GJ, Johnson AL: Biomechanical properties of canine cortical bone allografts: effects of preparation and storage. Am J Vet Res 49(6):874, 1988.
7. Sinibaldi KR: Evaluation of full cortical allografts in 25 dogs. J Am Vet Med Assoc 194(11):1570, 1989.
8. Wilson JW, Hoefle WD: Diaphyseal allograft: eight-year evaluation in a dog. Vet Comp Orthop Trauma (3):78, 1990.

9. Stevenson S: Bone grafting. *In* Textbook of Small Animal Surgery. Slatter D (ed). Philadelphia: WB Saunders, 1993, p. 1694.
10. Wilson JW: Blood supply to developing, mature, and healing bone. *In* Bone in Clinical Orthopedics. Sumner-Smith G (ed). Stuttgart: Thieme, 2002, p. 23.
11. Millis DL, Martinez SA. Bone grafts. *In* Textbook of Small Animal Surgery. Slatter D (ed). Philadelphia: WB Saunders, 2003, p. 1875.
12. Bauer TW, Smith ST: Bioactive materials in orthopaedic surgery: overview and regulatory considerations. Clin Orthop Relat Res (395):11, 2002.
13. LeGeros RZ: Properties of osteoconductive biomaterials: calcium phosphates. Clin Orthop Relat Res (395):81, 2002.
14. Greenwald AS, Boden SD, Goldberg VM, et al: Bone-graft substitutes: facts, fictions, and applications. J Bone Joint Surg Am 83-A Suppl 2 Pt 2:98, 2001.
15. Finkemeier CG: Bone-grafting and bone-graft substitutes. J Bone Joint Surg Am 84-A(3):454, 2002.
16. Damien CJ, Parsons JR: Bone graft and bone graft substitutes: a review of current technology and applications. J Appl Biomater 2(3):187, 1991.
17. Cameron HU, Macnab I, Pilliar RM: Evaluation of biodegradable ceramic. J Biomed Mater Res 11(2):179, 1977.
18. Jarcho M: Calcium phosphate ceramics as hard tissue prosthetics. Clin Orthop Relat Res (157):259, 1981.
19. Frayssinet P, Trouillet JL, Rouquet N, et al: Osseointegration of macroporous calcium phosphate ceramics having a different chemical composition. Biomaterials 14(6):423, 1993.
20. Yang Z, Yuan H, Tong W, et al: Osteogenesis in extraskeletally implanted porous calcium phosphate ceramics: variability among different kinds of animals. Biomaterials 17(22):2131, 1996.
21. Gauthier O, Bouler JM, Weiss P, et al: Kinetic study of bone ingrowth and ceramic resorption associated with the implantation of different injectable calcium-phosphate bone substitutes. J Biomed Mater Res 47(1):28, 1999.
22. Frankenburg EP, Goldstein SA, Bauer TW, et al: Biomechanical and histological evaluation of a calcium phosphate cement. J Bone Joint Surg Am 80-A(8):1112, 1998.
23. Frayssinet P, Mathon D, Lerch A, et al: Osseointegration of composite calcium phosphate bioceramics. J Biomed Mater Res 50(2):125, 2000.
24. Shimazaki K, Mooney V: Comparative study of porous hydroxyapatite and tricalcium phosphate as bone substitute. J Orthop Res 3(3):301, 1985.
25. Giannoudis PV, Dinopoulos H, Tsiridis E: Bone substitutes: an update. Injury 36 Suppl 3:S20, 2005.
26. Urist MR: Bone: formation by autoinduction. Science 150(698):893, 1965.
27. Yoon ST, Boden SD: Osteoinductive molecules in orthopaedics: basic science and preclinical studies. Clin Orthop Relat Res (395):33, 2002.
28. Colnot C, Romero DM, Huang S, et al: Mechanisms of action of demineralized bone matrix in the repair of cortical bone defects. Clin Orthop Relat Res (435):69, 2005.
29. Han B, Tang B, Nimni ME: Quantitative and sensitive in vitro assay for osteoinductive activity of demineralized bone matrix. J Orthop Res 21(4):648, 2003.
30. Gauthier O, Bouler JM, Aguado E, et al: Macroporous biphasic calcium phosphate ceramics: influence of macropore diameter and macroporosity percentage on bone ingrowth. Biomaterials 19(1-3):133, 1998.
31. Kuboki Y, Jin Q, Takita H: Geometry of carriers controlling phenotypic expression in BMP-induced osteogenesis and chondrogenesis. J Bone Joint Surg Am 83-A Suppl 1(Pt 2):S105, 2001.
32. Karageorgiou V, Kaplan D: Porosity of 3D biomaterial scaffolds and osteogenesis. Biomaterials 26(27):5474, 2005.
33. Cazalbou S, Combes C, Rey C: Calcium phosphate ceramics. J Aust Ceram Soc 40(1):58, 2004.
34. Hong L, Hengchang X, de Groot K: Tensile strength of the interface between hydroxyapatite and bone. J Biomed Mater Res 26:7, 1992.
35. Johnson KD, Frierson KE, Keller TS, et al: Porous ceramics as bone graft substitutes in long bone defects: a biomechanical, histological, and radiographic analysis. J Orthop Res 14(3):351, 1996.
36. Frayssinet P, Autefage A: Hybrid materials for use as bone substitutes. Preliminary results and prospects for the future. Rev Rhum Engl Ed 60(5):302, 1993.
37. Muschler GF, Midura RJ: Connective tissue progenitors: practical concepts for clinical applications. Clin Orthop Relat Res (395):66, 2002.
38. Muschler GF, Boehm C, Easley K: Aspiration to obtain osteoblast progenitor cells from human bone marrow: the influence of aspiration volume. J Bone Joint Surg Am 79-A(11):1699, 1997.
39. McLain RF, Fleming JE, Boehm CA, et al: Aspiration of osteoprogenitor cells for augmenting spinal fusion: comparison of progenitor cell concentrations from the vertebral body and iliac crest. J Bone Joint Surg Am 87-A(12):2655, 2005.
40. Kadiyala S, Jaiswal N, Bruder SP: Culture-expanded bone marrow-derived mesenchymal stem cells can regenerate a critical-sized segmental bone defect. Tissue Eng 3(2):173, 1997.
41. Tiedeman JJ, Connolly JF, Strates BS, et al: Treatment of nonunion by percutaneous injection of bone marrow and demineralized bone matrix. An experimental study in dogs. Clin Orthop Relat Res (268):294, 1991.
42. Connolly J, Guse R, Lippiello L, et al: Development of an osteogenic bone-marrow preparation. J Bone Joint Surg Am 71(5):684, 1989.
43. Bruder SP, Fox BS: Tissue engineering of bone. Cell based strategies. Clin Orthop Relat Res (367 Suppl):S68, 1999.
44. Bruder SP, Kraus KH, Goldberg VM, et al: The effect of implants loaded with autologous mesenchymal stem cells on the healing of canine segmental bone defects. J Bone Joint Surg Am 80-A(7):985, 1998.
45. Frayssinet P, Primout I, Rouquet N, et al: Bone cell grafts in bioreactor: a study of feasibility of bone cell autograft in large defects. J Mater Sci Mater Med 2:217, 1991.
46. Yoshikawa T, Ohgushi H, Tamai S: Immediate bone forming capability of prefabricated osteogenic hydroxyapatite. J Biomed Mater Res 32(3):481, 1996.
47. Nakamura T, Hara Y, Tagawa M, et al: Recombinant human basic fibroblast growth factor accelerates fracture healing by enhancing callus remodeling in experimental dog tibial fracture. J Bone Miner Res 13(6):942, 1998.
48. Lieberman JR, Daluiski A, Einhorn TA: The role of growth factors in the repair of bone. Biology and clinical applications. J Bone Joint Surg Am 84-A(6):1032, 2002.
49. Cheng H, Jiang W, Phillips FM, et al: Osteogenic activity of the fourteen types of human bone morphogenetic proteins (BMPs). J Bone Joint Surg Am 85-A(8):1544, 2003.
50. Sciadini MF, Dawson JM, Johnson KD: Evaluation of bovine-derived bone protein with a natural coral carrier as a bone-graft substitute in a canine segmental defect model. J Orthop Res 15(6):844, 1997.
51. Sciadini MF, Johnson KD: Evaluation of recombinant human bone morphogenetic protein-2 as a bone-graft substitute in a canine segmental defect model. J Orthop Res 18(2):289, 2000.
52. Schmoekel HG, Weber FE, Hurter K, et al: Enhancement of bone healing using non-glycosylated rhBMP-2 released drom a fibrin matrix in dogs and cats. J Small Anim Pract 46:17, 2005.
53. Michal U, Fluckiger M, Schmokel H: Healing of dorsal pancarpal arthrodesis in the dog. J Small Anim Pract 44(3):109, 2003.
54. Schmoekel H, Schense JC, Weber FE, et al: Bone healing in the rat and dog with nonglycosylated BMP-2 demonstrating low solubility in fibrin matrices. J Orthop Res 22(2):376, 2004.
55. Bushman F, Lewinski M, Ciuffi A, et al: Genome-wide analysis of retroviral DNA integration. Nat Rev Microbiol 3(11):848, 2005.
56. Hannallah D, Peterson B, Lieberman JR, et al: Gene therapy in orthopaedic surgery. J Bone Joint Surg Am 84-A(6):1046, 2002.
57. Southwood LL, Frisbie DD, Kawcak CE, et al: Delivery of growth factors using gene therapy to enhance bone healing. Vet Surg 33(6):565, 2004.
58. Seeherman H, Wozney JM: Delivery of bone morphogenetic proteins for orthopedic tissue regeneration. Cytokine Growth Factor Rev 16(3):329, 2005.
59. Winn SR, Uludag H, Hollinger JO: Carrier systems for bone morphogenetic proteins. Clin Orthop Relat Res (367 Suppl):S95, 1999.
60. Boden SD: Bioactive factors for bone tissue engineering. Clin Orthop Relat Res (367 Suppl):S84, 1999.

Fraturas de Salter

Dirsko von Pfeil e Charles E. DeCamp

Em 1963, Salter e Harris descreveram um sistema de categorização para as fraturas envolvendo a placa de crescimento em relação à placa epifisária, à epífise e à metáfise (Figura 90.1).[1] Atualmente, essas fraturas específicas que envolvem a placa de crescimento são chamadas "fraturas de Salter". As fraturas da placa de crescimento podem causar interrupção parcial ou completa do crescimento, o que pode resultar em perda de comprimento ósseo e/ou de desenvolvimento subsequente de deformidades angulares do membro e anormalidades ao caminhar. É imperativo entender a fisiologia da placa de crescimento e as possíveis consequências do traumatismo para poder avaliar apropriadamente a gravidade do dano, fornecer um prognóstico apropriado e proporcionar o tratamento correto.

Este capítulo descreve a anatomia básica da placa de crescimento, as contribuições relativas das diferentes placas de crescimento para o crescimento geral, a etiologia e a biomecânica das fraturas de Salter e algumas orientações para o diagnóstico e o prognóstico.

Anatomia microscópica

A placa de crescimento consiste em componentes fibroso, cartilaginoso e ósseo (Figura 90.1). O componente fibroso circunda a placa de crescimento. É dividido em uma fenda de ossificação denominada fenda de Ranvier e um anel pericondral, denominado anel de LaCroix. A fenda de Ranvier proporciona os condrócitos para o crescimento tanto em diâmetro quanto em comprimento da placa de crescimento.[2] O anel de LaCroix localiza-se entre a fenda de ossificação e o periósteo da metáfise e proporciona suporte mecânico para a placa de crescimento. Um estudo biomecânico em coelhos sugeriu que essa estrutura protege a placa de crescimento contra forças de cisalhamento.[3]

O componente cartilaginoso da placa de crescimento é dividido em zonas de reserva (ou germinal), proliferativa e hipertrófica. A zona hipertrófica é subdividida em zonas de maturação, de degeneração e de calcificação provisória (Figura 90.1). É importante lembrar que danos à zona de reserva são associados a destruição de células germinais. Portanto, apresentam uma grande possibilidade de resultar em anormalidades no crescimento. A zona hipertrófica é a parte mais fraca da placa de crescimento e é a mais comumente envolvida nas fraturas de Salter.[1]

Imediatamente adjacente ao componente cartilaginoso está o componente ósseo da placa de crescimento. Esta é a porção da metáfise na qual as células de cartilagem são transformadas em osso. A principal célula da placa de crescimento é o condrócito. Existe, também, a matriz celular, que consiste em 70% de água e em 30% de fibrilas de colágeno, proteoglicanos e outras proteínas não cartilaginosas.[4] As fibras de colágeno proporcionam resistência tensional e de cisalhamento à cartilagem. Proteoglicanos e água proporcionam resistência à pressão.[5]

Irrigação sanguínea

É necessário um suprimento vascular intacto para a proliferação celular e a reabsorção e calcificação da cartilagem, sendo todos necessários para o crescimento ósseo e para a cicatrização de fraturas. As agressões que causam rupturas ou alterações nas redes vasculares podem causar crescimento anormal ou mesmo interrupção do crescimento.[5] O suprimento sanguíneo arterial da placa de crescimento consiste em ramos do suprimento vascular da epífise e metáfise (Figura 90.2). Os vários ramos das artérias epifisárias arborizam-se para o interior da placa de crescimento, fornecendo irrigação para as primeiras 4 a 10 colunas de células da zona proliferativa. Nenhum vaso penetra além da zona proliferativa. Portanto, a zona hipertrófica é relativamente avascular. Os condrócitos na zona hipertrófica dependem da glicólise anaeróbica para suas necessidades de energia. Artérias pericondriais suprem a estrutura fibrosa da placa de crescimento. A artéria nutrícia proporciona quatro quintos do suprimento sanguíneo metafisário. Ramos das artérias metafisárias suprem o restante. Ramos terminais desses vasos terminam em pequenos arcos vasculares ou tufos capilares abaixo da última camada intacta de condrócitos da placa de crescimento.[6] A drenagem venosa da metáfise ocorre através da grande veia central da diáfise.[7]

Em geral, a irrigação sanguínea da placa de crescimento não entra através dos ligamentos associados à articulação. Todavia, foi demonstrado que em 28% das pessoas, a placa de crescimento capital do fêmur é suprida por ramos da artéria do ligamento da cabeça do fêmur (epífise).[8] Em contraste, não existe evidência desse tipo de irrigação no cão.[9]

Oclusão da placa de crescimento e a contribuição das diferentes placas de crescimento para o crescimento geral

É importante saber que os tempos de oclusão e a contribuição relativa das diferentes placas de crescimento (para o crescimento geral) podem melhor avaliar o risco de possíveis problemas secundários após uma fratura de Salter. É de concordância geral que o rápido período de crescimento do cão acontece do 3º até o 6º ou 7º meses de idade.[10,11] A maioria dos cães atinge 90% a 95% do seu tamanho adulto ao final do 7º ao 9º mês de idade.[11] As placas de crescimento de cães de raças gigantes podem não se ocluir até os 15 ou 18 meses. Estudos sobre o crescimento ósseo demonstraram significantes variações individuais ou raciais no tempo de oclusão das placas de crescimento. Esses estudos também relatam que o crescimento longitudinal pode parar antes que haja evidências radiográficas de fechamento da placa de crescimento.[10-12] A evidência radiográfica do fechamento da placa de crescimento ocorre entre 4 meses e 12 meses de idade, dependendo da localização anatômica específica e a raça do cão.[10-12] A Tabela 90.1 mostra um sumário dos tempos de fechamento das placas de crescimento nos membros anteriores e posteriores de cães de tamanho médio.[12,13] As placas de crescimento que contribuem com grande porcentagem do crescimento axial total de ossos longos, como o rádio, a ulna e a tíbia, permanecem abertas por mais tempo do que as placas de crescimento de ossos menores, como os ossos do tarso e do carpo. Os gatos têm padrões similares de fechamento das placas de crescimento. O fechamento fisário começa aos 4 meses e geralmente está completo aos 7 a 9 meses de idade. Todavia, o fechamento final das fises radiais distais em gatos pode acontecer até os 20 meses de idade.[14] Foram feitos estudos em cães para avaliar a contribuição relativa de cada placa epifisária para o crescimento total.[15,16] A Tabela 90.1 sumariza os resultados desses estudos.

Sempre que a função da placa de crescimento é severamente comprometida, é provável que se desenvolva uma deformidade anatômica. Traumatismo e causas dietéticas, hormonais e genéticas são clinicamente importantes para as deformidades de crescimento no cão. Os parágrafos seguintes focalizarão no efeito do traumatismo na placa de crescimento.

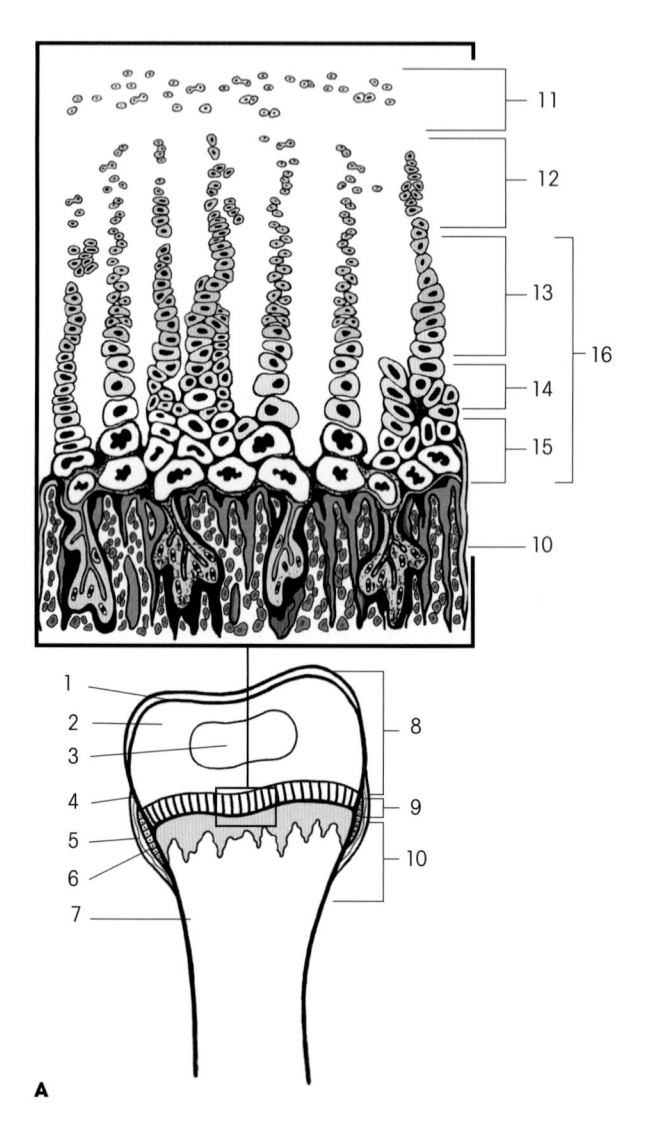

Figura 90.1 A. Anatomia normal. 1) cartilagem articular; 2) cartilagem epifisária; 3) centro de ossificação secundária; 4) fenda de Ranvier; 5) anel de LaCroix; 6) periósteo; 7) osso cortical; 8) epífise; 9) placa de crescimento; 10) metáfise; 11) zona de reserva ou camada germinal; 12) zona de proliferação; 13) zona de maturação; 14) zona de degeneração; 15) zona de calcificação provisória; 16) zona de hipertrofia.

(*continua*)

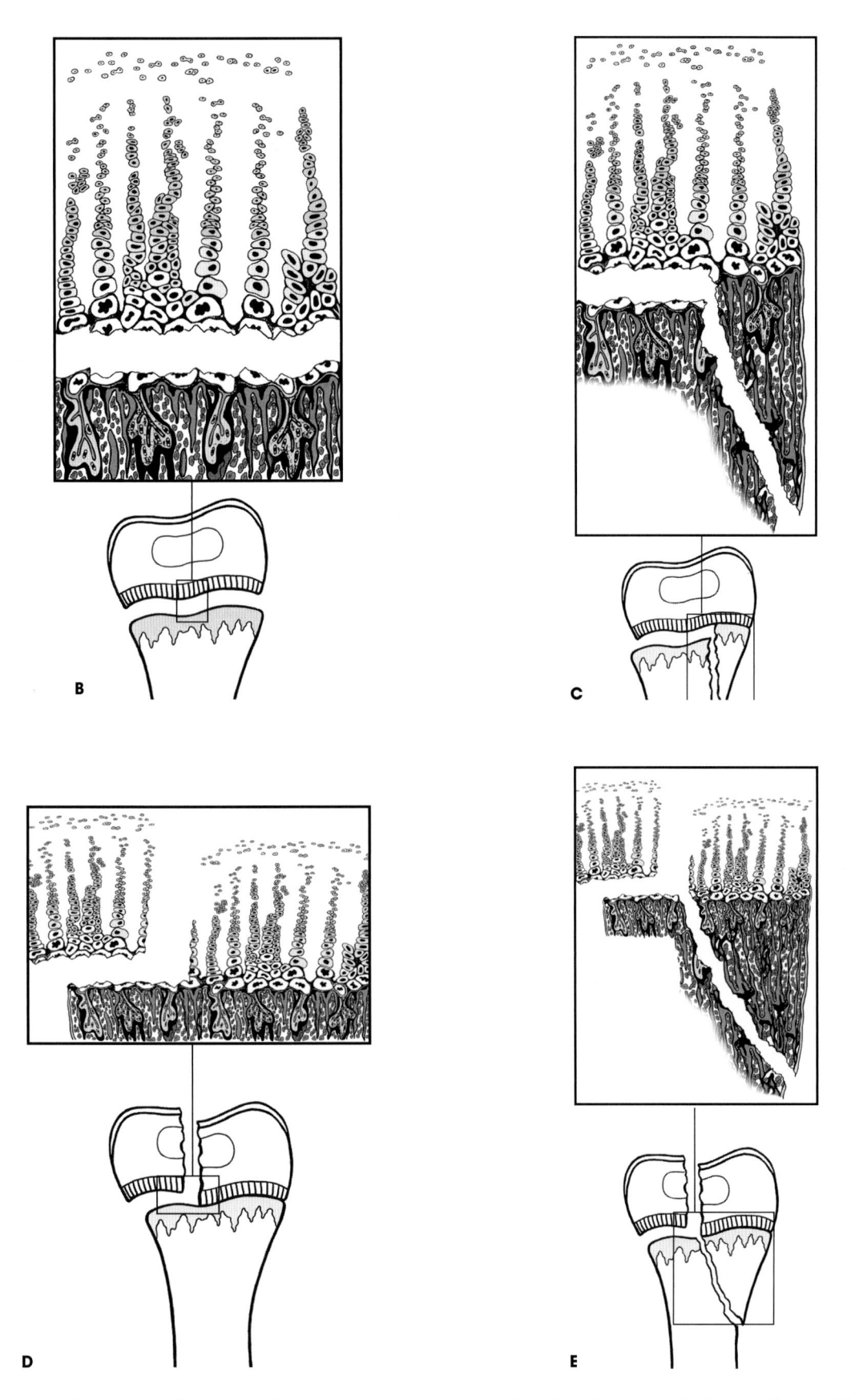

Figura 90.1 (*continuação*) Fraturas de Salter (**B** a **E**). **B.** Fratura de Salter tipo I através da zona hipertrófica da placa epifisária. **C.** Fratura de Salter tipo II através da placa epifisária e a metáfise. **D.** Fratura de Salter tipo III através da placa epifisária e a epífise. **E.** Fratura de Salter tipo IV através da epífise e a metáfise.

(*continua*)

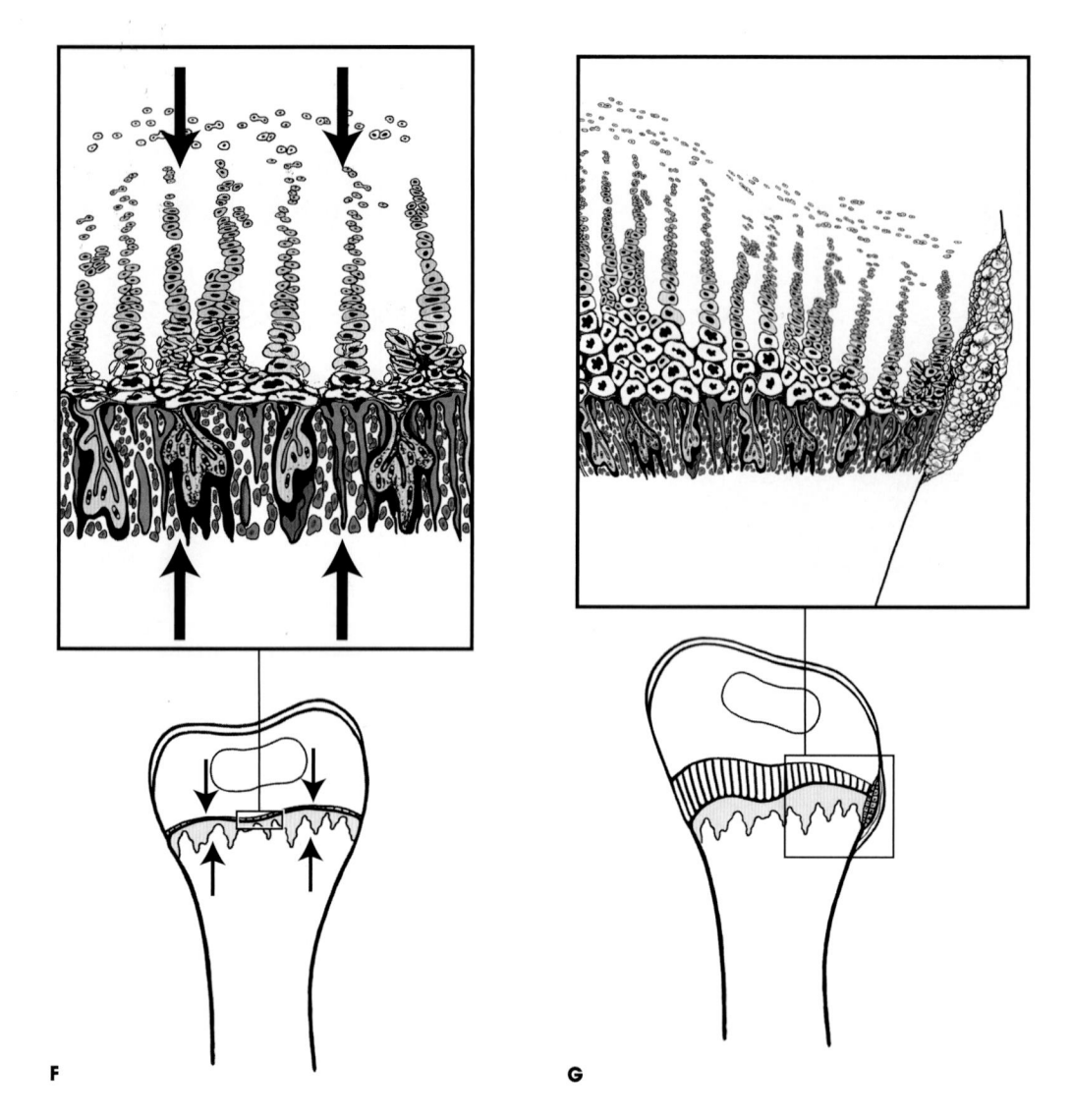

Figura 90.1 (*continuação*) Fraturas de Salter (**F** e **G**). **F.** Fratura de Salter tipo V = fratura por compressão da placa epifisária. **G.** Fratura tipo VI = formação de ponte óssea lateral.

Fraturas da placa de crescimento

Prevalência

As fraturas da placa de crescimento resultam de traumatismo. Dos cães com fraturas de ossos longos, 50% a 55% têm menos que 1 ano de idade.[17,18] Entre os casos relatados de fraturas de ossos longos, 30% tinham traumatismo à placa de crescimento e 7% desenvolveram, subsequentemente, deformidades de crescimento. Em um estudo de 92 cães com deformidades de crescimento resultantes de traumatismo, 75% tinham distúrbios na ulna ou no rádio. A tíbia tinha 4% e o fêmur 8% das deformidades relatadas.[19]

Biomecânica

Qualquer material, incluindo o osso ou uma área específica do osso como a placa de crescimento, pode ser exposto a forças que causam rupturas, como tensão, compressão, torção, cisalhamento ou curvamento (ver Capítulo 26). Dependendo da quantidade de estresse aplicado, o osso pode deformar-se e retornar à configuração normal quando o estresse for aliviado. Isto é conhecido como deformação elástica. Se o estresse excede o limite elástico, a deformação persiste. Isto é conhecido como deformação plástica. Quando o ponto de falha é ultrapassado, o material quebra. A placa de crescimento de animais imaturos é mais suscetível à falha que qualquer das estruturas ligamentosas que suportam a articulação ou o osso relativamente elástico desses animais jovens.[20] Portanto, é comum ver lesões às placas de crescimento sem distorção da articulação ou fratura do osso. Embora Salter e Harris tenham aplicado forças de cisalhamento em seus experimentos originais, as fraturas de Salter podem também ser causadas por curvamento, torção, tensão ou compressão.[1,5,18,21]

Sistemas de classificação

Classificação de Salter-Harris

Salter e Harris descreveram uma classificação para as fraturas que envolvem as placas de crescimento, mais direcionada para uso em pacientes humanos e que categoriza as fraturas em relação à placa epifisária, à epífise e à metáfise (Figura 90.1).[1] Esse mesmo relato explica os resultados de um estudo experimental em roedores, demonstrando que as fraturas comumente ocorrem através da zona de hipertrofia, a qual é a zona mecanicamente mais fraca da placa de crescimento. Salter e Harris também investigaram a cicatrização de diferentes tipos de fraturas e sugeriram que quanto mais alto for o grau da fratura, pior é o prognóstico para crescimento normal. Eles também postularam que a interferência com o suprimento sanguíneo à epífise é associado a um prognóstico pior. A classificação de Salter-Harris também é usada comumente em medicina veterinária.

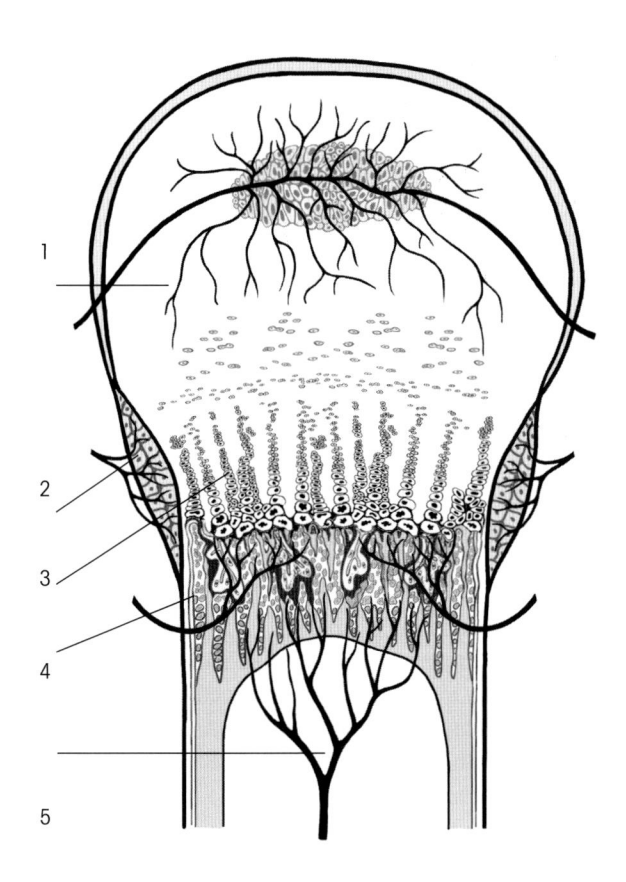

Figura 90.2 Suprimento sanguíneo da placa de crescimento. 1) Artéria epifisária; 2) artéria pericondral; 3) placa de crescimento; 4) artéria metafisária; 5) artéria nutrícia.

Tabela 90.1 Tempos de oclusão e contribuição para o crescimento das diferentes placas fisárias no esqueleto apendicular canino.

	Membro anterior				Membro posterior		
Placa fisária	Tempo de oclusão		Contrib. p/o crescim. (%)	Placa fisária	Tempo de oclusão		Contrib. p/o crescim. (%)
	Limite inferior	Limite superior			Limite inferior	Limite superior	
Tuberosidade escapular	12 s.	5 m.		Trocanter maior	6 m.	11 m.	
Úmero proximal	10 m.	12 m.	80	Fêmur proximal	6 m.	12 m.	30 a 40
Úmero distal	5 m.	8 m.	20	Trocanter menor	9 m.	12 m.	
Ulna proximal	5 m.	8 m.	0 a 15	Fêmur distal	6 m.	11 m.	60 a 70
Processo ancôneo	4 m.	5 m.		Tíbia proximal	6 m.	12 m.	55
Ulna distal	6 m.	11 m.	85 a 100	Tuberosidade tibial	11 m.	12 m.	
Rádio proximal	5 m.	9 m.	25	Tíbia distal	5 m.	11 m.	45
Rádio distal	6 m.	11 m.	65	Maléolo medial	4 m.	5 m.	
Acessório do carpo	10 s.	5 m.		Fíbula proximal	6 m.	11 m.	60
Metacarpianos	5 m.	7 m.		Fíbula distal	5 m.	11 m.	40
Falanges	4 m.	7 m.		Tuberosidade calcânea	11 s.	8 m.	
				Metatarsianos	5 m.	8 m.	
				Falanges	4 m.	8 m.	

m. = meses; s. = semanas.

Salter e Harris descreveram cinco tipos de fraturas (Figura 90.1).[1,5,18,21,22] Tipo I representa uma separação completa da epífise através da zona de hipertrofia. A zona de reserva (germinal) da placa de crescimento geralmente permanece intacta.

Em uma fratura tipo II, a fratura ocorre parcialmente através da placa de crescimento e parcialmente através da metáfise. Os tipos I e II de fraturas de Salter representam 65,5% das fraturas de placas de crescimento em pequenos animais e, portanto, são os tipos mais comumente vistos.[22]

A fratura tipo III é epifisária intra-articular. A linha de fratura não é limitada à zona hipertrófica, mas inclui também uma pequena área da zona de reserva. As fraturas de Salter tipo IV também são intra-articulares, mas a linha de fratura se estende para a metáfise, cruzando completamente a placa de crescimento. As fraturas de tipos III e IV frequentemente representam fraturas condilares e ocorrem mais comumente no úmero distal.[22] As Salter tipos II e IV representam 25,5% de todas as fraturas da placa de crescimento em cães.[22]

As fraturas de Salter tipo V são caracterizadas pela compressão parcial ou completa da placa de crescimento. Essa lesão por esmagamento é incomum. Ela é difícil de diagnosticar com base em radiografias. Pode auxiliar fazer a comparação da espessura da placa de crescimento com o lado contralateral e repetir as radiografias em intervalos de 2 semanas para melhor avaliar a lesão resultante.

Alguns investigadores sugeriram adicionar um tipo VI de fratura ao tradicional sistema de classificação de Salter-Harris.[21,23,24] O tipo VI envolve a periferia da região da placa de crescimento, a zona de Ranvier. Mais comumente, ela resulta de uma contusão ou avulsão localizada daquela porção específica do mecanismo de crescimento. Comumente ocorre a formação de uma ponte óssea periférica, levando a epifisiodese localizada e subsequente deformidade angular.[21,23,24]

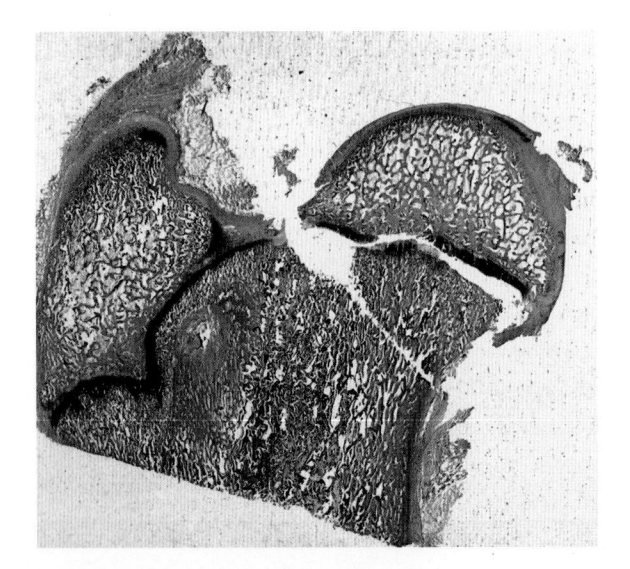

Classificação de Ogden

A classificação proposta pelo cirurgião não veterinário, John Ogden é concernente à lesão causada ao mecanismo de crescimento, em vez de somente a lesão na placa fisária ou na epífise. É um esquema mais detalhado que permite entendimento aprofundado dos danos ao mecanismo de crescimento como um todo. Ogden subdividiu a classificação de Salter e Harris para melhor estabelecer um prognóstico para os distúrbios no crescimento.[24] As lesões Salter tipo I são divididas em três subtipos (1A-1C), as lesões tipo II são divididas em quatro subtipos (2A-2D) e as lesões tipo III em três subtipos (3A-3D). As subdivisões são feitas de acordo com as zonas lesadas e o padrão específico da fratura na placa de crescimento (Figura 90.3). Por exemplo, em contraste com o tipo 1A, em que a fratura é principalmente através da zona de cartilagem hipertrófica, as fraturas do tipo 1B ocorrem através da zona de cartilagem em degeneração e espongiosa primária e as fraturas tipo 1C são associadas a lesão à porção germinal da placa fisária. As subdivisões para as lesões tipos II a IV são feitas de acordo com o tamanho e a quantidade dos fragmentos e às localizações específicas da fratura. Ogden também incluiu novas lesões (tipos VI a IX), descrevendo a lesão aos núcleos epifisários ossificados ou não e às estruturas fibrosas da placa de crescimento e as fraturas múltiplas das epífises. Em pessoas, esse sistema classificatório demonstrou proporcionar melhores condições de prognóstico para as lesões das placas de crescimento quando comparadas com o sistema Salter-Harris.[25-27] Uma descrição mais aprofundada do sistema de Ogden está além dos objetivos deste capítulo, mas seu esquema de graduação pode auxiliar na definição de um prognóstico mais acurado em pequenos animais com lesões da placa de crescimento.[24]

Figura 90.3 Fratura da fise femoral proximal mostrando a linha de fratura através das zonas de reserva, proliferação e hipertrofia. A destruição das células na zona de reserva e da zona de proliferação aumenta o risco de um mau prognóstico. (Cortesia de Dr. Ann L. Johnson, Universidade de Illinois.)

Classificação baseada no suprimento sanguíneo

Embora a classificação de Salter-Harris seja útil para uma descrição radiográfica das fraturas da placa de crescimento, seu sistema não se correlaciona consistentemente com os resultados clínicos e histológicos, nem prediz a normalidade ou anormalidade do crescimento futuro.[28] Foi sugerida uma classificação adicional para as fraturas da placa epifisária em medicina humana.[15] Esse sistema é baseado na integridade da circulação sanguínea epifisária e metafisária. O deslocamento dos fragmentos da fratura é avaliado por radiografia e cintigrafia é usada para avaliar o grau do dano vascular. Fraturas tipo A são aquelas que têm a circulação intacta, sem deslocamento dos fragmentos. Não se espera que fraturas tipo A tenham efeito negativo no crescimento subsequente. Nas fraturas do tipo B1, existe leve deslocamento dos fragmentos, com algumas áreas mantendo ainda algum contato ósseo. As fraturas tipo B2 exibem deslocamento mais grave dos fragmentos. Nas fraturas tipos B1 e B2, os vasos epifisários e metafisários misturam-se por fissuras através da placa epifisária. Nessas fraturas, pontes ósseas podem se formar e levar ao impedimento do crescimento longitudinal. As fraturas tipo C são aquelas em que houve ruptura completa da circulação epifisária. Essas fraturas têm mau prognóstico quanto ao crescimento normal.[15,29]

Resultados histológicos nas lesões traumáticas da placa de crescimento em cães

Um estudo do aspecto histológico das lesões traumáticas da placa fisária canina que foram classificadas radiograficamente como fraturas tipo Salter-Harris tipo I ou tipo II mostrou que em 10 de 13 casos a fratura rompeu as células da zona proliferativa e não da zona hipertrófica (Figura 90.4).[30] A destruição de células na zona proliferativa pode piorar o prognóstico quanto à continuação do crescimento, em contraste com o desfecho favorável esperado segundo o estabelecido pela classificação de Salter-Harris. Outros estudos experimentais mostraram que a fratura nem sempre acontece no nível da zona hipertrófica, como descrito por Salter e Harris, mas podem envolver outras áreas da placa de crescimento.[31,32] Essas diferenças podem ser explicadas pelo fato de que, nos experimentos de Salter e Harris, a força do impacto ocorreu apenas em um lado. *In vivo*, podem agir forças combinadas que resultam em vários padrões de fraturas através da placa de crescimento. Como resultado daqueles estudos histológicos, pode-se sugerir que a classificação de fraturas de Salter-Harris, como descrito para roedores e seres humanos, pode não ser totalmente comparável com as evidências clínicas e experimentais em cães.

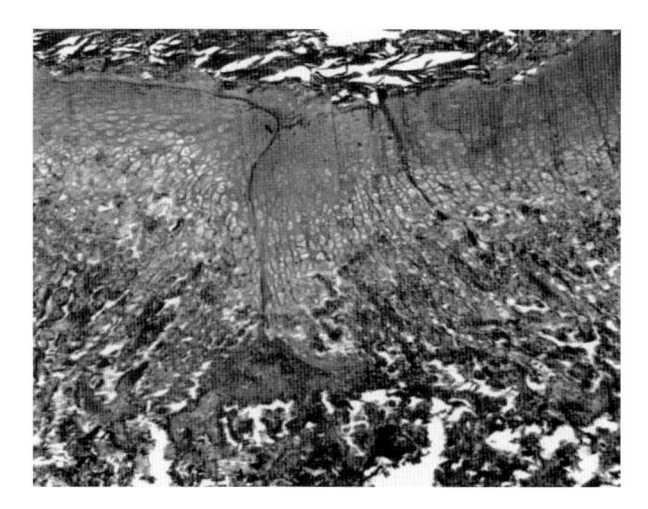

Figura 90.4 Septos verticais conectando a metáfise e a epífise 6 dias após traumatismo à placa epifisária de um rato. Esses septos evoluem para pontes ósseas entre a metáfise e a epífise, podendo, eventualmente, levar à interrupção do crescimento e ao desenvolvimento de deformidade angular do membro. (Cortesia de J.M. Wattenbarger, M.D., OrthoCarolina e Helen Gruber, PhD., Departamento de Cirurgia Ortopédica, Centro Médico Carolinas, Charlotte.)

Formação de pontes ósseas epifisárias

Pontes ósseas fisárias conectam os compartimentos de medula óssea da epífise e metáfise e acredita-se que sejam responsáveis pela interrupção localizada de crescimento e desenvolvimento de deformidades angulares dos membros atribuídas à restrição assimétrica do crescimento longitudinal em áreas da placa fisária.[32-36] Embora a cicatrização da fratura geralmente ocorra sem complicações, quando a fratura é contida no interior da cartilagem da fise, restos celulares e a formação de septos verticais seguida da formação de pontes ósseas fisárias são vistos quando a fratura se estende para a fronteira fisário-epifisária. Estudos experimentais descobriram que as fraturas podem envolver todas as regiões da placa de crescimento.[32,37] Em um estudo em 20 ratos, o periósteo das tíbias proximais foi elevado.[37] Foi criada, em seguida, uma fratura através da placa de crescimento. Os autores relataram evidências histológicas de septos verticais no interior da placa de crescimento, estendendo-se da epífise à metáfise, a partir do 6º dia após o traumatismo (Figura 90.4). Foram seguidas pela formação de pontes ósseas através da fise nos 10º e 21º dias, em 65% e 75% dos ratos, respectivamente. A presença de pontes ósseas após traumatismo à placa epifisária já havia sido descrita anteriormente. Entretanto, não era conhecido que as pontes ósseas fisárias ocorressem tão cedo após a lesão.[32-36]

Diagnóstico

A maioria dos tipos de fraturas de Salter pode ser diagnosticada facilmente por radiografias.[38] Algumas vezes torna-se difícil determinar o volume do dano, especialmente com fraturas Salter-Harris tipo V. Sempre que se suspeitar de traumatismo à placa de crescimento, recomenda-se radiografias em série com intervalos de 1 a 2 semanas para detectar anormalidades no crescimento. Imagens por ressonância magnética (RM) demonstraram ser superiores às radiografias simples e à tomografia computadorizada como meios de diagnosticar lesões na placa de crescimento.[39-41] A RM proporciona um mapa acurado das pontes ósseas fisárias e anormalidades no crescimento associadas que já podem ter se desenvolvido.[39] Foi demonstrado que existe uma excelente correlação entre RM e os resultados histológicos.[42] O conhecimento obtido por estudos de RM proporciona um diagnóstico mais acurado que pode alterar o plano terapêutico inicial. A cintigrafia proporciona evidências precoces e acuradas de distúrbios da circulação epifisária, a qual, por sua vez, pode causar lesão da placa de crescimento.[29] Como descrito acima, a cintigrafia pode ser uma alternativa útil para a classificação das lesões da placa de crescimento.

Prognóstico

Relata-se que em torno de 5% a 17% de todas as lesões nas placas de crescimento em cães têm sequelas clinicamente significantes.[18,19,36,43] As sequelas de alteração no crescimento em consequência das fraturas na placa de crescimento dependem de muitos fatores, incluindo qual fise foi lesada; o tipo e a gravidade da lesão, incluindo o deslocamento; o estágio da maturação da fise (i. e., a idade do animal) no momento da lesão; a rapidez do diagnóstico apropriado e o método de tratamento. Em geral, quanto mais jovem for o animal, especialmente aqueles com idade inferior a 6 meses de idade, mais séria será a consequência no crescimento longitudinal.[43] O grau de retardo no crescimento ósseo que se segue a lesão fisária é grosseiramente proporcional ao grau de destruição causado à região ou à zona da placa fisária.[36]

A claudicação clínica, como sequela da lesão na placa de crescimento, ocorre somente se a discrepância entre os membros for maior que 2 cm em animais abaixo de 20 kg ou maior que 3 cm em animais com mais de 20 kg.[44]

Embora o sistema classificatório de Salter-Harris proporcione uma boa descrição das fraturas epifisárias, o prognóstico deve sempre ser considerado reservado. Apesar de a maioria dos pacientes com fraturas do tipo I ou II terem um excelente prognóstico quanto ao crescimento normal, podem existir lesões fisárias não detectadas radiograficamente que só podem ser diagnosticadas retrospectivamente. Danos aos vasos epifisários e ao componente fibroso da fise podem ocorrer em ambos os tipos de fratura I e II. Mas quando a redução precoce e a fixação forem possíveis, espera-se uma recuperação não complicada em 3 a 4 semanas. O prognóstico para fraturas tipo III pode ser bom se for conseguida boa redução e reconstituição da superfície articular e se o suprimento sanguíneo epifisário não foi interrompido severamente. Em contraste, traumatismo mais grave tem um prognóstico mais reservado pois é possível que se desenvolvam mau alinhamento e artrite. Danos à camada germinal, à cartilagem articular e ao suprimento vascular nas fraturas tipo IV são comuns. Portanto, o prognóstico deve ser reservado. As fraturas tipo IV são sempre associadas a um mau prognóstico se elas ocorrerem durante um período de crescimento rápido, devido à destruição das células da camada germinal.[45] Oclusão parcial ou completa da placa de crescimento e o desenvolvimento de deformidades ósseas são frequentemente observados.

Em um estudo de fraturas femorais distais Salter I ou II em 17 cães, 82,4% exibiram algum grau de distúrbio de crescimento femoral. A média do decréscimo no crescimento foi de 6,7%.[43] Todavia, claudicação clínica foi observada em somente 3 cães avaliados.[43] Os autores sugeriram que as causas que possivelmente contribuíram para a alta incidência do crescimento femoral diminuído foram a compressão, a lesão ao suprimento sanguíneo da camada germinal e as fissuras através da placa de crescimento levando à formação de pontes ósseas. Os resultados desse estudo mostraram que o prognóstico para o crescimento normal não pode ser baseado somente no sistema de classificação de Salter-Harris.

Foi demonstrado que o deslocamento inicial, o número das tentativas de redução e o método de tratamento não afetou significativamente a incidência de oclusão prematura da placa de crescimento em pessoas.[46] Todavia, também foi demonstrada uma melhor redução anatômica, diminuindo a incidência do fechamento prematuro da placa fisária.[46] Por exemplo, a evidência de um espaço residual após a redução é associada a uma incidência de oclusão prematura de 66%. Enquanto não houver esse espaço residual, a incidência cai para 17%.[46] Os espaços residuais podem ser causados por aprisionamento do periósteo. Portanto, tem sido sugerida a redução aberta para remover o periósteo aprisionado e assim prevenir o desenvolvimento de discrepâncias de comprimento ou deformação angular do membro.[46,47]

Como orientação geral, pacientes com lesões nas placas de crescimento devem ser reavaliados em intervalos de 2 semanas por, pelo menos, 6 a 8 semanas após o tratamento ou até que ocorra o fechamento completo das placas de crescimento. Isto assegurará a detecção e a correção precoces de anormalidades.[5]

Sumário

As fraturas de Salter são aquelas que envolvem a placa de crescimento e podem resultar em interrupção do crescimento ósseo ou no desenvolvimento de deformidades angulares do membro envolvido. Isto pode levar a dificuldades na função articular e a anormalidades do andar. Salter e Harris desenvolveram um sistema de classificação baseado na aparência radiográfica para melhor caracterizar as fraturas na placa de crescimento e fazer um prognóstico mais acurado. Essa descrição radiográfica das fraturas da placa de crescimento é bem aceita em medicina veterinária. Todavia, foi demonstrado que o prognóstico nem sempre se correlaciona com o tipo da fratura de Salter. Embora tenha-se acreditado no passado que a camada de germinação e a zona de proliferação não eram afetadas nos tipos Salter I e II, estudos histológicos demonstraram que mesmo nesses tipos de fratura de "baixo grau", aquelas zonas podem ser lesadas. Assim, o prognóstico inicial para qualquer fratura Salter deve ser reservado, recomendando-se que sejam feitas reavaliações frequentes até que a fratura tenha sarado ou então que a placa de crescimento tenha se fechado completamente. Técnicas avançadas de imagem, como RM ou cintigrafia, podem ser úteis para o diagnóstico ou prognóstico no tratamento de animais com fraturas de Salter.

Referências bibliográficas

1. Salter RB, Harris WR: Injuries involving the epiphyseal plate. J Bone Joint Surg Am 277:7-71, 1963.
2. Tonna EA: The cellular complement of the skeletal system studied autoradiographically with tritiated thymidine (H3TDR) during growth and aging.J Biophys Biochem Cytol 9:813-824, 1961.
3. Deppermann F, Dallek M, Meenen N et al: The biomechanical significance of the periosteum for the epiphyseal groove. Unfallchirurgie 15(4):165-173, 1989.
4. Heinegard D, Oldberg A: Structure and biology of cartilage and bone matrix noncollagenous macromolecules. FASEB J 3(9):2042-2051, 1989.
5. Prieur WD: Management of growth plate injuries in puppies and kittens. J Small Anim Pract 30:631-638, 1989.
6. Brookes M, Landon DN: The juxta-epiphyseal vessels in the long bones of foetal rats. J Bone Joint Surg Br 46:336-345, 1964.
7. DeMarneffe R: Recherches morphologiques et experimentales sur la vascularisation osseuese. Acta Chir Belg 50:681, 1951.
8. Chung SM: The arterial supply of the developing proximal end of the human femur. J Bone Joint Surg Am 58(7):961-970, 1976.
9. Kaderly RE, Anderson BG, Anderson WD: Intracapsular and intraossseous vascular supply to the mature dog's coxofemoral joint. Am J Vet Res 44(10):1805-1812, 1983.
10. Riser WH: Growth development of the normal canine pelvis, hip joint and femur from birth to maturity: A radiographic study. Am J Vet Rad Soc 14(2):24-34, 1973.
11. Smith RN: The developing skeleton. J Am Vet Rad Soc 9:30-36, 1963.
12. Sumner-Smith G: Observations on epiphyseal fusion of the canine appendicular skeleton. J Small Anim Pract 7(4):303-311, 1966.
13. Schebitz H, Wilkens H: Atlas der Röntgenanatomie bei Hund und Katze. Berlin: Parey, 1989.
14. Smith RN: Fusion of ossification centers in the cat. J Small Anim Pract 10:523-530, 1969.
15. Shapiro F: Epiphyseal disorders. NEnglJMed 31:1702-1710, 1987.
16. Conzemius MG, Smith GK, Brighton CT, et al.: Analysis of physeal growth in dogs, using biplanar radiography. Am J Vet Res 55(1):22-27, 1994.
17. Phillips IR: A survey of bone fractures in the dog and cat. J Small Anim Pract 20(11):661-674, 1979.
18. Maretta SM, Schrader SC: Physeal injuries in the dog: A review of 135 cases. J Am Vet Anim Assoc 182(7):708-710, 1983.
19. Ramadan RO, Vaughan LC: Disturbance in the growth of the tibia and femur in dogs. Vet Rec 104(19):433-435, 1979.
20. Harsha WN: Effects of trauma on epiphysis. Clin Ortho 10:140-147, 1957.
21. Newton CD, Nunamaker DM: Pediatric fractures. In: Textbook of Small Animal Orthopaedics. JB Lippincott: Philadelphia, 1985.
22. Carmichael S: Fractures in skeletally immature animals. In BSAVA Manual of Small Animal Fracture Repair and Management. British Small Animal Veterinary Association: Shurdington, 1998.
23. Llewellyn HR: Growth plate injuries: Diagnosis, prognosis and treatment. J Am Anim Hosp Assoc 12:77, 1976.
24. Ogden JA: Injury to the growth mechanisms of the immature skeleton. Skeletal Radiol 6(4):237-53, 1981.
25. Cannata G, De Maio F, Mancini F, et al.: Physeal fractures of the distal radius and ulna: long-term prognosis. J Orthop Trauma. 17(3):172-179; discussion 179-180, 2003.
26. Wessel LM, Gunter SM, Jablonski M, et al.: Predicting growth patterns after supracondylar fracture of the humerus in childhood. Orthopade 32(9):824-832, 2003.
27. Mandalia V, Shivshanker V: Accessory ossicle or intraepihyseal fracture of lateral malleolus: are we familiar with these? Emerg Med J 22:149-152, 2005.
28. Lee BS, Esterhai JL Jr, Das M: Fracture of the distal radial epiphysis. Characteristics and surgical treatment of premature, post-traumatic epiphyseal closure. Clin Orthop Relat Res 5(185):90-6, 1984.
29. Neugebauer W, Kuper K, Flach A, et al.: Value of scintigraphic examination methods with 99mTechnetium in injuries of the epiphyseal cartilage. Aktuelle Traumatol 11(6):217-24, 1981.
30. Johnson JM, Johnson AL, Eurell JA: Histological appearance of naturally occurring canine physeal fractures. Vet Surg 23(2):81-86, 1994.
31. Dale GG, Harris WR: Prognosis of epiphyseal separation. An experimental study. J Bone Joint Surg [Br] 41:1221-1240, 1959.
32. Gomes LS, Volpon JB, Goncalves RP: Traumatic separation of epiphyses. An experimental study in rats. Clin Orthop Relat Res 236:286-295, 1988.
33. Aitken AP: The end results of the fractured distal tibial epiphysis. J Bone Joint Surg 18:685-691, 1936.
34. Aitken AP, Magill HK: Fractures involving the distal femoral epiphyseal cartilage. J Bone Joint Surg Am 34-A(1):96-108, 1952.
35. Brashear HR: Epiphyseal fractures. A microscopic study of the healing process in rats. J Bone Joint Surg Am 41:1055-1064, 1959.
36. Campbell CJ, Grisolia A, Zanconato G: The effects produced in the cartilaginous epiphyseal plate of immature dogs by experimental surgical traumata. J Bone Joint Surg Am 41-A:1221-1242, 1959.
37. Wattenbarger JM, Gruber HE, Phieffer LS: Physeal fractures, part I: histologic features of bone, cartilage, and bar formation in a small animal model. J Pediatr Orthop 22(6):703-709, 2002.
38. Kleine LJ: Radiographic diagnosis of epiphyseal plate trauma. JAAHA, 7:290-295, 1971.
39. Jaramillo D, Hoffer FA, Shapiro F et al: MR imaging of fractures of the growth plate. Am J Roentgenol 155(6):1261-1265, 1990.
40. Rogers LF, Poznanski AK: Imaging of epiphyseal injuries. Radiology 191(2):297-308, 1994.
41. Iwinska-Zelder J, Schmidt S, Ishaque N, et al: Epiphyseal injuries of the distal tibia. Does MRI provide useful additional information? Radiologe 39(1):25-29, 1999.

42. Jaramillo D, Kammen BF, Shapiro F: Cartilaginous path of physeal fracture-separations: evaluation with MR imaging-an experimental study with histologic correlation in rabbits. Radiology 215(2):504-511, 2000.
43. Berg RJ, Egger EL, Konde LJ, et al: Evaluation of prognostic factors for growth following distal femoral physeal injuries in 17 dogs. Vet Surg (13):172-180,1984.
44. Berzon JL: The classification and management of epiphyseal plate fractures. J Am Anim Hosp Assoc 16:651-658, 1980.
45. Strobino LJ, Colonna PC, Brodey RS et al.: The effect of compression on the growth of epiphyseal bone. Surg Gynecol Obstet 103(1):85-93, 1956.
46. Barmada A, Gaynor T, Mubarak SJ: Premature physeal closure following distal tibia physeal fractures: a new radiographic predictor. J Pediatr Orthop 23(6):733-792, 2003.
47. Phieffer LS, Meyer RA Jr, Gruber HE, et al.: Effect of interposed periosteum in an animal physeal fracture model. Clin Orthop Relat Res 376:15-25, 2000.

Não União, União Retardada e Má União

Ross H. Palmer

O osso é único em sua tremenda habilidade de reparar-se por regeneração em vez de pela formação de uma cicatriz. Na realidade, a cura, ou a consolidação da fratura, tipicamente procede em um forma ordenada desde que estejam presentes os fatores sistêmicos necessários e o ambiente local.[1] De fato, a cicatrização ou reparação, do osso frequentemente ocorre sem intervenção veterinária, apesar de a longa convalescença e a morbidade a longo prazo poderem não ser as ideais. É, portanto, papel do veterinário determinar quando e como intervir para que a morbidade do paciente seja mínima e o resultado funcional seja maximizado. De forma simplista, o veterinário deve proporcionar ao foco da fratura o ambiente biológico e mecânico que o conduza para um processo reparador natural. A falha em proporcionar qualquer um desses pré-requisitos previsivelmente resultará na falha em se obter a união óssea e restaurar a função do membro.

União

União óssea significa uma fratura consolidada. Apesar de soar bastante simples, existe uma considerável "zona cinza" sobre quando se deve considerar uma união óssea como completa dependendo do instrumento de medida sendo utilizado. "União radiográfica" refere-se a uma avaliação subjetiva de radiografias em que o avaliador está satisfeito com a quantidade de novo osso reparador que foi depositada formando uma ponte entre os extremos fraturados. Contudo, a "união histológica" e a "união mecânica", em que o osso reparado se torna indistinguível do osso antes da lesão, podem levar de meses a anos para ser atingidas. O clínico frequentemente se refere a uma "união clínica" quando for convencido pelas radiografias, por um tempo adequado de convalescença e pelo uso que o paciente faz do membro em que houve uma cura funcional.

União retardada

Uma união retardada é definida como uma reparação mais lenta do que a esperada, comparando-se com fraturas similares tratadas com métodos similares em pacientes similares. Esse termo é vago porque existem numerosas variáveis, incluindo a idade do paciente, a saúde sistêmica, o grau de lesão de tecidos moles, a presença de lesões ou de doenças concorrentes, o tamanho do paciente, a configuração e localização da fratura, o método de tratamento e a capacidade técnica do cirurgião e todas podem afetar a taxa de reparação.[2] Quando for diagnosticada uma união retardada, o veterinário deve determinar se existe indicação para uma intervenção cirúrgica. Essa determinação é baseada em avaliações seriadas da aparência radiográfica, do conforto do paciente e da função do membro. União retardada é o diagnóstico de um processo dinâmico, que pode progredir para uma união completa ou, então, culminar em uma não união. Em virtude de a união retardada poder ser um estado transicional entre a injúria e a não união, a distinção entre uma união retardada e uma não união pode ser sutil em algumas situações.

Não união

A união retardada pode culminar em não união. Considera-se não união a fratura na qual a progressão da cura foi interrompida e é improvável que ocorra a união sem uma intervenção adicional.[2,3] As não uniões são classificadas como viáveis e não viáveis baseando-se na atividade biológica detectada no foco da fratura. Essa distinção direciona as estratégias de tratamento subsequentes.

Terminologia

Não uniões viáveis

As *não uniões viáveis* (também chamadas não uniões *reativas*, *vasculares* ou *biologicamente ativas*) são biologicamente ativas no foco da fratura e têm evidências de reação óssea e de formação de calo ósseo.[2-4] Por ser a radiografia o instrumento tradicional usado para a avaliação da cura da fratura, as não uniões são subclassificadas baseando-se na intensidade do calo radiográfico presente (Figura 91.1). *Não uniões hipertróficas*,

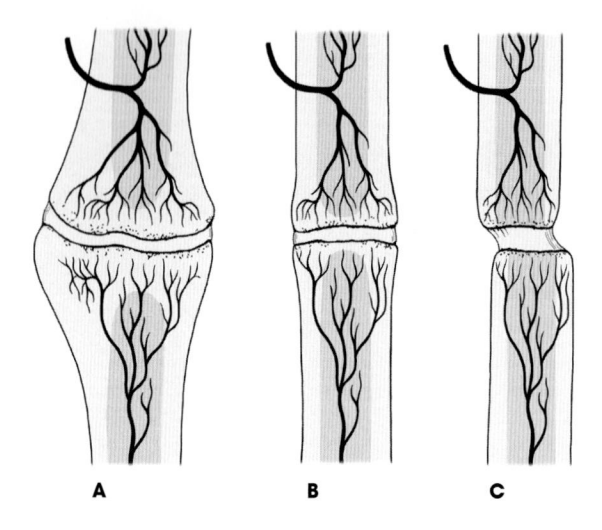

Figura 91.1 Tipos de não uniões viáveis. **A.** Hipertrófica ("pata de elefante"): tem grande quantidade de calo ósseo radiográfico. **B.** Moderadamente hipertrófica ("casco de cavalo"): tem moderada quantidade de calo ósseo radiográfico. **C.** Oligotrófica, tendo quantidade mínima ou não detectável de calo ósseo (o que a torna facilmente confundível com uma não união não viável).

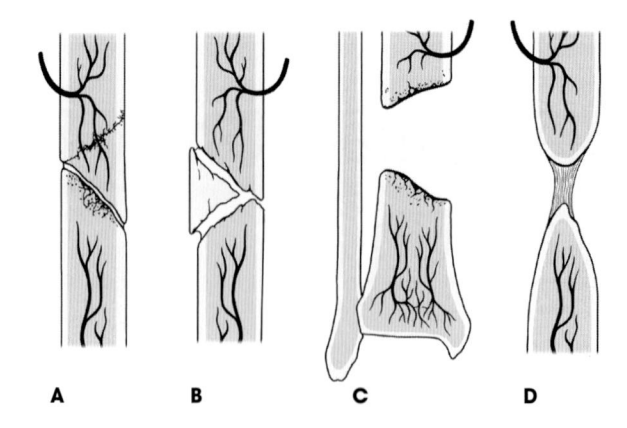

Figura 91.2 Tipos de não uniões não viáveis. **A.** Não união distrófica – existe cicatrização de um fragmento intermediário a apenas um dos fragmentos principais. **B.** Não uniões necróticas – têm um ou mais fragmentos ósseos isolados, avasculares e sem sinais de cicatrização ("sequestros") que aparecem como fragmentos radiodensos com margens bem definidas. **C.** Não uniões com falha, ou defeito, ósseo – têm um espaço entre as extremidades fraturadas sem sinais de cicatrização. **D.** Não uniões atróficas – têm um espaço, ou defeito, preenchido com tecido cicatricial e com reabsorção parcial das extremidades ósseas fraturadas.

frequentemente chamadas de "patas de elefante", têm grande quantidade de calo radiográfico e, em geral, são causadas por estabilização inadequada da fratura em uma região altamente irrigada em um animal jovem. As *não uniões moderadamente hipertróficas* são caracterizadas por graus menores de formação de calo radiográfico, frequentemente referidas como "casco de cavalo" e, em geral, são associadas à instabilidade da fratura em um osso com menos ligações de tecidos moles e/ou em um animal com o esqueleto mais maduro. A *não união oligotrófica*, apesar de ser considerada biologicamente ativa, produz pouco calo e pode ser difícil de distinguir de uma não união não viável. A cintigrafia nuclear pode demonstrar atividade biológica no foco da fratura quando ela não for evidente em radiografias.[5,6] Quando a cintigrafia não estiver disponível, é clinicamente aconselhável correr o risco de errar classificando-as como não viáveis, pois o tratamento dessas fraturas é mais abrangente.

Não uniões não viáveis

As *não uniões não viáveis* (também chamadas de não uniões *biologicamente inativas*) têm grave interrupção do suprimento sanguíneo e não têm produção de calo ósseo, faltando-lhes potencial osteogênico. As não uniões não viáveis são subdivididas em quatro categorias (Figura 91.2).[2,3] *Não união distrófica* é a não união na qual a irrigação sanguínea de um fragmento intermediário está comprometida. O fragmento cicatriza-se a um dos fragmentos principais da fratura, mas não ao outro. A área da não união é biologicamente inativa, como é evidenciado pela ausência de um calo ósseo, pela persistência de um espaço (*gap*), por extremidades arredondadas e escleróticas.

Não uniões necróticas têm um ou mais fragmentos avasculares no foco da fratura. Esses fragmentos ósseos avasculares, chamados de *sequestros*, não são ligados a nenhum osso próximo e exibem margens definidas e esclerose nas radiografias. Não uniões necróticas em cães e gatos são quase sempre o resultado de elevação excessiva dos tecidos moles de um fragmento ósseo combinado com contaminação bacteriana e com estabilização inadequada. Por outro lado, raramente acontecem não uniões necróticas quando se empregam estratégias fechadas ou de "abra mas não toque" em fraturas altamente cominutivas. *Não uniões com falha* (defeito) ocorrem quando existe um grande espaço entre os fragmentos da fratura como resultado do traumatismo original ou da perda de fragmento ósseo devido à sequestração, à reabsorção ou à remoção cirúrgica. Independentemente da causa específica da não união com falha, existe um tamanho crítico da falha acima do qual o calo ósseo não consegue unir as duas extremidades. *Não união atrófica* é o resultado final dos tipos anteriores de não uniões não viáveis. A falha (defeito) óssea é preenchida com tecido cicatricial e os ossos fraturados são parcialmente reabsorvidos. O mau uso do membro leva à osteoporose e à atrofia muscular.

Uma *pseudoartrose*, com o tempo, pode resultar da movimentação no foco da não união.[2,3] As condições clínicas que se desenvolvem são: esclerose das extremidades dos ossos, formação de fibrocartilagem entre os fragmento ósseos e uma cápsula fibrosa preenchida com soro. Fibrose periarticular pode causar enrijecimento da articulação adjacente de tal forma que muito da moção seja concentrada na pseudoartrose, especialmente se ela for próxima a uma articulação.

Etiologia

É necessário um complexo conjunto de fatores locais e sistêmicos para que se consiga a cicatrização óssea como o esperado.[1,7,8] Os fatores sistêmicos incluem o estado nutricional, o equilíbrio hormonal, a idade, a saúde geral e as medicações do paciente. Os fatores locais incluem as condições no interior do foco da fratura como: saúde dos tecidos moles, tamanho da fratura, tamanho do afastamento, estabilidade, contaminação/infecção e presença de materiais estranhos.

O ambiente local do foco da fratura deve ser adequadamente estável (ambiente mecânico) e viável (ambiente biológico) para que ocorra a cicatrização óssea. Apesar de muitos fatores locais e sistêmicos poderem contribuir para o desenvolvimento de uma não união, o desequilíbrio nas condições mecânicas e/ou biológicas no foco da fratura é o maior contribuidor para a não união.

Irrigação sanguínea inadequada no foco da fratura é um fator que, comumente, contribui para a união retardada ou para a não união. O suprimento sanguíneo de um osso longo diafisário saudável e intacto dá-se principalmente por fluxo centrífugo a partir do espaço intramedular.[9] O terço mais externo do osso é suprido pela vasculatura periosteal a partir dos tecidos moles que circundam o osso. Quando um osso é fraturado, a irrigação sanguínea normal é interrompida e o fluxo vascular inicial para a cicatrização óssea provém quase integralmente dos tecidos extraósseos vizinhos. Sendo um material viscoelástico, o osso é mais rígido e capaz de absorver grandes quantidades de energia antes de se romper quando a carga é aplicada de forma rápida.[10] Contudo, assim que o ponto de ruptura é atingido, o osso rompe-se e libera aquela energia absorvida para o envelope de tecidos moles que o circunda, rompendo o suprimento sanguíneo para o foco da fratura. A liberação daquela alta energia absorvida, até que aconteça a ruptura, frequentemente produz um padrão de fratura altamente cominutivo. Quando o cirurgião tenta reconstruir anatomicamente um padrão altamente cominutivo de fratura, com frequência complica o comprometimento vascular ao osso lesado.[11] Durante a manipulação de cada fragmento fraturado, o envelope de tecidos moles é rompido ainda mais. Se for utilizada cerclagem por arame durante as tentativas de reconstrução, ela deve ser usada apropriadamente porque, se usada inadequadamente, a cerclagem de arame tipicamente se afrouxa e afasta qualquer suprimento sanguíneo extraósseo em desenvolvimento.[12] Pelo fato de, mesmo quando feita com muito cuidado e delicadeza, a abordagem aberta ao foco da fratura causar alguma lesão ao suprimento sanguíneo do foco da fratura, o cirurgião deve considerar o impacto biológico do plano de tratamento antes de começar a cirurgia. Um suprimento sanguíneo pobre também pode ser inerente à região da fratura. Enquanto o fêmur tem uma forte ligação muscular em sua borda caudal, na linha áspera, a porção distal da tíbia tem uma quantidade mínima de músculos no entorno. De fato, segundo um estudo, as fraturas da tíbia compreendem aproximadamente 60% de todas as não uniões apendiculares em gatos.[13] Cães de raças miniaturas ou *toys* têm densidade vascular diminuída na junção diáfise-metafisária distal do rádio em comparação com as raças grandes de cães.[14]

A instabilidade na zona da fratura é outra causa comum que contribui para o desenvolvimento de união retardada ou de não união em pequenos animais. A distensão é inerente à mobilidade na zona de fratura. As células osteoblásticas têm baixa tolerância à distensão; consequentemente, a união óssea não pode progredir na presença de mobilidade excessiva no foco de fratura.[15] O calo e a fibrocartilagem são mais tolerantes à distensão e, logicamente, a formação desses tecidos é um passo intermediário na cura do osso por meio de um calo. Todavia, se a formação desses tecidos não reduzir efetivamente o espaço da fratura para níveis toleráveis, a atividade osteoblástica não pode ocorrer e desenvolve-se a não união. De fato, a persistência de fibrocartilagem no foco da fratura produz uma aparência histológica típica de não união.[16] É importante para o cirurgião entender as forças que atuam em uma fratura e a capacidade do método de fixação escolhido em controlar essas forças. Um cenário relativamente comum de não união ocorre quando é usado somente um pino de Steinmann para estabilizar uma fratura transversa, levemente interdigitada, na diáfise do fêmur.[17] O que inicialmente durante a cirurgia parece ser uma estabilidade rotacional adequada, logo se revela inadequado à medida que a recuperação do paciente progride. Os momentos torcionais induzidos durante o suporte do peso e a contração muscular excedem a estabilidade proporcionada pela interdigitação das extremidades fraturadas e pelo pequeno atrito existente entre a superfície lisa do pino e a superfície endosteal. A diáfise femoral altamente vascularizada tenta reparar-se, desenvolvendo um calo periosteal exuberante, mas é incapaz de reduzir os níveis de estiramento até um nível que permita a atividade osteoblástica. Previsivelmente, desenvolve-se uma não união hipertrófica.

Por outro lado, a estabilidade excessiva do foco da fratura também pode contribuir para a não união.[2,3] Apesar de o ambiente mecânico exato necessário para a cicatrização óssea ótima não ser conhecido, a existência de micromoção axial parece ser benéfica para estimular a cura da fratura.[18,19] O ambiente mecânico desejado aparentemente é dinâmico, com uma estabilidade rígida desejada no início da cura seguida por micromoção axial nos estágios mais avançados. Pode muito bem ser que as fixações hiper-rígidas atrasem ou suspendam a cura nesses estágios finais. De fato, um estudo sugeriu que o uso de sistemas de fixação externa rígida e de tamanho exagerado contribuiu para o desenvolvimento de não união em gatos.[13]

Grandes espaços entre os fragmentos fraturados, que podem resultar de redução inadequada da fratura ou de perda de osso devido ao traumatismo original, à excisão durante a cirurgia ou à remoção de um sequestro, podem contribuir para o desenvolvimento de não uniões. A ênfase recente no tratamento de fraturas muito cominutivas tem sido ao uso de estratégias biológicas para manter a viabilidade de todos os fragmentos ósseos no foco da fratura.[11,20] Essas abordagens certamente não advogam a remoção de fragmentos ósseos vascularizados e o desenvolvimento de sequestros parece ser raro quando se empregam essas estratégias em cães e gatos. Todavia, deve-se assegurar que, ao se mudar o enfoque da redução anatômica dessas fraturas cominutivas, não persistam grandes espaços entre os fragmentos fraturados. Os tecidos moles circundantes podem interpor-se no interior do foco da fratura e impedir a formação do calo. Existe um tamanho crítico, específico para cada espécie, para o defeito ósseo acima do qual a cicatrização óssea se torna improvável. A hipótese de Key afirma que um defeito ósseo maior que 1,5 × o diâmetro da diáfise excede a capacidade regenerativa do osso em um cão com o esqueleto maduro, resultando em não união.[21,22] De fato, um defeito no fêmur de 21 mm de comprimento estabilizado com uma placa óssea induziu não união atrófica em cães.[23] A hipótese de Key parece que superestima a capacidade regenerativa do osso no gato adulto.[22] Quando grandes espaços (*gaps*) forem inevitáveis, são indicados enxertos ósseos autógenos ou alógenos apropriados para evitar a interposição de tecidos moles no foco da fratura e para proporcionar algum estímulo biológico para a cura no interior do espaço.[8,11,24-29] Como alternativa, pode-se fazer uma osteotomia adjacente ao espaço da fratura e usar uma combinação de transporte ósseo com distração do calo ósseo para preencher o grande espaço da fratura.[30-33]

A infecção nos tecidos moles regionais ou no próprio osso é uma causa relativamente incomum de atraso na reparação da fratura em cães.[34] Apesar disso, devem ser empregadas técnicas cirúrgicas assépticas apropriadas para minimizar a incidência de infecções cirúrgicas. Deve-se proporcionar cuidado especial no tratamento de fraturas expostas, uma vez que elas têm maior incidência de uniões retardadas e de não uniões.[35] Quando estabilizado adequadamente, o osso pode cicatrizar-se na presença de infecção, mas a cura pode ser atrasada devido à lise óssea e/ou ao afrouxamento de implantes.[2,36] A neovascularização do foco da fratura, que é crítica para a cicatrização óssea, pode ser impedida pela presença de infecção.

Adicionalmente aos pré-requisitos básicos para uma cicatrização óssea previsível (estabilidade e viabilidade do foco da fratura), é necessário que aconteça uma cascata de eventos. Mediadores locais e sistêmicos estimulam a diferenciação de células mesenquimais precursoras em novos fibroblastos, condroblastos, osteoclastos e osteoblastos necessários para a neovascularização e para a formação do calo mole e do osso.[1,4] Um estudo encontrou menos células-tronco mesenquimais dedicadas nos estágios iniciais de não uniões experimentais e sugeriu que a diferenciação das células-tronco mesenquimais é inibida nos estados de não união crônica.[37]

Apesar de as alterações no ambiente local do foco da fratura serem os contribuidores mais frequentemente identificados, certos fatores sistêmicos também podem atrasar a cura de fraturas. O hiperparatireoidismo, seja ele primário ou secundário a causas renais ou nutricionais, atrasa a cura de fraturas devido ao desequilíbrio cálcio-fósforo. O hiperadrenocorticismo, seja primário ou iatrogênico, pode alterar a absorção e a deposição de cálcio o suficiente para atrasar a formação do calo. A cicatrização óssea pode ser atrasada pela administração de corticosteroides, de alguns agentes antineoplásicos e, possivelmente, de algumas fluoroquinolonas e de anti-inflamatórios não esteroides (AINE).[38-44] Pacientes idosos têm retardo na cicatrização óssea quando comparados com pacientes mais jovens, especialmente os com o esqueleto imaturo.

Diagnóstico

As características do paciente e a localização da fratura influenciam a probabilidade de uma união retardada ou de não união. Um estudo de 2.825 fraturas em cães demonstrou uma incidência de 3,4% de não uniões. A incidência de não uniões foi maior no rádio e na ulna (40,6%) e no fêmur (38,5%), enquanto o úmero (12,5%) e a tíbia (4,2%) exibiram não uniões menos comumente.[34] Um estudo de 422 fraturas em gatos demonstrou incidência de 4,3% de não uniões.[13] Esse fato destaca que, ao contrário da opinião popular, os gatos são tão sujeitos a complicações importantes na cura de fraturas quanto os cães. As não uniões em gatos foram mais comuns na tíbia/fíbula (61,1%), no rádio/ulna (16,7%) e na ulna proximal com o rádio intacto (16,7%). Gatos mais velhos, mais pesados, com fraturas expostas, com fraturas cominutivas ou com fraturas estabilizadas com fixação esquelética externa tipo II têm maior probabilidade de desenvolver não uniões.[13]

Apesar de a radiografia ser o principal instrumento para avaliação da cicatrização óssea, não se deve desprezar a importância do exame físico e da coleta da história clínica ao se fazer a avaliação do paciente e ao tomar decisões terapêuticas. Frequentemente acontecem situações em que a progressão radiográfica da cura da fratura é lenta, mas a função e o conforto do paciente parecem ótimos. Nessas situações, a intervenção cirúrgica pode não ser necessária, particularmente se a cura for progressiva, mesmo que seja mais lenta do que o esperado. Por outro lado, alguns pacientes exibem claudicação, atrofia muscular, dor na palpação do local da fratura, rigidez ou até instabilidade macroscópica da fratura. Esses resultados geralmente são associados à perda da fixação original devido à migração do implante, à quebra do implante e/ou consequentes à instabilidade da fratura. A infecção do local cirúrgico geralmente está associada à presença de tratos fistulosos originados do foco da fratura, do inchaço e da dor à palpação profunda do foco da fratura ou à manipulação do membro.

Radiografias feitas em intervalos de quatro a 8 semanas são comumente empregadas para avaliar a progressão da cura da fratura, a estabilidade dos implantes e a manutenção da aposição e do alinhamento ósseos. Não é fácil fazer um diagnóstico definitivo de união retardada. Na união retardada, as radiografias indicam progressão da cura, mas em uma velocidade menor do que a inicialmente esperada. As radiografias podem exibir reabsorção óssea inicial nas extremidades fraturadas, reação óssea periosteal, formação de calo endosteal e periosteal e, finalmente, um calo unindo as extremidades. O diagnóstico radiográfico da não união é baseado na inexistência de cura progressiva da fratura durante um período de 3 meses ou mais e na persistência do espaço entre os fragmentos ósseos. A aparência radiográfica característica da não união é variável, conforme o já descrito para cada classificação. As não uniões viáveis têm quantidades variáveis de calo, mas não existe calo formando uma ponte entre as extremidades fraturadas. Não uniões não viáveis não apresentam formação de calo ósseo. A distinção entre não uniões viáveis e não viáveis é crítica, uma vez que isso direciona a terapia. A distinção entre uma não união viável oligotrófica e uma não união inviável pode ser particularmente desafiadora. Modalidades alternativas de diagnóstico por imagem, como ultrassonografia, cintigrafia, absorciometria com raios X de dupla energia, tomografia computadorizada e ressonância magnética, têm sido utilizadas para avaliar a cura de fraturas e podem ter um papel na distinção entre não uniões viáveis e não viáveis.[5,45-51] Todavia, da mesma maneira da radiografia tradicional, cada modalidade de diagnóstico por imagem tem suas limitações. Investigações recentes avaliaram a capacidade de previsão de biomarcadores séricos em fazer um diagnóstico precoce de não união.[52] Se não for impossível distinguir entre uma união viável e uma não viável, o clínico deve assumir que ela seja não viável, pois isso vai definir um curso de ação mais agressivo e abrangente.

Tratamento

A identificação e o tratamento de todos os fatores que contribuem para a não união são a chave para o seu manejo efetivo. O tratamento da não união tipicamente consiste na remoção de todos os implantes frouxos, na cultura para bactérias aeróbicas e anaeróbicas (do foco da fratura e/ou dos implantes ou dos sequestros removidos) e na aplicação de uma fixação capaz de proporcionar estabilidade de longa duração ao foco da fratura. Sequestros, se houver, devem ser removidos. Não uniões não viáveis requerem intervenções específicas adicionais para estimular a atividade biológica ao foco da fratura. Essas tradicionalmente incluem restabelecimento do canal intramedular dos principais fragmentos da fratura, decorticação (elevação de fragmentos osteoperiosteais da superfície do córtex) dos fragmentos principais da fratura e enxertia com osso esponjoso autógeno.[2-4] Um estudo descreveu o tratamento com sucesso de não uniões não viáveis por osteotomia em bloco limitada do local da não união e com fixação com placa óssea compressiva.[53] Nesse relato foi usada enxertia com osso esponjoso autógeno somente se permanecia um significante defeito ósseo após a osteotomia. Outras modificações das estratégias tradicionais para o tratamento de não uniões não viáveis incluem o uso de aloenxertos de matriz óssea desmineralizada, de células-tronco mesenquimais autógenas e alógenas, de proteína morfogenética óssea recombinante-2 (rhBMP-2), de outros fatores de crescimento, de injeções de medula óssea autóloga, de campos eletromagnéticos pulsáteis, de ultrassonografia pulsátil de baixa intensidade, de terapia de onda de choque extracorpórea e de administração hiperbárica de oxigênio.[24,25,54-71]

Má união

Má união é a fratura que se consolidou em uma posição não anatômica. Algum grau de má união está presente na maioria dos casos de estabilização fechada da fratura.

A má união pode também ser encontrada quando são empregadas estratégias biológicas para o alinhamento espacial no tratamento de fraturas altamente cominutivas. A má união pode acontecer em seguida à redução anatômica se os implantes falharem antes que tenha se completado a união óssea. Graus leves de má união são tolerados sem morbidade aparente do paciente a curto ou a longo prazo.

Terminologia

As más uniões são descritas segundo seu desvio (Figura 91.3). *Más uniões por cavalgamento* ocorrem quando os fragmentos principais da fratura deslizam um sobre o outro, mas os alinhamentos axial e rotacional normais foram mantidos. Um pequeno grau de cavalgamento geralmente é bem tolerado, especialmente no membro pélvico e a correção cirúrgica pode não ser indicada. Um estudo demonstrou que os cães podem se adaptar a 23,5% de perda do comprimento do fêmur sem a indução de significante desabilidade no paciente.[72] As *más uniões angulares* ocorrem quando há desvio significante do alinhamento axial. A má união angular pode ocorrer no plano mediolateral (desvio valgo ou varo), no plano craniocaudal (desvio retrocurvado ou antecurvado) ou em qualquer plano entre esses dois. Um desvio retrocurvado ou antecurvado leve é relativamente bem tolerado, mas desvios varo ou valgo menores podem causar desabilidade locomotora significante. A má união femoral com desvio varo pode causar luxação patelar medial. *Más uniões rotacionais* ocorrem quando há mau alinhamento torcional. Más uniões torcionais leves frequentemente são bem toleradas, mas a torção excessiva pode alterar a marcha do paciente e exercer estresses anormais nas articulações adjacentes. A má união torcional femoral excessiva pode causar luxação da patela ou contribuir para osteoartrite coxofemoral.

Etiologia

A gravidade, as forças de reação do solo e a tensão muscular nos fragmentos ósseos determinam o desvio que ocorre com a formação de não união. O colapso do canal pélvico é relativamente comum quando fraturas do corpo do ílio são tratadas não cirurgicamente ou com fixação interna insuficiente.[73-75] A deformidade torcional externa do fêmur proximal é comum quando a tração dos músculos rotadores externos do quadril (músculos iliopsoas, gêmeos, obturador interno e quadrado femoral) não é neutralizada por fixação interna com pinos intramedulares ou quando um deslocamento rotacional não for identificado no momento da redução e da fixação rígida da fratura.[17] Após a cura da fratura, os pacientes tendem a manter o quadril em uma posição tal que o membro distal exibe rotação interna. Desvio torcional externo ou valgo, do membro distal é comum quando se aplica fixação fechada a fraturas do antebraço e de crus.[76,77] Para a fixação cirúrgica de fraturas diafisárias do rádio/ulna e da tíbia/fíbula, tem sido advogado o posicionamento do membro pendurado. O uso de um grande fórceps de redução com pontas, preso ao maléolo ou tálus, parece reduzir a tendência de angulação cranial do segmento distal da tíbia nas fraturas diafisárias desse osso.

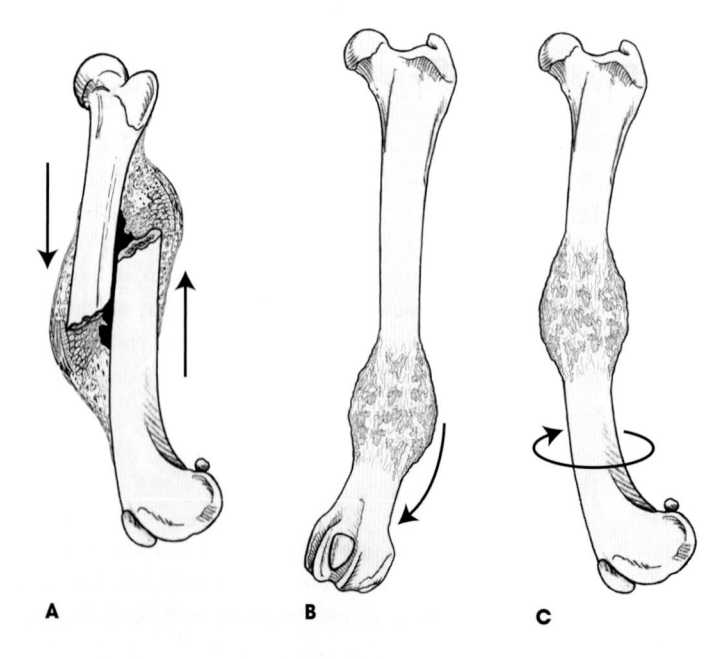

Figura 91.3 As más uniões são descritas segundo seu deslocamento. **A.** Má união com cavalgamento dos fragmentos. **B.** Má união angular. **C.** Má união rotacional.

Diagnóstico e planejamento do tratamento

A observação cuidadosa da marcha do paciente, o exame físico e a avaliação radiográfica são necessários antes dos procedimentos de osteotomia corretiva. Alterações leves no posicionamento do membro para a radiografia podem induzir medições incorretas do alinhamento do membro (artefatos) feitas nas radiografias porque elas reduzem uma estrutura tridimensional a uma imagem bidimensional.[78,79] A colocação do membro afetado paralelamente e o mais próximo possível ao cassete radiográfico deve reduzir aqueles artefatos.[78] Também se deve tomar cuidado para colocar o membro em uma posição rotacional neutra e incluir as articulações proximal e distal do osso afetado. É aconselhável fazer várias radiografias com o membro colocado na posição correta para assegurar que as medidas de avaliação do mau alinhamento sejam repetíveis. É essencial que o cirurgião pense em termos tridimensionais ao examinar as radiografias. Alternativamente, a tomografia computadorizada (TC), incluindo reconstruções tridimensionais, pode ser usada.[79-82] De fato, modelos tridimensionais comerciais podem ser feitos a partir desses estudos em TC.[83]

Tratamento

A cirurgia é indicada para quando o paciente não tem uma função aceitável. O objetivo da correção cirúrgica das más uniões é melhorar a função do membro restaurando o alinhamento e o comprimento mais normais, corrigindo, assim, os estresses anormais nas articulações adjacentes. Caso se antecipe apenas uma pequena melhora no alinhamento, no comprimento e, mais importante, na função do membro, a morbidade, os riscos e os custos do procedimento podem contraindicar o tratamento cirúrgico. Quando for indicada a cirurgia para a correção das más uniões, em geral, é feita uma osteotomia corretiva no ponto de deformidade máxima. Idealmente, a osteotomia deverá permitir máximo contato ósseo no local da osteotomia e preservar ou restaurar o alinhamento e o comprimento normais do membro. Diferentes modos de osteotomia podem ser feitos, cada um com suas vantagens, desvantagens e indicações. As osteotomias feitas comumente incluem a transversa, em cunha de fechamento, em cunha de abertura, oblíqua, em degrau e em domo (Figura 91.4).

As *osteotomias transversas* são indicadas para a correção de más uniões torcionais simples. As osteotomias em cunha de fechamento ou de abertura são usadas para correção de más uniões angulares. As *osteotomias em cunha de fechamento* maximizam o contato ósseo, mas podem resultar em alguma perda de comprimento do membro. As *osteotomias em cunha de abertura* sacrificam o contato ósseo no local da osteotomia favorecendo o aumento no comprimento do membro. O deslizamento de *osteotomias oblíquas* pode ser usado para corrigir a deformidade translacional e para conseguir aumentar (ou diminuir) o comprimento do membro. As *osteotomias em degrau* são relativamente complexas e são, em raras ocasiões, usadas para se obter grandes aumentos no comprimento do membro. As *osteotomias em domo* são usadas para corrigir deformidades angulares, ao mesmo tempo que maximizam o contato ósseo e preservam o comprimento do membro. As osteotomias em domo têm sido descritas para a correção de más uniões do fêmur, do rádio e da ulna.[84,85] Conceitualmente, uma osteotomia tridimensional funcionaria como uma articulação em bola e soquete e permitiria correções tridimensionais no alinhamento do membro antes da aplicação da fixação. Na realidade, a maioria das osteotomias em domo é feita em duas dimensões, de maneira que correções tridimensionais sacrificam algum contato ósseo no local da osteotomia.

As osteotomias podem ser usadas tanto para correção imediata do alinhamento do membro utilizando fixação estática quanto para correção progressiva do alinhamento usando métodos de fixação dinâmica. A fixação estática é feita mais frequentemente com fixadores externos, com placas ósseas ou com hastes bloqueadas. Fixadores externos têm várias vantagens nas osteotomias corretivas: (1) a colocação dos pinos de fixação paralelamente às articulações adjacentes antes da osteotomia auxilia o cirurgião a visualizar quando as articulações estão alinhadas adequadamente; (2) não é necessário fazer conformações complexas em uma placa óssea; e (3) os pinos de fixação podem ser colocados em segmentos ósseos relativamente pequenos.[76,86,87] Equipamentos com parafusos/placas bloqueadas podem simplificar o emprego da estabilização com placas ósseas das osteotomias corretivas porque o travamento entre a cabeça do parafuso e a placa torna desnecessária a conformação exata da placa.[88] Placas ósseas e hastes bloqueadas podem ser de uso limitado quando a osteotomia deixar um segmento de osso relativamente pequeno. Ocasionalmente, podem ser usados pinos cruzados em cães jovens com osteotomias feitas na região metafisária. Coaptação raramente foi usada com osteotomias em domo.[84]

Se forem necessários alongamento e correção angular significantes, indica-se distração progressiva do calo ósseo (*calotasis*).[89-91] Frequentemente, a correção de um mau alinhamento angular pode ser feita de uma só vez, mas a restauração de grandes discrepâncias no comprimento do membro deve ser feita gradualmente. A distração do calo ósseo envolve a estabilização da osteotomia com um fixador externo especialmente projetado que utiliza motores lineares para induzir a distração. Fixadores anelares com motores lineares são

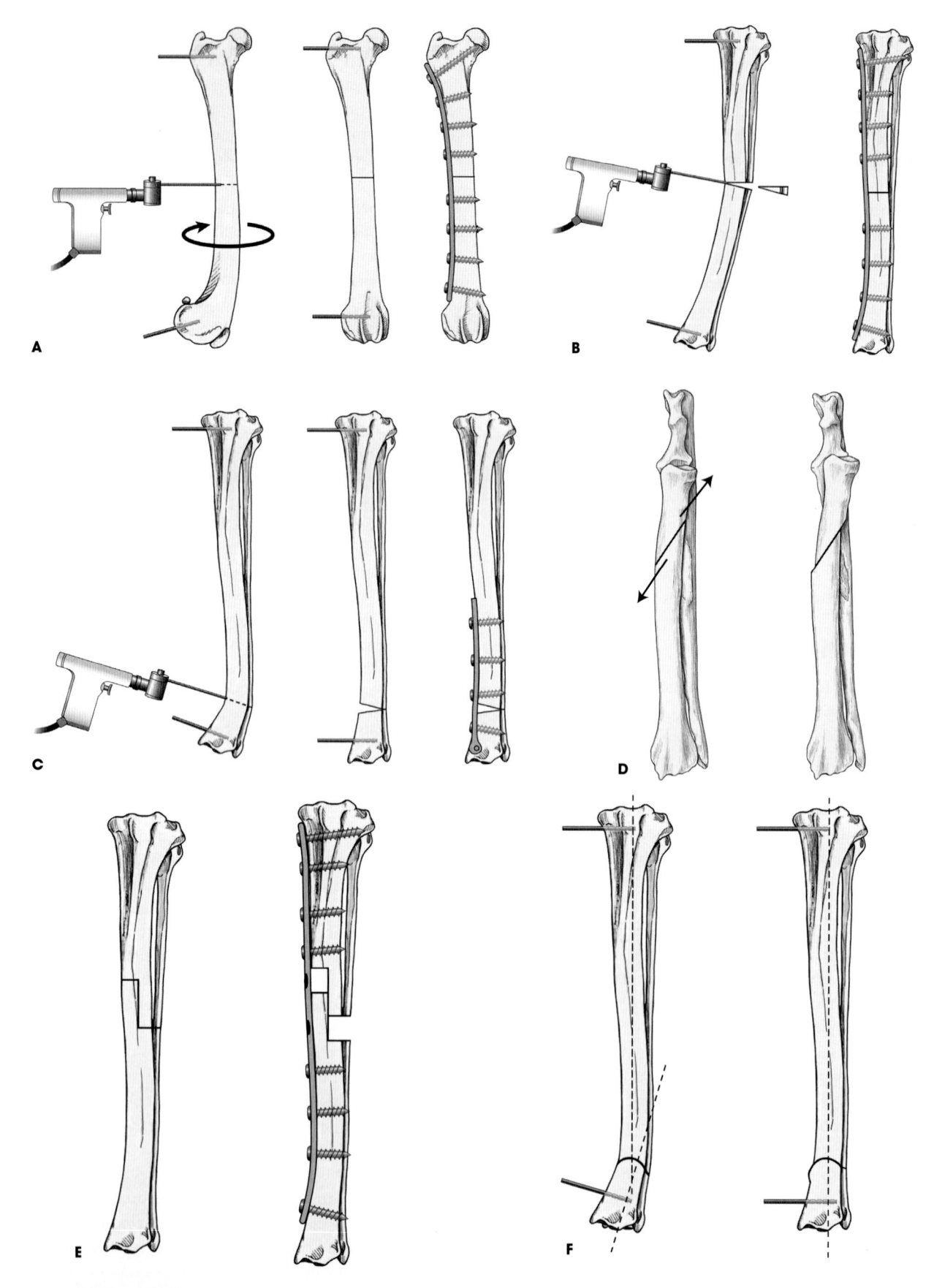

Figura 91.4 Osteotomias corretivas. **A.** Transversa. **B.** Em cunha de fechamento. **C.** Em cunha de abertura. **D.** Oblíqua. **E.** Em degrau. **F.** Em domo.

comumente empregados para essas distrações e proporcionam ao cirurgião várias vantagens importantes: (1) os anéis colocados em torno do membro permitem que o cirurgião corrija maus alinhamentos tridimensionais complexos com relativa facilidade; (2) as correções do alinhamento podem ser feitas após a fixação ter sido aplicada; e (3) o uso de arames de fixação de pequeno diâmetro tensionados permite que o sistema seja aplicado a pequenos segmentos ósseos. Após permitir um período inicial (*lag*) para a formação inicial do calo, a osteotomia é gradualmente estendida em uma taxa de aproximadamente 1 mm por dia. Uma vez atingido o comprimento desejado do membro, a distração diária é interrompida e faz-se a fixação estática (1 mês por centímetro alongado) para permitir que o osso regenerado no espaço da osteotomia se consolide.

Referências bibliográficas

1. Frost H: The biology of fracture healing: an overview for clinicians. Part I. Clin Orthop 248:283-293, 1989.
2. Piermattei DL FG: Delayed union and nonunion. *In* Handbook of Small Animal Orthopedics and Fracture Repair, 3rd ed. Piermattei DL FG (ed). Philadelphia: WB Saunders, 1997, pp. 154-162.
3. Sumner-Smith G: Delayed unions and nonunions. Vet Clin North Am (Small Anim Pract) 21:745-760, 1991.
4. Robello GT, Aron DN: Delayed and nonunion fractures. Semin Vet Med Surg (Small Anim) 7:98-104, 1992.
5. Southwood LL, Kawcak CE, McIlwraith CW, et al: Use of scintigraphy for assessment of fracture healing and early diagnosis of osteomyelitis following fracture repair in rabbits. Am J Vet Res 64:736-745, 2003.
6. Wahner H: Radionuclides in the diagnosis of fracture healing. J Nucl Med 19:1356-1358, 1978.
7. Palmer R: Decision-making in fracture treatment: the fracture-patient scoring system. American College of Veterinary Surgeons Symposium 1994;388-390.
8. Piermattei DL FG: Fractures: classification, diagnosis and treatment. *In* Handbook of Small Animal Orthopedics and Fracture Repair, 3rd ed. Piermattei DL FG (ed). Philadelphia: WB Saunders, 1997, pp. 24-146.
9. Rhinelander F: Normal bone anatomy. *In* Textbook of Small Animal Orthopaedics. Newton C, Nunamaker DM (eds). Philadelphia: JB Lippincott, 1985, p.12.
10. Nordin M, Frankel VH: Biomechanics of bone. *In* Basic Biomechanics of the Musculoskeletal System, 2nd ed. Nordin M, Frankel VH (eds). Lea & Febiger, Philadelphia, 1989.
11. Palmer RH: Biological osteosynthesis. Vet Clin North Am Small Anim Pract 29:1171-1185, vii, 1999.
12. Newton CD, Hohn RB: Fracture nonunion resulting from Cerclage appliances. J Am Vet Med Assoc 164:503-508, 1974.
13. Nolte DM, Fusco JV, Peterson ME: Incidence of and predisposing factors for nonunion of fractures involving the appendicular skeleton in cats: 18 cases (1998-2002). J Am Vet Med Assoc 226:77-82, 2005.
14. Welch JA, Boudrieau RJ, DeJardin LM, et al: The intraosseous blood supply of the canine radius: implications for healing of distal fractures in small dogs. Vet Surg 26:57-61, 1997.
15. Perren SM: Physical and biological aspects of fracture healing with special reference to internal fixation. Clin Orthop Relat Res 175-196, 1979.
16. Sumner-Smith G: A histological study of fracture nonunion in small dogs. J Small Anim Pract 15:571-578, 1974.
17. Braden TD, Brinker WO: Radiologic and gross anatomic evaluation of bone healing in the dog. J Am Vet Med Assoc 169:1318-1323, 1976.
18. Goodship AE, Kenwright J: The influence of induced micromovement upon the healing of experimental tibial fractures. J Bone Joint Surg Br 67:650-655, 1985.
19. Goodship AE, Watkins PE, Rigby HS, et al: The role of fixator frame stiffness in the control of fracture healing. An experimental study. J Biomech 26:1027-1035, 1993.
20. Perren SM: Evolution of the internal fixation of long bone fractures. The scientific basis of biological internal fixation: choosing a new balance between stability and biology. J Bone Joint Surg Br 84:1093-1110, 2002.
21. Key J: The effect of a local calcium depot on osteogenesis and healing of fractures. J Bone Joint Surg 16(A):176-184, 1934.
22. Toombs JP, Wallace LJ, Bjorling DE, et al: Evaluation of Key's hypothesis in the feline tibia: an experimental model for augmented bone healing studies. Am J Vet Res 46:513-518, 1985.
23. Kraus K, et al: Critically sized osteo-periosteal femoral defects: a dog model. J Invest Surg 12:115,1999.
24. Kawcak CE, Trotter GW, Powers BE, et al: Comparison of bone healing by demineralized bone matrix and autogenous cancellous bone in horses. Vet Surg 29:218-226, 2000.
25. Kraus KH, Kadiyala S, Wotton H, et al: Critically sized osteo-periosteal femoral defects: a dog model. J Invest Surg 12:115-124, 1999.
26. Lenehan T, Smith GK: Management of infected tibial nonunions with sequestration in the dog. Vet Surg 13:115-121, 1984.
27. Toombs JP, Wallace LJ: Evaluation of autogeneic and allogeneic cortical chip grafting in a feline tibial nonunion model. Am J Vet Res 46:519-528, 1985.
28. Vaughan L: The use of bone autografts in canine orthopedic surgery. J Small Anim Pract 1972;13.
29. Wilson JW, Rhinelander FW, Stewart CL: Vascularization of cancellous chip bone grafts. Am J Vet Res 46:1691-1699, 1985.
30. Claes L, Laule J, Wenger K, et al: The influence of stiffness of the fixator on maturation of callus after segmental transport. J Bone Joint Surg Br 82:142-148, 2000.
31. Kesemenli C, Subasi M, Kirkgoz T, et al: Treatment of traumatic bone defects by bone transport. Acta Orthop Belg 67:380-386, 2001.
32. Klotch DW, Ganey TM, Slater-Haase A, et al: Assessment of bone formation during osteoneogenesis: a canine model. Otolaryngol Head Neck Surg 112:291-302, 1995.
33. Raschke MJ, Mann JW, Oedekoven G, Claudi BF: Segmental transport after unreamed intramedullary nailing. Preliminary report of a "Monorail" system. Clin Orthop Relat Res 282:233-240, 1992.
34. Atilola M, Sumner-Smith, SG: Nonunion fractures in dogs. J Vet Orthop 3:21-24, 1984.
35. Stampley A, Delmain, KS: The results of internal fixation for the treatment of open fractures in 32 dogs. Canine Pract 16:22, 1991.
36. Stead A: Osteomyelitis in the dog and cat. J Small Anim Pract 25:1, 1984.
37. Boyan BD, Caplan AI, Heckman JD, et al: Osteochondral progenitor cells in acute and chronic canine nonunions. J Orthop Res 17:246-255, 1999.
38. Goodman S, Ma T, Trindade M, et al: COX-2 selective NSAID decreases bone ingrowth in vivo. J Orthop Res 20:1164-1169, 2002.
39. Hogevold HE, Grogaard B, Reikeras O: Effects of short-term treatment with corticosteroids and indomethacin on bone healing. A mechanical study of osteotomies in rats. Acta Orthop Scand 63:607-611, 1992.
40. Huddleston PM, Steckelberg JM, Hanssen AD, et al: Ciprofloxacin inhibition of experimental fracture healing. J Bone Joint Surg Am 82:161-173, 2000.
41. Sawin PD, Dickman CA, Crawford NR, et al: The effects of dexamethasone on bone fusion in an experimental model of posterolateral lumbar spinal arthrodesis. J Neurosurg 94:76-81, 2001.

42. Simon AM, Manigrasso MB, O'Connor JP: Cyclo-oxygenase 2 function is essential for bone fracture healing. J Bone Miner Res 17:963-976, 2002.
43. Waters RV, Gamradt SC, Asnis P, et al: Systemic corticosteroids inhibit bone healing in a rabbit ulnar osteotomy model. Acta Orthop Scand 71:316-321, 2000.
44. Zhang X, Schwarz EM, Young DA, et al: Cyclooxygenase-2 regulates mesenchymal cell differentiation into the osteoblast lineage and is critically involved in bone repair. J Clin Invest 109:1405-1415, 2002.
45. den Boer FC, Patka P, Bakker FC, et al: New segmental long bone defect model in sheep: quantitative analysis of healing with dual energy x-ray absorptiometry. J Orthop Res 17:654-660: 1999.
46. Markel MD, Bogdanske JJ, Xiang Z, et al: Atrophic nonunion can be predicted with dual energy x-ray absorptiometry in a canine ostectomy model. J Orthop Res 13:869-875, 1995.
47. Hendler A, Hershkop M: When to use bone scintigraphy. It can reveal things other studies cannot. Postgrad Med 104:54-56, 59-61, 65-56 passim, 1998.
48. Kim N: Evaluation of fracture healing in canine radius by bone scan with 99m Tc-MDP. Korean J Vet Clin Med 16:293-299, 1999.
49. Lynch JA, Grigoryan M, Fierlinger A, et al: Measurement of changes in trabecular bone at fracture sites using X-ray CT and automated image registration and processing. J Orthop Res 22:362-367, 2004.
50. Risselada M, Kramer M, de Rooster H, et al: Ultrasonographic and radiographic assessment of uncomplicated secondary fracture healing of long bones in dogs and cats. Vet Surg 34:99-107, 2005.
51. Schelstraete K, Daneels F, Obrie E: Technetium-99m-diphosphonate, gallium-67 and labeled leukocyte scanning techniques in tibial nonunion. Acta Orthop Belg;58 Suppl 1:168-172, 1992.
52. Southwood LL, Frisbie DD, Kawcak CE, et al: Evaluation of serum biochemical markers of bone metabolism for early diagnosis of nonunion and infected nonunion fractures in rabbits. Am J Vet Res 64:727-735, 2003.
53. Blaeser LL, Gallagher JG, Boudrieau RJ: Treatment of biologically inactive nonunions by a limited en bloc ostectomy and compression plate fixation: a review of 17 cases. Vet Surg 32:91-100, 2003.
54. Connolly JF, Guse R, Tiedeman J, et al: Autologous marrow injection as a substitute for operative grafting of tibial nonunions. Clin Orthop Relat Res 259-270, 1991.
55. Tiedeman JJ, Connolly JF, Strates BS, et al: Treatment of nonunion by percutaneous injection of bone marrow and demineralized bone matrix. An experimental study in dogs. Clin Orthop Relat Res 294-302, 1991.
56. Baylink DJ, Finkelman RD, Mohan S: Growth factors to stimulate bone formation. J Bone Miner Res 8 Suppl 2:S565-572, 1993.
57. Bodamyali T, Bhatt B, Hughes FJ, et al: Pulsed electromagnetic fields simultaneously induce osteogenesis and upregulate transcription of bone morphogenetic proteins 2 and 4 in rat osteoblasts in vitro. Biochem Biophys Res Commun 250:458-461, 1998.
58. Clark DM: The use of electrical current in the treatment of nonunions. Vet Clin North Am Small Anim Pract 17:793-798, 1987.
59. Dimitriou R, Tsiridis E, Giannoudis PV: Current concepts of molecular aspects of bone healing. Injury 36(12): 1392-1404, 2005.
60. Itoh T, Mochizuki M, Fuda K, et al: Femoral nonunion fracture treated with recombinant human bone morphogenetic protein-2 in a dog. J Vet Med Sci 60:535-538, 1998.
61. Kerwin SC, Lewis DD, Elkins AD, et al: Effect of hyperbaric oxygen treatment on incorporation of an autogenous cancellous bone graft in a nonunion diaphyseal ulnar defect in cats. Am J Vet Res 61:691-698, 2000.
62. Mayr E, Frankel V, Ruter A: Ultrasound - an alternative healing method for nonunions. Arch Orthop Trauma Surg 120:1-8, 2000.
63. Meskens M, Stuyck JA, Feys H, Mulier J: Treatment of nonunion using pulsed electromagnetic fields: a retrospective followup study. Acta Orthop Belg 56:483-488, 1990.
64. Millis DL: Bone- and non-bone-derived growth factors and effects on bone healing. Vet Clin North Am Small Anim Pract 29:1221-1246, 1999.
65. Millis DL, Wilkens BE, Daniel GB, et al: Radiographic, densitometric, and biomechanical effects of recombinant canine somatotropin in an unstable ostectomy gap model of bone healing in dogs. Vet Surg 27:85-93, 1998.
66. Paatsama S, Lindholm S, Oksanen J, et al: [The use of bone morphogenetic proteins in delayed fracture healing, pseudoarthrosis and in ulna osteotomy carried out because of elbow joint diseases]. Tierarztl Prax 24:164-168, 1996.
67. Rompe JD, Rosendahl T, Schollner C, et al: High-energy extracorporeal shock wave treatment of nonunions. Clin Orthop Relat Res 387:102-111, 2001:
68. Schaden W, Fischer A, Sailler A: Extracorporeal shock wave therapy of nonunion or delayed osseous union. Clin Orthop Relat Res 387:90-94, 2001.
69. Schmokel HG, Weber FE, Seiler G, et al: Treatment of nonunions with nonglycosylated recombinant human bone morphogenetic protein-2 delivered from a fibrin matrix. Vet Surg 33:112-118, 2004.
70. Suresh Kumar R, Ramakrishna O, Sreerman PK: Histologic changes during femoral fracture defect healing using demineralized bone matrix combinations in canines. Indian Vet J 76:38-41, 1999.
71. Warden S, Bennell KL, McMeeken JM, Ward JD: Acceleration of fresh fracture repair using the sonic accelerated fracture healing system (SAFHS): a review. Calcif Tissue Int 66:157-163, 2000.
72. Wagner SD, Desch JP 2nd, Ferguson HR, et al: Effect of distal femoral growth plate fusion on femoral-tibial length. Vet Surg 16:435-439, 1987.
73. Bertoy RW: Megacolon in the cat. Vet Clin North Am Small Anim Pract 32:901-915, 2002.
74. Ferguson JF: Triple pelvic osteotomy for the treatment of pelvic canal stenosis in a cat. J Small Anim Pract 37:495-498, 1996.
75. White RN: Surgical management of constipation. J Feline Med Surg 4:129-138, 2002.
76. Johnson AL, Kneller SK, Weigel RM: Radial and tibial fracture repair with external skeletal fixation. Effects of fracture type, reduction, and complications on healing. Vet Surg 18:367-372, 1989.
77. Fjeld T: [Surgical correction of angular deformities of the radius and ulna following malunion fractures]. Nord Vet Med 37:273-285, 1985.
78. Palmer R: Patellar luxation in large breed dogs. American College of Veterinary Surgeons Symposium 2004.
79. Kawakami H, Sugano N, Yonenobu K, et al: Effects of rotation on measurement of lower limb alignment for knee osteotomy. J Orthop Res 22:1248-1253, 2004.
80. Zannoni C, Cappello A, Viceconti M: Optimal CT scanning plan for long-bone 3-D reconstruction. IEEE Trans Med Imaging 17:663-666, 1998.
81. Apelt D, Kowaleski MP, Dyce J: Comparison of computed tomographic and standard radiographic determination of tibial torsion in the dog. Vet Surg 34:457-462, 2005.
82. Aper R, Kowaleski MP, Apelt D, et al: Computed tomographic determination of tibial torsion in the dog. Vet Radiol Ultrasound 46:187-191, 2005.
83. www.protomed.net. 2005.
84. MacDonald JM, Matthiesen D: Treatment of forelimb growth plate deformity in 11 dogs by radial dome osteotomy and external coaptation. Vet Surg 20:402-408, 1991.
85. Sikes R, Olds RB, Renegar W, Wayne S: Dome osteotomy for the correction of long bone malunions: case reports and discussion of surgical technique. J Am Anim Hosp Assoc 22:221-226, 1986.
86. Fox SM, Bray JC, Guerin SR, et al: Antebrachial deformities in the dog: treatment with external fixation. J Small Anim Pract 36:315-320, 1995.

87. Quinn MK, Ehrhart N, Johnson AL, et al: Realignment of the radius in canine antebrachial growth deformities treated with corrective osteotomy and bilateral (type II) external fixation. Vet Surg 29:558-563, 2000.
88. Wagner M: General principles for the clinical use of the LCP. Injury 34 Suppl 2:B31-42, 2003.
89. Rahal SC, Volpi RS, Vulcano LC: Treatment of segmental tibial defects using acute bone shortening followed by gradual lengthening with circular external fixator. J Vet Med A Physiol Pathol Clin Med 52:180-185, 2005.
90. Marcellin-Little DJ, Ferretti A, Roe SC, et al: Hinged Ilizarov external fixation for correction of antebrachial deformities. Vet Surg 27:231-245, 1998.
91. Yanoff SR, Hulse DA, Palmer RH, et al: Distraction osteogenesis using modified external fixation devices in five dogs. Vet Surg 21:480-487, 1992.

Artrite Séptica

Loretta J. Bubenik

Artrite séptica refere-se à presença de infecção ativa na articulação, geralmente de origem bacteriana. Ela não é comum em animais de companhia, mas, quando ocorre, pode ser devastadora para a articulação. O tratamento e o resultado clínico dependem da origem, do microrganismo envolvido e da duração da infecção.

Etiologia

A artrite séptica ocorre devido à inoculação exógena ou à invasão hematógena de bactérias na articulação. Lesões penetrantes, procedimentos cirúrgicos e injeções intra-articulares são fontes exógenas comuns. A infecção hematógena ocorre quando bactérias de locais distantes, como o trato respiratório, a cavidade oral, o umbigo, o trato geniturinário ou o coração, instalam-se na articulação.[1] Doenças preexistentes ou condições que causem imunossupressão predispõem a articulação às infecções.[2,3] Apesar de os animais jovens serem frequentemente afetados, não existe predileção por raça ou por idade.[4]

As bactérias mais frequentemente isoladas de articulações sépticas são *Escherichia coli*, *Streptococcus* sp e *Pasteurella* sp, sendo as infecções por estafilococos as prevalentes.[5,6] Também foram implicadas *Borrelia burgdorferi*, formas bacterianas L, *Mycoplasma spumans*, *Mycobacterium tuberculosis* e riquétsias.[2]

Fisiopatologia

Uma vez exposta às bactérias, uma cascata de eventos inicia o processo potencialmente destrutivo no interior da articulação. A invasão bacteriana resulta em edema dos tecidos sinoviais, em ativação do sistema imune e em iniciação da cascata inflamatória. A inflamação da sinóvia, a ruptura de capilares e a necrose proporcionam extravasão de fibrina, de fatores de coagulação, de leucócitos polimorfonucleares e de fluido proteináceo para o interior da articulação.[7] A pressão intra-articular aumenta, potencialmente levando à isquemia, à subluxação ou à necrose avascular de estruturas intra-articulares. Enzimas lisossomais e subprodutos de enzimas liberados durante a ativação da cascata inflamatória degradam a cartilagem, rompem a dinâmica de fluido sinovial e impedem a nutrição da cartilagem.[7] O tecido de granulação formado em resultado da inflamação pode penetrar e solapar a cartilagem articular, causando maior destruição da articulação.[8] À medida que o processo progride e a cartilagem é destruída, o osso subcondral também pode ser envolvido.[8] A destruição da cartilagem articular e as alterações degenerativas na articulação combinadas com o espessamento e com a cicatrização dos tecidos periarticulares levam à limitação da mobilidade da articulação e, em casos graves, à perda da função articular. A intervenção terapêutica precoce é imperativa para que as alterações destrutivas da articulação sejam minimizadas.[8,9]

Diagnóstico

É necessário que se faça o isolamento da bactéria da articulação comprometida para um diagnóstico definitivo de artrite séptica, mas isso nem sempre é possível e o grau de suspeita tem importância. A tentativa de isolamento bacteriano é feita por artrocentese asséptica seguida de avaliação citológica e de cultura do fluido sinovial. Resultados citológicos anormais consistentes com artrite séptica incluem número elevado de leucócitos (40.000/µℓ ou mais, na maioria neutrófilos que podem ou não estar degenerados), perda da viscosidade do fluido sinovial, presença de bactérias intracelulares e aumento da turbidez do fluido (Tabela 92.1).[5,6,10] A semeadura direta em placa do fluido sinovial para cultura não é ideal porque frequentemente leva a resultados negativos.[11,12] Foi demonstrado clinicamente que a cultura da sinóvia é melhor do que a cultura do fluido,[5,13] porém os relatos são conflitantes, pois os resultados dos testes experimentais não foram os mesmos.[11] O envio ao laboratório de fluido sinovial em um *swab* de cultura tem o potencial de inibir alguns microrganismos, resultando em números menores,[14] apesar de se conseguir sucesso razoável com essa técnica.[11] Para facilitar o crescimento bacteriano, o fluido sinovial deve ser colocado imediatamente em meio de cultura de sangue em uma proporção de 1:9. A combinação fluido sinovial-meio de cultura é incubada por 24 h a 37°C antes de ser colocada em placas para a identificação dos microrganismos.[11]

Outros diagnósticos dependem do tipo de infecção de que se suspeita. Para todos os casos, devem ser feitos hemograma completo, painel bioquímico e urinálise a fim de avaliar o animal como um todo e para a busca de doenças sistêmicas, apesar de os resultados poderem ser baixos. Em casos de aspergilose, hifas fúngicas podem ser vistas e podem ser cultivadas a partir do fluido sinovial.[15] Colorações especiais como tinta Nanquim, ácido periódico-Schiff e colorações de nitrato de prata ou o tratamento das preparações com hidróxido de potássio a 10%, podem melhorar a visualização dos microrganismos fúngicos.[16,17] O fluido sinovial de gatos com infecção por calicivírus pode ser normal ou pode ter contagem celular elevada, com predominância de células monomorfonucleares; é possível o isolamento do vírus do fluido sinovial e dos tecidos das articulações afetadas.[18] A reação da cadeia da polimerase com o isolamento do DNA pode ser útil em alguns casos de artrite séptica nos quais o diagnóstico definitivo é difícil, tal como nas infecções por micobactérias.[19] A fonte da infecção deve ser isolada no caso de semeadura da articulação com bactérias de origem hematógena.

As alterações radiográficas iniciais associadas à artrite séptica incluem derrame articular e edema dos tecidos moles. Com a progressão da doença, podem ser observadas lise óssea, irregularidades nas superfícies articulares, esclerose óssea, ancilose e subluxação.[20] A cintigrafia nuclear proporciona informações diagnósticas mais cedo do que a radiografia convencional. Articulações positivas na cintigrafia não necessariamente indicam infecção;[21-23] porém, agentes cintigráficos mais novos têm o potencial de diferenciar infecção de outros tipos de inflamação.[24] Imagens avançadas por tomografia computadorizada ou por ressonância magnética podem ser úteis para o diagnóstico de infecção articular.[20,25]

Resultados clínicos

Em animais com artrite séptica, as articulações afetadas geralmente são aumentadas e dolorosas. Tipicamente, apenas uma articulação é envolvida. A articulação pode parecer quente ao toque e o animal frequentemente claudica severamente ou tem incapacidade de apoiar o peso corporal naquele membro. Sinais sistêmicos, como mal-estar geral, inapetência e febre, são variáveis nos casos de doenças exógenas, mas, com uma infecção hematógena, é mais provável que estejam presentes.[13] Além da febre, da anorexia, da depressão e de ulcerações orais, os gatos afetados com calicivírus podem exibir inchaço agudo e dor nas articulações distais e podem relutar em se mover.[18,26]

Tratamento

A terapia é direcionada a minimizar a destruição da cartilagem e a erradicar a infecção. Antimicrobianos são administrados após a obtenção de fluido sinovial para avaliação citológica, para cultura e para sensibilidade. Inicialmente, é indicada a administração intravenosa de um antimicrobiano bactericida de amplo espectro, mas a ocorrência de resposta favorável inicial possibilita que se mude para administração oral do antimicrobiano nos primeiros 3 a 5 dias da terapia. A administração a longo termo do antimicrobiano é baseada nos resultados da cultura bacteriana e nos testes de sensibilidade. Se a cultura resultar negativa, a antibioticoterapia é continuada baseada nas respostas clínicas positivas ao tratamento. Os antibióticos devem ser continuados por no mínimo 4 semanas após a resolução dos sinais clínicos.

A escolha final do antibiótico é baseada na cultura e nos testes de sensibilidade. Se for necessária a administração empírica de antibióticos, deve-se atentar na seleção, porque a resistência dos microrganismos comumente isolados muda constantemente. Estafilococos, em um relato publicado, mostraram 18% de resistência às cefalosporinas de primeira geração.[27] A resposta clínica ao tratamento deve sempre ser monitorada. Os antimicrobianos

Tabela 92.1 Características do fluido sinovial de articulações normais e sépticas a fim de comparação.[5,6,10]		
	Articulação normal	Articulação séptica
Cor	Claro a cor de palha	Tingido de rosa a amarelo/branco
Turbidez	Nenhuma	Turvo
Viscosidade	Viscoso, efeito visco de 2 a 5 cm	Baixa viscosidade, efeito visco < 2 cm
Número de células nucleadas	≤ 500 a 3.000 células/µℓ	≥ 40.000 células/µℓ
Tipo celular	10% neutrófilos, 60% a 90% mononucleares	> 80% neutrófilos, degenerados ou não
Volume	Mínimo (< 0,25 a 1 mℓ)	Grande (frequentemente > 1 mℓ)

mais comuns para a primeira linha de defesa incluem as cefalosporinas de primeira geração e as penicilinas suplementadas com inibidores de betalactamase, porque estafilococos são os isolados mais comuns das infecções articulares.[27] Tetraciclinas são recomendadas para os animais com artrites causadas por *Borrelia*, por infecções por riquétsias, por *Mycoplasma* e por formas L bacterianas.[2,13]

Para a resolução da infecção é necessária a penetração do antibiótico nas cavidades articulares e que ele seja eficaz contra o microrganismo causador. A cinética antibiótica do soro e do fluido sinovial são semelhantes, com as concentrações no fluido sinovial aumentando gradualmente à medida que as concentrações no soro aumentam.[28,29] A concentração final do antibiótico no fluido sinovial decresce à medida que a inflamação se resolve, mas as concentrações terapêuticas do antibiótico no interior da articulação provavelmente se mantêm.[12,30] Após alcançado o equilíbrio, a concentração do antibiótico no interior da articulação é a mesma ou maior após administração sistêmica do que quando injetado intra-articularmente; assim, somente a terapia sistêmica é tipicamente suficiente.[31] Além disso, a injeção intra-articular de antibióticos pode causar sinovite química com piora do processo patológico, devendo ser evitada.[32,33]

O tratamento médico, consistindo em antibioticoterapia apropriada, em exercícios passivos na amplitude de moção e em manejo da dor, pode resultar em resolução da infecção e em retorno à função se o animal for tratado agressiva e precocemente no curso da doença.[34] Porém a lavagem articular é essencial para remover constituintes celulares e enzimáticos em alguns casos. Em animais jovens, a descompressão pode ser especialmente importante para reduzir a pressão no interior da articulação e para preservar a vascularidade epifisária.[7] A aspiração e a lavagem por agulha não somente removem adequadamente os materiais deletérios da articulação, mas também podem proporcionar alguns benefícios caso não haja possibilidade de lavagem cirúrgica.[34] Artrotomia ou artroscopia com lavagem copiosa da articulação afetada são indicadas para infecções articulares pós-cirúrgicas, para articulações sépticas não tratadas por 72 h ou mais, para articulações que não responderam a 72 h de tratamento médico apropriado ou para infecções articulares secundárias a ferimentos penetrantes.[9,34] No momento da cirurgia, a articulação é explorada, cultivada, faz-se debridação de restos necróticos e ela é lavada com grandes volumes de solução isotônica. As articulações com tecidos de aparência saudável após a debridação e a lavagem são fechadas primariamente no momento da cirurgia. Se os tecidos não parecerem saudáveis, pode ser necessário o tratamento com articulação aberta ou o uso de sistemas de ingresso-egresso.

Um sistema de lavagem ingresso-egresso possibilita a lavagem contínua da articulação durante o período pós-operatório e seu emprego deve ser considerado para animais com infecções graves e com dano tecidual extensivo. Todavia, pode ser difícil manter os sistemas de drenagem intra-articular. O tratamento com articulação aberta é uma alternativa efetiva. Articulações abertas e sistemas de drenagem devem ser manejados assepticamente, os drenos removidos ou a articulação fechada assim que a drenagem for mínima e menos purulenta a fim de diminuir a possibilidade de infecção nosocomial. As articulações abertas devem ser mantidas úmidas até que elas sejam fechadas. A avaliação citológica do exsudato pode ser útil na decisão de quando remover os drenos ou fechar a articulação.

Fluidoterapia e suplementação nutricional devem ser instituídas conforme necessário. A causa da contaminação bacteriana hematógena da articulação deve ser encontrada e tratada adequadamente. A medicação para controle da dor é imperativa para facilitar a mobilidade da articulação e para o conforto do paciente. Também é importante manter a mobilidade da articulação por movimentação passiva em sua amplitude de moção e limitar a colocação total do peso sobre ela para evitar estresse desnecessário na cartilagem articular já enfraquecida. Natação e exercícios na esteira sob a água podem ser benéficos porque o estresse na articulação é diminuído nessas atividades. Em casos graves que não responderam à antibioticoterapia ou à cirurgia e em casos com danos articulares graves e irreversíveis e enrijecimento, a amputação é uma alternativa a ser considerada. Para algumas articulações, a artrodese é indicada se a infecção, mas não as alterações destrutivas do interior da articulação, puder ser eliminada.

Prognóstico

O prognóstico é variável e depende do grau de destruição da cartilagem e da duração da doença. A artrite é esperada após infecção da articulação, mas a gravidade e a desabilidade resultantes são difíceis de prever. Até 50% das pessoas sofrem disfunção articular permanente e 75% têm desabilidades residuais após o tratamento de artrites sépticas.[35,36] Muitos animais recuperam-se com déficits mínimos, mas outros sofrem disfunção articular permanente.[6,34] Além disso, alguns animais exibirão claudicação secundária residual devido a uma resposta imune continuada a antígenos microbianos persistentes no interior da articulação, mesmo que a infecção tenha sido erradicada.[37] Esses animais podem responder à terapia corticosteroide, mas o tratamento só deve ser iniciado após resultados negativos de várias culturas bacterianas repetidas.[2] A infecção por calicivírus em gatos filhotes geralmente é autolimitante, mas pode ser associada a uma mortalidade de 25% em gatos adultos.[18,26]

Em resumo, a artrite séptica pode levar à destruição articular e à debilitação graves se não tratada agressivamente e logo no início da doença. A antibioticoterapia parenteral seguida por administração oral em longo prazo é imperativa. A intervenção cirúrgica é necessária em algumas situações para descomprimir a articulação, para remoção de tecidos desvitalizados e para lavagem da articulação. A artrite é uma sequela esperada após a infecção, mas o tratamento precoce pode minimizar a destruição da articulação.

Referências bibliográficas

1. Koch D: Management of infectious arthritis in the horse. Comp Cont Educ Pract Vet 1:545, 1979.
2. Bennett D, May C: Joint diseases of dogs and cats. *In* Textbook of Veterinary Internal Medicine. Ettinger SJ, Feldman EC (ed). Philadelphia: WB Saunders, 1995, p. 2032.
3. Gardner GC, Weisman MH: Pyarthrosis in patients with rheumatoid arthritis: A report of 13 cases and a review of the literature from the past 40 years. Am J Med 88(5):503, 1990.
4. Soontornvipart K, Kohout P, Proks P: Septic arthritis in dogs: A retrospective study of 20 cases (2000-2002). Acta Vet BRNO 72:405, 2003.
5. Bennett D, Taylor D: Bacterial infective arthritis in the dog. J Small Anim Pract 29:207, 1988.
6. Marchevsky AM, Read RA: Bacterial septic arthritis in 19 dogs. Aust Vet J 77(4):233, 1999.
7. Goldenberg DL: Septic arthritis. Lancet 351(9097):197, 1998.
8. Alderson M, Nade S: Natural history of acute septic arthritis in an avian model. J Orthop Res 5(2):261, 1987.
9. Brown S, Newton C: Infectious arthritis and wounds of joints. *In* Textbook of Small Animal Orthopaedics. Newton C, Nunamaker D (ed). Philadelphia: JB Lippincott, 1985, p.1047.
10. Duncan RJ, Prasse KW, Mahaffey EA: Veterinary Laboratory Medicine, Clinical Pathology. Ames: Iowa State University Press, 1994, p. 300.
11. Montgomery RD, Long IR, Milton JL, et al: Comparison of aerobic culturette, synovial membrane biopsy, and blood culture medium in detection of canine bacterial arthritis. Vet Surg 18(4):300, 1989.
12. Bertone AL, McIlwraith CW, Jones RL, et al: Comparison of various treatments for experimentally induced equine infectious arthritis. Am J Vet Res 48(3):519, 1987.
13. Budsberg S: Musculoskeletal infections. *In* Infectious Diseases of the Dog and Cat. Greene C (ed). Philadelphia: WB Saunders, 1998, p. 555.
14. Carr AP: Infectious arthritis in dogs and cats. Vet Med 92:786, 1997.
15. Day MJ, Penhale WJ, Eger CE, et al: Disseminated aspergillosis in dogs. Aust Vet J 63(2):55, 1986.
16. Jang SS, Biberstein EL: Fungal diseases. *In* Infectious Diseases of the Dog and Cat. Green C (ed). Philadelphia: WB Saunders, 1998, p. 349.
17. Marcellin-Little DJ, Sellon RK, Kyles AE, et al: Chronic localized osteomyelitis caused by atypical infection with Blastomyces dermatitidis in a dog. J Am Vet Med Assoc 209(11):1877, 1996.
18. Levy JK, Marsh A: Isolation of Calicivirus from the joint of a kitten with arthritis. J Am Vet Med Assoc 201(5):753, 1992.
19. Canvin JM, Goutcher SC, Hagig M, et al: Persistence of Staphylococcus aureus as detected by polymerase chain reaction in the synovial fluid of a patient with septic arthritis. Br J Rheumatol 36(2):203, 1997.
20. Owens JM, Ackerman N: Roentgenology of arthritis. Vet Clin North Am 8(3):453, 1978.
21. Gupta NC, Prezio JA: Radionuclide imaging in osteomyelitis. Semin Nucl Med 18(4):287, 1988.
22. Hoffer P, Newmann R: Diagnostic nuclear medicine. Baltimore: Williams & Wilkins, 1988.
23. Demopulos GA, Bleck EE, McDougall IR: Role of radionuclide imaging in the diagnosis of acute osteomyelitis. J Pediatr Orthop 8(5):558, 1988.
24. Appelboom T, Emery P, Tant L, et al: Evaluation of technetium-99m-ciprofloxacin (Infecton) for detecting sites of inflammation in arthritis. Rheumatology (Oxford) 42(10):1179, 2003.
25. Schlesinger AE, Hernandez RJ: Diseases of the musculoskeletal system in children: Imaging with CT, sonography, and MR. AJR 158(4):729, 1992.
26. Barr M, Olsen C, Scott F: Feline viral diseases. *In* Textbook of Veterinary Internal Medicine. Ettinger SJ, Feldman EC (eds). Philadelphia: WB Saunders, 1995, p. 409.
27. Prescott JF, Hanna WJ, Reid-Smith R, et al: Antimicrobial drug use and resistance in dogs. Can Vet J 43(2):107, 2002.
28. Wolfson JS, Hooper DC: Fluoroquinolone antimicrobial agents. Clin Microbiol Rev 2(4):378, 1989.
29. Hughes S, Fitzgerld RJ: Musculoskeletal Infections. Chicago: Year Book Medical Publishers, 1987, p. 697.
30. Bertone AL, Jones RL, McIlwraith CW: Serum and synovial fluid steady-state concentrations of trimethoprim and sulfadiazine in horses with experimentally induced infectious arthritis. Am J Vet Res 49(10):1681, 1988.
31. Errecalde JO, Carmely D, Marino EL, et al: Pharmacokinetics of amoxicillin in normal horses and horses with experimental arthritis. J Vet Pharmacol Ther 24(1):1, 2001.
32. Goldenberg DL, Brandt KD, Cohen AS, et al: Treatment of septic arthritis: Comparison of needle aspiration and surgery as initial modes of joint drainage. Arthritis Rheum 18(1):83, 1975.
33. Orsini JA: Strategies for treatment of bone and joint infections in large animals. J Am Vet Med Assoc 185(10):1190, 1984.
34. Fitch RB, Hogan TC, Kudnig ST: Hematogenous septic arthritis in the dog: Results of five patients treated nonsurgically with antibiotics. J Am Anim Hosp Assoc 39(6):563, 2003.
35. Cooper C, Cawley MI: Bacterial arthritis in an English health district: A 10 year review. Ann Rheum Dis 45(6):458, 1986.
36. Meijers KA, Dijkmans BA, Hermans J, et al: Non-gonococcal infectious arthritis: A retrospective study. J Infect 14(1):13, 1987.
37. Dow SW, Lappin, MR: Immunopathologic consequences of infectious disease. *In* Kirk's Current Veterinary Therapy xii-Small Animal Practice. Breitschwerdt E (ed). Philadelphia: WB Saunders, 1995, p. 554.

Osteomielite

Loretta J. Bubenik

A osteomielite, em geral, resulta de fraturas expostas e da reparação de fraturas a céu aberto. O termo significa, simplesmente, infecção do osso e do conteúdo da cavidade medular, mas frequentemente, quando o termo é usado, implica infecção bacteriana. Pode ocorrer infecção endógena ou exógena, mas o tipo exógeno é mais frequente. O tratamento varia dependendo da fonte de infecção, do microrganismo responsável e da duração da infecção.

Etiologia

Uma variedade de microrganismos é implicada nas infecções ósseas. Geralmente apenas um microrganismo é o responsável.[1] Estafilococos produtores de betalactamase, estreptococos e bactérias aeróbicas Gram-negativas são os mais comumente isolados,[2-4] sendo que o *Staphylococcus intermedius* é isolado em 46% a 74% das vezes.[2,4,5] Mais de um microrganismo é isolado em 33% a 66% das vezes.[4,6]

O isolamento de bactérias anaeróbicas pode ser difícil, mas já foram relatadas taxas de isolamento de até 70%.[1] O isolamento de anaeróbios é dependente do local, sendo o rádio/a ulna, a mandíbula e a bolha timpânica comumente envolvidos.[1] Deve-se suspeitar de bactérias anaeróbicas em casos com infecção aparente mas com falta de crescimento na cultura, de infecção secundária a rupturas de tecidos normalmente habitados por bactérias anaeróbicas ou quando ocorreu infecção a partir de uma fonte externa.[1,7-9] As bactérias anaeróbicas comumente isoladas incluem as espécies *Bacteroides, Fusobacterium, Actinomyces, Clostridium, Peptococcus* e *Peptostreptococcus*.[1,8,10]

Infecções micóticas do osso também ocorrem, mas geralmente resultam de disseminação hematógena.[9] Os fungos isolados incluem *Cryptococcus neoformans, Coccidioides immitis, Aspergillus* spp, *Penicillium* spp, *Blastomyces dermatitides, Histoplasma capsulatum* e *Phialemaenium*.[11-16]

Fisiopatologia

A osteomielite inicia-se a partir de fontes endógenas ou exógenas. A osteomielite hematógena aguda é o tipo endógeno; a infecção do osso desenvolve-se a partir de um foco em um local distante no corpo, tais como a pele, o sistema respiratório, o coração, a cavidade oral ou o trato geniturinário. Alternativamente, a infecção óssea exógena (infecção por uma rota não hematógena) pode ocorrer por inoculação direta (p. ex., mordidas, puncturas ou cirurgias), por fraturas expostas, por migração de corpos estranhos ou por ferimentos por armas de fogo. A osteomielite a partir de fontes exógenas é dividida em tipos agudo ou crônico.

A osteomielite hematógena aguda tipicamente afeta as regiões metafisárias dos ossos longos, mas também podem ocorrer infecções diafisárias.[2,17] As bactérias alojam-se na metáfise, na qual o endotélio capilar é descontínuo e o fluxo sanguíneo torna-se lento nas veias.[18,19] Após localizarem-se na metáfise, as bactérias e as plaquetas ativadas causam inflamação e formação de trombos, produzindo um ambiente isquêmico que é condutivo à proliferação bacteriana.[19] A infecção progride ou é contida pela resposta imunitária.[20] Restos celulares, subprodutos da inflamação e bactérias causam trombose e abscedimento e comprometem o suprimento sanguíneo do osso. Pode ocorrer sequestração, que é a formação de uma porção isolada de osso desvitalizado, quando o exsudato atinge o córtex externo e eleva o periósteo, comprometendo a irrigação sanguínea àquela área do osso.[19] O fragmento de osso isolado geralmente é circundado por restos purulentos (lacunas) e pode se desenvolver uma abertura para o escape dos restos purulentos para fora da porção isolada (cloaca). Quando a infecção é contida, mas não eliminada do corpo, pode resultar osteomielite crônica.

Microrganismos fúngicos tipicamente entram no corpo por inalação ou a partir do trato gastrintestinal. A disseminação hematógena ocorre após localização dos microrganismos em áreas distantes do osso.[11,14-16,21-23]

Assim, a osteomielite fúngica é geralmente considerada de origem hematógena, apesar de ocasionalmente poder ocorrer osteomielite fúngica primária por inoculação direta no osso.[15]

As osteomielites não hematógenas aguda e crônica ocorrem quando um microrganismo invade o tecido ósseo ao sobrepujar o sistema imunitário ou por contaminação de tecido comprometido. O osso normal é resistente à infecção, mas a lesão em tecidos moles, a desvitalização do osso, os implantes cirúrgicos, a instabilidade dos fragmentos ósseos, a exposição prolongada do ferimento e a imunossupressão aumentam o risco de infecção.[24,25]

A osteomielite não hematógena aguda geralmente é uma complicação da reparação cirúrgica de fraturas e os sinais clínicos tipicamente aparecem 5 a 7 dias após a cirurgia. Ossos longos são afetados mais frequentemente do que os ossos axiais, provavelmente devido à maior ocorrência de fraturas em ossos longos.[2,4,6] O grau de desvitalização dos tecidos moles, a estabilidade da fratura, o tipo de reparo da fratura, a virulência do microrganismo e a competência do sistema imunitário influenciam o desenvolvimento de infecções do foco da fratura.[6,9,24] O traumatismo causado quando a fratura foi criada e/ou causado pela cirurgia e os implantes aplicados durante a cirurgia rompem o suprimento sanguíneo e eles se constituem em materiais estranhos para aderência e para proliferação bacteriana.[24] Os implantes diminuem a quantidade necessária de bactérias para estabelecer uma infecção e proporcionam um local para aderência das bactérias, que podem escapar da vigilância do sistema imunitário e dos antibióticos.[24,26] Além disso, os fragmentos ósseos desvitalizados aumentam o risco de infecção tanto para cepas virulentas quanto não virulentas de bactérias.[27] A penetração de balas e de mordidas causa lesão nos tecidos moles e é um meio de inoculação de bactérias. Estilhaços, corpos estranhos migratórios e, ocasionalmente, mordidas deixam para trás materiais que possibilitam às bactérias evadir o sistema imunitário do paciente e proliferar.[9]

A osteomielite não hematógena crônica desenvolve-se a partir do tratamento inadequado da osteomielite aguda, de infecções escondidas associadas a implantes ou outro material estranho e/ou do isolamento das bactérias do sistema imunitário.[24,28,29] Em fraturas com infecções prolongadas, o tecido fibroso e o de granulação isolam o osso desvitalizado (sequestração) e causam união retardada e/ou infecção persistente.[19,27] A sequestração de fragmentos da fratura ocorre porque o fragmento de osso se torna desvitalizado no momento da fratura e é isolado, em vez de ser reabsorvido ou incorporado no calo da fratura. Todavia, a desvitalização e a sequestração de osso após a fratura também podem ocorrer pelos mesmos mecanismos da osteomielite hematógena aguda.

A infecção crônica, persistente, é intensificada pela presença de implantes metálicos/material estranho e pela produção bacteriana de um biofilme que isola e protege as bactérias do sistema imunitário.[24,26,30]

Resultados clínicos

A osteomielite hematógena aguda não é comum, mas afeta mais frequentemente animais jovens.[2,4] Os resultados podem incluir edema dos tecidos moles sobre o local afetado, claudicação leve a moderada, inapetência, mal-estar, febre e debilitação. A fonte de infecção óssea pode ou não ser encontrada durante o exame inicial, mas o animal deve ser examinado em busca de tal fonte. A cavidade oral, o sistema tegumentário, o trato urogenital, os pulmões e o coração devem ser examinados cuidadosamente. Tratos fistulosos ocorrem comumente.[19]

Osteomielites agudas de fontes não hematógenas não têm predileção por raça ou por sexo e tipicamente ocorrem após o reparo de fraturas. Em tais casos, o ferimento cirúrgico pode estar edematoso, eritematoso e quente e o membro é doloroso durante a manipulação. Os animais frequentemente são febris e têm claudicação importante. Tratos fistulosos não são comuns durante a fase aguda, mas a drenagem pela incisão pode ser óbvia. Sinais de doença sistêmica, como inapetência e letargia, também podem ser aparentes.[9]

Animais com osteomielite não hematógena crônica, em geral, se apresentam com uma claudicação insidiosa e com graus variáveis de dor no local da fratura. Se a fratura ainda não consolidou, o grau de instabilidade da fratura pode influenciar a intensidade da dor e da claudicação. Atrofia muscular moderada a grave geralmente está presente no membro afetado e pode ser aparente um trato fistuloso. É comum a drenagem desaparecer após a administração de antibióticos, mas voltar assim que os antibióticos sejam suspensos. Fibrose muscular e contratura por efeitos da infecção de longa duração nos tecidos moles podem contribuir para a claudicação.[9] Sinais de envolvimento sistêmico, como febre e inapetência, são mais propensos a serem encontrados do que com as infecções agudas.

A apresentação clínica de animais com osteomielite fúngica é similar àquelas de animais com osteomielite bacteriana. Os sinais incluem claudicação, edema e dor associados à área afetada e à presença de tratos fistulosos de drenagem. Todavia, animais com osteomielites fúngicas frequentemente têm doença disseminada e sinais sistêmicos como mal-estar geral, inapetência, comprometimento respiratório, linfadenopatia, perda de peso e febre.[11,31] Qualquer idade, raça e sexo podem ser afetados, mas os cães Pastor alemão parecem ser a maioria, possivelmente devido a fatores genéticos envolvendo alterações nas funções imunitárias.[11]

Diagnóstico

A história e as características do paciente têm um papel no diagnóstico da infecção óssea. Infecções concorrentes ou prévias em qualquer outro local do corpo em conjunção com claudicação súbita, dor, calor e aumento de volume sobre o osso afetado são sugestivos de osteomielite hematógena aguda. Para a osteomielite aguda não hematógena, uma história de reparo recente de uma fratura, de mordida por outro animal, de evidência de migração de corpos estranhos ou de ferimentos por punctura são mais sugestivos. A osteomielite crônica é, em geral, associada a uma história de reparação prévia de fratura ou de implantação de material estranho e também pode estar ligada a um diagnóstico anterior de osteomielite.

A radiografia é comumente empregada para a confirmação da suspeita de osteomielite. As radiografias têm sensibilidade de somente 62,5% e especificidade de 57,1% para o diagnóstico da osteomielite, mas são usadas comumente em conjunção com os sinais clínicos para se chegar ao diagnóstico.[32] Na infecção aguda, o edema dos tecidos moles sem alteração na arquitetura óssea predomina,[9,33] mas, com a infecção crônica, podem ser aparentes proliferação periosteal de novo osso, reabsorção óssea cortical, adelgaçamento cortical, afrouxamento dos implantes e sequestração óssea (Figura 93.1).[2,4,33,34] As alterações osteolíticas e proliferativas geralmente ocorrem com um atraso de 10 a 14 dias em relação ao tempo real de infecção; assim, a tomada de uma segunda radiografia vários dias mais tarde pode auxiliar o diagnóstico em casos questionáveis.[35] O aparecimento de evidência radiográfica de sequestração pode demorar várias semanas, mas, em situações crônicas, a presença de um sequestro pode ser comum (Figura 93.2).[36] Radiografias contrastadas de tratos fistulosos (fistulografia) podem auxiliar na identificação de sequestros e de corpos estranhos.[9] A cintigrafia com tecnécio-99 metileno difosfonato pode proporcionar informações precoces quanto à atividade óssea e à remodelagem articular, porém não é específica para infecção.[33,37] Novas técnicas de cintigrafia oferecem a possibilidade de distinção entre infecção e outros processos inflamatórios e podem ter algum benefício no futuro.[38] Imagens por ressonância magnética e por tomografia computadorizada também podem auxiliar no diagnóstico precoce das osteomielites.[34,39,40]

Para se obter um diagnóstico definitivo, amostras de tecidos, *swabs* diretos e/ou aspirados por agulha devem ser coletados assepticamente da área afetada e enviados para citologia, para culturas aeróbica e anaeróbica e para antibiograma. A coloração das amostras por Gram pode proporcionar informação inicial enquanto se espera pelos resultados da cultura. A aspiração percutânea dos tecidos em torno do local afetado pode ter taxas de isolamento de até 86%,[41] embora alguns relatos não concordem com taxas tão altas. Se houver um abscesso, as chances de se isolar um microrganismo provavelmente são maiores. A cultura de tecidos ou de *swabs* obtidos diretamente por meio da abordagem cirúrgica pode ser mais provável de resultar em culturas positivas. Em casos crônicos, a aspiração por agulha pode ser menos gratificante porque as bactérias se aderem firmemente às estruturas em torno, com esfoliação mínima.[24,29,42] Idealmente, os antibióticos deveriam ser suspensos por pelo menos 24 h antes da coleta das amostras para

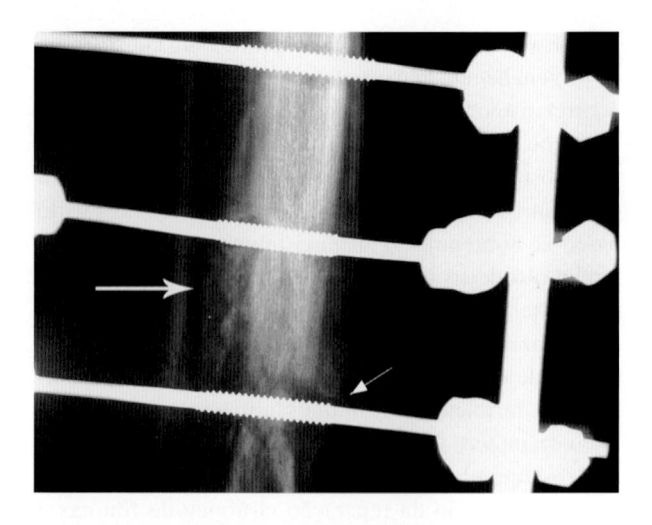

Figura 93.1 Osteomielite crônica. Esta é a radiografia de um cão com 2 anos de idade que desenvolveu osteomielite a partir de uma fratura exposta sofrida há 1 mês. Note a proliferação periosteal (*seta mais espessa*) e a linha radiolucente ao longo dos pinos fixadores (*seta mais fina*) indicando afrouxamento do implante.

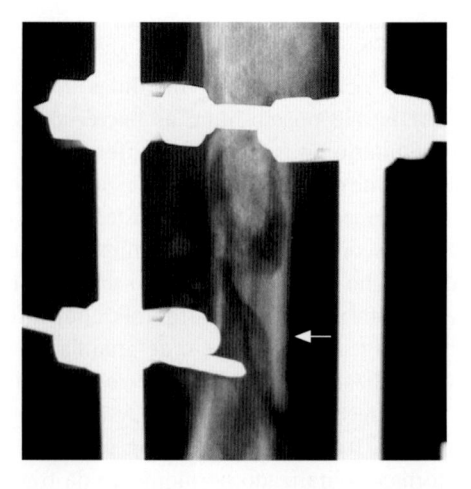

Figura 93.2 Sequestro. Esta é a radiografia de um cão com 2 anos de idade que desenvolveu osteomielite a partir de uma fratura exposta sofrida há 1 mês. Note a falta de reação periosteal e de remodelação da porção desvitalizada de osso (*seta*).

melhorar os resultados nos casos crônicos e devem ser iniciados após a coleta das amostras nos casos agudos, a não ser que as condições do animal indiquem o contrário.[43] A cultura de tratos fistulosos deve ser evitada porque frequentemente são isolados os contaminantes em vez do microrganismo causador.[44] Se houver envolvimento sistêmico ou se se suspeitar de osteomielite hematógena, devem ser feitas hemoculturas.[45] Em pessoas com osteomielite hematógena, em aproximadamente 50% das hemoculturas, cresce o agente causador.[46]

Testes diagnósticos de suporte, incluindo hemograma completo, painel bioquímico e urinálise, podem evidenciar o envolvimento de outros sistemas orgânicos, podem sugerir a presença de infecção ou podem não revelar nada significante. Para as infecções agudas, especialmente a osteomielite hematógena, radiografias torácicas e abdominais, ultrassonografia e/ou ecocardiograma abdominal podem elucidar a fonte da infecção e determinar a condição sistêmica do animal.

Um diagnóstico de osteomielite fúngica frequentemente se faz pela avaliação citológica ou histológica dos tecidos afetados. A citologia das áreas afetadas consiste principalmente em infiltração celular mista, incluindo macrófagos, linfócitos, plasmócitos, neutrófilos e células gigantes multinucleadas; as lesões são de natureza piogranulomatosa.[31] Hifas fúngicas e microrganismos intracelulares frequentemente são visíveis nas preparações.[11,14-16,21-23] Colorações especiais, como tinta nanquim, ácido periódico-Schiff e colorações de nitrato de prata, ou o tratamento das preparações com hidróxido de potássio a 10%, podem melhorar a visualização dos microrganismos.[21,31] Os testes sorológicos são úteis para identificar a exposição ao agente.[31] A cultura fúngica é necessária para o diagnóstico definitivo. Em casos de aspergilose, as hifas fúngicas podem ser vistas no sedimento urinário e podem ser cultivadas da urina de alguns animais infectados.[11] Biopsias ósseas devem ser feitas para eliminar a possibilidade de neoplasia e para obter amostras para cultura e para histopatologia. As alterações radiográficas incluem aumento de volume de tecidos moles, proliferações ósseas periosteal e endosteal e lise óssea. As lesões tipicamente se localizam abaixo do cotovelo e do joelho, mas podem se localizar em qualquer outro lugar e precisam ser diferenciadas de tumores ósseos.[11,14-16,21-23] Apesar de não serem específicos para as doenças fúngicas, os resultados do hemograma completo e os perfis bioquímicos incluem anemia não regenerativa, leucocitose, hiperglobulinemia e eosinofilia.[11,14-16,21-23]

Tratamento

É necessário que haja penetração do antibiótico no osso e eficácia contra o organismo causal para a resolução da infecção. Finalmente, a escolha do antibiótico é baseada na cultura e no antibiograma. Inicia-se a terapia empírica durante a pendência da cultura e do antibiograma ou quando a cultura deixa de oferecer uma estratégia terapêutica adequada. Se o microrganismo causal não puder ser identificado, a continuação da administração do antibiótico baseia-se nas respostas clínicas ao regime terapêutico inicial. Terapia intravenosa é sempre iniciada nas infecções agudas e uma resposta satisfatória inicial possibilita que se altere para administração oral dos antibióticos nos primeiros 3 a 5 dias da terapia. A terapia oral é apropriada em casos crônicos, mas tipicamente é combinada com intervenção cirúrgica. Em casos de destruição grave de tecidos moles, retalhos musculares com técnicas microvasculares podem proporcionar melhor irrigação sanguínea e melhor distribuição de antibióticos e de fatores de cicatrização no leito do ferimento.[47]

Deve-se ter cuidado na seleção do antibiótico porque a resistência dos microrganismos comumente isolados aos antibióticos se altera constantemente e a efetividade do antibiótico depende de muitos fatores. As penicilinas e os medicamentos com combinação de penicilina, cefalosporinas e aminoglicosídios penetram facilmente no osso normal e o osso infectado.[48-52] Os estafilococos isolados de infecções caninas frequentemente são resistentes à penicilina pura devido à produção de betalactamase; por isso, deve-se preferir medicamentos resistentes à betalactamase.[53] Em um relato publicado, os estafilococos demonstraram 18% de resistência a cefalosporinas de primeira geração,[54] apesar de as cefalosporinas serem antibióticos comumente usados como primeira linha de defesa contra as infecções ósseas.[54] Os aminoglicosídios perdem alguma eficácia em condições de hipoxia, de acidose e na presença de leucócitos; assim, sua eficácia deve ser monitorada durante o tratamento.[55] As fluoroquinolonas têm boa penetração óssea e são benéficas para muitas infecções por Gram-negativos.[56] Porém, as fluoroquinolonas não são efetivas sob condições anaeróbicas e devem ser evitadas em animais jovens devido a seus potenciais efeitos deletérios sobre a cartilagem.[57,58] A clindamicina penetra no osso normal e é útil nas osteomielites por Gram-negativos e por anaeróbicos.[59-61]

A duração da antibioticoterapia depende da gravidade da infecção, mas os antibióticos devem ser continuados por pelo menos 2 semanas após as resoluções radiográfica e clínica da infecção, o que tipicamente requer semanas a meses de terapia.[55,62-66] A recorrência é menor em pessoas com osteomielite aguda se os antibióticos forem continuados por, no mínimo, 30 dias.[63] Os proprietários devem ser avisados de que o tratamento provavelmente requererá um comprometimento a longo prazo e de que pode ser caro.

A cirurgia é um componente necessário do tratamento em alguns casos de osteomielite. Abscessos palpáveis devem ser drenados, coletadas amostras para cultura, debridados e lavados. Em animais com osteomielite não hematógena, os implantes frouxos e os corpos estranhos devem ser removidos.[64] Para a osteomielite crônica, a cirurgia frequentemente é necessária para promover a resolução da infecção e envolve a debridação agressiva de fragmentos ósseos desvitalizados e de tecidos moles necróticos, a remoção de osso esclerótico que oclua o canal medular e a remoção de implantes frouxos e de materiais estranhos.[65] Se a debridação for adequada e o leito do ferimento parecer saudável, pode-se considerar o fechamento imediato do ferimento sobre um dreno ativo ou então o ferimento pode ser deixado aberto para ser fechado mais tarde quando os tecidos parecerem sadios. Podem ser necessárias múltiplas operações para resolver a infecção em casos de osteomielite refratária.[6]

A estabilização de uma fratura instável é essencial na osteomielite não hematógena. Para fraturas corrigíveis, podem ser aplicados fixadores externos com rompimento mínimo do suprimento sanguíneo, com a vantagem adicional de poderem ser facilmente removidos.[66] Se os tecidos moles parecerem saudáveis e o procedimento cirúrgico consistir principalmente em sequestrectomia e em debridação de um trato fistuloso, pode ser considerada a fixação interna.[67,68] Entretanto, todos os implantes devem ser removidos assim que a fratura tenha curado porque eles podem albergar microrganismos e levar à osteomielite recorrente.[26] Em casos de fraturas, podem ser considerados enxertos ósseos, mas pode ser necessária enxertia tardia nos ferimentos excessivamente exsudativos porque é possível que ocorra reabsorção do enxerto.[5,20]

Fluidoterapia, suplementação nutricional e analgesia devem ser instituídas conforme necessário e se houver envolvimento sistêmico. A causa original nos casos de osteomielite hematógena deve ser encontrada e tratada apropriadamente. A reabilitação do membro afetado também é importante, especialmente na osteomielite crônica, porque a inflamação dos tecidos moles secundária à infecção pode causar considerável atrofia muscular, fibrose e contratura, podendo impedir o retorno à função normal. Em casos graves, que não responderam à antibioticoterapia ou à cirurgia e em casos com dano muscular irreversível e com rigidez excessiva da articulação, pode ser necessária a amputação.

Apesar de a antibioticoterapia sistêmica ser essencial para o tratamento de infecções ortopédicas, a antibioticoterapia local proporciona outro meio de tratamento com algumas vantagens, se combinada com a terapia sistêmica.[41,69-71] A administração local de antibióticos mantém uma alta concentração do medicamento no local da infecção por um período prolongado, com redução da toxicidade sistêmica.[72-75] A liberação local de antibióticos geralmente envolve a implantação temporária de polimetilmetacrilato impregnado com antibióticos (AIPMMA, do inglês *antibiotic-impregnated polymethylmethacrylate*) no local da infecção, mas sistemas de liberação biodegradáveis também foram investigados.[76-79] O sistema de liberação local funciona pela liberação gradual do antibiótico no local da infecção por eluição do antibiótico para fora do material implantado. A concentração tecidual do antibiótico e a taxa de eluição dependem de múltiplos fatores que incluem o antibiótico usado, a configuração do cemento, o tipo do carreador do antibiótico e o ambiente do tecido.[69,73,75,80-83] O AIPMMA é usado mais frequentemente sob a forma de contas, ou pérolas, pré-formadas que podem ser compradas ou manufaturadas artesanalmente. As contas são colocadas no local da infecção e são deixadas lá por um tempo, com base na taxa de eluição do antibiótico impregnado. As contas podem ser substituídas serialmente para manter uma concentração local adequada de antibiótico, mas o cemento implantado deverá ser removido ao final porque ele pode albergar bactérias e resultar em osteomielite recorrente.[84]

O tratamento de osteomielite fúngica é difícil e caro. Os animais necessitam de terapia antifúngica a longo prazo (meses) e devem ser tratados por pelo menos 1 mês após a resolução dos sinais clínicos.[85] Alguns animais necessitam de terapia por toda a vida[85] ou de amputação.[21] Os antifúngicos incluem fluconazol, cetoconazol, anfotericina B e itraconazol; este último é associado a menos efeitos colaterais.[85] A amputação é uma alternativa razoável à terapia para a osteomielite fúngica caso a infecção sistêmica esteja sob controle, mas a infecção óssea não possa ser curada.

Prognóstico

A osteomielite tipicamente tem um prognóstico favorável, a não ser que fungos estejam envolvidos. A maioria dos animais responde bem ao tratamento se a antibioticoterapia for apropriada e a causa inicial for tratada. A maioria das fraturas infectadas consolida-se mesmo na vigência de osteomielite, desde que seja usada antibioticoterapia apropriada e a fratura seja mantida estável. Para a osteomielite aguda é necessária intervenção agressiva logo no início da doença para a resolução e para a prevenção da osteomielite crônica. A causa inicial deve ser eliminada nos casos de disseminação hematógena dos microrganismos ou de corpos estranhos migratórios para que haja resolução completa da doença.[6,62] Em casos crônicos, uma resposta favorável ao tratamento ocorre em até 90% dos cães afetados, mas a recorrência é possível.[6,62]

Para a doença fúngica, o prognóstico é reservado ou desfavorável, embora alguns animais respondam à terapia. A doença sistêmica piora o prognóstico. A recorrência é possível[16,85] e varia de 20% a 25% em casos de blastomicose.[85] Por outro lado, a histoplasmose em gatos frequentemente responde de modo favorável ao itraconazol.[85]

Apesar de incomum, as complicações também podem afetar o prognóstico final em casos de osteomielite. Para casos agudos, a recorrência e a progressão para doença crônica podem ocorrer. Infecções próximas à epífise podem, raramente, causar infecção concorrente da articulação e a septicemia pode resultar do controle bacteriano local inapropriado. Finalmente, a osteomielite crônica e alguns casos de osteomielite aguda podem levar à osteomielite refratária ou recorrente, à não união, à restrição da movimentação articular e à perda da função do membro.

Em suma, muitos fatores contribuem para a formação, a progressão e o prognóstico da osteomielite. A causa deve ser identificada e tratada apropriadamente. O diagnóstico é baseado na suspeita da doença e na cultura, enquanto o tratamento depende da gravidade e do tipo da infecção presente. Para infecções bacterianas, o prognóstico é favorável desde que o tratamento seja apropriado para o tipo de doença, porém a osteomielite fúngica tem prognóstico reservado ou desfavorável.

Referências bibliográficas

1. Muir P, Johnson KA: Anaerobic bacteria isolated from osteomyelitis in dogs and cats. Vet Surg 21(6):463, 1992.
2. Caywood DD, Wallace LJ, Braden TD: Osteomyelitis in the dog: A review of 67 cases. J Am Vet Med Assoc 172(8):943, 1978.
3. Griffiths GL, Bellenger CR: A retrospective study of osteomyelitis in 4. Smith CW, Schiller AG, Smith AR, et al: Osteomyelitis in the dog: A retrospective study. J Am Anim Hosp Assoc 14:589, 1978.
5. Bardet JF, Hohn RB, Basinger R: Open drainage and delayed autogenous cancellous bone grafting for treatment of chronic osteomyelitis in dogs and cats. J Am Vet Med Assoc 183(3):312, 1983.
6. Braden TD: Posttraumatic osteomyelitis. Vet Clin North Am Small Anim Pract 21(4):781, 1991.
7. Dow SW, Jones RL, Adney WS: Anaerobic bacterial infections and response to treatment in dogs and cats: 36 cases (1983-1985). J Am Vet Med Assoc 189(8):930, 1986.
8. Johnson KA, Lomas GR, Wood AK: Osteomyelitis in dogs and cats caused by anaerobic bacteria. Aust Vet J 61(2):57, 1984.
9. Johnson KA: Osteomyelitis in dogs and cats. J Am Vet Med Assoc 204(12):1882, 1994.
10. Walker RD, Richardson DC, Bryant MJ, et al: Anaerobic bacteria associated with osteomyelitis in domestic animals. J Am Vet Med Assoc 182(8):814, 1983.
11. Day MJ, Penhale WJ, Eger CE, et al: Disseminated aspergillosis in dogs. Aust Vet J 63(2):55, 1986.
12. Legendre AM, Walker M, Buyukmihci N, et al: Canine blastomycosis: A review of 47 clinical cases. J Am Vet Med Assoc 178(11):1163, 1981.
13. Lomax LG, Cole JR, Padhye AA, et al: Osteolytic phaeohyphomycosis in a German Shepherd dog caused by Phialemonium obovatum. J Clin Microbiol 23(5):987, 1986.
14. Shelton GD, Stockham SL, Carrig CB, et al: Disseminated histoplasmosis with bone lesions in a dog. J Am Anim Hosp Assoc 18:143, 1982.
15. Wigney DI, Allan GS, Hay LE, et al: Osteomyelitis associated with Penicillium veruculosum in a German shepherd dog. J Small Anim Pract 31:449, 1990.
16. Brearley MJ, Jeffery N: Cryptococcal osteomyelitis in a dog. J Small Anim Pract 33:601, 1992.
17. Emmerson TD, Pead MJ: Pathological fracture of the femur secondary to haematogenous osteomyelitis in a Weimaraner. J Small Anim Pract 40(5):233, 1999.
18. Whalen JL, Fitzgerald RH Jr, Morrissy RT: A histological study of acute hematogenous osteomyelitis following physeal injuries in rabbits. J Bone Joint Surg [Am] 70(9):1383, 1988.
19. Kahn DS, Pritzker KP: The pathophysiology of bone infection. Clin Orthop 96:12, 1973.
20. Resnick C, Resnick D: Pyogenic osteomyelitis and septic arthritis. In Radiology, Diagnosis, Imaging, Intervention. Traveras J, Ferucci J (ed). Philadelphia: JB Lippincott, 1986, p. 229.
21. Marcellin-Little DJ, Sellon RK, Kyles AE, et al: Chronic localized osteomyelitis caused by atypical infection with Blastomyces dermatitidis in a dog. J Am Vet Med Assoc 209(11):1877, 1996.
22. Moore AH, Hanna FY: Mycotic osteomyelitis in a dog following nasal Aspergillosis. Vet Rec 137(14):349, 1995.
23. Wolf AM: Histoplasma capsulatum osteomyelitis in the cat. J Vet Int Med 1(4):158, 1987.
24. Gristina AG, Costerton JW: Bacterial adherence and the glycocalyx and their role in musculoskeletal infection. Orthop Clin North Am 15(3):517, 1984.
25. Scheman L, Janota M, Lewin P: The production of experimental osteomyelitis. J Am Med Assoc 117:1525, 1941.
26. Smith MM, Vasseur PB, Saunders HM: Bacterial growth associated with metallic implants in dogs. J Am Vet Med Assoc 195(6):765, 1989.
27. Evans RP, Nelson CL, Harrison BH: The effect of wound environment on the incidence of acute osteomyelitis. Clin Orthop (286):289, 1993.
28. Marrie TJ, Costerton JW: Mode of growth of bacterial pathogens in chronic polymicrobial human osteomyelitis. J Clin Microbiol 22(6):924, 1985.
29. Mayberry-Carson KJ, Tober-Meyer B, Smith JK, et al: Bacterial adherence and glycocalyx formation in osteomyelitis experimentally induced with Staphylococcus aureus. Infect Immunol 43(3):825, 1984.
30. Petty W, Spanier S, Shuster JJ, et al: The influence of skeletal implants on incidence of infection. Experiments in a canine model. J Bone Joint Surg [Am] 67(8):1236, 1985.
31. Jang SS, Biberstein EL: Fungal diseases. In Infectious Diseases of the Dog and Cat. Green C (ed). Philadelphia: WB Saunders, 1998, p. 349.
32. Braden T, Tvedten H, Motosky U: The sensitivity and specificity of radiology and histopathology in the diagnosis of post-traumatic osteomyelitis. Vet Comp Orthop Traumatol 3:98, 1989.
33. Mandell GA: Imaging in the diagnosis of musculoskeletal infections in children. Curr Probl Pediatr 26(7):218, 1996.
34. Gold RH, Hawkins RA, Katz RD: Bacterial osteomyelitis: Findings on plain radiography, CT, MR, and scintigraphy. Am J Roentgenol 157(2):365, 1991.
35. Gupta NC, Prezio JA: Radionuclide imaging in osteomyelitis. Semin Nucl Med 18(4):287, 1988.
36. Tumeh SS, Aliabadi P, Seltzer SE, et al: Chronic osteomyelitis: The relative roles of scintigrams, plain radiographs, and transmission computed tomography. Clin Nucl Med 13(10):710, 1988.
37. Willis RB, Rozencwaig R: Pediatric osteomyelitis masquerading as skeletal neoplasia. Orthop Clin North Am 27(3):625, 1996.
38. Appelboom T, Emery P, Tant L, et al: Evaluation of technetium-99m-ciprofloxacin (Infecton) for detecting sites of inflammation in arthritis. Rheumatol (Oxford) 42(10):1179, 2003.
39. Schlesinger AE, Hernandez RJ: Diseases of the musculoskeletal system in children: Imaging with CT sonography and MR. Am J Roentgenol 158(4):729, 1992.
40. Erdman WA, Tamburro F, Jayson HT, et al: Osteomyelitis: Characteristics and pitfalls of diagnosis with MR imaging. Radiology 180(2):533, 1991.
41. Dernell W, Withrow S, Straw R, et al: Clinical response to antibiotic impregnated poly methyl methacrylate bead implantation of dogs with severe infections after limb sparing and allograft replacement-18 cases (1994-1996). Vet Comp Orthop Traumatol 11:94, 1998.
42. Geissler WB, Purvis JM: Hematogenous osteomyelitis and septic arthritis in children: A ten year review. J Miss State Med Assoc 30(3):71, 1989.

43. Hall BB, Rosenblatt JE, Fitzgerald RH: Anaerobic septic arthritis and osteomyelitis. Orthop Clin North Am 15(3):505, 1984.
44. Mackowiak PA, Jones SR, Smith JW: Diagnostic value of sinus-tract cultures in chronic osteomyelitis. J Am Med Assoc 239(26):2772, 1978.
45. Dunn JK, Dennis R, Houlton JEF: Successful treatment of two cases of metaphyseal osteomyelitis in the dog. J Small Anim Pract 33:85, 1992.
46. Waldvogel FA, Medoff G, Swartz MN: Osteomyelitis: A review of clinical features, therapeutic considerations and unusual aspects. N Engl J Med 282(4):198, 1970.
47. Basher A, Presnell, KR: Muscle transposition as an aid in covering traumatic tissue over the canine tibia. J Am Anim Hosp Assoc 23:617, 1987.
48. Cunha BA, Gossling HR, Pasternak HS, et al: The penetration characteristics of cefazolin, cephalothin, and cephradine into bone in patients undergoing total hip replacement. J Bone Joint Surg [Am] 59(7):856, 1977.
49. Fitzgerald RH Jr: Antibiotic distribution in normal and osteomyelitic bone. Orthop Clin North Am 15(3):537, 1984.
50. Darouiche RO, Green G, Mansouri MD: Antimicrobial activity of antiseptic-coated orthopaedic devices. Int J Antimicrob Agents 10(1):83, 1998.
51. Hall BB, Fitzgerald RH Jr: The pharmacokinetics of penicillin in osteomyelitic canine bone. J Bone Joint Surg [Am] 65(4):526, 1983.
52. Rosin H, Rosin AM, Kramer J: Determination of antibiotic levels in human bone. I. Gentamicin levels in bone. Infection 2(1):3, 1974.
53. Love D: Antimicrobial susceptibility of Staphylococci isolated from dogs. Aust Vet Practit 19(4):196, 1989.
54. Prescott JF, Hanna WJ, Reid-Smith R, et al: Antimicrobial drug use and resistance in dogs. Can Vet J 43(2):107, 2002.
55. Hughes S, Fitzgerld RJ: Musculoskeletal infections. Chicago: Year Book Medical Publishers, 1987, p. 697.
56. Fong IW, Ledbetter WH, Vandenbroucke AC, et al: Ciprofloxacin concentrations in bone and muscle after oral dosing. Antimicrob Agents Chemother 29(3):405, 1986.
57. Paton JH, Reeves DS: Fluoroquinolone antibiotics. Microbiology, pharmacokinetics and clinical use. Drugs 36(2):193, 1988.
58. Wolfson JS, Hooper DC: Fluoroquinolone antimicrobial agents. Clin Microbiol Rev 2(4):378, 1989.
59. Braden TD, Johnson CA, Gabel CL, et al: Physiologic evaluation of clindamycin, using a canine model of posttraumatic osteomyelitis. Am J Vet Res 48(7):1101, 1987.
60. Norden CW, Shinners E, Niederriter K: Clindamycin treatment of experimental chronic osteomyelitis due to Staphylococcus aureus. J Infect Dis 153(5):956, 1986.
61. Smilack JD, Flittie WH, Williams TW Jr: Bone concentrations of antimicrobial agents after parenteral administration. Antimicrob Agents Chemother 9(1):169, 1976.
62. Budsberg SD, Kemp DT: Antimicrobial distribution and therapeutics in bone. Comp Cont Educ Pract Vet 12(12):1758, 1990.
63. Fitzgerald RH Jr, Peterson LF, Washington JA, et al: Bacterial colonization of wounds and sepsis in total hip arthroplasty. J Bone Joint Surg [Am] 55(6):1242, 1973.
64. Nunamaker D: Osteomyelitis. In Textbook of Small Animal Orthopaedics. Newton C and Nunamaker D (ed). Philadelphia: JB Lippincott, 1985.
65. Nunamaker DM: Management of infected fractures. Osteomyelitis. Vet Clin North Am 5(2):259, 1975.
66. Marcellin-Little DJ: External skeletal fixation. In Textbook of Small Animal Surgery. Slatter D (ed). Philadephia: WB Saunders, 2003, p. 1818.
67. Kaltenecker G, Wruhs O, Quaicoe S: Lower infection rate after interlocking nailing in open fractures of femur and tibia. J Trauma 30(4):474, 1990.
68. Muir P, Johnson KA: Interlocking intramedullary nail stabilization of a femoral fracture in a dog with osteomyelitis. J Am Vet Med Assoc 209(7):1262, 1996.
69. Calhoun JH, Mader JT: Antibiotic beads in the management of surgical infections. Am J Surg 157(4):443, 1989.
70. Fitzgerald RH Jr: Experimental osteomyelitis: Description of a canine model and the role of depot administration of antibiotics in the prevention and treatment of sepsis. J Bone Joint Surg [Am] 65(3):371, 1983.
71. Ostermann PA, Seligson D, Henry SL: Local antibiotic therapy for severe open fractures. A review of 1085 consecutive cases. J Bone Joint Surg [Br] 77(1):93, 1995.
72. Eckman JB, Henry SL, Mangino PD, et al: Wound and serum levels of tobramycin with the prophylactic use of tobramycin-impregnated polymethylmethacrylate beads in compound fractures. Clin Orthop (237):213, 1988.
73. Klemm KW: Antibiotic bead chains. Clin Orthop (295):63, 1993.
74. Adams K, Couch L, Cierny G, et al: In vitro and in vivo evaluation of antibiotic diffusion from antibiotic-impregnated polymethylmethacrylate beads. Clin Orthop (278):244, 1992.
75. Wininger DA, Fass RJ: Antibiotic-impregnated cement and beads for orthopedic infections. Antimicrob Agents Chemother 40(12):2675, 1996.
76. Gerhart TN, Roux RD, Hanff PA, et al: Antibiotic-loaded biodegradable bone cement for prophylaxis and treatment of experimental osteomyelitis in rats. J Orthop Res 11(2):250, 1993.
77. Jacob E, Setterstrom JA, Bach DE, et al: Evaluation of biodegradable ampicillin anhydrate microcapsules for local treatment of experimental staphylococcal osteomyelitis. Clin Orthop (267):237, 1991.
78. Mackey D, Varlet A, Debeaumont D: Antibiotic loaded plaster of paris pellets: An in vitro study of a possible method of local antibiotic therapy in bone infection. Clin Orthop (167):263, 1982.
79. Mehta S, Humphrey JS, Schenkman DI, et al: Gentamicin distribution from a collagen carrier. J Orthop Res 14(5):749, 1996.
80. Nijhof M, Dhert W, Tilman P, et al: Release of tobramycin from tobramycin-containing bone cement in bone and serum of rabbits. J Mater Sci 8:799, 1997.
81. Buchholz HW, Elson RA, Heinert K: Antibiotic-loaded acrylic cement: Current concepts. Clin Orthop (190):96, 1984.
82. Fish DN, Hoffman HM, Danziger LH: Antibiotic-impregnated cement use in U.S. Hospitals. Am J Hosp Pharm 49(10):2469, 1992.
83. Popham GJ, Mangino P, Seligson D, et al: Antibiotic-impregnated beads. Part ii: Factors in antibiotic selection. Orthop Rev 20(4):331, 1991.
84. Tobias KM, Schneider RK, Besser TE: Use of antimicrobial-impregnated polymethyl methacrylate. J Am Vet Med Assoc 208(6):841, 1996.
85. Legendre AM: Antimicrobial therapy. In Current Veterinary Therapy. Kirk R (ed). Philadelphia: WB Saunders, 1995, p. 327.

Osteodistrofia Hipertrófica em Cães

Ron Montgomery

A osteodistrofia hipertrófica (ODH) é um processo patológico osteoclástico e inflamatório, facilmente diagnosticável, que ocorre no lado metafisário das fises ativas, predominantemente em raças grandes e gigantes.[1-21] As porções distais do rádio e da ulna são os locais mais frequentemente e mais severamente afetados com sinais clínicos. A ODH foi relatada pela primeira vez em cães em 1935, tendo sido chamada, inicialmente, de doença de Barlow.[2,7] A ODH tem recebido os sinônimos de osteopatia metafisária, osteodistrofia idiopática, osteodistrofia II, escorbuto esquelético canino, doença de Barlow e doença de Moeller-Barlow.[1,2,7] Os dois primeiros sinônimos descrevem a doença acuradamente, enquanto escorbuto esquelético não é preciso baseado na comparação dos sinais clínicos, da fisiopatologia e de suas causas.[2]

Etiologia

A ODH tem uma etiologia críptica apesar de extensa investigação. As causas consideradas incluem excesso dietético de vitaminas e de minerais,[1-14] deficiência de vitamina C,[2,10] agentes infecciosos (virais e bacterianos),[10,14] doença inflamatória imunomediada,[10,11] um tipo de osteocondrose,[10] anomalias vasculares[8,10] e predisposição genética ou familiar.[3,10,12] Não é claro se a etiologia é exógena (p. ex., agentes infecciosos), endógena (p. ex., metabolismo anormal) ou uma combinação de influências. Todavia, muitas causas propostas foram eliminadas ou determinadas como improváveis como causa única.

As causas dietéticas da ODH consideradas improváveis incluem o excesso de vitamina D, a suplementação mineral excessiva, as calorias excessivas e a deficiência de vitamina C (somente os primatas e os porcos da Índia necessitam de suplementação de vitamina C na dieta).[1,2] A possibilidade de metabolismo anormal da vitamina C, contudo, permanece.[1,2] Muitos cães com ODH não recebem suplementação de vitaminas e de minerais e muitos cães com suplementação de altos níveis de vitaminas e de minerais não desenvolvem ODH. Dietas com alta caloria também são muito mais comuns em cães jovens do que em casos de ODH. Parece que, quando muito, as dietas que promovem crescimento rápido e/ou afetam a formação de ossos podem contribuir com a ODH, mas não causá-la.

A ocorrência de doenças respiratórias e/ou gastrintestinais algumas semanas antes de certos casos de ODH fizeram com que se considerasse a possibilidade de agentes infecciosos como causa.[2,12] A cinomose e a vacinação contra a cinomose (viva-modificada) são considerações etiológicas proeminentes.[2,12,18,19] Experimentalmente, foram relatadas evidências de vírus da cinomose canina em células ósseas da região metafisária de cães.[18,19] Todavia, os postulados de Koch nunca foram cumpridos em relação à ODH. Uma comparação de múltiplos fatores de risco para a ODH e a infecção pelo vírus da cinomose baseada na pesquisa de um banco de dados médico-veterinário (Veterinary Medical Database) concluiu que os fatores de risco não eram similares.[3] Apesar de cães com menos de 6 meses de idade terem sido identificados como em risco para ambas as doenças, os casos de cinomose ocorreram 12 vezes mais do que os casos de ODH.[3] Apesar disso, foram propostos protocolos vacinais específicos para Weimaraners usando vírus mortos ou vírus de sarampo vivos modificados, em vez de vírus de cinomose vivos modificados, ou então a vacinação separadamente para cinomose, para parvovírus e para adenovírus.[12,13] Também já foram relatadas infecções bacterianas em associação com a ODH.[14] Qual veio primeiro não foi possível determinar, apesar de os efeitos debilitantes da ODH terem possibilitado uma bacteriemia por *E. coli* oportunista.[14] Também foi proposta uma etiologia autoimune ou hiperinflamatória, provavelmente iniciada por uma infecção.[11] A relativa infrequência da ODH, comparada com agentes infecciosos suspeitados, mais os sinais clínicos predominantes sendo no rádio e na ulna distais fazem com que um agente infeccioso seja de difícil explicação, pelo menos como etiologia única.

Para se considerar a osteocondrose uma possível causa para a ODH, devem ser considerados também detalhes da formação endocondral de osso. A osteocondrose afeta primariamente todas as fises e inclui a (microscopicamente visível) perda de colunas distintas de condrócitos e a excessiva espessura da zona de hipertrofia de condrócitos. A ODH afeta a osteogênese endocondral um passo mais à frente do que a osteocondrose afeta a osteogênese endocondral e tem fisiopatologia diferente. A lesão da ODH ocorre na metáfise imediatamente adjacente à fise, onde a esponjosa primária se localiza e onde a transformação em esponjosa secundária começa. A área afetada pela ODH normalmente tem crescimento rápido, alta atividade enzimática lisossômica e altas atividades osteoblástica e osteoclástica.[5] Apesar de vasos não atravessarem a fise, o lado metafisário da fise tem um suprimento sanguíneo extremamente rico a partir da artéria nutrícia e, perifericamente, a partir das artérias metafisárias (Figura 94.1A).[2,8] A vascularização normal dessa região é tão extrema durante o crescimento rápido do osso que a distinção entre normal e inflamatório é sutil e é baseada principalmente na ausência de lesão. Uma multidão de pequenas arteríolas avança perpendicularmente à fise; daí, elas fazem uma volta fechada em U e distanciam-se da fise (Figura 94.1B),[8] o que afeta o fluxo laminar do sangue. Admite-se a volta em U como "clinicamente importante nas deformidades do crescimento".[8] As estruturas

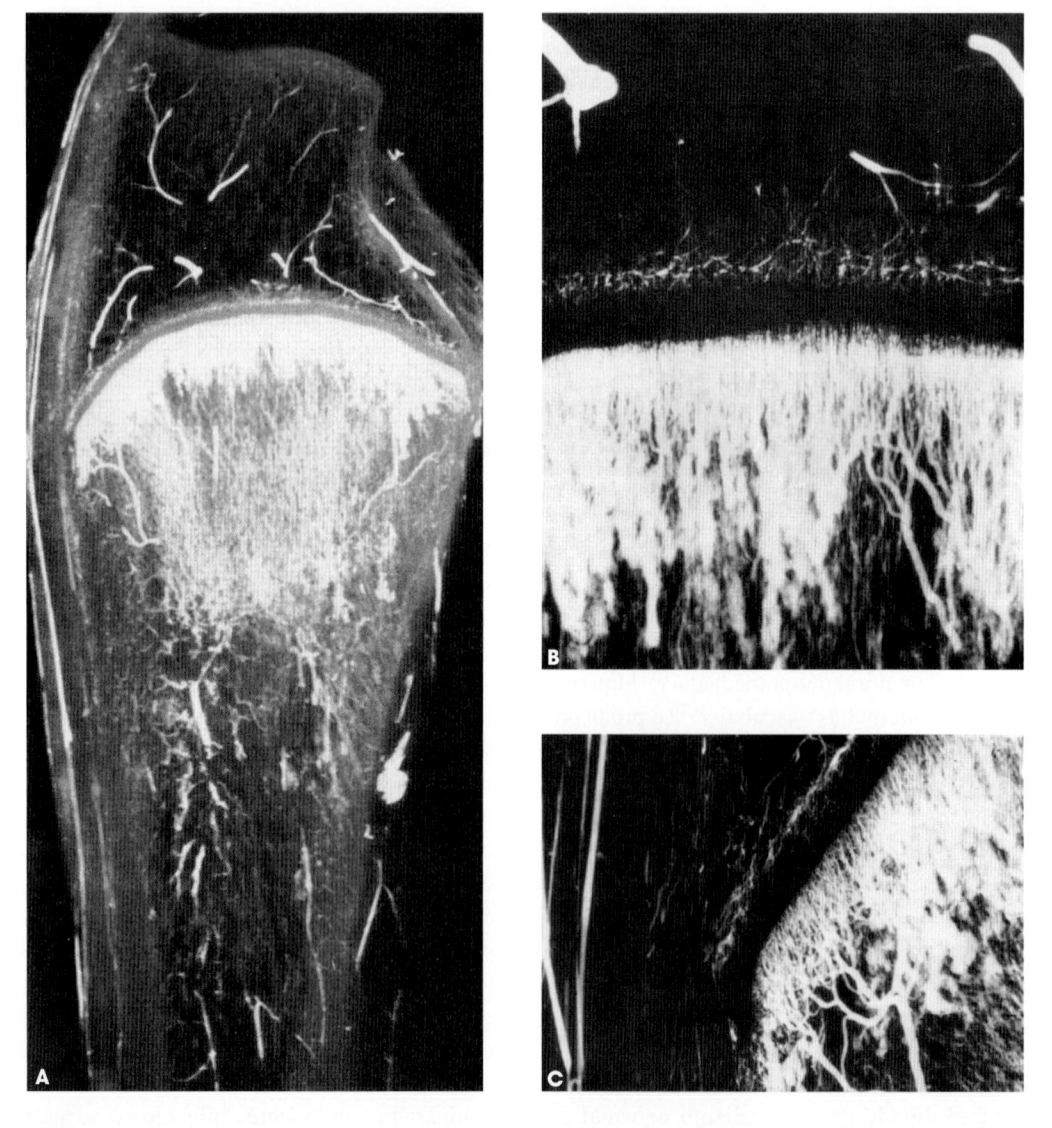

Figura 94.1 Microangiograma do rádio imaturo normal de cão. **A.** Note a extrema hipervascularidade no cão normal em crescimento na área em que a ODH ocorre. **B.** A magnificação maior mostra vasos fazendo uma volta de 180° na fise, o que torna lento o fluxo sanguíneo laminar. **C.** Uma magnificação maior ainda mostra que alguns vasos parecem ter as extremidades abertas para um espaço sinusoidal de sangue relativamente estagnante.

capilares também incluem "brotos" ou capilares em fundo de saco, com endotélio desprovido de membrana basal e que, em alguns lugares, podem ser abertos, o que possibilita a extravasão de sangue para os seios intertrabeculares imediatamente adjacentes à fise (Figura 94.1C).[5,6] Ironicamente, foi relatado que a área imediatamente adjacente ao último septo transverso da fise tem baixa tensão de oxigênio e estase vascular local,[5] apesar da hipervascularidade vizinha.

A formação rápida de osso endocondral evidentemente tem papel na ocorrência de ODH, segundo a localização e as características do indivíduo afetado. A ODH ocorre somente em cães com fises abertas.

Além disso, a ODH tende a coincidir com o pico de atividade metabólica da fise, isto é, dos 3 aos 5 meses de idade em raças grandes e gigantes, mais frequentemente em machos.

Para este capítulo, as predisposições quanto à raça e ao gênero foram determinadas a partir de dados do Veterinary Medical Data Base (VMDB), incluindo todas as instituições participantes, inclusive de 1994-2004 (Tabela 94.1). Sete raças (Great Dane, Weimaraner, Labrador retriever, golden retriever, Pastor alemão, cães de raças mistas e boxers) compunham em torno de dois terços (64%) de todos os casos relatados. As 20 raças listadas na Tabela 94.1 compunham quase 90% de todos os casos de ODH, a maioria delas eram raças grandes ou gigantes. Dezenove outras raças tinham um caso de ODH cada. O número de casos por raça é influenciado pela popularidade da raça.

Parece que os cães das raças Great Dane e Weimaraner são super-representados, enquanto cães mestiços parecem ser sub-representados, com base em número de casos de ODH por 100.000 cães da raça, o que compensa para a popularidade da raça (calculada para raças com número acima de 1.000 cães na pesquisa). Por exemplo, a pesquisa VMDB teve 2.460 Great Danes, 2.510 Poodle standard e 2.336 Border collies, mas os Great Danes tiveram 1.016/100.000, enquanto as duas últimas raças tiveram 80/100.000 e 171/100.000, respectivamente. Weimaraners tiveram 1.279/100.000, enquanto quatro raças com números comparáveis de indivíduos não excederam 186/100.000. Cães de raças mistas foram ostensivamente sub-representados, com somente 17/100.000 Labradores retrievers (63/100.000), representavam 30.248 indivíduos na pesquisa da VMDB (aproximadamente 10% de todos os cães), em segundo lugar somente para os cães mistos, com 63.974 indivíduos (Tabela 94.1).

Tabela 94.1 Raças com múltiplos casos de osteodistrofia hipertrófica no Veterinary Medical Data Base, 1994-2004.

Raças	Total de indivíduos	Total de casos de ODH	Todos os casos de ODH (%)	Casos de ODH/100.000 cães
Todas as raças	307.168	166	100	54
Great dane	2.460	25	15,1	1.016
Labrador retriever	30.248	19	11,4	63
Weimaraner	1.485	19	11,4	1.279
Golden retriever	18.167	14	8,4	77
Pastor alemão	12.617	11	6,6	87
Raça mista	63.974	11	6,6	17
Boxer	5.002	7	4,2	140
Setter irlandês	820	6	3,6	< 1.000 da raça
Rottweiler	9.287	6	3,6	65
Border collie	2.336	4	2,4	171
Kuvasz	167	4	2,4	< 1.000 da raça
Blue heeler	1.641	3	1,8	183
German shorthaired pointer	1.875	3	1,8	160
Irish wolfhound	514	3	1,8	< 1.000 da raça
Anatolian shepherd	82	2	1,2	< 1.000 da raça
Bullmastiff	698	2	1,2	< 1.000 da raça
Chesapeake bay retriever	1.075	2	1,2	186
English spring spaniel	3.736	2	1,2	54
Mastiff	1.122	2	1,2	178
Poodle (standard)	2.510	2	1,2	80

Duas publicações baseadas na VMDB, mas usando diferentes métodos e diferentes anos pesquisados, também relataram uma forte predisposição para os Great Danes de ter ODH, tanto em número de casos apresentados quanto ao alto risco quando ajustado para a popularidade da raça.[3,4] Esses artigos também relataram as sete raças mencionadas acima como tendo predisposição para ODH entre 1980 e 1989 e entre 1986 e 1995.[3,4]

Os machos são levemente mais predispostos a desenvolver ODH, mas isso é irrelevante para o diagnóstico. Todavia, a predisposição dos machos pode ser relacionada com a etiologia; por exemplo, os machos tendem a ser levemente maiores e, por isso, a ossificação endocondral é mais rápida. A proporção de machos para fêmeas era de 48:52 na população, em geral, e de 53:47 para os casos com ODH na pesquisa do VMDB 1994-2004 feita para este capítulo. A maioria dos outros relatos não indica predisposição quanto ao gênero ou indica uma leve predileção por machos. Um estudo do VMDB de 1980-1989 relatou que os machos tinham probabilidade 2,3 vezes maior de desenvolver ODH do que as fêmeas.[3]

Patologia

A inflamação é a característica mais importante na ODH. A ODH afeta uma zona transversa da metáfise imediatamente adjacente à fise que corresponde à linha radiolucente referida como linha pseudofisária nos casos de ODH (Figura 94.2). Essa área doente consiste em maciça infiltração de neutrófilos e de células mononucleares, em hemorragia, em reabsorção osteoclástica de trabéculas, em fibrose e em trabéculas necróticas (Figura 94.2C).[2]

Osteoide, que deveria estar se desenvolvendo nas espículas calcificadas de cartilagem, está ausente.[2] Em alguns poucos casos, a fise pode ter largura irregular ou ser anormalmente larga, devido à maior extensão da zona de hipertrofia.[2] Em casos mais graves pode ocorrer hemorragia começando próximo à metáfise afetada. Subsequentemente à hemorragia subperiosteal, pode ocorrer formação de novo osso, elevando o periósteo (Figura 94.3).

O novo osso pode persistir como uma deformidade permanente (regiões metafisárias anormalmente grandes, deformidade valga) (Figura 94.4). A extensão da hemorragia subperiosteal e a formação periosteal de novo osso podem ser extensivas, mas isso é raro. Todos os ossos que se desenvolvem primariamente por ossificação endocondral (i. e., ossos longos, metacarpos) têm potencial de ser afetados pela ODH.[2] A remodelação óssea após a ODH resulta em ossos normais na vasta maioria dos casos. Necropsias feitas em casos fatais relatam lesões de ODH nas extremidades de outros ossos longos, de costelas e de vértebras, além de mineralização difusa da pleura, do pericárdio, da aorta e dos pulmões.[10] Lesões hipertróficas ósseas concorrentes com ODH clássica foram relatadas no esqueleto axial (calvário, maxila, mandíbula, escápula, vértebras, junções costocondrais e asas ilíacas).[2,10,15,20,21]

Diagnóstico clínico

Características do paciente

A ODH tipicamente ocorre em cães de raças grandes, com 3 a 5 meses de idade (amplitude de 2 a 8 meses), de ambos os sexos.[1] A idade na apresentação clínica

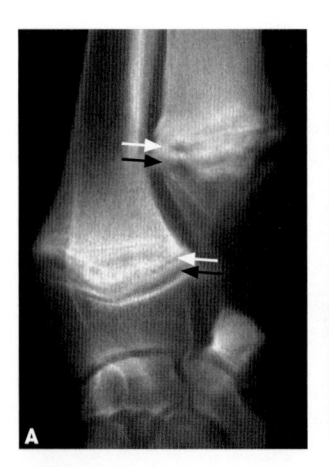

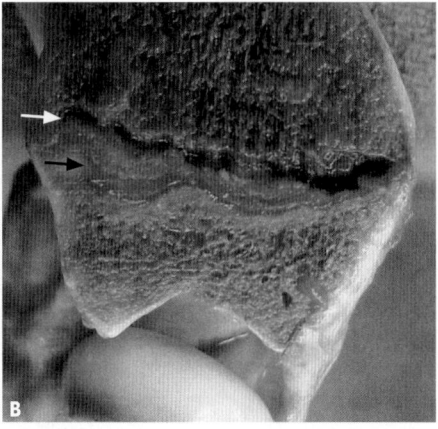

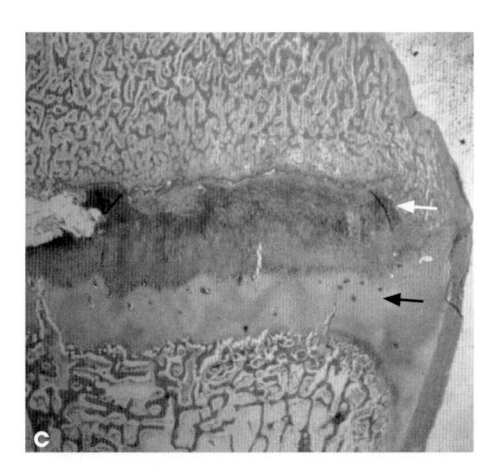

Figura 94.2 A. Linha pseudofisária (*seta branca*) proximal à fise (*seta preta*) patognomônica para ODH. **B.** Corte macroscópico sagital mostrando área de lise óssea (*seta sólida*) no lado metafisário da fise (*seta branca*) que corresponde à radiolucência da linha pseudofisária. **C.** Corte microscópico (pequena magnificação/coloração H&E) da mesma área mostrando necrose das espículas mineralizadas primárias e inflamação maciça (*seta branca*) adjacente à fise normal (*seta preta*).

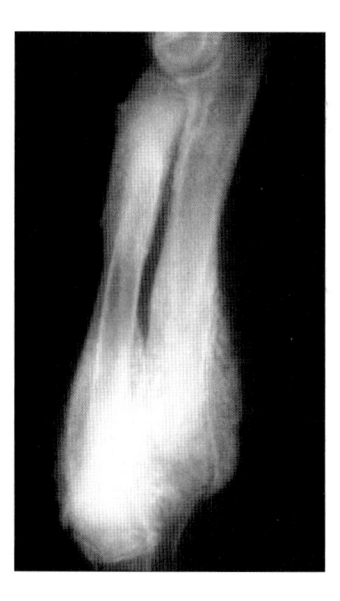

Figura 94.3 Caso grave de ODH em que, em adição à linha pseudofisária, há hemorragia subperiosteal e subsequente metaplasia óssea.

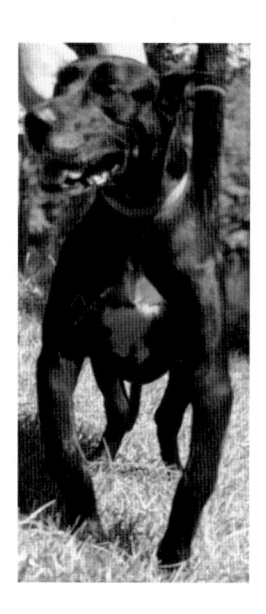

Figura 94.4 Great Dane adulto com deformidade resultante de ODH grave quando jovem, que incluiu hemorragia subperiosteal extensa e formação subsequente de novo osso.

para a ODH é tipicamente inferior à idade de outras doenças ósseas juvenis de cães de raças grandes, embora exista uma sobreposição entre elas.[1,2] Great Danes têm incidência maior de ODH do que qualquer outra raça e, junto com os Weimaraners, têm o maior risco quando relacionado à popularidade da raça (1.016 ODH/100.000 em Great Danes e 1.279 ODH/100.000 em Weimaraners). Great Danes, Weimaraners, Labrador retrievers, golden retrievers, Pastores alemães, cães mestiços e boxers compreendem a maioria dos casos de ODH. Cães mestiços têm risco dramaticamente menor, com somente 17 casos de ODH/100.000 cães mestiços (Tabela 94.1).

História do paciente

Os cães com ODH tipicamente são apresentados com sinais clínicos agudos ou peragudos, frequentemente com 1 dia, ou menos, de duração. Casos leves de ODH ocorrem, com sinais clínicos menos graves e de duração mais longa, antes da apresentação; todavia, na experiência do autor, os casos leves de ODH são raros. A história tipicamente inclui mal-estar, dor (vocalização), relutância ou incapacidade de ficar em pé e anorexia. A ODH mais frequentemente é um episódio único na vida do cão, mas pode ser episódico até que o esqueleto atinja a maturidade. Em virtude de os sinais clínicos da ODH serem óbvios aos proprietários, é esperado que cães adultos com deformidades musculoesqueléticas causadas por ODH tenham tido um diagnóstico de ODH quando jovens (Figura 94.4).

Resultados dos exames

A presença de aumento de volumes bilateralmente simétricos na área distal do rádio e da ulna é óbvia na palpação e frequentemente é bastante visível (Figura 94.5A). Também pode ser encontrado aumento de volume na área distal da tíbia e da fíbula, mas, tipicamente, é menos grave (Figura 94.5B). Outras localizações (ver Patologia) são incomuns ou não são notadas devido aos sinais clinicamente menos notáveis. A palpação delicada das áreas edemaciadas resulta em resposta dolorosa ou extremamente dolorosa e, frequentemente, é perceptível o calor da área. Temperatura central acima de 40°C é um resultado consistente. Frequentemente estará presente desidratação em consequência do mal-estar e da incapacidade ou da relutância em se colocar de pé. A artrocentese dos carpos produz fluido sinovial inflamatório indicativo da inflamação devido à extrema inflamação da área adjacente; as articulações adjacentes (carpos e, talvez, tarsos) não são envolvidas pela fisiopatologia. A artrocentese não é indicada, mas, se a ODH não for reconhecida, a artrocentese pode ser feita devido à suspeita de artrite infecciosa (a artrite infecciosa tipicamente ocorre em cães mais velhos, afeta apenas uma articulação e tem aumento de volume menos pronunciado, que, no caso, é centrado na articulação).

Resultados radiográficos

A presença de uma linha pseudofisária (Figura 94.2) localizada no lado diafisário da fise do rádio e da fíbula distais (e da tíbia distal, se afetada) é patognomônica

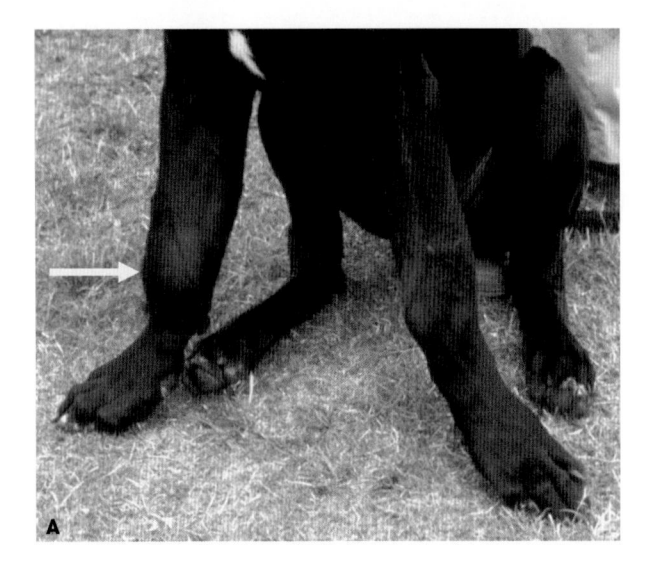

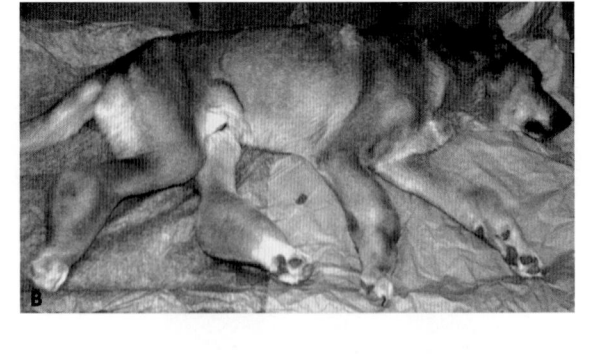

Figura 94.5 A. Um Labrador retriever de 4 meses de idade com ODH. Note o aumento de volume bilateral proximal aos carpos. **B.** Um golden retriever com 6 meses de idade com apresentação atípica de ODH afetando a tíbia distal mais proeminentemente do que o rádio/a ulna.

para ODH. A radiolucência deve-se à presença de osteoclasia e de osteonecrose mais o aumento de densidade de fluido pela inflamação característica da fisiopatologia da ODH. Hemorragia subperiosteal e/ou calcificação podem ser observadas na área metafisária adjacente à linha pseudofisária (Figura 94.3). As linhas pseudofisárias têm probabilidade de ser identificadas no lado metafisário de qualquer fise. Osteopatias em outras localizações (ver Patologia) podem ser identificadas radiograficamente quando os sinais clássicos de ODH estiverem presentes.

Tratamento

Têm sido relatados tratamentos que variam de nenhum tratamento a corticosteroides, dependendo da gravidade dos sinais clínicos.[2,21] Tratamentos limitados à correção da dieta, aos cuidados de suporte sintomáticos e/ou aos anti-inflamatórios não esteroides tendem a ser inaceitavelmente lentos ou completamente ineficazes. O autor prefere succinato sódico de prednisolona intravenoso (Solu-Delta-Cortef; Pharmacia & Upjohn Company, Kalamazoo, Michigan, 49001, EUA) devido à sua velocidade e sua confiabilidade em reverter os sinais clínicos. Outros corticosteroides injetáveis são aceitáveis, incluindo corticosteroides de ação longa. Todavia, frequentemente, não é necessário repetir o succinato sódico de prednisolona, que é de ação curta. O uso de corticosteroides por curto período torna improváveis os efeitos colaterais. Os anti-inflamatórios não esteroides podem ser adequados para casos leves, mas não são preferidos em lugar dos corticosteroides.

Cuidados de suporte são indicados para casos graves ou refratários, até que os sinais clínicos melhorem e incluem administrar fluidos intravenosos, proporcionar uma área bem acolchoada para o cão deitar-se e alternar o lado do decúbito em intervalos de 2 a 3 h. Casos refratários podem exigir alimentação forçada. O estresse e a anorexia podem potencializar infecções bacterianas oportunistas; assim, podem ser necessárias hemoculturas e/ou antibioticoterapia.[14] Provavelmente é apropriado suspender a suplementação dietética. A suplementação de vitaminas C e D pode ser contraindicada na ODH pela possibilidade de causar calcificação distrófica.[2,9,10]

Prognóstico

Na vasta maioria dos casos, a ODH é uma doença de episódio único e completamente reversível. Relapsos são infrequentes e são tratados da mesma maneira como descrito anteriormente. A ODH ocorre somente enquanto houver fises, principalmente em cães que crescem muito rápido (em função da idade e do tamanho da raça). Na experiência do autor, desconhecem-se casos que se desenvolvam após os 8 meses de idade. A morte, nos casos tratados, é extremamente rara. A eutanásia, apesar de incomum e, em geral, injustificada, é a causa mais comum de morte.

A deformidade resultante de ODH é rara (Figura 94.4), mas, quando presente, dá-se acompanhada de claudicação. A claudicação é causada por disfunção mecânica, por deformidade valga e, talvez, por artrite degenerativa causada pelas malformações (ostensivamente não causadas diretamente pela ODH afetando a articulação). A dor aguda e outros sinais associados à ODH não estão presentes em cães adultos com deformidades resultantes de ODH.

Referências bibliográficas

1. Montgomery RD: Miscellaneous orthopaedic diseases. *In* Textbook of Small Animal Surgery. Slatter DH (ed). Philadelphia: Saunders, 2003, p. 2251.

2. Lenehan TM, Fetter AW: Hypertrophic osteodystrophy. *In* Textbook of Small Animal Orthopaedics. Newton CD, Nunamaker DM (eds). Philadelphia: Lippincott, 1985, p. 597.
3. Munjar TA, Austin CC, Breur GJ: Comparison of risk factors for hypertrophic osteodystrophy, craniomandibular osteopathy and canine distemper virus infection. Vet Comp Ortho Traumatol 11:37, 1998.
4. LaFond E, Greur GJ, Austin CC: Breed susceptibility for developmental orthopedic diseases in dogs. J Am Anim Hosp Assoc 38:467, 2002.
5. Brighton CT: Epiphyseal bone formation. *In* Textbook of Small Animal Orthopaedics. Newton CD, Nunamaker DM (eds). Philadelphia: Lippincott, 1985, p. 21.
6. Anderson CE, Parker J: Invasion and resorption in endochondral ossification: An electron microscopic study. J Bone Joint Surg 48:899, 1966.
7. Morell G: La maladie de Barlow spontanee chez le chin. Vet Bull 6:68, 1935.
8. Rhinelander FW, Wilson JW: Blood supply to developing, mature and healing bone. *In* Bone in Clinical Orthopaedics. Sumner-Smith G (ed). Philadelphia: Saunders, 1982, p. 81.
9. Hedhammer A, Fu-ming Wu, Krook L, et al: Overnutrition and skeletal disease: An experimental study in growing Great Dane dogs. Cornell Vet 64 (Suppl 5):9, 1974.
10. Trostel CT, Pool RR, McLaughlin RM: Canine lameness caused by developmental orthopedic diseases: panosteitis, Legg-Calve'-Perthes disease, and hypertrophic osteopathy. Compendium 25:282, 2003.
11. Bohning R, Suter P, Hohn RB, et al: Clinical and radiographic survey of canine panosteitis. JAVMA 156:870, 1970.
12. Abeles V, Harrus S, Angles JM, et al: Hypertrophic osteodystrophy in six Weimaraner puppies associated with systemic signs. Vet Rec 145:130, 1999.
13. Harrus S, Waner T, Aizenberg I, et al: Development of hypertrophic osteodystrophy and antibody response in a litter of vaccinated Weimaraner puppies. J Small Anim Pract 43:27, 2002.
14. Schulz KS, Payne JT, Aronson E: *Escherichia coli* bacteremia associated with hypertrophic osteodystrophy in a dog. JAVMA 199:1170, 1991.
15. Muir P, Dubielzig RR, Johnson KA: Hypertrophic osteodystrophy and calvarial hyperostosis. Compendium 18:143, 1996.
16. Bohning RH, Suter PF, Hohn RB, Marshall J: Clinical and radiologic survey of canine panosteitis. JAVMA 156:870, 1970.
17. Cook JL: Foreleg lameness in the young patient. Vet Clin North Am 31:55, 2001.
18. Mee AP, Webber DM, May C, et al: Detection of canine distemper virus in bone cells in the metaphysis of distemper infected dogs. J Bone Miner Res 7:829, 1992.
19. Mee AP, Gordon MT, May C, et al: Canine distemper virus transcripts detected in the bone cells of dogs with metaphyseal osteopathy. Bone 14:59, 1993.
20. Appeldoorn AM, Schrauwen EMJ: Hypertrophic osteodystrophy in a toy breed. VCOT 8:210, 1995.
21. Bellah JR: Hypertrophic osteodystrophy. *In* Bojrab MJ (ed). Disease Mechanisms in Small Animals, 2nd ed. Philadelphia, Williams & Wilkins, 1993, p. 859.

Panosteíte

Ron Montgomery

A panosteíte é uma das causas mais comuns de claudicação em cães jovens de raças grandes, sendo uma doença comum no mundo todo.[1-20] A panosteíte é uma doença autolimitante da medula óssea de ossos longos, na qual os tecidos adiposo e hematopoético são, temporariamente, substituídos por tecido fibroso.[1-20] Alterações ósseas também ocorrem, afetando as trabéculas, o endósteo e, em casos mais graves, o córtex e o periósteo.[4,15] Os sinais clínicos consistentes são dor e claudicação no(s) membro(s) afetado(s) e persistem por 2 semanas ou menos.[4,15] A panosteíte tipicamente recorre episodicamente e é a clássica causa da "claudicação alternante".[4,15] Não é comum que a panosteíte afete o mesmo osso duas vezes (1%), mas pode afetar o mesmo membro várias vezes.[4] Os sinais clínicos de panosteíte são incomuns após os 18 meses de idade, embora, em um estudo, 18% dos pacientes tivessem mais de 18 meses.[4] A panosteíte regride espontaneamente; então, o tratamento limita-se à administração por curto período de anti-inflamatórios não esteroides (AINE) ou de corticosteroides, conforme for necessário, para controle adequado da dor.

Os sinônimos de panosteíte incluem: enostose, panosteíte eosinofílica, osteomielite juvenil e panosteíte canina.[9,15] Enostose é definida como "um crescimento ósseo mórbido do endósteo ou do interior da cavidade medular".[14] Essa definição, associada à fibrose e à destruição da celularidade medular normal, descreve as características patológicas mais comuns da panosteíte.[4,15] Os relatos iniciais de panosteíte eram associados à eosinofilia, mas os relatos subsequentes indicaram que somente 1% a 5% têm essa alteração.[4,9,15] Osteomielite juvenil é um nome que causa confusão (ver Etiologia). Panosteíte canina é redundante porque, no conhecimento do autor, ela só foi observada em cães. Panosteíte é o nome comumente usado. Um sábio autor propôs que qualquer mudança de nome deveria esperar a identificação definitiva da causa.[4]

A panosteíte foi descrita pela primeira vez em 1951 em cães Pastores alemães jovens na Europa.[15] Ela foi relatada nos EUA em 1960, tendo sido dito que se disseminava rapidamente.[15] Todavia, pensa-se que a "disseminação" da panosteíte seja mais o resultado de maior conhecimento da doença do que uma disseminação epidemiológica.[15]

Etiologia

A etiologia da panosteíte é desconhecida. Associada à osteodistrofia hipertrófica (ODH) e à osteopatia craniomandibular, a panosteíte é uma doença de etiologia desconhecida de cães jovens, caracterizada por proliferação óssea e por excessiva remodelação óssea.[9] Todavia, a panosteíte é uma doença de características únicas e diferentes de qualquer outra doença conhecida.[4]

As causas propostas para a panosteíte incluem infecção bacteriana, infecção viral (p. ex., cinomose), genética, estresse, doença metabólica, anomalias vasculares, alergia, hiperestrinismo, migração parasitária, reação autoimune após infecção viral e hemofilia.[3,13,15] Alguns relatos de potenciais etiologias tinham evidências circunstanciais convincentes, mas casos subsequentes não apoiaram a conexão proposta. Avanços médicos (p. ex., melhores técnicas de diagnóstico microbiológico, controle parasitário, vacinas etc.) tornaram improváveis várias das etiologias propostas. Outras dessas etiologias permanecem possíveis, mas faltam provas. Tentativas de isolar um agente causal infeccioso de cães com panosteíte não tiveram sucesso.[20]

Infecção bacteriana foi a etiologia originalmente proposta.[15] Pensou-se que a panosteíte era o resultado de osteomielite hematógena purulenta causada por estreptococos.[15] Mas a necropsia de 18 cães não permitiu a identificação de bactérias nas lesões.[9,18] Outros estudos também relataram resultados negativos de culturas de lesões de panosteíte.[4] As poucas culturas feitas de sangue e de medula óssea foram negativas para bactérias aeróbicas e anaeróbicas.[15] Exames histopatológicos consistentemente deixam de implicar uma etiologia bacteriana e os resultados de leucogramas são tipicamente normais.[4,15] A antibioticoterapia é ineficiente.[15]

Tabela 95.1 Prevalência da panosteíte segundo a raça.			
Raça	Número de casos	Todos os casos (%)	Número de casos/100.000 animais da raça
Todas as raças	666	100	217
Pastor alemão	259	39	2.053
Labrador retriever	72	11	238
Basset hound	53	8	1.999
Golden retriever	53	8	292
Raça mestiça	53	8	83
Rottweiler	22	3	237
Great Dane	16	2	650
Doberman pinscher	14	2	297

81% de todos os casos estão nessas oito raças.

Além disso, a longa história clínica da panosteíte não suporta facilmente a teoria de um agente contagioso como causa única.[1-20]

A teoria de etiologia viral tem sido fortemente suportada por alguns autores[9] e ela permanece como uma provável causa. Os relatos iniciais de panosteíte em 1951 corresponderam imprecisamente com o uso comum de vacinação com vírus vivo contra cinomose e suspeitou-se de que havia uma conexão.[9] Muitos cães são vacinados contra a cinomose e nunca desenvolvem panosteíte. Apesar disso, alguns autores recomendam vacinação com vírus mortos contra a cinomose ou a adenovirose em vez de vírus vivos modificados que ainda poderiam "possibilitar a transcrição em RNA mensageiro".[9,19] A etiologia viral para a panosteíte foi sugerida por um relato de sucesso na indução de panosteíte por aspirados medulares (filtrados ou não filtrados para remover bactérias) de cães com panosteíte injetados intramedularmente em cães não afetados.[18] Foram relatadas lesões tipo-panosteíte nos ossos inoculados 2 a 3 semanas mais tarde, que também se desenvolveram em um osso de um receptor da medula óssea que não fora inoculado.[18] Foi relatado que a transmissão era mais fácil de ser conseguida em cães machos;[18] mas a validade desse relato foi questionada.[15] A resposta do hospedeiro ao material estranho inoculado provavelmente causou as lesões observadas. Adicionalmente, amostras de medula óssea e a camada *buffy coat* de cães com panosteíte foram colocadas sobre linhagens de células de rim e não se observaram efeitos citotóxicos, o que refutaria a etiologia viral.[15,20] Relatos de panosteíte com quadro clínico concorrente de pirexia, de tonsilite e de leucocitose também sugerem infecção viral,[9] mas os numerosos casos de panosteíte sem pirexia, tonsilite e leucócitos tornam claro que a presença desses sinais provavelmente seja coincidência.

Uma influência genética como causa de panosteíte é uma consideração por causa da predileção da doença por certas raças (Tabela 95.1). A panosteíte é mais comum em cães Pastores alemães, mas pode ocorrer em qualquer raça grande.[11] Uma causa puramente genética é duvidosa porque muitas raças foram afetadas (n=59) em nossa pesquisa no VMDB.[1] O VMDB não fornece o número de casos relativos a cada mês ou ano de idade. Os casos dentro de uma faixa de idade são registrados como "0 a 2 semanas; 2 semanas-2 meses; 2-6 meses; 6-12 meses; 1-2 anos; 2-4 anos; 4-7 anos; 7-10 anos; 10-15 anos; e 15+ anos". O número de casos para os dados do VMDB na Figura 95.1 foi colocado no centro da faixa da idade, com casos com mais

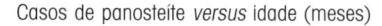

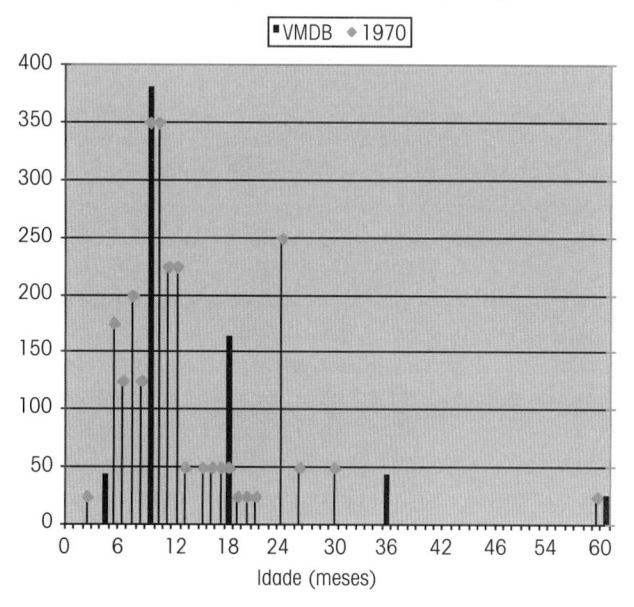

Figura 95.1 A distribuição, segundo a idade, de cães com panosteíte do Veterinary Medical Data Base (VMDB) (662 cães) e do relato de Bohning *et al.* (100 cães) indica que a panosteíte é uma doença predominantemente juvenil.

de 4 anos de idade sendo colocados nos 60 meses na tabela.[9] Um relato informou que, dos filhotes de English pointer e de Pastor alemão criados no mesmo espaço, apenas os Pastores alemães rotineiramente desenvolveram panosteíte.[15] Esse relato limitado suporta a ausência de um agente infeccioso mais do que sugere uma influência genética.

A hemofilia A foi relatada em três cães da raça Pastor alemão machos com panosteíte. Estudos patológicos macroscópicos e histológicos demonstraram sinais de panosteíte típica, além de hematomas. As características do paciente eram iguais para as duas doenças. Todavia, o autor afirma que "não era garantido concluir que todos os cães sofrendo de enostose tinham distúrbios da coagulação", mas sugere que "os distúrbios da coagulação deveriam ser levados em consideração ao se discutir a etiologia da enostose".[13]

Frequentemente existe uma correlação entre o primeiro estro e o primeiro episódio de panosteíte, o que levou à especulação de hiperestrinismo como causa da panosteíte. Pensa-se que o estresse frequentemente precipita os episódios de panosteíte.[15] O estresse é um fator comum no estro, na doença metabólica, na alergia, na migração parasitária e na reação autoimune após vacinação viral, todos eles foram especulados como causas da panosteíte. A impossibilidade de identificar uma causa única para a panosteíte durante cinco décadas sugere que a panosteíte pode ser causada por uma confluência de múltiplos fatores.

Patologia

A panosteíte é uma doença autolimitante da metáfise e da diáfise de ossos longos de cães juvenis, predominantemente de raças grandes.[4,15] A panosteíte afetando a epífise nunca foi relatada.[15] A panosteíte começa com a perda do tecido adiposo medular, seguida por proliferação fibrosa, por ossificação intramembranosa, por remoção osteoclástica de trabéculas e, em casos mais graves, por proliferação periosteal e por alterações corticais.[9,11,15] O processo então regressa para uma arquitetura óssea normal ou próximo ao normal na vasta maioria dos casos.[15] Esse ciclo tipicamente dura 60 a 90 dias, mas pode durar até 190 dias.[3,15,16]

A panosteíte tem sido caracterizada como uma doença do tecido adiposo da medula óssea com efeitos ósseos secundários.[15] Como evidência de suporte, a reação às fraturas e à irradiação feitas para obliterar a medula óssea são exemplos de dano ao tecido adiposo da medula óssea, com respostas histológicas e radiográficas similares à panosteíte.[15] Adicionalmente, esses eventos também seguem um padrão de 90 dias.[15] A doença começa com vazamento vascular de fluido de edema rico em proteína dos vasos medulares congestos e com degeneração de tecido adiposo.[3,9,11,15,16] Tipicamente não são observados aumentos no número de leucócitos e de plasmócitos.[2,4,9,17]

À medida que o edema rapidamente se organiza, células fibroblásticas reticulares do estroma da medula óssea produzem uma fibrose intensa e altamente celular no canal medular.[2,4] O tecido hematopoético é substituído por grandes quantidades de tecido fibroso, que é rico em fibroblastos, em osteócitos, em osteoblastos e em osteoclastos, o que, em geral, não é inflamatório.[4,9] Os osteoclastos removem muitas das trabéculas preexistentes, que são substituídas pela formação de um sistema trabecular desorganizado de osso primário.[4,9,15] Essas novas trabéculas tendem a ser curtas e espessas e podem obstruir o canal medular.[9] Adicionalmente, as áreas de material calcificado acelular e o osso primário intramembranoso são espalhados pela cavidade medular.[2,4,15] Altas atividades osteoblástica e osteoclástica também ocorrem ao longo do endósteo e, em alguns casos, no córtex e no periósteo.[3,4,16] O osso cortical pode ser substituído por osso jovem, especialmente em torno do forame nutrício e pode aparecer como uma zona de densidade diminuída.[8] A hiperemia do periósteo e dos tecidos moles adjacentes comumente provoca uma reação leve periosteal que pode não ser detectada em muitos cães, mas que pode resultar na formação de novo osso periosteal com poucos milímetros de espessura.[2]

Durante os estágios tardios da doença, as trabéculas de osso primário são substituídas por trabéculas de osso lamelar, que tendem a ser menos numerosas e mais espessas do que o normal.[15] Remanescentes das alterações patológicas podem persistir por meses.[2,4] Componentes do aspecto histológico da panosteíte não são característicos ou patognomônicos (p. ex., são vistas também nas margens de tumores ósseos e nas infecções ósseas focais);[2] todavia, não existem evidências de exsudato inflamatório celular, de necrose ou de neoplasia.[2,17] Ataques repetidos tornam a medula aplásica, com pouca ou nenhuma medula óssea hematopoética.[15]

Diagnóstico clínico

Características do paciente

O caso quintessencial de panosteíte ocorreu em um cão Pastor alemão macho com 10 meses de idade. Apesar de as características do paciente terem apresentado fortes predisposições para a doença, a amplitude de raças e de idades afetadas é grande. Os limites e as predisposições para idade, raça e gênero foram determinados para este capítulo por revisão de literatura e por levantamento de dados do Veterinary Medical Data

Base (VMDB), incluindo todas as instituições participantes, inclusive durante o período de 1994-2004. O número de casos por 100.000 foi calculado para as raças com mais de 1.000 cães na população avaliada.

Idade

A maioria dos pacientes com panosteíte tem de 5 a 12 meses de idade; todavia, a idade varia de 2 meses a 5 anos ou ainda mais velhos. A pesquisa VMDB para este capítulo resultou em 662 casos de panosteíte, dos quais 380 cães (57%) tinham de 6 a 12 meses de idade. Essa pesquisa VMDB indicou ainda que 64% deles tinham ≤ 12 meses de idade e 89% tinham ≥ 2 anos de idade (n=590). A pesquisa VMDB evidenciou um caso de 2 meses de idade, mas também registrou 14 casos com 7 anos a mais de 15 anos de idade (2%) (Figura 95.1).

A literatura cita a variação de idade típica da panosteíte de 5 meses a 12, 18, 20 ou 24 meses de idade.[3,4,11,15] Um excelente estudo de 1970 envolvendo cem casos consecutivos de panosteíte relatou que o pico de ocorrência foi aos 9 meses e aos 10 meses (n=14 em cada mês) (Figura 95.1). Esse estudo relatou também que 71% dos cães tinham 5 a 12 meses de idade, 82% tinham ≤ 18 meses de idade e 95% tinham ≤ 2 anos de idade.[4] A média de idade relatada no momento do diagnóstico inicial foi de 12 meses e 2 semanas, mas a média de idade calculada dos dados deles por este autor foi de 10 meses.[4] Fêmeas de Pastor alemão representaram os únicos casos de 2 meses e de 5 anos de idade.[4] O segundo mais jovem tinha 5 meses de idade e o segundo mais velho tinha 30 meses de idade (n=2).[4] Assim, a amplitude de idade e a média, que constituem o "típico", dependem da porcentagem dos casos incluídos. Os resultados da pesquisa VMDB para este capítulo e os daquele estudo de 1970 com cem cães com panosteíte são comparáveis (Figura 95.1).

Raça

Os cães Pastor alemão são os mais comumente afligidos com panosteíte, seja com base no número de casos, na porcentagem de todos os casos ou no número de casos por 100.000 cães da raça (Tabela 95.1). Nossa pesquisa no VMDB indicou que Pastores alemães representam o maior número absoluto de casos (n=259), a maior porcentagem de casos (39%) e a maior probabilidade de ter a doença (2.053 casos de panosteíte/100.000 cães da raça Pastor alemão). Em um estudo de 1970, de cem casos consecutivos de panosteíte havia 79% de Pastores alemães.[4] Uma pesquisa anterior no VMDB é o único relato em que os Pastores alemães representam o segundo número mais alto de casos (n=648); cães de raça mista tiveram o maior número absoluto de casos (n=945).[1]

Os Basset hounds apresentaram o segundo risco mais alto (1.999 casos/100.000 Bassets), estavam empatados no terceiro lugar com o maior número absoluto de casos (n=53) (Tabela 95.1) e representavam 8% de todos os casos em nossa pesquisa VMDB. Os Labradores retrievers tinham o segundo maior número absoluto de casos, com 72 e representavam 11% de todos os casos, mas apresentavam um risco menor, com 238 casos/100.000 Labradores retrievers (Tabela 95.1).

Oito raças (Tabela 95.1) representam 81% de todos os casos de panosteíte em nossa pesquisa VMDB. Essas raças ou listas similares de raças prevalentes foram relatadas anteriormente.[1-4,8,9,15] A panosteíte ocorreu em 59 raças em nossa pesquisa VMDB, mas 25 daquelas raças tiveram apenas um caso cada uma. Doze raças, incluindo raças mestiças, tinham menos de 100 casos/100.000 da raça, indicando risco baixo.

Raças pequenas com panosteíte representavam um total de 12 casos, ou 1,8% dos cães, com panosteíte em nossa pesquisa VMDB. Cardigan welsh corgis representavam a maioria desses casos, com três; blue heelers tiveram dois casos; enquanto American Cocker spaniel, Maltese, Norwich terrier, miniature Schnauzer, Shetland sheepdog, Pembroke welsh corgi e wirehaired pointing griffon tiveram um caso de panosteíte cada. Um estudo prévio, da mesma maneira, relatou que 99% dos cães com panosteíte eram de raças grandes (a única exceção foi um miniature Schnauzer).[4]

Gênero

A predisposição de machos para ter panosteíte é consistente e merece nota. Nosso estudo VMDB mostrou que machos representavam 70% de todos os casos de panosteíte e a população de machos era de apenas 48% do total. Machos representam 67% a 84% de todos os casos de panosteíte publicados.[3,4,6,11,12,15] Em um estudo com cem cães com panosteíte, 79% deles eram machos e todas as fêmeas eram de Pastor alemão; uma delas era uma São-bernardo.[4] Foi relatado que as recorrências de panosteíte são mais previsíveis em machos.[15] As fêmeas geralmente têm o primeiro episódio de panosteíte associado ao primeiro cio.[15]

História do paciente

A história típica é o aparecimento súbito de claudicação de leve a moderada, embora a claudicação grave também seja comumente relatada.[4,9,11,15] A duração da claudicação é de até 14 dias (raramente 3 semanas em casos graves), mas pode durar apenas 2 dias.[2,4,9,15] Pode ser relatada diminuição do apetite e da atividade coincidentemente com a claudicação.[2-4,11,12] A claudicação não é afetada por repouso ou por atividade, mas geralmente aumenta durante os primeiros dias do episódio.[15] A dor

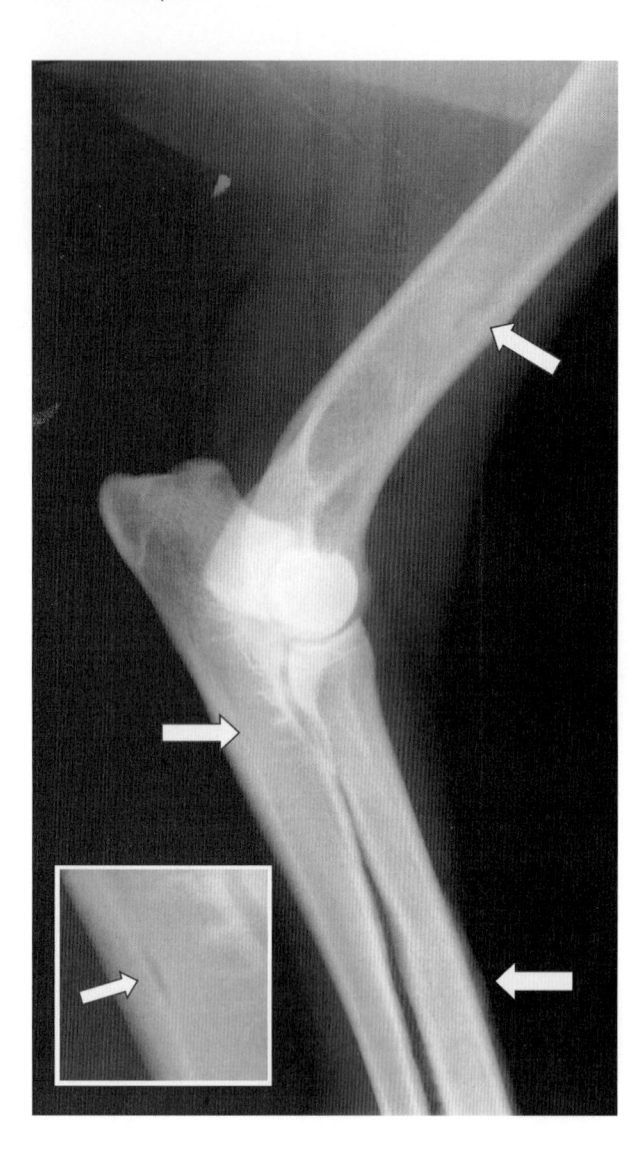

Figura 95.2 Sinais radiográficos de panosteíte evidentes no úmero, no rádio e na ulna da mesma perna (setas). A ulna tem os sinais mais iniciais (ver o detalhe) de radiolucência na superfície endosteal. O sinal radiográfico subsequente, que mais frequentemente é o primeiro a ser apreciado, é a radiodensidade do canal medular, que aparece como manchas (úmero) ou generalizada (rádio).

deve-se mais à estimulação de receptores de dor no periósteo e/ou devido à hiperemia e à congestão medular.[2] O episódio inicial de panosteíte mais frequentemente afeta um membro anterior, seguido por um membro posterior, depois voltando a um membro anterior.[15] Essa "claudicação alternante" é uma clássica descrição histórica da panosteíte (ver Prognóstico para mais detalhes).[2,3,9,11,12] A claudicação pode afetar um ou mais membros simultaneamente ou sequencialmente (Figura 95.2).[2,4,15] O início da claudicação devido à panosteíte é incomum (aproximadamente 10%) após os 2 anos de idade (ver Características do paciente para mais detalhes).[4,15]

Resultados dos exames

A claudicação varia de leve a grave, com impossibilidade de apoiar o membro.[15] O diagnóstico é feito principalmente pela palpação.[15] A dor no osso afetado é exacerbada e localizada pela palpação profunda do osso, sendo que a resposta dolorosa varia de leve a grave.[2-4,9,11,12,15] A panosteíte tende a começar no forame nutrício (aproximadamente na junção do terço proximal com o terço médio dos ossos longos), mas a panosteíte pode ocorrer em qualquer lugar da diáfise ou da metáfise.[4,9,12,15] Deve-se cuidar para não comprimir tecidos moles, além da pele, durante a palpação diagnóstica para evitar uma falsa reação positiva. A panosteíte facilmente passa despercebida e é provável que isso aconteça com frequência, a não ser que a palpação direta dos ossos longos seja rotineira no exame ortopédico dos cães com risco para a doença.[4] Atrofia muscular devido à panosteíte raramente estará presente devido ao seu começo abrupto e à sua duração curta dos sinais clínicos.[4] Recomenda-se a confirmação do diagnóstico por radiografias, apesar de as radiografias iniciais poderem servir apenas para eliminar outras possibilidades diagnósticas.[3,4] Um relato indicou sinais radiográficos mínimos em cinco de cem cães com panosteíte.[4] Adicionalmente, os sinais radiográficos de panosteíte podem não ser observáveis por 10 a 14 dias após o início dos sinais clínicos, embora haja maior sensibilidade durante os primeiros dias (i. e., quando é mais provável que o paciente seja apresentado para exame).[2,12,15] Para a panosteíte, existe muito pouca correlação entre a gravidade dos sinais clínicos e as alterações radiográficas.[2,4,9,11,15]

Os ossos afetados mais comumente diferem entre os relatos. Um relato lista em ordem decrescente a ulna (42%), o rádio (25%), o úmero (14%), o fêmur (11%) e a tíbia (8%).[15] Outro relato lista os ossos mais comumente afetados como sendo o úmero (68%), o fêmur (68%), a ulna (54%), o rádio (27%) e a tíbia (24%).[4] Este último estudo relatou panosteíte no osso contralateral em 31% (úmero) a 60% (tíbia) dos casos, com somente um de cem cães tendo panosteíte no mesmo osso mais de uma vez.[4] Diferentes fases da doença podem estar ocorrendo ao mesmo tempo no mesmo cão (Figura 95.2).[15]

Doenças ortopédicas concorrentes são comuns (26% em um relato) em cães com panosteíte.[2-4,9,11,15] Portanto, um exame ortopédico completo e radiografias quando indicadas deverão ser feitos sempre. Outros achados são raros, mas podem incluir pirexia, anorexia, tonsilite, eosinofilia, atrofia muscular e leucocitose, nenhum deles sendo específico para a panosteíte.[3,4,9,15] A ocorrência de febre, de anorexia, de tonsilite ou de eosinofilia foi relatada em somente 1% dos casos de panosteíte.[4,9] A maioria dos casos de panosteíte ocorre em cães em outros aspectos sadios.[3]

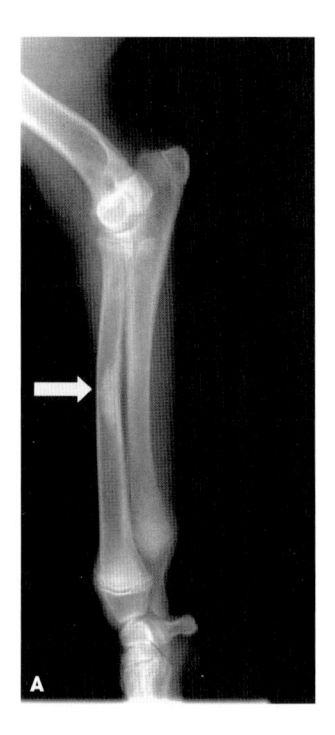

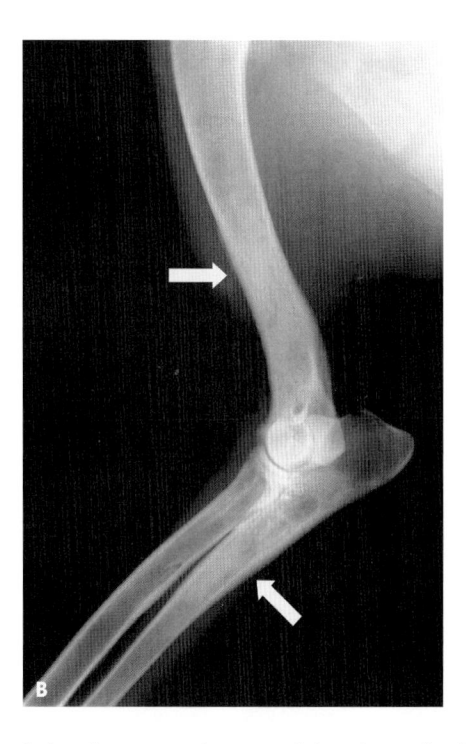

Figura 95.3 A. Mancha discreta de radiodensidade medular característica da panosteíte, a qual é mais tardia do que o que se vê na ulna da Figura 95.2. **B.** A radiodensidade do canal medular do rádio aparece como manchas e é limitada a uma área, em comparação com a radiodensidade mais avançada no úmero, que tem aspecto de manchas, mas que é quase generalizada, atingindo todo o diâmetro do osso e em uma área maior.

Resultados radiográficos

Existem quatro estágios radiográficos associados à panosteíte, três dos quais são observados comumente. Esses estágios são, na realidade, o *continuum* da doença e vários autores diferem quanto aos pontos arbitrários para separar os estágios. Os estágios radiográficos da panosteíte são: (1) radiolucência do canal medular; (2) rádio-opacidade do canal medular; (3) reação endosteal, cortical e periosteal; e (4) recuperação.

O sinal radiográfico mais precoce de panosteíte é o aumento da radiolucência do canal medular (Figura 95.2).[4,8,12,15] A radiolucência corresponde às alterações patológicas iniciais do tecido adiposo medular, ocorre precocemente e é raramente observada.[2,12,15] A radiolucência pode ser identificada de 10 a 14 dias após o começo dos sinais clínicos.[12] São necessárias radiografias de alta qualidade para ver as alterações que estão presentes quando a claudicação começa.[9] Se houver dúvidas, radiografias adicionais devem ser feitas 2 a 3 semanas mais tarde para mostrar as alterações mais óbvias.[9]

O segundo estágio de alterações radiográficas, tipicamente as primeiras a serem observadas, é o aumento da densidade do canal medular, em um padrão multifocal ou de manchas isoladas, mais frequentemente começando próximo ao forame nutrício (Figura 95.3).[4,11,12,15] A rádio-opacidade corresponde às alterações patológicas de proliferação das células estromais e adventícias no canal medular, à sua calcificação subsequente e à formação intramembranosa de osso.[2,9,12,15] Esse estágio radiográfico tipicamente começa 10 a 14 dias após o início dos sinais clínicos.[15] Inicialmente, essas alterações podem ser sutis (Figura 95.2).[9] As alterações radiográficas desse estágio, em geral, persistem por 4 a 6 semanas.[4] As alterações iniciais consistentes nesse estágio são a perda do padrão trabecular normal, a perda do contraste medular-cortical (devido ao aumento da radiodensidade medular) e a presença de número variável de densidades intramedulares granulares.[3,4,9] Outras alterações iniciais que podem ser observadas são a acentuação do padrão trabecular antes ou ao lado das áreas de aumento da radiodensidade medular e as alterações corticais ao lado do forame nutrício, que acentuam o forame (Figuras 95.2 e 95.3).[4,9]

Na metade desse estágio radiográfico, a aparência é de manchas irregulares, com densidades escleróticas de vários tamanhos e extensões.[3] Pode ser vista densidade granular no canal medular do começo ao fim desse estágio.[4] Em alguns casos, o canal medular é preenchido por radiodensidade homogênea.[4] À medida que esse estágio progride para o próximo, a superfície endosteal

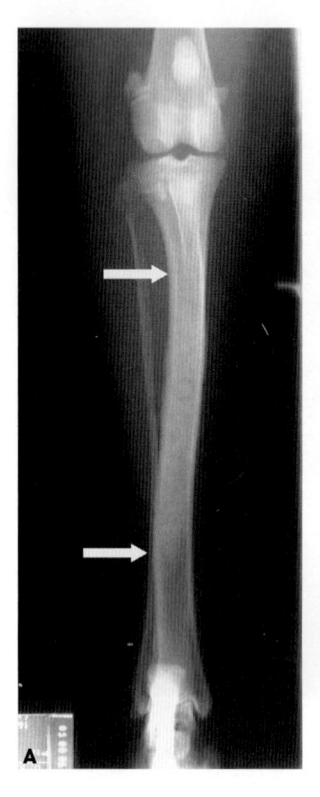

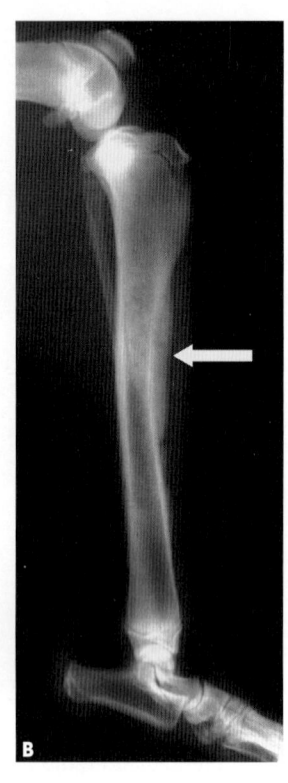

Figura 95.4 A. A radiodensidade do canal medular típica da panosteíte progrediu desde o aspecto de manchas visto na Figura 95.3 até envolver todo o comprimento dessa tíbia. **B.** Essa tíbia tem radiodensidade medular e proliferação periosteal, indicando progressão maior em comparação com as Figuras 95.2 a 95.4A. Nem todos os cães com panosteíte progridem até esse grau de gravidade de sinais radiográficos.

torna-se áspera, com trabéculas grosseiras estendendo-se para o canal medular.[4] Em aproximadamente um terço dos casos, geralmente naqueles com extenso envolvimento medular, a rugosidade do periósteo é seguida por formação de novo osso (Figura 95.4).[4]

O terceiro estágio radiográfico, tipicamente o segundo observado, inclui reações endosteal, cortical e periosteal (Figuras 95.2 e 95.4). Os sinais radiográficos das alterações ósseas endosteal, cortical e periosteal correspondem às alterações patológicas descritas para o estágio anterior e à formação de osso imaturo, que progridem para afetar o osso cortical.[9] Existe continuação do padrão multifocal ou manchado de radiodensidade e, frequentemente, uma radiodensidade aumentada semelhante à do córtex.[4,9] A aspereza endosteal e, a seguir, a aspereza periosteal podem preceder a formação de novo osso e o padrão de trabéculas grosseiras pode estar presente.[9,15] Neoformação óssea periosteal é vista em 15% a 25% dos casos afetados, ostensivamente os mais graves.[2] O novo osso periosteal e endosteal têm a aparência de que o córtex é mais espesso naquela região e que suas margens são indistintas.[9] O osso cortical pode ser substituído por osso imaturo em algumas áreas.[9] A osteoporose cortical, se observada, é devida ao alargamento dos canais osteônicos.[15] O espessamento de áreas do córtex ocorre em aproximadamente um terço dos casos.[4] O diagnóstico da panosteíte é mais fácil nesse estágio.[4]

O quarto estágio radiográfico, tipicamente o terceiro observado, é o da recuperação. Os sinais radiográficos correspondem à reversão das alterações patológicas além de evidências de alterações residuais. Essas alterações incluem uma diminuição no número de densidades granulares, o retorno à aparência medular normal e as remodelagens cortical e trabecular, com regressão em direção ao forame nutrício (ordem reversa da formação).[2,3] O canal medular progride para uma aparência mais normal durante um período de 2 a 3 meses.[9] A regressão das alterações ósseas ocorre pela remoção osteoclástica das trabéculas que não têm uma função mecânica e isso dura meses.[2] As alterações permanentes podem incluir leve aumento da densidade do canal medular, densidades granulares, trabéculas ósseas menos numerosas e mais grosseiras, aspereza do endósteo e aumento da espessura cortical (Figura 95.5).[2,4]

A gravidade e a extensão das alterações radiográficas na panosteíte variam bastante.[2,4,15] O ciclo geral das alterações radiográficas para um determinado osso com panosteíte é de, tipicamente, 60 a 90 dias, mas pode

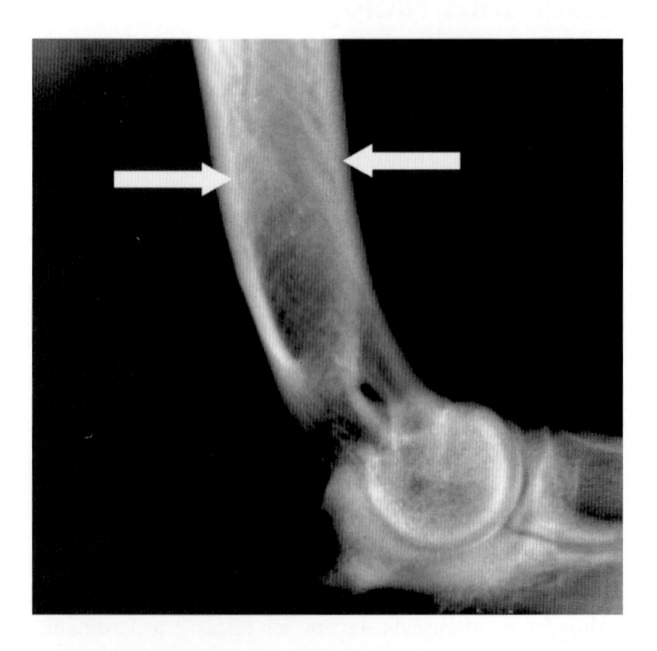

Figura 95.5 Trabéculas em menor número e mais grosseiras são indicadores radiográficos de ocorrência anterior de panosteíte nesse úmero. Nem todos os episódios de panosteíte desenvolvem, se desenvolverem, sinais radiográficos crônicos tão graves. Essas alterações são vistas após os sinais clínicos de panosteíte.

demorar até 190 dias.[3,15,16] Diferentes estágios de panosteíte frequentemente ocorrem ao mesmo tempo, no mesmo cão (Figura 95.2).[2,4,15] Um estudo relatou alterações radiográficas consistentes com panosteíte em dois ou mais ossos ao mesmo tempo em 24 de 25 cães nos quais foram feitas radiografias de todos os membros.[4] Até sete ossos eram afetados por panosteíte ao mesmo tempo.[15] Alterações radiográficas causadas por panosteíte geralmente se centram em torno do forame nutrício.[4,9,12,15] Um relato afirmou que as alterações afetam a diáfise em apenas 75% dos cães, com extensão atingindo a metáfise em 25% dos cães.[4] Não existe um relato de panosteíte afetando a epífise.[15] Panosteíte afetando o mesmo osso duas vezes é rara (1%).[4] Episódios repetidos de panosteíte podem resultar de ossos que se tornam cuboides e "perdem sua aparência graciosa" devido à remodelagem repetida.[15] Apesar de a panosteíte quase sempre afetar ossos longos tubulares, foi relatado um cão tendo lesões radiográficas típicas de panosteíte no ílio.[4]

Tratamento

Devido à panosteíte ser autolimitante, com sinais clínicos que se restringem à claudicação por causa da dor, a terapia típica é limitada à administração de AINE. O tratamento pode ser na base do necessário durante a duração dos sinais clínicos, que pode ser de apenas 2 dias até 3 semanas.[2,4,9,15] Ácido acetilsalicílico tem sido recomendado frequentemente, mas outros AINE também podem ser utilizados.[4,9,15] Corticosteroides podem ser usados nos casos refratários ou graves. Outros analgésicos podem ser usados, mas raramente são necessários.[15] O exercício ou o repouso não afetam a gravidade da claudicação,[15] embora dois relatos sugiram a restrição de atividade como parte do tratamento.[2,9] Problemas ortopédicos concorrentes ou outros sinais (p. ex., anorexia) são tratados separadamente.[2,3]

Outros tratamentos que foram tentados com sucesso mínimo incluem antibióticos, suplementos vitamínicos e minerais, mudanças na dieta e erradicação do osso doente e das glândulas adrenais.[15]

Prognóstico

O prognóstico para um dado episódio de panosteíte é excelente. A claudicação e a dor persistem de dois dias a 3 semanas, com ou sem tratamento.[2,4,9,11,15] Todavia, a dor pode ser grave e mesmo os casos não muito graves podem necessitar de alívio da dor. Medicações como os AINE ou corticosteroides quase sempre proporcionam excelente alívio dos sinais clínicos. A gravidade dos ataques tende a diminuir com o aumento da idade.[15]

O prognóstico a longo prazo para a panosteíte também é excelente.[2,4,9,11] Todavia, recorrências são comuns em cães de até 18 meses de idade.[2-4,15] Aproximadamente 5% a 11% dos casos de panosteíte ocorrem em cães com mais de 2 anos de idade (Figura 95.1).[4] Apesar de ser raro a panosteíte afetar o mesmo osso uma segunda vez (1%), ela afeta um ou mais outros ossos longos no mesmo membro ou em outro membro.[4]

O episódio inicial de panosteíte mais frequentemente afeta um membro anterior, seguido por um membro posterior e daí retornando em um membro anterior.[15] Esse quadro de "claudicação alternante" é uma clássica descrição histórica para a panosteíte.[2,3,9,11,12] Em muitos casos, a claudicação muda de local a cada 2 a 4 semanas, com lapsos de 1 mês ou mais.[4,9,15] Foi relatado que a frequência das recorrências é mais previsível em machos.[15] Não é incomum um cão ter um ou somente uns poucos episódios, em vez de ter episódios repetidos e frequentes até a idade de 18 a 24 meses, pelo menos não em um número que faça com que se busquem os cuidados de um veterinário. Em um relato de cem casos consecutivos de cães com panosteíte, o envolvimento de mais de um membro ocorreu em 49% e o envolvimento de mais de um osso em 53%.[4] O envolvimento de múltiplos membros foi distribuído igualmente entre os membros anteriores e posteriores.[4] A frequência e a gravidade da claudicação tendem a diminuir com a idade.[15]

Referências bibliográficas

1. LaFond E, Breur GJ, Austin CC: Breed susceptibility for developmental orthopedic diseases in dogs. J Am Anim Hosp Assoc 38:467, 2002.
2. Trostel CT, Pool RR, McLaughlin RM: Canine lameness caused by developmental orthopedic diseases: panosteitis, Legg-Calve'-Perthes disease, and hypertrophic osteopathy. Compendium 25:282, 2003.
3. Cook JL: Foreleg lameness in the young patient. Vet Clin North Am 31:55, 2001.
4. Bohning RH, Suter PF, Hohn RB, Marshall J: Clinical and radiologic survey of canine panosteitis. JAVMA 156:870, 1970.
5. Munjar TA, Austin CC, Breur GJ: Comparison of risk factors for hypertrophic osteodystrophy, craniomandibular osteopathy and canine distemper virus infection. Vet Comp Ortho Traumatol 11:37, 1998.
6. Schwarz T, Johnson VS, Voute L, Sullivan M: Bone scintigraphy in the investigation of occult lameness in the dog. J Small Anim Pract 45:232, 2004.
7. Wallace JM: Meloxicam. Compendium 25:64, 2003.
8. Barrett RB, Schall WD, Lewis RE: Clinical and radiographic features of canine eosinophilic panosteitis. JAAHA 4:94, 1968.
9. Muir P, Dubielzig RR, Johnson KA: Panosteitis. Compendium. 18:29, 1996.
10. Weinstein MJ, Rhodes WH, Mongil CM, Smith GK: Orthopedic conditions of the Rottweiler. Compendium 17:925, 1995.
11. McLaughlin RM: Hind limb lameness in the young patient. Vet Clin North Am 31:101, 2001.
12. Lewis DD, McCarthy RJ, Pechman RD: Diagnosis of common developmental orthopedic conditions in the canine patients. Compendium 14:287, 1992.
13. Grodalen J, Sjaastad O, Teige J: Enostosis (Panosteitis) in three dogs suffering from hemophilia A. Canine Pract 16:10, 1991.
14. Dorland's Illustrated Medical Dictionary (28th Edition). Philadelphia: Saunders, 1994, p. 557.

15. Lenehan TM, Fetter AW: Canine panosteitis. *In* Newton CD, Nunamaker DM (eds). Textbook of Small Animal Orthopaedics. Philadelphia: Lippincott, 1985, p. 591.
16. Van Sickle DC, Hohn RB: Selected orthopedic problems in the growing dog. Am Anim Hosp Assoc 1975.
17. Milton JL: Panosteitis. A review of the literature and 32 cases. Auburn Vet 35:11, 1979.
18. Zeskov B: A contribution to "eosinophilic panosteitis" in dogs. Zentralbl Veterinarmed 7:671, 1960.
19. Mee AP, Gordon MT, May C, et al: Canine distemper virus transcripts detected in the bone cells of dogs with metaphyseal osteopathy. Bone 14:59, 1993.
20. Turnier JC: A case study of canine panosteitis: comparison of radiographic and radioisotopic studies. Am J Vet Res 39:35, 1978.

Osteopatia Craniomandibular

Ron Montgomery e Brenda Austin Simmons

A osteopatia craniomandibular (OCM) é uma doença inflamatória incomum de cães juvenis caracterizada por proliferação e por remodelação óssea da mandíbula.[1-31] A articulação temporomandibular frequentemente é afetada e o envolvimento (espessamento) de outros ossos do crânio é comum. A dor associada à OCM é tipicamente de moderada a grave. As queixas comuns na apresentação são de dificuldade de comer, de deformidade e/ou de dor ao abrir a boca. West Highland terriers e Scottish terriers são as raças predominantemente afetadas. Ossos longos podem, infrequentemente, também ser afetados, com ou sem sinais de claudicação e/ou de dor durante a palpação. A OCM tipicamente regride quando a formação normal dos ossos se completa, em torno de 1 ano de idade.[1]

A OCM foi relatada pela primeira vez em 1958 em cinco West Highland terriers e, em 1959, em West Highland white e em Scottish terriers.[1,2] Os diagnósticos clínicos e radiológicos foram inicialmente de neoplasia. Todavia, a histopatologia indicou periostite mandibular não neoplásica com proliferação óssea e condromixomatosa.[1] Os sinônimos para OCM incluem periostite mandibular, hiperostose calvária, hiperostose idiopática da calvária e mandíbula de leão.[1,3,4]

Para este capítulo foi feita uma pesquisa nos dados do Veterinary Medical Data Base (VMDB) de 1994-2004, que resultou em um total de 29 casos de OCM. A revisão da literatura demonstrou a existência de 65 casos de OCM,[4-24] alguns dos quais pré-datavam os anos da pesquisa VMDB, enquanto outros também podem ter sido incluídos nos dados da pesquisa do VMDB. Adicionalmente, existem casos relatados na literatura que podem ser casos atípicos de OCM. Pastor *et al.* relataram uma doença que eles denominaram síndrome da hiperostose da calvária (SHC).[4] Cinco Bull mastiffs machos, não aparentados, com 5 a 9 meses de idade, tinham proliferações ósseas assimétricas nos ossos frontal, temporal e occipital e um deles tinha proliferação na bolha timpânica.[4] Todos os cães com SHC recuperaram-se. Trowald-Wigh relatou 12 Irish setters com deficiência de adesão leucocitária canina (CLAD, do inglês *canine leucocyte adhesion deficiency*) confirmada.[23] A patogênese da CLAD inclui ausência de proteínas de adesão granulocítica e incapacidade dos neutrófilos em migrar dos vasos sanguíneos para os tecidos.[23] Doenças similares foram relatadas em seres humanos e em bovinos.[23] Lesões semelhantes à OCM foram relatadas por aqueles autores, pois as lesões da CLAD também incluem várias osteopatias de ossos longos, infecções purulentas e envolvimento multiorgânico. Esses 12 Irish setters com CLAD tinham entre 8 semanas e 15 semanas de idade no começo dos sinais clínicos e foram todos eutanasiados devido à gravidade e à recorrência dos sinais clínicos.[23] Duas ninhadas tinham quatro cães com CLAD cada uma; as outras duas não tinham parentesco.[23]

Etiologia

A causa da OCM é desconhecida.[1,27-31] As causas consideradas possíveis incluem fatores congênitos,[1,25] infecciosos[21,26] e hereditários. Nem as histórias dos casos nem a literatura indicam que a OCM esteja presente ao nascer, o que, por definição, significa que não é uma doença congênita.[27] Ao contrário, a OCM ostensivamente se desenvolve dos 3 meses aos 9 meses de idade (Figura 96.1). A infecção não parece ser uma causa de OCM. A avaliação microscópica dos tecidos afetados não revelou organismos infecciosos. Culturas bacterianas (n=26) de quatro West Highland white terriers foram negativas.[22] O uso de antibióticos em casos de OCM não foi considerado um tratamento efetivo.[1-31] Schulz relatou que foi cultivada *E. coli* da mandíbula de um boxer afetado com OCM,[13] a qual foi, provavelmente, incidental. A predominância de casos de OCM ocorrendo em terriers, especialmente no West Highland e no Scottish, aponta fortemente para uma etiologia genética. Por outro lado, a OCM ocorrendo em muitas outras raças, incluindo alguns cães de raças grandes, causa alguma dúvida quanto a uma etiologia genética, assumindo que as outras raças eram puras e que a OCM não tenha sido confundida com alguma doença similar.

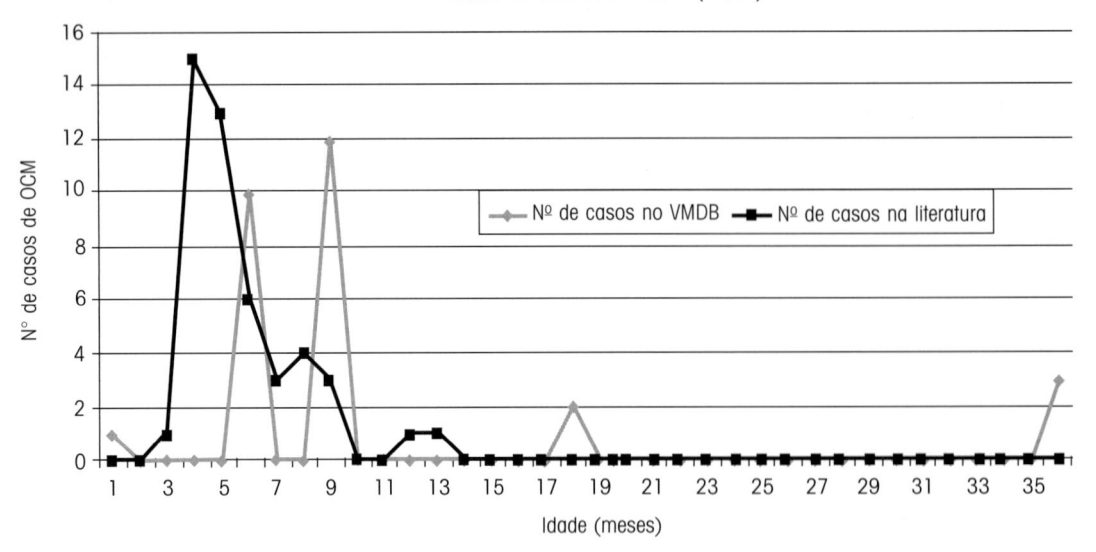

Figura 96.1 O Veterinary Medical Data Base (VMDB) não fornece o número de casos por cada mês ou ano de idade. Os casos dentro de uma faixa de idade são registrados como "0-2 semanas; 2 semanas-2 meses; 2-6 meses; 6-12 meses; 1-2 anos; 2-4 anos; 4-7 anos; 7-10 anos; 10-15 anos; e +15 anos". O número de casos para os dados do VMDB na Figura 96.1 foram colocados no centro da faixa de idade, sendo que os casos com 4 anos foram incluídos em 60 meses no gráfico. Oito casos relatados por Riserx não tinham as idades informadas, mas foram colocados nas avaliações de raça. OCM = osteopatia craniomandibular.

Patologia

O osso lamelar normal é removido por osteoclastos e o processo pode ser acompanhado por grande número de células inflamatórias (predominantemente linfócitos, plasmócitos e neutrófilos). O músculo e o tecido conjuntivo ao longo da superfície do osso normal também são destruídos por esse processo patológico. A neoformação de osso é grosseira e/ou primária e estende-se bastante para além do periósteo normal. Os espaços medulares são preenchidos por tecido fibroso altamente vascular e, ocasionalmente, por ilhotas de cartilagem. O novo osso pode ter um "padrão de mosaico [...] indicando depósito rápido e esporádico e reabsorção do osso anormal."[1] Alterações patológicas similares podem ser observadas com alguns osteossarcomas, no hiperparatireoidismo e na formação de calo ósseo.[1] As alterações patológicas variam segundo o osso afetado. As alterações mandibulares são caracterizadas por grandes e irregulares exostoses, enquanto as alterações no calvário e na bolha timpânica frequentemente resultam em espessamento, mas com manutenção de superfícies interna ou externa lisas.[1]

As alterações macroscópicas são muito evidentes, especialmente na mandíbula (Figura 96.2). O aumento visível e palpável da mandíbula é a marca distintiva da OCM. Simetria bilateral é a regra, mas há muitas exceções. A bolha timpânica geralmente é envolvida, com aumentos de 2 a 3 vezes o normal causados por maciças

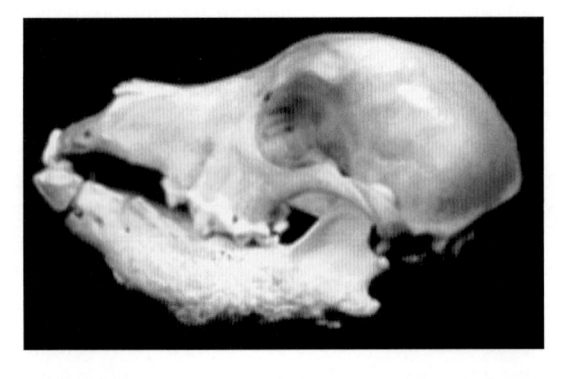

Figura 96.2 Alterações ósseas macroscópicas devidas à osteopatia craniomandibular (OCM). Note a grande quantidade de proliferação óssea irregular na mandíbula. Em alguns casos, a bolha timpânica, a articulação temporomandibular e os ossos chatos do calvário também podem ser afetados.

quantidades de novo osso.[1] Adicionalmente, vários graus de fusão entre a bula timpânica e o ângulo da mandíbula são comuns.[1]

Diagnóstico clínico

Características do paciente

O caso quintessencial de OCM ocorre em um cão macho, das raças Scottish terrier ou West Highland white terrier com até 12 meses de idade.

Tabela 96.1 Casos de OCM da pesquisa VMDB 1994-2004 e relatados na literatura.

Raças	Total da raça	Casos de OCM	por 100.000	Literatura
Todas as raças	307.168	29	9	
West Highland white terrier	2.039	8	392	35
Scottish terrier	1.374	6	437	16
Labrador retriever	30.248	4	13	1
Bulldog	2.808	3	107	0
Cairn terrier	957	1	*104*	2
Boston terrier	2.465	1	41	1
Basset hound	2.651	1	38	0
Welsh corgi, Cardigan	569	1	*176*	0
Raças mestiças	63.974	1	2	0
Weimaraner	1.485	1	67	0
Bullmastiff	698	1	*143*	1
Great dane	2.460	1	41	1
English mastiff				1
Doberman pinscher				2
Catahoula				1
Redbone hound				1
Boxer				1
Shetland sheepdog				1
Pyrenean M				2

Os números em itálico na coluna "por 100.000" indicam < 1.000 da raça na pesquisa VMDB.
OCM = osteopatia craniomandibular; VMDB = Veterinary Medical Data Base.

Idade

Cães com até 12 meses de idade eram responsáveis por 82% dos casos em nossa pesquisa do VMDB (Figura 96.2). As idades afetadas variaram de 0 a 2 semanas (um cão) a 15 anos (um cão) (Figura 96.1). A OCM é, geralmente, considerada uma doença juvenil, cessando os sinais clínicos com a maturação óssea. Devido a alterações patológicas similares serem vistas com alguns osteossarcomas, com hiperparatireoidismo e com formação de calo ósseo,[1] é possível que tenha havido diagnóstico equivocado nos cinco cães maduros indicados como tendo OCM entre uma população de mais de 300.000 cães.

A idade dos 65 cães com OCM relatados na literatura variava de 3 a 13 meses no momento do diagnóstico, além de um cão com 24 meses apresentando proliferação óssea no seio frontal e poliartrite.[4-24]

Raça

As raças West Highland white terrier e Scottish terrier foram as mais comumente afetadas por OCM e as com maior risco de ter a doença por 100.000 cães da raça (Tabela 96.1). Embora os West Highland white terriers tenham tido o maior número absoluto de casos de OCM, os Scottish terriers tiveram maior risco da doença com base no número de casos por 100.00 cães da raça. Os cães mestiços tiveram o menor número absoluto de casos (n=1) e o menor risco (dois casos de OCM por 100.000 cães da raça). Contudo, o risco, em geral, para OCM foi baixo, como o indicam somente 9 casos por 100.000 de todas as raças. Adicionalmente, o baixo número de casos de OCM por 100.000 animais das raças com maior risco também foi baixo comparado com os fatores de risco para outras doenças (i. e., osteodistrofia hipertrófica e panosteíte). Os terriers representavam 16 dos 29 casos de OCM (55%) pesquisados. Mas raças de cães grandes como Bulldog, Basset hound, Weimaraner, Bullmastiff e Great Dane também foram descritas como tendo OCM (Tabela 96.1).[4-24]

Gênero

Machos são mais predispostos a ter OCM segundo a pesquisa feita no VMDB para este capítulo (Tabela 96.2). A proporção de machos para fêmeas entre todos os cães pesquisados foi de 48:52, enquanto entre apenas os portadores de OCM essa proporção foi de 64:36. Parece existir uma forte predisposição entre os cães não castrados para ter OCM (85%) (Tabela 96.2). Todavia,

Tabela 96.2 Número de cães com OCM com base na pesquisa VMDB.

	Todos os cães	Casos de OCM	Proporção de todos	Proporção M:F
Macho	150.665	18	48	64
Fêmea	161.119	10	52	36
	Todos os cães	Casos de OCM	% de todos os cães	% de OCM
Não castrado	121.331	23	39	85
Castrado	190.267	4	61	15

Era desconhecido se uma fêmea era ou não castrada em 186 cães da população total e em nenhum caso de OCM. O sexo era desconhecido em 1.700 cães da população total e em um caso de OCM. Para cães ≤ 12 meses de idade, 76% dos machos não eram castrados e 69% das fêmeas não eram castradas.
OCM = osteopatia craniomandibular; VMDB = Veterinary Medical Data Base.

a vasta maioria dos cães com OCM tinha 12 meses de idade ou menos e, para todos os cães, em geral, com até 12 meses de idade, a porcentagem de cães não castrados (76% de machos e 69% de fêmeas) era próxima à porcentagem de cães não castrados com OCM.

História do paciente

A OCM começa insidiosamente. As queixas durante a apresentação são dor quando se tenta abrir a boca do cão e uma diminuição da capacidade de abrir a boca (diminuição da amplitude de ação da articulação temporomandibular). Casos mais avançados têm também aumento visível da mandíbula, diminuição da ingestão alimentar e, talvez, perda de peso. Outros cães da mesma ninhada também podem ser afetados.

Resultados dos exames

As queixas da apresentação são confirmadas. A palpação da mandíbula pode revelar aumento e superfície irregular. O animal exibe dor durante as tentativas de abrir a boca e há impossibilidade de abrir a boca do paciente até um limite considerado normal durante sedação/anestesia. Um exame completo deve ser feito para eliminar a possibilidade de um abscesso retrobulbar, de fratura e de lesões orais (p. ex., doença dentária, corpo estranho etc.).

Resultados das radiografias

O aumento da mandíbula é a anormalidade radiográfica mais precoce e mais óbvia (Figura 96.3), podendo ser extrema em casos avançados. O aumento da bolha timpânica ocorre predominantemente por espessamento da parede óssea e pode alcançar várias vezes o tamanho normal. Radiodensidade e/ou proliferação óssea entre a bolha timpânica e o ângulo da mandíbula podem ser vistas. Os ossos planos do calvário (especialmente o frontal e o parietal) podem aparecer notavelmente mais espessos, mas tendem a manter lisas as superfícies corticais.

Tratamento

Corticoides ajustados para os sinais clínicos são o principal tratamento para a OCM. Vários analgésicos têm sido usados para o controle da dor; contudo, tem sido relatado específica e repetidamente que o ácido acetilsalicílico não é efetivo. O uso de antibióticos foi relatado infrequentemente e foi demonstrado que não tem efeito notável. Dietas moles e altamente calóricas são indicadas para diminuir a dor associada ao comer e para manter o peso corporal. Cuidados de suporte, especialmente suplementação de fluidos e de calorias, podem ser necessários. O uso de fisioterapia direcionada para a manutenção da amplitude de ação da articulação temporomandibular não foi relatado, mas tem o potencial de ser benéfica.

Prognóstico

O desfecho da doença em 42 cães foi relatado na literatura. Trinta cães sobreviveram ostensivamente com resolução das lesões de OCM. A idade na resolução foi informada apenas para um cão, aos 11 meses de idade.[5] Cinco cães com OCM foram eutanasiados.[6-9] Dois cães morreram, um durante a primeira semana de hospitalização e o outro após 9 semanas de tratamento.[10,14] Quatorze outros cães foram examinados para acompanhamento entre 10 semanas e 9 anos após o tratamento inicial e tiveram lesões que, ostensivamente, já estavam resolvidas ou estavam se resolvendo.[6,8-13] Existe informação insuficiente para determinar se o prognóstico relaciona-se à idade no início da doença, à idade quando cada tratamento começou, à gravidade dos sinais clínicos no início do tratamento, à velocidade da progressão dos sinais clínicos ou a outros fatores.

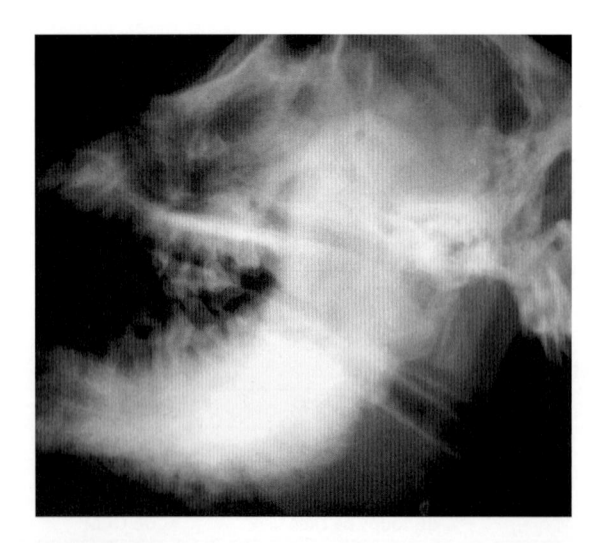

Figura 96.3 Radiografias de osteopatia craniomandibular (OCM). Note a grande quantidade de proliferação óssea na mandíbula. As bulas timpânicas, a articulação temporomandibular e os ossos chatos do crânio também podem ser envolvidos em alguns casos.

Referências bibliográficas

1. Riser WH, Newton CD: Craniomandibular osteopathy. *In* Textbook of Small Animal Orthopaedics. Newton CD, Nunamaker DM (eds). Philadelphia: JB Lippincott, 1985, p. 621.
2. Littlewort MCG: Tumor-like exostosis on the bones of head in puppies. Vet Rec 70:977, 1958.
3. Muir P, Dubielzig RR, Johnson KA: Hypertrophic osteodystrophy and calvarial hyperostosis. Compendium 18:143, 1996.
4. Pastor KF, Boulay JP, Schelling SH, Carpenter JL: Idiopathic hyperostosis of the calvaria in five young bullmastiffs. J Am Anim Hosp Assoc 36:439, 2000.

5. Riser WH: What is your diagnosis? JAVMA 148:1543, 1966.
6. Watson ADJ, Adams WM, Thomas CB: Craniomandibular osteopathy in dogs. Compendium 17:911, 1995.
7. Watkins JD, Bradley R: Craniomandibular osteopathy in a Labrador puppy. Vet Rec 79:262, 1966.
8. Franch J, Cesari JR, Font J: Craniomandibular osteopathy in two Pyrenean mountain dogs. Vet Rec 142:455, 1998.
9. Taylor SM, Remedios A, Myers S: Craniomandibular osteopathy in a Shetland sheepdog. Can Vet J 36:437, 1995.
10. Watson ADJ, Huxtable CRR, Farrow BRH: Craniomandibular osteopathy in Doberman Pinschers. J Small Anim Pract 16:11, 1975.
11. Huchkowsky SL: Craniomandibular osteopathy in a bullmastiff. Can Vet J 43:883, 2002.
12. Hudson JA, Montgomery RD, Hathcock JT, Jarobe JM: Computed tomography of craniomandibular osteopathy in a dog. Vet Rad Ultrasound 35:94, 1994.
13. Dennis R, Barnett KC, Sansom J: Unilateral exophthalmos and strabismus due to craniomandibular osteopathy. J Small Animal Practice 34:457, 1993.
14. Broome CJ: Concurrent craniomandibular osteopathy and polyarthritis in a dog. Aust Vet Pract 33:146, 2003.
15. Pagett GA, Mostosky UV: Animal model: The mode of inheritance of craniomandibular osteopathy in West Highland White terrier dogs. Am J Med Genet 25:9, 1986.
16. Battershell D: What is your diagnosis? JAVMA 155:1735, 1969.
17. Geissler M: What is your diagnosis? JAVMA 171:369, 1977.
18. Hathcock JT: Craniomandibular osteopathy in an English bulldog. JAVMA 181:389, 1982.
19. Schulz S: A case of craniomandibular osteopathy in a Boxer. J Small Anim Pract 19:749, 1978.
20. Burk RL, Broadhurst JJ: Craniomandibular osteopathy in a Great Dane. JAVMA 169:635, 1976.
21. Carithers RW, Mitten RW, Taylor J: Craniomandibular osteopathy. JAVMA 171:369, 1977.
22. Riser WH, Parkes LJ, Shirer JF: Canine craniomandibular osteopathy. J Am Vet Radiol Soc 8:23, 1967.
23. Trowald-Wigh G, Ekman S, Bansson K, et al: Clinical, radiological and pathological features of 12 Irish setters with canine leucocyte adhesion deficiency. J Small Anim Pract 41:211, 2000.
24. Alexander JW: Selected skeletal dysplasias: craniomandibular osteopathy, multiple cartilaginous exostosis, and hypertrophic osteodystrophy. Vet Clin North Am (SA) 13:55, 1983.
25. Putnam RW, Archibald J: Skeletal diseases in the dog. Mod Vet Pract 49:59, 1968.
26. Munjar TA, Austin CC, Breur GJ: Comparison of risk factors for hypertrophic osteodystrophy, craniomandibular osteopathy and canine distemper virus infection. Vet Comp Ortho Traumat 11:37, 1998.
27. Montgomery R: Miscellaneous orthopaedic diseases. In Textbook of Small Animal Surgery, 3rd ed. Slatter DH (ed). Philadelphia: WB Saunders, 2003, p. 2251.
28. LaFond E, Breur GJ, Austin CC: Breed susceptibility for developmental orthopedic diseases in dogs. J Am Hosp Assoc 38:467, 2002.
29. Riser WH: Canine craniomandibular osteopathy. In Disease Mechanisms in Small Animal Surgery, 2nd ed. Bojrab MJ, Smeak DD, Bloomberg MS (eds). Philadelphia: Lea & Febiger, 1983, p. 892.
30. Alexander JW, Kallfeiz FA: A case of craniomandibular osteopathy in a Labrador retriever. Vet Med 70:560, 1975.
31. Baker JR: Bone disease in a dog similar to infantile cortical hyperostosis (Caffey's disease). Vet Rec 75: 1975.

Deformidades Angulares dos Membros em Cães

Denis Marcellin-Little

Epidemiologia

As deformidades angulares dos membros são comuns em cães. Elas ocorrem principalmente em cães de raças condrodistróficas. Os cães condrodistróficos têm uma feitura genética que leva a vários impedimentos do crescimento de seu esqueleto apendicular e do crânio.[1] O esqueleto axial é poupado. A maioria dos cães condrodistróficos tem membros torácicos e pélvicos simetricamente deformados. Os membros anteriores de cães condrodistróficos inicial e primariamente têm fechamento prematuro das fises distais da ulna, o que pode desencadear deformação valga (i. e., abaxial ou lateral), angulação caudal e rotação externa leve da porção distal dos antebraços começando nas fises radiais distais. Mais provavelmente, como consequência do fechamento primário das fises, os cães condrodistróficos frequentemente têm deformidade vara (i. e., axial ou medial) originando-se das fises radiais proximais (Figura 97.1).

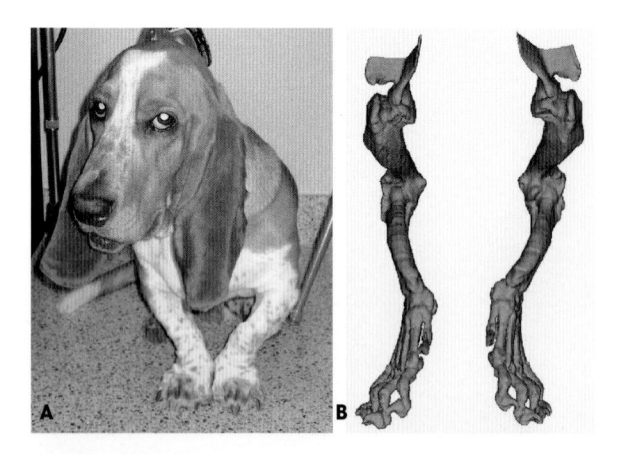

Figura 97.1 A. Basset hound de 1 ano de idade com uma deformidade em ambos os membros anteriores que inclui angulação valga da porção distal dos antebraços e angulação vara da porção proximal dos antebraços. **B.** Essas angulações são visíveis no modelo 3D de seus membros anteriores com base em imagens de tomografia computadorizada.

Os membros pélvicos dos cães condrodistróficos também têm deformidades angulares e rotacionais, especialmente angulações vara e caudal e rotação externa, originando-se da porção proximal das tíbias, da coxa vara e da luxação medial da patela. Os criadores e proprietários de cães condrodistróficos esperam que seus cães tenham certo grau de curvatura dos membros e podem não buscar cuidados médicos para tratar as consequências dessas deformidades a não ser que o cão esteja mancando constantemente.

As deformidades angulares ocorrem também como resultado de lesões, mais frequentemente lesões às fises dos ossos longos em crescimento e também como resultado de má união de fraturas. A maioria das deformidades angulares ou das causas traumáticas afeta o antebraço. Essas deformidades representam aproximadamente 1% dos problemas ortopédicos de cães[2] e podem incluir as angulações valgas ou varas de gravidade variável. O propósito deste capítulo é rever a avaliação, o processo de tomada de decisões terapêuticas e o tratamento cirúrgico das deformidades angulares dos membros em cães, particularmente das deformidades no antebraço.

Avaliação pré-operatória

A avaliação pré-operatória dos pacientes com deformidades nos membros é complexa e inclui uma variedade de fatores: uso e cosmese do membro, amplitude de movimento, rotação estática, pronação, supinação, angulação mediolateral (ML) e craniocaudal (CC), déficits de comprimento, derrame articular, dor e osteoartrite (OA) nas articulações adjacentes à deformidade. É importante fazer a avaliação completa da deformidade nos pacientes o mais rápido possível porque o crescimento e o tempo têm impacto negativo no membro deformado. Em um estudo, a demora média desde que uma deformidade foi notada até a execução de osteotomias corretivas foi de 18 semanas.[3] Alguns clínicos têm a impressão incorreta de que o monitoramento (i. e., a reavaliação feita periodicamente em poucas semanas) é uma maneira válida de tratar o problema. Raramente, esse tipo de tratamento conservador é medicamente aconselhável.

A motivação do proprietário ao trazer para a clínica os pacientes com deformidades dos membros é, principalmente, melhorar o uso e a função do membro, mas é também melhorar a mobilidade geral, diminuir a dor no membro e melhorar a cosmese do membro. O uso, a cosmese e a mobilidade geral do membro podem ser graduados (Tabela 97.1).[3] É de importância crítica assegurar-se de que esses graus tenham a concordância do proprietário e do clínico para evitar discrepâncias na percepção da gravidade do problema. Alguns proprietários subestimam a gravidade do problema, outros a superestimam. As deformidades angulares do membro, por exemplo, tendem a ser notadas mais tarde na vida e subestimadas em cães com pelos longos e enrolados em comparação com cães de pelos curtos. Os proprietários podem subestimar a gravidade de uma luxação de desenvolvimento (caudolateral) umerorradial em filhotes jovens porque eles podem interpretar o uso do membro como aceitável. Alguns proprietários são motivados principalmente pelo aspecto cosmético de seus animais (i. e., cães de *shows*). O tratamento ideal das deformidades do membro melhora a função e a cosmese dos pacientes tratados.[3] O uso inadequado do membro não é, por si só, uma indicação clara para cirurgia, como também não significa que deva ser feita uma determinada cirurgia específica. Por exemplo, um cão com deformidade antebraquial e com uma luxação de desenvolvimento umeroulnar que leve à ausência da fossa ulnar na tróclea umeral pode ter um mau uso do membro, mas pode não ser um candidato para uma osteotomia corretiva. Um cão com OA grave combinada com uma deformidade angular do membro poderá não funcionar melhor quando a deformidade for corrigida, devido à presença de dor induzida pela OA.

Todas as medidas tomadas do membro afetado devem ser comparadas com as medidas do membro oposto, com as medidas de cães de idade e de conformação similares ou com valores constantes na literatura científica.[4] A amplitude de movimento dos membros afetados deve ser cuidadosamente avaliada antes da cirurgia e a causa de qualquer anomalia de moção deve ser entendida antes de a terapia ser iniciada (Figura 97.2).[4] A amplitude de movimento é um importante aspecto da avaliação do membro afetado porque a perda da movimentação articular pode ter um profundo efeito negativo no uso do membro. Por exemplo, um cão com perda da extensão do carpo pode ser incapaz de apoiar seu peso no membro anterior. A perda da moção é comum com as deformidades de desenvolvimento do antebraço, particularmente a perda da flexão carpal resultante da subluxação e da perda da flexão do cotovelo em resultado de uma subluxação umeroulnar, umerorradial ou OA.[3]

Angulação

A angulação do membro (radial) é avaliada em pacientes com deformidades antebraquiais.[5] As deformidades valga e vara ML têm um impacto mais significante no uso do membro do que as deformidades CC. O membro anterior tem poucas opções de adaptação para ajustar-se à presença de deformidades ML, comparando-se com as deformidades CC, em que um aumento ou uma diminuição da flexão nas articulações do cotovelo e do ombro podem compensar a deformidade. Quando em pé ou andando, os cães provavelmente colocam carga sobre seus membros anteriores de uma maneira que o centro de suas articulações dos ombros e os coxins dos metacarpos formam uma linha vertical, quando visto de frente para o cão. Aquela linha é denominada eixo mecânico ML do membro (Figuras 97.2 e 97.3). Manter-se um eixo mecânico vertical leva ao menor gasto possível de energia e à otimização da eficiência da locomoção. As deformidades valgas com frequência são visualmente mais impactantes do que as deformidades varas e podem ter um efeito negativo maior no uso do membro, isso porque o membro normal frequentemente tem um desvio valgo de 5° a 10°. Por exemplo, uma deformidade medial de 20° em um cão com um desvio valgo inicial de 10° vai causar uma orientação da mão de aproximadamente 10°, uma deformidade razoavelmente discreta; mas uma deformidade lateral de 20° vai causar um desvio valgo de 30°, uma deformidade significante. Não é possível avaliar acuradamente a angulação CC do

Tabela 97.1 Avaliação do uso do membro, cosmese e mobilidade geral em pacientes com deformidades do membro.

	Uso do membro (claudicação)	Cosmese (diferenças com o membro oposto)	Mobilidade (nível de atividade, *performance*)
Excelente	Nenhuma	Nenhuma	Normal
Bom	Leve, intermitente	Pequeno grau	Restrição leve
Razoável	Constante	Significante	Restrição grave
Ruim	Toque dos dedos a não apoio de peso	Alto grau	Mobilidade muito limitada

antebraço durante a estação (ficar em pé) ou a palpação. Ela é avaliada em radiografias. A angulação ML deve ser avaliada enquanto o paciente não estiver sedado e não estiver apoiando seu peso no membro afetado. A angulação ML durante a estação exagera a angulação real do antebraço, particularmente em pacientes com deformidades valgas, porque pode ocorrer subluxação da articulação em adição à angulação do osso quando a articulação sofre carga assimétrica. A angulação também ocorre quando os pacientes colocam os membros em uma posição que alivie a dor para diminuir a carga aplicada na articulação ou em parte dela. A angulação ML também é avaliada quando o paciente está relaxado (frequentemente sob sedação).

A angulação ML medida em um membro relaxado tende a ser a avaliação mais precisa da angulação do membro. Enquanto muitos pacientes têm uma única (unifocal) deformidade angular do membro, alguns pacientes têm duas (bifocal, Figuras 97.1 e 97.4) ou têm deformidades angulares mais complexas (Tabela 97.2). Outros têm um osso uniformemente angulado, parecendo um arco, descrito como deformidades multifocais.[5]

Rotação

A pronação (rotação interna) e a supinação (rotação externa) são avaliadas pré-operatoriamente. Isso é feito primariamente para avaliar o antebraço quanto à presença de restrições na mobilidade e de sinostoses. As sinostoses são confirmadas em radiografias. Sinostoses, quando presentes em pacientes com potencial de crescimento, podem ter consequências devastadoras na congruência da articulação do cotovelo e, em uma menor extensão, na congruência da articulação carpal.

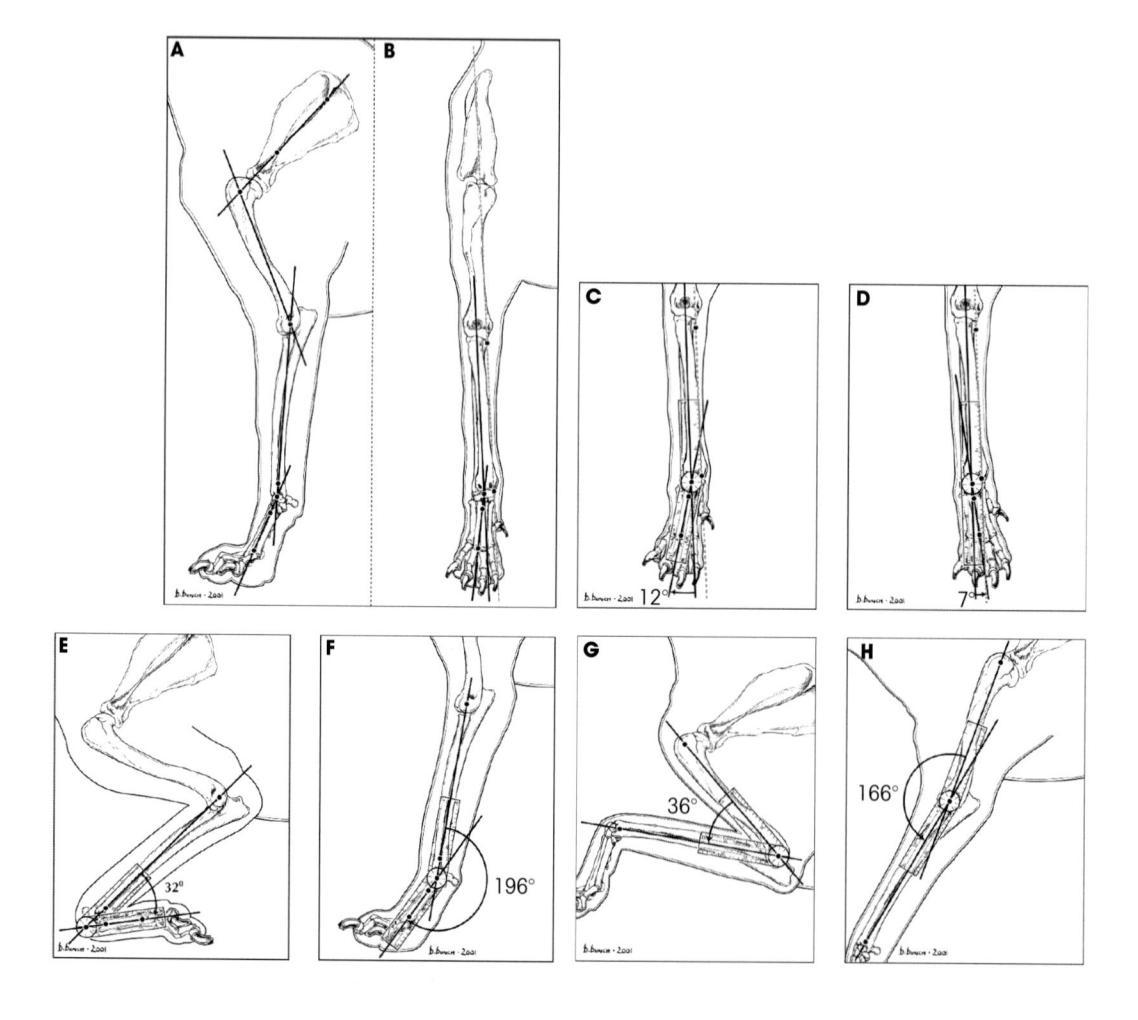

Figura 97.2 A. e B. Amplitude de movimento normal das articulações do carpo e do cotovelo em Labrador retriever medida usando-se um goniômetro plástico alinhado com metacarpo, ponto médio craniocaudal da porção distal do antebraço, epicôndilo lateral, ponto médio craniocaudal da porção do úmero e a espinha da escápula. **C. e D.** Em direção mediolateral, é possível uma movimentação de 19°. **E. e F.** De 164° em direção craniocaudal para a movimentação carpal. **G. e H.** De 130° de movimentação no cotovelo. (De Jaegger G, Marcellin-Little DJ, Levine D: Am J Vet Res 63:979-986, reproduzido, com autorização. <solicitado à AVMA, pendente>)[4]

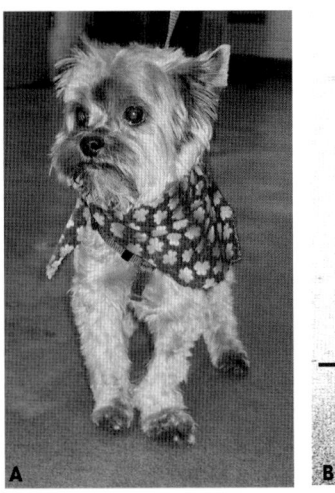

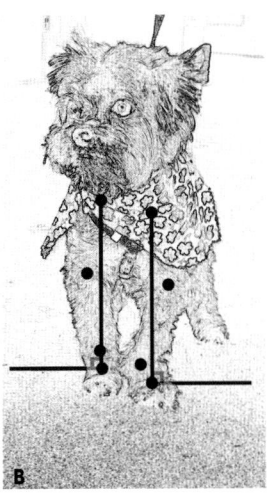

Figura 97.3 A. Yorkshire terrier com deformidade valga da porção distal do rádio. **B.** Foram colocados pontos sobre os centros aproximados dos ombros, dos carpos e dos coxins metacarpianos. Os centros dos pontos nos ombros e nos coxins metacarpianos parecem formar uma linha reta perpendicular ao solo.

As sinostoses não são comuns em cães com deformidades de desenvolvimento no antebraço resultantes do fechamento prematuro das fises distais do rádio e da ulna ou resultantes de condrodistrofia. As sinostoses são muito mais comuns em pacientes que foram submetidos anteriormente a osteotomias ulnares segmentais ou em pacientes com fraturas radioulnares prévias. A pronação e a supinação também podem ser utilizadas como uma previsão das deformidades rotacionais. Cães têm aproximadamente 45° de moção rotacional no antebraço, com pronação de 0° e supinação de 45°. Gatos têm duas vezes mais supinação do que os cães.

As deformidades rotacionais são avaliadas pré-operatoriamente. A rotação é um componente comum das deformidades do antebraço: as deformidades valgas frequentemente são associadas à rotação externa e as deformidades varas à rotação interna. A rotação é difícil de avaliar porque a presença de angulação influencia a angulação que se percebe em uma extremidade e porque cães podem usar sua capacidade de pronação ou de supinação disponível para intensificar a função do membro e para diminuir a percepção de dor. Cães com valgo grave, por exemplo, tendem a girar externamente, de propósito, o membro para melhorar o contato dos dedos com o solo durante a estação. Verificar a posição do pé como única medida da deformação rotacional é inapropriado porque superestima excessivamente a rotação presente no antebraço. Em vez disso, a rotação deve ser avaliada no paciente relaxado (ou sedado) comparando-se a direção do plano formado durante a flexão e a extensão do carpo com a direção do plano formado durante a flexão e a extensão do cotovelo.[5] As deformidades rotacionais não podem ser avaliadas adequadamente em radiografias.

Déficits de comprimento

O déficit de comprimento radial é avaliado no paciente comparando-se a distância entre a cabeça do rádio, palpável proximal e lateralmente e o processo estiloide do rádio, palpável distal e medialmente. O déficit de comprimento ulnar é avaliado no paciente comparando-se a distância entre o olécrano, proximal e caudalmente e o processo lateral estiloide, medial e distalmente. Os déficits de comprimento são avaliados mais precisamente em radiografias. O crescimento compensatório do úmero pode ser avaliado no paciente comparando-se a distância entre o grande tubérculo, proximal e cranialmente e o epicôndilo umeral lateral, lateral e distalmente. Se houver suspeita de discrepância do comprimento umeral entre o membro afetado e o controle, ele pode ser avaliado mais precisamente em radiografias.

Translação

Translação é o deslocamento de um segmento de um membro em relação a outro segmento do mesmo membro em uma direção paralela ao eixo longitudinal do

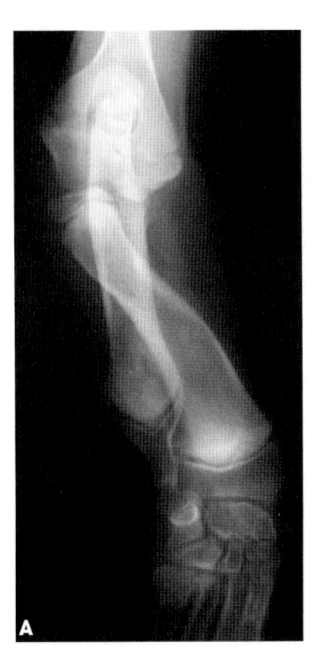

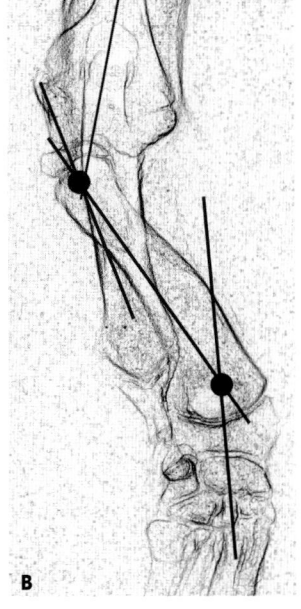

Figura 97.4 A. e **B.** Este cão tem uma deformidade radial angular bifocal com deformidade valga na porção distal do rádio e uma deformidade vara da porção proximal do rádio. As fises radiais e ulnares não parecem fechadas.

Tabela 97.2 Componentes comuns das deformidades antebraquiais clássicas em cães.

Tipo de deformidade	Déficit de comprimento	Angulação	Rotação	Outros componentes*
Condrodistrofia (leve)	Nenhum	U valgo, rádio distal	Externa	Subluxação HU distal
Condrodistrofia (grave)	Nenhum	U valgo, rádio distal U varo, rádio proximal	Externa	Subluxação HU distal
Condrodisplasia	Nenhum	U valgo, rádio distal U varo, rádio proximal	Externa	Subluxação HU distal
PPC traumática, ulna distal	Leve	U valgo, rádio distal	Externa	Subluxação HU distal
PPC traumática, rádio distal, medial	Moderado	U varo, rádio distal	Interna	Subluxação HR distal
PPC traumática, rádio distal, lateral	Moderado	U valgo, rádio distal	Nenhuma	Subluxação HR distal
PPC traumática, rádio distal, completa	Grave	Nenhum	Nenhum	Subluxação HR distal
Má união fratura do rádio	Moderado	U valgo, diáfase radial	Externa	Sinostose
Osteocondrodistrofia**	Grave	M valgo, diáfase radial	Externa	Nenhum

HR = umerorradial; HU = umeroulnar; M = multifocal; PPC = fechamento prematuro da fise; U = unifocal.
* Outros componentes avaliados incluem subluxações do cotovelo e do carpo e sinostoses.
** Deformidade associada a nanismo retido, à retenção de núcleos cartilaginosos e à osteodistrofia hipertrófica em cães de raças gigantes com o esqueleto imaturo.

membro. A translação pode estar presente como uma consequência da má união de uma fratura. Ela é rara em cães. Cães com deformidade grave do rádio em direção caudal, originando-se na porção distal do osso, compensam essas deformidades hiperestendendo o carpo. Isso resulta em notável translação caudal do carpo em relação ao rádio.

Subluxação articular

Deve ser feita avaliação cuidadosa das articulações adjacentes à deformidade. Pode estar presente derrame na articulação em consequência de subluxação grave ou de lesão à cartilagem. Pode-se notar crepitação como consequência do desgaste articular ou de osteófitos nas margens articulares. Pode-se suspeitar da presença de dor pelo nível de atividade, de desvio do peso corporal para o membro contralateral, para longe dos membros anteriores, ou então durante a manipulação (flexão, extensão, pronação, supinação, estresse valgo ou varo). Avaliar a dor é criticamente importante porque a presença dela sugere dano articular (erosão da cartilagem, sinovite, subluxação, OA) e esse dano deve ser avaliado o mais objetivamente possível e levado em consideração no planejamento pré-operatório e nas recomendações cirúrgicas feitas ao proprietário. A presença de subluxação e de OA é confirmada em radiografias.

A feitura de radiografias é um importante passo na avaliação das deformidades do antebraço. São feitas exposições CC e ML do antebraço e elas são comparadas.[3]

Um marcador para magnificação ou um objeto de comprimento conhecido deve ser colocado ao lado do antebraço, paralelo à placa, quando se fizerem os exames usando radiografia digital a fim de poder calibrar precisamente as radiografias e de avaliar os déficits de comprimento. Os déficits de comprimento ulnares ou radiais são medidos em milímetros e em uma porcentagem do comprimento do rádio ou da ulna.[3] Cães nos quais um fechamento prematuro do rádio ou da ulna precede o fechamento prematuro do outro osso antebraquial têm um déficit maior no osso responsável pelo fechamento inicial. Por exemplo, um cão com fechamento prematuro da fise ulnar distal e com fechamento secundário da fise radial distal pode ter um déficit de comprimento de 10% na ulna e de 4% no rádio. Entender o local de fechamento primário impacta a decisão terapêutica. Radiografias são usadas para avaliar a forma do rádio e da ulna, o tipo (i. e., unifocal, bifocal ou multifocal) e a origem (fise proximal, corpo ou fise distal) da deformidade angular no plano ML. As deformidades angulares nos planos ML e CC frequentemente têm origens diferentes. A deformidade angular clássica que resulta da condrodistrofia, por exemplo, inclui um desvio vagal unifocal, originando-se na fise distal do rádio e uma deformidade caudal multifocal envolvendo a metade do corpo do rádio. A prioridade deverá ser dada à angulação ML ao se planejar a correção de deformidades do antebraço, pois os cães podem compensar a angulação CC muito mais facilmente do que a angulação ML. A aparência radiográfica das fises radiais e ulnares deve ser avaliada nas radiografias.

Podem ser vistos fechamentos parciais ou completos. Interessantemente, a correlação entre o potencial de crescimento e a aparência radiográfica das fises é baixa. Algumas fises aparecem abertas, mas não parecem levar ao crescimento ósseo. Outras fises aparecem fechadas, mas parecem ter contribuído para o crescimento do osso (dados não publicados). Radiografias são avaliadas para a presença de luxações ou de subluxações das articulações do carpo e do cotovelo (Tabela 97.3). A (sub)luxação do cotovelo parece ter impacto maior no uso do membro do que as subluxações do carpo e é mais fácil de ser avaliada nas radiografias. Em modelos experimentais de deformidades do antebraço causadas por fechamento prematuro da fise radial distal, causada pela submissão da porção distal do rádio a altas doses de radiação, danos à cartilagem na articulação do cotovelo ocorrem dentro de 2 semanas após o fechamento prematuro da oclusão da fise (Figura 97.5).

Por o tratamento conservador das deformidades antebraquiais possuir um poder limitado em melhorar a geometria da articulação (com exceção da fixação externa circular, ver mais adiante para informações adicionais), é criticamente importante que se cuide da subluxação articular o mais rápido possível em pacientes osteologicamente imaturos com deformidades antebraquiais. A presença e a gravidade da OA também são avaliadas nas radiografias. A OA grave é irreversível e pode limitar o impacto positivo das osteotomias corretivas. Sua presença deve ser levada em consideração ao escolher a terapia. A presença, a localização e a extensão da sinostose radioulnar devem ser avaliadas na radiografia ML.

A tomografia computadorizada (TC) pode ser usada para melhor avaliar a forma de uma anormalidade antebraquial. A informação digital contida em uma TC seccional cruzada pode ser importada para um *software* de *design* auxiliado por computação (CAD, do inglês *computer-aided design*) para fazer imagens tridimensionais (Figura 97.1). O CAD é usado para melhorar o contraste dessas imagens, para eliminar artefatos de coleção de dados (i. e., endurecimento do raio nos resultados da TC) e para selecionar informações específicas para a criação de modelos tridimensionais (Figura 97.1). O modelo tridimensional é orientado espacialmente e uma estrutura de suporte específica pode ser criada para ele. Esses modelos tridimensionais podem

Tabela 97.3 Anomalias articulares comuns resultantes do crescimento anormal do antebraço.

Anomalia articular	Causa	Consequências prováveis
Subluxação umeroulnar distal	PCC distal de ulna	Não união do processo ancôneo, OA grave do cotovelo
Subluxação umerorradial distal	PCC proximal do rádio PCC distal do rádio	Fragmentação do processo coronoide medial, OA grave do cotovelo
Luxação radial caudolateral	Desconhecida	Incongruência grave e perda da flexão do cotovelo
Subluxação radioulnar proximal	PCC distal da ulna	Perda da flexão carpal, OA leve do carpo

OA = osteoartrite; PPC = fechamento prematuro da fise.

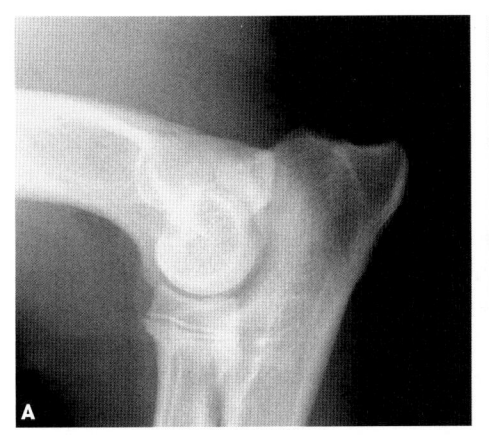

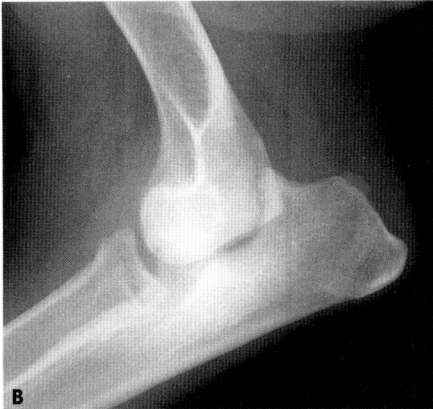

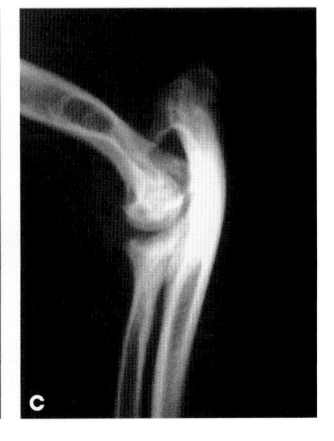

Figura 97.5 A. Existe uma subluxação umeroulnar distal no cão, com um fechamento prematuro da fise ulnar distal. **B.** O cão tem uma luxação umerorradial distal com um fechamento prematuro da fise radial proximal. **C.** Com fechamento prematuro da fise radial proximal, tem uma fenda troclear gravemente anormal.

ser mantidos no tamanho original ou podem ser redimensionados. A confecção de modelos na metade do tamanho original consome apenas um oitavo do material necessário para fazer um modelo no tamanho real porque o comprimento, a largura e a profundidade são todos divididos pela metade no modelo menor. Pode ser necessário diminuir o tamanho original para fazer um modelo de uma estrutura grande demais para os métodos específicos de manufatura ou para diminuir o custo do modelo. A criação de modelos físicos baseados em resultados 3D é denominada fabricação de forma livre (FFF). Aproximadamente 25 tipos de métodos FFF são usados, criando modelos que variam de cera a titânio. Aparelhos de estereolitografia (SLA, do inglês *stereolithography apparatus*) foram os primeiros métodos de FFF disponíveis comercialmente (Figura 97.6). O SLA utiliza um *laser* de luz ultravioleta para curar um fotopolímero. O SLA é lento, mas preciso. Sua velocidade depende da potência do feixe de *laser*. O tamanho máximo dos protótipos em máquinas de SLA varia de 250 × 250 × 250 mm até 500 × 500 × 500 mm (VIPERsi SLA, 3D Systems, Valencia, CA).

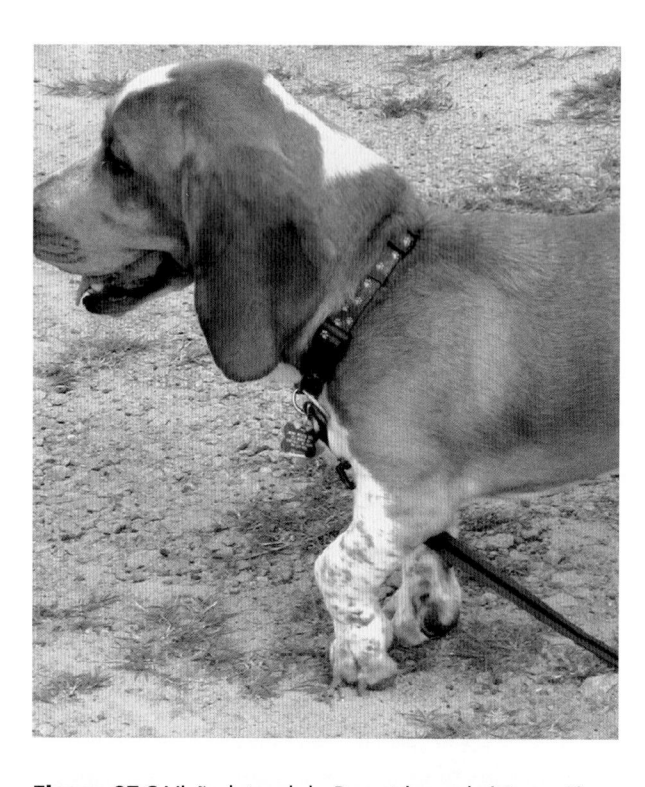

Figura 97.6 Visão lateral do Basset hound visto na Figura 97.1. Apesar de suas deformações antebraquiais em angulação e em rotação serem similares em ambos os membros anteriores, o membro anterior esquerdo é frequentemente mantido em uma posição incompatível com o apoio confortável do peso corporal. Enquanto o membro direito pode ser tratado conservadoramente, o lado esquerdo teria benefícios com uma osteotomia corretiva.

Decisões quanto ao tratamento

Várias opções estão disponíveis para auxiliar no tratamento das deformidades do antebraço, variando desde o tratamento conservador até osteotomias corretivas. As ramificações nas decisões para o tratamento das deformidades do membro são complexas.

Tratamento conservador

O tratamento conservador pode ser uma opção válida para o manejo da deformidade antebraquial se o paciente tem pouco ou nenhum potencial de crescimento residual, se a subluxação da articulação for mínima e se o uso atual que o cão faz do membro for considerado aceitável. Como regra geral, o tratamento conservador é ineficaz para melhorar as deformidades do membro. A imobilização por talas algumas vezes é empregada com a intenção de proteger o membro contra impactos ou de limitar sua angulação ou sua rotação futuras. As talas, contudo, não foram comprovadas como eficazes e não parecem oferecer benefícios clínicos para pacientes com deformações angulares do membro. As talas têm, também, efeitos colaterais: elas limitam o uso do membro, promovem atrofia muscular e podem causar abrasão ou necrose cutâneas. Nós não recomendamos a colocação de talas em pacientes com deformidades dos membros. Algumas bases específicas, que poderiam ser utilizadas para recomendar o tratamento conservador, foram publicadas algumas vezes (i. e., déficit de 20% no comprimento do membro), mas não têm benefícios práticos em pacientes clínicos porque as dificuldades específicas do uso do membro resultam da complexa combinação de angulação, de déficit no comprimento, de rotação e de subluxação articular, associados ao tamanho, à conformação corporal e ao grau de aptidão física do paciente. Seria benéfico determinar as influências específicas desses fatores no uso do membro para prever se a correção cirúrgica seria indicada em cães com deformidades de desenvolvimento. Por exemplo, a maioria dos Basset hounds tem graves deformidades antebraquiais resultantes de seu esqueleto apendicular condrodistrófico. Alguns Basset hounds, contudo, têm uma combinação de deformidades angulares e rotacionais que levam à hiperextensão dos seus dígitos, combinada com uma flexão do carpo que causa um significativo impedimento do uso dos membros afetados (Figura 97.7). Suas deformidades mais frequentemente se assemelham à forma clássica de condrodistrofia, mas um pequeno aumento na angulação ou na rotação pode levar a uma dramática diminuição no uso do membro. Apesar de a maioria dos Bassets

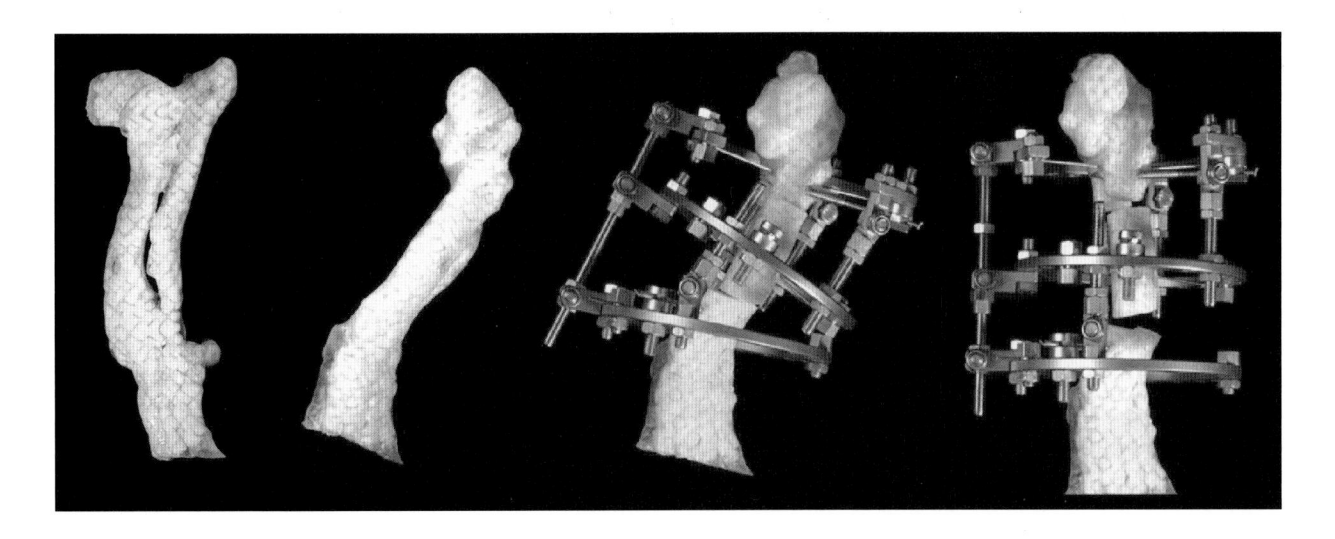

Figura 97.7 As imagens 3D da Figura 97.1 foram usadas para construir um modelo estereolitográfico do membro anterior distal do Basset hound usando-se métodos de prototipagem rápida. O modelo é usado para avaliar os componentes da deformidade e para ensaiar a execução de uma osteotomia corretiva. Um aparelho de fixação externa circular com dois conjuntos de dobradiças permitindo a correção simultânea de ambas as deformidades com um único motor de ajustamento angular é colocado no modelo e ajustado para corrigir a deformidade antebraquial.

hounds serem tratados com sucesso sem cirurgia, alguns beneficiam-se dramaticamente de uma osteotomia corretiva. O tratamento conservador deve ser evitado em cães com subluxação articular, mesmo na presença de um uso aparentemente aceitável do membro, porque o impacto negativo da subluxação articular na cartilagem articular é profundo e ocorre em apenas 2 semanas após o início da subluxação.

Tratamento cirúrgico

O tratamento conservador também deve ser evitado para cães com deformidade que ainda tenham um grande potencial residual de crescimento, pois o crescimento muito provavelmente vai levar à subluxação articular e à maior gravidade da deformidade. A presença de uma deformidade angular no membro, mesmo que o animal o use, predispõe as articulações adjacentes ao desenvolvimento de OA mesmo na ausência de subluxação. Isso provavelmente acontece porque, com a deformidade angular, estresses anormais são aplicados na cartilagem da articulação adjacente. Foi relatado o desenvolvimento de OA resultante da angulação óssea em pessoas com deformidade da tíbia proximal (varo) dentro de 7 meses após a criação experimental de deformidades angulares em cães jovens. Portanto, parece ser indicado discutir com os proprietários o potencial desenvolvimento de OA em consequência à angulação, especialmente em cães de raças grandes e gigantes, em que forças anormais aplicadas sobre as cartilagens articulares podem levar à OA.

Algumas cirurgias são feitas com a intenção de promover crescimento corretivo ou compensatório. Elas geralmente contam com osteotomias de liberação. O crescimento corretivo é o crescimento que leva à diminuição na angulação anormal do osso. Ele acontece quando a angulação do membro ocorreu no começo da vida do animal. Por exemplo, se um filhote de 3 meses de idade tem uma fratura em galho verde que leva a uma angulação de 30° do rádio, o crescimento corretivo ocorre para diminuir aquela angulação com o tempo. Para ser eficaz, o crescimento corretivo necessita de um grande potencial de crescimento. Ele parece ser ineficaz em filhotes com mais de 5 meses de idade. O crescimento compensatório é o crescimento que leva a uma diminuição na subluxação ou no déficit de comprimento do membro, por exemplo, em um filhote com oclusão prematura da fise radial distal, que aconteceu mais tarde na vida, quando o potencial de crescimento é menos do que 5% do comprimento final do osso. O crescimento compensatório na fise radial proximal pode evitar a ocorrência de uma subluxação distal umerorradial. O crescimento compensatório também ocorre em ossos adjacentes aos ossos com déficits de comprimento. Por exemplo, um cão com um rádio e uma ulna curtos pode ter crescimento maior do úmero. Em seres humanos, o crescimento maior é uma complicação rotineira após fraturas de ossos longos em crianças. O crescimento ósseo maior após fraturas não foi relatado em cães, de acordo com nosso conhecimento. A osteotomia ulnar é uma opção cirúrgica conveniente, minimamente invasiva, que permite crescimento corretivo em cães jovens com deformidades e com grande potencial de crescimento ósseo remanescente. A osteotomia não deve ser feita próxima à articulação do cotovelo, o que poderia levar a um deslocamento caudal da porção proximal do segmento ulnar e a uma consequente subluxação daquela articulação. A osteotomia não deve ser feita muito distalmente, o que poderia levar a uma fraqueza no local da origem do ligamento colateral lateral. Quando se faz uma osteotomia ulnar em um paciente muito jovem, a cirurgia deveria ser minimamente traumática porque uma cirurgia futura poderia ser feita naquele mesmo local, as alterações teciduais mínimas não a dificultariam e porque deve ser evitada uma sinostose radioulnar. Após a maioria das osteotomias ulnares, ocorre cicatrização óssea. Essa cicatrização pode ser atrasada ou impedida pela remoção do periósteo durante o procedimento ou então pela colocação de um enxerto de tecido adiposo removido da axila. Se a osteotomia cicatrizar prematuramente, uma decisão rápida deverá ser tomada quanto ao fato de a cura prematura da osteotomia poder predispor o paciente a problemas em longo prazo e interferir com o crescimento ósseo. Com base nesses fatores, uma segunda osteotomia poderá ter de ser feita. Osteotomias segmentais curtas são mais efetivas para resolver as subluxações umeroulnares distais do que as subluxações umerorradiais distais. Em minha experiência, subluxações umeroulnares distais de até 3 mm podem ser resolvidas por meio de osteotomias ulnares. O crescimento corretivo que ocorre após uma osteotomia ulnar é o resultado do potencial de crescimento do rádio no momento do procedimento. Isso significa que as osteotomias ulnares devem ser feitas o mais cedo possível após o diagnóstico de fechamento prematuro da fise ulnar distal. Alguns cirurgiões fazem osteotomias ou ostectomias radiais com a intenção de diminuir as subluxações umerorradiais distais. Eu não as recomendo porque elas podem levar ao desuso do membro ou a deformidades angulares adicionais devido a más uniões ou elas podem deixar de melhorar a congruência da articulação do cotovelo.

O afastamento periosteal é mais popular em cavalos do que em cães. Informações quanto aos benefícios específicos do afastamento periosteal em cães com deformidades são escassas. O afastamento periosteal é baseado no fato de que o espesso periósteo presente em filhotes (quanto mais jovem, mais espesso) restringe o crescimento longitudinal do osso. Cães podem ser candidatos ao afastamento do periósteo se eles tiverem uma deformidade angular significante, com ausência de rotação ou subluxação articular graves. Eu, pessoalmente, utilizei o afastamento periosteal em dois pacientes, com resultados aceitáveis (dados não publicados).

O grampeamento cirúrgico tem sido usado para restringir o crescimento longitudinal de um dos lados da fise distal, enquanto o outro lado continua a crescer. Os grampos são implantes metálicos curvos que fazem uma ponte por sobre a fise. Os grampos são removidos após algumas semanas para evitar a interrupção permanente do crescimento do lado grampeado. O grampeamento tem sido eficaz em pacientes específicos para induzir crescimento corretivo. Esses pacientes devem ser muito jovens no momento do diagnóstico inicial, devem ter um fechamento prematuro parcial e não podem ter subluxação das articulações adjacentes à deformidade. Eles devem ser acompanhados cuidadosamente após o procedimento para evitar correções maiores ou menores do que o necessário e para monitorar complicações.

Fixadores lineares podem ser usados para corrigir deformidades, quando elas não incluem um déficit significante de comprimento, quando a angulação e a rotação puderem ser corrigidas imediatamente durante o procedimento e quando não existir subluxação na articulação adjacente à deformidade. Quando essas correções agudas são feitas, o aumento do comprimento frequentemente se limita ao comprimento obtido pela correção angular. Anatomicamente, aquele comprimento equivale aproximadamente à metade do afastamento máximo presente no córtex seccionado. Funcionalmente, contudo, o membro torna-se mais longo assim que uma correção angular é feita porque os eixos anatômico e funcional do membro são realinhados pela correção da deformidade angular. Os fixadores lineares não parecem ser eficazes para corrigir o componente craniocaudal da deformidade angular do membro ao se tratarem as deformidades do antebraço. As tentativas de distração de um fixador linear podem aplicar uma grande quantidade de estresse no fixador e nos tecidos moles do paciente. A criação de um espaço também requererá que o fixador funcione como um apoio lateral, aumentando, portanto, as forças de curvamento e axiais presentes no local da osteotomia. A consequência prática disso é que os aparelhos usados para as correções angulares agudas devem ter propriedades mecânicas impecáveis.

Placas ósseas podem ser usadas para tratar as deformidades antebraquiais quando não seja necessário um aumento significativo no comprimento e quando a subluxação na articulação adjacente não requeira tratamento específico. As placas ósseas são enganadoramente simples na teoria: o rádio e a ulna são osteotomizados, os déficits menores angulares, rotacionais e de comprimento são corrigidos e o osso é fixado no local com uma placa óssea. Em cães grandes, uma placa também pode ser aplicada na ulna. Da mesma maneira que com um aparelho de fixação esquelética externa (ESF, do inglês *external skeletal fixation*), as placas frequentemente têm de ser usadas como um apoio lateral ao corrigir deformidades antebraquiais porque o contato entre as extremidades ósseas provavelmente será mínimo após a correção da deformidade. Desafortunadamente, a natureza irregular da superfície óssea exige que se faça uma conformação complexa da placa. Esse é um processo mais fácil de ser feito em placas pequenas e finas, mas o uso de uma placa como um apoio lateral exige que a placa seja relativamente grande e espessa (i. e., dura). A fixação das placas tem significantes limitações em pacientes com deformidades bifocais (vara, proximalmente, e valga, distalmente) porque a correção ideal dessas deformidades requer osteotomias proximal e distal, enquanto a aplicação ideal da placa requer uma osteotomia única no meio da diáfise.

Aparelhos de fixação esquelética externa circulares são o método mais versátil usado para tratar as deformidades antebraquiais em cães. Isso porque a ESF circular pode ser usada para corrigir simultaneamente a angulação em um ou dois locais em um osso deformado, para eliminar um déficit de comprimento, para eliminar uma deformidade rotacional e para diminuir a subluxação presente em articulações adjacentes.

No entanto, em alguns pacientes com deformidades nos membros, métodos de tratamento mais simples podem ser usados. Com a ESF circular, o aparelho consiste em anéis conectados entre si por bastões com rosca. O método de colocação de aparelhos de ESF circular é denominado método de Ilizarov, nome do cirurgião russo que o popularizou. O aparelho é fixado ao osso por arames de pequeno diâmetro tensionados e, possivelmente, por meios pinos. A ESF circular proporciona adaptabilidade geométrica limitada. O tamanho, o número de anéis, a espessura, o comprimento e o número dos bastões rosqueados e o tamanho, o número e a orientação dos arames podem ser adaptados segundo o propósito da fixação e a anatomia do paciente. Os sistemas de ESF circular com uso mais amplo são o pequeno fixador ósseo e o sistema circular externo de fixação esquelética.[5,6] Os aparelhos de ESF lineares e circulares podem ser combinados para formar aparelhos de ESF híbridos. As deformidades unifocais são as deformidades mais simples para se tratar. Deformidades multifocais tendem a ser tratadas como deformidades unifocais, concentrando-se no realinhamento das articulações proximal e distal.[5] Deformidades bifocais são desafiadoras porque elas geralmente são a combinação de deformidades fiseais proximal e distal, em geral, em ossos curtos. Seu tratamento potencialmente requer que sejam feitas duas osteotomias justarticulares independentes e correções angulares (Figura 97.6).

Fixadores externos circulares são feitos de partes individuais que podem ser montadas em um número ilimitado de configurações. Os fixadores Ilizarov, com várias configurações das molduras, podem ser usados para tratar deformidades ósseas e fraturas, para fazer artrodeses, para transportar fragmentos ósseos e para tratar contraturas articulares. Os aparelhos Ilizarov têm sido usados em muitas espécies, variando de tamanho, desde o rato, usado como um animal modelo para pesquisa, até o cavalo. A maioria dos componentes do aparelho permanece constante, não importando o uso do aparelho ou o tamanho do paciente. Esses componentes incluem arames finos, elementos de fixação, elementos de suporte, elementos de conexão, elementos de montagem e elementos deslizantes. Equipamentos de tensionamento e chaves completam a instrumentação Ilizarov.[7,8] Os arames finos usados com o método Ilizarov têm um diâmetro que varia de 1 mm a 1,6 mm em animais e 1,5 mm a 2 mm em seres humanos. Arames de 1 mm de diâmetro são usados em cães pesando menos de 10 kg; de 1,2 mm de diâmetro em cães pesando de 10 a 20 kg; e de 1,5 mm de diâmetro em cães pesando mais de 20 kg. Estão disponíveis diferentes pontas para os arames: meias pontas, pontas em baioneta ou pontas em trocarte. Devem ser usados arames com penetração óssea ideal para minimizar o traumatismo térmico ao membro. Em nossa experiência clínica, os arames de meia ponta têm a melhor penetração óssea. Arames de meia ponta e arames com olivas, também chamados de arames de parada, têm uma bola de diâmetro maior na sua metade. Eles podem ser usados para evitar a translação dos fragmentos ósseos pelo arame. Quando dois arames com olivas são colocados em lados opostos de um osso, atravessando a fratura, a resistência ao curvamento do aparelho é aumentada. Arames torcidos ou curvados podem, potencialmente, ser usados como uma alternativa para os arames com olivas. Todavia, eles têm várias desvantagens: são mais fracos e podem ser difíceis de ser removidos, uma vez completada a cicatrização óssea, pois o crescimento ósseo contorna a porção torcida do arame.

Os elementos de fixação permitem a fixação dos arames ao aparelho Ilizarov. Eles incluem porcas canuladas, com furo central, ou porcas com fendas, com furo excêntrico. Os arames devem ser sempre mantidos retos para evitar migração do aparelho, ruptura do arame, estresse ósseo ou possível fratura durante o tensionamento dos arames. Ao colocar um arame, uma porca canulada é usada no lado mais próximo; o arame é então colocado através do membro e uma porca canulada, ou com fenda, é usada no lado distante. Arruelas podem ser usadas para alterar a posição do arame no anel por 1 mm ou mais ou para possivelmente conectar um arame a um bastão conector. Os elementos de suporte incluem anéis, placas e postes, nos quais as porcas são ligadas. Os anéis estão disponíveis hoje com diâmetros internos variando de 40 mm a 120 mm. Para o sistema fixador ósseo pequeno (SBF, Hofmann srl, Monza, Itália), nove tamanhos de anéis estão disponíveis com incrementos de 10 mm. Para o sistema de fixação circular (IMEX, Inc., Longview, TX), quatro tamanhos de anéis estão disponíveis. Eles são feitos de aço inoxidável, de alumínio ou de compósitos de carbono. Deve-se deixar um espaço de não menos do que 1 cm entre o limite interno dos anéis e a pele. Anéis parciais podem ser usados no lado flexor das articulações para possibilitar amplitude irrestrita de movimentação após a colocação do aparelho. Placas e postes são usados para arames deslocados a fim de fixar pequenos fragmentos de ossos. Os elementos conectores ligam os elementos de suporte. Eles incluem bastões rosqueados e bastões telescópicos. O diâmetro dos bastões determina o tamanho de todos os outros elementos no sistema Ilizarov. São comercializados bastões de 4, 5 ou 6 mm de diâmetro. O passo de sua rosca é de 0,66 mm, de 0,8 mm e de 1 mm, respectivamente. O comprimento varia de 30 mm a 200 mm. Sistemas de 5 mm podem ser usados em gatos e em cães de todos os tamanhos. Sistemas de 6 mm podem ser usados em pessoas e em cães médios a gigantes. Pelo menos três bastões de conexão são utilizados para conectar os anéis. Com fixação articulada, dois elementos conectores têm uma articulação; o terceiro elemento, usado para distração, é denominado motor angular. Bastões conectores articulados são feitos com dois postes machos girando em torno de uma porca. O motor angular é conectado ao anel com duas placas torcidas.

Com a fixação de Ilizarov convencional reta, todos os bastões conectores podem ser usados como motores lineares para distração. Os elementos do equipamento incluem porcas e parafusos usados para montar os elementos de suporte e os elementos de conexão. Algumas porcas têm pontos ou marcas nas faces para facilitar os ajustes. Com arruelas hemisféricas, a direção dos bastões conectores em relação aos anéis pode variar. Essa possibilidade é útil quando os fixadores em anel são utilizados para a reparação de fraturas. Porcas de inserção de náilon podem ser usadas para prender as dobradiças e outros pontos de rotação. Os elementos deslizantes incluem fivelas. Originalmente, as fivelas foram os primeiros elementos de fixação de Ilizarov. Atualmente, as fivelas são usadas como pontos de rotação entre dois anéis. Tensores são usados para tensionar os arames. Eles vêm em várias formas (mecânicos ou pneumáticos) e são uma parte crítica da instrumentação Ilizarov. Não se aplica tensão em animais pesando menos de 1 kg. Em animais pesando 5 kg a 10 kg, aplica-se de 20 kg a 30 kg de tensão; 30 kg a 60 kg de tensão em animais pesando 10 kg a 20 kg; e 60 kg a 90 kg de tensão em animais pesando mais do que 20 kg.[9] Estão disponíveis tensores graduados e não graduados, mas somente os tensores graduados proporcionam informação sobre a quantidade de tensão aplicada nos arames.

Chaves de porca de boca e de estrela são usadas para fazer os ajustes no aparelho. Chaves de 7 mm, 8 mm e 10 mm são usadas com sistemas de 4 mm, de 5 mm e de 6 mm, respectivamente. Apesar de não fazerem parte da instrumentação original de Ilizarov, cubos de fixação foram desenvolvidos para conectar meios pinos aos anéis, criando aparelhos híbridos. Meios pinos podem ser adicionados aos aparelhos para intensificar a fixação de pequenos fragmentos ou para fixar anéis parciais à parte proximal do úmero e do fêmur, nos quais anéis inteiros não podem ser usados. De acordo com nosso conhecimento, cinco fabricantes fazem sistemas externos de fixação circular de várias complexidades para uso em cães. Quatro sistemas são feitos na Europa (dois na Itália, um na França e um na Inglaterra) e um nos EUA.

Os aparelhos Ilizarov devem ser montados para cães que possam apoiar o peso após a colocação do aparelho. Os aparelhos devem ter quatro anéis, sempre que possível. Os anéis externos devem atingir a extensão do osso e os anéis internos devem ficar próximos à fratura ou à osteotomia, criando um padrão "longe-perto-perto-longe". O desenho específico do aparelho foi descrito em detalhes em vários relatos.[3,5,8] Esse desenho inclui a escolha do número de anéis, de seu tamanho, de seu tipo, do tipo de dobradiça ou de arruela esférica, de sua localização, do número e da localização da osteotomia, do tipo e da localização da fixação dos arames e dos pinos e da presença de componentes de deslizamento ou de tração para a correção da subluxação da articulação do cotovelo. Anéis parciais, colocados no lado flexor das articulações, diminuem a interferência do aparelho na amplitude normal de movimentação da articulação. Os anéis devem ter o menor diâmetro que possibilite manter um espaço de 1 cm entre sua borda interna e a pele.

Fixadores circulares externos são particularmente complexos. Ter um plano pré-operatório abrangente amplia o manejo do caso porque há (1) a necessidade de um entendimento completo da fisiopatologia presente e de sua evolução esperada; (2) a necessidade de avaliação de todas as limitações anatômicas; (3) a necessidade de avaliação das características biomecânicas da situação; (4) a necessidade de assegurar a disponibilidade de todos os componentes do aparelho; e (5) a possibilidade de diminuição do tempo cirúrgico. A preparação dos aparelhos articulados idealmente inclui um desenho mostrando os cortes transversais do membro no nível da osteotomia planejada, o anel, as dobradiças, o motor angular e os arames.[3] Com os avanços na coleta de dados 3D e dos métodos de manufatura rápida, imagens digitais dos ossos afetados podem ser coletadas e usadas para fazer modelos. Esses modelos podem ser usados para um ensaio prático pré-operatório. Nós atualmente fazemos modelos para deformidades ósseas multifocais complexas utilizando tomografia computadorizada helicoidal e estereolitografia (impressão em 3D), *ink-jet* ou fusão por feixe de elétrons (Figura 97.6).[10] Esses modelos parecem melhorar a precisão do diagnóstico, a precisão da colocação cirúrgica e das correções pós-operatórias. Eles também parecem diminuir a duração da cirurgia. Moldes de silicone dos modelos de primeira geração podem ser utilizados para reproduzir ossos de interesse para uso experimental ou educacional.

Os aparelhos Ilizarov têm a vantagem de utilizar arames finos tensionados, com diâmetros variando de 1 mm a 1,6 mm em pequenos animais e de 1,5 mm a 2 mm em seres humanos. Apesar de esses arames finos causarem menor disrupção do que os pinos da fixação externa convencional, de diâmetro maior, eles precisam ser colocados cuidadosamente para otimizar a biomecânica da fixação, ao mesmo tempo que minimizam a interferência ou a injúria potencial aos tecidos moles. Como regra geral, os pacientes devem ser capazes de funcionar normalmente enquanto o fixador estiver colocado. Isso somente é possível quando o fixador estiver estável e quando os feixes neuromusculares e os maiores grupos musculares não forem afetados pelos arames que atravessam os ossos. Os aparelhos não devem interferir com a pele dos membros, da axila ou da virilha durante a locomoção. É imperativo deixar um espaço de pelo menos 1 cm entre a pele e o aparelho para evitar irritação e necrose da pele. Em pequenos animais, a colocação de anéis completos em torno do membro é limitada ao rádio, à ulna e à tíbia e, em algumas situações, à porção distal do úmero e do fêmur. Como consequência, o uso de aparelhos Ilizarov convencionais, com dois anéis acima e dois anéis abaixo da osteotomia ou do local da fratura, é limitado ao rádio e à tíbia. Anéis parciais são usados frequentemente no lado flexor das articulações, com a abertura cranial para a porção proximal do rádio e a abertura caudal para o aspecto caudal da tíbia. Os princípios da fixação Ilizarov podem ser aplicados ao fêmur e ao úmero, mas os aparelhos devem ser modificados para incluir arcos, placas e cubos para a fixação de meios pinos. Esses quadros híbridos são desafiadores para ser criados, para ser colocados e para ser mantidos.

Poucos relatos fornecem informações sobre a colocação dos arames em pequenos animais. Marti e Miller relataram sobre os corredores seguros, perigosos e não seguros da colocação de fixadores externos lineares.[11,12] Putod descreveu a anatomia transeccional dos membros do cão. Pacotes de *softwares* com representações anatômicas transeccionais e tridimensionais estão tornando-se disponíveis para anatomia humana e, em uma extensão menor, para cães. O aspecto medial do rádio é seguro, distalmente à inserção do músculo pronador redondo (os dois terços distais do osso). Lateralmente, a cabeça radial pode ser palpada subcutaneamente. O aspecto lateral do corpo do rádio é um corredor perigoso devido à presença dos músculos extensores. O nervo radial localiza-se no aspecto craniomedial do membro. Praticamente, a colocação dos arames no rádio é craniomedial para caudolateral e caudomedial para craniolateral, com os ângulos dos arames de 90° no membro distal e de 45° a 60° nos dois terços proximais. Quando a fixação híbrida se tornar necessária devido à presença de um fragmento ósseo curto, meios pinos podem ser colocados na porção distal do rádio caudomedialmente, medialmente ou craniomedialmente ou na parte proximal do rádio, lateralmente. A colocação de arames através da parte proximal do rádio em uma direção craniocaudal, em uma posição levemente desviada lateralmente, foi descrita (pelo Dr. Yves Latte), mas não é usada pelo autor. Essa colocação do arame tem vários problemas: transfixação dos músculos extensores e transfixação da ulna, eliminando a habilidade de pronação e de supinação. Em nossa experiência, a função clínica é melhor se for evitada a transfixação da ulna, porque a eliminação da supinação e da pronação parece ter impacto negativo no uso do membro e também parece levar ao afrouxamento precoce dos pinos e dos arames. A ulna tem duas zonas seguras: o olécrano, proximal e caudalmente e o processo estiloide lateral, distal e lateralmente. A aplicação do arame na ulna geralmente é limitada para os arames usados para o deslocamento da ulna em relação ao rádio. Um ou dois arames podem ser colocados em postes, em uma direção de medial para lateral, através do aspecto caudal da porção proximal da ulna. Os postes podem ser ajustados progressivamente para tratar subluxações umeroulnares proximais ou distais.

Ferretti desenhou o fixador SBF e foi o primeiro clínico a usar o método Ilizarov em medicina veterinária. Ele estabeleceu as orientações para o tamanho e para a tensão dos arames. A tensão dos arames não deve exceder 30 kg quando forem colocados em anéis parciais ou em postes longe dos anéis. Vários fatores biológicos influenciam fortemente a estabilidade dos aparelhos Ilizarov. Para a correção de deformidade, a preservação do periósteo auxilia a estabilização no local da osteotomia. A regeneração do calo ou do novo osso auxilia criar um suporte interno para o osso (biossuporte). A velocidade da cicatrização óssea no local da osteotomia é intensificada pela presença de uma irrigação sanguínea aumentada no local da osteotomia (em cães jovens, com osso grande e osteotomia metafiseal). Ela é intensificada também por uma osteotomia minimamente traumática, por um longo período de repouso após a osteotomia e antes da distração, por uma pequena quantidade de distração diária e por uma frequência alta de distração.

Para o tratamento de fratura, a cicatrização óssea parece ser estimulada quando as fraturas são tratadas fechadas. A cicatrização estimulada também cria um biossuporte benéfico. São usados arames afiados para diminuir o traumatismo térmico ao membro. Os arames são colocados com uma furadeira de baixa rotação. Pode ser feita uma incisão de 2 mm a 3 mm na pele nos pontos de entrada e de saída dos arames para diminuir o traumatismo à pele. O autor abandonou o uso de tais incisões. A perfuração geralmente é começada no lado do osso que proporciona máximo controle para a colocação dos arames e no local mais seguro para a colocação, o aspecto medial do rádio e da tíbia. Uma vez que o córtex tenha sido penetrado, o arame pode ser batido com um martelo para evitar sua rotação através dos tecidos no lado oposto do membro. O uso de uma furadeira com função oscilante também auxilia a proteção dos tecidos moles. Os tecidos moles podem ser delicadamente refletidos por pressão digital. Não deve haver tensão na pele após a colocação dos arames. Se houver tensão, os arames podem ser movidos abaixo da superfície cutânea e faz-se uma nova perfuração na pele para uma colocação com a pele mais relaxada. Pode-se também fazer uma incisão de alívio na pele para eliminar uma tensão de menor intensidade.

Tratamento pós-operatório

O tratamento pós-operatório de cães após correção cirúrgica de deformidades antebraquiais foca no cuidado com o ferimento, na manutenção do uso do membro, em evitar estresse excessivo aplicado no osso e no aparelho de fixação externa e em manter a amplitude de movimento nas articulações do carpo e do cotovelo.

É importante manter o membro em uso durante o período pós-operatório imediato administrando medicamentos contra a dor, eliminando rapidamente o edema, usando exercícios protegidos de alternância de peso e de apoio do corpo e evitando o traumatismo. O edema pode estar presente na extremidade e em torno do local da cirurgia no período pós-operatório imediato, particularmente em pacientes que sofreram correção rotacional intraoperatória da extremidade. O edema é controlado estimulando-se as drenagens linfática e venosa por elevação da extremidade, por movimentação passiva dentro da amplitude de movimento normal do carpo, por massagem delicada com os dedos (*effleurage*) e por terapia por frio. O edema é eliminado mais frequentemente em 2 a 3 dias. Em pacientes com fixadores externos circulares sendo submetidos à osteogênese por distração, esse processo começa no terceiro dia após a cirurgia.[3] A distração tende a aumentar a tensão no tecido e leva à perda da amplitude de movimento, particularmente da articulação carpal, nos estágios finais do tratamento. A velocidade da distração frequentemente é diminuída quando a tensão nos tecidos aumenta, sendo, então, executadas rotineiramente atividades que proporcionem movimentação e estiramento da articulação. Bandagens e suspensores podem ser usados para readquirir a movimentação da articulação em algumas situações.

As complicações nos tecidos moles da fixação de Ilizarov são comparáveis às complicações nos tecidos moles da fixação externa convencional. Na maioria dos casos, as complicações são uma consequência de técnica cirúrgica imprópria. Neuropraxia resulta de traumatismo ao nervo. Hemorragia pode resultar de uma lesão causada a um vaso. Na maioria dos casos, a hemorragia é intraoperatória, mas pode ocorrer várias semanas após a cirurgia, quando arames causam abrasão de vasos sanguíneos. Irritação e necrose da pele podem resultar da colocação dos anéis em contato com a pele ou em contato do aparelho com a virilha ou com a axila. Ocorre drenagem no local de contato da pele com o arame, especialmente quando os arames estão frouxos. Contratura muscular pode resultar da diminuição do uso do membro ou da tensão gerada durante o alongamento do membro. Em nossa experiência, as complicações nos tecidos moles associadas à fixação Ilizarov são comuns, mas elas geralmente são de pequena monta e raramente alteram o resultado da cirurgia.

A correção da rotação é feita, mais frequentemente, agudamente, durante a cirurgia. A angulação é mais frequentemente corrigida primeiro e então progressivamente após a cirurgia. O alongamento leve é combinado com a correção angular nos cães que provavelmente terão recuperação mais rápida (i. e., cães jovens). O alongamento é acelerado após a correção da angulação ter sido completada, geralmente 15 a 30 dias após a cirurgia. A velocidade da distração frequentemente é de 1 mm a 2 mm por dia no ponto de distração máxima, divididos em dois a quatro aumentos.[3] Acompanhamento radiográfico é feito ao final da correção angular e, depois, a cada 3 a 4 semanas, até que se complete a reparação óssea. Os aparelhos de fixação externa circular são removidos sob sedação. O resultado a longo prazo da correção de deformidades do antebraço tem sido de bom a excelente, dos pontos de vista cosmético e funcional.[3,8] A ESF circular tem sido usada para tratar deformidades do antebraço, que incluem subluxação grave do cotovelo, déficit de comprimento e deformidade angular do membro na porção distal do rádio e da ulna. A colocação de um fixador externo circular com um único conjunto de dobradiças e a feitura de duas osteotomias (uma usada para corrigir angulação e o déficit de comprimento e outra para eliminar a subluxação do cotovelo) têm levado a excelentes resultados clínicos. Subluxações umerorradiais distais de até 13 mm foram reduzidas usando esse método em cinco cães. A ESF circular foi usada para tratar deformidades antebraquiais bifocais que incluíam uma deformidade vara grave da porção proximal do rádio e uma deformidade valga (geralmente combinada com uma deformidade caudal multifocal) da porção distal do rádio (Figura 97.6).

Referências bibliográficas

1. Sande RD, Bingel SA: Animal models of dwarfism. Vet Clin North Am Small Anim Pract 13:71-89, 1983.
2. Johnson JA, Austin C, Breur GJ: Incidence of canine appendicular musculoskeletal disorders in 16 veterinary teaching hospitals from 1980 to 1989. Vet Comp Orthop Traumatol 7:56-69, 1994.
3. Marcellin-Little DJ, Ferretti A, Roe SC, et al: Hinged Ilizarov external fixation for correction of antebrachial deformities. Vet Surg 27:231-245, 1998.
4. Jaegger G, Marcellin-Little DJ, Levine D: Reliability of goniometry in Labrador Retrievers. Am J Vet Res 63:979-986, 2002.
5. Marcellin-Little DJ: Treating bone deformities with circular external skeletal fixation. Comp Cont Educ Pract Vet 21:481-491, 1999.
6. Marcellin-Little DJ: Fracture treatment with circular external fixation. Vet Clin North Am Small Anim Pract 29:1153-1170, 1999.
7. Marcellin-Little DJ, Ferretti A: Improving bone healing with the circular external fixation method. Vet Forum 14:40-47, 1997.
8. Marcellin-Little DJ: External skeletal fixation. *In* Slatter DH (ed). Textbook of Small Animal Surgery, 3rd ed. Philadelphia: WB Saunders, 2003, pp.1818-1834.
9. Lewis DD, Bronson DG, Samchukov ML, et al: Biomechanics of circular external skeletal fixation. Vet Surg 27:454-464, 1998.
10. Harrysson OLA, Cormier DR, Marcellin-Little DJ, et al: Rapid prototyping for treatment of canine limb deformities. Rapid Prototyping J 9:37-42, 2003.
11. Marti JM, Miller A: Delimitation of safe corridors for the insertion of external fixator pins in the dog. 2: Forelimb. J Small Anim Pract 35:78-85, 1994.
12. Marti JM, Miller A: Delimitation of safe corridors for the insertion of external fixator pins in the dog. 1: Hindlimb. J Small Anim Pract 35:16-23, 1994.

Doenças Ortopédicas Variadas

98

Ron Montgomery

Crescimento assíncrono do rádio e da ulna

O crescimento normal síncrono do rádio e da ulna proporciona um antebraço reto e com superfícies articulares normais no cotovelo e no carpo. O crescimento no comprimento do rádio e da ulna ocorre nas fises ou placas de crescimento. A fise radial distal é responsável por 60% a 70% do comprimento do rádio, enquanto a fise ulnar distal responde por 100% do crescimento da ulna distal ao cotovelo (80% a 85% do comprimento total da ulna).[1,2] Portanto, as diáfises do rádio e da ulna devem deslizar uma ao lado da outra para manter um antebraço reto (Figura 98.1).[1]

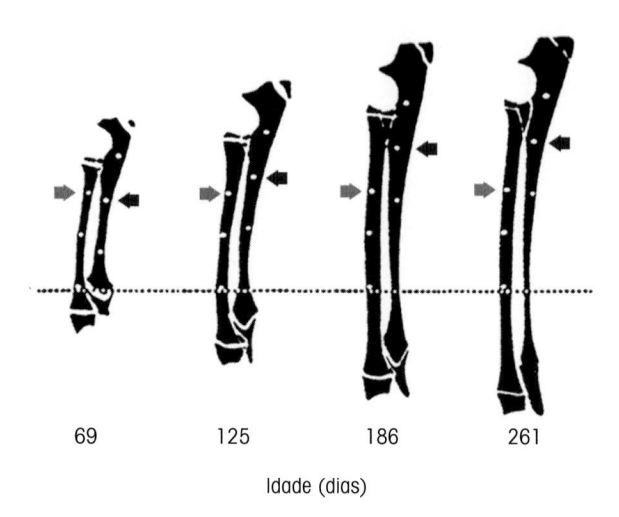

Figura 98.1 Representação do crescimento do rádio e da ulna aos ≅ 2 meses, ≅ 4 meses, ≅ 6 meses e ≅ 9 meses de idade. Acompanhando-se os marcadores radiográficos (*setas*) à medida que aumenta a idade, fica evidente que os córtices radial e ulnar devem deslizar um sobre o outro durante o crescimento. Também é digno de nota: o crescimento mais rápido ocorre entre 4 meses e 6 meses de idade; a maior parte do crescimento está completa aos 6 meses de idade; a partir do nível do cotovelo, em direção distal (note o marcador ulnar proximal), praticamente 100% do crescimento ulnar deve-se à fise ulnar distal. Adaptado de Carrig CB, Vet Clin N Am 13,91, 1983 (Ref. 2).

O crescimento assíncrono do rádio e da ulna (AGRU, do inglês *arynchronous growth of the radius and ulna*) resulta em um antebraço curto, com deformidades angular, rotacional e/ou em arco (Figura 98.2).[1-5] Menos óbvias, mas mais importantes, são as malformações articulares do cotovelo e/ou do carpo.[1-6] As superfícies articulares são esculpidas em cada indivíduo durante o crescimento obedecendo à lei de Wolff.* As forças normais em direção e em proporção resultam em uma articulação congruente, saudável e mecanicamente eficiente. Forças anormais, como as que ocorrem com o AGRU, produzem uma articulação incongruente, não saudável e mecanicamente ineficiente que não pode ser corrigida e, frequentemente, nem ao menos melhorada significativamente com as técnicas hoje disponíveis.[6] O AGRU tem várias causas, cada uma com anormalidades clínicas específicas que refletem qual(is) parte(s) do crescimento síncrono foi(ram) afetada(s) anormalmente.[1-6] Independentemente da causa específica, todavia, todos os tipos de AGRU têm, em algum grau, as alterações patológicas descritas acima.

O tipo mais reconhecido de AGRU é o fechamento prematuro da físis distal ulnar, também referida como encurvamento cranial (*radius curvus*) (Figura 98.2).

A fise ulnar distal tem forma de cone, que concentra as forças compressivas. Forças compressivas excessivas, por exemplo quando um cão salta de um lugar muito alto e atinge o solo com os membros anteriores, podem resultar em fraturas Salter-Harris V (de compressão) (outros tipos de fraturas de Salter-Harris também podem ocorrer). Esse traumatismo desencadeador frequentemente não é testemunhado pelo proprietário ou então é logo esquecido porque a duração da claudicação é curta. Se forem feitas radiografias logo após o traumatismo,

---

* Lei de Wolff: "Um osso, normal ou anormal, desenvolve a estrutura mais adequada para suportar as forças que agem sobre ele". Dorland's Medical Dictionary, 28th ed. Philadelphia: Saunders.

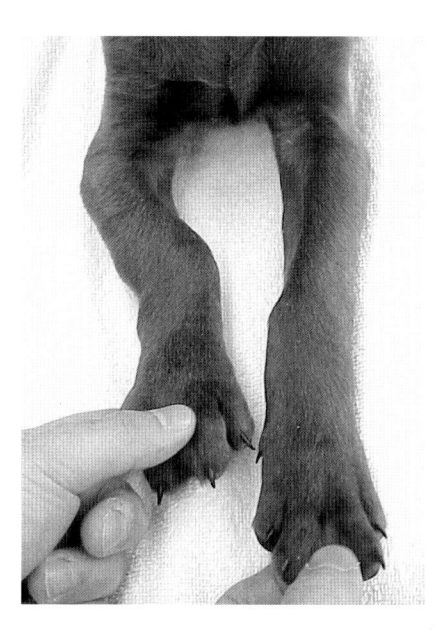

Figura 98.2 Filhote com crescimento assíncrono do rádio e da ulna (AGRU) do membro anterior direito, que está encurtado, arqueado e rotado externamente.

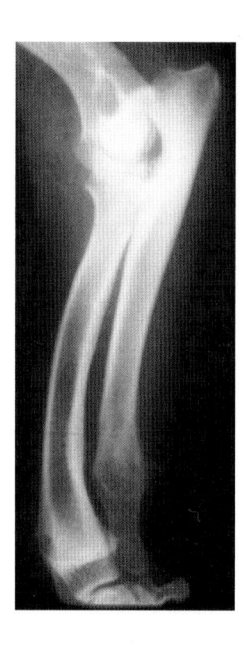

Figura 98.3 Radiografia mostrando fechamento prematuro da fise ulnar distal causando encurtamento antebraquial, substancial curvatura e subluxação umeroulnar.

a fratura sem deslocamento Salter-Harris V não é detectável. Radiografias feitas com AGRU presente, mas antes do fechamento fiseal normal, mostram fechamento prematuro da fise ulnar distal. A fise ulnar distal para de crescer e torna-se o ponto de ancoragem do rádio distal; a amarra é feita por tecido conjuntivo fibroso. A patologia do processo é mecanicamente análoga a um barco em movimento amarrado a uma âncora presa no fundo do rio. O fechamento prematuro da fise ulnar distal resulta no rádio desviando-se lateralmente, com supinação (lembre-se de que a ulna distal é caudolateral ao rádio distal). Adicionalmente, ocorre arqueamento cranial do rádio distal (o rádio está crescendo em comprimento, enquanto a ulna não), má articulação da articulação radiocarpal com deformidade valga, subluxação umeroulnar com deformidade vara e encurtamento do antebraço (Figura 98.3). Deformidade similar ocorre se a parte lateral da fise distal do rádio para de crescer prematuramente (fechamento parcial), o que constitui o segundo tipo mais comum de AGRU observado.[6]

O fechamento completo da fise distal do rádio resulta em deformidade angular relativamente menos importante, em diminuição no comprimento do antebraço e em má articulação do carpo e do cotovelo. O fechamento prematuro da fise radial proximal resulta em um substancial aumento do espaço da articulação radioumeral, em má articulação radioulnar e em encurtamento do antebraço (Figura 98.4). Uma causa adicional, mas incomum, de AGRU é a fratura do rádio e da ulna que se consolida em uma massa única (sinostose), impedindo o deslizamento das duas diáfises (Figura 98.5).

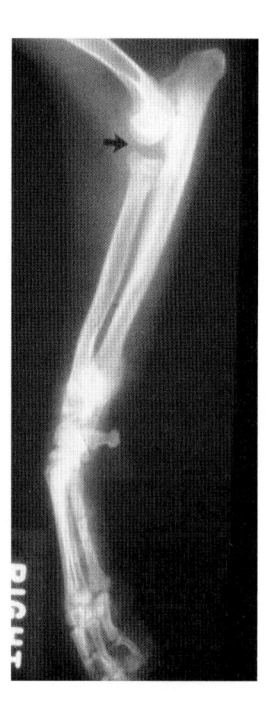

Figura 98.4 Radiografia mostrando fechamento prematuro da fise radial proximal, resultando em substancial espaçamento da articulação radioumeral (*seta*), em má articulação radioulnar e em encurtamento do antebraço.

A gravidade da deformidade depende do crescimento potencial remanescente no momento da lesão fiseal (fechamento prematuro). O crescimento potencial é uma relação da idade do cão com seu tamanho quando adulto. Aproximadamente 90% do comprimento ósseo é

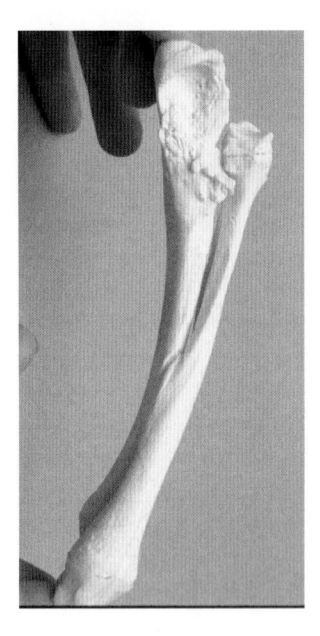

Figura 98.5 Fotografia de sinostose em razão de uma fratura prévia e subsequente união do rádio à ulna. Note a grande deformidade em forma de degrau da cabeça do rádio e o processo coronoide, com concomitante doença degenerativa articular.

atingido aos 6 meses de idade em todas as raças, exceto as gigantes, com o crescimento mais ativo ocorrendo entre 3 e 4 meses de idade. Um cão com 3 meses de idade tem mais potencial de crescimento ósseo do que um cão de 5 meses de idade do mesmo tamanho quando adultos. Da mesma maneira, um Labrador retriever de 4 meses de idade tem mais potencial de crescimento do que um Chihuahua de 4 meses de idade. Quanto maior o potencial de crescimento, pior será a deformidade se não for tratada. O tratamento mais efetivo é a remoção de uma secção da ulna (a corda da âncora) no mesmo lado do ligamento interósseo da lesão tão logo comece o AGRU. A osteotomia ulnar é mais efetiva se executada cedo e se ainda houver potencial de crescimento suficiente para corrigir as lesões.

Causas atraumáticas do AGRU também existem.[4,5] A causa mais comum do AGRU é o cruzamento seletivo, que cria e que perpetua raças acondroplásicas/condrodisplásicas como os Basset hounds, English bulldogs e Dachshunds. Apesar de a condição ser aceita nessas raças, a lesão mesmo assim existe. O AGRU também está presente em cães com nanismo, uma condição hereditária descrita nas raças Labrador retriever, malamute, Norwegian elkhound e Samoyed.[4] Um tipo leve de AGRU também ocorre com a retenção dos núcleos cartilaginosos.[4,5]

Retenção do núcleo cartilaginoso

A retenção do núcleo cartilaginoso (RCC, do inglês *retained cartilaginous core*) é uma anormalidade da ossificação endocondral na qual a conversão da cartilagem fiseal em osso, na fise distal da ulna, é retardada. A alteração provavelmente é uma manifestação clínica

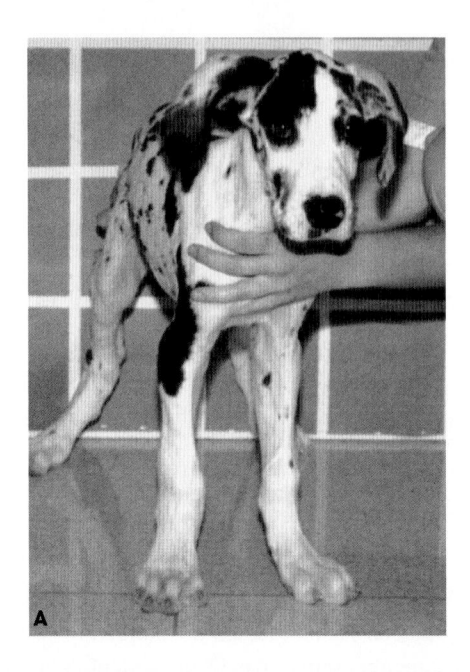

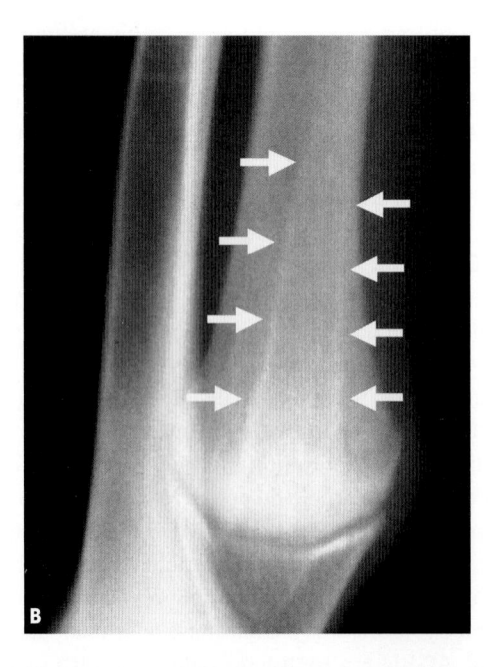

Figura 98.6 A. Retenção do núcleo cartilaginoso (RCC) da ulna distal causando leve carpo valgo. **B.** Radiografia do antebraço distal mostrando a RCC, que é vista como uma excessiva extensão proximal da fise ulnar distal (*setas*) com forma de uma chama.

de osteocondrose. As anormalidades clínicas, em geral, limitam-se ao desvio lateral dos carpos (Figura 98.6). Radiograficamente, a fise distal da ulna estende-se proximalmente em uma distância excessiva. A RCC afeta principalmente Great Danes jovens e/ou outras raças grandes e a condição pode persistir na vida adulta. Tipicamente não se recomenda o tratamento.

Síndrome da frouxidão do carpo em filhotes

A síndrome da frouxidão do carpo em filhotes é uma hiperextensão ou hiperflexão carpal que ocorre na ausência de uma causa identificável (p. ex., ruptura de tendão ou fratura) (Figura 98.7).[7] Os filhotes com essa condição não sofrem dor e têm amplitude completa na movimentação do carpo. A condição pode ser uni ou bilateral e tipicamente ocorre entre os 2 e 5 meses de idade. Vários filhotes de uma mesma ninhada podem ser afetados, sugerindo uma etiologia nutricional, ambiental, zootécnica ou hereditária. Não se reconhece predisposição racial e cães de raças mestiças são afetados tão frequentemente quanto cães de raças puras. A etiologia é desconhecida. A fisiopatologia parece ser um desequilíbrio no tônus muscular entre os grupos extensores e os flexores do carpo. A correção ocorre espontaneamente na vasta maioria dos casos em até 2 semanas, mas em raros casos a condição pode persistir até a vida adulta. Tem sido recomendado o encorajamento ao exercício. O tratamento com talas ou muletas prolonga a correção para em torno de 6 semanas.[4-6]

Ectrodactilia

Ectrodactilia é uma deformidade congênita verdadeira (presente ao nascer) na qual a pata tem a forma de dois grandes dedos em vez dos quatro dedos de tamanhos normais (Figura 98.8), dando origem aos sinônimos "pata de lagosta" e "deformidade da mão dividida".[4,5,8] Tipicamente, somente uma das patas dianteiras é afetada. Em um pouco menos que a metade dos casos de ectrodactilia ocorre subluxação do cotovelo ipsilateral. Radiografias da pata revelam várias combinações bizarras de fusão e de ausência de metacarpos e de falanges. Foi comprovado que a ectrodactilia tem etiologia hereditária em seres humanos e em gatos e provavelmente é hereditária também em cães. Até agora, na literatura, foi descrita a ectrodactilia em cães de raças médias e grandes (especialmente mestiços dessas raças). O tratamento geralmente não é necessário, pois a maioria dos cães com ectrodactilia tem poucos, ou nenhum, sinais clínicos além da deformidade anatômica.

Nanismo

O tipo mais comum de nanismo em cães é a seleção intencional (ou proposital) de tratos genéticos autossômicos dominantes com a finalidade de criar e perpetuar raças *toy* e miniatura e, também, de raças como o Basset hound. O termo nanismo não é usado convencionalmente para descrever o nanismo intencional; além disso, essa condição geralmente não é considerada

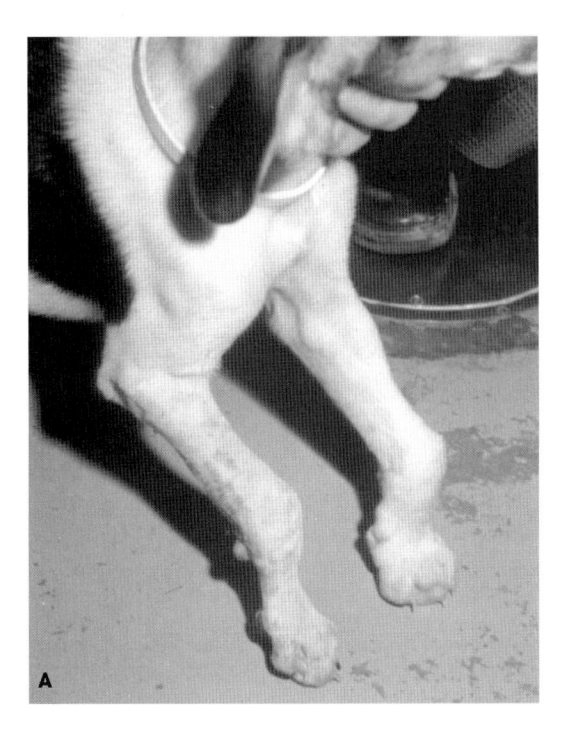

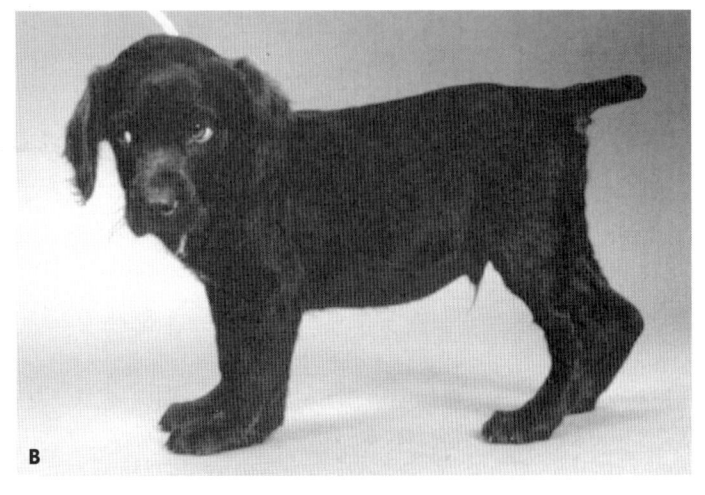

Figura 98.7 A. Carpos dobrados ou hiperflexão carpal em um cão jovem. **B.** Carpos "caídos" ou hiperextensão carpal em um cão jovem.

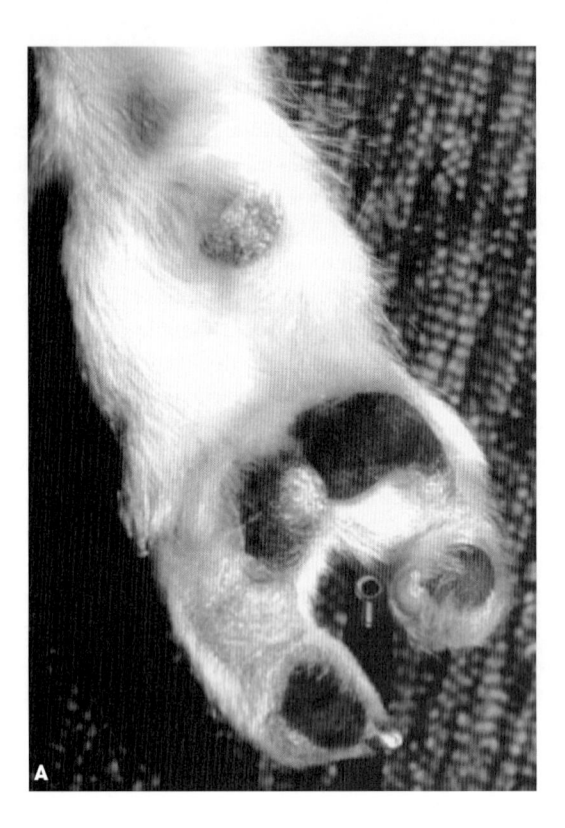

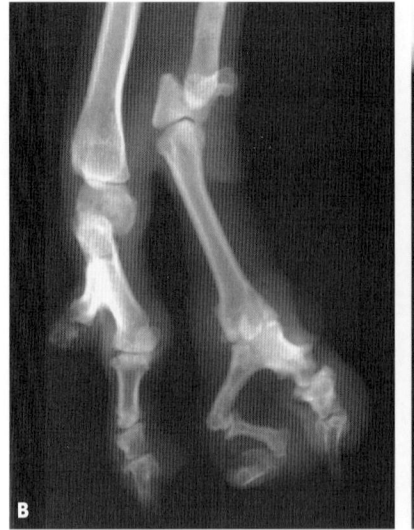

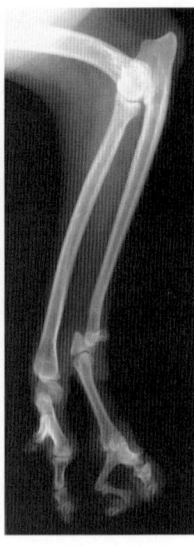

Figura 98.8 A. Ectrodactilia (também conhecida como "pata de lagosta" ou deformidade da "mão dividida") vista de uma perspectiva ventral. **B.** Radiografia da ectrodactilia mostrando a bizarra combinação de fusão e de ausência de ossos.

patológica. Todavia, ocorrem problemas clínicos por causa da conformação (especialmente má função articular). O nanismo será referido como não intencional.

O nanismo foi descrito no Beagle, no Cocker spaniel, no English pointer, no French bulldog, no Great Pyrenees, no Labrador retriever, no malamute, no Norwegian elkhound, no miniature poodle, no Samoyed, no Scottish deerhound e no Scottish terrier.[4,5] O autor tem visto o nanismo mais frequentemente no Labrador retriever, muito provavelmente devido à popularidade atual da raça (i. e., o número de Labrador retrievers e de práticas de acasalamento mal orientadas). O nanismo pode ocorrer devido a uma variedade de anomalias e de modos de herdabilidade, cada uma resultando em um fenótipo característico e em lesões associadas. Nanismo acondroplásico é o termo empregado para seres humanos. Ele resulta em um fenótipo de membros curtos e tronco de tamanho normal, que é o tipo mais comum de nanismo em cães (Figura 98.9). A hereditariedade autossômica recessiva é a etiologia em raças nas quais o modo foi estudado.[4] Os cães com nanismo parecem normais ao nascer, mas a condição torna-se óbvia em poucos meses. Ossos individuais podem ser afetados igualmente ou desigualmente, resultando em pernas retas ou curvadas e/ou membros anteriores tendo comprimento igual ou desigual aos membros posteriores. As alterações patológicas associadas incluem displasia retinal (Labrador retriever), descolamento da retina, catarata (Labrador retriever e Samoyed) e hemofilia (malamute). Os proprietários frequentemente não percebem que a conformação é anormal (se o cão for de raça pura) e devem ser informados sobre isso. Adicionalmente, os proprietários devem ser aconselhados a avaliar o cão para as alterações patológicas associadas e ser informados quanto às razões pelas quais a castração é importante.

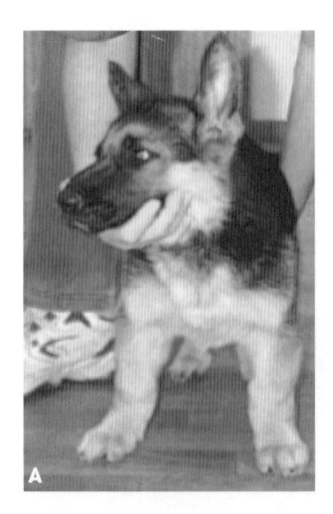

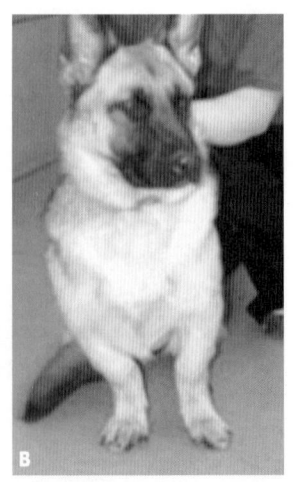

Figura 98.9 Nanismo acondroplásico em um cão Pastor alemão aos **A.** 3 meses e **B.** aos 9 meses de idade. Note a aparência normal do tronco e as pernas anormalmente curtas. Fotografias cortesia do Sr. Fred Lanting, Juiz do AKC, Willow Wood Consulting.

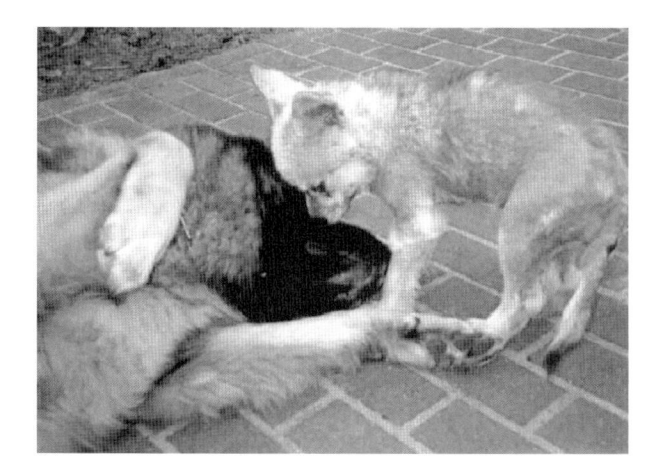

Figura 98.10 Nanismo pituitário de um cão lobo híbrido de 1 ano de idade (*direita*), com um cão normal (*esquerda*). Fotografia cortesia do Sr. Fred Lanting, Juiz do AKC, Willow Wood Consulting.

O nanismo pituitário (também chamado infantilismo hipofisário) é causado por secreção insuficiente do hormônio do crescimento e por deficiência de gonadotrofina, resultando em um nanismo proporcional com retenção das características infantis (Figura 98.10). A mais óbvia característica infantil é a falha de desenvolvimento de uma pelagem adulta (pelos primários) e a fácil epilação dos pelos infantis (pelos secundários), resultando em alopecia em área de maior fricção como a parte caudal das coxas, caudal dos antebraços e em torno do pescoço.[5]

Hemimelia/amelia

Em cães e gatos, a agenesia congênita da diáfise do rádio é o tipo mais comum dessa rara condição.[4,5] A nomenclatura convencional (em inglês) indica primeiro o osso afetado (i. e., rádio, ulna, tíbia, fíbula), seguida por amelia (agenesia completa) ou hemimelia (agenesia completa da diáfise). Em adição a cães e a gatos, a hemimelia já foi descrita em seres humanos, em cabras, em ratos e em galinhas.

A patogênese da hemimelia é a falha do rádio em se desenvolver intrauterinamente. A etiologia não foi confirmada, apesar de a hereditariedade frequentemente ser postulada. O cruzamento de um par de gatos resultou em várias ninhadas de filhotes com amelia (três em cada oito filhotes afetados). Outras etiologias propostas incluem acidentes *in utero*, irradiação, toxicidade de medicamentos, vacinas e deficiências dietéticas (especialmente minerais, como zinco, cobre, manganês). Devido a ser mais comum a ocorrência unilateral, essas etiologias propostas tornam-se incertas.

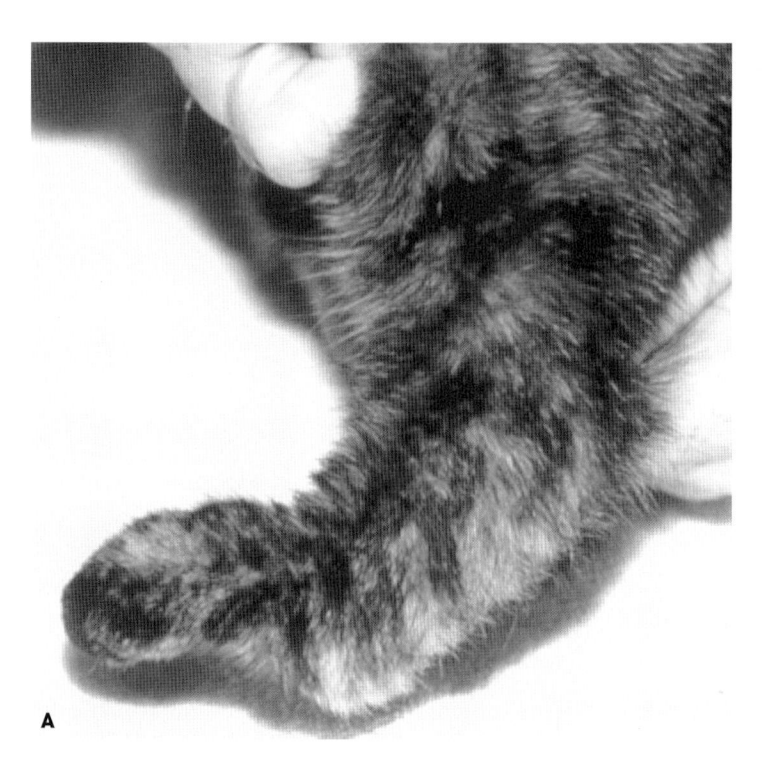

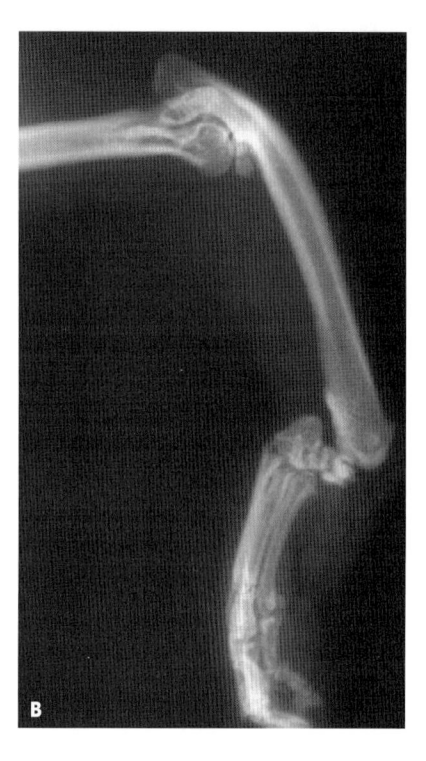

Figura 98.11 Hemimelia/amelia. **A.** Gato com hemimelia mostrando subluxação carpal e deformação macroscópica do membro anterior (o polegar de quem segura o animal está no ombro e a outra mão está atrás do cotovelo). **B.** Radiografia mostrando ausência do rádio com má articulação do carpo e do cotovelo.

Foi relatado que os gatos têm hemimelia radial mais frequentemente do que cães. Não existe predileção de tamanho ou de raça. A história indica que os proprietários notaram a deformidade (Figura 98.11) (antebraços curtos com deformidade vara e/ou carpo valgo) ao filhote nascer ou logo após o nascimento. Em cães mais velhos, a aparência da deformidade poderia ser confundida com um tipo de AGRU (fechamento distal do rádio), apesar de a palpação revelar a falta da diáfise do rádio. A radiografia confirma o diagnóstico. A função do membro é correspondente à deformidade, variando de incapacidade de apoio até uso aceitável do membro, apesar de anormal. Um tratamento efetivo ainda não foi desenvolvido nem é indicada uma cirurgia heroica, uma vez que a condição é ostensivamente não dolorosa. Amputação pode ser feita por motivos cosméticos ou por tratamento de úlceras crônicas de decúbito. É aconselhável a esterilização dos animais afetados e, questionavelmente, também dos demais pertencentes à mesma linhagem.

Raquitismo e osteomalacia

A deformidade óssea e a hipomineralização consequentes ao metabolismo anormal da vitamina D, do cálcio e do fósforo por diversas causas é denominado "raquitismo". Osteomalacia é o modo que ocorre no adulto, embora o uso convencional frequentemente troque por outro o termo raquitismo. "Raquitismo renal" talvez seja o tipo clínico visto mais frequentemente em cães. Dietas inadequadas exclusivamente de carnes para os "grandes felinos" (tigres, leões etc.), especialmente quando jovens, causam grave hipomineralização. Um grupo de cães Vizsla jovens (Figura 98.12) foi estudado no Colégio de Medicina Veterinária da Universidade de Auburn durante vários meses. Os cães afetados tinham curvatura pronunciada e encurtamento dos ossos longos, que também afetavam a amplitude de moção das articulações adjacentes. A nutrição e a insuficiência renal foram efetivamente eliminadas como possíveis causas e o raquitismo foi o diagnóstico presuntivo.

Cisto ósseo

Cistos ósseos em cães são raros e incluem os tipos subcondral, simples (cístico) e aneurismal.[4,5] Os cistos ósseos subcondrais são relativamente pequenos e são identificados radiograficamente. Os cistos ósseos simples e aneurismais são relativamente grandes e com frequência são facilmente palpáveis. O diagnóstico diferencial entre neoplasia e cisto ósseo simples pode ser difícil. Portanto, a confirmação do diagnóstico e o manejo do caso devem ser feitos com a diligência necessária.

Os cistos ósseos subcondrais são a lesão de osteocondrose mais comumente identificada em cavalos. Os cistos ósseos subcondrais são revestidos de membrana sinovial e contêm fluido serosanguinolento e tecido mixoide ou fibroso. A perfuração oblitera o cisto e estabelece um novo suprimento sanguíneo para iniciar a

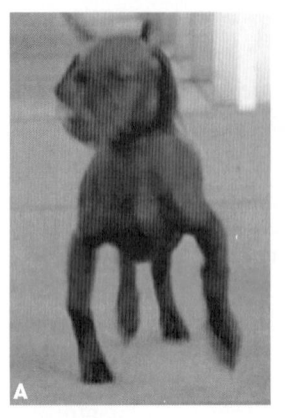

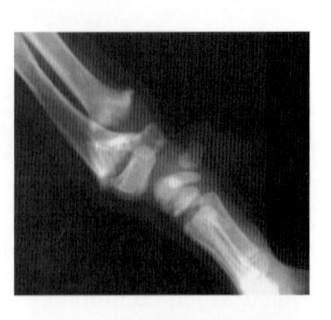

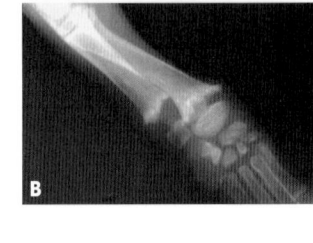

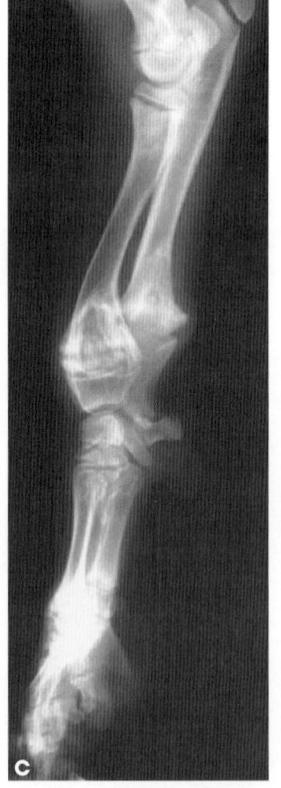

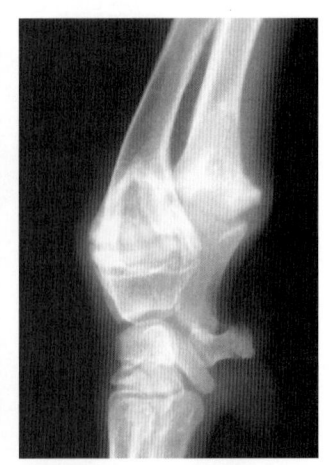

Figura 98.12 Vizsla com raquitismo. **A.** Note a curvatura dos membros anteriores e a estatura diminuída. **B.** Nessas radiografias do rádio e da ulna distais feitas aproximadamente às 8 semanas de idade, existe o característico alargamento acentuado das fises no rádio e na ulna distais. **C.** Vários meses mais tarde continuam as metáfises de aparência anormal, apesar de as fises terem uma largura de aparência mais normal.

reparação. Ela é feita se o cisto é grande o suficiente para causar um problema clínico e antes que se desenvolva doença articular degenerativa significante.

Cistos ósseos simples contêm fluido serossanguinolento e são revestidos de tecido fibroso. Eles podem ocorrer na metáfise de qualquer osso longo ou em vários ossos longos (poliostótico). A apresentação mais comum é a de um único cisto ósseo (monostótico) localizado no rádio distal ou na ulna distal de um cão de raça grande jovem ou adulto jovem. Doberman pinschers e Pastores alemães parecem ser mais afetados. A etiologia dos cistos ósseos simples é incerta, apesar de a característica típica de ocorrer em um cão jovem ou adulto jovem sugerir uma aberração do crescimento ósseo ou de um insulto ocorrendo durante o crescimento. Foi sugerida predisposição hereditária para Doberman pinschers. Os sinais clínicos incluem claudicação e aumento de volume doloroso da metáfise afetada (com ou sem fratura patológica do cisto ósseo). A radiografia revela uma massa grande, expansiva, ausência de osteólise e/ou de osteogênese, vários graus de adelgaçamento da cortical e um centro com densidade de fluido (Figura 98.13).

Os cistos ósseos simples geralmente não atravessam a fise ou envolvem a epífise. Um cisto ósseo também pode ser assintomático e diagnosticado incidentalmente. Casos assintomáticos de cisto ósseo simples podem não necessitar de cirurgia, especialmente se a ulna for o osso envolvido, pois a ulna não é um osso importante para suporte do peso corporal. A cirurgia é indicada caso se necessite de uma biopsia para confirmar o diagnóstico, se o cisto estiver causando problemas clínicos (p. ex., claudicação) e/ou como uma intervenção preventiva para evitar uma fratura patológica (especialmente em um osso que suporta o peso, como o rádio). A correção cirúrgica pode ser feita por perfurações do cisto e da cavidade medular adjacente ou por curetagem e enxertia óssea. Com qualquer das técnicas, a aplicação de equipamento de estabilização de fraturas, como placas ósseas ou fixadores externos, minimizam o risco de fratura patológica. Em seres humanos, a injeção de cistos ósseos simples com corticosteroides foi relatada como um tratamento de sucesso.

Cistos ósseos aneurismais contêm grandes sinusoides vasculares, são expansíveis, osteolíticos e localmente invasivos do osso e de tecidos moles adjacentes. Os cistos ósseos aneurismais foram classificados como prováveis *shunts* arteriovenosos intraósseos, mas também foram classificados como neoplásicos. Os cistos ósseos aneurismais foram diagnosticados em cães adultos jovens a cães geriátricos. Os sinais clínicos são dor localizada e inchaço, em geral, de vários meses de duração. Existe uma predileção pelo esqueleto axial, mas qualquer osso pode ser afetado. Os tratamentos são direcionados para diminuir a vascularidade enquanto se mantém a resistência estrutural e incluem debridamento com enxertia óssea, radioterapia e crioterapia. Cistos ósseos aneurismais foram diagnosticados em cães, em gatos, em cavalos e em pessoas.

Luxação congênita do ombro

A luxação congênita do ombro é uma doença de cães de raças pequenas e de *toys* que, na opinião do autor, de várias maneiras é análoga à luxação congênita medial da patela, embora muito menos comum. Os sinais clínicos são observados quando o filhote começa a andar ou em adultos jovens, dependendo da gravidade. Os sinais clínicos variam de não apoio do peso e de luxação constante até mais comum luxação intermitente e claudicação intermitente associadas (Figura 98.14). A palpação pode revelar uma luxação medial. Aplicando-se pressão medial no úmero proximal e abduzindo-se o cotovelo com uma mão enquanto se palpa a posição relativa do processo acrômio com a outra mão, a luxação ou subluxação medial do ombro deverá ser diagnosticada. Radiografias são indicadas para avaliar as alterações na cavidade glenoide e na cabeça do úmero, feitas sob estresse craniocaudal se forem usadas com o propósito de diagnóstico ou de documentação.

Considera-se que a condição não seja de origem traumática e, por convenção, é chamada de congênita, mas pode ter origem no desenvolvimento. A luxação

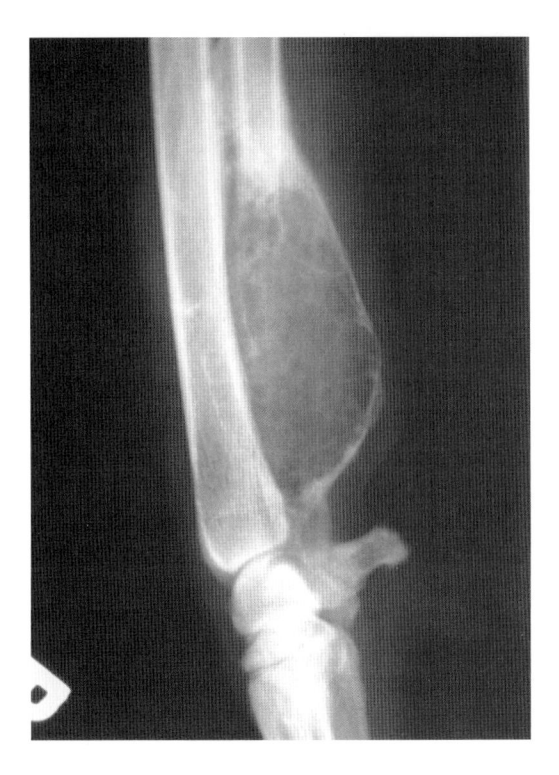

Figura 98.13 Cisto ósseo na ulna distal evidenciando aparência expansível e multitrabecular com córtices finos.

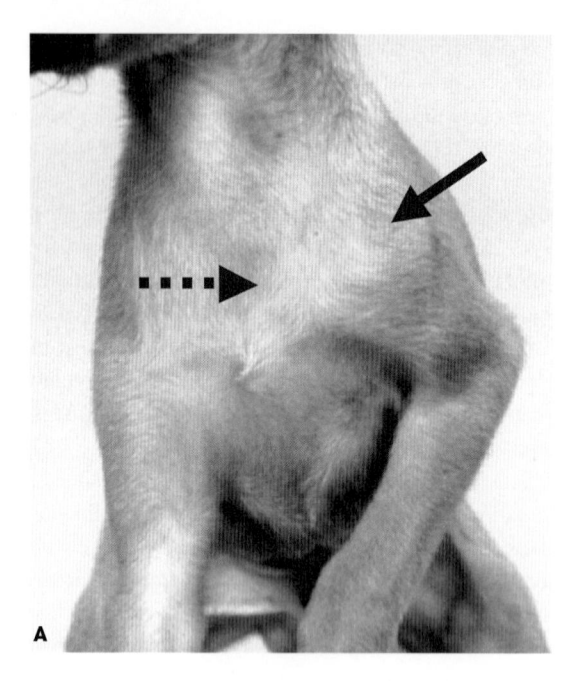

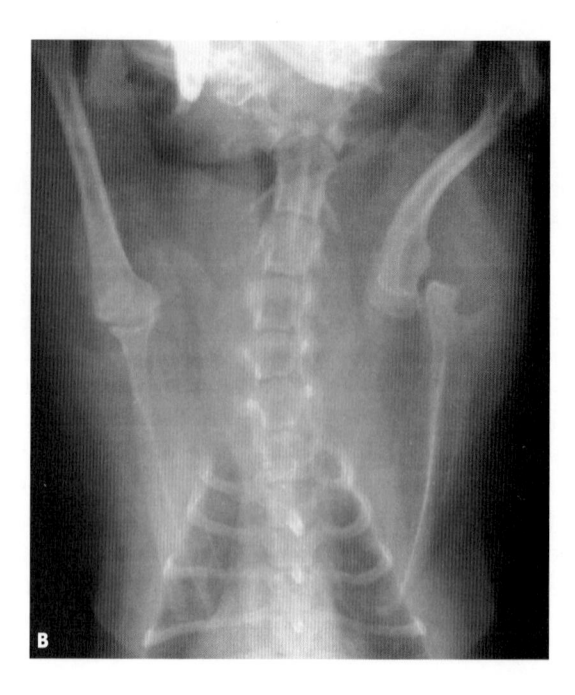

Figura 98.14 Luxação congênita do ombro em um filhote. **A.** Note a abdução do membro, com posicionamento lateral do cotovelo, processo acrômio proeminente (*seta sólida*) e posicionamento medial da cabeça umeral (*seta interrompida*). **B.** Radiografia mostrando luxação congênita medial do ombro. Note a forma plana a convexa da cavidade glenoide afetada.

ou a subluxação medial do ombro determina a coexistência de insuficiência do ligamento colateral medial e da cápsula articular, com possível envolvimento do músculo/tendão subescapular. Devido à luxação congênita do ombro envolver forças anormais em um osso ainda jovem, a lei de Wolff estabelece que a cavidade glenoide e a cabeça do úmero se desenvolvem de modo anormal. A cavidade glenoide pode ser muito mais rasa, plana e até convexa, com ou sem erosão identificável na borda medial; a cabeça do úmero é achatada em vários graus.

O tratamento deve ser proporcional à gravidade. Várias técnicas cirúrgicas foram descritas para estabilizar a luxação, com taxas de sucesso relativamente baixas. Uma cavidade glenoide plana ou convexa logicamente significa resultados piores para a estabilização medial, da mesma maneira que a presença de luxação completa e de osteoartrite. A artrodese do ombro é uma opção razoável em cães devido à alta mobilização da escápula. Porém, a presença do nervo infraespinhoso e a pouca quantidade de osso escapular (i. e., possibilidade diminuída de fixação de implantes) tornam a artrodese problemática nesses cães pequenos e de raças *toy*. Cães com claudicação infrequente e intermitente, que parecem ao proprietário não sentirem dor, podem ser mais prejudicados do que beneficiados pela cirurgia.[4,5]

Luxação congênita do cotovelo

A luxação congênita do cotovelo ocorre predominantemente em English bulldogs, Basset hounds, Yorkshire terriers, Pequineses e outras raças pequenas e *toys*.[4,5] Foi sugerida uma etiologia hereditária, mas não foi confirmada. Tem sido especulado que a patogênese seria uma insuficiência intrauterina do ligamento colateral medial do cotovelo e talvez do ligamento anular. A luxação é lateral em todos, exceto um, os casos documentados[9] e pode ser unilateral ou bilateral. As alterações críticas com a luxação congênita do cotovelo são a localização lateral da inserção do tríceps (portanto sua contração não estende o cotovelo) e a má articulação em um cão jovem, causando deformações ósseas macroscópicas (ver a lei de Wolff). A luxação congênita do cotovelo causa uma deformidade óbvia (Figura 98.15) que consiste em luxação lateral, em flexão do cotovelo e em pronação do antebraço. A aparência dos cães afetados foi comparada com o inseto louva-a-deus. A marcha é, da mesma maneira, claramente anormal, pois a incapacidade de estender o(s) cotovelo(s) faz com que o cão se arraste (Figura 98.16). Uma radiografia craniocaudal do membro afetado resulta em uma imagem craniocaudal do úmero e em uma imagem lateromedial do rádio e da ulna (Figura 98.15), em contraste com cães adultos com luxação traumática do cotovelo, nas quais o rádio e a ulna não têm essa rotação típica.

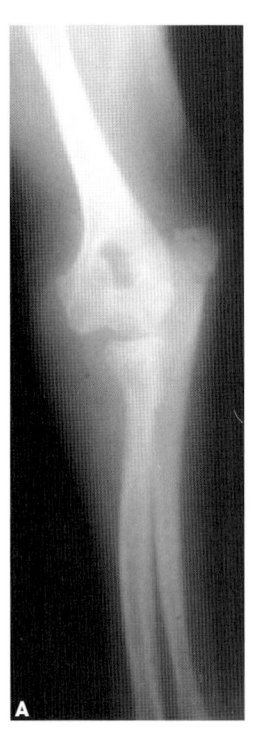

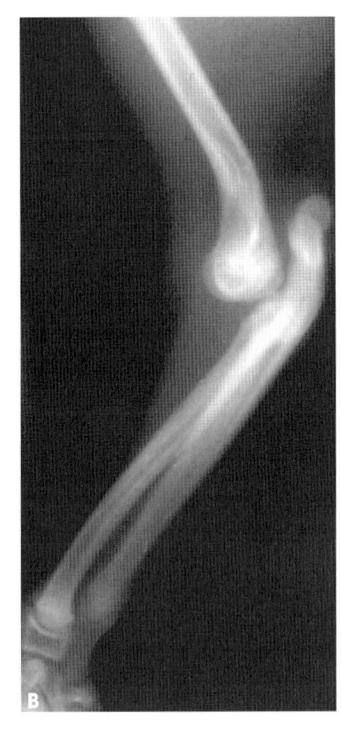

Figura 98.15 Luxação congênita do cotovelo. **A.** Note que na radiografia craniocaudal do cotovelo, o rádio e a ulna aparecem em visão lateromedial. **B.** Na radiografia mediolateral do cotovelo, o rádio e a ulna aparecem em visão craniocaudal.

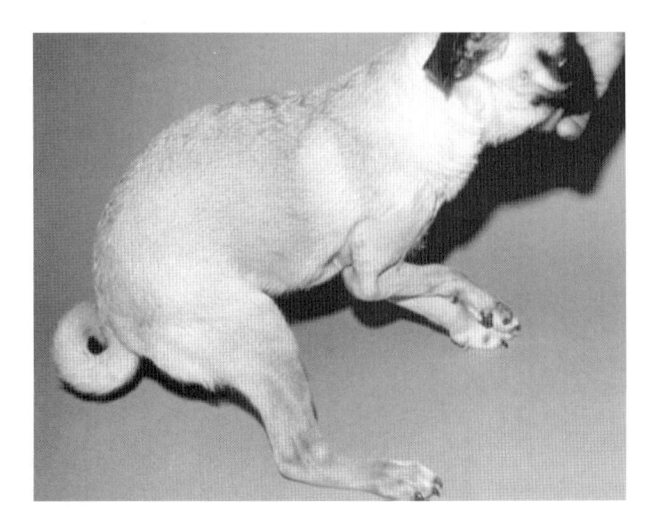

Figura 98.16 Luxação congênita do cotovelo. Note a posição de "louva-a-deus" dos membros anteriores por causa da incapacidade de estender os cotovelos. Estão presentes também rotação interna dos antebraços e anatomia topográfica anormal dos cotovelos.

O tratamento satisfatório da luxação congênita do cotovelo depende da idade no momento da cirurgia e do peso adulto do cão. Se tratada quando tiver apenas algumas semanas de idade, um fixador externo modificado (Figura 98.17) tipicamente resulta em uma articulação funcional (apesar de radiograficamente anormal). Um arame de Kirschner pequeno (p. ex., de 0,062") é introduzido mediolateralmente através do olécrano próximo à inserção do tríceps; um segundo arame de Kirschner é colocado, da mesma maneira, transcutaneamente através dos epicôndilos umerais distais e uma faixa de borracha com tensão apropriada é colocada externamente da extremidade lateral do pino no olécrano à extremidade medial do pino transepicondilar, o que roda o olécrano para a posição caudal funcional correta. O cão é encorajado a usar a perna normalmente (i. e., não se aplicam muletas) até que a redução seja mantida sem a presença da tira de borracha (tipicamente por 2 semanas).[9,10] O sucesso dessa técnica é previsível com certa confiança caso haja facilidade da redução manual da luxação. Para cães mais velhos, nos quais a luxação não é facilmente reduzível, a transposição do olécrano pode resultar em função razoável em alguns casos. Cães mais pesados (i. e., English bulldogs), especialmente se não forem tratados cedo, têm um prognóstico pior quanto a conseguir uma articulação funcional; a artrodese é uma opção para casos unilaterais.

Exostoses cartilaginosas múltiplas

Exostoses cartilaginosas múltiplas (MCE) são uma doença rara com a patogênese interessante da presença de fises ou de complexos epifisários articulares* (complexo A-E) extras com localização aberrante e, em geral, perpendiculares ao osso cortical (Figura 98.18).[5,11,12] A patogênese mais amplamente aceita é que a MCE se origina das fises, antes de separar-se. Qualquer osso do esqueleto axial ou apendicular formado por osteogênese endocondral pode ter MCE, sendo que o envolvimento de múltiplos ossos é típico. À medida que o cão jovem cresce, as exostoses também crescem. As MCE têm forma de cogumelo, com a base consistindo em osso formado por osteogênese endocondral e o topo coberto com cartilagem; são histologicamente comparáveis a um complexo A-E. O crescimento continua até a maturidade

---

* Complexos epifisários articulares são histológica e funcionalmente análogos a fises, com a diferença de que a cartilagem daqueles complexos permanece nos cães maduros como cartilagem articular.

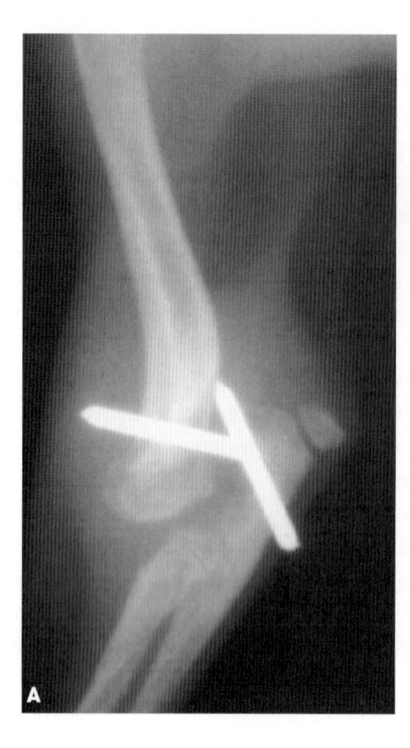

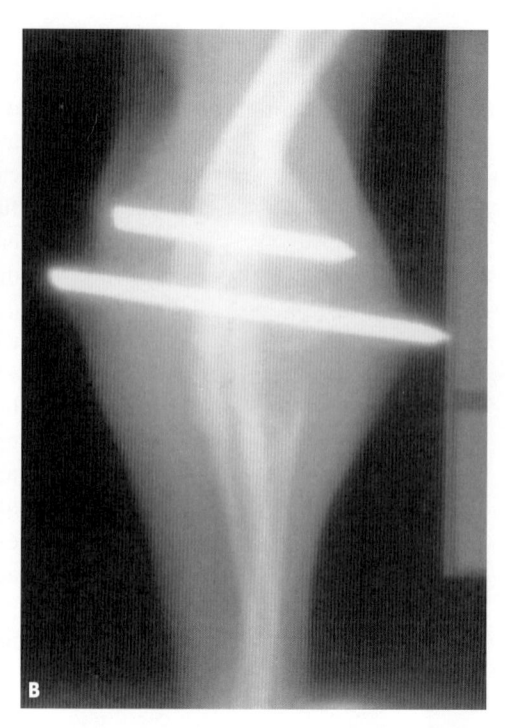

Figura 98.17 Radiografias de cão com luxação congênita do cotovelo. **A.** Colocação de pinos para a correção externa modificada. **B.** A colocação de uma faixa de borracha com tensão adequada entre as extremidades dos pinos (externos à pele) reduz a luxação e, ao mesmo tempo, permite a flexão e a extensão do cotovelo, necessárias para a saúde da articulação juvenil.

óssea, quando as MCE, as fises normais e os complexos A-E param de crescer e ossificam-se. O começo dos sinais clínicos previsivelmente ocorre enquanto o cão (e as exostoses) estão crescendo rapidamente (2 a 5 meses de idade). Os sinais clínicos associados à MCE dependem da localização e de quais danos (principalmente por pressão) as exostoses causam aos tecidos adjacentes. Os sinais clínicos variam da presença de uma massa palpável à claudicação (pressão em músculos, nervos e/ou vasos) e à paralisia (compressão na medula espinal). O diagnóstico é confirmado por radiografias dos vários ossos com as lesões ósseas características. As lesões ósseas mostram osso de forma e de tamanho variáveis estendendo-se perpendicularmente à metáfise com áreas radiolucentes (cartilagem hialina) cobrindo a extremidade. Os resultados de biopsia indicam uma fise típica consistente com a idade do animal. A porção medular da MCE (base) contém tecido adiposo ou medula óssea hematopoiética. A maioria dos casos de MCE tem bons resultados a não ser que a MCE tenha causado dano irreparável (p. ex., à medula espinal), porque a MCE para de crescer quando as fises normais param de crescer. Foram relatados muitos casos de MCE que se metamorfoseiam em condrossarcoma ou osteossarcomas na literatura; assim, seu monitoramento ou sua remoção devem ser feitos com bom senso.

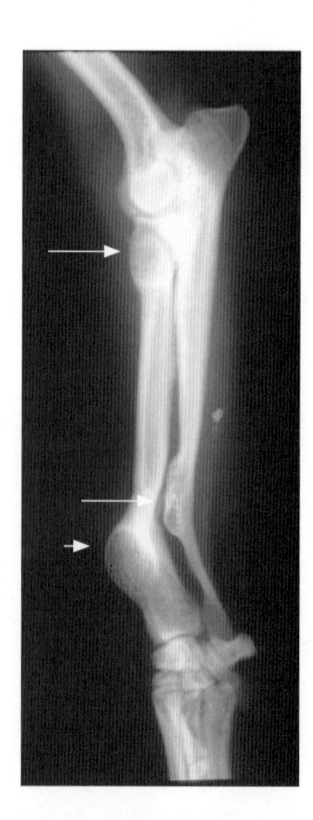

Figura 98.18 Exostoses cartilaginosas múltiplas ocorrendo em outras localizações múltiplas nesse cão. A cartilagem que cobre as exostoses (*setas*) era visível na histopatologia.

Doença de Osgood-Schlatter

A doença de Osgood-Schlatter é uma fisite da crista tibial.[5,13] Ela tem sido observada em cães jovens, especificamente de raças de caça ativas (p. ex., pointers). Em seres humanos, a doença de Osgood-Schlatter é uma condição de meninos jovens (8 a 15 anos), também chamada de "joelho de futebolista". Ela ocorre mais comumente em meninos atleticamente ativos. As fises da crista tibial tornam-se inflamadas, dolorosas e radiograficamente anormais (i. e., alargadas e irregulares) (Figura 98.19).[17] Os tecidos moles adjacentes também são inflamados durante a fase aguda. Osteocondrose é uma etiologia proposta. A etiologia mais provável e mais amplamente aceita é o traumatismo repetido. A tensão exercida pelo tendão patelar, especialmente os esforços fortes e repetidos, podem sobrecarregar a fise adjacente, resultando em fisite. O repouso é o tratamento preferido para a maioria dos casos, seguido por evitar a atividade causativa até a maturidade esquelética. A fixação é necessária somente para uma crista tibial deslocada (que é evidenciada ao flexionar o joelho, na palpação do tendão patelar frouxo e da crista tibial instável).

Osteopatia hipertrófica

A osteopatia hipertrófica (OH) é a única doença revista neste capítulo que ocorre tipicamente em cães maduros. A causa mais comum da OH é uma massa no interior do tórax. A provável patogênese é a estimulação do nervo vago, que subsequentemente altera a vascularidade ao periósteo da porção distal dos membros, promovendo a proliferação periosteal.[14] Essa patogênese proposta é suportada por pesquisa na qual a transecção do nervo vago resultou em reversão das lesões periosteais da porção distal dos membros. A OH foi originalmente chamada de osteoartropatia hipertrófica pulmonar (HPOA, do inglês *hypertrophic pulmonary osteoarthropathy*). Rabdomiossarcomas da bexiga urinária também foram relatados como causa de OH e a articulação não é afetada diretamente.[15-17]

Os cães com OH tipicamente se apresentam com um aumento firme e não doloroso nos metacarpos, nos metatarsos e nas falanges. O inchaço pode progredir mais proximalmente em alguns casos. Radiografias mostram uma característica, se não patognomônica, de proliferação periosteal em forma de "paliçada" (colunas, similares a vários edifícios altos) (Figura 98.20). A OH não é tratada *per se*. Mas o tratamento é dirigido à causa subjacente. Apesar de a neoplasia (metastática ou primária) no tórax ser a causa mais comum da OH, outras doenças têm sido descritas como capazes de resultar em OH (p. ex., parasitismo por *Spirocerca lupi*, enfisema etc.).[4]

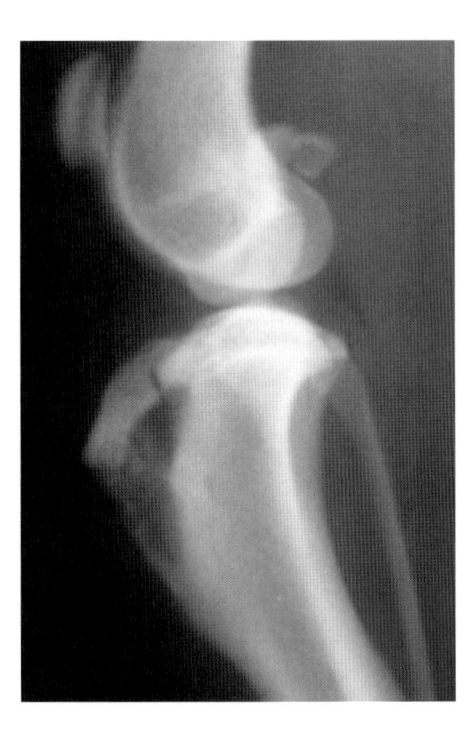

Figura 98.19 Doença de Osgood-Schlatter em um cão de caça. Existe um espaço aumentado na fise da crista tibial.

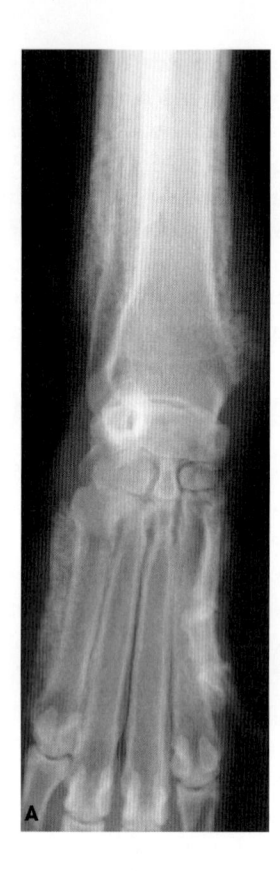

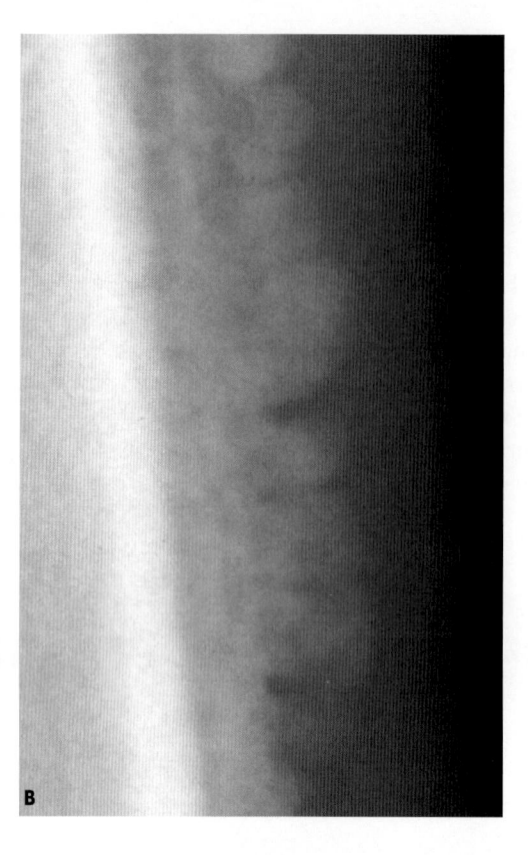

Figura 98.20 Osteopatia hipertrófica em um cão adulto com tumores pulmonares. **A.** A reação periosteal está presente ao longo dos metacarpos e do rádio e da ulna distais. Note que as articulações não são afetadas. **B.** Visão aproximada da característica reação periosteal em "paliçada" associada à OH.

Referências bibliográficas

1. Newton CD: Radial and ulnar osteotomy. *In* Textbook of Small Animal Orthopaedics. Newton CD, Nunamaker DM (eds). Philadelphia: JB Lippincott, 1985, p. 533.
2. Carrig CB: Growth abnormalities of the canine radius and ulna. Vet Clin North Am 13:91, 1983.
3. Fox SM: Premature closure of the distal radial and ulnar physes in the dog. Parts I & II. Comp Cont Educ 6:128, 212, 1984.
4. Milton JL, Montgomery RD: Diagnosis of foreleg lameness. *In* Clinical Signs and Diagnosis in Small Animals. Ford RB (ed). New York: Churchill Livingstone,1988, p. 351.
5. Montgomery RD: Miscellaneous orthopaedic diseases. *In* Textbook of Small Animal Surgery, 3rd ed. Slatter D (ed). Philadelphia: Saunders, 2002, p. 2251.
6. Theyse LFH, Voorhout G, Hazewinkel HAW: Prognostic factors in treating antebrachial growth deformities with a lengthening procedure using circular external skeletal fixation system in dogs. Vet Surg 34:424, 2005.
7. Shires PK, Hulse DA, Kearney MT: Carpal hyperextension in two month old pups. JAVMA 186:49, 1985.
8. Carrig CB, et al: Ectrodactyly in the dog. Vet Radiol 22:123, 1981.
9. Montgomery RD, Milton JL, Hudson JA, Finn-Bodner ST: Medial congenital elbow luxation in a dog. Vet Comp Ortho Traumatol 6:1, 1993.
10. Milton JL, Montgomery RD: Congenital elbow dislocations. Vet Clin North Am (SA) 17:873, 1987.
11. Gambardella PC, Osborne CA, Stevens JB: Multiple cartilagenous exostosis in the dog. JAVMA 166:761, 1975.
12. Alexander JW: Solitary and multiple cartilagenous exostosis in the dog. Canine Pract 5:43, 1978.
13. Ehrenborg G, Engfeldt B, Olsson SE: On the aetiology of the Osgood-Schlatter lesion, and experimental study in dogs. Acta Chir Scand 122:445, 1961.
14. Halliwell WH: Tumor like lesions of bone. *In* Pathophysiology in Small Animal Surgery, 2nd ed. Bojrab MJ (ed). Philadelphia: WB Saunders, 1993, p. 933.
15. Rendano VT, Slauson DO: Hypertrophic osteopathy in a dog with prostatic adenocarcinoma and without thoracic metastasis. JAAHA 18:905, 1982.
16. Caywood DD, Osborne CA: Urinary System. *In* Textbook of Small Animal Surgery, 1st ed. Slatter D (ed). Philadelphia: WB Saunders, 1985, p. 2561.
17. Jaffe JL: Metabolic, Degenerative and Inflammatory Diseases of Bones and Joints. Philadelphia: Lea & Febiger, 1972.

Distúrbios Ósseos Metabólicos, Nutricionais e Endócrinos

Herman A.W. Hazewinkel

Doenças metabólicas do esqueleto podem resultar de erros congênitos do metabolismo ou podem ser adquiridas. As primeiras incluem as anormalidades na síntese do colágeno e, como consequência, o crescimento ou a mineralização anormal do esqueleto, enquanto as últimas incluem as várias doenças hormonais, com ou sem uma causa nutricional. Aqui vamos nos limitar a três exemplos de doenças do colágeno que são importantes de ser reconhecidas como diagnósticos diferenciais de doenças de origens endógena e nutricional.

Displasia epifisária múltipla

Apesar de existirem vários tipos, as mais importantes características da displasia epifisária múltipla são o crescimento epifisário irregular, com pequeno envolvimento vertebral, leve nanismo e acetábulo com conformação irregular.[1] Em seres humanos, esse trato genético é dominante autossômico e também recessivo, enquanto em cães parece ser autossômico recessivo.

Os sinais clínicos tornam-se óbvios na idade de 2 a 3 meses e são vistos em várias raças, incluindo Labrador retrievers, Vizslas e Rottweilers. O proprietário nota que o cão não cresce tão rapidamente quanto seus irmãos de ninhada. As articulações do cotovelo podem estar abduzidas e, nos casos com deformidades articulares, a marcha é anormal, mas isso não é sempre o caso. O cão tem pernas curtas e o crânio e a coluna vertebral normais. Radiografias revelam ossos longos mais curtos quando comparados com irmãos de ninhada e, em alguns casos, alinhamento anormal das articulações (Figura 99.1A). Concomitantemente, podem estar presentes osteocondrose

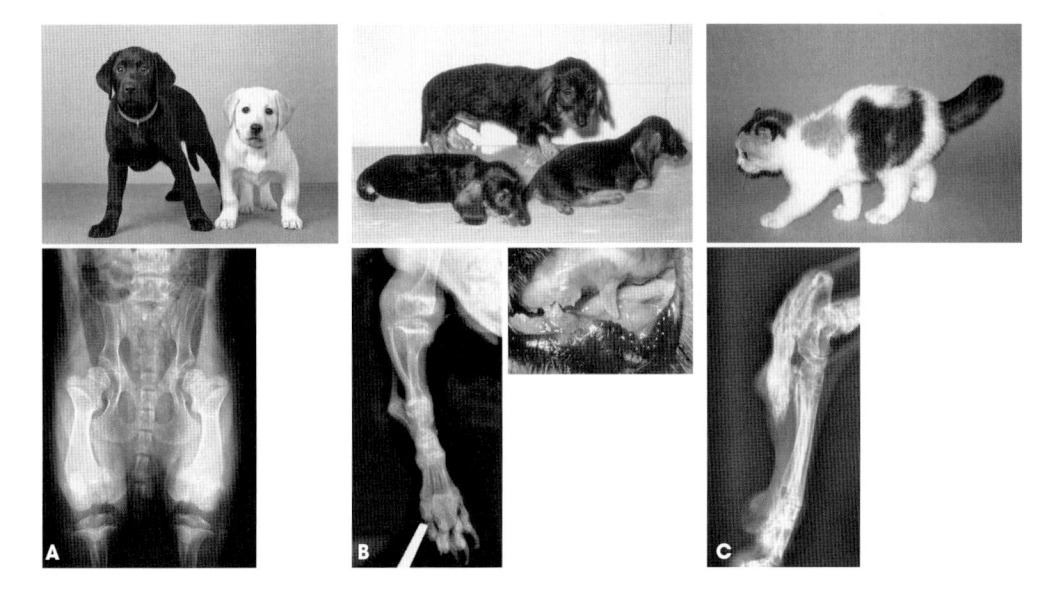

Figura 99.1 Distúrbios ósseos metabólicos. **A.** Filhote desproporcional de Labrador com displasia epifisária múltipla exibindo ossos longos encurtados, crescimento fisário anormal, acetábulo de forma irregular e vértebras com conformação normal. **B.** Filhote de Dachshund com osteogênese imperfeita, com ossos longos mal mineralizados e leve alargamento das placas de crescimento. **C.** Filhote de gato Scottish fold com osteocondrodisplasia, exibindo membros distais de forma anormal, com exostoses plantar a distal do calcâneo.

e outras doenças de desenvolvimento, mas até agora nós não as vimos em conjunção com doenças oculares, tal como a displasia da retina.

Nos casos de alinhamento articular anormal, o prognóstico é extremamente ruim. Em outros casos, o crescimento interrompido não tem grande impacto no bem-estar do cão.[2]

Osteogênese imperfeita

O distúrbio é notado pela primeira vez em torno de 3 a 4 semanas de idade, quando os cães com osteogênese imperfeita (OI) revelam relutância em se mover. Eles são bem proporcionados, com escleras azuis, dentes translúcidos e frágeis, membros com hiperlassidez em diferentes articulações e, possivelmente, com fraturas múltiplas. A bioquímica sanguínea e os níveis plasmáticos de hormônios calciotróficos são normais. A causa da doença é um defeito genético, provavelmente autossômico recessivo, que codifica as moléculas de pró-colágeno do colágeno tipo I, resultando em estrutura colagenosa anormal que afeta a formação e a estabilidade do mineral ósseo associado a esse colágeno.[3] Devido ao colágeno tipo I representar 90% da substância orgânica dos ossos, dos dentes e dos tendões, esse defeito genético tem consequências na mineralização do osteoide e da dentina e na resistência do tecido conjuntivo em muitos locais, incluindo as cordas tendíneas. A ruptura destas últimas pode causar morte súbita do paciente. A doença já foi descrita em Golden retrievers, Collies, Poodles, Beagles, Bedlington terriers, Dachshunds e em gatos domésticos.[4]

O diagnóstico pode ser feito pelas investigações clínica e radiológica. Radiografias mostram ossos pouco mineralizados (ossos longos e costelas) com algum contraste apenas na área próxima às placas de crescimento, que têm largura normal e fraturas de ossos longos e costelas (Figura 99.1B). O diagnóstico pode ser confirmado por investigação patológica, que revela placas de crescimento regulares, com algum distúrbio de mineralização na zona de mineralização primária, mas com ausência da espongiosa secundária e também com osso primário organizado irregularmente e sem sistemas de Havers no osso lamelar.[4] Algumas vezes está presente, concomitantemente, *dentinogenesis imperfecta*, devido à má mineralização do colágeno tipo I da dentina. O diagnóstico diferencial inclui (1) hiperparatireoidismo secundário alimentar (discutido mais adiante), mas ele não é acompanhado de articulações flexíveis e de esclera azulada, ou de dentes transparentes e a dieta do paciente não difere da dieta de seus irmãos de ninhada; (2) hipovitaminose D, mas ela é caracterizada por aumento da largura das placas de crescimento; e (3) hipotireoidismo, mas os pacientes se movimentam, não têm fraturas e revelam maturação esquelética atrasada com, a não ser por isso, mineralização normal.

O tratamento da OI em pacientes humanos inclui suplementação de bifosfonatos para fortalecer o osso, de células-tronco mesenquimais e de transplantes de medula óssea, com sucesso aceitável;[5] mas, para animais de companhia, o prognóstico é ruim.

Osteocondrodisplasia em gatos

A osteocondrodisplasia é uma doença esquelética generalizada caracterizada por membros com extremidades curtas e de forma anormal; exostoses plantares no calcâneo, articulações distais dos membros arredondadas, com osteopenia difusa do osso adjacente e caudas curtas, espessas e inflexíveis (Figura 99.1C). Ela ocorre nos filhotes de ambos os sexos resultantes do cruzamento de um Scottish fold com um gato normal. O Fold-ear é um trato dominante, mas nem sempre coincide com essas anormalidades esqueléticas. O paciente revela claudicação, marcha rígida e relutância em saltar, que começam em idade jovem. Histologicamente, a maturação da cartilagem parece ser alterada.[6] O diagnóstico diferencial é a hipervitaminose A, mas ela causa exostoses em torno das articulações proximais.

O tratamento de casos isolados varia desde o aguardo, radiação das exostoses[7] e artrodese pantarsal,[6] a injeções com pentosano com dosagens orais de glicosaminoglicanos,[6] todos descritos como resultando em algum sucesso. Todavia, pode ser evitado o cruzamento com gatos de orelhas dobradas porque o prognóstico dessa doença é ruim.

Vitamina A

A vitamina A é essencial no metabolismo ósseo, especialmente reduzindo a proliferação de condrócitos nas placas de crescimento, diminuindo a atividade osteoblástica periosteal e estimulando a atividade osteoclástica, além de várias outras funções na reprodução, na epitelização e na integridade da retina. A vitamina A está presente na gordura animal, por exemplo, na carne bovina moída (1.400 UI/kg m.s.), no ovo cru (40.000 UI/kg m.s.), no fígado bovino (1.500.000 UI/kg m.s.) e no óleo de fígado de bacalhau (850.000 UI/kg m.s.). Em cães, mas não em gatos, a vitamina A ($C_{20}H_{29}OH$) pode ser sintetizada a partir de betacaroteno ($C_{40}H_{56}$) por clivagem auxiliada pela carotenase presente nas células da mucosa intestinal e do fígado. Aproximadamente 1 μg de caroteno equivale a 0,5 UI de vitamina A. Portanto, a necessidade nutricional de vitamina A para gatos é maior do que para cães (de 10.000 UI e de 5.000 UI/kg m.s. de comida, respectivamente). O limite superior de vitamina A para gatos é descrito como sendo 100.000 UI/kg matéria seca (i. e., 10 vezes o necessário). Outra diferença entre cães e gatos quanto ao metabolismo da vitamina A está em sua inativação: os cães, mas não os gatos, podem formar ésteres de retinil para inativar a vitamina A e são capazes de excretar 15% a 60% da ingestão diária como palmitato de retinil na urina. Assim, a hipervitaminose A é vista com maior frequência em gatos do que em cães, especialmente em idades mais avançadas (3 a 13 anos).[9]

Hipervitaminose A

A hipervitaminose A pode ser causada em gatos filhotes e cães filhotes após várias semanas de suplementação em excesso. Eles exibem diminuição do crescimento longitudinal e osteoporose dos ossos longos junto com abertura das regiões metafisárias. A hipervitaminose A em cães resulta em anorexia, diminuição no ganho de peso, estreitamento da cartilagem das placas de crescimento, diminuição na formação de novo osso e adelgaçamento dos córtices. As concentrações de vitamina A no soro e no plasma excedem os limites normais para cães (i. e., 1.800 a 18.000 UI/ℓ).

A hipervitaminose em gatos pode produzir enrijecimento do pescoço e/ou aumento das articulações nos membros anteriores e posteriores (principalmente cotovelos e joelhos) devido à ancilose, pelagem sem brilho, alteração no caráter (provavelmente devido à hipersensibilidade e/ou à dor óssea), anorexia e perda de peso (ver Figura 114.3, no Capítulo 114, "Nutrição na Ortopedia"). Para confirmar o diagnóstico, podem ser coletadas biopsias ósseas; mas uma biopsia hepática, que é mais fácil, demonstrará infiltração gordurosa.[9] Adicionalmente, os níveis hepáticos de retinol estão aumentados, em contraste com os níveis plasmáticos de retinol, que foram normais em 20% dos casos em um estudo em gatos com hipervitaminose A.[10]

Em cães, uma história de suplementação com óleo de fígado de bacalhau auxilia no diagnóstico. Em gatos, a história pode indicar uma prolongada preferência por peixe cru, por fígado cru ou por suplementos dietéticos, mas isso nem sempre ocorre, sugerindo uma predisposição individual.[9] Por outro lado, uma dieta com 1×10^6 UI de vitamina A por quilo administrada a gatos adultos durante 2 anos não produziu os sinais esqueléticos clássicos de hipervitaminose.[11] Dietas contendo $0,5\times10^6$ UI e 1×10^6 UI de vitamina A por quilo (92% m.s.), administradas a gatas gestantes, resultaram em aumento de 1,7 e de 9 vezes na incidência de filhotes com malformações, incluindo defeitos do tubo neural, fendas palatinas e hipoplasia pélvica, em comparação com controles recebendo 19.800 UI de vitamina A por quilo de comida.[11]

Em cães, um histórico de suplementação com óleo de fígado de bacalhau auxilia no diagnóstico. Em gatos, o histórico pode indicar uma preferência de longo tempo por peixe cru, fígado cru ou a administração de suplementos; mas isso nem sempre é o caso, o que sugere uma predisposição individual.[9] Por outro lado, a administração de uma dieta com 10^6 UI de vitamina A/kg para gatos adultos não resultou na produção dos sinais esqueléticos clássicos de hipervitaminose A em um período de 2 anos.[11] A administração de dietas de 0,5 10^6 e 10^6 UI de vitamina A/kg (92% m.s.) a gatas prenhes coincidiu com um aumento de 1,7 vez e de 9 vezes na incidência de gatinhos com malformações, que incluíam defeitos do tubo neural, fenda palatina e hipoplasia pélvica, em comparação com controles que recebiam 19.800 UI de vitamina A/kg de alimento.[11]

A terapia deve ser instituída tão logo o diagnóstico seja feito e inclui analgesia e adaptação alimentar. Devido a todas as dietas balanceadas disponíveis comercialmente incluírem pelo menos a quantidade recomendada de vitamina A, é melhor prescrever uma dieta balanceada artesanal sem adição de vitamina A. Essa dieta tem de ter baixo conteúdo de gordura animal (carne magra, como vitelo, cordeiro, ave ou queijo *cottage*). Para cada 100 g de carne cozida (incluída sua água de fervura, que contém taurina) e 60 g de arroz cozido, devem ser adicionadas 2 colheres de chá de óleo de milho, meia colher de chá de sal iodado e 1 colher de chá de farinha de ossos para prevenir deficiências.[12] Devido aos gatos frequentemente terem lipidose hepática, a dosagem para analgesia deve ser a menor possível. A melhora geral do quadro pode ser vista em 4 semanas após o começo da terapia; a ancilose não desaparece e, portanto, os gatos continuarão a claudicar, mas não devido à dor.[9]

Vitamina D

A importância da vitamina D (vitD) para o desenvolvimento esquelético foi descrita em cães mesmo antes de ser descrita em seres humanos.[13] As anormalidades esqueléticas, incluindo córtices finos, ossos curvos e placas de crescimento aumentadas, que se desenvolveram em cães criados com farinha de aveia, puderam ser evitadas e curadas pela administração de óleo de fígado de bacalhau. Descobriu-se que a luz solar podia prevenir raquitismo em crianças e curar o raquitismo em uma cabra devido à habilidade da pele em sintetizar colecalciferol sob a influência da luz ultravioleta B. Essa habilidade está presente em anfíbios, em répteis, em aves, em herbívoros e em onívoros, mas não em cães e gatos.[14] O nível cutâneo do precursor da vitamina D_3, o 7-desidrocolesterol (7-DHC), é baixo[14] devido ao nível elevado de 7-DHC redutase, uma enzima com alta atividade que converte 7-DHC em colesterol.[15] Assim, cães e gatos dependem totalmente da dieta para alcançar suas necessidades de vitamina D. Dietas balanceadas de cães e de gatos não necessitam de suplementação de vitamina D, independentemente da estação ou da latitude.

A vitamina D_3 é absorvida no intestino por difusão passiva, transportada no plasma ligada a quilomícrons, a lipoproteínas e a proteínas ligantes de vitamina D (DBP, do inglês *vitD-binding proteins*) e levadas ao fígado, onde 40% a 60% serão absorvidos.[16] No fígado, a vitD é hidroxilada para 25-hidroxicolecalciferol ($25OHvitD_3$). Eventualmente, esse metabólito é hidroxilado adicionalmente em outros locais, formando, assim, uma variedade de metabólitos com diferentes ou com nenhuma atividade. Dois metabólitos são considerados como sendo os mais ativos: 1,25-di-hidroxi-colecalciferol ($1,25(OH)_2vitD_3$) e 24,25-di-hidroxi-colecalciferol ($24,25(OH)_2vitD_3$). Outros metabólitos são considerados metabólitos da via de oxidação e podem estar aumentados em casos de intoxicação por vitamina D.[17] Existe uma diferença de mil vezes na concentração plasmática de 25-OH-$vitD_3$ (nmol/ℓ) e de $24,25(OH)_2vitD_3$ (nmol/ℓ), mas este último é o metabólito mais ativo. Sob condições normais, somente 0,4% do último metabólito não é ligado a proteínas de transporte e, assim, ele é biologicamente ativo. Na intoxicação por vitD, o $1,25(OH)_2vitD_3$ é liberado da proteína de transporte, resultando em alta atividade de vitD sem um aumento grave na concentração plasmática total de $1,25(OH)_2vitD_3$.[18] A hidroxilação para 24,25 ou $1,25(OH)_2vitD_3$ nos rins reflete-se na concentração plasmática, enquanto a de outros locais de hidroxilação (como

---

Quadro 99.1 Fatores que influenciam os passos subsequentes da hidroxilação da vitamina D.

$VitD_3 \rightarrow 25OHVitD_3$

- A quantidade de $vitD_3$ no plasma e, portanto, a ingestão de $vitD_3$. Cães criados sob uma dieta deficiente em $vitD_3$ revelaram níveis plasmáticos de $25OHvitD_3$ significativamente menores.[30] Em gatos, pode ser demonstrada uma correlação linear entre a ingestão de $vitD_3$ e os níveis plasmáticos de $25OHvitD_3$.[15] Em cães Great Danes jovens, contudo, um aumento de 8 vezes na $vitD_3$ não foi refletido na concentração plasmática de $25OHvitD_3$, mas um aumento de cem vezes o foi[20]
- Nível plasmático de hormônio do crescimento (GH): em cães poodle miniatura (MP), os níveis plasmáticos de $25OHvitD_3$ foram significativamente menores do que nos MP que receberam injeções diárias de GH ou em Great Danes com acromegalia juvenil reconhecida, todos sob a mesma dieta[21]
- Influenciados pelo processo adicional de hidroxilação e, portanto, pela necessidade de cálcio, isto é, ingestão excessiva de cálcio em cães com hipoparatireoidismo, causa-se um aumento no nível plasmático de $25OHvitD_3$ sem alterações nos níveis plasmáticos dos metabólitos di-hidroxilados.[19] A suplementação de cálcio no hipoparatireoidismo secundário alimentar aumenta a síntese de $25OHvitD_3$[22]
- Um distúrbio no ciclo êntero-hepático e/ou na absorção intestinal de gordura coincide com um nível diminuído de $25OHvitD$[23]

$25OHVitD_3 \rightarrow 24,25(OH)_2VitD_3$

- Quantidade de vitD na comida: na deficiência de vitD, o nível plasmático de $24,25(OH)_2VitD_3$ é extremamente baixo (3% do valor normal),[19] enquanto, se a ingestão de vitD for de cem vezes a dosagem recomendada por 3 meses, o nível plasmático de $24,25(OH)_2VitD_3$ aumenta para 16 vezes[24]
- Diferenças entre raças, principalmente devido aos níveis plasmáticos de GH. Em Great Danes, a proporção $25OHvitD_3:24,25(OH)_2VitD_3$ é de 1 a 3:1, enquanto essa proporção em MPs é de 1:1-3 devido a um efeito de infrarregulação do GH e/ou fator de crescimento semelhante à insulina do tipo 1 (IGF-I) na atividade da 24-hidroxilase[19,21]
- *Status* do cálcio do animal. Em casos de hiperparatireoidismo nutricionalmente induzido, os níveis plasmáticos de $1,25(OH)_2VitD_3$ estão aumentados e os níveis de $24,25(OH)_2VitD_3$ estão diminuídos, tanto em cães de raças grandes quanto de raças pequenas.[19] Isso ocorre devido a uma diminuição na atividade renal (mas não na intestinal) da 24-hidroxilase[25]
- A restrição dietética de fósforo diminui a atividade renal da 24-hidroxilase[26]

$25OHVitD \rightarrow 1,25(OH)_2VitD$

- Quantidade insuficiente de vitD na dieta causa diminuição moderada na concentração plasmática total de $1,25(OH)_2VitD_3$.[19] Com base na diferença de concentração de mil vezes, somente uma pequena quantidade de $25OHvitD_3$ é necessária para produzir uma quantidade adequada de $1,25(OH)_2VitD_3$, especialmente porque a 24-hidroxilação é quase interrompida.[19] Todavia, pode ser antecipado um aumento na porcentagem de $1,25(OH)_2VitD_3$ ligada a proteína e, assim, menos $1,25(OH)_2VitD_3$ biologicamente ativa está disponível
- Um aumento na ingestão de $vitD_3$ estimulará a síntese de $1,25(OH)_2VitD_3$ e, consequentemente, a atividade da 24-hidroxilase aumentará, levando a um aumento na hidroxilação de $1,25(OH)_2VitD_3$ para $1,24,25(OH)_2VitD_3$, como demonstrado por Tryfonidou *et al.* (2003) em um estudo em dois grupos de Great Danes com diferença de cem vezes na ingestão dietética de $vitD_3$[20]
- A raça e a idade do animal: cães jovens, com crescimento rápido, com seus níveis de GH e de fator de crescimento semelhante a insulina I aumentados, revelam uma concentração plasmática de $1,25(OH)_2VitD_3$ maior do que cães de raças pequenas, mesmo quando criados sob a mesma dieta[19,21]
- O cálcio pode influenciar, diretamente ou pelo paratormônio (PTH), a 1α-hidroxilação de $25OHvitD_3$. O PTH estimula a produção de $1,25(OH)_2VitD_3$. A hipofosfatemia pode estimular a 1α-hidroxilase diretamente, formar, assim, um arco de *feedback* positivo com produção aumentada de $1,25(OH)_2VitD_3$ e, consequentemente, um aumento na absorção de fosfato no intestino, na reabsorção de fosfato nos rins e na reabsorção de fosfato do osso.[27]

intestino, placa de crescimento e placenta) não se reflete. Vários fatores relacionados à raça, à idade e ao conteúdo da dieta influenciam as concentrações plasmáticas desses metabólitos principais (Quadro 99.1).[19-27] A principal função do $1,25(OH)_2vitD_3$, o metabólito mais ativo, é a mineralização da cartilagem e da osteoide recentemente formadas. Seu aumento nas absorções ativas intestinal e renal de cálcio e de fósforo e sua estimulação da reabsorção osteoclástica óssea induzida pelo paratormônio devem ser vistos com a finalidade de disponibilizar cálcio e fósforo para o processo de mineralização. O principal papel do 25-OH-vitD$_3$, o metabólito mais abundante no plasma, é ser hidroxilado, apesar de ter atividade biológica, que é, principalmente, aumentar a absorção ativa de cálcio. O principal papel do $24,25(OH)_2vitD_3$ é diminuir as ações do $1,25(OH)_2vitD_3$ no intestino, porém trabalhando em concerto na maturação da cartilagem e possivelmente na supressão da atividade osteoclástica.[19]

Hipovitaminose D

A hipovitaminose D em animais jovens em crescimento chama-se raquitismo. Ela é caracterizada por córtices finos, placas de crescimento largas, grandes faixas de osteoide e baixas concentrações plasmáticas da maioria dos metabólitos da vitamina D. O raquitismo é visto somente sob circunstâncias extremas, que incluem cães alimentados com comida vegetariana sem suplementação, cães com inabilidade de absorver gordura e, portanto, de vitaminas lipossolúveis[22] e cães com erros congênitos do metabolismo da vitamina D.[3]

O diagnóstico pode ser feito com radiografias, que revelam córtices finos e placas de crescimento largas (em forma de cogumelo) (ver Figura 114.1C do Capítulo 114, "Nutrição na Ortopedia"). Devido ao fato de a absorção ativa de cálcio e de fósforo ser diminuída na hipovitaminose D, as concentrações plasmáticas desses minerais serão menores. Como consequência, mais paratormônio (PTH) será sintetizado e secretado, aumentando, dessa maneira, a atividade da 1α-hidroxilase. Todavia, devido à falta de substrato suficiente, a concentração plasmática total de $1,25(OH)_2vitD_3$ será diminuída (com ainda menos metabólico não ligado biologicamente ativo). Sob a influência de hiperparatireoidismo, os osteoclastos aumentam a reabsorção óssea para compensar a diminuição na absorção ativa do cálcio e os osteoblastos vão aumentar também a produção de osteoide. O osteoide vai selar (isolar) o osso mineralizado, evitando que os osteoclastos absorvam mais osso; a diminuição de osso e o aumento da quantidade de colágeno explicam melhor o arqueamento das pernas do que as fraturas patológicas vistas no hiperparatireoidismo.

O tratamento depende da causa subjacente. Devido às dietas vegetarianas frequentemente serem desequilibradas em vários pontos, a administração de uma dieta balanceada é o tratamento de escolha. A restauração do esqueleto pode ser observada já em 3 semanas porque a cartilagem e o osteoide estão presentes e prontos para ser mineralizados.[14] A atresia da vesícula biliar pode ser corrigida cirurgicamente.[23] Os erros congênitos do metabolismo da vitamina D são resistentes mesmo à terapia prolongada com vitamina D.

A hipovitaminose D em cães maduros é chamada de osteomalacia. Ela pode ser esperada em cães adultos criados com uma dieta vegetariana (sem suplementação suficiente de vitD) ou em caso de insuficiência renal grave com diminuição da 1α-hidroxilação do metabólito 25-OHvitD. Este último pode ocorrer apesar do hiperparatireoidismo secundário renal. Devido à hipovitaminose D, o osteoide recentemente formado não se mineraliza, mas, em animais mais velhos, essa atividade é reduzida, deixando apenas a atividade osteoclástica. Como resultado, ocorre osteoporose generalizada. Mas isso raramente vai causar problemas clínicos, porque o animal já estará sofrendo de insuficiência renal, mas lacunas osteocíticas alargadas poderão ser vistas microscopicamente. Especialmente na mandíbula, a reabsorção óssea pode causar significante enfraquecimento (a síndrome da "mandíbula de borracha"), com perda dos dentes.

Hipervitaminose D

A hipervitaminose D em cães não é fácil de ser induzida. Os cães desenvolveram um eficiente mecanismo induzido pela 24-hidroxilase para aumentar a hidroxilação de $1,25(OH)_2vitD_3$ em casos de sua produção excessiva devido ao excesso de ingestão de vitamina D.[20] Somente após 3 meses de níveis dietéticos muito altos de vitD (cem vezes a quantidade requerida de 500 UI/kg de comida) o mecanismo de 24-hidroxilação torna-se ineficiente, eventualmente levando ao aumento na absorção de cálcio. Nos cães com ingestão excessiva de vitD, as trabéculas ósseas eram mais espessas, a remodelação óssea era diminuída e a ossificação endocondral era severamente alterada, esta última mesmo antes de a absorção de cálcio aumentar (Figura 99.2A).[20] Isso levou à conclusão de que o excesso de ingestão de vitamina D é uma causa direta de distúrbios da ossificação endocondral e que o mecanismo não ocorre por hipercalcemia, como se supunha antes.[20] O distúrbio da ossificação endocondral em placas de crescimento distais da ulna causou a síndrome do rádio curvo na maioria daqueles cães.

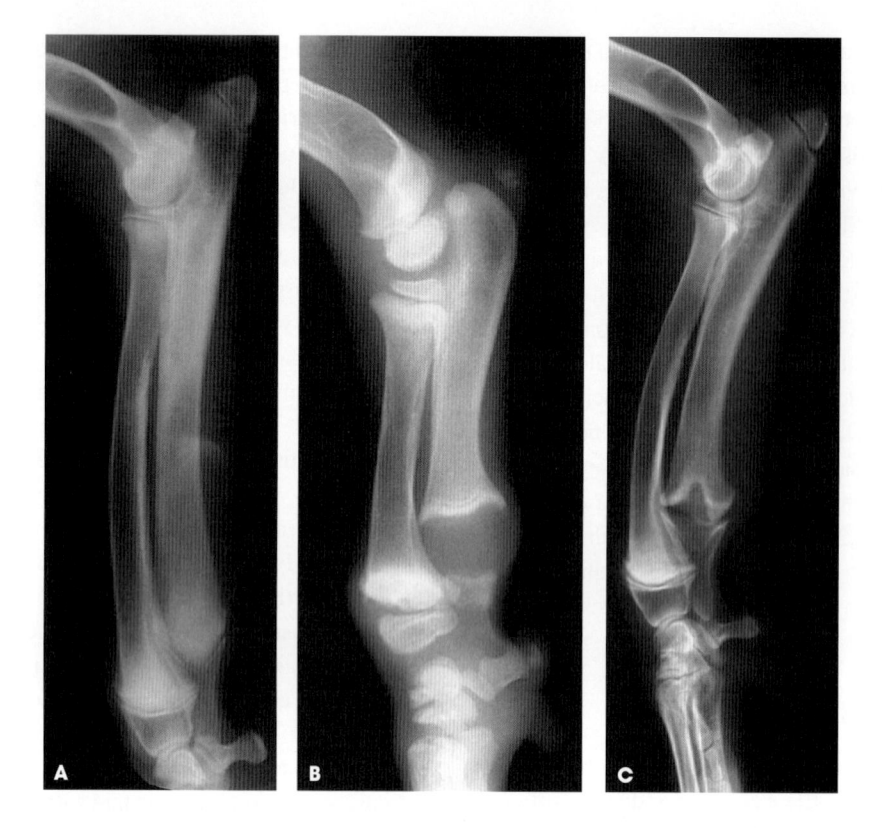

Figura 99.2 Distúrbios ósseos nutricionais. **A.** Cães jovens com acesso a comida com alto teor de cálcio a partir do desmame desenvolveram panosteíte na idade de 4 meses, caracterizada radiograficamente por aumento na densidade mineral em vários locais da medula óssea.[32] **B.** Ingestão excessiva de cálcio causando hipofosfatemia e hipoparatireoidismo, com doença tipo-raquitismo causada por diminuição da ativação de $25OHvitD_3$, com ossos cortical e esponjoso mal mineralizados e aumento na largura das placas de crescimento[33] (ver também a Figura 114.1C do Capítulo 114, "Nutrição na Ortopedia"). **C.** A ingestão excessiva de vitamina D causa distúrbio da ossificação endocondral, incluindo retenção dos cones cartilaginosos em placas de crescimento (especialmente naquelas em crescimento rápido), mesmo antes de causar aumento na absorção de cálcio e hipercalcemia[20] (ver também Figura 114.1D do Capítulo 114, "Nutrição na Ortopedia").

Paratormônio

O PTH é sintetizado e secretado a partir das glândulas paratireoides, localizadas ou na glândula tireoide ou próximo a ela. Sua síntese é aumentada pela diminuição das concentrações plasmáticas de cálcio. A deficiência crônica de cálcio causa intensificação da síntese pelas células principais, além de hiperplasia das células principais. O fósforo não tem um efeito direto na atividade das células principais, enquanto o $1,25(OH)_2vitD_3$ exerce um *feedback* negativo na atividade delas. Em caso de decréscimo da concentração de $1,25(OH)_2vitD_3$ no plasma, o PTH age diretamente no osso e no rim para mobilizar e reabsorver cálcio, respectivamente. A segunda fase é o aumento da atividade osteoclástica. O PTH não tem efeito direto nos osteoclastos, mas age indiretamente pela diminuição dos osteoblastos, expondo assim o osso aos osteoclastos. Os osteócitos, sob a influência do PTH, aumentam suas lacunas, indicando osteólise osteocítica.[27] Devido ao acoplamento das atividades dos osteoclastos e dos osteoblastos mediado por fatores locais, a atividade osteoblástica eventualmente aumenta. Um importante efeito do PTH no túbulo renal é a diminuição do máximo tubular (quantidade de mmol reabsorvida por unidade de tempo) para o fósforo.

Hiperparatireoidismo secundário alimentar (ou síndrome da dieta de só carne)

Em animais que crescem rapidamente, as necessidades de cálcio são muito maiores do que em animais maduros. A ingestão crônica insuficiente de cálcio causada por alimentação desequilibrada (especialmente baseada em carne) induz hiperparatireoidismo com aumento na reabsorção osteoclástica e osteocítica de cálcio e aumento na atividade osteoblástica; o *turnover* ósseo é severamente aumentado. Isso explica os resultados radiológicos e patológicos no esqueleto: crescimento em diâmetro normal do osso, mas com remoção osteoclástica de osso excessivamente aumentada, especialmente no endósteo e nas áreas de osso esponjoso (i. e., metáfise, diáfises, vértebras). O córtex pode tornar-se tão fino a ponto de não aguentar a contração muscular normal ou o peso corporal do animal, levando a fraturas patológicas (i. e., fraturas em vara verde e de compressão) (ver Figura 114.1B do Capítulo 114, "Nutrição na Ortopedia"). Fraturas de compressão nas vértebras podem causar paralisia e podem ser o que determina o prognóstico do animal, apesar de poder ocorrer restabelecimento quando se evita traumatismo adicional e institui-se uma terapia adequada.[9] O aumento no nível plasmático de $1,25(OH)_2vitD_3$ no hiperparatireoidismo secundário alimentar (ASH, do inglês *alimentary secondary hyperparathyroidism*) explica a mineralização normal da cartilagem da placa de crescimento, visível como uma área branca limitando as placas de crescimento, que têm largura normal. Esse é o achado clínico mais importante para diferenciar raquitismo (placas de crescimento largas) de ASH (placas de crescimento estreitas), ambos com córtices finos e possivelmente fraturas em vara verde.

A terapia inclui repouso absoluto para prevenir mais danos e a normalização da dieta. A normalização da dieta pode ser conseguida com uma alimentação completa, balanceada; pode ser adicionado carbonato de cálcio extra (50 mg de cálcio por quilo de peso corporal por dia). Devido ao $1,25(OH)_2vitD_3$ estar aumentado no hiperparatireoidismo, a absorção de cálcio é altamente eficiente e a vitamina D extra é contraindicada para evitar aumentar mais ainda a atividade osteoclástica.[9]

As fraturas devem ser tratadas somente de maneira conservadora, isto é, mesmo as muletas não podem ser colocadas porque o osso vai se fraturar na margem proximal da muleta. Após a mineralização do esqueleto, que se completa em 1 mês, pode-se considerar uma cirurgia corretiva.

Os diagnósticos diferenciais são: raquitismo, OI e hiperparatireoidismo renal.

Calcitonina

No cão, a calcitonina (CT) é sintetizada principalmente nas células parafoliculares das glândulas tireoides. A síntese de calcitonina é aumentada no caso de ingestão de cálcio e de gastrina. A ingestão crônica excessiva de cálcio, especialmente quando o animal ainda é jovem, causa hiperplasia das células C.[28] O fósforo não tem efeito conhecido sobre as células C, enquanto o $1,25(OH)_2vitD_3$ suprime a expressão do gene CT.[29]

A principal função da CT é o armazenamento de cálcio no esqueleto, evitando assim a hipercalcemia pós-prandial. Ela exerce essa ação via uma liberação instantânea de grânulos secretórios cheios de CT após a estimulação por cálcio ou por gastrina, seguida por uma retração instantânea da borda preguada dos osteoclastos. A hipercalcemia crônica causa hipercalcitoninismo, que é caracterizado por um aumento na concentração de CT no plasma e/ou por uma resposta aumentada na tomada de cálcio, não relacionada diretamente à quantidade total de cálcio absorvida.[30] Como consequência, a atividade osteoclástica é diminuída. Além disso, a hipercalcemia crônica suprime a síntese e a atividade das paratireoides, também com supressão da osteoclasia.

Hipercalcitoninismo nutricional

A indução de hipercalcitoninismo depende da taxa de crescimento do cão, da idade do animal quando a ingestão excessiva de cálcio se inicia e da duração do período de ingestão excessiva de cálcio.

Poodles miniatura (MP, do inglês *miniature poodles*), criados em uma dieta com conteúdo excessivo de cálcio (3,3% de cálcio com base na matéria seca [m.s.], a qual é 3 vezes as necessidades de cálcio de acordo com o National Research Council (NRC) de 1974 e 6 vezes o requerido no NRC de 1985 [baseado em um filhote de Beagle regular em crescimento]), não desenvolveram anormalidades esqueléticas detectáveis clínica ou radiologicamente.[31]

Filhotes de Great Dane (GD), que tinham acesso à dieta da cadela, dieta com aumento na quantidade de cálcio (3,3 % m.s.) para prevenir eclâmpsia puerperal (febre do leite), durante somente o período de desmame parcial (i. e., 3 a 6 semanas de idade), desenvolveram hiperplasia das células C com excessiva resposta à liberação de CT após a injeção em *bolus* de cálcio. Apesar do fato de que às 6 semanas de idade todos os filhotes receberam comida padrão (com 1,1% de Ca), os cães com acesso à alimentação suplementada com cálcio revelaram essa resposta excessiva até os 4 meses de idade (Figura 99.2A). Todos esses cães desenvolveram enostose (panosteíte eosinofílica), caracterizada por claudicação que variava de membro e presença de áreas brancas confluentes nas cavidades medulares, enquanto os filhotes com acesso à comida controle a partir do desmame parcial em diante tiveram desenvolvimento esquelético normal.[32]

Great Danes com acesso à dieta das cadelas descrita anteriormente (3,3% de cálcio m.s.), durante o desmame parcial em diante, desenvolveram hipercalcemia grave, hipofosfatemia e hipoparatireoidismo. A calcificação do osteoide e da cartilagem recentemente formados era muito alterada tanto como resultado do impedimento da absorção de fosfato causando hipofosfatemia quanto do metabolismo alterado da vitamina D devido ao hipoparatireoidismo (Figura 99.2C). O esqueleto revelou anormalidades tipo-raquitismo com córtices finos e com placas de crescimento largas (Figura 99.2B). Após a normalização da dieta, as células principais tornaram-se ativas novamente e o esqueleto mineralizou-se completamente.[33]

Great Danes criados com alimentação com conteúdo aumentado de cálcio ou de cálcio mais fósforo (i. e., 3,3% de cálcio e 0,9% de fósforo ou 3,3% de cálcio e 3% de fósforo, respectivamente) a partir do desmame (6 semanas de idade), revelaram remodelagem óssea diminuída devido à diminuição na atividade osteoclástica e a distúrbios na ossificação endocondral, isto é, osteocondrose. A diminuição na remodelagem não se manifestou como um alargamento proporcional dos foramens na área cervical, o que levou à chamada síndrome do *wobbler*, como foi também descrito por Hedhammar *et al.* (1974), que criou Great Danes com ingestão excessiva de comida e comparou-os com cães com alimentação restringida.[34] Os distúrbios da ossificação endocondral foram notados como osteocondrose na cartilagem articular (na área central caudal da cabeça umeral) e como retenção de cartilagem nas placas de crescimento de costelas, da ulna distal, do rádio distal e de crus (Figura 99.2C). Distúrbios de crescimento no comprimento desenvolveram-se nesses cães, com síndrome do rádio curvo, incongruências do cotovelo e desvio das patas traseiras[33,35] (ver Figura 114.1D e Figura 114.4 do Capítulo 114, "Nutrição na Ortopedia").

O diagnóstico do hipercalcitoninismo só pode ser confirmado por um teste de provocação com determinação da concentração plasmática de calcitonina, o que requer um radioimunoensaio homólogo para CT.[36] Em muitos casos, uma história completa com ênfase especial na composição da dieta não será nem mesmo informativa, porque a ingestão de cálcio antes do desmame é desconhecida para muitos proprietários. Após o desmame, a ingestão de cálcio frequentemente também não é conhecida porque os rótulos de comidas comerciais para cães, em geral, informam o "conteúdo mínimo" em vez do conteúdo real de cálcio, ao contrário de dietas especiais com conteúdo máximo para cálcio (por quilo de comida ou por conteúdo de energia). O diagnóstico de hipercalcitoninismo refere-se à causa conhecida de uma série de entidades caracterizadas por diminuição na remodelagem esquelética (panosteíte, síndrome do *wobbler* canina) e por distúrbios na ossificação endocondral (osteocondrose, retenção dos cones de cartilagem) em placas de crescimento e em cartilagem articular. Embora a genética possa ter um papel na ocorrência dessas entidades (contudo, isso ainda não foi comprovado), a alta ingestão de cálcio tem uma importante função em sua expressão e até agora nenhum outro fator causativo foi indicado.

Medidas terapêuticas devem incluir a normalização da dieta. A cirurgia pode ser indicada na presença de osteocondrose e de síndrome do rádio curvo.

Hormônio do crescimento

O hormônio do crescimento (GH, do inglês *growth hormone*) origina-se das células somatotrópicas no lobo anterior da pituitária. Sua liberação é caracterizada por pulsos rítmicos, refletindo a liberação pulsátil do hormônio liberador de GH. O nível de GH está sob o controle primário do fator inibidor de liberação de somatotropina, os quais se originam do hipotálamo. Os efeitos do GH podem ser divididos em ações rápida, ou metabólica e lenta, ou hipertrófica. O efeito rápido inclui a resistência à insulina, indução de lipólise intensificada e transporte restrito de glicose por membranas celulares. Os efeitos lentos são mediados pelo fator de crescimento semelhante à insulina do tipo I (IGF-I, do inglês *insulin-like growth factor*), o qual é sintetizado no fígado e em outras células GH-alvos, que incluem os condrócitos. Na placa de crescimento, o GH estimula a diferenciação celular após expansão clonal pelo IGF-I produzido localmente. O IGF-I alcançou níveis maiores em cães em crescimento alimentados *ad libitum* comparados com controles recebendo alimentação restrita, enquanto o conteúdo de proteína ou de carboidrato administrados isoenergeticamente a cães em crescimento não influenciaram os níveis de IGF-I.[37,38]

Excesso de GH

As concentrações plasmáticas basais de GH são significativamente maiores em cães jovens de raças grandes do que em cães da mesma idade, mas de raças pequenas ou miniaturas.[39] Os níveis de GH em cães de raças grandes diminuíram durante a maturação, não são significativamente diferentes dos níveis de cães de raças pequenas aos 6 meses de idade e alcançam os valores dos níveis de cães adultos.[38] Antes desse período, os filhotes de cães de raças grandes passam por um período em que a concentração plasmática de GH é comparável aos níveis que, sabidamente, causariam acromegalia em cães adultos. Os níveis plasmáticos de GH são maiores em cães jovens de raças grandes e, apesar de decrescerem durante a vida, permanecem maiores nos cães de raças grandes do que nos de raças pequenas.[38] As notáveis características do crescimento exagerado exibidas por filhotes jovens de cães de raças grandes são o resultado de um gigantismo juvenil transiente.[39]

Cães de pesquisa recebendo doses suprafisiológicas de GH porcino (que tem estrutura idêntica à do GH canino) em uma dosagem de 0,5 UI/kg/dia a partir da idade de 13 semanas, revelaram um rápido aumento de 2,5 a 3,5 vezes nos níveis plasmáticos de IGF-I imediatamente após começar a administração de GH. Além disso, pode-se notar um significativo ganho de peso (112

± 15 g *versus* 76 ± 10 g nos controles [p < 0,05]), fosfatase alcalina e mineralização, mas não reabsorção do osso às 21 semanas de idade.[21] Esse desacoplamento de mineralização e de reabsorção pode ser a causa de terem sido notadas lesões de panosteíte nas radiografias em dois de cada cinco cães tratados com GH e em nenhum dos cães controles. O comprimento do rádio e da ulna era 10% maior nos cães que receberam GH do que nos controles às 21 semanas de idade, com espessamento da placa de crescimento microscopicamente evidente e sem nenhum sinal de osteocondrose. Esse resultado torna possível não ser o gigantismo transiente fisiológico, o que torna os filhotes de cães de raças grandes suscetíveis à osteocondrose.[21] A administração de IGF-I a longo prazo não resultou em aumento no tamanho corporal em Poodles miniatura.[40]

O excesso de GH é conhecido como acromegalia e ocorre em cadelas de meia-idade e em gatos, predominantemente machos, de meia-idade a mais velhos. A acromegalia em animais de companhia é caracterizada por crescimento excessivo de tecidos moles, em vez do crescimento de ossos, como é característico para a acromegalia em seres humanos. Em cães, progesterona endógena ou progestágenos exógenos induzem a secreção de GH pelo epitélio ductular hiperplásico na glândula mamária. Em cães, a hipertrofia de tecidos moles da boca, da língua e da faringe pode causar roncos, espessamento da pele e prognatismo e, devido a isso, espaços interdentários mais largos[37,38] Em gatos, o excesso de GH é causado por adenomas da pituitária e revela alterações físicas menos pronunciadas do que em cães com excesso de GH. Em gatos, a acromegalia pode ser complicada por diabetes melito, por sinais neurológicos causados pelo crescimento do tumor e por artrite degenerativa com reação periosteal periarticular.[38] O diagnóstico é feito medindo-se a concentração plasmática de GH ou, melhor ainda, medindo-se as concentrações plasmáticas, menos flutuantes, de IGF-I, apesar de a hiperglicemia (em gatos) e as altas concentrações de fosfatase alcalina em cães maduros poderem ser indicativas. A história médica em cães e as técnicas de imagem em gatos podem suportar o diagnóstico. A interrupção das progestinas exógenas e/ou ovário(hister)ectomia em cães e hipofisectomia em gatos são indicadas[33,41]

Deficiência de GH

A deficiência congênita de hormônio do crescimento causa um retardo do crescimento. Essa doença genética, com herdabilidade autossômica recessiva, é vista em diferentes raças de cães, mas principalmente em cães Pastor alemão e Carelian bear dogs e também em gatos. Ocorre deficiência em GH e em hormônio tireoestimulante, resultando em estatura baixa, porém proporcional (Figura 99.3A), com fechamento das placas de crescimento antes de 1 ano de idade. Devido à concomitante deficiência do hormônio luteinizante e do hormônio foliculoestimulante, fêmeas anãs frequentemente entram em cio sem ovular, evitando assim o cruzamento; todavia, os machos produzem esperma. Devido ao hipotireoidismo em desenvolvimento, ocorre perda da pelagem e os cães tornam-se obtusos e letárgicos em uma idade mais avançada.[37,38]

O diagnóstico é baseado nas características corporais e nos baixos níveis plasmáticos de GH e de IGF-I. Os diagnósticos diferenciais são o cretinismo devido ao hipotireoidismo (mas esses anões são desproporcionais [pernas muito curtas], estúpidos e têm a maturação esquelética retardada) e a uma variedade de doenças cardíacas, hepáticas, gastrintestinais e renais que causam

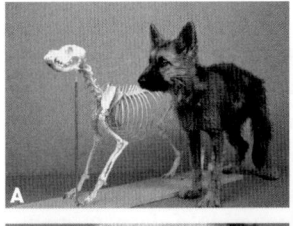

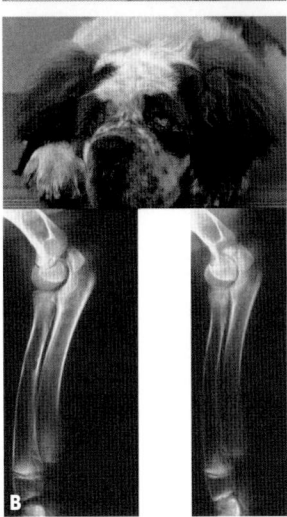

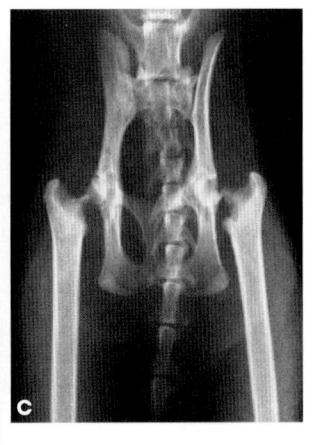

Figura 99.3 Distúrbios ósseos endócrinos. **A.** A deficiência congênita de hormônio do crescimento resulta em nanismo proporcional, como demonstrado pelo esqueleto e pelo fenótipo, respectivamente, de dois cães Pastor alemão adultos com essa doença genética. **B.** Hipotireoidismo em um São-bernardo com 6 meses de idade, com retardo mental, face de aspecto estufado e retardo na maturação do esqueleto. O desenvolvimento esquelético normal para sua idade poderia ser alcançado em 1 mês de terapia com tiroxina (ver o processo ancôneo, que deveria ter se consolidado aos 6 meses de idade). **C.** Osteopatia metafisária bilateral do colo femoral em um gato de 14 meses de idade castrado precocemente, com progressão gradual de claudicação e presença de radiolucência nos colos femorais, o que poderia resultar em fraturas patológicas.

deficiências no crescimento.[42] É advogado o tratamento com GH porcino, mas a experiência existente é limitada. Progestinas, que se sabe induzirem a secreção de GH na glândula mamária em ambos os sexos, seguida da liberação na circulação sistêmica, podem ser usadas com efeitos estimulantes do crescimento no esqueleto e na pelagem.[37] Sem terapia, o prognóstico é ruim porque a maioria dos anões morre, em média, com uma idade de 4 anos devido a uma variedade de disfunções.

Hormônios da tireoide

As glândulas tireoides secretam tetraiodotironina (L-tiroxina ou T_4) e tri-iodotironina (T_3) em uma proporção de 5:1, sendo que a T_3 é de 3 a 4 vezes biologicamente mais potente do que a T_4. O iodo é transportado ativamente do fluido extracelular para as células foliculares da tireoide. No excesso de iodo, a ligação orgânica nas tireoides é bloqueada, enquanto na deficiência de iodo a função tireoidiana é aumentada. O hormônio tireoidiano em circulação é acoplado com proteínas ligantes. O conteúdo de iodo na carne é menor que 10 μg por 100 g m.s. e decresce ainda mais após o cozimento, enquanto a ração canina seca contém 50 a 100 μg por 100 g m.s.; para gatos, o requerido é de pelo menos 100 μg por 100 g m.s.[7,38]

Hipotireoidismo em animais jovens

O hipotireoidismo na idade jovem é caracterizado por nanismo desproporcional e por retardo mental (cretinismo). Ele pode ser causado por deficiência de iodo (causada por uma dieta estritamente carnívora, sem suplementação), por tireoidite linfocítica ou por hipotireoidismo congênito (devido à disgenesia da tireoide ou à síntese defeituosa do hormônio tireoidiano) como descrito em cães e gatos.[38] No atireoidismo completo, os sinais clínicos manifestam-se até os 2 meses de idade com hipoatividade, hipotermia, face estufada e com características de retardamento, retardo no crescimento longitudinal e atraso na perda da pelagem infantil (Figura 99.3B). O crânio é alargado, a língua pode ser grande demais para a boca e o proprietário relata estupidez e retardo mental. Uma vez que o hormônio tireoidiano influencia tanto a atividade dos progenitores de condrócitos quanto a maturação dos condrócitos durante a ossificação endocondral, o hipotireoidismo leva a anormalidades esqueléticas. A investigação radiológica dos ossos longos e dos corpos vertebrais revela maturação esquelética retardada com aparecimento demorado dos centros de ossificação secundários, atraso no crescimento longitudinal, porém com córtices e com placas de crescimento normais.[43]

Os diagnósticos diferenciais podem incluir o nanismo devido à deficiência de GH (proporcional e cheio de energia), raquitismo (com córtices finos e placas de crescimento largas), hiperparatireoidismo secundário (córtices finos, placa de crescimento normal) e condrodisplasia (córtices normais, placa de crescimento normal, alinhamento e/ou congruência articular anormais).

O diagnóstico pode ser feito medindo-se as concentrações de hormônio da tireoide no plasma, por cintigrafia da tireoide, encontrando níveis aumentados no plasma de hormônio tireoestimulante endógeno e comparando-se as radiografias do paciente com controles da mesma raça e mesma idade.[38]

A terapia inclui normalização da dieta (no caso de deficiência de iodo) ou terapia com tiroxina em uma dosagem de 10 μg/kg de peso 2 vezes ao dia para cães e metade dessa dosagem para gatos.[38] Após 1 mês, espera-se que o esqueleto alcance o estágio da idade biológica do animal (Figura 99.3B), apesar de as radiografias de controle poderem revelar anormalidades patológicas e o retardo mental poder persistir.

Hipotireoidismo em adultos

Frequentemente, como resultado de uma doença autoimune, o tecido tireoidiano desaparece, levando a um hipotireoidismo que ocorre lentamente, caracterizado por lentidão das atividades mentais e físicas, desinteresse, pelagem fina e pele espessa com aparência estufada devido ao mixedema. O paciente pode exibir claudicação devido à miosite na musculatura esquelética e ao aumento na atividade da creatinina quinase no plasma.[38] Foi demonstrado que o músculo esquelético em um gato hipotireóideo é mais fatigável, com alterações nas propriedades de velocidade de contração isométrica.[44] Adicionalmente, pode ser vista claudicação característica de osteoartrose devido à acumulação de mucopolissacarídios nas cápsulas articulares; frequentemente, isso ocorre em múltiplas articulações, levando a uma marcha rígida, em vez de claudicação. Em alguns casos, claudicação nos membros anteriores é vista, eventualmente sem capacidade de apoiar o próprio peso devido à formação de mixedema no túnel carpal, com aprisionamento do nervo mediano, como o que pode ocorrer em torno do nervo facial. Na experiência do autor, os membros anteriores nunca são afetados igualmente. O diagnóstico é feito excluindo-se a presença de um tumor (i. e., osteossarcoma, neurofibroma) no membro afetado e diagnosticando-se o hipotireoidismo.

Com o tratamento médico do hipotireoidismo (ver anteriormente), o prognóstico para animais com miosite e com impingimento nervoso é bom, enquanto é reservado para aqueles com osteoartrose. De fato, o cão vai melhorar mentalmente antes que suas cápsulas articulares curem e, assim, o uso excessivo pode tornar a queixa de osteoartrose ainda pior. Durante o período de cura, o cão deve ser restrito a uma guia e a uma coleira.[43] Outros distúrbios neurológicos que podem coincidir com o hipotireoidismo (incluindo *miastenia gravis*, doença vestibular, paralisia laríngea) podem não permitir a resolução dos sinais.[45]

Hormônios sexuais

O crescimento esquelético e a puberdade são conectados porque os hormônios sexuais testosterona e estrógeno têm função no crescimento da cartilagem e na ossificação endocondral. Apesar de ambos os hormônios não serem essenciais, eles têm função no crescimento, no desenvolvimento esquelético e na manutenção do esqueleto adulto. Os andrógenos estimulam tanto a hiperplasia quanto a maturação dos condrócitos. Os efeitos anabólicos da testosterona são associados ao aumento da secreção pulsátil de GH. Isso direciona o crescimento longitudinal dos ossos e a maturação das placas de crescimento epifisárias, o que culmina com a cessação do alongamento esquelético. O efeito dos estrógenos (seguindo-se à aromatização dos andrógenos e à estimulação dos receptores de estrógeno) depende da sua concentração: a concentração baixa estimula o crescimento cartilaginoso, enquanto a concentração alta interrompe o crescimento da cartilagem. Foi demonstrado que muitos dos efeitos promotores de crescimento dos esteroides sexuais são mediados por estrógenos e não por andrógenos. Adicionalmente, a maturação esquelética, com o fechamento das placas de crescimento, também é estrógeno-dependente em ambos os sexos.[46] Os andrógenos estimulam a proliferação dos osteoblastos e antagonizam os efeitos de ativação dos osteoclastos do PTH, levando ao aumento na formação de osso cortical. Os estrógenos reprimem a osteoclastogênese e estimulam a formação óssea endosteal e trabecular, ambas aumentando a resistência do osso.[46]

Deficiência de hormônios sexuais

A deficiência de estrógeno ou de testosterona devido à castração ocorre logo após a cirurgia. Especialmente em cadelas, foram conduzidas investigações para estudar a resistência e a composição óssea após ooforoisterectomia como modelos de osteoporose para mulheres pós-menopausa. Todavia, os cães diferenciam-se consideravelmente nesse aspecto, talvez devido ao ciclo estral médio de 6 meses. Um estudo em cães Beagle revelou que, 10 meses após a ooforoisterectomia, a remodelagem do osso esponjoso não era significativamente diferente dos níveis pré-cirúrgicos.[47] Não existem relatos que demonstrem que a castração precoce possa causar osteoporose ou fraturas patológicas relacionadas em animais de companhia.

Um estudo comparando cães submetidos à castração precoce (às 7 semanas), tardia (aos 7 meses) e sem castração revelou que o fechamento das placas de crescimento foi retardado no caso de castração, mais intensamente na castração precoce. Devido à velocidade de crescimento não diferir entre os grupos, mas o período de crescimento ser alongado, o comprimento final do osso foi maior em ambos os sexos, especialmente nos cães castrados precocemente.[48] Da mesma maneira, em gatos, a gonadectomia em ambos os sexos, tanto às 7 semanas ou aos 7 meses de idade, causou um atraso no fechamento da fise radial distal em comparação com os animais não castrados.[49] Em gatos, as placas de crescimento do fêmur proximal normalmente fecham-se aos 7 a 10 meses de idade; mas isso ocorre muito mais tarde em gatos machos gonadectomizados precocemente. Isso pode aumentar a vulnerabilidade de gatos castrados precocemente para fraturas fiseais no fêmur proximal ou distal, mesmo na idade adulta.

A osteopatia metafisária do colo femoral é vista incidentalmente, principalmente em gatos machos castrados precocemente. O gato tem um começo pouco definido de claudicação no membro traseiro, que progride para claudicação grave e para dor na extensão do quadril. A investigação radiológica revela radiolucência na área metafisária proximal do fêmur com fratura patológica em um número limitado de casos (Figura 99.3C). A avaliação histopatológica pode revelar espessamento e fissuramento da cartilagem articular com osso necrótico e com congestão vascular na epífise, com um número aumentado de osteoclastos. Embora a fisiopatologia dessa entidade necessite ser mais bem elucidada, existe a hipótese de dano ao suprimento sanguíneo da cabeça e do colo femorais, com osteoporose e fratura patológica secundárias.[50]

Referências bibliográficas

1. Jezyk PF: Constitutional disorders of the skeleton in dogs and cats. *In* Textbook of Small Animal Orthopedics. Newton CD, Nunamaker DM (eds). Philadelphia: JB Lippincott, 1985, p. 637.
2. Brocks BAW, Hazewinkel HAW: Abnormal skeletal growth in the Labrador retriever: a case report of 5 dogs. Vet Comp Orthop Traum 18:25, 2005.
3. Casella JP, Barber P, Catterall AC, et al: A morphometric analysis of osteoid collagen fibril diameter in osteogenesis imperfecta. Bone 15:329, 1994.
4. Seliger F, Leeb T, Peters M, et al: Osteogenesis imperfecta in two litters of Dachshunds. Vet Pathol 40:530, 2003.
5. Millington-Ward S, McMahon HP, Farrar GJ: Emerging therapeutic approaches for osteogenesis imperfecta. Trends Mol Medicine 11:299, 2005.
6. Malik R, Allan GS, Howlett CR, et al: Osteodysplasia in Scottish Fold cats. Aust Vet J 77:85, 1999.
7. Hubler M, Volkert M, Kaser-Hotz B, et al: Palliative irradiation of Scottish Fold osteochondrodysplasia. Vet Radiol Ultrasound 45:582, 2004.
8. Mathews KG, Koblik PD, Knoeckel MJ, et al: Resolution of lameness associated with Scottish fold osteodystrophy following bilateral ostectomies and pantarsal arthodesis; a case report. J Am Anim Hosp Assoc 31:280, 1995.

9. Hazewinkel HAW, Mott J: Osteoarticular affections in puppies and adult dogs; nutritional approach. *In* Royal Canine Health Nutrition Encyclopaedia. Paris: Diffomedia, 2005.
10. Pobisch R, Onderscheka K: Die Vitamin A-hypervitaminose bei der Katz. Wiener Tierärztliche Monatschrift 63:334, 1976.
11. MacDonald ML, Rogers QR, Morris JG: Teratogenic effects of chronic ingestion of high levels of vitamin A in cats. J Anim Physiol Anim Nutr (Berl) 87:42, 2003.
12. Donoghue S, Szanto J, Kronfeld DS: Hypervitaminosis A in a dog; an example of hospital dietics. *In* Nutrition, Malnutrition and Dietetics in the Dog and Cat. Edney ATB (ed). Waltham Center Press, 1987, p. 94.
13. Mellanby T: The part played by an "accessory factor" in the production of experimental rickets. J Physiol 52:1, 1918.
14. How KL, Hazewinkel HAW, Mol JA: Dietary vitamin D dependence of cat and dog due to inadequate cutaneous synthesis of vitamin D. J Gen Comp Endocr 96:12, 1994.
15. Morris JG, Earle KE, Anderson PA: Plasma 25-hydroxyvitaminD in growing kittens is related to dietary intake of cholecalciferol. J Nutr 129:909, 1999.
16. Gascon-Barré M, Huet PM: Role of the liver in the homeostasis of calciferol metabolism in the dog. Endocrinology 110:563, 1982.
17. Shepard RM, DeLuca HF: Plasma concentrations of vitamin D_3 and its metabolites in the rat as influenced by vitamin D3 or 25-hydroxyvitamin D3 intakes. Arch Biochem Biophys 202:43, 1980.
18. Pettifor JM, Bikle DD, Cavaleros M, et al: Serum levels of free 1,25 dihydroxyvitaminD in vitamin D toxicity. Ann Intern Med 122:511, 1995.
19. Hazewinkel HAW, Tryfonidou MA: Vitamin D3 metabolism in dogs, Mol Cell Endocrinol 197:23, 2002.
20. Tryfonidou MA, Holl MS, Stevenhagen JJ, et al: 135-fold vitamin D_3 supplementation severely disturbs the endochondral ossification in growing dogs. Domest Anim Endocrinol 24:265, 2003.
21. Tryfonidou MA, Hazewinkel HAW: Different effects of physiologically and pharmacologically increased growth hormone levels on cholecalciferol metabolism at prepubertal age. J Steroid Biochem Mol Biol. 89-90:49, 2004.
22. Haddad P, Gascon-Barré M, Brault G, et al: Influence of calcium or 1,25 dihydroxyvitamin D_3 supplementation on the hepatic microsomal and in vivo metabolism of vitamin D_3 in vitamin D depleted rat. J Clin Invest 78:1529, 1986.
23. Schulze C, Rothuizen J, van Sluijs FJ, et al: Extrahepatic biliary atresia in a border collie. J Small Anim Pract 41:27, 2000.
24. Tryfonidou MA, Oosterlaken-Dijksterhuis MA, Mol JA, et al: 24-hydroxylase: potential key regulator in hypervitaminosis D_3 in growing dogs. Am J Physiol Endocrinol Metab 284:E505, 2003.
25. Shinki T, Jin CH, Nishmura A, et al: Parathyroid hormone inhibits 25-hydroxyvitamin D_3 mRNA expression stimulated by $1\alpha,25$-dihydroxyvitamin D_3 in rat kidney but not in intestine. J Biol Chem 267:13757, 1992.
26. Goff JP, Reinhardt TA, Engstrom GW, et al: Effect of dietary calcium or phosphorus restriction and 1,25-dihydroxyvitamin D administration on rat intestine 24-hydroxylase Endocrinol 131:101, 1992.
27. Weisbrode SE, Capen CC: The ultrastructural effects of parathyroid-hormone, calcitonin, and vitamin D on bone. *In* Bone and Cartilage in Health and Disease. Bonucci E, Motta PM (eds). Dordrecht: Kluwer Academic Publishers, 1990, p. 253.
28. Goedegebuure SA, Hazewinkel HAW: Morphological findings in young dogs chronically fed a diet containing excess calcium. Vet Pathol 23:594, 1986.
29. Gagel RF, Peleg S: Thyroid C cells and medullary carcinoma as target tissues for vitamin D action. *In* Vitamin D. Feldman D, Glorieux FH, Wesly J (eds). San Diego: Academic Press, 1997, p. 369.
30. Cooper CH, Bolman RM, Lineman WM: Interrelationship between calcium, calcemic hormones and gastrointestinal hormones. Recent Prog Hormone Res 34:259, 1978.
31. Hazewinkel HAW, Schoenmakers I: Influence of protein, minerals and vitamin D on skeletal developments of dogs. Vet Clin Nutr 2:93, 1995.
32. Hazewinkel HAW, Nap RC, Schoenmakers I, et al: Dietary influence on development of enostosis in young dogs. Vet Surg 29:279, 2000.
33. Schoenmakers I, Hazewinkel HAW, Voorhout G, et al: Effect of diets with different calcium and phosphorus contents on the skeletal development and blood chemistry of growing great danes. Vet Rec 147:652, 2000.
34. Hedhammar A, Wu FM, Krook L, et al: Over nutrition and skeletal disease. An experimental study in growing Great Dane dogs. Cornell Vet 64 (Suppl 5):5, 1974.
35. Hazewinkel HAW, Goedegebuure SA, Poulos PW, et al: Influences of chronic calcium excess on the skeleton of growing Great Danes. J Am Anim Hosp Assoc 21:377, 1985.
36. Hazewinkel HAW, Schoenmakers I, Pelling D, et al: Biological potency and radioimmunoassay of canine calcitonin. Domest Anim Endocrinol 17:333, 1999.
37. Kooistra HS: Acromegaly and pituitary dwarfism. *In* Textbook of Veterinary Internal Medicine. 6th ed. Ettinger SJ, Feldman EC (eds). St Louis: Elsevier, 2005, p. 1497.
38. Rijnberk A: Clinical endocrinology of dogs and cats. Dordrecht: Kluwer Academic Publishers, 1996.
39. Nap RC, Hazewinkel HAW, Mol JA: Prepubertal differences in plasma growth hormone and IGF-I concentrations related to adult body size in the dog. J Endocrinol Invest 15:91, 1992.
40. Guler HP, Binz K, Eigenmann JE, et al: Small stature and insulin-like growth factors: prolonged treatment of mini-poodles with recombinant human insulin-like growth factor. Acta Endocrinol 121:456, 1989.
41. Meij BP: Hypophysectomy as a treatment for canine and feline Cushing's disease. Vet Clin North Am / SAC 31:1015, 2001.
42. Gelens HC, Ihle SL: Failure to grow Vet Clin North Am / SAC 29:989, 1999.
43. Hazewinkel HAW, Nap RC: Hormonelle Erkrankungen des Skelettsystems. *In* Kleintierkrankheiten Band 3, Orthopädische Chirurgie und Traumatologie. Bonath KH, Prieur WP (eds). Stuttgart: Ulmer Verlag, 1998, p. 487.
44. Roy RR, Zhong H, Hodgson JA, et al: Effect of altered thyroid state on the in situ mechanical properties of adult cat soleus. Cells Tissues Organs 173:162, 2003.
45. Jaggy A, Oliver JE, Ferguson DC, et al: Neurological manifestations of hypothyroidism; a retrospective study of 29 dogs. J Vet Intern Med 8:328, 1994.
46. Vanderschueren D, Vandenput L, Boonen S: Reversing sex steroid deficiency and optimizing skeletal development in the adolescent with gonadal failure. Endocr Dev 8:150, 2005.
47. Boyce RW, Franks AF, Jankowsky ML, et al: Sequential histomorphometric changes in cancellous bone from ovariohysterectomized dogs. J Bone Miner Res 5:947, 1990.
48. Salmeri KR, Bloomberg MS, Scruggs SL, et al: Gonadectomy in immature dogs: effects on skeletal, physical, and behavioural development. J Am Vet Med Assoc 198:1193, 1991.
49. Root MV, Johnston SD, Olson PN: The effect of prepubertal and postpubertal gonadectomy on radial physeal closure in male and female domestic cats. Vet Radiol Ultrasound 37:363, 1996.
50. Queen J, Bennett D, Carmichael S, et al: Femoral neck metaphyseal osteopathy in the cat. Vet Rec 142:159, 1998.

Osteocondrose Canina

Jennifer L. Lansdowne e Curtis W. Probst

A osteocondrose (OC) é um distúrbio que afeta o processo de ossificação endocondral em pessoas e em animais em crescimento, incluindo cães, cavalos, porcos e galinhas.[1] Apesar de as alterações associadas à OC serem bem descritas, a etiologia e a patogênese ainda não são completamente entendidas. A osteocondrose afeta as células das cartilagens fisária e epifisária e pode manifestar-se clinicamente como lesões de osteocondrite dissecante, fragmentação do processo coronoide (FCP, do inglês *fragmentation of the coronoid process*) medial da ulna, não união do processo ancôneo (NUPA, do inglês *ununited anconeal process*), retenção dos núcleos cartilaginosos, síndrome de Osgood-Schlatter (OC da tuberosidade tibial), deslizamento da epífise ou ossificação incompleta do côndilo umeral. Considera-se que todas essas condições tenham uma patogênese similar. A osteocondrose é uma causa comum de osteoartrite secundária em pessoas e em animais domésticos.[2] A osteocondrite dissecante (OCD) é a manifestação clínica mais comum da osteocondrose. Apesar de osteocondrite ser um nome inadequado, pois implica inflamação do osso e da cartilagem, ele se intrincou na terminologia médica veterinária. Os sinônimos para a OCD encontrados na literatura incluem osteocondrose dissecante e discondroplasia. Independentemente da terminologia, para o veterinário OCD indica uma lesão cartilaginosa dissecante entre a epífise óssea e a superfície articular. As lesões da OCD canina foram descritas nas vértebras cervicais, na superfície glenoide da escápula, no úmero proximal, no úmero distal, na cabeça femoral, no fêmur distal, no osso tibiotarsal e, mais recentemente, na lombossacral.

Este capítulo é uma visão geral do crescimento e da ossificação normais do esqueleto apendicular canino, seguida por uma revisão profunda da patologia e da patogênese da osteocondrose. Fatores patogênicos específicos para o ombro, o cotovelo, o joelho, o tarso, a articulação lombossacral e a ossificação incompleta do côndilo umeral também são descritos.

Crescimento e ossificação normal do esqueleto canino

O esqueleto canino em crescimento é composto de cartilagem e de osso. Três linhagens embrionais distintas são responsáveis pela formação do esqueleto.[3,4] O esqueleto craniofacial origina-se de células da crista neural cranial, o esqueleto vertebral deriva do mesoderma para-axial (somitos) e o esqueleto dos membros é formado a partir das células mesodérmicas da placa lateral.[3,4] As células de cada linhagem migram para localizações no embrião em que o osso será formado e lá elas se desenvolvem em condensações mesenquimais características, com grande densidade celular.[3,4] Essas condensações desenvolvem-se em osteoblastos ou em condrócitos.[3,4] As células na região do esqueleto craniofacial desenvolvem-se em osteoblastos e formam osso diretamente por ossificação intramembranosa. No restante do esqueleto, condrócitos desenvolvem-se primeiro e proporcionam um arcabouço de modelos cartilaginosos. Os modelos cartilaginosos são substituídos por osso e por medula óssea pelo processo de ossificação endocondral.

Os modelos de cartilagem dos futuros ossos apendiculares crescem por crescimento aposicional e intersticial e rapidamente se assemelham ao futuro osso em forma e em tamanho relativo.[3,5] À medida que capilares penetram e irrigam o pericôndrio circundante, osteoblastos são formados a partir de células progenitoras circulantes e começam a depositar uma fina camada de osso em torno da cartilagem. Ao mesmo tempo, os condrócitos do centro tornam-se hipertróficos. À medida que o colar de osso e a área de hipertrofia continuam a aumentar, a matriz circundando os condrócitos hipertróficos continua a calcificar por incorporação de hidroxiapatita. Isso resulta em uma rede de trabéculas com um núcleo cartilaginoso, chamado de osso esponjoso primário. O osso esponjoso primário é absorvido rapidamente e forma-se osso esponjoso secundário com novas trabéculas. O processo real de substituição da cartilagem calcificada (ossificação endocondral) ocorre primeiro na metade da diáfise dos ossos longos. A área inicial de ossificação é chamada de centro de ossificação primário e estende-se em ambas as direções para a extremidade do modelo cartilaginoso. Com a continuação do processo, centros de ossificação secundários desenvolvem-se em cada epífise. Uma placa de cartilagem permanece entre os centros ossificados primário e secundário e é responsável pelo crescimento longitudinal dos ossos longos.[3] Essa placa é chamada de placa de crescimento fisária (Figura 100.1). A cartilagem na extremidade do centro de ossificação secundário localizado mais próximo à articulação é denominada complexo cartilagem articular-epifisária (AECC, do inglês *articular-epiphyseal cartilage complex*). A cartilagem epifisária desse complexo é responsável pelo crescimento da epífise e pelo desenvolvimento de sua forma. Na maturidade, em cães normais, a cartilagem articular é tudo o que resta na superfície das epífises ósseas.

O processo de ossificação começa nas semanas entre 3 a 4 no feto canino, mas não pode ser detectado radiograficamente até 3 meses antes da parturição. Quando o filhote nasce, as epífises ainda são cartilaginosas, com a presença de nenhum ou apenas de pequenos centros secundários de ossificação. Aos 2 a 4 meses de idade, dependendo da raça, somente as placas de crescimento fisárias permanecem não ossificadas.[6]

Crescimento normal do complexo cartilagem articular-epifisária

A cartilagem articular é dividida em três regiões: superficial, média e profunda (Figura 100.2).[7] A região superficial situa-se imediatamente abaixo da superfície articular e consiste da lâmina esplendente (*splendens*, composta de proteínas filamentosas que se ligam a material proteináceo e proporcionam lubrificação para as superfícies articulares) e da zona de deslizamento (as células são paralelas à superfície).[8] A região média tem células arranjadas perpendicularmente à superfície da cartilagem articular e é dividida em zona transicional (caracterizada por atividade celular e por crescimento intersticial, possibilitando à cartilagem articular cobrir a epífise durante o crescimento) e em zona radial (composta de células alinhadas em colunas irregulares). As regiões superficial e média são responsáveis pela expansão da superfície articular durante o desenvolvimento. A região profunda é composta de cartilagem calcificada e de osso subcondral que suporta a cartilagem articular. A invasão vascular do tecido calcificado ocorre aqui, seguida por ossificação endocondral. A região profunda é responsável pelo desenvolvimento do osso epifisário. Em adultos, uma linha ondulada corada pela hematoxilina-eosina, chamada de "marca de maré", pode ser vista histologicamente separando-se o tecido não calcificado da região média do tecido calcificado da região profunda.[5]

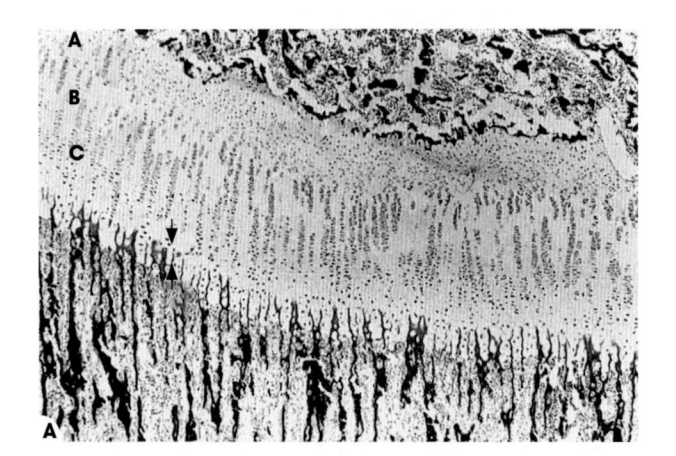

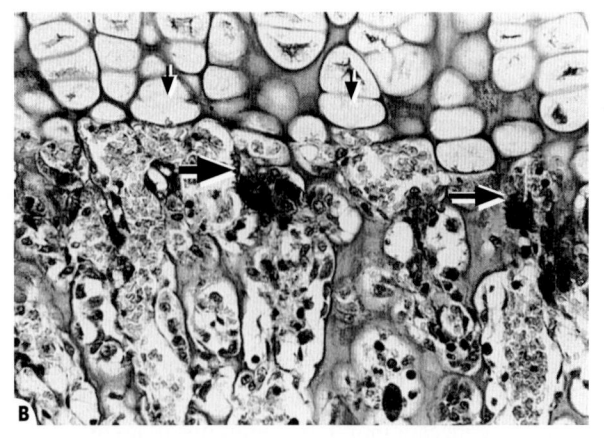

Figura 100.1 Corte histológico demonstrando o mecanismo de crescimento longitudinal como visto morfologicamente na placa de crescimento e na metáfise. **A.** Corte não descalcificado da placa de crescimento metafisária tibial proximal com parte da epífise (acima) e da metáfise (abaixo) de um coelho com 9 dias de idade. Na placa de crescimento, são vistas as zonas de (*A*) células germinais (em repouso), (*B*) células em proliferação (colunares), (*C*) células transicionais (hipertróficas) e células vesiculadas (entre as setas). A matriz nas barras longitudinais que separam as colunas de células vesiculadas é calcificada (coloração de Von Kossa; 50 ×). **B.** Corte da junção entre a placa de crescimento metafisária tibial proximal (acima) e a metáfise (abaixo) em um cão recém-nascido. Ele ilustra como as barras horizontais de matriz cartilaginosa são erodidas por brotos vasculares (*setas menores*) e como os condroblastos (*setas maiores*) reabsorvem a matriz calcificada nas barras longitudinais (coloração de hematoxilina e de eosina [H&E], 250 ×). (De Summer-Smith, G. (Ed.): Bone in Clinical Orthopedics. Philadelphia, WB Saunders, 1982.)

nessas zonas para que ocorra a ossificação endocondral apropriada.[1,3] As células da zona de repouso são pequenas e relativamente inativas. A zona proliferativa adjacente tem fatores de crescimento locais e sistêmicos que estimulam a proliferação de condrócitos. Nessa zona ocorre a expansão clonal das células proliferadas em direção à metáfise (junção cartilagem-osso), em que as células aumentam de tamanho, organizam-se em colunas e, finalmente, hipertrofiam.[3] As células da zona hipertrófica são intensamente ativas metabolicamente, mas não se dividem. A matriz que circunda as células hipertróficas continua a se calcificar e as células mais inferiores sofrem apoptose (morte celular regulada).[3] Osteoclastos e osteoblastos, que se desenvolveram a partir de células progenitoras trazidas pelos vasos sanguíneos que invadem a área, removem a cartilagem calcificada e depositam osso, respectivamente. Quando a maturidade é atingida, a metáfise e a diáfise unem-se e a porção cartilaginosa é completamente substituída por osso. Com poucas exceções, em animais maduros, a única cartilagem remanescente é a cartilagem hialina das superfícies articulares.

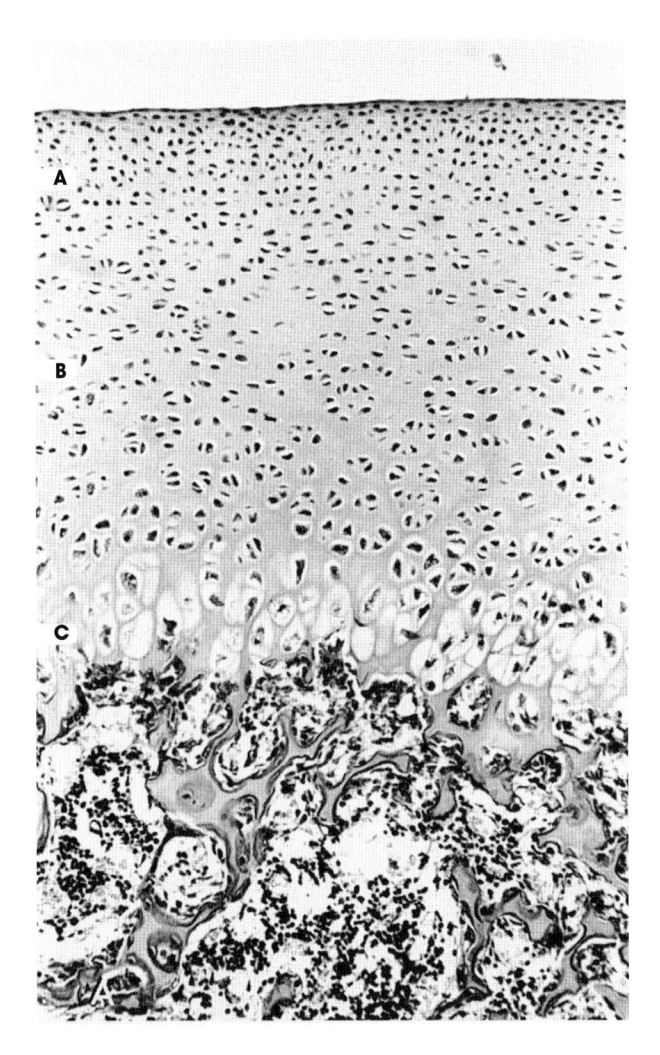

Figura 100.2 Corte histológico da cartilagem articular do úmero proximal de um coelho com 9 dias de idade. A cartilagem articular imatura é a cartilagem de crescimento da epífise. As células germinais (em repouso) (A) localizam-se a uma distância de em torno de 4 ou 5 células da superfície articular. Mais profundamente na cartilagem está a zona de células em proliferação (B) e, a seguir, a zona de células hipertróficas (vesiculadas) (C), onde a cartilagem é invadida por vasos preparando o caminho para a ossificação (coloração de H&E, 50 ×). (De Summer-Smith, G. (Ed.): Bone in Clinical Orthopedics. Philadelphia, WB Saunders, 1982.)

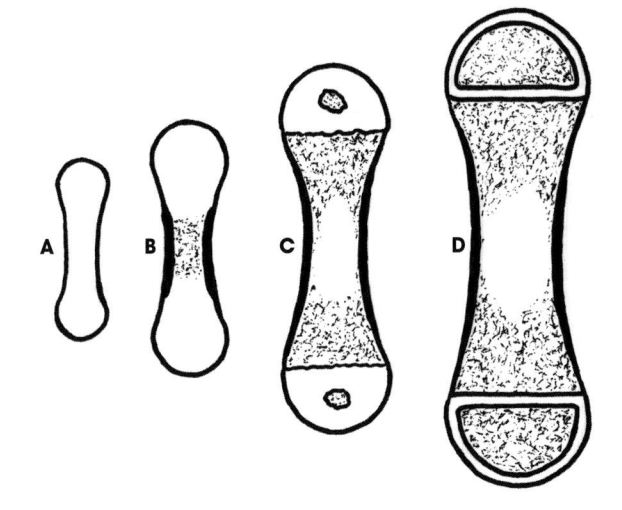

Figura 100.3 Desenho esquemático do desenvolvimento de um osso longo. **A.** Cedo na vida fetal, o osso longo consiste em, somente, cartilagem. **B.** Quando o feto tem aproximadamente 30 dias de idade, ele tem algum osso cortical e esponjoso na metade do eixo do osso. O osso cortical é formado por aposição periosteal, enquanto o osso trabecular é formado por ossificação endocondral. **C.** No cão recém-nascido, toda a diáfise (que inclui as duas metáfises) é feita de ossos cortical e trabecular, incluindo medula óssea, enquanto as epífises apenas começaram a ossificar. **D.** Quando o filhote tiver alguns poucos meses de idade, a única cartilagem remanescente no osso longo é aquela das placas de crescimento e da articulação imatura.

Crescimento normal da placa de crescimento fisária

Durante o desenvolvimento, a placa de crescimento fisária e o componente epifisário do AECC diferenciam-se em 4 zonas morfológica e quimicamente distintas (Figura 100.3). Da epífise para a metáfise, eles são as zonas de repouso (reserva ou germinal), proliferativas, hipertróficas e de calcificação; é necessária a maturação ordenada das células

Suprimento vascular e nutrição da cartilagem epifisária

A cartilagem epifisária da placa de crescimento fisária e do AECC tem um suprimento sanguíneo bem desenvolvido por uma rede de canais cartilaginosos.[1,9,10] Os canais de cartilagem regridem à medida que o animal envelhece e a cartilagem de crescimento torna-se mais fina. O processo fisiológico dessa regressão é denominado condrificação.[10] A condrificação faz com que os vasos, as fibras nervosas e as células estromais no interior dos canais sejam substituídos por cartilagem sem efeitos patológicos no tecido circundante.[10] A nutrição do AECC é suprida por esses vasos sanguíneos, além do fluido sinovial.[1] A contribuição de cada uma das fontes depende da idade, da espécie e da localização anatômica.[1] No adulto, a cartilagem articular recebe uma contribuição menor dos vasos sanguíneos do osso subcondral, obtendo a maior parte de seus nutrientes do fluido sinovial.

Fisiopatologia

Patologia e morfologia

A osteocondrose é caracterizada pela falha da diferenciação normal da cartilagem em osso durante a ossificação endocondral; não ocorre nem calcificação da matriz nem penetração vascular em áreas focais da cartilagem epifisária/articular em crescimento, resultando em retenção da cartilagem, em vez de sua conversão em osso.[1] Apesar de as regiões focais de cartilagem retida serem avasculares, elas recebem nutrição por difusão do fluido sinovial e continuam a crescer. Isso resulta em focos de cartilagem anormalmente espessada, que é menos resistente (mais complacente) ao estresse mecânico. A espessura aumentada acaba por impedir a difusão adequada de nutrientes e resulta em distúrbio no metabolismo da camada basal. O resultado final é a degeneração e a necrose dos condrócitos na base das lesões de OC, o que pode levar à separação da cartilagem retida do tecido calcificado subjacente. Esse fenômeno ocorre ao longo da marca de maré e raramente envolve o osso subcondral.[11] Os fragmentos resultantes são característicos das lesões de OCD quando se desenvolve no AECC.

No AECC, a lesão histológica mais precocemente identificável é denominada osteocondrose latente e é caracterizada por necrose focal dos canais vasculares cartilaginosos e da cartilagem circundante na zona de repouso da cartilagem epifisária.[10] Se a cartilagem necrótica resiste à reabsorção e persiste como um cone de tecido morto circundado por osso, ela é denominada osteocondrose manifesta e aparece macroscopicamente como uma área de ossificação endocondral retardada.[10] Devido a essa cartilagem ser macia e friável, ela não proporciona uma fundação adequada para o AECC acima dela; assim, mesmo um traumatismo de pequena monta pode resultar em formação de fissura ou de fratura. Quando essas fissuras e essas fraturas se estendem do tecido necrótico até a superfície articular, a lesão é denominada osteocondrite dissecante.[10] Em porcos e em cavalos, as lesões iniciais de OC do AECC têm sido associadas a anormalidades nos canais vasculares cartilaginosos.[10,12-15] Suspeita-se que essas anormalidades causem isquemia e necrose locais da cartilagem.

Geralmente, ocorrem tentativas espontâneas de reparação das lesões de OCD abaixo da fenda, com produção de tecido de granulação, fibrogênese e atividades osteoblástica e osteoclástica. Ocorre formação de osso subcondral na base do tecido de granulação, mas que não se estende para além da marca de maré. O tecido de granulação sofre condrificação e pode até desenvolver alguma cartilagem hialina. A movimentação passiva contínua durante a cicatrização e pode encorajar a hialinização da fibrocartilagem.[5] O sucesso do processo reparador relaciona-se ao tamanho e à extensão do defeito e também ao tempo desde o desenvolvimento. Pequenos defeitos podem cicatrizar-se completamente pelo fluxo da matriz e da reparação intrínseca (condrócitos, proliferação e aumento na produção de matriz extracelular). Em grandes defeitos, porém, a fibrocartilagem degenera-se dentro de 1 ano, o que leva à osteoartrite secundária pela liberação de produtos de catabolismo.[5,16]

A osteocondrose do AECC pode levar a lesões de OCD no ombro, no cotovelo, no joelho, no jarrete, nas facetas articulares vertebrais e à fragmentação do processo coronoide.[17] Existem dois tipos de lesões de OCD do AECC. A OCD tipo I é o tipo clássico e ocorre quando a lesão se dá no centro ou próximo ao centro de uma superfície articular convexa. Nesses casos, o retalho de cartilagem não tem contato com nenhum tecido vascular, como a cápsula articular. Como resultado, o retalho pode destacar-se e flutuar na articulação. Esse retalho pode ser reabsorvido ou pode aumentar de tamanho como resultado da nutrição pelo fluido sinovial. Quando o retalho está livre na articulação e ossifica-se, ele é chamado de corpo livre (*corpus liberum*) ou *joint mouse*. Essas lesões ocorrem tipicamente na cabeça umeral, no côndilo medial do úmero e nos côndilos lateral e medial do fêmur.

As lesões OCD tipo II ocorrem na periferia da superfície articular, o que proporciona contato entre o retalho de cartilagem e a cápsula ou ligamento articular. Como resultado, o retalho pode sofrer ossificação endocondral e não produzir um *joint mouse*. As lesões de OCD das cristas medial ou lateral do tálus e do sacro e também da fragmentação do processo coronoide e da não união do processo ancôneo são, tipicamente, lesões tipo II.[6]

Clinicamente, as lesões da OC podem ser divididas em 4 graus, sendo o grau I o mais leve e o grau IV o mais grave. Atribui-se uma classificação de grau I aos casos com cartilagem articular macroscopicamente normal e um pequeno defeito no osso subcondral, enquanto o grau IV é atribuído quando um retalho de cartilagem está separado do osso. Graus II e III são atribuídos subjetivamente aos casos que se situam entre leve e grave. Devido aos animais não exibirem dor até que a fissura atinja a cartilagem articular, o grau IV (lesão de OCD) é o tipo mais comum diagnosticado pelos veterinários.

Na placa de crescimento fisário, as lesões iniciais de OC são muito menos óbvias do que no AECC até que tenha ocorrido a falha na ossificação endocondral. Na placa de crescimento, a cartilagem retida é composta de condrócitos hipertróficos viáveis. A retenção de cartilagem na placa de crescimento geralmente não leva à necrose, provavelmente devido à presença de vasos na cartilagem. A maioria dessas lesões cura sem problemas. Os sinais clínicos podem manifestar-se se ocorrer uma fratura patológica no interior da cartilagem espessada ou, mais importante, se ela ocorrer na extremidade distal da ulna. A incongruência do rádio e da ulna pode ocorrer devido ao crescimento mais lento da ulna em relação ao rádio. Ocasionalmente, a incongruência pode ser vista como um resultado da OC da placa de crescimento radial distal. A osteocondrose da placa de crescimento fisária pode resultar em NUPA, em retenção dos núcleos cartilaginosos da ulna distal e em genuvalgo.[17]

Patogênese

As lesões subjacentes da osteocondrose ocorrem no animal em crescimento, embora ele possa não exibir sinais clínicos até que seja adulto.[1] A lesão primária da OCD é uma separação cartilaginosa dissecante entre os tecidos calcificados e não calcificados.[5] A base necrótica da lesão de OC é o ponto de início para as fissuras. Se a cartilagem necrótica for grande o suficiente e/ou se ocorrer traumatismo grave o suficiente, forma-se uma fenda da cartilagem articular até o osso subcondral. Isso resulta em sinovite pela liberação de mediadores inflamatórios, por derrame articular e por claudicação clinicamente evidente. Foi sugerido que uma interrupção prematura da função nutricional da vasculatura dos canais cartilaginosos resulta em necrose da cartilagem (osteocondrose latente).[18] Recentemente, foi demonstrado que existe uma cessação prematura do suprimento sanguíneo à cartilagem de crescimento epifisário, causada por interrupção focal dos vasos que se encaminham da medula óssea para os canais cartilaginosos.[10] Esse estudo propôs que a OC ocorre secundariamente à necrose isquêmica causada por microtrauma aos vasos dos canais cartilaginosos na zona de transição entre o osso e a cartilagem.[10] Também foi sugerido, com base na constatação de quantidade aumentada de lipídio nos retalhos de cartilagem na OCD, que a calcificação retardada possa resultar de um defeito no metabolismo de lipídios.[19]

Os efeitos no osso subcondral adjacente à lesão da OCD são, tipicamente, mielofibrose e remodelação trabecular. Ela pode ser bastante extensa, mas a necrose do osso não é um achado proeminente da OCD. A formação de um cisto ósseo subcondral é uma possibilidade, mas incomum, de sequela da OCD.

Os fatores contribuidores sugeridos para o desenvolvimento de OC são traumatismo, predisposição familiar/hereditária, isquemia, crescimento rápido e fatores dietéticos.[1] A etiologia provavelmente é multifatorial, sem que nenhum fator isolado seja responsável por todos os aspectos da doença. Nosso entendimento atual da contribuição do traumatismo e dos fatores genéticos é discutido a seguir.

O traumatismo é o fator mais amplamente considerado em todas as espécies quanto à etiologia da OC[1] e é importante na progressão de OC para OCD. O traumatismo não necessita ser grave para causar separação da cartilagem do osso na cartilagem anormal da OC. As aparências macroscópica e histológica das lesões crônicas (lesões com um retalho cartilaginoso) suportam essa teoria. As localizações usuais são em áreas com estresse biomecânico aumentado.[1] Foi teorizado que a cartilagem epifisária é inerentemente mais fraca e, portanto, mais vulnerável ao traumatismo do que a cartilagem articular;[20] todavia, nenhuma pesquisa atual suporta esse conceito. Pesquisa em suínos demonstrou que, apesar de ambos os côndilos lateral e medial poderem ser afetados com OC, as lesões mais relevantes clinicamente ocorrem no côndilo medial.[21] De fato, o côndilo medial recebe a maior parte das forças causadas pelo suporte do peso. A maioria dos casos de OC tem início insidioso e apesar de fraturas osteocondrais puramente traumáticas poderem ocorrer, particularmente em pessoas em consequência de acidentes automobilísticos graves, elas não são consideradas como OC. Olsson propôs que fatores traumáticos locais no interior de articulações, que variam segundo a localização, eram uma causa principal da OC canina.[6] Ele teorizou que microtraumatismos repetidos em locais de predileção eram cruciais para o desenvolvimento de OC.[22] Exemplos de microtrauma local incluem impingimento da área dorsolateral da cabeça umeral na articulação do ombro ou o contato forçado entre o aspecto medial do côndilo femoral lateral e a parte lateral da eminência intercondilar na articulação do joelho em animais com genuvalgo. Olsson também teorizou que uma incongruência transitória nas taxas de crescimento entre o rádio e a ulna consistia em um fator na não união do processo coronoide, na não união do processo ancôneo e também na OC do úmero distal. Um suporte adicional para o papel do microtrauma local vem de estudos conduzidos em bezerros, demonstrando que, quando os bezerros eram alojados em superfícies duras, a prevalência e a gravidade da OC eram maiores.[23] Outro estudo comparou porcos que eram colocados em gaiolas, deixando-os cair de uma altura menor do que 1 m, com porcos que não sofriam esse processo.[24] Esse estudo descobriu que as lesões de OC eram mais graves e eram prevalentes nos porcos que eram deixados cair. Desafortunadamente, essas teorias só foram avaliadas nos estágios crônicos da doença e não nos estágios iniciais; assim, a verdadeira patogênese permanece desconhecida. Todavia, uma vez que a maioria das lesões iniciais cura, é possível que, se as articulações forem protegidas do traumatismo durante o estágio vulnerável de desenvolvimento, a doença clinicamente relevante poderia ser reduzida.[1] Os efeitos do traumatismo podem ser influenciados por fatores hereditários, tais como conformação anatômica e/ou qualidade do osso e cartilagem circundante e facilitados ou agravados pelo estresse mecânico à área no limitado período de tempo durante o qual os importantes vasos sanguíneos existem.[10]

Casos familiares de OC têm sido relatados em pessoas, incluindo casos em gêmeos idênticos.[1] Porcos domésticos, que foram selecionados geneticamente para certos tratos, têm alta prevalência de OC, independentemente da raça, enquanto porcos selvagens e porcos miniatura não as têm.[25] Foi demonstrado um modo de herdabilidade poligênico de OCD na articulação do cotovelo em cães Labradores retrievers.[26] Raças de cães que, na maturidade, atingem um peso maior do que 20 kg tendem a ser mais comumente afetadas por OC.[1] Essa prevalência parece ser aumentada em animais nos quais o crescimento rápido é enfatizado. Também existe uma tendência para maior incidência em machos, possivelmente devido a uma taxa maior de crescimento neles em comparação com as fêmeas. Foi proposto que as baixas concentrações séricas dos metabólitos principais da Vitamina D_3 encontradas em cães de raças grandes em crescimento alimentados com comida canina padrão podem ter um papel nos distúrbios da ossificação endocondral.[27,28] Assim, outros fatores contribuidores resultam em OC e não apenas a taxa geral de crescimento e o regime alimentar. É improvável que, isoladamente, a nutrição, as influências hormonais ou o traumatismo possam ser responsáveis pelo desenvolvimento da OC.

Em geral, quanto maior for o defeito, maior é a probabilidade de que o cão venha a ter claudicação persistente. Além disso, quanto maior a lesão, maior a probabilidade de a superfície articular oposta vir a desenvolver uma lesão de contato. A lesão de contato ocorre como resultado da falta da compressão fisiológica na superfície articular oposta, que é necessária para a manutenção da cartilagem saudável. Se houver moção entre o osso e o retalho de cartilagem, desenvolvem-se sinovite e dor. A cicatrização não vai ocorrer devido à moção e à presença de fluido sinovial entre o retalho e o osso. A cicatrização só ocorre se o retalho for estabilizado ou removido.

Lesões específicas de osteocondrite dissecante

Na maioria dos casos, o diagnóstico é baseado nas características do paciente, na história, nos sinais clínicos e nos exames físico e ortopédico e é confirmado com radiografias bilaterais da articulação afetada. Não é incomum ser necessário o emprego de técnicas avançadas de diagnóstico por imagem, como tomografia computadorizada ou de artroscopia ou artrotomia exploratórias, para se conseguir um diagnóstico definitivo. A artrografia contrastada raramente é necessária.

Apesar de a maioria dos casos apresentados ocorrer em animais jovens, qualquer cão mais velho também pode apresentar a doença. A claudicação varia de início repentino ou insidioso, de dificilmente perceptível a uma impossibilidade de apoiar o peso. Os cães podem apresentar qualquer grau de derrame articular, de amplitude de moção reduzida, de atrofia muscular e de dor associadas à lesão de OCD. Na maioria dos casos, independentemente do tratamento, o desenvolvimento de osteoartrite secundária é inevitável.

Articulação do ombro

A OCD da articulação escapuloumeral é uma causa comum de claudicação e é o tipo de OCD visto mais comumente em cães nos EUA.[17] A remoção cirúrgica do retalho de cartilagem é o método preferido de tratamento em cães com sinais clínicos. O prognóstico a longo termo após a cirurgia é de bom a excelente.

O local mais comum de desenvolvimento de OC no ombro é a região caudal-central ou caudal-central-medial da cabeça umeral (Figura 100.4). Lesões na cavidade glenoide ocorrem raramente.[29] Apesar de a particular suscetibilidade do aspecto caudal-central da cabeça umeral não ser completamente entendida, foi sugerido que se deve à maior espessura da cartilagem articular normalmente presente nessa área em cães.[30,31] Foi sugerido que o traumatismo causado pelo contato entre a cabeça umeral e a cavidade glenoide da escápula predispõe qualquer cartilagem anormalmente desenvolvida a fraturas verticais.[30,31] Em 1965 foi proposto que a particular localização da lesão de OC do ombro era causada por impingimento da parte caudal da cabeça umeral pela escápula durante a extensão completa da articulação.[6,32] Olsson sugeriu, mais tarde, que isso poderia ser suportado pelo achado, em cães com osteoartrite do ombro, de osteófitos na região caudal da cabeça umeral frequentemente estarem ligados à escápula por tecido fibroso, indicando um componente dinâmico no seu desenvolvimento.[6,32]

Muitos casos de OCD no ombro curam espontaneamente.[6] O pedículo do retalho de cartilagem pode romper-se, deslocando o retalho e permitindo que a fibrocartilagem cresça a partir do assoalho do defeito. O retalho deslocado pode se transformar em um *joint mouse*, ser reabsorvido ou continuar a crescer. É possível que o retalho de cartilagem se torne em um(uns) grande(s) corpo(s) na bolsa caudal da articulação. Se o corpo calcificado permanecer na bolsa caudal, ele pode não causar sinais clínicos; porém, se ele se aprisionar entre a escápula e o úmero, ele pode causar dor repentina e um travamento da articulação do ombro. Se o corpo calcificado migrar para a bainha do tendão do bíceps, ele pode causar claudicação persistente.

A OCD da cabeça umeral afeta mais comumente cães de raças grandes e gigantes, sendo que 56 raças diferentes foram identificadas em um estudo envolvendo 626 cães afetados.[33] Enquanto algumas raças grandes, como Swiss mountain dog, Great Dane, Pastor alemão, Newfoundland, Rottweiler, Labrador retriever, Golden retriever e Bernese mountain dog, têm alto risco de desenvolver OCD da

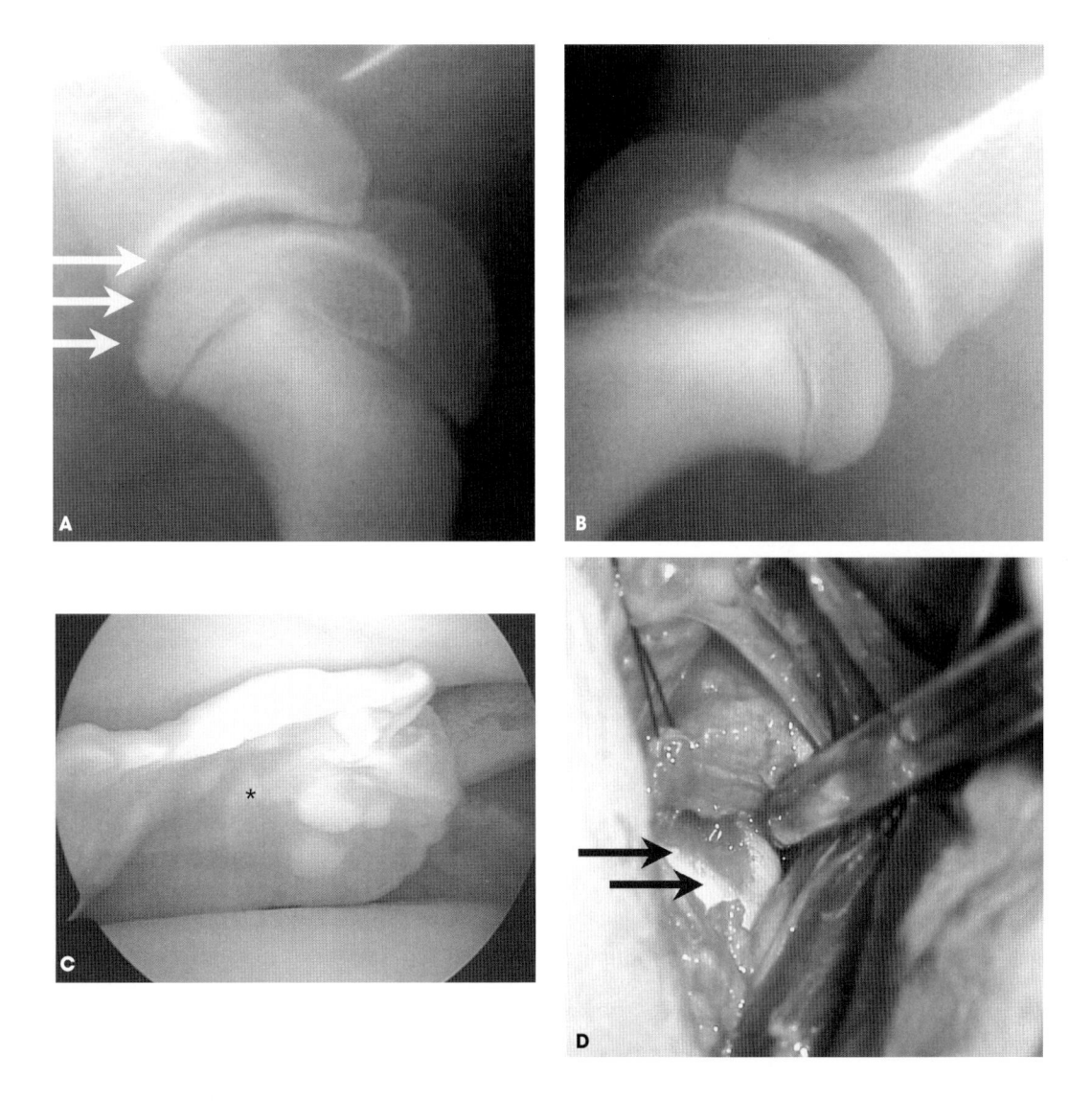

Figura 100.4 Uma série de imagens ilustrando a OCD da cabeça umeral caudal. **A.** Visão radiográfica lateral do lado afetado. Note a área achatada do osso subcondral (*setas brancas*). **B.** Visão radiográfica lateral do lado normal. Note a superfície curva e lisa da cabeça umeral caudal. **C.** Uma visão artroscópica de um retalho cartilaginoso (*asterisco*) envolvendo a cabeça umeral caudal. **D.** Uma visão intraoperatória da cabeça umeral caudal mostrando o osso subcondral (*setas pretas*) após a remoção do retalho.

cabeça umeral,[34,35] algumas raças grandes, como Doberman pinscher, Collie e Siberian husky, são consideradas como tendo baixo risco.[33] Raças pequenas e de tamanho médio também podem ser afetadas.[33,36-39]

Apesar de a maioria dos cães apresentar claudicação unilateral, aproximadamente 50% (de 20% a 85%) têm lesões bilaterais detectáveis radiograficamente.[5,31,33] Em um estudo, somente 24% dos cães diagnosticados com lesões bilaterais em radiografias tinham a doença clínica bilateralmente.

Articulação do cotovelo

Várias lesões da articulação do cotovelo podem ser classificadas como manifestações de OC, incluindo FCP e NUPA (ver Capítulo 102 sobre Displasia do Cotovelo). De todas essas, a causa de artrose do cotovelo mais comum é algum tipo de anormalidade no processo coronoide (fragmentação ou fissuração) e, menos comumente, de OCD do côndilo umeral.[17] O local mais comum para a OCD no cotovelo é ao longo do aspecto medial do côndilo umeral (Figura 100.5). É necessário que se faça um exame cuidadoso para um diagnóstico definitivo de OC ou de OCD. O prognóstico a longo termo após o tratamento cirúrgico para a OC do cotovelo é reservado. O tratamento precoce pode diminuir a claudicação, mas não evita a progressão da osteoartrite secundária.

A OC do cotovelo ocorre menos comumente do que a OC do ombro, mas sua apresentação clínica é similar. Raças grandes e gigantes são afetadas mais comumente, com prevalência em Bernese mountain dogs, Golden retrievers, Labrador retrievers e Rottweilers. Em um estudo envolvendo 1.247 filhotes de Labrador retrievers em uma colônia na Austrália que produz cães-guias, 15% tinham OC do cotovelo.[40] As raças Newfoundland, Flat-coated retriever, Chow-chow, Great Dane e Pastor alemão também têm maior incidência de OC do cotovelo.[6,34,35] A maioria dos cães é apresentada quando tem menos de 1 ano de idade, mas foram relatadas idades variando de 4 meses a 12 anos.[41-43] Machos são afetados mais frequentemente do que fêmeas (2:1). Os cotovelos esquerdo ou direito são afetados igualmente, com a doença sendo bilateral em 20% a 50% dos pacientes.[41,44]

Articulação do joelho dos membros posteriores

Osteocondrose da articulação femorotibial é incomum em cães.[42,45] Ela ocorre mais comumente no côndilo femoral lateral, mas pode ocorrer também no côndilo medial (Figura 100.6). O tratamento cirúrgico da OCD do joelho é necessário e, apesar de o prognóstico depender do tamanho da lesão, ele é geralmente apenas razoável.

Cães jovens de raças grandes geralmente apresentam a doença entre 4 e 9 meses. As raças com maior risco incluem: Boxers, Great Danes, Pastores alemães, Labradores retrievers, Rottweilers, Bullmastiffs, Bulldogs, Irish wolfhounds, Golden retrievers e Newfoundlands.[34,35] Aproximadamente 66% dos casos ocorrem em machos e aproximadamente 72% dos casos são bilaterais.[45]

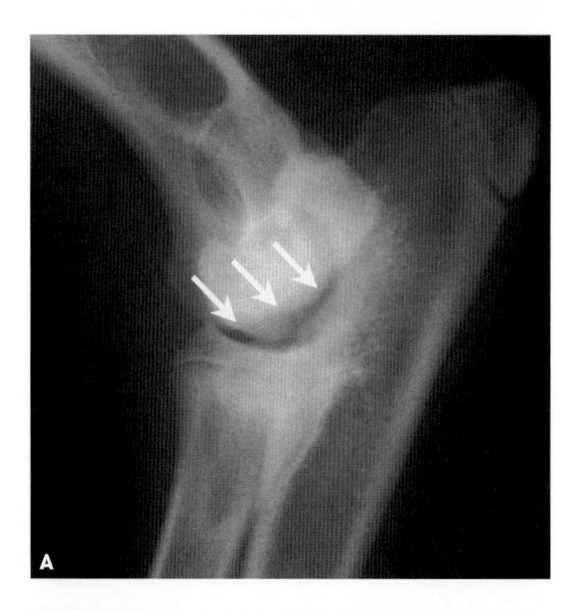

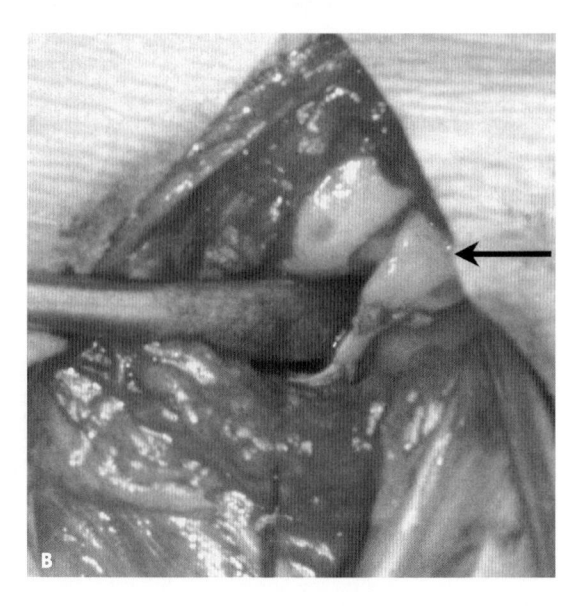

Figura 100.5 Imagens radiográfica e intraoperatória ilustrando OCD no aspecto medial do côndilo umeral. **A.** Visão radiográfica lateral de uma articulação do cotovelo. Note a área achatada do côndilo umeral medial (*setas brancas*) que resultou em um espaço articular aumentado. **B.** Uma visão intraoperatória, via abordagem medial, mostrando a elevação de um retalho de cartilagem (*seta preta*) do côndilo umeral medial.

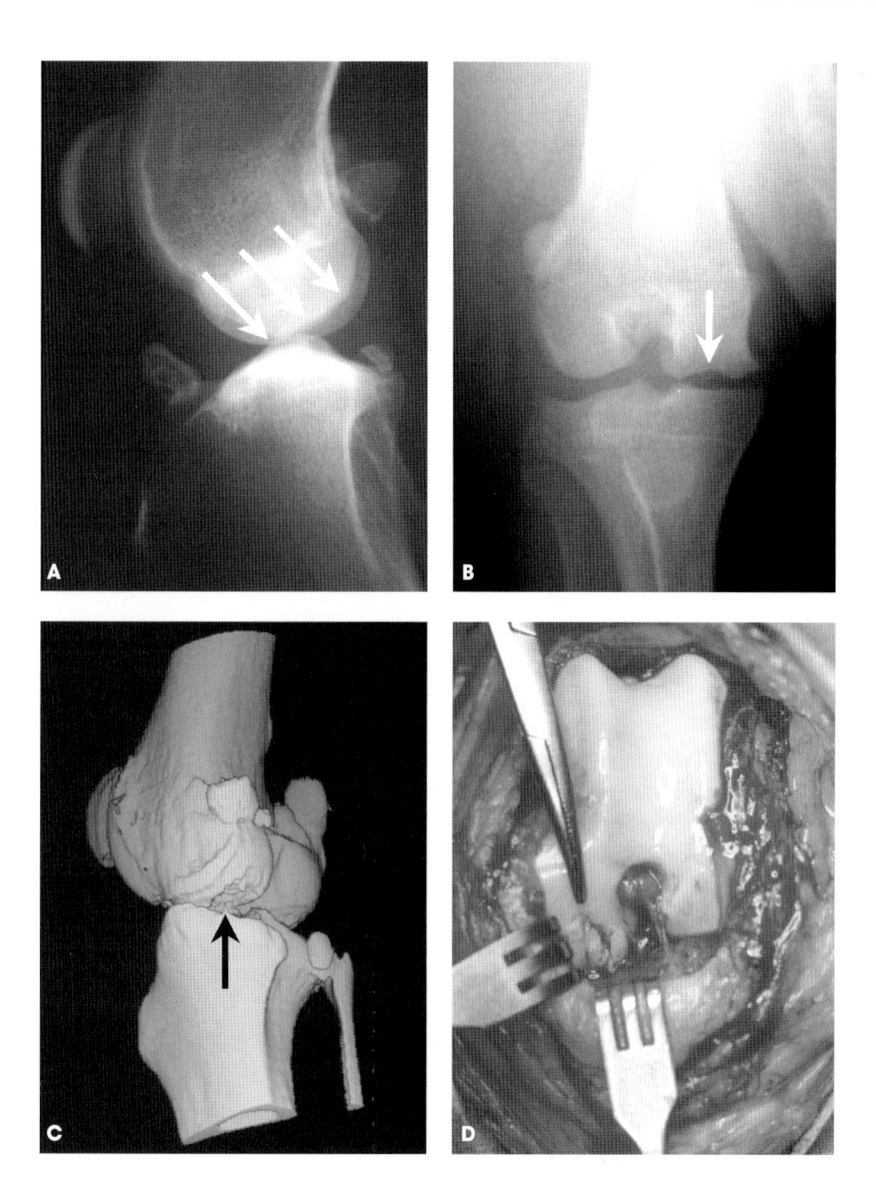

Figura 100.6 Uma série de imagens ilustrando OCD do côndilo femoral. **A.** Uma visão radiográfica lateral mostrando achatamento do côndilo femoral lateral (*setas brancas*) e um *joint mouse* mineralizado no aspecto cranial do coxim adiposo. **B.** Uma visão radiográfica caudocranial mostrando uma área achatada do côndilo femoral medial (seta branca). **C.** Uma reconstrução tridimensional de tomografia computadorizada mostrando a extensão da lesão de OCD no côndilo femoral medial (*seta preta*). **D.** Uma fotografia intraoperatória mostrando um retalho de OCD (a hemostática está apontando para o retalho) envolvendo o côndilo femoral medial.

Articulação tibiotarsal

A OCD da articulação tibiotarsal é bem conhecida, mas é incomum. Ela ocorre ao longo das cristas talares medial ou lateral, em uma direção cranial até caudal (Figura 100.7). A crista medial é mais comumente afetada. O prognóstico é reservado e a claudicação é provável que persista mesmo sem exercícios extenuantes. O prognóstico é melhor nos casos de lesões menores que são tratadas precocemente. Esperam-se alterações osteoartríticas de moderadas a graves.

Um estudo histológico de 38 retalhos de OCD removidos cirurgicamente da articulação tibiotarsal concluiu que a OCD do tálus segue a mesma sequência de eventos da OCD em outras articulações. A única diferença é que os retalhos de cartilagem não somente sofrem calcificação, mas também ossificam e aderem-se à membrana sinovial e/ou ao ligamento colateral (Tipo III). Isso acontece provavelmente devido ao rico suprimento sanguíneo da membrana sinovial adjacente e do ligamento colateral. Olsson sugeriu que a razão para a maior incidência na crista troclear medial é a

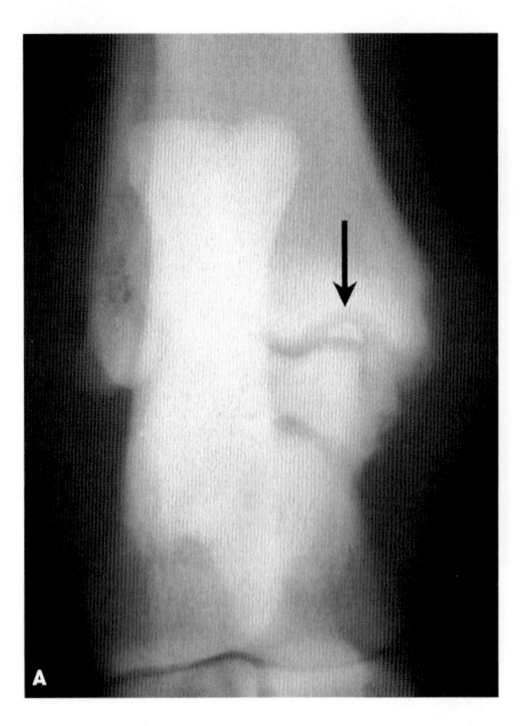

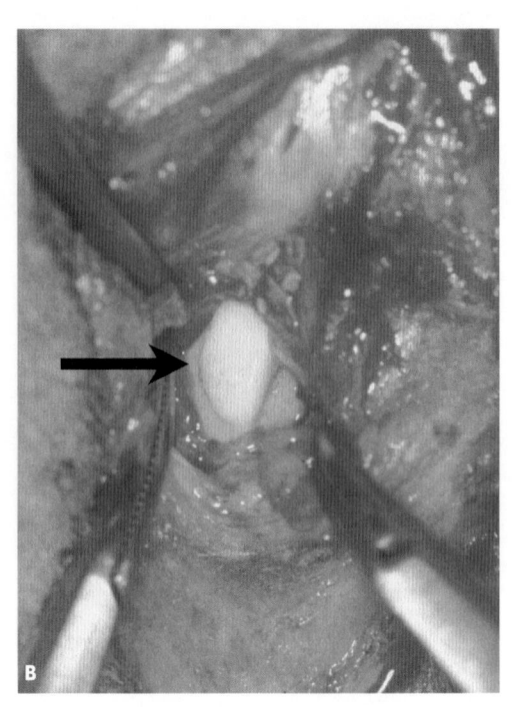

Figura 100.7 Imagens radiográfica e intraoperatória ilustrando OCD da crista troclear do tálus. **A.** Uma visão radiográfica caudocranial do tarso mostrando a lesão de OCD (*seta preta*) da crista troclear medial e a osteoartrite secundária. **B.** Uma visão intraoperatória mostrando uma lesão de OCD não deslocada (*seta preta*) da crista troclear lateral do tálus.

pressão local exercida pelo tendão do músculo flexor longo do hálux e a tração do ramo curto do ligamento colateral medial.[6]

A maioria dos cães é apresentada quando tem menos de 1 ano de idade, apesar de a variação relatada ser de 4 meses a 4 anos.[46] A incidência em machos e em fêmeas é quase equivalente.[44] Cães de raças grandes, particularmente Labrador retriever, Rotweiler e Bullmastiff, são mais representados.[34,35,44,46] A OCD tarsal é bilateral em aproximadamente 60% dos casos (de 54% a 69%).[45,46] A maioria das lesões de OCD tarsal (79%) ocorre na crista troclear medial do tálus.[44,47] Dessas lesões, 80% ocorrem no aspecto plantar da crista. Por outro lado, a maioria das lesões presentes na crista troclear lateral está presente no aspecto dorsal da crista.[44] Foi relatado que lesões da crista troclear lateral ocorrem mais frequentemente em Rottweilers do que em outras raças.[48,49]

Lombossacro

A OCD lombossacral é um tipo de síndrome da cauda equina.[50] As lesões da OCD vertebral variam de crescimento cartilaginoso excessivo a retalhos de cartilagem que se separam do osso subjacente e da cavitação da epífise vertebral.[51] A OCD sacral é um distúrbio de desenvolvimento da placa sacral final, com subsequente separação da cartilagem hialina com um centro ósseo do canto dorsal.[52,53] As lesões, em geral, estão no canto craniodorsal do corpo do sacro ou, menos comumente, na placa final da sétima vértebra lombar (91% e 9%, respectivamente).[51] Dos cães apresentados com neuropatia da cauda equina, 15% a 30% foram relatados como tendo OCD lombossacral.[51,54]

As lesões da OCD lombossacral mais comumente afetam Pastores alemães, com os cães machos sendo mais representados (4:1 em proporção macho:fêmea).[51] Os cães geralmente são diagnosticados quando eles têm mais de 14 meses de idade (amplitude de 14 meses a 13 anos; média de 6,3 anos).[51] Foi sugerido que, apesar da evidência radiográfica, os sinais clínicos não aparecem até que os cães tenham mais de 18 meses de idade.

Ossificação incompleta do côndilo umeral

A claudicação do membro anterior, causada por uma linha radiolucente visível nas radiografias no centro do côndilo umeral, foi descrita pela primeira vez por Meutstege em 1989.[55] Subsequentemente, ela se tornou conhecida como ossificação incompleta do côndilo umeral (IOHC, do inglês *incomplet ossification of the humeral condyle*) e é uma causa incomum de claudicação no membro anterior de cães.[56]

A patogênese da ossificação incompleta da placa epifisária intercondilar umeral distal (IOHC) é desconhecida. Em cães normais, dois centros de ossificação separados aparecem no côndilo umeral aos 14 (e ± 8) dias após o nascimento.[57] Um centro de ossificação inclui o capítulo e o aspecto lateral do côndilo umeral e um centro de ossificação desenvolve-se na tróclea e no aspecto medial do côndilo. Os dois centros de ossificação normalmente se unem aos 70 (e ± 14) dias após o nascimento.[56] A linha de fissura vista na IOHC de cães adultos coincide precisamente com o remanescente cartilaginoso entre os centros de ossificação medial e lateral do côndilo umeral presentes em cães imaturos (Figura 100.8).[56] Por essa razão, pensa-se que a fonte do problema seja uma falha na ossificação completa do côndilo umeral.[56] Um outra possível causa seria um tipo de fratura por estresse, no qual a fissura condilar se desenvolve após a ossificação do côndilo estar completa.[58] Foi proposto que a incongruência do cotovelo cria estresse no interior do côndilo umeral, que ou evita a ossificação ou promove uma fratura por estresse.[58] Se uma incongruência for o fator subjacente, a IOHC então pode ser uma manifestação de displasia do cotovelo. Têm sido encontradas fragmentação do processo coronoide e lesões de OCD coexistindo em alguns casos de côndilos não fraturados, sugerindo que sua patogênese é ligada.[56,59] Foi sugerido que a IOHC tem uma base genética com um modo de herdabilidade recessivo em Spaniels.[56] Também foi sugerido que cães condrodistróficos têm risco maior,[58] mas cães normotróficos também podem se afetados.[59,60] Biopsias coletadas da área intercondilar durante a cirurgia geralmente revelam tecido fibroso, com alta atividade osteoclástica e números de plasmócitos que sugerem inflamação crônica.[56,59] Independentemente da etiologia, cães com IOHC são predispostos a fraturas condilares umerais, particularmente após traumatismo de pequena monta. A maioria dos cães é apresentada com fraturas condilares umerais após traumatismo de maior ou de menor monta ou após atividade normal, como saltar de uma altura de 1 m ou menos, subir escadas ou correr.[56] Uma linha radiolucente entre os côndilos do úmero contralateral foi relatada estar presente em 44% a 86% dos cães,[56,59] indicando que a doença bilateral é comum.

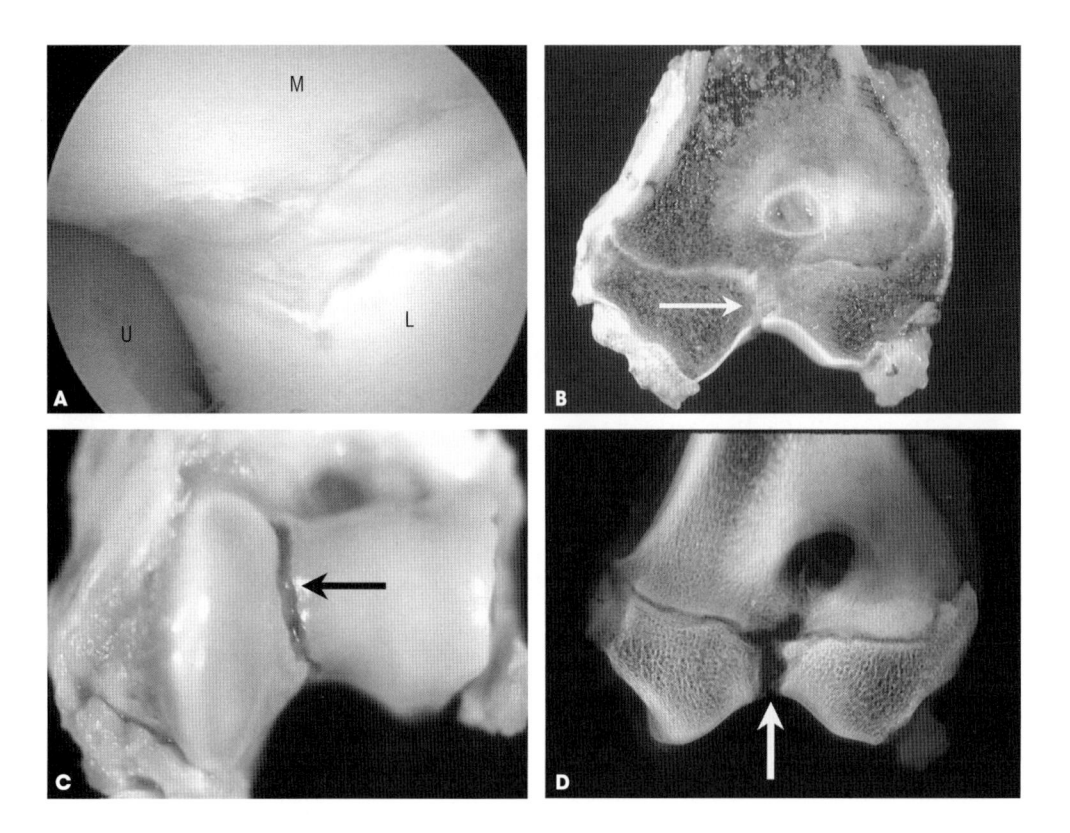

Figura 100.8 Uma série de imagens ilustrando ossificação incompleta do côndilo umeral. **A.** Uma visão artroscópica mostrando a ruptura incompleta da superfície articular entre o côndilo umeral medial (*M*) e o côndilo umeral lateral (*L*). Uma porção da incisura ulnar (*U*) pode ser vista. **B.** Um espécime *post mortem* mostrando a cartilagem retida (*seta branca*) entre os côndilos umerais medial e lateral. **C.** Um espécime *post mortem* mostrando ruptura completa da superfície articular (*seta preta*) da tróclea umeral. **D.** Uma radiografia faxitron mostrando a cartilagem retida (*seta branca*) entre os côndilos umerais medial e lateral.

Raças spaniels têm maior risco de desenvolver IOHC, mas ela foi descrita em várias outras raças. Foi relatada em Cocker spaniels, Brittany spaniels, Spring spaniels, Cavalier King Charles spaniels, Clumber spaniels, em um Pug, um Yorkshire terrier, um Tibetan Mastiff, um Rottweiler e em vários Labrador retrievers.[56,58,60-62] Um estudo recente na Alemanha também relatou o German wachtell, o Pastor alemão e cães mestiços como tendo alto risco.[59] Interessantemente, apesar de spaniels serem bem representados na prática clínica nesse estudo, nenhum apresentou IOHC.[59] Independentemente da raça, machos têm maior risco do que as fêmeas.[56,59] A idade dos animais que são apresentados com claudicação associadas não devidas a fraturas varia de 4 meses a 5 anos, com 54% com menos de 1 ano de idade.[59] A duração entre os primeiros sinais clínicos e a apresentação em cães com claudicação não ligada a fraturas foi de 4 semanas a 12 meses, com uma média de 4 meses.[59]

Referências bibliográficas

1. Ekman S, Carlson CS: The pathophysiology of osteochondrosis. Vet Clin North Am Small Anim Pract 28:17-32, 1998.
2. Kuroki K CJ, Tomlinson JL, Kreeger JM: In vitro characterization of chondrocytes isolated from naturally occurring osteochondrosis lesions of the humeral head of dogs. Am J Vet Res 63:186-193, 2002.
3. Mundlos S, Olsen BR: Heritable diseases of the skeleton. Part I: Molecular insights into skeletal development-transcription factors and signaling pathways. Faseb J 11:125-132, 1997.
4. Olsen BR, Reginato AM, Wang W: Bone development. Annu Rev Cell Dev Biol 16:191-220, 2000.
5. Probst CW, Johnston SA: Osteochondrosis. In Textbook of Small Animal Surgery, 2nd ed. Slatter D (ed). Philadelphia: WB Saunders, 1993, p. 1944.
6. Olsson S: Pathophysiology, morphology, and clinical signs of osteochondrosis in the dog. In Disease Mechanisms in Small Animal Surgery, 2nd ed. Bojrab MJ (ed). Philadelphia: Lea & Febiger, 1993, p. 777.
7. Silberberg R, Silberberg M, Vogel A, et al: Ultrastructure of articular cartilage of mice of various ages. Am J Anat 109:251-275, 1961.
8. Kincaid SA, Van Sickle DC: Bone morphology and postnatal osteogenesis. Potential for disease. Vet Clin North Am Small Anim Pract 13:3-17, 1983.
9. Hayashi K: Three-dimensional organization of the cartilage canal--a scanning electron-microscopic study by vascular cast of the rabbit's femoral head. Nippon Seikeigeka Gakkai Zasshi 66:548-559, 1992.
10. Ytrehus B, Ekman S, Carlson CS, et al: Focal changes in blood supply during normal epiphyseal growth are central in the pathogenesis of osteochondrosis in pigs. Bone 35:1294-1306, 2004.
11. Cordy DR, Wind AP: Transverse fracture of the proximal humeral articular cartilage in dogs. (So-called osteochondritis dissecans). Pathol Vet 6:424-436, 1969.
12. Carlson CS, Cullins LD, Meuten DJ: Osteochondrosis of the articular-epiphyseal cartilage complex in young horses: evidence for a defect in cartilage canal blood supply. Vet Pathol 32:641-647, 1995.
13. Carlson CS, Hilley HD, Meuten DJ: Degeneration of cartilage canal vessels associated with lesions of osteochondrosis in swine. Vet Pathol 26:47-54, 1989.
14. Carlson CS, Meuten DJ, Richardson DC: Ischemic necrosis of cartilage in spontaneous and experimental lesions of osteochondrosis. J Orthop Res 9:317-329, 1991.
15. Ytrehus B, Andreas Haga H, Mellum CN, et al: Experimental ischemia of porcine growth cartilage produces lesions of osteochondrosis. J Orthop Res 22:1201-1209, 2004.
16. Hamerman D: The biology of osteoarthritis. N Engl J Med 320:1322-1330, 1989.
17. Piermattei DL, Flo GL: Brinker, Piermattei, and Flo's Handbook of Small Animal Orthopedics and Fracture Repair, 3rd ed. Philadelphia: WB Saunders, 1997.
18. Kincaid SA, Allhands RV, Pijanowski GJ: Chondrolysis associated with cartilage canals of the epiphyseal cartilage of the distal humerus of growing pigs. Am J Vet Res 46:726-732, 1985.
19. Kincaid SA, Rudd RG, Evander SA: Lipids of normal and osteochondritic cartilage of the immature canine humeral head. Am J Vet Res 46:1060-1065, 1985.
20. Nakano T, Aherne FX: The pathogenesis of osteochondrosis – a hypothesis. Med Hypotheses 43:1-5, 1994.
21. Della Salda L, Borghetti P, Maltarello MC, et al: Superficial and deep defects in dyschondroplastic and degenerated pig articular cartilage. J Submicrosc Cytol Pathol 29:51-58, 1997.
22. Olsson SE: General and local [corrected] aetiologic factors in canine osteochondrosis. Vet Q 9:268-278, 1987.
23. White SL, Rowland GN, Whitlock RH: Radiographic, macroscopic, and microscopic changes in growth plates of calves raised on hard flooring. Am J Vet Res 45:633-639, 1984.
24. Nakano T, Aherne FX: Involvement of trauma in the pathogenesis of osteochondritis dissecans in swine. Can J Vet Res 52:154-155, 1988.
25. Ytrehus B, Grindflek E, Teige J, et al: The effect of parentage on the prevalence, severity and location of lesions of osteochondrosis in swine. J Vet Med A Physiol Pathol Clin Med 51:188-195, 2004.
26. Padgett GA, Mostosky UV, Probst CW, et al: The inheritance of osteochondritis dissecans and fragmented coronoid process of the elbow joint in labrador retrievers. J Am Anim Hosp Assoc 31:327-330, 1995.
27. Hazewinkel HA, Tryfonidou MA: Vitamin D3 metabolism in dogs. Mol Cell Endocrinol 197:23-33, 2002.
28. Tryfonidou MA, Holl MS, Vastenburg M, et al: Hormonal regulation of calcium homeostasis in two breeds of dogs during growth at different rates. J Anim Sci 81:1568-1580, 2003.
29. Milton JL, Rumph PF, Reed AO: Osteochondritis dissecans of the shoulder in the racing greyhound: a report of two cases and a survey of 109 greyhound anatomy specimens. J Am Anim Hosp Assoc 17:617-622, 1981.
30. Kincaid SA, Van Sickle DC: Regional histochemical and thickness variations of adult canine articular cartilage. Am J Vet Res 42:428-432, 1981.
31. Johnston SA: Osteochondritis dissecans of the humeral head. Vet Clin North Am Small Anim Pract 28:33-49, 1998.
32. Craig PH, Riser WH: Osteochondritis dissecans in the proximal humerus of the dog. J Am Vet Radiol Soc 6:40, 1965.
33. Rudd RG, Whitehair JG, Margolis JH: Results of management of osteochondritis dissecans of the humeral head in dogs: 44 cases (1982-1087). J Am Anim Hosp Assoc 26:173-175, 1990.
34. LaFond E, Breur GJ, Austin CC: Breed susceptibility for developmental orthopedic diseases in dogs. J Am Anim Hosp Assoc 38:467-477, 2002.
35. Slater MR, Scarlett JM, Kaderly RE: Breed, gender, and age as risk factors for canine osteochondritis dissecans. Vet Comp Orthop Traum 4:100-106, 1991.
36. Dingwall JS, Staples JW, Pennock PW: Osteochondritis dissecans in a miniature poodle. Mod Vet Pract 53:47-48, 1972.
37. Griffiths RC: Osteochondritis dissecans of the canine shoulder. J Am Vet Med Assoc 153:1733-1735, 1968.
38. Johnson KA, Dennis KA: Osteochondritis dissecans in a beagle. Aust Vet J 54:364, 1978.
39. Knecht CD, Van Sickle DC, Blevins WE, et al: Osteochondrosis of the shoulder and stifle in 3 of 5 Border Collie littermates. J Am Vet Med Assoc 170:58-60, 1977.
40. Studdert VP, Lavelle RB, Beilharz RG: Clinical features and heredity of osteochondrosis of the elbow in Labrador retrievers. J Small Anim Pract 32:557, 1991.
41. Boudrieau RJ: Osteochondritis dissecans of the elbow in the dog. J Am Anim Hosp Assoc 19:627, 1983.
42. Denny HR, Gibbs C: Osteochondritis dissecans of the canine stifle joint. J Small Anim Pract 21:317-322, 1980.
43. Olsson SE: The early diagnosis of fragmented coronoid process and osteochondritis dissecans of the canine elbow joint. J Am Anim Hosp Assoc 19:616, 1983.

44. Trostel CT, McLaughlin RM, Pool RR: Canine lameness caused by developmental orthopedic diseases: osteochondrosis. Comp Cont Educ Pract Vet 24:836-852, 2002.
45. Montgomery RD, Milton JL, Henderson RA, et al: Osteochondritis dissecans of the canine stifle. Comp Cont Educ Pract Vet 11:1199-1205, 1989.
46. Smith MM, Vasseur PB, Morgan JP: Clinical evaluation of dogs after surgical and nonsurgical management of osteochondritis dissecans of the talus. J Am Vet Med Assoc 187:31-35, 1985.
47. Beale BS, Goring RL, Herrington J: A prospective evaluation of four surgical approaches to the talus of the dog used in the treatment of osteochondritis dissecans. J Am Anim Hosp Assoc 27:221-229, 1991.
48. Fitch RB, Beale BS: Osteochondrosis of the canine tibiotarsal joint. Vet Clin North Am Small Anim Pract 28:95-113, 1998.
49. Weinstein MJ, Mongil CM, Rhodes WH, et al: Orthopedic conditions of the rottweiler. Comp Cont Educ Pract Vet 17:925-939, 1995.
50. Glyde M, Doyle R, McAllister H, et al: Magnetic resonance imaging in the diagnosis and surgical management of sacral osteochondrosis in a mastiff dog. Vet Rec 155:83-86, 2004.
51. Hanna FY: Lumbosacral osteochondrosis: radiological features and surgical management in 34 dogs. J Small Anim Pract 42:272-278, 2001.
52. Lang J, Hani H, Schwalder P: A sacral lesion resembling osteochondrosis in the German shepherd dog. Vet Radiol Ultrasound 33:69-78, 1992.
53. Snaps FR, Heimann M, Saunders J, et al: Osteochondrosis of the sacral bone in a mastiff dog. Vet Rec 143:476-477, 1998.
54. Lang J, Jaggy A: The radiographic examination on the canine cauda equina. Eur J Companion Anim Pract 3:40-47, 1993.
55. Meutstege FJ: Incomplete humeral condylar fracture inthe canine humerus as a cause of obvious elbow lameness. Veterinary Orthopedic Society Proceedings, 1989; 11.
56. Marcellin-Little DJ, DeYoung DJ, Ferris KK, et al: Incomplete ossification of the humeral condyle in spaniels. Vet Surg 23:475-487, 1994.
57. Hare WC: The ages at which the centers of ossification appear roentgenographically in the limb bones of the dog. Am J Vet Res 22:825-835, 1961.
58. Butterworth SJ, Innes JF: Incomplete humeral condylar fractures in the dog. J Small Anim Pract 42:394-398, 2001.
59. Meyer-Lindenberg A, Heinen V, Fehr M, et al: Incomplete ossification of the humeral condyle as a cause of lameness in dogs. Vet Comp Orthop Traum 15:187-194, 2002.
60. Robin D, Marcellin-Little DJ: Incomplete ossification of the humeral condyle in two Labrador retrievers. J Small Anim Pract 42:231-234, 2001.
61. Rovesti GL, Fluckiger M, Margini A, et al: Fragmented coronoid process and incomplete ossification of the humeral condyle in a rottweiler. Vet Surg 27:354-357, 1998.
62. Cook JL, Tomlinson JL, Reed AL: Fluoroscopically guided closed reduction and internal fixation of fractures of the lateral portion of the humeral condyle: prospective clinical study of the technique and results in ten dogs. Vet Surg 28:315-321, 1999.

Condições do Ombro Canino Adulto

Derek B. Fox e James L. Cook

Várias condições podem afetar a articulação do ombro canino. Frequentemente as características do paciente auxiliam a distinguir essas alterações que tipicamente ocorrem no paciente jovem (como a osteocondrite dissecante), daquelas que são mais comuns em animais adultos. Este capítulo discute quatro condições patológicas que são causas de claudicação e que afetam mais comumente o cão adulto de raça grande.

A coifa rotadora

Muitas das condições do ombro canino adulto envolvem componentes da coifa rotadora ou manguito rotador. A expressão "coifa rotadora" foi usada inicialmente em referência a quatro músculos do ombro humano responsáveis pela movimentação do braço e que proporcionam estabilidade ativa ao ombro. Os quatro músculos são o supraespinhoso, infraespinhoso, redondo menor e subescapular. O ombro canino difere em forma e função do ombro humano devido à natureza quadrupedal do cão, mas a presença e importância desses quatro músculos persistem. Enquanto no ser humano os músculos da coifa rotadora são principalmente responsáveis pela abdução e rotação do braço, no cão esses músculos servem predominantemente para flexionar e estender o ombro, além de proporcionar estabilidade à articulação.

Calcificação do supraespinhoso

A calcificação ou mineralização do tendão do supraespinhoso do ombro canino é uma condição bem documentada, contudo ela ainda permanece controversa quanto à etiopatogênese, relação com os sinais clínicos e tratamento. O músculo supraespinhoso origina-se da fossa supraespinhosa da escápula e se insere no tubérculo maior do úmero, estendendo-se para o aspecto medial do tubérculo por um largo tendão. O músculo atua estendendo o ombro. Estudos microangiográficos revelaram uma área central no tendão na inserção sobre o tubérculo maior que é completamente desprovida de vasos sanguíneos.[1]

Etiopatogênese

Muito do que se sabe sobre a etiopatogênese da tendinopatia calcificante da coifa rotadora deve ser extraído da literatura humana. Os dois agentes causais que são discutidos mais frequentemente são a hipoxia tecidual e a pressão localizada.[2] A maioria dos pesquisadores concorda com a teoria que estabelece que o processo de calcificação é de natureza reativa e não primariamente degenerativa.[2] Além disso, foi sugerido que a doença evolui por vários estágios: pré-calcificação, calcificação e pós-calcificação. Durante o estágio pré-calcificação ocorre metaplasia fibrocartilaginosa nas áreas avasculares do tendão e as novas células condroides produzem matriz extracelular rica em glicosaminoglicanos.[2,3] O estágio de calcificação é subdividido em três fases: formativa, de repouso e reabsortiva.[4] A característica da fase formativa é a formação de depósitos calcários em vesículas coalescentes de matriz contendo cristais de cálcio.[2] A análise histopatológica revela coloração positiva dos aglomerados calcificados pela coloração de Von Kossa. A fase de repouso do estágio de calcificação marca a cessação dos depósitos de cálcio que são circundados por tecido fibrocartilaginoso, sem evidência de inflamação. A fase reabsortiva pode ocorrer de modo não previsível após a fase de repouso e é denominada assim pela presença de macrófagos e células multinucleadas que começam a fagocitar o depósito calcificado, dando um aspecto granulomatoso à lesão.[3] Os aglomerados calcários detectados previamente modificam-se para uma substância tipo-pasta de dentes durante a fase reabsortiva. O estágio pós-calcificação é um estágio de remodelagem que ocorre por meio da formação de tecido de granulação, neovascularização e deposição de colágeno tipo III, em uma tentativa de curar o vazio deixado após a reabsorção dos depósitos de cálcio.[2]

Relevância clínica

Vários relatos documentam a ocorrência de calcificação do tendão do supraespinhoso em cães.[5-8] Cães adultos Labrador retrievers, Rottweilers e Pastores alemães são os mais frequentemente afetados, mas isso pode indicar popularidade da raça em vez da prevalência real da doença.[5-8] Além da especulação da hipoxia tecidual localizada na porção avascular do tendão do supraespinhoso, ainda não foram determinados fatores de risco definitivos nas populações caninas. A relação entre os sinais clínicos e a presença de depósitos calcificados no supraespinhoso não é clara. A tendinopatia calcificante do supraespinhoso pode ser um achado incidental sem causar nenhum sinal clínico.[6,8] Interessantemente, Bardet relata que 11% dos cães afetados com instabilidade do ombro também têm, concomitantemente, calcificação do supraespinhoso.[9] Em outro estudo avaliando 13 cães diagnosticados positivamente com calcificação do supraespinhoso e que foram submetidos ao exame radiográfico dos cotovelos, 69% tinham evidências de fragmentação do processo coronoide, osteoartrite do ombro, ou ambos.[6] O que não pode ser determinado a partir desses estudos é se o diagnóstico de calcificação do supraespinhoso é relacionado com outras condições ortopédicas na mesma articulação ou membro, ou se sua incidência é apenas uma coincidência. A partir de relatos de seres humanos que têm sintomas causados pela tendinopatia calcificante do supraespinhoso isoladamente e a resolução com sucesso dos sinais clínicos após dissolução dos depósitos calcificados ou sua remoção em alguns cães, pode-se concluir que a presença do distúrbio é responsável pela claudicação em uma certa porcentagem de cães. Porém, deve-se buscar sempre por outras fontes concorrentes de dor no membro anterior e cuidar delas adequadamente.

Diagnóstico

A dor pode ou não ser desencadeada pela palpação do tendão de inserção do supraespinhoso sobre o tubérculo maior e durante a flexão do ombro.[5,7] Devido à concorrência de calcificação do supraespinhoso e de outras alterações patológicas do ombro, o tendão do bíceps também deve ser palpado para evidência de dor ou inflamação e a articulação deve ser examinada quanto a sinais de instabilidade. Da mesma maneira, o cotovelo deve ser palpado cuidadosamente na busca de sinais de dor, derrame e diminuição na amplitude dos movimentos.

A ferramenta diagnóstica mais comum é a radiografia. Contudo, a mineralização do supraespinhoso pode ser indistinguível da mineralização do tendão do bíceps se somente forem feitas radiografias mediolaterais. Assim, uma exposição radiográfica tangencial (*skyline*) do sulco intertubercular, em direção cranioproximal/craniodistal, do membro flexionado também deve ser feita para definir a localização da densidade calcificada (Figura 101.1).[8] Dependendo do estágio do processo da doença, a área afetada do tendão pode não ser detectada pelas radiografias. A ultrassonografia pode ser usada com sucesso para detectar rupturas ou inflamação no interior das fibras do tendão. Além disso, se houver, a calcificação é facilmente reconhecível como focos hiperecoicos com sombreamento acústico distal.[10] Se forem usadas imagens de ressonância magnética, imagens ponderadas em T1 demonstrarão as calcificações como áreas de diminuição da intensidade do sinal e as imagens ponderadas em T2 podem demonstrar uma faixa perifocal de aumento na intensidade do sinal relacionada com o edema.[2]

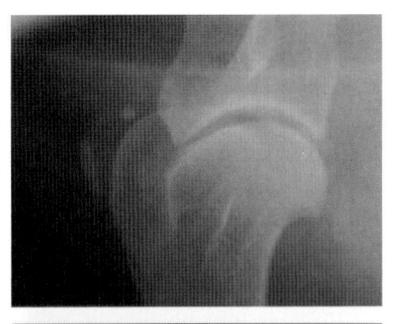

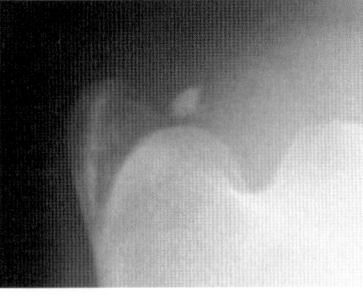

Figura 101.1 Radiografias lateral e cranioproximal – craniodistal tangencial (*skyline*) mostrando dois depósitos calcificados no tendão do supraespinhoso. A incidência *skyline* permite a localização da lesão no tendão do supraespinhoso em oposição ao tendão do bíceps. (Fotografias cortesia do Dr. Loic Dejardin.)

Tratamento

Vários tratamentos têm sido descritos para a claudicação atribuível à calcificação do supraespinhoso no cão, incluindo o manejo conservador, remoção cirúrgica dos depósitos de cálcio e terapia por ondas de choque extracorpóreas. A cirurgia consiste em acessar os depósitos através de incisões longitudinais no tendão para sua remoção subsequente. Interessantemente, em um estudo de acompanhamento a longo prazo de quatro casos operados, Laitinen notou que os depósitos de cálcio haviam recorrido em todos os cães após um tempo médio de acompanhamento de 5,1 anos após a cirurgia.[6] Todavia, apesar da reformação dos depósitos de cálcio, foi relatada resolução da claudicação na maioria dos casos após sua remoção cirúrgica.[6-8] No ser humano, o manejo conservador é o tratamento preferido inicialmente; a cirurgia é indicada somente se 1) os sinais clínicos progridem, 2) a dor parece ser consistente e interfere na qualidade de vida e 3) se o tratamento conservador falhar.[11] As opiniões atuais de pesquisadores ortopédicos veterinários são similares, recomendando um período de manejo conservador, incluindo repouso, administração de anti-inflamatórios não esteroides (AINE) e fisioterapia por 3 meses a partir do diagnóstico, antes de proceder à cirurgia.[6] Foi demonstrado que a claudicação atribuível à calcificação do supraespinhoso se resolve em alguns cães com o manejo conservador.[6] Uma outra vantagem desta abordagem é possibilitar que outras causas subjacentes de claudicação se manifestem e sejam diagnosticadas apropriadamente porque a ocorrência incidental de calcificação do supraespinhoso parece ser alta e pode ser apenas uma pista falsa.

Outra estratégia de tratamento que foi relatada para o cão é a terapia por ondas de choque extracorpóreas, que emprega impulsos pneumáticos de alta pressão e baixa frequência, que são gerados fora do corpo mas dirigidos à área afetada por um aplicador manual, de maneira não invasiva mas localmente específica.[5] Foi demonstrado o sucesso desta técnica em aliviar os sinais clínicos em uma pequena população.[5]

Outras técnicas descritas na literatura humana incluem aspiração e lavagem por meio de agulha dirigida por ultrassonografia e aspiração e desbridamento assistidos por artroscopia.[2] Estes autores tiveram sucesso utilizando a artroscopia para assistir no desbridamento dos depósitos focais de cálcio em uma pequena população de cães. Porém, o uso de aspiração por agulha não foi descrita no cão, no conhecimento dos autores.

Contratura do infraespinhoso

O infraespinhoso é um músculo fusiforme da coifa rotadora do ombro que se origina na fossa infraespinhosa da escápula e se insere no aspecto lateral do tubérculo maior, sobre uma pequena bursa. Ele pode ou flexionar ou estender o ombro dependendo da posição da articulação quando o músculo se contrai.

Etiopatogênese

A contratura do infraespinhoso representa um processo crônico pelo qual a lesão inicial ao músculo e ao tendão acaba em fibrose grave e aderência à cápsula articular subjacente. A condição foi descrita pela primeira vez em 1970[12] e é um distúrbio bem conhecido que ocorre em cães de trabalho de raças médias a grandes.[13] O início do processo pode ser autoinfligido por atividade vigorosa, ou então como resultado de um evento traumático. Mais tipicamente, os cães afetados apresentam dor aguda e inchaço sobre o aspecto lateral do ombro após um período de atividade extenuante, apesar de esta fase da doença frequentemente passar despercebida. A palpação dos grupos musculares supraespinhoso e infraespinhoso durante esta fase aguda da lesão revela o edema e provoca uma resposta dolorosa. Durante as semanas seguintes, tipicamente o cão reluta em apoiar o peso no membro e em flexionar ou estender o membro afetado no nível da articulação escapuloumeral. Com o tempo, o tendão pode sofrer contração irreversível e grave com marcada atrofia muscular concomitante. O resultado é a adoção de uma postura clássica do membro anterior afetado, que consiste em adução do cotovelo, abdução do antebraço e rotação externa do membro com extensão no nível do ombro (Figura 101.2). Pesquisa demonstrou que o nervo supraescapular não é envolvido neste processo e que o tecido fibroso eventualmente substitui a vasta maioria das fibras musculares normais afetadas.[14,15] O músculo supraespinhoso pode ser envolvido simultaneamente ou independentemente em um processo similar.[16]

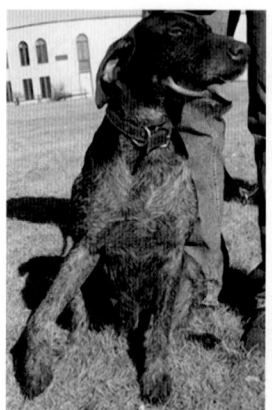

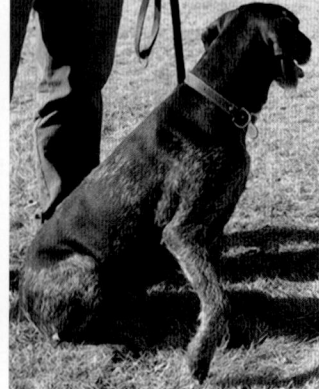

Figura 101.2 Um cão afetado por contratura do infraespinhoso com o posicionamento clássico do membro. (Fotografias cortesia do Dr. James Tomlinson.)

Diagnóstico

Um diagnóstico presuntivo pode ser feito baseado na história do paciente, no posicionamento característico do membro afetado e no exame ortopédico. Os cães afetados por esta condição carregam o membro de modo igualmente característico durante a ambulação, em que o membro inferior balança para fora de modo circular ao avançar a pata para a frente. A palpação cuidadosa revela atrofia do músculo infraespinhoso e, possivelmente, do músculo supraespinhoso, com subsequente proeminência da espinha da escápula e do processo acrômio. Tentativas de rotar internamente ou aduzir o úmero proximal resultam em notável excursão escapular para longe da parede torácica. Radiografias do ombro podem parecer normais ou revelar um estreitamento do espaço articular escapuloumeral, particularmente evidente na incidência craniocaudal. Pode ser feito exame ultrassonográfico do músculo e tendão infraespinhoso para consubstanciar o diagnóstico, pois já foram descritos os resultados obtidos com os estágios iniciais e tardios da doença.[17]

Tratamento

Se o distúrbio puder ser diagnosticado nos estágios iniciais, nos quais o tendão está estirado antes de qualquer resposta fibrótica secundária, foi relatado sucesso empregando-se tratamento conservador que consiste em repouso e AINE.[17] O exame ultrassonográfico dessas lesões auxilia de maneira importante esta intervenção precoce.[17] Todavia, ao se empregar o tratamento conservador, os proprietários devem ser alertados sobre o risco de ocorrer contratura. Uma vez o tendão e músculo terem sofrido fibrose e contratura, foi demonstrado que somente a liberação cirúrgica tem sucesso. O infraespinhoso é liberado por meio de tenotomia e excisão parcial do tendão próximo à sua inserção no aspecto lateral do tubérculo maior. Deve-se examinar quanto a adesões à cápsula articular e estas devem ser liberadas. Deve-se notar uma dramática liberação e recessão da junção miotendinosa proximal com imediata restauração da amplitude de movimentação da articulação assim que o tendão for liberado completamente. O prognóstico com este tratamento parece ser bom a excelente.

Patologia do tendão do bíceps

As condições patológicas do tendão do bíceps que podem ocorrer em cães incluem tenossinovite, ruptura parcial ou completa, avulsão, tendinite, tendinose, deslocamento e tendão bipartido.[18-25] Mais frequentemente essas condições ocorrem em cães de meia-idade, em raças de tamanho médio ou grande que participam de atividades atléticas. No conhecimento dos autores, não existe documentação quanto a predisposição quanto ao gênero. Além da ruptura e avulsão, os cães com condições patológicas do tendão do bíceps apresentam claudicação do membro anterior de início insidioso. Tipicamente, os cães apoiam o peso no membro afetado. A ruptura e a avulsão podem resultar em claudicação mais aguda e mais grave.

Etiopatogênese

A tenossinovite (também chamada tendinite ou tendinose), com ou sem esgarçamento parcial, parece ser a condição patológica mais comum no tendão do bíceps em cães.[18-25] A etiologia provavelmente envolve uso excessivo crônico com sobreposição de episódios "micro" ou "macro" traumáticos envolvendo o tendão. O problema é a inflamação crônica da porção do tendão do bíceps que cruza a articulação do ombro. Histologicamente, notam-se hipertrofia sinovial vilosa, hipervascularidade e infiltração por linfócitos e plasmócitos.[21,24] A longo termo, esta condição pode resultar em fibrose, necrose, ruptura fibrilar, colagenólise, metaplasia e calcificação do tendão; e osteoartrite secundária.

A avulsão ou ruptura do tendão do bíceps pode ocorrer na origem do tendão no tubérculo supraglenoidal ou pode incluir a avulsão do tubérculo da escápula.[18,19,26,27] A avulsão do tubérculo pode ocorrer como uma fratura de Salter-Harris no centro de ossificação supraglenoidal em cães imaturos.[26,27] A ruptura do tendão também pode ocorrer na metade do tendão ou na junção musculotendínea. Avulsões e rupturas de todos os tipos são associadas mais frequentemente ao traumatismo causado ao saltar, cair, ou impacto contundente (i. e., traumatismo veicular).

A etiologia e a significância do tendão deslocado ou bipartido não são conhecidas.[18,19] Essas condições podem envolver variações anatômicas com bases genéticas e parecem ter uma variedade de manifestações, desde achados incidentais até dor e claudicação declaradas.

Diagnóstico

O exame físico de cães com alterações patológicas no tendão do bíceps é similar independentemente da causa específica. Os resultados mais consistentes do exame físico incluem claudicação, atrofia leve a moderada dos músculos espinhosos afetados, dor na flexão do ombro (especialmente com o cotovelo estendido) e dor na palpação direta do tendão do bíceps e/ou no tensionamento manual do músculo bíceps.[18-25,28,29]

O diagnóstico definitivo e a caracterização do tipo da alteração patológica do tendão do bíceps tipicamente requerem o uso de modalidades mais avançadas de diagnóstico por imagem, como artrografia contrastada, avaliação ultrassonográfica e/ou visualização artroscópica.[18-25,28,29] Radiografias simples da articulação do ombro afetado proporcionam informação relevante independentemente das alterações ósseas ou de tecidos moles e devem ser incluídas no banco de dados diagnóstico. Radiografias tangenciais (*skyline*) podem auxiliar na avaliação do sulco do tendão do bíceps.[20,23] Em casos de tenossinovite do bíceps, as radiografias podem mostrar evidências de osteofitose e entesiofitose associadas ao tendão do bíceps e com sulco do tendão do bíceps (Figura 101.3). A artrografia contrastada proporciona informação adicional quando à anatomia e à integridade do tendão do bíceps. A artrografia contrastada é considerada sensível para indicar a tenossinovite do bíceps,[23] mas geralmente não delineia o tipo e a extensão da alteração ou fornece informação quanto às alterações no interior do tecido tendíneo.[18-25]

A ultrassonografia do tendão do bíceps, feita por pessoa experiente, permite a avaliação patológica intratendínea, presença de derrame associado e alterações patológicas do sulco do bíceps (Figura 101.4).[23,25,29] A ultrassonografia é útil para a determinação do tipo e da gravidade da lesão na maioria dos casos.[25,29] A avaliação artroscópica da articulação do ombro permite a visualização e a avaliação de todas as estruturas intra-articulares, fornecendo evidência definitiva de alterações evidentes e também do envolvimento de outros tecidos (Figura 101.5). Técnicas mais avançadas de imagem como tomografia computadorizada e ressonância magnética estão sendo investigadas quanto à sua aplicabilidade no diagnóstico de alterações patológicas da articulação do ombro em cães.

É crítico fazer uma avaliação diagnóstica compreensiva nos cães suspeitos, ou mesmo confirmados, de ter alterações patológicas do tendão do bíceps. Essas alterações podem ser secundárias ou ser achados incidentais. Muitos cães com problemas no tendão do bíceps também têm alterações no cotovelo, disfunção neurológica ou neoplasia. É vital que se busque por outras alterações patológicas em todo cão diagnosticado por distúrbios do tendão do bíceps, pois esses outros problemas frequentemente são clinicamente mais importantes e afetam consideravelmente o tratamento e o prognóstico. Os autores recomendam que se faça um exame neurológico completo e que se façam radiografias do cotovelo em todos os casos.

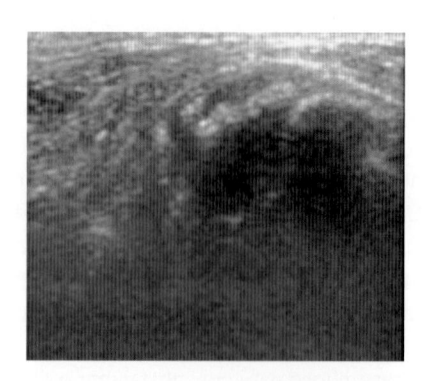

Figura 101.4 Imagem ultrassonográfica mostrando uma visão transversal do tendão do bíceps com disrupção da arquitetura normal do tendão e derrame associado indicando tenossinovite do bíceps por ruptura parcial.

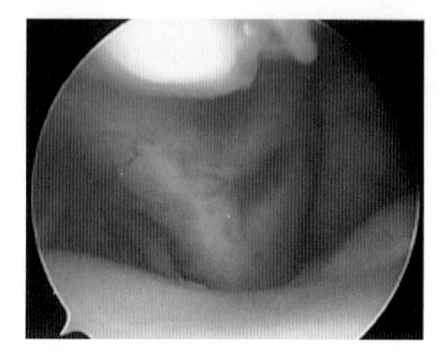

Figura 101.5 Visão artroscópica de um tendão do bíceps com tenossinovite e avulsão parcial.

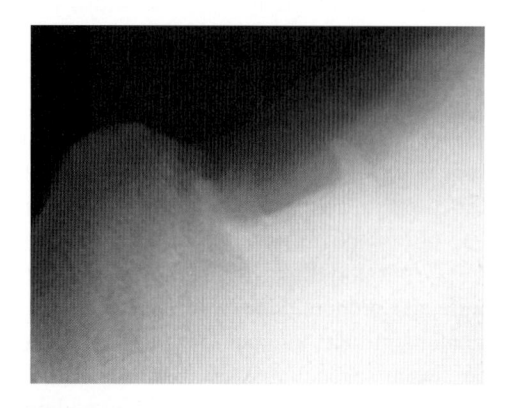

Figura 101.3 Incidência radiográfica tangencial (*skyline*) mostrando proliferação óssea reativa no interior do sulco intertubercular comumente vista com a tenossinovite do bíceps.

Tratamento

O tratamento é indicado quando se determina que a alteração no tendão do bíceps é uma causa significante de dor, claudicação e/ou disfunções em cães. O tratamento não cirúrgico de lesões do tendão do bíceps, consistindo em modificação na atividade, terapia com AINE, analgésicos e/ou injeções intra-articulares, pode ser efetivo em muitos casos.[18-20,22,25] A restrição ao exercício parece ser um componente crítico para o sucesso do tratamento não cirúrgico. As taxas de sucesso para o tratamento não cirúrgico da tenossinovite do bíceps variam de 41% a 73%.[20,25] Esta variabilidade nos resultados provavelmente deve-se em parte à inabilidade em se avaliar completamente a causa e a gravidade da lesão do tendão. A otimização na compreensibilidade e na consistência no diagnóstico e na caracterização das lesões do tendão do bíceps em cães pode levar a algoritmos mais definitivos para a tomada de decisões quanto às indicações para os vários tratamentos nesses pacientes.

O tratamento cirúrgico é considerado necessário em um significativo número de cães com lesões do tendão do bíceps.[18-20,22,26,28-30] As opções cirúrgicas relatadas para o tratamento daquelas lesões incluem a tenodese, tenotomia, reparação primária, debridação, transposição e lavagem.[18-20,22,26,28-30] Na experiência dos autores, a reparação primária, a debridação e a transposição raramente são indicadas para lesões primárias do tendão do bíceps. Todavia, tem sido relatado que essas opções de tratamento resultam em sucesso e podem merecer consideração em casos selecionados. As avulsões que incluem uma porção adequada do tubérculo supraglenoidal podem ser tratadas com sucesso utilizando técnicas de redução aberta ou fechada e estabilizadas com fixação interna, como pino e faixa de tensão de arame, pinos divergentes e/ou fixação com parafuso de compressão (Figura 101.6).[26,27]

Para o tratamento cirúrgico da tenossinovite do bíceps com ou sem esgarçamentos parciais, a tenodese do bíceps por uma abordagem aberta e a liberação aberta ou artroscópica do tendão do bíceps (tenotomia) são os mais comuns procedimentos cirúrgicos usados para tratar problemas no tendão do bíceps em cães.[18-20,22,25,28-30] Cada uma dessas técnicas foi relatada com tendo sucesso para o tratamento de distúrbios do tendão do bíceps em cães. Foi relatado que a tenotomia artroscópica do bíceps resultou em resultados bons a excelentes em 5 cães em uma série baseada em avaliação subjetiva em um período de acompanhamento de 6 meses.[28] A tenodese aberta é associada a resultados bons e excelentes em mais de 90% dos cães tratados.[20,22] Seis cães tratados por tenodese artroscópica foram considerados como tendo resultados bons ou excelentes em uma outra série publicada.[29]

A literatura publicada concernente ao tratamento cirúrgico das alterações patológicas do tendão do bíceps sugere que a proteção pós-operatória do reparo ou tratamento, manejo do peso e reabilitação física foram críticos para o sucesso no resultado quando usando qualquer modalidade de tratamento.[18-20,25,28-30] É importante aconselhar os proprietários que a função máxima pode não ser alcançada antes de 6 meses após a cirurgia na maioria dos casos e que há problemas crônicos típicos que requerem adaptações no tratamento, monitoramento cuidadoso e, mais que tudo, paciência. Todavia, quando esses fatores são considerados, o prognóstico da vasta maioria dos distúrbios do tendão do bíceps é bom a excelente quanto a ausência de dor, em um nível de animal de estimação normal e reservado a bom quanto à função atlética de alto nível.

Instabilidade do ombro

A instabilidade do ombro causada por alterações patológicas nos tecidos moles periarticulares é um problema diagnosticado comumente em seres humanos. Bardet descreveu uma síndrome de instabilidade no ombro de cães.[9] Embora tenham sido descritas instabilidades multidirecionais,[9,21] a instabilidade medial do ombro (MSI, do inglês *medial shoulder instability*) parece ser o tipo predominante de instabilidade visto em cães.[9,23,33] A caracterização da epidemiologia, patologia, diagnóstico, indicações para o tratamento, opções de tratamento, resultados e prognóstico para a MSI atualmente é um foco importante em medicina veterinária. Cães diagnosticados com MSI são mais comumente de meia-idade, de raças grandes, com uma história de claudicação unilateral crônica do membro anterior.[32,33] Tipicamente, cães com MSI são mantidos com o propósito de serem cães de trabalho, *performance* ou de animal de estimação com função ativa.

Etiopatogênese

A etiologia da MSI é desconhecida, mas os dados disponíveis sugerem que este problema ocorre como resultado de lesão por uso excessivo crônico com episódios de "microtraumatismos" no ombro que ocorrem durante o desenvolvimento da doença. A patologia associada à MSI inclui claudicação, lassidão da articulação do ombro, dor na manipulação do ombro e anormalidades na cápsula articular medial, tendão subescapular e ligamento glenoumeral medial observados por meio de artroscopia.[9,32-34]

Diagnóstico

Para uma abordagem diagnóstica compreensiva são necessários análise das características do paciente, história completa, exames neurológico e ortopédico completos, exames hematológicos, radiografia e ultrassonografia. A avaliação ultrassonográfica é recomendada para todos os pacientes com potencial para MSI para eliminar alterações patológicas musculotendíneas primárias concorrentes. O diagnóstico definitivo de MSI baseia-se principalmente na palpação e na artroscopia exploratória.

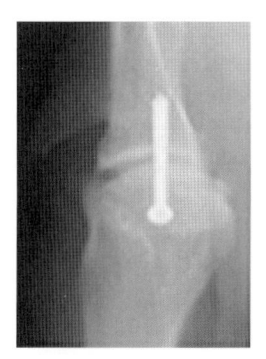

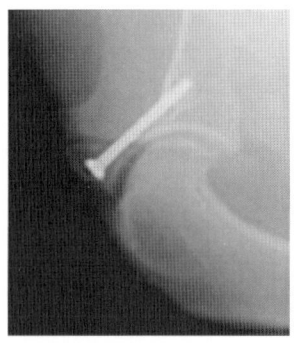

Figura 101.6 Imagens radiográficas pós-operatórias de um cão com avulsão do tubérculo supraglenoidal tratada por fixação com um parafuso de compressão após redução guiada e executada por artroscopia e fluoroscopia.

A palpação sob sedação é um componente-chave no diagnóstico pré-operatório de MSI. A amplitude da moção durante flexão, extensão e rotação, a presença do sinal "de gaveta" no ombro como descrito por Bardet[9] e o teste de abdução do ombro[32,33] devem ser avaliados em cada um dos membros. Os ângulos de abdução do ombro medidos durante a sedação foram relatados como capazes de proporcionar dados adjetivos para o diagnóstico de MSI em cães.[32,33] Ombros com evidências clínica e artroscópica de MSI têm ângulos significativamente maiores (53,7° ± 4,7°) quando comparados com ombros considerados normais (32,6° ± 2°).[33]

Atualmente, a exploração artroscópica proporciona o diagnóstico mais definitivo de MSI e possibilita avaliação do dano à cartilagem e a outras estruturas-chave na articulação do ombro. A identificação artroscópica de esgarçamento e lassidão do tendão subcapsular, ligamento glenoumeral medial e cápsula articular são considerados como resultados em casos relatados de MSI (Figura 101.7).[32,33]

É de vital importância eliminar causas separadas ou concorrentes de claudicação de ombro. Cães com MSI podem também ter lesões no cotovelo, disfunções neurológicas ou neoplasia. É vital que se busquem outras alterações patológicas em qualquer cão diagnosticado presumivelmente com MSI, pois esses outros problemas frequentemente são clinicamente mais importantes e afetam de grande maneira o tratamento e o prognóstico. Os autores recomendam que se faça um exame neurológico completo e se obtenham radiografias do cotovelo em todos os casos.

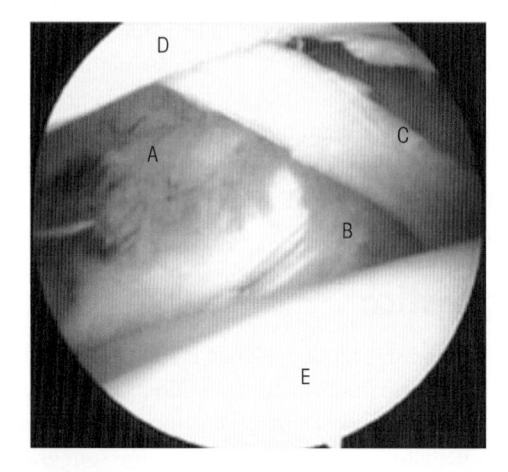

Figura 101.7 Imagem artroscópica da alteração patológica da cápsula articular medial (*A*) tendão subescapular (*B*) e ligamento glenoumeral (*C*) tipicamente vista em cães diagnosticados com instabilidade medial do ombro. A distância entre a cavidade glenoide (*D*) e a cabeça do úmero (*E*) também parece excessiva.

Tratamento

Poucos dados estão disponíveis quanto às indicações para o tratamento, opções de tratamento e prognóstico para a MSI do ombro em cães. As recomendações de tratamento baseiam-se na extensão e na gravidade da instabilidade, alterações patológicas concorrentes, problemas ortopédicos concorrentes, saúde geral do paciente, o uso intencionado do paciente e o comprometimento do proprietário.[9,31-35] Foi relatado sucesso no uso de capsulorrafia térmica induzida por radiofrequência (RITC, do inglês *radiofrequency-induced thermal capsulorrhaphy*) para o tratamento da MSI em cães.[32,34] O tratamento com RITC resultou em melhora na função clínica em 93% dos casos, com 79% sendo considerados como tendo resultados excelentes e 7% considerados como falhas.[32] Cuidados pós-operatórios apropriados parecem ser críticos para o sucesso nesses casos. É imperativo que os cães sejam mantidos com um suporte para evitar o apoio do peso no membro por 3 a 4 semanas após o tratamento com RITC para proteger o tecido tratado. É vital que se tenha atenção cuidadosa quanto ao manejo do suporte e do membro durante este período. Complicações graves, principalmente ferimentos cutâneos e contratura do carpo e cotovelo, podem ocorrer se o suporte não receber atenção apropriada e exercícios de movimentação das articulações não forem feitos nos momentos de troca do suporte (pelo menos 1 vez/semana). Para as 6 semanas subsequentes, recomenda-se restrição estrita de exercícios e fisioterapia, seguida por um retorno gradual e progressivo à função plena. Os cães não obtêm melhora na função até 12 a 16 semanas após o tratamento e não alcançam função plena até 5 a 6 meses após o tratamento.[32] As contraindicações para o tratamento da MSI com RITC incluem instabilidade bilateral do ombro, rasgaduras completas do ligamento glenoumeral medial, MSI resultando de um episódio traumático maior único, alteração patológica ortopédica concorrente no membro anterior, disfunção neurológica e osteoartrite do ombro.[32] Para rompimentos completos do ligamento glenoumeral medial, tendão subescapular ou cápsula articular medial, recomenda-se a reconstrução aberta ou artroscópica do compartimento medial por reaposição tecidual direta e ancoragem tecidual e sutura ou reforço com sutura por imbricação.[35] A artroplastia excisional e a artrodese também podem ser opções viáveis em um subgrupo de pacientes com MSI grave. Para aqueles casos que não se encaixam nos critérios de inclusão para nenhum tratamento cirúrgico, recomenda-se tratamento não cirúrgico consistindo em manejo do peso corporal, modificação da atividade e terapia medicamentosa. Até hoje não existe nenhum estudo em que quaisquer desses tratamentos fossem comparados.

A instabilidade do ombro parece ser um problema documentado em cães que pode resultar em dor e claudicação. Mas falta entendimento da etiopatogênese, patologia clínica *versus* subclínica, ferramentas diagnósticas ideais, indicações para o tratamento, tomada de decisão cirúrgica e o estabelecimento do prognóstico para a instabilidade do ombro em cães, sendo necessária uma significante quantidade de trabalho ainda a ser feita para melhor caracterizar e fazer recomendações definitivas com respeito a esta entidade.

Referências bibliográficas

1. Kujat R: The microangiographic pattern of the rotator cuff of the dog. Arch Orthop Trauma Surg 109:68, 1990.
2. Uhthoff HK, Loehr JW: Calcific tendinopathy of the rotator cuff: Pathogenesis, diagnosis and management. J Am Acad Orthop Surg 5:183, 1997.
3. Archer RS, Bayley JIL, Archer CW, et al: Cell and matrix changes associated with pathological calcification of the human rotator cuff tendons. J Anat 182:1, 1993.
4. Uhthoff HK, Sarkar K, Maynard JA: Calcifying tendinitis: A new concept of its pathogenesis. Clin Orthop 118:164, 1976.
5. Danova NA, Muir P: Extracorporeal shock wave therapy for supraspinatus calcifying tendinopathy in two dogs. Vet Rec 152:208, 2003.
6. Laitinen OM, Flo GL: Mineralization of the supraspinatus tendon in dogs: A long-term follow up. J Am Anim Hosp Assoc 36:262, 2000.
7. Muir P, Johnson KA, Cooley AJ, et al: Force-plate analysis of gait before and after surgical excision of calcified lesions of the supraspinatus tendon in two dogs. Vet Rec 139:137, 1996.
8. Flo GL, Middleton D: Mineralization of the supraspinatus tendon in dogs. J Am Vet Med Assoc 197:95, 1990.
9. Bardet JF: Diagnosis of shoulder instability in dogs and cats: A retrospective study. J Am Anim Hosp Assoc 34:42, 1998.
10. Long CD, Nyland TG: Ultrasonographic evaluation of the canine shoulder. Vet Radiol Ultrasound 40:372, 1999.
11. Gschwend N, Scherer M, Löhr J: Tendinits calcarea of shoulder joint (T.c.). Orthopade 10:196, 1981.
12. Meutstege FJ: Contracuctuur van de M. Infrapsinatus als oorzaak van boegkreupelheid bij een hond. Tijdschr Diergeneeskd 95:24, 1970.
13. Pettit GD: Infraspinatus muscle contracture in dogs. Mod Vet Pract 61:451, 1980.
14. Pettit GD, Chatburnn CC, Hegreberg GA, et al: Studies on the pathophysiology of infraspinatus muscle contracture in the dog. Vet Surg 7:8, 1978.
15. Bennet RA: Contracture of the infraspinatus muscle in dogs: A review of 12 cases. J Am Anim Hosp Assoc 22:481, 1986.
16. Bennet D, Campbell JR: Unusual soft tissue orthopaedic problems in the dog. J Small Anim Pract 20:27, 1979.
17. Siems JJ, Breuer GJ, Blevins WE, et al: Use of two-dimensional real-time ultrasonography for diagnosing contracture and strain of the infraspinatus muscle in a dog. J Am Vet Med Assoc 212:77, 1998.
18. Bardet JF: Shoulder diseases in dogs. Vet Med Dec:909, 2002.
19. Bardet JF: Lesions of the biceps tendon – diagnosis and classification. Vet Comp Orthop Traumatol 12:188, 1999.
20. Stobie D, Wallace LJ, Lipowitz AJ, et al: Chronic bicipital tenosynovitis in dogs: 29 cases (1985-1992). J Am Vet Med Assoc 207:201, 1995.
21. Gilley RS, Wallace LJ, Hayden DW: Clinical and pathologic analyses of bicipital tenosynovitis in dogs. Am J Vet Res 63:402, 2002.
22. Lincoln JD, Potter K: Tenosynovitis of the biceps brachii tendon in dogs. J Am Anim Hosp Assoc 20:385, 1984.
23. Rivers B, Wallace L, Johnston GR: Biceps tenosynovitis in the dog: Radiographic and sonographic findings. Vet Comp Orthop Traumatol 5:51, 1992.
24. Davidson EB, Griffey SM, Vasseur PB, et al: Histopathologic, radiographic, and arthrographic comparison of the biceps tendon in normal dogs and dogs with biceps tenosynovitis. J Am Anim Hosp Assoc 36:522, 2000.
25. Bruce WJ, Burbidge HM, Bray JP, et al: Bicipital tendonitis and tenosynovitis in the dog: a study of 15 cases. NZ Vet J 48:44, 2000.
26. Deneuche AJ, Viguier E: Reduction and stabilization of a supraglenoid tuberosity avulsion under arthroscopic guidance in a dog. J Small Anim Pract 43:308, 2002.
27. Cook JL, Cook CR, Tomlinson JL, et al: Scapular fractures in dogs: Epidemiology, classification, and concurrent injuries in 105 cases (1988-1994). J Am Anim Hosp Assoc 33:528, 1997.
28. Wall CR, Taylor R: Arthroscopic biceps brachii tenotomy as a treatment for canine bicipital tenosynovitis. J Am Anim Hosp Assoc 38:169, 2002.
29. Cook JL, Kenter K, Fox DB: Arthroscopic biceps tenodesis: Technique and results in six dogs. J Am Anim Hosp Assoc 41:121, 2005.
30. Adamiak Z, Szalecki P: Treatment of bicipital tenosynovitis with double tenodesis. J Small Anim Pract 44:539, 2003.
31. Mitchell RAS, Innes JF: Lateral glenohumeral ligament rupture in three dogs. J Small Anim Pract 41:511-514, 2000.
32. Cook JL, Tomlinson JL, Fox DB, et al:. Treatment of dogs diagnosed with medial shoulder instability using radiofrequency-induced thermal capsulorrhaphy. Vet Surg 34:469-475, 2005.
33. Cook JL, Renfro DC, Tomlinson JL, Sorensen JE: Measurement of angles of abduction for diagnosis of shoulder instability in dogs using goniometry and digital image analysis. Vet Surg 34:463-468, 2005.
34. O'Neill T, Innes JF: Treatment of shoulder instability caused by medial glenohumeral ligament rupture with thermal capsulorrhaphy. J Small Anim Pract 45:521-524, 2004.
35. Fitch RB, Breshears L, Staatz A, Kudnig S: Clinical evaluation of a prosthetic medial glenohumeral ligament repair in the dog (ten cases). Vet Comp Orthop Traumatol 14:222-228, 2001.

Displasia do Cotovelo

Stéphane Bureau e Jean-François Bardet

Originalmente, a expressão "displasia do cotovelo" foi introduzida para descrever a osteoartrite generalizada da articulação do cotovelo na qual não ocorria união do processo ancôneo em algumas articulações afetadas.[1] Mais tarde, a fragmentação do processo coronoide medial da ulna e a osteocondrite dissecante do aspecto medial do côndilo umeral foram reconhecidas como também associadas a essa osteoartrite generalizada.[2] O conceito moderno de displasia do cotovelo engloba um complexo de anormalidades de desenvolvimento hereditárias poligênicas do cotovelo, incluindo a não união do processo ancôneo (NUPA, do inglês *ununited anconeal process*), fragmentação do processo coronoide medial (FMCP, do inglês *fragmented medial coronoid process*), osteocondrose do côndilo umeral medial (osteocondrite dissecante [OCD]) e incongruência do cotovelo (EI, do inglês *elbow incongruity*).[3-5] O termo displasia do cotovelo tem sido usado para descrever todas as condições que resultam em artrose da articulação do cotovelo independentemente da causa subjacente (1990, International Elbow Working Group meeting, San Francisco).

O mesmo tipo de displasia pode ser encontrado nos dois cotovelos ou pode ser observada uma combinação de tipos, como FMCP e OCD.[6-11] Certas raças podem ser predispostas a um tipo particular de displasia do cotovelo. O cão Pastor alemão sofre mais de NUPA.[12-14] A FMCP e a incongruência são os mais comuns achados no Bernese mountain dogs.[15,16] Os Rottweilers têm mais frequentemente a FMCP, mas raramente são afetados pela OCD.[6,8,11] O Labrador retriever é mais predisposto a OCD e FMCP.[11,17] A sugestão de que diferentes padrões de doença existem dentro de raças ou dentro de famílias é extremamente importante para se conseguir um entendimento mais completo desta complicada síndrome.[18]

A patogênese desta doença permanece mal entendida e controversa.[4,19] O fato de encontrarem-se todos os tipos de displasia em ambos os cotovelos do mesmo cão, mais a presença de vários tipos de displasia no mesmo cotovelo sugere uma etiologia comum.[18] A incongruência está presente nos diferentes tipos de displasia do cotovelo.[20] Os três principais mecanismos patogenéticos para explicar o desenvolvimento da displasia do cotovelo são o crescimento assíncrono de rádio e ulna, osteocondrose e displasia da incisura troclear.

Não união do processo ancôneo

A patogênese da NUPA é controversa. A hereditariedade no cão Pastor alemão foi relatada cedo e de modo conclusivo.[1,21,22] A lesão em outras raças não foi tão bem estudada. Entretanto, pensa-se que seja hereditária nesses cães também.[18]

A não união do processo ancôneo foi descrita como uma manifestação da osteocondrose.[3] A osteocondrose (OC) é o distúrbio da ossificação encondral da cartilagem fisária ou articular.[23,24] A cartilagem continua a crescer e torna-se anormalmente espessa e obviamente menos resistente ao estresse mecânico.[23,24] Em outros casos, a OC manifesta-se como crescimento retardado ou o fechamento prematuro de uma placa de crescimento.[24] A retenção de cartilagem na ulna distal pode, ocasionalmente, levar ao retardo no crescimento da ulna; o crescimento excessivo do rádio com uma ulna relativamente curta pode ser a causa da NUPA (Figura 102.1).[24,25] O rádio muito longo em relação à ulna força a tróclea do úmero em uma direção proximal, o que exerce mais pressão que o normal no processo ancôneo, resultando em dano à cartilagem articular e ao centro de ossificação do processo ancôneo.[3,25] Se OC estiver presente, toda a estrutura é menos resistente ao traumatismo e um rasgo na cartilagem enfraquecida impede a união óssea ligando o espaço resultante.[3] Medidas feitas no olécrano em cães Pastor alemão com NUPA mostraram um olécrano significativamente mais curto nos membros afetados.[12] O processo ancôneo não unido pode estar completamente separado ou ligado à ulna por tecido fibroso ou fibrocartilaginoso.[19] Em filhotes de raças grandes, processos ancôneos deformados com superfícies articulares degeneradas tinham lesões como isquemia, degeneração e mineralização distrófica múltipla, que eram aparentemente um resultado da pressão exercida por uma tração em sentido proximal da superfície condilar do úmero.[4] Em um estudo em cães com NUPA esta pressão no processo ancôneo foi eliminada alongando-se a ulna por osteotomia.[19]

Embora o crescimento assíncrono do rádio e da ulna possa ter um papel na patogênese da NUPA, raças de cães que têm centros de ossificação secundários naquela localização são provavelmente mais predispostos a desenvolver a lesão. No cão Pastor alemão, o centro de ossificação separado aparece às 11 a 14 semanas e o processo ancôneo é unido ao olécrano às 20 a 22 semanas.[9] No cão Greyhound a NUPA é desconhecida. Assume-se que isto se deve ao fato de que o processo ancôneo da ulna se ossifica mais rapidamente do que no Pastor alemão.[26] A união óssea é completada em aproximadamente 2 a 3 semanas no Greyhound contra 6 a 8 semanas no Pastor alemão.[26] Espécimes cirúrgicos de NUPA de raças com centros de ossificação secundários do processo ancôneo têm uma superfície articular bem formada na incisura troclear proximal no qual a cartilagem articular era suportada por uma base orientada de osso esponjoso.[4] A linha de fratura atravessava ao longo do que parecia ser uma placa de crescimento fenestrada em processo de fechamento. Em contraste, espécimes cirúrgicos de NUPA de cães de raças grandes que não tinham centros de ossificação separados deste processo eram deformados, tinham osso esponjoso com arquitetura menos ordenada e não tinham o remanescente de uma placa de crescimento em fechamento ao longo da base. As linhas de fratura nesses espécimes tinham a aparência desordenada de uma fratura de estresse ou de fadiga.[4]

Fragmentação do processo coronoide medial – osteocondrite dissecante

A fragmentação do processo coronoide medial é comumente vista com OCD ou lesões erosivas.[2,7,11] Apesar disso, as lesões podem ocorrer independentemente e uma não leva à outra.[27] Olsson propôs que ambas a FMCP e a OCD eram manifestações de OC e poderiam resultar em crescimento excessivo da ulna.[3,9] Não foi encontrada evidência histopatológica de que o processo coronoide medial da ulna tenha um centro de ossificação separado.[28] O processo coronoide medial cartilaginoso ossifica da base para a extremidade e a ossificação é completa em 20 a 22 semanas.[9] Este atraso na ossificação do processo coronoide medial pode predispô-lo à fragmentação quando se aplica estresse mecânico.[25] Não existe um degrau entre o processo coronoide e o rádio durante a fase de estação do ciclo do passo.[29]

Um estudo da distribuição das forças entre a superfície articular do úmero e do rádio e entre o úmero e a ulna em articulações caninas normais demonstrou que a ulna é uma importante estrutura na transferência da carga. A proporção das forças médias entre as superfícies articulares proximais do rádio e da ulna permaneceu próxima a uma distribuição 50:50, independentemente da carga aplicada.[30] Em articulações do cotovelo em seres humanos, o processo coronoide parece ser um bloqueio ósseo essencial para evitar a subluxação posterior.[31]

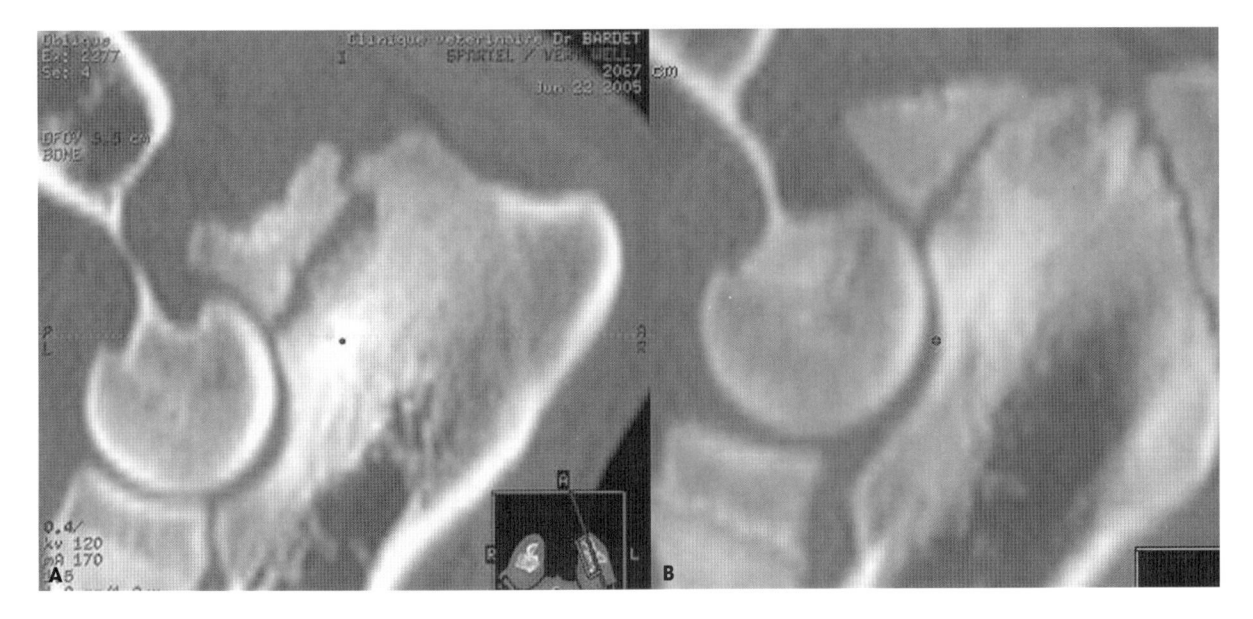

Figura 102.1 Imagem de tomografia computadorizada de dois cães com NUPA. O crescimento excessivo do rádio com a ulna relativamente mais curta poderia ser a causa da NUPA (**B**), mas isso não é observado sistematicamente (**A**).

Em filhotes de até 5 meses de idade, os ossos movem-se ao longo um do outro em seu eixo longitudinal por uma distância de 1 a 2 mm. Em filhotes com mais de 5 semanas. O movimento longitudinal do rádio e da ulna foi limitado. Não foi possível provocar movimentação em nenhum dos indivíduos com mais de 6 a 7 meses de idade. Isto pode dever-se, em parte, à diminuição natural da velocidade de crescimento ósseo longitudinal à medida que se aproxima a maturidade do esqueleto, mas também pode dever-se, em parte, ao efeito restritivo sobre as placas de crescimento exercido pelas membranas intraósseas e pelo ligamento que começa a maturar-se e resistir ao movimento longitudinal em torno desse tempo.[4]

O crescimento excessivo da ulna aplica uma carga anormal sobre o processo coronoide medial e o côndilo medial do úmero; em consequência, FMCP, OCD ou ambas podem aparecer.[3] O mau alinhamento resultante da ulna e rádio proximais causa a maior parte do peso que é transferido do côndilo umeral para ser transmitido pelo pequeno e elevado processo coronoide medial ao antebraço, o que leva à fragmentação ou ossificação anormal do processo coronoide.[3,29] Devido ao estresse mecânico, podem ocorrer fissuras no interior da cartilagem espessada do côndilo medial, o que eventualmente leva à formação de um retalho de cartilagem ou à lesão de OCD.[25] Se o crescimento excessivo da ulna se desenvolve mais tardiamente, o desenvolvimento do esqueleto já alcançou um estágio próximo à maturidade que não proporciona as condições para o desenvolvimento de FMCP e OCD. Nesse caso, o aumento na carga no compartimento umeroulnar da articulação causa apenas erosão, ou uma lesão de contato (*kissing lesion*) que pode estender-se para o osso subjacente.[3]

A linha de divisão revela o alinhamento prevalecente das fibras de colágeno no osso subcondral. Existe uma inter-relação entre o desenvolvimento e a diferenciação do tecido conjuntivo e de suporte e a carga exercida sobre eles.[32] A orientação da linha de divisão denota a direção da força de tensão máxima. Podem ser diferenciados três tipos principais de padrão na linha de divisão e que correspondem bem aos diferentes padrões de linha de fissura e fragmentação do processo coronoide medial.[32] Essas similaridades podem indicar uma associação entre a orientação da linha de divisão e o tipo da lesão.[32]

Foram descritos até sete tipos de lesões do processo coronoide medial, com a cartilagem do processo coronoide medial situada no mesmo nível que a cabeça do rádio, ou então mais elevada (Figura 102.2).[33] Consegue-se uma diminuição na altura do degrau entre a superfície articular do processo coronoide e a da cabeça do rádio com uma osteotomia deslizante proximal da ulna.[33,34] O dano ao processo coronoide medial varia amplamente. Ele pode permanecer cartilaginoso, ter uma ossificação atrasada, ou pode ossificar em um tempo mais normal. A lesão pode aparecer como uma fissura no interior da cartilagem, com separação completa do fragmento de cartilagem ou ela pode aparecer como uma fissura no interior do osso, com uma fratura incompleta ou separação completa de um fragmento ósseo.[18] Uma FMCP pode ser separada do leito da fratura e permanecer viável porque ela é frouxamente ligada à cápsula articular, da qual continua a receber irrigação sanguínea. Assim, quando deslocados, os fragmentos podem permanecer inalterados ou, devido à irrigação sanguínea persistente, os fragmentos de cartilagem podem tornar-se maiores e podem ossificar, ou os fragmentos de osso podem aumentar.[9]

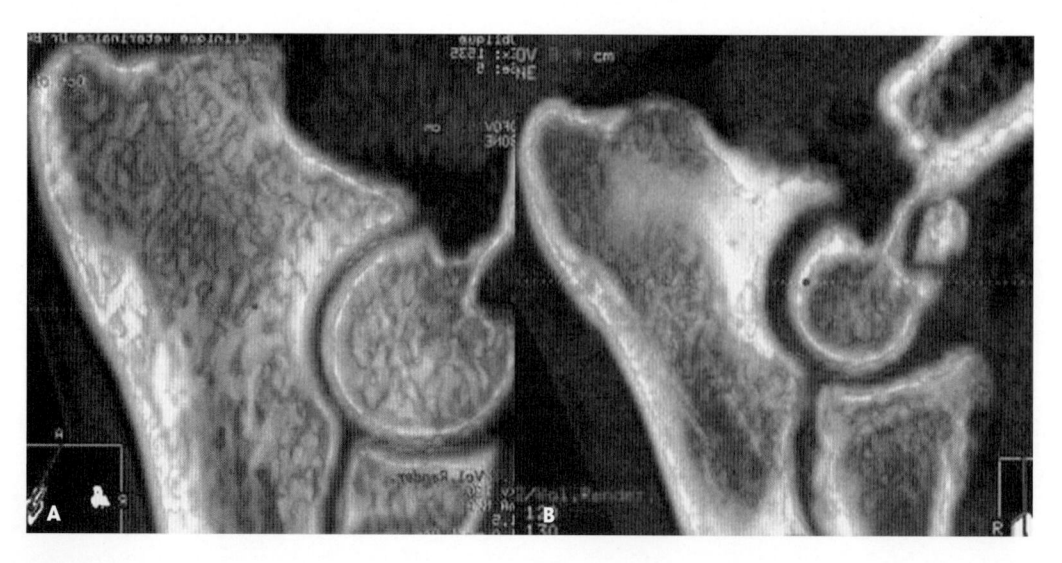

Figura 102.2 Imagem de ressonância magnética de dois cães com FMCP. O processo coronoide medial pode estar (A) no mesmo nível que o da cabeça do rádio ou (B) mais elevado.

A lesão de OCD localiza-se em posição oposta ao processo coronoide medial. O fragmento pode permanecer *in situ*.

Se não for removido cirurgicamente, ele gradualmente torna-se livre mas raramente mineraliza. Pode também destacar-se e formar um *joint mouse*.[9]

Atualmente, a osteoartrite do compartimento medial com eburnação do côndilo umeral medial é diagnosticada por artroscopia. A osteoartrite do compartimento medial canina é similar à osteoartrite do compartimento medial do joelho humano.[35] Pesquisas mostram uma associação da osteoartrite do compartimento medial com uma deformação vara do cotovelo, similar ao que é descrito para o joelho em pessoas. O ângulo umeroulnar em cães normais medido em radiografias craniocaudais varia de 0,53°-a 9,09°.[35] Cães com osteoartrite do compartimento medial têm uma deformidade vara com esse ângulo maior que 7°.[36]

O distúrbio no crescimento cartilaginoso provavelmente tem causas genéticas e ambientais, e principalmente nutricionais e traumáticas.[23,25] Contudo, a teoria de que as lesões são causadas por OC não é suportada por resultados consistentes de cartilagem histologicamente defeituosas obtidas de locais de lesão inicial. Evidências histológicas de cartilagem degenerada espessada foram relatadas em menos de 20% de 120 cães com displasia do cotovelo.[37] Em um estudo de necropsias de vários anos de duração, lesões histológicas consistentes com lesões de OC foram observadas em cotovelos de cãezinhos com 3 a 5 meses de idade.[4] Tanto o côndilo umeral medial quanto o processo coronoide medial têm o leito capilar subcondral comprimido, disrupção da esponjosa subcondral e lesões focais de cartilagem espessada. Em filhotes com mais de 5 meses de idade, lesões focais do côndilo umeral medial eram irregulares e fibrilares, mas tinham uma superfície articular intacta. Embora as lesões nesses filhotes mais velhos estivessem localizadas no mesmo local do côndilo medial que nos filhotes mais jovens, elas se assemelhavam mais a osteoartrite do que a OC.[4] As diferenças entre as aparências histológicas e ultraestruturais das lesões de OCD e FMCP tendem a sugerir que elas são duas entidades patológicas diferentes. Foi teorizado que a OCD resultaria da maturação e ossificação incorretas da cartilagem e que a etiologia da FMCP seria uma fratura subcondral com reparação fibrosa ineficiente, em alguns casos.[27]

Incongruência da articulação

A articulação canina normal mostra um arco contínuo formado pela crista central na incisura troclear e a articulação radial proximal.[20] Áreas específicas de contato articular foram identificadas no rádio, no aspecto craniolateral do processo ancôneo e no processo coronoide medial.[29] As áreas de contato coronoide medial e radial eram contínuas pela articulação radioulnar.[29] A incongruência observada entre o rádio e a ulna sugere ou um atraso no crescimento do rádio ou uma incisura troclear ulnar de diâmetro menor.

A mais óbvia anormalidade foi a constatação de que a borda distal da incisura troclear da ulna com seu processo coronoide medial localizava-se aproximadamente 2 mm proximalmente à superfície articular do rádio.[20] As medidas de comprimento do rádio e da ulna indicam um aumento estatisticamente significante no comprimento da ulna proximal e cães de raças de tamanho médio e grande durante um período vital de desenvolvimento do membro (antes da 16ª à 20ª semanas de idade). A ulna era temporariamente até 3 mm mais longa que o rádio, seu par.[38] A incongruência pode não ser sempre evidente devido a ajustes compensatórios durante o crescimento.[38] Exemplos de FMCP bilateral foram encontrados nos quais persistia uma elevação de 1 a 2 mm do processo coronoide sobre a superfície articular radial em uma articulação do cotovelo.[4] Este grau de incongruência, apesar de ser compatível com um crescimento mais lento do rádio, em si é insuficiente para explicar o aumento relativo no comprimento da ulna.

Disparidades no comprimento do rádio e da ulna foram notadas tanto em cães normais quanto em cães com claudicação e não se correlacionavam com sinais radiográficos óbvios de incongruência.[39] Isto indica que variações no comprimento desses ossos podem ser uma variação normal do crescimento e é um achado comum em cães de raças grandes. Somente 5 de 15 cães com claudicação demonstraram disparidade óbvia no comprimento ulnar e radial, apesar de ser possível que a incongruência articular possa ter ocorrido temporariamente durante o crescimento, mas ainda não era aparente no momento da apresentação do cão.[39]

Outra explicação para a incongruência entre o rádio e a ulna é o desenvolvimento anormal da incisura troclear, resultando em uma superfície articular levemente elíptica com um arco de curvatura insuficiente para abarcar a tróclea umeral. Isto cria uma articulação com pontos de contato maiores no processo ancôneo e no processo coronoide medial, sem um ponto de contato entre a incisura troclear e a tróclea umeral (Figura 102.3).[20] O subdesenvolvimento da incisura troclear pode ser temporário ou persistente e torna-se evidente entre as idades de 4 a 6 meses.[20] Se a incongruência estiver presente na idade de 4 a 6 meses, o esqueleto naquele tempo ainda estará incompletamente ossificado. Podem ocorrer fratura, fragmentação, ou fissura do processo coronoide medial devido ao aumento nas forças de apoio de peso sobre as partes muito altas da ulna.[20] Pela mesma razão, a lesão poderia ser uma lesão de OCD.[20] O côndilo umeral é pressionado contra o processo ancôneo e causa micromovimentação da ponte de cartilagem e separação parcial a completa do processo articular.[20,38] Se a incongruência estiver presente após os 6 meses de idade, ela pode estar presente por sua conta e interfere na formação das superfícies articulares e no modo com que elas se articulam. Consequentemente, com o tempo, desenvolve-se osteoartrite, como uma doença articular secundária.[20] Apesar disso, o grau de artrose não é sempre maior no cão mais velho do que no cão mais jovem. Foram identificados cães acima de 5 anos de idade sofrendo de FMCP, mesmo com ausência de formação de osteófitos.[40] É possível que uma etiopatogênese diferente, como fratura traumática ou persistência da cartilagem fisária, possa estar envolvida.[40]

O aumento no tamanho relativo da ulna proximal em raças mais pesadas pode ser necessário para acomodar uma incisura troclear maior para articular com um úmero maior.[38] Essa necessidade por crescimento rápido também pode ser um fator contribuidor para a falha da incisura troclear em adquirir o arco de curvatura necessário para abarcar a tróclea umeral.[38]

Em casos graves, é óbvio que o aumento na carga sobre o processo coronoide medial levou à remodelação da parte ulnar da articulação do cotovelo, resultando em uma incisura troclear mais aberta.[3] Esta observação, contudo, não suporta a hipótese de que uma incisura troclear elíptica torna-se muito pequena para a tróclea do úmero. Além disso, a hipótese de uma incisura troclear anormalmente desenvolvida e levemente elíptica parece improvável de ser um fator contribuinte importante, uma vez que a combinação de NUPA e FMCP deveria ocorrer em números muito maiores de cães e a ostectomia ulnar não teria efeitos nos casos de NUPA.[3,19]

Um estudo comparou o raio da curvatura da incisura troclear ulnar no Rottweiler, uma raça predisposta à FMCP, com o do Greyhound, uma raça em que não existem relatos dessa doença.[41] O raio de curvatura maior na parte distal da incisura troclear no Rottweiler resulta em uma forma elíptica mais aberta. Isto pode resultar em instabilidade posicional ou dinâmica da articulação cubital, aumentando o estresse que leva à FMCP. Isto também pode ser formado como resultado do crescimento assíncrono do rádio e da ulna.[41]

Hereditariedade

A displasia do cotovelo é hereditária como uma característica multifatorial ou poligênica.[5,42,43] Foi determinado que a OCD e a FMCP são herdáveis independentemente como características poligênicas.[17] A fragmentação do processo coronoide e a incongruência são doenças geneticamente separadas.[16] Se a displasia do cotovelo é o efeito fenotípico de doenças geneticamente independentes, o fenótipo pode comportar-se poligeneticamente mesmo que os componentes subjacentes sejam monogênicos.[16] O aumento na displasia do cotovelo foi determinado sendo fortemente raça-específico estatisticamente e foi maior em raças intermediárias ou de maior peso quando comparado com raças como o Whippet e o Greyhound e com raças tipo Setter.[38] A exata natureza da contribuição ambiental para a doença permanece obscura, embora vários fatores putativos tenham sido apontados, como a nutrição e o exercício.[5,16]

Os machos são afetados mais frequentemente.[7,10,11,42,44] A hereditariedade em Labrador retrievers foi de 0,77 para machos e 0,45 para fêmeas.[45] Em Rottweilers, a estimativa para a hereditariedade para a displasia do cotovelo foi de 0,34 ± 0,04.[46] A incidência relatada para esta raça na Noruega foi de 40%.[8] Em Bernese mountain dogs e Rottweilers, a hereditariedade baseada na regressão de filhos sobre pais foi 0,34 e a hereditariedade

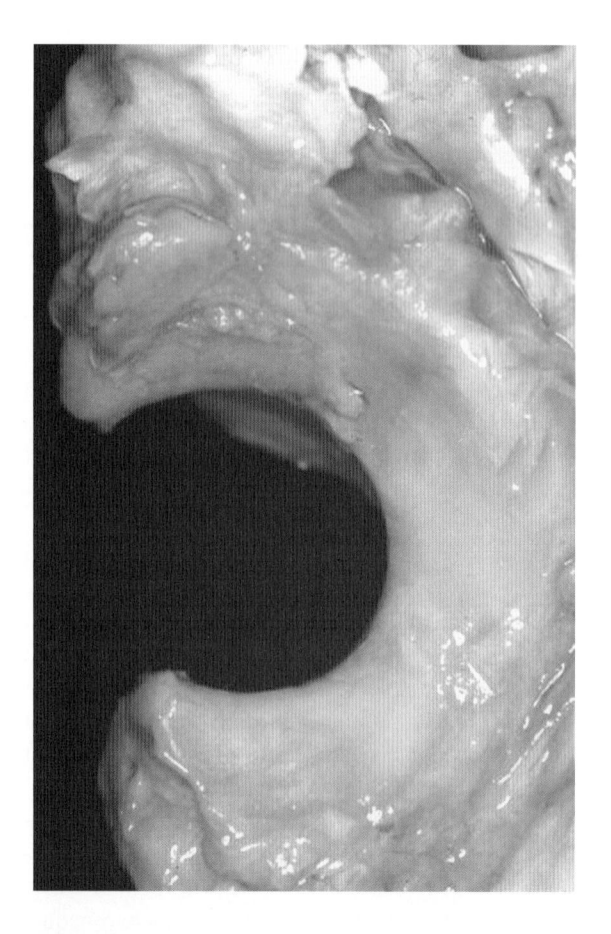

Figura 102.3 O desenvolvimento anormal da incisura troclear da ulna com um arco de curvatura insuficiente para abarcar a tróclea umeral resulta em uma articulação com pontos de maior contato nas áreas do processo ancôneo e do processo coronoide medial.

estimada baseada na regressão de filhas sobre mães foi de 0,28 e 0,4 respectivamente.[43] Também foi relatada uma base hereditária para a osteocondrose do cotovelo no Labrador retriever, com uma contribuição maior da mãe, sugerindo um "efeito maternal".[10] As diferenças na prevalência podem ser explicadas por um efeito direto dos genes nos cromossomos sexuais ou por um efeito das características sexuais secundárias, com as diferenças nas taxas de crescimento, hormônios sexuais, ou padrões de comportamento. Para uma manifestação poligênica como a artrose na articulação do cotovelo, o efeito das características sexuais secundárias é uma explanação mais plausível.[43]

Conclusão

Displasia do cotovelo engloba todas as condições (NUPA, FMCP, OCD, EI) que resultam em artrose do cotovelo, independentemente da causa subjacente. É amplamente reconhecida uma predisposição genética. Todos os tipos de displasia do cotovelo inicialmente eram considerados secundários à osteocondrose, mas a pesquisa dos últimos 20 anos usando histologia, sensores de pressão tátil traumática, tomografia computadorizada e padrões da linha de separação subcondral claramente indicam uma base biomecânica como o mais importante mecanismo para a NUPA, FMCP e EI. Diferenças na patologia e aparência ultraestrutural das lesões de OCD e FMCP tendem a sugerir que elas são duas doenças separadas. A superfície articular proximal da ulna contribui substancialmente para a transferência de cargas pela articulação do cotovelo canino. Anomalias que aumentam esta carga parece que contribuem para a displasia do cotovelo, principalmente da fragmentação do processo coronoide medial. Devido ao grande interesse desta doença incapacitante comum e às ferramentas modernas de investigação, nós temos um melhor entendimento sobre como a displasia do cotovelo pode aparecer, mas são necessárias mais pesquisas para refinar os últimos conhecimentos e para projetar técnicas de prevenção para a osteoartrite do cotovelo.

Referências bibliográficas

1. Carlson WD, Severin GA: Elbow dysplasia in the dog: a preliminary report. J Am Vet Med Assoc 138:295, 1961.
2. Olsson SE: En ny typ av armbagsledsdysplasi hos hund? En preliminary rapport [A new type of elbow dysplasia in the dog? A preliminary report] Svensk Vet Tidn 26:152, 1974.
3. Olsson SE: Pathophysiology, morphology, and clinical signs of osteochondrosis in the dog. In Disease Mechanisms in Small Animal Surgery, 2nd ed. Bojrab MS, Smeak DD, Bloomberg MS (eds). Philadelphia: Williams & Wilkins, 1993, p. 777.
4. Trostel CT, McLaughlin RM, Pool RR: Canine elbow dysplasia: anatomy and pathogenesis. Comp Cont Educ Pract Vet 25(No. 10):754-762, 2003.
5. Bedford PGC: Control of hereditary elbow disease in pedigree dogs. J Small Anim Pract 35:119, 1994.
6. Grondalen J: Arthrosis with special reference to the elbow joint of young rapidly growing dogs. II. Nord Vet Med 31:69, 1979.
7. Bennet D, Duff SRI, Kene RO, Lee R: Osteochondrosis dissecans and fragmentation of the coronoid process in the elbow joint of the dog. Vet Rec 109:329, 1981.
8. Grondalen J: Arthrosis in the elbow joint of young rapidly growing dogs. VII. Occurrence in the rottweiler dogs. Nord Vet Med 34:76, 1982.
9. Olsson SE: The early diagnosis of fragmented coronoid process and osteochondritis dissecans of the canine elbow joint. J Am Anim Hosp Assoc 19:616, 1983.
10. Studdert VP, Lavelle RB, Beilharz RG, et al: Clinical features and heritability of osteochondrosis of the elbow in Labrador retrievers. J Small Anim Pract 32:557, 1991.
11. Guthrie S: Use of a radiographic scoring technique for the assessment of dogs with elbow osteochondrosis. J Small Anim Pract 30:639, 1989.
12. Guthrie S: Some radiographic and clinical aspects of ununited anconeal process. Vet Rec 124:661, 1989.
13. Corley EA, Carlson WD: Radiographic, genetic and pathologic aspects of elbow dysplasia. J Am Vet Med Assoc 147:1651, 1965.
14. Cawley AJ, Archibald J: Ununited anconeal processes of the dog. J Am Vet Med Assoc 10:454, 1959.
15. Wind AP: Incidence and radiographic appearance of fragmented coronoid process. Calif Vet 6:19, 1982.
16. Ubbink GJ, Hazewinkel HAW, Van de Broek J, Rothuizen J: Familial clustering and risk analysis for fragmented coronoid process and elbow joint incongruity in Bernese Mountain dogs in the Netherlands. Am J Vet Res 60:1082, 1999.
17. Padget GA, Mostosky UV, Probst CW, et al.: The inheritance of osteochondritis dissecans and fragmented coronoid process of the elbow joint in Labrador retrievers. J Am Anim Hosp Assoc 31:327, 1995.
18. Morgan JP, Wind A, Davidson AP: Hereditary Bone and Joint Diseases in the Dog. Osteochondroses. Hip Dysplasia. Elbow Dysplasia. Vet Schlutersche, 2000, p. 41.
19. Sjostrom L, Kasstrom H, Kallber M: Ununited anconeal process in the dog. Pathogenesis and treatment by osteotomy of the ulna. Vet Comp Orthop Traumatol 8:170, 1995.
20. Wind AP: Elbow incongruity and developmental elbow diseases in the dog: Part 1. J Am Anim Hosp Assoc 22:711, 1986.
21. Corley EA, Sutherland TM, Carlson WD: Genetic aspect of canine elbow dysplasia. J Am Vet Med Assoc 153:543, 1968.
22. Hayes HM, Selby LA, Wilson GP, Hohn RB: Epidemiologic observations of canine elbow disease. J Am Anim Hosp Assoc 14:449, 1979.
23. Nap RC: Pathophysiology and clinical aspects of canine elbow dysplasia. Proceedings of the 7th International Elbow Working Group Meeting, Constance, Germany, July 1, 1995.
24. Olsson SE: Osteochondritis dissecans in the dog. Proceedings of Annual Meeting of the American Animal Hospital Association 42:362, 1975.
25. Scharwz PD: Canine Elbow dysplasia. In Kirk's Current Veterinary Therapy XIII, Small Animal Practice. Bonagura JD (ed). Philadelphia: WB Saunders, 2000, p. 1004.
26. Van Sickle DC: A comparative study of the postnatal elbow development of the Greyhound and the German shepherd dog. J Am Vet Med Assoc 147(11):1650, 1965.
27. Guthrie S: Aetiopathogenesis of canine elbow osteochondrosis: a study of loose fragments removed at arthrotomy. Res Vet Sci 52:284, 1992.
28. Guthrie S, Vaughan LC: Post natal development of the canine elbow joint: a light and electron microscopical study. Res Vet Sci 52:67, 1992.
29. Preston CA, Schulz KS, Kass PH: In vitro determination of contact areas in the normal elbow joint of dogs. Am J Vet Res 61:1315, 2000.
30. Mason DR, Schulz KS, Fujita Y, et al.: In vitro force mapping of normal canine humeroradial and humeroulnar joints. Am J Vet Res 66:132, 2005.
31. Johnson JA, King GJW: Anatomy and biomechanics of the elbow. In Shoulder and Elbow Arthroplasty. Williams GR, Yamaguchi K, Ramsey ML, Galatz LM (eds). Philadelphia: Lippincott Williams & Wilkins, 2005, p. 279.

32. Kunzel W, Breit S, Probst A: The subchondral split line patterns of the medial coronoid process in canine ulnae. Anat Histol Embryol 33:339, 2004.
33. Bardet JF: Arthroscopy of the elbow in dogs. Part II: the cranial portals in the diagnosis and treatment of the lesions of the coronoid process. Vet Comp Orthop Traumatol 10:60, 1997.
34. Bardet JF, Bureau S: La fragmentation du processus coronoide chez le chien. Etude rétrospective de 83 coudes traités par ostéotomie ulnaire proximale de raccourcissement. Prat Med Chir Anim Comp 31:451, 1996.
35. Besancon MF, Schultz KS, Filipowicz DE, Johnson EG: Standing radiographs of the Canine Elbow. Proceedings Veterinary Orthopaedic Society, Keystone 2005; 22.
36. Olivieri M: Personal Communication, Sept. 2005.
37. Grondalen J: Arthrosis with special reference to the elbow joint of young rapidly growing dogs. A pathoanatomical investigation. Nord Vet Med 33:1, 1981.
38. Wind AP, Packard ME: Elbow incongruity and developmental diseases in the dog: Part II J Am Anim Hosp Assoc 22:725, 1986.
39. Thomson MJ, Robins GM: Osteochondrosis of the elbow: a review of the pathogenesis and a new approach to treatment. Aust Vet J 72(10):375, 1995.
40. Meyer-Lindenberg A, Langhann A, Fehr M, Nolte I: Prevalence of fragmented medial coronoid process of the ulna in lame adult dogs. Vet Rec 151:230, 2002.
41. Collins KE, Cross AR, Lewis DD, et al: A comparison of the radius of curvature of the ulnar trochlear notch of rottweiler and greyhound using three dimensional digitization. Vet Surg 28(5):389, 1999.
42. Grondalen J, Lingaas F: Arthrosis in the elbow joint of young rapidly growing dogs: a genetic investigation. J Small Anim Pract 32:460, 1991.
43. Swenson L, Audell L, Hedhammar A: Prevalence and inheritance of and selection for elbow arthrosis in Bernese mountain dogs and rottweiler in Sweden and benefit: cost analysis of a screening and control program. J Am Vet Med Assoc 210:215, 1997.
44. Grondalen J, Lingaas F: Arthrosis in the elbow joint among Rottweiler dogs. Results from investigations into hereditary disposition. Tijdschrift voor Diergeneeskunde 133: Supplement 1, 1988.
45. Guthrie S, Pidduck HG: Heritability of elbow osteochondritis within a closed population of dogs. J Small Anim Pract 31:93, 1990.
46. Maki K, Liinamo AE, Ojala M: Estimates of genetic parameters for hip and elbow dysplasia in Finnish Rottweilers. J Anim Sci 78:1141, 2000.

Doença de Legg-Calve-Perthes

Michael G. Conzemius e Peter Lotsikas

História

Em 1910, Legg, Calve e Perthes descreveram, independentemente, uma condição do quadril em crianças.[1-3] Calve pensou que a condição era causada por raquitismo.[2] Perthes achou que era relacionada com artrite degenerativa, provavelmente de natureza infecciosa.[3] Legg, porém, teorizou que a causa da condição seria uma interrupção da irrigação sanguínea da epífise femoral. Esta hipótese é paralela ao nosso entendimento atual da patogênese da doença.[1] De interesse histórico: Waldestrom descreveu um caso de tuberculose no quadril em 1909 que pode, na realidade, ter sido um caso de doença de Legg-Calve-Perthes (LCP).[4] Em 1935, a doença de LCP foi descrita pela primeira vez na literatura veterinária por Tutt.[5] Mais tarde, Spicer (1936), Schnelle 1937) e Moltzen-Nielsen (1938) descreveram a condição na literatura veterinária usando algum tipo de sinônimo de doença de LCP.[6] Os sinônimos comuns para esta condição são: necrose avascular da cabeça do fêmur, necrose asséptica, osteonecrose, coxa plaça, osteocondrite deformante juvenil e osteocondrose.

Patogênese

A principal característica histológica da doença de LCP, tanto em pessoas quanto em cães, é descrita como necrose isquêmica do centro de ossificação da cabeça femoral.[7] Ponseti et al. descreveram as observações histológicas, histoquímicas e ultraestruturais em espécimes de biopsia do aspecto lateral da cabeça e do colo femorais de crianças dom doença de LCP.[7] Eles relataram que abaixo da cartilagem normal existia cartilagem epifisária espessada contendo áreas de cartilagem hipercelular e fibrilar com vasos sanguíneos proeminentes.[7] O exame ultraestrutural dessas áreas revelou fibras colagenosas orientadas irregularmente e quantidade variável de grânulos de proteoglicanos. Em comparação com as áreas da cartilagem epifisária normal, as áreas hipercelulares sofriam de diminuição de proteoglicanos, glicoproteínas e colágeno.

Esses resultados sugerem que a doença poderia ser uma expressão localizada de uma desordem generalizada transiente da cartilagem epifisária, que é a responsável pelo atraso na maturação esquelética. O colapso da cabeça femoral provavelmente resulta de uma falha mecânica desta área necrótica, que se repara como uma matriz desorganizada de cartilagem epifisária com ossificação anormal. A grave deformidade da cabeça femoral é uma consequência do colapso daquela cartilagem de reparação, mecanicamente inferior. O que permanece obscuro é se as anormalidades da cartilagem epifisária são primárias ou secundárias aos eventos isquêmicos.[8]

No cão, três estágios histologicamente distintos da doença foram descritos: isquêmico, de reparação inicial e de reparação avançada.[9] O estágio isquêmico (necrótico) é caracterizado por lacunas osteocíticas vazias e ausência de medula óssea viável. Os condrócitos das cartilagens articular e fisária são histologicamente e ultraestruturalmente normais durante este estágio. As trabéculas metafisárias podem estar espessadas, mas o processo de ossificação endocondral geralmente não é interrompido.

No estágio de reparação inicial, a cartilagem articular desenvolve fendas e fissuras à medida que o osso subcondral começa a colapsar abaixo dela e a forma geral da cabeça femoral aparece achatada (coxa plana). O processo de reparação começa com revascularização na periferia da epífise. Tecido fibrovascular, composto de capilares, macrófagos, fibroblastos e histiócitos avança em direção ao centro, reabsorvendo os restos necróticos da medular e as trabéculas mortas. A cartilagem articular aparece espessada, especialmente na zona de calcificação e a cartilagem fisária é invadida por tecido de reparação fibrovascular.

No estágio de reparação avançada, a cartilagem articular torna-se marcadamente espessada, com fendas e dobras e toda a cabeça femoral parece aumentada com perda da forma esférica normal. Histologicamente, podem ser vistas áreas de absorção osteoclástica e extensiva neoformação óssea neste estágio. A doença é considerada irreversível neste ponto em virtude de o colapso e a reparação alterarem permanentemente o contorno da cabeça femoral. Ao final, desenvolve-se osteoartrose progressiva. A etiologia da isquemia e da subsequente fragmentação e reformação prolongada da cabeça femoral que ocorrem nesse distúrbio permanece desconhecida.[7]

Etiologia

Muitas teorias quanto à etiologia da doença de LCP têm sido propostas e reprovadas desde que a doença foi descrita no cão em 1935. Devido à doença afetar principalmente raças pequenas e *toy*, a hereditariedade e variações anatômicas em raças pequenas poderiam parecer fatores que contribuem para o desenvolvimento da doença clínica. De fato, Vasseur *et al.*[9] demonstraram que a doença de LCP era uma condição hereditária no Manchester terrier. Para entender o padrão exato da hereditariedade da doença de LCP é necessário que se façam investigações adicionais de pedigrees afetados. Intuitivamente, a condição é provavelmente hereditária em raças caninas similares. A informação que suporta essa afirmação é encontrada em um estudo em que é comparada a anatomia vascular do quadril de cães miniatura com a anatomia vascular de cães sem raça definida de tamanho normal.[10] Este estudo demonstrou uma distinta diferença entre os dois grupos no canal dos vasos retinaculares superiores. No cão miniatura, os vasos cursavam através de um colo raso e apareciam como uma ponte suspensa quando comparada com a profunda fossa do colo femoral no cão sem raça definida.[10] A consequência da diferença na irrigação sanguínea pode ser que seja tornar a cabeça umeral em cães miniatura mais suscetíveis ao comprometimento vascular ou insultos com traumatismo, sinovite, ou anormalidades vasculares.

Uma sugestão mais recente é de que a doença de LCP ocorra após infarto isquêmico, venoso ou arterial, da epífise capital femoral. O comprometimento vascular que leva à doença de LCP foi demonstrado experimentalmente em modelos animais por vários autores.[11-13] Distúrbios da coagulação como origem do infarto foram examinados tanto em seres humanos como em cães. Glueck *et al.*, em 1997, relataram evidências de trombocitose e hipofibrinólise secundárias a uma deficiência de proteínas C e S.[14] Contudo, outros investigadores não conseguiram reproduzir aqueles resultados.[13] O maior estudo que avaliou anormalidades na coagulação envolveu uma população de 139 crianças com doença de LCP na Irlanda do Norte. Das crianças afetadas pela condição, 38% tinham prolongação no tempo de tromboplastina parcial, comparado com 5,9% no grupo-controle de 220 crianças. Porém, não existiam diferenças significativas nos fatores antitrombóticos proteína C, proteína S, ou antitrombina (AT) III, ou resistência à proteína C ativada. Não foi demonstrada uma associação entre o tempo de tromboplastina parcial prolongado e uma deficiência de algum fator de coagulação.[13] Da mesma maneira, Brenig *et al.* não foram capazes de demonstrar nenhuma alteração nas atividades de proteína C, proteína S, proteína C ativada, fator II, fator V, fator VIII:C, ou AT III nas amostras de plasma de 18 cães com doença de LCP confirmada histologicamente.[15] A causa para o tempo de tromboplastina parcial ativada prolongado em alguns desses pacientes permanece desconhecida. O ácido desoxirribonucleico (DNA, do inglês *deoxyribonucleic acid*) genômico de 15 cães afetados com doença de LCP também foi avaliado quanto a mutações no gene da proteína C, não sendo encontradas mutações.[16]

Diagnóstico

Os pacientes geralmente são apresentados ao veterinário durante o primeiro ano de vida, com o proprietário queixando-se de que o cão tem uma claudicação. As raças em alto risco incluem os terriers, poodle *toys*, chihuahuas, Lhasa Apso, pinschers miniaturas, pugs e cães de outras raças *toy*.[17] Apesar de a doença de LCP em pessoas afetar mais frequentemente o sexo masculino, no cão não foi identificada uma predisposição por sexo. Dependendo do estágio da doença, a gravidade da claudicação pode variar de sutil à impossibilidade de apoiar o peso. Os sinais clínicos também podem variar se a doença for bilateral, o que, segundo os relatos publicados, pode ocorrer em 12% a 16% dos casos.[18,19] Os resultados do exame físico geralmente incluem claudicação, atrofia muscular e dor na extensão e abdução da articulação do quadril do membro(s) afetado(s). Considerando as raças afetadas com a doença de LCP, a luxação patelar medial também é um achado incidental comum.

A confirmação dos resultados dos exames pode ser feita usando a radiografia. Os resultados radiográficos dependem do estágio da doença (Figura 103.1). Os achados iniciais podem incluir evidências de um aumento na rádio-opacidade à medida que novo osso é depositado nas lacunas vazias. A progressão da doença inclui reabsorção do osso necrótico. A perda de osso é mais rápida do que a produção de osso nesse processo patológico e estará presente evidência de osteólise à medida que a doença progride. Ao começar colapsar, a cabeça femoral perde sua forma esférica e pode ser observado um aumento no espaço articular. Após o colapso, osteoartrite forma-se rapidamente e poderão ser observados osteófitos nas radiografias. Se estiverem presentes ambas a doença de LCP e um desvio medial da patela e se houver necessidade de identificar qual delas é a mais provável de estar causando os sinais clínicos, pode-se fazer uma cintigrafia nuclear. Empiricamente, a doença de LCP é quase sempre um contribuidor maior para a claudicação clínica do que

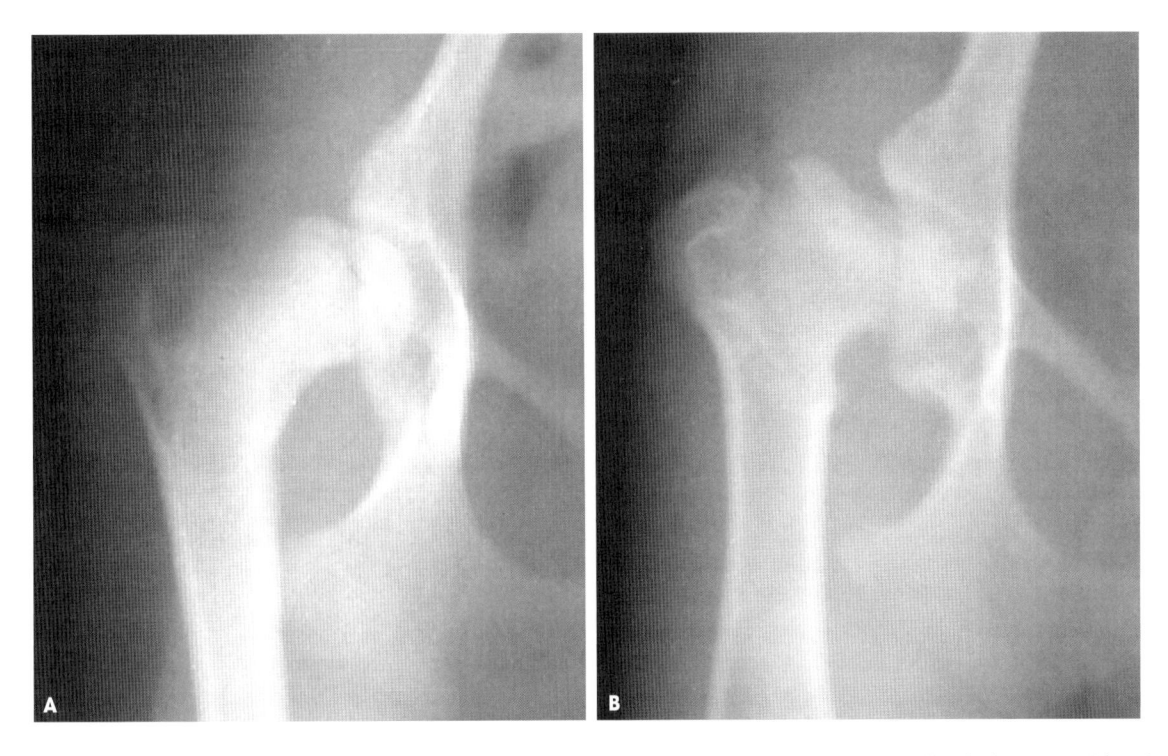

Figura 103.1 A. Radiografia do quadril em extensão de um cão Cairn terrier de 10 meses de idade com evidência de esclerose no colo do fêmur e colapso da cabeça do fêmur. **B.** A progressão radiográfica da doença é evidente quando o cão tem 14 meses de idade com colapso completo da cabeça do fêmur e osteoartrite grave.

a luxação patelar medial. Se houver questões quanto à etiologia dos resultados radiográficos, deve-se executar uma artrocentese com citologia e cultura. Todavia, devido à baixa frequência da artrite séptica idiopática no cão, isso raramente é necessário.

Tratamento

O manejo não cirúrgico consiste em restrição absoluta do exercício. Em um empenho para reforçar a restrição de exercício em um caso de doença de LCP unilateral pode-se aplicar uma imobilização suspensória para evitar que o animal apoie o peso sobre o membro. Os autores sugerem que se use uma imobilização de Robinson, mas foi relatado sucesso com o uso de uma imobilização de Ehmer em pelo menos um relato.[20] A duração da restrição do exercício varia, mas tem sido relatado que se o manejo cirúrgico tiver sucesso, ela geralmente dura mais que 2 meses.[18] Radiografias mensais devem ser feitas para acompanhar a progressão da doença e a imobilização do membro continuada até que ocorra resolução completa das áreas radiolucentes. Em um relato retrospectivo de cães diagnosticados com doença de LCP que foram tratados sem cirurgia, somente 25% tiveram resolução da claudicação.[18] É importante notar que, mesmo que o prognóstico com o tratamento não cirúrgico seja reservado, ele permanece uma primeira opção razoável (quando a progressão radiográfica da doença não mostra perda da natureza esférica da cabeça femoral), porque o tratamento cirúrgico se faz por meio de um procedimento de salvagem.

Um paciente que é apresentado com colapso da cabeça umeral e incongruência da articulação coxofemoral deve ser tratado cirurgicamente por excisão da cabeça e do colo do fêmur. Esse procedimento de salvagem pode ser feito simplesmente e é relativamente[18] barato, proporcionando um prognóstico melhor. Junggren relatou que 30 de 36 cães que tinham doença de LCP tratados com excisão da cabeça e do colo do fêmur tiveram resolução completa dos sinais clínicos.[18] Além disso, a vasta maioria desses cães (80%) recuperaram-se completamente em 2 meses após a cirurgia. Seguindo-se à excisão da cabeça e do colo femorais, o paciente deve ter restrição de exercício até a remoção da sutura (7 a 14 dias). Após este período, fisioterapia, incluindo compressas quentes e frias sobre a área, movimentação passiva da articulação e natação podem melhorar o número de cães que respondem favoravelmente ao tratamento. Vários sistemas de substituição total da articulação do quadril comercialmente disponíveis agora oferecem implantes miniaturas. Isto não é mais verdade. Pacientes que têm doença de LCP bilateral podem ser tratados com excisão da cabeça e do colo femorais bilateral e simultaneamente. Uma abordagem ventral ao quadril para a cirurgia bilateral pode reduzir a morbidade se o cirurgião estiver familiarizado com a técnica.

Referências bibliográficas

1. Legg A: An obscure affection of the hip joint. Boston Med Surg J 162:202, 1910.
2. Calve J: Sur une forme particuliere de pseudocoxalgie greffee sur des deformations characteristiques de l'extremite superieure du femur. Rev Surg 42:54, 1910.
3. Perthes G: Uber arthritis deformans juvenilis. Dtsch Z Chir 101:779, 1910.
4. Waldenstrom H: Der oobere Tuberculose Collumherd. Orthop Chir 24:487, 1909.
5. Tutt JFD: Tuberculosis of the hip joint in a cairn terrier. Vet Rec 47:428, 1935.
6. Nunamaker DM: Legg-Calve-Perthes disease. *In* Textbook of Small Animal Orthopedics. Philadelphia: JB Lippincott, 1985, pp. 949-952.
7. Ponseti IV, Maynard JA, Weinstein SL, et al: Legg-Calve-Perthes' disease. Histochemical and ultrastructural observations of the epiphyseal cartilage and physis. J Bone Joint Surg 65-A:797-807, 1983.
8. Mickelson MR: Legg-Calve-Perthes' disease in dogs: a comparison to human Legg-Calve-Perthes' disease. Clin Orthop 157:287, 1989.
9. Vasseur PB, Foley P, Stevenson S, Heitter D: Mode of inheritance of Perthes' disease in Manchester Terriers. Clin Orthop 244:281-92, 1989.
10. Fujikawa K: Comparative vascular anatomy of the hip of the miniature dog and of the normal-size mongrel. Kurume Med J 38(3):159-65, 1991.
11. Kemp HBS: Perthes' disease in rabbits and puppies. Clin Orthop 209:139-59, 1986.
12. Calvert PT, Kernohan JG, Sayers DCJ, et al: Effects of vascular occlusion on the femoral head in growing rabbits. Acta Orthop Scand 55:526-30, 1984.
13. Kealey WDC, Mayne EE, Mcdonald W, et al: The role of coagulation abnormalities in the development of Perthes' disease. J Bone Joint Surg (Br) 82-B:744-746, 2000.
14. Glueck CJ, Glueck DG, Freiberg R, et al: Protein C and S deficiency, thrombophilia, and hypofibrinolysis: Pathophysiologic causes of Legg-Perthes disease. Pediatr Res 35:383-8, 1994.
15. Brenig B, Leeb T, Jansen S, Kopp T: Analysis of blood clotting factor activities in canine Legg-Calve-Perthes' disease. J Vet Intern Med 13:570-3, 1999.
16. Leeb T, Kopp T, Deppe A, et al: Molecular characterization and chromosomal assignment of the canine protein C gene. Mamm Genome 10(2):134-9, 1999.
17. LaFond E, Breur GJ, Austin CC: Breed susceptibility for developmental orthopedic diseases in dogs. JAAHA 38:467-77, 2002.
18. Junggren GL: A comparative study of conservative and surgical treatment of Legg Perthes disease in the dog. JAAHA 2(1):6-10, 1966.
19. Lee R, Fry PD: Some observations on the occurrence of Legg-Calve-Perthes disease (coxa plana) in the dog, and an evaluation of excision arthroplasty as a method of treatment. J Small Anim Pract 10(5):309-317, 1969.
20. Gibson KL, Lewis DD, Pechman RD: Use of external coaptation for the treatment of avascular necrosis of the femoral head in a dog. JAVMA 198(7):868-70, 1990.

Patogênese da Displasia Coxofemoral

Dr. U. Krotscheck e Dr. T. Tohundter

A displasia coxofemoral (DCF) é uma das mais comuns queixas ortopédicas em cães. A gravidade dos sinais clínicos pode variar de claudicação ocasional a disfunção grave. Ela é uma complexa doença poligênica ou multifatorial que resulta em osteoartrite (OA) da articulação coxofemoral. Esta manifestação de desenvolvimento é herdada quantitativamente e se expressa clínica e morfologicamente em resposta a influências hereditárias e ambientais.[1-3]

Cães afetados com displasia coxofemoral parecem ter articulações coxofemorais normais ao nascer, mas a partir das primeiras semanas de vida, desenvolve-se uma frouxidão da articulação acompanhada por incongruência.[2,4-6] É postulado que a lassidão articular inicial leva à subluxação subsequente da articulação coxofemoral quando submetida ao peso do animal, causando tensão da cápsula articular. Este traumatismo é seguido por espessamento da cápsula articular e formação de osteofitose e entesiofitose.[7] A etiologia que está por trás da lassidão articular é desconhecida.

Neste capítulo nós proporcionamos uma visão geral da etiologia e a patogênese da displasia coxofemoral canina, discutimos as causas genéticas e ambientais propostas para a doença e discutimos a investigação da coxofemoral por meio da radiografia.

Etiologia

Historicamente, a DCF tem sido caracterizada pelos seguintes fatores: lassidão articular;[8-11] anormalidades da musculatura pélvica;[12] fatores condro-ósseos, como o atraso da ossificação da cabeça do fêmur;[13-15] alteração da composição da condroepífise[16] e incongruência entre o acetábulo e a cabeça do fêmur, resultando em subluxação dorsolateral.[17,18] Quais destes é o fator iniciador ainda é desconhecido. Hoje, duas amplas etiologias são propostas: lassidão da coxofemoral e progressão anormal da ossificação endocondral em múltiplas articulações. Estas duas causas não são mutuamente exclusivas pois ambas podem resultar em um meio mecânico anormal na coxofemoral que, por sua vez, resulta em OA.

Tanto a cápsula articular da coxofemoral quanto a conformação condro-óssea da articulação coxofemoral são contribuidores importante para a estabilidade da articulação quando ela é submetida à carga. Portanto, devem ser levadas em consideração quando se busca por uma etiologia subjacente da frouxidão da articulação. O ligamento redondo da cabeça femoral pode ser a estrutura de suporte mais importante da articulação coxofemoral em cães com até 1 mês de idade,[7] após o que a cápsula articular assume essa função. A cápsula articular origina-se na borda lateral do acetábulo e insere-se no colo femoral. A resistência da cápsula é predominantemente devida ao seu conteúdo em colágeno fibrilar e à organização deste, enquanto sua complacência deve-se ao compósito de colágeno da matriz extracelular, proteoglicano, água e elastina.[19-23] À medida que a idade aumenta, as ligações cruzadas no colágeno e o conteúdo de colágeno aumentam,[24] contribuindo para a resistência e firmeza da cápsula articular. Após a aplicação de carga à cápsula de uma articulação coxofemoral normal ela retorna à sua configuração original quando a carga é removida. Na cápsula com lassidão a curva de estresse-tensão é desviada para a direita quando comparada com a cápsula normal, resultando em deformação maior para um estresse equivalente aplicado a uma cápsula normal.[25] Como resultado, a cabeça femoral pode sofrer translação lateral em relação ao acetábulo, um movimento que prejudica a integridade da cartilagem articular. Esta translação dorsal e lateral pode ser observada no estado passivo na posição dorsolateral subluxada. O derrame articular também pode causar a frouxidão da articulação coxofemoral.[17,26]

A cápsula das articulações coxofemorais displásicas contém uma proporção maior de colágeno tipo III para colágeno tipo I em comparação com as coxofemorais de Greyhounds normais.[27,28] Não se sabe se isto se deve à imaturidade do tecido, à lesão,[29,30] ao desequilíbrio endócrino,[31] ou a uma anormalidade genética. Esses resultados poderiam ser explicados por uma lesão capsular;[32] o colágeno tipo III é aumentado após lesão tecidual e os cães nesse relato eram adultos e alguns tinham sido referidos para substituição total da articulação coxofemoral. Isto indica que tinham OA avançada.[28] Foi usada microscopia eletrônica de transmissão para comparar as cápsulas articulares de um cão com instabilidade da coxofemoral (índice de distração de 0,8) com um sem instabilidade articular (índice de distração de 0,4). Um grupo heterogêneo de fibrilas de colágeno foi encontrado no cão com lassidão articular e fibrilas homogêneas no cão sem a lassidão. Essas mesmas diferenças estruturais em fibrilas de colágeno do ligamento da cabeça femoral foram observadas nos mesmos Labradores retrievers com as coxofemorais frouxas e coxofemorais normais. Não foi definido se a frouxidão capsular precedia ou se era coincidente com sinovite, mas ela é considerada um precursor e um fator de risco para o desenvolvimento de OA.[6,20,33] A luxação coxofemoral dorsolateral não pode desenvolver-se sem que haja frouxidão passiva da coxofemoral.[17] Cães displásicos têm ligamentos redondos da cabeça do fêmur anormais. Foi demonstrado inicialmente que, em filhotes jovens com OA moderada a grave, o volume desse ligamento é maior.[34] Um estudo mais recente comparando o volume do ligamento redondo da cabeça femoral e o grau de OA radiográfica em Pastores alemães adultos demonstrou que não existem diferenças entre o volume do ligamento da cabeça femoral de articulações normais daquelas com OA apenas "leve" (acetábulo raso/atenuação acentuada da borda dorsal, margem acetabular moderadamente osteofítica, cabeça femoral arredondada e osteofitose mínima no colo femoral).[35] Existe uma correlação inversa entre a gravidade da OA radiográfica e o volume do ligamento redondo da cabeça do fêmur.[35]

A segunda categoria etiológica ampla da DCF é uma anormalidade na ossificação endocondral. A articulação coxofemoral em desenvolvimento é composta de duas superfícies que se articulam: a condroepífise capital femoral proximal (incluindo o complexo epifisário articular, a região onde aparece o centro de ossificação secundário e a placa de crescimento) e o acetábulo (Figura 104.1).

No acetábulo em desenvolvimento há quatro *anlagen* que dão origem ao ílio, ísquio, púbis e osso acetabular, todos contribuindo para a formação do acetábulo maduro. Cada *anlage* tem um centro de ossificação primário e uma placa de crescimento que resultam no crescimento de cada *anlage* em direção divergente do centro do acetábulo. O ílio, ísquio e púbis, todos têm uma epífise comum, no centro da qual aparece o centro de ossificação primário do acetábulo. À medida que a mineralização progride, os centros de crescimento se localizam na taça acetabular. Isto forma o aspecto de Y invertido em uma visão lateral, chamada placa de crescimento trirradiada. O *anlage* do acetábulo se ossifica entre os dois braços ventrais dessa placa de crescimento e um segundo centro de ossificação se desenvolve na epífise comum antes do fechamento da placa de crescimento trirradiada. Esta placa de crescimento fecha-se, radiograficamente dos 4 aos 5 meses em cães de raças de tamanho médio a grande, enquanto a placa de crescimento fisária capital femoral fecha-se entre 9 e 11 meses de idade. Este fechamento é atrasado em coxofemorais displásicas.[15] Para que ocorra a formação e conformação normal da articulação coxofemoral, é necessário que haja contato, carga e congruência apropriados entre a cabeça femoral e o acetábulo. Isto é demonstrado pelo sucesso dos arreios pélvicos usados para o tratamento das articulações coxofemorais em seres humanos. Na DCF este contato é interrompido.

Cães com predisposição genética para DCF têm articulações coxofemorais normais ao nascer, mas este quadro se altera já nas primeiras semanas de vida. Não se sabe se a lassidão precede a desconformidade óssea ou vice-versa. À medida que a articulação coxofemoral amadurece, os centros de ossificação secundários e as

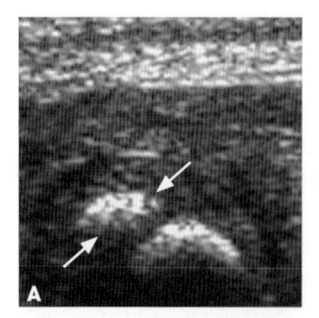

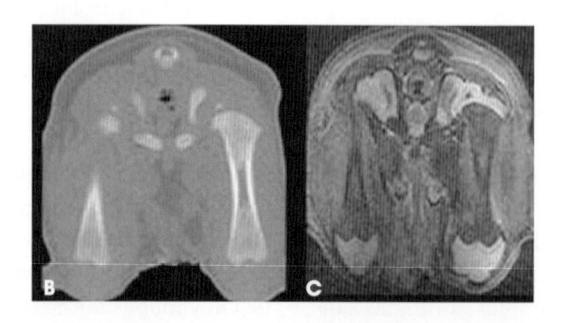

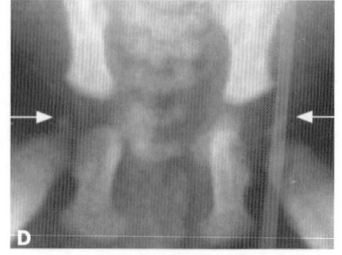

Figura 104.1 A. Imagem de ultrassonografia do centro de ossificação secundário na cabeça femoral de um filhote de cão no período neonatal. **B.** Imagem de tomografia computadorizada da pelve de um filhote de cão com 2 semanas de idade. **C.** Uma imagem de ressonância magnética da pelve e do fêmur de um filhote de cão com 2 semanas de idade em subluxação dorsolateral. **D.** Uma radiografia ventrodorsal da pelve de um filhote de cão com 2 semanas de idade. As setas mostram o centro de ossificação secundário nas cabeças femorais. (Cortesia de WS Vanden Burg Foels, Bioengineering, Cornell University.)

placas de crescimento da cabeça femoral e acetabular tornam-se histologicamente aparentes e podem ser vistas por ultrassonografia diagnóstica, por radiografias, por tomografia computadorizada e por imagens de ressonância magnética (Figura 104.1). Qualquer deslocamento da cabeça femoral afeta a direção, magnitude e distribuição da força resultante sobre a cabeça femoral,[36] levando a um atraso no desenvolvimento da borda acetabular craniodorsal.[37] A ossificação condroepifisária da cabeça femoral ocorre mais tarde em coxofemorais displásicas do que em coxofemorais normais.[13,15] É provável que este estágio de desenvolvimento neonatal inicial seja o tempo crítico no desenvolvimento da coxofemoral, quando mesmo uma pequena perturbação no ambiente mecânico e na expressão genética resulta em efeitos detrimentosos a longo termo.[38] Imagens seriais neste estágio de desenvolvimento inicial podem ter a chave para o diagnóstico precoce da DCF.

Epidemiologia e patogênese

A prevalência da displasia coxofemoral em cães em um hospital de ensino nos EUA foi de 19,7% em cães de raça pura e de 17,7% em cães de raças mistas. Não houve diferença significante na prevalência de DCF entre sexos ou entre cães de raça pura e cães de raças mistas.[39] As quatro primeiras raças apresentadas em um hospital de ensino veterinário que foram relatadas como tendo risco aumentado para DCF, em comparação com raças mistas, foram o Bernese mountains dog, German wirehaired pointer, Kuvasz e Newfoundland.[40] A displasia coxofemoral afeta cães de todas as raças, mas é clinicamente mais comum em cães de raças grandes.[41-46] A prevalência de DCF nas raças varia de 1% a 75%, como estimado pela OFA (http://www.offa.org/hipstat-breed.html). A estimativa pode ser baixa pois é mais provável que mais radiografias de cães normais sejam enviadas para certificação do que radiografias de cães displásicos, causando, assim, um viés no banco de dados.

A idade do cão no momento da detecção clínica da DCF varia dependendo da gravidade da doença e da acuidade do proprietário. Cães displásicos frequentemente desenvolvem anormalidades na marcha e/ou claudicação durante o crescimento (entre 3 e 8 meses de idade). O exame por palpação e radiografias podem revelar subluxação das articulações coxofemorais. Sinovite, espessamento da cápsula articular e lesão da cartilagem articular já estarão uniformemente presentes quando for detectada a subluxação. As características das alterações na cartilagem e nos tecidos moles características de OA em coxofemorais displásicas foram definidas.[47,48] A lesão cartilaginosa inicial ocorre na periferia da fóvea, sugerindo que um direcionamento anormal da magnitude da carga aplicada tenha resultado em aumento no estresse focal nessa área.[47,49] O resultado é dor articular, degeneração da cartilagem articular e remodelagem óssea características de OA (Figura 104.2). À medida que a carga do peso corporal aplicada anormalmente continua a causar excesso de desgaste da cartilagem articular, o osso subjacente também é danificado, possivelmente causando microfraturas dolorosas e esclerose. Em cães jovens, as lesões da cartilagem em torno da fóvea são acompanhadas por aumento na densidade óssea subcondral e na cabeça femoral.[50] À medida que o animal envelhece, a lassidão da articulação diminui com a fibrose da cápsula articular e o derrame sinovial se resolve.

A osteoartrite permanece e é uma condição crônica debilitante caracterizada por perda de cartilagem articular, fibrose, remodelagem óssea e eventual perda de função. Evidências radiográficas de OA podem ser clinicamente evidentes desde os 5 a 9 meses de idade em alguns cães, enquanto em outros elas não são evidentes até 2 anos de idade, ou mais tarde.[51] As alterações iniciais de OA, como sinovite, rompimentos parciais ou completos do ligamento da cabeça femoral e anormalidades parciais ou que atingem a espessura total da cartilagem articular, não podem ser detectadas radiograficamente (Figura 104.2).[5,52,53] Usando-se a artroscopia para avaliar direta e macroscopicamente a articulação coxofemoral em cães submetidos à osteotomia tripla da pelve, somente 50% dos cães com lesões artroscópicas Grau 2 a 3 (fibrilação e fissuração profunda da superfície da cartilagem articular, respectivamente) tinham evidências radiográficas de OA na exposição com a coxofemoral estendida.[52]

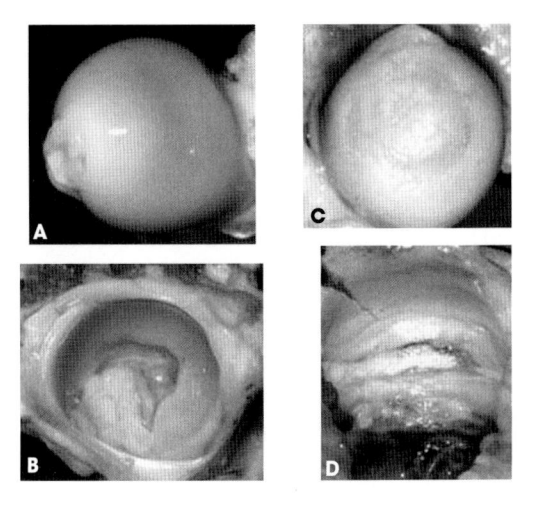

Figura 104.2 A. Superfície dorsal de uma cabeça femoral normal de um cão. **B.** Aspecto lateral do acetábulo normal de um cão. **C.** Superfície medial da cabeça femoral de um cão com 18 meses de idade com erosão de toda a espessura da cartilagem articular e perda do ligamento redondo da cabeça femoral. **D.** Aspecto lateral do acetábulo do mesmo cão de (C) com OA secundária por displasia coxofemoral.

Genética

Dois fatores principais são associados ao desenvolvimento de DCF: genética e meio ambiente. O fenótipo de um cão é o resultado de uma complexa interação do genótipo e do meio ambiente ao qual ele é exposto.[18,37,54-56]

A displasia coxofemoral canina é considerada uma doença hereditária quantitativamente, complexa, poligênica ou multifatorial, que resulta em OA da coxofemoral. Traços genéticos herdáveis quantitativamente variam como um *continuum*, de um indivíduo para outro e são influenciados por dois ou mais genes, adicionalmente a fatores ambientais.[18] A correlação fenotípica e a genética da população é moderada e positiva (0,24).[57] e os sinais de subluxação revelam as maiores estimativas de hereditariedade.[58] Todas as raças maiores têm uma tendência hereditária para a DCF e OA da articulação coxofemoral, ainda assim muitos cães geneticamente suscetíveis não exibem o fenótipo clínico.[46] A estimativa de hereditariedade (h^2) da DCF varia entre autores e a população em estudo. Com base em estudos de triagem radiográfica, a estimativa de herdabilidade para DCF varia de 0,1 a 0,68.[41,45,46,55,57-62] O efeito maternal é aditivo [h_m^2 (efeito genético maternal aditivo) = 0,1 ± 0,02],[60] o escore coxofemoral da mãe e do pai têm um efeito significativo nos escores de conformação da progênie.[63] Não existe diferença significativa nos escores de conformação da progênie entre sexos,[63] nem entre raças puras e raças mistas.[39] Quanto maior for a estimativa de hereditariedade, mais provável é que nós façamos melhorias fenotípicas usando programas de cruzamento seletivos.

Tem sido obtida melhorara no fenótipo pelo uso de seleção genética em populações controladas como a de Seeing Eye Inc., Morristown, NJ, combinando informações fenotípicas individuais com informações dos pais e dos filhotes para se obter valores de acasalamento estimados.[55] Uma das maiores melhorias genéticas relatadas foi aquela de um desvio padrão durante um período de 10 anos na Finlândia.[57] Programas de triagem por registros abertos como os conduzidos na Suécia resultaram em melhorias na qualidade da coxofemoral,[62] mas em outros países[44,,64-66] a melhoria nos fenótipos tem sido mínima. Uma vez que a DCF tem um modo poligênico de herança, as tentativas futuras de controlar a doença usando testes baseados em apenas um marcador genético não serão imediatas,[67] a não ser que exista um *locus* contribuinte importante e fosse demonstrado que mutações naqueles *locus* tenham que estar presentes para que a DCF se expresse. Em nosso nível de conhecimento atual da sua genética molecular, isto parece improvável.

O padrão de hereditariedade indica que a DCF é controlada por vários genes localizados em *loci* de traços quantitativos (QTL, do inglês *quantitative trait loci*) e a expressão dos quais é influenciada por fatores ambientais. Os QTL indutivos ou protetivos que controlam a expressão da OA da coxofemoral podem existir independentemente daqueles que controlam o fenótipo displásico.[68,69] Algumas raças de cães parecem exibir diferentes suscetibilidades à DCF com base em seus índices de distração e podem tolerar mais a frouxidão da coxofemoral do que outras raças.[70,71] Algumas raças podem desenvolver OA da coxofemoral detectável radiograficamente como resultado de DCF mais rapidamente que outras raças.[70] Um importante *locus* contribuidor para a DCF foi implicado em Pastores alemães, Golden retrievers, Labrador retrievers, Rottweilers e cruzas Greyhound-Labrador displásicos com base em modelos estatísticos.[55,72,73] Usando-se Portuguese water dogs, para identificar o QTL que regula a DCF, dois QTL separados foram encontrados, ambos no cromossomo 1 separados por 95 Mb, um associado ao ângulo de Norberg de cada coxofemoral e contribuindo em até 16% da variância fenotípica. Pensa-se que um *locus* importante contribua com 20% da variância fenotípica de maneira que os resultados da genética molecular e a genética da população estão atualmente em conflito.[74] É interessante notar que qualquer assimetria na subluxação observada em radiografias da articulação coxofemoral estendida não é hereditária.[74] Alelos contribuindo para um traço complexo como a DCF pode ser dominante ou aditivo. A magnitude de seu efeito é independente de seu modo de hereditariedade.[75]

Ambiente

Muitos fatores não genéticos e/ou ambientais influenciam o desenvolvimento e a gravidade da displasia coxofemoral em cães geneticamente predispostos. Nem um desses foi demonstrado capaz de causar DCF em cães que não tenham a predisposição genética. Fatores como tamanho corporal, velocidade de crescimento, a estação do ano ao nascer, nutrição, ânion *gap* dietético, influências endócrinas *in utero* e massa muscular são considerados capazes de influenciar o desenvolvimento e os sinais clínicos da DCF.[18,33] Ingestão calórica alta, ingestão proteica em demasia, excesso de ingestão de cálcio, velocidade de crescimento rápida, falta de exercício excessivo, todas resultam em aumento na gravidade da DCF.[18,37,54,55]

Efeitos maternais/ninhadas

Hormônios e peptídios promotores do crescimento, como insulina, cortisol, fator de crescimento epidermal, fator de crescimento semelhante à insulina (IGF, do inglês *insulin-like growth factor*), peptídio relacionado com hormônio da paratireoide, relaxina, estrógeno e precursores de estrógeno, estão presentes no colostro e no leite caninos.[76,77] Esses peptídios, absorvidos pelo trato gastrintestinal, particularmente no período pós-natal inicial,[78] têm a habilidade de influenciar o metabolismo do tecido conjuntivo, especialmente o dos tecidos geneticamente suscetíveis. Relaxina, estrógeno e precursores de estrógeno são abundantes no leite de Labradores retrievers.[31] A relaxina persiste no soro de cadelas Labrador retrievers displásicas durante toda a lactação, mas é detectável somente durante as primeiras 1 a 2 semanas de lactação em cadelas não displásicas. A relaxina é um potente indutor de metaloproteinases neutras da matriz 1 (colagenase 1) e 3 (estromelisina 1) e da expressão do ativador de plasminogênio. Essas enzimas ativadas degradam a matriz extracelular e, portanto, afetam a estrutura e o metabolismo da cápsula articular e dos ligamentos. A atividade local da relaxina em tecidos preparados pelo estrogênio pode contribuir para a lassidão capsular e ligamentosa associada à DCF. O estrogênio sérico total é similar em filhotes nascidos de cruzamentos normais e displásicos, mas testosterona foi detectada somente no leite de cadelas Labrador retrievers displásicas e 17β-estradiol apareceu somente no soro de filhotes nascidos de cruzamentos displásicos. Injeções de inibidor da aromatase (que evita a conversão de testosterona em 17β-estradiol) em filhotes desde o nascimento durante a lactação reduziram significativamente a lassidão articular na maturidade em Labradores retrievers de cruzamentos displásicos.[79] A administração repetitiva de estrogênio durante o período de crescimento pode induzir DCF.[2,80]

Foi relatado que o efeito da ninhada contribui em 4% na variação fenotípica. Esta porcentagem inclui todos os efeitos genéticos e ambientais comuns a membros da mesma ninhada, mas também contém o efeito da raça.[57] Portanto, parece que o efeito maternal é quase desprezível (1,5%).[57,61]

O consumo abundante de comida diminui o tempo para o primeiro aparecimento e aumenta a gravidade da DCF.[34] Embora a alimentação excessiva por si não cause DCF, ela maximiza a expressão do traço em indivíduos geneticamente suscetíveis. A frequência e a gravidade da DCF e OA concomitante em coxofemorais afetadas foram grandemente reduzidas em Labrador retrievers ao limitar o consumo de comida em 25% do consumo de companheiros de ninhada controles, que foram alimentados *ad libitum*.[81-83] A redução da comida resultou em uma redução de 67% de DCF aos 2 anos de idade[83] e reduziu substancialmente a prevalência e a gravidade da OA na articulação coxofemoral aos 5 anos de idade.[82] Os cães na dieta restrita tiveram significativamente menos OA nas coxofemorais, nos ombros e nas vértebras lombares quando mantidos nessa dieta.[81] Um estudo mostrou que a massa corporal ao nascer é um importante fator determinante da idade de começo da ossificação da cabeça femoral e também da lassidão da articulação imatura, com cães de massa corporal maior tendo menor cobertura da cabeça femoral.[38] O mecanismo de operação desses efeitos nutricionais permanece desconhecido, mas pode ser explicado por mecânica (a maximização do crescimento possibilita a aplicação de uma carga máxima em coxofemorais suscetíveis), ou pelo efeito de componentes nutricionais na expressão genética local. O peso corporal menor (i. e., alimentação restrita) atrasa o começo e limita a gravidade dos sinais radiográficos de OA.[81-83] A nutrição perinatal pode ter efeitos a longo prazo no metabolismo. A alimentação por mamadeira comparada com a alimentação na mama em filhotes predispostos à DCF após operação cesariana resultou em diminuição da taxa de crescimento e uma baixa incidência da manifestação genética. A alimentação *ad libitum* de Great Danes induziu a expressão de vários manifestações ortopédicas indesejáveis, incluindo a DCF quando comparada com cães sob alimentação restrita.[43] Também foi sugerido que o exercício excessivo em cães com muita lassidão articular predispõe a causar ou piorar a DCF, mas não existe suficiente evidência científica para suportar essa impressão.[84]

Além da redução da ingestão de alimentos, o único tratamento que foi demonstrado reduzir significativamente a expressão da OA e da DCF foi a administração sistêmica de glicosaminoglicanos polissulfatados a Labradores retriever suscetíveis à displasia com 6 semanas a 8 meses de idade.[85] Os glicosaminoglicanos polissulfatados são inibidores da atividade das metaloproteinases neutras da matriz e também reduzem significativamente o relaxamento da sínfise púbica em porquinhos-da-índia pré-estimulados com estrógenos.[86]

Muitos estudos em grande escala têm tentado avaliar os fatores ambientais que afetam a incidência da expressão de DCF. Em um estudo em Rottweilers na Finlândia (n=2764), os efeitos ambientais que influenciavam a DCF foram idade (quanto mais velho for o cão, piores são as condições), o ano do nascimento (1998, melhor; 1995, pior), o ano do nascimento *versus* a interação sazonal (a estação do ano por si não foi um fator como em outros estudos),[45,59,61] e a experiência do veterinário radiografando o cão (mas sem uma tendência clara e com pequenas diferenças entre as classes).[57] Em um estudo mais recente de British Labrador retrievers e Gordon Setters, os escores coxofemorais médios de cães nascidos entre junho e outubro foram menores do que aqueles cães nascidos durante o restante do ano. Estes resultados foram similares aos de Hanssen, 1991 e Olerth *et al.*, 2001.[87] Uma hipótese para esse efeito é que cães nascidos durante a estação mais quente podem exercitar-se sobre um solo macio, criando uma musculatura de suporte e evitando a displasia coxofemoral.[88] Muitos outros fatores provavelmente influenciam os resultados, segundo a estação do nascimento. A massa corporal ao nascer foi um significante previsor da idade em que começa a ossificação capital proximal (quanto maior a massa, mais cedo é o começo) e da subluxação da cabeça do fêmur (quanto maior o peso ao nascer, menor é a cobertura da cabeça femoral na posição de luxação dorsolateral).[38]

Os resultados de estudos são conflitantes ao tentar determinar se o gênero influencia a expressão de DCF. Foram relatadas incidência aumentada em fêmeas,[1,62] em machos[59] e distribuição igual em ambos os sexos.[71,89] Portanto, não se sabe se a influência do sexo é uma expressão direta dos genes nos cromossomas sexuais ou é um resultado de efeitos secundários do sexo (hormônios, peso).[62] O ciclo estral de um cão não tem efeito significativo na lassidão da coxofemoral medida pelo índice de distração.[90]

Diagnóstico

Cães com DCF apresentam-se muito comumente em 2 idades diferentes: como filhotes, aos 5 a 9 meses de idade e como adultos maduros. Cães tão jovens quanto 16 semanas de idade com lassidão da articulação do quadril medida pelo índice de distração não estão sob risco de desenvolver OA.[71] Os achados mais comuns no exame físico em cães jovens com DCF são desconforto na extensão ou abdução da coxofemoral e/ou um sinal de Ortolani positivo. Em cães com 6 meses de idade, o ângulo de redução é repetível, sugerindo que ele poderia ser usado por múltiplos examinadores com resultados comparáveis e consistentes.[91] Pensa-se que um sinal de Ortolani positivo seja um fator de risco para o desenvolvimento de OA mais tarde na vida. Mas a significância de sua presença ou ausência a longo prazo ainda não foi examinada.[49] À medida que o cão envelhece, aqueles com claudicação subclínica secundária à OA da coxofemoral vão compensar alterando seu peso entre os pares diagonais de pernas durante o trote, em vez de no interior delas.[92] À medida que a dor da OA crônica aumenta, os efeitos são mais bem julgados por um proprietário ou uma pessoa familiar com o cão após receber treinamento quanto aos sinais clínicos desta doença.[93]

Prevenção e radiografias

A radiografia é a ferramenta mais comumente usada para o diagnóstico de DCF, mas também tem grande utilidade em determinar a probabilidade de desenvolvimento de DCF em filhotes. Várias técnicas radiográficas têm sido pesquisadas extensivamente para determinar sua sensibilidade e especificidade em determinar se o cão examinado vai desenvolver evidências radiográficas, clínicas ou histopatológicas de DCF. O problema com todas as técnicas radiográficas é que o fenótipo do cão não é uma garantia de seu genótipo. Muito da informação publicada é conflitante ou não comparável devido aos diferentes cenários e objetivos dos estudos. Nós faremos uma revisão geral das diferentes técnicas radiográficas e das indicações para elas.

Têm sido relatados vários sinais radiográficos que ocorrem precocemente na DCF. A subluxação da cabeça do fêmur e o atraso no desenvolvimento da borda acetabular, vistos a partir dos 2 meses e até 9 meses de idade, foram relatados em 1973,[37] e o atraso na ossificação da cabeça femoral foi relatado como sendo o previsor radiográfico mais precoce da DCF com base em uma população.[13,15] Mais tarde, as alterações de OA secundárias à DCF incluem esclerose subcondral, osteofitose, deformidade da articulação, alterações proliferativas e líticas nas junções da cápsula articular e dos ligamentos de suporte e corpos intra-articulares.[94-96] A OA radiográfica pode tornar-se aparente dos 5 a 9 meses de idade, mas em alguns casos não são evidentes até pelo menos 24 meses de idade, ou mais tarde.[51]

Todos os testes radiográficos disponíveis são considerados imprecisos quando feitos aos 4 meses de idade ou antes, mais provavelmente devido à ossificação endocondral em andamento e à dificuldade inerente de se fazer imagens da cartilagem com as técnicas radiográficas padrão.[9,11,15,97] Os métodos diagnósticos são mais acurados aos 8 meses de idade ou[9,11,15,97,98] quando as articulações coxofemorais estiverem maduras após completado o período de crescimento rápido.[99] Ao avaliar radiograficamente qualquer cão para DCF, deve-se ter em mente que nem todos os cães com subluxação radiográfica desenvolverão evidências radiográficas de OA aos 2 anos de idade.[97]

Radiografia da coxofemoral estendida

A radiografia da coxofemoral estendida (EHR, do inglês *extended-hip radiograph*) é frequentemente usada com o objetivo de triagem para DCF (Figura 104.3). Ela é feita com o cão em decúbito dorsal, geralmente sob sedação profunda. Os fêmures são puxados paralelamente ao tampo da mesa e paralelos entre si e os joelhos estendidos e rotados internamente de tal maneira que as patelas apareçam centradas sobre os sulcos trocleares. A Orthopedic Foundation for Animal (OFA, www.offa.org) usa esta incidência para graduar a DCF. A imagem radiográfica possibilita determinação da presença de OA, sua gravidade e de certos graus de subluxação. Usando a EHR, avaliações feitas antes dos 2 anos de idade são consideradas preliminares porque cães mais jovens pouco afetados podem não ter evidências de subluxação quando radiografados na posição estendida.[11,33] Os resultados obtidos com EHR feita aos 8 meses de idade sugerem que a força da técnica está em sua especificidade.[98] É

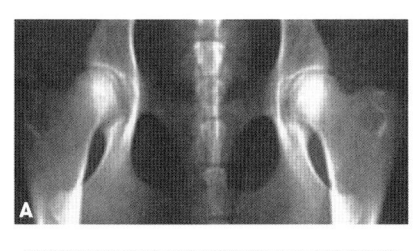

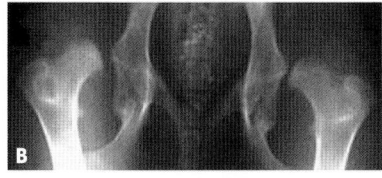

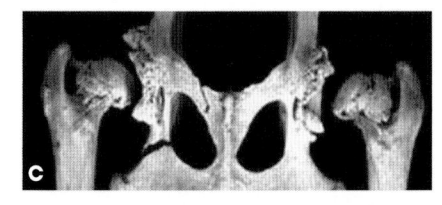

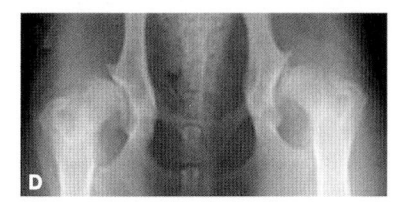

Figura 104.3 A. Radiografia ventrodorsal da pelve de um cão com boa conformação das articulações coxofemorais. **B.** Radiografia ventrodorsal da pelve de um cão com grave displasia coxofemoral. **C.** Coxofemorais extraídas de um cão idoso com remodelação grave das coxofemorais característica de OA que acontece em uma coxofemoral displásica. **D.** Radiografia ventrodorsal da pelve de um cão com OA da coxofemoral secundária à displasia coxofemoral.

aceito comumente que o método de graduação para a coxofemoral da OFA é o mais específico (96%),[53] mas ele subestima a suscetibilidade para a DCF.[100] Smith et al. (1995) descobriram que o ângulo de Norberg, obtido por meio de NHR, não é um fator de risco significante para a OA radiográfica subsequente da coxofemoral.[71]

Um achado na EHR que demonstrou valor preditivo para o desenvolvimento posterior de OA é a presença do osteófito curvilíneo caudolateral (CCO, do inglês *caudolateral curvilinear osteophyte*). Identificado pela primeira vez em 1961, ele aparece na inserção da cápsula articular no colo femoral.[101] A importância de seu aparecimento foi questionada,[7,96,102-104] pois ele frequentemente está presente sem nenhuma outra evidência de OA, o que motivou o questionamento de seu uso como indicador de que OA se desenvolverá mais tarde.[84] Ele deve ser diferenciado do que tem sido denominado "linha do filhote", que se assemelha ao CCO, mas que se pensa não ser patológico.[84] A linha do filhote é encontrada em cães de até aproximadamente 18 meses de idade e ou desaparece ou se transforma em CCO.[105] Não existe relação estatística entre a linha do filhote e o desenvolvimento posterior de OA. A hipótese original foi que o CCO se desenvolve secundariamente ao aumento no estresse na inserção da cápsula articular em cães com lassidão grave.[96] Outros estudos demonstraram, em Labradores retrievers, que existe uma relação entre o CCO e o desenvolvimento subsequente de OA. Cães com CCO têm probabilidade 3,7 vezes maior de desenvolver OA radiologicamente evidente do que aqueles sem CCO.[105] O CCO foi o primeiro sinal radiográfico em 76% dos cães que mais tarde desenvolveram OA radiográfica; e 95% dos cães com OA histopatológica tinham CCO.[105] Outro estudo mostrou que cães com CCO têm probabilidade 7,9 vezes maior de ter OA radiográfica do que aqueles sem CCO. O índice de distração, o peso e a idade do animal são fatores de risco significantes para o CCO,[84] mas esta relação contemporânea não prevê o desenvolvimento final de OA. Ao avaliar o CCO em relação com o grupo de alimentação (grupo-controle alimentado *ad libitum* e grupo com alimentação restrita), encontrou-se que 100% dos cães controle com um CCO e 55% dos cães com alimentação restrita com um CCO desenvolveram, mais tarde, OA radiográfica.[105] Independentemente do grupo de alimentação, os cães com uma linha do filhote não tinham probabilidade maior de desenvolver OA ou um CCO do que os cães sem uma linha do filhote. A dieta não influenciou a frequência de CCO, somente o tempo de aparecimento do CCO. Isto pode sugerir que o CCO é um marcador radiográfico mais sensível para a suscetibilidade para OA e que não é confundido por fatores ambientais como a alimentação restrita.[105]

Índice de distração (PennHip) e escore de subluxação dorsolateral

O índice de distração (DI, do inglês *distraction index*) (Figura 104.4A) e o escore de subluxação dorsolateral (DLS, do inglês *dorsolateral subluxation score*) (Figura 104.4B) avaliam a lassidão da articulação coxofemoral. O DI é também medido em decúbito dorsal. Para a radiografia para o DI, as coxofemorais são flexionadas de maneira que a patela aponte para o teto. Um dispositivo feito sob medida é colocado sobre as articulações coxofemorais entre os fêmures e forçam-se os joelhos para dentro para determinar a quantidade de lassidão presente na articulação coxofemoral. O DI é calculado entre essas imagens radiográficas e é usado para predizer a probabilidade de desenvolvimento de DCF. Curvas de regressão logísticas individuais podem ser estabelecidas para cada raça para relacionar o DI à presença de OA da coxofemoral secundária à DCF. O operador deverá receber treinamento prévio especial para executar esta técnica e submeter as radiografias à avaliação. Todavia, isto garante um registro completamente imparcial. Adicionalmente, o DI pode ser aumentado artificialmente sem afetar o escore DLS.[17,106] A incidência para o DLS também é feita sob sedação profunda ou anestesia geral. O animal é colocado em decúbito esternal sobre uma almofada com um recorte para as pernas traseiras, de tal modo que os joelhos ficam flexionados e carregam o peso corporal. A radiografia é centrada sobre as articulações coxofemorais e mostra a conformação das articulações quando o animal coloca seu peso sobre elas. As vantagens do DLS é que ele é fácil de ser feito, requer apenas uma radiografia, pode ser feita com o animal anestesiado ou sedado e não requer que o operador segure o animal durante a radiografia. O método e as medições são reproduzíveis.[49] Fatores externos como carga dorsal sobre a coxofemoral e se o teste é feito sob anestesia ou sedação profunda não têm efeitos clínicos importantes sobre o escore DLS, apesar de que o aumento da carga sobre as coxofemorais de fato aumenta o escore DLS em algumas cruzas de raças.[107] A diferença de 6% entre os escores DLS com ou sem carga é estatisticamente significante mas é improvável que seja clinicamente significante.[107] O escore DLS é uma medida objetiva da subluxação coxofemoral, enquanto o escore OFA é subjetivo.

O DI e os escores DLS são associados, mas provavelmente representam características distintas da estrutura da articulação coxofemoral e avaliam componentes diferentes da estabilidade da articulação.[17] Vários estudos sugeriram que ambos o DI e os escores DLS permanecem constantes após 8 meses de idade.[9,18,98] Em uma coxofemoral madura, a lassidão (DI) pode se alterar independentemente do escore DLS.[17] O uso do DI ou do escore DLS aumenta a detecção de casos sutis de DCF, em comparação com a EHR. A especificidade do escore DLS para a predição da OA da coxofemoral aos 8 meses de idade é similar (84%, escore DLS < 55%) ao DI (89%, DI > 0,7) em Labrador retrievers displásicos, Greyhounds e em filhotes de seus cruzamentos.[73] A sensibilidade parece ser melhor para o escore DLS do que o DI: dependendo do ponto de corte empregado para o DI (> 0,7) e o escore DLS (< 55%), o primeiro tinha uma sensibilidade de 50% e o último uma sensibilidade de 83%. Aos 8 meses de idade, cães com escores DLS menores que 42% apresentaram OA da coxofemoral no início da maturidade, enquanto aqueles com escores acima de 55% eram altamente predispostos a terem coxofemorais normais. Nós temos argumentado que o escore DLS representa um componente da conformação da articulação coxofemoral independente da lassidão passiva, mas ambos são importantes para o desenvolvimento subsequente de OA.[49,108]

Vários estudos compararam diversas técnicas radiográficas com diferentes objetivos – evidência radiográfica de OA, observações macroscópicas em necropsias e OA histopatológica. Um desses estudos comparou a EHR, DI e DLS em cães com 8 meses de idade e usou as observações macroscópicas de necropsias como objetivo. Todos os resultados radiográficos foram correlacionados significativamente com os resultados macroscópicos. As especificidades eram similares para todos os 3 métodos, mas o escore DLS teve sensibilidade maior e, portanto, menos resultados falso-negativos.[96] Um outro estudo mais recente também comparou os achados radiográficos em cães com 8 meses de idade com sinais macroscópicos de necropsia. Foram avaliados especificamente a EHR, DI, escore DLS e o ângulo de Norberg (NA, do inglês *Norberg angle*). O escore DLS e o NA, juntos, foram melhores em determinar articulações normais *versus* articulações com OA e todos os modelos excluindo o escore DLS foram piores do que aqueles que incluíram o DLS. A conclusão deste estudo sugere que dois testes foram melhores que um, especialmente se um dos dois era o escore DLS e não havia melhoria no resultado se um terceiro teste fosse incluído para a detecção de DCF.[109]

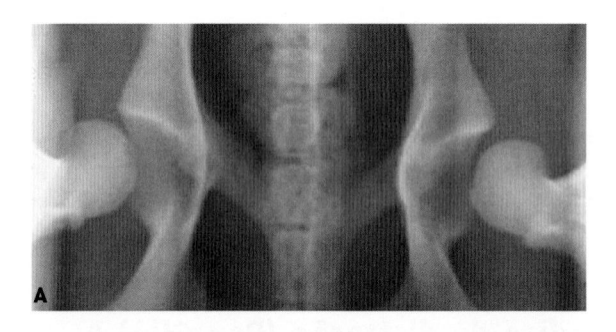

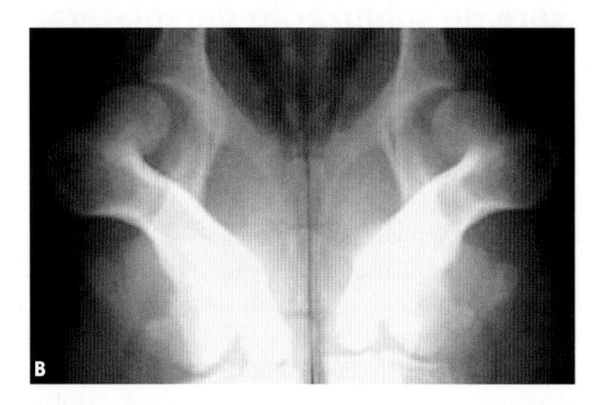

Figura 104.4 A. Radiografia ventrodorsal da pelve de um cão na posição de distração (PennHip). **B.** Radiografia ventrodorsal da pelve de um cão na posição de subluxação dorsolateral. Ambos os cães têm lassidão da coxofemoral e o cão em (**B**) tem displasia coxofemoral e subluxação.

Tratamento e prognóstico

Duas opções diferentes de tratamento são comumente recomendadas para DCF: tratamento médico e tratamento cirúrgico. O tratamento cirúrgico consiste em sinfisiodese púbica juvenil, osteotomia pélvica tripla, artroplastia excisional e substituição completa da coxofemoral. Esses tratamentos são discutidos em outros lugares. O tratamento médico é multifacetado e consiste em medidas preventivas cedo na vida do animal e tratamentos para melhorar a progressão e os sinais clínicos de OA mais tarde na vida.

As duas principais medidas preventivas que podem ser tomadas em um cão geneticamente predisposto a DCF são a administração de glicosaminoglicanos polissulfatados (PSGAG, do inglês *polysulfated glycosaminoglycans*) sistêmicos e a limitação da ingestão de alimentos. A administração de PSGAG sistêmicos na dose de 5 mg/kg durante o crescimento pode melhorar significativamente a progressão de DCF e a OA secundária em cães suscetíveis.[85] Em cães com OA grave secundária à DCF não existem diferenças estatisticamente significantes entre os grupos de tratamento com PSGAG em 3 doses crescentes ou com placebo. Os autores atribuíram este resultado ou a uma falta de resposta ou a uma resposta pequena demais para ser detectada pelo exame físico usado para determinar a eficiência.[110] Os PSGAG têm efeitos condroprotetores quando usados profilaticamente ou terapeuticamente.[111-118] O glicosaminoglicano polissulfatado (Adequan®) é derivado do tecido de pulmões e traqueias de bovinos, que é estruturalmente similar ao glicosaminoglicano encontrado na cartilagem hialina.[119,120] *In vitro*, o PSGAG pode inibir a taxa de degradação de colágeno e glicosaminoglicano.[121-123] Outros estudos *in vitro* sugeriram que o tratamento com PSGAG pode modificar a progressão de OA em cartilagem articular mantendo a viabilidade do condrócito e também protegendo contra a degradação da matriz extracelular.[124] Concentrações similares de PSGAG no soro e na articulação são conseguidas após administração intramuscular e intra-articular.[125]

Outro método de diminuir a gravidade da DCF é limitando o consumo de comida começando às 7 semanas de idade. A redução da ingestão de comida em 25% comparado com controles alimentados *ad libitum* resultou em uma redução de 67% na DCF aos 2 anos de idade[83] e reduziu substancialmente a prevalência e a gravidade de OA da articulação coxofemoral aos 5 anos de idade.[82] A osteoartrite também afetou significativamente múltiplas articulações menos comumente nos cães com limitação na comida.[81] Uma vez o cão sofrendo de OA induzida por DCF, sugerem-se várias recomendações aos proprietários: redução de peso até o peso corporal ideal para a raça, se o animal tiver sobrepeso; exercício moderado, o que aumenta a massa muscular de suporte das articulações coxofemorais; e a adição de medicações anti-inflamatórias não esteroides, se elas puderem ser bem toleradas pelo animal. A adição de suplementos contendo glicosamina e sulfato de condroitina ou injeção de PSGAG também é recomendada, especialmente em cães mais jovens.

A aplicação rigorosa de qualquer método de detecção para a DCF combinada com testes de progênie parece ser tão importante quanto o método de avaliação da coxofemoral para a redução da incidência do traço genético. Simplesmente cruzando animais com coxofemorais melhores que a média da raça não eliminará o traço.[65] Até que uma triagem genética esteja disponível, a melhor indicação da conformação genética de um cão é o fenótipo de seus pais e avós e de seus filhos e de seus irmãos e meios-irmãos. Os prospectivos adquirentes de filhotes deveriam requerer dos criadores informações fenotípicas dos parentes dos filhotes. Ao final, a melhor solução para eliminar o traço genético de uma raça é conhecer os marcadores genéticos ligados e ultimamente as mutações nos *loci* contribuidores mais importantes naquela raça. Isto poderia levar a uma triagem genética dos filhotes antes de adquiri-los e de fazer os cruzamentos e as decisões bem informadas quanto aos programas de acasalamento.

Referências bibliográficas

1. Hedhammar A, Olsson SE, Andersson SA, et al: Canine hip dysplasia: Study of heritability in 401 litters of German shepherd dogs. J Am Vet Med Assoc 174:1012, 1979.
2. Henricson B, Norberg I, Olsson SE: On the etiology and pathogenesis of hip dysplasia: A comparative review. J Small Anim Pract 7:673, 1966.
3. Hutt FB: Genetic selection to reduce the incidence of hip dysplasia in dogs. J Am Vet Med Assoc 151:1041, 1967.
4. Mansson J, Norberg I: Dysplasia of the hip in dogs. Hormonally induced flaccidity of the ligaments followed by dysplasia of the acetabulum in puppies. Medlemsbl Sverig Vet Forb 13:330, 1961.
5. Riser WH: The dysplastic hip joint: Its radiographic and histologic development. J Am Vet Radiol Soc 14:35, 1973.
6. Smith GK, Biery DN, Kapatkin AS, et al: Question diagnostic technique for hip dysplasia. J Am Vet Med Assoc 220:20, 2002.
7. Riser WH: The dog as a model for the study of hip dysplasia. Growth, form, and development of the normal and dysplastic hip joint. Vet Pathol 12:234, 1975.
8. Alexander JW: The pathogenesis of canine hip dysplasia. Vet Clin North Am Small Anim Pract 22:503, 1992.
9. Lust G, Williams AJ, Burton-Wurster N, et al: Joint laxity and its association with hip dysplasia in Labrador retrievers. Am J Vet Res 54:1990, 1993.
10. Smith GK, Biery DN, Gregor TP: New concepts of coxofemoral joint stability and the development of a clinical stress-radiographic method for quantitating hip joint laxity in the dog. J Am Vet Med Assoc 196:59, 1990.
11. Smith GK, Gregor TP, Rhodes WH, et al: Coxofemoral joint laxity from distraction radiography and its contemporaneous and prospective correlation with laxity, subjective score, and evidence of degenerative joint disease from conventional hip-extended radiography in dogs. Am J Vet Res 54:1021, 1993.
12. Cardinet GH 3rd, Kass PH, Wallace LJ, et al: Association between pelvic muscle mass and canine hip dysplasia. J Am Vet Med Assoc 210:1466, 1997.

13. Madsen JS, Reimann I, Svalastoga E: Delayed ossification of the femoral head in dogs with hip dysplasia. J Small Anim Pract 32:351, 1991.
14. Todhunter RJ, Acland GM, Olivier M, et al: An outcrossed canine pedigree for linkage analysis of hip dysplasia. J Hered 90:83, 1999.
15. Todhunter RJ, Zachos TA, Gilbert RO, et al: Onset of epiphyseal mineralization and growth plate closure in radiographically normal and dysplastic Labrador retrievers. J Am Vet Med Assoc 210:1458, 1997.
16. Todhunter RJ, Burton-Wurster N, Vernier-Singer M, et al. Composition of Labrador retriever chondroepiphyses. Proceedings Annual Meeting American College of Veterinary Surgeons, 1998.
17. Farese JP, Lust G, Williams AJ, et al: Comparison of measurements of dorsolateral subluxation of the femoral head and maximal passive laxity for evaluation of the coxofemoral joint in dogs. Am J Vet Res 60:1571, 1999.
18. Lust G: An overview of the pathogenesis of canine hip dysplasia. J Am Vet Med Assoc 210:1443, 1997.
19. Kleftogiannis F, Handley CJ, Campbell MA: Characterization of extracellular matrix macromolecules from bovine synovial capsule. J Orthop Res 12:365, 1994.
20. Parry DA, Flint MH, Gillard GC, et al: A role for glycosaminoglycans in the development of collagen fibrils. FEBS Lett 149:1, 1982.
21. Rosenbloom J: Elastin: An overview. Methods Enzymol 144:172, 1987.
22. Scott JE, Orford CR, Hughes EW: Proteoglycan-collagen arrangements in developing rat tail tendon. An electron microscopical and biochemical investigation. Biochem J 195:573, 1981.
23. Watanabe M, Nojima M, Shibata T, et al: Maturation-related biochemical changes in swine anterior cruciate ligament and tibialis posterior tendon. J Orthop Res 12:672, 1994.
24. Eyre DR, et al: Extraction, separation, and analysis of matrix constituents. In Methods in Cartilage Research. Maroudas M, Kuettner K (eds). New York: Academic Press, 1990, p. 28.
25. Smith GK. PennHip™ training course. Philadelphia, 1994.
26. Lust G, Geary JC, Sheffy BE: Development of hip dysplasia in dogs. Am J Vet Res 34:87, 1973.
27. Madsen JS: The joint capsule and joint laxity in dogs with hip dysplasia. J Am Vet Med Assoc 210:1463, 1997.
28. Madsen JS, Svalastoga E: Inclination and anteversion of collum femoris in hip dysplasia and coxarthritis. Acta Vet Scand 35:115, 1994.
29. Bornstein P, Sage H: Structurally distinct collagen types. Annu Rev Biochem 49:957, 1980.
30. Epstein EH Jr: (Alpha1(3))3 human skin collagen. release by pepsin digestion and preponderance in fetal life. J Biol Chem 249:3225, 1974.
31. Goldsmith LT, Lust G, Steinetz BG: Transmission of relaxin from lactating bitches to their offspring via suckling. Biol Reprod 50:258, 1994.
32. Wiltberger H, Lust G: Ultrastructure of canine articular cartilage: Comparison of normal and degenerative (osteoarthritic) hip joints. Am J Vet Res 36:727, 1975.
33. Smith GK, LaFond E, Gregor TP, et al: Within- and between-examiner repeatability of distraction indices of the hip joints in dogs. Am J Vet Res 58:1076, 1997.
34. Lust G, Beilman WT, Rendano VT: A relationship between degree of laxity and synovial fluid volume in coxofemoral joints of dogs predisposed for hip dysplasia. Am J Vet Res 41:55, 1980.
35. Mande JD, Mbithi PMF, Mbugua SW, et al: Volume of the ligamentum capitis femoris in osteoarthritic hip joints of adult dogs. J S Afr Vet Assoc 74:11, 2003.
36. Weigel JP, Wasserman JF: Biomechanics of the normal and abnormal hip joint. Vet Clin North Am Small Anim Pract 22:513, 1992.
37. Riser WH: Canine hip dysplasia: Cause and control. J Am Vet Med Assoc 165:360, 1974.
38. Vanden Berg-Foels WS, Todhunter RJ, Schwager SJ, Reeves AP: Effect of early postnatal body weight on adult hip joint degeneration in canine developmental dysplasia of the hip. Pediatr Res 60(5):549-554, 2006.
39. Rettenmaier JL, Keller GG, Lattimer JC, et al: Prevalence of canine hip dysplasia in a veterinary teaching hospital population. Vet Radiol Ultrasound 43:313, 2002.
40. LaFond E, Breur GJ, Austin CC: Breed susceptibility for developmental orthopedic diseases in dogs. J Am Anim Hosp Assoc 38:467, 2002.
41. Breur GJ, Lust G, Todhunter RJ: Genetics of canine hip dysplasia and other orthopaedic traits. In The Genetics of the Dog. Ruvinsky A, Sampson J (eds). Wallingford,: CABI Publishing, 2001.
42. Cardinet GH 3rd, Guffy MM, Wallace LJ, et al: Canine hip dysplasia in German shepherd dog-greyhound crossbreeds. J Am Vet Med Assoc 182:393, 1983.
43. Hedhammar A, Wu FM, Krook L, et al: Overnutrition and skeletal disease. an experimental study in growing great dane dogs. Cornell Vet 64:Suppl 5:5, 1974.
44. Kaneene JB, Mostosky UV, Padgett GA: Retrospective cohort study of changes in hip joint phenotype of dogs in the United States. J Am Vet Med Assoc 211:1542, 1997.
45. Leighton EA, Linn JM, Willham RL, et al: A genetic study of canine hip dysplasia. Am J Vet Res 38:241, 1977.
46. Willis MB: Hip dysplasia. In Genetics of the Dog. Willis MB (ed). New York: Howell Book House, 1989, p. 144.
47. Burton-Wurster N, Farese JP, Todhunter RJ, et al: Site-specific variation in femoral head cartilage composition in dogs at high and low risk for development of osteoarthritis: Insights into cartilage degeneration. Osteoarthr Cartilage 7:486, 1999.
48. Lingaas F, Klemetsdal G: Breeding values and genetic trend for hip dysplasia in the Norwegian golden retriever population. J Anim Breed Genet 107:437, 1990.
49. Farese JP, Todhunter RJ, Lust G, et al: Dorsolateral subluxation of hip joints in dogs measured in a weight-bearing position with radiography and computed tomography. Vet Surg 27:393, 1998.
50. Chalmers HJ, Dykes NL, Lust G, et al: Assessment of bone mineral density of the femoral head in dogs with early osteoarthritis. Am J Vet Res 67(5):796-800, 2005.
51. Corley EA: Role of the orthopedic foundation for animals in the control of canine hip dysplasia. Vet Clin North Am Small Anim Pract 22:579, 1992.
52. Holsworth IG, Schulz KS, Kass PH, et al: Comparison of arthroscopic and radiographic abnormalities in the hip joints of juvenile dogs with hip dysplasia. J Am Vet Med Assoc 227:1087, 2005.
53. Lust G, Summers BA: Early, asymptomatic stage of degenerative joint disease in canine hip joints. Am J Vet Res 42:1849, 1981.
54. Brass W: Hip dysplasia in dogs. J Small Anim Pract 30:166, 1989.
55. Leighton EA: Genetics of canine hip dysplasia. J Am Vet Med Assoc 210:1474, 1997.
56. Mackenzie SA, Oltenacu EA, Leighton E: Heritability estimate for temperament scores in German shepherd dogs and its genetic correlation with hip dysplasia. Behav Genet 15:475, 1985.
57. Maki K, Liinamo AE, Ojala M: Estimates of genetic parameters for hip and elbow dysplasia in Finnish rottweilers. J Anim Sci 78:1141, 2000.
58. Ohlerth S, Lang J, Busato A, et al: Estimation of genetic population variables for six radiographic criteria of hip dysplasia in a colony of Labrador retrievers. Am J Vet Res 62:846, 2001.
59. Distl O, Grussler W, Schwarz J, et al: Analysis of environmentally-conditioned and genetic influences on the frequency of hip joint dysplasia in German shepherd dogs. Zentralbl Veterinarmed A 38:460, 1991.
60. Hamann H, Kirchhoff T, Distl O: Bayesian analysis of heritability of canine hip dysplasia in German shepherd dogs. J Anim Breed Genet 120:258, 2003.
61. Lingaas F, Heim P: En genetisk undersokelse av hofteleddsdysplasi i norske hunderaser. Norsk Veterinaertidsskrift 99:617, 1987.
62. Swenson L, Audell L, Hedhammar A: Prevalence and inheritance of and selection for hip dysplasia in seven breeds of dogs in Sweden and benefit:cost analysis of a screening and control program. J Am Vet Med Assoc 210:207, 1997.
63. Reed AL, Keller GG, Vogt DW, et al: Effect of dam and sire qualitative hip conformation scores on progeny hip conformation. J Am Vet Med Assoc 217:675, 2000.
64. Leppanen M, Maki K, Juga J, et al: Factors affecting hip dysplasia in German shepherd dogs in Finland: Efficacy of the current improvement programme. J Small Anim Pract 41:19, 2000.

65. Leppanen M, Saloniemi H: Controlling canine hip dysplasia in Finland. Prev Vet Med 42:121, 1999.
66. Willis MB: A review of the progress in canine hip dysplasia control in Britain. J Am Vet Med Assoc 210:1480, 1997.
67. Wood JL, Lakhani KH, Henley WE: An epidemiological approach to prevention and control of three common heritable diseases in canine pedigree breeds in the United Kingdom. Vet J 168:14, 2004.
68. Chapman K, Mustafa Z, Irven C, et al: Osteoarthritis-susceptibility locus on chromosome 11q, detected by linkage. Am J Hum Genet 65:167, 1999.
69. Vingsbo-Lundberg C, Nordquist N, Olofsson P, et al: Genetic control of arthritis onset, severity and chronicity in a model for rheumatoid arthritis in rats. Nat Genet 20:401, 1998.
70. Popovitch CA, Smith GK, Gregor TP, et al: Comparison of susceptibility for hip dysplasia between rottweilers and German shepherd dogs. J Am Vet Med Assoc 206:648, 1995.
71. Smith GK, Popovitch CA, Gregor TP, et al: Evaluation of risk factors for degenerative joint disease associated with hip dysplasia in dogs. J Am Vet Med Assoc 206:642, 1995.
72. Maki K, Janss LL, Groen AF, et al: An indication of major genes affecting hip and elbow dysplasia in four Finnish dog populations. Heredity 92:402, 2004.
73. Todhunter RJ, Bliss SP, Casella G, et al: Genetic structure of susceptibility traits for hip dysplasia and microsatellite informativeness of an outcrossed canine pedigree. J Hered 94:39, 2003.
74. Chase K, Lawler DF, Adler FR, et al: Bilaterally asymmetric effects of quantitative trait loci (QTLs): QTLs that affect laxity in the right versus left coxofemoral (hip) joints of the dog (canis familiaris). Am J Med Genet A 124:239, 2004.
75. Bliss S, Todhunter RJ, Quaas R, et al: Quantitative genetics of traits associated with hip dysplasia in a canine pedigree constructed by mating dysplastic Labrador retrievers with unaffected greyhounds. Am J Vet Res 63:1029, 2002.
76. Ballard FJ, Grbovac S, Nicholas KR, et al: Differential changes in the milk concentrations of epidermal growth factor and insulin-like growth factor-I during lactation in the tammar wallaby, macropus eugenii. Gen Comp Endocrinol 98:262, 1995.
77. Xu RJ: Development of the newborn GI tract and its relation to colostrum/milk intake: A review. Reprod Fertil Dev 8:35, 1996.
78. Xu RJ, Wang T: Gastrointestinal absorption of insulinlike growth factor-I in neonatal pigs. J Pediatr Gastroenterol Nutr 23:430, 1996.
79. Steinetz BG, Goldsmith LT, Lust G: Transmission of estrogen and relaxin to suckling pups via milk: a possible role of hormones in canine hip dysplasia. Proceedings of Meeting of the Endocrinology Society, 1997.
80. Beling CG, Gustafsson PO, Kasstrom H: Metabolism of estradiol in greyhounds and German shepherd dogs. an investigation with special reference to hip dysplasia. Acta Radiol Suppl 344:109, 1975.
81. Kealy RD, Lawler DF, Ballam JM, et al: Evaluation of the effect of limited food consumption on radiographic evidence of osteoarthritis in dogs. J Am Vet Med Assoc 217:1678, 2000.
82. Kealy RD, Lawler DF, Ballam JM, et al: Five-year longitudinal study on limited food consumption and development of osteoarthritis in coxofemoral joints of dogs. J Am Vet Med Assoc 210:222, 1997.
83. Kealy RD, Olsson SE, Monti KL, et al: Effects of limited food consumption on the incidence of hip dysplasia in growing dogs. J Am Vet Med Assoc 201:857, 1992.
84. Mayhew PD, McKelvie PJ, Biery DN, et al: Evaluation of a radiographic caudolateral curvilinear osteophyte on the femoral neck and its relationship to degenerative joint disease and distraction index in dogs. J Am Vet Med Assoc 220:472, 2002.
85. Lust G, Williams AJ, Burton-Wurster N, et al: Effects of intramuscular administration of glycosaminoglycan polysulfates on signs of incipient hip dysplasia in growing pups. Am J Vet Res 53:1836, 1992.
86. Steinetz BG, Lust G: Inhibition of relaxin-induced pubic symphyseal "relaxation" in guinea pigs by glycosaminoglycan polysulfates and pentosan polysulfate. Agents Actions 42:74, 1994.
87. Wood JL, Lakhani KH: Effect of month of birth on hip dysplasia in Labrador retrievers and gordon setters. Vet Rec 152:69, 2003.
88. Hanssen I: Hip dysplasia in dogs in relation to their month of birth. Vet Rec 128:425, 1991.
89. Priester WA, Mulvihill JJ: Canine hip dysplasia: Relative risk by sex, size, and breed, and comparative aspects. J Am Vet Med Assoc 160:735, 1972.
90. Hassinger KA, Smith GK, Conzemius MC, et al: Effect of the estrus cycle on coxofemoral joint laxity. Vet Compar Orthop Traumatol 10:77, 1997.
91. Charette B, Dupuis J, Beauregard G, et al: Palpation and dorsal acetabular rim radiographic view for early detection of canine hip dysplasia. Part 1: Standardization and measurement repeatability on six-month-old dogs. Vet Compar Orthop Traumatol 14:125, 2001.
92. Kennedy S, Lee DV, Bertram JEA, et al: Gait evaluation in hip osteoarthritic and normal dogs using a serial force plate system. Vet Compar Orthop Traumatol 16:170, 2003.
93. Hielm-Bjorkman AK, Kuusela E, Liman A, et al: Evaluation of methods for assessment of pain associated with chronic osteoarthritis in dogs. J Am Vet Med Assoc 222:1552, 2003.
94. Carrig CB: Diagnostic imaging of osteoarthritis. Vet Clin North Am Small Anim Pract 27:777, 1997.
95. Martinez SA: Congenital conditions that lead to osteoarthritis in the dog. Vet Clin North Am Small Anim Pract 27:735, 1997.
96. Morgan JP: Canine hip dysplasia. Significance of early bony spurring. Vet Radiol 28:2, 1987.
97. Corley EA, Keller GG, Lattimer JC, et al: Reliability of early radiographic evaluations for canine hip dysplasia obtained from the standard ventrodorsal radiographic projection. J Am Vet Med Assoc 211:1142, 1997.
98. Lust G, Todhunter RJ, Erb HN, et al: Comparison of three radiographic methods for diagnosis of hip dysplasia in eight-month-old dogs. J Am Vet Med Assoc 219:1242, 2001.
99. Adams WM, Dueland RT, Meinen J, et al: Early detection of canine hip dysplasia: Comparison of two palpation and five radiographic methods. J Am Anim Hosp Assoc 34:339, 1998.
100. Kapatkin AS, Gregor TP, Hearon K, et al: Comparison of two radiographic techniques for evaluation of hip joint laxity in 10 breeds of dogs. J Am Vet Med Assoc 224:542, 2004.
101. Whittington K, Banks WC, Carlson WD: Report of panel on canine hip dysplasia. J Am Vet Med Assoc 139:791, 1961.
102. Ackerman N: Hip dysplasia in the afghan hound. Vet Radiol 23:88, 1982.
103. Klimt U, Tellhelm B, Fritsch R: Importance of morgan's line in the radiographic examination of dogs for hip dysplasia. Kleintierpraxis 37:211, 1992.
104. Torres RCS, Ferreira PM, Araujo RB, et al: Presence of morgan's line as an indicator of canine hip dysplasia in German shepherd dogs. Arq Bras Med Vet Zootec 51:157, 1999.
105. Powers MY, Biery DN, Lawler DE, et al: Use of the caudolateral curvilinear osteophyte as an early marker for future development of osteoarthritis associated with hip dysplasia in dogs. J Am Vet Med Assoc 225:233, 2004.
106. LaFond E, Smith GK, Gregor TP, et al: Synovial fluid cavitation during distraction radiography of the coxofemoral joint in dogs. J Am Vet Med Assoc 210:1294, 1997.
107. Todhunter RJ, Bertram JE, Smith S, et al: Effect of dorsal hip loading, sedation, and general anesthesia on the dorsolateral subluxation score in dogs. Vet Surg 32:196, 2003.
108. Lust G, Todhunter RJ, Erb HN, et al: Repeatability of dorsolateral subluxation scores in dogs and correlation with macroscopic appearance of hip osteoarthritis. Am J Vet Res 62:1711, 2001.
109. Todhunter RJ, Grohn YT, Bliss SP, et al: Evaluation of multiple radiographic predictors of cartilage lesions in the hip joints of eight-month-old dogs. Am J Vet Res 64:1472, 2003.
110. de Haan JJ, Goring RL, Beale BS: Evaluation of polysulfated glycosaminoglycan for the treatment of hip dysplasia in dogs. Vet Surg 23:177, 1994.
111. Altman RD, Dean DD, Muniz OE, et al: Prophylactic treatment of canine osteoarthritis with glycosaminoglycan polysulfuric acid ester. Arthr Rheum 32:759, 1989.
112. Altman RD, Dean DD, Muniz OE, et al: Therapeutic treatment of canine osteoarthritis with glycosaminoglycan polysulfuric acid ester. Arthr Rheum 32:1300, 1989.
113. Carreno MR, Muniz OE, Howell DS: The effect of glycosaminoglycan polysulfuric acid ester on articular cartilage in experimental osteoarthritis: Effects on morphological variables of disease severity. J Rheumatol 13:490, 1986.
114. Golding J, Ghosh P: Drugs for osteoarthrosis II: The effects of a glycosaminoglycan polysulphate ester (arteparon) on proteoglycan

aggregation and loss from articular cartilage of immobilized rabbit knee joints. Curr Ther Res 34:67, 1983.
115. Hannan N, Ghosh P, Bellenger C, et al: Systemic administration of glycosaminoglycan polysulphate (arteparon) provides partial protection of articular cartilage from damage produced by meniscectomy in the canine. J Orthop Res 5:47, 1987.
116. Howell DS, Carreno MR, Pelletier JP, et al: Articular cartilage breakdown in a lapine model of osteoarthritis. action of glycosaminoglycan polysulfate ester (GAGPS) on proteoglycan degrading enzyme activity, hexuronate, and cell counts. Clin Orthop Relat Res (213):69, 1986.
117. Ueno R: Results of intramuscular injection of glycosamino-glycanpolysulfate (GAGPS) in experimental arthrosis of the knee in dogs (author's transl). Z Orthop Ihre Grenzgeb 114:108, 1976.
118. Vanharanta H: Glycosaminoglycan polysulphate treatment in experimental osteoarthritis in rabbits. Scand J Rheumatol 12:225, 1983.
119. Burkhardt D, Ghosh P: Labratory evaluation of glycosaminoglycan polysulphate ester for chondroprotective activity: A review. Curr Ther Res 40:1034, 1986.
120. Hamm D, Goldman L, Jones E: Polysulfated glycosaminoglycan: A new intra-articular treatment for equine lameness. Vet Med 79:811, 1984.
121. Glade MJ: Polysulfated glycosaminoglycan accelerates net synthesis of collagen and glycosaminoglycans by arthritic equine cartilage tissues and chondrocytes. Am J Vet Res 51:779, 1990.
122. Halverson PB, Cheung HS, Struve J, et al: Suppression of active collagenase from calcified lapine synovium by arteparon. J Rheumatol 14:1013, 1987.
123. Steinmeyer J, Burton-Wurster N, Lust G: Effects of three antiarthritic drugs on fibronectin and keratan sulfate synthesis by cultured canine articular cartilage chondrocytes. Am J Vet Res 53:2077, 1992.
124. Sevalla K, Todhunter RJ, Vernier-Singer M, et al: Effect of polysulfated glycosaminoglycan on DNA content and proteoglycan metabolism in normal and osteoarthritic canine articular cartilage explants. Vet Surg 29:407, 2000.
125. Muller W, Panse P, Brand S, et al: In vivo study of the distribution, affinity for cartilage and metabolism of glycosaminoglycan polysulphate (GAGPS, arteparon). Z Rheumatol 42:355, 1983.

105

Ligamento Cruzado Cranial e Lesões do Menisco em Cães

Kei Hayashi, Jennifer L. Lansdowne e Loïc Déjardin

A ruptura do ligamento cruzado cranial (LCC) é uma das mais comuns causas de claudicação em cães adultos. O LCC tem um papel crucial na função do membro ao manter a estabilidade da articulação do joelho em toda sua amplitude de movimento, já que uma lesão no LCC resulta em instabilidade da articulação e a predispõe a alterações degenerativas. Em cães, a maioria das rupturas do LCC ocorre durante atividade normal, provavelmente devido à degeneração estrutural do ligamento e não devido a traumatismo. A ruptura do LCC por causa de degeneração pode manifestar-se agudamente em cães jovens e, frequentemente, é bilateral. Osteoartrite, lesão meniscal e claudicação persistente ocorrem comumente com a ruptura do LCC. Consequentemente, a condição patológica debilitante relacionada com a ruptura do LCC frequentemente é referida como "doença do ligamento cruzado". A ruptura do LCC é particularmente comum em cães de raças grandes e gigantes; entretanto, cães de qualquer raça, tamanho ou idade podem ser afetados. Embora as características clínicas e as opções de tratamento tenham sido bem discutidas na literatura veterinária, os mecanismos da ruptura do LCC são mal compreendidos.

Ligamento cruzado cranial

Anatomia

O ligamento cruzado cranial é uma estrutura dinâmica e sua anatomia e organização espacial são diretamente relacionadas à sua função de limitador do movimento articular.[1] O LCC liga-se proximalmente à porção caudomedial do côndilo lateral do fêmur, no interior da fossa intercondilar deste, e cursa cranial, medial e distalmente através da articulação ao passar do fêmur para a tíbia e vira-se sobre si em uma espiral lateral para fora de aproximadamente 90° (Figura 105.1). O LCC estende-se distalmente para ligar-se à área intercondilar cranial da tíbia, sob o ligamento transverso intermeniscal. O ligamento cruzado caudal atravessa o LCC medialmente no centro da articulação. O LCC abre-se em leque proximal e distalmente em suas inserções e é mais estreito no meio.[2]

O ligamento cruzado cranial é uma coleção de feixes ou fascículos colagenosos paralelos e torcidos (Figura 105.1). Esses fascículos foram divididos em dois grupos: a faixa (ou banda) medial, relativamente fina, que é torcida em uma espiral para fora (espiral craniomedial) e a faixa caudolateral, que forma a maior parte do LCC (massa caudolateral) (Figura 105.1). A faixa craniomedial origina-se mais proximalmente, na fossa intercondilar do fêmur, e se insere mais cranialmente, na área intercondilar cranial da tíbia.[1,2] A faixa caudolateral é mais curta e mais reta.

Quando o joelho está estendido, ambas as faixas, craniomedial e caudolateral, estão tensionadas e quando o joelho está flexionado, a faixa craniomedial está tensionada

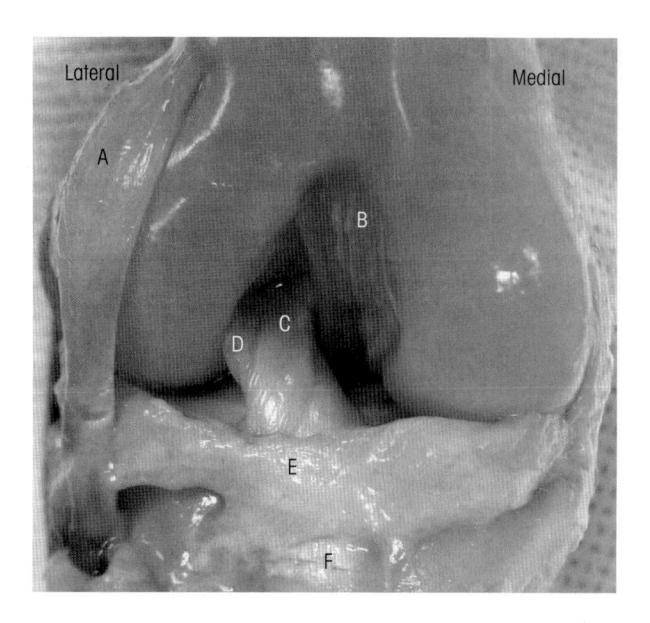

Figura 105.1 Anatomia normal do joelho canino em flexão. **A.** Tendão do extensor digital longo. **B.** Ligamento cruzado caudal. **C.** Faixa craniomedial do LCC. **D.** Faixa caudolateral do LCC. **E.** Ligamento transverso intermeniscal. **F.** Parte distal da ligação tibial do LCC.

e a faixa caudolateral está relativamente frouxa. Porém, o LCC é, na realidade, um *continuum* de fascículos colagenosos e uma porção diferente do LCC estará tensionada durante a movimentação em toda a amplitude de movimento; entretanto, é possível que este esquema de agrupamento seja uma simplificação excessiva da estrutura e função do LCC.[1]

Mecânica

A mecânica do joelho é governada pela força muscular e contida pelos ligamentos e cápsula articular e também pela geometria dos meniscos e dos côndilos.[1] O joelho é classificado como uma articulação em dobradiça com movimento combinado em dois planos primários. Flexão e extensão ocorrem em torno do eixo transversal, enquanto o movimento rotacional da tíbia sobre o fêmur ocorre em torno do eixo longitudinal. Movimentação craniocaudal e mediolateral leve também ocorre. O movimento rotatório é controlado pela geometria condilar e pelas limitações ligamentares; a rotação interna da tíbia é limitada, principalmente, pelas relações anatômicas dos ligamentos cruzados cranial e caudal. A função primária do LCC é evitar o deslocamento cranial da tíbia em relação ao fêmur (movimento de gaveta cranial), a rotação interna da tíbia e a hiperextensão do joelho. Devido à faixa cranial do LCC manter-se tensa tanto na flexão quanto na extensão, ela proporciona a principal restrição contra a movimentação de gaveta cranial e devido a todo o LCC manter-se tenso na extensão, ele serve como a principal restrição contra a hiperextensão do joelho.[1] Juntos, os ligamentos cruzados cranial e caudal são responsáveis pela estabilidade craniocaudal do joelho; o LCC evita o movimento de gaveta cranial e o ligamento cruzado caudal evita o deslocamento caudal da tíbia em relação ao fêmur (movimento de gaveta caudal).

Foi sugerido que o ligamento cruzado cranial também funciona resistindo a uma força denominada "puxão cranial da tíbia".[3] Há a hipótese de que o puxão cranial da tíbia ocorre durante o apoio do peso corporal pela compressão dos côndilos femorais contra o platô da tíbia. A magnitude do puxão cranial da tíbia depende do grau de compressão durante o apoio do peso e a inclinação do platô tibial. A quantidade de compressão tibial é variável e depende de tamanho, força muscular e nível de atividade do cão. O platô tibial inclina-se em direção caudodistal varia entre cães devido a diferenças anatômicas e conformacionais. O LCC, junto com o corno caudal do menisco medial e o grupo muscular flexor do joelho, equilibra esta força, evitando a translação cranial da tíbia.

Histologia

O ligamento cruzado cranial é uma estrutura complexa, consistindo de matriz extracelular e uma população diversa de células. O LCC tem duas regiões histologicamente distintas: uma região epiligamentar, composta de íntima sinovial celular e tecido conjuntivo frouxo e uma região nuclear, que é o principal componente tecidual axial, composta de feixes de fibras de colágeno.[4,5] As fibras de colágeno são compostas principalmente de colágeno tipo I e uma pequena quantidade de colágeno tipo III. Os feixes de fibras de colágeno são orientados longitudinalmente, a maioria deles paralelos uns aos outros. As fibras normais de colágeno do LCC têm uma estrutura ondulada ou plissada recorrente. Durante sua carga tensional, esse aspecto enrugado desaparece antes que a fibra se rompa. O enrugamento é uma característica estrutural distinta das fibras organizadas de colágeno do tecido conjuntivo denso e é um importante determinante das propriedades biomecânicas do tecido. De um ponto de vista biomecânico, a perda daquele aspecto ondulado reflete as propriedades viscoelásticas do ligamento cruzado e corresponde à "região do dedo do pé" em uma curva de carga/deformação.

O tipo celular predominante no LCC é o fibroblasto. Os fibroblastos do ligamento são organizados em longas filas paralelas entre os feixes de fibras de colágeno. Foram descritos três tipos diferentes de fibroblastos: fusiformes, ovoides e esferoides.[5] O citoplasma dos fibroblastos fusiformes está intimamente ligado ao colágeno extravascular e segue a forma ondulada das fibras colágenas. Os fibroblastos ovoides e esferoides estão situados no tecido conjuntivo frouxo, entre as fibras colágenas. Atualmente, ainda não está claro se estas células representam estados metabólicos diferentes das mesmas células ou se são tipos distintos de fibroblastos.

O LCC tem uma microvasculatura relativamente tênue, que se origina predominantemente do coxim adiposo infrapatelar e tecido periligamentar, em oposição aos locais de inserção proximal e distal.[1] O LCC recebe suprimento sanguíneo de ramos da artéria genicular mediana, que forma um envelope vascular sinovial em torno do ligamento. A inervação do LCC regula o tônus vasomotor e a propriocepção. A maior densidade de mecanorreceptores é encontrada na região proximal do LCC. Eles podem funcionar enviando impulsos durante flexão/extensão e rotação. O papel desses receptores na propriocepção é desconhecido.

Histopatologia

O ligamento cruzado cranial parece sofrer degeneração crônica e irreversível com o envelhecimento.[4] A degeneração idiopática é um achado histológico comum do LCC intacto, apesar de sua aparência macroscopicamente normal. As alterações degenerativas geralmente são caracterizadas por diminuição dos fibroblastos normais do ligamento, metaplasia condroide dos fibroblastos do ligamento e perda da arquitetura fibrosa normal da matriz extracelular.[4,5] Essas alterações resultam em transformação parcial do tecido ligamentar em fibrocartilagem (Figura 105.2). Alterações mais graves, como hialinização, mineralização e clonagem de células tipo condrócitos, também podem ocorrer; entretanto, respostas inflamatórias ou reparadoras não são observadas. As alterações degenerativas podem ocorrem em idade jovem, particularmente em cães grandes e progridem com o envelhecimento. A gravidade das alterações geralmente é similar em ambas articulações do joelho e afeta as propriedades mecânicas do LCC.

A região nuclear interior do LCC deteriora-se mais cedo que a região superficial epiligamentar e a porção média do LCC deteriora-se mais cedo em áreas próximas às ligações ósseas.[4] Esses achados podem ser relacionados com a hipovascularidade e o meio isquêmico da região nuclear do LCC. As alterações histopatológicas da degeneração do LCC são mais proeminentes em cães maiores, pesando mais que 15 kg; o começo das alterações degenerativas ocorre em uma idade mais jovem nesses cães grandes. O incremento no peso corporal também pode exacerbar a velocidade e a gravidade do processo degenerativo.

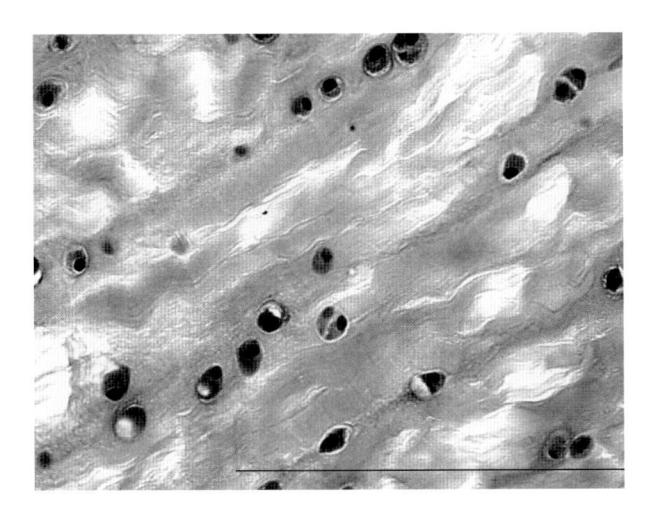

Figura 105.2 Histologia do ligamento cruzado cranial rompido, demonstrando perda da estrutura fibrosa e diminuição no número de fibroblastos do ligamento com metaplasia condroide. Note a clonagem de células tipo condrócitos (centro e canto superior direito). Barra = 100 μm.

Patogênese e epidemiologia da ruptura do ligamento cruzado cranial

As causas exatas e o mecanismo da doença de ruptura do LCC são indefinidas e permanecem controversos; por isso, a doença do ligamento cruzado tem sido referida como o "enigma do joelho canino".[1] Embora a ruptura aguda do LCC ocorra por traumatismo, é geralmente aceito que a maioria das lesões do LCC resultam de alterações degenerativas crônicas nos próprios ligamentos. A ruptura do LCC associada à lesão traumática grave é, em geral, unilateral e frequentemente envolve lesões ligamentares múltiplas do joelho, e pode levar à luxação da articulação. A lesão traumática isolada do LCC é rara em cães, vista mais frequentemente em filhotes e tipicamente associada à avulsão do ligamento no local de sua inserção distal na tíbia. Em contraste, a maioria das rupturas do ligamento cruzado cranial é bilateral e composta por rompimentos completos ou incompletos, que ocorrem no meio da substância ligamentar. As evidências são conflitantes quanto às alterações degenerativas vistas no LCC serem primárias ou secundárias, ou uma combinação de múltiplos fatores. Vários fatores de risco têm sido propostos para a ruptura do LCC; o Quadro 105.1 sumariza os resultados de recentes estudos epidemiológicos.[6-10] A ruptura do LCC tem significante associação com raça, peso corporal e castração. Outros fatores, como envelhecimento, gênero, variação conformacional, luxação patelar medial, inatividade e obesidade, também foram associados à ruptura do LCC. Apesar de o efeito do ângulo do platô tibial (TPA, do inglês *tibial plateau angle*) no estresse do ligamento cruzado ter sido reconhecido em pessoas, o efeito do TPA na ruptura do LCC em cães ainda não foi estabelecido. O risco de ruptura do LCC é maior em certas raças, como Rottweiler, Labrador e Chesapeake Bay retrievers, Newfoundland, Akita, Napolitan mastiff, Saint Bernard e Staffordshire bull terrier. O fenótipo do cão pode ter um efeito significante nas propriedades estruturais do LCC, uma vez que o LCC de certas raças (p. ex., Rottweiler) parece mais vulnerável à sobrecarga mecânica. As propriedades materiais do LCC do Rottweiler são inferiores às das raças de cães raramente afetadas (p. ex., Greyhounds), embora a lassidão craniocaudal seja similar em ambas as raças durante toda a amplitude de movimento. Raças comumente afetadas tendem a ter uma postura anormal, como joelhos retos, genuvaro (joelho em arco) ou genuvalgo (joelho em tesoura). Cães maiores, pesando mais de 22 kg, têm risco maior de doença do ligamento cruzado e tendem a desenvolver ruptura do LCC em idades mais jovens. Permanece obscuro se a obesidade é um fator de risco para a doença independentemente do tamanho do cão. A castração também aumenta o risco de ruptura do CCL, particularmente na cadela, apesar de a causa deste efeito não ter sido entendida. O efeito do *status* hormonal e da endocrinopatia na fraqueza do LCC e em sua ruptura está sendo investigado. A prevalência de em sua ruptura do LCC aumenta com a idade e atinge o máximo em torno dos 7 anos de idade.

> **Quadro 105.1 Características epidemiológicas e clínicas da ruptura do ligamento cruzado cranial (LCC).**
>
> **Benett et al. (1988), Reino Unido[6]**
>
> - 50% < 4 anos de idade (média de 1,8 anos):
>   - Na maioria, cães grandes (peso corporal médio de 34,1 kg), 25% Rottweilers
>   - 42% fêmeas, 18% fêmeas castradas, 38% machos, 2% machos castrados
>   - 53% início abrupto, 47% começo gradual
>   - 31% bilateral
> - 50% > 4 anos de idade (média de 6,8 anos):
>   - Variedade de raças (peso corporal médio de 25,8 kg)
>   - 36% fêmeas, 21% fêmeas castradas, 41% machos, 2% machos castrados
>   - 64% começo abrupto, 36% começo gradual
>   - 26% bilateral.
>
> **Whitehair et al. (1993), EUA[7]**
>
> - Alta prevalência associada a idade, raça, sexo, castração e peso corporal:
>   - Idade: 7 a 9 anos
>   - Raça: Rottweiler, Newfoundland, Staffordshire terrier
>   - Fêmea
>   - Fêmea ou macho castrado
>   - Peso corporal > 22 kg.
>
> **Duval et al. (1999), EUA[8]**
>
> - Fator de risco em cães jovens (< 2 anos):
>   - Raça: Neapolitan mastiff, Akita, São-bernardo, Rottweiler, Mastiff, Newfoundland, Chesapeake Bay retriever, Labrador retriever America Sttaford terrier, Chow Chow, English bulldog
>   - Fêmea ou macho castrado
>   - Peso corporal médio de 35,4 kg
>   - 37% bilateral
>   - 33% ruptura parcial, 66% ruptura completa, 42% rompimento do menisco.
>
> **Harasen (2003), Canadá[9]**
>
> - Comparação entre 1983-1994 e 1997-2002:
>   - Sexo: 65% fêmea/35% macho vs. 53% fêmea/47% macho
>   - Peso corporal: 35% cães grandes (> 15 kg) vs. 61% cães grandes (> 15 kg)
>   - Média de idade: 7,7 anos vs. 7,3 anos
>   - (Cães pequenos: 8,7 anos vs. 8 anos)
>   - (Cães grandes: 5,8 anos vs. 7 anos)
>   - 30% bilateral vs. 27% bilateral
>   - 15% ruptura de menisco vs. 48% ruptura do menisco.
>
> **Jerram e Walker (2003), Nova Zelândia[10]**
>
> - Propôs agrupamento dos cães com base na observação clínica:
>   - Cães pequenos com luxação medial da patela
>   - Cães ativos, grandes a médios, com traumatismo (hiperextensão ou rotação interna excessiva)
>   - Cães grandes jovens com anormalidades conformacionais (impingimento do LCC devido à hiperextensão do joelho e fossa intercondilar estreita, aumento do estresse sobre o LCC devido a um platô tibial muito inclinado cranialmente)
>   - Cães médios a grandes, de meia-idade, com doença articular inflamatória crônica.

O mecanismo da ruptura traumática do LCC pode ser relacionado com sua função limitadora do movimento articular. Como dito anteriormente, o LCC serve para evitar o deslocamento cranial da tíbia em relação ao fêmur, para limitar a rotação interna da tíbia sobre o fêmur e para evitar a hiperextensão do joelho. Forças excessivas durante os extremos desses movimentos podem resultar em dano ao LCC. Os mecanismos comuns das lesões ao LCC incluem rotação repentina do joelho com a articulação em 20° a 50° de flexão, o que pode ocorrer quando o cão faz uma virada súbita para fora sobre o membro que lhe suporta o peso naquele momento; e hiperextensão do joelho, que pode ocorrer quando o cão pisa em um buraco enquanto corre. O traumatismo direto ao joelho, em qualquer direção, pode causar dano ao LCC e também a outras estruturas da articulação.

A degeneração crônica e o enfraquecimento progressivo do LCC parece torná-lo mais suscetível a danos por traumatismos mínimos, predispondo assim o LCC à ruptura. Apesar de intensos esforços em investigação clínica e epidemiológica, as causas instigadoras da degeneração e deterioração estrutural do LCC não são completamente entendidas. Envelhecimento, hipovascularidade do LCC, conformação anormal do joelho, doença articular imunomediada e doença articular inflamatória foram propostas como causas contribuidores para a degeneração e ruptura do LCC.[11-13] As alterações degenerativas nos componentes celulares e da matriz que se desenvolvem em um LCC rompido podem resultar dos efeitos da remodelação e adaptação a vários fatores, como isquemia, carga mecânica e microlesões ligamentares.

A degeneração idiopática do LCC parece começar no interior da porção do núcleo central e pode ser relacionada à natureza isquêmica do tecido e ao ambiente mecânico complexo (tensão, compressão e cisalhamento) no interior do LCC, ou a ambos.

No ligamento degenerado, os números de fibroblastos típicos (i. e., células fusiformes e ovoides) são diminuídos e os números de células exibindo transformação condroide (i. e., células esferoides) são aumentados.[5] Essas alterações celulares são associadas à disrupção extensa da matriz ligamentar, transformando o ligamento em uma estrutura semelhante à cartilagem. Esse tipo de transformação tecidual frequentemente é atribuído à alteração do *status* de oxigenação e do ambiente mecânico. O suprimento sanguíneo inadequado da região central do LCC pode ser exacerbado pela torsão dos ligamentos cruzados sobre si mesmos durante a flexão. Isto, por sua vez, pode reduzir o fluxo sanguíneo e pode ser o responsável pela transformação do LCC. Para os fibroblastos do ligamento persistirem sob condições isquêmicas crescentes, eles têm que sofrer metaplasia para condrócitos, que podem sobreviver usando vias metabólicas anaeróbicas. O ambiente mecânico complexo no interior do LCC, que inclui compressão e cisalhamento, em oposição à tensão simples, também pode contribuir para a transformação do tecido. O tecido tipo cartilagem é mais vulnerável à disrupção sob forças tensionais normais; portanto, a degeneração com transformação fibrocartilaginosa pode predispor o LCC à ruptura patológica. Todavia, áreas de fibrocartilagem são observadas em LCC macroscopicamente normais de raças raramente afetadas (Greyhounds), que podem representar adaptações fisiológicas bem-sucedidas a um ambiente isquêmico.[11] Hoje é incerto se a degeneração do LCC e sua transformação em fibrocartilagem constituem uma condição patognomônica que causa a ruptura do LCC.

Uma variação na conformação, como joelho reto, fossa intercondilar estreita, inclinação excessiva do platô tibial, deformidades vara e valga do joelho, estresse e microlesão repetidos podem resultar em doença degenerativa articular progressiva e ruptura do LCC. Essas alterações frequentemente são bilaterais e têm sido denominadas "artrose postural". Anormalidades posturais também podem resultar de outras condições ortopédicas. O joelho reto e a incisura intercondilar estreita, juntamente à excessiva rotação da tíbia e à extensão do joelho, podem causar impingimento e compressão anormal constantes do LCC contra o aspecto cranial da fossa intercondilar. Luxação patelar medial, genuvaro e excessiva rotação interna da tíbia, ou inclinação excessiva do platô tibial, podem causar aumento no estresse, microlesão e degeneração do LCC. Essas variações e anormalidades conformacionais podem predispor o LCC à ruptura. Apesar de terem sido documentadas variações anatômicas na forma da tíbia proximal em cães com doença do ligamento cruzado, seu papel na doença é incerto, porque muitos cães com um platô tibial excessivamente inclinado não desenvolvem doença do ligamento cruzado. De fato, apesar de o TPA em cães variar entre 23° e 25°, uma ampla variação nos extremos do TPA foi relatada (13° a 34°) em cães normais. Além disso, devido ao TPA funcional ser aproximadamente paralelo ao solo na maioria dos cães, o real efeito do TPA no estresse sobre o LCC, *in vivo*, é desconhecido. Finalmente, apesar da correlação entre ruptura do LCC e aumentos patológicos do TPA (> 55°), possivelmente secundários a lesões da placa de crescimento, estar já estabelecida, a associação entre TPA e ruptura do LCC na população canina normal permanece controversa. Força muscular, tamanho corporal, obesidade, ganho rápido de peso, inatividade relativa e exercício também podem modificar a quantidade de estresse colocada sobre o LCC. O efeito benéfico da atividade na resistência ligamentar é bem documentado, apesar dos papéis da atividade e da inatividade sobre a ruptura do LCC não serem bem entendidos.

Doença inflamatória pode estar envolvida no início da ruptura do LCC.[13,14] A doença do ligamento cruzado em cães frequentemente é associada à infiltração de leucócitos na membrana sinovial da articulação do joelho e o desenvolvimento de alterações inflamatórias no líquido sinovial. Anticorpos anticolágeno, complexos imunes e fatores reumatoides têm sido identificados no líquido sinovial da articulação com ruptura do LCC; por essa razão foi proposto o envolvimento de doença imunomediada como causa da degeneração do LCC. Contudo, anticorpos anticolágeno provavelmente não são o fator mais importante na degeneração e ruptura do LCC, porque o aumento do anticorpos anticolágeno não é específico para esse tipo de distúrbio articular. Mais recentemente, foi encontrada expressão de enzima colagenolítica no LCC rompido e no fluido sinovial e foram identificadas células tipo macrófagos sinoviais que produzem enzimas degradantes da matriz. Esses achados sugerem que artropatia inflamatória predispõe o LCC a romper-se através da liberação de enzimas proteolíticas durante o processo inflamatório. A liberação de enzimas colagenolítica da sinóvia para o fluido sinovial do joelho pode degradar significativamente as propriedades estruturais do LCC e aumentar a probabilidade de ruptura patológica no seu interior. Mas essas alterações inflamatórias poderiam ser um fenômeno secundário, em resposta ao dano tecidual durante a ruptura do LCC e a osteoartrite.

Recentemente foram implicadas a genética e uma predisposição de raça na patogênese da ruptura do LCC.[15,16] Estudos iniciais sugerem que: 1) o *turnover* do colágeno pode ser aumentado em cães predispostos à ruptura do LCC (Labradores retrievers), comparativamente com cães não predispostos (Greyhounds); 2) as fibrilas de colágenos de Greyhounds são mais longas do que as de Labrador retrievers; e 3) a lassidão craniocaudal da articulação é maior em Labrador retrievers do que em Greyhounds. Permanece incerto se a fraqueza do ligamento cruzado cranial poderia ser parte de uma anormalidade generalizada do colágeno, porque fraqueza em outros ligamentos e articulações em cães com ruptura do LCC não é comumente vista. Essas diferenças podem ser influenciadas por genética e podem ser responsáveis pela diferença de predisposição das duas raças para a ruptura do LCC. Estudos adicionais revelaram a alta incidência de ruptura de LCC em Newfoundlands (22%) e sugeriram que a ruptura do LCC tem um potencial modo de herdabilidade recessiva, com penetração de 51% em uma população de Newfoundlands. Também foi determinada uma associação genética entre o *status* de ruptura e um grande número de marcadores microssatélites estatisticamente significantes nos cromossomos caninos 30, 10 e 23 dessa população.

Patologia do ligamento cruzado

A patologia do ligamento cruzado parece envolver uma degeneração gradual do próprio LCC, doença inflamatória na articulação do joelho, ruptura parcial, ruptura progressiva, ruptura completa e doença secundária, como osteoartrite progressiva e lesão meniscal. Rupturas parciais podem ocorrer em qualquer parte do LCC, embora tenha sido sugerido que a faixa craniomedial do LCC, relativamente mais delgada, seja mais suscetível à ruptura. Rupturas completas parecem ocorrer próximo à inserção tibial, apesar de a localização da ruptura frequentemente ser indeterminada.

Uma lesão inicial com leve enfraquecimento ou estiramento do LCC pode não causar claudicação, mas pode causar instabilidade leve na articulação e, portanto, iniciar o processo de osteoartrite. Cães com doença inicial do cruzado (i. e., ruptura parcial leve do LCC) podem ter instabilidade leve ou não palpável, mas frequentemente são apresentados com claudicação, derrame da articulação do joelho e osteoartrite leve. Rupturas mais graves ou completas resultam em instabilidade importante do joelho, causando dor, claudicação e alterações degenerativas progressivas na articulação. Observações clínicas demonstraram que essas alterações consistem em formação periarticular de osteófitos, espessamento capsular e degeneração meniscal. À medida que essas alterações progridem, as articulações tornam-se menos instáveis. Doença do ligamento cruzado avançada ou em estágio final pode manifestar instabilidade pouco palpável do joelho devido à extensa fibrose periarticular.

Após uma ruptura parcial ou completa do LCC, algum grau de resposta de reparação tecidual inicia-se a partir da região periférica do ligamento. Distintas fases de reparação tecidual, incluindo uma fase inflamatória, uma fase reparatória periligamentar, uma fase proliferativa e uma fase de remodelagem, ocorrem após a ruptura do ligamento cruzado anterior em seres humanos. Não se sabe se existem fases similares no cão. A expansão do volume do tecido periligamentar realmente ocorre no cão durante a fase de reparação, que dura várias semanas; contudo, um tecido cicatricial de união não se forma no local da ruptura. Eventualmente, tecido sinovial cobre as extremidades rotas do LCC. A matriz extracelular do LCC rompido tem um *turnover* aumentado, indicado pelo aumento da síntese de colágeno e glicosaminoglicano e níveis aumentados de enzimas proteolíticas. Esta resposta pode representar uma fase de degradação e remodelagem do LCC após a ruptura.

A ruptura do LCC causa vários graus de inflamação no joelho. As alterações inflamatórias no interior da sinóvia são variáveis, mesmo no interior da mesma articulação. Plasmócitos, linfócitos e macrófagos são vistos comumente na sinóvia, apesar de o infiltrado não ser notável em alguns casos. Embora a ruptura parcial do LCC tenha sido associada a alterações inflamatórias moderadas no fluido sinovial, a análise do fluido sinovial em cães com ruptura do LCC geralmente mostra um processo não inflamatório. Isto sugere que a ruptura do LCC é uma condição progressiva, com um componente inflamatório precoce. Vários estudos investigaram os parâmetros osteoartríticos associados à ruptura do LCC.[17] Foi demonstrado que fatores pró-inflamatórios, citocinas, óxido nítrico, produtos de degradação da matriz, epítopos da matriz da cartilagem e enzimas degradantes aumentam com a osteoartrite no joelho com ruptura do LCC; todavia, não se conhece um marcador específico para a ruptura do LCC.

Lesão meniscal

Fisiopatologia

Lesões primárias do menisco são raras em cães, mas são comuns as lesões secundárias à ruptura dos ligamentos cruzados ou colaterais. O menisco medial é afetado mais frequentemente após a ruptura do ligamento cruzado cranial. Os danos aos meniscos podem ser agudos ou degenerativos e, em geral, envolvem as porções caudal e medial do menisco medial.[18] Para o entendimento da fisiopatologia da lesão é necessário um conhecimento geral da anatomia e biomecânica dos meniscos.

Anatomia

Cada joelho contém um menisco medial e um lateral, que são discos fibrocartilaginosos em forma de C, interpostos entre as superfícies articulares do fêmur e da tíbia. Em corte transversal, os meniscos têm forma de cunha, com borda central fina e côncava e periferia espessa. O menisco lateral forma um arco levemente maior e é mais côncavo que o menisco medial, correspondendo às superfícies articulares do fêmur e da tíbia. Os meniscos são ancorados à tíbia e ao fêmur através de cinco ligamentos meniscais e um ao outro pelo ligamento intermeniscal (Figura 105.3). Os meniscos lateral e medial são firmemente ancorados à tíbia por um ligamento meniscotibial cranial e caudal. O corno caudal do menisco lateral também é ligado ao aspecto lateral do côndilo femoral pelo ligamento meniscofemoral. Porém, o menisco medial não é diretamente ligado ao fêmur. Devido a extensas ligações fibrosas com a cápsula articular e o ligamento colateral medial, ele é intimamente ligado à tíbia. Em contraste, o menisco lateral é, em parte, mais móvel, por causa do hiato poplíteo (impressão do tendão e da bursa do poplíteo na borda lateral do menisco lateral) e da subsequente falta de conexão periférica com a cápsula articular lateral e/ou o ligamento colateral. O ligamento intermeniscal localiza-se cranialmente à ligação tibial do ligamento cruzado cranial e une as porções craniais dos meniscos lateral e medial.[19,20]

O menisco é uma fibrocartilagem composta por 60 a 70% de água. Colágeno representa 60% a 70% do seu peso seco (15 a 25% do peso úmido), com predominância do tipo I (> 90%). Colágeno tipo II, proteoglicanos, glicoproteínas da matriz e pequenas quantidade de elastina compõem o resto do peso seco.[21] A superfície articulada do menisco é composta por finas fibrilas organizadas em uma matriz semelhante a uma rede tecida aleatoriamente. Esta distribuição aleatória é efetiva contra estresses de cisalhamento. Imediatamente abaixo da superfície meniscal, grandes feixes de fibras de colágeno são organizados circunferencialmente, o que otimiza a resistência do menisco contra estresse circunferencial. Finalmente, fibras menores orientadas radialmente são encontradas em todo o tecido meniscal, unindo os grandes feixes circunferenciais. Esta orientação fibrilar proporciona a estrutura do menisco e predomina nos dois terços periféricos do tecido. Em contraste, o terço interno da região se assemelha à cartilagem hialina,

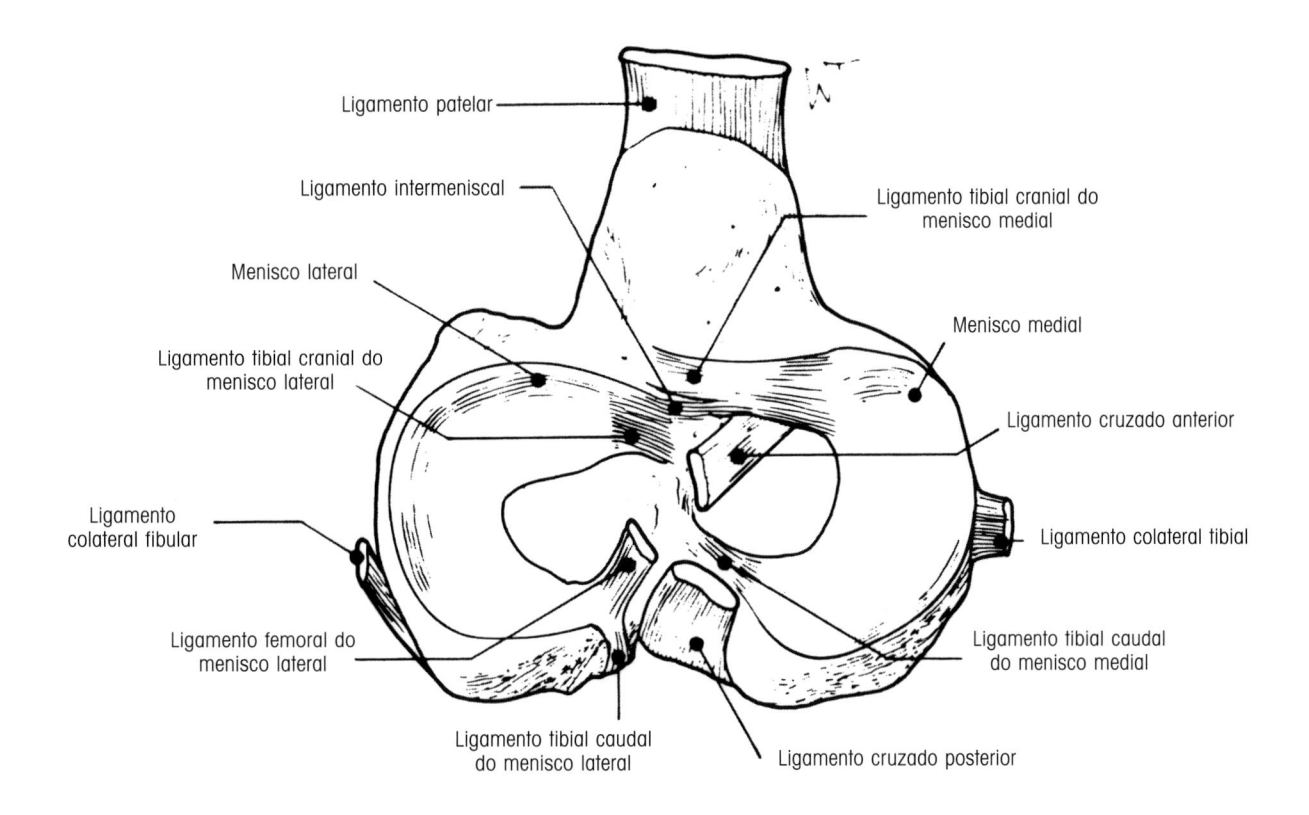

Figura 105.3 Desenho do aspecto dorsal da tíbia, mostrando os meniscos e suas ligações.

em que há fibras colágenas menores organizadas em padrão mais aleatório.[22] Ao contrário do corpo do menisco, que é relativamente avascular, os cornos meniscais têm abundante irrigação sanguínea, que se origina de ramos das artérias geniculares medial e lateral. Ramos adicionais irrigam a cápsula articular, que fornece vasos à periferia do menisco. Todavia, vasos penetram os meniscos aproximadamente apenas 10 a 25% da sua largura, sendo o restante do menisco totalmente avascular.[21,23] A relevância clínica desta distribuição vascular levou ao reconhecimento de três zonas com potencial de cicatrização decrescente, nominalmente – da periferia para o centro – as zonas vermelha, vermelha-branca e branca.[23] Devido ao fraco suprimento sanguíneo, as lesões meniscais que ocorrem axialmente à borda periférica raramente saram. Em adição, uma camada de tecido sinovial vascular, aparentemente contínua à bainha que circunda o ligamento cruzado cranial, cobre as ligações do corno cranial e caudal de ambos os meniscos. A porção caudolateral do menisco lateral, adjacente ao tendão poplíteo e os aspectos internos de ambos meniscos, não tem vasos e depende da difusão do fluido sinovial para nutrição.

A inervação dos meniscos segue o padrão de vascularização, com os cornos dos meniscos sendo mais ricamente inervados com mecanorreceptores e extremidades livres de nervos do que o corpo dos meniscos.

Função

Pensa-se que os meniscos participam de quatro funções principais: absorção de choques, estabilidade da articulação, sensação e lubrificação hidrostática.[19,20] Os meniscos distribuem aproximadamente 65% da força da articulação por meio de transmissão de carga (absorção de choque). O arranjo circunferencial das fibras colágenas e as fortes ligações ligamentares dos meniscos auxiliam a converter as forças compressivas através da articulação em estresse circunferencial, absorvendo assim a maior parte da energia gerada durante a carga do peso corporal. O comportamento viscoelástico do tecido meniscal contribui adicionalmente para a função de absorção de choque dos meniscos, poupando, desta forma, a cartilagem articular da tíbia e do fêmur de estresses excessivos. Os meniscos também agem como arruelas elásticas móveis e contribuem para a estabilidade articular, melhorando a congruência entre o fêmur e a tíbia. Devido à firme fixação à tíbia e/ou ao fêmur, os meniscos contribuem adicionalmente para limitar a movimentação do fêmur em relação à tíbia. A função sensorial do menisco é feita por uma abundante inervação para sua periferia. Além disso, pelo fato de os mecanorreceptores localizados nos cornos cranial e caudal poderem detectar alterações na pressão no interior da articulação, acredita-se que os meniscos podem receber e transmitir informação proprioceptiva. E também, devido a um mecanismo de *feedback* para receptores miotáticos, os meniscos possibilitam que ocorram ações musculares específicas em resposta a alterações agudas no nível de estresse intra-articular, as quais, por sua vez, contribuem para a proteção de estruturas intra-articulares durante os extremos da amplitude de movimento. Pensa-se também que os meniscos proporcionam a lubrificação hidrostática das cartilagens articulares. Foi demonstrado que após meniscectomia, o coeficiente de fricção intra-articular é aumentado em até 20%. Como uma função de menor importância, os meniscos agem como preenchimentos de espaço, evitando o aprisionamento de sinóvia entre as superfícies articulares que carregam o peso corporal do fêmur e da tíbia.[19]

Mecânica da lesão meniscal

O joelho funciona como uma articulação em dobradiça, com rotação da tíbia sobre o fêmur durante toda a amplitude de movimento. Durante toda a amplitude de movimento, o deslocamento dos meniscos no interior da articulação é ditado, em parte, por sua ligação específica com o platô tibial (pelo menisco lateral) e o fêmur. Durante a extensão, os meniscos deslizam cranialmente sobre o platô tibial e retornam a uma posição mais caudal quando a articulação se flexiona. Com a flexão extrema, a excursão do menisco medial é tal que o corno caudal pode protrair-se além do aspecto caudal do platô tibial. Nestes casos, o corno caudal do menisco medial pode, realmente, ser esmagado de forma aguda entre o côndilo femoral e o platô tibial. Pelo fato de o menisco lateral ser mais móvel (ligado menos firmemente à tíbia), ele experimenta deslocamento consideravelmente maior do que o menisco medial durante toda a amplitude de movimento.

Estresses compressivos ou de cisalhamento excessivos, resultantes da instabilidade articular, seja aguda ou crônica, levam à degeneração do menisco.[24,25] O processo degenerativo é associado à alteração estrutural do tecido meniscal, como degeneração mucoide da matriz cartilagínea, fragmentação dos feixes colágenos e fibrilação. Esta alteração em microestrutura da fibrocartilagem torna os meniscos mais vulneráveis à lesão e rasgaduras após traumatismo mínimo. Em casos crônicos também pode ocorrer calcificação no interior da cartilagem secundariamente às alterações degenerativas. Além disso, foi relatada modificação da composição bioquímica do tecido meniscal caracterizada por aumento no conteúdo de água e diminuição no conteúdo de colágeno, que parece correlacionar-se com a degradação de suas propriedades biomecânicas, incluindo diminuição na rigidez compressiva para aproximadamente 60%

do normal. Sugeriu-se que a extensão dessas três alterações correlaciona-se com a carga do tecido meniscal e, portanto, varia entre as regiões cranial, central e caudal do menisco. Interessantemente, as mudanças na carga de peso após a ruptura do LCC também afetam as propriedades mecânicas do menisco medial do membro contralateral normal. Com o aumento das forças de carregamento de peso no membro saudável, também aumentam as forças às quais o menisco saudável é sujeito. A remodelação adaptativa reflete-se no aumento da rigidez à compressão no menisco normal.

Mais comumente, as lesões meniscais ocorrem secundariamente à instabilidade do joelho, resultante da ruptura do LCC, sendo que lesão do menisco medial é relatada em pelo menos 50% dos casos.[24-26] Apesar de as lesões agudas no menisco poderem acontecer, lesões tardias que ocorrem semanas a meses após a ruptura do cruzado são muito mais típicas. A instabilidade na articulação com deficiência do cruzado resulta em uma combinação de excesso de rotação interna e translação cranial da tíbia. Esse movimento combinado induz estresses compressivos e de cisalhamento desproporcionalmente altos no menisco medial relativamente imóvel. Com o deslocamento cranial do complexo menisco medial/tíbia, a borda interna côncava do menisco pode ser esticada a ponto de sofrer uma rachadura transversal. Foi estimado que o tecido meniscal normal falha em níveis de tensão acima de 5% e que o menisco degenerado pode, provavelmente, romper-se em níveis de tensão mais baixos. Eventualmente, estresses de cisalhamento gerados na superfície do menisco pelo deslizamento repetitivo da tíbia são transmitidos ao estroma meniscal, criando uma clivagem horizontal profunda. Finalmente, esse plano de clivagem patológica propaga-se para uma das superfícies do menisco, criando uma ruptura longitudinal macroscopicamente visível (Figura 105.4). O termo ruptura em alça de balde tem sido usado para descrever a porção medial rompida e deslocada de um rompimento longitudinal. Alternativamente, o corno caudal do menisco medial pode ser esmagado ou empurrado cranialmente entre o côndilo femoral medial e a tíbia, devido à translação cranial da tíbia que ocorre quando o animal apoia o peso. Nesses casos, o ligamento meniscotibial caudal pode ser seccionado, o que, por sua vez, possibilita que o corno caudal do menisco medial mova-se livremente entre os compartimentos caudal e cranial da articulação. Em alguns casos, o ligamento meniscotibial caudal permanece intacto, e somente o corno caudal é danificado. A movimentação alternativa do corno caudal é, inicialmente, associada a um som de clicar característico quando o cão caminha ou a articulação é manipulada. Por fim, o corno degenerado pode tornar-se fibrótico e mesmo calcificado, e pode interferir na amplitude completa de movimento.

Em contraste, raramente foram relatados danos ao menisco lateral. Todavia, com o aumento da popularidade da exploração artroscópica do joelho, estão sendo reconhecidas lesões do menisco lateral.[26] Em uma avaliação retrospectiva de 100 joelhos com deficiência do cruzado, 77% das articulações tinham alteração macroscópica da estrutura do menisco lateral, geralmente observada como uma série de pequenos rompimentos radiais no corno cranial (Figura 105.5). A significância clínica dessas rupturas pequenas é desconhecida. Devido à

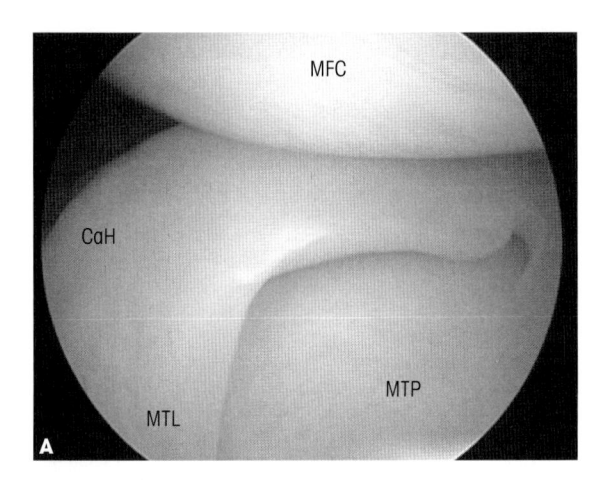

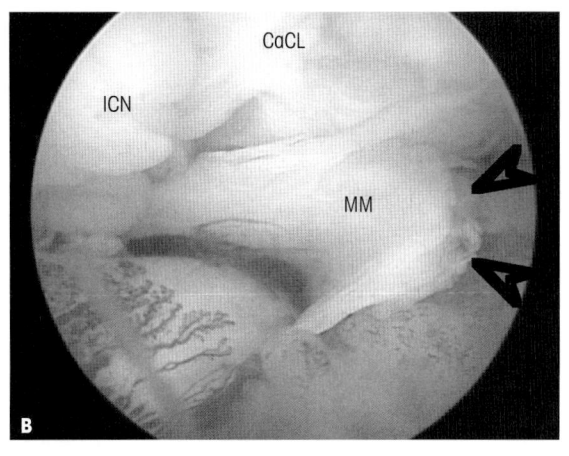

Figura 105.4 Visão artroscópica do menisco medial normal. **A.** Imediatamente após transecção experimental do ligamento cruzado cranial. **B.** Oito meses mais tarde. O menisco normal é visto a partir das eminências do platô tibial em direção ao aspecto medial da articulação (ao longo do plano transverso). O menisco rompido é visto de direção cranial para caudal (ao longo do plano sagital). Note a ruptura circunferencial no limite da zona "vermelha-branca"(*pontas de seta*). Note também a extensão da reação sinovial comparada com um joelho normal. CaCL = ligamento cruzado caudal; CaH = corno caudal; ICN = fossa intercondilar; MFC = côndilo femoral medial; MM = menisco medial; MTL = ligamento meniscotibial; MTP = platô tibial medial.

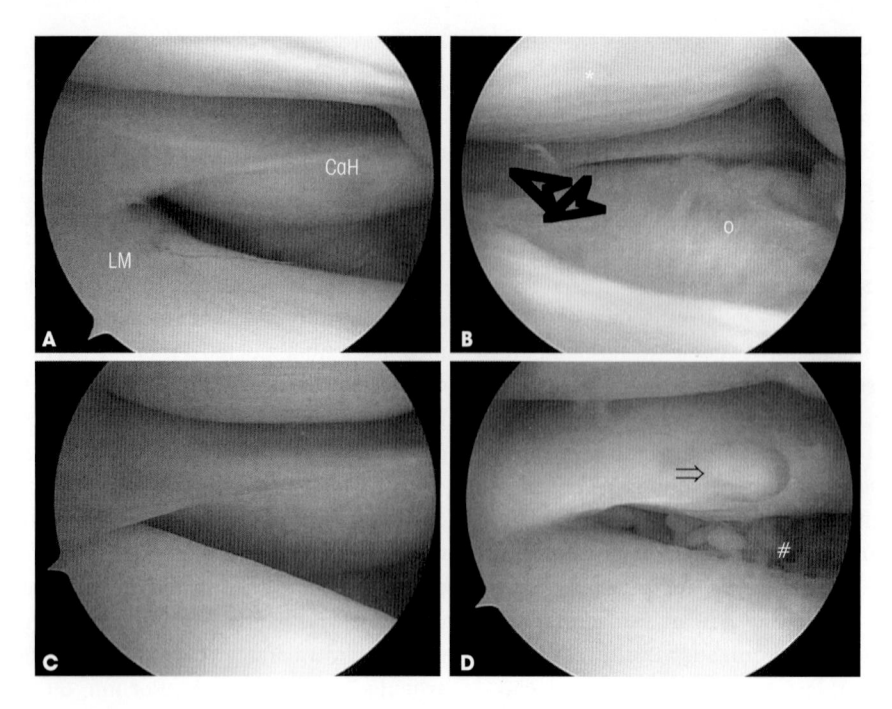

Figura 105.5 Visão artroscópica de meniscos laterais normais (**A** a **C**) e 8 meses após transecção experimental do LCC (**B** e **D**). Note, em (**B**), a série de pequenas rupturas radiais na borda livre do menisco (*pontas de seta*) e o dano à cartilagem articular do côndilo femoral (condromalacia*) e do platô tibial (fibrilação°). Note também a presença de um nódulo cartilaginoso (*seta aberta*) no nível do corno caudal e a grave proliferação sinovial (#). CaH = corno caudal; LM = menisco lateral.

falta de conexão entre o menisco lateral e a cápsula articular ou ligamento colateral, lesões graves do menisco lateral parecem improváveis e ainda não foram relatadas. Lesões isoladas de quaisquer dos meniscos na ausência de ruptura do cruzado são raras, apesar de serem teoricamente possíveis após força compressiva diretamente no menisco, como saltar de uma altura e aterrissar sobre o membro com o joelho completamente estendido.

Meniscectomia

O benefício relativo da remoção parcial *versus* remoção total de qualquer um dos meniscos permanece controverso, porque ambas as remoções resultam em alterações degenerativas macro e microscópicas na superfície articular do fêmur e da tíbia.[27-29] Apesar de uma meniscectomia parcial poder ter um efeito protetivo nas superfícies articulares, ela foi associada à regeneração tecidual limitada, particularmente se o segmento removido for inteiramente localizado no interior do centro avascular (zona branca) do menisco. Além disso, estudos experimentais em seres humanos demonstraram que, após meniscectomia parcial, a área de contato articular femorotibial diminuiu aproximadamente 10%, enquanto os picos de estresse de contato local aumentaram 65%. Por outro lado, a meniscectomia total leva a um decréscimo de 75% na área de contato e a um aumento de aproximadamente 235% no pico de estresse de contato local.[25] As vantagens relatadas para a meniscectomia completa, contudo, incluem uma regeneração mais extensa do menisco removido se a linha de excisão passar pela porção vascularizada periférica (zona vermelha) do tecido meniscal. Nesses casos, o tecido meniscal regenerado, derivado da membrana sinovial, geralmente é formado em 3 a 6 meses. Desafortunadamente, o processo de regeneração é algo inconsistente e a fibrocartilagem regenerada é ineficiente na prevenção do desenvolvimento de osteoartrite secundária, que ocorre em quase 100% dos casos.

Referências bibliográficas

1. Arnoczky SP, Marshall JL: The cruciate ligaments of the canine stifle: An anatomical and functional analysis. Am J Vet Res 38:1809 1814, 1977.
2. Heffron LE, Campbell JR: Morphology, histology and functional anatomy of the canine cranial cruciate ligament. Vet Rec 102:280 283, 1978.
3. Slocum B, Devine T: Cranial tibial thrust: A primary force in the canine stifle. J Am Vet Med Assoc 183:456 459, 1983.
4. Vasseur PB, Pool RR, Arnoczky SP, et al: Correlative biomechanical and histologic study of the cranial cruciate ligament in dogs. Am J Vet Res 49:1842 1854, 1985.
5. Hayashi K, Frank JD, Hao Z, et al: Histological changes in the canine cranial cruciate ligament after rupture. Vet Surg 32:269 277, 2003.
6. Bennett D, Tennant B, Lewis DG, et al: A reappraisal of anterior cruciate ligament disease in the dog. J Small Anim Pract 29:275 297, 1988.
7. Whitehair JG, Vasseur PB, Willits NH: Epidemiology of cranial cruciate ligament rupture in dogs. J Am Vet Med Assoc 203:1016 1019, 1993.

8. Duval JM, Budsberg SC, Flo GL, et al: Breed, sex, and body weight as risk factors for rupture of the cranial cruciate ligament in young dogs. J Am Vet Med Assoc 215:811 814, 1999.
9. Harasen G: Canine cranial cruciate ligament rupture in profile: Can Vet J 44:845 846, 2003.
10. Jerram RM, Walker AM: Cranial cruciate ligament injury in the dog: Pathophysiology, diagnosis and treatment. NZ Vet J 51:149 158, 2003.
11. Comerford EJ, Tarlton JF, Innes JF, et al: Metabolism and composition of the canine anterior cruciate ligament relate to differences in knee joint mechanics and predisposition to ligament rupture. J Orthop Res 23:61 66, 2005.
12. Fitch RB, Montgomery RD, Milton JL, et al: The intercondylar fossa of the normal canine stifle: An anatomic and radiographic study. Vet Surg 24:148 155, 1995.
13. Lemburg AK, Meyer Lindenberg A, Hewicker Trautwein M: Immunohistochemical characterization of inflammatory cell populations and adhesion molecule expression in synovial membranes from dogs with spontaneous cranial cruciate ligament rupture. Vet Immunol Immunopathol 97:231 240, 2004.
14. Muir P, Hayashi K, Manley PA, et al: Evaluation of tartrate resistant acid phosphatase and cathepsin K in ruptured cranial cruciate ligament in dogs. Am J Vet Res 63:1279 1284, 2002.
15. Wilke VL, Conzemius MC, Rothschild MF: SNP detection and association analysis of candidate genes for rupture of the cranial cruciate ligament in the dog. Anim Genet 36:511 542, 2005.
16. Wilke VL, Conzemius MG, Kinghorn BP, et al: Inheritance of rupture of the cranial cruciate ligament in Newfoundlands. J Am Vet Med Assoc 228(1):61-64, 2006.
17. Innes JF, Little CB, Hughes CE, et al: Products resulting from cleavage of the interglobular domain of aggrecan in samples of synovial fluid collected from dogs with early and late stage osteoarthritis. Am J Vet Res 66:1679-1685, 2005.
18. Flo GL, DeYoung D: Meniscal injuries and medial meniscectomy in the canine stifle. J Am Anim Hosp Assoc 14:683, 1978.
19. Arnoczky SP, Marshall JL: Pathomechanics of cruciate and meniscal injuries. In Pathophysiology in Small Animal Surgery. Bojrab MJ (ed). Philadelphia:Lea & Febiger, 1981.
20. Hulse DA, Shires PK: The meniscus: Anatomy, function and treatment. Comp Cont Educ Pract Vet 5:765-777, 1983.
21. Kambic HE, McDevitt CA: Spatial organization of types I and II collagen in the canine meniscus. J Orthop Res 23:142, 2005.
22. Mow VC, Ratcliffe A: Structure and function of articular cartilage and meniscus. In Basic Orthopedic Biomechanics, 2nd ed. Mow VC and Hayes C (eds). Philadelphia: Lippincott-Raven, 1997, p. 113.
23. Arnoczky SP, Warren RF: The microvasculature of the meniscus and its response to injury. Am J Sports Med 11:131, 1983.
24. Noone TJ, Millis DL, Korvick DL, et al: Influence of canine recombinant somatotrophin hormone on biomechanical and biochemical properties of the medial meniscus in stifles with altered stability. Am J Vet Res 63(3):419, 2002.
25. Jackson J, Vasseur PB, Griffey S, et al: Pathologic changes in grossly normal menisci in dogs with rupture of the cranial cruciate ligament. J Am Vet Med Assoc 218(8):1281, 2001.
26. Ralphs SC, Whitney WO: Arthroscopic evaluation of menisci in dogs with cranial cruciate ligament injuries: 100 cases (1999-2000). J Am Vet Med Assoc 221(11):1601, 2002.
27. Johnson KA, Francis DJ, Manley PA, et al: Comparison of the effects of caudal pole hemi-meniscectomy and complete medial meniscectomy in the canine stifle joint. Am J Vet Res 65(8):1053, 2004.
28. Berjon JJ, Munuera L, Calvo M: Degenerative lesions in the articular cartilage after menisectomy: preliminary experimental study in dogs. J Trauma 31:342-350, 1991.
29. Baratz ME, Fu FH, Mengato R: Meniscal tears: The effect of meniscectomy and of repair on intra-articular contact areas and stress in the human knee. Am J Sports Med. 14:270-274, 1986.

＃ Luxação Patelar em Cães

Kei Hayashi, Jennifer L. Lansdowne e Loïc Déjardin

Luxação patelar, definida como o deslocamento da patela para fora do sulco troclear do fêmur, é um problema comum, tanto em cães pequenos quanto em cães grandes. A condição pode ser de origem congênita, de desenvolvimento, traumática ou iatrogênica. A alteração patológica pode variar de instabilidade leve da patela no interior da tróclea à luxação grave permanente da patela, medial ou lateralmente, com deformações esqueléticas. A luxação patelar medial (LPM) é a mais comum em todos os tamanhos e raças de cães. O desvio anatômico da patela interfere em sua função normal, resultando em deformidades esqueléticas no membro pélvico, contratura dos músculos pélvicos, perda da mecânica normal do joelho, alterações degenerativas das articulações e comprometimento da função do membro. Os sinais clínicos variam com muitos fatores, incluindo grau da luxação, idade do paciente, grau de anormalidades musculoesqueléticas e grau da doença degenerativa articular. A maioria das luxações de patela provavelmente tem base hereditária e predisposição genética; no entanto, o mecanismo exato da doença ainda não foi esclarecido.

Anatomia

A patela é uma ossificação no tendão de inserção do grupo muscular quadríceps e é o maior osso sesamoide do corpo.[1] A patela é ovalada: a superfície arredondada proximal é a base e pode se estender além da superfície articular, enquanto a extremidade apontada distal, o ápice, não (Figura 106.1). A superfície articular da patela é lisa e convexa em todas as direções e se articula com uma ampla fenda articular côncava na superfície do fêmur distal, denominada tróclea femoral. As cristas trocleares medial e lateral, com a medial sendo mais espessa do que a lateral, limitam a tróclea femoral.

A patela é mantida na tróclea do fêmur principalmente, pela cápsula articular, pela espessa fáscia femoral lateral (fáscia lata) e pela mais fina fáscia femoral medial (Figura 106.1). As partes cranial do músculo sartório e do bíceps femoral fundem-se com a fáscia femoral no joelho e podem contribuir para a estabilidade medial e lateral da patela. Os ligamentos femoropatelares também auxiliam na estabilidade da patela na tróclea.

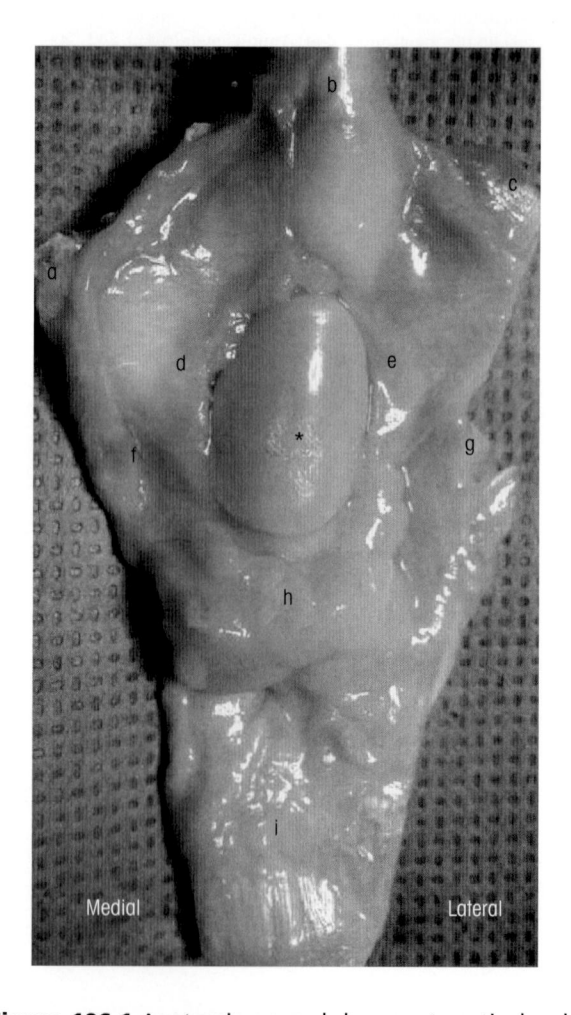

Figura 106.1 Anatomia normal do aspecto articular da patela canina. (*a*) Vasto medial; (*b*) reto femoral; (*c*) vasto lateral; (*d*) fibrocartilagem parapatelar medial; (*e*) fibrocartilagem parapatelar lateral; (*f*) retináculo medial; cápsula articular, ligamento femoropatelar e fáscia femoral; (*g*) retináculo lateral, cápsula articular, ligamento femoropatelar e fáscia femoral; (*h*) coxim adiposo infrapatelar; (*i*) ligamento patelar.

O ligamento femoropatelar lateral pode ser traçado do lado lateral da patela até a fabela lateral. O ligamento medial é mais fraco que o lateral e se funde com o periósteo do epicôndilo medial do fêmur. As bordas da patela são conectadas à fáscia femoral pelas fibrocartilagens parapatelares medial e lateral (Figura 106.1). As fibrocartilagens parapatelares cavalgam as cristas da tróclea femoral e auxiliam na estabilidade patelar através do contato com as cristas da tróclea femoral. Os músculos vasto medial e vasto lateral do grupo quadríceps são fixados à patela pelas fibrocartilagens medial e lateral, respectivamente. Uma fibrocartilagem suprapatelar também pode estar presente no tendão do reto femoral.

O grupo muscular quadríceps é formado por reto femoral, vasto lateral, vasto intermédio e vasto medial. O reto femoral origina-se no ílio, cranialmente ao acetábulo; os vastos lateral e intermédio originam-se da parte proximal do lábio lateral da superfície rugosa caudal do fêmur; e o vasto medial origina-se do lado medial do fêmur proximal. Este grupo muscular converge na patela e continua como ligamento patelar, a fim de se inserir na tuberosidade tibial, distalmente.

Função

O mecanismo extensor é composto pelo grupo muscular quadríceps, patela, sulco troclear e tuberosidade tibial. O alinhamento fisiológico (quase reto) dessas estruturas, juntamente com a articulação deslizante da patela e a tróclea, é essencial para o movimento suave e eficiente do joelho durante sua extensão.[2] As forças musculares do vasto medial e vasto lateral controlam os movimentos medial e lateral e a estabilidade da patela. A patela é um componente essencial do mecanismo extensor, servindo para alterar a direção da tração do mecanismo do quadríceps, preservando até mesmo a tensão do mecanismo extensor durante a extensão do joelho, e agindo como uma alavanca ao aumentar a vantagem mecânica do grupo muscular do quadríceps. A patela também protege o tendão do grupo quadríceps durante o movimento, proporciona uma superfície maior para o tendão encaixar-se na tróclea femoral e proporciona estabilidade cranial e rotacional à articulação do joelho no mecanismo extensor. A localização e a proeminência da tuberosidade da tíbia são importantes para a vantagem mecânica do mecanismo extensor.

Epidemiologia

A luxação patelar pode ser congênita, de desenvolvimento, iatrogênica ou traumática, apesar de a maioria das luxações ser congênita e, frequentemente, relacionada com outras anormalidades musculoesqueléticas.[3,4] É um problema comum tanto em cães pequenos quanto em cães grandes e é a anormalidade congênita mais comum em cães.[5] Em um estudo que examinou 1.679 filhotes de cães de lojas de animais, 253 tinham pelo menos uma alteração congênita (15%), dentre as quais 121 eram luxações patelares (7,2%).[6] Esses filhotes eram, em sua maioria, de raças pequenas: 48,8% provavelmente pesariam menos que 7 kg quando maduros. A luxação patelar é diagnosticada mais comumente em cães de raças pequenas como um problema congênito ou de desenvolvimento até os 6 meses de idade. Todavia, até 32 raças, incluindo raças grandes como Akita, Great pyrenees e Labrador, foram identificadas como tendo risco maior de luxação patelar.[7] Raças *toy* e miniaturas são afetadas aproximadamente 12 vezes mais frequentemente do que cães de raças de grandes, com os Poodle *toy*, Yorkshire terriers, Pomeranians, Pequineses, Chihuahuas e Boston terriers tendo maior risco para a luxação medial.

Luxação patelar medial

A luxação patelar medial é mais comum em todos os tamanhos e raças de cães do que a luxação patelar lateral (LPL). Em um estudo com 124 cães que foram referidos para luxação patelar, a maioria tinha uma forma congênita de luxação (82%), em oposição à luxação adquirida (15%) e a maioria (89%) tinha LPM em oposição à luxação lateral.[3] A LPM era de 98% em raças pequenas (< 9,1 kg), 81% em raças médias (9,1 a 18,2 kg), 83% em raças grandes (18,2 a 36,4 kg) e 67% em raças gigantes (> 36,4 kg). Em um estudo com 70 cães de raças grandes, a LPM representava 97% dos casos e a LPL, 2,8%.[8] Aquele estudo também sugeriu que, em cães de raças grandes, a LPM ocorre mais frequentemente em machos (proporção de machos:fêmeas de 1,8:1). Em contraste, outros estudos demonstraram que, em cães de raças pequenas, as fêmeas são afetadas mais frequentemente (proporção de macho:fêmea de 1:1,5).[4] Apesar de fêmeas serem mais prováveis de serem afetadas do que os machos, a prevalência é similar entre fêmeas castradas, machos castrados e fêmeas inteiras, com os machos intactos tendo um risco menor. As luxações bilaterais são significativamente mais comuns (65%) do que as luxações unilaterais (35%).[3,8]

Três grupos de pacientes foram identificados com base no padrão clínico por Brinker, Piermattei e Flo: 1) neonatos e filhotes mais velhos com deambulação e função anormais dos membros posteriores a partir do começo da ambulação; 2) cães jovens a maduros com marcha intermitentemente e/ou progressivamente anormal; e 3) cães mais velhos com um começo agudo de claudicação associado a alterações degenerativas e ruptura do ligamento cruzado cranial.[9]

Luxação patelar lateral

A luxação patelar lateral ocorre infrequentemente em cães. Apesar da LPL poder ocorrer em raças de qualquer tamanho, ela é vista proporcionalmente com mais frequência em cães de raças grandes. A incidência relatada de LPL varia amplamente entre estudos, de 3% a 8,9% de luxações patelares em cães de raças grandes[4] a 38,7% de luxações patelares quando todos os cães de raças pequenas e grandes são incluídos.[3] A proporção de machos:fêmeas com luxação patelar é de 1,5:1, com os machos não castrados tendo menor risco.[3,4]

Fisiopatologia

Luxação patelar medial

A causa da LPM continua incerta. Devido às raças *toy* e miniaturas serem afetadas com LPM aproximadamente 12 vezes mais do que raças grandes, é provável que haja uma base hereditária e uma predisposição genética. Além disso, devido a muitos cães serem apresentados entre os 3 a 6 meses de idade, sem histórico de traumatismo, frequentemente com condição bilateral, é provável que este seja um distúrbio congênito ou de desenvolvimento, em vez de adquirido. Também é possível que a instabilidade patelar congênita predisponha o animal a uma luxação traumática.

É geralmente aceito que a LPM é uma anomalia anatômica multifatorial, não somente do joelho, mas de todo o membro pélvico. Apesar de a sequência de remodelagem estrutural e a variedade de deformidades do membro pélvico terem sido bem descritas, as informações quanto à causa e ao efeito na LPM são limitadas na literatura veterinária. Anomalias esqueléticas específicas, como anomalias coxofemorais, mau alinhamento do aparelho extensor, alteração patológica muscular do quadríceps e sulco troclear raso, têm sido propostas como causas subjacentes à LPM.

A anormalidade coxofemoral pode causar LPM e as deformidades relacionadas do membro, mas não foi encontrada correlação entre displasia coxofemoral e LPM. Baseado na hipótese de Putnam, foi proposto que as principais alterações na articulação coxofemoral e as anormalidades posturais resultantes levam a mecanismos compensatórios mais distalmente, resultando na eventual malformação na parte distal do membro e na luxação da patela.[10] O desenvolvimento da LPM tem sido ligado à aparência radiográfica de coxa vara (diminuição do ângulo de inclinação do colo femoral) e diminuição na anteversão femoral (retroversão relativa), que, por sua vez, leva ao genuvaro, deslocamento medial do mecanismo extensor e alterações anatômicas adicionais durante o crescimento por tensão medial anormal do mecanismo extensor (Figura 106.2). Em uma teoria extrapolada da literatura humana, foi teorizado que a anteversão reduzida causa rotação externa da articulação coxofemoral, a qual requer rotação interna compensatória do membro distal para colocar o pé apropriadamente no solo. Como resultado, os tecidos moles laterais que suportam a articulação do joelho são estirados e uma força lateral de torção é exercida sobre a placa de crescimento femoral distal, causando torção lateral do fêmur distal. Esta rotação lateral do fêmur distal desloca a tróclea femoral lateralmente à linha de contração do quadríceps. A rotação interna compensatória do membro causa simultaneamente deslocamento do grupo muscular quadríceps medialmente, que, por sua vez, resulta em deslocamento medial da patela.

Ao contrário desta hipótese, um estudo do ângulo de anteversão do colo femoral usando imagens de ressonância magnética (RM) não revelou nenhuma correlação entre a luxação patelar e o ângulo de anteversão.[11] Este estudo também demonstrou que a medida do ângulo de anteversão baseada em radiografias não é confiável. Em outro estudo radiográfico com 100 cães Papillon, não houve diferenças significativas no ângulo de anteversão e na inclinação do colo femoral entre os cães com luxação patelar e os cães normais.[12] Interessantemente, houve diferenças significativas em peso e tamanho entre esses grupos: cães com luxação patelar eram significativamente menores e mais leves. Além disso, análises morfológicas das pelves mostraram que a origem da parte cranial do músculo sartório localiza-se mais medialmente em cães com LPM do que em cães normais. Esta variação conformacional pode levar a aumento na tração medial sobre a patela no deslocamento medial desta. Várias deformidades do membro pélvico podem causar desvio na direção de força do grupo quadríceps. O desvio entre a direção da força do quadríceps (da origem do quadríceps para o centro da tróclea ou patela) e o ligamento patelar é denominado ângulo do quadríceps ou ângulo Q (Figura 106.3).[11] O ângulo Q foi medido usando RM em cães com vários graus de LPM e cães com LPM têm ângulos Q significativamente maiores, apesar de não ter sido estabelecida uma relação de causa e efeito.

O mau alinhamento de uma ou mais estruturas do mecanismo extensor do joelho pode causar LPM. Como indicado anteriormente, a localização e a estabilidade da patela durante toda a extensão da amplitude de movimento são governadas por estruturas anatômicas regionais em torno da patela. Músculos do quadríceps e outras estruturas no mecanismo extensor, restrições da patela por tecidos moles e conformação da articulação femoropatelar determinam o caminho da patela no joelho, o qual é influenciado por relações anatômicas entre pelve, articulação coxofemoral, fêmur, tíbia e articulação tarsal. O alinhamento anatômico apropriado do mecanismo extensor com o esqueleto subjacente é o principal componente da estabilidade da patela.[2] Durante a extensão do joelho, fortes força tensivas no interior do quadríceps buscam alinhar a patela entre a origem e a inserção muscular. Se o eixo longitudinal do quadríceps não estiver centrado sobre a tróclea, existe um desequilíbrio na força muscular, favorecendo a luxação da patela.

O desequilíbrio muscular no quadríceps pode ser uma causa importante de mau alinhamento do mecanismo extensor e de LPM. Um estudo clínico reportou atrofia macroscopicamente evidente e fibrose do vasto medial (aparência de faixa esticada) em filhotes com LPM.[13] À medida que o filhote cresce, ocorrem deslocamento medial da patela e do grupo muscular do quadríceps e subdesenvolvimento da patela e do sulco troclear. A tensão anormal do vasto medial e do grupo extensor deslocado medialmente podem ter efeito de "corda de arco", causando desvio lateral do fêmur e rotação medial da tíbia. A observação clínica de que deformidades esqueléticas podem ser revertidas completamente em filhotes jovens (menos de 2 meses de idade) pela liberação do músculo vasto medial tensionado sugere que a lesão muscular é a principal causa da LPM e as deformidades relacionadas no membro pélvico.

Independentemente da etiologia primária, o deslocamento medial do mecanismo extensor causa aumento da pressão no córtex femoral medial e, assim, crescimento desigual entre os aspectos medial e lateral da placa de crescimento femoral distal. Subsequentemente a esta distribuição assimétrica do estresse, a velocidade de crescimento do lado lateral da fise femoral distal é relativamente maior que a do lado medial. Isto resulta em maior crescimento no lado lateral do osso e, assim, em arqueamento lateral do fêmur distal (corda de arco). Da mesma maneira, este aumento de pressão na parte medial do fêmur distal desacelera o crescimento do côndilo femoral medial, causando displasia da epífise femoral. A tíbia proximal compensa com maior crescimento medial, o que causa arqueamento medial da tíbia proximal.

A formação de uma tróclea femoral rasa também foi proposta como causa primária para o deslocamento subsequente da patela e do mecanismo extensor. Todavia, devido à tróclea não se desenvolver na ausência da compressão normal da patela sobre a região, acredita-se que o subdesenvolvimento do sulco da tróclea seja uma deformidade secundária.

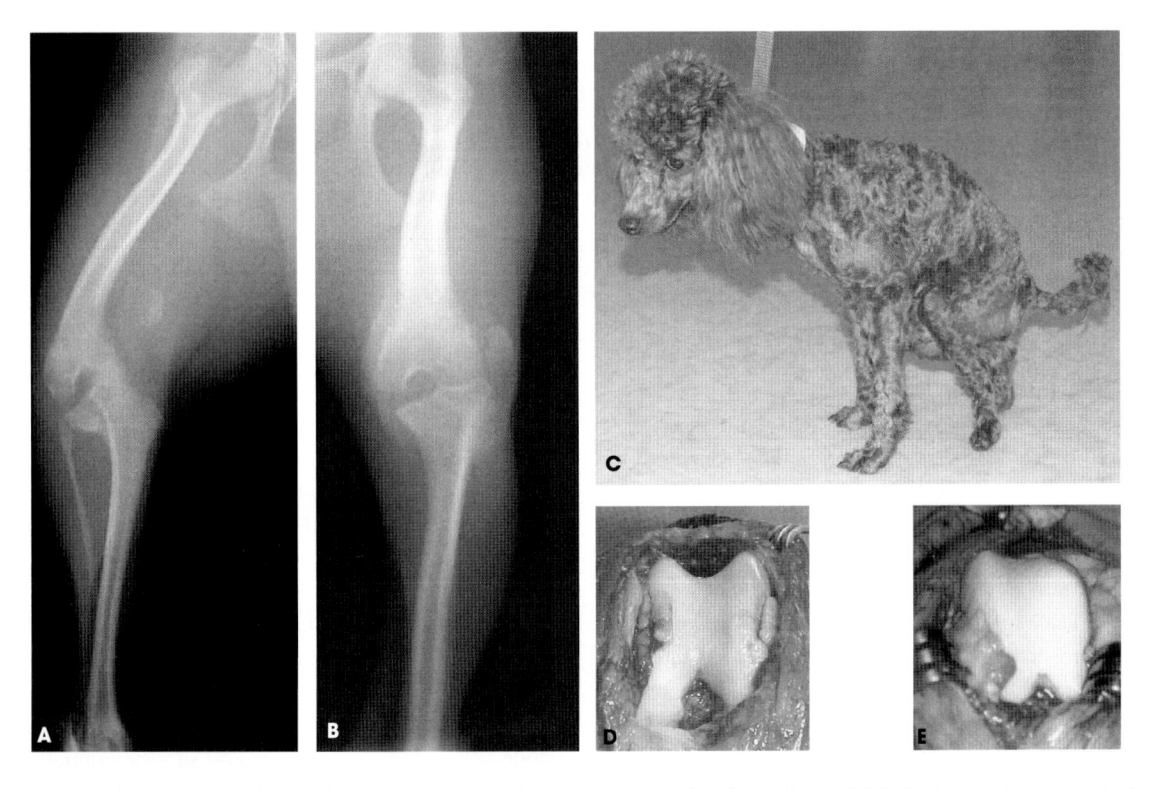

Figura 106.2 Aparência radiográfica da luxação patelar grau 4 medial (**A**) e lateral (**B**). Note a extrema rotação interna (**A**) e externa (**B**) da tíbia e a posição ectópica da patela. Sinais clínicos associados à luxação patelar lateral (LPL) grau 4 bilateral (**C**). Em um caso avançado como este, a extensão do joelho é impedida, em parte, devido às adesões e à fibrose dos tecidos periarticulares. Flexão permanente do joelho pode ser vista com LPL e luxação patelar medial graves grau 4. Imagens intraoperatórias tangenciais de tróclea com forma normal (**D**) e tróclea rasa (**E**) secundária à luxação patelar juvenil grau 4.

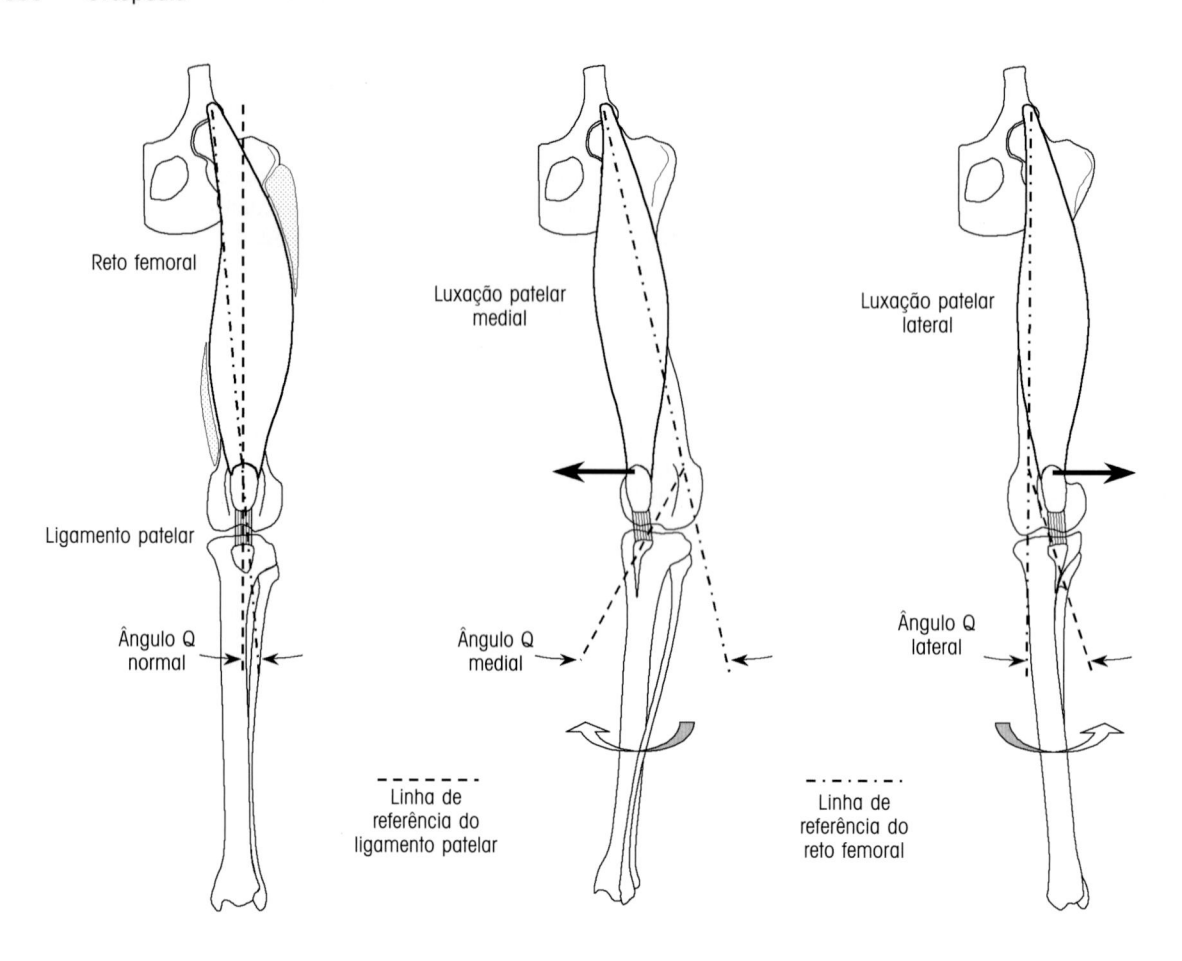

Figura 106.3 Em seres humanos, o ângulo do quadríceps (ângulo Q) é definido como o ângulo formado entre a linha de ação do quadríceps e a linha formada pelo ligamento e pela patela no membro normal. Da mesma maneira, em cães com luxação patelar, o ângulo Q foi definido como o ângulo formado entre a linha da origem do reto femoral ao centro da tróclea e a linha do centro da tróclea à tuberosidade tibial. O desvio do curso do ligamento patelar em uma direção gera uma força resultante (*seta*) que puxa a patela na mesma direção, resultando em luxação da patela (quanto maior o ângulo Q, maior é o risco de luxação). O ângulo Q médio aumenta com a gravidade da luxação de ~ 11° (cães normais) para ~ 12°(grau I), ~ 24° (grau II) e ~ 37° (grau III). (Adaptado de: Kaiser S, Cornely D, Golder W, et al.: Magnetic resonance measurements of the deviation of the angle of force generated by contraction of qudriceps muscle in dogs with congenital patellar luxation. Vet Surg 30(6):552-558, 2001.)

O grau de patologia musculoesquelética depende da idade, do grau e da duração da luxação patelar. A luxação medial da patela frequentemente causa deformação progressiva do tecido ósseo e do tecido mole (Quadro 106.1). Animais com o esqueleto imaturo desenvolvem deformidades angular e torcional secundárias às forças anormais agindo sobre fises ainda abertas e animais mais velhos com LPM podem desenvolver doença articular degenerativa. Quadril e articulações tarsais também são afetados. Cães podem exibir pernas arqueadas, com pés voltados para dentro, diminuição grave na amplitude de movimento do joelho e extensão das articulações tarsais (ver Figura 106.2). Aumento na lassidão rotacional do joelho, instabilidade bidirecional (medial e lateral) da patela e extensa erosão da cartilagem na crista troclear medial também podem estar presentes. Além dessas anormalidades, a articulação do joelho pode ter problemas concorrentes de instabilidade, como ruptura do ligamento cruzado cranial. Devido a uma das funções do ligamento cruzado cranial ser limitar a rotação interna da tíbia durante a flexão do joelho, foi sugerido que a LPM e o subsequente aumento na rotação interna da tíbia amplificam o estresse sobre o ligamento cruzado cranial, predispondo-o ao estiramento e à ruptura. Adicionalmente, pode-se especular que a perda do suporte cranial do quadríceps (uma restrição secundária contra a translação cranial da tíbia) aumenta mais ainda o estresse no ligamento cruzado cranial. A associação entre LPM e ruptura do ligamento cruzado cranial permanece incerta. Apesar de alguns estudos terem relatado ruptura concomitante do

> **Quadro 106.1 Anormalidades musculoesqueléticas associadas com luxação patelar medial.**
>
> **Fêmur/tíbia**
> - Rotação externa do terço distal do fêmur
> - Arqueamento lateral do fêmur distal
> - Rotação interna da tíbia proximal (deslocamento medial da tuberosidade da tíbia)
> - Tróclea femoral rasa ou ausente
> - Formação de pseudotróclea no côndilo medial do fêmur.
>
> **Articulação coxofemoral**
> - Diminuição da anteversão
> - Coxa vara
> - Postura
> - Genuvaro (estação com os membros em arco).
>
> **Articulação do joelho**
> - Crista troclear medial hipoplásica
> - Instabilidade rotacional da articulação do joelho
> - Assimetria condilar femoral e tibial
> - Displasia da epífise femoral distal (côndilo medial hipoplásico)
> - Contratura/cicatrização da cápsula articular medial e de tecidos musculares mediais
> - Estiramento da cápsula articular lateral e tecidos retinaculares
> - Vários graus de erosão da cartilagem hialina e doença degenerativa articular.
>
> **Articulação tarsal**
> - Hiperextensão compensatória.

ligamento cruzado cranial em até 20% dos casos de LPM, outros encontraram prevalência de lesões do ligamento cruzado cranial em cães com luxação patelar similar àquela de cães com outras condições ortopédicas.[14]

Luxação patelar lateral

Devido à falta de estudos científicos e clínicos sobre a LPL em ortopedia veterinária, a fisiopatologia proposta da LPL em cães frequentemente tem sido extrapolada da literatura humana, em que a LPL é a forma mais comum de luxação patelar. Apesar de vários fatores patológicos terem sido associados à LPL, permanece incerto se são causadores ou resultam da luxação (Quadro 106.2). Embora em alguns casos raros não exista outro fator aparente além da LPL, na maioria das vezes (95%), a LPL é associada a um ou mais defeitos estruturais.[1,15,16] Como visto com a LPM, o desenvolvimento normal dos côndilos femorais e da tróclea depende do equilíbrio entre gravidade e forças musculares durante o apoio normal do peso corporal. Alterações anatômicas como desalinhamento angular e torcional do fêmur e tíbia podem resultar de distribuição anormal dos estresses sobre as placas fisárias durante o crescimento. Da mesma maneira, certas alterações na anatomia normal, como coxa valga e excessiva anteversão do colo femoral, podem induzir medialização relativa e torção interna do fêmur distal, respectivamente. Um aumento no ângulo de anteversão tanto pode ser compensatório, à medida que o cão ajusta a posição do quadril, ou fixado, devido a uma deformidade femoral. Tanto a anteversão do colo femoral como a coxa valga podem contribuir para a medialização da tróclea em relação à linha de ação do quadríceps (ângulo Q lateral) e, portanto, para a luxação lateral da patela (Figura 106.3). Subsequentemente, o aspecto lateral da placa de crescimento femoral distal pode ser sobrecarregado, contribuindo, assim, para uma velocidade menor de crescimento do córtex femoral lateral em comparação com o córtex medial e, com o tempo, para o arqueamento lateral do terço distal do fêmur. A lateralização das forças compressivas através da articulação também podem constranger o desenvolvimento da tíbia, levando a um desvio lateral do membro no joelho, uma condição conhecida como genuvalgo. Com o genuvalgo, apesar de o côndilo femoral medial e o platô tibial desenvolverem-se normalmente, as forças aumentadas através do aspecto lateral da fise femoral distal podem levar à displasia condilar lateral e luxação da patela. Por sua vez, a ausência da pressão patelar durante o crescimento interfere no desenvolvimento da tróclea, que se torna rasa. Sob contração do quadríceps, a patela não constrangida é capaz de mover-se lateralmente, levando ao desgaste e à erosão da crista trocantérica lateral, exacerbando o problema.

Foi teorizado que, em seres humanos, a LPL pode ser iniciada por hipoplasia do músculo vasto medial.[17] À medida que o vasto medial torna-se hipoplásico, ele não pode contrabalançar o antagonista vasto lateral, resultando em luxação lateral da patela. Filogeneticamente, o vasto medial é o último músculo a se desenvolver em seres humanos.[18] Ele é também o primeiro a sofrer atrofia se for lesado ou imobilizado e o último a responder à reabilitação. Apesar de a hipoplasia do vasto medial estar presente em cães com LPL, esta teoria não é, atualmente, comprovada.

> **Quadro 106.2 Possíveis fatores patológicos que levam à luxação patelar lateral*.**
>
> 1. Aumento no ângulo de anteversão
> 2. Coxa valga
> 3. Deformidade femoral com torção
> 4. Genuvalgao
> 5. Displasia do côndilo lateral
> 6. Fenda troclear rasa
> 7. Rotação lateral da tíbia
> 8. Deslocamento lateral da tuberosidade da tíbia
> 9. Hipoplasia do vasto medial
> 10. *Pes varus*.

* Ver texto para mais informações.

Como com qualquer condição de desenvolvimento, as malformações anatômicas serão mais graves quando iniciadas em animais mais jovens. Foi demonstrado experimentalmente que as alterações nas linhas de força produzidas por restrições causadas por tecidos moles em animais jovens podem levar a deformidades ósseas permanentes em 2 semanas.[19] Essas alterações conformacionais, incluindo o deslocamento lateral da tuberosidade tibial, tornam-se permanentes após 4 semanas em cãezinhos com 6 a 8 semanas de idade.[19] A lateralização permanente do quadríceps resulta em tensão desequilibrada em côndilo lateral, retináculo medial e cápsula articular. O retináculo lateral se tensiona e o retináculo medial estica-se mais ainda, exacerbando a luxação lateral da patela.[19]

Três causas de pés varos resultando em LPL e claudicação em Dachshunds miniaturas foram relatadas.[20,21] Pé varo descreve a rotação interna da tíbia distal secundária ao fechamento assimétrico prematuro do aspecto medial da placa fisária tibial distal.[21] À medida que o pé varo progride, um endireitamento compensatório do tarso e da colocação da pata no solo levam à lateralização do membro, lassidão do joelho e, finalmente, LPL. Em dois casos, pensou-se que o pé varo era resultado de herança recessiva autossômica[21]; e, no terceiro caso, pensou-se que era resultado de uma lesão à placa de crescimento distal da tíbia.[20] Apesar da placa fisária tibial distar ser afetada em 3% de todas as lesões traumáticas fisárias,[22] pé varo resultante não ocorre em todos os casos.

Sinais clínicos

Os sinais clínicos associados à LPM variam com o grau da lesão no membro pélvico. Uma classificação da LPM foi desenhada por Putnam e adaptada por Singleton.[10,16] Graus 1 e 2 indicam luxações reduzíveis e graus 3 e 4 representam luxações permanentes.

Grau 1: A patela pode se luxada manualmente durante extensão completa, com redução espontânea após liberação. Deformação esquelética mínima.

Grau 2: A patela luxa durante a flexão do joelho ou manipulação manual e permanece luxada até que se estenda o joelho ou se faça redução manual. Até 30° de rotação medial da tíbia.

Grau 3: A patela permanece luxada continuamente, mas pode ser reduzida manualmente; 30° a 60° de rotação interna da tíbia.

Grau 4: Patela luxada permanentemente, sem possibilidade de redução; 60° a 90° de rotação interna da tíbia.

Conclusão

A organização patela/tróclea atua como um sistema de polia que otimiza a função do quadríceps durante a extensão do joelho. Ao afastar a patela do eixo de flexão/extensão do joelho, a tróclea proporciona uma alavanca para o músculo quadríceps, minimizando, assim, a contração muscular durante a extensão. Qualquer

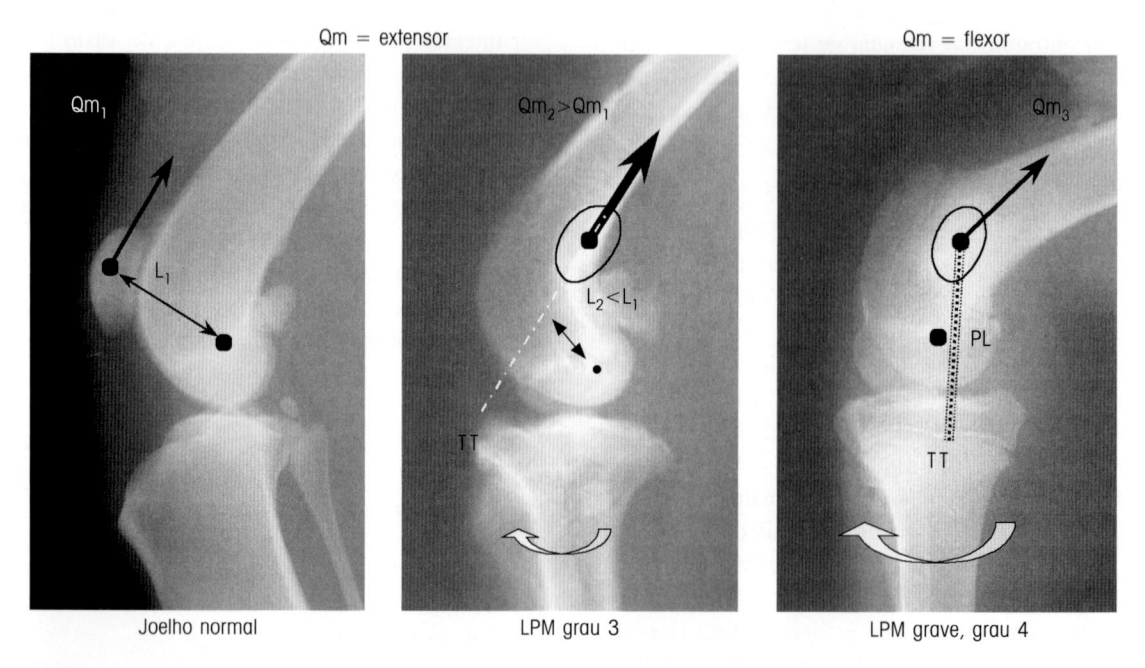

Figura 106.4 A patela e a tróclea formam um sistema de polia, que otimiza a função do mecanismo extensor ao proporcionar um braço de alavanca para o músculo quadríceps femoral (Qm). A luxação patelar (LP) reduz a alavancagem da tróclea (L), que, por sua vez, induz um relativo aumento na força do músculo quadríceps necessária para conseguir a extensão do joelho. Da mesma maneira, foi demonstrado que a força do músculo quadríceps aumenta de 15% a 30% após patelectomia em pessoas. Em casos extremos, como as luxações graves, grau 4, a linha de ação do quadríceps move-se caudalmente ao eixo de flexão/extensão do joelho, transformando, desta forma, o quadríceps em um músculo flexor. LPM = luxação patelar medial; TT = tuberosidade tibial.

redução da alavancagem da tróclea devido à luxação da patela resulta em aumento relativo na magnitude da força contrátil necessária para produzir a extensão do joelho. Em casos extremos, como na LPM ou LPL graves, grau 4, a linha de ação do quadríceps pode tornar-se caudal ao eixo de flexão/extensão do joelho. O resultado final é flexão, em vez de extensão do joelho durante a contração do quadríceps (Figura 106.4). Esta alteração biomecânica grave do joelho, juntamente com o desenvolvimento de adesões fibrosas entre a patela e o retináculo, evita a extensão do joelho e, clinicamente, resulta em cães andando em posição agachada permanentemente (Figura 106.2).

Vários procedimentos cirúrgicos foram propostos para tratar as luxações patelares, com o objetivo comum de restaurar o alinhamento do mecanismo extensor através de uma combinação de osteotomias corretivas e procedimentos nos tecidos moles. Até que a fisiopatologia da luxação patelar seja mais completamente entendida, cirurgiões devem contentar-se em reparar as anormalidades estruturais aparentes em seus pacientes.

Referências bibliográficas

1. Roush JK: Canine patellar luxation. Vet Clin North Am Small Anim Pract 23:855-868, 1993.
2. Palmer R: Patellar luxation in large breed dogs. ACVS Veterinary Symposium, p. 364
3. Hayes AG, Boudrieau RJ, Hungerford LL: Frequency and distribution of medial and lateral patellar luxation in dogs - 124 cases (1982-1992). J Am Vet Med Assoc 205:716-720, 1994.
4. Priester WA: Sex, size, and breed as risk factors in canine patellar dislocation. J Am Vet Med Assoc 160:740-742, 1972.
5. Johnson JA, Austin C, Breur GJ: Incidence of canine appendicular musculoskeletal disorders in 16 Veterinary Teaching Hospitals from 1980 through 1989. VCOT 7:56-69, 1994.
6. Ruble RP, Hird DW: Congenital abnormalities in immature dogs from a pet store: 253 cases (1987-1988). J Am Vet Med Assoc 202:633-636, 1993.
7. LaFond E, Breur GJ, Austin CC: Breed susceptibility for developmental orthopedic diseases in dogs. J Am Anim Hosp Assoc 38:467-477, 2002.
8. Gibbons SE, Macias C, Tonzing MA, et al: Patellar luxation in 70 large breed dogs. J Small Anim Pract 47:3-9, 2006.
9. Piermattei D, Flo G (eds): Brinker, Piermattei, and Flo's Handbook of Small Animal Orthopedics and Fracture Repair. Philadelphia: WB Saunders, 1997.
10. Putman RW: Patellar Luxation in Dogs. Guelph: University of Guelph, 1968.
11. Kaiser S, Cornely D, Golder W, et al: The correlation of canine patellar luxation and the anteversion angle as measured using magnetic resonance images. Vet Radiol Ultrasound 42:113-118, 2001.
12. L'Eplattenier H, Montavon P: Patellar luxation in dogs and cats: Pathogenesis and diagnosis. Comp Cont Educ Pract Vet 24:234-240, 2002.
13. Nagaoka K, Orima H, Fujita M, et al: A new surgical method for canine congenital patellar luxation. J Vet Med Sci 57:105-109, 1995.
14. Willauer CC, Vasseur PB: Clinical results of surgical correction of medial luxation of the patella in dogs. Vet Surg 16:31-36, 1987.
15. Rudy RL: Stifle joint. *In* Canine Stifle, 2nd ed. Archibald J (ed). Santa Barbara: American Veterinary Publications, 1974.
16. Singleton WB: Stifle joint surgery in the dog. Can Vet J-Revue Veterinaire Canadienne 4:142, 1963.
17. Fox TA: Dysplasia of the quadriceps mechanism: hypoplasia of the vastus medialis muscle as related to the hypermobile patella syndrome. Surg Clin North Am 55:199-226, 1975.
18. Stokes M, Young A: Investigations of quadriceps inhibition: implications for clinical practice. Physiotherapy 70:425-428, 1984.
19. Stanisavljevic S, Zemenick G, Miller D: Congenital, irreducible, permanent lateral dislocation of the patella. Clin Orthop Relat Res:190-199, 1976.
20. Johnson SG, Hulse DA, Vangundy TE, et al: Corrective osteotomy for pes varus in the dachshund. Vet Surg 18:373-379, 1989.
21. Izumisawa Y, Seno T, Abe R, et al: Axial correction of pes varus by transverse-opening wedge osteotomy and T-plate fixation with beta-tricalcium phosphate (beta-TCP) transplantation in dachshunds. J Vet Med Sci 67:437-440, 2005.
22. Marretta SM, Schrader SC: Physeal injuries in the dog: a review of 135 cases. J Am Vet Med Assoc 182:708-710, 1983.

Fraturas e Luxações da Coluna Vertebral

Brigitte A. Brisson

Fraturas e luxações são classificadas como traumáticas ou patológicas. A lesão da coluna vertebral em pequenos animais é mais comumente associada a traumatismo por força não penetrante causado por acidentes veiculares.[1-4] Outras causas traumáticas incluem lesões por armas de fogo, encontros com outros animais, queda de alturas e lesões por objetos que caem.[1,3,4] As fraturas e luxações patológicas são frequentemente associadas a anomalias vertebrais congênitas, distúrbios metabólicos e neoplasia. Neste capítulo, discutiremos fraturas e luxações vertebrais traumáticas. Lesões secundárias à medula espinal são discutidas em outro capítulo. Condições como luxação atlantoaxial, *wobbler* (espondilomielopatia cervical caudal) e extrusão traumática do disco intervertebral não são incluídas. O reparo cirúrgico de fraturas espinais é discutido em relação com as propriedades biomecânicas, mas as técnicas não são apresentadas em detalhe.

Anatomia e biomecânica da coluna vertebral normal

A coluna vertebral é composta por estruturas ósseas (as vértebras) e tecidos moles (todos os ligamentos e músculos associados, etc.). A movimentação espinal normal inclui flexão e extensão (a mais importante) e também encurvamento lateral e rotação. Forças violentas aplicadas na coluna vertebral podem causar fraturas ou luxações.

Os modelos que dividem a coluna vertebral em compartimentos ósseo e de tecidos moles foram desenvolvidos para auxiliar a previsão da estabilidade de várias configurações de fraturas e guiar os cirurgiões quanto ao tratamento. Usando uma teoria de dois compartimentos,[5] foram descritos compartimentos ventral e dorsal. Neste modelo, o compartimento ventral consiste em corpo vertebral, disco intervertebral (anel e núcleo pulposo) e ligamentos longitudinais ventral e dorsal. O compartimento dorsal contém a lâmina dorsal (pedículos e lâmina), as facetas articulares, as cápsulas articulares, o processo espinhoso dorsal, os ligamentos inter e supraespinhosos e o ligamento flavo. A musculatura paraespinal auxilia a estabilidade de ambos os compartimentos. Lesões que afetam ambos os compartimentos ocorrem mais comumente e são geralmente consideradas instáveis.[6] Lesões traumáticas a um único compartimento (dorsal ou ventral) são raras. Quando elas ocorrem, as lesões envolvendo o compartimento ventral somente são consideradas mais estáveis do que aquelas que envolvem apenas o compartimento dorsal.

Um modelo de três compartimentos (três colunas), modificado da literatura humana, também foi descrito.[7,8] Neste modelo, o compartimento dorsal continua o mesmo, enquanto as estruturas contidas no compartimento ventral são subdivididas em: compartimento médio, que contém o ligamento longitudinal dorsal, a metade dorsal do disco e a metade dorsal do corpo vertebral (basicamente o assoalho do canal vertebral); e compartimento ventral, que contém o ligamento longitudinal ventral, a metade ventral do disco e a metade ventral do corpo vertebral.[7] Usando o modelo de três compartimentos, as lesões envolvendo um ou mais compartimentos são consideradas instáveis.[8]

Biomecânica das fraturas

Durante o traumatismo, forças são exercidas sobre a coluna vertebral, as quais podem levar à subluxação, luxação, fratura ou fratura-luxação vertebral. As forças associadas a padrões específicos de fratura-luxação incluem: compressão (carga axial), curvamento (flexão ou extensão), torção (rotação) e cisalhamento.[9] Embora um evento traumático possa resultar em uma única força sendo aplicada à coluna vertebral, a maioria das fraturas resulta de uma combinação de forças, sendo que as forças de flexão e rotação são as mais comuns.[6,8]

A carga axial (ou compressão) desenvolve-se quando uma força é aplicada ao longo do eixo da coluna vertebral. A carga axial pura é rara, mas pode ocorrer quando um cão em pé é atingido diretamente por trás ou frontalmente, criando forças de alta compressão através dos discos e corpos vertebrais. Estudos experimentais feitos em segmentos espinais humanos mostram que aumentos de compressão através dos segmentos vertebrais levam a pressões aumentadas no interior dos discos intervertebrais e das placas terminais normais.[9] Ao aumentar a pressão, o sangue é espremido para fora das placas vertebrais terminais, que se estufam e eventualmente racham, permitindo que o núcleo pulposo seja deslocado para o interior do corpo vertebral.[9] Os discos intervertebrais e as placas terminais vertebrais são considerados importante absorvedores de choque da coluna vertebral.[9]

Lesões compressivas verdadeiras podem ocorrer somente em porções da coluna vertebral que estiverem em uma linha reta com a força do traumatismo no momento do impacto. Isto geralmente resulta em fratura de compressão por ruptura do corpo vertebral, com ou sem disrupção do disco intervertebral (Figura 107.1).[20] Se danificado, o disco intervertebral pode sofrer extrusão dorsal ou para o corpo vertebral adjacente.[11] Se o compartimento dorsal permanecer intacto, as fraturas com esta configuração são consideradas relativamente estáveis.[10] Porém, fragmentos ósseos (do assoalho do canal vertebral), material do disco e anel fibroso redundante podem ser empurrados para o canal vertebral, causando compressão da medula espinal. Estudos usando segmentos de espinha com discos intervertebrais normais e degenerados sugerem que a compressão por extrusão do núcleo pulposo ocorre somente se o disco for anormal.[9]

Lesões por hiperflexão e hiperextensão puras são raras. As lesões por hiperextensões ocorrem quando uma força é aplicada diretamente sobre o aspecto dorsal da coluna vertebral, criando forças compressivas nas estruturas do compartimento dorsal e forças de tensão nas estruturas do compartimento ventral.[10] Com força suficiente, o ligamento longitudinal ventral e a porção

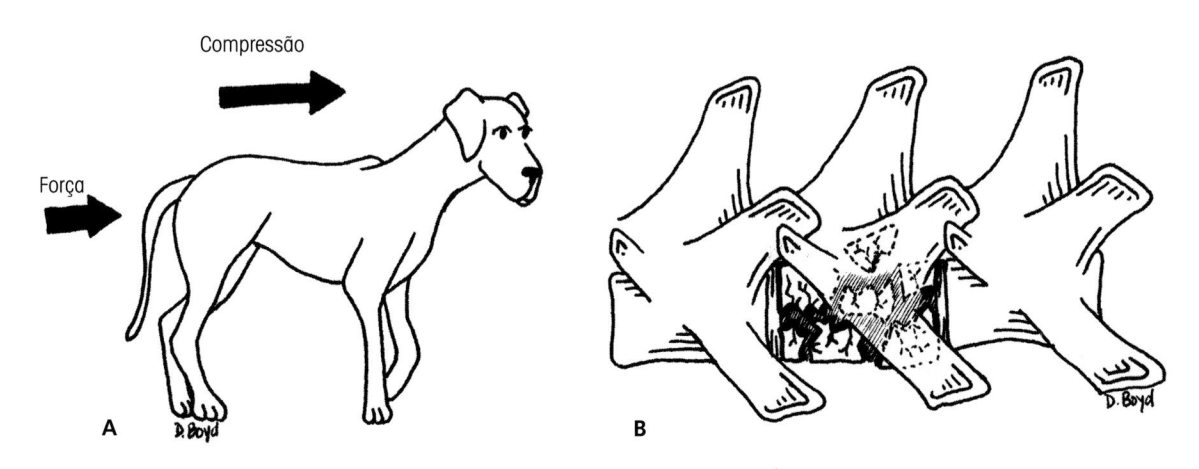

Figura 107.1 A. e B. Lesões por compressão ocorrem quando as vértebras afetadas estão em uma linha reta com a força do traumatismo no momento do impacto. Isto geralmente resulta em fratura de compressão (*burst fracture*) do corpo vertebral, com ou sem disrupção do disco intervertebral. As lesões por compressão pura são raras.

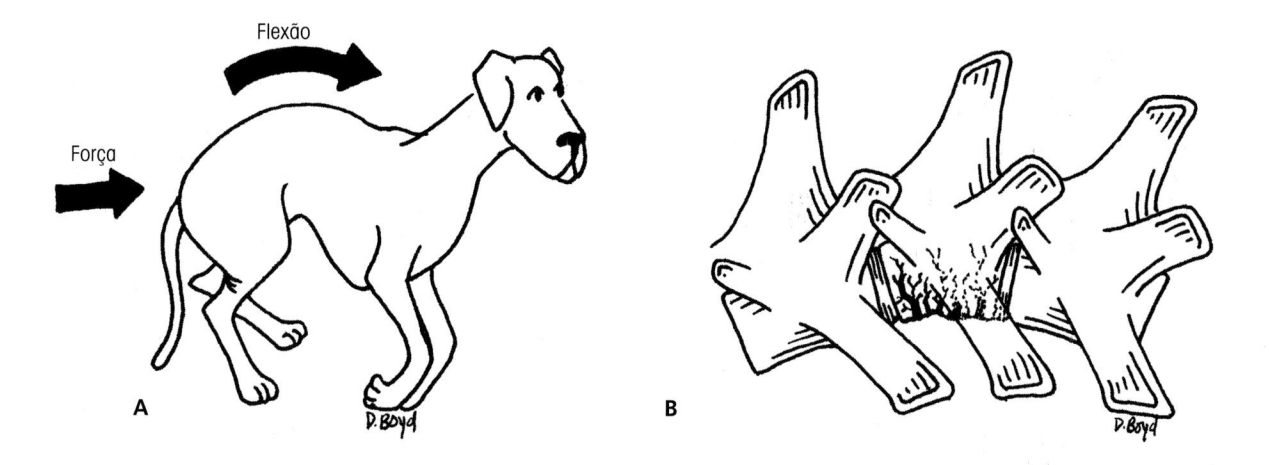

Figura 107.2 A. e B. Hiperflexão excessiva da coluna vertebral resulta em fratura em cunha em que a porção ventral do corpo vertebral é esmagada, frequentemente poupando as estruturas ligamentares da espinha. Forças de hiperflexão puras são raras.

ventral do anel fibroso podem romper-se, deixando as estruturas ligamentares dorsais intactas. Essas lesões são estáveis e frequentemente reduzem-se espontaneamente, tornando-as difíceis de serem diagnosticadas.[10,11]

Lesões por hiperflexão puras são raras.[10] A hiperflexão excessiva resulta em fratura em cunha, enquanto a porção ventral do corpo vertebral é esmagada, frequentemente poupando as estruturas ligamentares da coluna (Figura 107.2).[20] Referindo-se ao modelo de três compartimentos, este tipo de fratura tende a afetar somente o compartimento ventral, deixando a porção dorsal do disco e o corpo vertebral intactos.[7] Poupar os compartimentos médio e dorsal evita a subluxação e a compressão da medula espinal por fragmentos ósseos.[7] Tais fraturas são consideradas relativamente estáveis.

Forças torcionais são tipicamente acompanhadas por flexão da espinha. Essas forças frequentemente causam traumatismo em estruturas ósseas e ligamentares dos compartimentos ventral e dorsal (modelo de dois compartimentos), e resultam em fraturas-luxações instáveis da espinha. Quando a flexão é a principal força aplicada à espinha e simultaneamente ocorre rotação, luxação é o resultado típico (Figura 107.3).[8,11,12] Quando rotação é a força principal aplicada à espinha, com rotação simultânea, geralmente ocorre fratura-luxação (Figura 107.4). Devido à sua instabilidade inerente, essas lesões são frequentemente tratadas com estabilização cirúrgica.[11,13]

Traumatismo da medula espinal

O traumatismo da medula espinal leva à lesão da medula espinal primária (concussão, compressão e distração) causada pelo impacto inicial e por movimento repetido do local da fratura. A lesão secundária da medula espinal envolve uma série de eventos que começam logo após a lesão inicial e incluem complexos processos vasculares, bioquímicos e inflamatórios.[8,14] Devido ao clínico não ter controle sobre o traumatismo espinal inicial (lesão primária), os esforços terapêuticos devem ser dirigidos à diminuição da repetição da lesão devido à instabilidade e à interrupção ou atenuação dos processos secundários que começam no momento da lesão. A fisiopatologia da lesão à medula espinal e seu tratamento são discutidos em um capítulo separado.

Diagnóstico

Se houver suspeita de lesão espinal, a manipulação do paciente deve ser limitada; pacientes complacentes devem ser presos a uma tábua para evitar deslocamento adicional de fratura instável e traumatismo repetido à medula espinal durante a avaliação do paciente. Durante o exame físico podem ser notados depressão ou desalinhamento vertebral ao longo da coluna vertebral e possível crepitação. Um exame neurológico superficial é feito na tentativa de localizar a lesão e determinar a gravidade da lesão à medula espinal. A sedação de pacientes não complacentes e a administração de analgésicos devem ser consideradas após uma análise rápida do *status* neurológico. Lesões concorrentes devem ser levadas em consideração ao interpretar o exame neurológico para evitar que se superestime as disfunções e o prognóstico neurológicos.[4,15] Se possível, radiografias de triagem devem ser feitas com o paciente acordado ou sob sedação leve, a fim de manter o tônus da musculatura paraespinal e diminuir o risco de deslocamento adicional da fratura. É importante lembrar que as radiografias nem sempre refletem o deslocamento máximo que ocorreu no momento do traumatismo.[16,17] Isto auxilia a explicar porque a correlação entre o grau de deslocamento radiográfico e os déficits neurológicos é ruim.[2] Imagens radiográficas laterais são recomendadas primeiro e, se possível, projeções ventrodorsais com raio horizontal também deveriam ser feitas. Recomendam-se radiografias de triagem de toda a coluna vertebral para descartar a possibilidade de lesões espinais múltiplas.[1-4,18] Os benefícios de se fazer radiografias mais completas após o paciente ter sido anestesiado deve ser contrabalançado com os riscos potenciais representados pela manipulação espinal. A mielografia é recomendada quando não existirem evidências radiográficas de deslocamento vertebral e quando os sinais neurológicos não se correlacionam com a lesão radiográfica. Em tais casos, a mielografia pode auxiliar a localizar a lesão ao contornar uma secção edematosa ou uma subluxação leve do canal vertebral. Além disso, a mielografia pode proporcionar informação quanto ao grau de compressão da medula espinal causada por fragmentos da fratura ou hematoma. Alguns autores recomendam a mielografia para todos os pacientes de traumatismo espinal.[19] O diagnóstico avançado por imagem (tomografia computadorizada [TC] e ressonância magnética [RM]) também é útil em casos em que o deslocamento vertebral não é evidente nas radiografias de triagem. Comparado com a radiografia de triagem, a TC proporciona uma avaliação acurada do comprometimento do canal vertebral[20] e também detalhes superiores das linhas de fratura e fragmentos ósseos. Isto é especialmente verdadeiro para fraturas que envolvem os pedículos e facetas articulares e para fragmentos ósseos deslocados que podem comprimir a medula espinal. A RM proporciona boas imagens dos tecidos moles e pode auxiliar a determinar a gravidade da lesão na medula espinal, a presença de hemorragia ou edema na medula espinal e se estão presentes herniação ou compressão da medula espinal.[21] Como com as radiografias de triagem, o risco associado à manipulação e ao posicionamento do

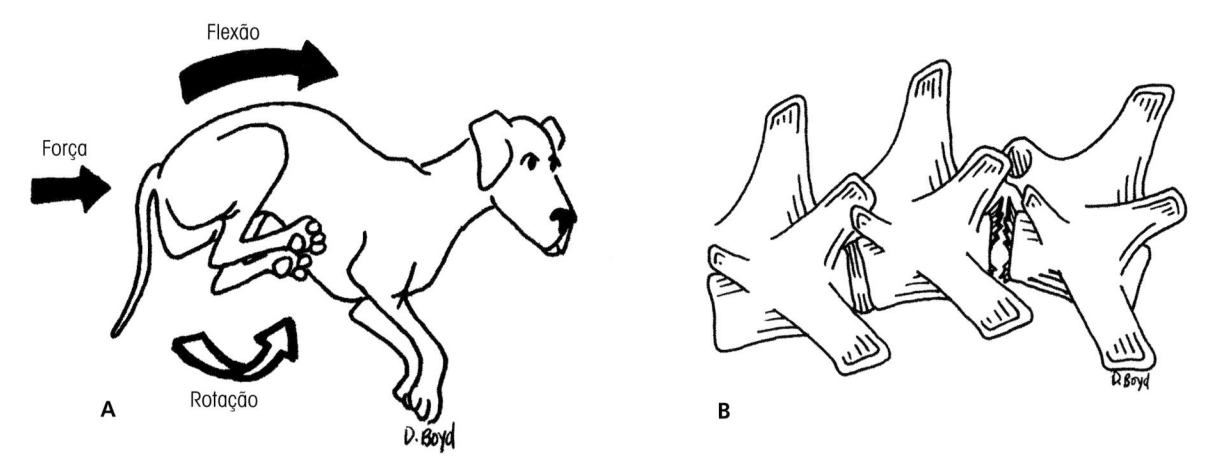

Figura 107.3 A. e B. Quando a flexão é a principal força aplicada na espinha e ocorre torção simultaneamente, o resultado comum é a luxação.

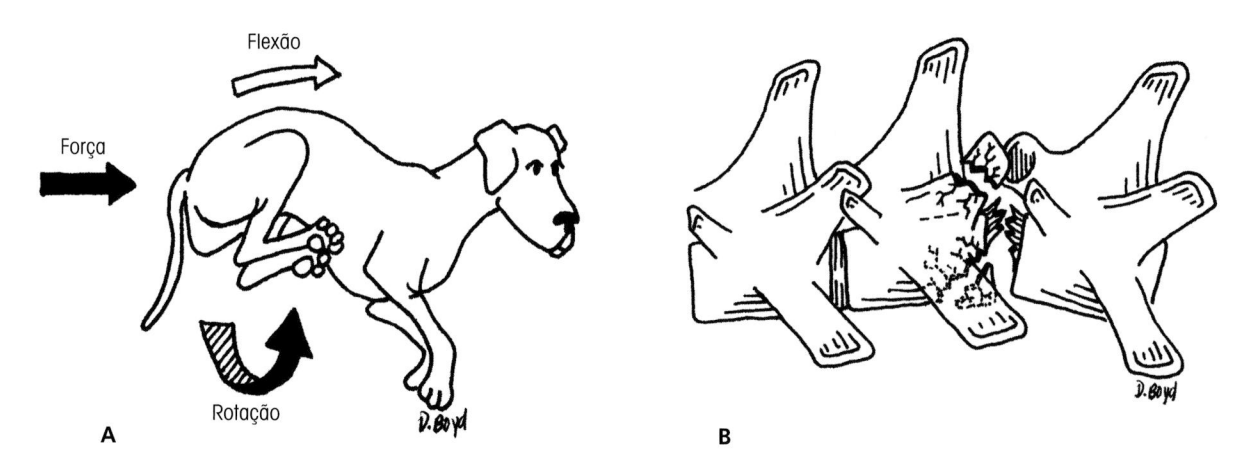

Figura 107.4 A. e B. Quando a rotação é a principal força aplicada na espinha com concorrente flexão, geralmente ocorre fratura-luxação.

paciente sob anestesia geral e também o tempo de anestesia adicional devem ser pesados contra o potencial valor diagnóstico.

Todos os pacientes de traumatismo, especialmente aqueles com dor ou disfunção neurológica espinal, devem ser avaliados quanto a possíveis fraturas ou luxações vertebrais. Os pacientes devem ser avaliados e tratados apropriadamente para outras lesões concorrentes, como pneumotórax, hérnia diafragmática e fraturas de pele, costelas e esqueleto apendicular. Relatos anteriores indicam que aproximadamente 50% dos pacientes com traumatismo espinal têm lesões em outros sistemas,[1-4] e aproximadamente 48% dos pacientes com fratura ou luxação lombar têm uma fratura em algum outro lugar do corpo, mais frequentemente, fratura na pelve.[4] Devido à alta taxa de lesões pulmonares concorrentes, recomendam-se radiografias torácicas para todos os pacientes que devem receber anestesia geral para fixação de fraturas.

Incidência e distribuição das fraturas espinais

Relata-se que as fratura-luxações em cães afetam mais comumente as vertebras lombares, seguidas pelas vértebras sacrococcígeas, torácicas e cervicais.[2,3,18] Em gatos, a região sacrococcígea é o local mais comum de fratura e/ou luxação vertebral.[18] Pensa-se que a concentração do estresse na junção ou próximo a ela, entre as regiões móveis e relativamente imóveis da espinha, resulta em taxa aumentada de fratura-luxações nas junções toracolombar e lombossacral;[18] porém, estudos também descreveram distribuição relativamente similar de fraturas ao longo da espinha lombar.[4,22]

O corpo vertebral foi identificado como a porção das vértebras que sofre mais fraturas.[2,18] A herniação de disco associada a fraturas ou luxações é bem incomum e foi relatada em menos de 12% dos casos em um estudo.[18] A presença de mais de uma lesão espinal foi relatada, mas é rara e tende a envolver duas vértebras adjacentes.[18] Essas lesões mais comumente envolvem as junções lombossacral e sacrococcígea.[18] Apesar de sua rara ocorrência, recomenda-se a avaliação radiográfica de toda a coluna vertebral para eliminar a possibilidade de lesões múltiplas.[1-4,18]

Fraturas cervicais

As fraturas e luxações cervicais são associadas a vários graus de disfunção neurológica, mas não é típico que levem à perda da percepção de dor caudal à lesão. As principais razões para isto podem ser que: (1) a maior relação entre o diâmetro do canal vertebral e o diâmetro da medula espinal permite maior deslocamento sem danificar gravemente a medula e (2) traumatismo cervical grave o suficiente para causar perda da sensação de dor geralmente causa insuficiência respiratória e morte no momento da lesão.[12,23] Apesar de alguns terem relatado que a maioria dos cães com fraturas cervicais se apresenta com déficits neurológicos leves e frequentemente somente com dor cervical,[23] estudo revendo 56 casos de fratura-luxação cervical revelou que 57% dos casos apresentavam tetraparesia não ambulatória.[1]

O áxis (C2) é fraturado mais frequentemente (50% a 78% dos casos), seguido pelo atlas (C1) (aproximadamente 25% dos casos).[1,2,23] Pensa-se que a maior incidência de fraturas de C2 em cães esteja relacionada com a anatomia da região cervical proximal. Foi teorizado que o áxis age como um ponto de alavancagem entre as regiões cranial e cervical. Pensa-se que isto se deva à relação próxima do corpo vertebral do áxis com o atlas e as ligações muito próximas de tecidos moles do processo espinhoso dorsal e das facetas articulares caudais do áxis com as vértebras cervicais caudais.[12,23] Um estudo relatou que fraturas de C3-C7 são mais comuns após brigas de cães ou traumatismos desconhecidos do que após serem atingidos por um carro e que as fraturas envolvendo as vértebras cervicais caudais tipicamente afetam mais de uma vértebra.[1]

Foi relatada alta mortalidade perioperatória (36%) com fraturas-luxações tratadas cirurgicamente.[1] Contudo, a maioria dos pacientes que sobrevive à cirurgia e ao pós-operatório imediato consegue recuperação funcional.[1] Além disso, quase 90% dos pacientes tratados de maneira conservadora conseguem recuperação funcional, sugerindo que muitas das fraturas cervicais são passíveis de terapia conservadora.[1] Os previsores negativos para a recuperação incluem *status* não ambulatório na apresentação, referido mais de 5 dias após o traumatismo inicial.[1]

Fraturas torácicas e lombares

As regiões torácica e lombar da coluna vertebral são locais comuns para fraturas e/ou luxações em cães e gatos.[2,3,18] Embora as fraturas ocorram mais comumente nas junções toracolombar e lombossacral[18], um estudo conduzido por Turner e outros revelou que fraturas de L2, L4 e L7 foram mais comuns do que fraturas em outras vértebras lombares; não foram encontradas diferenças estatísticas quando todos os segmentos lombares foram comparados.[4] Fraturas entre T1 e T9 são menos comuns, tipicamente minimamente deslocadas e relativamente estáveis. Pensa-se que a estabilidade inerente desta seção da espinha deva-se ao suporte adicional proporcionado pelas costelas e suas ligações. Foi relatada disfunção neurológica variando de alterações na propriocepção consciente até perda da percepção de dor em até 85% dos pacientes com fraturas lombares.[4] Com base em relatos anteriores, 45% dos pacientes com lesões entre T1 e S1 e até 62% dos pacientes com lesões lombares foram eutanasiados sem tratamento.[3,4] A decisão pela eutanásia foi frequentemente baseada na gravidade da disfunção neurológica ou em confirmação cirúrgica de lesão grave à medula espinal.[3,4] A alta taxa de disfunção neurológica associada a lesões toracolombares comparada com lesões cervicais é provavelmente relacionada à baixa proporção entre o canal espinal e o diâmetro da medula na coluna toracolombar.[15] Em contraste, fraturas-luxações de L6 e L7 somente afetam raízes nervosas (cauda equina); estas podem tolerar maior grau de deslocamento sem disfunção neurológica grave.[24] Ao contrário das fraturas nas regiões torácicas baixa e lombar, que frequentemente necessitam de fixação cirúrgica, as fraturas de L6 e L7 e da região lombossacral frequentemente saram satisfatoriamente sem intervenção cirúrgica.[15]

Fraturas sacrococcígeas

As fraturas sacrococcígeas são as fraturas espinais mais comuns diagnosticadas em gatos,[18,15] e elas ocorrem com relativa frequência em cães, e os sinais clínicos associados a essas fraturas variam de dor sacral à perda de sensação e função motora na cauda e área perineal, com disfunções urinária e fecal. Apesar dos déficits neurológicos em um ou dois membros pélvicos serem possíveis com lesões por tração da cauda equina e medula espinal, essas lesões são raras e difíceis de serem diferenciadas daquelas associadas a fraturas pélvicas concorrentes.[26,27] Em cães, as fraturas sacrais que ocorrem medialmente ao forame (axial) são mais frequentemente associadas à incontinência urinária ou fecal, perda da sensação perineal e analgesia da cauda do que as fraturas que ocorrem lateralmente (abaxial).[26] Cães com fraturas axiais têm mais disfunções neurológicas graves na apresentação e alta do que os cães com fraturas abaxiais.[26] Lesões ortopédicas adicionais estão presentes em 76 a 88% dos gatos e 74 a 97% dos cães, o que enfatiza a necessidade de uma avaliação completa para proporcionar um prognóstico acurado.[25-27] Em gatos, fraturas sacrais frequentemente são associadas à luxação sacroilíaca, enquanto em cães elas são mais comumente associadas a fraturas ilíacas.[27] Em um estudo, mais de 70% dos gatos tinham incontinência urinária temporária ou permanente, mas o prognóstico para recuperação da função urinária normal era bom quando os gatos mantinham o tônus anal e sensação perineal na apresentação.[25] A função neurológica nos membros pélvicos, bexiga e reto comprovadamente retorna em 1 mês; para gatos que não recuperaram a função urinária 1 mês após o traumatismo, é improvável que se recuperem.[25] Em um estudo com cães, pacientes com fraturas abaxiais tinham um prognóstico melhor para recuperação do que aqueles com fraturas axiais.[26] Com base nos resultados desse estudo, deve-se esperar pequena recuperação neurológica durante a hospitalização.[26] O tratamento cirúrgico das fraturas sacrococcígeas tem sido associado à piora do *status* neurológico em aproximadamente 40% dos cães; isto provavelmente é devido à lesão iatrogênica.

Princípios da fixação de fraturas

A decisão de se tratar fraturas espinais conservadora ou cirurgicamente é um tópico de controvérsia. A intervenção cirúrgica busca a redução e o realinhamento dos fragmentos ósseos vertebrais, o que, em muitos casos, efetivamente descomprime a medula espinal; bem como proporcionar fixação rígida aos segmentos vertebrais afetados, evitando a continuação da instabilidade. Em alguns casos é necessária uma laminectomia para avaliar a medula espinal quanto a danos visíveis e para aliviar a compressão causada por hematoma, material de disco ou fragmentos ósseos. Devido aos procedimentos descompressivos terem a desvantagem de, potencialmente, desestabilizar a espinha, a pediculectomia e a hemilaminectomia são preferidas, em vez da laminectomia dorsal, por produzirem menos instabilidade.[2,28] Embora o consenso geral seja de que as fraturas que envolvem ambos os compartimentos, dorsal e ventral (no modelo de dois compartimentos), sejam instáveis e devam ser estabilizadas cirurgicamente, alguns estudos demonstraram até 94,4% de recuperação funcional (andar) com tratamento não cirúrgico.[1,2,22] Apesar de pacientes com uma variedade de disfunções neurológicas terem sido incluídos nos estudos retrospectivos publicados, as taxas de recuperação publicadas devem ser interpretadas com cautela, porque pacientes com disfunção neurológica grave são mais prováveis de terem sido submetidos à estabilização cirúrgica, enquanto pacientes com disfunção neurológica menos grave são mais prováveis de terem sido tratados conservadoramente. Apesar disso, pacientes que tenham mantido função neurológica mínima devem receber o benefício de tratamento conservador se a cirurgia não for uma opção e os proprietários desejarem proporcionar cuidados de suporte e reabilitação.[3,22]

O tratamento conservador e o suporte (imobilização) com aparelho externo demonstraram bom sucesso no tratamento de alguns casos de lesões cervical e toracolombar.[3,22,29] Por proporcionar uma imobilização relativamente limitada do foco da fratura, esta opção de tratamento tem sido recomendada, tipicamente, para pacientes com fraturas relativamente estáveis e disfunção neurológica leve, ou quando restrições financeiras limitam as opções de tratamento.[5] O encurvamento experimental de um aparelho desenhado para o tratamento de fraturas torácicas baixas e lombares revelou que ele podia resistir a momentos de encurvamento acima daqueles que foram demonstrados capazes de causar falhas em técnicas de fixação interna comumente utilizadas e aqueles experimentados por grandes pacientes veterinários paralisados submetidos a cuidados de enfermagem.[29] Esta técnica de imobilização externa é considerada adequada para pacientes que mantêm algum grau de função motora voluntária e têm lesões que afetam principalmente o compartimento dorsal; lesões com perda do suporte ventral não são consideradas ideais para esta técnica.[29] Aparelhos externos devem estender-se bem além do foco da fratura em ambos os lados dos segmentos vertebrais afetados para evitar o efeito de fulcro de alavanca no nível da fratura. Os pacientes devem ser monitorados diariamente quanto ao deslizamento do suporte e outras complicações, como assaduras por urina, abrasão cutânea, ulceração ou abscedimento e superaquecimento.[22,29] Embora o tratamento conservador requeira significativamente mais cuidados de suporte e enfermagem e geralmente leve a um período de recuperação mais longo, o custo do tratamento frequentemente é menor e a duração da hospitalização mais curta do que em estabilização cirúrgica.[3]

O tratamento cirúrgico deve ser considerado com propósitos exploradores em pacientes que perderam a sensação de dor e para proporcionar fixação estável do local da fratura em todos os pacientes com déficits neurológicos (pacientes não ambulatórios).[25,30] A estabilização cirúrgica também é recomendada para pacientes com fraturas instáveis (determinadas radiograficamente ou pela palpação de um "clique" durante a ambulação ou movimentação do paciente), para aqueles que não melhoram ou continuam a deteriorar neurologicamente apesar da terapia conservadora e pacientes com dor intensa além das primeiras 48 a 72 h após a lesão.[25,30]

Várias técnicas cirúrgicas foram descritas para estabilização de fraturas em todas as regiões da coluna vertebral. A colocação de pinos cruzados nos corpos vertebrais foi descrita para estabilização de fraturas nas facetas articulares, fraturas da epífise de corpo vertebral e luxações espinais. Esta técnica é considerada inadequada para fixação de fraturas por compressão ou multifragmentares graves,[31] e não é mais recomendada. O grampeamento espinal envolve a aplicação de pinos de aço inoxidável ao longo e através dos processos espinhosos dorsais em cada lado da fratura, com estabilização adicional com arame através dos processos espinhosos dorsais englobados pela reparação.[32] Esta técnica só é aplicável para pacientes pesando menos de 10 kg e requer que os processos espinhosos dorsais estejam intactos.[5,32] Similarmente, a instrumentação espinhar segmentar modificada envolve a aplicação de pinos de Steinman em torno e ao longo dos processos espinhosos dorsais de várias vértebras, amarrando com arame esses pinos aos processos espinhosos dorsal e facetas articulares dorsais das vértebras incluídas na reparação.[33] Esta técnica é aplicável em todos os tamanhos de cães, mas deve ser resevada para fraturas que não envolvam o compartimento ventral. A instrumentação espinal segmentar modificada e o grampeamento espinal falham ao romper através do processo espinhoso e raramente são usados. A aplicação de uma placa óssea metálica ao aspecto dorsolateral a dois ou três corpos vertebrais adjacentes é referida como plaqueamento do corpo vertebral. Esta técnica é aplicável somente nas vértebras torácicas caudais e lombares, porque a aplicação pode necessitar de dissecção ou remoção de qualquer cabeça vertebral associada e transecção de raízes nervosas (rizotomia) existentes abaixo da placa óssea, impedindo seu uso na espinha lombar baixa.[34]

O plaqueamento dos processos espinhosos dorsais utilizando placas espinais plásticas (placa Lubra, Lubra Co., Fort Collins CO 80521) ou metálicas (placa espinal Auburn, Richard Manufacturing Co., Memphis, TN 38101) foi descrito como uma opção para corrigir as instabilidades do compartimento dorsal em regiões com processos espinhosos dorsais proeminentes.[30,35,36] Esta técnica foi utilizada extensivamente, mas parece ser de uso limitado por si mesma. O plaqueamento espinal dorsal é aplicado mais comumente em combinação com outros métodos, como a pinagem transilíaca e o plaqueamento do corpo vertebral, para estabilizar fraturas das vértebras lombares que não envolvam os processos espinhosos dorsais ou a lâmina.[30,35,37] As complicações relatadas incluem fraturas dos processos espinhosos dorsais, isquemia dos processos espinhosos como resultado de apertar demais e deslizamento da placa devido a apertar insuficientemente as porcas.[30,38] O uso de parafusos ou pinos mais polimetilmetacrilato (PMMA) foi descrito para estabilização de fraturas espinais em todas as localizações, incluindo aquelas que são menos manejáveis à fixação do compartimento ventral, como as das regiões torácica e lombar baixa.[39-42] Este procedimento requer instrumentação mínima, mas é necessário um excelente conhecimento da anatomia vertebral para garantir o posicionamento acurado do implante. Esta técnica é compatível com as técnicas de descompressão desde que o cirurgião aplique e irrigue acuradamente o PMMA durante a polimerização. Pinos e PMMA, ao contrário de várias outras técnicas de estabilização, podem ser aplicados mesmo quando não se consegue um alinhamento perfeito.[2] A estabilização usando pinos e PMMA é, atualmente, a técnica mais popular usada para estabilizar fraturas vertebrais. Foi relatada fixação esquelética externa para estabilizar fraturas lombares.[42,44] As vantagens incluem o fato de que os implantes são inseridos longe do foco da fratura e de que é possível remover todos os implantes assim que a cura da fratura tenha ocorrido.[43,44] De novo, é essencial um excelente conhecimento da anatomia vertebral para garantir a colocação adequada dos pinos nos corpos vertebrais; isto pode ser facilitado quando o processo é guiado por fluoroscopia.[45]

Foram feitas comparações experimentais das características biomecânicas de várias técnicas cirúrgicas usadas para estabilizar fraturas espinais. Um problema desses estudos é que eles tipicamente avaliam um pequeno número de técnicas de fixação e não podem ser comparados entre si porque são usados diferentes métodos para cada avaliação.

É bem aceito que técnicas que proporcionam estabilidade para ambos os compartimentos, dorsal e ventral, são superiores àquelas que estabilizam apenas um compartimento. Quando a estabilidade e a resistência de cinco métodos de fixação interna usados para estabilização de fraturas lombares foram comparadas, descobriu-se que o plaqueamento dos corpos vertebrais era mais forte do que todos os outros métodos, inclusive plaqueamento dorsal, pinos e metilmetacrilato, bem como pinos cruzados.[46] A combinação de plaqueamento do processo espinhoso dorsal e plaqueamento dorsolateral dos corpos vertebrais proporciona reparação mais rígida e forte.[46] Similarmente, um estudo mais recente que comparou cinco métodos de fixação para instabilidade toracolombar relatou que a aplicação de placas no corpo vertebral ou a combinação de pinos e PMMA foi mais forte.[47] Um estudo biomecânico comparando cinco configurações de pinos e parafusos ósseos com PMMA para estabilização interna de instabilidade lombar revelou que fixações com 8 pinos foram mais rígidas e mais fortes do que fixações com 4 pinos, e que a orientação dos pinos influenciam a rigidez, dependendo do número de pinos usados.[48] Além disso, este estudo revelou que os pinos foram mais rígidos e menos prováveis de falhar do que parafusos.[48] Finalmente, um estudo demonstrou que a fixação esquelética externa tem propriedades mecânicas comparáveis com técnicas de fixação interna que usaram uma combinação de pinos e PMMA.[44]

Prognóstico e recuperação

Similarmente a outros distúrbios espinais, a perda da sensação de dor caudalmente à lesão é o mais acurado indicador de prognóstico ao avaliar pacientes com fraturas e/ou luxações espinais.[5,16,49] Pacientes sem dor profunda têm menos de 50% de chance de recuperar e a taxa de recuperação cai para menos de 5% se a perda de sensação ocorreu há mais de 48 h.[50] Apesar de ter um impacto positivo no prognóstico, a presença de percepção de dor não garante recuperação neurológica completa.

Com base em relatos anteriores, parece que o grau radiográfico de deslocamento vertebral não se correlaciona bem com o *status* neurológico.[2,16] Apesar das radiografias de triagem terem valor limitado para determinar o prognóstico em pacientes com pouco deslocamento vertebral, foram estabelecidas correlações entre o grau de desalinhamento radiográfico vertebral e a perda da sensação de dor caudalmente à lesão.[16,22] Pacientes com deslocamento vertebral de 80% na espinha torácica e com 60% de deslocamento entre L1 e L5 tipicamente não mantêm percepção de dor caudalmente à lesão.[16] Caudalmente a L5, radiografias de triagem são menos úteis para determinar a evolução, porque as raízes nervosas neste nível podem tolerar deslocamentos significantes sem disfunção neurológica grave.[16] Em geral, deslocamentos vertebrais maiores que 80% caudalmente a L5 são associados a sinais LMN.[16] Ao contrário das regiões cervical e toracolombar, a recuperação completa é possível com deslocamentos vertebrais graves se a lesão for caudal a L5.[16]

É difícil prever a recuperação do paciente, embora pacientes que mantenham a percepção de dor e movimentação voluntária tenham probabilidade maior de recuperar um *status* neurológico funcional. Com base em relatos anteriores, o tempo de hospitalização para casos tratados cirurgicamente tende a ser mais longo do que para os casos tratados conservadoramente.[3] Todavia, a taxa geral de retorno a um estado neurológico funcional é similar para ambos os regimes de tratamento.[2,3]

Referências bibliográficas

1. Hawthorne JC, Blevins WE, Wallace LJ, et al: Cervical vertebral fractures in 56 dogs: a retrospective study. J Am Anim Hosp Assoc 35:135, 1999.
2. McKee WM: Spinal trauma in dogs and cats: review of 51 cases. Vet Rec 126:285, 1990.
3. Selcer RR, Bubb WJ, Walker TL: Management of vertebral column fractures in dogs and cats: 211 cases (1977-1985). J Am Vet Med Assoc 198:1965, 1991.
4. Turner DW: Fractures and fracture-luxations of the lumbar spine: a retrospective study in the dog. J Am Anim Hosp Assoc 23:459, 1987.
5. Matthiesen DT: Thoracolumbar spinal fractures/luxations: surgical management. Comp Cont Educ Small Anim Pract 5:867, 1983.
6. Bruecker KA, Seim III HB: Principles of spinal fracture management. Semin Vet Med Surg (Small Anim) 7:71, 1992.
7. Denis F: Spinal instability as defined by the three-column spine concept in acute spinal trauma. Clin Orthop Relat Res 189:65, 1984.
8. Shores A: Spinal trauma. Vet Clin North Am Small Anim Pract 22:859, 1992.b
9. Roaf R: A study of the mechanics of spinal injuries. J Bone Joint Surg 42:810, 1960.
10. Holdsworth FW: Fracture, dislocations and fracture-dislocations of the spine. J Bone Joint Surg 52:1534, 1970.
11. Walker TL, Tomlinson J Jr, Sorjonen DC, Kornegay JN: Diseases of the Spinal Column. In Textbook of Small Animal Surgery. Slatter D (ed). Philadelphia: WB Saunders, 1985, p. 1367.
12. Tatcher C: Biomechanics of cranial fractures, spinal fractures and luxations. In Pathophysiology in Small Animal Surgery. Bojrab M (ed). Philadelphia: Lea & Febiger, 1993, p. 999.
13. Schwarz PD: Biomechanics of fracture, dislocations, and fractures/dislocations of the spine: characteristics of stable versus unstable injuries. Proceedings of the Annual Surgical Forum of the American College of Veterinary Surgeons, 1986; 76.
14. Olby N: Current concepts in the management of acute spinal cord injury. J Vet Intern Med 13:399, 1999.
15. Sharp NJH, Wheeler S: Trauma. In Small Animal Spinal Disorders Diagnosis and Surgery. Sharp NJH, Wheeler S (eds). Philadelphia: Elsevier Mosby, 2005, p. 281.
16. Feeney DA, Oliver JE: Blunt spinal trauma in the dog and cat: neurological, radiological and therapeutic correlations. J Am Anim Hosp Assoc 16:664, 1980.a
17. Swaim SF: Biomechanics of cranial fractures, spinal fractures and luxations. In Pathophysiology in Small Animal Surgery. Bojrab M (ed). Philadelphia: Lea & Febiger, 1981, p. 774.
18. Feeney DA, Oliver JE: Blunt spinal trauma in the dog and cat: insight into radiographic lesions. J Am Anim Hosp Assoc 16:885, 1980.b
19. Sturges BK, LeCouter RA: Vertebral fractures and luxations. In Textbook of Small Animal Surgery. Slatter D (ed). Philadelphia: WB Saunders, 2003, p. 1244.
20. Fehlings MG, Rao SC, Tator CH, et al: The optimal radiologic method for assessing spinal canal compromise and cord compression in patients with cervical spinal cord injury. Part II: Results of a multicenter study. Spine 24:605, 1999.
21. Gopal MS, Jeffery ND: Magnetic resonance imaging in the diagnosis and treament of a canine spinal cord injury. J Small Anim Pract 42:29, 2001.
22. Carberry CA, Flanders JA, Dietze AE, et al: Nonsurgical management of thoracic and lumbar spinal fractures / luxations in the dog and cat: a review of 17 cases. J Am Anim Hosp Assoc 25:43, 1989.
23. Stone EA, Betts CW, Chambers JN: Cervical fractures in the dog: a literature and case review. J Am Anim Hosp Assoc 15:463, 1979.
24. Fletcher TF: Spinal cord and meninges. In Miller's Anatomy of the Dog, 3rd ed. Evans HE, Christensen GC (eds). Philadelphia: WB Saunders, 1993, p. 805.
25. Smeak DD, Olmstead ML: Fracture / luxations or sacrococcygeal area in the cat; a retrospective study of 51 cases. Vet Surg 14:319, 1985.
26. Kuntz CA, Waldron D, Martin RA, et al: Sacral fractures in dogs: a review of 32 cases. J Am Anim Hosp Assoc 31:142, 1995.
27. Anderson A, Coughlan AR: Sacral fractures in dogs and cats: a classification scheme and review of 51 cases. J Small Anim Pract 38:404, 1997.
28. Smith GK, Walter MC: Spinal decompressive procedures and dorsal compartment injuries: comparative biomechanical study in canine cadavers. Am J Vet Res 49:266, 1988.
29. Patterson RH, Smith GK: Backsplinting for treatment of thoracic and lumbar fracture / luxation in the dog: principles of application and case series. Vet Comp Orthop Traum 5:179, 1992.
30. Dulisch ML, Withrow SJ: The use of plastic plates for fixation of spinal fractures in the dog. Can Vet J 20:326, 1979.

31. Gage ED: A new method of spinal fixation in the dog (a preliminary report). Vet Med Small Anim Clin 64:295, 1969.
32. Gage ED: Surgical repair of spinal fractures in small-breed dogs. Vet Med Small Anim Clin 66:1095, 1971.
33. McAnulty JF, Lenehan TM, Maletz LM: Modified segmental spinal instrumentation in repair of spinal fractures and luxations in dogs. Vet Surg 15:143, 1986.
34. Swaim SF: Vertebral body plating for spinal immobilization. J Am Vet Med Assoc 158:1683, 1971.
35. Shores A, Nichols C, Rochat M, et al: Combined kirschner-ehmer device and dorsal spinal plate fixation technique for caudal lumbar vertebral fractures in dogs. J Am Vet Med Assoc 195:335, 1989.
36. Yturraspe DJ, Lumb WV: The use of plastic spinal plates for internal fixation of the canine spine. J Am Vet Med Assoc 161:1651, 1972.
37. Lewis DD, Stampley A, Bellah JR, et al: Repair of sixth lumbar vertebral fracture-luxations, using transilial pins and plastic spinous-process plates in six dogs. J Am Vet Med Assoc 194:538, 1989.
38. Trotter EJ: Fixation of vertebral column fractures and luxations by means of flexible spinal plates (Lubra plating). Proceedings of the Third Annual Surgical Forum of the American College of Veterinary Surgeons, 1975.
39. Beaver DP, MacPherson GC, Muir P, Johnson KA: Methylmethacrylate and bone screw repair of seventh lumbar vertebral fracture-luxations in dogs. J Small Anim Pract 37:381, 1996.
40. Blass CE, Seim III HB: Spinal fixation in dogs using steinmann pins and methylmethacrylate. Vet Surg 13:203, 1984.
41. Blass CE, Waldron DR, van Ee RT: Cervical stabilization in three dogs using steinmann pins and methylmethacrylate. J Am Anim Hosp Assoc 24:61, 1986.
42. Rouse GP, Miller JI: The use of methylmethacrylate for spinal stabilization. J Am Anim Hosp Assoc 11:418, 1975.
43. Shores A: Fractures and luxations of the vertebral column. Vet Clin North Am Small Anim Pract 22:171, 1992.
44. Walker TM, Pierce WA, Welch RD: External fixation of the lumbar spine in a canine model. Vet Surg 31:181, 2002.
45. Wheeler JL, Cross AR, Rapoff AJ: A comparison of the accuracy and safety of vertebral body pin placement using a fluoroscopically guided versus an open surgical approach and in vitro study. Vet Surg 31:468, 2002.
46. Walter MC, Smith GK, Newton CD: Canine lumbar spinal internal fixation techniques; a comparative biomechanical study. Vet Surg 15:191, 1986.
47. Viguier E, Petit-Etienne G, Magnier J, Lavaste F: In vitro biomechanical evaluation of unstable T13-L1 stabilization procedures in dogs. Vet Surg 31:288, 2002.
48. Garcia JNP, Milthorpe BK, Russell D, Johnson KA: Biomechanical study of canine spinal fracture fixation using pins or bone screws with polymethylmethacrylate. Vet Surg 23:322, 1994.
49. Griffiths IR: Trauma of the spinal cord. Vet Clin North Am Small Anim Pract 10:131, 1980.
50. Bagley RS: Spinal fracture and luxation. Vet Clin North Am Small Anim Pract 30:133, 2000.

Biomecânica das Fraturas do Esqueleto Apendicular

Ross H. Palmer e Susan P. James

Estrutura e função do osso

O propósito do sistema esquelético é proteger órgãos internos e proporcionar elos cinemáticos rígidos e locais de inserções musculares para facilitar a movimentação do corpo. Essas funções são suportadas pelas propriedades estruturais e mecânicas únicas dos ossos. O osso é um material duro e resistente, metabolicamente ativo, capaz de autorreparação e adaptável às exigências mecânicas que lhe são impostas.

Como outros tecidos conjuntivos, o osso consiste em células e uma matriz orgânica extracelular. O osso é único entre os tecidos dos mamíferos devido ao seu alto conteúdo de sais minerais inorgânicos, principalmente cálcio e fósforo. Este material inorgânico representa 65% a 70% do peso seco do osso e dá a ele consistência sólida e rigidez. A matriz orgânica extracelular, composta principalmente por colágeno e, em menor quantidade, proteoglicanos, confere ao osso sua flexibilidade e resiliência. Abundante quantidade de água, que também contribui para sua flexibilidade e resiliência, também está presente no osso, mormente na matriz, mas também em canais e cavidades ósseas.

Microscopicamente, o osso é composto de múltiplos ósteons ou sistemas de Havers (Figura 108.1). No centro dos ósteons localizam-se os canais de Havers, que formam a principal rede de circulação no osso. Cada ósteon consiste em camadas concêntricas de matriz mineralizada, as lamelas, que circundam o canal de Havers. Embora separados uns dos outros, os ósteons são ligados entre si por uma linha de cemento de substância fundamental, que consiste predominantemente em glicosaminoglicanos. No interior do ósteon, cada lamela é conectada à próxima por colágeno, que não cruza de um ósteon a outro. Lamelas intersticiais, feitas do mesmo material aos ósteons, mas orientadas diferentemente, são contínuas aos ósteons e conectam regiões entre ósteons completos. Nos ossos longos, os ósteons orientam-se longitudinalmente.

Propriedades biomecânicas do osso

O comportamento do osso intacto nas fraturas é influenciado tanto por suas propriedades materiais quanto estruturais. Mecanicamente, o osso comporta-se como um material compósito bifásico, com mineral (hidroxiapatita) constituindo uma fase, e colágeno e substância fundamental constituindo a outra.[1] O colágeno aumenta a resistência do osso, evitando que o mineral rígido torne-se quebradiço e a hidroxiapatita evita que o flexível colágeno sofra deformações excessivas e aumenta o módulo elástico do osso (~ rigidez) além do que faria colágeno isoladamente. Exceto quanto a pequenas diferenças, todo o osso é formado de material idêntico. Duas estruturas macroscópicas distintas são observadas: o osso cortical (compacto) e o osso esponjoso (trabecular). As principais diferenças entre estas duas formas estruturais do osso são sua porosidade e as dimensões estruturais. A casca exterior, ou córtex, é feita de osso cortical com porosidade de 5% a 30%. No interior dessa camada cortical exterior, o osso esponjoso é formado por uma tela de finas placas ósseas, com porosidade de 30% a 90% (Figura 108.2).[1] Em qualquer caso, a estrutura hierárquica do osso é a chave para sua *performance* mecânica e sua multifuncionalidade.[2] Por exemplo, a rigidez excelente do osso (sua capacidade de absorver energia) é decorrente, em parte, à sua hierarquia com relação ao nível da sequência de aminoácidos no colágeno e à estrutura enrodilhada deste através das várias estruturas haversianas, lamelares e outras de tamanho intermediário, até a mais macroscópica camada cortical em torno das estruturas ósseas esponjosas. A grande superfície resultante de todas as interfaces e níveis de hierarquia permitem que o osso absorva energia à medida que essas estruturas, que são amplamente distribuídas pela estrutura, falham.

A *performance* mecânica dos ossos inteiros, da mesma maneira que de qualquer estrutura, é avaliada medindo-se sua deformação sob a influência de forças

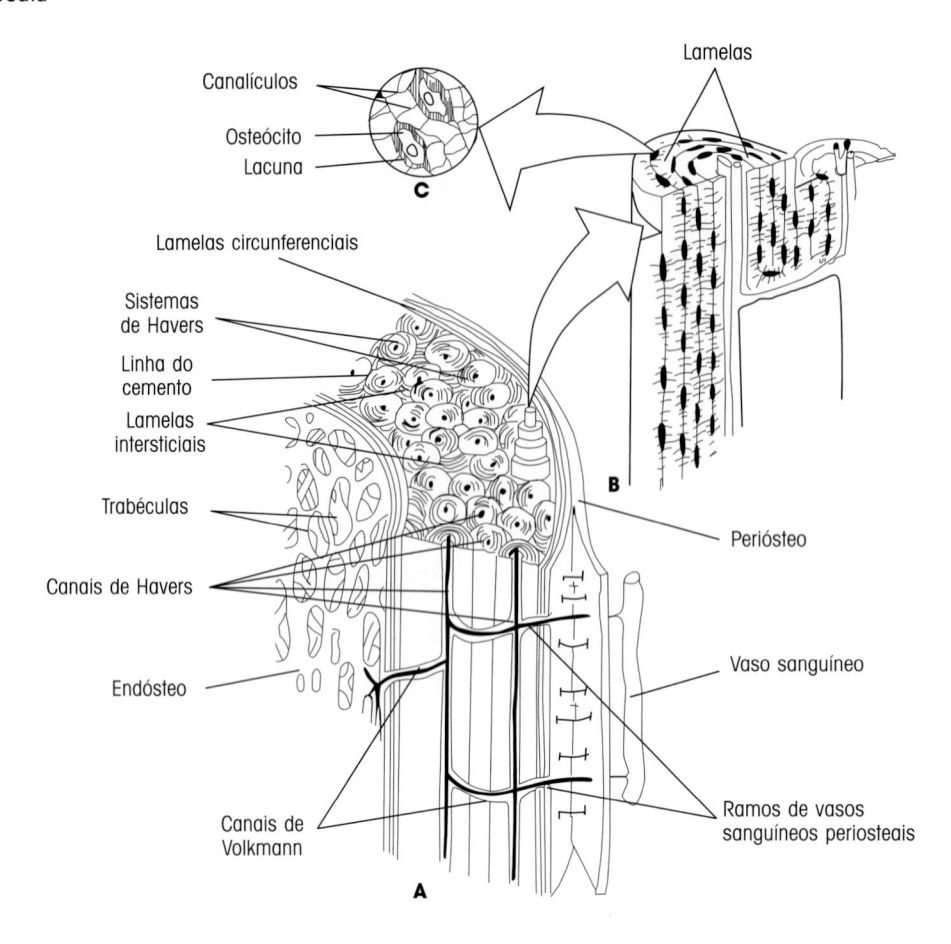

Figura 108.1 A. a **C.** Ilustração esquemática da fina estrutura de uma secção de um osso longo, demonstrando múltiplos ósteons (também chamados de sistemas de Havers) como as unidades estruturais. Os canais de Havers no centro de cada ósteon formam a principal rede circulatória. Cada ósteon consiste em lamelas concêntricas interconectadas por colágeno. Cada ósteon é separado, mas unido aos ósteons vizinhos por um cemento de substância fundamental. Note a orientação longitudinal dos ósteons.

aplicadas externamente. À medida que cargas crescentes são aplicadas a um osso, ele começa a deformar-se até que, finalmente, a falha acontece. Deformação é a alteração que acontece nas dimensões da estrutura sob condições de cargas conhecidas e que podem ser plotadas em um curva de carga-deformação (Figura 108.3).[1,3-5] Muito sobre uma estrutura (como um osso inteiro) pode ser revelado pelo estudo de sua curva de carga-deformação. Sob condições de pequena carga, uma estrutura tipicamente deforma-se em relação direta à carga aplicada.

Essa porção linear da curva é chamada região elástica e revela a elasticidade da estrutura, pois, quando a carga é removida, a estrutura retorna à sua forma original. O ponto no qual a carga aplicada causa deformação permanente na estrutura é chamado de ponto de cedência. O osso vivo carregado até este grau sofrerá dano microestrutural. À medida que a carga aplicada excede o ponto de cedência, a estrutura exibe comportamento plástico, revelado na curva de carga-deformação entre o ponto de cedência e o ponto de falha. Esta região da curva é chamada de região plástica e a remoção da carga aplicada neste ponto não mais permite que a estrutura retorne às suas dimensões originais (ocorreram danos estruturais). Se a carga é aumentada progressivamente, em algum ponto da curva, a estrutura vai falhar (ocorrerá fratura óssea macroscópica), o que é indicado pelo ponto final de falha na curva.

Funcionalmente, duas das mais importantes propriedades estruturais do osso são sua dureza e sua capacidade de suportar carga. A dureza de uma estrutura é indicada pela inclinação da região elástica da sua curva de carga-deformação. Quando maior for a inclinação, mais dura é a estrutura. Tipicamente, são usados três parâmetros para determinar a capacidade de carga-deformação de uma estrutura: (1) a carga que a estrutura pode suportar antes de falhar (carga final), (2) a deformação que a estrutura pode suportar antes de falhar (deformação final) e (3) a energia absorvida pela estrutura antes de falhar. A energia absorvida até a falha é medida como a área sob a curva de carga-deformação e, como ela indica tanto a carga como a deformação até a falha, ela fornece uma medida aproximada da rigidez do

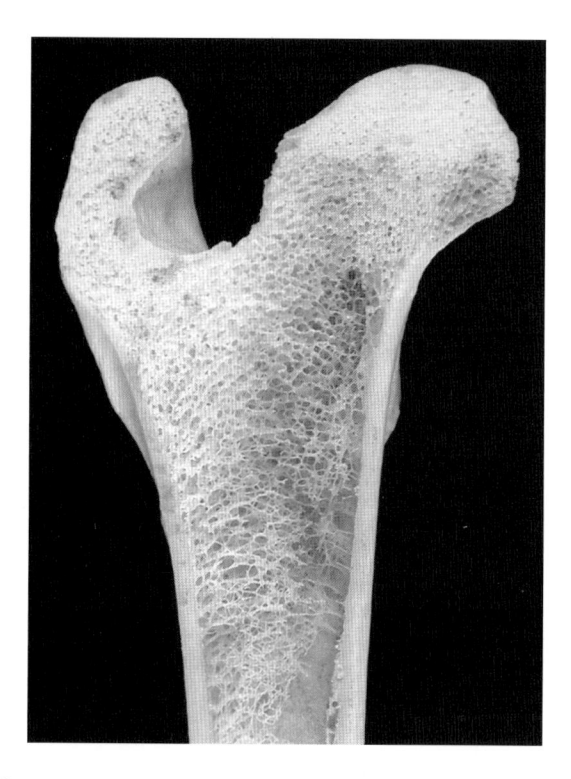

Figura 108.2 Corte longitudinal através da extremidade proximal de um fêmur canino adulto. Uma casca de osso cortical circunda uma fina tela de osso esponjoso. Note como o osso esponjoso é concentrado nos segmentos epifisário e metafisário, que têm forma irregular e diminui no segmento diafisário, de córtex espesso e com forma cilíndrica mais regular.

osso. Essas propriedades estruturais, de análise de uma curva de carga-deformação, dependem da composição material e das dimensões do osso testado. Como exemplo, um grande fêmur de um Rottweiler e um pequeno fêmur de um Chihuahua são submetidos à carga de torção até o ponto de fratura macroscópica (Figura 108.4). O grande fêmur do Rottweiler deforma-se menos sob uma determinada carga e fratura-se sob uma carga final maior do que o pequeno fêmur do Chihuahua. Uma vez que ambos os ossos eram de animais maduros, saudáveis e não osteoporóticos, pode-se assumir que a composição material de ambos os ossos é similar. Assim, as diferenças observadas nas propriedades estruturais podem ser atribuídas ao tamanho maior (diâmetro exterior maior e parede cortical mais espessa) do fêmur do Rottweiler.

O comprimento do osso, a superfície da área de corte transversal e a distribuição do osso em torno do eixo neutro (a forma da área de corte transversal) são importantes dimensões geométricas que influenciam o comportamento biomecânico desses ossos integrais sob várias condições de carga. Quando as dimensões geométricas desses ossos integrais são normalizadas, mais frequentemente testando amostras geométricas simples de material cortado desses ossos, a curva de carga-deformação do teste mecânico pode ser convertida para uma curva estresse-deformação dimensional.[1,3-5] Ossos de composição similar, como os fêmures de Rottweiler e Chihuahua anteriormente mencionados, têm caraterísticas biomecânicas similares, como expressadas em uma curva de estresse-deformação dimensional (Figura 108.5). Assim, enquanto a curva de carga-deformação revela

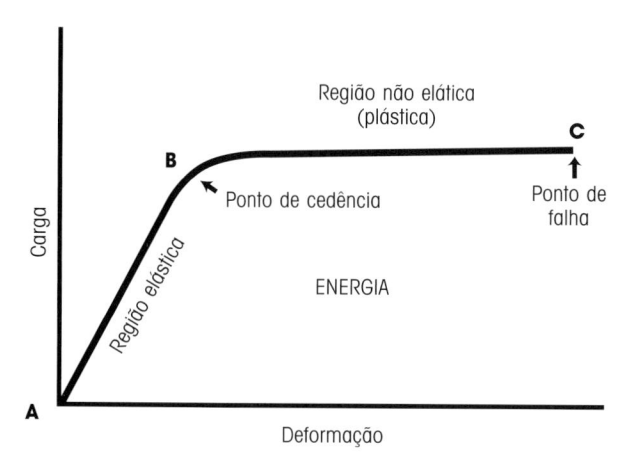

Figura 108.3 Curva teórica de carga-deformação para osso intecto. Sob condições de carga de baixa intensidade (região elástica A e B) a estrutura deforma-se em relação direta com a carga aplicada e retorna à sua forma original quando a carga é removida. Uma carga além do ponto de cedência B induz alteração permanente na forma (deformação) (região plástica, B e C) mesmo após a carga ser removida. Se a carga é aumentada progressivamente, o osso vai sofrer uma falha macroscópica (fratura) no ponto final de falha C. A inclinação da região elástica da curva de carga-deformação indica a rigidez do osso estudado. A área sob a curva indica a quantidade de energia absorvida pelo osso antes de falhar.

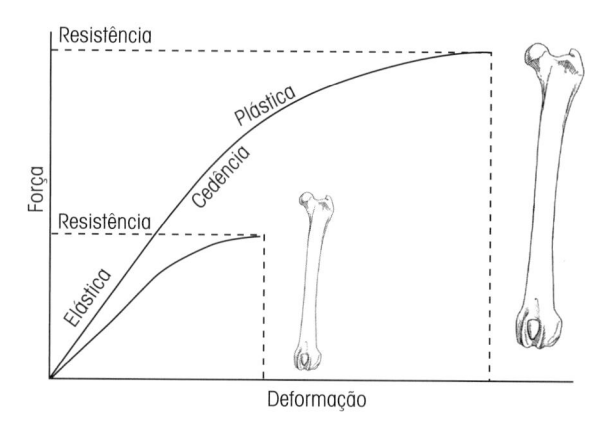

Figura 108.4 Curva idealizada de carga-deformação para fêmures de um Rottweiler e um Chihuahua testados sob torção. O grande fêmur do Rottweiler deforma-se menos sob determinada carga (é mais rígido) e fratura sob carga final maior (é mais forte) do que o fêmur do Chihuahua, menor. Uma vez que ambos os ossos eram de animais maduros, saudáveis e não osteoporóticos, pode-se assumir que a composição material de ambos os ossos é similar. Assim, as diferenças observadas no comportamento mecânico de cada osso são atribuíveis às diferenças estruturais (diâmetro externo, espessura cortical etc.).

propriedades de estrutura e composição material, a curva de estresse-deformação dimensional revela as propriedades biomecânicas de um material (independentemente das dimensões geométricas). O estresse é definido como carga (ou força) dividida pela superfície da área de corte transversal e as unidades usadas mais comumente para medir o estresse em amostras padronizadas de osso são Newtons por centímetro quadrado (N/cm^2) ou Newtons por metro quadrado (N/m^2). Um N/m^2 é equivalente a um Pascal (Pa). Devido ao Pascal ser uma unidade de medida pequena em relação ao teste de ossos, frequentemente são empregados múltiplos dessa unidade, incluindo o kilopascal (1 kPa = 1 × 10^3 Pa), o megapascal (1 mPa = 1 × 10^6 Pa) e o gigapascal (1 gPa = 1 × 10^9 Pa). O osso tipicamente falha em estresses na ordem de gigapascais.[6]

Deformação dimensional é a deformação (alteração na dimensão) que se desenvolve em resposta a cargas aplicadas externamente, dividida pela dimensão original. Os dois tipos básicos de deformação são a linear (ou normal), na qual um estresse aplicado perpendicularmente ao eixo de teste de um objeto causa alteração no comprimento do objeto e o estresse de cisalhamento, no qual um estresse aplicado paralelamente ao eixo de teste de um objeto causa alteração na dimensão angular em seu interior (Figura 108.6).[1,3-5] A deformação linear é medida como a quantidade de deformação linear (encurtamento ou alongamento) do espécime dividido por seu comprimento original e é, assim, expressada como um número sem dimensão, ou como porcentagem (p. ex., 1 cm/10 cm = 0,1 de deformação ou 10% de deformação). Frequentemente, mas não necessariamente, as unidades são listadas (p. ex., cm/cm) para clarificação. A deformação de cisalhamento é medida como a quantidade de deformação angular a partir de um ângulo reto no plano de interesse, no interior de um espécime e é expressada em radianos (1 radiano é igual a aproximadamente 57,3°).

A curva de estresse-deformação linear pode ser produzida colocando-se um espécime padronizado de osso em uma plataforma de teste e, então, submetendo-o a uma carga até que ocorra falha sob tensão, compressão, cisalhamento ou torção (ver Biomecânica da Fratura Óssea mais à frente neste capítulo para uma definição desses regimes de carga). As regiões desta curva são similares àquelas da curva de carga-deformação, sendo que a curva tem a região elástica e a região plástica, bem como um ponto final de falha. A inclinação da região elástica linear de uma curva estresse-deformação é referida como módulo elástico ou módulo de elasticidade de Young. Materiais mais rígidos têm módulos de Young mais altos.

Figura 108.5 A curva idealizada de estresse-deformação dimensional para amostras simples normalizadas colhidas de fêmures de um Rottweiler e um Chihuahua testadas sob torção revela propriedades biomecânicas do material dos ossos (independentemente da geometria). Estresse é a carga dividida pela área da superfície de corte transversal do espécime. A deformação dimensional é a alteração medida na dimensão sob a carga aplicada externamente, dividida por sua dimensão original.

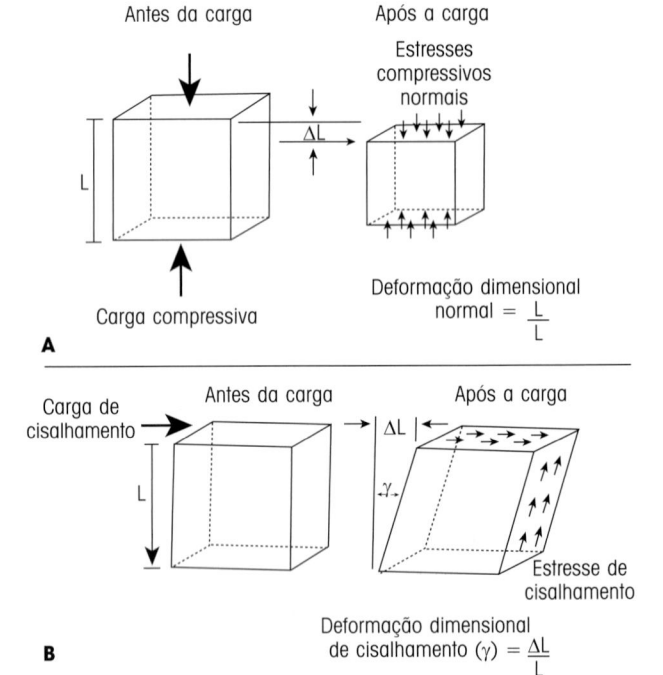

Figura 108.6 A. Aplicação de carga sobre o osso perpendicularmente à superfície de apoio (força compressiva ou tensional) induz estresse normal e deformação dimensional normal na amostra. A deformação dimensional linear é medida como deformação linear (encurtamento ou alongamento) do espécime dividida por seu comprimento original, frequentemente expressada como porcentagem. **B.** Aplicação de carga sobre o osso paralelamente à superfície de apoio faz com que uma parte do osso deslize sobre a parte adjacente, resultando em estresse de cisalhamento e deformação dimensional na mesma amostra. A deformação dimensional é medida como a quantidade de alteração angular a partir de um ângulo reto sobre o plano de interesse no espécime e é expressada em radianos.

Comportamento mecânico do osso

O comportamento do osso na fratura é influenciado por suas propriedades viscoelástica, anisotrópica e heterogênea. Materiais como o osso, nos quais o comportamento estresse-deformação linear depende da velocidade da aplicação da carga, são viscoelásticos.[1,3-5] Se o osso sofrer carga em alta velocidade, como a que ocorre com os traumatismos veiculares ou lesões por arma de fogo, sua rigidez (módulo de Young), deformação linear final e a energia até a falha aumentam (Figura 108.7). A significância clínica da alta rigidez dos ossos saudáveis é que, se uma carga de alta velocidade realmente causa falha macroscópica ou fratura, ao contrário das falhas interfaciais microscópicas distribuídas, a grande liberação de energia absorvida causa cominuição grave e lesões aos tecidos moles vizinhos.[7] O osso é também um material anisotrópico, o que significa que sua resistência e rigidez são dependentes da orientação da carga aplicada em relação à microestrutura e macroestrutura do osso (Figura 108.8).[1,3-5]

O osso cortical é mais rígido e mais forte quando submetido a cargas paralelas, em vez de perpendiculares, ao eixo longitudinal dos ósteons. Assim, os ossos longos são mais capazes de resistir a cargas aplicadas paralelas ao seu eixo longitudinal (compressão e tensão) do que a cargas aplicadas perpendicularmente ao seu eixo longitudinal (cisalhamento). Como previsto pela lei de Wolff, o osso é geralmente mais forte e mais rígido na direção em que as maiores cargas são mais comumente impostas (p. ex., no eixo longitudinal do fêmur).[8,9]

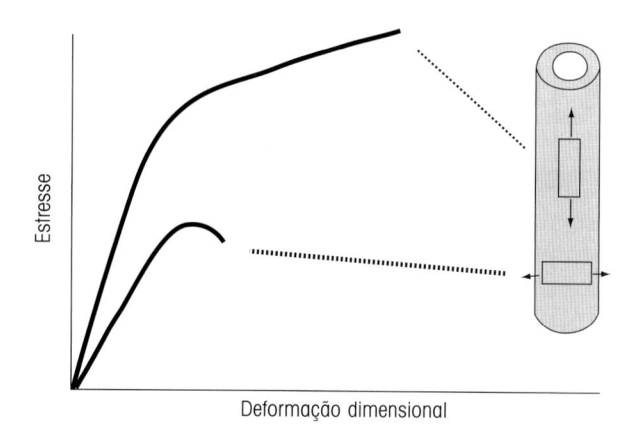

Figura 108.8 Curva de estresse-deformação dimensional idealizada, exibindo o comportamento anisotrópico do osso. Amostras colhidas são testadas sob tensão em duas orientações diferentes: com o eixo longitudinal (paralelo à orientação osteonal) e perpendicular ao eixo longitudinal.

Por ser uma estrutura heterogênea, as propriedades mecânicas variam dentro de um mesmo determinado osso. A porosidade tem um profundo efeito no comportamento estresse-deformação linear do osso (Figura 108.9). Porosidade é o volume de osso ocupado por tecido não mineralizado.[4,5] A densidade aparente, uma medida relacionada, é a massa de osso dividida pela unidade de volume bruto de tecido ósseo, incluindo o osso mineralizado e o espaço medular. A densidade aparente do osso é diretamente relacionada com seu conteúdo mineral inorgânico. O osso cortical é composto predominantemente por matriz inorgânica mineralizada e, portanto,

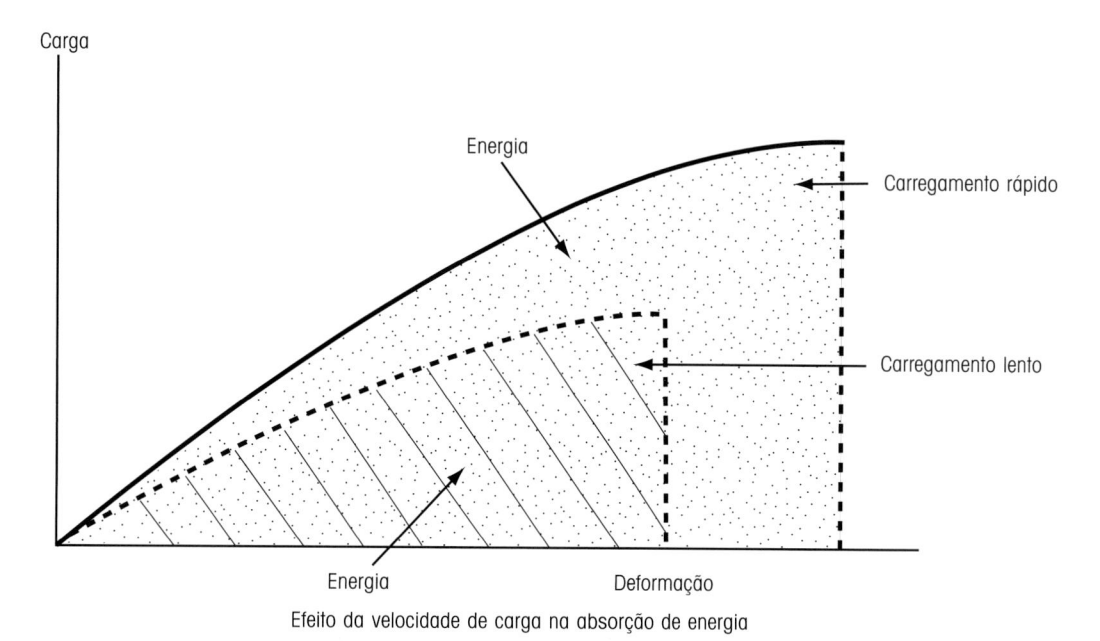

Figura 108.7 Viscoelasticidade do osso. Curvas de estresse-deformação dimensional exibindo o efeito da velocidade de aplicação de carga sobre a rigidez e a resistência final do osso. A energia absorvida pelo osso antes de fraturar (área sob a curva) é maior quando ele é carregado rapidamente. Muito dessa energia absorvida é liberada para os tecidos moles durante a fratura.

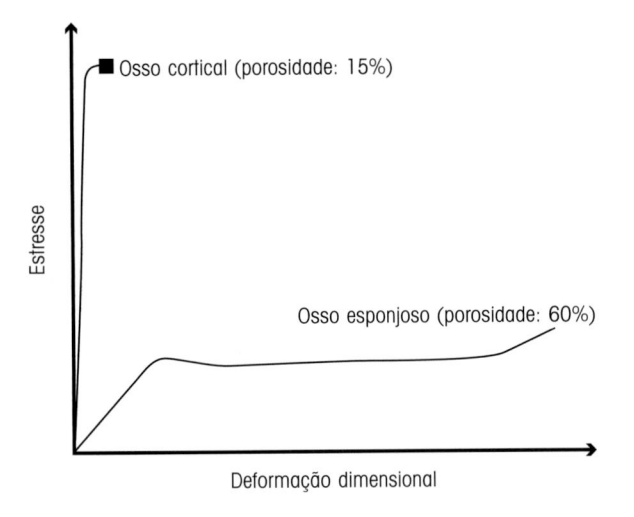

Figura 108.9 Curva idealizada de estresse compressivo-deformação dimensional de amostras de osso cortical e esponjoso, demonstrando o efeito da porosidade óssea sobre o comportamento mecânico do osso. Note que o osso esponjoso poroso exibe comportamento elástico antes de seu ponto de cedência. Após a cedência, o colapso progressivo das trabéculas ósseas resulta em longo platô de deformação plástica seguido por região de rigidez aumentada ao serem comprimidas as trabéculas fraturadas. Este comportamento permite ao osso esponjoso absorver grandes quantidades de energia e tolerar significante deformação dimensional antes da falha. Por outro lado, o osso cortical, com sua baixa porosidade, exibe um comportamento quebradiço, em que é capaz de tolerar grandes quantidades de estresse na região elástica da curva, mas daí falha abruptamente.

tem uma densidade aparente maior e uma porosidade menor do que a do osso esponjoso (variando de 5% a 30%).[1,4,5] Em contraste, o osso esponjoso tem uma densidade aparente menor e uma porosidade maior do que a do osso cortical (variando de 30% a 90%).[1,4,5] Sob estresse compressivo, o osso esponjoso comporta-se de maneira semelhante a outros materiais porosos. Sob níveis de estresse baixos, o osso esponjoso tem comportamento elástico. Em seguida, após alcançar o ponto de cedência, o colapso progressivo de trabéculas ósseas produz um longo platô na região plástica da curva. Com a continuação da compressão, a compactação das trabéculas fraturadas causa um aumento na rigidez do material até que o ponto final de falha seja atingido. Sob compressão, o altamente poroso osso esponjoso é capaz de absorver significantes quantidades de energia e tolerar até 7% de distensão linear antes de falhar.[4,10] Por outro lado, o osso cortical, com sua baixa porosidade, tem um comportamento mais quebradiço sob estresse compressivo, similar ao vidro. O osso cortical, que sofre pouca deformação plástica antes da falha, absorve menos energia e tolera pouca deformação longitudinal (< 2%) antes da fratura em comparação com o osso esponjoso. Todavia, o osso cortical tem maior resistência final e rigidez, e pode tolerar mais estresse antes da fratura do que o osso esponjoso.[4,10,11]

Existem muitas implicações clínicas quanto a relação entre a densidade aparente do osso e seu comportamento mecânico. Grandes alterações na resistência tecidual e no módulo do osso podem resultar de pequenas alterações em sua densidade aparente. Na situação clínica, isto é importante porque alterações na densidade aparente podem não ser evidentes nas radiografias até alcancem 30% a 50%.[4,5] Consequentemente, reduções menores na densidade óssea detectadas em radiografias são associadas a grandes reduções em rigidez e resistência. Por outro lado, podem estar presentes grandes aumentos em rigidez na zona de fratura quando, nas radiografias, são detectados mesmo pequenos aumentos de densidade na zona de fratura.

Desenho estrutural funcional dos ossos longos

Outra implicação clínica da relação entre porosidade óssea e seu comportamento mecânico é que ela possibilita que o clínico entenda melhor o desenho funcional dos ossos longos. Os ossos longos são estruturas supremamente desenhadas e bem adaptadas às suas funções de conexões cinemáticas rígidas. A distinção entre o comportamento mecânico do osso esponjoso e do osso cortical vem à tona durante o apoio do peso corporal, uma vez que as extremidades dos ossos longos devem ser capazes de absorver os tremendos estresses compressivos e de suportar o peso corporal e distribui-los para a diáfise. O relativamente alto conteúdo de osso esponjoso poroso na região epifisária/metafisária proporciona ao osso essa capacidade única. Além disso, a expansão da superfície transversal de muitas extremidades de ossos longos proporciona resistência e rigidez adicionais durante a compressão, devido a essas propriedades serem proporcionais à superfície transversal do osso. Em contraste, a superfície transversal e a distribuição do tecido ósseo em torno do eixo neutro afeta a resistência de uma estrutura à flexão e são quantificadas no parâmetro estrutural chamado momento de inércia de área (AMI, do inglês *area moment of inertia*). Durante a flexão, um lado do osso sofre tensão e o outro lado, compressão. Não há produção de estresse ou tensão no eixo neutro (Figura 108.10).

O osso orientado para longe do eixo neutro resiste melhor às cargas de flexão. Isto é o porquê uma viga com perfil em I é uma estrutura eficiente para resistir às forças de flexão aplicadas em uma direção (no interior do plano da altura da viga). Quando a flexão é aplicada no plano oposto, porém, o AMI (e, portanto, a resistência à flexão) da viga em "I" diminui drasticamente. O osso diafisário, por outro lado, deve suportar um complexo arranjo de momentos de flexão em muitas direções, em consequência de várias atividades, terrenos e contrações musculares. Assim, a forma cilíndrica da diáfise de muitos ossos longos proporciona resistência a momentos de flexão em todas as direções (o AMI de um cilindro é proporcional ao seu raio elevado à 4ª potência). A forma tubular (*versus* um cilindro sólido) do osso diafisário distribui muito do tecido ósseo a certa distância do eixo neutro, proporcionando, deste modo, considerável resistência à flexão (e à torção) com um mínimo de massa óssea. Os fatores que afetam a resistência e a rigidez dos ossos na torção são os mesmos que afetam a flexão: a área da superfície de corte transversal e a distribuição de osso em torno do eixo neutro. O momento polar de inércia (PMI, do inglês *polar moment of inertia*) é usado para calcular a resistência da estrutura à torção. Quanto maior for o PMI (que para um cilindro também é proporcional ao raio elevado à 4ª potência), mais forte e rígido é o osso contra momentos torcionais.

Biomecânica da fratura óssea

Os ossos são sujeitos a forças fisiológicas e não fisiológicas. As forças fisiológicas são geradas ao suportar o peso corporal e pela contração muscular. As forças fisiológicas aplicadas em uma direção uniaxial (compressão ou tensão) podem originar momentos torcionais ou de flexão no osso. As forças fisiológicas raramente excedem o ponto de cedência do osso saudável ou, em outras palavras, elas não causam deformação plástica (permanente) no osso. Por outro lado, as forças não fisiológicas resultam de cargas aplicadas externamente (traumatismo veicular, coice de cavalo, queda de certa altura, disparo de arma de fogo) e podem facilmente exceder o ponto de cedência e a capacidade de suporte de carga do osso, resultando em fratura. Forças e momentos aplicados ao osso em várias direções podem produzir tensão, compressão, flexão, cisalhamento e torção (Figura 108.11). O osso *in vivo* está sujeito a todas essas formas de aplicação de carga.

Figura 108.10 Durante o apoio do peso corporal, a carga aplicada na cabeça femoral produz forças de flexão na diáfise femoral. Aqui, o lado côncavo medial sofre estresses e deformações dimensionais compressivos, enquanto o lado lateral convexo sofre estresses e deformações dimensionais tensionais. Devido à magnitude desses estresses ser proporcional à sua distância do eixo neutro do osso, o eixo neutro não é sujeito a estresses ou deformações dimensionais tensionais ou compressivos.

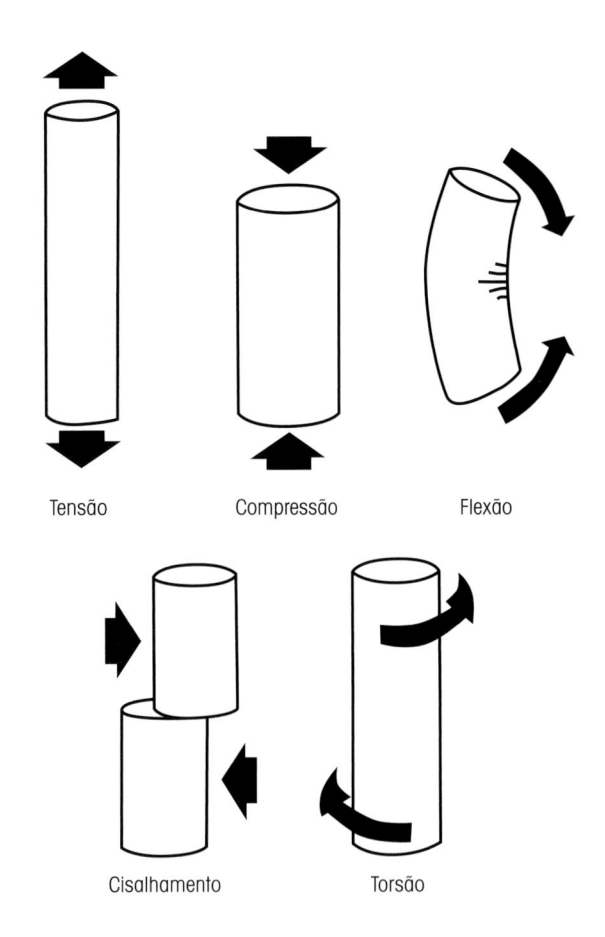

Figura 108.11 Ilustração esquemática dos modos de carga por tensão, compressão, flexão, cisalhamento e torção.

Compressão

Durante a compressão, cargas iguais e opostas são aplicadas em direção ao centro e paralelas ao eixo da estrutura, causando estresse compressivo e deformação dimensional no osso (Figura 108.12A). As cargas compressivas fazem com que a maioria das estruturas encurte-se e alargue-se. O estresse compressivo máximo ocorre em um plano perpendicular à carga aplicada e pode ser pensado como muitas pequenas forças dirigidas para o centro do osso e que poderiam possivelmente compactá-la ou esmagá-la. Intuitivamente, poder-se-ia esperar que se desenvolvam fraturas compressivas perpendicularmente à carga compressiva aplicada e que o osso seja dobrado ou esmagado muito similarmente a uma lata de refrigerante sobre a qual se pisou. Todavia, a carga de compressão também produz estresses de cisalhamento interno e deformações que se desenvolvem obliquamente ao eixo longitudinal e que atingem valores máximos em um plano de 45° do eixo da carga compressiva.[1,3-5] Microscopicamente, a falha do osso que recebeu carga de compressão manifesta-se por rachaduras oblíquas dos ósteons, criadas por esses estresses de cisalhamento interno, gerados parcialmente por causa da anisotropia óssea, e pelo fato de que o osso é mais fraco para o cisalhamento do que para a compressão. Essas configurações de fraturas oblíquas produzidas por cargas compressivas são comumente vistas clinicamente com lesões resultantes de saltar de alturas na tíbia e no rádio (ossos que recebem a carga ao longo de seus eixos centrais).[3,4]

Tensão

Durante a carga por tensão, cargas iguais e opostas são aplicadas em direção centrífuga na estrutura, causando estresses tensionais e deformações dimensionais no osso. Sob carga tensional, a maioria das estruturas alongam-se e estreitam-se (Figura 108.12B). O estresse tensional máximo ocorre em um plano perpendicular à força aplicada e pode ser pensado como muitas pequenas forças direcionadas para longe do centro do osso, que poderiam potencialmente distrair ou separar o osso. Microscopicamente, o mecanismo de falha do osso carregado com tensão é principalmente desligamento nas linhas de cemento e outras interfaces e arrancamento de ósteons.[1,3-5] Macroscopicamente, o osso tende a falhar em um plano que é orientado perpendicularmente à força tensora. Clinicamente, as fraturas produzidas por

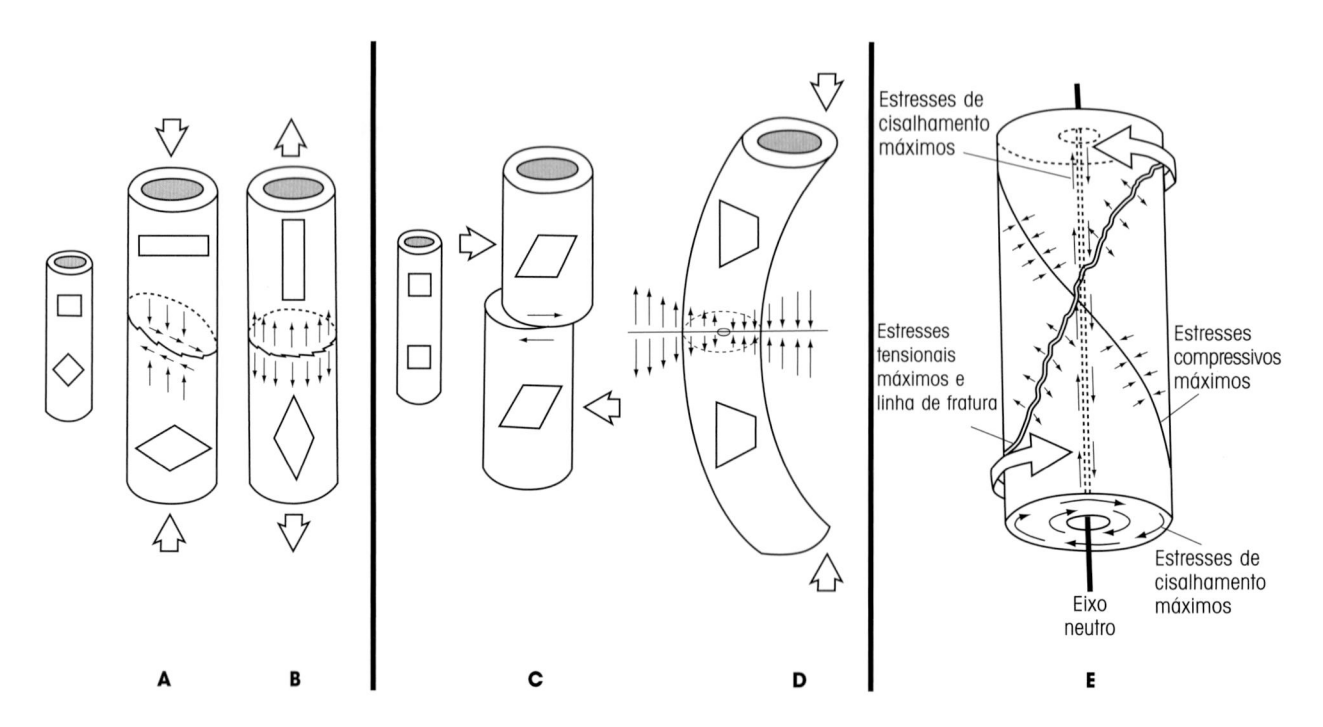

Figura 108.12 Ilustração demonstrando os estresses e deformações dimensionais produzidos pelos vários modos de carga em osso longo cilíndrico. **A.** A carga compressiva induz estresses compressivos e de cisalhamento, que, se forem excessivos, podem induzir fraturas oblíquas curtas. **B.** A carga tensional induz estresses e deformações dimensionais tensionais, que, se forem excessivos, induzem fratura transversal. **C.** A carga de cisalhamento induz estresses de cisalhamento internos e deformações dimensionais, que causam deformações angulares. **D.** A carga de flexão induz estresses tensionais e deformações dimensionais ao longo da superfície convexa e estresses compressivos e deformações dimensionais ao longo da superfície côncava. Existe um gradiente contínuo que vai de estresse tensional máximo, a neutro, a compressivo máximo. **E.** A carga torcional induz estresses e deformações dimensionais de cisalhamento, tensionais e compressivos, que, caso sejam excessivos, produzem uma típica configuração de fratura espiral.

forças tensoras são, em geral, em apófises de tração como tuberosidade tibial, olécrano, tuberosidade calcânea e locais de inserção de ligamentos.

Cisalhamento

Durante a carga de cisalhamento, cargas iguais e opostas são aplicadas paralelamente à superfície do osso, com as forças de cisalhamento agindo em direções opostas sobre superfícies que se opõem, causando estresses de cisalhamento e deformações dimensionais no interior do osso (Figura 108.12C). Sob carga de cisalhamento, uma estrutura deforma-se de uma maneira angular (os ângulos retos no interior da estrutura são deformados, transformando-se em ângulos agudos ou obtusos). O estresse de cisalhamento pode ser pensado como muitas pequenas forças agindo na superfície do osso em um plano paralelo à carga aplicada. Não é tão intuitiva a observação que uma estrutura geometricamente complexa e microscopicamente heterogênea carregada sob compressão ou tensão seja submetida a estresse de cisalhamento interno (Figura 108.12 A e B). O osso é mais fraco quando submetido a estresse de cisalhamento e tende a fraturar nas regiões metafisárias ricas em osso esponjoso ao longo das linhas de estresses por cisalhamento máximos.[1,4,5] Um exemplo clínico é a fratura do aspecto lateral do côndilo umeral que se desenvolve quando um Cocker spaniel cai de uma altura e aterrissa sobre os membros torácicos. A carga compressiva da cabeça radial contra o aspecto lateral do côndilo umeral produz estresse de deformação dimensional que excede a resistência ao cisalhamento do côndilo umeral e da crista epicondilar lateral, resultando na fratura dessas estruturas.

Flexão

Na flexão, as cargas são aplicadas à superfície do osso de uma maneira que causam seu envergamento em um eixo (em geral, o eixo longo do osso). Sob as forças de flexão, compressão é gerada em um lado do eixo neutro e tensão é produzida no lado oposto (Figura 108.12D). Durante o apoio do peso, ossos que são submetidos a cargas excentricamente, como o fêmur e o úmero, sofrem forças fisiológicas de flexão que tipicamente produzem estresses compressivos internos na superfície côncava do osso e forças tensivas na superfície convexa.[1,3-5] Não são produzidos estresses ou deformações dimensionais no eixo neutro. A magnitude dos estresses é proporcional à sua distância do eixo neutro, de tal forma que a graduação é contínua: de força compressiva máxima para ausência de estresse no eixo neutro e, então, aumento até atingir estresse tensional máximo na superfície óssea oposta. Devido ao osso ser mais fraco à tensão do que à compressão, o plano de fratura geralmente começa na superfície sob tensão e migra transversalmente em direção à superfície sob compressão.[1,3-5]

Clinicamente, essas fraturas tendem a ter configuração transversa ou oblíqua curta. A obliquidade é o resultado do estresse de cisalhamento gerado internamente e acumulado, causando a fratura ao longo da linha de estresse máximo. Um grande fragmento *butterfly* em forma de cunha é frequentemente produzido quando a compressão é combinada com flexão, porque dois planos oblíquos divergentes de estresse de cisalhamento máximo causam fratura no lado de compressão.[1,3-5]

Torção

Na torção, as cargas são aplicadas à superfície do osso de uma maneira que o fazem torcer-se em torno de um eixo (em geral, o eixo longitudinal). A torção resulta em estresses de cisalhamento, que são distribuídos através do osso (Figura 108.12E). Da mesma maneira que na flexão, a magnitude desses estresses é proporcional à distância do eixo (longitudinal) central. Sob carga torcional, o estresse máximo de cisalhamento age em planos perpendiculares e paralelos ao eixo central. Além disso, os estresses tensional e compressivo (normal) máximos resultantes de torção/cisalhamento agem em um plano diagonal ao eixo central. O padrão de fratura em espiral visto sob cargas tensionais sugere que o osso falha primeiro ao cisalhamento, com formação inicial de uma linha de fratura paralela ao eixo neutro. Uma segunda quebra, em geral, se forma ao longo do plano de estresse tensional máximo.[1,3-5] Clinicamente, fraturas em espiral são vistas comumente nos diâmetros menores das diáfises distais da tíbia e do úmero, em que o momento polar de inércia é relativamente pequeno (assim, a deformação em cisalhamento resultante de estresse tensional é relativamente alta).

Cargas combinadas

Apesar de termos considerado cada modelo de carga individualmente, as cargas não fisiológicas aplicadas aos ossos vivos até a produção da falha raramente são tão puras. *In vivo*, a carga sobre os ossos é complexa, devido à sua forma irregular e à quantidade de cargas múltiplas e coincidentes. Mais ainda, a estrutura hierárquica do osso possibilita que ele absorva considerável energia antes de falhar, particularmente sob cargas aplicadas rapidamente. Assim, a energia de cargas não fisiológicas rápidas e complexas é rapidamente dissipada através da formação de múltiplas linhas de fratura (cominuição).

Concentração do estresse

Alterações e defeitos na estrutura ou densidade ósseas devido a certas condições, como furos feitos (tratos de biopsias, coleta de enxertos ósseos ou remoção de parafusos) ou neoplasias, causam concentrações de estresses no osso que podem iniciar falhas.[12-14] Essas concentrações de estresse podem levar a estresses locais no osso próximo ao defeito, que são muitas vezes mais altos do que o estresse nominal aplicado ao osso. Uma forma de se pensar sobre o efeito da concentração de estresse é que a força aplicada deve "fluir" através do osso e, em um osso homogêneo e sem defeitos, ela pode fluir igualmente através de todas as regiões. Todavia, no osso com defeitos (p. ex., furos de parafusos removidos), a força não pode fluir através da área dos furos, tendo que fluir em torno deles. Isto leva a um acúmulo de forças (ou maior estresse) que devem fluir pelas regiões adjacentes aos defeitos ou heterogeneidades. O resultado é que um osso com concentrações de estresse falha sob cargas muito menores, ou parece mais fraco do que o osso sem defeitos. O efeito enfraquecedor de um concentrador de estresse é particularmente acentuado sob carga torcional, na qual a diminuição da resistência pode se aproximar a 90% e é proporcional ao tamanho do defeito.[13] Apesar de defeitos menores que 10% do diâmetro do osso poderem ter significância desprezível na resistência torcional, furos maiores são mais problemáticos e permanecem assim por um longo período.[13,15,16] Isto pode ser de particular interesse em regiões como a diáfise distal do úmero e da tíbia, onde um momento polar de inércia relativamente pequeno coloca aquelas regiões em risco de falha torcional (fratura espiral).

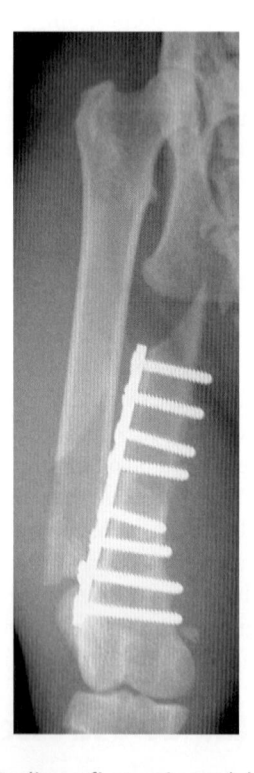

Figura 108.13 Radiografia craniocaudal de fêmur felino 7 dias após fixação por placa óssea de fratura diafisária distal. A nova fratura ocorreu na junção da extremidade proximal da placa de aço inoxidável com o osso saudável e é atribuível à concentração de estresse resultante de discrepância de módulos.

Outra forma de concentração de estresse vem da discrepância entre os módulos elásticos (rigidez) de dois materiais (p. ex., aço inoxidável e osso) colocados muito próximos um do outro e sob carga. A concentração de estresse resulta dessa discrepância porque o módulo de um material determina sua resposta a uma força aplicada: materiais de módulos altos deformam-se (dimensionalmente) muito menos do que materiais de baixos módulos sob a mesma carga. A discrepância interrompe o fluxo homogêneo da força e resulta em concentração de estresse. Exemplos clínicos comuns são as substituições totais de articulações cementadas ou a colocação de placas ósseas de aço inoxidável. À medida que os materiais recebem carga, o osso exibe maior deformação elástica, criando um estresse de cisalhamento na interface osso-implante (Figura 108.13).

Biomecânica da reparação do osso por calo ósseo (reparação indireta)

A união óssea pode ocorrer por um de dois mecanismos de reparação: reparação direta (reconstrução osteonal) ou reparação indireta (formação intermediária de calo ósseo).[3] A reparação direta ocorre principalmente sob condições de alinhamento anatômico e estabilidade rígida. O estresse na linha de fratura é menor que 2% e cones de corte são formados nas extremidades dos ósteons mais próximos à fratura. Osteoclastos revestem as pontas dos cones de corte para reabsorção óssea e osteoblastos revestem os lados para formação óssea. A reabsorção e a formação de osso ocorrem simultaneamente, à medida que os cones de corte avançam diretamente de um ósteon para o próximo do outro lado da linha de fratura.

A reparação óssea indireta ocorre através da transformação de tecido fibroso ou de cartilagem em tecido ósseo em certas situações, como irrigação óssea dificultada, instabilidade da fratura (deformação) ou largura do espaço da fratura, que não permitem formação direta de osso lamelar. Os eventos iniciais da reparação indireta incluem a formação de tecido de granulação na zona de fratura. Este tecido fibroso e vascular frouxo tolera uma deformação dimensional de até 40%. A reabsorção óssea nas extremidades da fratura pode ser vista logo no início da reparação, uma vez que este espaço de fratura aumentado efetivamente diminui a deformação dimensional (alteração na dimensão do espaço da fratura sob carga/dimensão original do espaço da fratura). O tecido fibroso forma-se na periferia do espaço da fratura, onde a irrigação sanguínea é adequada, e a fibrocartilagem forma-se mais próximo ao centro do espaço, onde a irrigação sanguínea é limitada. Uma instabilidade maior na zona de fratura estimula a produção mais abundante de calo ósseo, que se estende para além do eixo neutro do osso. Profundos aumentos na resistência à flexão acompanham modestos aumentos na deposição externa de calo, pois a AMI e o momento polar de inércia são ambos relacionados exponencialmente ao raio de uma estrutura cilíndrica. As resistências à compressão e à tensão também são relacionadas com a área da superfície de corte transversal da área do espaço da fratura.

Este calo macio é capaz de estabelecer uma ponte sobre o espaço da fratura, mas não pode diminuir a deformação para um nível compatível com a sobrevivência de osteoblastos. Este tecido fibroso e fibrocartilaginoso é mais rígido do que o tecido de granulação, mas também é menos tolerante à deformação dimensional. Assim que a deposição de calo macio é suficiente para reduzir a deformação dimensional no espaço da fratura, a mineralização e a formação de osso primário se iniciam primeiro nas regiões com menor movimentação. Assim que a cartilagem mineralizada e o osso primário, que são mais rígidos, reduzirem adequadamente a deformação dimensional no espaço da fratura, esses tecidos são substituídos por osso esponjoso. Após completada a formação de uma ponte de abundante osso esponjoso entre as extremidades, a zona de fratura pode entrar em um estágio de remodelagem, no qual são restaurados um osso lamelar orientado longitudinalmente e um contorno ósseo mais normal. Em geral, durante esta forma de reparação, a distribuição circunferencial extensiva do calo macio proporciona resistência e rigidez estruturais à fratura, para compensar as propriedades materiais relativamente fracas do calo macio. À medida que as propriedades materiais do calo tornam-se mais resistentes e mais rígidas, as propriedades estruturais do calo tornam-se cada vez mais fracas devido à remodelagem.

Fraturas apendiculares*

Fraturas da escápula

A escápula é um osso laminar, fino, com o formato de viga em I na maior parte de seu corpo. A forma do corpo da escápula combinada com seu suporte por extensa musculatura a protege de fraturas, exceto no caso de traumatismo de alta energia, como as lesões por veículos em movimento ou disparos de arma de fogo.[15] Muitas dessas fraturas são efetivamente tratadas não cirurgicamente, devido ao suporte mecânico e biológico proporcionado pela musculatura que a envolve. Em fraturas selecionadas do corpo escapular com excessivo deslocamento (dobra), a fixação com 1 ou 2 placas semitubulares invertidas e parafusos, colocados adjacentes à espinha da escápula, permite a restauração do alinhamento e a máxima pega dos parafusos no osso delgado, sem necessidade de coaptação suplementar.[16] Fraturas do processo acrômio e tuberosidade supraglenoidal são sujeitas a forças tensionais puras resultantes de suas inserções musculotendíneas. O tratamento de fraturas agudas nessas localizações, em geral, deve incorporar fixação com banda de tensão para contrabalançar aquelas forças tensionais.[17] Fraturas da cavidade glenoide tipicamente são tratadas com fixação interna, porque fixação rígida e redução anatômica são prerrequisitos para mitigação da osteoartrite que se segue à fratura articular.[17]

Fraturas do úmero

As fraturas do úmero representam aproximadamente 12% das fraturas de ossos longos e envolvem mais frequentemente a metade distal do osso.[15,17-19] Fraturas do úmero proximal, que tem diâmetro maior do que a extremidade distal, são relativamente incomuns e tipicamente resultam de traumatismo de alta energia ou discrepância de modulo elástico inerentes às fraturas fisárias. Traumatismos de baixa energia, associados ao pular de uma elevação, frequentemente causam fraturas com configuração espiral na região diafisária distal mais fina. Outra fratura comum do úmero distal causada por saltar de uma altura é a fratura do aspecto lateral do côndilo umeral, vista frequentemente em Cocker spaniels.[20-26] Ao aterrissar, as forças compressivas axiais são transmitidas da cabeça do rádio ao aspecto lateral do côndilo umeral (capítulo) e da crista epicondilar lateral. As forças de cisalhamento resultantes no osso condilar e epicondilar podem ser excessivas, particularmente em condições de ossificação incompleta do côndilo umeral e resultam em fratura.[24,25] Fraturas supracondilares simples e fraturas mais complexas com configuração em Y também são relativamente comuns e resultam de excessiva compressão e/ou estresses de cisalhamento no interior das estreitas dimensões das regiões do côndilo umeral e crista epicondilar.

Fraturas do úmero podem, potencialmente, ser tratadas com quase qualquer sistema de fixação de aplicação cirúrgica, dependendo de localização e configuração da fratura, forças disruptoras e outros fatores. O extenso envelope de musculatura que circunda o úmero complica a aplicação de fixação esquelética externa (ESF, do inglês *external skeletal fixation*) por si, porque os elementos conectores são colocados excessivamente longe do eixo neutro. Todavia, quando ESF puder ser ligada à fixação por pino intramedular pela técnica tied-in, a resistência à flexão aumenta consideravelmente devido ao AMI aumentado.[27,28]

---

* A incidência de fraturas envolvendo ossos específicos, expressa em porcentagem, é aproximada nesta seção e baseia-se em várias fontes; portanto, não chega a 100%.

Fraturas do antebraço

Segundo um estudo, as fraturas do rádio e/ou da ulna compreendem 22% de todas as fraturas de ossos longos em cães.[18] Fraturas dos segmentos diafisários desses ossos são mais comuns. Como com qualquer osso, fraturas das fises em cães e gatos imaturos são relativamente frequentes, devido à discrepância de módulos nessas localizações. Mais ainda, a forma cônica e única da fise ulnar distal parece que a predispõe à lesão por esmagamento das células em repouso da fise. A injúria ao saltar de uma altura pode romper as células em repouso ao longo das margens da fise cônica por forças de cisalhamento e a compressão pode focar-se nas células em repouso na extremidade da fise cônica da ulna distal. Fraturas do rádio e da ulna são mais comuns na região diafisária distal, onde o menor diâmetro e a posição lateral da ulna combinados com a forma achatada craniocaudalmente do rádio (AMI diminuído) podem predispô-los às fraturas por excessivo momento de flexão craniocaudal, associadas a quedas, pisadas etc. A geometria transseccional desses ossos pode ser desproporcionalmente pequena em raças caninas *toy*, predispondo-os às fraturas distais do antebraço.[29] É claro, traumatismo de alta energia associado a disparos de arma de fogo e traumatismo veicular podem ter distribuição mais extensa nos dois ossos. O olécrano é a mais comum localização de fraturas envolvendo o antebraço proximal.[18] As fraturas do olécrano, em geral, devem ser estabilizadas usando-se o princípio da banda de tensão, devido à carga puramente tensional aplicada pela inserção do músculo tríceps no olécrano.[17] A aplicação de uma placa óssea à superfície caudal da ulna, usando o princípio da banda de tensão, pode ser vantajosa em cenários de fraturas complexas do olécrano.[30]

Fraturas da pelve

A pelve (*os coxae*, sacro e primeiras vértebras coccígeas) protege as estruturas intrapélvicas contra o traumatismo, enquanto possibilita a transmissão de cargas dos membros pélvicos para a coluna vertebral. Apesar de protegida por extensa musculatura, as fraturas da pelve são comuns, representando de 20% a 30% de todas as fraturas em cães.[17] A forma da pelve semelhante a uma caixa a predispõe a fraturas, mais frequentemente múltiplas. O deslocamento de um dos lados da caixa retangular coloca estresses no outro lado da caixa. Apesar de o suprimento sanguíneo proporcionado pela musculatura vizinha auxiliar a reparação de muitas fraturas pélvicas, mesmo quando tratadas sem cirurgia, o tratamento cirúrgico é frequentemente indicado para acelerar a restauração da função locomotora e para assegurar dimensões adequadas do canal pélvico após a reparação completa.

A estabilização cirúrgica é indicada para fraturas que envolvem o acetábulo, que causem excessivo colapso do canal pélvico e nas quais a transmissão de cargas do membro pélvico para a espinha lombar seja interrompida.[17] A redução anatômica e a estabilização do acetábulo são extremamente importantes, o que pode ser feito com placa óssea/parafusos (com ou sem colocação de cemento) ou por fixação com parafuso/arame/polimetilmetacrilato ao longo da margem acetabular dorsal.[31-33] A colocação do implante cria um efeito de banda de tensão, porque o impacto da cabeça femoral no acetábulo cria tensão ao longo da margem acetabular dorsal. Fraturas do ílio também são tratadas cirurgicamente. A superfície de tensão do ílio canino é dinâmica durante o ciclo da marcha, mudando de ventromedial para neutro.[34] A colocação lateral padrão de placa/parafuso para fixação de fraturas longitudinais (relativamente paralelas ao eixo espinal) pode ser feita ignorando os estresses tensionais no aspecto ventromedial do osso.[34-36] Para resolver essa preocupação tem sido indicado o uso de parafusos orientados dorsoventralmente, sozinhos ou em combinação com fixação por placa óssea. Os efeitos da fixação com parafusos de lateral para medial no corpo do sacro são debatidos.[34-36] Alguns estudos de osteotomias pélvicas triplas demonstram que a migração de parafusos diminui quando se consegue sua fixação substancial no sacro.[37,38] Outros estudos sugeriram que a fixação do parafuso no corpo do sacro deveria ser evitada, porque a movimentação mínima da articulação sacroilíaca pode induzir a migração do parafuso.[35,39] Os autores de um estudo sugerem que a adição de parafusos ventrais é uma maneira melhor de aumentar a fixação geral dos parafusos e evita morbidades do paciente associadas à imobilização iatrogênica da articulação sacroilíaca.[36]

Fraturas do fêmur

As fraturas do fêmur representam aproximadamente 45% de todas as fraturas de ossos longos em cães e gatos.[18] Aproximadamente metade delas envolve a diáfise e a outra metade é dividida igualmente entre as regiões epifisária/metafisária proximal e distal.[18,40] Na região proximal, as fraturas do colo femoral são mais comuns. O apoio do peso provavelmente gera significante estresse de cisalhamento no interior do pequeno diâmetro do colo femoral. Esses estresses de cisalhamento podem ser particularmente problemáticos quando transmitidos através da fise de cabeça e do colo femorais. De fato, foi teorizado que o atraso no fechamento dessa fise, associado à castração precoce, seria uma causa predisponente de estresse de cisalhamento excessivo e repetitivo, que levaria à disrupção da fise em gatos com sobrepeso.[41]

Fraturas da diáfise femoral podem ter quase qualquer configuração, refletindo, assim, a ampla gama de cargas que podem levar a fraturas. Os músculos rotadores externos da coxa (gêmeos, obturador interno, quadrado femoral e iliopsoas) tipicamente produzem, após a fratura, uma profunda rotação externa do segmento femoral proximal, que deve ser corrigida durante a estabilização cirúrgica. Devido à carga excêntrica sobre o fêmur durante o apoio do peso, a superfície medial é o lado compressivo e o lado lateral é o lado tensivo. De fato, fraturas diafisárias que produzem fragmentos *butterfly* mediais são relativamente comuns e essa configuração de fratura é previsível quando forças de flexão mediolaterais são geradas com cargas compressivas ao longo da superfície medial. Indo mais longe, cirurgiões devem estar especialmente cônscios do impacto de cargas excêntricas ao estabilizar cirurgicamente fraturas femorais, particularmente com placas ósseas. Com aplicação tradicional de placas ósseas na superfície lateral do fêmur, defeitos presentes na superfície medial reduzem drasticamente o AMI do conjunto osso/placa, aumentando, deste modo, a probabilidade de falha na fixação.[28,42] Combinações simples de um pino intramedular (IM) com a fixação por placa aumentam dramaticamente o tempo antes da fadiga da fixação ao aumentar profundamente o AMI da fixação composta.[43,44] Os métodos comuns de fixação usados para fraturas femorais diafisárias incluem pinos IM mais cerclagem por arame, pino IM mais ESF, hastes bloqueadas, placa óssea e sistemas placas/pinos. A fixação mais apropriada depende de uma avaliação completa dos fatores pertinentes biomecânicos, biológicos e clínicos que influenciam a reparação óssea e o retorno da função locomotora. A ESF do fêmur é complicada pela extensa musculatura que o circunda (que desloca os elementos conectores da ESF para muito longe do eixo neutro) e pela parede corporal adjacente (que impede a utilização de muitas configurações tradicionais de quadros de ESF). Configurações inovadoras de quadros de ESF, frequentemente em combinação com pinos intramedulares conectados ao aparelho externo (configuração *tie-in*), são, em geral, aconselháveis quando aplicadas ao fêmur.[27,45] Fraturas femorais fisárias distais são relativamente comuns.[46] A fise distal tem uma configuração única de "4 projeções e 4 cálices". Três ou quatro dessas projeções metafisárias frequentemente estão intactas (fraturas de Salter I ou II) em cães e gatos. A redução de 3 ou mais dessas projeções em seus respectivos cálices proporciona alguma estabilidade inerente, particularmente contra momentos torcionais.[47] Essas fraturas frequentemente são estabilizadas cirurgicamente com fixações relativamente simples com pino IM único, pinos cruzados ou pino dinâmico (técnica de Rush).

Fraturas da tíbia/fíbula

As fraturas da tíbia e fíbula compreendem 22% de todas as fraturas de ossos longos de cães e gatos.[18] A maioria dessas fraturas localiza-se na região diafisária. O diâmetro menor da diáfise distal reduz o AMI e o momento de inércia polar dos ossos. Clinicamente, as injúrias de baixa energia que causam flexão frequentemente produzem fraturas oblíquas curtas com um pequeno fragmento *butterfly*. Ocasionalmente, em animais jovens com o esqueleto imaturo, a lesão traumática produz somente uma fratura em ramo verde (incompleta) ou uma fratura completa da tíbia, mas que deixa a fíbula intacta (mas, às vezes, plasticamente deformada). Traumatismo de baixa energia e lesão torcional comumente produzem fraturas espirais no estreito diâmetro da diáfise da tíbia distal, onde o momento de inércia polar é relativamente pequeno (assim, a deformação dimensional de cisalhamento pelo estresse torcional resultante é relativamente alta). Traumatismos de alta energia, como acidentes com veículos, comumente produzem padrões de fratura altamente cominutivos, que podem estender-se mais proximalmente do que é típico para as fraturas por baixa energia. Fraturas simples da região fisária tibial distal também são comuns e podem refletir o efeito da concentração de estresse da discrepância de módulos. Fraturas da crista tibial são sujeitas a cargas puramente tensionais pelo ligamento patelar e são mais bem tratadas por fixação com banda de tensão.

Avaliação da fratura

O objetivo mecânico da fixação da fratura é proporcionar alinhamento espacial apropriado para o membro e suficiente estabilidade na região da fratura para permitir a reparação óssea e a completa restauração da função do membro. Para se atingir esse objetivo, a fixação deve neutralizar efetivamente as forças de disrupção que atuam na fratura. Clinicamente, este objetivo mecânico deve ser contrabalançado com os requerimentos biológicos da reparação óssea e os fatores inerentes relacionados ao paciente e ao cliente.

A compressão, gerada pelo apoio do peso e pela contração muscular, deve ser neutralizada no tratamento de fraturas diafisárias de todos os ossos longos. Em situações onde a reconstrução da coluna óssea é aconselhável, a coluna óssea reconstruída vai proporcionar alguma resistência ao colapso da zona de fratura. Quando fraturas transversas ou oblíquas curtas e interdigitadas são comprimidas propositalmente, o contado entre as extremidades ósseas pode melhorar a estabilidade da fratura e, realmente, auxiliar a reparação óssea. Em outras situações, todavia, a reconstrução anatômica a céu aberto da coluna óssea não é aconselhável. Nessas situações, a própria fixação deve resistir a todas as forças compressivas que tendem a causar colapso axial com aprisionamento adequado dos principais fragmentos proximais e distais.

Forças tensionais causam distração dos fragmentos da fratura e resultam principalmente das inserções músculo-tendíneas ou ligamentares nas extremidades dos ossos longos. Forças tensionais são mais bem neutralizadas pela aplicação do princípio de banda de tensão, usando-se uma banda de tensão de arame ou placa de banda de tensão. Os implantes de banda de tensão são aplicados em oposição à direção de tração no fragmento. Como exemplo, forças tensionais da inserção do tríceps no olécrano tendem a puxar o segmento proximal cranial e proximalmente. Uma banda de tensão de arame é colocada após redução inicial do olécrano com um par de arames de Kirschner. A força de flexão sobre esses arames é neutralizada pela adição de uma banda de tensão de arame esticada, em forma de 8, colocada no aspecto caudal do olécrano (oposto à direção da tração). Alternativamente, uma placa aplicada no aspecto caudal do olécrano pode exercer o mesmo efeito de banda de tensão.

A flexão é inerente às fraturas diafisárias de todos os ossos longos e necessita ser neutralizada para se obter uma reparação previsível e de baixa morbidade. Forças de flexão em ossos longos resultam da combinação de suas curvaturas, aplicação excêntrica da carga e contração dos músculos circundantes em adição a uma variedade de cargas aplicadas extrinsecamente. Forças de flexão tendem a causar colapso no lado côncavo (compressão) do osso. A perda de contato cortical no lado de compressão exagera as forças de flexão que agem no sistema de fixação da fratura. A neutralização de forças de flexão deve sempre ser considerada ao tratar fraturas diafisárias de ossos longos.

A torção é induzida por contrações musculares, por alterações na direção do corpo quando o pé é plantado e por forças extrínsecas. A falha em neutralizar as forças torcionais é uma causa relativamente comum de uniões retardadas e não uniões quando se usa pinos intramedulares sem fixação suplementar. As forças torcionais são mais previsivelmente neutralizadas por fixação que intencionalmente consegue fixar o implante ao osso em ambos os fragmentos principais, proximal e distal, da fratura. As forças torcionais raramente podem ser resistidas adequadamente pela interdigitação das extremidades ósseas fraturadas, e esta é a única técnica realizável nos pacientes menores, a qual os cura mais rapidamente.

Tratamento da fratura

O tratamento da fratura deve atingir efetivamente os objetivos mecânicos estabelecidos anteriormente neste capítulo, os requerimentos biológicos do osso e as preocupações clínicas inerentes, como temperamento do paciente, complacência do paciente, custos e experiência do cirurgião. As seguintes descrições são uma visão geral da resistência e fraqueza mecânicas dos vários métodos de tratamento cirúrgico.

Aparelhos de gesso cilíndricos completos

A coaptação externa inclui bandagens acolchoadas, suspensores, muletas e aparelhos de gesso (ou similares). O aparelho cilíndrico gessado (molde de gesso) é a mais rígida forma de coaptação externa e é capaz de neutralizar efetivamente as forças de flexão e de rotação quando aplicado corretamente e nas situações apropriadas. Um aparelho cilíndrico completo deve incluir as articulações acima e abaixo da fratura (nota: isto não é possível para fraturas do úmero e do fêmur), deve se conformar ao membro e ser suficientemente espessos para resistir ao peso do animal. Um aparelho cilíndrico completo não é capaz de neutralizar o colapso axial (compressão) ou a tensão. Assim, a colocação de um aparelho gessado não é a indicação ideal para fraturas diafisárias nas quais não se consegue uma redução com aposição, ponta contra ponta, das extremidades fraturadas. Da mesma maneira, os aparelhos gessados não neutralizam as forças tensionais puras que agem nas apófises de tração.

Talas e aparelhos gessados englobam o membro, mas não interagem diretamente com os segmentos ósseos. Assim, existe uma interface de tecido mole e acolchoamento entre o molde de gesso e os segmento ósseos. Consegue-se maior estabilidade quando existe menos tecido mole entre o aparelho gessado e o(s) osso(s) sendo estabilizado(s). A praticidade clínica recomenda, contudo, que é necessário existir uma interface macia para minimizar o risco e a gravidade de feridas causadas pelo aparelho. Aumentar a espessura do aparelho seria a maneira mais fácil de aumentar sua resistência à flexão (em virtude do AMI aumentado), mas isto aumentaria substancialmente seu peso também. Alternativamente, pode-se reforçar o aparelho em apenas uma região ou face (i. e., utilizando o efeito da viga em I), caso se antecipe uma flexão unidirecional.

Fixação por pino intramedular

A colocação de pinos IM, quando executada corretamente, efetivamente neutraliza as forças de flexão, devido ao seu grande AMI. Uma vez que o AMI é uma função do raio elevado à 4ª potência, o diâmetro do pino influencia enormemente sua resistência à flexão. Além disso, o preenchimento completo do canal intramedular com um pino IM efetivamente neutralizaria as forças de cisalhamento resultantes do apoio do peso em fraturas oblíquas não interdigitadas. O preenchimento completo (100%) do canal intramedular com um pino IM não é nem realista (devido à forma irregular dos ossos) nem desejável (porque o preenchimento completo do canal impediria o restabelecimento da circulação sanguínea intramedular).[48,49] Em vez disso, frequentemente se recomenda o preenchimento de 60% a 70% do canal intramedular com o pino IM. Raramente se recomenda a colocação de pinos no rádio; uma razão é que seu canal intramedular é tão estreito que um pino IM de tamanho apropriado proporcionaria uma resistência desprezível quanto à flexão, de forma que a fixação teria que ser suportada por coaptação externa. Em situações selecionadas, a pinagem IM de ossos pequenos, como os metacarpianos e metatarsianos, é recomendada, mas essas fixações devem sempre ser protegidas com coaptação adequada, devido ao pequeno diâmetro dos pinos. A técnica apropriada de colocação de pinos também requer que o pino IM esteja bem preso nas metáfises proximal e distal. Infelizmente, a fixação apenas por pinos IM não tem a capacidade de neutralizar efetivamente a compressão axial e a torção, pois cada uma dessas forças requer um sistema que se fixe no osso e nos elementos conectores do sistema de fixação em cada lado da fratura (i. e., hastes bloqueadas, placas ósseas e fixação esquelética externa). A retenção por fricção entre a superfície lisa do pino IM e a superfície endosteal é insuficiente para resistir aos momentos torcionais. Aumentar o diâmetro do pino ou a adição de rosca não aumenta a resistência torcional.[50] Foi descrita na literatura veterinária uma haste com canaleta tripla, na qual os sulcos fixam-se na superfície endosteal para resistir às forças de torção, mas a técnica não conseguiu aplicação clínica ampla.[51] O uso de múltiplos pinos de diâmetro menor ("pinos empilhados") aumenta apenas levemente a estabilidade torcional e não é confiável em fraturas que não sejam, por si mesmas, estáveis.[52] A suplementação do pino IM com a colocação de uma placa óssea ou de um fixador esquelético externo é uma estratégia comum para complementar a capacidade inerente ao pino de resistir às forças de flexão com a capacidade da ESF de resistir ao colapso axial e às forças rotacionais. A fixação da fratura usando se apenas um único pino IM é raramente recomendada – somente em situações de fraturas transversais interdigitadas em pacientes muito pequenos e que saram rapidamente.

As técnicas de pinagem cruzada ou pinagem dinâmica são comumente usadas para fixação de fraturas metafisárias e epifisárias, em que frequentemente são encontradas fraturas transversais interdigitadas que saram rapidamente.[47] Essas fraturas são caracteristicamente resistentes ao colapso. Com ambos os métodos de pinagem pareada, os pinos são introduzidos angularmente, de forma que se cruzam no lado diafisário da fratura. Desta maneira, os dois pinos cruzam a fratura em caminhos diferentes, proporcionando, assim, certa resistência aos momentos torcionais. Com a pinagem cruzada, cada um dos pinos passa de um lado do osso e penetra a cortical oposta. Por outro lado, os pinos dinâmicos (pinos colocados à "maneira de Rush") são introduzidos de tal forma que deslizam sobre a superfície endosteal oposta, em vez de penetrá-la. Os pinos, em seguida, são avançados até que se localizem na região metafisária distante. A interação desses pinos colocados dinamicamente auxilia na resistência aos momentos rotacionais, mas não no mesmo grau que os pinos cruzados.[47]

Hastes bloqueadas

O sistema de hastes bloqueadas é um sistema intramedular dirigido contra as fraquezas relacionadas ao colapso axial e à instabilidade rotacional da fixação por pinos intramedulares e, ao mesmo tempo, utilizando sua capacidade de resistir a cargas de flexão multidirecionais. Devido ao bloqueio entre o osso e o pino IM em cada lado da fratura, o sistema de haste bloqueada é capaz de resistir aos momentos de colapso axial e de torção.[53-56] As hastes bloqueadas, contudo, são mais frágeis nos locais dos furos dos parafusos (AMI mais baixo e um concentrador de estresse).[28] Ao contrário das placas ósseas, um parafuso bloqueante que atravessa o pino não reduz os efeitos concentradores de estresse do furo, porque o parafuso não interage rigidamente com a haste.[56] Portanto, os furos para os parafusos não devem localizar-se próximos à zona de fratura, com ou sem um parafuso bloqueante. Quando usado sobre fraturas não reconstruídas, os parafusos bloqueantes resistem ao colapso axial "amarrando" os fragmentos principais na altura dos furos na haste. À medida que diminui o diâmetro da haste, o AMI da haste e dos parafusos bloqueantes correspondentes também diminui. Quando um fabricante utilizou um parafuso relativamente grande, com 3,5 mm de diâmetro em sua haste correspondente de 6 mm, a quebra das hastes foi a falha clínica mais comum.[57] Quando eles reduziram o tamanho do furo para aceitar parafusos de 2,7 mm (aumentando, assim, o AMI da haste), a quebra das hastes tornou-se menos comum, mas notou-se falha dos parafusos.[58]

Como alternativa para o uso de parafuso bloqueante (*screw*), hoje são fabricados parafusos especiais (*bolt*), nos quais, durante sua inserção, a rosca de perfil positivo pega apenas na superfície cortical mais próxima e o diâmetro do núcleo da porção que se prende na haste é maximizado (Tabela 108.1). Não deve haver preocupação excessiva com a possibilidade de os parafusos se soltarem prematuramente, pois eles não são sujeitos a

Tabela 108.1 Momento de inércia de área de parafusos (*screws*) e parafusos bloqueantes (*bolts*) de vários tamanhos.

Implante	Diâmetro do núcleo (mm)	Momento de inércia de área (mm⁴)
Parafuso (*screw*) 2	1,5	0,25
Parafuso (*bolt*) 2	2	0,79
Parafuso (*screw*) 2,7	2	0,79
Parafuso (*bolt*) 2,7	2,7	2,61
Parafuso (*screw*) 3,5	2,5	1,91
Parafuso (*bolt*) 3,5	3,5	7,37
Parafuso (*screw*) esponjoso 4	2	0,79
Parafuso (*screw*) 4,5	3,2	5,15
Parafuso (*bolt*) 4,5	4,5	20,13

(Momento de inércia de área = $\pi r^4/4$, em que r = raio = 0,5 × diâmetro do núcleo.)

forças que os puxem para fora, como são os parafusos colocados em uma placa óssea. Embora a pega da rosca do parafuso em apenas uma cortical seja suficiente, a penetração bicortical dos parafusos bloqueantes é importante, se for para funcionarem como um ponto de fixação em uma situação de não compartilhamento de carga. Além disso, nessas situações, os maiores comprimentos de parafusos necessários para uso nas regiões metafisárias aumentam a susceptibilidade dos parafusos à flexão ou à quebra.[59] A carga excêntrica sobre esses parafusos, como o que ocorre quando a haste não está centralizada no interior da região metafisária, parece melhorar a resistência do parafuso à fadiga.[59] Os sistemas de haste bloqueada comparam-se favoravelmente às combinações de placas e placas/pinos quando usados para estabilizar modelos de espaço de fratura, exceto quanto à resistência torcional.[53,54] A falta de um bloqueio rígido entre o parafuso e a haste permite leve movimento rotacional.[54] Um meio de aumentar a resistência rotacional do sistema de haste bloqueada é seu uso conjunto com fixação esquelética externa.[60-62] Isto pode ser feito com uma barra de conexão em sistema de *tie-in* entre a extensão proximal da haste bloqueada e o quadro dos ESF ou com o uso de pinos de fixação externa especiais desenhados para uso duplo, como pino de EFS e parafuso bloqueante.[60,61] Pode-se esperar que tal fixação aumente drasticamente a resistência à flexão (no plano do aparelho externo, ao aumentar o AMI) e a resistência torcional (ao aumentar o PMI). Hastes bloqueadas podem ser dinamizadas, se desejado, retirando-se o dispositivo bloqueante em um lado da fratura, expondo, assim, a zona da fratura tanto à compressão axial quanto a estresses torcionais.[60-62]

Arame ortopédico e cerclagem

O arame ortopédico é feito de aço inoxidável maleável, monofilamentar, de vários calibres. Para aplicações em pequenos animais, tipicamente seu diâmetro varia de 24 *gauge* (0,5 mm) a 16 *gauge* (1,3 mm). A cerclagem completa de arame é aplicada em torno da circunferência de uma coluna óssea reconstituída de forma anatômica e completa. Ao apertar a cerclagem, as linhas de fratura são comprimidas (da mesma maneira que as varas de um barril de carvalho são comprimidas ao se apertar os arcos do barril). Se não for conseguida uma perfeita redução anatômica, o apertar do arame tende a causar colapso dos fragmentos para o interior do canal medular e o arame pode afrouxar-se precocemente. A estabilização com cerclagem de dois fragmentos principais da fratura requer que a linha de fratura tenha uma configuração oblíqua longa, na qual o comprimento da linha de fratura seja pelo menos 2,5 vezes maior que o diâmetro do osso naquela localização. Quando houver obliquidade suficiente, um mínimo de dois arames aplicados apropriadamente é capaz de proporcionar excelente compressão das superfícies fraturadas (compressão interfragmentária). Quando aplicada inapropriadamente em uma fratura oblíqua curta, a cerclagem completa cria estresses de cisalhamento na fratura e, por haver espaço para apenas um arame, cria uma concentração de estresses de flexão. Embora sempre se deva evitar o uso de cerclagem completa com arame em fraturas oblíquas curtas, pode-se empregar a seguinte estratégia de escape, se não houver outra alternativa: o uso de 1 ou 2 arames de Kirschner introduzidos perpendicularmente ao plano da fratura pode minimizar as forças de cisalhamento criadas pelo apertar do arame da cerclagem completa. O arame de cerclagem é colocado de maneira que, ao ser apertado, o arame Kirschner impeça sua orientação perpendicular ao eixo longo do osso e dirija a compressão através da linha de fratura.[63]

Os arames de cerclagem podem ser apertados e finalizados de várias maneiras, e seus méritos mecânicos são medidos por comparação da compressão obtida e da resistência dos nós ao desfazimento.

Nós torcidos adequadamente são formados quando cada uma das duas extremidades se enrola equilibradamente em torno da outra (a formação é inadequada quando um arame se enrola em torno de outro que permanece reto e atua como um núcleo – como uma cobra enrolando-se em torno de um bastão). O tensionamento e a terminação ocorrem simultaneamente com este método. Na maioria das situações, é aconselhável cortar mais curta a parte torcida do que dobrá-la sobre si, pois qualquer manipulação do nó diminui a tensão no arame.[64,65] A resistência do nó à falha sob tensão é determinada pela interface friccional entre os dois arames. O número de voltas a serem feitas no nó não foi claramente estabelecido, mas é comum cortá-lo deixando três voltas completas. Se o nó torcido necessitar ser achatado, o processo de achatamento e a torcedura final devem ser simultâneos, para minimizar a perda de tensão nos laços.[64,66] Os nós torcidos destorcem-se quando carregados além do ponto de cedência e não exercem tanta tensão nos laços como os outros métodos.[64,67] Os nós torcidos aguentam maior carga até a ruptura do que os nós de alça única, mas cargas similares para o afrouxamento.[63,64]

Nós de alça única são feitos usando-se um arame com uma alça em uma das extremidades. Após passar a extremidade livre em torno do osso, ela é passada através da alça. A extremidade livre é, então, passada na extremidade de um instrumento de tensionamento específico para este fim. O arame é tensionado girando-se uma manivela no aparelho de tensionamento. O arame é apertado na primeira fase da aplicação; em seguida, o nó é travado na segunda fase, dobrando-se a extremidade livre sobre a alça. Este método consegue maior tensão inicial da laçada do que o nó torcido, mas tem resistência similar à carga até o afrouxamento.[66] O nó de alça única falha pelo desdobramento da extremidade livre.[67]

A cerclagem de laço duplo é formada por um segmento de arame dobrado no meio, em 180°. O lado dobrado é passado em torno do osso e as duas extremidades livres são passadas pela alça criada pela dobra. As extremidades livres são apertadas por um tensionador de duas manivelas. O nó é finalizado de maneira similar ao método de alça única. O arame duplo e o duplo nó aumentam a tensão da laçada e a segurança do nó. O nó de laço duplo gera três vezes mais tensão do que o de alça única, e resiste a duas vezes mais à distração antes de se afrouxar.[64]

Sistemas de placas e parafusos (sistemas DCP, LC-DCP e placa bloqueada)

Parafusos convertem o torque de inserção em compressão ao longo de seu corpo, de maneira que quaisquer estruturas, placa óssea, arruela ou fragmento ósseo, sob a cabeça do parafuso são comprimidas ao apertar o parafuso (desde que o diâmetro do furo na estrutura sob a cabeça exceda o diâmetro da rosca do parafuso, de forma que possa deslizar livremente ao longo do corpo deste). Parafusos individuais podem ser usados de forma posicional ou de compressão. Quando parafusos são usados como parafusos posicionais, sua rosca fixa-se em ambos os segmentos, distante e próximo, de maneira que ambos mantenham-se em uma localização específica, não ocorrendo compressão da linha de fratura. Quando são usados como parafusos de compressão, sua rosca deve fixar-se apenas no segmento ósseo distante. Ao apertar o parafuso, o fragmento próximo é comprimido contra o fragmento distante, porque o fragmento próximo pode deslizar ao longo do corpo do parafuso. A quantidade de compressão interfragmentária que se consegue com este método de compressão é, principalmente, uma função da resistência do osso, do diâmetro externo da rosca e do torque aplicado na inserção. Os parafusos devem frequentemente resistir a significantes forças de curvamento. A resistência de um parafuso ao curvamento é determinada por seu AMI, o qual é relacionado com o raio de seu corpo (núcleo) elevado à 4ª potência.[28] Portanto, um pequeno aumento no diâmetro de seu núcleo aumenta profundamente sua resistência ao curvamento. Por exemplo, um parafuso cortical de 3,5 mm de diâmetro (2,5 mm de diâmetro no núcleo) é quase 2,5 vezes mais forte que um parafuso cortical de 2,7 mm (diâmetro do núcleo de 2 mm) (Tabela 108.1).

O uso mais comum de parafusos é na fixação de uma placa ao osso. Ao contrário de uma barra conectora de ESF, as placas ósseas tradicionais não são ligadas mecanicamente aos parafusos de fixação. Com o plaqueamento tradicional, a fixação somente se torna estável quando o parafuso for apertado firmemente, comprimindo a placa contra o osso. As placas ósseas apropriadamente aplicadas resistem à compressão, à tensão, ao curvamento e às forças torcionais e de cisalhamento, especialmente quando usadas para comprimir uma fratura transversal de dois fragmentos de um osso longo. Nesta situação, uma placa de compressão dinâmica (DCP, do inglês *dynamic compression plate*) é desejável. Os furos para os parafusos em uma DCP são desenhados de tal maneira que, ao serem apertados, os parafusos comprimem as extremidades ósseas fraturadas uma contra a outra. Os furos para os parafusos são ovais e a superfície que entra em contato com a parte de baixo da cabeça do parafuso é inclinada para baixo e em direção à linha de fratura (como um escorregador de parque). Quando o parafuso é inserido no lado "alto" do furo ovalado e inclinado da DCP, a cabeça do parafuso entra em contato com o furo inclinado quando o parafuso é apertado. O parafuso é fixado no osso e não é livre para deslizar pela inclinação. Em vez disso, a interação entre a cabeça do parafuso e o furo oval inclinado puxa a placa contra o parafuso. Usando a analogia com o escorregador do parque, em vez de a criança descer pelo escorregador fixo, o escorregador é livre para mover-se para trás à medida que a criança desce. Uma vez fixada com parafusos, uma placa óssea tradicional age como o elemento conector que cobre a fratura de um lado a outro.

Placas ósseas são mais suscetíveis às forças de flexão devido à sua posição excêntrica em relação ao eixo neutro do osso. A maneira de sua colocação determina a probabilidade de falha na fixação. Se uma fratura transversal é reduzida anatomicamente e a placa comprime os segmentos da fratura, a placa e a coluna óssea repartem as cargas e seu grande AMI combinado cria uma estrutura altamente rígida. Se o osso, especialmente a córtex oposta à placa, não for reconstituído, a placa sozinha suportará considerável força de flexão. A placa óssea é mais fraca nos furos para os parafusos (AMI mais baixo). Além disso, um furo para parafuso colocado sobre a fratura funciona como um concentrador de estresse e aumenta dramaticamente o risco de falha sob uma carga de flexão. Podem ser usados vários métodos para aumentar o AMI da fixação. Estão disponíveis placas de alongamento, nas quais a região mediana da placa é sólida (sem furos para parafusos). Outro método é combinar um pino IM com fixação por placa.[43] A placa restringe o colapso axial e às forças rotacionais, enquanto o pino IM resiste às forças de flexão. Ao adicionar o pino, o AMI da fixação combinada aumenta muito e a vida até a fadiga da placa é muito estendida.

A placa de compressão dinâmica de contato limitado (LC-DCP, do inglês *limited-contact dynamic compression plate*) foi desenhada com um perfil em degraus na face inferior que entra em contato com o osso.[68] Um efeito desse perfil em degraus é minimizar o efeito concentrador de estresse de um furo aberto, porque o AMI é similar em todo comprimento da placa.[68] É verdade que a secção sólida (entre os furos) da LC-DCP é significativamente mais fraca do que a secção sólida de uma DCP tradicional, mas, quando os furos são deixados sem o parafuso, a resistência da placa é igual à resistência de seu ponto mais fraco.[69] Outra vantagem da LC-DCP é que o perfil em degrau da placa sobre o osso permite melhor irrigação sanguínea do osso em reparação, mas outros fatores, como topografia da superfície óssea, também influenciam a relativa significância desta característica da placa.[70]

Enquanto a colocação de placas tradicionais depende de inserção firme do parafuso para comprimir a placa contra o osso e assegurar fixação rígida, novas técnicas de placa bloqueante utilizam um mecanismo de bloqueio do parafuso para ligar a placa firmemente ao parafuso de fixação.[71] Esses sistemas de placa-parafuso bloqueados podem ser pensados como fixadores esqueléticos internos. Porque as placas tradicionais não ligam a placa aos parafusos, o parafuso é livre para mover-se microscopicamente no interior do furo da placa. A pega bicortical dos parafusos tradicionais auxilia a minimizar esse efeito, que, entre outras coisas, pode levar à falha por desgaste da placa ou do parafuso. Os parafusos bloqueados tem uma extremidade rigidamente fixada ao osso e a outra extremidade rigidamente fixada à placa. Por essa razão, a pega bicortical do parafuso é teoricamente menos importante com os sistemas de placa-parafuso bloqueados. Isto pode ter uma função na espessura do osso cortical, que é relativamente fina em pacientes pequenos animais. A remoção de parafusos bloqueados não ocorre em função apenas da resistência da fixação de sua rosca ao osso, porque o parafuso é travado também à placa. Assim, o afrouxamento prematuro de um único parafuso bloqueado não é provável. Além disso, a ligação entre o parafuso de fixação e a placa como um elemento de fixação elimina a necessidade mecânica de compressão da placa contra o osso. Devido à rosca na cabeça do parafuso ligar-se à rosca no furo da placa, não é possível angulação do parafuso e os sistemas de placa-parafuso bloqueados tornam-se uma estrutura com ângulos fixos. Além disso, não se pode conseguir compressão dinâmica quando se usa apenas parafusos bloqueados. Pode ser usada uma combinação da técnica convencional com a de parafuso bloqueado, mas isto requer corrigir o contorno das extremidades da placa onde os parafusos tradicionais são usados. Quando se combinam parafusos convencionais com parafusos bloqueados em um fragmento ósseo, os parafusos convencionais são aplicados primeiro para comprimir a placa ao segmento ósseo e obter o efeito de compressão dinâmica (se desejado). Os parafusos bloqueados são aplicados subsequentemente. Se os parafusos bloqueados foram usados para fixar a placa a um fragmento ósseo, a inserção subsequente de parafusos convencionais só pode ser feita após se afrouxar os parafusos bloqueados (eles podem ser reapertados após todos os parafusos convencionais terem sido introduzidos). A compressão dinâmica pode ser feita após um segmento ter sido fixado com parafusos bloqueantes, usando-se parafusos convencionais nas porções de compressão dinâmica do furos da placa.

Fixador esquelético externo

ESF linear

O sistema de fixação esquelética externa (ESF) usa pinos de fixação e conexões pinos-barras. Cada componente do sistema representa uma variável mecânica que pode ser ajustada às necessidades mecânicas do paciente. A estabilidade a longo termo da interface pino-osso é fundamental para o sucesso da ESF. Pinos rosqueados proporcionam resistência muito maior contra o arrancamento do pino do que os pinos lisos.[72,73] Os pinos com rosca de perfil negativo têm menor resistência do que os pinos com perfil positivo em alguns, mas não em todos, os locais de implantação.[74] Os pinos com rosca de perfil negativo também são mais sujeitos à quebra, devido ao seu AMI diminuído e à concentração de estresse na junção da porção com rosca e a porção sem rosca. A rigidez do pino é também uma função do diâmetro do pino. Ao aumentar o diâmetro do pino, seu AMI e rigidez flexional também aumentam, mas o impacto do tamanho do pino na resistência óssea também deve ser considerado. Uma perda proporcional na resistência óssea ocorre com cada aumento em um defeito circular maior que 20% do diâmetro do osso.[13] A resistência e a rigidez da fixação ESF aumentam ao se aumentar o número de pinos de fixação em cada segmento da fratura (a não ser que a coluna conectada seja o componente mais fraco), até um máximo da 4 pinos por segmento ósseo.[75,76] A distribuição homogênea dos pinos em cada segmento principal maximiza a resistência à flexão no plano ortogonal nas ESF uniplanares.[75,77] Pode ser aconselhável angular os pinos mais próximos à zona de fratura para diminuir o comprimento efetivo (de trabalho) das barras conectoras para as fraturas altamente cominutivas não reconstituíveis, porque a rigidez contra flexão da barra conectora é inversamente relacionada ao seu comprimento efetivo elevado à 3ª potência. O conceito de comprimento efetivo e rigidez também se aplica ao comprimento do pino. A barra de conexão deve ser conectada aos pinos de fixação o mais perto possível da pele, sem causar sua irritação (geralmente a espessura de um dedo).[75,76] O clampes de ligação devem ser orientados de forma que o comprimento efetivo dos pinos seja minimizado.[75]

A rigidez das barras conectoras influencia significativamente a resistência e a rigidez da estrutura ESF-osso.[78-80] A deformação elástica da barra conectora de um quadro ESF unilateral-uniplano (tipo Ia) coloca uma carga axial "para frente e para trás" nos pinos de fixação.[80] A deformação elástica da barra conectora pode ser minimizada, usando-se materiais mais rígidos, aumentando-se o diâmetro da barra ou utilizando-se configurações mais complexas do quadro ESF.[78,79] A avaliação estática da rigidez das diferentes configurações demonstrou que os quadros unilateral-uniplano (tipo Ia), unilateral-biplano (tipo Ib), bilateral-uniplano (tipo II) e bilateral-biplano (tipo III) eram mais fortes para resistir à compressão axial, à torção e à flexão no plano da ESF.[78,81] A capacidade da ligação pino-barra conectora em manter essa interface rígida é essencial. Adicionalmente aos fatores técnicos, tais como montagem e aperto apropriados dos clampes, o desenho dos clampes também deve ser levado em consideração.

ESF circular

A ESF circular (CESF, do inglês *circular ESF*), como as ESF lineares, consiste em adaptadores (arames tensionados), bastões conectores e conexões arame-bastões conectores. Podem ser manipuladas variações nesses componentes para alterar as propriedades mecânicas da estrutura CESF-osso. Diferentemente das ESF lineares, as CESF utilizam arames de pequeno diâmetro tensionados entre clampes posicionados em anéis, em vez de usar os pinos de fixação tradicionais para adaptar o aparelho ao osso. Essa característica de desenho é responsável por uma diferença fundamental entre o comportamento carga-deformação das ESF lineares e as CESF.[84] As ESF lineares usando meios-pinos carregados em um braço de flexão têm uma região elástica da sua curva de carga-deformação seguida por deformação plástica até a falha com a carga progressiva.[84,85] As CESF utilizando um arame tensionado de pequeno diâmetro submetidas à carga em flexão em três ou quatro pontos mostram uma elasticidade não linear inicial com rigidez aumentada, seguida por uma progressão linear até a cedência.[84,85] Esta diferença característica revela como os aparelhos CESF permitem micromovimento axial dos segmentos ósseos.

O diâmetro do anel, que determina o comprimento do arame, influencia muito as propriedades mecânicas da CESF. À medida que esse diâmetro aumenta, o comprimento dos adaptadores de arames tensionados também aumenta, diminuindo assim a rigidez da fixação.[84-87] Apesar de esse diâmetro afetar a estabilidade em todos os modos de carga, sua maior influência é observada na estabilidade axial.[84,86] Essa influência é mais evidente em cargas axiais mais baixas porque ao sofrer carga os arames são autotensionados, o que resulta em aumento progressivo da rigidez.[84] Deve ser utilizado o menor diâmetro possível do anel, deixando um espaço de aproximadamente 2 cm entre a pele e o anel para os cuidados com trato (trajeto) do pino, edema dos tecidos mole etc. Esse diâmetro tem um efeito maior sobre a rigidez da falha e o deslocamento das extremidades do que a tensão do arame e, além disso, aquele efeito de aumentar a tensão do arame é menor para os anéis maiores.[87] Anéis completos são mais rígidos do que os incompletos.[87]

Da mesma maneira que para o sistema ESF linear, os adaptadores ósseos (arames tensionados) devem ser distribuídos ao longo do comprimento de cada um dos segmentos ósseos principais; aconselha-se aumentar o número de adaptadores para até quatro por segmento.[85,86,89] Na CESF, os arames tensionados são distribuídos pelo osso usando-se anéis. Quando possível, a distribuição dos anéis em blocos de dois ao longo do segmento ósseo aumenta de modo significativo a estabilidade da fixação comparativamente às configurações nas quais o segmento ósseo individual é fixado em apenas um nível (usando apenas um anel).[85,86,89] Normalmente, coloca-se um arame tensionado acima e um abaixo de cada anel, em um total de dois arames tensionados por anel. Quando só for possível utilizar um anel devido ao pouco comprimento do segmento ósseo, arames pendurados (*drop-wires*) a partir de hastes que se estendem dos anéis podem ser usados para aumentar o número de adaptadores e aumentar a resistência à flexão.[90]

Apesar de grande parte da rigidez do arame ser causada pelo seu tensionamento, ela é maior em arames de diâmetro maior do que naqueles de diâmetro menor quando tensionados similarmente. O diâmetro do arame também influencia o quanto ele pode ser tensionado. A tensão do arame não deve exceder 50% de sua resistência para minimizar a possibilidade de ruptura.[85] A tensão dos arames afeta a rigidez de todo o conjunto de fixação, de modo mais perceptível a rigidez axial durante a aplicação de baixa carga. A relação entre a tensão do arame e a rigidez do conjunto é não linear devido o efeito de autotensionamento do arame.[84,85] O tensionamento dos arames antes da aplicação da carga aumenta a rigidez axial da CESF durante cargas baixas, suavizando muito do deslocamento causado pelas cargas fisiológicas. Os limites práticos para o tensionamento dos arames são associados à ruptura do arame, deformação do anel, deslizamento do arame no interior do anel, e um "efeito limite superior", além do qual o ganho em rigidez axial é apenas nominal.[84,85] Durante a aplicação do fixador, o tensionamento sequencial de arames no mesmo anel pode causar perda de tensão no primeiro arame tensionado devido à deformação do anel. O tensionamento simultâneo de arames no mesmo anel diminui esse efeito, especialmente em anéis grandes.[85] Um estudo subsequente usando anéis de 84 mm de diâmetro não detectou nenhuma diferença no estiramento dos arames ou na rigidez do conjunto ao comparar os métodos de tensionamento simultâneo e sequencial.[91]

Idealmente, os arames tensionados são colocados em ângulos de 90° entre um e outro para maximizar a estabilidade e o deslocamento, mas a anatomia regional raramente permite isso. Reduzindo a separação de 90° para 45°, particularmente, reduz-se a resistência das CESF à flexão no plano ortogonal.[90,91] Reduzir mais ainda essa separação pode também levar à deformação plástica do anel durante o tensionamento dos arames.[90,92]

Sistemas CESF híbrido e linear foram utilizados para estabilização de fraturas justarticulares. Clinicamente, uma ESF linear é utilizada no fragmento principal maior e os arames tensionados e o bloco em anel são usados no segmento justarticular menor. Combinar pinos de fixação e arames tensionados em um mesmo fragmento não é aconselhado, porque a movimentação axial permitida pelos arames tensionados pode colocar estresse excessivo nas interfaces pino-osso quando se usam poucos pinos.[85]

Conclusão

Um entendimento básico da biomecânica do esqueleto apendicular deve incluir as propriedades materiais e estruturais do osso, a geração de estresses internos causados por cargas aplicadas e os modos comuns de falha sob essas cargas aplicadas. Esses entendimentos combinados com o conhecimento de biomecânica básica dos vários sistemas de fixação incrementam a habilidade do cirurgião em criar uma zona de fratura apropriadamente estável, que seja condutiva para uma rápida reparação óssea e para o restabelecimento da função do paciente.

Referências bibliográficas

1. Nordin M, Frankel, VH: Biomechanics of Bone. *In* Basic Biomechanics of the Musculoskeletal System, 2 ed. Nordin M, Frankel VH (eds).Philadelphia: Lea & Febiger, 1989, pp. 3-30.
2. Paris O, Zizak I, Lichtenegger H, et al: Analysis of the hierarchical structure of biological tissues by scanning X-ray scattering using a micro-beam. Cell Mol Biol 46:993-1004, 2000.
3. Hulse D, Hyman, B: Fracture biology and biomechanics *In* Textbook of Small Animal Surgery, 3 ed. Slatter D (ed). Philadelphia: WB Saunders, 1993, pp. 1785-1792.
4. Radasch RM: Biomechanics of bone and fractures. Vet Clin North Am Small Anim Pract 29:1045-1082, 1999.
5. Schwarz PD: Fracture biomechanics of the appendicular skeleton: causes and assessment *In* Disease Mechanisms in in Small Animal Surgery, 2nd ed. Bojrab M (ed). Philadelphia: Lea & Febiger, 1993, pp.1009-1026.
6. Hara Y, Nakamura T, Fukuda H, et al: Changes of biomechanical characteristics of the bone in experimental tibial osteotomy model in the dog. J Vet Med Sci 65:103-107, 2003.
7. Frank JD, Ryan M, Kalscheur VL, et al: Aging and accumulation of microdamage in canine bone. Bone 30:201-206, 2002.
8. Frost HM: Wolff's Law and bone's structural adaptations to mechanical usage: an overview for clinicians. Angle Orthod 64:175-188, 1994.
9. Frost HM: A 2003 update of bone physiology and Wolff's Law for clinicians. Angle Orthod 74:3-15, 2004.
10. Cowin SC: The mechanical properties of cancellous bone. Bone Mechanics. Boca Raton: CRC Press, 1989, pp. 130-155.
11. Cowin SC: The mechanical properties of cortical bone tissue. Bone Mechanics. Boca Raton: CRC Press, 1989, pp. 98-125.
12. Burstein AH, Currey J, Frankel VH, et al: Bone strength. The effect of screw holes. J Bone Joint Surg Am 54:1143-1156, 1972.
13. Edgerton BC, An KN, Morrey BF: Torsional strength reduction due to cortical defects in bone. J Orthop Res 8:851-855, 1990.
14. Ferguson JF: Fracture of the humerus after cancellous bone graft harvesting in a dog. J Small Anim Pract 37:232-234, 1996.
15. Rani R, Vairavasamy K, Kathiresan D: A retrospective study on bone fractures in canines. Indian Vet J 81:1048-1050, 2004.
16. Mair JJ, Belkoff SM, Boudrieau RJ: An ex vivo mechanical evaluation of single versus double semitubular plate fixation of a transverse distal-third scapular osteotomy in the dog. Vet Surg 32:580-584, 2003.
17. Piermattei D, Flo, GL: Handbook of Small Animal Orthopedics and Fracture Repair, 3 ed. Philadelphia: WB Saunders, 1997.
18. Unger M, Montavon PM, Heim UFA: Classification of fractures of long bones in the dog and cat: introduction and clinical application. Vet Compar Orthop Traumatol 3:41-50, 1990.
19. Bardet J, Hohn RB, Olmstead ML: Fractures of the humerus in dogs and cats: A retrospective study of 130 cases. Vet Surg 12:73-77, 1983.
20. Butterworth SJ, Innes JF: Incomplete humeral condylar fractures in the dog. J Small Anim Pract 42:394-398, 2001.
21. McKee WM, Macias C, Innes JF: Bilateral fixation of Y-T humeral condyle fractures via medial and lateral approaches in 29 dogs. J Small Anim Pract 46:217-226, 2005.
22. Cook JL, Tomlinson JL, Reed AL: Fluoroscopically guided closed reduction and internal fixation of fractures of the lateral portion of the humeral condyle: prospective clinical study of the technique and results in ten dogs. Vet Surg 28:315-321, 1999.
23. Miller A: Incomplete ossification of the humeral condyle in spaniels. Vet Surg 24:176, 1995.
24. Marcellin-Little DJ, DeYoung DJ, Ferris KK, et al: Incomplete ossification of the humeral condyle in spaniels. Vet Surg 23:475-487, 1994.
25. Larsen L, Roush JK, McLaughlin RM, Cash WC: Microangiography of the humeral condyle in cocker spaniel and non-cocker spaniel dogs. Vet Compar Orthop Traumatol 12(1-4); 134-137, 1999.
26. Meyer-Lindenberg A, Heinen V, Fehr M, Nolte I: Incomplete ossification of the humeral condyle as the cause of lameness in dogs. Vet Compar Orthop Traumatol 15:187-194, 2002.
27. Aron D, Foutz TL., Keller WG., Brown J: Experimental and clinical experience with an IM pin external skeletal fixator tie-in configuration. Vet Compar Orthop Traumatol 4:86-94, 1991.
28. Muir P, et al: Area moment of inertia for comparison of implant cross-sectional geometry and bending stiffness. Vet Compar Orthop Traumatol 8:146, 1995.
29. Brianza SZM, Delise M, Ferraris MM, et al: Cross-sectional geometrical properties of distal radius and ulna in large, medium and toy breed dogs. J Biomech 39:302-311, 2006.
30. Muir P, Johnson KA: Fractures of the proximal ulna in dogs. Vet Compar Orthop Traumatol 9:51-57, 1996.
31. Anderson GM, Cross AR, Lewis DD, et al: The effect of plate luting on reduction accuracy and biomechanics of acetabular osteotomies stabilized with 2.7-mm reconstruction plates. Vet Surg 31:3-9, 2002.
32. Stubbs WP, Lewis DD, Miller GJ, et al: A biomechanical evaluation and assessment of the accuracy of reduction of two methods of acetabular osteotomy fixation in dogs. Vet Surg 27:429-437, 1998.
33. Hardie RJ, Bertram JE, Todhunter RJ, et al: Biomechanical comparison of two plating techniques for fixation of acetabular osteotomies in dogs. Vet Surg 28:148-153, 1999.
34. VanGundy TE, Hulse DA, Nelson JK: Mechanical analysis of pelvic fractures. Proc. Vet Orthop Soc 1988; p.40.
35. Fitch R, Kerwin S, Hosgood G, et al: Radiographic evaluation and comparison of triple pelvic osteotomy with and without additional ventral plate stabilization in forty dogs - part 1. Vet Compar Orthop Traumatol 15:164-171, 2002.
36. Fitch R, Hosgood., Staatz A: Biomechanical evaluation of triple pelvic osteotomy with and without additional ventral plate stabilization. Vet Compar Orthop Traumatol 15:145-149, 2002.
37. Whelan MF, McCarthy RJ, Boudrieau RJ, et al: Increased sacral screw purchase minimizes screw loosening in canine triple pelvic osteotomy. Vet Surg 33:609-614, 2004.
38. Simmons S, Johnson AL, Schaeffer DJ: Risk factors for screw migration after triple pelvic osteotomy. J Am Anim Hosp Assoc 37:269-273, 2001.
39. Hosgood G, Lewis D: Retrospective evaluation of fixation complications of 49 pelvic osteotomies in 36 dogs. J Small Anim Pract 34:123-130, 1993.
40. Braden TD, Brinker WO, Little RW, et al: Comparative biomechanical evaluation of bone healing in the dog. J Am Vet Med Assoc 163:65-69, 1973.
41. McNicholas WT Jr, Wilkens BE, Blevins WE, et al: Spontaneous femoral capital physeal fractures in adult cats: 26 cases (1996-2001). J Am Vet Med Assoc 221:1731-1736, 2002.
42. Beaupre GS, Carter DR, Dueland RT, et al: A biomechanical assessment of plate fixation, with insufficient bony support. J Orthop Res 6:721-729, 1988.
43. Hulse D, Hyman W, Nori M, et al: Reduction in plate strain by addition of an intramedullary pin. Vet Surg 26:451-459, 1997.
44. Hulse D, Ferry K, Fawcett A, et al: Effect of intramedullary pin size on reducing bone plate strain. Vet Compar Orthop Traumatol 13:185-190, 2000.

45. Dewey C, Aron, DN, Foutz TL, et al: Static strength evaluation of the two modified unilateral external skeletal fixators. J Small Anim Pract 35:211-216, 1994.
46. Braden T, Eicker SW, Abdinoor D, Prieur WD: Characteristics of 1000 femur fractures in the dog and cat. Vet Compar Orthop Traumatol 8:203-209, 1995.
47. Sukhiani HR, Holmberg DL: Ex vivo biomechanical comparison of pin fixation techniques for canine distal femoral physeal fractures. Vet Surg 26:398-407, 1997.
48. Hupel TM, Aksenov SA, Schemitsch EH: Cortical bone blood flow in loose and tight fitting locked unreamed intramedullary nailing: a canine segmental tibia fracture model. J Orthop Trauma 12:127-135, 1998.
49. Klein MP, Rahn BA, Frigg R, et al: Reaming versus non-reaming in medullary nailing: interference with cortical circulation of the canine tibia. Arch Orthop Trauma Surg 109:314-316, 1990.
50. Rudy RL: Principles of intramedullary pinning. Vet Clin North Am Small Anim Pract 5:209, 1975.
51. Hatch V: Initial experience with a newly developed medullary stabilization nail (Trilam nail). Vet Compar Orthop Traumatol 13:109-114, 2000.
52. Vasseur PB, Paul HA, Crumley L: Evaluation of fixation devices for prevention of rotation in transverse fractures of the canine femoral shaft: an in vitro study. Am J Vet Res 45:1504-1507, 1984.
53. Bernarde A, Diop A, Maurel N, et al: An in vitro biomechanical study of bone plate and interlocking nail in a canine diaphyseal femoral fracture model. Vet Surg 30:397-408, 2001.
54. von Pfeil DJ, Dejardin LM, DeCamp CE, et al: In vitro biomechanical comparison of a plate-rod combination-construct and an interlocking nail-construct for experimentally induced gap fractures in canine tibiae. Am J Vet Res 66:1536-1543, 2005.
55. Horstman CL, Beale BS, Conzemius MG, et al: Biological osteosynthesis versus traditional anatomic reconstruction of 20 long-bone fractures using an interlocking nail: 1994-2001. Vet Surg 33:232-237, 2004.
56. Dueland RT, Berglund L, Vanderby R Jr, et al: Structural properties of interlocking nails, canine femora, and femur-interlocking nail constructs. Vet Surg 25:386-396, 1996.
57. Dueland RT, Johnson KA, Roe SC, et al: Interlocking nail treatment of diaphyseal long-bone fractures in dogs. J Am Vet Med Assoc 214:59-66, 1999.
58. Dueland RT, Vanderby R, McCabe RP: Fatigue study of 6 and 8mm diameter interlocking nails with screw holes of variable size and number. Vet Compar Orthop Traumatol 10:194-199, 1997.
59. Aper RL, Litsky AS, Roe SC, et al: Effect of bone diameter and eccentric loading on fatigue life of cortical screws used with interlocking nails. Am J Vet Res 64:569-573, 2003.
60. Nanai B, Basinger RR: Use of a new investigational interlocking nail supplement in the repair of comminuted diaphyseal tibia fractures in two dogs. J Am Anim Hosp Assoc 41:203-208, 2005.
61. Basinger RR, Suber JT: Two techniques for supplementing interlocking nail repair of fractures of the humerus, femur, and tibia: results in 12 dogs and cats. Vet Surg 33:673-680, 2004.
62. Durall I, Falcon C, Diaz-Bertrana MC, et al: Effects of static fixation and dynamization after interlocking femoral nailing locked with an external fixator: an experimental study in dogs. Vet Surg 33:323-332, 2004.
63. Roe SC: Internal fracture fixation. In Textbook of Small Animal Surgery, 3 ed. Slatter D (ed). Philadelphia: Saunders, 2003, p. 1798.
64. Roe SC: Mechanical characteristics and comparisons of cerclage wires: introduction of the double-wrap and loop/twist tying methods. Vet Surg 26:310-316, 1997.
65. Rooks RL, et al: In vitro cerclage wire analysis. Vet Surg 11:39-43, 1982.
66. Roe SC: Evaluation of tension obtained by use of three knots for tying cerclage wires by surgeons of various abilities and experience. J Am Vet Med Assoc 220:334-336, 2002.
67. Wilson JW, Belloli DM, Robbins T: Resistance of cerclage to knot failure. J Am Vet Med Assoc 187:389-391, 1985.
68. Perren SM, Allgower M, Brunner H, et al: The concept of biological plating using the limited contact-dynamic compression plate (LC-DCP): Scientific background, design and application. Injury 222 (Suppl. 1):1-41, 1991.
69. Little FM, Hill CM, Kageyama T, et al: Bending properties of stainless steel dynamic compression plates and limited contact dynamic compression plates. Vet Compar Orthop Traumatol 14:64-68, 2001.
70. Jain R, Podworny N, Hupel TM, et al: Influence of plate design on cortical bone perfusion and fracture healing in canine segmental tibial fractures. J Orthop Trauma 13:178-186, 1999.
71. Egol KA, Kubiak EN, Fulkerson E, et al: Biomechanics of locked plates and screws. J Orthop Trauma 18:488-493, 2004.
72. Anderson MA, Mann FA, Wagner-Mann C, et al: A comparison of nonthreaded, enhanced threaded, and Ellis fixation pins used in type I external skeletal fixators in dogs. Vet Surg 22:482-489, 1993.
73. Bennett RA, Egger EL, Histand M, et al: Comparison of the strength and holding power of 4 pin designs for use with half pin (type I) external skeletal fixation. Vet Surg 16:207-211, 1987.
74. Palmer R, Hulse DA, Pollo FE, et al: Pin loosening in external skeletal fixation: the effects of pin design and implantation site. Vet Surg (abstr) 20:343, 1991.
75. Bouvy BM, Markel MD, Chelikani S, et al: Ex vivo biomechanics of Kirschner-Ehmer external skeletal fixation applied to canine tibiae. Vet Surg 22:194-207, 1993.
76. Palmer RH, Hulse DA, Hyman WA, Palmer DR: Principles of bone healing and biomechanics of external skeletal fixation. Vet Clin North Am Small Anim Pract 22:45-68, 1992.
77. Behrens F, Johnson W: Methods to increase and reduce frame stiffness. Clin Orthop Relat Res 241:48-56, 1989.
78. White DT, Bronson DG, Welch RD: A mechanical comparison of veterinary linear external fixation systems. Vet Surg 32:507-514, 2003.
79. Norris JL, Kraus KH, O'Leary JP: Effect of a supplemental plate on the stiffness of a type I external fixator. Vet Surg 31:133-137, 2002.
80. Pollo F, Hyman WA, Hulse DA: The role of the external bar in a 6-pin type 1 external skeletal fixation device. Vet Compar Orthop Traumatol 6:75-79, 1993.
81. Egger EL: Static strength evaluation of six external skeletal fixation configurations. Vet Surg 12:130-136, 1983.
82. Gilley RS, Bourgeault CA, Wallace LJ, et al: A comparative mechanical study of 3 external fixator clamps. Vet Surg 30:341-350, 2001.
83. Kraus KH, Wotton HM, Rand WM: Mechanical comparison of two external fixator clamp designs. Vet Surg 27:224-230, 1998.
84. Gasser B, Boman B, Wyder D, et al: Stiffness characteristics of the circular Ilizarov device as opposed to conventional external fixators. J Biomech Eng 112:15-21, 1990.
85. Lewis DD, Bronson DG, Samchukov ML, et al: Biomechanics of circular external skeletal fixation. Vet Surg 27:454-464, 1998.
86. Bronson DG: Effect of individual components on the mechanical stability of the Ilizarov external fixation device. Dallas: University of Texas Southwestern Medical Center, 1995.
87. Cross AR, Lewis DD, Murphy ST, et al: Effects of ring diameter and wire tension on the axial biomechanics of four-ring circular external skeletal fixator constructs. Am J Vet Res 62:1025-1030, 2001.
88. Cross AR, Lewis DD, Rigaud S, et al: Effect of various distal ring-block configurations on the biomechanical properties of circular external skeletal fixators for use in dogs and cats. Am J Vet Res 65:393-398, 2004.
89. Calhoun JH, Li F, Ledbetter BR, et al: Biomechanics of the Ilizarov fixator for fracture fixation. Clin Orthop 280:15-22, 1992.
90. Orbay GL, Frankel VH, Kummer FJ: The effect of wire configuration on the stability of the Ilizarov external fixator. Clin Orthop Relat Res 279:299-302, 1992.
91. Ryan S, Ehrhart N, Zuehlsdorff K, James S. Comparison of a alternate and simultaneous tensioning of wire in a single-ring fixator construct. Vet Surg 38:96-103, 2009.
92. Kummer FJ. Biomechanics of the Ilizarov external fixator. Clin Orthop Relat Res 280:11-14, 1992.

Lesões na Placa de Crescimento

109

Derek B. Fox

As placas de crescimento, ou fises, são compostas de várias camadas combinadas, que produzem o crescimento longitudinal dos ossos longos pelo método de ossificação endocondral. Danos às fises não são incomuns em pequenos animais e podem resultar de traumatismo, distúrbios genéticos, desequilíbrios nutricionais ou outros distúrbios médicos. A fise pode ser danificada completa ou parcialmente, e as lesões podem variar, quanto à extensão de suas consequências, de suspensão completa a apenas retardamento do crescimento. As sequelas comuns das lesões fiseais incluem membros encurtados, deformações angulares dos membros e subluxação das articulações adjacentes. As angulações podem ocorrer em vários planos, dependendo da localização do dano na placa de crescimento ou se o osso danificado é anatomicamente pareado com outro osso, como o rádio e a ulna. O desalinhamento pode ser no plano frontal, resultando em deformidades vara e/ou valga; no plano sagital, causando deformações procurvadas ou retrocurvadas; e no plano rotacional, causando rotação interna ou externa do osso. Um entendimento completo da alteração patológica resultante da lesão fisária requer uma discussão da anatomia e fisiologia da placa de crescimento.

Anatomia da placa de crescimento

Apesar de a fisiologia das camadas individuais da placa de crescimento ser única, a unidade funcional de fise pode ser sumarizada como uma coluna de condrócitos que proliferam, hipertrofiam e sintetizam matriz até, finalmente, sofrer apoptose.[1] Essas funções são intimamente reguladas, de maneira intrínseca, por fatores de crescimento e forças mecânicas, e, de maneira extrínseca, hormonal e mecanicamente. A placa de crescimento pode ser dividida morfológica, e, funcionalmente em várias camadas. Para isso não existe um conjunto padrão de termos descritivos para as camadas, variando amplamente dependendo do autor. Para os objetivos desta discussão, apresenta-se um esquema funcional de avaliação que inclui: 1) zona germinal; 2) zona colunar, com área de proliferação, superior e área de maturação, inferior; 3) zona hipertrófica, com os quatro quintos superiores com matriz não mineralizada e o quinto

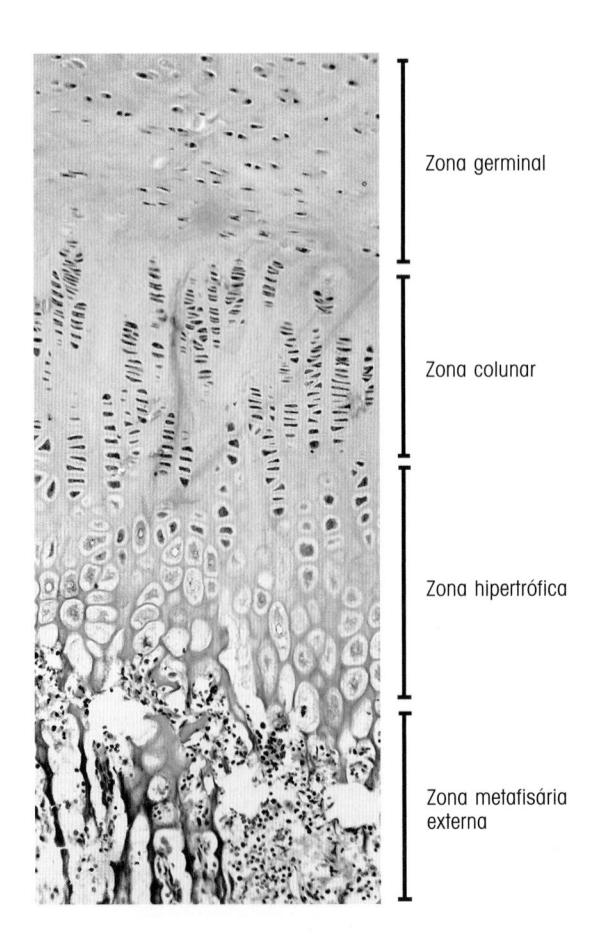

Figura 109.1 Fotomicrografia de uma placa de crescimento canina normal, corada com hematoxilina e eosina e rotulada com as quatro principais zonas funcionais: zona germinal, zona colunar, zona hipertrófica e zona metafisária externa. O aspecto proximal do osso está no topo da fotografia. (Cortesia do Dr. Keiichi Kuroki.)

inferior com matriz mineralizada; e 4) metáfise exterior (Figura 109.1). As células na zona germinal são denominadas, também, como células em repouso, porque não proliferam.[2] As células pequenas e irregularmente espaçadas da camada germinal contêm alta concentração de lipídio no interior de vacúolos, sugerindo importante função na reserva de nutrientes.[3]

A porção superior da zona colunar representa a única região da placa de crescimento em que os condrócitos sofrem divisão. A divisão ativa nesta área resulta no empilhamento de células achatadas em colunas separadas uma das outras por grandes conglomerações de colágeno tipo II. Esta porção em proliferação da zona colunar tem alto conteúdo de oxigênio e exibe armazenamento ativo de glicogênio pelos condrócitos.[4,5] A alta concentração de retículo endoplasmático rugoso nos condrócitos da metade inferior da zona colunar determina seu papel na extensa síntese de matriz.[1]

A zona hipertrófica da fise é o motor que determina o crescimento longitudinal do osso por expansão celular. Os condrócitos desta zona aumentam seu volume intracelular entre 5 e 10 vezes. Pensa-se hoje que a variação na velocidade da hipertrofia dos condrócitos seja a principal razão para que placas fisárias de diferentes localizações anatômicas cresçam em velocidades diferentes.[6] Como na metade inferior da zona colunar, as células da zona hipertrófica também possuem metabolismo altamente ativo, responsável pela síntese de grande quantidade de matriz. Adicionalmente ao abundante colágeno tipo II, colágeno tipo X e fator de crescimento endotelial vascular (VEGF, do inglês *vascular endothelial growth factor*) são produzidos na zona hipertrófica. A produção desses elementos é uma característica marcante para a diferenciação celular e a cessação da divisão celular. Esses processos ocorrem em um ambiente cuja tensão de oxigênio é menor e no qual o glicogênio é consumido pelos condrócitos até sua depleção.[4,5] No um quinto inferior desta zona, a matriz é modificada por calcificação e vascularização. Enquanto o comando para o crescimento vascular é sinalizado pela liberação de VEGF, a mineralização da matriz é mediada por brotamento de vesículas formadas a partir da membrana plasmática dos condrócitos.[7] As vesículas contêm cálcio e enzimas, incluindo fosfatase alcalina e metaloproteinases da matriz (MMP, do inglês *matrix metalloproteinase*).[1] A matriz recentemente depositada, então, se organiza em septos longitudinais entre as colunas de condrócitos e consiste principalmente em hidroxiapatita cristalina. Os septos finalmente tornam-se trabéculas primárias, com os dois terços superiores sendo absorvidos por condroclastos e o terço distal agindo como um arcabouço para deposição de osteoide por osteoblastos.[7] No interior da cartilagem mineralizada, a matriz forma um septo transversal, que é invadido por alças capilares a partir da metáfise, as quais penetram as lacunas distais dos condrócitos hipertróficos. Os condrócitos diferenciados, então, sofrem apoptose programada mediada por caspase.[8]

Finalmente, a zona da metáfise exterior é a área onde o processo de ossificação endocondral produz osso verdadeiro por remodelagem das trabéculas primárias em trabéculas de osso lamelar, ou trabéculas secundárias.[7] Esta remodelagem é mediada por uma variedade de células, pré-osteoblastos e osteoblastos, em adição ao sistema vascular metafisário.[1] As áreas combinadas da zona hipertrófica distal e a metáfise proximal também são frequentemente referidas como zona de calcificação provisional.

Enquanto as camadas descritas anteriormente proporcionam o crescimento longitudinal, elas não contribuem para o necessário aumento em largura da fise durante o desenvolvimento ósseo. As zonas das placas de crescimento são, assim, circunscritas por uma área em forma de cunha de células progenitoras de condrócitos, conhecida como fenda de ossificação pericondral de Ranvier, que fornece células germinais para permitir a expansão da largura do osso na fise. No interior dessa fenda, localiza-se o anel fibroso de LaCroix, que contém fibras arranjadas vertical, circunferencial e obliquamente para proporcionar suporte mecânico em resposta a cargas de compressão, tensão e cisalhamento sobre a fise.[1,7]

Durante a fase embriológica de desenvolvimento tardia, as cartilagens epifisárias dos ossos longos são bem vascularizadas, com vasos frequentemente cruzando as fises, parcial ou completamente.[1] Após o nascimento, as pontes vasculares através da fise são eliminadas, resultando em vasculatura fisária originando-se de duas fontes separadas. Os vasos epifisários suprem as zonas germinativa, proliferativa e hipertrófica superior por difusão e vasos metafisários separados permeiam até o nível da zona hipertrófica distal. Os vasos epifisários e metafisários normalmente só sofrem anastomose após o fechamento da fise, marcando o começo da maturidade esquelética.[9] Anastomoses vasculares prematuras através da fise resultam em fechamento patológico da placa de crescimento. Alterações nesse padrão vascular específico podem resultar em desenvolvimento aberrante de ossos longos no nível da fise. A disrupção da irrigação sanguínea epifisária é a lesão mais devastadora à vasculatura da placa de crescimento fisária. Danos aos vasos epifisários podem causar necrose avascular dos condrócitos germinais e do centro de ossificação secundário da epífise, resultando em ossificação da placa de crescimento e cessação prematura do crescimento. Ao contrário, lesão à vasculatura metafisária pode resultar em aumento transitório do crescimento fisário.[1,7]

Fisiologia da placa de crescimento

Uma gama complexa e multifatorial de fatores regula o controle sobre uma variedade de funções da placa de crescimento, incluindo proliferação, maturação, hipertrofia e apoptose das células, síntese e mineralização da matriz, infiltração vascular e, finalmente, fechamento fisário. Estudos em andamento estão lançando novas luzes sobre os processos de doenças que resultam em disfunção das placas de crescimento. Os principais fatores reguladores são hormônios, fatores de crescimento, vitaminas e forças mecânicas.

Acredita-se que a proliferação de condrócitos no interior da placa de crescimento esteja sob controle de um arco de *feedback* negativo local envolvendo três moléculas sinalizadoras sintetizadas por condrócitos da placa de crescimento: peptídio relacionado com o hormônio da paratireoide (PTHrP, do inglês *parathyroid hormone-related peptide*), proteína Indian Hedgehog (Ihh) e fator de transformação do crescimento beta (TGF-β, do inglês *transforming growth factor beta*).[5,7,10] A liberação de Ihh por células, iniciando a diferenciação hipertrófica, dispara a liberação de TGF-β pelo pericôndrio, que, por sua vez, estimula as células pericondrais e justarticulares a aumentarem a síntese de PTHrP, desacelerando a progressão das células em proliferação que expressam receptores de PTHrP no avanço ao estágio hipertrófico.[10] Este arco de *feedback* não é exclusivo em seu controle da proliferação celular no interior da placa de crescimento e é grandemente modulado por vários outros sistemas e moléculas sinalizadoras locais, incluindo a família do fator de crescimento de fibroblastos (FGF, do inglês *fibroblast growth factor*) e seus receptores.[11] Além disso, o hormônio do crescimento (GH, do inglês *growth hormone*) produzido na pituitária anterior e seu mediador, fator de crescimento semelhante à insulina (IGF, do inglês *insuline-like growth factor*), têm importantes funções na proliferação de condrócitos fisários. A maturação e hipertrofia dos condrócitos parece ocorrer espontaneamente através das ações de proteínas morfogênicas do osso (BMP, do inglês *bone morphogenic proteins*) e seus receptores.[12] O peptídio hormônio tiroxina (T4) somente pode induzir maturação do condrócito e produção de colágeno tipo X através da indução de BMP-2.[13] Pelo fato de a hipertrofia poder ocorrer espontaneamente, é provável que inibidores negativos sejam crucialmente importantes na regulação da cinética da placa de crescimento. Uma vez que os condrócitos tenham sofrido a diferenciação final, seu propósito é promover a calcificação da matriz em preparação para a formação óssea osteoblástica.[7] A subsequente morte e remoção do condrócito cria espaço para infiltração da vasculatura e de células do estroma da medula óssea.[14] Agora é aceito que a morte de condrócitos terminalmente diferenciados ocorre através de apoptose altamente regulada ou morte celular programada. Suspeita-se hoje que a alteração no processo de apoptose normal mediada pela caspase através da mutação de receptores reguladores de FGF seja a causa da acondroplasia ou nanismo.[15] Demonstrou-se que a administração de glicocorticoides e radiação a animais jovens aumenta as taxas de apoptose de condrócitos hipertróficos e pode alterar a forma e a atividade normal da placa de crescimento.[16-18]

Pensa-se que a síntese da matriz na placa de crescimento é regulada por muitos dos mesmos fatores que dirigem o desenvolvimento e a diferenciação dos condrócitos fisários. Um fator de transcrição em particular, o Sox 9, liga-se a várias proteínas relacionadas em regiões amplificadoras nas regiões promotoras de genes que expressam o colágeno de tipos II, IX e XI e o agrecano.[19] A mineralização da matriz secretada é um precursor essencial para a conversão da natureza condroide da placa de crescimento para osso. Como dito anteriormente, as vesículas da matriz servem como o principal local para a mineralização da matriz no interior da zona hipertrófica inferior, principalmente através de acumulação de cálcio e fosfatase alcalina. O acréscimo de cálcio é dependente da família de moléculas de canal de cálcio das anexinas.[20] Existe uma interessante relação entre o colágeno tipo X e a anexina V. O colágeno tipo X, presente exclusivamente na zona hipertrófica da fise, é capaz de ligar-se às vesículas da matriz com a assistência da anexina V e, subsequentemente, estimular sua atividade, facilitando, assim, a deposição de cálcio.[7,21] Apesar de não completamente caracterizada, a provável função da fosfatase alcalina das vesículas é a hidrólise do pirofosfato, um inibidor da formação dos cristais de hidroxiapatita, em duas moléculas de ortofosfato.[22] A vitamina D é bem conhecida por sua influência crítica em aumentar a fosfatase alcalina e as MMP no interior do condrócito. Em particular, a MMP-13, presente nas vesículas da matriz, é importante para a clivagem do colágeno tipo II e para a ativação de TGF-β, ambos associados ao começo da mineralização da matriz.

Seguindo-se a mineralização da matriz, a invasão vascular do lado metafisário da fise é um precursor essencial da ossificação. O processo de vascularização é multifatorial, mas é largamente mediado através das ações do VEGF expressadas por condrócitos hipertróficos e dirigido para as células endoteliais vasculares, estimulando sua proliferação e migração.[25] Outro fator de crescimento que demonstrou possuir características pró-angiogênicas é o FGF básico.[26] Uma falha na vascularização apropriada resulta em disrupção da arquitetura fiseal normal e alargamento da zona hipertrófica, com diminuição na formação de osso trabecular.[7] O fechamento da fise é associado à diminuição na proliferação de condrócitos, resultando na diminuição na altura de ambas as zonas, proliferativa e hipertrófica. Na maioria dos mamíferos, a epífise e a metáfise fundem-se com reabsorção da placa de crescimento após a maturidade sexual. Algumas evidências sugerem que o fechamento fisário é mediado por estrogênio, através da promoção de senescência replicativa de condrócitos e não através de invasão vascular ou ossificação.[27]

Fraturas da placa de crescimento

Ainda não se entende completamente as propriedades mecânicas da placa de crescimento. Existe grande variação entre estudos, atribuíveis às diferenças nos modelos animais e suas respectivas idades, aos parâmetros de teste e à localização anatômica testada. Devido às fises representarem a única fonte de crescimento longitudinal do esqueleto e também o ponto mais frágil do esqueleto jovem, é essencial o entendimento da biomecânica e das maneiras de falha da placa de crescimento. Fraturas da placa de crescimento são comuns e podem resultar em significantes alterações na função de crescimento fisiológico. Existe uma relação próxima entre as propriedades ultraestruturais da matriz extracelular fisária e seu comportamento mecânico. Em testes cadavéricos, a porção germinal e a proliferativa das zonas colunares são, de certa maneira, protegidas contra forças externas excessivas devido à organização mais aleatória das fibras colágenas e da concentração geral mais alta de colágeno.[28] Experimentalmente, a zona hipertrófica pode representar a zona mais fraca no interior da placa de crescimento durante a aplicação de carga de tensão, devido à concentração menor e à organização mais regular do colágeno em adição à orientação paralela dos condrócitos em relação ao eixo longitudinal do osso.[5] Contudo, a situação clínica pode ser inteiramente diferente, com diferenças na localização anatômica e na complexidade das força agressoras.

Um sistema classificatório comumente usado para fraturas da placa de crescimento com a intenção de correlacionar as características e os prognósticos de cada configuração de fratura foi proposto por Salter e Harris.[29] As fraturas de Salter-Harris foram cobertas em maiores detalhes previamente neste livro, mas são discutidas brevemente aqui, no contexto das lesões fisárias. Usando esse sistema classificatório, as fraturas fisárias podem ser categorizadas em cinco tipos. As fraturas tipo I representam um deslocamento da epífise da metáfise sem associação com fraturas ósseas, como resultado de forças tensionais e de cisalhamento. As fraturas tipo I são mais comuns em animais jovens (< 6 meses de idade) e, classicamente, pensa-se que têm prognóstico mais favorável, devido à maior espessura da fise nesta idade e à limitação da fratura à zona hipertrófica.[30] Contudo, vários relatos clínicos agora contradizem isso e importantes exceções devem ser apontadas. Foi relatada alta incidência de dano à porção proliferativa da zona colunar fisária em fraturas tipo I de ocorrência natural no cão, explicando a observação clínica comum de retardamento no crescimento.[31] Exceções adicionais ocorrem com locais anatômicos específicos, incluindo a fise capital femoral, que pode sofrer disrupção direta da vasculatura epifisária ascendente ao longo do colo femoral, resultando em reabsorção secundária do colo femoral. Isto foi documentado em até 70% dos pacientes afetados após a cirurgia e, em 20% dos casos, em um relato, houve necessidade da remoção da cabeça e do colo femorais.[32,33]

Fraturas Salter-Harris tipo II ocorrem ao longo do comprimento da placa de crescimento, mas se estendem para a metáfise, resultando em fragmento epifisário em forma de cunha, que permanece ligado à epífise. O lado onde ocorre o fragmento metafisário é relacionado à direção da força impactante e à subsequente flexão do osso. A maioria dos fragmentos epifisários permanece aderida ao componente epifisário do aspecto côncavo do osso deformado durante o impacto.

As fraturas tipo III são intra-articulares, nas quais a fratura epifisária comunica-se com a fissura que se estende ao longo da placa de crescimento. Com a disrupção da cartilagem articular e do osso subcondral, existe maior probabilidade de osteoartrite pós-operatória. Os objetivos do tratamento cirúrgico incluem redução e fixação acuradas dos componentes articulares para restabelecimento da superfície articular.

As fraturas tipo IV consistem em fratura tipo III com adição da extensão metafisária da lesão metafisária. Como as fraturas do tipo III, as fraturas do tipo IV são intra-articulares e, assim, requerem redução anatômica perfeita para minimizar os riscos de osteoartrite secundária. Fraturas tipo IV com deslocamento também necessitam ser reduzidas acuradamente para minimizar o risco de formação de ponte óssea ao longo da linha de fratura, que se estende da articulação, através da fise, até a metáfise, o que resulta em retardamento subsequente do crescimento.[5]

As fraturas Salter-Harris tipo V são descritas, classicamente, como fraturas compressivas da placa de crescimento. Foi teorizado que a compressão ofensiva resulta em necrose de condrócitos em proliferação da placa de crescimento, resultando em suspensão geral do crescimento do osso, caso toda a fise seja afetada, ou deformidades angulares, se apenas uma porção da fise for envolvida. A localização mais comumente afetada no cão é a fise distal da ulna, devido à sua forma cônica única. Nos casos em que a ulna é afetada sem envolvimento concomitante do rádio distal, ocorre deformação do antebraço na forma de pró-curvamento excessivo, rotação externa e valgo carpal.

Deve-se ter cautela ao extrapolar o prognóstico baseando-se na interpretação radiográfica da configuração da fratura. Numerosos outros fatores que são difíceis ou impossíveis de serem avaliados radiograficamente têm um tremendo impacto na resposta do osso à medida que ele sofre reparação, incluindo o estado pós-traumático da vasculatura epifisária, a zona fisária afetada e a natureza das forças que causaram a fratura.

Estados patológicos que afetam a placa de crescimento

Irradiação

Apesar de ser diagnosticado mais frequentemente em pessoas, o osteossarcoma juvenil foi relatado em cães.[34] O tratamento paliativo de tumores ósseos com várias formas de irradiação foi investigado em vários modelos animais juvenis, elucidando o impacto negativo que a irradiação tem sobre a fisiologia das placas de crescimento. Foi determinado que as células em proliferação da porção superior da zona colunar e as células epiteliais da vasculatura metafisária pertencem às populações mais radiossensíveis da placa fisária.[35,36] Estudos investigando os efeitos de um radionuclídio que emite partículas β sobre o crescimento e o desenvolvimento fisário em coelhos com o esqueleto imaturo revelaram produção diminuída de colágeno tipo X e MMP-13 nos condrócitos hipertróficos, com subsequente encurtamento do membro nos animais tratados.[18]

Bacterianos

As bactérias são capazes de invadir a porção metafisária da placa de crescimento, causando abscedimento através dos sinusoides vasculares. Apesar de não entendermos claramente como essas infecções ocorrem, teorias incluem redução da velocidade do sangue através do tortuoso sistema vascular, baixa tensão de oxigênio e deficiências no sistema reticuloendotelial.[5] Provavelmente sendo mais comum em cavalos e seres humanos, a fisite bacteriana foi relatada em cães, mais frequentemente na vértebra lombar, onde ela causa alargamento radiolucente da placa de crescimento e perda de definição das margens fisárias.[37] Embora tipicamente ocorram colapso da fise e subsequente esclerose, foi relatada sequestração secundária, necessitando sequestrectomia e antibioticoterapia a longo termo.[38]

Endócrinos

Como descrito anteriormente, as fises funcionam guiadas intimamente pelos vários componentes do sistema endócrino. Doenças endócrinas, portanto, podem resultar em alteração da fisiologia normal da placa de crescimento e deformidades esqueléticas secundárias. É importante notar que algumas características típicas de distúrbios endócrinos são frequentemente aceitas como características raciais no cão.[39] Aumentos (gigantismo) ou diminuições (nanismo) no tamanho corporal podem ser considerados normais e classificados como constitucionais, como resultado de efeitos genéticos complexos, ou anormais, como resultados de endocrinopatias ou outros distúrbios complexos. Cada condição pode existir na forma proporcional ou desproporcional, dependendo se os componentes do esqueleto apendicular e axial são alterados em sincronia.

A glândula pituitária anterior, sob a estimulação do hipotálamo, libera o hormônio do crescimento, que tem uma importante função na proliferação de condrócitos, no desenvolvimento fisário e no crescimento ósseo. As alterações nas concentrações disponíveis de hormônio do crescimento resultam em distúrbios de desenvolvimento esqueléticos. A redução nos níveis de hormônio do crescimento produzidos pela glândula pituitária anterior tipicamente resulta em nanismo proporcional, que é um distúrbio raro, mas bem documentado em cães, atingindo mais frequentemente o Pastor alemão (Figura 109.2). Nesta raça, o nanismo hipopituitário é conhecido como um distúrbio hereditário autossômico.[40] Na maioria desses casos, existem cistos intrapituitários que aumentam com a idade; a estimulação suprapituitária não aumenta a liberação de GH ou de hormônio tireoestimulante (TSH, do inglês *thyroid stimulating hormone*).[41]

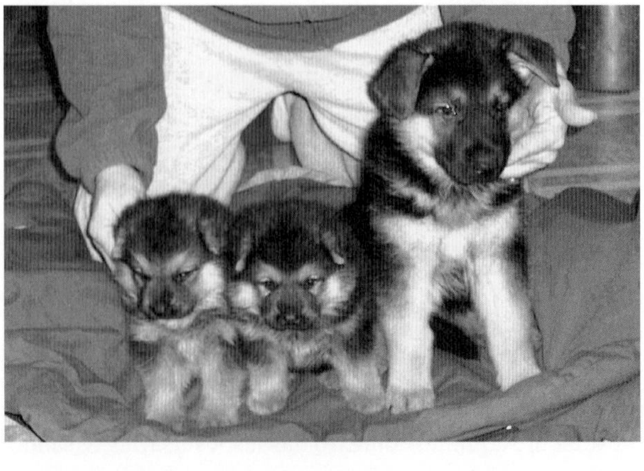

Figura 109.2 Fotografia de três cães Pastores alemães da mesma ninhada, com 6,5 semanas. Os dois filhotes à esquerda são anões hipopituitários proporcionais. (Cortesia da Sra. Susie Steiner e Sr. John Walker.)

Os anões hipopituitários exibem desenvolvimento ósseo retardado e fusão epifisária retardada.[42] As placas de crescimento podem permanecer abertas por anos e possuem desarranjos arquiteturais na organização dos condrócitos em proliferação e na matriz intercelular.[42]

O gigantismo hiperpituitário verdadeiro (acromegalia) é raro em pequenos animais. Raças gigantes normais de cães representam um gigantismo constitucional proporcional e podem ter as características frequentemente associadas à acromegalia de seres humanos, incluindo o espessamento dos ossos frontais supraorbitais e mãos e pés aumentados. Interessantemente, os níveis de GH nesses cães são normais, mas as concentrações de IGF-1 podem ser elevadas.[43] Uma síndrome acromegálica em gatos foi documentada, ocorrendo em animais de meia-idade ou mais velhos e associada a tumores secretores de GH na pituitária, com muitas sequelas clínicas; todavia, a idade em que começa elimina a possibilidade do envolvimento das placas de crescimento.

Foi relatado frequentemente o hipotireoidismo congênito ou juvenil em cães. As manifestações esqueléticas desse distúrbio incluem atraso no tempo de ossificação dos centros epifisários (disgenesia epifisária) e fechamento epifisário, crescimento retardado e nanismo desproporcional (Figura 109.3).[42,44] O hipotireoidismo familiar congênito foi documentado em Scottish deerhounds,[45] Schnauzers gigantes,[46] Boxers[47] e Fox terriers *toys*.[48] Algumas evidências sugerem que, se o diagnostico for feito em idade jovem (< 4 meses), o tratamento apropriado pode resultar em remissão.[46]

Existe uma associação estrita entre esteroides sexuais, estrógeno e testosterona e o começo da maturidade esquelética. Enquanto o andrógeno sozinho não afeta o fechamento das placas de crescimento, o estrógeno acelera a fusão da fise e interrompe o crescimento linear.[49] No macho, os andrógenos são convertidos em estrógenos via aromatização, de forma que o estrógeno media o fim do crescimento em ambos os gêneros. Assim, a gonadectomia pré-puberal pode afetar o desenvolvimento ósseo. Salmeri *et al.* determinaram que o fechamento das placas de crescimento radiais e ulnares em cães atrasou por 4 meses quando a gonadectomia foi feita às 7 semanas de idade e por 3 meses quando foi feita aos 7 meses de idade.[50] Apesar de não ter sido examinado neste estudo, suspeitou-se que animais castrados antes da maturidade esquelética poderiam ser mais suscetíveis a sofrer fraturas de Salter-Harris traumáticas por um período maior.[50] Subsequentemente, não foi demonstrado que as fraturas atraumáticas espontâneas da fise capital em gatos machos eram ligadas à gonadectomia pré-puberal.[51] Esta população de gatos ainda tinha placas de crescimento abertas em uma idade de 94,5 semanas, em média, sugerindo que a presença diminuída de andrógenos poderia ter resultado em atraso no fechamento das placas de crescimento e, assim, maior risco para fraturas.[51]

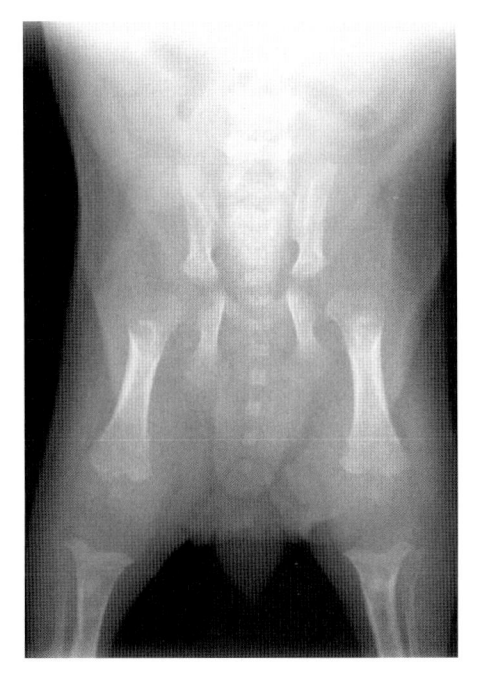

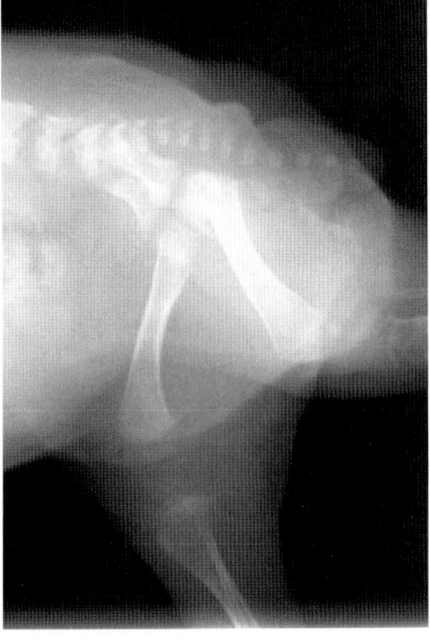

Figura 109.3 Radiografias ortogonais da pelve de um filhote Schnauzer miniatura, fêmea, não castrada, com 5 meses de idade, que foi apresentada com história não específica de letargia crônica. O animal foi diagnosticado com hipotireoidismo congênito. Note a completa falta de ossificação dos centros epifisários (disgenesia epifisária). (Cortesia da Dra. Valerie Samii.)

Condrodisplasias

Condrodisplasia é um termo genérico que se refere a qualquer distúrbio no desenvolvimento das placas de crescimento cartilaginosas, principalmente dos ossos longos. Ela frequentemente resulta em acondroplasia, que é um nanismo desproporcional, no qual os ossos longos do esqueleto apendicular são encurtados, mas os componentes axiais, incluindo o crânio e a coluna vertebral, têm tamanho normal. Foram documentados muitos tipos de acondroplasias, os quais são citados como entidades específicas de certas raças. De novo, esses distúrbios são diferenciados de nanismo constitucional devido à condrodistrofia, a qual é aceita como um padrão de raça não patológico em muitos tipos de cães (p. ex., Basset hounds, Welsh corgis e Beagles). Descrições breves de várias condrodisplasias documentadas são discutidas; todavia, o leitor deve referir-se a textos de patologia e às referências listadas para descrições mais detalhadas de cada uma delas.

A *displasia pseudoacondroplásica* foi documentada em Poodle miniatura e Scottish deerhound, apesar de a doença ter caraterísticas únicas para cada raça.[52,53] A condição é provável de ser recessiva autossômica em ambas as raças e é identificada pela primeira vez quando os animais têm várias semanas de idade. As alterações histológicas dos distúrbios fisários são específicas e bem descritas para as diferentes raças; o crescimento linear dos ossos longos atinge somente 65% do tamanho de um cão normal daquela raça.[52-54] Quando esses animais atingem a maturidade esquelética, notam-se várias deformidades angulares nos membros, com consequente lassidão articular pronunciada.

Uma condição foi documentada afetando cães Beagles jovens, chamada *displasia epifisária múltipla*, na qual podem ser vistas mineralizações pontilhadas radiograficamente nas epífises de fêmur, úmero e ossos do carpo e do tarso.[55,56] Os sinais clínicos e radiográficos são detectados pela primeira vez quando o animal tem 3 ou 4 semanas de idade, mas tipicamente se resolvem com o desenvolvimento e não são mais aparentes aos 5 meses de idade.[42] Os cães afetados podem ter osteoartrite quando adultos, atribuível ao desenvolvimento epifisário anormal.

Condrodisplasias específicas já foram documentadas em várias raças caninas. A condição é bem documentada no Alaskan malamute, no qual um nanismo desproporcional com anemia hemolítica macrocítica concorrente resulta deste distúrbio recessivo autossômico. Entre outras sequelas clínicas, as características marcantes da doença incluem desarranjo da zona proliferativa das fises e ossificação endocondral anormal, que é radiograficamente aparente como fises ulnares distais achatadas e ossificação retardada de ossos cuboides, detectados entre 4 e 12 semanas.[42,57] Uma condrodisplasia similar causando nanismo desproporcional em Norwegian elkhounds foi documentada, com característica distinta de encurtamento dos corpos vertebrais.[58] O nanismo condrodisplásico com malformação vertebral foi descrito em Great Pyrenees, que exibem também surdez concorrente.[59] Nanismo também foi descrito como trato recessivo autossômico, devido à condrodisplasia em cães da raça English pointer e Irish setter.[42,60]

Displasia óculo-esquelética foi relatada nas raças Labrador retriever e Samoyed.[61,62] Além da alteração ocular, que inclui catarata e displasia retinal, os animais afetados também podem ser anões acondroplásicos, com os membros anteriores mais afetados. Alterações secundárias podem incluir fragmentação dos processos coronoides e displasia coxofemoral. No Labrador, a gravidade do nanismo tem correlação positiva com a extensão da degeneração microscópica dos condrócitos fisários, detectadas, em parte, pela presença de inclusões citoplasmáticas.[63]

Nutricionais

Muitos distúrbios nutricionais podem afetar a fisiologia óssea e, com respeito especificamente às placas de crescimento, está bem documentado que certas alterações dietéticas podem causar alterações patológicas na arquitetura e no desenvolvimento das fises. Dietas deficientes em vitamina D e fósforo podem resultar em raquitismo, causando desarranjo das colunas normais de condrócitos no interior das fises e inabilidade para calcificar apropriadamente a matriz que circunda as células hipertrofiadas bem como diminuição da invasão vascular a partir das metáfises necessárias para o fechamento da fise.[39] Grandes projeções de cartilagem não calcificada subsequentemente protraem-se para a metáfise e são ocasionalmente desviadas pelo crescimento do tecido em ossificação vascularizado, resultando em junção metafisária tortuosa.[42] Deformidades angulares do membro podem ocorrer secundariamente ao distúrbio da placa de crescimento. A hipervitaminose A foi documentada como causa de calcificação exuberante e prematura da cartilagem da placa de crescimento, resultando em fechamento precoce.[64]

Idiopáticos

Foi documentado que a retardação da ossificação endocondral e a formação de aparente retenção de núcleos cartilaginosos afetam mais frequentemente a placa de crescimento ulnar distal canina (Figura 109.4).[65] Estas lesões consistem em um cone de cartilagem hipertrófica não mineralizada que se projeta da placa de crescimento para a metáfise. Apesar de a etiologia ser desconhecida,

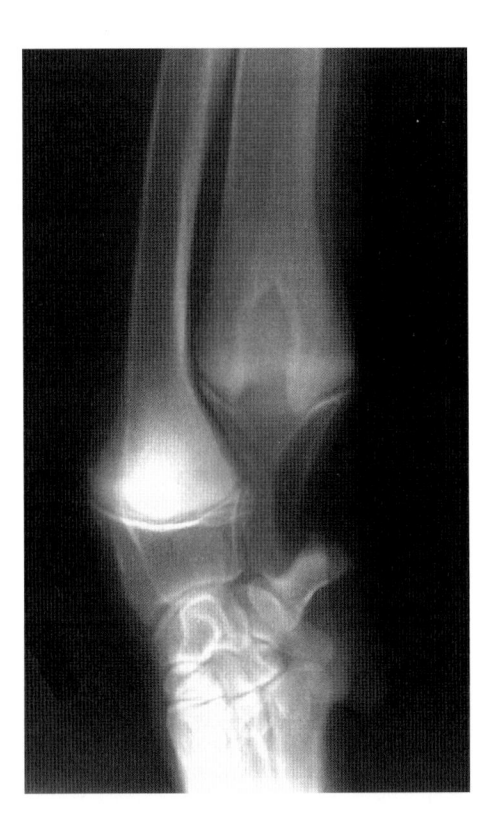

Figura 109.4 Radiografia lateral do rádio e da ulna de cão exibindo um núcleo cartilaginoso retido, que aparece como projeção radiolucente longitudinal, a qual se estende em direção proximal a partir da fise aberta para o interior da metáfise.

especula-se que se originam de um processo similar à osteocondrose ou da interrupção da irrigação sanguínea metafisária.[42] Ocorrem tipicamente de forma bilateral e podem ser associadas ao fechamento prematuro da fise ulnar distal, com deformações angulares secundárias do antebraço.

Referências bibliográficas

1. Farriol F, Shapiro F: Bone development: Interaction of molecular components and biophysical forces. Clin Orthop Rel Res 432:14, 2005.
2. Iannotti JP: Growth plate physiology and pathology. Orthop Clin North Am 21:1, 1990.
3. Robertson WW: Newest knowledge of the growth plate. Clin Orthop 253:270, 1990.
4. Brighton CT, Heppenstall RB: Oxygen tension in zones of the epiphyseal plate, the metaphysis and diaphysis. J Bone Joint Surg 53A:719, 1971.
5. Ianotti JP, Goldstein S, Kuhn J, et al: The formation and growth of skeletal tissues. In Orthopaedic Basic Science, Biology and Biomechanics of the Musculoskeletal System, 2nd ed. Buckwalter JA, Einhorn TA, Simon SR (eds). Rosemont, IL: American Academy of Orthopaedic Surgeons, 2000, p. 77.
6. Wilsman NJ, Farnum CE, Leiferman EM, et al: Differential growth by growth plates as a function of multiple parameters of chondrocyte kinetics. J Orthop Res 14:927, 1996.
7. Ballock RT, O'Keefe RJ: The biology of the growth plate. J Bone Joint Surg 85A:715, 2003.
8. Salvesen GS, Dixit VM: Caspases: intracellular signaling by proteolysis. Cell 91:443, 1997.
9. Shapiro F: Epiphyseal and physeal cartilage vascularization: A light microscope and tritiated thymidine autoradiographic study of cartilage canals in newborn and young postnatal rabbit. Anat Rec 252:140, 1998.
10. Kronenberg HM, Lee K, Lanske BMK, Segre GV: Parathyroid hormone-related protein and Indian hedgehog control the pace of cartilage differentiation. J Endocrinol 154:S39, 1997.
11. Deng C, Wynshaw-Boris A, Zhou F, et al: Fibroblast growth factor receptor 3 is a negative regulator of bone growth. Cell 84:911, 1996.
12. Volk SW, Leboy PS: Regulating the regulators of chondrocyte hypertrophy. J Bone Miner Res 14:483, 1999.
13. Ballock RT, Mink LM, Chen DHC, et al: Thyroid hormone regulates terminal differentiation of growth plate chondrocytes through local induction of bone morphogenic proteins. Trans Orthop Res Soc 25:160, 2000.
14. Shapiro IM, Hatori M, Rajpurohit R, et al: Studies of fragmented DNA in the avian growth plate: evidence of apoptosis in terminally differentiated chondrocytes. J Bone Miner Res 10(SI):S351, 1995.
15. Sahni M, Raz R, Coffin JD, et al: STAT 1 mediates the increased apoptosis and reduced chondrocyte proliferation in mice overexpressing FGF2. Development 128:2119, 2001.
16. Silvestrini G, Ballanti P, Patacchioli FR, et al: Evaluation of apoptosis and the glucocorticoid receptor in the cartilage growth plate and metaphyseal bone cells of rats after high-dose treatment with corticosterone. Bone 26:33, 2000.
17. Pateder DB, Eliseev RA, O'Keefe RJ, et al: The role of autocrine growth factors in radiation damage to the epiphyseal growth plate. Radiat Res 155:847, 2001.
18. Essman SC, Lattimer J, Cook JL, et al: Effects of 153Sm-ethylenediaminetetramethylene phosphonate on physeal and articular cartilage in juvenile rabbits. J Nucl Med 44:1510, 2003.
19. de Crombrugghe B, Lefebvre V, Behringer RR, et al: Transcriptional mechanisms of chondrocyte differentiation. Matrix Biol 19:389, 2000.
20. Kirsch T, Swoboda B, Nah H: Activation of annexin II and V expression terminal differentiation, mineralization and apoptosis in human osteoarthritic cartilage. Osteoarthr Cart 8:294, 2000.
21. Kirsch T, Harrison G, Golub EE, et al: The roles of annexins and types II and X collagen in matrix vesicle-mediated mineralization of growth plate cartilage. J Biol Chem 275:35577, 2000.
22. Grimsrud CD, Romano PR, D'Souza M, et al: BMP-6 is an autocrine stimulator of chondrocyte differentiation. J Bone Miner Res 14:475, 1999.
23. D'Angelo M, Billings PC, Pacifici M, et al: Authentic matrix vesicles contain active metalloproteinases (MMP). A role for matrix vesicle associated MMP-13 in activation of transforming growth factor-beta. J Biol Chem 276:11347, 2001.
24. Mwale F, Tchetina E, Wu CW, et al: The assembly and remodeling of the extracellular matrix in the growth plate in relationship to mineral deposition and cellular hypertrophy: an in situ study of collagens II and IX and proteoglycan. J Bone Miner Res 17:275, 2002.
25. Carlevaro MF, Cermelli S, Cancedda R, et al: Vascular endothelial growth factor (VEGF) in cartilage neovascularization and chondrocyte differentiation: auto-paracrine role during endochondral bone formation. J Cell Sci 113:59, 2000.
26. Baron J, Klein KO, Yanovski JA, et al: Induction of growth plate cartilage ossification by basic fibroblast growth factor. Endocrinology 135:2790, 1994.
27. Weise M, De-Levi S, Brnes KM, et al: Effects of estrogen on growth plate senescence and epiphyseal fusion. Proc Natl Acad Sci USA 98:6871, 2001.
28. Fujii T, Takai S, Arai Y, et al: Microstructural properties of the distal growth plate of the rabbit radius and ulna: biomechanical, biochemical, and morphological studies. J Orthop Res 18:87. 2000.
29. Salter RB, Harris WR: Injuries involving the epiphyseal plate. J Bone Joint Surg 45A:587, 1963.
30. Braden TD. Histophysiology of the growth plate and growth plate injuries. In Bojrab MJ, Sneak DD, Bloomberg MS (eds). Disease Mechanisms in Small Animal Surgery, 2nd ed. Philadelphia: Lea & Febiger, 1993, p. 1027.
31. Johnson JM, Johnson AL, Eurell JA: Histologic appearance of naturally occuring canine physeal fractures. Vet Surg 23:81, 1994.

32. DeCamp CE, Probst CW, Tomas MW: Internal fixation of femoral capital physeal injuries in dogs: 40 cases (1979-1987). J Am Vet Med Assoc 194:1750, 1989.
33. Gibson KL, vanEe RT, Pechman RD: Femoral capital physeal fractures in dogs: 34 cases (1979-1989). J Am Vet Med Assoc 198:886, 1991.
34. Evans LB: Osteosarcoma in a young Great Dane dog. J S Afr Vet Assoc 54:271, 1983.
35. Probert JC, Parker BR: The effects of radiation therapy on bone growth. Radiology 114:155, 1975.
36. Gonzalez DR, Van Dijk DP: Experimental studies on the response of growing bones to x ray and neutron irradiation. Int J Radiat Oncol Phys 9:671, 1983.
37. Jimenez MM, O'Callaghan WO: Vertebral physitis: A radiographic diagnosis to be separated from discospondylitis. Vet Radiol Ultrasound 36:1188, 1995.
38. Walker MC, Platt SR, Graham JP, et al: Vertebral physitis with epiphyseal sequestration and a portosystemic shunt in a Pekingese dog. J Small Anim Pract 40:525, 1999.
39. Olsson SE, Ekman S: Morphology and physiology of the growth cartilage under normal and pathologic conditions. In Bone in Clinical Orthopedics, 2nd ed. Sumner-Smith G (ed). Stuttgart: AO Publishing, 2002, p. 139.
40. Andersen E, Willeberg P: Pituitary dwarfism in German shepherd dogs: additional evidence of simple, autosomal recessive inheritance. Nord Vet Med 28:481, 1976.
41. Kooistra HS, Voorhout G, Mol JA, et al: Combined pituitary hormone deficiency in German Shepherd dogs with dwarfism. Domest Anim Endocrinol 19:177, 2000.
42. Palmer N: Bones and joints. In Pathology of Domestic Animals, 4th ed. Jubb KVF, Kennedy PC, Palmer N (eds). San Diego: Academic Press, 1993, p. 56.
43. Eigenmann JE, Amador A, Patterson DF: Insulin-like growth factor I levels in proportionate dogs, chondrodystrophic dogs and in giant dogs. Acta Endocrinol (Copenh) 118:105, 1988.
44. Greco DS, Peterson ME, Cho DY, et al: Juvenile-onset hypothyroidism in a dog. J Am Vet Med Assoc 187:948, 1985.
45. Robinson WF, Shaw SE, Stanley B, et al: Congenital hypothyroidism in Scottish Deerhound puppies. Aust Vet J 65:386, 1988.
46. Greco DS, Feldman EC, Peterson ME, et al: Congenital hypothyroid dwarfism in a family of Giant Schnauzers. J Vet Intern Med 5:57, 1991.
47. Mooney CT, Anderson TJ: Congenital hypothyroidism in a Boxer Dog. J Small Anim Pract 34:31, 1993.
48. Fyfe JC, Kampschmidt K, Dang V, et al: Congenital hypothyroidism with goiter in toy fox terriers. J Vet Intern Med 17:50, 2003.
49. Eshet R, Maor G, Ari BT, et al: The aromatase inhibitor letrozole increases epiphyseal growth plate height and tibial length in peripubertal male mice. J Endocrinol 182:165, 2004.
50. Salmeri KR, Bloomberg MS, Scruggs SL, et al: Gonadectomy in immature dogs: Effects on skeletal, physical, and behavior development. J Am Vet Med Assoc 198:1193, 1991.
51. McNicholas WT, Wilkens BE, Blevins WE, et al: Spontaneous femoral capital physeal fractures in adult cats: 26 cases (1996-2001). J Am Vet Med Assoc 221:1731, 2002.
52. Riser WH, Haskins ME, Jezyk PF, et al: Psuedoachondroplastic dysplasia in miniature poodles: clinical radiologic, and pathologic features. J Am Vet Med Assoc 176:335, 1980.
53. Breur GJ, Zerbe CA, Slocombe RF, et al: Clinical, radiographic, pathologic, and genetic features of osteochondrodysplasia in Scottish deerhounds. J Am Vet Med Assoc 195:606, 1989.
54. Breur GJ, Farnum CE, Padgett GA, et al: Cellular basis of decreased rate of longitudinal growth of bone in psuedoachondroplastic dogs. J Bone Joint Surg 74:516, 1992.
55. Rasmussen PG: Multiple epiphyseal dysplasia in beagle puppies. Acta Radiol Suppl 319:251, 1972
56. Rasmussen PG: Multiple epiphyseal dysplasia in a litter of Beagle puppies. J Small Anim Pract 12:91, 1971.
57. Bingel SA, Sande RD, Wight TN: Chondrodysplasia in the Alaskan malamute. Characterization of proteglycans dissociatively extracted from dwarf growth plates. Lab Invest 53:479, 1985.
58. Bingel SA, Sande RD: Chondrodysplasia in the Norwegian elkhound. Am J Pathol 197:219, 1982.
59. Bingel SA, Sande RD: Chondrodysplasia in five Great Pyrenees. J Am Vet Med Assoc 205:845, 1994.
60. Hanssen I, Falck G, Grammelvedt AT, et al: Hypochondroplastic dwarfism in the Irish setter. J Small Anim Pract 39:10, 1998.
61. Carrig CB, Sponenberg DP, Schmidt GM, et al: Inheritance of associated ocular and skeletal dysplasia in Labrador retrievers. J Am Vet Med Assoc 193:1269, 1988.
62. Aroch I, Ofri R, Aizenberg I: Haematological, ocular and skeletal abnormalities in a Samoyed family. J Small Anim Pract 37:333, 1996.
63. Farnum CE, Jones K, Riis R, et al: Ocular-chondrodysplasia in Labrador retriever dogs: a morphometric and electron microscopical analysis. Calcif Tissue Int 50:564, 1992.
64. Kodaka T, Takaki H, Soeta S, et al: Local disappearance of epiphyseal growth plates in rats with hypervitaminosis A. J Vet Med Sci 60:815, 1998.
65. Johnson KA: Retardation of endochondral ossification at the distal ulnar growth plate in dogs. Aust Vet J 57:474, 1981.

Biomecânica da Luxação

Dr. D. A. Hulse

Luxações são uma ocorrência comum em medicina veterinária de pequenos animais. As decisões quanto às estratégias de tratamento apropriadas são baseadas em muitos fatores. Um dos mais importantes é o entendimento da biomecânica das articulações. Armado com esse conhecimento, os mecanismos da lesão podem ser entendidos e podem ser tomadas decisões racionais quanto aos métodos de tratamento para restaurar a função normal. Nesta seção, abordamos a biomecânica, que é a ciência da ação das forças internas e externas em um corpo vivo, um tópico não familiar para muitos veterinários.

As articulações diartrodiais ou sinoviais são estruturas complexas, localizadas nas extremidades de ossos longos. Cada articulação é um compósito feito de cartilagem articular, tecido sinovial, cápsula articular e ligamentos. Tendões e músculos cruzam as articulações, conferindo substancial suporte a elas. A sequência de eventos enfrentada pela articulação durante o traumatismo e as sequelas desses eventos são discutidas neste capítulo. Contudo, é importante notar que a maioria das forças é exercida indiretamente na articulação, e a deformação resultante das estruturas anatômicas depende de muitos fatores, como (1) direção da força, (2) velocidade da força, (3) atitude (posição) do animal, (4) idade do animal (p. ex., fises abertas ou fechadas), (5) configuração dos ossos e articulações (p. ex., ossos de Basset hound *versus* os ossos de um Greyhound) e (6) doenças articulares preexistentes (p. ex., lassidão ou displasia).

As forças singulares ou acopladas (p. ex., rotação e flexão) dirigidas ao esqueleto apendicular do animal são transmitidas ao longo do membro e podem resultar em subluxação da articulação ou em luxação completa da articulação. Lesões adicionais podem combinar-se com o traumatismo articular; elas podem incluir: fratura óssea, rompimento de tendão, avulsão tecidual da cápsula ou separação da fise em animais jovens. O veterinário deve manter um alto grau de suspeição ao examinar animais submetidos a traumatismo. Uma fratura claramente evidente em um membro pode estar associada a uma luxação menos notável nesse mesmo membro. Um exemplo seria uma tíbia fraturada distalmente com deslocamento do quadril no mesmo animal. As articulações de ombro, cotovelo, carpo, quadril, joelho e tarso serão discutidas aqui, e será descrito um conjunto de eventos que pode levar à luxação daquela articulação em particular. Considerações cirúrgicas que tratam do dano causado pela articulação são discutidas, quando aplicáveis.

Articulação do ombro

Anatomia

Sendo uma articulação tipo bola e soquete, a articulação do ombro é bem adaptada para a movimentação em todas as direções. Apesar de ser capaz de se movimentar em todas as direções, o ombro move-se, principalmente, em flexão e extensão. A estabilidade da articulação é proporcionada por uma combinação de mecanismos passivos e ativos (Figura 110.1). Os mecanismos passivos incluem os ligamentos glenoumerais medial e lateral, a cápsula articular, a conformação da articulação e a coesão do fluido sinovial. O ligamento colateral medial (LCM) comumente aparece com forma de um Y, com o braço cranial cursando caudalmente a partir de sua origem na superfície medial do tubérculo supraglenoidal. O braço caudal do LCM origina-se na superfície medial do colo escapular e junta-se ao braço cranial para se inserir no colo umeral. O LCM e a cápsula articular associada são fatores importantes para a estabilidade da articulação. Luxação medial completa ocorre seguindo-se à transecção do ligamento glenoumeral medial (LGUM). (1) O ligamento colateral lateral (LCL) origina-se da borda lateral da cavidade glenoide e estende-se ventralmente para se inserir no úmero na região caudal do grande tubérculo. A cápsula articular origina-se da periferia da cavidade glenoide. Medialmente, a cápsula articular forma um recesso sinovial devido à sua

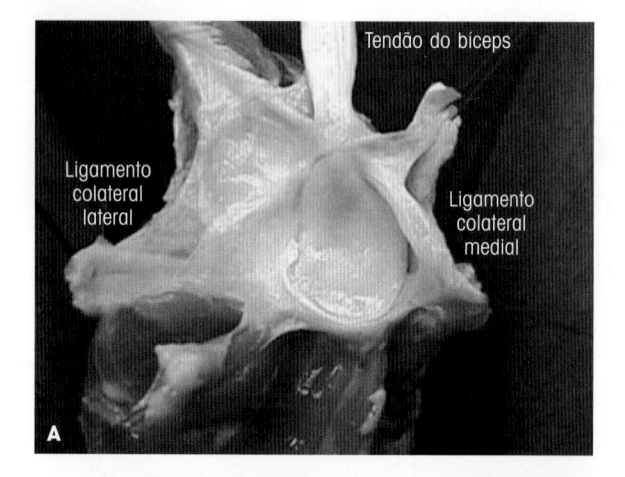

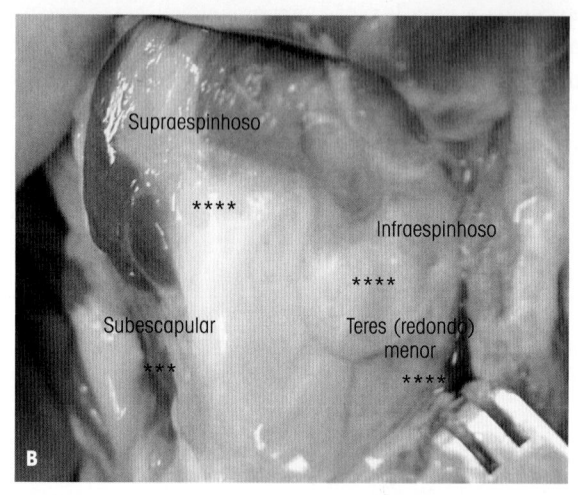

Figura 110.1 Fotografia das contenções passivas e ativas da articulação do ombro. As contenções passivas são o ligamento colateral medial, o ligamento colateral lateral e a cápsula articular. As contenções ativas são os músculos da coifa do ombro, que incluem os músculos bíceps, supraespinhoso, infraespinhoso e subescapular.

direções cranial e lateral após transecção do tendão do bíceps. Na posição estendida, a translação medial do úmero aumenta significativamente após transecção do tendão do bíceps.[1]

O exame do ombro para estabilidade deve ser feito sob anestesia. Deve ser avaliada a estabilidade durante flexão, extensão, abdução, adução e rotação. A amplitude da movimentação da articulação é de 40° para flexão e de 165° para extensão. Um teste normal para abdução é de aproximadamente 25°; considera-se anormal quando a abdução excede esse ângulo e existe uma diferença no ângulo de abdução entre o lado lesado e o lado normal. Note que cães com claudicação do membro anterior presente há muito tempo frequentemente apresentam lassidão. Na maioria desses casos, existe abdução de aproximadamente 45° no lado afetado, com abdução normal no lado sadio (25°).

Biomecânica

Uma queda ou um pulo de uma altura pode produzir subluxação ou luxação do ombro. Um exemplo em uma raça *toy* seria o cão saltando dos braços do proprietário. Outro mecanismo de lesão causando subluxação/luxação do ombro seria se o animal estivesse apoiando o peso no momento que uma força não penetrante fosse aplicada na área proximal do úmero. A direção da subluxação/luxação depende da direção da aplicação da força (i. e., anterior para posterior, medial para lateral). Devido ao membro estar apoiando o peso, ele força o úmero proximal a aceitar a maior parte do golpe. Se o pé não está apoiado no solo, a perna pode mover-se na direção da força, diminuindo a chance de subluxação/luxação. Além disso, quando o membro está apoiando o peso, o úmero está voltado para baixo e para longe da inserção distante vários milímetros proximalmente da borda da cavidade glenoide. A concavidade da cavidade glenoide e o encaixe da cabeça umeral proporcionam estabilidade à articulação. Isso é particularmente verdadeiro quando a compressão na articulação é intensificada por contração da musculatura. A estabilidade glenoumeral dinâmica ativa é proporcionada pela contração dos músculos da coifa do ombro, que inclui os músculos bíceps braquial, supraescapular, redondo menor, supraespinhoso e infraespinhoso. A contração ativa de todos ou seletiva de músculos da coifa induz compressão na articulação do ombro e também aumento de tensão na cápsula articular. Quando testado em uma posição neutra, as translações cranial, lateral e medial do úmero aumentam significativamente após transecção do tendão do bíceps. Na posição flexionada, a translação do úmero aumenta significativamente nas

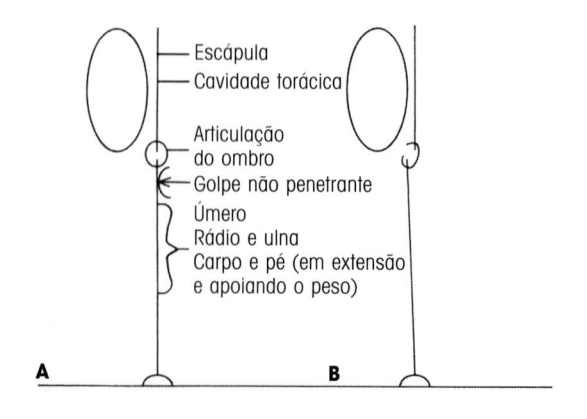

Figura 110.2 A. e B. Desenhos esquemáticos de um animal em visão anteroposterior. Luxação medial da cabeça do úmero é decorrente de golpe não penetrante na superfície lateral proximal do úmero.

parede torácica, e não há a proteção de absorção de choque proporcionada pela parede torácica. Com uma força direcionada de lateral para medial, a cabeça umeral pode ser direcionada medialmente, rompendo as contenções mediais (LCM, tendão do subescapular e cápsula articular). A cabeça umeral passa a localizar-se medialmente à cavidade glenoide, resultando em luxação medial (Figura 110.2).

Luxação medial

Uma força dirigida de medial para lateral contra o corpo pode resultar em subluxação/luxação medial se, quando a força for aplicada, o pé estiver em contato com o solo. Nessa posição, a perna começa a abduzir à medida que o corpo se move em direção ao solo. Essa ação pode ser causada por um golpe de um veículo em movimento ou pela queda de uma altura. À medida que o membro estendido começa a se abduzir, cria-se um grande braço de alavanca do pé até o ombro. O maior estresse ocorre no lado medial da articulação do ombro, rompendo as contenções mediais (Figura 110.3).

Estratégias de tratamento

Redução fechada: se, após a redução, o ombro mantiver a posição correta, a redução pode ser mantida com uma tipoia de Valpeau. O cotovelo deve ser enfaixado ao tórax, produzindo uma força lateral na articulação do ombro. A tipoia de Valpeau deve permanecer aplicada por 3 semanas. Uma vez removida a tipoia, o veterinário responsável deve radiografar o ombro e examinar a articulação sob anestesia. Pode-se palpar o ombro para detectar subluxação leve com rotação ou fazer o teste de abdução.

Redução aberta: é necessária uma abordagem medial com identificação cuidadosa de todos os tecidos lesados. Aplicam-se suturas de ancoragem na origem e na inserção do ligamento colateral medial, que tem forma de Y. Para a reconstrução do LCM, usam-se suturas não absorvíveis.

Luxação lateral

A luxação lateral ocorre quando o membro está em extensão completa e sofre adução forçada durante apoio do peso. Essa ação pode ser causada por um golpe de um veículo em movimento ou por uma queda. A força é aplicada principalmente na superfície lateral do ombro. A força lesiona os músculos laterais da coifa do ombro e do ligamento colateral, permitindo que a cabeça do úmero sofra luxação lateral em relação à cavidade glenoide (Figura 110.4).

Outro mecanismo para a lesão é um golpe na extremidade proximal do úmero. O golpe é direcionado craniocaudalmente. Devido à articulação estar semifletida, a cabeça umeral é removida mais facilmente da cavidade glenoide. Os tendões circundando a articulação estão bem relaxados e o grande tubérculo está abaixo da tuberosidade escapular e da cavidade glenoide. Se a força do golpe for suficiente, a cabeça umeral é removida da cavidade glenoide. Dependendo do tendão que se romper primeiro (subescapular ou infraespinhoso), a cabeça umeral termina localizando-se no lado medial ou lateral da cavidade glenoide.

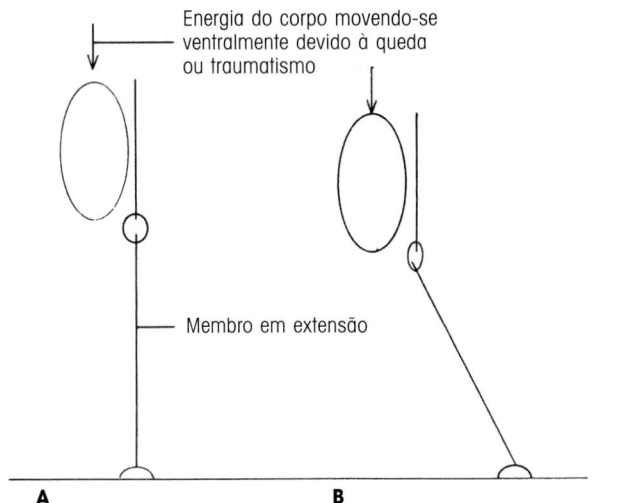

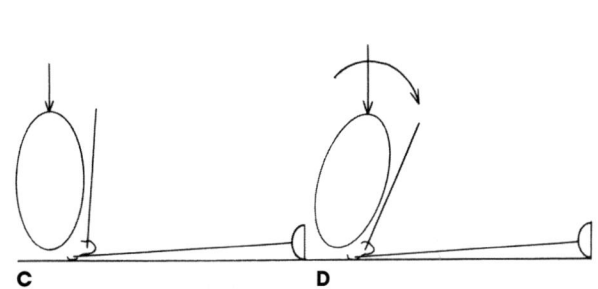

Figura 110.3 A. O corpo do animal está se movendo em direção ventral, enquanto o membro anterior está em extensão e apoiando o peso. **B.** À medida que o tórax se move ventralmente, o membro sofre abdução, colocando estresse no lado medial da articulação do ombro. **C.** Quando o tórax se aproxima do solo, o lado medial da articulação rompe-se, permitindo que a cabeça do úmero sofra luxação medial. **D.** O estresse sobre o lado medial da articulação pode ser grandemente exagerado se, ao mesmo tempo, o corpo mover-se ventralmente e girar em direção ao membro afetado.

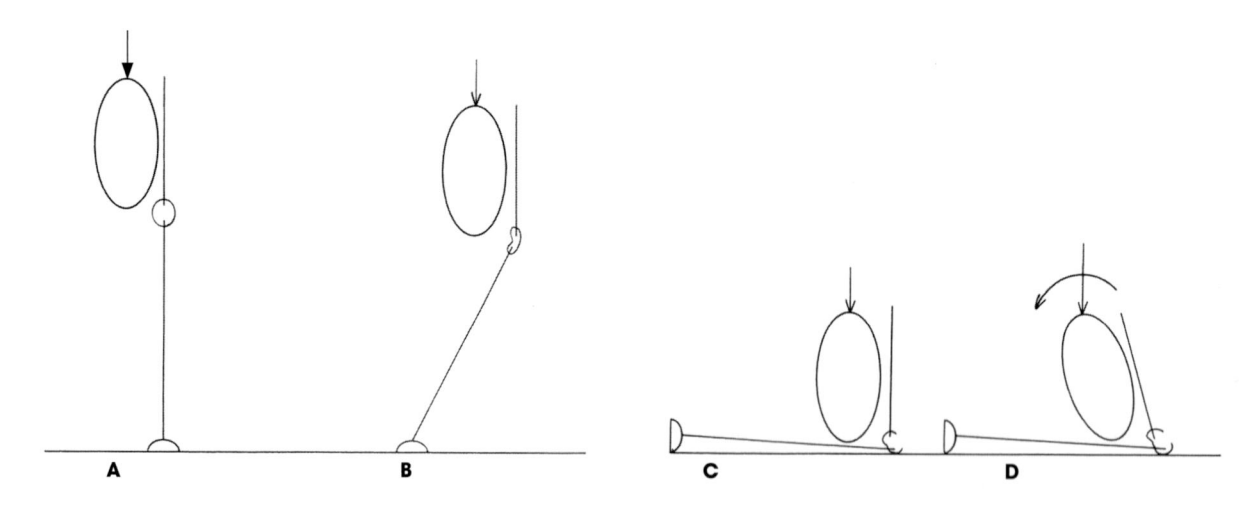

Figura 110.4 A. O corpo do animal está se movendo ventralmente. O membro anterior está em extensão e apoiando o peso. **B.** À medida que o corpo se move em direção ventral, o membro sofre adução, causando estresse no lado lateral da articulação do ombro. **C.** Quando o tórax se aproxima do solo, o lado lateral da articulação rompe-se, permitindo a luxação lateral da cabeça do úmero. **D.** O estresse no lado lateral da articulação pode ser bastante exagerado se, ao mesmo tempo, o corpo mover-se ventralmente e girar para o lado oposto ao do membro afetado.

Estratégias de tratamento

Redução fechada: as medidas são as mesmas para a luxação medial, exceto que se coloca acolchoamento entre o cotovelo e a parede torácica, a fim de produzir uma força medial na articulação do cotovelo.

Redução aberta: é necessária uma abordagem lateral, com identificação cuidadosa de todos os tecidos lesados. Faz-se aplicação de suturas de ancoragem na origem e na inserção do ligamento colateral lateral. Utilizam-se suturas não absorvíveis para a reconstrução do LCL.

Cotovelo

Anatomia

O cotovelo é uma articulação ginglimoide (dobradiça) completa, formada pelo côndilo umeral, pela cabeça do rádio e pelo sulco semilunar da ulna. Toda a articulação consiste em três articulações separadas incluídas em uma mesma cápsula articular. A articulação umerorradial localiza-se entre o capítulo umeral e a cabeça radial, e pensa-se que ela transmita a maior parte do peso através do cotovelo. A articulação umeroulnar localiza-se entre a tróclea umeral, a fossa do olécrano no úmero, a superfície articular do sulco semilunar e o processo ancôneo da ulna. A articulação umeroulnar, junto com os ligamentos colaterais, proporciona estabilidade ao cotovelo, particularmente na extensão. A cabeça radial proximal encaixa-se no processo coronoide da ulna e permite certo grau de supinação e pronação. No Labrador retriever normal, a articulação do cotovelo funciona principalmente na flexão e na extensão, permitindo até 36° de flexão e 166° de extensão.[2] Foi documentado que, com o cotovelo e o carpo flexionados em 90°, os ligamentos colaterais limitam a rotação interna em 60° e a rotação externa em 40°.[3] Os ligamentos colaterais originam-se nos epicôndilos umerais medial e lateral, e dividem-se em cruras cranial e caudal, cursando distalmente para inserir-se no rádio proximal (cranialmente) e na ulna lateral ou rádio caudal, em ligamento anular e em espaço interósseo medial.

Luxação adquirida do cotovelo

A luxação do cotovelo é muito menos comum do que as fraturas envolvendo o cotovelo, provavelmente devido à inerente estabilidade anatômica da articulação. Quando ocorre luxação do cotovelo em cães, pensa-se que foi causada principalmente pela rotação do corpo em torno do membro flexionado apoiando o peso, em vez de um golpe direto no cotovelo ou por atingir o solo sobre o membro estendido após um salto ou uma queda (Figura 110.5). Em cães, em mais de 90% dos casos ocorre luxação lateral, embora tenham sido relatadas luxações medial e caudal.[4] O tamanho maior e a orientação do côndilo medial tornam muito mais improvável a luxação medial. O único caso relatado em um gato foi o de uma luxação medial do cotovelo.[5] O diagnóstico de luxação do cotovelo é quase sempre associado a um impacto significante, como ser atingido por um carro, apesar de terem sido documentadas luxações após brigas ou brincadeiras agressivas. O animal terá claudicação grave, será, em geral, incapaz de apoiar peso, apresentará cotovelo inchado, limitação na movimentação e dor nas tentativas de manipulação da articulação. Apesar de a luxação lateral conjunta da cabeça radial e de o processo ancôneo serem mais comuns, em aproximadamente 20% dos casos a ulna não está completamente luxada. Adicionalmente, o clínico deve estar alerta de que um golpe caudal na ulna pode resultar em luxação da cabeça radial e fratura simultânea da ulna (fratura de Monteggia). As fraturas de Monteggia, discutidas algures neste texto, podem ser desafiantes para o reparo e são tratadas diferentemente de uma luxação traumática não complicada do cotovelo.

Estratégias de tratamento

Luxação aguda: um exame físico completo deve focar em outras lesões ortopédicas ou torácicas, que podem estar presentes em até 30% dos casos. O membro anterior afetado deve ser avaliado cuidadosamente para assegurar que a inervação e o suprimento vascular estejam intactos. Radiografias do antebraço devem ser examinadas cuidadosamente para fraturas ulnares (que podem ser bem distais) e para fraturas do processo ancôneo, para fragmentação do processo coronoide e para avulsões dos epicôndilos, em que se inserem os ligamentos colaterais. Uma vez estabilizado o animal, a redução fechada deve ser feita sob anestesia geral. A redução deve ser confirmada radiograficamente e o cotovelo deve estar bastante estável após a redução. A necessidade de coaptação pós-redução é controversa; uma variedade de recomendações pode ser encontrada na literatura, desde nenhuma aplicação de bandagem até 4 semanas em uma tipoia de Spica, incorporando a articulação do ombro. No mínimo, deve-se evitar a bandagem do membro em flexão (p. ex., uma tipoia de Valpeau), pois o cotovelo tem maior probabilidade de sofrer reluxação naquela posição. O animal deve ser restringido a caminhadas com uma guia ou repouso em gaiola por um mínimo de 2 semanas. Se houver mau alinhamento ou instabilidade após a redução, ou se ocorrer reluxação, recomenda-se a redução aberta. Alguns autores também recomendam

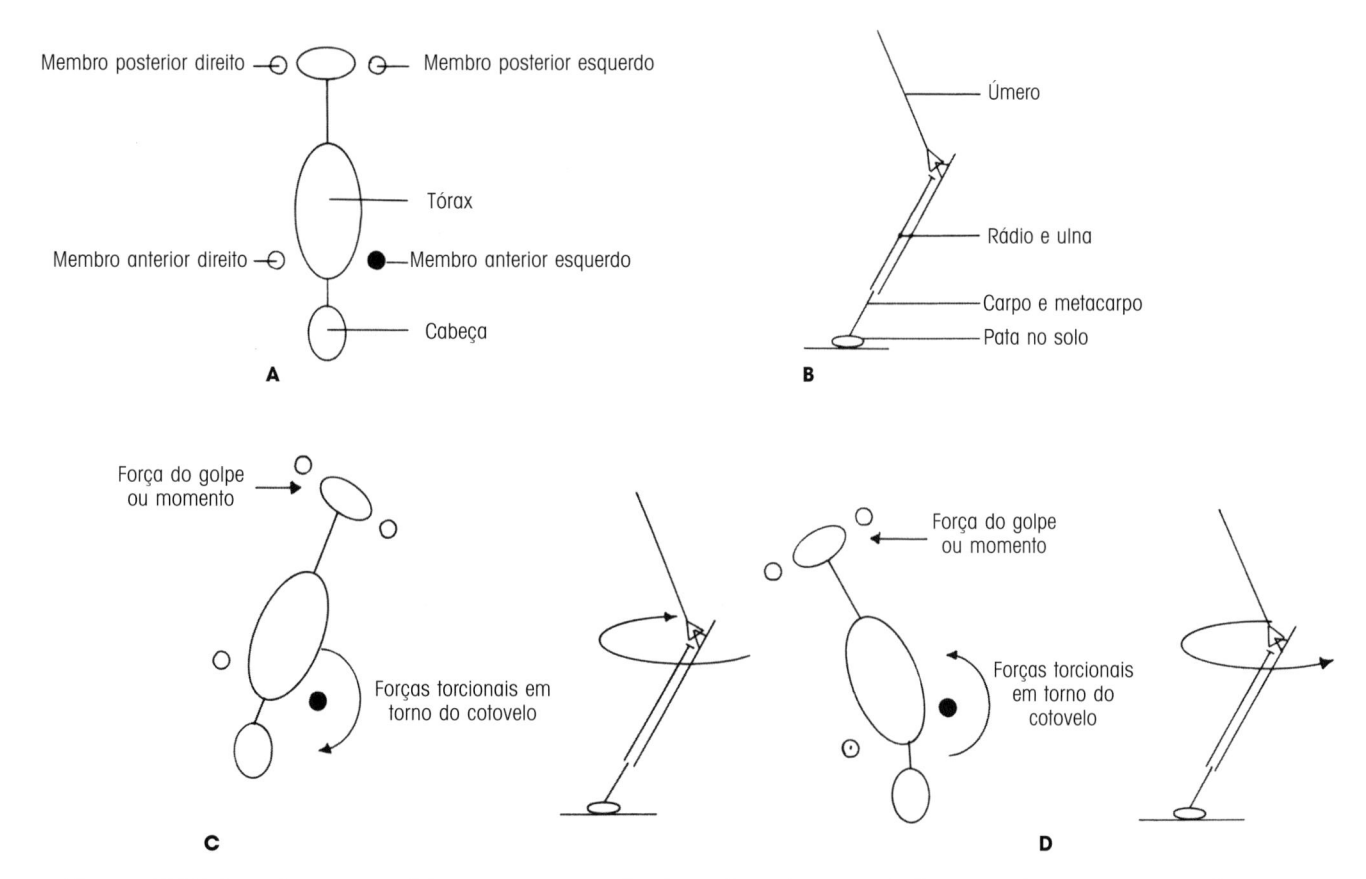

Figura 110.5 Desenhos esquemáticos mostram o animal em duas visões. **A.** A visão superior mostra o membro anterior esquerdo marcado em preto sólido, porque esse é o membro que suporta o peso do animal. **B.** Visão lateral do membro anterior. **C.** As forças agindo sobre o animal fazem com que as forças rotacionais atuem em direção horária, quando visto de cima. **D.** A força agindo sobre o corpo do animal faz com que as forças rotacionais atuem em direção anti-horária, quando visto de cima.

reparação cirúrgica dos ligamentos colaterais mesmo após redução fechada, caso seja radiograficamente aparente que um ou ambos os epicôndilos tenham sofrido avulsão. Apesar de a maioria das reduções feitas logo após a luxação proporcionar resultados de bons a excelentes, os proprietários devem ser alertados de que doença articular degenerativa e claudicação podem ser o resultado final.

Luxação crônica: luxações com mais de uma a 2 semanas de duração geralmente são consideradas crônicas. Todas as luxações crônicas requerem redução aberta. A quantidade presente de dano à cartilagem, à contratura muscular e à fibrose vai determinar se a luxação pode ser reduzida, e também se correlaciona com a diminuição no prognóstico para uso normal do membro. Em todos os casos de luxação crônica do cotovelo, o cirurgião deve alertar o proprietário que artrodese ou amputação podem ser uma opção.

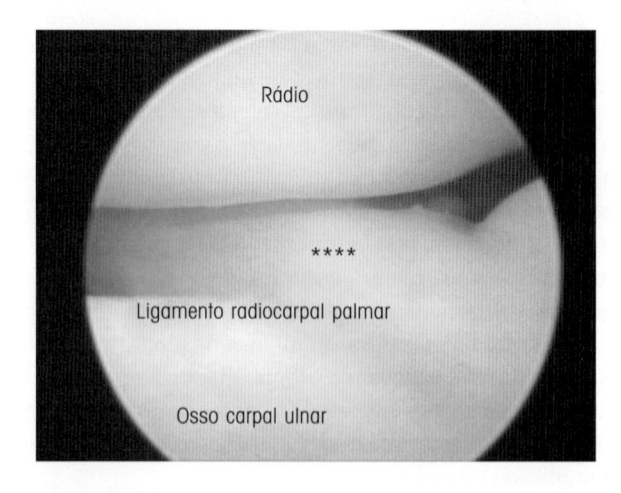

Figura 110.6 Fotografia mostrando o ligamento radiocarpal palmar e o ligamento ulnar carpal. Esses ligamentos são importantes ao proporcionarem suportes craniocaudal e rotacional para a articulação radiocarpal.

Carpo

Anatomia

O carpo consiste em sete ossos organizados em duas filas. Os ossos radial do carpo e ulnar do carpo compõem a primeira fila, enquanto os ossos carpais primeiro, segundo, terceiro e quarto compõem a fila distal. O osso acessório do carpo localiza-se caudalmente e articula-se com o osso ulnar do carpo. Os ossos radial do carpo e ulnar do carpo articulam-se com o rádio e o processo estiloide da ulna para formar a articulação radiocarpal. Essa articulação tem o maior grau de movimento. A articulação carpal média, formada pela articulação das filas proximal e distal de ossos carpais, responde por 10% a 15% da movimentação do carpo. Pequeno movimento ocorre nas articulações carpometacarpal e intercarpal. O suporte ligamentar colateral nasce do curto ligamento colateral radial, medialmente e do curto ligamento colateral ulnar, lateralmente. Adicionalmente, mangas de tecido colagenoso que abrigam tendões proporcionam suportes medial e lateral. O suporte palmar é feito pelo retináculo flexor, proximalmente e pela fibrocartilagem palmar, distalmente. Múltiplos pequenos ligamentos cruzam as articulações intercarpais entre os ossos carpais, para proporcionar suportes colateral e palmar adicionais. Dois desses, o ligamento radiocarpal palmar e o ligamento ulnar-carpal palmar são importantes estruturas que proporcionam suporte palmar à articulação radiocarpal (Figura 110.6). Dois ligamentos acessórios originam-se da extremidade livre do osso acessório do carpo e inserem-se na superfície palmar do quarto e do quinto osso metacarpiano. A posição caudal da extremidade livre do osso acessório do carpo, em conjunção com os ligamentos acessórios do carpo, serve como um braço momentâneo para contrabalançar a força vertical produzida quando a pata atinge o solo.

As lesões por hiperextensão do carpo são divididas nas seguintes três categorias. A lesão do tipo I é uma subluxação ou subluxação da articulação radiocarpal (pode incluir lesão às articulações carpal média e carpometacarpal). A lesão do tipo II é uma disrupção dos ligamentos carpais acessórios, da fibrocartilagem palmar e dos ligamentos palmares nas articulações carpal média e carpometacarpal. O resultado é uma subluxação da articulação carpal média e/ou da articulação carpometacarpal, com deslocamento dorsal da extremidade livre do osso acessório do carpo e do osso ulnar do carpo. A lesão do tipo III é uma disrupção dos ligamentos acessórios carpais, dos ligamentos carpometacarpais e da fibrocartilagem palmar. Nessas lesões, ocorre subluxação da articulação carpometacarpal, sem disrupção e deslocamento dos ossos acessórios do carpo ulnar do carpo.

Com uma lesão aguda, a disrupção ligamentar é completa e o paciente apresenta claudicação de não apoio do membro. Inchaço, dor e instabilidade são evidentes no exame físico. Nas lesões do tipo I, o paciente geralmente continua a não apoiar o peso até que se faça o tratamento definitivo; nas lesões tipo II e tipo III, o paciente pode começar a apoiar um mínimo de peso após a lesão. Todavia, à medida que o paciente aumenta a quantidade de peso que apoia no membro, o colapso e a hiperextensão do carpo tornam-se evidentes. Radiografias-padrão craniocaudal e mediolateral são indicadas para determinar a presença de fraturas ósseas e/ou mau alinhamento da articulação. Para avaliar precisamente a integridade do carpo, contudo, devem ser feitas radiografias de estresse. O propósito das radiografias de estresse é avaliar o ponto de lesão e determinar se a integridade da articulação radiocarpal está intacta. Se a integridade da articulação radiocarpal estiver intacta, uma artrodese parcial é indicada; se a integridade foi perdida, prefere-se uma artrodese pancarpal. Apesar de as radiografias de estresse serem uma ferramenta de avaliação de valor, resultados falsos positivos são possíveis (i. e., articulação radiocarpal não intacta). Outra ferramenta de valor para avaliar a integridade do suporte radiocarpal ligamentar posterior é o exame artroscópico antes de decidir por uma artrodese parcial ou total do carpo.

Biomecânica

O carpo é uma estrutura complexa. As luxações tipo I do carpo são incomuns e, quando ocorrem, em geral, envolvem a articulação antebraço-carpo. As luxações podem acontecer com forças de cisalhamento graves envolvendo o carpo. Subluxações associadas à hiperextensão são as formas mais comuns de luxação no carpo. A energia necessária para causar luxação frequentemente vem do animal caindo, saltando de uma altura ou saltando de um veículo em movimento e atingindo o solo com o membro em extensão completa. Ao atingir o solo com a pata, o carpo estende-se completamente, permitindo que o aspeto volar dos ossos metacarpianos proximais atinja o solo. Isso transmite uma violenta força proximalmente, através dos ossos carpais, em direção ao rádio. Ao mesmo tempo, a força do peso do animal trafega ventralmente através do rádio em direção ao carpo. Quando quantidades suficientes de forças opostas trafegam através da coluna de ossos mantidos juntos por ligamentos, é possível a luxação de uma ou de mais articulações carpais. Em algumas ocasiões, quando o animal está caindo em direção ao solo, como na situação anterior, a pata dobra-se em flexão. Como o rádio continua sua movimentação em direção ventral, o pé é forçado em flexão extrema, causando estresse grave na face anterior do carpo. Nesse caso, qualquer uma ou todas as articulações do carpo podem abrir-se anteriormente, rompendo a cápsula articular e os ligamentos interósseos. Quando o animal é atingido por um veículo, o carpo pode ser arrastado ao longo do solo, causando lesão de cisalhamento grave nos lados medial ou lateral. Geralmente, todas as estruturas de suporte colateral (pele, ligamentos, tendões, cápsula articular e, algumas vezes, considerável quantidade de osso) são perdidas. Novamente, a articulação antebraço-carpo é a mais suscetível à luxação.

Estratégias de tratamento

Redução fechada: se o dano não for grave demais, é possível conseguir a cura e a estabilidade com o uso de bandagens ou aparelhos de gesso. A coaptação externa deve ser rígida durante as primeiras 4 semanas e, a seguir, estabilizada gradualmente durante as próximas 4 semanas. O carpo é originalmente colocado em flexão leve e gradualmente estendido para uma posição de estação normal. A coaptação externa tem mais sucesso com lesão das contenções anteriores (dorsais), se comparada com as lesões das contenções caudais.

Redução aberta: a reparação ligamentar primária, isto é, a sutura das extremidades do ligamento, não tem sucesso. Da mesma forma, a reconstrução com tecido autógeno ou autólogo não traz resultados compensadores. O método comum para a reparação cirúrgica depende da classificação das lesões articulares. A lesão carpal tipo I requer uma artrodese carpal completa, as lesões tipo II podem ser reparadas com fusão carpal completa ou parcial, enquanto a lesão tipo III exige uma fusão parcial. Resultados de bons a excelentes podem ser esperados quando esse procedimento é feito corretamente.

Articulação coxofemoral

A articulação coxofemoral é o local mais comum de luxação traumática em cães e gatos. Não existem ligamentos colaterais e os músculos que se ligam à extremidade proximal do fêmur permitem uma grande quantidade de movimentação da articulação. A maior estrutura estabilizadora dessa articulação é a conformação de bola e soquete da própria articulação. A contração dos músculos circundantes é de importância primária para conferir estabilidade à articulação coxofemoral, tal como é o efeito anticavitacional do fluido sinovial. O ligamento redondo e a cápsula articular são as mais importantes estruturas de tecido mole que propiciam estabilidade passiva e não são de importância primária para evitar a luxação coxofemoral. Essas estruturas podem ser estiradas, como ocorre com a displasia coxofemoral, permitindo subluxação e predispondo a coxofemoral à luxação completa. As diferentes classificações para as luxações coxofemorais são nomeadas segundo a posição da cabeça do fêmur em relação ao acetábulo. Por exemplo, na luxação craniodorsal, a cabeça do fêmur localiza-se cranial e dorsalmente ao acetábulo, enquanto na luxação ventral a cabeça do fêmur localiza-se abaixo do acetábulo (frequentemente alojada no forame obturador).

Luxação craniodorsal

Uma das causas de luxação da coxofemoral mais comuns é um golpe forte desferido por trás ou pelo lado do cão ou do gato. No momento em que o animal começa a cair em direção à coxofemoral, que sofrerá luxação, o centro de gravidade move-se lateralmente à coxofemoral. Simultaneamente, com a pata no solo, a perna traseira move-se em adução. À medida que a coxofemoral se move em direção ao solo, a ação de alavanca do eixo femoral aduzido subluxa a cabeça femoral, removendo-a de dentro do acetábulo (Figura 110.7). O centro de gravidade do animal move-se lateralmente à coxofemoral. Essa posição é exagerada em animais displásicos, nos quais a conformação da coxofemoral é inadequada e as contenções passivas (ligamento redondo e cápsula articular) já estão estiradas. A borda dorsal é remodelada, contribuindo adicionalmente para a instabilidade. Quando o grande trocanter atinge o solo, a energia do golpe é transmitida através do colo femoral para a cabeça femoral. A cabeça femoral é dirigida por sobre a borda dorsal, rompendo a cápsula articular e o ligamento redondo. Algumas vezes, o ligamento redondo avulsa da cabeça femoral, fazendo com que um pequeno fragmento ósseo seja arrancado da cabeça femoral. Raramente um fragmento de osso é arrancado da borda dorsal do acetábulo. A cabeça femoral passa a localizar-se na posição mais comum de luxação: craniodorsal ao acetábulo. A forte contração dos músculos glúteos também auxilia a puxar a cabeça femoral para essa posição. A força muscular e as contenções passivas (cápsula e ligamento redondo) são incapazes de manter o estado de redução da articulação.

Outra maneira pela qual a luxação da coxofemoral pode acontecer é quando o corpo é dirigido ventralmente contra o solo. O membro posterior é estendido e a pata suporta o peso do animal. À medida que a pelve é forçada ventralmente, o joelho e o quadril começam a flexionar. Em algum ponto antes de a pelve atingir o solo, o joelho entra em contato com o solo. Com a pelve se movendo em direção ao solo, a coxofemoral começa a rodar externamente. Se a força é suficiente, o ligamento teres e a cápsula articular rompem-se, permitindo que a cabeça femoral luxe. A forte contração dos músculos glúteos faz com que a cabeça do fêmur luxe para uma posição craniodorsal.

Estratégias de tratamento

Redução fechada: várias técnicas são usadas para reduzir luxações da coxofemoral. Quanto mais tempo a coxofemoral estiver luxada, mais difícil é de ser reduzida, devido à contração muscular e à fibrose local. Geralmente, o membro deve ser colocado em uma tipoia para evitar a reluxação. As taxas de sucesso documentadas variam de 30% a 85%. Animais com displasia coxofemoral, doença articular degenerativa grave ou fraturas por avulsão na articulação coxofemoral não são bons candidatos à redução fechada.

Redução aberta: se a luxação não puder ser reduzida ou se a articulação sofrer reluxações repetidas, indica-se cirurgia. Muitas técnicas estão disponíveis para os cirurgiões. Os procedimentos incluem capsulorrafia, sutura iliofemoral, transposição trocantérea, pinagem transarticular, recolocação do ligamento teres (incluindo uma trava) e osteotomia tripla da pelve. Alternativas para preservar a articulação coxofemoral *in situ* são a artroplastia excisional e a substituição total da coxofemoral.

Luxação ventral

Deve ser feita uma distinção entre luxações cranial e caudal ventral. A biomecânica é a mesma para ambas, exceto quanto à posição da cabeça femoral, que é forçada ventralmente sob o acetábulo. Se o membro girar para dentro enquanto a articulação está sendo luxada ventralmente, a cabeça femoral entra no forame obturador. Se o membro girar para fora, a cabeça femoral

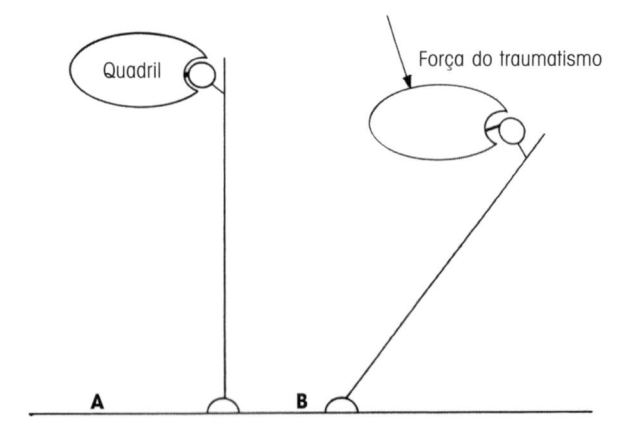

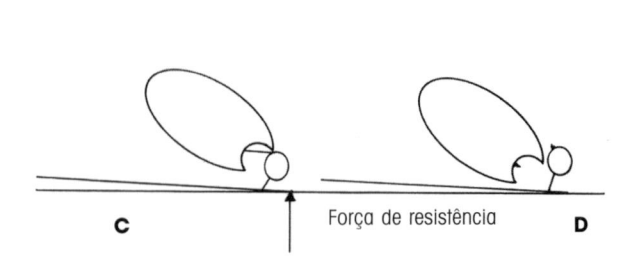

Figura 110.7 A. Articulação coxofemoral e membro posterior vistos de frente. O membro está em extensão e apoiando o peso. **B.** Um golpe é aplicado na anca do animal, fazendo que o membro se mova em adução. **C.** Quando o grande trocanter está prestes a atingir o solo, a cabeça do fêmur é subluxada contra a borda dorsal do acetábulo. **D.** Quando a anca atinge o solo, o ligamento teres rompe-se e a cabeça femoral sofre luxação para uma posição craniodorsal.

termina em frente ao púbis. Foi relatado que luxação ventral pode ser causada por redução excessiva de luxação craniodorsal. As luxações que ocorrem naturalmente geralmente são associadas a traumatismo ao saltar ou ao cair de uma altura com a perna em abdução. À medida que a perna continua a ser abduzida durante a queda, eventualmente o colo femoral e o trocanter maior atingem o aspecto dorsal do acetábulo. Isso força a cabeça femoral para fora do acetábulo, rompendo o ligamento redondo e a cápsula articular ventral. Um animal com luxação ventral carrega a perna abduzida e rodada para dentro e é incapaz de colocar a pata no solo.

Estratégias de tratamento

Redução fechada: não foram relatados muitos casos de luxação ventral, mas eles acontecem e respondem bem à redução fechada. Se a redução sozinha deixar a articulação instável, podem ser usadas peias ou tipoias de adução para evitar abdução.

Redução fechada: qualquer uma das técnicas mencionadas para a luxação craniodorsal que evite a luxação em qualquer direção (p. ex., pinagem transarticular) pode ser considerada. As contenções ventrais podem ser reconstruídas por avançamento do tecido mole vizinho. Se nenhum desses métodos funcionar, devem ser consideradas a artroplastia excisional do colo e da cabeça femorais ou a substituição total da articulação coxofemoral.

Articulação do joelho

Anatomia

O joelho é uma articulação diartrodial (sinovial) complexa, que permite movimentação em três planos. O joelho consiste em três espaços articulares intimamente associados: o femorotibial (entre os côndilos femorais e tibiais), o femoropatelar (entre a patela e a tróclea femoral) e a articulação tibiofibular proximal.

As principais moções da articulação são a flexão e a extensão; porém, a articulação dos côndilos femorais com as estruturas de suporte circundantes, meniscos e superfície tibial proximal permitem translações cranial e caudal, rotações interna e externa, angulações vara e valga e movimentações medial e lateral do fêmur em relação à tíbia. Os meniscos medial e lateral são estruturas fibrocartilaginosas em forma de C, interpostas entre as superfícies articulares do fêmur e da tíbia (Figura 110.8). Eles têm função de transmissão de carga, melhoram a estabilidade da articulação ao proporcionar congruência entre o fêmur e a tíbia, assistem a lubrificação da articulação e pensa-se que tenham função sensorial, podendo auxiliar na propriocepção articular. Os meniscos são firmemente ligados ao fêmur, à tíbia e à cápsula articular por seis ligamentos.

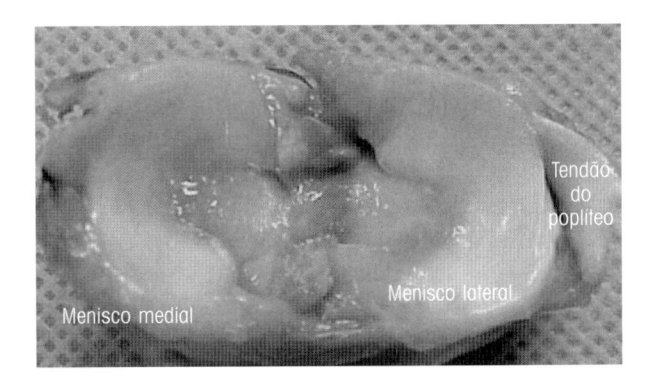

Figura 110.8 Fotografia dos ligamentos meniscais medial e lateral. Ambos os ligamentos são importantes estruturas intra-articulares, que proporcionam estabilidade articular e transmissão de cargas.

O principal suporte ligamentar do joelho é proporcionado pelos ligamentos colaterais medial e lateral e pelos ligamentos cruzados cranial e caudal. O ligamento colateral lateral origina-se proximalmente à origem do músculo poplíteo no epicôndilo femoral lateral e insere-se na cabeça da fíbula. O ligamento colateral medial origina-se em uma área oval no epicôndilo femoral medial e forma uma inserção distal ao menisco medial e à cápsula articular vizinha. Os ligamentos colaterais são responsáveis por evitar as moções vara (lateral-colateral) e valga (medial-colateral) da tíbia e atuam como um segundo estabilizador contra forças rotacionais do joelho. O ligamento cruzado cranial origina-se na porção caudomedial do côndilo lateral do fêmur e cursa em uma orientação espiral cranial, medial e distalmente através da fossa intercondilar até a área intercondilar cranial da tíbia. Ele funciona principalmente para evitar translações cranial e caudal da tíbia em relação ao fêmur, para proporcionar estabilidade rotacional, evitando rotação interna do joelho e também para assistir à prevenção da hiperextensão do joelho. O ligamento cruzado caudal começa no aspecto lateral do côndilo femoral medial e estende-se caudal e distalmente até a crista lateral do sulco poplíteo da tíbia. O ligamento cruzado caudal evita translações cranial e caudal excessivas da tíbia em relação ao fêmur e proporciona assistência na prevenção da hiperextensão do joelho.

Outros tecidos que auxiliam na estabilização do joelho incluem o músculo poplíteo; os músculos semitendinoso, semimembranoso e quadríceps femoral; o ligamento reto da patela; e a cápsula articular.

Biomecânica

Devido à variedade dinâmica de estruturas musculares e ligamentares e da articulação do fêmur, da tíbia e dos meniscos, a movimentação do joelho é complexa e não se limita a um único plano. Durante a flexão do joelho, a tíbia gira levemente para dentro por causa do relaxamento do ligamento colateral lateral e do deslocamento caudal subsequente do côndilo femoral lateral. Durante a extensão, a tíbia gira externamente, devido ao deslocamento cranial do côndilo femoral lateral quando o ligamento colateral lateral se tensiona. Os movimentos cranial e caudal do fêmur em relação à tíbia são vistos em um plano sagital durante a flexão e a extensão; um leve movimento varo e valgo da tíbia também é visto, mas é limitado pelas estruturas ligamentares do joelho.

A causa mais comum da subluxação do joelho é associada à ruptura do ligamento cruzado cranial. A luxação do joelho ou a desorganização total do joelho é uma lesão incomum em cães e gatos, mas foi documentada como tendo incidência maior em gatos.[6] Danos significativos a múltiplos ligamentos do joelho são tipicamente associados a lesões por forças de alta energia, tais como queda ou atropelamento. A ruptura das estruturas articulares é mais provavelmente associada a um golpe direto ao membro, enquanto ele suporta o peso corporal, resultando em uma luxação cranial e caudal do joelho e na subsequente ruptura dos ligamentos cruzado cranial, cruzado caudal e colateral medial.[7] Também é comum serem vistos danos às estruturas secundárias da articulação, como a cápsula articular, os meniscos e os ligamentos patelares. Fraturas ipsilaterais do fêmur e da pelve também foram citadas como vistas em 8 de 27 casos (30%).[7]

Teoriza-se que as lesões aos ligamentos cruzados e ao ligamento colateral medial ocorram devido à vulnerabilidade da porção lateral do membro a traumatismos não penetrantes ou talvez devido à resistência à luxação medial exercida pelo músculos quadríceps, posteriores da coxa, gastrocnêmio e poplíteos.[8] Devido à magnitude do golpe necessária para luxar a articulação do joelho, complicações vasculares e neurais são uma consideração, especialmente com luxações craniais.

Estratégias de tratamento

Redução fechada: a redução não cirúrgica de uma luxação do joelho não é recomendada. O prognóstico para o retorno à função não é bom.

Redução aberta: pode-se esperar um retorno à função adequada se as contenções primárias e secundárias da articulação forem restabelecidas. Múltiplas técnicas para redução aberta e para reparação das estruturas articulares e periarticulares foram descritas.[9] Mesmo sob anestesia geral é difícil avaliar a extensão do dano sem visualização direta das estruturas ligamentares e de tecido mole. Consequentemente, recomenda-se exposição e exploração completas da articulação.[10] O exame completo das estruturas articulares é importante. A reparação e a debridação dos meniscos danificados, bem como a reparação da cápsula articular devem ser os primeiros passos na terapia cirúrgica.

A reparação do joelho depende das imediatas reparação e estabilização e da fibrose periarticular que se desenvolve a longo prazo. Sugere-se o uso de parafusos e arruelas com pontas para a reconstrução dos ligamentos colaterais ou a aplicação de ligamentos protéticos para manter a estabilidade, a fim de que suturas estabilizadoras possam ser aplicadas. Já foram usadas ambas as reparações, intra e extra-articulares, dos ligamentos cruzados cranial e caudal para se obter imediata estabilidade ao joelho. A reconstrução do ligamento cruzado caudal não foi considerada necessária em uma revisão de 12 casos de lesões ligamentares múltiplas no joelho de cães de trabalho, mas os métodos de estabilização devem ser avaliados caso a caso.[11] Com lesão extensa de tecidos moles, propõe-se que uma forte reação inflamatória estimularia os estágios de reparação colagenosa da cicatrização, levando à estabilização da articulação a longo prazo.

A fixação esquelética externa foi utilizada como terapia adjutória para suportar as técnicas extra-articulares usadas para reparar danos aos ligamentos colaterais e cruzados. O uso de um fixador externo transarticular proporcionou estabilidade articular e retorno à função durante o período de formação de fibrose periarticular. As complicações vistas com o fixador externo são associadas a afrouxamento dos pinos, fraturas nos locais dos pinos e rompimento completo da reparação, como aconteceu com os animais que escaparam do confinamento. Muletas laterais também podem ser usadas para proporcionar apoio aos procedimentos cirúrgicos. O uso de pino transarticular temporário sem reconstrução dos tecidos danificados também foi feito com sucesso em pequenos cães e gatos, a fim de proporcionar suporte e permitir que a fibrose periarticular se formasse e estabilizasse o joelho.

Independentemente do método cirúrgico usado, espera-se que ocorra osteoartrite de leve a moderada do joelho, que pode ser atribuída à lesão inicial e também às forças biomecânicas alteradas. Por último, a artrodese ou a amputação podem ser uma opção para os traumatismos agudos graves, para a instabilidade crônica ou para uma articulação dolorosa.

Luxações envolvendo tarso e metatarso

As articulações tarsais são articulações compostas, nas quais mais de duas superfícies articulares são incluídas na mesma cápsula articular. O tarso e o metatarso são frequentemente envolvidos em traumatismos e subluxações, sendo comuns as luxações completas. A anatomia regional é complexa e a maioria dos cirurgiões considera a instabilidade em níveis horizontais, de proximal para distal: a articulação talocrural, a articulação intertarsal proximal, a articulação intertarsal distal e a articulação tarsometatársica. Além disso, muitas articulações intertarsais orientadas verticalmente são consideradas mais rígidas do que as orientadas horizontalmente, apesar de poder ocorrer instabilidade também nessas articulações.[12]

Luxação e subluxação da articulação talocrural

Essa articulação permite o maior grau de movimento (a flexão máxima em um Labrador retriever saudável é de 38°, com extensão máxima de 165°).[2] A tróclea do talo (ou osso tibiotarsal), com duas cristas articulares distintas, encaixa-se em fendas recíprocas na tróclea da tíbia, proporcionando certa estabilidade; contudo, o resto da estabilidade depende dos ligamentos colaterais medial e lateral e dos ligamentos plantares.

Em cães e gatos, as luxações da articulação talocrural são mais comumente associadas a traumatismo, e as lesões podem ser classificadas em fechadas (sem lesão de tecidos moles) e abertas (ou lesões de cisalhamento). A maioria dessas lesões é presumivelmente causada por traumatismo, apesar de, em muitos casos, o evento real não ser observado. Pensa-se que o tipo de traumatismo é uma rotação forçada em torno do eixo longitudinal da articulação ou um golpe grave aplicado diretamente na articulação, mais frequentemente no aspecto medial. Se resultar em luxação da articulação talocrural, o maléolo lateral ou ambos os maléolos podem se fraturar. Em nossa experiência, é mais provável o maléolo lateral sofrer fratura e é mais provável o complexo do ligamento colateral medial romper-se sem fratura. Apesar de a maioria das lesões aos ligamentos colaterais envolver ambos os componentes, longo e curto, as lesões ao colateral curto (fibulocalcâneo e fibulotalar, ou ligamentos colaterais laterais curtos distal e proximal, respectivamente) podem ocorrer e ser difíceis de diagnosticar sem palpação cuidadosa sob anestesia. As alterações radiográficas associadas a essas lesões podem ser confundidas com osteocondrose dissecante[13,14] Danos aos ligamentos colaterais laterais podem ser mais prováveis quando o animal girar com velocidade em torno do membro posterior em posição flexionada e com apoio do peso corporal.[13] Em gatos adultos, um complexo ligamentar colateral medial rompido é frequentemente associado à instabilidade lateral causada por fratura da fíbula na origem do ligamento colateral lateral,[15] enquanto uma fratura de Salter-Harris tipo 2 da tíbia distal resultará na aparência de uma luxação completa da articulação tibiotarsal no gato imaturo.

Estratégias de tratamento

Lesão fechada: usando uma combinação de radiografias ortogonal tradicional e em projeção estressada, além de palpação cuidadosa, o cirurgião pode identificar se houve dano ao suporte ligamentar colateral medial, colateral lateral ou palmar da articulação talocrural. Para lesões complexas, também pode ser considerada a tomografia computadorizada.[16] Apesar de poderem ser tentadas a redução fechada e a coaptação, as forças aplicadas na articulação, em geral, excedem a habilidade do tecido cicatricial em estabilizar a articulação e ela não se tornará estável o suficiente para o animal apoiar o peso.

A reparação cirúrgica, em geral, envolve reconstrução dos ligamentos colaterais. Foi demonstrado que a reconstrução de ambas as partes, longa e curta (reparação protética dupla), proporciona um desfecho clínico muito melhor do que a reparação protética simples.[17] Apesar de o método tradicional de parafusos e arruelas, usando suturas não absorvíveis, trazer bons resultados, métodos alternativos usando túneis ósseos[18] e âncoras ósseas também podem ser usados. Independentemente do método empregado, é importante suportar o reparo primário do ligamento colateral com um fixador externo transarticular ou uma tipoia/aparelho de gesso por até 6 semanas. Se for encontrado excessivo dano à superfície articular da articulação tibiotarsal durante a exploração cirúrgica, deve ser feita uma artrodese pantarsal, tipicamente por aplicação de uma placa dorsal combinada com um pino intramedular.[19]

Lesão por cisalhamento: a lesão por cisalhamento do jarrete envolve o aspecto medial em dois terços ou mais dos casos.[20] O tratamento é algo controverso e pode incluir reconstrução protética imediata ou postergada dos ligamentos danificados, artrodese pantarsal imediata ou postergada ou somente o tratamento primário do ferimento com suporte de um fixador externo ou de aparelho de gesso.[20] Se for feita uma artrodese imediata, um fixador externo pode ser preferível, em vez da placa, que pode ter de ser removida devido à infecção crônica que ocorre na presença de um grande ferimento aberto.[21]

Subluxação e luxação intertarsal proximal

A articulação intertarsal proximal é composta das articulações talo-central e calcaneoquartal, que não permitem movimentação notável em cães e gatos normais. Essa articulação pode falhar na hiperextensão, resultando em dano aos ligamentos dorsais ou, mais comumente, nos ligamentos plantares com ou sem fraturas e luxações dos ossos tarsais e metatársicos associados. Os cães da raça Shetland sheepdog parecem ser predispostos à luxação da articulação intertarsal proximal, presumivelmente causada por degeneração crônica dos ligamentos plantares, de causa desconhecida.[22] A condição pode ser bilateral.

Estratégias de tratamento

Hiperextensão: porque as lesões de hiperextensão durante o apoio normal do peso tendem a ser mantidas em redução e porque a maior parte do suporte da articulação é feita pelos ligamentos plantares, essas lesões podem, geralmente, ser tratadas com um aparelho de gesso.

Hiperflexão: a artrodese calcaneoquartal é recomendada para as lesões de hiperflexão, já que a coaptação externa demonstrou ser ineficaz. A artrodese pode ser efetiva de várias maneiras (p. ex., placa lateral, pino de Steinmann e banda de tensão). Recomenda-se o uso de uma banda de tensão em combinação com a reparação primária e a coaptação externa até que se consigam evidências radiográficas de artrodese.[22]

Luxação e subluxação tarsometatársica

Os quatro ossos tarsais distais, numerados de medial para lateral de primeiro a quarto, articulam-se com os metatarsais I a V, formando as articulações tarsometatársicas. Essas articulações são consideradas articulações de pouco movimento em cães e gatos normais. A subluxação e a luxação das articulações tarsometatársicas geralmente ocorrem como resultado de traumatismo e podem estar associadas a fraturas concorrentes dos ossos metatársicos proximais.

Estratégias de tratamento

A coaptação externa pode ser apropriada para lesões menores envolvendo somente um ou dois ossos metatársicos, com deslocamento mínimo. Todavia, se toda a articulação tarsometatársica estiver luxada, ou se houver deslocamento significativo, mesmo se for notada somente lesão lateral ou medial, uma artrodese é recomendada. Apesar de muitas formas de artrodese terem sido relatadas, a fixação por placa é provável que seja a de maior sucesso. Em geral, a placa é aplicada lateralmente[23] e uma placa híbrida (2/2,7 mm ou 2,7/3,5 mm) de compressão dinâmica pode ser melhor.[24]

Luxação talocalcânea

A articulação talocalcânea é mantida por dois ligamentos que cruzam o sino tarsal entre os dois ossos e é considerada como articulação de pouco movimento. Sua luxação foi descrita em cães após traumatismo e pode ser difícil de ser vista no padrão de incidências radiográficas.

Estratégias de tratamento

Os relatos dessa lesão são limitados, mas foi observado sucesso com redução e coaptação externa e com fixação por parafuso de compressão.[25]

Referências bibliográficas

1. Sidaway BK, McLaughlin RM, Elder SH, et al: Role of the tendons of the biceps brachii and infraspinatus muscles and the medial glenohumeral ligament in the maintenance of passive shoulder joint stability in dogs. Am J Vet Res 65(9):1216-1222, 2004.
2. Jaegger G, Marcellin-Little J, Levine D: Reliability of goniometry in Labrador Retrievers. Am J Vet Res 63:979-986, 2002.
3. Dassler C, Vasseur PB: Elbow luxation. *In* Textbook of Small Animal Surgery, 3rd ed. Slatter D (ed). Philadelphia: Saunders, 2003, pp. 1923-1927.
4. O'Brien MH, Boudrieau RJ, Clark DN: Traumatic luxation of the cubital joint (elbow) in dogs: 44 cases (1978-1988). J Am Vet Med Assoc 201:1760-1765, 1992.
5. Billings LA, Vasseur PB, Todoroff RJ, Johnson W: Clinical results after reduction of traumatic elbow luxations in nine dogs and one cat. J Am Anim Hosp Assoc 28:137-142, 1992.
6. Piermattei DL, Flo GL, DeCamp CE: Handbook of Small Animal Orthopedics and Fracture Repair, 4th ed. St. Louis: Saunders Elsevier, 2006.
7. Aron DN: Traumatic dislocation of the stifle joint: Treatment of 12 dogs and one cat. J Am Anim Hosp Assoc 24:333, 1988.
8. Hulse DA, Shires P: Multiple ligament injury of the stifle joint in the dog. J Am Anim Assoc 22:105, 1986.
9. Payne JT: Stifle luxation. Stifle joint anatomy and surgical approaches in the dog. Vet Clin North Am 23:850, 1993.
10. Bruce WJ: Multiple ligamentous injuries of the canine stifle joint: a study of 12 cases. J Small Anim Pract 39:333, 1998.
11. Bruce WJ: Stifle luxation in the cat: treatment using transarticular external skeletal fixation. J Small Anim Pract 40:482, 1999.
12. Evans EE (ed): Miller's Anatomy of the Dog, 3rd ed. Philadelphia: WB Saunders, 1993, pp. 222, 252-257.
13. Sjostrom L, Hakanson N: Traumatic injuries associated with the short lateral collateral ligaments of the talocrural joint of the dog. J Small Anim Pract 35:163-168, 1994.
14. Matushek KJ, Dueland RT: Partial rupture of the calcaneofibular ligament of the hock in a dog. Vet Comp Orthop Traum 4:46-47, 1991.
15. Schmokel HG, Ehrismann G: The surgical treatment of talocrural luxation in nine cats. Vet Comp Orthop Traumatol 14:46-50, 2001.
16. Gielen IM, De Rycke LM, van Bree HJ, Simoens PJ: Computed tomography of the tarsal joint in clinically normal dogs. Am J Vet Res 62:1911-1915, 2001.
17. Aron DN: Prosthetic ligament replacement for severe tarsocrural joint instability. J Am Anim Hosp Assoc 23:41-55, 1987.
18. Fox SM, Guerin SR, Burbridge HM: Reconstruction of the medial collateral ligament for tarsocrural luxation.
19. Kirsch JA, Dejardin LM, DeCamp CE, et al: In vitro mechanical evaluation on the use of an intramedullary pin-plate combination for pantarsal arthrodesis in dogs. Am J Vet Res 66:125-131, 2005.
20. Beardsley SL, Schrader SC: Treatment of dogs with wounds of the limbs caused by shearing forces: 98 cases (1975-1993). J Am Vet Med Assoc 207:1071-1075, 1995.
21. Benson JA, Boudrieau RJ: Severe carpal and tarsal shearing injuries treated with an immediate arthrodesis in seven dogs. J Am Anim Hosp Assoc 38:370-380, 2002.
22. Allen MJ, Dyce J, Houlton JEF: Calcaneoquartal arthrodesis in the dog. J Small Anim Pract 34:205-210, 1993.
23. Dyce J, Whitelock RG, Robinson RA, et al: Arthrodesis of the tarsometatarsal joint using a laterally applied plate in 10 dogs. J Small Anim Pract 39:19-22, 1998.
24. Fettig AA, McCarthy RJ, Kowaleski MP: Intertarsal and tarsometatarsal arthrodesis using 2.0/2.7-mm or 2.7/3.5-mm hybrid dynamic compression plates. J Am Anim Hosp Assoc;38:364-369, 2002.
25. Gorse MJ, Purinton PT, Penwick RC, et al: Talocalcaneal luxation: an anatomic and clinical study. Vet Surg 19:429-434, 1990.

Lesão e Reparação do Tendão

Simon Timothy Kudnig

Função dos tendões

Os tendões são um componente vital do sistema locomotor, constituindo-se em um elo vital entre o músculo e o osso. A função do tendão inclui a transferência das forças desenvolvidas pelos músculos, a movimentação articular, o suporte do membro, o deslizamento, o armazenamento e a liberação de energia. Os tendões não têm elementos contráteis; mas, sua elasticidade pode servir na atenuação de forças repentinas, protegendo, dessa maneira, a musculatura associada, e na permissão de uma velocidade final de movimento maior do que aquela do músculo em contração.[1] Os músculos têm um tendão sempre que seu ponto de inserção for distante ou quando necessitam exercer sua força através de uma articulação. Os tendões são altamente resistentes à extensão, mas são relativamente flexíveis e, portanto, podem ser curvados em torno de ossos ou de articulações.

Anatomia do tendão

O tendão é um material compósito complexo, composto de fibrilas colágenas embebidas em uma matriz de proteoglicanos.[2] Os fascículos de colágeno são orientados paralelamente ao eixo longitudinal do tendão, sendo que o colágeno do tipo I é o maior constituinte.[2] A população celular predominante no interior do tendão é de fibroblastos, que são dispostos em filas paralelas nos espaços entre os feixes paralelos de colágeno. As cadeias de colágeno são organizadas em configuração à esquerda, com três cadeias de colágeno combinadas em uma molécula de colágeno. A estrutura terciária do colágeno tipo I consiste em três cadeias de colágeno enroladas entre si em uma hélice tripla à direita, e mantidas juntas por hidrogênio e por ligações covalentes.[2] As moléculas de colágeno são, em seguida, organizadas alternadamente, formando uma estrutura quaternária com o alinhamento de aminoácidos com cargas opostas, proporcionando a maior parte da resistência da estrutura.[2] Cinco moléculas de colágeno combinam-se para formar unidades ordenadas de microfibrilas, que são organizadas em subfibrilas, e estas, por sua vez, combinam-se para formar fibrilas. As fibrilas de colágeno são mantidas unidas por uma matriz de proteoglicanos e de glicoproteínas, em combinação com água, para formar fascículos. Um tecido conjuntivo frouxo, chamado de endotendão, mantém os fascículos juntos no interior do tendão, possibilitando movimentação longitudinal dos fascículos de colágeno e também servindo de suporte para vasos sanguíneos, linfáticos e nervos. O epitendão cobre a superfície de um tendão; em tendões que são envolvidos por uma bainha tendínea, um mesotendão origina-se no lado oposto da superfície que sofre a fricção de polia e une-se ao epitendão. Tendões que não são envolvidos por uma bainha sinovial são circundados por um tecido conjuntivo areolar mais frouxo, chamado paratendão. Uma bainha tendínea circunda o tendão em áreas nas quais ele sofre uma marcada mudança de direção, quando passam sob bandas ligamentares ou através de alças fasciais ou quando cruzam uma articulação. A bainha tendínea consiste em uma camada visceral (interna) e uma camada parietal (externa), e é revestida por endotélio secretor. Ossos sesamoides são estruturas ósseas ou cartilaginosas que protegem o tendão quando eles passam sobre uma superfície óssea; as superfícies opostas do osso sesamoide e do osso subjacente são cobertas por cartilagem. Essa estrutura inteira é envelopada em uma bursa ou bainha. Os tendões recebem sua irrigação sanguínea, a partir dos tecidos vizinhos, através de vasos no paratendão ou no mesotendão. Os tendões circundados por paratendão já foram descritos como "tendões vasculares", com múltiplos pontos de entrada vascular a partir da periferia; esses vasos se anastomosam com um sistema longitudinal de capilares. Os tendões circundados por uma bainha tendínea já foram descritos como "tendões avasculares", nos quais o suprimento sanguíneo no mesotendão é reduzido a vasos na víncula, que se dividem em ramos dorsais, proximais e distais e em alças vasculares para a substância do tendão.

Fisiopatologia da lesão ao tendão

Lesões ao tendão resultam de traumatismo direto ou indireto. O traumatismo direto inclui lacerações e disrupções; o traumatismo indireto resulta de sobrecarga tensional que causa distensão, ruptura, avulsão e deslocamento. A maioria dos tendões pode sofrer forças tensionais maiores do que as exercidas por seus músculos ou suportadas pelos ossos, resultando em fraturas por avulsão dos ossos ao qual o tendão está ligado, em avulsões das ligações do tendão ao osso ou em rupturas da junção musculotendínea. Alterações patológicas preexistentes no tendão podem resultar em lacerações no interior da substância tendínea, devido a uma sobrecarga mecânica. As condições subjacentes que podem predispor o tendão à lesão incluem hiperadrenocorticismo, administração excessiva de corticosteroides e injeções intratendíneas de corticosteroides.[3,4] Microdistensões repetidas e sobrecarga mecânica com hipertermia, produção de radicais livres e hipoxia são mecanismos fisiopatológicos importantes no desenvolvimento de tendinite. As distensões de tendões são diagnosticadas mais comumente em cavalos, mas é provável que muitas lesões tendíneas não sejam diagnosticadas em pequenos animais. Distensões de tendões vistas em cães incluem a inserção do flexor ulnar do carpo em Greyhounds de corrida, o tendão flexor digital profundo dos dígitos e os vários componentes do mecanismo do tendão de Aquiles. Os tendões que comumente sofrem deslocamentos incluem o tendão do bíceps, o tendão flexor digital superficial e o tendão extensor digital longo. As avulsões tendíneas comumente envolvem o tendão extensor digital longo e o tendão do gastrocnêmio.

Biomecânica do tendão

A presença de colágeno e a organização das fibras de colágeno paralelas à direção das forças tensivas conferem ao tendão considerável resistência tensional. Como em outros tecidos moles colagenosos, como ligamentos, a curva de carga-deformação dos tendões é caracterizada por uma região *toe*, que corresponde ao endireitamento da ondulação das fibrilas e à orientação das fibrilas na direção da carga. A região *toe* da curva para tendões é relativamente pequena devido à preexistência de fibras colágenas já paralelas ao eixo longo do tendão. A região *toe* é seguida por uma região linear e a inclinação dessa região representa o módulo elástico do tendão. O ponto de cedência é o ponto da curva de carga-deformação, que é seguido pela região de falha, na qual a deformação plástica leva a alterações irreversíveis no tendão. Os tendões têm propriedades viscoelásticas, com a distensão dependendo não só da quantidade de força aplicada, mas também da velocidade em que força é aplicada.[2]

Cicatrização do tendão

A cicatrização do tendão é uma importante área da pesquisa ortopédica, visando maximizar a resistência e a velocidade de reparação para facilitar o retorno precoce e completo à função atlética. A cicatrização do tendão é importante tanto para recuperar a resistência do tendão quanto para manter seu comprimento e assegurar sua função apropriada. Um tendão em reparação tem que manter também a capacidade de deslizar, que é o aspecto mais difícil de ser preservado na reparação do tendão. O processo de cura dos tendões, como o de outros tecidos, passa por quatro fases que se sobrepõem e consistem em inflamação, debridação, reparação e maturação. Imediatamente após a lesão, o tendão ferido enche-se de produtos inflamatórios, neutrófilos e fibrina. Os restos danificados do tendão são removidos durante a fase inflamatória, resultando em demarcação da lesão.[5] As fases de inflamação e debridação do processo de reparação atrasam o começo da fase de reparação, o que torna necessário o manuseio delicado dos tecidos, a lavagem do ferimento, a debridação cirúrgica e a resolução da infecção para encurtar a duração da fase de inflamação. Durante a fase de reparação, células mesenquimais indiferenciadas do tecido conjuntivo vizinho migram para o ferimento e diferenciam-se em fibroblastos. Os fibroblastos secretam substância fundamental e colágeno e, junto com brotos de capilares, formam o tecido de granulação entre as extremidades do tendão. O crescimento e a migração de fibras de colágeno entre as extremidades do tendão são orientados perpendicularmente ao eixo longo do tendão; mas, em torno da terceira ou da quarta semana, os fibroblastos e as fibras colágenas passam a orientar-se ao longo das linhas de estresse.[2] A reorganização das fibras de colágeno faz parte da fase de maturação e é parcialmente responsável pelo aumento na resistência tensional. Um aumento nas ligações intermoleculares entre as fibras colágenas também contribui para o aumento na resistência tensional e para esse processo, e a orientação das fibras e a produção de colágeno também dependem da aplicação de estresse no tendão em cicatrização.[2] Quando começa a fase de maturação, os fibroblastos mudam do colágeno tipo III para o colágeno tipo I.

Foi feita uma distinção entre a cicatrização de tendões vasculares, sem bainha tendínea e de tendões avasculares, com bainha tendínea. Nos tendões sem bainha tendínea, as células mesenquimais indiferenciadas e os brotos capilares migram do paratendão e misturam-se com o epitendão. Nos tendões com bainha tendínea, ao contrário das investigações anteriores, que indicavam que os fibroblastos se originavam apenas da bainha tendínea, as próprias células tendíneas demonstraram ter algumas capacidades intrínsecas de reparação. A resposta intrínseca origina-se do epitendão e é estimulada pelo movimento passivo do tendão, que resulta em menos formação de aderências e em melhoria na cicatrização, quando comparada com a tradicional teoria de "um ferimento, uma cicatriz" da cicatrização do tendão avascular. Demonstrou-se que a revascularização dos tendões flexores caninos sem bainha, em conjunção com o movimento passivo, ocorre a partir de vasos no epitendão, estando ausente a formação de adesões periféricas.[6] Assim, a reparação de tendões com bainha em um ambiente correto pode ocorrer com contribuição mínima das células da bainha tendínea ou do tecido conjuntivo circundante, evitando, assim, a formação de aderências restritivas.

Pesquisas mais recentes, particularmente nos campos das medicinas equina e humana, têm focado nas técnicas moleculares para a melhoria da cicatrização de tendões. Importantes fatores de crescimento, que são envolvidos na cicatrização de tendões, incluem o fator de crescimento tipo insulina 1, o fator transformador de crescimento beta 1 e os fatores de crescimento e de diferenciação (GDF, do inglês *growth and differentiation factors*), bem como o fator de crescimento epidermal, o fator de crescimento derivado de plaquetas, o fator de crescimento endotelial vascular e as proteínas morfogênicas ósseas 2 e 7.[7-10] Esses fatores de crescimento formam a base das técnicas moleculares e das técnicas de manipulação genética para intensificar a cicatrização de tendões.[11] Foi demonstrado que as células-tronco mesenquimais da medula óssea estimulam a reparação e têm efeitos aditivos com os fatores de crescimento.[12] Outras terapias para otimizar a reparação tendínea incluem engenharia tecidual, terapia por ondas de choque extracorpóreas, ultrassonografia terapêutica, terapia com *laser* de baixa energia, oxigenoterapia hiperbárica e óxido nítrico.[13-17]

Reparação do tendão

As técnicas para reparação do tendão devem seguir certos princípios para assegurar o sucesso. Elas incluem a aposição das extremidades cortadas com disrupção mínima da irrigação sanguínea, o emprego de uma mínima quantidade de material de sutura para reparação, a eliminação da formação de espaço entre as extremidades e o uso de técnicas de sutura com resistência mecânica máxima. Foi demonstrado que a presença de um espaço maior do que 3 mm no local da reparação do tendão atrasa a cicatrização e aumenta significativamente o risco de ruptura durante as primeiras 6 semanas de reabilitação.[18] É necessário um espaço de menos de 1 mm para que o tendão se repare sem cicatrizes e formação de aderências.[19] As técnicas de sutura do tendão seguem o princípio de que os pontos de sutura passados por entre os fascículos escapam facilmente do tendão e de que se consegue resistência mecânica máxima quando as suturas são aplicadas perpendicularmente aos fascículos antes de atravessar o local da lesão. A reabilitação ideal das lesões ao tendão é difícil de se conseguir em pequenos animais. A atividade física excessiva no início do processo de reparação resulta em formação de espaço entre as extremidades e em falha na reparação; por outro lado, a movimentação passiva controlada e precoce estimula a reparação e aumenta a resistência nos primeiros meses após a reparação. A movimentação precoce também limita a formação de aderências e, portanto, intensifica a função de deslizamento do tendão. Tendões vasculares adquirem 56% e 79% da resistência original em 6 semanas e em 1 ano, respectivamente, após a reparação.[20] As forças normais associadas à contração muscular estressam o tendão até, aproximadamente, 25% a 30% da sua resistência máxima, indicando que, 6 semanas após a cirurgia, a reparação deve ser capaz de resistir ao exercício moderado.[1,21,22] Numerosos padrões de sutura para a reparação de tendões foram desenvolvidos. A técnica de Bunnel-Mayer é limitada pelo comprometimento da irrigação sanguínea e pela resultante diminuição da resistência tensional. A técnica de Kessler foi desenvolvida para maximizar a resistência pela colocação das mordidas dos pontos perpendicularmente ao tendão, e a técnica de Kessler modificada, ou técnica da laçada travada, permite que o nó seja colocado em uma das extremidades do tendão, em vez de entre as extremidades do tendão. Foi demonstrada resistência tensional maior com a técnica da polia com três laços do que com a técnica de alça travada dupla ou simples.[24] A técnica da polia com três laços, devido à sua resistência tensional superior, é recomendada para tendões maiores, que suportam o peso, e também para o reparo do ligamento colateral. A técnica do laço travado é útil para tendões chatos, apesar de uma técnica cruzada contínua ter demonstrado ser superior à técnica do laço travado para a tenorrafia dos tendões do glúteo profundo em cães.[25]

Lesões tendíneas específicas

Luxação do tendão do músculo bíceps braquial

A luxação do tendão do músculo bíceps braquial ocorre devido a um deslocamento do tendão para fora do sulco intertubercular, como resultado da ruptura do ligamento umeral transversal.[26] Os cães afetados apresentam claudicação do membro anterior; a flexão do ombro com rotação externa pode causar luxação do tendão. O tratamento cirúrgico envolve a colocação de suturas entre o remanescente do ligamento umeral transversal e a inserção do músculo supraespinhoso ou, então, a utilização de uma sutura protética para substituir o ligamento rompido.[26]

Seccionamento dos tendões flexores digitais superficial e profundo

O seccionamento dos tendões flexores digitais ocorre comumente na face palmar ou plantar das extremidades distais, em que esses tendões são superficiais; a lesão comumente resulta de ferimentos penetrantes. O corte do(s) tendão(ões) flexor(es) digital(is) profundo(s) causa hiperextensão de um ou mais dígitos, com hiperflexão da articulação interfalangiana distal e elevação dorsal da unha (afastamento do solo) durante apoio do peso. Recomenda-se aposição cirúrgica das extremidades seccionadas do tendão com sutura com laçada travada, ou de polia com três laçadas e sutura com padrão aposicional na bainha tendínea.[27] O manejo pós-operatório deve envolver uma tipoia ou um aparelho de gesso desenhado para manter os dígitos em flexão por 6 semanas.[27] Apesar de, para seres humanos, ser recomendada moção passiva precoce, essa atividade controlada é difícil de ser feita em pacientes caninos.

Avulsão do tendão proximal do músculo extensor digital longo

A avulsão do músculo extensor digital longo de sua inserção no côndilo femoral lateral afeta comumente cães jovens de raças grandes e gigantes. Os cães afetados apresentam claudicação de apoio do membro pélvico, com dor e crepitação à palpação do joelho.[28,29] O diagnóstico pode ser feito por radiografia, tomografia computadorizada ou ressonância magnética.[28,29] A avulsão é reparada por religação do osso avulso à sua origem no côndilo femoral lateral.[28,29] Se não restar osso para fixação, o tendão pode ser suturado à cápsula articular do joelho próximo ao seu ponto de penetração.

Mecanismo de lesão ao tendão de Aquiles

O tendão de Aquiles é composto pelo tendão do gastrocnêmio, pelo tendão comum do bíceps femoral, grácil e semitendinoso e pelo tendão do flexor digital superficial. As lesões ao mecanismo do tendão de Aquiles resultam em hiperflexão do tarso e em flacidez do tendão de Aquiles quando o tarso é flexionado. Quando o tendão flexor digital superficial está intacto, ocorre flexão dos dígitos durante a hiperflexão do tarso, os quais assumem um aspecto de garra. As rupturas do mecanismo do tendão de Aquiles ocorrem mais comumente na junção musculotendínea do que no ventre do músculo. É recomendada a tenorrafia primária de cada um dos três tendões componentes, com suporte adicional proporcionado por um autoenxerto de fáscia lata ou por uma rede de polipropileno. O padrão de sutura de polia com três laçadas modificadas demonstrou ser uma técnica superior para a reinserção do tendão ao osso, em comparação à técnica da laçada travada.[30] A imobilização pós-operatória é importante para proteger a reparação contra forças excessivas de apoio de peso, podendo ser feita com coaptação externa, usando um aparelho de gesso, órtese, fixador linear externo ou fixador circular.

Luxação do tendão flexor digital superficial

O tendão flexor digital superficial pode sofrer luxação no local em que ele cruza a tuberosidade calcânea. A luxação lateral devido à ruptura do retináculo medial é a mais comum. Parece que os cães da raça Shetland sheepdog[31] são predispostos a isso. Os possíveis fatores contribuidores incluem exercício, traumatismo, obesidade, rotação em torno da articulação com o tarso flexionado, deformidades estruturais do calcâneo e inserção mais fraca do tendão ao calcâneo.[31,32] A palpação de instabilidade do tendão flexor digital superficial durante manipulação talocrural é patognomônica para a lesão. A lesão é reparada por sutura do retináculo do lado oposto da luxação. Com luxações laterais, suturas de aposição são aplicadas no retináculo medial, podendo ser feitos túneis ósseos no calcâneo para suporte adicional às suturas. Redes de polipropileno têm sido usadas para os casos de falhas na reparação, a fim de reforçar o retináculo calcâneo medial.[33]

Referências bibliográficas

1. Elliot DH: Structure and function of mammalian tendon. Biol Rev 40:392, 1965.
2. Woo SL, An K, Arnoczky SP, et al: Anatomy, biology and biomechanics of tendon, ligament, and meniscus. *In* Orthopaedic Basic Science. Simon SR (ed). American Academy of Orthopaedic Surgeons, 1994, p. 45.
3. Kleinmann M, Gross AE: Achilles tendon rupture following steroid injection. J Bone Joint Surg Am 65:1345, 1983.
4. Unverferth LJ, Olix ML: The effect of local steroid injections on tendons. J Sports Med 1:31, 1973.
5. van Schie HT, Bakker EM, Jonker AM, et al: Computerized ultrasonographic tissue characterization of equine superficial digital flexor tendons by means of stability quantification of echo patterns in contiguous transverse ultrasonographic images. Am J Vet Res 64:366, 2003.
6. Gelberman RH, Khabie V, Cahill CJ: The revascularization of healing flexor tendons in the digital sheath. A vascular injection study in dogs. J Bone Joint Surg Am 73(6):868-881, 1991.

7. Dahlgren LA, van der Meulen MC, Bertram JE, et al: Insulin-like growth factor-I improves cellular and molecular aspects of healing in a collagenase-induced model of flexor tendinitis. J Orthop Res 20:910, 2002.
8. Jann HW, Stein LE, Slater DA: In vitro effects of epidermal growth factor or insulin-like growth factor on tenoblast migration on absorbable suture material. Vet Surg 28:268, 1999.
9. Aspenberg P, Forslund C: Enhanced tendon healing with GDF 5 and 6. Acta Orthop Scand 70:51, 1999.
10. Mihelic R, Pecina M, Jelic M, et al: Bone morphpogenetic protein-7 (osteogenic protein-1) promotes tendon graft integration in anterior cruciate ligament reconstruction in sheep. Am J Sports Med 32:1619, 2004.
11. Hildebrand KA, Jia F, Woo SL: Response of donor and recipient cells after transplantation of cells to the ligament and tendon. Microsc Res Tech 58:34, 2002.
12. Caplan AI, Bruder SP: Mesenchymal stem cells: building blocks for molecular medicine in the 21st century. Trends Mol Med 7:259, 2001.
13. Dejardin LM, Arnoczky SP, Ewers BJ, et al: Tissue-engineered rotator cuff tendon using porcine small intestine submucosa. Histologic and mechanical evaluation in dogs. Am J Sports Med 29:175, 2001.
14. Orhan Z, Alper M, Akman Y, et al: An experimental study on the application of extracorporeal shock waves in the treatment of tendon injuries: preliminary report. J Orthop Sci 6:566, 2001.
15. Saini NS, Roy KS, Bansal PS, et al: A preliminary study on the effect of ultrasound therapy on the healing of surgically severed achilles tendons in five dogs. J Vet Med A Physiol Pathol Clin Med 49:321, 2002.
16. Reddy GK, Stehno-Bittel L, Enwemeka CS: Laser photostimulation of collagen production in healing rabbit Achilles tendons. Lasers Surg Med 22:281, 1998.
17. Ishii Y, Ushida T, Tateishi T, et al: Effects of different exposures of hyperbaric oxygen on ligament healing in rats. J Orthop Res 20:353, 2002.
18. Gelberman RH, Boyer MI, Brodt MD, et al: The effect of gap formation at the repair site on the strength and excursion of intrasynovial flexor tendons. J Bone Joint Surg 81:975, 1999.
19. Ketchum LD, Martin NL, Kappel DA: Experimental evaluation of factors affecting the strength of tendon repairs. Plast Reconstr Surg 59:708, 1977.
20. Dueland R, Quenin J: Triceps tenotomy: Biomechanical assessment of healing strength. J Am Anim Hosp Assoc 16:507, 1980.
21. Hirsch G: Tensile properties during tendon healing. Acta Orthop Scand Suppl 153:1, 1974.
22. Walker LB, Harris EH, Benedict JV: Stress-strain relationship in human cadaveric plantaris tendon. Med Electron Biol Eng 2:31, 1964.
23. Pjanowski GJ, Stein LE, Turner TA: Strength characteristics and failure modes of suture patterns in severed goat tendons. Vet Surg 18:335, 1989.
24. Berg RJ, Egger EL: In vitro comparison of the three loop pulley and locking loop suture patterns for repair of canine weightbearing tendons and collateral ligaments. Vet Surg 15:107, 1986.
25. Renberg WC, Radlinsky MG: In vitro comparison of the locking loop and continuous cruciate suture patterns. Vet Compar Orthop Traumatol 14:15, 2001.
26. Boemo CM, Eaton-Wells RD: Medial displacement of the tendon of origin of the biceps brachii muscle in 10 greyhounds. J Small Anim Pract 36:69, 1995.
27. Williams N, Payne JT, Tomlinson JL, et al: Deep digital flexor tendon injuries in dogs. Comp Cont Educ Pract Vet 19:853, 1997.
28. Fitch RB, Wilson ER, Hathcock JT, et al: Radiographic, computed tomographic and magnetic resonance imaging evaluation of a chronic long digital extensor tendon avulsion in a dog. Vet Radiol Ultrasound 38:177, 1997.
29. Pond MJ: Avulsion of the extensor digitorum longus muscle in the dog: a report of four cases. J Small Anim Pract 14:785, 1973.
30. Moores AP, Comerford EJ, Tarlton JF, et al: Biomechanical and clinical evaluation of a modified 3-loop pulley suture pattern for reattachment of canine tendons to bone. Vet Surg 33:391, 2004.
31. Mauterer JV Jr, Prata RG, Carberry CA, et al: Displacement of the tendon of the superficial digital flexor muscle in dogs: 10 cases (1983-1991). J Am Vet Med Assoc 203:1162, 1993.
32. Reinke JD, Mughannam AJ: Lateral luxation of the superficial digital flexor tendon in 12 dogs. J Am Anim Hosp Assoc 29:303, 1993.
33. Houlton JEF, Dyce J: The use of polypropylene mesh for revision of failed repair of superficial digital flexor tendon luxation in three dogs. Vet Compar Orthop Traumatol 6:129, 1993.

Tendinite e Bursite

Simon Timothy Kudnig

Tendinite

Traumatismos de baixa intensidade, em vez de causar rupturas completas, podem resultar em estiramentos de tendões ou em tendinites. Tais lesões são diagnosticadas mais comumente em cavalos, mas são diagnosticadas em cães atletas e, provavelmente, são subdiagnosticadas em cães ativos. Tendinite é a inflamação do tendão, com poucas ou muitas fibras tendíneas sendo rompidas, porém sem que ocorra secção completa do tendão. A lesão hipóxica do tendão pode resultar em metaplasia fibrocartilaginosa, que pode interferir na função do tendão e ser uma fonte de dor. Microestiramentos repetidos e sobrecarga mecânica com hipertermia, produção de radicais livres e hipoxia são importantes mecanismos fisiopatológicos no desenvolvimento da tendinite. Os objetivos do tratamento da tendinite são aumentar o número de fibroblastos, aumentar a produção de matriz, aumentar a proporção de colágeno tipo I *versus* tipo III e aumentar a organização das fibras colágenas. Isso permitirá aumento da resistência tensional, diminuição na reincidência da lesão e diminuição no tempo de reabilitação. O objetivo da reparação do tendão é a restauração de um tecido tendíneo estruturalmente normal, com resistência tensional e elasticidade normais, e não a promoção de uma cicatriz de tecido conjuntivo.

Mineralização do tendão de inserção do músculo supraespinhoso

A mineralização do tendão de inserção do músculo supraespinhoso, ou tendinopatia calcificante do tendão do supraespinhoso, pode resultar em claudicação de apoio intermitente ou progressiva crônica, que piora após exercício. A dor aparece durante a extensão do ombro. A mineralização de tecidos moles na altura do grande tubérculo do úmero, cranialmente à articulação escapuloumeral, em uma radiografia com incidência cranioproximal-craniodistal é sugestiva da doença. Foi identificada má correlação entre o tamanho da lesão e o grau de claudicação.[1] A hipoxia do tendão é considerada o principal fator iniciador da deposição de cálcio. O tendão sofre transformação fibrocartilaginosa; cristais de cálcio são, então, depositados na matriz e coalescem para formar depósitos definidos. A localização da lesão pode ser relacionada com uma área hipovascular do tendão adjacente ao tubérculo maior do úmero e pode ser predisposta à lesão hipóxica. As opções de tratamento incluem repouso, terapia com anti-inflamatórios não esteroides, injeções intralesionais de esteroides, excisão cirúrgica e terapia por ondas de choque extracorpóreas. Os depósitos minerais comumente se refazem; todavia, isso não se correlaciona bem com a recorrência da claudicação.[1]

Tenossinovite bicipital

A lesão ao tendão do bíceps é uma causa comum de claudicação do membro anterior e de dor no ombro em cães. As rupturas bicipitais comumente ocorrem no interior da articulação glenoumeral, fora do sulco bicipital e adjacente ao tubérculo supraglenoidal, uma vez que esta é uma zona relativamente avascular.[2] A inflamação do tendão do bíceps pode ocorrer como lesão primária ou secundária a uma doença intra-articular, tal como a instabilidade glenoumeral. A causa da tenossinovite bicipital primária é desconhecida e pode incluir uso excessivo ou traumatismo crônico repetitivo, resultando em resposta inflamatória. As alterações patológicas macroscópicas incluem hiperemia da bolsa, levando à derrame da articulação; sinovite crônica, causando hiperplasia sinovial da bolsa; condromalacia do sulco intertubercular, com formação de osteófitos em suas margens; e calcificação metastática do tendão bicipital. Podem desenvolver-se aderências entre o tendão e a bainha tendínea. A hipoxia do tendão, resultante de danos à irrigação sanguínea, promove metaplasia condroide e calcificação, com o espaço sinovial e a superfície lisa e deslizante do sulco intertubercular sendo tipicamente substituídos por sinóvia proliferada e adesões fibrosas. A metaplasia fibrocartilaginosa, todavia, pode ser vista em cães normais,[3] e a relação entre os achados histopatológicos e os achados clínicos é inconsistente.[4] O diagnóstico de tendinite bicipital pode ser feito através de um exame ortopédico, ao se obter uma resposta positiva no "teste do bíceps" (dor na palpação do tendão do bíceps com o ombro flexionado), e de radiografias simples, incluindo uma visão tangencial do sulco bicipital, de artrografia contrastada, de ultrassonografia ou de ressonância magnética. O tratamento inclui repouso e terapia com anti-inflamatórios não esteroides, injeção intra-articular ou intralesional de esteroides, tenodese aberta, tenodese artroscópica e tenotomia bicipital artroscópica. Os resultados da tenodese são excelentes,[5,6] embora a tenotomia artroscópica ofereça uma abordagem menos exigente com, aparentemente, bons resultados.[7] As indicações e os resultados a longo prazo da tenodese *versus* a tenotomia em cães ainda não foram estabelecidos.[6]

Tendinite do calcâneo

A inflamação da área da inserção do tendão do calcâneo pode progredir para avulsão e para falha do mecanismo do tendão de Aquiles. É recomendável que se faça avaliação do tendão do calcâneo contralateral em casos de lesão unilateral para assegurar-se de que ele também não esteja afetado pela tendinite do calcâneo. A ultrassonografia demonstrou ser uma ferramenta diagnóstica útil para a obtenção de imagens diagnósticas do tendão de Aquiles.[8]

Tenossinovite estenosante do músculo abdutor longo do primeiro dígito

O músculo abdutor longo faz a abdução do primeiro dígito. Lesões ao tendão desse músculo podem resultar em claudicação do membro anterior, inchaço no aspecto medial do carpo e dor em sua flexão.[9] A proliferação de tecido conjuntivo leva à estenose da bainha sinovial e à dor consequente à constrição do tendão pela bainha estenosada. Radiograficamente, em casos avançados da doença, podem ser encontradas reações proliferativas ósseas do rádio distal, na área do sulco fibro-ósseo do abdutor longo do primeiro dígito.[9] O tratamento conservador envolve injeções de corticosteroides na área da bainha sinovial e casos que não respondem à corticoterapia se beneficiam da liberação cirúrgica do tendão mais do que na tenotomia.[9]

Tendinite da inserção do flexor ulnar do carpo

A lesão ocorre comumente no tendão de inserção do flexor ulnar do carpo no osso acessório do carpo em cães de corrida da raça Greyhound. É comum a inflamação crônica com ataques repetidos de claudicação.[10]

Bursite

Bolsas ("bursas") são sacos de tecido conjuntivo revestidos por epitélio sinovial contendo fluido sinovial. Uma bolsa serve para reduzir a fricção entre as partes que se movem, tais como tendões, ligamentos ou músculos, ou para acolchoar os efeitos de pressão excessiva entre essas estruturas móveis e as proeminências ósseas. As bolsas verdadeiras são estruturas anatômicas normais e podem ser subtendíneas, submusculares, subfasciais ou interligamentares. As bolsas são supridas com abundantes vasos sanguíneos e nervos e, portanto, as lesões que afetam as bolsas são extremamente dolorosas. Falsas bolsas são estruturas que se formam secundariamente, devido ao traumatismo repetitivo sobre pontos de pressão, e que consistem em um saco não revestido por epitélio cheio de fluido, também conhecido por higroma.

Muitas bolsas anatômicas foram descritas no cão.[11] No membro anterior existem bolsas associadas ao músculo infraespinhoso e à parte caudal do grande tubérculo do úmero, onde o tendão do bíceps braquial cruza a extremidade proximal do olécrano (bolsa subtendínea do olécrano); sob o tendão do extensor radial do carpo, no carpo, sob o tendão de origem do extensor ulnar do carpo, também entre seu tendão de inserção e a ulna distal, e no local em que o abdutor longo do primeiro dedo passa sobre o músculo extensor radial do carpo. Existe uma bolsa, também, entre o tendão de origem do flexor digital superficial e o epicôndilo medial do úmero e sob o tendão de origem do flexor digital profundo. No membro posterior, existem bolsas localizadas sob os tendões de origem do músculo reto femoral, entre o terço distal do músculo reto femoral e o fêmur, sob a inserção dos músculos vastos lateral e medial, sob o tendão do flexor digital superficial, no local em que ele passa sobre a tuberosidade calcânea, entre o músculo obturador interno e o ramo isquial e na inserção do músculo obturador interno na fossa trocantérica. Muitos cães também têm bolsas sob os músculos glúteos profundo e superficial na sua inserção no trocanter maior do fêmur. Projeções da cápsula articular também podem funcionar de maneira similar à das bolsas; alguns exemplos incluem a projeção da cápsula articular glenoumeral sob o tendão de origem do músculo bíceps braquial, a projeção da cápsula articular do cotovelo sob a origem do músculo flexor radial do carpo, a projeção da cápsula articular patelar sob o tendão do músculo quadríceps, a projeção da cápsula articular do joelho sob a origem do músculo extensor digital longo e uma comunicação entre a cápsula articular, entre os terceiro e quarto ossos tarsais e a bolsa do tendão de inserção do músculo fibular longo.

Bolsas adquiridas ocorrem como resultado de traumatismo à pele e ao tecido subcutâneo sobre proeminências ósseas. A pressão sobre as proeminências ósseas é transmitida da superfície para o osso denso subjacente, comprimindo todos os tecidos interpostos, e isso, por sua vez, pode obstruir vasos sanguíneos, levando à morte celular. Existe ampla variação de lesões, desde uma lesão por pressão, com dilatação de vasos sanguíneos e edema inflamatório da pele e tecido subcutâneo sobre o osso, até uma falsa bolsa, em que houve formação de hematoma nos tecidos subcutâneos, incluída em um saco bem delineado. A progressão para uma falsa bolsa depende da persistência do traumatismo causador e da falta da formação de um calo cutâneo que proteja os tecidos subjacentes.

Lesões específicas das bolsas anatômicas

Inflamação da bolsa associada ao extensor radial do carpo

Essa lesão ocorre em cães Greyhound de corrida e causa claudicação após a corrida e aumento de volume de fluido palpável.[12]

Tenossinovite bicipital (bursite)

Essa condição foi descrita anteriormente, sob as lesões específicas de tendões.

Calcificação crônica da bolsa sobre o grande trocanter do fêmur

Essa lesão é encontrada comumente como um achado incidental em radiografias, não sendo evidente claudicação associada a ela.

Lesões específicas das bolsas adquiridas

Foram descritas bolsas adquiridas sobre o olécrano (higroma do cotovelo) e sobre outros pontos de pressão, que incluem o acrômio da escápula, a tuberosidade do ísquio, a tuberosidade coxal, o trocanter maior do fêmur, o maléolo lateral da tíbia e a tuberosidade calcânea, sobre os cinco dígitos e sobre o esterno. Bolsas adquiridas geralmente são estéreis, a não ser que microrganismos tenham sido introduzidos através de punções (centeses) ou injeções de corticosteroides.[13] O tratamento de higromas envolve remoção do traumatismo causador e fornecimento de cama macia e acolchoamento protetor. A drenagem, seguida acolchoamento protetor, deve ser considerada para os casos de inchaços persistentes ou para quando a bolsa é infectada.

Referências bibliográficas

1. Laitinen OM, Flo GL: Mineralization of the supraspinatus tendon in dogs: a long-term follow-up. J Am Anim Hosp Assoc 36:262, 2000.
2. Bardet JF: Lesions of the biceps tendon. Diagnosis and classification. A retrospective study of 25 cases in 23 dogs and one cat. Vet Compar Orthop Traumatol 12:188, 1999.
3. Davidson EB, Griffey SM, Vasseur PB, et al: Histopathological, radiographic, and arthrographic comparison of the biceps tendon in normal dogs and dogs with biceps tenosynovitis. J Am Anim Hosp Assoc 36:522, 2000.
4. Gilley RS, Wallace LJ, Hayden DW: Clinical and pathologic analyses of bicipital tenosynovitis in dogs. Am J Vet Res 63:402, 2002.
5. Stobie D, Wallace LJ, Lipowitz AJ, et al: Chronic bicipital tenosynovitis in dogs: 29 cases (1985-1992). J Am Vet Med Assoc 207:201, 1995.
6. Cook JL, Kenter KK, Fox DB: Arthroscopic biceps tenodesis: technique and results in six dogs. J Am Anim Hosp Assoc 41:121, 2005.
7. Wall CR, Taylor R: Arthroscopic biceps brachii tenotomy as a treatment for canine bicipital tenosynovitis. J Am Anim Hosp Assoc 38:169, 2002.
8. Kramer M, Gerwing M, Michele U, et al: Ultrasonographic examination of injuries to the achilles tendon in dogs and cats. J Small Anim Pract 42:531, 2001.
9. Grundmann S, Montavon PM: Stenosing tenosynovitis of the abductor pollicis longus muscle in dogs. Vet Compar Orthop Traumatol 14:95, 2001.
10. Saunders N: Lameness and allied conditions in the greyhound. Aust Vet J 38:239, 1962.
11. Evans HE, Christensen GC: Miller's Anatomy of the Dog. Philadelphia: WB Saunders, 1979.
12. Prole JHB: A survey of racing injuries in the greyhound. J Small Anim Pract 17:207, 1976.
13. Johnston DE.: Hygroma of the elbow in dogs: J Am Vet Med Assoc 167:213, 1975.

Análise da Marcha

Michael Conzemius e Richard Evans

A análise quantitativa da movimentação de um animal pode proporcionar uma percepção única das funções normais e anormais de seus membros. Essa informação é usada clinicamente para o diagnóstico da doença e como avaliação da evolução após a intervenção ou o tratamento. Além disso, a análise da marcha é usada comumente no desenvolvimento e no subsequente uso de modelos de doenças animais. Historicamente, a análise da marcha sempre foi extremamente complicada e demorada. O uso clínico rotineiro não era prático, por causa do tempo necessário para a preparação, a coleta e a avaliação de dados e também pelo uso de equipamento volumoso e inconveniente. Porém, as drásticas melhorias, computacionais e de equipamento, que aconteceram nos últimos 10 anos, fizeram com que essas técnicas se tornassem facilmente disponíveis e, agora, permitem a avaliação rotineira da marcha em laboratório ou hospital moderno. Talvez a maior atração quanto à análise da marcha seja o fato de que ela produz resultados objetivos e reproduzíveis sobre a função do membro.

Várias técnicas estão disponíveis para a análise da marcha. O método mais comum em medicina veterinária é a observação visual da marcha. As medidas objetivas das forças de reação do solo (GRF, do inglês *ground reaction forces*) usando uma plataforma de força, contudo, são uma alternativa atrativa comumente usada. Também existem publicações sobre análises de articulações e movimentos corporais usando métodos estereométricos bidimensionais e tridimensionais, bem como marcadores visuais. Essas técnicas prendem marcadores à pele em segmentos rígidos da estrutura corporal e acompanham seu movimento usando equipamento de imagem. Os métodos menos usados de análise da marcha em animais incluem acelerômetros, eletromiografia, eletrogoniometria e acoplamentos radiográfico e magnético. O uso simultâneo de uma combinação de métodos deve ser considerado.

Observação visual da marcha

Para a maioria das espécies, todo o ciclo da marcha dura apenas um segundo; assim, deve ser empregada uma abordagem sistemática e disciplinada para avaliar a marcha de um paciente. O animal deve ser observado pela frente, pelo lado e por trás. A observação da marcha começa com uma avaliação geral, notando a simetria, a fluidez e a regularidade dos movimentos das várias partes corporais. Durante a estação, os clínicos devem notar a posição do centro de massa (de gravidade) do paciente, já que esse centro se desloca para o lado normal ou menos, a fim de, reduzir a força aplicada sobre as articulações ou os músculos mais doloridos. Além disso, é importante observar a largura da base. Em geral, se os membros anteriores estão afastados e os membros posteriores estão próximos um do outro, o animal está transferindo seu peso para os anteriores; o oposto também é verdadeiro. Finalmente, enquanto o paciente está em pé, deve-se observar a rotação interna ou externa excessiva de um membro. Em nossa experiência, a rotação externa de um membro é associada a uma anormalidade naquele membro, e a rotação interna de um membro é associada a anormalidades em um membro diferente. Certamente, distúrbios que causam rotação permanente do esqueleto tornam esse ponto sem importância. Observar um paciente sentar-se e mover-se da posição sentada para em pé também é útil. O "teste de sentar" algumas vezes é recomendado. Quando um cão se senta, é considerado anormal que o pé aponte para fora. De fato, alguns consideram essa posição patognomônica para dor no joelho. Apesar de esse conceito frequentemente estar certo, muitos cães normais sentam-se com um dos pés, ou ambos, girado para fora. Quando o cão se levanta da posição de sentado, o foco deve ser na transferência do peso para os membros anteriores. Com experiência, notar-se-á a transferência excessiva.

Enquanto o animal anda, deve-se manter a atenção na fase de apoio da marcha. Se houver claudicação em razão de dor, o animal vai evitar apoiar o peso no membro afetado. Quando isso ocorre, a fase de apoio da marcha será mais curta. Por exemplo, se um cão é suspeito de ter uma claudicação unilateral do membro anterior, o observador deve verificar quanto tempo o cão passa com cada pata em contato com o solo. O pé que está no solo pelo menor período de tempo pode ser o mais dolorido. Alguns clínicos preferem observar a posição da cabeça ao observar uma claudicação nos membros anteriores. O conceito é semelhante: o paciente vai colocar mais peso no lado menos dolorido; quando a pata desse lado estiver colocada firmemente sobre o solo, o ombro e a cabeça abaixam. Por outro lado, a pata do lado que dói mais permanece menos tempo em contado com o solo, e o ombro e a cabeça se elevam. A circundução de um membro é anormal. Ela está presente mais provavelmente devido a uma articulação dolorida; o paciente evita a flexão daquele membro devido à dor e lança o membro para frente em um arco lateral. É comum a preferência de observar-se a marcha do paciente em diferentes velocidades. Além disso, algumas claudicações só se tornam evidentes após o paciente ter se exercitado.

A maior preocupação quanto ao uso da observação visual da marcha é a natureza subjetiva do processo. As experiências clínica e pessoal podem influenciar na interpretação, introduzindo, assim, uma opinião que, sob o ponto de vista desses autores, reduz a precisão, a exatidão e a reprodutibilidade dos resultados. Por exemplo, em uma publicação, quando a sensibilidade da observação visual da marcha foi comparada com a análise da marcha em plataforma de força, a observação visual foi considerada muito inferior.[1] Nessa comparação, os autores avaliaram 148 Labradores retrievers adultos; 17 não tinham anormalidades ortopédicas ou neurológicas e 131 haviam sofrido cirurgia para correção de lesão unilateral do ligamento cruzado cranial há 6 meses. O observador desconhecia a qual grupo o animal pertencia. Dos 17 cães normais, o observador identificou corretamente que nenhum deles tinha anormalidades na marcha, da mesma maneira que a plataforma de força. Contudo, o observador identificou como anormais somente 15 dos 131 cães que haviam sofrido cirurgia no joelho há 6 meses. Usando-se forças de reação do solo da análise da marcha pela plataforma de força, 75% dos 131 cães não atingiram GRF consistentes com Labradores saudáveis. De fato, se um cão parecia claudicar, ele tinha claudicação; mas, parecendo normal para o observador, ele podia, na realidade, ser anormal. Não deve ser surpreendente que uma análise computacional da marcha seja mais sensível do que nossa capacidade de observação. O fato deve ser lembrado quando informamos a um proprietário que seu cão "retornou ao normal" após os exames clínicos.

Plataformas de força

Uma plataforma de força mede as forças de reação do solo (GRF) exercidas quando é pisada durante a fase de apoio da marcha. Ela consiste em uma placa metálica que é montada no nível do piso ou de uma passarela circundante e que é separada do quadro inferior por transdutores de força em cada um de seus cantos. As forças nas direções X, Y ou Z, exercidas na superfície superior, são transmitidas para os transdutores de força. Plataformas de força disponíveis comercialmente são frequentemente agrupadas como medidores piezelétricos ou de esforço (ou de deformação). Apesar de existirem diferenças sutis entre as capacidades e o custo dos dois tipos, o tipo usado provavelmente tem pouca importância nos dados gerados. As placas de força piezelétricas geralmente usam transdutores de quartzo, que geram uma carga elétrica quando estressados. As placas com sensores de deformação usam esses sensores para medir o estresse em células de carga em que a força é aplicada. As placas piezelétricas são um pouco mais sensíveis, têm um amplificador embutido e permitem a medição de uma amplitude maior de forças do que o tipo de sensores de deformação. Todavia, elas podem ter algum desvio, o que requer que os amplificadores de carga sejam restaurados antes de cada aquisição de dados, e também são geralmente mais caras. Existem vários fabricantes entre os quais escolher e, além do custo, o potencial de customização de um sistema é algo que deve ser introduzido no processo de decisão. O tamanho da plataforma de força, sua transparência (caso se deseje fotografar sob a plataforma), a portabilidade e o uso com uma esteira (somente as forças na direção Z podem ser medidas) são todas opções potenciais. Apesar de todos os fabricantes oferecerem *softwares* compatíveis para uso veterinário, a maioria dos clínicos e dos pesquisadores utiliza apenas *softwares* específicos para medicina veterinária disponíveis comercialmente. Uma consideração final é a instalação profissional em uma área que encoraje frequentes usos clínico e de pesquisa, mas que evite o abuso pelo tráfico geral nas passarelas.

Plataformas e passarelas de pressão

Plataformas de pressão são sistemas comparativamente recentes que permitem aos investigadores medir os parâmetros espaciais e temporais da marcha. Em geral, as plataformas de pressão são um pouco maiores (aproximadamente 0,20 m²) do que as plataformas de força tradicionais. Passarelas de pressão, que consistem em múltiplas plataformas em série, podem ser customizadas para virtualmente qualquer comprimento. Essas plataformas funcionam com sensores que são circuitos impressos flexíveis e ultrafinos (~ 0,1 mm). Contidos nos circuitos existem milhares de localizações sensíveis à pressão ou elementos arranjados em filas e colunas ao longo do comprimento e da largura da plataforma ou passarela. Os elementos sensores agem como resistores variáveis dentro de um circuito elétrico. Quando os sensores são carregados, sua resistência elétrica diminui; quando a força diminui, a resistência aumenta. A resistência de saída criada é transformada em uma soma crua para análise. Em efeito, isso permite que se meçam as forças de reação do solo na direção das forças Z. Os sensores podem ser produzidos para amplitudes de pressão de 0 a 5 psi a até 0 a 25.000 psi. Talvez seja importante notar que foi demonstrado que as forças de reação do solo geradas por cães normais em passarelas de pressão são praticamente idênticas àquelas das plataformas de força.[2]

Existem várias vantagens em se usar uma passarela de pressão. Primeiro, devido ao seu comprimento extenso, leituras múltiplas e golpes da pata (passos) simultâneos, consecutivos e contralaterais, podem ser gravados com apenas uma única passagem sobre a plataforma. Algumas dessas vantagens podem ser atenuadas se um laboratório for equipado com múltiplas plataformas de força. Uma única plataforma de força, contudo, pode fazer medições somente durante a metade de um ciclo de marcha em uma única passada ou ensaio. Assim, aumentando o comprimento do campo de medição, não somente se coletam dados que são mais representativos da marcha do paciente, mas menos tentativas são necessárias para gerar uma quantidade suficiente de dados para comparação estatística. Reduzir o número de repetições é importante, porque economiza tempo, já que alguns pacientes claudicantes ou fracos podem não ser capazes fisicamente de fazer várias tentativas, e porque a maioria da variação nos dados da plataforma de força é atribuível à repetição do teste.[3] Segundo, devido à geometria do tapete ser conhecida, podem ser calculados parâmetros espaciais da marcha. O tamanho e a largura da passada do paciente para cada membro podem ser calculados para passos consecutivos, permitindo que o clínico busque inconsistências, sinais de melhora e progressão da doença. A velocidade e a aceleração do membro podem ser calculadas usando esses dados ou elas podem ser medidas usando uma pistola de velocidade ou células fotoelétricas. Terceiro, a distribuição de pressão de todo o pé pode ser investigada.[4] Ambos os tipos de plataformas medem força(s) cumulativa(s) sobre a célula. Para plataformas de pressão, a célula geralmente tem 0,25 cm² e, para uma plataforma de força tradicional, a célula tem 0,29 m². Essa diferença permite que o clínico estime as alterações da carga ao longo do pé do paciente (p. ex., a carga está sendo transferida para o lado esquerdo do pé, porque existe uma lesão no lado direito). Quarto, devido ao pequeno tamanho da célula nas plataformas de pressão, existem poucas limitações para o tamanho do animal para o qual os dados podem ser coletados acuradamente. Usando uma plataforma de força tradicional, o comprimento da passada do cão deve ser longo o suficiente para que ele coloque apenas um pé na plataforma de cada vez. Em geral, cães pesando menos de 20 kg têm dificuldades de conseguir isso. Da mesma maneira, um cão extremamente alto com uma passada longa pode pisar além da plataforma de força tradicional. Aumentar a velocidade do animal através da área demarcada aumentará o comprimento de suas passadas, mas essa metodologia cria outras limitações. Devido a uma plataforma de pressão permitir a coleção de dados em animais com passadas muito curtas, elas proporcionam a oportunidade de medir a função do membro em pequenos cães e gatos[5,6] ou grandes cães que tenham uma passada curta devido a uma doença ou ao fato de que se recuperam de uma cirurgia.[7] Um benefício adicional a essa vantagem é que as plataformas de pressão permitem aos usuários criar, ver e salvar dados na forma de um filme de quadros contínuos. Os filmes são gravados durante um período de tempo específico, a uma velocidade especificada de quadros por segundo. Esses filmes de marcha permitem que os clínicos meçam a carga enquanto o animal permaneça em pé e imóvel.[7] Finalmente, as plataformas de pressão são fáceis de instalar, de desmontar e de mover para novos locais. Essa portabilidade proporciona oportunidades de medir a função do membro, o que, de outra maneira, seria impossível com uma plataforma de força tradicional.

Infelizmente, as plataformas de pressão têm algumas desvantagens. Uma delas é que só podem medir a força de reação total do solo. As forças não são decifradas entre as direções X, Y e Z. Segundo, nossas experiências com o *software* são que com ele é fácil trabalhar, mas ele requer que o usuário invista muito mais tempo para extrair os dados de cada exame. Por exemplo, ao usar uma plataforma de força tradicional, o *software* imediatamente proporciona os picos de força vertical e os números de impulsos verticais. A plataforma de pressão requer aproximadamente um minuto de trabalho adicional para reunir os dados. De fato, os dados não são automaticamente tabulados e sumarizados; isso deve ser feito manualmente. Além disso, apesar de alguns sistemas de plataforma terem componentes que incorporam dados sobre velocidade e aceleração para cada exame, a maioria das plataformas de pressão não os têm. Novamente, esses valores, até hoje, devem ser calculados manualmente e adicionados à base de dados. As plataformas de pressão também não são tão duráveis como as plataformas de força de metal e não durariam muito se fossem utilizadas para medir as funções de um membro em um cavalo. Finalmente, as muitas vantagens das plataformas de pressão vêm com um custo significativo.

Aspectos técnicos da análise da marcha na plataforma de força

A documentação da cinética de um paciente gera uma enorme quantidade de dados. Forças nas direções X, Y e Z são expressas nas formas de picos e impulsos, e a média da inclinação de subida e descida é apenas um dos poucos pontos disponíveis. Uma questão óbvia é: em quais dados o clínico ou o investigador deve focar. As forças na direção Z são geradas por uma compressão vertical na plataforma e essas forças são dramaticamente maiores do que aquelas nas outras duas direções. As forças na direção Y (a segunda maior) são geradas pela inclinação cranial-caudal da plataforma e são proximamente relacionadas com a aceleração e a desaceleração, as quais podem ser medidas ou controladas de outras maneiras. As forças na direção X são geradas pela inclinação medial-lateral e são extremamente pequenas no quadrúpede. Os picos de força vertical (PVF, do inglês *peak vertical force*) são a maior e a única força durante a fase de apoio da marcha e representam apenas um ponto de dado. O impulso vertical (VI, do inglês *vertical impulse*) é a área total sob a curva da fase de apoio. Os resultados desses fatos são que a maioria das publicações veterinárias foca nas forças PVF e VI da direção Z. Apesar de esse método de expressão dos dados ser razoável e comum, ele pode não ser o ideal. A avaliação das curvas força-tempo que são providenciadas pelo *software* é, provavelmente, a melhor representação da função do membro. Infelizmente, os métodos estatísticos associados a isso podem ser complicados. Um método simples para explorar matematicamente a análise da marcha é usar uma abordagem estatística multivariada, em vez de univariada. Em um relato, o conjunto ideal de GRF foi selecionado usando regressão logística, com normal ou não normal como a variável dependente binária e as GRF como candidatas de variáveis explanatórias.[8] Esse método construiu um modelo descritivo e econômico que avaliava a maioria das combinações de GRF candidatas que melhor discriminavam entre as GRF de Labradores retrievers normais e aquelas de Labradores retrievers que tinham uma claudicação unilateral por um ligamento cruzado cranial rompido. Foi estabelecido um ponto de corte que maximizava o índice de Youden (sensibilidade + especificidade −1) e, então, uma curva receptora operante (ROC, do inglês *receiver operating curve*) (uma ROC é uma plotagem que representa a relação entre sensibilidade e especificidade de um teste diagnóstico) foi usada para avaliar as propriedades diagnósticas de GRF obtidas da plataforma de força. Esses valores foram, então, aplicados a um grupo de cães Labradores retrievers que haviam sofrido reparação cirúrgica da ruptura unilateral do ligamento cruzado cranial há 6 meses. A probabilidade de um Labrador retriever individualmente poder ser discriminado da população normal de Labradores retrievers foi calculada a partir de dados colhidos de observações visuais da marcha e de GRF geradas por análise da marcha em uma plataforma de força. Existem várias vantagens nessa metodologia. A função do membro é determinada por avaliação de todas as GRF. Em comparação, se os clínicos usarem PVF na direção Z, eles estarão na realidade olhando para somente 1/1.200 dos dados (assumindo uma frequência de amostragem de 1.200 amostras por segundo e uma fase de apoio de um segundo). Além disso, essa técnica permite aos clínicos estimar a probabilidade de função normal após análise de marcha e comunicar essa informação ao proprietário. Por exemplo, sabemos agora que 6 meses após algum procedimento cirúrgico, a probabilidade de função normal do membro é de somente 20%.[9] Isso não significa que a função após a cirurgia não melhorou ou que a cirurgia não teve sucesso, mas somente que a função não é normal. Isso é um importante passo em direção a diferenciar os desfechos clínicos entre opções de tratamento.

A velocidade do sujeito influencia a maioria das medições de GFR. Por exemplo, à medida que a velocidade do paciente aumenta, o PVC na força Z aumenta, porque o paciente atinge a plataforma com mais força, e a força Z VI Z diminui, porque o paciente passa menos tempo sobre a plataforma. Historicamente, para a análise da marcha na plataforma de força, a velocidade do paciente era gravada através de células fotoelétricas que projetavam um feixe de luz através da pista e que eram localizadas a uma distância conhecida uma da outra, com a fotocélula central localizada no centro da plataforma. Quando um sujeito interrompe o feixe de luz da primeira fotocélula, o sistema é disparado e começa a gravar o tempo que o sujeito passa através da plataforma de força. Quando o último feixe de luz for interrompido, o sistema para. A velocidade média do sujeito através da plataforma de força é, então, calculada. Se três ou mais fotocélulas são usadas no sistema, a aceleração do paciente pode ser calculada. A velocidade também pode ser medida usando uma pistola de velocidade. Uma limitação do sistema de células fotoelétricas é que as células são frequentemente alinhadas, de maneira que o torso do sujeito é que dispara o sistema. Assim, as células fotoelétricas medem a velocidade média do torso e não das pernas. A significância disso pode ser visualizada caso se compare as velocidades de um Great Dane com a de um Poodle *toy*. Se ambos os cães tivessem a mesma velocidade de torso, a velocidade dos membros do cão menor teria de ser proporcionalmente maior com relação ao tamanho menor de suas passadas. Essa limitação pode ser evitada comparando-se dados de cães de estatura similar. Outro, e talvez mais fácil, método para controlar esse problema seria padronizar o tempo de apoio na plataforma.[10]

Dada a importância da velocidade do sujeito, é comum para investigadores controlarem esse parâmetro ao avaliar e ao comparar um grupo de cães. Para ensaios de caminhada, são usados de 1 m/s a 1,3 m/s e para o trote são usados de 1,7 m/s a 2 m/s. Foi sugerido por alguns que a velocidade de trote deveria ser usada, porque é mais um desafio para o cão e, assim, mais claudicação seria detectada. Esse argumento pode ter mérito caso a população estudada tenha apenas claudicação sutil. Todavia, em uma investigação, o efeito da velocidade do paciente nas GRF foi estudado e a velocidade de caminhada foi claramente superior.[8] Várias mensagens importantes vieram daquele estudo. Primeiro, as GRF coletadas na caminhada eram relacionadas linearmente e eram altamente correlacionadas com aquelas coletadas durante o trote. Segundo, nessa investigação de cães com claudicações de um ligamento cruzado cranial rompido, os dados puderam ser coletados de todos os cães em velocidade de caminhada, mas de somente de 62% dos cães em velocidade de trote. A grande proporção de cães que não conseguiram um ensaio satisfatório impactaria drasticamente em estudos. As forças de reação do solo na caminhada foram significativamente diferentes entre os cães que puderam e os que não puderam trotar de modo satisfatório; isso ocorreu porque os cães que claudicavam mais gravemente não puderam trotar (muito provavelmente porque, à medida que a velocidade aumentava, a força aumentava e, assim, a dor também aumentava). Esses cães seriam eliminados do estudo clínico e o estudo teria um viés favorecendo os cães que claudicavam menos. Isso poderia fazer um grupo de estudo que recebeu certo tratamento parecer que claudicava menos do que se fosse estudado em velocidade de caminhada. O uso da velocidade de trote afetaria o processo de aquisição de candidatos para o teste, porque mais candidatos caninos seriam necessários para atingir o tamanho da amostra necessário para o estudo. Por exemplo, para um estudo no qual seriam necessários 50 cães, 81 candidatos teriam de ser adquiridos para conduzir o estudo devido ao uso de velocidade de trote (assumindo a falha documentada de 38%). Por outro lado, um estudo similar para avaliar 50 cães em velocidade de caminhada provavelmente necessitaria somente de 50 candidatos. Terceiro, entre os cães que poderiam andar e trotar, menos ensaios seriam necessários para se obter dados sob caminhada do que dados sob trote, e os dados sob caminhada teriam um coeficiente de variação menor, sugerindo que o caminhar tem variação inerente menor do que o trotar.

Interessantemente, a velocidade ideal provavelmente não deveria ser determinada pelo investigador, mas pelo sujeito investigado. Se um cão se sente mais confortável andando pela pista a 1,1 m/s, essa talvez seja a velocidade em que você irá obter dados que melhor refletem a marcha normal daquele cão. Se um segundo cão no estudo quiser ir a 1,8 m/s, isso também deveria ser permitido. A velocidade desses cães para ensaios subsequentes deveria permanecer a mesma. A velocidade e/ou o tempo de apoio desses cães podem variar e sua influência nas GRF pode ser calculada e ajustada matematicamente.

Análise cinemática da marcha

Um observador treinado pode ser capaz de fazer julgamentos críticos sobre a marcha de um paciente, mas, através do exame de uma gravação de vídeo, especialmente em câmera lenta, poderiam ser detectadas anormalidades mais sutis. Assim, uma das mais simples peças da instrumentação para análise da marcha, um sistema de gravação de vídeo, é também uma das mais úteis. O sistema de gravação de vídeo também é útil para documentar a marcha antes da aplicação de qualquer instrumentação, de maneira que diferenças possam ser resolvidas se, após o equipamento ser adaptado ao animal, os dados de movimento não corresponderem à imagem inicial que o clínico tinha do sujeito do teste. Além da fotografia de movimento, sistemas estereométricos automatizados são comumente usados. Outras tecnologias, como a ligação eletromecânica e a eletrogoniometria, que usam um exoesqueleto aplicado ao paciente, são muito complicadas para a maioria dos animais.

O método estereométrico emprega marcadores visíveis ligados à pele sobre segmentos rígidos do corpo (p. ex., articulações, centros de rotação, proeminências ósseas) e acompanha sua movimentação usando equipamentos de imagem. Os marcadores utilizados são diodos emissores de luz infravermelha, para os sistemas de marcação ativa, ou formas sólidas cobertas com fita retrorreflexivas, para sistemas de marcação passiva. A análise digital de imagens permite que as coordenadas vertical e horizontal de cada marcador sejam computadas à medida que o sujeito se move dentro do campo de visão. Fazendo-se a triangulação dessas visões a partir de várias câmeras e conhecendo-se a localização de cada câmera, o *software* computa as coordenadas para cada marcador. Essa técnica tem impacto mínimo na movimentação natural do sujeito e podem ser empregados métodos bi ou tridimensionais. Os métodos bidimensionais representam um investimento menor de tempo e de finanças para o laboratório ou a clínica que utiliza o método apenas ocasionalmente, mas a movimentação das articulações só pode ser determinada em um plano geométrico. Os métodos tridimensionais geralmente empregam três a oito câmeras montadas no teto ou nas paredes e criam um campo de visão semipermanente. É importante notar que, para documentar a cinemática tridimensional, cada segmento corporal deve ser definido por pelo menos três marcadores, cada centro de articulação deve ser definido e os ângulos de Engler devem ser calculados. Apesar de esses sistemas permitirem a coleção de dados da melhor e da mais recente qualidade, eles são relativamente caros e, se os métodos não forem bem entendidos, podem ser intimidadores.

Os dados de movimento permitem o cálculo de parâmetros de tempo/distância (velocidade, cadência, atitude, tempos de movimentação do membro etc.), bem como da posição angular das articulações (coxofemorais, joelhos e tornozelos) durante as diferentes fases da marcha. Esses métodos foram bem descritos e demonstrados em cães normais em trote, em cães com doenças ortopédicas e em cães nadando.[11-13] Apesar de, historicamente, esses métodos terem sido usados mais no campo da ortopedia veterinária, aplicações para pacientes com distúrbio neurológico, que quantificam o desvio do normal, podem representar o maior potencial de tratamento clínico para essa tecnologia. A cinemática tridimensional, quando coletada simultaneamente com dados de força (cinética), pode proporcionar informação útil sobre as forças que agem sobre uma articulação.

Eletromiografia

A eletromiografia (EMG) proporciona uma representação da contribuição dos músculos durante a marcha. A EMG pode ser útil para o clínico, mas, para se conseguir sinais de EMG de alta qualidade, deve-se prestar atenção detalhada na instrumentação e nas técnicas empregadas. Os eletrodos de superfície têm sido usados amplamente, devido à facilidade de sua aplicação e por não ser necessária a penetração da pele. Todavia, os resultados para músculos profundos só podem ser obtidos com eletrodos intramusculares metálicos. Da mesma maneira que com muitas outras técnicas descritas neste capítulo, a colaboração com um grupo experiente logo no início pagará dividendos a longo prazo.

Referências bibliográficas

1. Evans R, Horstman C, and Conzemius M: Accuracy and optimization of force platform gait analysis in Labradors with cranial cruciate disease evaluated at the walking gait. Vet Surg 34:42-46, 2005.
2. Besancon MF, Conzemius MG, Derrick TR, et al. Comparison of vertical forces in normal dogs between the AMTI Model OR6-5 force platform and the Tekscan (industrial sensing pressure measurement system) pressure walkway. Vet Compar Orthop Traumatol 16:153-7, 2003.
3. Budsberg SC, Jevens DJ, Brown J, et al: Evaluation of limb symmetry indices, using ground reaction forces in healthy dogs. Am J Vet Res 54(10):1569-74, 1993.
4. Besancon MF, Conzemius MG, Evans RB, et al: Distribution of vertical forces in the pads of Greyhounds and Labrador Retrievers during walking. Am J Vet Res 65:1497-1501, 2004.
5. Romans CW, Gordon WJ, Robinson DA, et al: Effect of postoperative analgesic protocol on limb function following onychectomy in cats. JAVMA 227(1): 89-93, 2005.
6. Romans CW, Conzemius MG, Horstman CL, et al: Use of pressure platform gait analysis in cats with and without bilateral onychectomy. Am J Vet Res 65:1276-78, 2004.
7. Horstman CL, Conzemius MG, Evans R, et al: Assessing the efficacy of perioperative oral carprofen after cranial cruciate surgery using noninvasive, objective pressure platform gait analysis. Vet Surg 33:286-92, 2004.
8. Evans RB, Gordon W, Conzemius M: The effect of velocity on ground reaction forces in dogs with lameness attributable to tearing of the cranial cruciate ligament. Am J Vet Res 64(12):1479-81, 2003.
9. Conzemius MG, Evans RJ, Besancon MF, et al: Effect of surgical technique on limb function after surgery for rupture of the cranial cruciate ligament in dogs. JAVMA 226(2):232-9, 2005.
10. Renberg WC, Johnston SA, Ye K, et al: Comparison of stance time and velocity as control variables in force plate analysis of dogs. Am J Vet Res 60:814-819, 1999.
11. DeCamp CE, Soutas-Little RW, Hauptman J, et al: Kinematic gait analysis of the trot in healthy Greyhounds. Am J Vet Res 54:627-34, 1993.
12. DeCamp CE, Riggs CM, Olivier NB, et al: Kinematic evaluation of gait in dogs with cranial cruciate ligament rupture. Am J Vet Res 57:120-6, 1996.
13. Marsolais GS, McLean S, Derrick T, Conzemius MG: Kinematic analysis of the hind limb during swimming and walking in healthy dogs and dogs with surgically corrected cranial cruciate ligament rupture. J Am Vet Med Assoc 222(6):739-43, 2003.

114

Nutrição na Ortopedia

Herman A. W. Hazewinkel

O osso é uma forma especializada de tecido conjuntivo, com uma composição física e química complexa. Além de sua fração celular e da fase água (10%), ele é composto de matriz orgânica e de uma fase mineral. A fração celular inclui osteoblastos (células formadoras da matriz orgânica), osteoclastos (células que reabsorvem a matriz calcificada) e osteócitos (osteoblastos embebidos na matriz, com capacidade de reabsorção óssea). A matriz orgânica, que compreende aproximadamente 20% do volume ósseo, é composta de 90% de fibras colágenas, com alto conteúdo de hidroxiprolina, de 10% de aminopolissacarídios, de proteínas não colágenas e de uma pequena quantidade de lipídios. A fase mineral compõe 70% do volume do osso, principalmente na forma de cristais de hidroxiapatita, de fosfato de cálcio amorfo e também pequenas quantidade de outros elementos. Das quantidades totais de cálcio e de fósforo no corpo, 99% e 80%, respectivamente, estão no esqueleto. Apesar de o zinco, o cobre, o manganês e de outros elementos poderem influenciar o desenvolvimento de anormalidades esqueléticas,[1] eles aparentemente têm significância menor na medicina de pequenos animais. A disponibilidade de cálcio, de fosfato e de vitaminas A e D tem influência direta e indireta na mineralização esquelética. Isso será discutido adiante neste capítulo.

Este capítulo limita-se ao reconhecimento e ao manejo dos problemas ortopédicos significantes na medicina de pequenos animais, nos quais o manejo nutricional é um fator causal ou, então, um fator terapêutico. A quantidade e a qualidade dos alimentos (incluindo os principais minerais e vitaminas) são discutidas em relação às doenças esqueléticas em cães e gatos em crescimento e adultos. Adicionalmente, o papel da nutrição é revisado quanto à osteoartrose e às fraturas.

Nutrição e crescimento esquelético

O crescimento do esqueleto inclui a maturação da cartilagem como parte da ossificação endocondral, a formação e a mineralização do osteoide e também a modelagem óssea influenciada pela homeostasia do esqueleto e do cálcio. Esta última está sob a influência do paratormônio (PTH), da calcitonina e de metabólitos da vitamina D.

Deve ser administrada uma comida de boa qualidade e palatabilidade e que tenha demonstrado ser nutricionalmente adequada para o crescimento. Os requisitos para vários nutrientes estão listados na Tabela 114.1. Cães e gatos jovens devem receber quantidades suficientes de comida para satisfazer suas necessidades durante a fase de crescimento, as quais podem ser de duas e meia a três vezes os valores de manutenção para o adulto.[1] Uma nutrição ideal e um ambiente satisfatório permitem o crescimento ideal exigido pelo genótipo.

Tabela 114.1 Necessidades de nutrientes para cães e para gatos em crescimento, expressadas como a quantidade de cada nutriente por 1.000 Kj ou 100 kcal de energia metabolizável (ME).

	Cães		Gatos	
	Por 1.000 kJ	Por 100 kcal	Por 1.000 kJ	Por 100 kcal
Proteína (g)	14	5,8	17	7,0
Gordura (g)	4	1,7	5	2,1
Ácido linoleico (g)	0,7	0,3	0,7	0,3
Cálcio (g)	0,7	0,3	0,4	0,25
Fósforo (g)	0,5	0,2	0,5	0,2
Vitamina A (UI)	300	125	300	125
Vitamina D (UI)	30	12,5	30	12,5

A expressão de nutrientes por 1.000 kJ ME ou por 100 kcal ME permite a comparação de diferentes rótulos de produtos. A ME pode ser calculada a partir do rótulo da seguinte maneira: (g de proteína × 14,64 kJ) + (g de gordura × 35,56 kJ) + (g de carboidratos × 14,54 kJ) ou (g de proteína × 3,5 kcal) + (g de gordura × 8,5 kcal) + (g de carboidratos × 3,5 kcal).

Exemplo: o rótulo do produto informa que a ração contém cálcio a 2,5% da matéria seca, com um cálculo de ME = 1.500 kJ por 100 g da ração. Essa quantidade de cálcio é suficiente? 1.000/1.500 × 2,5 = 1,7 g/1.000 kJ; isso é cálcio demais. Deveria ser 1.500/1.000 × 0,7 = 1,05% da matéria seca.

Nas seções a seguir são descritas as consequências ortopédicas da ingestão deficiente ou excessiva de proteínas, de energia, de minerais e de vitaminas por cães e gatos jovens.

Ingestão calórica restrita

A subalimentação leve pode atrasar o crescimento de filhotes, mas não influencia o tamanho adulto do cão. Em um estudo controlado feito em cães Great Danes criados em uma mistura de dietas comerciais completas e balanceadas, os animais alimentados *ad libitum* apresentaram maturação esquelética precoce e crescimento avançado, mas, aos 7 meses de idade, o comprimento dos ossos longos dos irmãos de ninhada alimentados com restrição na dieta (dois terços da ingestão calórica) era idêntico ao dos primeiros.[2] Após um período de crescimento inibido devido à desnutrição ou a uma doença de curta duração, o animal crescerá em velocidade maior do que a média para sua idade (i. e., crescimento de recuperação). As influências de outros fatores de crescimento além da nutrição devem ser consideradas ao se julgar que um animal é pequeno demais para sua idade[3], além da possibilidade de variação normal dos padrões de crescimento de animais saudáveis normais. A partir de diferentes estudos de cães jovens criados com conteúdo de carboidratos de 0% a 62%, de proteína de 20% a 48% e de gordura de 13% a 76%, como porcentagens de energia metabolizável, concluiu-se que, desde que existam níveis adequados de proteína e de ácidos graxos essenciais em uma dieta palatável, parece não importar para animais em crescimento que a proporção da energia provenha de carboidratos, de gordura ou de proteína.[1] Um estudo revelou que em três grupos de cães Great Danes, cada grupo recebendo dietas isoenergéticas, diferenciando-se apenas quanto aos níveis de proteínas dietéticas (i. e., 15%, 23% ou 32% de proteína com base na matéria seca [m.s.]), com os carboidratos trocados por proteína e as dietas administradas em quantidades energeticamente iguais para todos, aos 6 meses de idade os cães que receberam a dieta com 32% de proteína tinham o peso corporal significativamente maior, mas sem diferenças no comprimento dos ossos do antebraço, do que os cães que receberam a dieta com 15% de proteína. Isso leva à conclusão de que alta quantidade e alta qualidade de proteína na dieta estimulam o crescimento de tecidos moles em cães jovens, mas não aumentam o crescimento esquelético e o risco de desenvolvimento de doenças ortopédicas de desenvolvimento.[4]

Baixa ingestão de cálcio

Animais jovens têm grande necessidade de cálcio para mineralizar a cartilagem e o osteoide recentemente formados. Dependendo do regime dietético e do *status* hormonal, 225 a 900 mg/kg de peso corporal (bw, do inglês *body weight*) são depositados por dia no esqueleto de cães jovens em crescimento, das quais 100 a 225 mg/kg/dia devem ser absorvidos a partir do intestino.[1,5,6] O requerimento mínimo para o cálcio na dieta (com base na matéria seca) para cães em crescimento é de 0,4% a 0,6% para cães de raças pequenas, de 0,5% para gatos filhotes em crescimento e de 0,7% a 1,2% para cães de raças grandes em crescimento rápido.[1] A baixa absorção de cálcio, seja pelo baixo conteúdo de cálcio na dieta ou de cálcio pouco disponível (complexos com ácido fítico ou oxalato, alto conteúdo de fosfato na dieta ou *status* de vitamina D inadequado), pode causar diminuição na concentração de cálcio circulante. Essa situação pode ser criada, fornecendo-se aos animais uma dieta exclusivamente de carne. A diminuição na concentração do cálcio circulante será contraposta pelo aumento na secreção de PTH, que acabará por aumentar a osteoclasia e a síntese do metabólito ativo da vitamina D, o 1,25-di-hidroxicolecalciferol (ou $1,25(OH)_2$-vitamina D_3). Esse metabólito estimula a absorção de cálcio (e de fosfato) com eficiência total de aproximadamente 80% a 90% da quantidade digerida em filhotes de cães e gatos.[5-7] Subsequentemente, os altos níveis de PTH e os metabólitos da vitamina D estimularão a reabsorção de cálcio do osso. Se essa situação continuar por semanas, a osteoclasia intensa enfraquecerá o esqueleto a tal ponto que ele não poderá mais aguentar sequer o peso corporal ou a força muscular. O resultado é o desenvolvimento de deformidades esqueléticas, que incluem o arqueamento de ossos longos e do calcâneo, fraturas por compressão em ossos esponjosos (áreas metafisárias e epifisárias), deformação da pelve e de vértebras e fraturas em galho verde de ossos longos (Figura 114.1B e Figura 114.2). Não ocorrem alterações nas placas de crescimento (Figura 114.1B). As fraturas por compressão das vértebras podem resultar em compressão da medula espinal, que pode ser grave o suficiente para causar paresia ou paralisia posterior durante a fase aguda.

Os ossos não podem suportar o estresse ou a carga exercidos por uma tipoia ou por aparelho de gesso, e novas fraturas em galho verde podem ocorrer proximalmente ao aparelho ou à tipoia. Dessa maneira, a terapia limita-se a uma boa enfermagem e a uma dieta que preencha os requerimentos nutricionais do cão,[1] sem nenhuma injeção de vitamina D. Isso permitirá ao esqueleto se mineralizar o suficiente em 3 semanas. Osteotomias corretivas de ossos longos ou das sínfises pélvicas podem ser consideradas assim que o esqueleto tiver se mineralizado a níveis aceitáveis. Por exemplo, o estreitamento do canal pélvico por deformação pode resultar em constipação intestinal crônica (Figura 114.2). Se a obstipação não responder ao tratamento médico, poderá ser necessária mais tarde uma osteotomia pélvica.

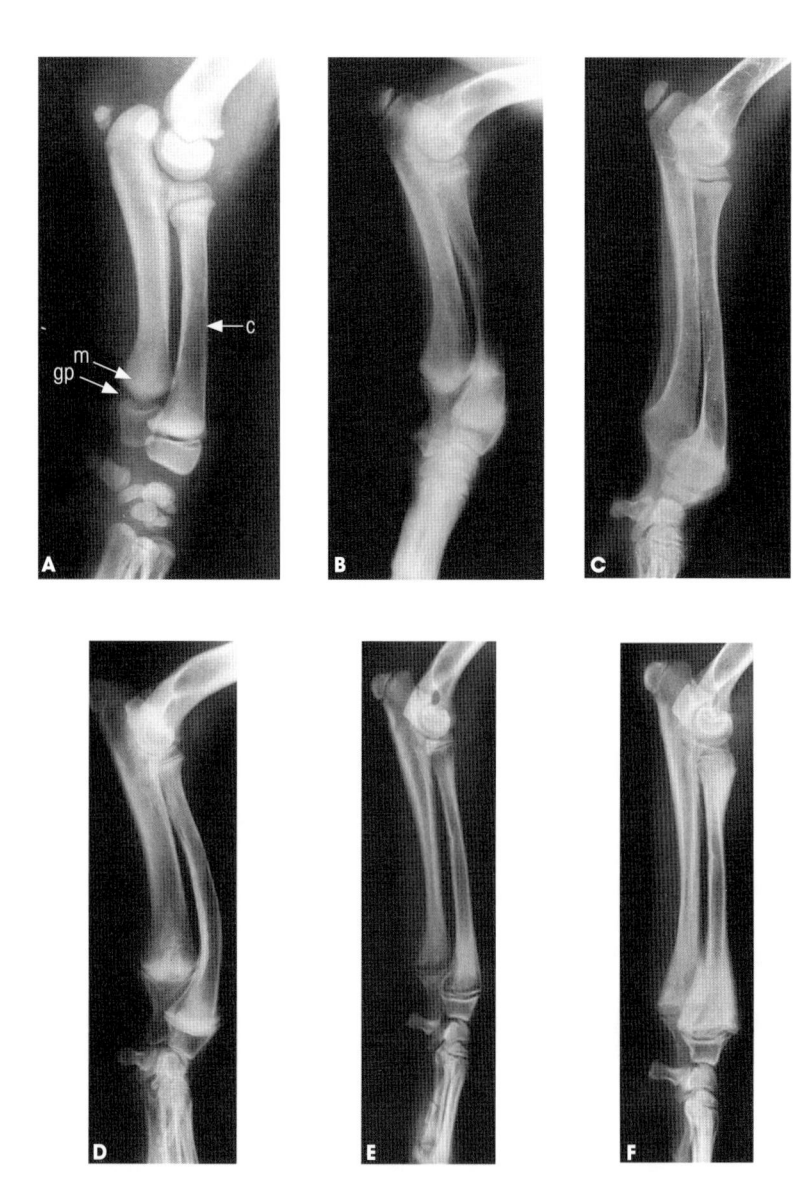

Raça e idade	Largura da placa de crescimento	Aspecto da metáfise	Espessura cortical	Comprimento da ulna vs. do rádio	História nutricional
A Rottweiler, 8 s.	Normal	Normal	Normal	Normal	Normal
B Great Dane, 16 s	Normal	Relativamente densa	Fratura em galho verde delgada	Normal	Ca baixo, P normal
C SRD, 22 s	Aumentada	Forma de cogumelo	Delgada	Normal	Vitamina D baixa
D Great Dane, 24 s	Central aumentada	Cartilagem retida na ulna	Normal a espessa	Ulna curta Rádio curvo	Ca alto, P normal
E Boxer, 24 s	Normal	Linha radiolucente paralela à gp	Normal	Normal	Ca alto, P alto
F Boxer, 28 s	Normal	Espessamento subperiosteal	Normal	Normal	Osteodistrofia hipertrófica, curada com repouso e correção da dieta

* SRD = sem raça definida; s = semanas.

Figura 114.1 A. a F. Radiografias do rádio e da ulna esquerdos de cinco cães jovens diferentes, usadas como auxílio diagnóstico para as anormalidades esqueléticas induzidas nutricionalmente pela avaliação da largura da placa de crescimento (gp), do aspecto da metáfise (m), da espessura cortical (c) e do comprimento da ulna, quando comparado com o rádio (posição do processo estiloide [sp]).

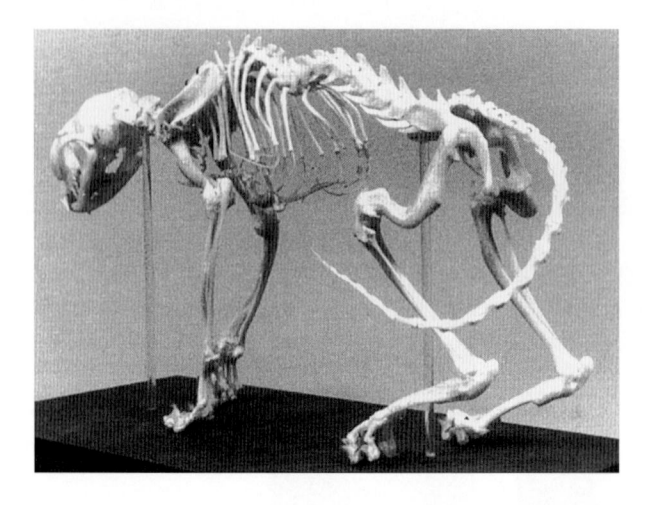

Figura 114.2 Dieta pobre em cálcio. Esqueleto de um gato alimentado com uma dieta exclusiva de carne por longo tempo. O gato teve várias anormalidades esqueléticas e constipação intestinal recorrente. Note o alinhamento anormal dos ossos longos (especialmente dos fêmures), dos calcâneos, da coluna vertebral e da pelve.

Baixa ingestão de vitamina D

Os metabólitos da vitamina D estimulam o aumento dos níveis de cálcio e de fosfato para mineralizar a cartilagem e o osteoide recentemente formados. A vitamina D é absorvida pelo intestino, hidroxilada no fígado para 25OH-vitamina D e, a seguir, novamente hidroxilada no rim formando 24,25(OH)$_2$-vitamina D$_3$ ou, então, o metabólito mais ativo de todos, o 1,25(OH)$_2$-vitamina D.[3] Cães filhotes alimentados com uma ração seca para cães, balanceada e semipurificada, sem adição de vitamina D, não sintetizaram suficiente vitamina D ao ser irradiados diariamente com luz ultravioleta (sol) sob circunstâncias controladas. Essa observação contrasta com os resultados em outras espécies, incluindo herbívoros e onívoros.[8] Evidências bioquímicas, radiográficas e histológicas mostraram que esses cães desenvolveram raquitismo em 3 meses. Os córtices adelgaçados e as placas de crescimento alargadas (Figura 114.1C) voltaram ao normal após a administração de ração comercial.

Casos clínicos de raquitismo em cães e gatos são muito incomuns e podem ser diagnosticados pela medição dos níveis circulantes de metabólitos da vitamina D$_3$[8] ou pela determinação da largura das placas de crescimento vistas radiográfica e histologicamente. O aumento da largura não acontece com dietas baixas em cálcio e altas em fosfato, mas é uma forte indicação de raquitismo. No raquitismo, o arqueamento das pernas é prevalente ao número de fraturas patológicas.

A terapia dietética consiste em ração comercial com quantidades adequadas de cálcio, fosfato e vitamina D. Não são indicadas injeções de vitamina D, especialmente porque as rações comerciais para pequenos animais podem conter mais do que a quantidade mínima recomendada.[9] Quando indicada, a cirurgia corretiva pode ser considerada mais tarde.

Alta ingestão de energia

Animais jovens têm menor tendência a se tornarem obesos com a ingestão de energia em excesso antes das 30 semanas de idade do que animais mais velhos. A alimentação *ad libitum* de cães jovens coincide com um aumento dos níveis plasmáticos de hormônios da tireoide e, assim, com a estimulação de processos metabólicos, inclusive da produção de calor.[10] Cães Great Dane superalimentados com dieta comercial balanceada, completa e palatável não mostram sinais de obesidade, mas têm grandes aumentos no peso e na altura quando comparados com seus irmãos de ninhada alimentados com dieta restrita. Aos 7 meses de idade, o comprimento dos ossos longos dos cães alimentados com dieta restrita era idêntico ao comprimento dos ossos longos de cães superalimentados.[2] Em outro estudo, Great Danes tinham ingestão ainda maior de energia e maior velocidade de crescimento, mas, novamente, não apresentaram sinais de obesidade.[11] Esses Great Danes e também Pastores alemães e retrievers, sofreram de doenças ortopédicas de desenvolvimento mais graves (incluindo panosteíte, osteocondrose e displasia coxofemoral) quando criados sob alta ingestão calórica, em comparação com irmãos de ninhada criados sob ingestão restrita de energia.[11-13] Os cães crescem mais lentamente e têm menos depósitos de gordura quando alimentados com dieta de baixa densidade com 8% de gordura, em comparação com 24% de gordura, ambas oferecidas *ad libitum*.[10] O sobrepeso devido ao excesso de ingestão de energia pode causar estresse biomecânico, o qual, precedendo ou seguindo lesões cartilaginosas, pode ser responsável por essas doenças ortopédicas.[10]

O proprietário de um cão jovem deve monitorar a velocidade de crescimento e não a deposição de gordura corporal e comparar o resultado com a média para aquela raça. O proprietário deve perceber que o crescimento rápido não levará a um adulto maior, mas provavelmente aumentará o risco de problemas ortopédicos, inclusive de displasia coxofemoral.

Alta ingestão de minerais

Para evitar as clássicas doenças esqueléticas que resultam da falta de cálcio, de excesso de fosfato ou de muito pouca vitamina D (conforme descrito anteriormente), alguns proprietários e alguns fabricantes de rações para cães tendem a suplementá-las com cálcio em excesso, com ou sem adição proporcional de fosfato.[9] Conteúdo elevado de cálcio aumenta a concentração de cálcio circulante, aumenta a secreção de calcitonina e, por fim, diminui a secreção de PTH (para detalhes, ver o Capítulo 99). O estado de hipercalcitoninemia crônica causa diminuição da atividade de osteoclastos, que é de extrema importância para a modelagem esquelética durante o crescimento. Os forames ósseos têm de ser aumentados pelos osteoclastos proporcionalmente ao crescimento dos tecidos moles, como a medula espinal e os vasos nutrícios dos ossos. Em vários estudos, cães Great Danes alimentados com dieta com alto conteúdo de cálcio (2 g/1.000 kJ), com ou sem excesso de outros constituintes, como proteína ou fosfato, desenvolveram um canal vertebral cervical inadequadamente expandido, em proporção ao crescimento da medula espinal.[5,11] Isso causa compressão da medula espinal, com sinais clínicos, radiográficos e patológicos da síndrome *wobbler* canina.

O diâmetro diminuído e a alteração no curso dos forames nutricionais nas diáfises restringem o retorno venoso, causando edema nas cavidades medular e subperiosteal. Esse edema acabará por levar à fibrose e à formação de osso intramedular e, também, a edema subperiosteal e à neoformação de osso. Essa entidade é conhecida como panosteíte.

Distúrbios na ossificação endocondral, denominados osteocondrose, foram mais frequentes e mais graves em cães Great Danes jovens recebendo suplementação de cálcio do que em Great Danes com ingestão de cálcio na concentração de 0,8% a 1,1% m.s.[5,11,14] Como não só a cartilagem que suporta o peso foi afetada, mas também as placas de crescimento das costelas, que não suportam o peso do animal, o microtrauma devido ao excesso de peso pode ser excluído como possível causa. Sinais graves de osteocondrite dissecante na cabeça proximal do úmero e retenção de cones cartilaginosos nas placas de crescimento metafisárias (Figura 114.1D), com eventual síndrome do rádio curvo (Figura 114.3) e desvio dos membros posteriores,[8,11,14] foram observados nos cães cuja ingestão de cálcio era elevada. Em casos menos graves, a correção nutricional pode restaurar a posição normal dos membros (Figura 114.3); casos mais graves podem ser tratados cirurgicamente.

Osteodistrofia hipertrófica (ODH) pode ser caracterizada como distúrbio maciço da ossificação endocondral das placas de crescimento. É típica a descontinuidade próxima e paralela às placas de crescimento ósseo na área metafisária de muitos ossos longos. Essa zona de falha óssea é composta de restos de cartilagem e trabéculas ósseas, de sangue, de fibrina e restos de tecidos. Essa área torna-se visível nas radiografias quando circundada por tecido mineralizado (Figura 114.1E). Em um estágio posterior, torna-se visível uma reação periosteal supérflua nas avaliações clínica e radiográfica, evidenciada

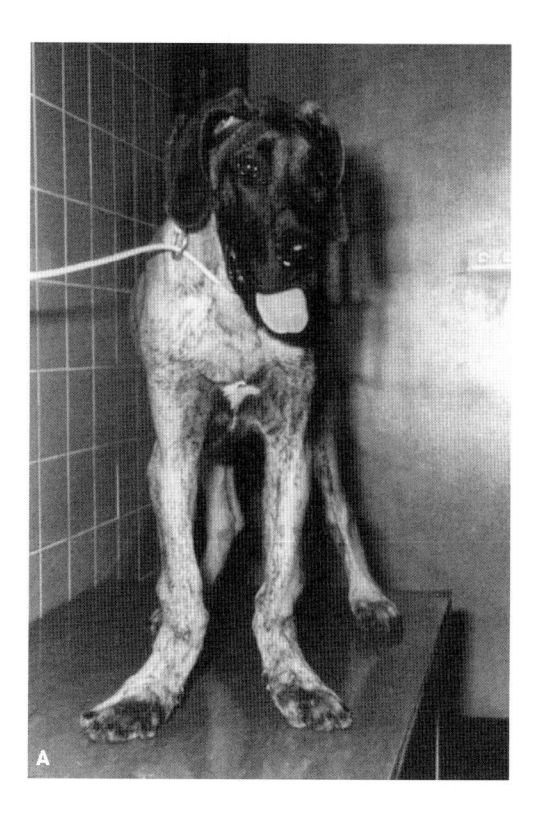

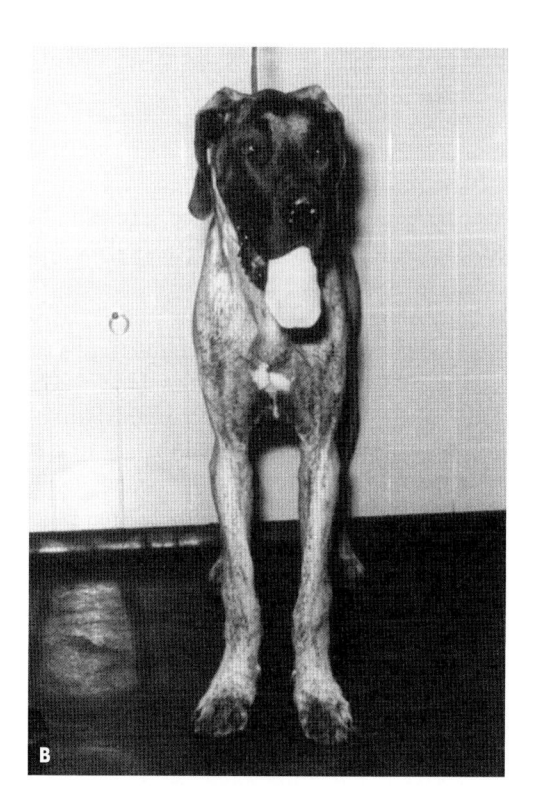

Figura 114.3 A. Cão Great Dane com 25 semanas de idade, com ambos os membros anteriores em posição valga e evidência radiológica de retenção de cones cartilaginosos. **B.** A posição de ambos os membros anteriores na idade de 1 ano foi normalizada após o cão ser alimentado com uma quantidade controlada de ração balanceada.

por protuberância (Figura 114.1F). Sinais patológicos dessa doença foram encontrados em diferentes estudos controlados em cães Great Dane (uma raça com alta prevalência de ODH) bem vacinados e todos criados com ração com alto conteúdo mineral.[5,11,15] Pode-se esperar que a suplementação de vitamina C mais agrave do que cure a ODH.[16] Proprietários de cães jovens de crescimento rápido devem estar conscientes das graves consequências do excesso de ingestão de minerais no desenvolvimento do esqueleto.

Excesso de vitamina D

A primeira hidroxilação da vitamina D_3 para 25OH-vitamina D_3, no fígado, é relativamente mal controlada, enquanto a segunda hidroxilação, para $1,25(OH)_2$-vitamina D_3, no rim, acontece sob controle delicado e preciso. A quantidade permitida de vitamina D_3 na dieta é de 500 UI/kg de ração m.s. para cães (a mesma para crescimento e para manutenção), de 750 UI/kg de ração m.s. para gatos filhotes (mas possivelmente tão pouco quanto 250 UI/kg de ração) e de 500 UI/kg de ração para gatos adultos para manutenção.[1] Em caso de suplementação em excesso de vitamina D_3, o 25OH-vitamina D_3 será metabolizado para o biologicamente menos efetivo $24,25(OH)_2$-vitamina D_3 e o $1,25(OH)_2$-vitamina D_3 formado é rapidamente hidroxilado para o não efetivo $1,24,25(OH)_3$-vitamina D.[3,17] Em um estudo controlado em cães Great Danes, excessos de vitamina D de cem vezes a dose recomendada de 500 UI por quilo de ração, dados durante um período de 5 meses, causaram concentrações plasmáticas de $1,25(OH)_2$-vitamina D_3 mais baixas do que as dos controles, coincidindo com grave osteocondrose e síndrome do rádio curvo,[17] com aparência radiológica similar à da Figura 114.1D. Ingestões maciças de vitamina D_3 (ou ainda mais de seus metabólitos) podem causar hipercalcemia, juntamente com hiperfosfatemia, anorexia, polidipsia, poliúria, vômito, fraqueza muscular e claudicação.[1] Os altos níveis circulantes de cálcio e fosfato são resultado da reabsorção óssea aumentada, da absorção aumentada no trato gastrintestinal e, finalmente, da mineralização tubular. A intoxicação por vitamina D em cães e gatos é caracterizada por mineralização de tecidos moles, incluindo vasos sanguíneos, alvéolos e túbulos renais, juntamente com alterações patológicas no trato gastrintestinal e no coração.[1]

As rações de *pets* podem conter de duas a mais de dez vezes a quantidade de vitamina D recomendada pelo National Research Council (NRC).[9] A extrassuplementação com vitamina D pode causar aumento na absorção de cálcio e de fosfato, com efeitos deletérios no desenvolvimento do esqueleto (ver Capítulo 99) e, provavelmente, da função renal.[9] Os proprietários de cães e gatos jovens devem ser avisados dos graves efeitos das intoxicações clínica e subclínica por vitamina D_3, com efeitos cumulativos devido à suplementação excessiva.

Excesso de vitamina A

Devido ao fato de o desenvolvimento de hipervitaminose A requerer ingestão prolongada de alimentos ricos em vitamina A, como fígado cru, a intoxicação é raramente vista clinicamente em animais jovens. O metabolismo do excesso de vitamina A é mais completo em gatos do que em cães; dessa forma, a hipervitaminose A é mais provável de ocorrer em filhotes de gatos do que de cães (ver Capítulo 99).

Experimentalmente, doses maciças de vitamina A dadas durante várias semanas causaram profunda depressão no crescimento ósseo, devido a alterações degenerativas nas placas de crescimento, além do decréscimo na atividade de osteoblastos e de osteoporose em filhotes de cães e gatos.[9] A formação de osteófitos e as reações periosteais estão presentes, mas são de menor importância nesses animais jovens.[9] A recomendação para vitamina A é de 5.000 UI/kg de ração m.s. para cães (a mesma para crescimento e para manutenção), de 3.333 UI/kg de ração m.s. para gatos jovens e de 6.000 UI/kg de ração m.s. para gatos adultos.[1] A suplementação de ração comercial para *pets* com aditivo vitamínico pode resultar em administração de cem vezes a dose recomendada.[9] Proprietários de animais de companhia jovens, especialmente de gatos filhotes, devem conhecer as graves anormalidades esqueléticas que podem resultar da suplementação extra com vitamina A.

Nutrição e manutenção esquelética

Em cães e gatos adultos ocorre um permanente *turnover* ósseo, que consiste em reabsorção óssea e formação de novo osso. Em cães adultos, a deposição e a reabsorção de cálcio têm magnitudes iguais: aproximadamente 4 a 8 mg/kg/dia. As perdas diárias de cálcio por excreção endógena fecal e urinária (i. e., de 10 a 30 e de 1 a 7 mg/kg/dia, respectivamente) podem ser facilmente compensadas por dieta balanceada.

A menopausa natural e outras causas de deficiência de estrógeno em mulheres são caracterizadas por perda óssea, que leva a fraturas patológicas das vértebras, do fêmur proximal e do punho. Isso explica o grande interesse pela nutrição de mulheres idosas. Apesar de a ovariectomia ser uma prática comum em gatas e cadelas e de algumas alterações osteoporóticas serem notáveis 17 a 36 semanas após a cirurgia,[17,18] essa prática não resulta em problema de significância prática em ortopedia de animais de companhia (ver Capítulo 99).

Alimentar animais adultos com dieta baseada em alguma variação nos requerimentos dietéticos prescritos para animais em crescimento, em geral, não resulta em problemas graves. Em cães e gatos adultos, os maiores problemas clínicos em relação à ortopedia são: ingestão de energia em excesso, ingestão de pouca vitamina D ou excesso de fósforo, juntamente com função renal diminuída e ingestão de vitamina A em excesso, em especial em gatos.

Ingestão de energia em excesso

Conteúdo energético supérfluo aumenta o risco de obesidade para o animal de companhia com nível de atividade normal. Além da ingestão de energia em excesso, os seguintes fatores podem ser causa de ganho anormal de peso corporal: a composição da dieta (proporção proteína-energia), as diferenças de raças e de linhagens, o *status* hormonal, o número de adipócitos presente e as alterações nas circunstâncias habitacionais. Entre 24% e 44% dos cães e pelo menos 9% e 25% dos gatos são evidentemente obesos.[1] As fêmeas de ambas as espécies são mais frequentemente obesas. Cerca de 25% desses cães obesos têm problemas ortopédicos, enquanto apenas 10% de todos os cães atendidos em 11 clínicas veterinárias tinham problemas ortopédicos.[19] Esses problemas incluem artrite, discos intervertebrais herniados e ligamentos cruzados craniais rompidos. Em um estudo avaliando o risco para displasia coxofemoral em cães Pastores alemães, Golden retrievers, Labradores retrievers e Rottweilers, foi demonstrado que o alto peso corporal é um importante fator de risco (ver Osteoartrite, adiante neste capítulo).[20] Nenhuma aberração dietética é responsável por essas doenças, mas sim o efeito mecânico do peso aumentado sobre o esqueleto.[19]

Ingestão mineral em excesso

O conteúdo de cálcio e fosfato em rações comerciais comuns para *pets* pode exceder significativamente os níveis recomendados e, embora isso possa não ter um efeito deletério em adultos saudáveis, é seguramente desnecessário.[9] Em cães e gatos com perda grave da função renal, o fosfato acumula-se e, em consequência, diminuem-se as concentrações circulantes de cálcio. A hiperfosfatemia pode vir junto à diminuição da hidroxilação 1-α de 25OH-vitamina D, resultando em produção diminuída de $1,25(OH)_2$-vitamina D_3 e, assim, em diminuição da absorção ativa de cálcio. Como resultado, as glândulas paratireoides secretam mais PTH (hiperparatireoidismo secundário renal), causando aumento na atividade osteoclástica, a fim de normalizar as concentrações de cálcio circulante, e, finalmente, osteodistrofia e afrouxamento de dentes da mandíbula e maxila. De maior significância clínica são os efeitos sistêmicos da insuficiência renal. A osteodistrofia renal é caracterizada microscopicamente por aumento na atividade de osteoclastos e osteócitos e por mineralização inadequada do osteoide normal. A alta ingestão de fosfato causa agravamento da situação por (1) promover deposição de minerais nos tecidos moles, não somente nos rins, mas também no tecido periarticular, nas bainhas tendíneas e nos coxins plantares; e (2) diminuir as concentrações de cálcio circulante e, subsequentemente, intensificar o hiperparatireoidismo.[21]

Ingestão insuficiente de vitamina D

Devido aos cães jovens não serem capazes de atingir sua necessidade de vitamina D por biossíntese cutânea pela estimulação com luz ultravioleta, parece razoável sugerir que adultos também necessitem da adição de vitamina D na dieta. A hipovitaminose D, causando osteomalacia em cães e gatos adultos, caracterizada por osteoclasia aumentada e por camadas de osteoide não mineralizado, é raramente reconhecida clinicamente. Os efeitos deletérios da intoxicação por vitamina D são os mesmos daqueles descritos para animais jovens.

Ingestão em excesso de vitamina A

A hipervitaminose A é vista mais frequentemente em gatos do que em cães, especialmente em idade mais avançada (2 a 9 anos). Radiologicamente, a hipervitaminose A é caracterizada por neoformação óssea, em vez de osteoporose ou perda óssea. A neoformação óssea começa nos pontos de inserção de ligamentos, nos músculos e nas cápsulas articulares, causando estreitamento dos forames intervertebrais na área cervical e ancilose nas articulações das vértebras, do ombro, do cotovelo, coxofemoral e do joelho (raramente em articulações do carpo e do tarso). Além de letargia, dor à palpação e alterações de caráter, algumas alterações, como rigidez do pescoço e rigidez de uma (ou mais) grande articulação, podem ser os primeiros sinais clínicos. Para mais detalhes, ver o Capítulo 99.

Nutrição e osteoartrite

A cartilagem contém condroblastos, proteoglicanos e colágeno. Os proteoglicanos são formados a partir de glicosaminoglicanos (GAG) e de um núcleo proteico. O agrecano é um importante proteoglicano na cartilagem articular, com sulfato de queratina e sulfato de condroitina como GAG. Aproximadamente 200 moléculas de agrecano são ligadas através de uma glicoproteína a uma molécula de hialuronato, ligando uma grande quantidade de água extracelular, o que determina a compressibilidade da cartilagem. Moléculas de colágeno na cartilagem contêm grandes quantidades de hidroxiprolina e hidroxilisina. As moléculas formam uma estrutura helicoide tripla, ligada a fibrilas, e estas a fibras com grande resistência à tração e que formam um labirinto que retém os proteoglicanos em seus lugares. Ao envelhecer, o comprimento dos GAG diminui, o conteúdo de proteoglicanos diminui e, assim, o conteúdo de água também diminui, bem como a flexibilidade para resistir cargas diminui. Os GAG podem ser danificados por espécies reativas de oxigênio (ROS, do inglês *reactive oxygen species*), isto é, radicais livres formados durante os diferentes processos metabólicos, o traumatismo, a infecção e a irradiação.

A regeneração da cartilagem pode ocorrer após microtraumatismos por proliferação de condrócitos não danificados e por síntese *de novo* de proteoglicanos e colágeno. Dano celular grave leva à cicatriz acelular, uma cicatriz de cartilagem fibrótica com baixo conteúdo de proteoglicanos.

Sob condições normais, enzimas proteolíticas, principalmente metaloproteinases da matriz (MMP, do inglês *matrix metalloproteinases*), serão suprimidas por inibidores teciduais de metaloproteinases (TIMP, do inglês *tissue inhibitors of* MMP). Na osteoartrite (OA), contudo, as MMP serão formadas sob a influência das citocinas interleucina 1 (IL-1) e do fator de necrose tumoral-α, liberados por células da membrana sinovial, monócitos, macrófagos e células T. Essas citocinas também estimulam condrócitos e osteoclastos a produzir MMP tão logo a cartilagem que os circunda for destruída. Adicionalmente, a IL-1 estimula a liberação de metabólitos do ácido araquidônico (AA), incluindo prostaglandina E2 (PGE2) de condrócitos e da membrana sinovial, além de leucotrieno B_4 (LTB_4).[5]

Papel causador da nutrição

A osteoartrite (OA) pode ser dividida em OA primária, isto é, sem outra causa a não ser o envelhecimento e OA secundária, que tem muitas causas, incluindo incongruências e corpos livres na articulação, instabilidade articular, infecção, doenças imunes ou hemartrose. Essa ampla variedade de doenças acaba resultando em OA. A idade de início e a gravidade da OA primária podem depender da raça (Petronek *et al.*, 1997). Muitas doenças ortopédicas de desenvolvimento têm baixa h^2 (como a displasia do cotovelo, $h^2 = 0,4$ a $0,7$), deixando grande influência para o meio ambiente. A fragmentação do processo coronoide (FCP, do inglês *fragmented coronoid process*) e a osteocondrose da articulação do cotovelo foram explicadas por Olsson[22] como um distúrbio da ossificação endocondral e, como tal, são expressões da mesma doença. A osteocondrose é vista mais frequentemente em certas raças e em subpopulações, e pode ser agravada por excesso de ingestão de comida, de cálcio[5,8] e também por extrassuplementação de alimentação balanceada com vitamina D.[23] Rações ricas em proteína não têm influência deletéria no desenvolvimento do esqueleto;[4] contudo, Great Danes criados com alimentação com ingestão aumentada de cálcio e de fósforo, mas com a mesma proporção de Ca:P (3,3% Ca e 3% P *versus* controles recebendo 1,1% Ca e 0,9% P), também desenvolveram distúrbios na ossificação endocondral nas placas de crescimento distais do rádio e da ulna (Figura 114.1D).[14] Em consequência, desenvolveu-se incongruência do cotovelo devido a um distúrbio grave no crescimento longitudinal do rádio ou a uma grave síndrome de rádio curvo com distúrbio no crescimento da ulna (Figura 114.3).[8,14] Este último pode coincidir com um processo ancôneo não unido ou com a dolorosa *distraction cubiti* (distração da ulna); ambos vão levar à OA da articulação do cotovelo. Em estudos em Labradores,[2,13] Great Danes[11] e Pastores alemães[12] foi demonstrado que a OA se desenvolve na articulação coxofemoral de cães com sobrepeso e menos frequentemente em cães sob alimentação restrita. A frequência e a gravidade da OA podem, portanto, ser prevenidas por manejo da dieta, incluindo alimentação com proporção menor de cálcio: energia ou restrição da quantidade de comida ingerida, sem adição de minerais ou de vitamina D à dieta balanceada.

Papel terapêutico da nutrição

A terapia não cirúrgica para a OA inclui adaptações e medicamentos. Primeiramente, o peso corporal do paciente deve ser adaptado. A diminuição do peso, ganho durante o período de atividade diminuída, mas sem adaptação simultânea da ingestão de energia, será o primeiro objetivo. Significante melhora foi observada por Impellieri *et al.* em cães com displasia coxofemoral após uma diminuição no peso corporal de 11% a 18%.[24] Esse resultado clínico foi suportado pelo escore objetivo por análise de placa de força feito por Burkholder *et al.*[25] A adaptação à quantidade e ao tipo de atividade que cause o menor dano possível à articulação, preferivelmente hidroterapia (i. e., natação), deveria coincidir com o programa de redução de peso.

Corticosteroides suprimem a atividade da fosfolipase, com consequente estabilização das paredes e dos lisossomos de vasos sanguíneos. As articulações serão menos dolorosas e menos sinóvia será produzida. Devido à regeneração da cartilagem diminuir sob a influência de corticosteroides, o uso de corticosteroides de longa ação ou seu uso repetitivo, especialmente intra-articular ou em doses mais altas, é contraindicado. Anti-inflamatórios não esteroides (AINE) têm ação contra enzimas ciclo-oxigenases (COX); a COX1 estimula a produção de prostaglandinas (PG), que protegem o corpo, enquanto a COX2 estimula a produção de PGE2, que é responsável por sinais clínicos de dor e hiperemia (com a resultante articulação quente ao toque e a produção excessiva de fluido sinovial). Alega-se que inibidores seletivos da COX2, com ou sem ação supressora na lipo-oxigenase, estão disponíveis para cães, com menos efeitos colaterais do que a maioria dos inibidores de COX1 e de COX2. AINE com baixa incidência de efeitos colaterais serão prescritas por períodos prolongados, não para mascarar a dor, mas para melhorar a condição metabólica da articulação doente.[26]

Para suportar a regeneração da cartilagem articular e para encurtar ou diminuir a dosagem de AINE, continua a busca por suporte nutricional de pacientes com OA. Esses suplementos, ou agentes de ação lenta modificadores da osteoartrite modificadores de doenças (SDMOA, do inglês *diseases-modifying osteoarthritis agents*), incluem sulfato de condroitina, glicosamina, ácidos graxos poli-insaturados e antioxidantes.

O sulfato de condroitina aumenta a produção *in vitro* de proteoglicanos e, portanto, a regeneração da cartilagem.[27] Quando dado profilaticamente para coelhos, ele evita a síntese de MMP por IL-3 e, assim, evita o dano à cartilagem.

Glicosaminas, precursores de GAG, estimulam a síntese de GAG, prostaglandinas e colágeno por condrócitos *in vivo*.[27] Em casos de substituição de glicosaminas no meio de condrócitos, o conteúdo de ácido ribonucleico mensageiro (mRNA, do inglês *messenger ribonucleic acid*) para agrecano aumentou, para as MMP diminuiu e a síntese de proteoglicanos aumentou.[28] Em coelhos com ruptura do ligamento cruzado cranial (LCC), 120 mg/kg de glicosamina profilática diminuíram a quantidade de condropatias em comparação com os controles.[29] Em um estudo em cães com ruptura do LCC como modelo, foi demonstrado que esses cães tinham menos inchaço da cartilagem, menos metaloproteinase total e ativa e escore patológico menor quando receberam injeções de glicosaminoglicano ácido polissulfúrico (GAGPS, do inglês *glucosaminoglycan polysulfuric acid*) na dose de 4 mg/kg, duas vezes por semana, por 4 a 8 semanas, começando 4 semanas após a ruptura do LCC.[30] Foi sugerido por Altman *et al.* que o GAGPS suprimiu a destruição de proteoglicanos por MMP ou por inibição direta de MMP na cartilagem, em vez de aumentar a síntese de proteoglicanos pelos condrócitos.[30] De Haan *et al.* demonstraram em um ensaio duplo cego controlado por placebo que, em cães com displasia coxofemoral, 4,4 mg GAGPS por quilo de peso corporal (intramuscular, por 3 a 5 dias) provocou melhora no escore de claudicação, de amplitude de movimento e de dor articular e nenhum efeito colateral após oito injeções, com somente uma pequena melhora no grupo placebo de cães.[31]

Combinações de sulfato de condroitina e de glicosaminas dadas para cães com OA subjetivamente permitiram locomoção e movimentação articular mais normais do que os controles não tratados.[32] Administrada profilaticamente, essa combinação diminuiu a inflamação em cães com osteoartrite induzida,[33] possivelmente devido à modulação do metabolismo da cartilagem articular. Foi sugerido que esta última ocorre em cães com ruptura do LCC, suplementados com uma mistura de sulfato de condroitina, de hidrocloreto de glicosamina e de ascorbato de manganês.[34]

O ácido graxo livre poli-insaturado (PUFA, do inglês *polyinsaturated free fat acid*), componente de mariscos e de sementes de plantas, tem um provável papel benéfico nos distúrbios imunorrelacionados e na OA.[35] Leucotrienos são formados a partir do ácido araquidônico (AA; 20:4 ômega 6) e do ácido eicosapentaenoico (EPA, do inglês *eicosapentaenoic acid*; 20:6 ômega 3), originando-se de membranas celulares sob a influência da enzima 5-lipogenase. O pró-inflamatório leucotrieno B4 (LTB4) origina-se do AA, o anti-inflamatório LTB5 origina-se do EPA. A quantidade e o tipo desses eicosanoides são determinados pela disponibilidade do precursor do PUFA. Uma ingestão maior de ômega 3 resulta em níveis diminuídos de AA na membrana e, assim, em diminuição na síntese de eicosanoides de AA e em aumento nos eicosanoides derivados do EPA. Em articulações com OA, o conteúdo de LTB4 é aumentado.[36] Em 36 cães com OA devido à displasia do cotovelo, foi feito um estudo duplo cego de eficácia, alimentando-se os cães com dieta balanceada com conteúdo ômega 3 aumentado (4% de ômega 3 e 20% de ômega 6) *versus* um conteúdo de ômega 6 aumentado (0,8% de ômega 3 e 38% de ômega 6), o que revelou significante aumento nas concentrações plasmáticas de LTB5 no primeiro grupo, apesar de as forças de reação do solo não terem sido diferentes entre os dois grupos de cães.[37] Um ensaio clínico incluindo análise de plataforma de força feita em dois grupos de cães, um alimentado com dieta-controle e outro com dieta suplementada com EPA, por um período de 90 dias, revelou que 31% dos controles e 82% dos que receberam EPA melhoraram sua capacidade de apoiar o peso no membro.[38] Adicionalmente, estudos *in vitro* da cartilagem canina indicaram que a cartilagem exposta ao EPA teve a degradação interrompida.[39]

Antioxidantes podem diminuir o dano causado às células sinoviais por ROS. Para essa finalidade, pode ser aumentado o conteúdo de vitaminas A, C, E e betacaroteno na dieta.[40] Combinações de condroitina, glicosamina e PUFA estão presentes em *perna canalicula*. A parte carnosa da *perna canalicula*, separada da concha, contém ácidos graxos saturados, monossaturados e poli-insaturados. Desses últimos, uma grande quantidade é de ácidos graxos ômega 3, principalmente EPA e ácido docosa-hexaenoico (DHA, do inglês *docosahexaenoic acid*), com uma proporção final de ômega 6: ômega 3 = 1:10. Alega-se que o pó de *perna canalicula* seja um inibidor da via 5-lipo-oxigenase. Além disso, o pó liofilizado de *perna canalicula* contém uma variedade de nutrientes que pode ter efeito benéfico na saúde das articulações, incluindo aminoácidos (glutamina, metionina), vitaminas C e E e minerais (zinco, cobre e manganês). A combinação de ômega 3, PUFA e outros ingredientes tem o potencial sinérgico de limitar a progressão da OA. Em um ensaio duplo cego, randomizado e controlado em cães com OA, 17 cães receberam suplementação de pó de *perna canalicula*, 15 cães receberam suplementação de óleo de *perna canalicula* (ambos em uma dosagem diária de 1.000 mg, quando o peso corporal era maior do que 34 kg; de 750 mg, quando o peso corporal era de 34 a 25 kg; e de 450 mg, quando o peso corporal era menor do que 25 kg) e ambos os grupos foram comparados com 15 controles. Foi aplicado um escore não objetivado para sinais de artrite, graduado de sem sinais a sinais graves, para mobilidade e, individualmente, para todas as principais articulações, antes do começo do estudo até 6 semanas após o começo. Foi notada melhora no inchaço, na dor e na crepitação nas articulações somente no grupo suplementado com pó de *perna canalicula*, em comparação com os controles.[41] Adicionalmente, Bierer e Bui relataram uma resposta relacionada à dose na diminuição do escore para artrite em quatro grupos de cães: três grupos de dosagens (1:2:4) recebendo pó de *perna canalicula* e um grupo-controle.[41] Todas as três dosagens resultaram em melhora similar no escore total para artrite e todas foram significativamente diferentes dos controles. Porém, não foram observados efeitos significantes quanto à mobilidade e à amplitude de movimentação das articulações com a adição de *perna canalicula* em qualquer dos grupos. Podem ser necessários um período de estudo mais longo e métodos mais sensíveis para a avaliação e a detecção de quaisquer possíveis efeitos nesses parâmetros.[41]

Existe grande interesse na descoberta de produtos naturais para serem usados como SDMOA, com base na aversão às "substâncias químicas" (i. e., AINE) existente entre muitos proprietários de cães, e também devido ao controle menos rígido de eficácia de suplementos no que concerne à dosagem e à pureza e na aprovação para adicionar essas substâncias às reações para cães. Existe crescente necessidade de estudos duplos cegos de eficácia clínica, com critérios objetivados para demonstrar as evidências obtidas *in vitro* de que esses SDMOA, "nutracêuticos" e "suplementos" podem ser benéficos para pacientes portadores de OA. Meta-análises da eficácia de glicosamina e sulfato de condroitina para o tratamento de OA em seres humanos levaram a conclusões diferentes: a suplementação com glicosamina ou sulfato de condroitina demonstrou alguma eficácia em alguns parâmetros de alívio de sintomas, mas a habilidade para modificar a estrutura da cartilagem articular não foi confirmada.[42] São escassas as pesquisas que demonstram efeito terapêutico direto para suporte do tratamento de OA em cães e dos níveis em que essas substâncias são incluídas na maioria das rações para *pets*.[32,38] As alegações para diferentes níveis, para diferentes combinações de nutracêuticos, para o período anterior ao que se possa ser esperada a eficácia, para o uso em certas raças ou em tamanhos de cães, em particular, para a indicação para seu uso em diferentes articulações com OA ou em certos estágios de OA serão matéria de debate até que o ônus da prova seja colocado nas mãos daqueles que alegam sua eficácia.

Nutrição e fraturas

O esqueleto está sob a influência da homeostasia do cálcio. A ingestão insuficiente de cálcio ou de excesso de fosfato ou a ingestão insuficiente de vitamina D pode causar fraturas patológicas devido à má mineralização do esqueleto (Figura 114.1). Essas fraturas patológicas incluem as fraturas por compressão do osso esponjoso e as fraturas em galho verde do osso cortical. Nesta última, o alinhamento anormal (Figura 114.2) pode ser corrigido somente após o osso ter conseguido uma mineralização normal. Portanto, a primeira fase deve consistir de bons cuidados de enfermagem e alimentação com dieta balanceada. Devido à grande quantidade de osteoide (e de cartilagem, no caso de hipovitaminose D) ter que ser mineralizada durante essa primeira fase de tratamento, essa "fome do osso" pode ser compensada suportando a dieta balanceada com sais de cálcio (i. e., farinha de ossos) até 0,7 g de cálcio e 0,5 g de fósforo por 1.000 kJ. A avaliação radiográfica (Figura 114.3) demonstrará drástica melhora. Se a melhora não ocorrer, devem ser consideradas outras causas raras de desenvolvimento anormal do esqueleto, incluindo osteogênese imperfeita (ver Capítulo 99). Quando ocorre paresia ou paralisia posterior, o prognóstico para melhora é reservado.

Fraturas espontâneas, especialmente da mandíbula, em cães idosos podem ser os primeiros sinais de disfunção renal grave e requerem tratamento.

Quando tratadas apropriadamente em um animal saudável, as fraturas traumáticas curam-se pelos processos de reparação óssea primária ou secundária. Este último tem muito em comum com a ossificação endocondral e, assim, necessita do mesmo suporte nutricional. As circunstâncias ideais podem ser alcançadas com uma ração comercial balanceada, contendo níveis ideais de cálcio, fosfato, vitamina A e vitamina D. Foi demonstrado que doses excessivamente altas desses nutrientes retardam a ossificação endocondral[39] e a reparação óssea.[40] A dor causada por traumatismo ou cirurgia pode causar distresse no paciente, o que causa depleção das reservas de proteína e diminui a competência imunitária. Além disso, as exigências dietéticas de ácido ascórbico e, provavelmente, de outros nutrientes são aumentadas.[1] Em pacientes cirúrgicos, o período de jejum antes e após a anestesia pode ser prejudicial. Portanto, deve ser considerado o uso de alimentação palatável formulada para atingir as necessidades de animais jovens em crescimento. Mesmo pacientes obesos devem ser mantidos em balanço energético positivo, apesar de isso demandar manejo especial do tratamento da fratura e mobilização pós-operatória.

Referências bibliográficas

1. Hand MS, Thatcher CD, Remillard RL, et al: Small Animal Clinical Nutrition, 4th ed. Marcelin: Walsworth Publishing, 2000.
2. Lavelle, RB: The effect of the overfeeding of a balanced completa commercial diet to a group of growing Great Danes. *In* Nutrition of the Dog and Cat. Burger IH, Rivers JPW (eds). Cambridge: Cambridge University Press, 1989, p. 303.
3. Gelens HC, Ihle SL: Failure to grow. Vet Clin North Am Small Anim Pract 29:989, 1999.
4. Nap RC, Hazewinkel HAW, Voorhout G: Growth and skeletal development in Great Dane pups fed different levels of protein intake. J Nutr 121:S107, 1991.
5. Hazewinkel HAW, Mott J: Osteoarticular affections in puppies and adult dogs; nutritional approach. *In* Royal Canine Health Nutrition Encyclopaedia. Paris: Diffomedia, 2005.
6. Hedhammar A, Krook L, Schryver H, et al: Calcium balance in the dog. *In* Nutrition of the Dog and Cat. Anderson RS (ed). Oxford: Pergamon Press, 1980, p. 119.
7. O'Donnell JA, Hayes KC: Nutrition and nutritional disorders. *In* Diseases of the Cat. Vol. I. Holzworth J (ed). Philadelphia: WB Saunders, 1987.
8. Hazewinkel HAW: Nutrition in relation to skeletal growth deformities J Small Anim Pract 30:625, 1989.
9. Kallfelz, FA, Dzanis DA: Overnutrition: an epidemic problem in pet animal practice? Vet Clin North Am Small Anim Pract 19:433, 1989.
10. Richardson DC, Zentek J, Hazewinkel HAW, et al: Developmental orthopaedic disease of dogs. *In* Hand MS, Thatcher CD, Remillard RL, Roudebush P (eds). Small Animal Clinical Nutrition, 4th ed. Marcelin: Walsworth Publishing, 2000, p. 505.
11. Hedhammar A, Wu FM, Krook L, et al: Over nutrition and skeletal disease; an experimental study in growing Great Dane dogs. Cornell Vet 64 (Suppl 5):5, 1974.
12. Kasstrom H: Nutrition, weight gain and development of hip dysplasia; an experimental investigation in growing dogs with special reference to the effect of feeding intensity. Acta Radiol Suppl 344:135, 1975.
13. Kealy RD, Lawler DF, Ballam JM, et al: Evaluation of the effect of limited food consumption on radiographic evidence of osteoarthritis in dogs. J Am Vet Med Assoc 217:1678, 2000.
14. Schoenmakers I, Hazewinkel HAW, Voorhout G, et al: Effect of diets with different calcium and phosphorous contents on the skeletal development and blood chemistry of growing Great Danes. Vet Rec 147:652, 2000.
15. Lauten SD, Cox NR, Brawner WR, et al: Influence of dietary calcium and phosphorus content in a fixed ratio on growth and development in Great Danes. Am J Vet Res 63:1036, 2002.
16. Teare JA, Krook L, Kallfelz FA, et al: Ascorbic acid deficiency and hypertrophic osteodystrophy in the dog: a rebuttal. Cornell Vet 69:384, 1979.
17. Tryfonidou MA, Oosterlaken-Dijksterhuis MA, Mol JA, et al: 24-hydroxylase: potential key regulator in hypervitaminosis D3 in growing dogs. Am J Physiol Endocrinol Metab 284:E505, 2003.
17. Ferguson, HW, Hartles RL: The combined effects of calcium deficiency and ovariectomy on the bones of young adult cats. Calc Tiss Res 4(Suppl):140, 1970.
18. Malluche HH, Faugere MC, Friedler RM, Fanti P: 1,25-Dihydroxyvitamin D corrects bone loss but suppresses bone remodeling in ovariohysterectomized beagle dogs. Endocrinol 122(5):1998-2006, 1988.
19. Edney ATB, Smith PB: Study of obesity in dogs visiting veterinary practices in the United Kingdom. Vet Rec 118:391, 1986.
20. Smith GK, Mayhew PD, Kapathin AS: Evaluation of risk factors for degenerative joint disease associated with hip dysplasia in German Shepherd Dogs, Golden retrievers, Labrador Retrievers, and Rottweilers. J Am Vet Med Assoc 219:1719, 2001.
21. Polzin DJ, Osborne CA, Ludwig LL: Chronic kidney disease. *In* Ettinger SJ, Feldman EC (eds). Textbook of Veterinary Internal Medicine, 6th ed. St. Louis: Elsevier, 2000, p. 1756.
22. Olsson S-E: Pathophysiology, morphology, and clinical signs of osteochondrosis in the dog. *In* Disease Mechanisms in Small Animal Surgery, 2nd ed. Bojrab MJ, Smeak DD, Bloomberg MS (eds). Philadelphia: Lea & Febiger, 1993, p. 777.
23. Tryfonidou MA, Holl MS, Stevenhagen JJ, et al: 135-fold vitamin D_3 supplementation severely disturbs the endochondral ossification in growing dogs. Domest Anim Endocrinol 24:265, 2003.
24. Impellieri JA, Tetrick MA, Muir P: Effect of weight reduction on clinical signs of lameness in dogs with hip osteoarthritis. J Am Vet Med Assoc 216:1089, 2000.
25. Burkholder WJ, Taylor L, Hulse DA: Weight loss to optimal body condition increases ground reactive force in dogs with osteoarthritis. Purina Nutrition Forum 2000, p. 131.
26. Pelletier JP, Lajeunesse D, Jovanovic DV, et al: Carprofen simultaneously reduces progression of morphological changes in cartilage and subchondral bone in experimental dog osteoarthritis. J Rheumatol 27:2893, 2000.
27. Bassleer CT, Combain JPA, Bougaret S, et al: Effects of chondroitin sulfate and interleukin-beta on human articular chondrocytes cultivated in clusters. Osteoarthritis Cartilage 6:196, 1998.
28. Henrotin Y: Influence of neutraceuticals on cartilage health and integrity. *In* Nutrition and Health Care in Large Breed Dogs. Iams Symposium, 2001; 34.
29. Conrozier T, Mathieu P, Piperno M, et al: Glucosamine sulphate significantly reduced cartilage destruction in a rabbit model of osteoarthritis. Arthr Rheum 41S:147, 1998.
30. Altman RD, Dean DD, Muniz OE, et al: Therapeutic treatment of canine OA with glucosaminoglycan polysulfuric acid ester. Arthr Rheum 32:179, 1989.
31. De Haan JJ, Goring RL, Beale BS: Evaluation of polysulfated glycosaminoglycan for the treatment of hip dysplasia in dogs. Vet Surg 23:177, 1994.
32. Beale BS: Use of neutraceuticals and chondroprotectants in osteoarthritic dogs and cats. Vet Clin North Am Small Anim Pract 34:271, 2004.
33. Canapp SO, McLaughlin RM, Hoskinson JJ, et al: Scintigraphic evaluation of glucosamine HCl and chondroitin sulfate for acute synovitis in dogs Am J Vet Res 60:1552, 1999.
34. Johnson KA, Hulse DA, Hart RC, et al: Effects of an orally administered mixture of chondroitin sulphate, glucosamine hydrochloride and manganese ascorbate on synovial fluid chondroitin sulphate 3B3 and 7D4 epitope in a canine cruciate ligament transaction model of osteoarthritis. Osteoarthritis Cartilage 9:14, 2001.
35. Bauer JE: The potential for dietary polyunsaturated fatty acids in domestic animals. Aust Vet J 71:342, 1994.
36. Herlin T, Fogh K, Hansen ES, et al: 15-HETE inhibits leukotriene B4 formation and synovial cell proliferation in experimental arthritis. Agents Actions 29:52, 1990.
37. Hazewinkel HAW, Theyse LFH, Wolvekamp WTH, et al: The influence of dietary omega-6:omega-3 ratio on lameness in dogs with osteoarthrosis of the elbow joint. *In* Reinhart GA, Carey DP (eds). Recent Advances in Canine and Feline Nutrition. Vol. II. Wilmington: Orange Frazer, 1998, p. 325.
38. Schoenherr WD: Fatty acids and evidence-based dietary management of canine osteoarthritis. *In* Proceedings Hill's European Symposium on Osteoarthritis and Joint Health, Genova (Italy), 2005, p. 54.

39. Caterson B, Little CB, Cramp J, et al:. Eicosapentaenoate supplementation abrogates canine articular cartilage degeneration in *in vitro* explant culture systems. *In* Proceedings Hill's European Symposium on Osteoarthritis and Joint Health, Genova (Italy), 2005, p. 14.
40. Greenwald RA: Oxygen radicals, inflammation and arthritis: pathophysiological considerations and implications for treatment. Rheum 20:219, 1991.
41. Bierer TL, Bui LM: Improvement of arthritic signs in dogs fed green-lipped mussels (*Perna canaliculus*). J Nutr 132:1634S, 2002.
42. McAlindon TE, LaValley MP, Felson DT: Efficacy of glucosamine and chondroitin for treatment of osteoarthritis. JAMA 284:1241, 2000.
43. Voorhout G, Hazewinkel HAW: A radiographic study on the development of the antebrachium in Great Dane pups on different calcium intakes. Vet Radiol 28:152, 1987.

Reparação da Cartilagem Hialina

C. Wayne McIlwraith

Conceitos gerais

Cura refere-se à restauração das integridades estrutural e funcional do tecido após lesão ou doença. Reparação refere-se à substituição de células e de matriz danificadas ou perdidas por novas células e matriz, um processo que não necessariamente restaura a estrutura original ou a função de um tecido.[1] A regeneração pode ser considerada uma forma especial de reparação, na qual as células repõem o tecido perdido ou danificado com um tecido idêntico ao original. Foi sugerido que, com a exceção das fraturas do tecido ósseo, a maioria das lesões e das doenças dos tecidos musculoesqueléticos não estimula a regeneração do tecido original. O potencial limitado da cartilagem articular para regeneração e para a cura é reconhecido há mais de dois séculos. Em 1743, Hunter afirmou que "desde Hipócrates até os dias de hoje, é universalmente aceito que a cartilagem ulcerada é uma coisa problemática e que uma vez destruída não é reparada". A resposta da cartilagem ao dano tecidual é limitada e as respostas naturais de reparação dos tecidos adjacentes são incapazes de produzir um tecido com as mesmas propriedades morfológicas, bioquímicas e biomecânicas da cartilagem articular.

Alguns dos trabalhos experimentais mais antigos proporcionaram-nos conceitos clássicos. Bennett, Bauer e Maddock estudaram a reparação de defeitos da cartilagem articular e também a reação de articulações normais de cães adultos a defeitos criados cirurgicamente na cartilagem articular e à implantação de corpos livres articulares (*joint mice*). Nenhuma das lesões provocadas curou completamente no período de 28 semanas. Calandrucio e Gilmer estudaram a cura dessas lesões em cães jovens.

Eles reconheceram o fenômeno do fluxo da matriz, a proliferação de células cartilaginosas superficiais, a proliferação de tecido conjuntivo a partir da base do defeito e a formação de novos condrons (clones de células filhas) como fenômenos do processo de cura. Usando marcação radioativa, outra pesquisa comprovou aumento na síntese de colágenos e também aumento na síntese de proteoglicanos adjacentes à área da lesão à cartilagem. Todavia, apesar dessa evidência de aumento na síntese de proteoglicanos e de colágeno, não houve melhora na cura de defeitos lacerados na cartilagem madura de coelhos. Estudos bioquímicos têm sido feitos para a caracterização dos tipos de colágeno no tecido de reparação. Furukawa *et al.* foram os primeiros a reconhecer a formação precoce de colágeno tipo I, com um aumento mais tardio no conteúdo de colágeno tipo II (colágeno característico da cartilagem articular). Apesar de, mais tarde, o tipo II ter predominado, o colágeno tipo I persistiu sempre em quantidade significante. Além disso, havia menos hexosamina no tecido de reparação, sugerindo que a característica fibrosa que, de maneira geral, se desenvolveu no tecido em reparação era devido à falta de proteoglicanos, em vez de à alteração no tipo do colágeno.[7]

Reparação natural de defeitos na cartilagem articular

O maior fator limitante na reabilitação com sucesso de qualquer articulação após lesão ou doença é a dificuldade de cura dos defeitos osteocondrais. Foram identificados três mecanismos como possíveis contribuidores à reparação da cartilagem articular. A reparação intrínseca (a partir da própria cartilagem) conta com a limitada capacidade mitótica dos condrócitos e com pouco aumento eficaz na produção de colágeno e de proteoglicano. A reparação extrínseca vem de elementos mesenquimais do osso subcondral participando da formação de novo tecido conjuntivo, que pode sofrer alguma alteração metaplásica para formar elementos de cartilagem. O terceiro fenômeno, conhecido como "fluxo de matriz", pode contribuir para a reparação da cartilagem em equinos formando "lábios" de cartilagem a partir da periferia da lesão, os quais migram para o centro do defeito.[9,10] Uma publicação sugeriu que é possível para a membrana sinovial (e para o tecido subsinovial) agir como uma fonte de reparação.[11] Esse estudo experimental foi feito com defeitos com espessura parcial em coelhos. Com o uso de condroitinase ABC para digerir as cadeias de glicosaminoglicanos (GAG) de proteoglicanos da cartilagem (que intensificam a adesão), uma quantidade de fatores de crescimento e de células mesenquimais, consideradas de origem sinovial, vieram para o defeito. Não houve transformação dessas células em elementos condrocíticos e, embora a membrana sinovial pudesse ser uma possível fonte de células, nesse estágio parece que a cura efetiva não seria possível.

A profundidade da lesão (espessura parcial ou total), o tamanho do defeito, a localização e a relação com áreas de apoio (que suportam ou não o peso do animal), e a idade do paciente influenciam na reparação e na remodelagem da superfície articular.[4,6,12]

Em um defeito de espessura parcial, ocorre certo grau de reparação, com aumento na síntese de glicosaminoglicanos e de colágeno.[6] Todavia, o processo de reparação nunca é completamente eficiente. Foi relatado, em seres humanos, que é possível ocorrer a reparação completa da condromalacia da patela se a depleção matricial e a destruição da superfície forem mínimas.[13] Todavia, trabalhos mais recentes com debridação artroscópica de defeitos de espessura parcial em seres humanos questionam qualquer regeneração real.[14] Também deve ser reconhecido que defeitos superficiais não são necessariamente progressivos e não necessariamente comprometem a função articular.

Com defeitos de espessura total, a resposta da cartilagem adjacente varia pouco daquela das lesões superficiais e proporciona somente o reparo necessário para substituir células mortas e a matriz danificada nas margens do ferimento. Esses ferimentos curam por invasão de tecido fibroso subcondral, que pode ou não sofrer metaplasia para cartilagem.[9,12,15-17] Os defeitos do osso subcondral saram pelo próprio osso, que cresce para o interior do defeito, ou são preenchidos por tecido fibrocartilaginoso. A duplicação da marca da maré na cartilagem calcificada é rara e a aderência do tecido de reparação à cartilagem não lesada circundante frequentemente é incompleta.

O tamanho e a localização dos defeitos articulares têm um efeito significante no grau de cura atingido, sendo que vários estudos em cavalos demonstram isso. Convery et al. relataram pela primeira vez que os grandes defeitos tinham menor probabilidade de cura.[12] Um estudo mais recente fez uma distinção entre lesões de espessura total de tamanhos grande (15 mm²) e pequeno (5 mm²) em áreas de apoio e de não apoio nas articulações radiocarpal, intercarpal e femoropatelar.[9] Em 1 mês, os defeitos pequenos estavam preenchidos com tecido de reparação fibrovascular mal organizado; em 4 meses, a reparação limitava-se a um aumento na organização desse tecido fibroso; e, em 5 meses, mal se notavam as lesões pequenas radiocarpais e femoropatelares, devido à combinação de fluxo da matriz e de mecanismos extrínsecos de reparação. As lesões grandes exibiram reparação inicial boa, mas, aos 5 meses, desenvolveram-se fendas subcondrais perilesionais e intralesionais.

Também foi demonstrado que defeitos osteocondrais induzidos (6,5 mm) na face que não apoia peso da tróclea distal lateral no cavalo foram reparados com tecido fibrocartilaginoso mais rapidamente e mais completamente do que aqueles na superfície que apoia peso da crista troclear proximal medial do talo.[18]

O tecido de reparação que se forma após lesões de espessura total na cartilagem hialina ou como processo de reparação natural em articulações com osteoartrite (OA) é composto mais por colágeno tipo I do que por colágeno tipo II, pelo menos aos 4 meses.[19,20] A identificação de colágeno tipo II é um fato bioquímico crítico, que distingue a cartilagem hialina do tecido fibroso de reparação e da fibrocartilagem. Acredita-se que a presença de uma placa de osso subcondral anormal e a falta da reconstrução da "marca de maré" podem criar um gradiente de rigidez e fazer com que se desenvolvam estresses de cisalhamento na junção do tecido de reparação ao osso sob ele. A propagação desses estresses de cisalhamento levaria à degradação da fibrocartilagem de reparação e à exposição do osso. Essa falha mecânica foi observada experimental e clinicamente.[9,21] De algum interesse são os dados do laboratório do autor sobre análises de tecidos aos 12 meses após a criação de defeitos de espessura total na cartilagem articular em uma área de apoio. Em um estudo avaliando a efetividade a longo prazo da enxertia da cartilagem esternal, o tecido de reparação nos defeitos não enxertados, aos 12 meses, consistia de tecido fibrocartilaginoso com tecido fibroso nas camadas superficiais, como havia sido visto nos controles aos 4 meses (Figura 115.1). Na análise bioquímica, o tecido de reparação nos defeitos não enxertados tinha porcentagem média de colágeno tipo II de 79%, comparando com conteúdo não detectável aos 4 meses.[20] Por outro lado, o conteúdo de glicosaminoglicano expressado em miligramas de hexosamina total por grama de tecido seco era de $20,6 \pm 1,85$ mg/g, comparado com $26,4 \pm 3,1$ mg/g aos 4 meses e $41,8 \pm 4,3$ mg/g na cartilagem equina normal.[20,22]

O tecido da reparação fibrocartilaginosa visto em defeitos normais de espessura total, portanto, é uma estrutura biomecanicamente inadequada como superfície de apoio substituta, tendo sido demonstrado que ela falha mecanicamente quando usada. A falta de durabilidade pode ser relacionada com uma composição bioquímica defeituosa da velha matriz e com a remodelagem incompleta da interface entre a cartilagem velha e a reparada ou, então, a um aumento no estresse na

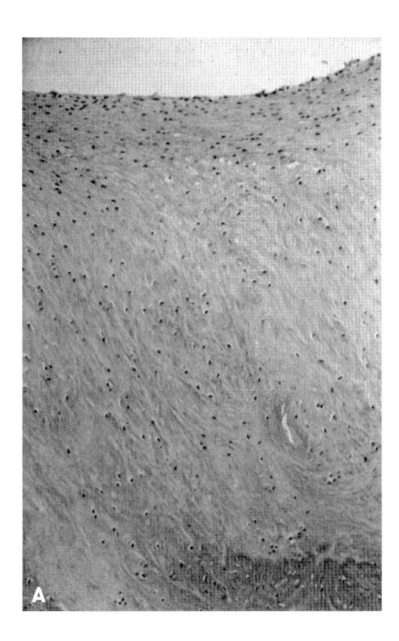

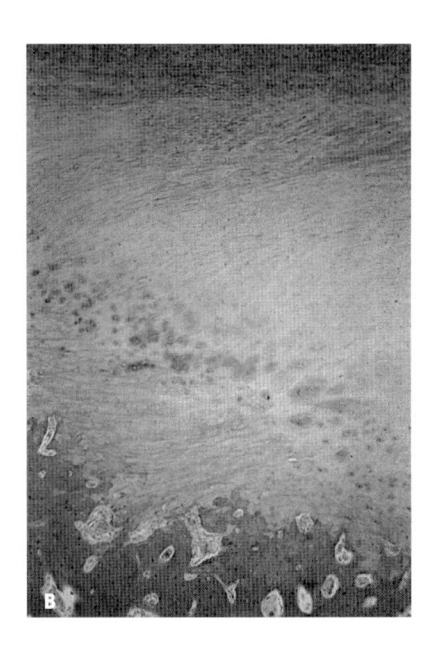

Figura 115.1 Fotomicrografias do tecido de reparação em defeitos de espessura total na cartilagem articular do osso carpal radial equino (**A**) aos 4 meses e (**B**) aos 12 meses. Existe uma mistura de tecido fibroso (superficialmente) e fibrocartilaginoso (mais profundo) no defeito.

cartilagem regenerada, devido à remodelagem anormal da placa de osso subcondral e à camada de cartilagem calcificada. Apesar de alguns trabalhos sugerirem que é possível a reconstituição do tipo normal de colágeno na reparação articular,[22] está claro que baixos níveis de glicosaminoglicanos persistem e são importantes componentes na composição geral da matriz cartilaginosa.

É necessário reconhecer que um determinado defeito cartilaginoso pode não representar um comprometimento clínico. No carpo equino, foi demonstrado que a perda de até 30% da superfície articular de um osso individual pode não comprometer o sucesso no retorno de um cavalo às corridas.[21] Porém, uma perda de 50% da superfície articular ou a perda grave de osso subcondral tem prognóstico significativamente pior.

Deve-se, também, reconhecer que a resposta de cura inadequada pode não necessariamente se aplicar a animais imaturos nem para defeitos em áreas que não apoiam peso. Um exemplo é o paciente jovem após cirurgia para osteocondrite dissecante (OCD), no qual se obtém uma resposta reparadora impressionante ou pelo menos se obtém uma resposta funcional. Isso pode ser relacionado com a capacidade aumentada para mitoses e síntese de matriz e com a presença de vascularização intracartilaginosa. A restauração completa da ultraestrutura e da configuração superficial da superfície deslizante em uma articulação tipo dobradiça, como a articulação femoropatelar, pode não ser necessária para ela ser considerada clinicamente saudável, se comparada com a carga mais grave em defeito osteocondral localizado na porção que carrega o peso do côndilo medial do fêmur, por exemplo. Foi sugerido que o aumento na idade pode afetar a resposta da cartilagem à lesão em seres humanos, devido ao fato de que a capacidade dos condrócitos em sintetizar e em juntar micromoléculas de matriz poderia diminuir com a idade.[1] Buckwater e Mow citam um estudo de condrócitos transplantados, sugerindo que condrócitos mais velhos produzem uma matriz pior organizada do que condrócitos mais jovens[1] e outros estudos demonstram que os proteoglicanos sintetizados pelos condrócitos se alteram com a idade.[5,23]

Técnicas experimentadas para modular a reparação da cartilagem articular

Debridação do defeito

Uma velha generalização clínica é a de que defeitos superficiais na cartilagem articular não saram e que defeitos de espessura total saram através de metaplasia do tecido de granulação, que vem da margem articular ou da medula do osso subcondral abaixo dele.[16] Isso levou à prática comum dos clínicos em curetar defeitos de espessura parcial para estimular sua "cura". Como mencionado antes, a importância de pequenos defeitos de espessura parcial foi questionada e a qualidade do novo tecido substituto após a curetagem de espessura total é agora incerta e comumente defeituosa.⁸ Além do trabalho experimental, observações artroscópicas (exames de acompanhamento) feitas pelo autor confirmam a falha desses defeitos em áreas de apoio em sarar efetivamente. Devido a essa resposta reparadora inadequada, sugere-se que a debridação de defeitos de espessura parcial, transformando-se em defeitos de espessura total, com debridação agressiva até o osso, é contraindicada.[24] Essa opinião é também influenciada pela observação de que defeitos superficiais não são necessariamente progressivos e não necessariamente comprometem a função da articulação.

Tendo dito isso, as debridações da cartilagem e do osso são comuns durante a cirurgia artroscópica. Como regra simples, o tecido conjuntivo solto ou o osso solto exposto devem ser removidos dos defeitos de espessura total. Se a cartilagem estiver elevada ou separada do osso, ela deve ser removida até o ponto em que está presa. O debridamento deve continuar para baixo, até o osso subcondral firme e de aparência normal. A manutenção do máximo possível de osso subcondral mantém a placa óssea e a cartilagem reparadas sobre ele com contorno adequado para a congruência normal com a superfície articular oposta, aumentando, assim, a chance de o tecido de reparação da cartilagem persistir. É importante, contudo, que o osso não removido seja viável. O osso esfarelando, de cor marrom, também deve ser removido por debridação ou usando instrumentos manuais ou motorizados. Como foi mencionado, o consenso parece ser a favor de não debridar a cartilagem fibrilar dos defeitos de espessura parcial. Existe um argumento segundo o qual a condroplastia reduz a possibilidade de a cartilagem danificada lixiviar fragmentos de matriz cartilaginosa degradada, incluindo colágeno, proteoglicano e componentes celulares, para o fluido sinovial, no qual eles aumentariam a sinovite e a claudicação concorrente.[25]

Lesões cartilaginosas de espessura total são debridadas para se remover porções residuais da camada de cartilagem calcificada. Pesquisas confirmaram que a persistência de cartilagem calcificada retarda o desenvolvimento de tecido de reparação cartilaginosa bem conectado a partir do osso subcondral e da cartilagem circundante (Figura 115.2).[26]

Condroplastia

A ressecção dos fiapos de cartilagem das áreas com fibrilação cartilaginosa de espessura parcial foi considerada um mecanismo capaz de impedir que restos originários de cartilagem entrem no ambiente sinovial.[25,27-29] Abrasores sinoviais motorizados são usados para alisar a superfície da cartilagem danificada mais gravemente. A cartilagem residual passa a ter uma superfície mais uniforme e sem fendas, que pode ser mais durável e desencadear menos sinovite do que a grande superfície representada pelos múltiplos fiapos de cartilagem fibrilar. Apesar de esse conceito parecer simples, existe pouca evidência documentando qualquer benefício, mesmo que discreto, seja reduzindo os níveis sinoviais de proteoglicano fragmentado e de colágeno ou diminuindo os sintomas de sinovite. Clinicamente, a condroplastia para alisar a cartilagem articular em áreas de fibrilação parece reduzir a evidência de derrame persistente quando os pacientes voltam ao exercício, mas, pela falta de dados experimentais controlados, a técnica é controversa.

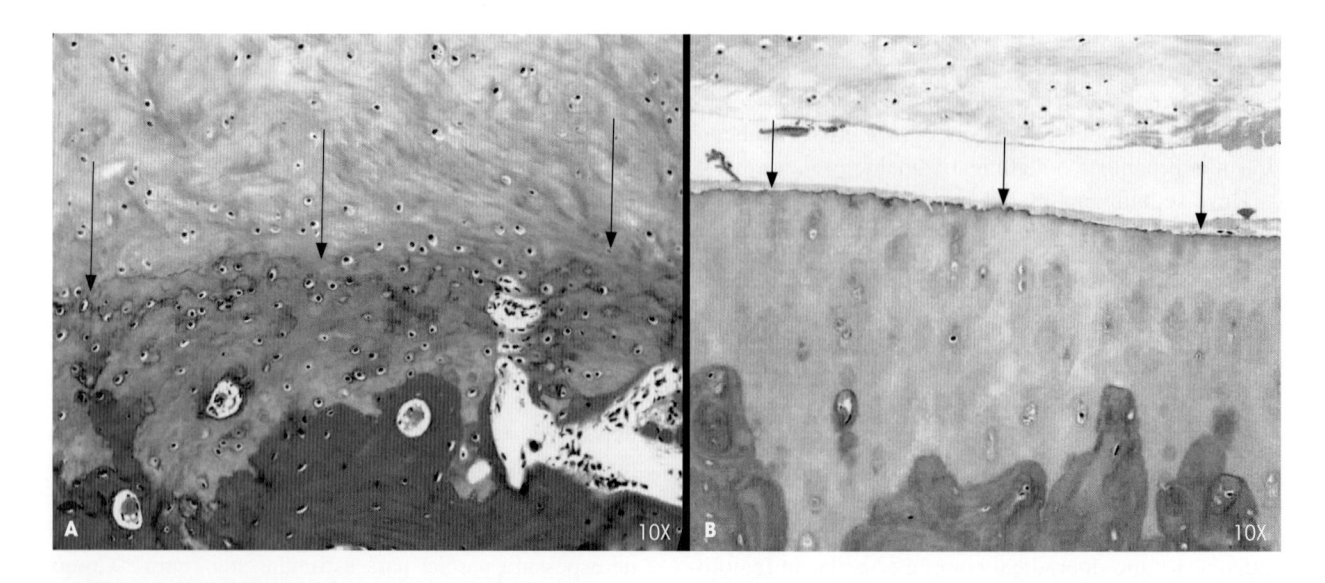

Figura 115.2 Fotomicrografias do tecido de reparação aos 12 meses, com defeitos de espessura total na cartilagem articular no côndilo femoral medial em que (**A**) a camada de cartilagem calcificada foi completamente removida e (**B**) em que a camada de cartilagem calcificada ainda não foi removida.

É importante que, se for feita, a ressecção envolva apenas a superfície fibrilada e não seja feita agressivamente em direção ao osso subcondral pelas razões já discutidas. Em um estudo, a cartilagem articular foi raspada (*shaved*) no lado inferior da patela de coelhos e não houve evidências de reparação (nem evidências de alteração degenerativa) nas áreas superficiais ou profundas raspadas.[23,30] Estudos ultraestruturais após raspagem artroscópica da cartilagem, contudo, questionam qualquer regeneração e sugerem a ocorrência de efeitos deletérios.[14]

Espongialização

Foi advogada a remoção do osso subcondral esclerótico da base de defeitos de espessura total, para que haja formação de novo tecido no defeito.[31] Em defeitos associados à OA, a placa subcondral frequentemente é esclerótica e isquêmica, e a remoção completa da placa subcondral (espongialização) tem o potencial de proporcionar uma oportunidade aumentada de preenchimento dos defeitos da cartilagem por tecido. Todavia, o acompanhamento por longo tempo de defeitos experimentais em cavalos com significante debridação de osso subcondral sugere enfaticamente que as alterações biomecânicas resultam em estresses que rompem o novo tecido de reparação.[22] A espongialização foi substituída por técnicas menos invasivas, particularmente a microfratura.

Perfuração do osso subcondral

A perfuração do osso subcondral foi usada pelas mesmas razões da espongialização (acesso ao osso esponjoso através de uma placa óssea subcondral esclerótica ou isquêmica). Foram feitos estudos controlados em defeitos de espessura parcial e de espessura total feitos experimentalmente em cavalos.[32,33] A perfuração do osso subcondral em defeitos cartilaginosos de espessura total no terceiro osso carpal equino foi seguida por formação de tecido fibrocartilaginoso de reparação de quantidade e qualidade superiores ao tecido fibroso de defeitos não perfurados, mas uma cura funcional satisfatória não foi conseguida.[32] A perfuração subcondral não melhorou significativamente a cura de defeitos cartilaginosos de espessura parcial.[33]

Artroplastia por abrasão

O uso de debridação superficial intracortical (artroplastia por abrasão artroscópica), em oposição à debridação esponjosa profunda, para lesões degenerativas escleróticas, tem sido advogada em seres humanos.[34] O conceito é um pouco controverso e argumenta a necessidade de exposição do osso esponjoso para alcançar tanto um suprimento ósseo quanto as células pluripotenciais. A artroplastia por abrasão é uma técnica artroscópica usada para remover osso que sofreu eburnação, expondo os vasos intracorticais nas superfícies tibial e femoral do joelho. Um hematoma organizado forma-se sobre essas superfícies removidas por abrasores e diferencia-se em fibrocartilagem. A abrasão penetra aproximadamente 2 mm no osso cortical. A exposição profunda do osso esponjoso pela remoção do osso subcondral é considerada contraproducente, por causar uma reparação fibrosa sem cartilagem.[35] Hoje, a técnica preferida para se ter acesso aos elementos do osso esponjoso é a microfratura.

Microfratura do osso subcondral

O uso de microfratura, ou *micropicking*, como tem sido referido na artroscopia equina, tem muitas das vantagens associadas à perfuração subcondral, incluindo penetração focal da densa placa subcondral para expor os defeitos da cartilagem aos efeitos benéficos do influxo de células e de fatores de crescimento, bem como melhorar a ancoragem do novo tecido ao osso subcondral subjacente e, até certo ponto, à cartilagem circundante.[36-38] A simplicidade da microfratura deve-se ao uso de um furador cônico (Linvatec, Largo, FL; Arthrex, Naples, FL), em vez de uma broca giratória com os lados paralelos. O uso do furador elimina a necessidade de uso de instrumentação motorizada e proporciona controle preciso. Faz-se uma perfuração em forma cônica no espaço medular subcondral. O furador para microfraturas deve penetrar o osso subcondral profundamente, o suficiente para permitir acesso fácil aos espaços medulares, maximizando, dessa maneira, a liberação de células e de fatores de crescimento anabólico (Figura 115.3). O furador para microfraturas também tende a fazer uma cratera no osso subcondral, o que pode auxiliar na melhor fixação do tecido de reparação da cartilagem. Os furos da microfratura geralmente são feitos com 3 a 5 mm de separação e cobrem toda a área debridada na lesão da cartilagem. Também é importante microfraturar o osso subcondral no perímetro da lesão da cartilagem para

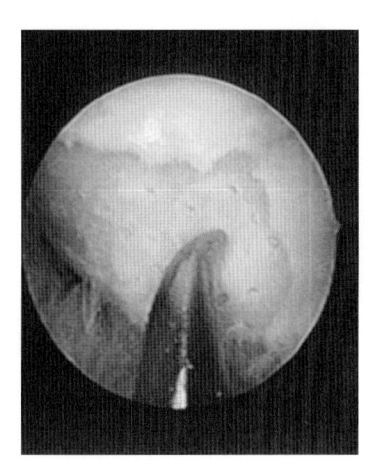

Figura 115.3 Visão artroscópica de defeito articular microfraturado.

encorajar a formação de novo tecido na junção do tecido de reparação e na cartilagem residual. A técnica tornou-se popular em artroscopia humana e agora é frequentemente comparada com o transplante de condrócitos como uma das duas técnicas mais frequentemente empregadas para melhorar a reparação da cartilagem.[36,40,41] Um estudo comparou o uso de microfraturas à transplantação autóloga de condrócitos em um ensaio randomizado. Na reavaliação, 2 anos mais tarde, ambos os grupos tiveram significantes melhoras clínicas, mas, de acordo com o escore relativo ao componente físico do questionário SF-36, a melhora no grupo de microfratura foi significativamente melhor do que no grupo de implantação autóloga.[42]

Um estudo experimental no cavalo documentou melhorias na quantidade do tecido e no conteúdo de colágeno tipo II aos quatro e aos 12 meses após microfratura de defeitos de espessura total na cartilagem (Figura 115.4).[37] Também foram demonstradas melhoras na expressão do gene do colágeno tipo II e de ácido ribonucleico mensageiro (mRNA, do inglês *messenger ribonucloeic acid*) nas 8 semanas.[43]

A técnica claramente tem vantagens sobre os métodos de coleta e de transplantação, inclusive facilidade de aplicação usando artroscopia, uso de instrumento manual simples, economia relativa do equipamento necessário e aparente aumento de tecido de reparação da cartilagem que se desenvolve após o procedimento.

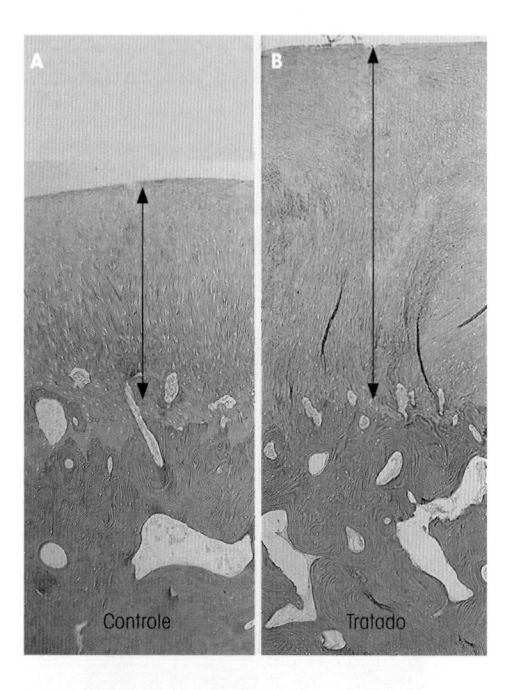

Figura 115.4 Fotomicrografias (mesma magnificação) de defeitos de espessura total na cartilagem articular do côndilo femoral medial que foram (**A**) simplesmente debridados e (**B**) debridados e microfraturados, demonstrando preenchimento significativamente maior no defeito que foi microfraturado.

Procedimentos de transplantação

É geralmente aceito que a maioria das técnicas de debridação e de estimulação da medula resulta na formação de fibrocartilagem com capacidades biomecânicas modestas. O uso de células livres suplementares, de vários veículos contendo células ou tecidos inteiros com enxertos de periósteo ou de cartilagem, foi advogado para melhorar o modesto impacto que os procedimentos de manipulação local têm sobre a qualidade e a quantidade de tecido de reparação cartilaginoso. Os procedimentos de transplantação podem ser classificados segundo a origem do tecido transplantado em: (1) enxertia periosteal; (2) enxertia pericondral; (3) transplantação de cartilagem autógena (articular, esternal ou auricular); (4) transplantação osteocondral; (5) transplantação de condrócitos; e (6) transplantação de células-tronco pluripotenciais. Essas técnicas de transplantação têm limitações práticas. É necessária uma artrotomia para a inserção dos enxertos de periósteo, de pericôndrio, de cartilagem intacta e osteocondral. Da mesma maneira, tecidos análogos frutos de engenharia tecidual, como condrócitos cultivados em colágeno, ácido poliglicólico (PGA) ou ácido poliglicólico/polilático (PGA/plA) ou outros materiais sintéticos, como membranas de hialuronano, também são difíceis ou até impossíveis de ser implantados artroscopicamente.

Periósteo

O potencial de condrogênese do pericôndrio e do periósteo tem sido usado experimentalmente na restauração de grandes defeitos osteocondrais no coelho e no cão.[44-47] Um trabalho no cavalo mostrou que pode ser produzido tecido condroide após a implantação de autoenxertos livres de periósteo (mas não autoenxertos de pericôndrio).[48] Todavia, quando autoenxertos de periósteo foram colocados em defeitos osteocondrais e fixados com cola de fibrina, os resultados não foram satisfatórios, sendo que o tecido predominante na maioria dos defeitos era o tecido fibroso. Os maus resultados e o alto conteúdo de colágeno tipo I foram relacionados com a formação de aderências.[17]

Autoenxertos de cartilagem esternal

O uso de autoenxertos de cartilagem esternal foi investigado em cavalos com fixação dos autoenxertos utilizando pinos biodegradáveis.[20,22] No exame histológico após 4 meses, o tecido de reparação parecia morfologicamente similar à cartilagem hialina, comparado com o tecido que não recebeu o enxerto, que era fibrocartilagem e cuja superfície era de tecido fibroso. Na análise bioquímica, o tecido de reparação com enxertia esternal era composto predominantemente por colágeno tipo II (no animal não enxertado predominava o colágeno tipo I), o conteúdo total de GAG do tecido de reparação (42,6 ± 5,9 mg/g de matéria seca [m.s.]) não era diferente do conteúdo da cartilagem articular normal e era significativamente maior do que os defeitos que não receberam o enxerto (26,4 ± 3,1 mg/dia de matéria seca [m.s.]). Infortunadamente, um estudo de longo tempo (12 meses, juntamente com exercício na esteira em alta velocidade) resultou em degeneração do tecido de reparação e em formação de fendas verticais e horizontais. O conteúdo de colágeno tipo II não era significativamente diferente dos defeitos controles e o conteúdo total médio de GAG diminuiu para 29,1 mg/g m.s. nos defeitos que receberam os enxertos, comparados com 19,1 mg/g m.s. nos controles.

Enxertos osteocondrais

O uso de autoenxertos e aloenxertos osteocondrais passou por vários períodos de interesse clínico. Originalmente, foram usados enxertos autógenos de uma concha osteocondral, mas houve grandes problemas devido à disponibilidade limitada de tecido osteocondral autógeno para enxertia e à morbidade no local doador. Somente em poucos locais nos seres humanos ou nos animais áreas consideráveis de uma articulação podem ser sacrificadas para servir como enxertos osteocondrais. O uso de aloenxertos de concha osteocondral resolve as limitações da morbidade do local doador, e aloenxertos osteocondrais em concha frescos de hemiartroplastia têm sido usados para casos de osteoartrite degenerativa avançada em seres humanos.[49] Esses são enxertos de côndilos femorais inteiros e a imunogenicidade é sempre uma preocupação.

Mosaicoplastia usando enxertos osteocondrais autógenos na forma de pinos ou de tarugos tornou-se popular. Os tarugos osteocondrais são colhidos artroscopicamente de regiões de menor apoio da mesma articulação e esses tarugos são inseridos para reconstruir uma superfície articular relativamente congruente com cartilagem articular.[50-53]

Vários sistemas de instrumentos estão disponíveis para a coleta e para a implantação dos tarugos osteocondrais em seres humanos e animais, incluindo o sistema de mosaicoplastia (ACUFEX-Smith & Nephew, Andover, MA), o sistema de transferência de autoenxertos osteocondrais (OATS-Arthrex, Naples, FL) e o sistema consistente de reparação osteocondral (COR-Innovasif BE). Frequentemente, o termo "mosaicoplastia" é usado como um termo abrangendo qualquer das técnicas, embora seja específico da instrumentação de Smith & Nephew. Os benefícios dessa técnica incluem a capacidade de apoio imediato, relativamente boa integração da parte óssea do tarugo e disponibilidade de dados de ensaios clínicos a longo prazo.[52,53]

A técnica da mosaicoplastia foi utilizada no cavalo e demonstrou-se que a idade influencia o resultado.[54] Um relato de caso foi publicado acerca do uso da mosaicoplastia para a reparação de um cisto ósseo subcondral no côndilo femoral medial no cavalo.[55] As dificuldades técnicas associadas à coleta cuidadosa dos enxertos e à precisão e habilidade manuais necessárias para a inserção heterotópica dos enxertos no leito receptor provavelmente vão ser superadas com o uso clínico mais amplo.[56] Também os espaços vazios que naturalmente se formam entre os tarugos osteocondrais inseridos resolvem-se mal e permitem que o fluido sinovial penetre nos túneis ósseos de tarugos adjacentes.

Transplantação de condrócitos

A implantação autógena de condrócitos é uma das poucas técnicas de engenharia de tecidos que tem a aprovação da Food and Drug Administration (FDA) para o tratamento de lesões cartilaginosas em seres humanos. É um procedimento em dois estágios, no qual biopsias de cartilagem são colhidas através de artroscopia de regiões de apoio mínimo do joelho doente, propagadas *ex vivo* em cultura celular e, mais tarde, implantadas sob um retalho de periósteo autógeno.[57] As indicações incluem defeitos focais e osteocondrite dissecante.[58,59] A aplicação das células requer artrotomia, a coleta e a ligação por sutura do retalho de periósteo, um processo tedioso e tecnicamente exigente. Um estudo comparou defeitos tratados com transplantação de condrócitos presos sob um retalho periosteal com defeitos tratados com retalhos de periósteo sem implantação de condrócitos, não sendo encontradas diferenças na cura após 1 ano.[60] Estudos de longa duração com pacientes tratados com reparação usando condrócitos autógenos têm relatado bons resultados.[61-63]

Em cavalos, as técnicas de implantação de condrócitos foram examinadas em uma variedade de veículos carregadores de matriz.[64-66] Ensaios iniciais indicaram intensificação da cura com implantação de condrócitos utilizando um veículo de fibrina,[64] mas outras abordagens de engenharia tecidual utilizando arcabouços de colágeno para a matriz não proporcionaram melhora satisfatória na reparação.[65]

Trabalhos experimentais em cavalos com uma técnica de transplante autólogo de condrócitos (ACI, do inglês *autologous chondrocyte implantantion*) modificada (cultura de condrócitos sobre uma membrana de colágeno) produziram resultados satisfatórios quando examinados aos 12 e aos 18 meses.[67] Todavia, mais recentemente, resultados ainda melhores foram obtidos com a reimplantação de partículas aglomeradas de cartilagem articular autógena em um procedimento em uma etapa.[68] Essas técnicas têm potencial real de aplicação em cães e cavalos.

Transplantação de células-tronco pluripotenciais mesenquimais

O uso de células pluripotenciais para intensificar a reparação cartilaginosa tem sido investigado por vários anos. Estudos iniciais no coelho indicaram que células-tronco mesenquimais (MSC, do inglês *mesenchymal stem cells*) poderiam intensificar a reparação da cartilagem.[69] Trabalhos de acompanhamento em pequenos animais demonstraram que MSC podem ser induzidas parcialmente através de linhagens de condrócitos.[70] Estudos no cavalo indicaram que as MSC derivadas da medula óssea podem ser colhidas e cultivadas por tempo suficiente em um meio definido, a fim de se diferenciarem para uma linhagem condrocítica;[71] porém, estudos *in vivo* no cavalo relatam pouca vantagem na reparação aos 8 meses no modelo de defeito cartilaginoso da crista troclear femoral.[72] Estudos adicionais estão sendo conduzidos nessa área.

Fatores de crescimento

Vários fatores de crescimento polipeptídios de ocorrência natural têm um papel importante na homeostasia da cartilagem. A atividade de diferenciação e de promoção anabólica da matriz do fator de crescimento semelhante à insulina do tipo 1 (IGF-1, do inglês *insulin-like growth factor 1*) e do fator de crescimento transformador beta (TGF-β, do inglês *transforming growth factor beta*) são particularmente importantes na contraposição das atividades degradadoras e catabólicas das citocinas, das proteases de serinas e das proteinases neutras. Estudos no cavalo focaram principalmente o IGF-1, uma vez que o TGF-β havia demonstrado o desenvolvimento de sinovite e de osteófitos em estudos animais. Foi demonstrado que a liberação lenta de IGF-1 a partir de compósitos de fibrina permite a intensificação da reparação da cartilagem,[73] mas ainda não se conseguiu o tecido de reparação ideal. Foi sugerido que a IGF-1 parece ter uma aplicação melhor em combinação com implantação de condrócitos, em que se desenvolve uma reparação da cartilagem mais completa.

Conclusão

Hoje em dia, a maioria das técnicas de reparação da cartilagem em pequenos animais revolve-se em torno da manipulação endógena da reparação, como o uso de debridação e de microfratura. Técnicas mais avançadas, que incluem transplantação e implantação de condrócitos autógenos, e também as técnicas de enxertia osteocondral autógena, são promissoras.

Referências bibliográficas

1. Buckwalter JA, Mow DC: Cartilage repair in osteoarthritis. *In* Osteoarthritis. Diagnosis and Medical/Surgical Management, 2nd ed. Moskowitz RW, Howell DS, Goldberg VM, et al (eds). Philadelphia: WB Saunders, 1992, p. 71.
2. Hunter W: On the structure and diseases of articulating cartilage. Philos Trans R Soc Lond:9:267, 1743.
3. Bennett GA, Bauer W, Maddock SJ: A study of the repair of articular cartilage and the reaction of normal joints of adult dogs to surgically created defects of articular cartilage (joint mice) and patella displacement. Am J Pathol 8:499, 1932.
4. Calandruccio RA, Gilmer S: Proliferation, regeneration and repair of articular cartilage of immature animals. J Bone Joint Surg 44A:431, 1962.
5. Repo RB, Mitchell N: Collagen synthesis of mature articular cartilage of the rabbit. J Bone Surg 53B:541, 1971.
6. Meachim G: The effect of scarification on articular cartilage in the rabbit. J Bone Joint Surg 45B:150, 1963.
7. Furukawa T, Eyre D, Koide S: Biochemical studies on repair cartilage resurfacing of experimental defects in the rabbit knee. J Bone Joint Surg 62A:79, 1980.
8. McIlwraith CW, Vachon AM: Review of pathogenesis and treatment of degenerative joint disease. Equine Vet J S6:3, 1988.
9. Hurtig MB, Fretz PB, Doige CE, Schnurr DL: Effective lesion size and location of equine articular cartilage. Can J Vet Res 52:137, 1988.
10. McIlwraith CW: General pathobiology of the joint and response to injury. *In* Joint Disease in the Horse. McIlwraith CW, Trotter GW (eds). Philadelphia: WB Saunders,1996, p. 61.
11. Hunziker EB, Rosenberg LC: Repair of partial-thickness defects in articular cartilage: Cell recruitment from the synovial membrane. J Bone Joint Surg 78-A,:721, 1996.
12. Convery FR, Akeson WH, Keown GH: Repair of large osteochondral defects. An experimental study in horses. Clin Orthop 82:253, 1972.
13. Bentley G: Articular cartilage changes in chondromalacia patellae. J Bone Joint Surg 67B:769, 1985.
14. Schmidt F: Ultrastructural studies after arthroscopical cartilage shaving (abstract). Arthroscopy 3:137, 1987.
15. Mankin HJ: The reactions of articular cartilage to injury and osteoarthritis: I. N Engl J Med 191:1285, 1974.
16. Riddle WE: Healing of articular cartilage in the horse. J Am Vet Med Assoc 157:1471, 1970.
17. Vachon AM, McIlwraith CW, Trotter GW, et al: Morphologic study of induced osteochondral defects of the distal portion of the radial carpal bone in horses by use of glued periosteal autografts. Am J Vet Res 52:317, 1991.
18. Fischer TA, Stover SM, Poole RR: Healing of full thickness articular cartilage defects of the horse. A comparison of weight-bearing to non weight-bearing area. Abstr Vet Surg 15:120, 1986.
19. Vachon AM, McIlwraith CW, Keeley FW: Biochemical study of repair of induced osteochondral defects of the distal portion of the radial carpal bone in horses by use of periosteal autografts. Am J Vet Res 52:328, 1991.
20. Vachon AM, McIlwraith CW, Powers BE, et al: Morphologic and biochemical study of sternal cartilage autografts for resurfacing induced osteochondral defects in horses. Am J Vet Res 53:1038, 1992.
21. McIlwraith CW, Yovich JV, Martin JS: Arthroscopic surgery for the treatment of osteochondral chip fractures in equine carpus. J Am Vet Med Assoc 191:531, 1987.
22. Howard RD, McIlwraith CW, Trotter GW, et al: Sternabral autografts in the repair osteochondral defects in horses: A long term fate and effective exercise. Am J Vet Res 55:1158, 1994.
23. Mitchell N, Shepherd N: Resurfacing of adult rabbit articular cartilage by multiple perforations through the subchondral bone. J Bone Joint Surg 58A:230, 1976.
24. McIlwraith CW: Diagnostic and Surgical Arthroscopy in the Horse. Philadelphia: Lea & Febiger, 1990.
25. Thompson RC: An experimental study of surface injury to articular cartilage and enzyme responses within the joint. Clin Orthop 107:239, 1975.

26. McIlwraith CW, Frisbie DD, Park RD, et al: Effects of calcified cartilage on healing of chondral defects treated with microfracture in horses. Proceedings American Orthopedic Sports Medicine Society, 2005.
27. Childers JC, Ellwood SC: Partial chondrectomy and subchondral bone drilling for chondromalacia. Clin Orthop 144:114, 1979.
28. Kim HKW, Moran ME, Salter RB: The potential for regeneration of articular cartilage in defects created by chondral shaving and subchondral abrasions. J Bone Joint Surg 73A: 1301, 1991.
29. Altman RD, Kates J, Chun LE, et al: Preliminary observations of chondral abrasion in a canine model. Ann Rheum Dis 51:1056, 1992.
30. Mitchell N, Shepherd N: Effective patella shaving in the rabbit. J Orthop Res 5:388, 1987.
31. Ficat RP, Ficat C, Gideon P, Toussant JB: Spongialization: A new treatment for diseased patellae. Clin Orthop 144:74, 1979.
32. Vachon A, Bramlage L, Gabel A, Weisbrode S: Evaluation of the repair process of cartilage defects in equine third carpal bone with and without subchondral bone proliferation. Am J Vet Res 47:2637, 1986.
33. Shamis LD, Bramlage LR, Gabel AA, Weisbrode S: Effective subchondral drilling on repair of partial thickness cartilage defects of third carpal bone in horses. Am J Vet Res 50:290, 1989.
34. Johnson L: Arthroscopic abrasion arthroplasty: Historical and pathologic perspective- present status. Arthroscopy 2:54, 1986.
35. Johnson LL: Arthroscopic abrasion arthroplasty. In Operative Arthroscopy. McGinty JB (ed). New York: Raven Press, 1991, p. 341.
36. Rodrigo JJ, Steadman JR, Silliman JF, Fulstone HA: Improvement of full-thickness chondral defect healing in the human knee after debridement and microfracture using continuous passive motion. Am J Knee Surg 7:109, 1994.
37. Frisbie DD, Trotter GW, Powers BE, et al: Arthroscopic bone plate microfracture technique augments healing of large chondral defects in the radial carpal bone and medial femoral condyle of horses. Vet Surg 28:242, 1999.
38. Breinan HA, Minas T, Hsu HB, et al: Effects of cultured autologous chondrocytes on repair of chondral defects in a canine model. J Bone Joint Surg 79A:1439-1451, 1997.
39. Lee CR, Grodzinsky AJ, Hsu HP, Martin SD, et al: Effects of harvest and selected cartilage repair procedures on the physical and biochemical properties of articular cartilage in the canine knee. J Orthop Res 18:790, 2000.
40. Steadman JR, Rodkey WG, Briggs KK: Microfracture to treat full-thickness chondral defects: Surgical technique, rehabilitation, and outcomes. J Knee Surg 15:170, 2002.
41. Steadman JR, Rodkey WG, Rodrigo JJ: Microfracture: Surgical technique and rehabilitation to treat chondral defects. Clin Orthop 391(Suppl):S362, 2001.
42. Knutsen G, Engbretsen L, Ludvigsen TC: Autologous chondrocyte implantation compared with microfracture in the knee. A randomized trial. J Bone Joint Surg 86-A:455, 2004.
43. Frisbie DD, Oxford JT, Southwood L, et al: Early events in cartilage repair after subchondral bone microfracture. Clin Orthop 407:215, 2003.
44. Enkvist O: Reconstruction of patella articular cartilage with free autologous periochondreal grafts. Scand J Plast Reconstr Surg 13:361, 1979.
45. Enkvist O, Valderman S, Pastacaldi P: The cartilaginous potential of the perichondrium in rabbit ear and ribs. Scand J Plast Reconstr Surg 13:275, 1979.
46. Ohlsen L, Widenfalk K: The early development of articular cartilage after perichondral grafting. Scand J Plast Reconstr Surg 17:163, 1983.
47. Rubak JM: Reconstruction of articular cartilage defects with free periosteal grafts. An experimental study. Acta Orthop Scand 53:175, 1982.
48. Vachon A, McIlwraith CW, Trotter GW, et al: Neochondrogenesis in free intra-articular periosteal and periochondreal autografts in horses. Am J Vet Res 50:1787, 1989.
49. Gross AE, Aubin P, Chea HK, et al: A fresh osteochondral allograft alternative. J Arthroplasty 17:50, 2002.
50. Hangody L, Kish G, Karpati Z: Arthroscopic autogenous osteochondral mosaicplasty for the treatment of femoral condylar articular defects. Knee Surg Sports Traumatol Arthrosc 5:262, 1997.
51. Hangody L, Kish G, Karpati Z, et al: Mosiacplasty for the treatment of articular cartilage defects: Application and clinical practice. Orthopedics 21:751, 1998.
52. Hangody L, Feczko P, Bartha L, et al: Mosiacplasty for the treatment of articular defects of the knee and ankle. Clin Orthop 391:S328, 2001.
53. Jakob RP, Franz T, Gautier E, et al: Autologous osteochondral grafting in the knee: Indication, results, and reflections. Clin Orthop 401:170, 2002.
54. Bodo G, Kaposi AD, Hangody L, et al: The surgical technique and the age of the horse both influence the outcome of mosaicplasty in a cadaver equine stifle model. Acta Vet Hung 49:111, 2001.
55. Bodo G, Hangody L, Szabo Z, et al: Arthroscopic autologous osteochondral mosaicplasty for the treatment of subchondral cystic lesion in the medial femoral condyle of the horse. Acta Vet Hung 48:343, 2000.
56. Pearce SG, Hurtig MB, Clarnette R, et al: An investigation of two techniques for optimizing joint surface congruency using multiple cylindrical osteochondral autografts. Arthroscopy 17:50, 2001.
57. Brittberg M, Lindahal A, Nilsson A, et al: Treatment of deep cartilage defects in the knee with autologous chondrocyte transplantation. N Engl J Med 331:889, 1994.
58. Robert H, Bahaud J: Autologous chondrocyte implantation: A review of techniques and preliminary results. Rev Rheum Engl Ed 66:724, 1999.
59. Peterson L, Minas T, Brittberg M, et al: Two 9-year outcomes after autologous chondrocyte transplantation of the knee. Clin Orthop 374:212, 2000.
60. Breinan HA, Minas T, Hsu HP: Effects of cultured autologous chondrocytes on repair of chondral defects in a canine model. J Bone Joint Surg 79A:1439-1451, 1997.
61. Richardson JB, Caterson B, Evans EH, et al: Repair of human articular cartilage after implantation of autologous chondrocytes. J Bone Joint Surg Br 81:1064, 1999.
62. Peterson L, Brittberg M, Kiviranta I, et al: Autologous chondrocyte transplantation. Biomechanics and long-term durability. Am J Sports Med 30:2, 2002.
63. Minas T: Autologous chondrocyte implantation for focal chondral defects of the knee. Clin Orthop 391(Suppl):S349, 2001.
64. Hendrickson DA, Nixon AJ, Grande DA, et al: Chondrocyte-fibrin matrix transplants for resurfacing extensive articular cartilage defects. J Orthop Res 12:485, 1994.
65. Sams AE, Nixon AJ: Chondrocyte-laden collagen scaffolds for resurfacing extensive articular cartilage defects. Osteoarthritis Cartilage 3:47, 1995.
66. Fortier LA, Lust G, Mohammed HO, et al: Insulin-like growth factor-1 enhances cell-based articular cartilage repair. J Bone Joint Surg 84B:276, 2000.
67. Frisbie DD, Calhoun HA, Bowman S, Kawcak CE, et al: Autologous chondrocyte transplantation via a collagen membrane: A long-term study. Proceedings 50th Annual Meeting Orthopedic Research Society, 2003.
68. Lu Y, Colhoun HA, et al: In vivo evaluation of a one step autologous cartilage resurfacing technique in a long term equine model. Proceedings 51st Annual Meeting Orthopedic Research Society 1355, 2004.
69. Grande DA, Southerland SS, Manji R, et al: Repair of articular cartilage defects using mesenchymal stem cells. Tissue Eng 1:345, 1995.
70. Butnariu-Ephrat M, Robinson D, Mendes DG, et al: Resurfacing of goat articular cartilage by chondrocyte derived from bone marrow. Clin Orthop 330:234, 1996.
71. Fortier LA, Nixon AJ, Williams J, et al: Isolation and chondrocytic differentiation of equine bone marrow-derived mesenchymal stem cells. Am J Vet Res 59:1182, 1998.
72. Wilke N, Nixon AJ, Adams TA: Enhanced early chondrogenesis in equine cartilage defects using implanted autologous mesenchymal stem cells. Vet Surg 30:508, 2001.
73. Nixon AJ, Fortier LA, Williams J, et al: Enhanced repair of extensive articular defects by insulin-like growth factor-1 laden fibrin composites. J Orthop Res 17:475, 1999.
74. Fortier LA, Lust G, Mohammed HO, et al: Insulin-like growth factor-1 enhances cell-based articular cartilage repair. J Bone Joint Surg 84-B:276, 2002.

Osteoartrite

Michelle A. Steffey e Rory J. Todhunter

Este capítulo é dedicado à Dra. Nancy Burton-Wurster, Cornell University, cuja motivação intelectual e dedicação ao trabalho continuam a inspirar mentes jovens a continuar as investigações sobre a ciência básica da osteoartrite em cães.

A osteoartrite (OA) é um processo degenerativo que causa alterações em todos os componentes de uma articulação sinovial: cartilagem articular, osso subcondral, membrana sinovial, fluido sinovial e tecidos moles periarticulares. Até 20% dos cães com mais de 1 ano de idade são afetados por OA.[1] Apesar de a osteoartrite idiopática (primária) ser rara em cães e gatos, a osteoartrite secundária é comum, geralmente devido a fatores subjacentes, como traumatismo anterior, incongruência articular, instabilidade articular, inflamação ou condições de desenvolvimento. As alterações patológicas observadas consistem tipicamente em sinovite variável, espessamento da cápsula articular, destruição da cartilagem, esclerose subcondral e produção de novo osso (osteófitos e entesiófitos). Por haver várias revisões escritas em livros-textos veterinários, este capítulo enfocará também as informações sobre o assunto relacionadas especialmente aos biomarcadores.

Anatomia e fisiologia da articulação normal

Articulações diartrodiais são as articulações entre ossos adjacentes do esqueleto caracterizadas por uma superfície de cartilagem articular, uma cápsula articular e fluido sinovial secretado no interior da cavidade articular que lubrifica as superfícies de contato da articulação. Articulações sinoviais podem ser classificadas de acordo com o número de superfícies articulares que contêm (simples ou compostas), a forma das superfícies que se articulam (planas, bola e soquete, elipsoidal, dobradiça, condilar, trocoide ou em sela) ou pela função da articulação.[2]

A cápsula articular fibrosa de uma articulação diartrodial é revestida internamente por uma membrana sinovial. A camada fibrosa externa consiste, principalmente, em colágeno, mas também contém os suprimentos vascular e nervoso da articulação. Ela liga-se perifericamente à cartilagem articular e funde-se com o periósteo de cada osso.[2] A membrana sinovial é vascular e consiste, principalmente, em tecido areolar frouxo com uma camada interna de células, com a espessura de um ou dois sinoviócitos (Figura 116.1). Os dois tipos de sinoviócitos são: tipo A, primariamente fagocítico, e tipo B, primariamente secretório. A membrana sinovial reveste todas as estruturas no interior da articulação, exceto as cartilagens articulares e as superfícies de contato de quaisquer placas fibrocartilaginosas (meniscos) e funde-se com o periósteo ao se refletir sobre o osso.[2]

As principais funções da cartilagem articular são promover a movimentação com fricção mínima e transmitir cargas ao osso subcondral abaixo dela. A cartilagem hialina é composta principalmente por matriz e contém relativamente poucas células (Figura 116.1). Os condrócitos compõem menos de 5% do volume tecidual.[1] Cada condrócito, em associação com sua cápsula e matriz pericelulares, compõe uma unidade denominada condron.[3] A cartilagem é composta por 70% a 80% de água, em peso, e é avascular, aneural e alinfática (Figura 116.2). As grandes moléculas principais que compõem a matriz da cartilagem articular são o colágeno e o proteoglicano, e são essas duas moléculas que dão à cartilagem suas propriedades bioquímicas e funcionais únicas. O colágeno proporciona a resistência tensional e o proteoglicano proporciona a resistência compressiva. Ambas as substancias são produzidas e secretadas localmente pelos condrócitos.

A descrição clássica da cartilagem articular em zonas é baseada na organização dos condrócitos, na orientação das fibrilas de colágeno e na distribuição de proteoglicano. A zona um, zona tangencial, é a região mais superficial e é caracterizada por relativamente poucas células achatadas, por baixo conteúdo de proteoglicano e por fibrilas colágenas orientadas tangencialmente à superfície articular (Figura 116.2). Essa distribuição de colágeno e proteoglicano proporciona às camadas superficiais da matriz cartilaginosa maior resistência para

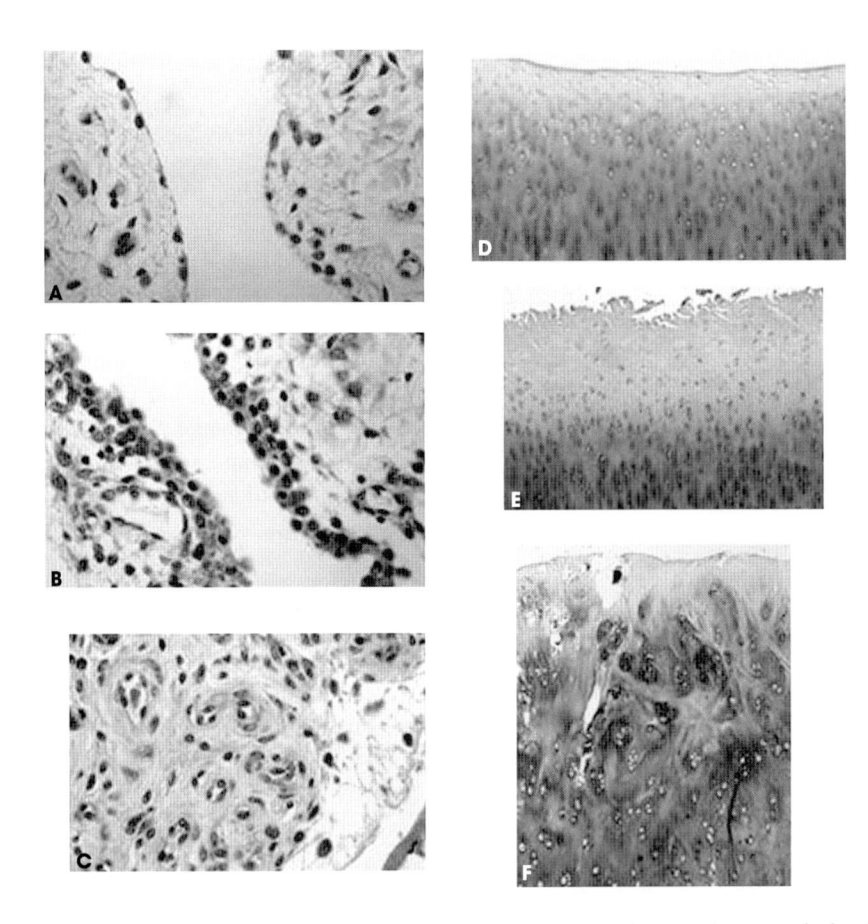

Figura 116.1 A. Fotomicrografia de corte transversal da membrana sinovial normal. A cavidade sinovial está entre as duas peças de membrana sinovial em cada lado da fotografia. **B.** Hiperplasia sinovial, caracterizada por proliferação do revestimento sinovial. **C.** Hipertrofia sinovial crônica caracterizada por fibroplasia (A, B e C = hematoxilina e eosina, 160 ×). **D.** Fotomicrografia da cartilagem articular normal, mostrando o tecido com população esparsa de condrócitos, os quais elaboram uma profusa matriz extracelular. Os condrócitos na zona profunda tendem a se alinhar perpendicularmente à superfície articular (acima). Nas camadas mais profundas, vê-se maior absorção do corante (que se liga ao glicosaminoglicano sulfatado) pericelularmente. **E.** Fotomicrografia da cartilagem articular fibrilada, exibindo diminuição da coloração da matriz em cão nos estágios iniciais da displasia coxofemoral (D e E = coloração de safranina O/*fast green*, 180 ×). **F.** Clonagem de condrócitos na osteoartrite avançada: fotomicrografia da cartilagem articular de cão com osteoartrite avançada secundária à displasia coxofemoral. Podem ser vistas irregularidade da superfície, fissuras e clonagem de condrócitos (safranina O/*fast green*, 200 ×).

aguentar as forças tensionais e para resistir à pressão de inchamento exercida pelo proteoglicano localizado nas zonas mais profundas.[1] As zonas dois e três compreendem a maior parte do volume da matriz. Nessa região, a densidade de condrócitos e o conteúdo de proteoglicano aumentam à medida que se aprofunda no tecido (Figura 116.1). As células tornam-se mais ovoides e, na zona dois, zona de transição, elas são distribuídas aleatoriamente. A direção das fibrilas colágenas muda gradualmente de uma orientação tangencial para uma orientação oblíqua e, finalmente, as fibrilas orientam-se radialmente à superfície articular (Figura 116.2). Na zona três, zona radial, as células alinham-se em colunas verticais no interior da matriz. É o maior conteúdo de proteoglicano nessas regiões mais profundas que proporciona a capacidade de a cartilagem resistir à carga compressiva. Existe uma separação distinta, conhecida como "marca da maré", entre as zonas três e quatro, no limite superior da zona quatro, zona calcificada. Ela contém fibras colágenas orientadas radialmente, mas pouco proteoglicano. A cartilagem calcificada é separada do osso subcondral subjacente por uma linha de cemento. A junção osteocondral é mantida pela morfologia do limite interdigitado, cuja natureza ondulante permite que estresses de cisalhamento sejam convertidos em forças compressivas, potencialmente menos danosas, no osso subcondral.[4]

O colágeno compõe 50% da matéria seca da cartilagem madura. Existem pelo menos 27 tipos diferentes de colágeno.[5] As fibrilas de colágeno são compostas por monômeros de colágeno, que, por sua vez, são compostos por três cadeias alfa de polipeptídios arranjadas em uma hélice tripla. Cadeias alfa geneticamente diferentes levam a diferentes tipos de monômeros de colágenos. Os

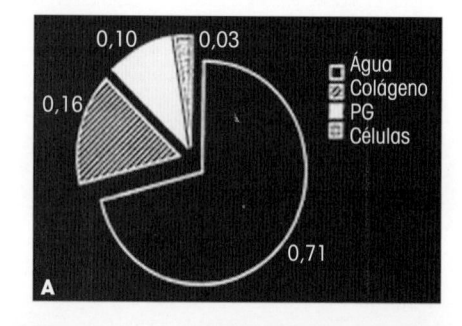

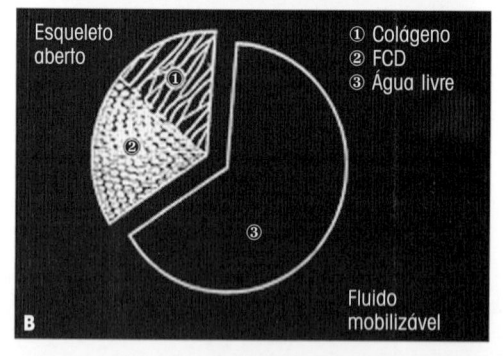

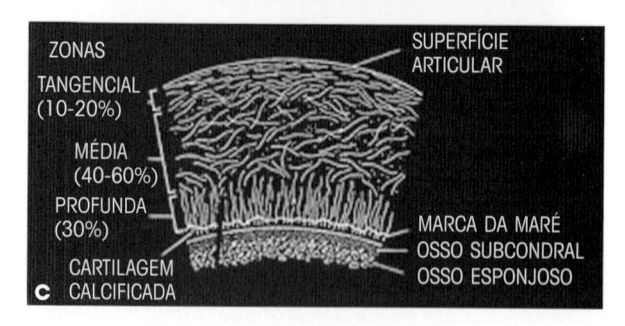

Figura 116.2 A. Gráfico em pizza mostrando a composição bioquímica da cartilagem articular. **B.** Gráfico em pizza mostrando a densidade de carga fixa (FCD) de proteoglicanos (PG) e de água, bem como a pressão de inchamento restringida pelas fibrilas de colágeno. **C.** Diagrama da cartilagem articular ilustrando a orientação seletiva das fibrilas de colágeno na cartilagem articular normal e a transição através da cartilagem calcificada até o osso subcondral.

colágenos tipo II são a principal forma de colágeno na cartilagem articular. Sabe-se que outros tipos de colágeno são importantes na função normal da cartilagem articular, os tipos VI, IX, X e XI. O colágeno tipo VI é encontrado na zona pericelular do condron e pode estar envolvido na ligação da superfície celular aos constituintes da matriz. O tipo IX conecta as fibrilas tipo II umas às outras e é importante na associação do colágeno e do proteoglicano no interior da matriz. O colágeno tipo X é encontrado durante o desenvolvimento na cartilagem hipertrófica e na zona calcificada da cartilagem adulta.[1]

Proteoglicanos compõem até 22% a 28% do peso seco da cartilagem adulta (Figura 116.2). Uma molécula de proteoglicano é composta por um núcleo proteico com cadeias laterais de glicosaminoglicano. Os glicosaminoglicanos são cadeias de unidades repetidas de dissacarídios de comprimento variável e têm carga negativa, devido a grupos carboxila e sulfato.[4] Essa carga iônica intrínseca faz com que elas se repilam umas às outras, resultado na conformação de "escova de lavar garrafas" da molécula de proteoglicano e contribuindo para sua natureza hidrofílica. Os glicosaminoglicanos mais comuns na cartilagem articular são: sulfato-6-condroitina (cartilagem articular madura), sulfato-4-condroitina (cartilagem articular imatura), sulfato de queratano e sulfato de dermatano. Os proteoglicanos podem ser classificados como agregantes e não agregantes, dependendo da habilidade do monômero de proteoglicano em se ligar a uma coluna de hialuronano por um elo glicoproteico. O maior proteoglicano agregante da cartilagem articular é o agrecano, enquanto os maiores proteoglicanos não agregantes são a decorina e o biglicano. O hialuronano é um glicosaminoglicano não sulfatado que não tem um núcleo proteico. Ele é secretado tanto na matriz extracelular quanto no fluido sinovial. O hialuronano é secretado na matriz extracelular por condrócitos, formando uma cadeia pela interação não covalente com os monômeros agrecanos. O hialuronano é secretado no fluido sinovial pelos sinoviócitos tipo B, funciona como lubrificante de limite, mas não parece ser importante na lubrificação cartilagem sobre cartilagem.[1]

A carga iônica dos proteoglicanos atrai água (Figura 116.2). Quando hidratados, os proteoglicanos ocupam um volume até 50 vezes maior que seu volume seco. Porém, como os proteoglicanos são aprisionados em uma matriz colagenosa, sua expansão é limitada a 20% do seu volume potencial, mantendo a cartilagem túrgida. É essa relação entre proteoglicanos e colágeno e a livre movimentação do fluido que permite a cartilagem resistir a deformações e transmitir cargas. Quando a cartilagem sofre uma carga compressiva, o fluido flui lentamente através da rede de colágeno e dos poros criados pelas moléculas de proteoglicano. A capacidade da cartilagem em tolerar a carga depende das interconexões das fibrilas de colágeno (Figura 116.2). Se essas conexões se romperem, ocorrerá propagação das fissuras através da matriz, levando a alterações morfológicas características da OA. Até certo ponto, a cartilagem articular adapta-se ao nível predominante de estresse a que é submetida e torna-se mais rígida em áreas de alto estresse e que contenham conteúdo de proteoglicano aumentado.[4] O excesso de estresse em áreas de cartilagem mais macia pode resultar em dano à matriz e em OA.

Devido à cartilagem adulta ser avascular, ela depende do fluido sinovial para nutrição, remoção de dejetos e circulação de células sinoviais e leucócitos. O fluido sinovial é um ultrafiltrado do plasma, ao qual foram adicionadas grandes moléculas, como o hialuronano, por secreção dos sinoviócitos. A viscosidade do fluido sinovial depende do peso molecular e da concentração de hialuronano.[4] A movimentação articular leva à compressão mecânica da cartilagem e estimula a difusão de moléculas de nutrientes na matriz cartilaginosa. Em animais imaturos, nutrientes podem difundir-se para as zonas profundas da cartilagem articular a partir de vasos metafisários, porque a cartilagem calcificada e a placa subcondral ainda não se formaram. A lubrificação da articulação e a capacidade das superfícies da cartilagem deformarem-se sob carga resultam em baixo coeficiente de fricção. Sob condições de carga, um pouco de água é forçada para fora da matriz, resultando em fluxo de fluido para a superfície articular (lubrificação hidrostática) até que se atinja um equilíbrio entre a força osmótica dos proteoglicanos e a força compressiva aplicada.[1] Durante o apoio, sob cargas pesadas, a lubrificação mais importante da cartilagem articular é a hidrostática (o filme fluido espremido), enquanto sob cargas leves predomina a lubrificação de limite. As cargas levam à exsudação de fluido a partir da matriz, resultando em um fino filme de fluido que separa as superfícies articulares. A lubrificação de limite é a aderência de um filme molecular de lubrificante às superfícies das cartilagens articulares e à sinóvia, a qual separa as superfícies. O lubrificante de limite da cartilagem articular é uma glicoproteína chamada de lubricina e sua proteína associada.

Fisiopatologia e patologia da osteoartrite

A osteoartrite pode originar-se através de um desses dois mecanismos: forças normais atuando sobre uma articulação anormal (p. ex., no caso de osteocondrose, displasia do cotovelo ou coxofemoral, ou luxação da patela) ou forças anormais agindo sobre uma articulação normal (p. ex., traumatismo articular resultando em fratura ou em luxação) (Figura 116.3). Independentemente da causa específica, alterações na função da articulação levam a alterações moleculares e celulares específicas, que resultam na disfunção da cartilagem e das estruturas periarticulares observadas clinicamente.[1] Foram detectadas alterações na expressão genética da cartilagem a partir de 2 semanas após a transecção do ligamento cruzado cranial em um modelo canino de OA, antes da detecção de alterações no conteúdo de glicosaminoglicano ou de colágeno ou de evidências de alterações patológicas macroscópicas ou histológicas.[6] A agressão à articulação resulta na liberação de agentes pró-inflamatórios, tais como interleucinas 1 alfa (IL-1α) e beta (IL-1β) e fator de necrose tumoral alfa (TNF-α, do inglês *tumor necrosis factor alpha*), por condrócitos, sinoviócitos e células inflamatórias infiltrantes, resultando em sinovite. A sinovite é caracterizada mais por proliferação de sinoviócitos do que por infiltração neutrofílica. As células de revestimento sinovial e os leucócitos liberam enzimas destrutivas, radicais livres, citocinas e prostaglandinas. A inflamação persistente altera o metabolismo da cartilagem, acarretando degradação da cartilagem. Pelo menos uma parte da dor associada à OA é atribuída à sinovite.[7]

O fluido sinovial torna-se menos viscoso à medida que a concentração de hialuronano diminui e que a lubrificação da articulação se perde. A liberação de fragmentos de cartilagem e de proteinases piora a resposta inflamatória e induz destruição adicional das ligações colágenas cruzadas.[8] As alterações na membrana sinovial e no fluido sinovial podem ser reversíveis. O dano à cartilagem articular geralmente é irreversível e autoperpetuante. A osteoartrite é um ciclo destrutivo autoperpetuante que envolve todos os componentes da articulação. A liberação de leucócitos, prostaglandinas, enzimas lisossomais, hialuronidase, interleucina 1, leucotrienos e proteinases propaga a destruição dos tecidos articulares. A viscosidade do fluido sinovial diminui devido à alteração, destruição e diluição do hialuronano e de outras proteínas. As propriedades biomecânicas do fluido sinovial são alteradas, com capacidade lubrificante abaixo da ideal e, como resultado, com diminuição da difusão de nutrientes para a cartilagem articular.

Bioquimicamente, a OA é caracterizada por redução no conteúdo de agrecano, alteração no tamanho e na estrutura das fibrilas colágenas e aumento na síntese e na degradação de macromoléculas da matriz na cartilagem. Inicialmente, a síntese de proteoglicanos por condrócitos aumenta, mas, a seguir, os níveis de proteoglicanos caem.[9] Finalmente, a interleucina 1 e o TNF-α induzem depleção do proteoglicano na cartilagem articular, aumentando a taxa de degradação de proteoglicano, diminuindo a síntese por condrócitos ou ambos. O catabolismo da matriz é mediado pelos efeitos das metaloproteinases da matriz, das agrecanases, das catepsinas (proteinases ácidas), da interleucina 1, do TNF-α, da hialuronidase e das prostaglandinas. A diminuição na concentração dos proteoglicanos é acompanhada por aumento do conteúdo aquoso, compressibilidade aumentada e diminuição da rigidez da cartilagem articular. A perda do suporte da matriz resultante da degradação das fibrilas colágenas permite que a matriz inche.

Nos estágios iniciais da OA ocorre fibrilação da cartilagem. A fibrilação (perda da camada superficial [zona 1]) altera fundamentalmente as propriedades biomecânicas da cartilagem articular.[10] A fibrilação ocorre cedo na evolução da OA; segue-se a perda de toda a espessura da cartilagem articular. Estresses anormais fazem com que as fissuras se propaguem para as camadas mais profundas (Figura 116.1). Segue-se a erosão (perda superficial uniforme da cartilagem articular). Finalmente, em regiões

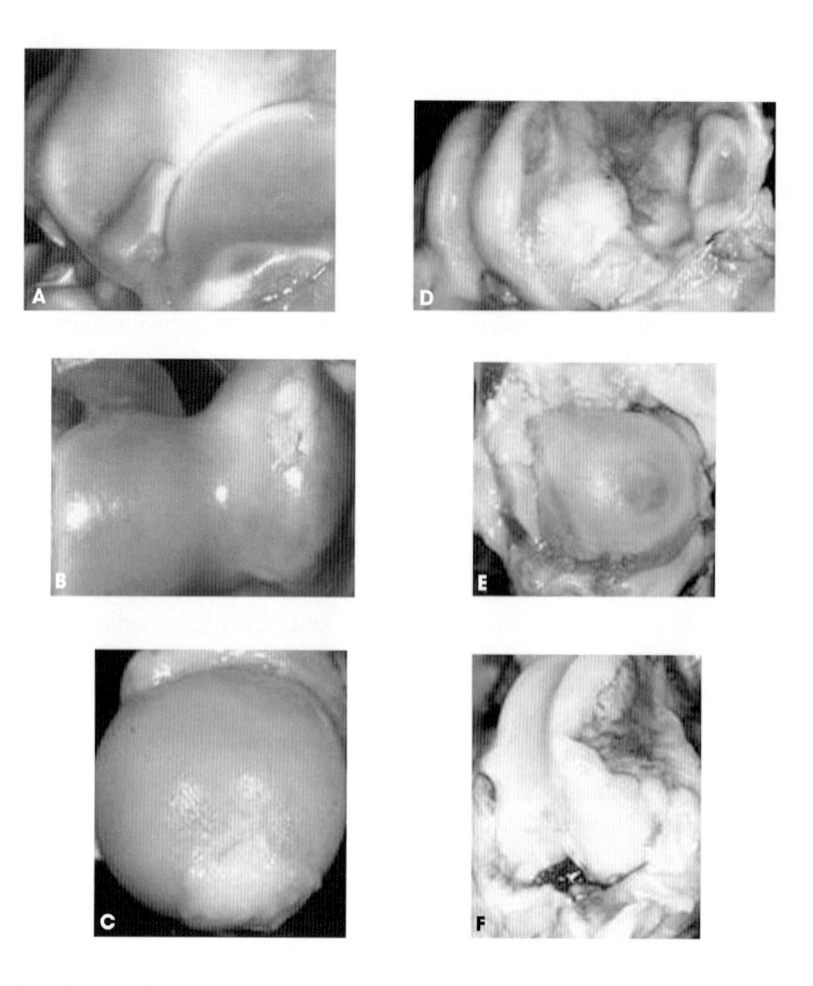

Figura 116.3 Fotografias de articulações com condições ortopédicas de desenvolvimento, todas resultando em osteoartrite secundária, devido à irregularidade da superfície ou da aplicação anormal de cargas mecânicas. **A.** Superfícies articulares da cabeça radial e da ulna proximal na articulação do cotovelo mostrando o processo coronoide fragmentado, levemente elevado e com forma triangular, localizado entre o coronoide medial da ulna e a cabeça do rádio. O defeito de espessura total que aparece no canto inferior direito é um artefato. **B.** Fotografia de lesão de osteocondrose no côndilo umeral medial no cotovelo de um cão. **C.** Fotografia da cabeça femoral de cão com início de displasia coxofemoral. Note a cartilagem perifoveal e a hipertrofia do ligamento redondo da cabeça do fêmur (abaixo, no centro). **D.** Fotografia do joelho de um cão com luxação patelar medial. Note a perda de espessura total da cartilagem ao longo da tróclea medial axial e da superfície de articulação da patela (acima, à direita). **E.** Fotografia de uma cabeça umeral osteoartrítica com perda de espessura total da cartilagem articular (úlcera) caudodorsalmente. **F.** Fotografia de articulação do joelho tomada 6 meses após transecção experimental do ligamento cruzado cranial. Estão presentes osteófitos ao longo da crista troclear medial. (Cortesia do Dr. Steven Budsberg, University of Georgia.)

de perda de toda a espessura da cartilagem, o osso subcondral é exposto e sofre eburnação (torna-se ebúrneo) (aparência polida do osso subcondral esclerótico).

Em cães jovens com fibrilação da cartilagem articular devido à displasia coxofemoral (Figura 116.3), o conteúdo mineral do osso subcondral e do epifisário é aumentado, sendo medido por tomografia computadorizada.[11] Em cães com deficiência do ligamento cruzado cranial foi relatado aumento intenso e persistente na excreção urinária de ligações cruzadas de piridina do colágeno, que se pensa se originar, pelo menos em parte, da degradação de colágeno maduro no osso. A calcitonina, um potente inibidor da reabsorção osteoclástica do osso, reduz acentuadamente os níveis urinários de ligações cruzadas de piridina em cães com OA.[12] Na OA experimental de cães, a injeção subcutânea de calcitonina reduz a gravidade das lesões cartilaginosas da osteoartrite avaliadas macroscópica e histologicamente.[12] É interessante notar que a densidade óssea média do grupo placebo foi 80% da densidade do grupo tratado com calcitonina.[13]

Osteófitos periarticulares podem ser vistos já em 2 semanas do começo da osteoartrite (Figuras 116.4 e 116.5). Osteófitos são exostoses ósseas que se desenvolvem tipicamente em locais de inserção da cápsula

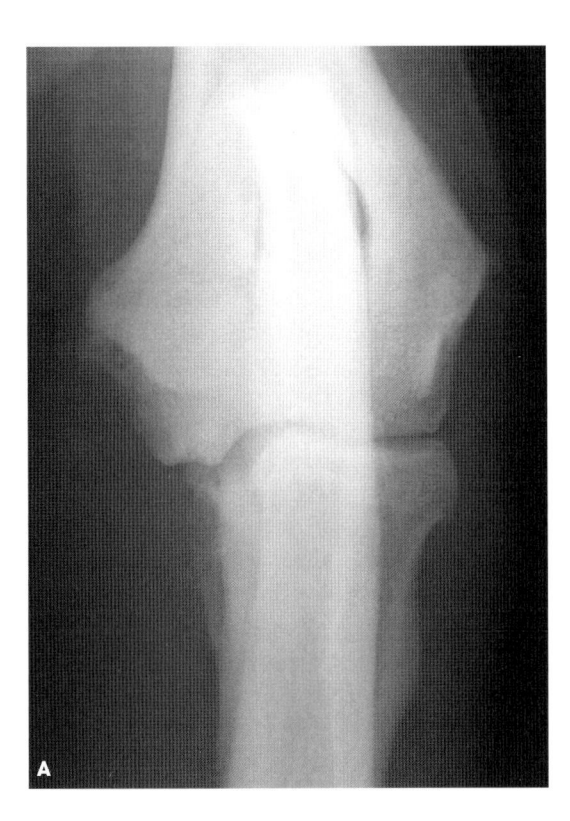

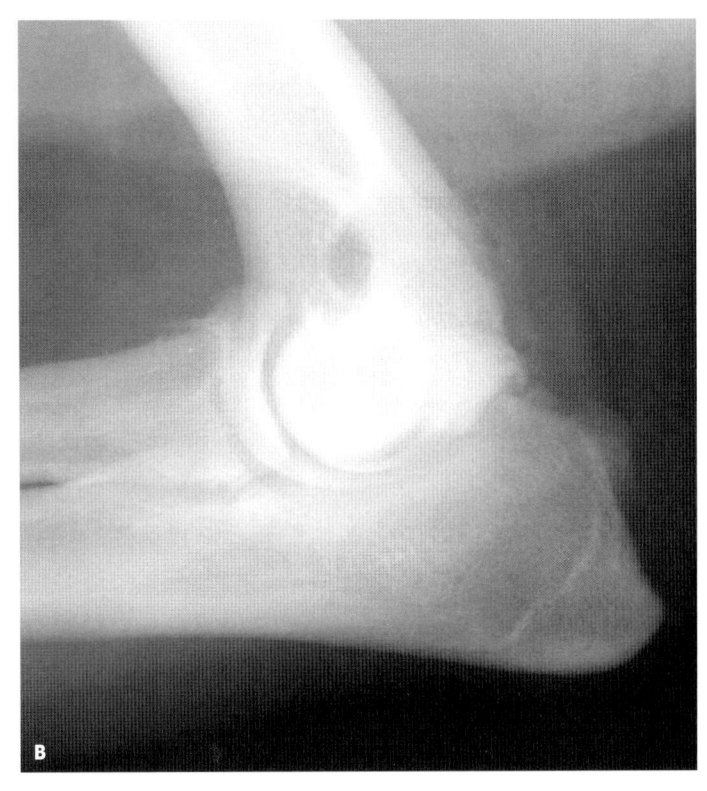

Figura 116.4 A. Radiografia craniocaudal mostrando radiolucência subcondral e formação de osteófitos na articulação do cotovelo medial. **B.** Radiografia lateral do mesmo cotovelo, mostrando formação de osteófitos no processo ancôneo proximal e na cabeça radial proximal. (Cortesia do Dr. Peter Scrivani, Cornell University.)

articular. Provavelmente, os osteófitos representam uma tentativa do organismo de compensar o aumento da tensão nas inserções da cápsula articular, devido ao derrame sinovial crônico, distensão capsular concomitante, instabilidade articular persistente e reposta proliferativa. Ao final, os osteófitos tornam-se canalizados e suas cavidades medulares comunicam-se com a cavidade do osso epifisário. Entesiófitos são crescimentos ósseos ou mineralizações distróficas que se estendem para as ligações capsulares, ligamentares e do tecido mole regional (Figuras 116.4 e 116.5).

Análise do fluido sinovial

A avaliação laboratorial do fluido sinovial pode ser útil para confirmar um diagnóstico de OA e eliminar a possibilidade de outras doenças articulares infecciosas. O fluido sinovial é avaliado, macroscopicamente, quanto à cor, clareza e viscosidade e, microscopicamente, quanto ao número (contagem) celular, ao tipo celular e à presença de agentes infecciosos.[4] A quantidade de fluido sinovial varia segundo a articulação examinada e o tamanho do paciente. O volume normal de fluido sinovial na articulação do joelho normal em cães adultos, por exemplo, varia de 0,2 a 2 mℓ.[2] O volume de fluido sinovial na OA geralmente está aumentado, mas pode variar de acordo com a cronicidade da condição e o grau de sinovite. O fluido sinovial normal é claro, de incolor a amarelo pálido e contém menos de 1.000 células nucleadas/$\mu\ell$, enquanto o fluido sinovial de uma articulação com OA pode ser de claro a amarelo pálido nebuloso, com contagens de células nucleadas que variam de 3.000 a 5.000 células/$\mu\ell$. A célula nucleada predominante observada, tanto no fluido sinovial normal quanto no de OA, deve ser o monócito, e os neutrófilos devem compreender menos de 10% das células nucleadas presentes (Figura 116.6).[14] As contagens de células nucleadas maiores que 5.000 células/$\mu\ell$ ou as contagens de células com proporções mais altas de neutrófilos indicam artrite com etiologia infecciosa ou inflamatória, que pode incluir exacerbação aguda de condição crônica. Em cães, as contagens celulares no fluido sinovial normal podem variar entre articulações, com contagens mais altas encontradas no fluido sinovial das articulações de ombro e joelho.[15] As contagens celulares de fluido sinovial das articulações de joelho e ombro normais e com OA em gatos caem dentro dos valores descritos anteriormente.[16]

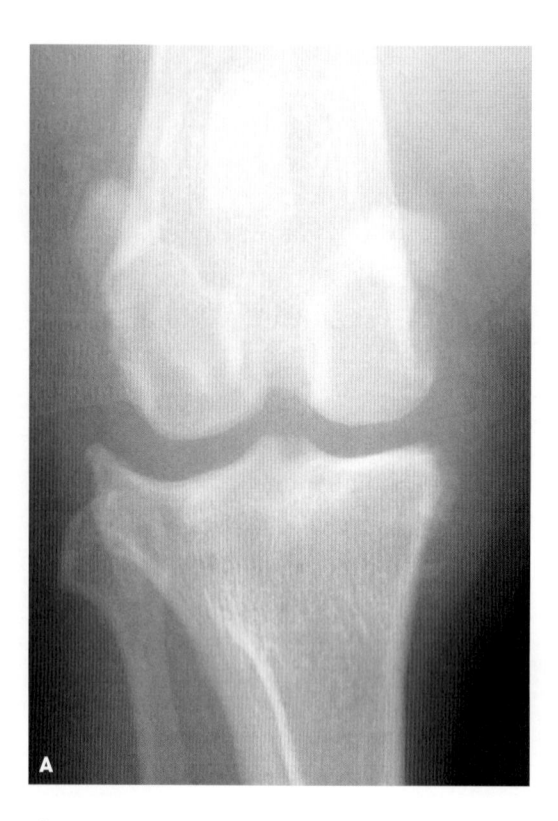

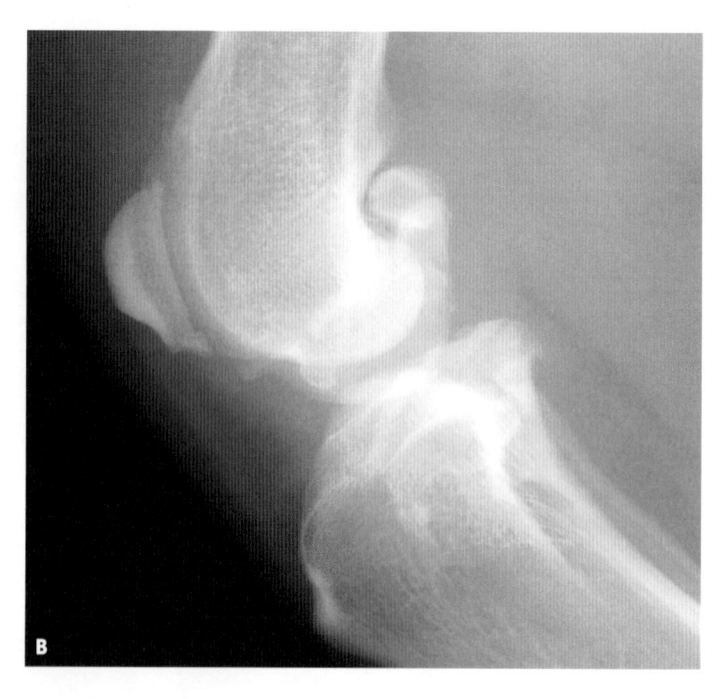

Figura 116.5 A. Fotografia da visão craniocaudal do joelho mostrando formação de osteófitos nas placas tibiais laterais e proliferação de tecidos moles no joelho medial. Esses achados são consistentes com disrupção do ligamento cruzado cranial. **B.** Radiografia lateral osteoartrítica de articulação do joelho do mesmo cão da Figura 116.5A, mostrando aumento na massa intra-articular e obliteração do coxim de gordura, remodelação da fabela e osteófitos na patela proximal e distal e ao longo da superfície não articular da tróclea femoral. (Cortesia do Dr. Peter Scrivani, Cornell University.)

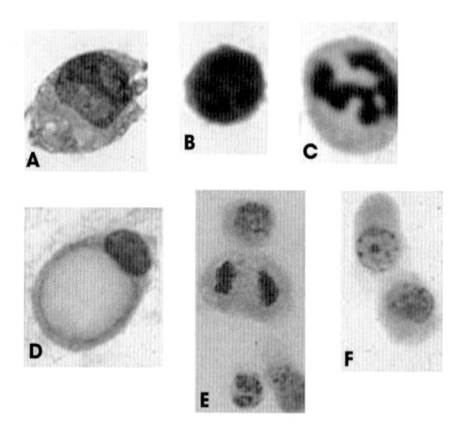

Figura 116.6 Células encontradas em esfregaços do fluido sinovial. **A.** Células polimorfonucleares devem ser menos de 10% do número total. **B.** Linfócitos. **C.** Células sinoviais de revestimento (provavelmente macrofágicas). **D.** Célula em anel de sinete, que indicam lesão ou degradação da articulação. **E.** Figura mitótica. **F.** Células em anel de sinete, indicando lesão à articulação (coloração de Wright Giemsa, 160 ×). (Cortesia do Dr. Kathleen Freeman, Escócia.)*

---

* **N. do T.:** Aparentemente há um equívoco na Figura 116.6 original. A Figura "116.A" corresponde à legenda "116.C".

Biomarcadores

Devido a existir significantes limitações na capacidade dos métodos de diagnóstico de rotina em detectar a OA em seus estágios iniciais ou, então, na avaliação de alterações sutis na progressão da doença em um indivíduo, nasceu o interesse na identificação de substâncias endógenas que poderiam ser usadas como biomarcadores do processo de OA. A avaliação de uma ou mais dessas substâncias por métodos não invasivos ou minimamente invasivos pode, eventualmente, permitir melhor identificação de indivíduos ainda nos estágios iniciais da doença, quantificação da gravidade da doença e de sua progressão e avaliação objetiva da eficácia do tratamento. Os biomarcadores tipicamente são produtos da síntese ou degradação da cartilagem articular. Os biomarcadores podem ser indicadores anabólicos (produto de um processo de síntese) ou catabólicos (produto de degradação). As alterações na biomecânica ou na bioquímica da articulação levam a um desequilíbrio entre a degradação e a síntese da matriz, e as substâncias resultantes liberadas podem ser medidas na cartilagem, no fluido sinovial e em outros fluidos corporais, como sangue e urina. As concentrações de biomarcadores em amostras individuais de fluido sinovial são afetadas por presença de derrame articular, eliminação do marcador da articulação, nível de exercício e ritmos circadianos.[4] Apesar de as concentrações séricas de marcadores serem menos afetadas por diluição, o valor das concentrações sistêmicas de biomarcadores para o diagnóstico e para o monitoramento de uma articulação com OA é controverso, uma vez que as concentrações na urina ou no sangue mais provavelmente refletem o *turnover* da cartilagem em todas as articulações e não somente em uma ou mais articulações de interesse.[17] Além disso, apesar de existir diferenças nos valores médios desses marcadores entre populações normais e com OA, a variação entre indivíduos é grande e a extensa sobreposição de valores limita seu uso como ferramenta diagnóstica única em qualquer paciente individual. Obtém-se melhor discriminação quando os marcadores são avaliados longitudinalmente ou, então, quando vários marcadores são usados em combinação.[18,19]

Três amplas categorias de marcadores moleculares foram identificadas baseando-se em sua origem e função durante o processo de OA: agentes relacionados com o mecanismo de degradação da cartilagem (metaloproteinase matricial 1, metaloproteinase matricial 3, inibidores teciduais de metaloproteinases [TIMP, do inglês *tissue inhibitors of metalloproteinases*], interleucina 1 e interleucina 6), produtos de degradação da cartilagem (sulfato de queratano, sulfato de condroitina, fragmentos de agrecanos, proteína oligomérica da matriz cartilaginosa, glicoproteína da matriz cartilaginosa) e componentes da cartilagem articular liberados como parte de resposta anabólica à OA (epítopos de sulfato de condroitina 3B3(-) e 7D4, proteína de ligação, colágeno X, fibronectina) (Tabela 116.1). A fibronectina é uma glicoproteína da matriz extracelular através da qual as células interagem com a matriz circundante. Os isômeros ED-A e ED-8 de fibronectina já haviam sido descritos como biomarcadores de doenças reumáticas.[20,21] Demonstrou-se que as concentrações totais de fibronectina eram elevadas na cartilagem de cães com OA secundária à displasia coxofemoral[22] e no fluido sinovial de cães com OA secundária à insuficiência do ligamento cruzado cranial.[23] Nesse último estudo, a concentração total de fibronectina no fluido sinovial era inversamente correlacionada com a duração dos sinais clínicos, sugerindo que esse marcador é um indicador da fase inicial da reparação após a lesão.[23] Também foi relatada elevação da fibronectina total no fluido sinovial de pacientes humanos com OA.[24] Todavia, devido às fibronectinas serem encontradas em praticamente todos os tecidos orgânicos, essa falta de especificidade faz da concentração sérica total de fibronectinas um mau biomarcador para uso único para osteoartrite. A (V+C)-fibronectina é uma variante de conexão específica para cartilagem, de forma que sua presença nos fluidos corporais implica uma origem cartilaginosa.[25] Ela é constituída de 50% a 80% do total de fibronectina presente na cartilagem articular.[26] Foi relatada elevação de dez vezes dessa isoforma na cartilagem com OA; mas, um estudo de OA espontânea nos joelhos de pacientes caninos não demonstrou elevação significativa na concentração sinovial de (V+C)-fibronectina em comparação com o fluido sinovial de uma população-controle.[23,27] Todavia, da mesma forma que a proteína oligomérica da matriz da cartilagem (COMP, do inglês *cartilage oligomeric matrix protein*) avaliada no mesmo estudo, a (V+C)-fibronectina estava elevada nos joelhos contralaterais e sua elevação poderia ser indicação de doença inicial.[23]

A COMP é uma proteína pentamérica da matriz da família trombospondina. Ela é encontrada principalmente na cartilagem, mas foi também identificada em ligamentos, sinóvia, tendões e meniscos.[28] Sua função é desconhecida, mas ela pode ter um papel na condrogênese e na interação do condrócito com a matriz circundante.[23] Foram relatados aumentos nas concentrações de COMP no soro e no fluido sinovial em pacientes

Tabela 116.1 Marcadores moleculares de osteoartrite que podem ser medidos no fluido sinovial.

Biomarcador	
• Colágeno tipo II	
– Peptídios pró-colágeno	A
– Piridinolina	C
– Cadeias alfa	C
– Telopeptídios	C
• Agrecano	
– Sulfato de condroitina (vários epítopos)	A ou C
– Sulfato de queratano	C
– Fragmentos de proteína do núcleo	C
• Colágeno tipo X	A
• Fibronectina	A ou C
– (V+C)- fibronectina	A
• Proteína oligomérica da matriz cartilaginosa	C
• Metaloproteinases da matriz	R
– MMP-1 (colagenase 1)	R
– MMP-2 (gelatinase)	R
– MMP-3 (estromelisina 1)	R
– MMP-9 (gelatinase)	R
– MMP-13 (colagenase 3)	R
• Inibidores teciduais das metaloproteinases	R
• Interleucina 1, interleucina 6	R

A = marcador anabólico; C = marcador catabólico; R = marcador relacionado com a regulação do *turnover* da cartilagem.
Adaptado a partir de informação em Todhunter e Lust[79] e Fox.[17]

humanos e caninos com OA.[29-31] Outro estudo em cães destacou que os níveis de COMP no fluido sinovial de joelhos com OA secundária à insuficiência do ligamento cruzado cranial não estavam significativamente elevados, em comparação com os níveis no fluido sinovial de uma população-controle, mas que a COMP estava elevada nos joelhos contralaterais (não afetados) desses pacientes. Devido a risco aumentado de ruptura do ligamento cruzado cranial no joelho contralateral quando um joelho já está afetado, essa elevação poderia indicar uma doença pré-clínica e, então, a COMP poderia ser um indicador precoce para a lesão cartilaginosa.[23] Contudo, no interior da articulação, a COMP também é secretada pela sinóvia, e uma concentração de COMP aumentada pode indicar sinovite. Além disso, devido à sua presença em outros tecidos, a elevação sérica da COMP não é considerada específica para degradação da cartilagem e a variação individual é alta; portanto, a utilidade da COMP como biomarcador solitário é limitada.

O sulfato de condroitina é um glicosaminoglicano, que é um importante constituinte do agrecano. Na OA inicial, moléculas de agrecano recentemente sintetizadas contêm cadeias laterais de sulfato de condroitina, com o comprimento das cadeias aumentado e estrutura alterada, que são identificáveis usando anticorpos monoclonais.[32] Dois epítopos (3B3[-] e 7D4) foram investigados mais completamente, mas existe diferença significativa quanto ao momento da elevação da concentração desses epítopos no fluido sinovial entre as espécies. Muitos estudos em cães demonstraram significantes elevações na concentração de sulfato de condroitina no fluido sinovial após indução experimental de OA. Aumentos significativos no epítopos 3B3(-) do sulfato de condroitina também foram demonstrados no fluido sinovial de articulações com OA em seres humanos.[17] A expressão de 7D4 parece ser prevalente na cartilagem com OA e fluido sinovial de seres humanos, macacos e porquinhos-da-índia com articulações com OA e foi demonstrado ser mais elevado em pacientes com lesão aguda e com osteoartrite inicial.[32] Em outro estudo, as concentrações no fluido sinovial de 3B3(-), mas não de 7D4, eram elevadas em pacientes humanos com OA crônica do joelho. Apesar de a forma 3B3(-) do sulfato de condroitina ser ausente na cartilagem articular saudável de cães, ela foi identificada na cartilagem canina durante o início da OA.[34,35] Um estudo longitudinal em um modelo canino encontrou que aumento na concentração de 7D4 precedeu a elevação na concentração de 3B3(-).[36] Correlação entre as concentrações dos epítopos 3B3(-) e 7D4 no fluido sinovial de modelo canino com OA de ocorrência natural contradisse um estudo em seres humanos, que encontrou que as concentrações desses dois epítopos no fluido sinovial variavam independentemente um do outro.[32,37]

O sulfato de queratano é um glicosaminoglicano, que é um importante constituinte do agrecano. Numerosos estudos com diferentes modelos de OA experimentalmente induzida e de ocorrência natural produziram ampla variação nos resultados, com concentrações no fluido sinovial de sulfato de queratano elevando-se significativamente após a lesão em alguns modelos, falta de alteração significante e até significante diminuição de sulfato de queratano em outros.[17]

As metaloproteinases da matriz (MMP, do inglês *matrix metalloproteinases*) são uma família de endopeptidases dependentes de zinco. Elas e seus inibidores, os TIMP, têm um importante papel na degradação normal da matriz extracelular. Uma vez ativadas, as MMP tornam-se suscetíveis à inibição por TIMP, que são secretados por condrócitos e sinoviócitos. Pelo fato de as MMP parecerem ter uma função substancial na OA, prováveis estratégias de tratamento incluem a regulação de suas atividades pelo controle da expressão genética e da secreção, a desativação de pró-MMP e a inibição de MMP ativas.[38] A maioria das MMP está presente nos tecidos articulares em forma inativa,[39] mas, durante a OA, MMP estão presentes em concentrações maiores do que os TIMP e as formas latentes de MMP tornam-se ativadas.[40] As agrecanases são membros da família ADAMT (uma desintegrina e metaloproteinase com padrão trombospondina [do inglês *a disintegrin and metalloproteinase with thrombospondin motif*]). Várias agrecanases foram descritas, seis das quais foram associadas à clivagem do núcleo proteico do agrecano. O pensamento atual é que pelo menos 11 MMP sejam responsáveis pelo *turnover* normal da matriz cartilaginosa e que as agrecanases contribuem para a degradação patológica.[41]

A estromelisina (MMP-3) degrada os colágenos II, IX e X, o proteoglicano e a fibronectina. Essa MMP é liberada a partir de condrócitos durante a OA em resposta à estimulação de citocinas. Foi demonstrado em vários estudos *in vitro* e *in vivo* que as concentrações de estromelisina estão elevadas nos tecidos e no fluido sinovial de articulações com OA em cães, cavalos e seres humanos,[39,42-45] de maneira que a concentração de estromelisina nas cartilagens articulares e/ou no fluido sinovial pode ser um biomarcador para a OA.[17] A colagenase (MMP-1) também degrada colágenos II, IX e X. Gelatinases (MMP-2 e MMP-9) foram detectadas no fluido sinovial de articulações saudáveis, enquanto um estudo em cães demonstrou atividades elevadas de MMP-2 e MMP-9 no fluido sinovial de articulações com AO, que foram semelhantes ao aumento na atividade de MMP-9 visto em cavalos com OA.[40,46,47] Apesar de os marcadores moleculares para osteoartrite ainda não terem aplicação clínica direta, numerosas substâncias estão sendo investigadas como potenciais biomarcadores e avanços significantes na compreensão dos processos moleculares da OA foram feitos. Mais identificações e maior compreensão do processo da OA podem ultimamente permitir um diagnóstico mais precoce e novas oportunidades de tratamento.

Genética

Muitas doenças do desenvolvimento em cães são resultado de uma interação complexa entre suscetibilidade genética, nutrição e outros fatores ambientais. Modelos poligênicos de hereditariedade foram propostos para displasia coxofemoral, osteocondrite dissecante e displasia do cotovelo.[4] A osteoartrite é uma doença secundária, que ocorre como resultado dessas anormalidades articulares, mas essas doenças de desenvolvimento resultam em vários graus de OA em determinado indivíduo. A hereditariedade da displasia do cotovelo foi documentada como sendo de 10% a 45% e a da osteocondrose do ombro foi estimada em 55% a 70% em várias raças de cães. Um estudo demonstrou que os cães com OA da coxofemoral eram predispostos à osteoartrite do cotovelo e do joelho.[48] Para informações adicionais sobre a genética de traços ortopédicos de desenvolvimento e adquiridos em cães, veja outras análises.[4,49]

Diagnóstico por imagem

Radiografia

Em um estudo, evidências radiográficas de doença articular degenerativa estavam presentes em 90% dos gatos mais velhos avaliados como parte de um trabalho diagnóstico para outras doenças. Outros estudos em gatos de várias idades relataram uma incidência geral para a OA de 20% a 30%.[50] O cotovelo é a articulação mais comumente afetada em gatos.[16,50] Na avaliação radiográfica da OA do joelho humano, a reprodutibilidade dos resultados entre o mesmo observador (intraobservador) foi maior do que entre observadores diferentes e o escore de osteófitos, estreitamento do espaço articular e contorno ósseo era aceitavelmente repetível; no entanto, os escores de esclerose subcondral e cistos subcondrais pecam devido à pouca confiabilidade.[51] Para avaliar de maneira significativa o estreitamento do espaço articular é necessária radiografia com apoio de peso.[52] Para a avaliação da progressão da OA em joelhos de cães, considerou-se que a presença de derrame, osteofitose e mineralização intra-articular era mais confiável do que a avaliação da esclerose subcondral.[53]

Tomografia computadorizada

Quando a radiografia convencional deixa de demonstrar alterações características de OA ou deixa de revelar a etiologia subjacente quando a OA é diagnosticada, a tomografia computadorizada pode ser empregada para auxiliar na identificação da causa subjacente da claudicação. Talvez o uso mais comum dessa modalidade seja para a identificação da fragmentação do processo coronoide medial do cotovelo. A tomografia computadorizada é mais sensível do que a radiografia convencional para as alterações ósseas iniciais, e as reconstituições tridimensionais possíveis podem ser úteis na avaliação da extensão das lesões ósseas.

Cintigrafia nuclear

A cintigrafia nuclear é mais útil quando a causa da claudicação é desconhecida. Um composto radionuclídio com afinidade pelo osso, como o difosfonato de metileno marcado com tecnécio-99, será tomado por áreas de aumentos no osso e na atividade metabólica periarticular. Dessa forma, ele reflete tanto o suprimento vascular da região quanto a taxa de mineralização ao ser absorvido no *front* de mineralização. Qualquer processo que perturbe o equilíbrio normal de produção e de reabsorção óssea pode produzir uma anormalidade na cintigrafia. A cintigrafia óssea é uma ferramenta diagnóstica altamente sensível, mas relativamente não específica. Quando administrada a um animal com uma claudicação não localizada, as áreas de aumento de atividade auxiliam na identificação da(s) articulação(ões) afetada(s) e dão oportunidade para avaliações mais específicas, com técnicas radiográficas convencionais, tomografia computadorizada ou ressonância magnética, para melhor identificar a etiologia subjacente.

Ressonância magnética

A ressonância magnética (RM) não é usada frequentemente como ferramenta diagnóstica em casos clínicos de doenças articulares em medicina veterinária. Porém, essa modalidade diagnóstica pode ter seu principal uso na avaliação de lesões sutis e na avaliação da espessura ou de danos à cartilagem como parte do protocolo de uma pesquisa. A RM pode detectar pequenas alterações na estrutura da cartilagem e do osso subcondral muito antes que alterações no osso ou nas estruturas periarticulares sejam detectadas pela radiografia convencional. Tecidos bem hidratados produzem melhores imagens na RM. Alterações, que incluem adelgaçamento da cartilagem, irregularidades superficiais e aumentos na intensidade do sinal no osso subcondral, foram notadas 4 semanas após a lesão em um modelo experimental canino com OA.[6]

Tratamento

A osteoartrite leva à perda de flexibilidade do paciente, ao aumento da rigidez da articulação e à dor. A consequente atrofia por desuso da musculatura de suporte resulta em diminuição da resistência geral do paciente. Assim, os objetivos do tratamento incluem o alívio da dor, a redução de qualquer componente inflamatório, a melhoria da função articular, a manutenção da massa muscular e, se possível, evitar ou minimizar a progressão da doença. Se uma causa subjacente da OA puder ser identificada, o tratamento é dirigido tanto à correção da causa iniciadora quanto às subsequentes alterações degenerativas da cartilagem.

O tratamento cirúrgico da OA é dirigido, principalmente, à correção da congruência e da estabilidade articular (i. e., a estabilização do joelho com deficiência do ligamento cruzado ou a remoção de um processo coronoide fragmentado) no início do curso da doença, em uma tentativa de minimizar a progressão da OA, ou por procedimentos de salvatagem em casos de doença em estágios finais (substituição total da coxofemoral, artrodese pancarpal), a fim de reduzir a dor e de melhorar a função geral do membro. O tratamento médico da OA pode ser conceitualizado de maneira ampla como tendo quatro componentes principais: controle do peso corporal, tratamento farmacológico com analgésicos e anti-inflamatórios, modificação da exercitação/fisioterapia e uso de agentes de ação lenta modificadores da osteoartrite (SDMOA, do inglês *slow-acting disease-modifying osteoarthritis agents*). Os SDMOA são descritos também como agentes condroprotetores e diz-se terem três efeitos principais: intensificação do metabolismo dos condrócitos e sinoviócitos, inibição de enzimas degradadoras no fluido sinovial e na matriz e inibição da formação de trombos nos pequenos vasos sanguíneos que irrigam a articulação.[54]

A obesidade é um significante fator de risco para o desenvolvimento e para a progressão da OA em seres humanos e isso pode estar associado a aumentos no estresse em articulações de apoio ou a alterações no metabolismo.[55] Foi demonstrado que a redução no peso em cães com OA tem profundo efeito positivo no manejo clínico da doença.[55] Além disso, foi demonstrado que a limitação da ingestão calórica a longo prazo resulta em diminuição da prevalência e da gravidade radiográfica da OA em cães.[48,56] As recomendações feitas aos clientes quanto ao manejo devem incluir esforços a longo prazo para manter os pacientes tão magros quanto possível, a fim de reduzir a intensidade das forças transmitidas através das articulações com OA. Mais recentemente, suplementos nutricionais e dietas comerciais com proporções específicas de ácidos graxos ômega 3 e ômega 6 foram introduzidas como componentes do manejo de pacientes com OA. Por alterar a via de síntese de prostaglandinas de metabólitos do ácido araquidônico para metabólitos do ácido di-hidroxieicosapentaenoico, acredita-se que os ácidos graxos ômega 3 diminuem a inflamação, bem como a expressão e a atividade de enzimas que degradam proteoglicanos.[57] A proporção ideal na dieta de ácidos graxos ômega 3 e ômega 6 para cães é controversa, mas a recomendação atual é entre 10:1 e 5:1.[54]

Anti-inflamatórios não esteroides

Apesar de a inflamação associada à OA ser variável, os anti-inflamatórios não esteroides (AINE) são usados para reduzir a dor e a sinovite causadas pela OA. Os AINE diminuem a síntese de prostaglandinas por inibição das ciclo-oxigenases (Figura 116.7). As duas principais isoformas, as ciclo-oxigenases COX1 e COX2, são descritas, de forma simplista, como a forma constitutiva e a forma indutiva, respectivamente. Os AINE inibem a sensibilização e a estimulação da atividade da ciclo-oxigenase em nociceptores periféricos e medulares. Documentalmente, os AINE inibem a apoptose induzida pelo óxido nítrico independente da atividade da ciclo-oxigenase. Essas vias sinalizadoras envolvem ativação de fator nuclear kappa-B e caspase. A produção de COX2 e de prostaglandina E2 (PGE2) é afetada pelo mecanismo não COX.[58]

As drogas anti-inflamatórias não esteroides podem ser divididas em COX não específicas, COX2 preferenciais e COX2 específicas. As drogas COX não específicas incluem ácido acetilsalicílico, fenilbutazona, ibuprofeno e naproxeno. O ácido acetilsalicílico, um AINE de primeira geração, é um inibidor não específico da COX. Ela tem efeitos adversos no trato gastrintestinal, inibe a agregação plaquetária, pode causar insuficiência renal em pacientes suscetíveis e é usada em dose aproximada de dose adulta (375 mg) por 27 kg de peso vivo, administrada até três vezes ao dia, com um pouco de comida.

As drogas COX2 preferenciais geralmente são bem toleradas pelos cães, tendo sido relatados poucos efeitos colaterais. Sua ação analgésica é relacionada com a inibição da transmissão nociceptiva em nível medular e com atenuação da inflamação periférica. Elas incluem o carprofeno (Rimadyl, Pfiser), que é aprovado para uso em cães em doses de até 2,2 mg/kg, duas vezes ao dia, ou 4 mg/kg, uma vez ao dia; etodolac (Etogesic, Fort Dodge), que é aprovado para uso em cães, em doses de 10 a 15 mg/kg, uma vez ao dia; e meloxicam (Metacam, Merial/Boehringer Ingelheim), usado a 0,2 mg/kg, em suspensão líquida oral. O carprofeno geralmente é considerado como COX2 preferencial ou não seletivo. Em cultura celular, ele tem capacidade muito baixa de inibição da COX2. Ele pode ter uma via alternativa para sua atividade analgésica. As concentrações-pico no

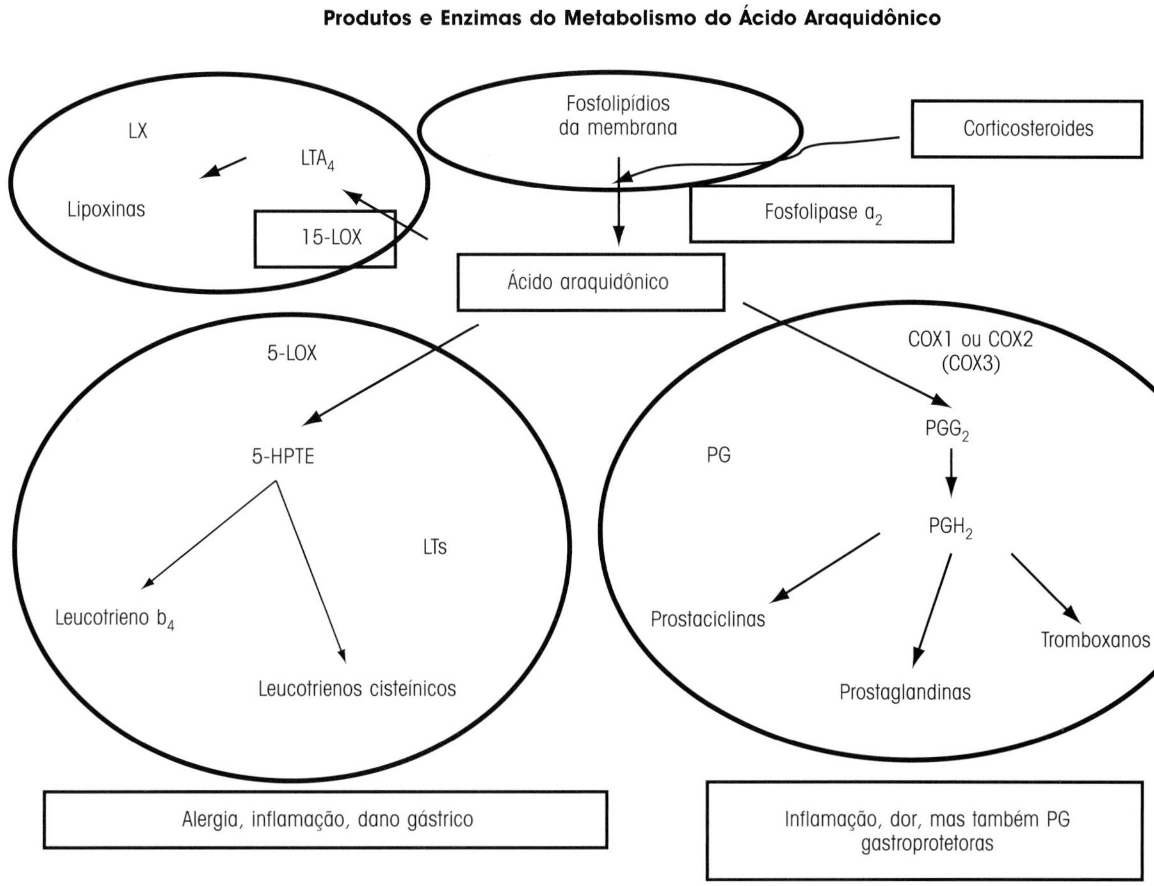

Produtos e Enzimas do Metabolismo do Ácido Araquidônico

Figura 116.7 Produtos e enzimas do metabolismo do ácido araquidônico. COX = ciclo-oxigenase; 5-HPTE = 5-hidroperoxieicosaenoico; LOX = lipoxigenase; LT = leucotrieno; LTA2 = leucotrieno A2; LX = lipoxina; PG = prostaglandina; PGG2 = prostaglandina G2; PGH2 = prostaglandina H_2.

plasma são atingidas em 1 a 3 h e a meia-vida de eliminação no plasma é de 7 a 8 h. O carprofeno tem boas propriedades analgésicas, antipiréticas e anti-inflamatórias. Foi relatada toxicidade idiossincrásica hepática, especialmente em Labrador retriever. Foi observada toxicidade gastrintestinal mínima em estudos experimentais. Provavelmente, o carprofeno não tem impacto negativo no metabolismo da cartilagem articular. No modelo de OA de transecção do ligamento cruzado cranial em cães, o carprofeno foi administrado 4 semanas após a indução e continuado por 8 semanas em doses de 2,2 e 4,4 mg/kg, duas vezes ao dia. O carprofeno reduziu as alterações morfológicas na cartilagem articular e no osso subcondral, normalmente associadas à OA.[59] O carprofeno melhora a função do membro em cães, baseando-se em avaliações subjetivas e objetivas.

O etodolac alcança concentrações-pico no plasma em 1 h, com uma meia-vida de eliminação de 10 a 14 h, e geralmente é considerado um COX2 preferencial, mas isso é discutível. Foi demonstrado que melhora a função do membro posterior em cães com OA da coxofemoral.[60] É relatado que o etodolac poupa a síntese de colágeno por condrócitos, mas os dados são conflitantes quanto a seus efeitos na síntese de proteoglicanos. Ele exibe toxicidade gastrintestinal mínima. O meloxicam exibe picos de concentração plasmática em 8 h e tem meia-vida de eliminação de 23 h. Ele tem desempenho clínico comparável ao do carprofeno em ensaios clínicos de claudicação em cães, com efeitos colaterais mínimos relatados.[61] Deracoxibe (Deramaxx, Novartis) é uma droga COX2 seletiva, que reduz a dor e a claudicação pós-operatória em cães quando administrada na dose de 1 a 2 mg/kg. Celecoxibe (Celebrex) tem um efeito positivo na síntese de hialuronano e de proteoglicano em explantes de cartilagem humana com OA. Até hoje foram relatados efeitos colaterais mínimos.

Em modelo de sinovite aguda do joelho em cães, foram comparados: butorfanol (0,2 mg/kg, intravenoso [IV]), etodolac (17 mg/kg, via oral [VO]), carprofeno (4 mg/kg, VO) e meloxicam (0,2 mg/kg, VO). Foi seguido um desenho latino cruzado com um período de eliminação de 3 semanas. Os tratamentos eram dados 3 h após injeções de urato monossódico na articulação do joelho. Foram medidos a força de reação do solo

(GRF, do inglês *ground reaction force*), os exames ortopédicos e a proteína C-reativa.[62] A maior melhora na GRF vertical foi observada no grupo carprofeno. Etodolac teve o mais rápido início de ação. Comparado com o butorfanol, somente o carprofeno e o etodolac causaram diminuição nos escores para dor no joelho. Houve menos "não responderam" nos grupos do carprofeno e do meloxicam.

Os leucotrienos também podem ser inibidos pela combinação dos inibidores ciclo-oxigenases/lipo-oxigenases (Figura 116.7). O leucotrieno B4, por exemplo, induz quimiotaxia, agregação, degranulação e aumento na produção de citocinas pelos leucócitos, hiperalgesia e reabsorção óssea. Outros leucotrienos afetam a função dos músculos lisos, a secreção de muco, a permeabilidade vascular e a inflamação das vias respiratórias. Cisteinil leucotrienos podem intensificar a lesão à mucosa gástrica ao causar vasoconstrição. Prostaglandinas e leucotrienos têm efeitos complementares, mas lipoxinas podem inibir os efeitos inflamatórios dos leucotrienos. Tepoxalina (Zubrin, Schering Plough) inibe a atividade de ambas, COX e lipo-oxigenase 5, cuja atividade resulta em síntese de leucotrienos. Ela tem uma potente atividade anti-inflamatória com excelente tolerância gástrica. Os comprimidos desintegram-se rapidamente. Uma droga similar usada em medicina de seres humanos chamada licofelone administrada durante 8 semanas, começando no dia seguinte à cirurgia, em um modelo de OA induzido por secção do ligamento cruzado cranial, evitou o metabolismo celular anormal do osso subcondral, reduziu a produção de PGE2 no fluido sinovial, inibiu a produção de colagenase 1 na cartilagem articular, de interleucina 1β e de leucotrieno B4 na membrana sinovial, além de reduzir a morte celular de condrócitos (diminuição na atividade da caspase 3), provavelmente devido a uma concentração menor de óxido nítrico e de PGE2.

Se os AINE podem afetar a progressão da OA é uma questão ainda sem resposta. A inibição de prostaglandinas por AINE pode ter um efeito negativo nos condrócitos e na matriz da cartilagem.[63] Os efeitos prejudiciais dos AINE nos condrócitos são mediados parcialmente por inibição da atividade da glicosiltransferase, do desacoplamento da fosforilação oxidativa mitocondrial, da ativação de quinase A dependente de monofosfato de adenosina cíclico (cAMP, do inglês *cyclic adenosine monophosphate*) e da disrupção de interações proteicas na superfície celular. A maioria dos efeitos positivos deve-se à supressão da inflamação caracterizada por inibição da COX2, que é altamente expressada nos tecidos da OA, nos efeitos inibitórios na produção de IL-1 ou na expressão dos receptores IL-1; diminuição na produção de PGE2; redução da síntese de óxido nítrico sintase induzível (iNOS, do inglês *inducible nitric oxide synthase*) por interleucina-1; e diminuição do óxido nítrico. O óxido nítrico intensifica a atividade de MMP, diminui a síntese de proteoglicanos e inibe antagonistas de receptores interleucina 1β. A inibição da atividade das metaloproteinases da matriz encoraja a manutenção da matriz extracelular e inibe a apoptose de condrócitos, uma característica crítica da progressão da OA.

Agentes de ação lenta modificadores de doença da osteoartrite

Os SDMOA compreendem um grande e diversificado grupo de compostos, muitos dos quais são pouco caracterizados quanto à sua eficácia e/ou seus mecanismos de ação, e suas produção e administração são mal reguladas, com variados graus de controle de qualidade. Os agentes de OA modificadores de doença também são denominados "nutracêuticos"; contudo, a única coisa que eles têm em comum é que eles não são nem alimentos nem drogas reconhecidos pela Food and Drug Administration (FDA) e, como tal, não se submetem a um processo de aprovação pré-comercialização.[64] O único SDMOA aprovado pela FDA para uso em cães é o Adequan injetável (Luitpold Pharmaceuticals), que é um glicosaminoglicano polissulfatado (PSGAG, do inglês *plysulfated glycosaminoglycan*). Devido a ser um análogo da heparina, o PSGAG injetável tem o potencial de afetar a coagulação. Em gatos, foi demonstrado que o PSGAG injetável produz um prolongamento no tempo de tromboplastina parcial ativada e deve ser evitado em animais com distúrbios de sangramento ou com uso concorrente de AINE que exibam efeitos antitromoboxano.[65] Os mecanismos de ação propostos incluem a inibição de proteases serinas, PGE2 elastase, estromelisina, MMP e hialuronidases.[66] Em um estudo, cães tratados com um PSGAG injetável desde uma idade jovem e estudados até a maturidade esquelética tinham melhor conformação da coxofemoral e menos anormalidades articulares que os controles.[67] A pentosana polissulfato é um sulfato éster polissacarídio e pensa-se que modifica a progressão da doença por seus efeitos antitrombóticos e fibrinolíticos, além de melhorar o fluxo sanguíneo subcondral e da membrana sinovial.[4,68] Todavia, uma avaliação clínica estudando os efeitos da pentosana polissulfato não demonstrou uma melhora clínica significante, se comparado com os controles na progressão da OA após estabilização cirúrgica dos joelhos de cães com insuficiência do ligamento cruzado cranial.[68] Suplementos de sais de glicosamina são comumente encontrados em produtos de combinação com sulfato de condroitina e ascorbato de manganês. A glicosamina é um aminoaçúcar, precursor dos glicosaminoglicanos da matriz.[54] O sulfato de condroitina é um glicosaminoglicano encontrado naturalmente na matriz extracelular da cartilagem articular. Foi proposto que a suplementação com glicosamina beneficia a cartilagem articular com OA ao promover a formação e a reparação da cartilagem, enquanto se pensa que o sulfato de condroitina promova a retenção de água e a elasticidade na cartilagem e também iniba enzimas degradadoras. Estudos experimentais clínicos suportam o uso das combinações glicosamina-condroitina-manganês ou como componentes individuais.[54] As formulações orais de glicosamina-sulfato de condroitina podem ser conseguidas sem prescrição. Todavia, os clientes devem ser avisados quanto a significantes variações entre as concentrações medidas e as informações nos rótulos, tanto na glicosamina, quanto no sulfato de condroitina disponíveis no mercado.[69,70] Além disso, as diferenças na biodisponibilidade dessas substâncias podem ser significantes entre formulações e entre espécies. A biodisponibilidade oral do hidrocloreto de glicosamina em seres humanos é de 84%, mas a biodisponibilidade do sal sulfato é de apenas 47%.[64] Foi documentado que a biodisponibilidade oral da glicosamina em cães é de 10%.[71] A biodisponibilidade oral do sulfato de condroitina varia inversamente ao peso molecular, e as moléculas de condroitina com peso molecular de 17.000 têm o mais favorável coeficiente de permeabilidade.[64] Além da preocupação com as variações nas formulações e na biodisponibilidade, faltam informações precisas sobre a farmacocinética e a farmacodinâmica para a maioria dos produtos, assim como estudos sobre a segurança e a eficácia. A eficácia em pacientes veterinários é particularmente difícil de avaliar; todavia, o efeito placebo em animais é igual ou maior do que o efeito placebo de 30% a 40% relatado para seres humanos em estudos avaliando a dor. Recentemente foi demonstrado que a glicosamina e o sulfato de condroitina regulam a expressão de enzimas degradadoras da matriz e os inibidores no nível transcricional.[72] Foi demonstrado que produtos contendo glicosamina e sulfato de condroitina causam significantes diminuições nos índices de eritrócitos e plaquetas em cães e gatos, mas essas diferenças mantêm-se dentro dos limites normais e é improvável que sejam clinicamente relevantes.[73,74]

O uso de outros suplementos nutricionais, como veludo do chifre de alce, moluscos da concha verde, colágeno tipo II e concentrado de proteína de leite, foi descrito preliminarmente para o tratamento da OA em pacientes veterinários, mas são necessárias avaliações adicionais para que essas substâncias sejam recomendadas.[75-78] Hialuronano, metilsulfonilmetano, dimetilsulfóxido e doxiciclina foram todos usados para tratar osteoartrite, mas não existem evidências que suportem seu uso.

Referências bibliográficas

1. Johnston SA: Osteoarthritis. Joint anatomy, physiology, and pathobiology. Vet Clin North Am Small Anim Pract 27:699-723, 1997.
2. Evans H: Miller's Anatomy of the Dog, 3rd ed, 1993.
3. Poole CA, Flint MH, Beaumont BW: Chondrons in cartilage: ultrastructural analysis of the pericellular microenvironment in adult human articular cartilages. J Orthop Res 5:509-522, 1987.
4. Todhunter RJ, Johnston S: Osteoarthritis. Slatter's Small Animal Surgery, 2003, pp. 2208-2245.
5. Eyre DR: Collagens and cartilage matrix homeostasis. Clin Orthop Relat Res 427:S118-122, 2004
6. Cook.: Proceedings of Veterinary Orthopedic Society, 2005; 41.
7. Todhunter RJ, Yeh LA, Sheldon A, et al: Effects of stromelysin activity on proteoglycan degradation of canine articular cartilage explants. Am J Vet Res 56:1241-1247, 1995.
8. Ghosh P, Smith M: The role of cartilage-derived antigens, procoagulant activity and fibrinolysis in the pathogenesis of osteoarthritis. Med Hypotheses 41:190-194, 1993.
9. Mankin HJ, Lippiello L: Biochemical and metabolic abnormalities in articular cartilage from osteo-arthritic human hips. J Bone Joint Surg Am 52:424-434, 1970.
10. Setton LA, Zhu W, Mow VC: The biphasic poroviscoelastic behavior of articular cartilage: role of the surface zone in governing the compressive behavior. J Biomech 26:581-592, 1993.
11. Chalmers HJ, Dykes NL, Lust G, et al: Assessment of bone mineral density of the femoral head in dogs with early osteoarthritis. AJVR 67:796, 2006.
12. Manicourt DH, Altman RD, Williams JM, et al: Treatment with calcitonin suppresses the responses of bone, cartilage, and synovium in the early stages of canine experimental osteoarthritis and significantly reduces the severity of the cartilage lesions. Arthritis Rheum 42:1159-1167, 1999.
13. Behets C, Williams JM, Chappard D, et al: Effects of calcitonin on subchondral trabecular bone changes and on osteoarthritic cartilage lesions after acute anterior cruciate ligament deficiency. J Bone Miner Res 19:1821-1826, 2004.
14. Ellison RS: The cytologic examination of synovial fluid. Semin Vet Med Surg (Small Anim) 3:133-139, 1988.
15. Fernandez FR, GC, Lipowitz AJ, et al: Synovial fluid analysis: preparation of smears for cytologic examination of canine synovial fluid. JAAHA 727-734, 1983.
16. Pacchiana PD, Gilley RS, Wallace LJ, et al: Absolute and relative cell counts for synovial fluid from clinically normal shoulder and stifle joints in cats. J Am Vet Med Assoc 225:1866-1870, 2004.
17. Fox DB, Cook JL: Synovial fluid markers of osteoarthritis in dogs. J Am Vet Med Assoc 219:756-761, 2001.
18. Bruyere O, Collette JH, Ethgen O, et al: Biochemical markers of bone and cartilage remodeling in prediction of longterm progression of knee osteoarthritis. J Rheumatol 30:1043-1050, 2003.
19. Otterness IG, Swindell AC, Zimmerer RO, et al: An analysis of 14 molecular markers for monitoring osteoarthritis: segregation of the markers into clusters and distinguishing osteoarthritis at baseline. Osteoarthr Cartilage 8:180-185, 2000.
20. Shiozawa K, Hino K, Shiozawa S: Alternatively spliced EDA-containing fibronectin in synovial fluid as a predictor of rheumatoid joint destruction. Rheumatology (Oxford) 40:739-742, 2001.
21. Claudepierre P, Allanore Y, Belec L, et al: Increased Ed-B fibronectin plasma levels in spondyloarthropathies: comparison with rheumatoid arthritis patients and a healthy population. Rheumatology (Oxford) 38:1099-1103, 1999.
22. Burton-Wurster N, Lust G: Deposition of fibronectin in articular cartilage of canine osteoarthritic joints. Am J Vet Res 46:2542-2545, 1985.
23. Steffey MA, Miura N, Todhunter RJ, et al: The potential and limitations of cartilage-specific (V+C)(-) fibronectin and cartilage oligomeric matrix protein as osteoarthritis biomarkers in canine synovial fluid. Osteoarthritis Cartilage 12:818-825, 2004.
24. Carnemolla B, Cutolo M, Castellani P, et al: Characterization of synovial fluid fibronectin from patients with rheumatic inflammatory diseases and healthy subjects. Arthritis Rheum 27:913-921, 1984.

25. Burton-Wurster N, Borden C, Lust G, et al: Expression of the (V+C)- fibronectin isoform is tightly linked to the presence of a cartilaginous matrix. Matrix Biol 17:193-203, 1998.
26. MacLeod JN, Burton-Wurster N, Gu DN, et al: Fibronectin mRNA splice variant in articular cartilage lacks bases encoding the V, III-15, and I-10 protein segments. J Biol Chem 271:18954-18960, 1996.
27. Burton-Wurster N, Chen H, Gendelman R, et al: Specific immunological detection of the (V+C)(-) fibronectin isoform. Matrix Biol 21:393-398, 2002.
28. Muller G, Michel A, Altenburg E: COMP (cartilage oligomeric matrix protein) is synthesized in ligament, tendon, meniscus, and articular cartilage. Connect Tissue Res 39:233-244, 1998.
29. Clark AG, Jordan JM, Vilim V, et al: Serum cartilage oligomeric matrix protein reflects osteoarthritis presence and severity: The Johnston County Osteoarthritis Project. Arthritis Rheum 42:2356-2364, 1999.
30. Misumi K, Vilim V, Carter SD, et al: Concentrations of cartilage oligomeric matrix protein in dogs with naturally developing and experimentally induced arthropathy. Am J Vet Res 63:598-603, 2002.
31. Neidhart M, Hauser N, Paulsson M, et al: Small fragments of cartilage oligomeric matrix protein in synovial fluid and serum as markers for cartilage degradation. Br J Rheumatol 36:1151-1160, 1997.
32. Johnson KA, Hay CW, Chu Q, et al: Cartilage-derived biomarkers of osteoarthritis in synovial fluid of dogs with naturally acquired rupture of the cranial cruciate ligament. Am J Vet Res 63:775-781, 2002.
33. Belcher C, Yaqub R, Fawthrop F, et al: Synovial fluid chondroitin and keratan sulphate epitopes, glycosaminoglycans, and hyaluronan in arthritic and normal knees. Ann Rheum Dis 56:299-307, 1997.
34. Ratcliffe A, Shurety W, Caterson B: The quantitation of a native chondroitin sulfate epitope in synovial fluid lavages and articular cartilage from canine experimental osteoarthritis and disuse atrophy. Arthritis Rheum 36:543-551, 1993.
35. Visco DM, Johnstone B, Hill MA, et al: Immunohistochemical analysis of 3-B-(-) and 7-D-4 epitope expression in canine osteoarthritis. Arthritis Rheum 36:1718-1725, 1993.
36. Johnson KA, Hart RC, Chu Q, et al: Concentrations of chondroitin sulfate epitopes 3B3 and 7D4 in synovial fluid after intra-articular and extracapsular reconstruction of the cranial cruciate ligament in dogs. Am J Vet Res 62:581-587, 2001.
37. Hazell PK, Dent C, Fairclough JA, et al: Changes in glycosaminoglycan epitope levels in knee joint fluid following injury. Arthritis Rheum 38:953-959, 1995.
38. Kuroki K, Cook JL, Kreeger JM: Effects of tissue inhibitor of metalloproteinases on canine chondrocytes cultured in vitro with tumor necrosis factor-alpha. Am J Vet Res 65:1611-1615, 2004.
39. Brama PA, TeKoppele JM, Beekman B, et al: Influence of development and joint pathology on stromelysin enzyme activity in equine synovial fluid. Ann Rheum Dis 59:155-157, 2000.
40. Trumble TN, Trotter GW, Oxford JR, et al: Synovial fluid gelatinase concentrations and matrix metalloproteinase and cytokine expression in naturally occurring joint disease in horses. Am J Vet Res 62:1467-1477, 2001.
41. Sandy JD: A contentious issue finds some clarity: on the independent and complementary roles of aggrecanase activity and MMP activity in human joint aggrecanolysis. Osteoarthritis Cartilage 14:95-100, 2006.
42. Lohmander LS, Hoerrner LA, Lark MW: Metalloproteinases, tissue inhibitor, and proteoglycan fragments in knee synovial fluid in human osteoarthritis. Arthritis Rheum 36:181-189, 1993.
43. Cook JL, Anderson CC, Kreeger JM, et al: Effects of human recombinant interleukin-1beta on canine articular chondrocytes in three-dimensional culture. Am J Vet Res 61:766-770, 2000.
44. Spreng D, Sigrist N, Busato A, et al: Stromelysin activity in canine cranial cruciate ligament rupture. Vet Comp Orthop Traumatol 12:159-165, 1999.
45. Panula HE, Lohmander LS, Ronkko S, et al: Elevated levels of synovial fluid PLA2, stromelysin (MMP-3) and TIMP in early osteoarthrosis after tibial valgus osteotomy in young beagle dogs. Acta Orthop Scand 69:152-158, 1998.
46. Volk SW, Kapatkin AS, Haskins ME, et al: Gelatinase activity in synovial fluid and synovium obtained from healthy and osteoarthritic joints of dogs. Am J Vet Res 64:1225-1233, 2003.
47. Clegg PD, Burke RM, Coughlan AR, et al: Characterisation of equine matrix metalloproteinase 2 and 9; and identification of the cellular sources of these enzymes in joints. Equine Vet J 29:335-342, 1997.
48. Kealy RD, Lawler DF, Ballam JM, et al: Evaluation of the effect of limited food consumption on radiographic evidence of osteoarthritis in dogs. J Am Vet Med Assoc 217:1678-1680, 2000.
49. Breur G, et al: Genetics of hip dysplasia and other orthopedic traits. In Ruvinsky and Sampson's The Genetics of the Dog. Oxford: CABI Publishing, 2001, p. 267.
50. Hardie EM: Management of osteoarthritis in cats. Vet Clin North Am Small Anim Pract 27:945-953, 1997.
51. Cooper C, Cushnaghan J, Kirwan JR, et al: Radiographic assessment of the knee joint in osteoarthritis. Ann Rheum Dis 51:80-82, 1992.
52. Morgan JP: Radiological pathology and diagnosis of degenerative joint disease in the stifle joint of the dog. J Small Anim Pract 10:541-544, 1969.
53. Innes JF, Costello M, Barr FJ, et al: Radiographic progression of osteoarthritis of the canine stifle joint: a prospective study. Vet Radiol Ultrasound 45:143-148, 2004.
54. Beale BS: Use of nutraceuticals and chondroprotectants in osteoarthritic dogs and cats. Vet Clin North Am Small Anim Pract 34:271-289, viii, 2004.
55. Impellizeri JA, Tetrick MA, Muir P: Effect of weight reduction on clinical signs of lameness in dogs with hip osteoarthritis. J Am Vet Med Assoc 216:1089-1091, 2000.
56. Kealy RD, Lawler DF, Ballam JM, et al: Five-year longitudinal study on limited food consumption and development of osteoarthritis in coxofemoral joints of dogs. J Am Vet Med Assoc 210:222-225, 1997.
57. Curtis CL, Hughes CE, Flannery CR, et al: n-3 Fatty acids specifically modulate catabolic factors involved in articular cartilage degradation. J Biol Chem 275:721-724, 2000.
58. Yoon JB, Kim SJ, Hwang SG, et al: Non-steroidal anti-inflammatory drugs inhibit nitric oxide-induced apoptosis and dedifferentiation of articular chondrocytes independent of cyclooxygenase activity. J Biol Chem 278:15319-15325, 2003.
59. Pelletier JP, Lajeunesse D, Jovanovic DV, et al: Carprofen simultaneously reduces progression of morphological changes in cartilage and subchondral bone in experimental dog osteoarthritis. J Rheumatol 27:2893-2902, 2000.
60. Budsberg SC, Johnston SA, Schwarz PD, et al: Efficacy of etodolac for the treatment of osteoarthritis of the hip joints in dogs. J Am Vet Med Assoc 214:206-210, 1999.
61. Cross AR, Budsberg SC, Keefe TJ: Kinetic gait analysis assessment of meloxicam efficacy in a sodium urate-induced synovitis model in dogs. Am J Vet Res 58:626-631, 1997.
62. Borer LR, Peel JE, Seewald W, et al: Effect of carprofen, etodolac, meloxicam, or butorphanol in dogs with induced acute synovitis. Am J Vet Res 64:1429-1437, 2003.
63. McLaughlin R: Management of chronic osteoarthritic pain. Vet Clin North Am Small Anim Pract 30:933-949, ix, 2000.
64. Boothe DM: Balancing fact and fiction of novel ingredients: definitions, regulations and evaluation. Vet Clin North Am Small Anim Pract 34:7-38, 2004.
65. de Haan JJ, Goring RL, Beale BS: Evaluation of polysulfated glycosaminoglycan for the treatment of hip dysplasia in dogs. Vet Surg 23:177-181, 1994.
66. Todhunter RJ, Lust G: Polysulfated glycosaminoglycan in the treatment of osteoarthritis. J Am Vet Med Assoc 204:1245-1251, 1994.
67. Lust G, Williams AJ, Burton-Wurster N, et al: Effects of intramuscular administration of glycosaminoglycan polysulfates on signs of incipient hip dysplasia in growing pups. Am J Vet Res 53:1836-1843, 1992.
68. Budsberg S: Proceedings of Veterinary Orthopedic Society Abstract, March 2005.
69. Adabowale A, Cox DS, Liang Z, et al: Analysis of glucosamine and chondrotin sulfate content in marketed products and the caco-2 permeability of chondroitin sulfate raw materials. Am Nutraceut Assoc 37-44, 2000.
70. Russell AS, Aghazadeh-Habashi A, Jamali F: Active ingredient consistency of commercially available glucosamine sulfate products. J Rheumatol 29:2407-2409, 2002.

71. Adebowale A, Du J, Liang Z, et al: The bioavailability and pharmacokinetics of glucosamine hydrochloride and low molecular weight chondroitin sulfate after single and multiple doses to beagle dogs. Biopharm Drug Dispos 23:217-225, 2002.
72. Chan PS, Caron JP, Orth MW: Effect of glucosamine and chondroitin sulfate on regulation of gene expression of proteolytic enzymes and their inhibitors in interleukin-1-challenged bovine articular cartilage explants. Am J Vet Res 66:1870-1876, 2005.
73. McNamara PS, Barr SC, Erb HN: Hematologic, hemostatic, and biochemical effects in dogs receiving an oral chondroprotective agent for thirty days. Am J Vet Res 57:1390-1394, 1996.
74. McNamara PS, Barr SC, Erb HN, Barlow LL: Hematologic, hemostatic, and biochemical effects in cats receiving an oral chondroprotective agent for thirty days. Vet Ther 1:108-117, 2000.
75. Moreau M, Dupuis J, Bonneau NH, et al: Clinical evaluation of a powder of quality elk velvet antler for the treatment of osteoarthrosis in dogs. Can Vet J 45:133-139, 2004.
76. Deparle LA, Gupta RC, Canerdy TD, et al: Efficacy and safety of glycosylated undenatured type-II collagen (UC-II) in therapy of arthritic dogs. J Vet Pharmacol Ther 28:385-390, 2005.
77. Gingerich DA, Strobel JD: Use of client-specific outcome measures to assess treatment effects in geriatric, arthritic dogs: controlled clinical evaluation of a nutraceutical. Vet Ther 4:56-66, 2003.
78. Bui LM, Bierer TL: Influence of green lipped mussels *(Perna canaliculus)* in alleviating signs of arthritis in dogs. Vet Ther 4:397-407, 2003.
79. Todhunter RJ, Lust G: Osteoarthritis. *In*. Textbook of Small Animal Surgery. Slatter D (ed). Philadelphia:WB Saunders, 2003.

Poliartrite Imunomediada

Autumn P. Davidson

A poliartrite imunomediada (IMPA, do inglês *immune-mediated polyarthritis*) é uma forma não infecciosa de artropatia inflamatória em cães e gatos. A IMPA é caracterizada por inflamação das membranas sinoviais marcada por infiltração de células inflamatórias no líquido sinovial e acompanhada por sinais sistêmicos de doença. Classicamente, estes sinais incluem letargia, artralgia e febre. Os sinais de doença sistêmica que acompanham o quadro podem ser sutis e vagos, tornando o diagnóstico difícil de ser feito. O envolvimento poliarticular é mais comum que o monoarticular. Foi sugerido que as articulações distais são afetadas mais frequentemente, mas como a sinovite de articulações proximais é clinicamente mais difícil de ser comprovada, ela pode passar despercebida.[1-9]

Categorização da poliartrite imunomediada

A IMPA é comumente categorizada como não erosiva, que é não deformante e, em geral, proliferativa e erosiva, na qual ocorre deformação destrutiva e progressiva das articulações. A IMPA não erosiva ocorre mais comumente do que a forma erosiva, tanto em cães como em gatos. A IMPA não erosiva canina foi dividida adicionalmente em subtipos com base na identificação de distúrbios contribuintes ou causativos. Esses subtipos incluem tipo I ou idiopático (sem fatores associados identificáveis); tipo II ou reativo (associado à doença sistêmica infecciosa ou inflamatória, mais comumente dos sistemas respiratório, urinário e reprodutor e também do olho e da pele); tipo III ou enteropático (associado à doença gastrintestinal ou hepática); e tipo IV ou paraneoplásico (associado à neoplasia distante da articulação ou à doença mieloproliferativa). Adicionalmente, a categoria IMPA não erosiva inclui a artropatia associada a lúpus eritematoso sistêmico (SLE, do inglês *systemic lupus erythematosis*), síndrome poliartrite/polimiosite, síndrome poliartrite/meningite, poliarterite nodosa, poliartrite juvenil do Akita, síndrome da febre do Shar-Pei e aquela associada temporariamente com a administração de drogas ou vacinas.[1-9]

A IMPA erosiva canina é caracterizada por destruição articular progressiva, refratária e presente por muito tempo, mais pronunciada nas articulações distais. A IMPA erosiva canina foi categorizada em artrite tipo reumatoide, poliartrite erosiva idiopática e poliartrite do Greyhound.[1-9]

A IMPA felina é classificada como poliartrite progressiva (PPA, do inglês *progressive polyarthritis*), tendo uma forma proliferativa não erosiva e uma forma destrutiva erosiva. Ambas geralmente causam doença sistêmica grave. A doença afeta mais comumente gatos machos jovens (1 a 5 anos de idade) e pode ser associada à infecção pelo vírus sincicial felino e à estimulação antigênica crônica associada a ele.[1-9]

Patogênese

A poliartrite não erosiva primária tipo I é a forma mais comum de IMPA documentada em cães. Os tipos não erosivos II, III e IV de IMPA são menos comuns. A identificação de condições médicas concorrentes é importante para determinar o prognóstico e para a tomada de decisões quanto à terapia. A terapia da IMPA tipo I dirige-se para a imunossupressão e os cenários clínicos a ela associados (infecções oportunistas, mielossupressão e efeitos colaterais individuais das drogas imunossupressoras). O tratamento da IMPA tipos II, III e IV é dirigido especificamente ao distúrbio sistêmico associado, na antecipação de que a inflamação na articulação irá melhorar assim que a doença primária for tratada efetivamente ou, então, se resolverá com o tempo.[1-9] Muitas poliartrites do tipo II associadas a uma doença infecciosa (i. e., coccidioidomicose) são, na realidade, uma sinovite granulomatosa ("reumatismo do deserto") ou vasculite (ehrlichiose, febre maculosa das montanhas rochosas [RMSF, do inglês *Rocky Mountain spotted fever*], doença de Lyme), em vez de uma extensão direta do organismo infeccioso para a sinóvia.[10] Foi relatado que algumas formas de IMPA não erosivas têm predisposição genética subjacente associada a certos genótipos de histocompatibilidade.[1] A resolução da sinovite nos tipos II a IV de IMPA pode ser considerada atrasada ao ser comparada com a do tipo I e é dependente do grau de resolução conseguido para o distúrbio contribuidor.

A patogênese da IMPA erosiva é mais bem entendida do que sua etiologia. Como consequência de imunorregulação defeituosa (falha de autotolerância) ou da produção de uma molécula de antígeno da imunoglobulina G (IgG) imunogênica, forma-se o autoanticorpo patogênico fator reumatoide (RF, do inglês *rheumatoid factor*). Plasmócitos e linfócitos B ativados produzem RF que circula para o fluido sinovial. A sinóvia funciona como um tecido fagocítico; em consequência, ocorre ingestão de complexos imunes, desencadeando a ativação e proliferação de sinoviócitos. Sinoviócitos ativados liberam mediadores inflamatórios e enzimas (interleucina 1, colagenases, peptidases e prostaglandina E2). Osteoclastos são ativados, reabsorvendo osso subcondral. Em consequência desta osteólise, formam-se cistos ósseos subcondrais. A formação intra-articular de tecido de granulação a partir da sinóvia forma um *pannus*. O *pannus* é composto de linfócitos, plasmócitos, neutrófilos e sinoviócitos ativados em proliferação. A proliferação de fibroblastos promove fibrose com cicatrização e contratura. O resultado é a deformação da articulação.[1-4,11]

Apresentação clínica

A IMPA deve fazer parte da lista de diagnósticos diferenciais para qualquer cão ou gato com febre de origem desconhecida ou letargia inexplicável. A artralgia pode ser sutil ou óbvia, variando de simples relutância em se mover à marcha estranha, com membros endurecidos ou membros curvados, indicando dor em numerosas articulações. A febre é comum, geralmente variando de 39,7°C a 40,5°C. A palpação das articulações pode desencadear dor e as articulações podem parecer cheias de derrame e quentes, especialmente mais tarde no curso da doença. Com a cronicidade, a cápsula articular pode tornar-se espessada. A artralgia pode ser confundida clinicamente como mialgia, neuralgia, desconforto abdominal ou, até mesmo, com distúrbios neuropáticos ou miopáticos. A anorexia é presente de forma variável e é interpretada como sinal de mau prognóstico.[3] O animal pode, atipicamente, defecar ou urinar no interior da casa se relutar em se mover para fora de casa ou para o local apropriado para suas necessidades. Pode ocorrer disposição alterada, mesmo agressividade, resultante da dor intensa. Os sinais artropáticos da IMPA dos tipos II a IV podem ser completamente obscurecidos por aqueles da doença primária associada. Resposta não satisfatória à terapia para o distúrbio primário associado aos tipos II a IV de IMPA deve merecer reavaliação imediata das articulações, em busca de alterações inflamatórias. Alternativamente, má resposta à imunossupressão para um caso suspeito de IMPA tipo I deveria encorajar a consideração de que a condição poderia ser IMPA tipos II a IV, devendo ser iniciada avaliação clínica em busca dos distúrbios associados.

Existem algumas generalizações. A IMPA tipo I é diagnosticada mais comumente, mas não exclusivamente, em cães com menos de 6 anos de idade, de ambos os sexos. Pode existir predileção por raça para Pastores alemães, Dobermans pinschers, collies, spaniels, retrievers, terriers e Poodles. A poliartrite associada ao SLE é observada mais comumente em Pastores alemães, collies, Shetland sheepdogs, Beagles e Poodles de qualquer idade. As fêmeas são afetadas mais comumente.[12,13] Casos atípicos de ruptura do ligamento cruzado cranial (animais jovens, com boa forma física, de raças grandes) podem pertencer a uma subclasse de cães com sinovite/tendinite plasmacítica/linfocítica.[7] Cães jovens (menos de 3 anos) e raças grandes são afetados mais comumente com sinovite/tendinite plasmacítica/linfocítica, diagnosticada mais frequentemente no joelho e associada a dano (frequentemente bilateral) ao ligamento cruzado cranial (LCC). Ocorre claudicação aguda associada à ruptura do LCC, que se apresenta como uma piora súbita da claudicação e relutância em caminhar em um indivíduo que vinha tendo sucesso na terapia para IMPA. Foi relatada poliartrite induzida por drogas, que é uma vasculite, em Dobermans pinschers e Labradores retrievers.[14,15] Deve-se suspeitar clinicamente de IMPA associada a vacinas se a síndrome ocorrer 3 a 4 semanas após aplicação de vacinas.[7]

A IMPA erosiva no cão tipicamente afeta cães jovens a de meia-idade, de raças *toys* e pequenas. Foi relatada poliartrite semierosiva em Greyhounds, geralmente em cães entre 3 e 30 meses de idade. A poliartrite progressiva crônica felina tipicamente afeta gatos machos com 1 a 5 anos de idade.[1-4]

Diagnóstico

A avaliação de pacientes animais com letargia, artralgia ou febre inexplicáveis deve incluir artrocentese para avaliação citológica do fluido sinovial. Na maioria dos cães de tamanho médio a grande, a artrocentese pode ser feita com sedação/analgesia mínima. Cães pequenos e gatos geralmente necessitam de sedação ou anestesia para a obtenção de amostras de fluido sinovial sem hemorragia iatrogênica secundária ao traumatismo acidental à sinóvia durante a coleta. O fluido sinovial contaminado com hemorragia limita intensamente a possibilidade de citologia conclusiva.[8]

A artrocentese deve ser feita em um mínimo de quatro articulações. Em geral, os carpos, joelhos, tarsos e cotovelos são os locais preferenciais para a coleta de fluido sinovial. O local da punção deve ser depilado e preparado com técnica asséptica. A artrocentese carpal geralmente é feita com agulha 25 G e seringa de 3 mℓ. O fluido é aspirado do espaço articular entre o rádio distal medial e a articulação com o osso radial do carpo, abordado medialmente (Figura 117.1). A artrocentese do tarso é, em geral, feita com agulha 22 G e seringa de 3 mℓ, aspirando fluido do espaço articular entre a fíbula e o osso calcâneo do tarso, abordado lateralmente (Figura 117.2). A artrocentese do joelho geralmente requer agulha mais longa para penetrar a gordura do coxim patelar; tipicamente são usadas agulha 20 G e seringa de 3 mℓ, aspirando o espaço articular entre o epicôndilo femoral lateral e a área intercondilar lateral da tíbia (Figura 117.3). A artrocentese do cotovelo é tecnicamente mais difícil. Usa-se agulha 22 G e seringa de 3 mℓ para aspirar o espaço articular entre a fóvea articular radial e o processo coronoide ulnar lateral (Figura 117.4). O fluido sinovial deve ser avaliado imediatamente quanto à cor, clareza e viscosidade. O fluido sinovial normal é claro e viscoso, produzindo um fio quando tocado com a ponta do dedo enluvado ou a agulha. O fluido sinovial anormal é opaco a hemorrágico, com consistência aquosa.[8,11]

A citologia do fluido sinovial pode ser feita na própria clínica ou enviada para um laboratório acadêmico ou comercial para avaliação. O fluido sinovial normal é pobre em células (< 2.500 células nucleadas por $\mu\ell$). As células no fluido sinovial normal são, em sua maioria (> 90%), grandes e pequenos mononucleares. A sinovite associada à IMPA é caracterizada por citologia supurativa, com mais de 5.000 células/$\mu\ell$ e com neutrófilos representando mais de 10% a 25% do total de células. A contagem de leucócitos no fluido sinovial pode ser estimada contando-se o número de células por campo de maior aumento a seco e multiplicando por 1.000. O fluido sinovial contaminado iatrogenicamente por hemorragia por artrocentese traumática vai ter uma contagem diferencial dos leucócitos similar à do sangue periférico e a neutrofilia sinovial não pode ser facilmente determinada.[8,16]

Exame cuidadoso da história e revisão completa dos resultados do exame físico podem auxiliar a caracterizar a IMPA. Uma vez identificada sinovite inflamatória, deve ser feita coleta básica de dados (hemograma completo, bioquímica do soro, urinálise com cultura), acompanhada por exames diagnósticos específicos apropriados para identificar doenças contribuidoras ou concorrentes significantes. Devido ao objetivo da terapia para a IMPA tipo I ser a imunossupressão, é importante a avaliação quanto à presença de distúrbios infecciosos concorrentes. Com a IMPA não erosiva tipo I, as únicas anormalidades presentes podem ser hiperglobulinemia e leucograma infeccioso, além de fluido sinovial estéril com característica supurativa.[9]

Podem ser feitas radiografias de triagem torácicas e abdominais, títulos séricos para doenças de carrapatos (Ehrlichia, RMSF e Lyme), ultrassonografias abdominal e cardíaca e radiografia do tórax e das articulações afetadas. Caso se suspeite de sepse, deve-se cultivar o fluido sinovial, mas as culturas de sangue e urina geralmente são mais satisfatórias.[5,8]

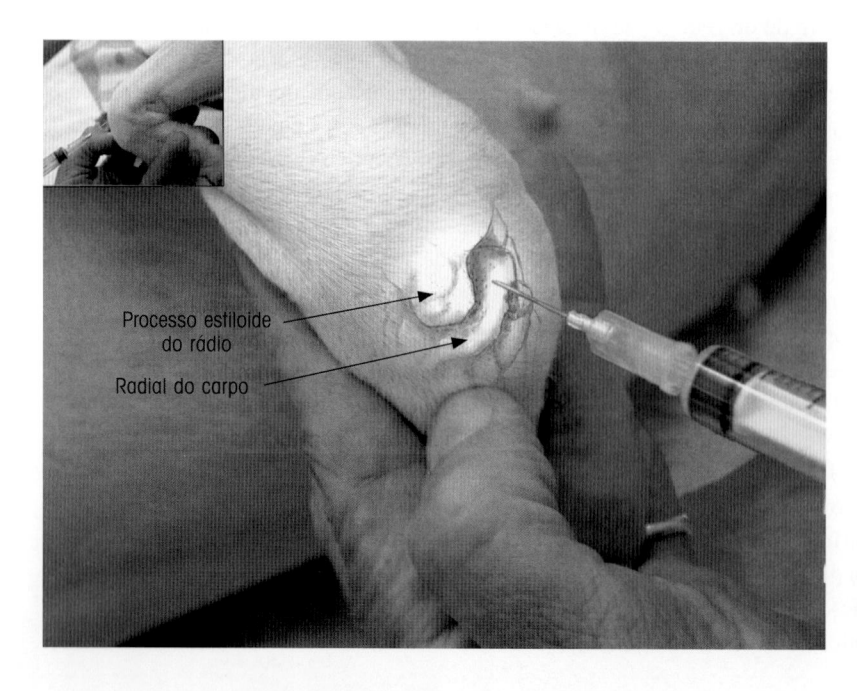

Figura 117.1 Artrocentese da articulação radiocarpal medial proximal. (Cortesia de Alexander J. Frederik, University of California School of Veterinary Medicine, classe de 2009.)

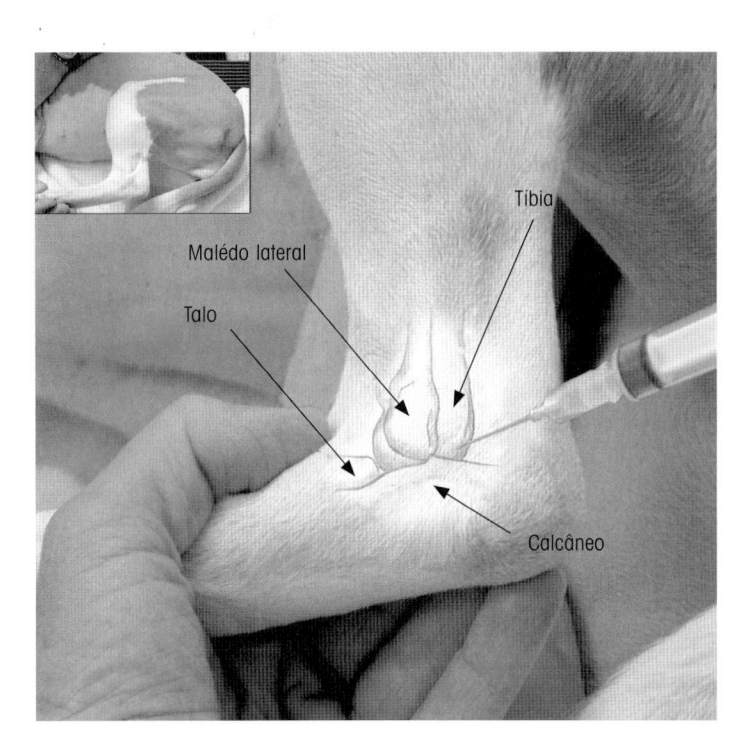

Figura 117.2 Artrocentese da articulação tarsal lateral (fíbulo-calcânea). (Cortesia de Alexander J. Frederik, University of California School of Veterinary Medicine, classe de 2009.)

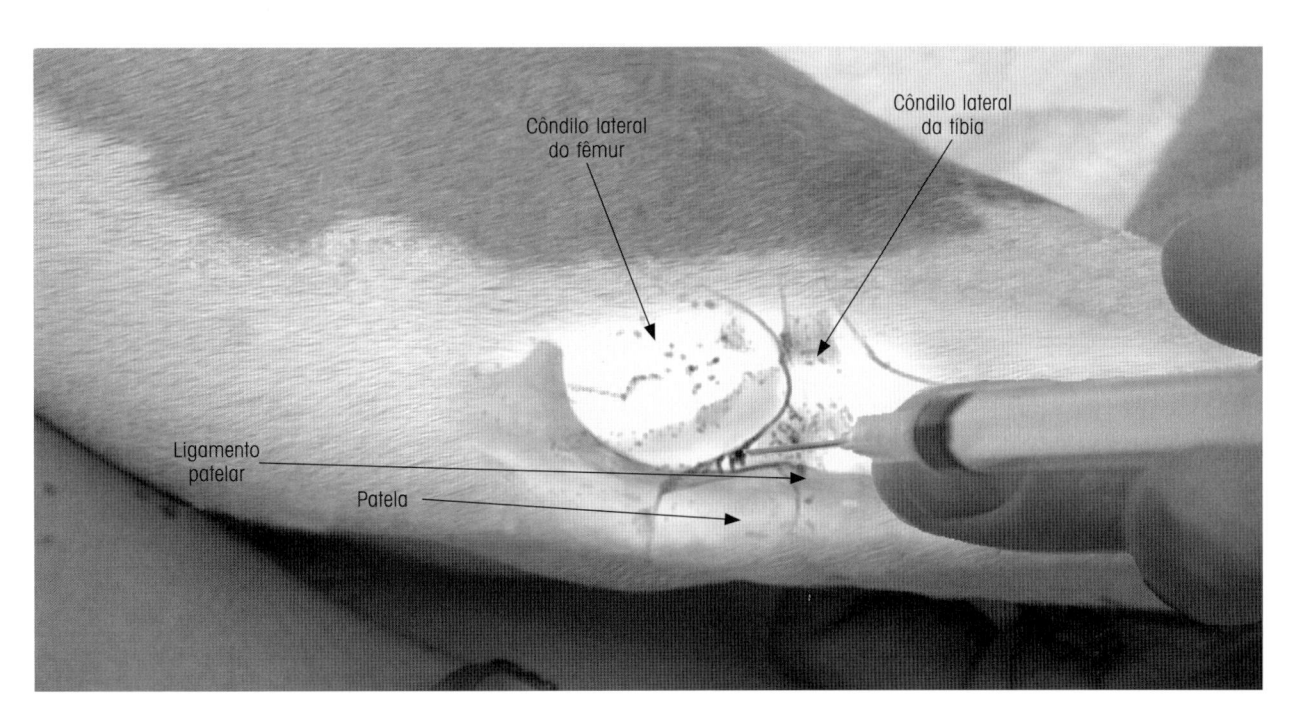

Figura 117.3 Artrocentese da articulação do joelho lateral (femorotibial). (Cortesia de Alexander J. Frederik, University of California School of Veterinary Medicine, classe de 2009.)

Infecção por vermes cardíacos, piometra, doença periodontal, endocardite bacteriana crônica, discoespondilite, infecção crônica por *Actinomyces*, celulite juvenil, salmonelose crônica e infecção oculta do trato urinário já foram associadas à artrite não erosiva tipo I e devem ser consideradas.[5,7,8] A arterite idiopática causando meningite pode ser acompanhada por inflamação articular distante. A artrite enteropática tipo III pode ser associada à doença intestinal inflamatória e a artropatia hepatopática pode ser associada à hepatite crônica ativa.[5,8]

A diferenciação da forma não erosiva da forma erosiva de IMPA pode ser feita pela radiografia e deve sempre ser feita se a resposta terapêutica para presumível IMPA não erosiva for menor que a esperada. A

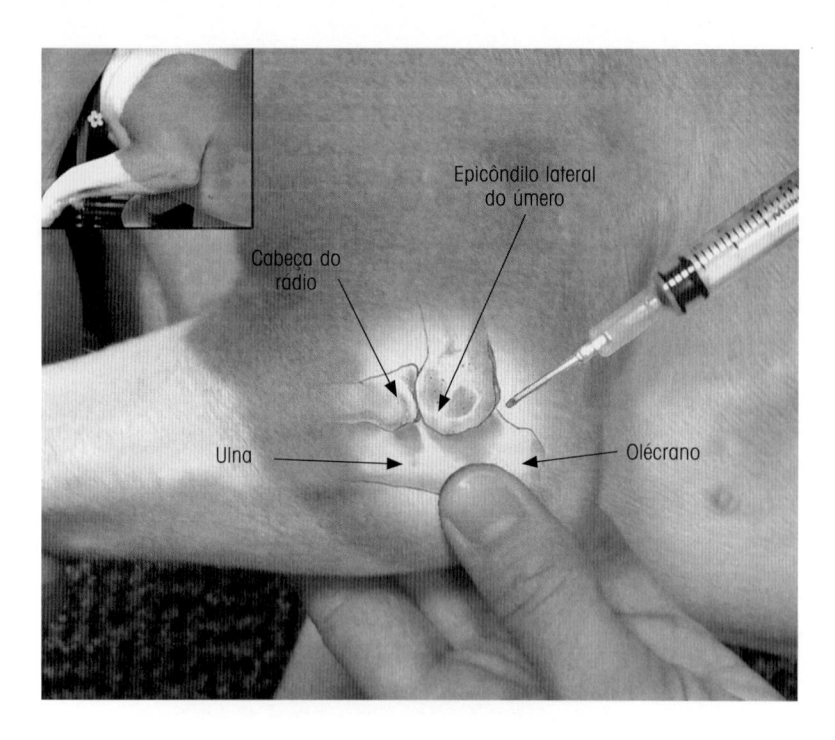

Figura 117.4 Artrocentese da articulação do cotovelo lateral (radial-ulnar). (Cortesia de Alexander J. Frederik, University of California School of Veterinary Medicine, classe de 2009.)

sorologia viral para leucemia felina pode ser positiva em 66% dos gatos com poliartrite progressiva associada a vírus sincicial felino e pode exacerbar a doença.[4,8]

A revisão dos resultados do exame físico e da patologia clínica deve identificar critérios para o diagnóstico de SLE, se houver: citopenia (anemia hemolítica e/ou trombocitopenia), lesões dermatológicas, nefropatia com perda proteica (proporção proteína:creatinina na urina), miosite, miocardite/pericardite, pleurite ou glossite. A presença de anticorpos antinucleares e células de lúpus eritematoso (LE) pode auxiliar na confirmação de diagnóstico de SLE, embora não sejam específicos. Da mesma maneira, um teste de Coomb positivo pode suportar um diagnóstico de SLE.[12,13]

O teste de fator reumatoide não é nem sensorial nem específico para poliartrite erosiva em cães. Foi relatado que o teste sorológico para a presença do fator reumatoide é positivo em 25% a 75% dos cães com poliartrite erosiva, quando feito usando o teste de Rose-Waaler. Além disso, o teste do coágulo de mucina pode suportar o diagnóstico de artrite erosiva. Os níveis de mucina no fluido sinovial são tipicamente diminuídos em pacientes com artrite erosiva, devido à ação de substâncias inflamatórias. A biopsia sinovial pode suportar o diagnóstico se forem encontradas alterações histopatológicas típicas de artrite erosiva, fibrose periarticular, hiperplasia sinovial e hipertrofia vilosa, bem como formação de *pannus*.[4,11]

Terapêutica

A IMPA tipo I e a poliartrite associada ao SLE são tratadas com sucesso, na maioria dos casos, somente com corticosteroides em níveis imunossupressores.

Uma a 2 semanas após o início da terapia, deve-se repetir a artrocentese e a análise citológica do fluido sinovial. O controle efetivo da IMPA reflete-se por normalização das características macroscópicas do fluido sinovial e contagem celular com retorno à predominância de células mononucleares, bem como por melhoria clínica. A diminuição progressiva das doses de corticosteroides deve ocorrer em conjunto com a melhora continuada dos sinais clínicos e a normalização do fluido sinovial. A execução de artrocenteses seriadas para avaliação citológica do fluido sinovial é importante para a avaliação da resposta à terapia e para a manutenção da remissão. O curso típico da imunossupressão na IMPA tipo I idiopática é de 6 a 12 semanas. A terapia combinada, como descrita para a IMPA erosiva (ver a seguir), pode ser necessária caso seja incompleta a resposta inicial (em 2 semanas) aos corticosteroides, a diminuição progressiva das doses resultar em remissão ou ocorrerem efeitos colaterais inaceitáveis associados à administração de prednisona. A IMPA associada à doença sistêmica concorrente requer tratamento primeiramente do distúrbio primário e, depois, da sinovite. Devem prevalecer as terapias antimicrobiana, antiparasitária, antineoplásica, imunomodulatória e nutricional (Figura 117.5). As terapias analgésica e anti-inflamatória podem acompanhar o tratamento da doença primária, se ditadas pelo nível de desconforto associado à artrite. O uso de anti-inflamatórios não esteroides em combinação com corticosteroides não é aconselhável, devido ao risco de ulceração gástrica. Uma combinação de terapias antimicrobiana e imunossupressiva pode ser instituída com

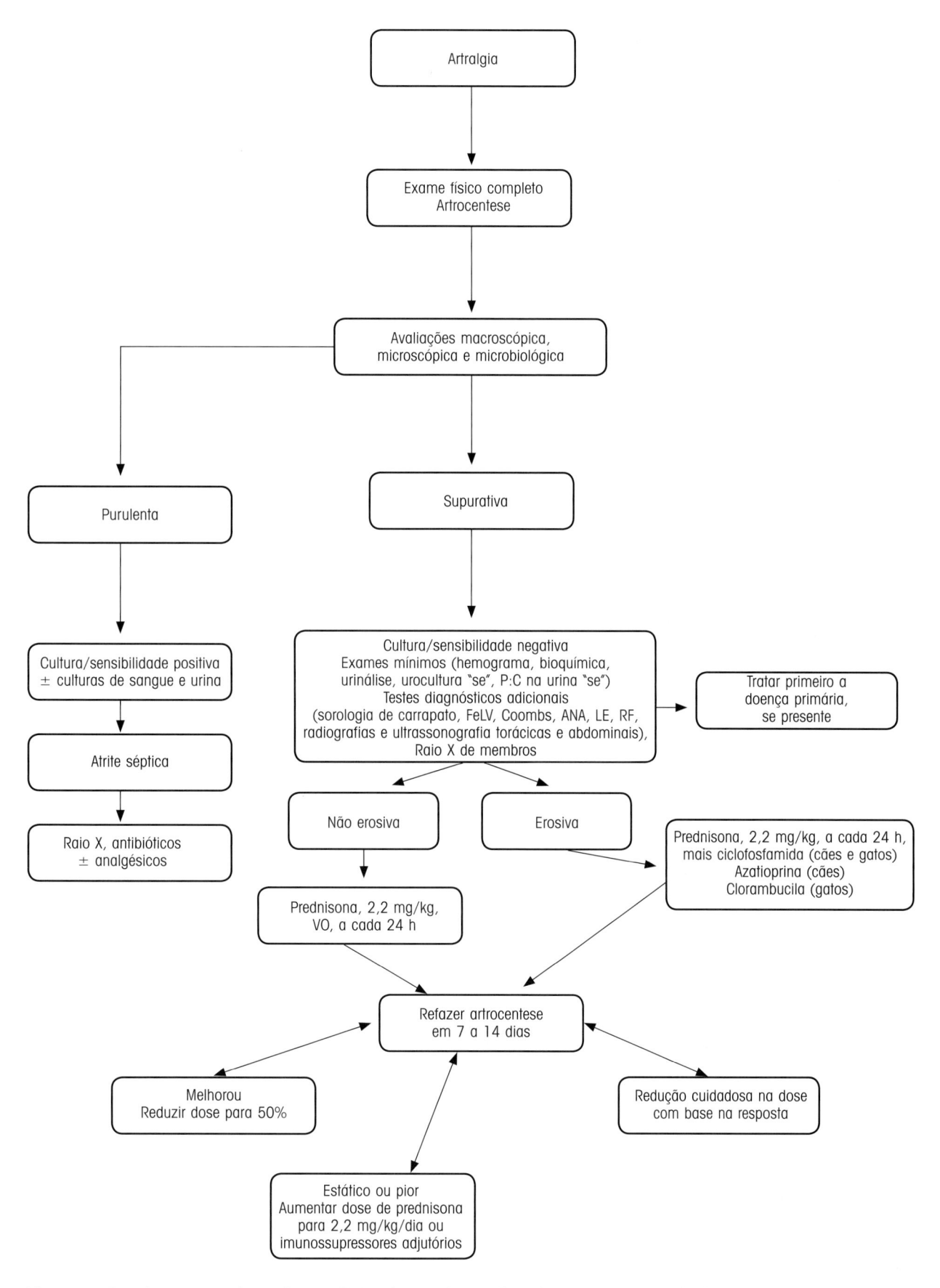

```
                            ┌─────────────┐
                            │  Artralgia  │
                            └──────┬──────┘
                                   ▼
                      ┌───────────────────────┐
                      │ Exame físico completo │
                      │     Artrocentese      │
                      └───────────┬───────────┘
                                  ▼
                   ┌──────────────────────────────┐
         ┌─────────│   Avaliações macroscópica,   │
         │         │ microscópica e microbiológica│
         │         └──────────────┬───────────────┘
         ▼                        ▼
   ┌───────────┐           ┌────────────┐
   │ Purulenta │           │ Supurativa │
   └─────┬─────┘           └──────┬─────┘
         ▼                        ▼
```

Purulenta → Cultura/sensibilidade positiva ± culturas de sangue e urina → Atrite séptica → Raio X, antibióticos ± analgésicos

Supurativa → Cultura/sensibilidade negativa; Exames mínimos (hemograma, bioquímica, urinálise, urocultura "se", P:C na urina "se"); Testes diagnósticos adicionais (sorologia de carrapato, FeLV, Coombs, ANA, LE, RF, radiografias e ultrassonografia torácicas e abdominais), Raio X de membros → Tratar primeiro a doença primária, se presente

Ramificações:
- **Não erosiva** → Prednisona, 2,2 mg/kg, VO, a cada 24 h
- **Erosiva** → Prednisona, 2,2 mg/kg, a cada 24 h, mais ciclofosfamida (cães e gatos), Azatioprina (cães), Clorambucila (gatos)

→ Refazer artrocentese em 7 a 14 dias
- Melhorou: Reduzir dose para 50%
- Estático ou pior: Aumentar dose de prednisona para 2,2 mg/kg/dia ou imunossupressores adjutórios
- Redução cuidadosa na dose com base na resposta

Figura 117.5 Fluxograma da avaliação clínica da artralgia e da poliartrite imunomediada. ANA = anticorpos antinucleares; FeLV = vírus da leucemia felina; LE = lúpus eritematoso; RF = fator reumatoide; VO = via oral.

cautela, se for clinicamente indicado, enquanto se espera pelos resultados sorológicos e microbiológicos, mas isto demanda monitoramento estrito do paciente.

As recomendações atuais para a terapia da IMPA erosiva exigem a administração de uma combinação de corticosteroide e droga citotóxica. Doses imunossupressiva de prednisona (2,2 mg/kg/dia) são combinadas com ciclofosfamida (Citoxan, 50 mg/m^2, via [VO], a cada 24 h, 4 dias por semana ou 2ª, 4ª e 6ª), azatioprina (Imuran, 50 mg/m^2, a cada 24 h, por 7 a 14 dias, a seguir, a cada 48 h), ou ciclosporina (10 mg/kg). Geralmente, a ciclofosfamida não é usada por mais de 4 meses em cães, devido à sua associação com cistite hemorrágica estéril. Os gatos são muito mais suscetíveis à toxicidade da azatioprina e seu uso geralmente não é recomendado. A clorambucila (1 a 2 mg/gato, a cada 24 a 72 h) pode ser usada como alternativa. Tanto a ciclofosfamida quanto a azatioprina requerem monitoramento cuidadoso quanto à imunossupressão. Pode ocorrer elevação de enzima hepáticas com azatioprina. Clorambucila (Leukeran, 2 a 6 mg/m^2, a cada 48 h, em cães) pode ser substituída por ciclofosfamida quando a remissão for conseguida, se necessário, em cães. Os efeitos colaterais da ciclosporina incluem distúrbios gastrintestinais, anorexia e hiperplasia gengival. A ciclosporina inibe, de forma reversível, os linfócitos imunocompetentes na fase G_0 ou G_1, afetando os linfócitos T auxiliares, T supressores e reduzindo a produção e liberação de linfocinas. A ciclosporina tem biodisponibilidade variável e as várias formulações não têm potência ou dosagem iguais. Produtos microemulsificados têm absorção oral melhorada (Neoral, Novartis, Greensboro NC, 5 a 10 mg/kg/dia, divididos 2 vezes/dia). Cetoconazol (10 mg/kg/dia, dividida 3 vezes/dia, VO, com comida) pode ser usado concorrentemente para diminuir a eliminação da ciclosporina pelo citocromo P-450, permitindo que uma dosagem menor seja efetiva e diminuindo os gastos do cliente. Os níveis séricos devem ser monitorados, começando 2 a 3 dias após o início da terapia; aconselhando-se níveis mínimos de 200 a 500 ng/mℓ.[12] Leflunomida (4 mg/kg, a cada 24 h, com ajuste da dosagem com base em níveis mínimos no plasma de 20 μg/mℓ) é um novo agente imunossupressivo promissor para o tratamento de doença imunológica refratária em cães e gatos. A leflunomida pode ser considerada para casos de IMPA não responsiva à terapia convencional. Além da reparação do ligamento cruzado cranial rompido, a intervenção cirúrgica (sinovectomia, artrodese) para a IMPA é incomum e não satisfatória. Da mesma maneira que para a IMPA tipo I, a suspensão do tratamento com a droga imunossupressora deve ser feita em sincronia com os sinais de remissão, acoplados com avaliações do fluido sinovial, uma vez que a melhoria na marcha nem sempre se correlaciona com a normalização do fluido sinovial.

Prognóstico

O prognóstico de cães e gatos com IMPA é variável. O prognóstico para as formas não erosivas de IMPA é melhor que o para as formas erosivas. A terapia imunossupressora precoce e apropriada, com diminuição progressiva cuidadosa das doses com base nas avaliações clínicas e clinicopatológicas, pode resultar em resolução e suspensão da medicação em 1,5 a 3 meses.[5,7,8]

O prognóstico para a poliartrite associada a doenças concorrentes (tipos II a IV) depende do potencial para a resolução do distúrbio primário contribuidor. A IMPA associada a doenças infecciosas/inflamatórias responsivas à terapia (infecções por riquétsias, enteropatias) tem um prognóstico melhor que aquela associada a doenças mais refratárias (micoses, vírus, neoplasia).[7]

As formas erosivas raramente se resolvem, mas são possíveis remissões com terapia médica continuada. A poliartrite erosiva progressiva felina tem mau prognóstico. A poliartrite erosiva canina tem prognóstico razoável se diagnosticada e tratada cedo, mas geralmente é considerada uma condição mais agressiva do que a doença similar em seres humanos (artrite reumatoide). Relata-se que a poliartrite semierosiva dos Greyhounds tem um mau prognóstico. É indicada terapia agressiva imunossupressora combinada para diminuir a progressão da IMPA erosiva e postergar a subluxação, a ancilose e o colapso articular, bem como para minimizar a produção de osteófitos periarticulares. Essas alterações são irreversíveis. Deve-se tomar cuidado para que a terapia não resulte em complicações graves como cistite hemorrágica estéril, relapsos virais, mielossupressão ou septicemia bacteriana oportunista. Pode-se esperar que a terapia continue em níveis altos por 3 a 6 meses e em níveis de manutenção por meses a anos.[4,7]

Referências bibliográficas

1. Pedersen NC, Morgan JP, Vasseur PB: Joint diseases of dogs and cats. *In* Ettinger SJ, Feldman EC (eds). Textbook of Veterinary Internal Medicine, 5th ed. Philadelphia: WB Saunders, 2000, p. 1862.
2. Pedersen NC, Pool R: Canine joint disease. Vet Clin North Am Small Anim Pract 8:468, 1978.
3. Pedersen NC, Weisner K, Castles JJ, et al: Noninfectious canine arthritis: The inflammatory nonerosive arthritidities. J Am Vet Med Assoc 169:304, 1976.
4. Pedersen NC, Pool R, Castles JJ, et al: Noninfectious canine arthritis: Rheumatoid arthritis. J Am Vet Med Assoc 169:295, 1976.
5. Magne ML: Swollen joints and lameness. *In* Textbook of Veterinary Internal Medicine, 5th ed. Ettinger SJ, Feldman EC (eds). Philadelphia: WB Saunders, 2000, p. 77.
6. Lipowitz AJ: Immune-mediated articular disease. *In* Textbook of Small Animal Surgery. Slatter DH (ed). Philadelphia: WB Saunders, 1985, p. 1302.
7. Rondeau MP, Walton RM, Bisset S, et al: Suppurative, non septic polyarthopathy in dogs. J Vet Intern Med 19:654, 2005.
8. Goldstein R: Swollen joint and lameness. *In* Textbook of Veterinary Internal Medicine, 6th ed. Ettinger SJ, Feldman EC (eds). Philadelphia: Elsevier, 2005, p. 83.

9. Clements DN, Gear RN, Tattersall J, et al: Type I immune-mediated polyarthritis in dogs: 39 cases (1997-2002). JAVMA 224(8):1323, 2004.
10. Davidson AP, Pappagianis D: Canine coccidioidomycosis: 1970-1993. In Coccidioidomycosis; Proceedings of the 5th International Conference, Einstein HE, Catanzaro A (eds).: Washington DC: National Foundation for Infectious Diseases, 1996; 155.
11. Lewis RM: Rheumatoid arthritis. Vet Clin North Am Small Anim Pract 24(4):697,1994.
12. Grindem CB, Johnson KH: Systemic lupus erythematosis; Literature review and report of 42 new canine cases. J Am Anim Hosp Assoc 19:489, 1983.
13. Scott DW, Walton DK, Manning TO, et al: Canine lupus erythematosis. J Am Anim Hosp Assoc 19:461, 1983.
14. Giger U, Werner LL, Millichamp NJ, et al: Sulfadiazine-induced allergy in six Doberman pinschers. JAVMA 186:479, 1986.
15. Lees GE, Rogers KS, Troy GC.: Polyarthritis associated with sulfadiazine administration in a Labrador retriever dog. The Southwest Vet 37(1):14, 1986.
16. Fernandez FR, Grindem CB, Lipowitz AJ, et al: Synovial fluid analysis: Preparation of smears for cytological examination of canine synovial fluid. J Am Anim Hosp Assoc 19:727, 1983.
17. Plumb DC. Veterinary Drug Handbook, 4th edition. Ames: Iowa State Press, 2005.

Parte 14

Outros Animais Pequenos

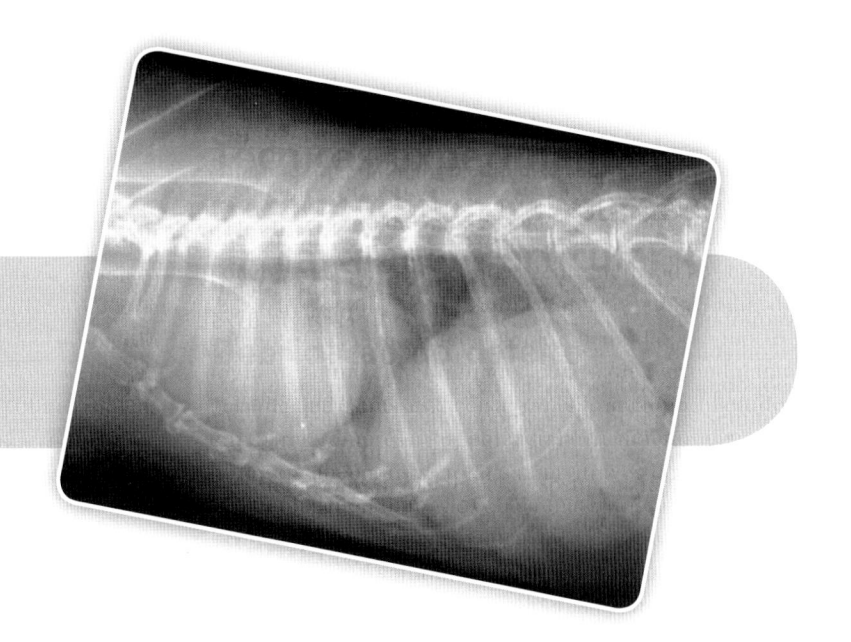

118

Doenças Cirúrgicas do Furão

S. J. Mehler e R. A. Bennett

Estima-se que existam de sete a dez milhões de furões mantidos como *pets* nos EUA.[1] Além de lesões traumáticas e corpos estranhos gastrintestinais, as doenças cirúrgicas em furões são, em sua maioria, condições neoplásicas. Um grupo de furões das patas pretas que passou toda sua existência em cativeiro tinha incidência de 100% de câncer na necropsia.[2] Também é comum a presença simultânea de mais de um tipo de tumor em um mesmo furão, sendo um deles diagnosticado incidentalmente na cirurgia.[3-8] Os tumores mais comumente relatados em furões são os tumores endócrinos, com incidência de 39,7% a 53%.[6,7,9,10] Os tumores pancreáticos das células beta ou insulinomas são os tumores endócrinos mais comuns e os tumores adrenais ocupam a segunda posição.[8-10]

Os procedimentos cirúrgicos em furões são similares àqueles realizados em cães e gatos. Devido ao pequeno tamanho corporal dos furões, são importantes os instrumentos microcirúrgicos, as lupas de magnificação, os fios de sutura de menor calibre, os sistemas de suporte de temperatura corporal e os afastadores menores (Retrator Lone Star, Lone Star Medical Products, Stafford, TX) (Figura 118.1). Para a maioria das doenças cirúrgicas descritas neste capítulo é indicada laparotomia na linha mediana ventral. Os furões têm pele relativamente espessa, pouco tecido subcutâneo e uma linha alba larga e fina.[11]

Nos EUA, 2 anos representam 25% da longevidade média de um furão.[8] Se o objetivo do tratamento é a prolongação e a melhora da qualidade da vida do furão, então, uma sobrevivência de 2 anos com boa qualidade de vida é considerada um sucesso.

Insulinoma

Os tumores pancreáticos das células beta são os tumores endócrinos mais comumente diagnosticados em furões, com incidência documentada de 21,7% a 25%.[6,7,10,12-16] A idade média dos furões com insulinoma é de 5 anos (amplitude de 2 a 7 anos), sendo os machos afetados mais frequentemente do que as fêmeas.[7,17,18]

Mecanismo da doença

Os quatro tipos de células das ilhotas pancreáticas são as células beta (secreção de insulina), as células alfa (secreção de glucagona), as células delta (secreção de somatostatina) e as células F (secreção de polipeptídio pancreático).[19] Os tumores das células das ilhotas em furões originam-se das células beta e produzem insulina, que, quando presente em excesso, leva à hipoglicemia.[6,8,9,19,20] As condições funcionais que secretam insulina em furões incluem a hiperplasia, o adenoma e o adenocarcinoma pancreáticos.[6,7,17,21] Os sinais neuroglicopênicos ocorrem porque as células no sistema nervoso central têm taxa metabólica mais alta e sua principal fonte de energia é a glicose.[19,22] A hipoglicemia prolongada e grave pode causar dano cerebral e, clinicamente, os pacientes apresentam disfunção neurológica.[9,19,22]

Sinais clínicos

Os sinais clínicos podem não ser aparentes e o tumor, às vezes, é diagnosticado durante um exame bioquímico de rotina ou durante uma laparotomia por outra razão.

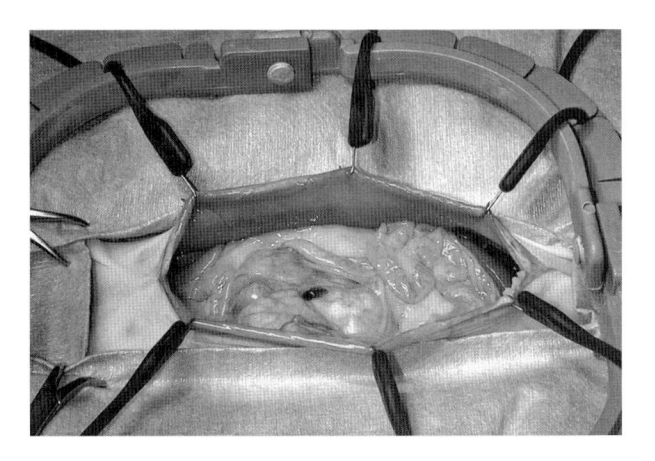

Figura 118.1 Retrator Lone Star sendo usado no abdome de um furão.

Os sinais clínicos são relacionados com os efeitos sistêmicos da hipoglicemia, com a velocidade do declínio da concentração sanguínea de glicose e com a duração e o grau da hipoglicemia.[19] Os sinais clínicos em furões com hipoglicemia incluem ataxia dos membros posteriores, paresia ou paralisia, convulsões, perda de peso, ptialismo, engasgos e vômito, bem como o esfregar frequente das patas na boca.[6,7,12,14,17,21,23,24] O esfregar das patas na boca é relacionado a náuseas, mas pode levar proprietários e clínicos a acreditar que exista um corpo estranho na boca ou na garganta.[8,25] Proprietários podem relatar história prolongada de altos e baixos de letargia e de episódios de colapso. Eles frequentemente descrevem o furão como tendo um olhar de aparência vítrea.[19] O exame físico de furões com insulinoma pode não revelar nada de importante, pois a hipoglicemia pode ser episódica.

Diagnóstico

A variação dos valores de referência para os níveis sanguíneos de glicose em repouso em furões é de 97 a 207 mg/dℓ e para os níveis de glicose em jejum é de 90 a 125 mg/dℓ.[19] Os níveis de insulina podem ser medidos ao mesmo tempo que a glicemia, mas só serão diagnósticos se o animal estiver hipoglicêmico no momento da coleta.[19,26,27] Se os valores séricos de glicose estiverem normais e existir grande suspeita de insulinoma, pode ser feito um período de jejum controlado por não mais do que 4 h, a fim de melhor estabelecer a hipoglicemia. Melhor é fazer o furão jejuar no hospital para o caso de ocorrer uma crise hipoglicêmica. Devido aos furões terem um rápido trânsito intestinal (3 a 4 h), um jejum mais curto do que em cães e gatos é diagnóstico. Após um jejum de 4 h, uma concentração de glicose menor do que 60 mg/dℓ é consistente com um tumor de células das ilhotas pancreáticas em um furão.[20,21,27] Tipicamente, a radiografia e a ultrassonografia abdominais não são úteis para a detecção dessas tumorações, pois, em geral, elas têm apenas milímetros de diâmetro.[8,19]

Tratamento

O tratamento é dirigido a aumentar os níveis de glicose no sangue por meios médicos e cirúrgicos. É comum (> 50% dos casos cirúrgicos) que, após a excisão cirúrgica, o tratamento médico ainda seja indicado.[17] Somente 14% a 15% dos furões com insulinoma são curados a longo prazo com a cirurgia.[7,17,19,28] Isso pode ser devido à alta taxa de recorrência ou à alta taxa de micrometástases do insulinoma do furão para outras áreas do pâncreas, linfonodos regionais, baço ou fígado; porém, alguns relataram que o potencial de metástases é baixo.[17,24]

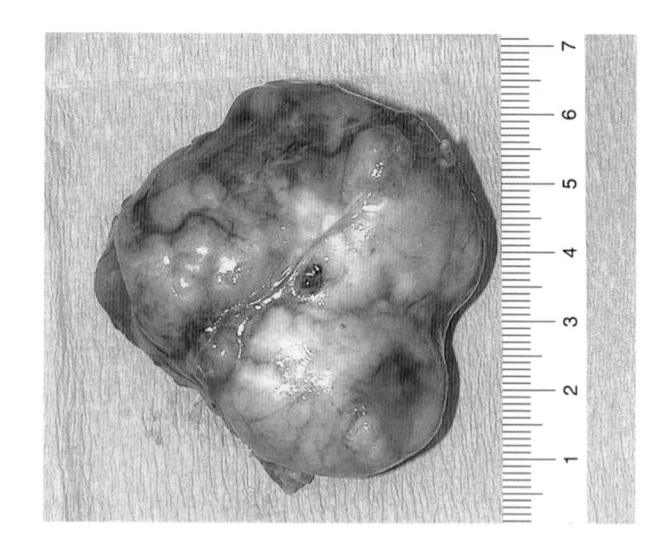

Figura 118.2 Insulinoma removido do ramo esquerdo do pâncreas de um furão. Esse era um tumor atipicamente grande. A maioria dos insulinomas tem menos de 1 cm de diâmetro.

A excisão cirúrgica é o tratamento de escolha para furões com menos de 6 anos de idade ou para aqueles suspeitos de ter doença adrenal concorrente.[19] A cirurgia é indicada para confirmação do insulinoma, para diminuir a carga representada pelo tumor e para melhor avaliar a presença de doença metastática ou concorrente (Figura 118.2).[27] A remoção do lobo esquerdo do pâncreas é tecnicamente menos difícil do que a remoção do lobo direito, por causa da proximidade do lobo direito aos ductos pancreáticos, ao duodeno e aos vasos sanguíneos adjacentes.[21,29]

O pâncreas dos furões é similar ao dos gatos, por ambos terem um ducto pancreático comum que se junta com o ducto biliar comum e que penetra o duodeno na papila duodenal maior. Um ducto pancreático acessório está presente em aproximadamente 2,5% dos furões.[11,13] O tratamento médico pode ser usado concorrentemente com a cirurgia ou como a única modalidade de tratamento. Furões com insulinomas tratados medicamente sem cirurgia têm sobrevivência menor do que aqueles tratados com cirurgia ou uma combinação de ambos.[17] O tratamento médico é dirigido para o aumento dos níveis de glicemia. Glicocorticoides aumentam a gliconeogênese hepática e diminuem a glicogenólise.[19,27,30] Estão disponíveis formulações líquidas de prednisona ou de prednisolona para uma dosagem mais precisa. É importante que a solução não contenha açúcar ou álcool, que podem exacerbar a hipoglicemia.[8,19]

A diazoxida é uma benzotiadiazida não diurética que efetivamente aumenta os níveis séricos de glicose por diferentes mecanismos. Ela inibe a secreção de insulina pelas ilhotas pancreáticas e intensifica a hiperglicemia por estimulação do sistema beta-adrenérgico, inibindo a tomada de glicose pelas células.[15,31,32] A diazoxida não tem atividade antineoplásica, nem afeta a síntese de insulina.[31,32] Glicocorticoides e diazoxida podem ser administrados isoladamente ou em combinação, conforme necessário, para combater os efeitos da hipoglicemia sistêmica. A estreptozotocina é um agente quimioterápico que exibe um efeito diabetogênico nas células beta pancreáticas em cães, mas não em seres humanos, e ainda não foi avaliada em furões.[8,32]

A dieta também é importante no tratamento médico dos insulinomas em furões. É necessária uma alimentação com uma dieta com altos níveis de proteína e baixos níveis de carboidratos em frequentes intervalos. Devem ser evitados os agrados e os petiscos, especialmente os contendo açúcares.[8,19,27] É recomendado que se meça a glicemia 2 semanas após a cirurgia e em intervalos de um a 4 meses pelo resto da vida do furão.[11,19]

Prognóstico

O prognóstico para furões com insulinoma é variável, mas, geralmente, é melhor do que o prognóstico para cães com insulinoma.[7,12,21,23,24,26] Furões jovens sem doença metastática diagnosticados cedo no processo da doença têm o melhor prognóstico.[27] Com a pancreatectomia parcial, o tempo médio de sobrevivência é de 668 dias; às vezes, são necessárias várias cirurgias para se conseguir um tempo de sobrevivência maior.[7,8] A duração dos sinais clínicos antes do diagnóstico pode afetar negativamente o tempo de sobrevivência e o intervalo livre da doença após a cirurgia.[14] Não foram encontradas diferenças entre os tempos de sobrevivência de furões com a doença benigna *versus* a doença metastática.[12,17]

Doença adrenal

O tumor das células adrenocorticais é o segundo tumor mais comum em furões.[3,6,10,18,30,33-36] A ocorrência de hiperadrenocorticismo em furões domésticos nos EUA é comum e pode estar presente em 25% dos furões americanos.[3,6,37] O primeiro relato de hiperadrenocorticismo em um furão doméstico foi feito em 1987.[38] Desde então, vários relatos identificando os hormônios elevados no hiperadrenocorticismo do furão e relatos sobre a fisiopatologia da doença foram publicados.[3,33,34,39] A idade média dos furões afetados é de 3,4 a 4,8 anos, tendo as fêmeas maior predileção para a doença,[3,30,35] apesar de um estudo refutar esses resultados.[37]

Mecanismo da doença

São tumores da camada reticular da glândula adrenal, os quais produzem excessivas quantidades de precursor de hormônio androgênico e de hormônios estrogênicos. Os aumentos nos níveis séricos de cortisol não são característica típica dessa doença em furões, nem é provável que exista doença pituitária primária.[8,19,27,35,40-42] Histologicamente, esses tumores são caracterizados como hiperplasia adrenal cortical, adenomas ou adenocarcinomas, e é possível que seja essa a sequência do processo da doença.[3,43] Os sinais clínicos e o prognóstico são os mesmos, independentemente do diagnóstico histopatológico.[2,3,8,30,37] Tumores adrenocorticais de células fusiformes e feocromocitomas também foram relatados, isolada ou concomitantemente com tumores adrenocorticais funcionais em furões.[9,18,19,30,44] A incidência de doença adrenal em furões na Europa e na Austrália parece ser muito menor do que nos EUA. Foi teorizado que a hiperplasia da glândula adrenal e o desenvolvimento de tumores ocorrem devido à castração precoce dos furões.[27,45,46] Foi demonstrado que isso ocorre em camundongos.[45] Outras causas sugeridas incluem a alimentação com comida comercial padronizada para furões (em vez de se alimentarem de presas inteiras), os cruzamentos consanguíneos e a falta de um ciclo natural de luz para os furões nos EUA.[19]

Sinais clínicos

Os sinais clínicos em furões com tumores adrenocorticais funcionais são principalmente o resultado da hipersecreção de hormônios estrogênicos e de outros hormônios esteroides pelas células tumorais.[9] Os sinais clínicos são variáveis nos animais afetados e podem incluir alopecia endócrina bilateral (que pode ser sazonal) prurido (algumas vezes, o único sinal clínico), aumento vulvar, aumento prostático, comportamento sexual agressivo, comedões na cauda e aumento da glândula mamária

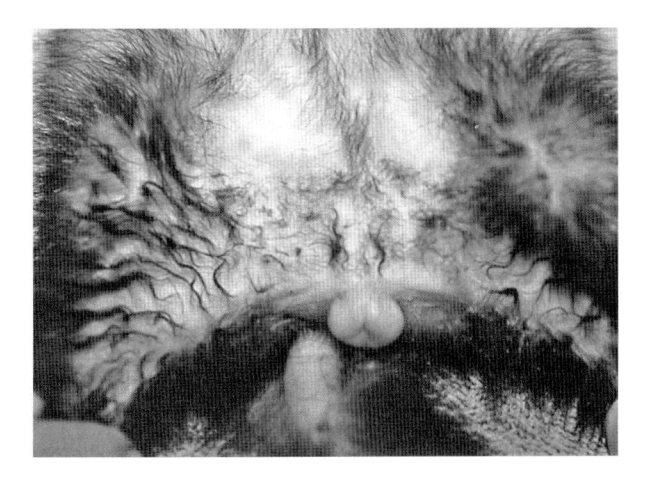

Figura 118.3 Abdome ventral de um furão fêmea diagnosticada com hiperadrenocorticismo. Note a alopecia da porção ventral da cauda e do abdome. O inchaço moderado da vulva é secundário ao aumento dos estrógenos e dos andrógenos circulantes.

(Figura 118.3).³,¹⁹,²⁰,²⁸,³³,³⁷,³⁹,⁴⁷ Os machos com doença prostática secundária ao hiperadrenocorticismo podem apresentar gotejamento de urina ou dificuldade de urinar e de defecar. Abscedimento prostático, cistos parauretrais e obstruções uretrais também podem acompanhar a doença em machos. Grandes tumores podem ser palpados no abdome cranial.

Diagnóstico

O hiperadrenocorticismo em furões é diagnosticado com base em uma combinação de sinais clínicos, ultrassonografia abdominal e concentrações plasmáticas de estrógenos e andrógenos.[19,34,35,40,41] A bioquímica de soro e o perfil hematológico são normais, exceto por ocasionais trombocitopenia e anemia, que se pensa ocorrerem devido à supressão da medula óssea induzida pelo estrógeno.[3] Em furões com anemia e com pancitopenia, um hematócrito menor do que 15% é associado a prognóstico grave. Foi estabelecido um perfil androgênico do soro, que está disponível comercialmente na University of Tenessee. O ensaio mede os níveis de 17-hidroxiprogesterona, androstenediona e estradiol. Elevação em qualquer desses hormônios é considerada diagnóstica para hiperadrenocorticismo em furões.[19,33,34] Elevações em desidroepiandrosterona também podem ser detectadas em furões com doença adrenal.[40] As proporções de cortisol:creatinina não são úteis para o diagnóstico de hiperadrenocorticismo em furões, porque os níveis de cortisol no soro não são elevados nesses pacientes,[3,41] embora um estudo não concorde com essa afirmação.[35]

A história e o exame físico parecem ser os mais úteis para diagnosticar a doença. Radiografias abdominais geralmente não têm significância, a não ser que a tumoração seja grande ou que tenha ocorrido mineralização da glândula adrenal afetada.[3] As lesões adrenais são a anormalidade ultrassonográfica mais comumente encontrada em furões.[8,48,49] Foi relatado que a ultrassonografia tem sensibilidade de 84% para detectar a doença adrenal em furões, com a histopatologia sendo o padrão-ouro.[43] Os resultados da ultrassonografia em furões com hiperadrenocorticismo também podem incluir útero ou coto de útero proeminente ou próstata proeminente com ou sem cistos prostáticos.[43] Os autores também observaram evidência ultrassonográfica de dilatação do trato urinário (uretra, bexiga e ureteres) devido à próstata dilatada obstruir a uretra prostática.

Tratamento

Atualmente, o tratamento médico da doença adrenal em furões é focado no controle dos níveis hormonais anormais e de seus efeitos. Esses tratamentos não curam a condição, mas podem aliviar os sinais clínicos. O tratamento médico é recomendado se o proprietário não puder pagar pela cirurgia, se o furão for um mau candidato à cirurgia ou se o furão tiver tumores adrenais bilaterais que não podem ser removidos cirurgicamente.[19] O uso de acetato de leuprolida, um análogo do hormônio liberador de gonadotrofina (GnRH, do inglês *gonadotropin releasing hormone*) de ação prolongada, causa aumento transiente e, a seguir, rápida diminuição nos níveis de hormônio luteinizante, hormônio foliculoestimulante e testosterona.[19,50] É raro que pacientes se tornem refratários ao tratamento com o acetato de leuprolida.[8] Outras terapias hormonais incluem bicalutamida, anastrazol e melatonina.[8,19,51]

Foram descritas celiotomias ventrais mediana e lateral para a adrenalectomia em furões (Figura 118.4).[20,52-59] Em 85% dos furões com hiperadrenocorticismo, uma das glândulas adrenais está aumentada e a outra é pequena ou normal. Nos 15% restantes dos casos, ambas as glândulas estão aumentadas.[3,37] No aumento unilateral, a doença pode acontecer na glândula contralateral após a remoção da que estava aumentada.[37] Em alguns casos, ambas as glândulas terão aparência macroscópica normal, sendo necessária a visualização direta de toda a glândula após dissecção cuidadosa da gordura retroperitoneal que a envolve. Historicamente, o tratamento cirúrgico recomendado para a doença bilateral em furões tem sido adrenalectomia total em um lado e ressecção parcial da glândula contralateral.[40,57] Isso acabará por resultar em recorrência da doença, uma vez que o tecido adrenal restante sofrerá proliferação e, além disso, poderá não aliviar os sinais clínicos, nem mesmo temporariamente.

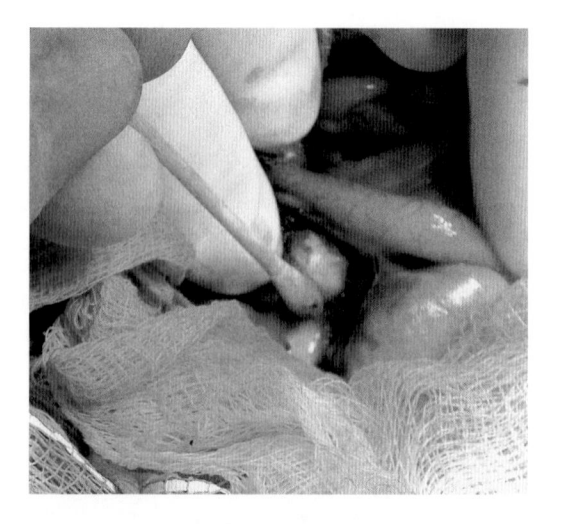

Figura 118.4 Tumoração de 2 cm por 1,5 cm sendo removida da veia cava caudal e do fígado. Uma combinação de dissecação não cortante com aplicadores com ponta de algodão estéreis, hemoclipes e eletrocautério bipolar facilita a remoção desses tumores.

A próstata não é visível macroscopicamente no furão macho normal. Se o furão apresentar obstrução urinária devido à doença prostática, deve-se deixar um cateter urinário por um par de dias até que a função urinária voluntária retorne.

Se ambas as glândulas forem anormais, é possível, e até desejável, que se faça adrenalectomia bilateral. A remoção de ambas as glândulas pode causar hipoadrenocorticismo (doença de Addison) iatrogênico, mas a maioria dos furões se dá bem com a suplementação de somente glicocorticoides, não necessitando de suplementação de mineralocorticoides a longo termo. A maioria dos furões não necessita de administração de esteroides a longo termo.[20] Muitos furões são diagnosticados com doença adrenal concorrentemente com insulinoma e, portanto, já vinham recebendo terapia com glicocorticoides para essa doença. Recomenda-se a análise periódica dos eletrólitos em furões que sofreram adrenalectomia bilateral, porque alguns deles necessitarão receber mineralocorticoides.

Prognóstico

Após a remoção completa da(s) glândula(s) afetada(s), o aumento prostático ou vulvar diminui dentro de alguns dias, e os pelos crescem novamente em 3 meses.[8] O prognóstico para a doença da glândula adrenal em furões é bom, se a glândula for completamente removida, devido ao baixo potencial metastático.[3,8,27,30]

Esplenomegalia

A esplenomegalia é um achado comum em furões adultos, mas não é bem compreendida.[11,60,61] O baço dos furões aumenta levemente de tamanho de forma gradual com o aumento da idade,[30] mas pode também aumentar devido a lesões proliferativas, processos reativos, mecanismos compensatórios ou alguns anestésicos.[29,60] A causa mais comum de esplenomegalia é a hematopoese extramedular (EMH, do inglês *extramedullary hematopoesis*) na presença ou na ausência de anemia ou de outras discrasias hematológicas.[60-62] Outras causas incluem linfoma, insulinoma, cardiomiopatia, doença adrenal, mastocitoma sistêmico, doença aleutiana, gastrite eosinofílica, hemangiossarcoma, neoplasia esplênica primária, hiperesplenismo e esplenite.[54] A maioria dos casos de esplenomegalia não é de doenças cirúrgicas e deve ser avaliada com dados clinicopatológicos e imagens antes de se considerar a esplenectomia. A biopsia esplênica percutânea é contraindicada em furões com suspeita de hemangiossarcoma esplênico, embora essa condição seja rara em furões.[54] A ultrassonografia também é útil para guiar a agulha de biopsia ou uma agulha de menor calibre para se obter uma amostra do baço. A aspiração por agulha fina é simples, tem baixo risco e baixa morbidade, além de proporcionar amostras adequadas.

As indicações para esplenectomia em furões incluem neoplasia esplênica, esplenomegalia ou hiperesplenismo causando compressão de vísceras abdominais, torção esplênica e fraturas (rupturas) traumáticas não autolimitantes do baço. A esplenectomia é contraindicada em furões com hipoplasia da medula óssea, porque o baço é o principal local de hematopoiese nesses pacientes.[54] Furões com hematopoiese extramedular esplênica podem desenvolver anemia crônica após a esplenectomia, devido à falta de produção de eritrócitos pelo baço.

Corpos estranhos gastrintestinais

Em furões mantidos como *pets,* a ingestão de corpos estranhos é comum.[11,63] Os furões são curiosos e têm tendência a mastigar borracha e plástico.[64,65] A ingestão de objetos estranhos geralmente ocorre em furões com menos de 2 anos de idade, enquanto tricobezoares são observados mais comumente em furões mais velhos.[64] Corpos estranhos filiformes são raros em furões.

Mecanismo da doença

Os furões têm um rápido trânsito gastrintestinal (GI) quando comparado com outros carnívoros.[25] Isso provavelmente se deve a uma falta do gradiente enzimático de proximal para distal visto em outros carnívoros, o que resulta em exposição contínua dos nutrientes às enzimas digestivas durante o trânsito GI.[25] A maioria dos corpos estranhos GI localiza-se no estômago ou no jejuno.[64]

Sinais clínicos

Os sinais clínicos de corpos estranhos gastrintestinais em furões incluem anorexia ou queda do apetite, diarreia, ptialismo, esfregação da face e vômito (embora isso não seja relatado comumente pelos proprietários).[63-65] A palpação abdominal pode desencadear desconforto. A palpação do corpo estranho geralmente é possível, especialmente se estiver no trato intestinal.[10,63,65]

Diagnóstico

O diagnóstico baseia-se nas características do paciente, na história e no exame físico. Os furões têm um abdome fácil de palpar, permitindo que a maioria dos corpos estranhos no interior do trato GI seja facilmente palpável.[54] Devem ser feitos hemograma completo, painel

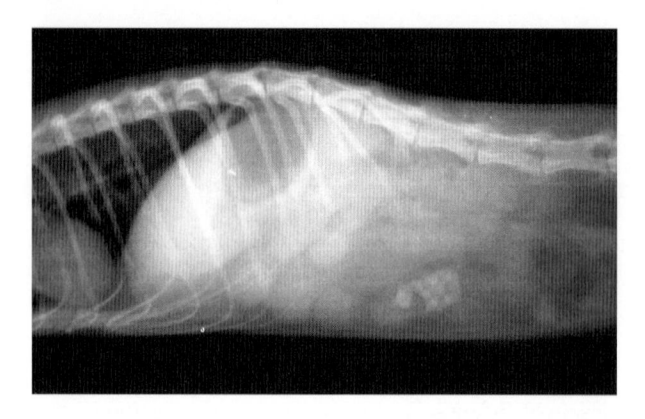

Figura 118.5 Radiografia lateral direita do abdome de um furão com 1 ano de idade, com diminuição do apetite e letargia. Note as numerosas opacidades circulares de tecido mole no jejuno. Está presente dilatação por fluido e por gás do intestino delgado. Esse furão tinha uma obstrução do jejuno por um corpo estranho.

bioquímico e urinálise. Radiografias e ultrassonografia abdominal são úteis para a confirmação do diagnóstico e para determinar a localização da obstrução (Figura 118.5). O furão deve ser estabilizado com fluidos intravenosos antes que se faça a remoção cirúrgica.

Tratamento

A maioria dos corpos estranhos GI em furões deve ser removida cirurgicamente. Os corpos estranhos GI em furões raramente são eliminados naturalmente. O uso de lubrificantes gastrintestinais e de fluidoterapia podem permitir que materiais menores e não obstrutivos sejam eliminados, especialmente as bolas de pelos.[65]

Cirurgia exploradora através de incisão ventral mediana deve ser feita em todo furão com um corpo estranho GI. Os furões não têm um íleo macroscopicamente visível e o jejuno-íleo estende-se da flexura duodeno-jejunal até o cólon ascendente.[11,13] Geralmente é indicada gastrotomia e/ou enterotomia, sendo que a ressecção e a anastomose intestinais são necessárias com menor frequência.

Prognóstico

Em geral, os furões têm um excelente prognóstico após a cirurgia para remoção de um corpo estranho, desde que não tenham ocorrido perfuração intestinal e peritonite séptica. A necrose entérica ou a perfuração, parece, ocorrem menos frequentemente em furões do que em cães e gatos com obstruções por corpos estranhos. Evitar a ingestão de corpos estranhos pode ser difícil em furões. Em geral, em torno dos 2 anos de idade, eles passam a ingerir corpos estranhos menos frequentemente. O uso rotineiro de lubrificantes GI para evitar os tricobezoares é útil.

Neoplasia gastrintestinal

Neoplasias gastrintestinais foram descritas em furões,[6,10,18,30,66-69] mas o trato GI não é uma localização comum para neoplasias primárias.[65] Foram descritos adenocarcinomas pilóricos e os sinais clínicos incluem aqueles associados a uma obstrução do trato GI superior: vômito, perda de peso, anorexia e letargia.[6,67,68]

A anatomia do estômago do furão é similar à do cão, mas, fisiologicamente, ela é mais semelhante a do estômago humano.[13,25] A análise dos gases sanguíneos comumente reflete alcalose metabólica hipoclorêmica. A ultrassonografia é útil para diagnosticar a presença e a localização da tumoração. Tentativas de remoção cirúrgica com técnica de Bilroth foram feitas, mas não tiveram sucesso.[67,68] A colocação paliativa de um *stent* através do piloro de um furão com adenocarcinoma teve sucesso e aliviou os sinais clínicos.[69]

Urolitíase obstrutiva

A urolitíase em furões pode ser caracterizada por cálculos renais ou vesicais solitários ou múltiplos ou pela presença de material arenoso na bexiga urinária e na uretra.[70] Clinicamente, a urolitíase obstrutiva tende a ser menos comum agora do que era há 10 anos.[70] A urolitíase obstrutiva é mais comum em furões machos do que em fêmeas, devido ao diâmetro da uretra ao passar pelo pênis. O tipo de cálculo mais comum identificado em furões é o fosfato de amônio magnesiano (estruvita).[70]

Mecanismo da doença

Apesar de não ser estudada tão extensivamente como em cães e gatos, a patogênese de urolitíase por estruvita em furões provavelmente é relacionada com a dieta.[70] Os furões são carnívoros, com um pH urinário normal de aproximadamente 6.[71] Apesar de o conteúdo mineral da dieta ter sido considerado a causa de urolitíase em furões, pensa-se hoje que ela seja causada pela ingestão de proteínas de origem vegetal.[70] O metabolismo de ácidos orgânicos da proteína vegetal produz urina alcalina, que resulta na formação de cristais de estruvita.[71] Isso foi demonstrado em um grupo de furões fêmeas grávidas alimentado com uma dieta com alto conteúdo de proteína vegetal (principalmente milho) e em um grupo de furões alimentados com uma dieta comercial para cães.[71,72] Historicamente, a prevalência dessa doença na população americana de furões foi relacionada com a alimentação de má qualidade, com rações para cães ou para gatos que continham alta porcentagem de proteína de origem vegetal. Nos anos recentes, muitas dietas comerciais para furões tornaram-se disponíveis, e os furões não são mais alimentados comumente com rações para cães e gatos contendo proteína vegetal.

Sinais clínicos

Os efeitos sistêmicos de urolitíase obstrutiva em furões são os mesmos do que em cães e gatos. Disúria, hematúria, estrangúria, lambedura frequente do períneo e gotejamento de urina são os sinais clínicos relatados em furões com urolitíases.[70] Furões com urolitíase obstrutiva podem debater-se violentamente ou chorar quando tentam urinar ou podem se apresentar deprimidos, moribundos ou comatosos. Raramente, os furões apresentam letargia e inapetência sem sinais relacionados com o trato urinário inferior.

Diagnóstico

A presença de sinais de trato urinário inferior e a palpação da bexiga firme, distendida e que não se esvazia com a compressão confirma uma obstrução. A urolitíase obstrutiva pode ser identificada com radiografias abdominais, pois os cálculos de estruvita são rádio-opacos. Porém, a areia nem sempre é visível na radiografia. A ultrassonografia abdominal frequentemente é útil, porque os pequenos cristais semelhantes à areia são facilmente identificados. Ele também é útil se houver suspeita de outra causa (doença prostática secundária à neoplasia adrenal) e para identificar cálculos urinários radiolucentes. Devem ser avaliados bioquímica do soro e perfil hematológico para determinar a extensão da azotemia, as anormalidades eletrolíticas e também para procurar doenças concorrentes.

Tratamento

Se houver arritmia cardíaca e anormalidades eletrolíticas graves, elas devem ser tratadas antes se tentar desobstruir a uretra. Uma vez iniciados os cuidados de suporte e os fluidos intravenosos, a uretra deve ser desobstruída. O tratamento da urolitíase obstrutiva em furões machos é desafiador, devido à dificuldade de se passar um cateter uretral. Os machos têm um opérculo cobrindo a uretra distal e um gancho dirigido para cima na extremidade do pênis, tornando difícil a identificação da abertura da uretra.[58] A técnica para a cateterização urinária em furões foi descrita.[54,73]

Se os cálculos da uretra distal não puderem ser removidos ou se o furão tiver recorrência da obstrução, podem ser feitas cistotomia de emergência, cistotomia percutânea com sonda ou uretrostomia perineal (PU, do inglês *perineal urethrostomy*), caso o furão esteja estável.

A anatomia do pênis do furão é similar à do cão.[58] O pênis sai do canal pélvico, cursa subcutaneamente ao longo da pelve ventral e situa-se ao longo da parede abdominal ventral caudal.[58] A abertura do prepúcio é imediatamente caudal ao umbigo. O local para fazer uma PU deve situar-se entre a porção caudal do osso peniano e a uretra pélvica. O estoma deve ser perineal, e não ventral, a fim de evitar traumatismo ao local durante a ambulação normal. O pênis não é removido, como se faz em gatos. Um cateter de borracha vermelha de 1 a 1,7 mm é colocado, a seguir, na abertura proximal da uretrostomia, para avaliar o diâmetro da uretra e assegurar de que está permeável. A mucosa é aposta à pele com fio de sutura monofilamentar fino (6 a 8). A placa de drenagem da uretra deve ter, no mínimo, 1 cm. Essa técnica funciona bem em furões e é bem tolerada por longo período.

Prognóstico

Se o furão não estiver sob dieta apropriada, ela deve ser modificada para uma ração comercial para furões sem proteína de origem vegetal. O furão deve ser monitorado para urolitíase por estruvita a cada três ou 6 meses através de urinálise e de radiografias abdominais. O prognóstico é bom para furões com urolitíases obstrutivas se eles forem estabilizados antes da anestesia geral. A recorrência pode acontecer, mas é incomum quando se modifica a dieta.

Produtos do sangue

Muitas das doenças cirúrgicas apresentadas neste capítulo requerem procedimentos cirúrgicos agressivos e desafiadores. Em alguns casos, pode ser necessário o uso perioperatório de derivados de sangue. Transfusões de sangue total ou de papa de hemácias foram feitas clinicamente em furões. Os furões têm apenas um tipo sanguíneo e ainda não foram descritas reações a transfusões neles, mas alguns recomendam testes menores de imunidade cruzada.[8,25,74] A oxiglobina (Biopure, Cambridge, Massachusets) é um produto de substituição da hemoglobina que aumenta a capacidade carreadora de oxigênio do sangue e tem sido usada em furões sem relatos de reações adversas. Os efeitos benéficos ainda são especulações.

Referências bibliográficas

1. Jurek RM: A review of national and California population estimates of pet ferrets. California Department of Fish and Game, Wildlife Management Division, Bird and Mammal Conservation Program Report. Sacramento, 1998.
2. Carpenter JW, Novill MN, Kaiser HL: Neoplasia and other disease problems in black footed ferrets; implications for an endangered species. *In* Neoplasms-Comparative Pathology of Growth in Animals, Plants, and Man. Kraiser HE (ed). Baltimore: Williams & Wilkins, 1981, pp. 739-746.
3. Rosenthal KL, Peterson ME, Quesenberry KE, et al: Hyperadrenocorticism associated with adrenocortical tumor or nodular hyperplasia of the adrenal gland in ferrets: 50 cases (1987-1991). J Am Vet Med Assoc 203:271-275, 1993.
4. Stauber E, Kraft S, Robinette J: Multiple tumors in a ferret. J Small Exotic Anim Med 1:87-88, 1991.
5. Jenkins JR: Multiple concurrent neoplasia and metabolic diseases in the ferret: selected cases. J Small Exotic Anim Med 1:118-121, 1991.

6. Li X, Fox JG, Padrid PA: Neoplastic diseases in ferrets: 574 cases (1968-1997). J Am Vet Med Assoc 212:1402-1406, 1998.
7. Weiss CA, Williams BH, Scott MV: Insulinoma in the ferret: clinical findings and treatment comparison of 66 cases. J Am Anim Hosp Assoc 34:471-475, 1998.
8. Antinoff N, Hahn K: Ferret oncology: diseases, diagnostics, and therapeutics. Vet Clin North Am: Exotic Anim Pract 7:579-625, 2004.
9. Li X, Fox JG: Neoplastic diseases. In Biology and Diseases of the Ferret, 2nd ed. Fox JG (ed). Baltimore:Williams & Wilkins, 1998, pp. 405-447.
10. Williams BH, Weiss CA: Neoplasia. In Ferrets, Rabbits, and Rodents: Clinical Medicine and Surgery, 2nd ed. Quesenberry KE, Carpenter JW (eds). Philadelphia:WB Saunders, 2004, pp. 91-106.
11. Ludwig L, Aiken S: Soft tissue surgery. In Ferrets, Rabbits, and Rodents: Clinical Medicine and Surgery, 2nd ed. Quesenberry KE, Carpenter JW (eds). Philadelphia:WB Saunders, 2004, pp. 121-134.
12. Jergens AR, Shaw DP: Hyperinsulinism and hypoglycemia associated with pancreatic islet cell tumor in a ferret. J Am Vet Med Assoc 194:269-270, 1989.
13. Evans HE, An NQ: Anatomy of the ferret. In Biology and Disease of the Ferret, 2nd ed. Fox JG (ed). Baltimore:Williams & Wilkins, 1998, pp. 19-69.
14. Ehrhart N, Withrow SJ, Ehrhart EJ, et al: Pancreatic beta cell tumors in ferrets: 20 cases (1986-1994). J Am Vet Med Assoc 209:1737-1740, 1996.
15. Hillyer EV: Ferret endocrinology. In Kirk's Current Veterinary Therapy, 11th ed. Kirk RW, Bonagura JD (eds). Philadelphia:WB Saunders, 1992, pp. 1185-1189.
16. Kauffman J, Schwarz P, Mero K: Pancreatic beta cell tumor in a ferret. J Am Vet Med Assoc 185:998-1000, 1984.
17. Caplan ER, Peterson ME, Mullen HS, et al: Diagnosis and treatment of insulin-secreting pancreatic islet cell tumors in ferrets: 57 cases (1986-1994). J Am Vet Med Assoc 209:1741-1745, 1996.
18. Li X, Fox JG, Padrid PA. Neoplastic diseases in ferrets (Mustela putorius furo): a review of Veterinary Medical Data Base (1968-1997). J Am Vet Med Assoc 1402:212, 1998.
19. Quesenberry KE, Rosenthal KL. Endocrine diseases. In Ferrets, Rabbits, and Rodents: Clinical Medicine and Surgery, 2nd ed. Quesenberry KE, Carpenter JW (eds). Philadelphia:WB Saunders, 2004, pp. 79-90.
20. Wheeler J, Bennett RA: Ferret abdominal surgical procedures. Part 1. Adrenal gland and pancreatic beta-cell tumors. Compendium 21:815-822, 1999.
21. Marini RP, Ryden EB, Rosenblad KS, et al: Functional islet cell tumor in six ferrets. J Am Vet Med Assoc 202:430-433, 1993.
22. Nelson RW: Insulin-secreting islet cell neoplasia. In Textbook of Veterinary Internal Medicine, 4th ed. Ettinger SJ, Feldman EC (eds). Philadelphia:WB Saunders, 1995, pp. 1501-1509.
23. Lumeij JT, van der Hage MG, Dorrestein GM, can Sluijs FJ: Hypoglycemia due to a functional pancreatic islet cell tumor (insulinoma) in a ferret. Vet Rec 120:129-130, 1987.
24. Luttgen PJ, Storts RW, Rogers KS, Morton LD: Insulinoma in a ferret. J Am Vet Med Assoc 189:920-921, 1986.
25. Whary MT, Andrews PL: Physiology of the ferret. In Biology and Diseases of the Ferret, 2nd ed. Fox JG (ed). Baltimore:Williams & Wilkins, 1998, pp. 103-148.
26. Mann FA, Stockham SL, Freeman MB, et al: Reference intervals for insulin concentrations and insulin:glucose ratios in the serum of ferrets. J Small Exotic Anim Med 2:79-83, 1993.
27. Fox JG, Marini RP: Diseases of the endocrine system. In Biology and Diseases of the Ferret, 2nd ed. Fox JG (ed). Baltimore:Williams & Wilkins, 1998, pp. 291-305.
28. Mehler SJ, Bennett RA: Surgical oncology of exotic animals. Vet Clin North Am Exotic Anim Pract 7:783-805, 2004.
29. Marini RP, Fox JG: Anesthesia, surgery, and biomethodology. In Biology and Diseases of the Ferret, 2nd ed. Fox JG (ed). Baltimore:Williams & Wilkins, 1998, pp. 449-484.
30. Brown SA: Neoplasia. In Ferrets, Rabbits, Rodents: Clinical Medicine and Surgery. Hillyer EV, Quesenberry KE (eds). Philadelphia:WB Saunders, 1997, pp. 91-114.
31. Plumb DC: Veterinary Drug Handbook, 4th ed. Ames:Iowa State Press, 2002, pp. 249-251.
32. Meleo KA, Caplan ER: Treatment of insulinoma in the dog, cat, and ferret. In Kirk's Current Veterinary Therapy, 13th ed. Bonagura JD (ed). Philadelphia:WB Saunders, 2000, pp. 357-361.
33. Lipman NS, Marini RP, Murphy JC, et al: Estradiol-17-secreting adrenocortical tumor in a ferret. J Am Vet Med Assoc 203:1552-1555, 1993.
34. Rosenthal KL, Peterson ME: Evaluation of plasma androgen and estrogen concentrations in ferrets with hyperadrenocorticism. J Am Vet Med Assoc 209:1097-1102, 1996.
35. Gould WJ, Reimers TJ, Bell JA, et al: Evaluation of urinary cortisol:creatinine ratios for the diagnosis of hyperadrenocorticism associated with adrenal gland tumors in ferrets. J Am Vet Med Assoc 206:42-46, 1995.
36. Neuwirth L, Isaza R, Bellah J, et al: Adrenal neoplasia in seven ferrets. Vet Radiol Ultrasound 34:340-343, 1993.
37. Weiss CA, Scott MV: Clinical aspects and surgical treatment of hyperadrenocorticism in the domestic ferret: 94 cases (1994-1996). J Am Anim Hosp Assoc 33:488-93, 1997.
38. Fox JG, Pequet-Goad ME, Garihaldi BA, Wiest LM: Hyperadrenocorticism in a ferret. J Am Vet Med Assoc 191:343-344, 1987.
39. Wagner RA, Dorn DP: Evaluation of serum estradiol concentrations in alopecic ferrets with adrenal gland tumors. J Am Vet Med Assoc 205:703-707, 1994.
40. Rosenthal KL: Adrenal disease in ferrets. In Veterinary Clinics of North America, Small Animal Practice. Kintzer PP (ed). Philadelphia:WB Saunders, 1997, pp. 401-418.
41. Schoemaker NJ, Wolfswinkel J, Mol JA, et al: Urinary corticoid/creatinine ratios in healthy ferrets and ferrets with hyperadrenocorticism. In Hyperadrenocorticism in Ferrets. Schoemaker NJ (ed). PhD thesis, 2003.
42. Schoemaker NJ, van der Hage MH, Lumeij JT, Rijnberk A: Morphology of the pituitary gland in ferrets (Mustela putorius furo) with hyperadrenocorticism. In Hyperadrenocorticism in Ferrets. Schoemaker NJ (ed). PhD thesis, 2003.
43. Besso JG, Tidwell AS, Gliatto JM. Retrospective review of the ultrasonographic features of adrenal lesions in 21 ferrets. Vet Radiol Ultrasound 41:345-52, 2000.
44. Gliatto JM, Alroy J, Schelling SH, et al: A light microscopical, ultrastructural and immunohistochemical study of spindle-cell adrenocortical tumors of ferrets. J Comp Pathol 113: 175-178, 1995.
45. Murthy AS, Brezak MA, Baez AG: Postcastrational adrenal tumors in two strains of mice: morphological, histochemical, and chromatographic studies. J Natl Cancer Inst 25:2111-2115, 1970.
46. Schoemaker NJ, Schuurmans M, Moorman H, Lemeij JT: Correlation between age at neutering and age at onset of hyperadrenocorticism in ferrets. In Hyperadrenocorticism in Ferrets. Schoemaker NJ (ed). PhD thesis, 2003.
47. Rosenthal KL, Peterson ME, Quesenberry KE, et al: Evaluation of plasma cortisol and corticosterone responses to synthetic adrenocorticotropic hormone administration in ferrets. Am J Vet Res 54:29-31, 1993.
48. O'Brien R, Paul-Murphy J, Dubielzig RR: Ultrasonography of adrenal glands in normal ferrets. Vet Radiol Ultrasound 37:445-448, 1996.
49. Neuwirth L, Collins B, Calderwood-Mays M, et al: Adrenal ultrasonography correlated with histopathology in ferrets. Vet Radiol Ultrasound 38:69-74, 1997.
50. Wagner RA, Bailey EM, Schneider JF, et al: Leuprolide acetate treatment of adrenocortical disease of ferrets. J Am Vet Med Assoc 218:1272-1274, 2001.
51. Weiss CA: Medical management of ferret adrenal tumors and hyperplasia. Exotic DVM Magazine 1:38-39, 1999.
52. Beeber NL: Abdominal surgery in ferrets. Vet Clin North Am Exotic Anim Pract 3:647-662, 2000.
53. Mullen HS, Beeber NL: Miscellaneous surgery in ferrets. Vet Clin North Am Exotic Anim Pract 3:663-671, 2000.
54. Wheeler J, Bennett RA: Ferret abdominal surgical procedures. Part II. Compendium 21:1049-1057, 1999.
55. Beeber NL: Surgery of pet ferrets. In Current Techniques in Small Animal Surgery, 4th ed. Bojrab MJ (ed). Philadelphia: Williams & Wilkins, 1998, pp. 763-769.
56. Filion DL, Hoar DM: Adrenalectomy in the ferret. Lab Anim Sci 35:294-305, 1985.
57. Weiss CA, Williams BH, Scott JB, Scott MV: Surgical treatment and long-term outcome of ferrets with bilateral adrenal tumors or adrenal hyperplasia: 56 cases (1994-1997). J Am Vet Med Assoc 215:820-823, 1999.

58. Mullen H: Soft tissue surgery. *In* Ferrets, Rabbits, Rodents: Clinical Medicine and Surgery. Hillyer EV, Quesenberry KE (eds). Philadelphia: WB Saunders, 1997, pp. 131-144.
59. Laraio L, Weisse C, Zwingerberger A, et al: Collateral circulation during balloon occlusion of the caudal vena cava in ferrets. Proceedings of the Annual Conference of the American College of Veterinary Surgeons, Washington, DC, 2003.
60. Erdman SE, Li X, Fox JG: Hematopoietic diseases. *In* Fox JG (ed). Biology and Diseases of the Ferret, 2nd ed. Baltimore:Williams & Wilkins, 1998, pp. 231-246.
61. Petrie JP, Morrisey JK: Cardiovascular and other diseases. *In* Ferrets, Rabbits, and Rodents: Clinical Medicine and Surgery, 2nd ed. Quesenberry KE, Carpenter JW (eds). Philadelphia:WB Saunders, 2004, pp. 58-71.
62. Brown SA, Rosenthal KL: Causes of splenomegaly in ferrets. Vet Med 95:599, 2000.
63. Mullen HS, Scavelli TD, Quesenberry KE, et al: Gastrointestinal foreign body in ferrets: 25 cases (1986-1990). J Am Anim Hosp Assoc 28:13-15, 1989.
64. Fox JG: Disease of the gastrointestinal system. *In* Biology and Diseases of the Ferret, 2nd ed. Fox JG (ed). Baltimore:Williams & Wilkins, 1998, pp. 273-290.
65. Hoefer HL, Bell JA: Gastrointestinal diseases. *In* Ferrets, Rabbits, and Rodents: Clinical Medicine and Surgery, 2nd ed. Quesenberry KE, Carpenter JW (eds). Philadelphia:WB Saunders, 2004, pp. 25-40.
66. Jones TC, Hunt RD: Veterinary Pathology, 5th ed. Philadelphia:Lea & Febiger, 1983, pp. 116-119.
67. Sleeman JM, Clyde VL, Jones MP, Mason GL: Two cases of pyloric adenocarcinoma in the ferret (*Mustela putorius furo*). Vet Rec 137: 272-273, 1995.
68. Rice LE, Stahl SJ, McLeod CG: Pyloric adenocarcinoma in a ferret. J Am Vet Med Assoc 200:1117-1118, 1992.
69. Weisse C, Hume DZ, Berent A, et al: Palliative stenting for malignant obstructions in a dog, cat, and ferret. Proceedings of the 2004 Annual Meeting of the American College of Veterinary Surgeons. Denver, 2004;23.
70. Pollock CG: Urogenital diseases. *In* Ferrets, Rabbits, and Rodents: Clinical Medicine and Surgery, 2nd ed. Quesenberry KE, Carpenter JW (eds). Philadelphia:WB Saunders, 2004, pp. 41-49.
71. Bell JA: Periparturient and neonatal diseases. *In* Ferrets, Rabbits, and Rodents: Clinical Medicine and Surgery, 2nd ed. Quesenberry KE, Carpenter JW (eds). Philadelphia:WB Saunders, 2004, pp. 50-57.
72. Nguyen HT, Moreland AF, Shields RP: Urolithiasis in ferrets (*Mustela putorius*). Lab Anim Sci 29:243-245, 1979.
73. Marini RP, Esteves MI, Fox JG: A technique for catheterization of the urinary bladder in the ferret. Lab Anim 28:155-157, 1994.
74. Manning DD, Bell JA: Lack of detectable blood groups in domestic ferrets: implications for transfusion. J Am Vet Med Assoc 197:84-86, 1990.

Doenças Cirúrgicas em Coelhos

S. J. Mehler e R. A. Bennett

Os coelhos podem ser pacientes cirúrgicos desafiadores. Medo, dor e estresse têm um profundo efeito na sobrevivência durante o período perioperatório. Anorexia, depressão e morte podem ocorrer após pequenos procedimentos cirúrgicos. Acredita-se que isso resulte do aumento na liberação de catecolaminas.[1]

Os coelhos fermentam a celulose no ceco. Estresse, antibióticos, anestésicos e dieta podem alterar a função e a fisiologia gastrintestinal (GI), o que pode levar a graves complicações gastrintestinais, especialmente íleo adinâmico, pós-operatoriamente. Os coelhos são incapazes de vomitar, tornando desnecessário, portanto, o jejum para evitar a pneumonia por aspiração. Os coelhos têm um volume GI relativamente grande. O jejum prévio à laparotomia não é feito rotineiramente; porém, alguns sugerem um jejum de 6 a 12 h antes da laparotomia para diminuir o volume GI, para melhorar a visualização e a exposição cirúrgica, bem como a possibilidade de manipulação das estruturas GI. Ainda assim, um jejum dessa duração terá pequeno efeito no volume do ceco, no qual a maior parte da ingesta (em torno de 40%) está localizada.[2,3]

É importante que se tenha acesso à via respiratória e acesso venoso durante a anestesia no caso de acontecer uma parada cardíaca e/ou respiratória. A intubação é recomendada para as cirurgias maiores em coelhos e é essencial durante toracotomias e procedimentos com mais de 20 min de duração. As técnicas para intubação não são cobertas neste capítulo, mas podem ser encontradas em outras fontes[4]. Tentativas repetidas de intubação em coelhos podem resultar em inchaço e edema da glote, o que pode resultar em obstrução fatal das vias respiratórias. Se a intubação não tiver sucesso após três ou quatro tentativas, o coelho deverá ser mantido em anestesia com máscara ou, se for apropriado, o procedimento deverá ser postergado por 2 ou 3 dias, permitindo a recuperação da glote.

Os coelhos têm um volume sanguíneo de 57 mℓ/kg do peso corporal.[5] Perdas de 15% a 20% do volume sanguíneo total causam maciça liberação colinérgica. Uma perda aguda de 20% a 30% do volume sanguíneo total causa colapso hemodinâmico e choque.[5] Sangue total fresco pode ser coletado e preparado a partir de coelhos doadores para transfusão. Os coelhos têm grupos sanguíneos e ocorrem reações de transfusão; por isso, recomenda-se que se façam testes cruzados de compatibilidade antes da transfusão. Hemoglobina bovina purificada com capacidade de carreamento de oxigênio pode ser usada temporariamente para restaurar a perfusão e a oxigenação tecidual, enquanto a hemorragia é controlada intraoperatoriamente.

O sucesso da cirurgia frequentemente depende da minimização da dor, do estresse e do medo. O uso de analgésicos, sedativos, ansiolíticos e tempos de hospitalização menores vão minimizar os efeitos negativos do aumento de catecolaminas nos resultados da cirurgia. Resultado positivo depende também de fazer com que o coelho coma em uma a 2 h após a cirurgia. Se o coelho não estiver comendo após a cirurgia, ele deve receber alimentação forçada a cada intervalo de poucas horas. Fluidos intravenosos ou subcutâneos devem ser administrados e continuados até que o coelho esteja comendo e bebendo voluntariamente.

Adenocarcinoma uterino

O carcinoma do endométrio é o mais comum tumor nas coelhas.[6,7] Em coelhas New Zealand White não castradas entre 3 a 4 anos de idade, a incidência aproxima-se de 80%.[6,8]

Mecanismo da doença

À medida que a coelha envelhece, o endométrio sofre alterações celulares, caracterizadas por aumento no conteúdo de colágeno endometrial.[9] O aumento no colágeno e a diminuição nas células são considerados alterações senis e são associados ao desenvolvimento de adenocarcinoma uterino.[9,10] Processo idêntico ocorre em seres humanos.[11]

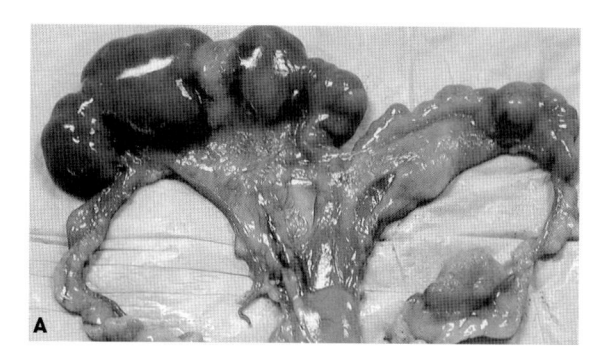

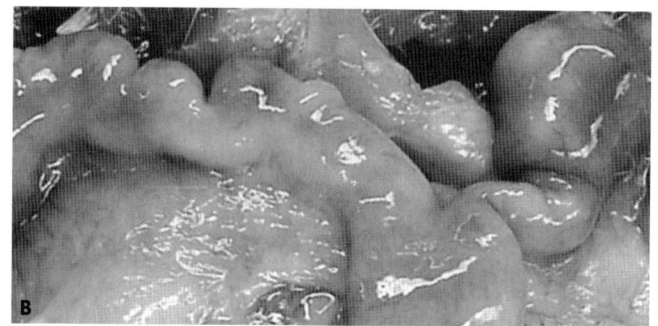

Figura 119.1 A. e B. Adenocarcinoma uterino em coelho. Quando diagnosticado, o tumor é comumente encontrado em ambos os cornos uterinos. Note o útero bicorne na figura **B**.

Os adenocarcinomas uterinos em coelhas tendem a ser tumores de crescimento lento, demorando também para formar metástases (Figura 119.1A e B). A invasão local do tumor no miométrio pode ocorrer logo cedo no desenvolvimento do tumor e o neoplasma pode atravessar a parede uterina e invadir outras estruturas viscerais.[6] História médica relevante pode incluir anormalidades reprodutivas, como diminuição no tamanho das ninhadas, abortos, retenção de fetos e natimortos.[8,10]

Sinais clínicos

Os sinais clínicos incluem depressão, anorexia, hematúria e corrimento vaginal sanguinolento.[8,10] Hematúria é a queixa inicial mais comum do proprietário, mas a hemorragia vem do trato reprodutor. Os proprietários, em geral, não são capazes de diferenciar entre a hematúria e o corrimento vaginal sanguinolento. Glândulas mamárias císticas também podem se desenvolver concomitantemente com a hiperplasia e o carcinoma de endométrio.[11,12]

Diagnóstico

Tumores maiores são facilmente palpáveis durante o exame físico. No momento do diagnóstico, frequentemente o adenocarcinoma já estará presente em ambos os cornos uterinos.[6,9,13] Sempre devem ser feitos hemograma completo, painel bioquímico do soro e urinálise. Radiografias abdominais e torácicas são úteis para detectar tumores primários e também presença de metástases. O carcinoma uterino metastático foi descrito em pulmões, fígado, osso, cérebro e através da cavidade peritoneal (Figura 119.2).[8,13-15] Também foi descrita osteopatia hipertrófica associada a metástases no pulmão em coelhos.[8] A ultrassonografia abdominal é útil para diferenciar entre tumorações uterinas e outras causas de aumentos ou de doenças do trato reprodutivo (hiperplasia endometrial, pólipos endometriais, piometra e endometrite), doença metastática no abdome e doenças abdominais concorrentes.

Tratamento

A prevenção é o melhor tratamento para o adenocarcinoma uterino. Recomenda-se que as coelhas sejam submetidas à ooforoisterectomia (OHE) entre 6 e 12 meses de idade.[10] O tratamento de escolha para coelhas com adenocarcinoma uterino é a OHE.[8,13-15] O útero de coelhas jovens localiza-se imediatamente dorsal à bexiga, enrolado no abdome caudal. Em coelhas mais velhas, a cérvice é dorsal à bexiga e os cornos estendem-se lateralmente, mas não muito cranialmente. A anatomia reprodutiva da coelha não apresenta um corpo uterino.

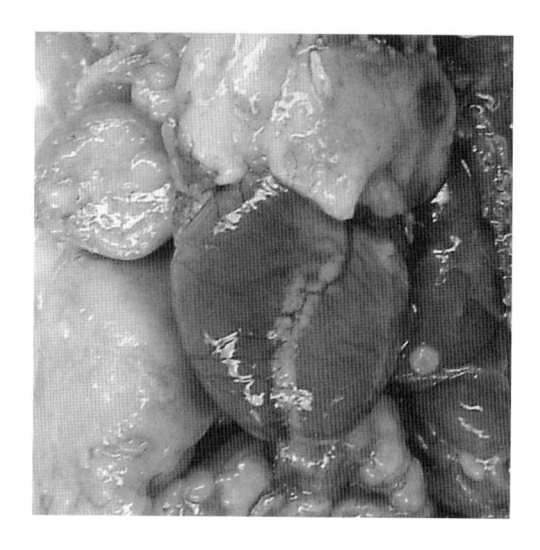

Figura 119.2 Carcinoma uterino metastático em coelho. Note as lesões brancas circulares nos pulmões. Apesar de a disseminação metastática do adenocarcinoma uterino no coelho ser incomum, a doença disseminada pode ser encontrada em pulmões, fígado, ossos, cérebro e por toda a cavidade peritoneal.

O útero é bicorne e cada corno tem a sua própria cérvice, que se abre na relativamente grande vagina. O mesométrio é um local principal de armazenagem adiposa em coelhas, o que torna a identificação do ovário e dos vasos uterinos difícil durante a OHE. O oviduto das coelhas circunda o ovário e deve ser removido durante a OHE. Se estiver presente um remanescente de oviduto, ele pode tornar-se cístico.[16] A vagina cranial é ligada caudalmente às cérvices para evitar o desenvolvimento de aneurismas cervicais, os quais podem se romper, resultando em hemorragia fatal.[16]

Prognóstico

Se não houver doença micrometastática no momento da cirurgia, a OHE pode ser curativa. Se houver metástases pulmonares, atribui-se à coelha um prognóstico grave.[10] Foi sugerido que coelhas com adenocarcinoma uterino no momento da OHE sejam examinadas para metástases pulmonares e abdominais a cada dois a 3 meses após a OHE, por um a 2 anos.[10]

Sistema urinário e cálculos císticos

A urina de coelhos normais tem uma cor que varia entre amarelo, creme e vermelha ou marrom, o que pode estar ligado a pigmentos na dieta. O tom avermelhado da urina de alguns coelhos é normal, mas leva alguns proprietários de coelhos a levar seus coelhos na clínica por suspeita de hematúria.[2] A mais comum doença cirúrgica do trato urinário em coelhos é a lama na bexiga urinária e os cálculos associados. Ambas as condições são provavelmente relacionadas com a dieta do coelho. A lama e os cálculos são compostos principalmente de carbonato de cálcio.

Mecanismo da doença

É documentado que os níveis totais de cálcio no soro em coelhos refletem o nível de cálcio na dieta e os níveis não são regulados dentro de uma variação pequena;[2] no entanto, pesquisas recentes identificaram que as concentrações de cálcio ionizado e de cálcio total em coelhos são mantidas dentro de uma variação estreita, independentemente da dieta, apesar de os níveis normais serem maiores do que aqueles de cães e gatos (comunicação pessoal, K. R. Rosenthal). A urina é uma rota importante para a excreção de cálcio nos coelhos. A excreção fracionada de cálcio em coelhos é de 20 a 30 vezes a da maioria dos mamíferos.[2] O carbonato de cálcio excretado pode se acumular na bexiga urinária e formar uma pasta ("lama") espessa ou cálculos vesicais. A cor e a consistência da urina do coelho podem ser intensamente afetadas pelos níveis de cálcio na dieta, frequentemente aparecendo espessa e branca enquanto o coelho ingerir altos níveis de cálcio. A ingestão prolongada de uma dieta com níveis altos de cálcio pode levar à mineralização da aorta e dos rins.[2]

Sinais clínicos

Os sinais clínicos de cálculos vesicais podem incluir esforços para urinar, diminuição do apetite com subsequente diminuição na produção de fezes ou, se houver obstrução do trato urinário inferior, o coelho pode tornar-se deprimido, anorético e recumbente.

Diagnóstico

A rotina diagnóstica deve ser empregada em qualquer coelho que demonstre sinais de doença do trato urinário inferior. Ela inclui hemograma completo, perfil bioquímico do soro, urinálise, radiografias abdominais e ultrassonografia abdominal. As excreções mineralizadas de cálcio (lama) são detectadas comumente na bexiga em radiografias abdominais como um achado incidental ao se investigar algum outro processo de doença. O material na bexiga é geralmente rádio-opaco, devido à sua composição de, principalmente, carbonato de cálcio (Figura 119.3). A ultrassonografia abdominal também é útil para a avaliação de todo o trato urinário, especialmente se houver suspeita de obstrução urinária parcial ou completa.

Tratamento

Em alguns pacientes, esse material com aparência de lama pode ser removido por lavagem da bexiga, utilizando cateter urinário, salina estéril e expressão manual. Esse procedimento é feito sob anestesia geral. Ocasionalmente,

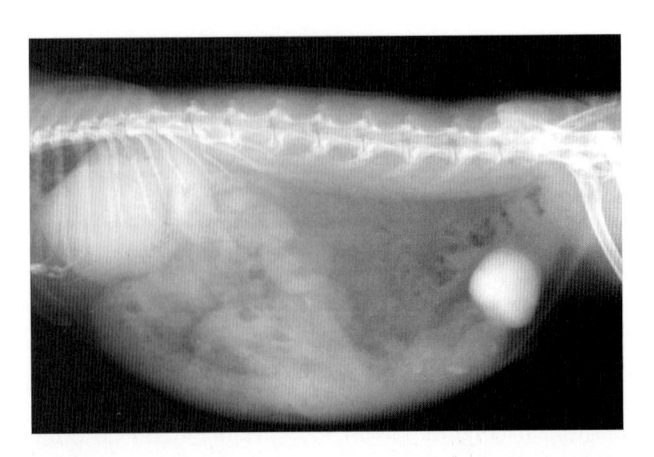

Figura 119.3 Radiografia lateral de coelho com cálculos vesicais. O material na bexiga geralmente é rádio-opaco, porque a composição é principalmente de carbonato de cálcio.

o material torna-se espesso o suficiente para não poder ser eliminado ou formar um cálculo e causar obstrução do trato urinário inferior. A cistotomia em coelhos é análoga à feita em outras espécies.

Prevenção e prognóstico

Existe alguma controvérsia quanto ao fato de a restrição dietética de cálcio ser ou não benéfica para evitar a formação da lama ou de cálculos em coelhos. *Pellets* comerciais de alfafa e feno de alfafa são relativamente ricos em cálcio. Eles foram formulados originalmente para coelhos para produção de carne, visando ao aumento rápido de peso. Dessa forma, eles também são ricos em proteína e podem predispor à obesidade. Atualmente, recomenda-se reduzir a ingestão diária de alfafa peletizada e dar aos coelhos uma dieta composta principalmente de feno *timothy* (*Phleum pratense*) e *pellets* de feno *timothy*, que têm níveis mais baixos de cálcio. Devem ser evitados os petiscos com altos teores de cálcio. O prognóstico é bom após a cistotomia, mas é comum a recorrência da lama da bexiga e da formação de cálculos.

Abscessos dentários

A fórmula dentária em coelhos é 2 × (I 2/1, C 0/0, PM 3/2, M 3/3), perfazendo um total de 28 dentes.[17,18] Os incisivos (I) rostrais dos maxilares superior e inferior são modificados para formar uma ferramenta cortante, como um cinzel.[2,3] O esmalte mais espesso na superfície labial dos incisivos permite que a parte frontal do dente se desgaste mais lentamente, criando uma borda cortante.[3] Os dentes incisivos maxilares (I_2) são menores do que os outros incisivos, e localizam-se caudalmente aos incisivos rostrais. As pontas dos incisivos inferiores apoiam-se sobre os incisivos maxilares. Assim, na boca de um coelho normal, os incisivos inferiores permanecem caudais aos incisivos superiores. Os pré-molares (PM) e os molares (M) são frequentemente agrupados e chamados de dentes das bochechas. O diastema é o espaço sem dentes entre o último incisivo e o primeiro pré-molar.[2]

O ducto nasolacrimal do coelho estreita-se no osso da maxila, quando passa sobre as raízes dos incisivos superiores. O ducto abre-se em um *punctum* nasal, depositando as lágrimas na narina, como em cães e gatos. O abscedimento dos incisivos superiores pode levar à oclusão do ducto nasolacrimal ipsilateral.

Todos os dentes dos coelhos crescem continuamente e os dentes permanentes estão completamente expostos em três a 5 semanas de idade.[2] Os dentes continuam a crescer a partir das células germinais apicais, que são altamente ativas metabolicamente. Os dentes pré-molares e molares dos coelhos consistem principalmente de coroa. A coroa clínica é exposta na cavidade oral.[18] A coroa de reserva compõe a maior parte do dente, mas está no interior do osso da mandíbula ou da maxila. Em coelhos, o crescimento dos dentes permanentes nunca está completo; então, não se formam raízes. O processo de crescimento contínuo deixa os coelhos suscetíveis a doenças dentárias durante toda sua vida.

Mecanismo da doença

Em coelhos que comem vegetação natural, durante a força da mastigação, as bordas linguais dos dentes pré-molares e molares da mandíbula ocluem-se contra o alimento sobre as bordas bucais dos dentes pré-molares e molares maxilares.[18] Esse movimento repetitivo dos dentes pré-molares e molares durante a mastigação permite um desgaste parelho. Coelhos que comem uma dieta peletizada têm diminuição na excursão lateral dos dentes pré-molares e molares contra os *pellets* e um aumento no movimento vertical dos dentes. Essa movimentação alterada dos maxilares causa desgaste anormal dos dentes. O desgaste anormal dos dentes pode levar a erosões ou ulcerações da mucosa oral (dentes pré-molares e molares maxilares) e da língua (dentes pré-molares e molares mandibulares) pelas pontas agudas que se desenvolvem. Anorexia, dor oral, interrupção no desenvolvimento dentário e infecção da cavidade oral ocorrem secundariamente ao desgaste e ao crescimento anormais dos dentes. Doenças sistêmicas e anormalidades metabólicas também podem levar ao crescimento e ao desenvolvimento inapropriados dos dentes.

A causa mais comum da doença periodontal em coelhos é a impactação de restos de alimentos no periodonto.[18] Isso ocorre secundariamente ao crescimento anormal ou interrompido dos dentes, como resultado de dietas inadequadas e de doenças sistêmicas. O periodonto, o ligamento periodontal e os tecidos circundantes inflamados e infectados remodelam-se e são reabsorvidos. A perda de tecido resulta em bolsas periodontais mais profundas, em infecção avançada nos tecidos circundantes e em disseminação local de bactérias em direção ao ápice do dente e aos ossos da mandíbula e da maxila. Se não for cuidada, ocorrem abscedimento e osteomielite.

Historicamente, pensava-se que os abscessos em coelhos eram causados por *Pasteurella multocida*; mas, uma variedade de outros microrganismos é cultivada rotineiramente. Na realidade, é raro o isolamento de *Pasteurella* sp. de abscessos em coelhos. Bactérias anaeróbicas, *Staphylococcus* sp. e *Streptococcus* sp. são mais comumente cultivadas.[19]

Podem desenvolver-se abscessos na cabeça de coelhos secundariamente a doenças dentárias, impactação de alimento ou de corpos estranhos entre a gengiva e o dente, doença periodontal, fratura de dentes ou abscessos da raiz dos dentes. Os abscessos ocorrem em coelhos de todas as idades e podem ser macios ou firmes. Quando o osso é envolvido, frequentemente existe aumento ósseo devido à reação periosteal. Se os dentes pré-molares e molares maxilares forem envolvidos, observa-se corrimento ocular devido ao envolvimento do ducto nasolacrimal ipsilateral. A parede do abscesso comumente é espessa e contém bactérias. O pus geralmente é caseoso, espesso e branco cremoso. De todos os abscessos que ocorrem em coelhos, os abscessos retrobulbares e os dentários são os mais difíceis de ser curados.

Diagnóstico

Muitos coelhos com abscessos dentais apresentam inchaço ou massa palpável durante o exame físico. Durante um exame físico de rotina, a porção ventral da mandíbula é palpada quanto à presença de caroços. Caroços ou escalonamento ao longo da superfície ventral da mandíbula são indicativos de doença radicular dos dentes pré-molares e molares, resultando em penetração cortical.

Os exames incluem uma base de dados mínima, que inclui hemograma completo, painel bioquímico do soro e urinálise. Exame oral é útil para avaliar as coroas dos dentes quanto a alongamentos, pontas e outras anormalidades estruturais; porém, a extensão do envolvimento da reserva de coroa, do tecido germinal e do osso não pode ser avaliada apenas pelo exame oral. Adicionalmente, muitos tentam examinar as coroas em um coelho acordado. Isso frequentemente é difícil, porque a boca do coelho não se abre muito, ele mastiga constantemente enquanto se tenta o exame oral e é difícil avaliar todas as superfícies das coroas. Uma vez que é essencial o uso de algum tipo de diagnóstico por imagem (radiografia ou tomografia computadorizada) para avaliar abscessos dentários, o exame oral é mais bem conduzido sob anestesia geral.

Radiografias do crânio sob anestesia são úteis para avaliar quanto à presença e à extensão da infecção. As quatro ou cinco incidências recomendadas são uma ventrodorsal ou dorsoventral, uma lateral, uma lateral esquerda oblíqua e uma lateral direita oblíqua, no mínimo. Projeção rostrocaudal permite avaliar a superfície oclusal dos dentes pré-molares e molares e qualquer projeção óssea no osso maxilar. A tomografia computadorizada (TC) tornou-se mais disponível em medicina veterinária e é muito mais útil para avaliar a extensão da doença dentária.

Faz-se aspiração de abscessos para confirmar a presença de pus e para avaliações citológica e microbiológica. Culturas do pus aspirado produzem maiores quantidades e mais espécies bacterianas do que as culturas intraoperatórias das paredes dos abscessos.[19] Cultura pré-operatória positiva é útil para iniciar a antibioticoterapia antes da cirurgia e também para decidir qual antibiótico seria melhor para a terapia local. A citologia, incluindo coloração de Gram, é útil para confirmar se a tumoração é um abscesso e para definir os tipos de bactérias presentes. Isso é útil para decidir acerca da terapia antibiótica antes de receber os resultados da cultura. Adicionalmente, alguns aspirados não produzem crescimento de bactérias e a coloração de Gram passa a ser o único dado objetivo no qual basear a antibioticoterapia.

Tratamento

Uma variedade de terapias cirúrgicas tem sido usada no tratamento de abscessos dentários em coelhos, com resultados variáveis. O tratamento tradicional de abscessos em mamíferos (lancetar, drenar e lavar) não é efetivo em coelhos, porque o pus é muito espesso para ser drenado efetivamente. Tipicamente estão também presentes tratos fibrosos que contêm bactérias, tornando a recorrência comum. Como resultado, a superfície da pele geralmente cicatriza antes que a infecção tenha sido eliminada completamente. Isso aprisiona tecidos infectados abaixo da superfície da pele e um novo abscesso desenvolve-se no mesmo local. A falha em remover completamente qualquer dente que esteja associado ao abscesso resultará em sua recorrência, independentemente da técnica empregada, porque os dentes estragados e o osso infectado circundante servirão como um foco de infecção.

Os princípios básicos empregados ao se tratar um abscesso dentário em um coelho são remover todo tecido mole infectado, incluindo a cápsula do abscesso, debridar todo o osso infectado, remover qualquer dente envolvido, minimizar a contaminação dos tecidos remanescentes com pus, irrigar extensivamente, implantar contas de polimetilmetacrilato impregnado com antibióticos (AIPMMA, do inglês *antibiotic-impregnated polymethylmethacrylate*) (Figura 119.4A, B e C) e administrar antibióticos sistêmicos para tratar qualquer bacteriemia que possa resultar da cirurgia.

O uso de contas de AIPMMA, que libera concentrações relativamente altas de antibiótico localmente, com pouca absorção sistêmica, atualmente é a opção cirúrgica recomendada para coelhos com abscessos na cavidade oral.[20-25] Parece que os antibióticos que não são seguros quando administrados sistemicamente em coelhos, como cefazolina e clindamicina, são seguros em contas de AIPMMA. Antibióticos diferentes não devem ser misturados na mesma conta de PMMA, pois foi demonstrado que isso afeta negativamente a taxa de eluição.[22] Também é importante refrear-se em usar nas contas antibióticos para os quais a taxa de eluição e a concentração apropriada são desconhecidas; por exemplo, o enrofloxacino

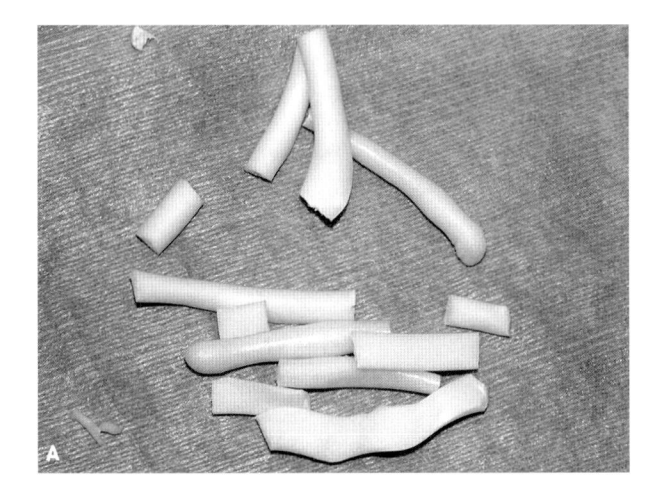

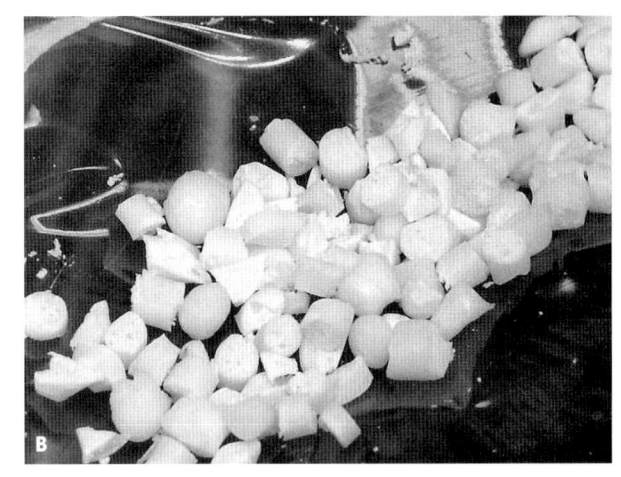

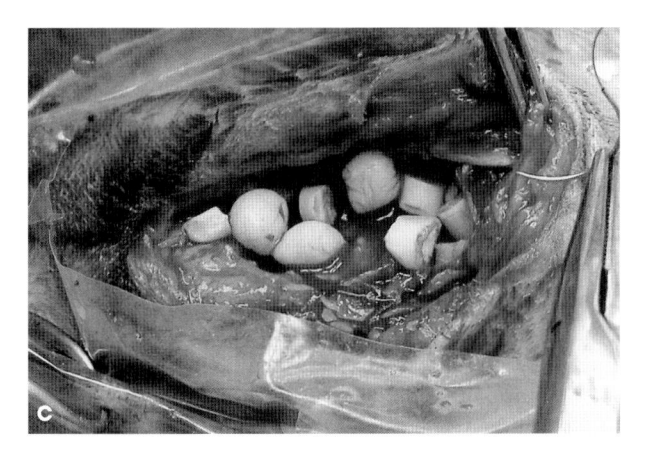

Figura 119.4 A. O polimetilmetacrilato impregnado de antibiótico (AIPMMA) é enrolado, formando cordões finos. **B.** Os cordões são, então, cortados em pedaços de tamanho apropriado para o ferimento. Os pedaços são cortados antes que o PMMA endureça. Uma lâmina de bisturi funciona bem para isso. Também estão disponíveis moldes para fazer as contas, mas são limitados a apenas um tamanho. **C.** As contas são, então, colocadas no ferimento. Nessa fotografia, as contas estão sendo usadas em um abscesso mandibular completamente debridado de um coelho.

não se mistura com o PMMA. O coelho ainda deve ser mantido sob antibióticos sistêmicos por duas a 3 semanas, mas a terapia a longo prazo não é necessária, pois as contas liberam antibiótico por muitos meses. A escolha dos antibióticos é baseada nos resultados da cultura e do antibiograma e na coloração de Gram.

Alguns dentes, mesmo depois de removidos, crescem novamente se o botão germinal ficou intacto. Devido aos dentes dos coelhos crescerem continuamente, uma questão se coloca: se os dentes são removidos, é necessário remover os dentes opostos? Geralmente isso não é necessário. Os dentes maxilares tendem a crescer e a se exteriorizar em uma velocidade menor do que os dentes mandibulares. Frequentemente, após os dentes mandibulares serem removidos, os dentes maxilares param de crescer.[18] Alguns dentes pré-molares e molares crescem novamente, porque o tecido germinal ainda está saudável. Devido à extensa movimentação durante a mastigação, mesmo dois a três dentes são suficientes para desgastar os dentes opostos. Algumas vezes, o dente oposto cresce excessivamente e, nesse caso, ele deve ser cortado regularmente (a cada 6 a 8 semanas) ou deve ser removido.

Mesmo após debridação cirúrgica agressiva, os coelhos recuperam-se rapidamente. A maioria começa a comer em um par de horas após a cirurgia. Parece que a remoção do abscesso auxilia a resolver a dor associada à sua presença.

Prognóstico

Em geral, o prognóstico para uma recuperação completa sem recorrência do abscesso é de razoável a bom, utilizando-se essa técnica. A melhor chance para a cura cirúrgica é o uso de imagens de TC, a remoção agressiva de todo o tecido macroscopicamente anormal, incluindo dentes e osso, com base nas imagens de TC, e a implantação de contas de PMMA impregnadas com um antibiótico apropriado baseado nos resultados da cultura e do antibiograma feitos no pré-operatório. Mesmo com tudo isso, os abscessos dentários em coelhos podem ser difíceis de ser eliminados completamente. Os proprietários devem ser avisados antes da cirurgia sobre os cuidados de enfermagem, a frequência de visitas de acompanhamento e o compromisso financeiro envolvido.

Síndrome da estase gástrica (íleo), tricobezoares e corpos estranhos gastrintestinais

Os problemas clínicos mais comuns em coelhos envolvem o trato gastrintestinal. A maioria deles é direta ou indiretamente relacionada com a dieta.[26] Os coelhos são incapazes de vomitar devido ao arranjo anatômico do cárdia e do estômago.[26,27] O piloro é facilmente compressível pelo duodeno, porque ele deixa o estômago em um ângulo agudo.[2] A junção ileocecal é um local comum para obstruções por corpos estranhos em coelhos.[2] O ceco dos coelhos tem paredes delgadas e comporta 40% de todo o conteúdo gastrintestinal.[2] Os coelhos são fermentadores de intestino posterior, que ingerem grandes quantidades de fibras mal digestíveis, as quais são mais importantes para a peristalse do que para nutrição.[26,27]

Mecanismo da doença dos tricobezoares e da estase gástrica

Anteriormente, havia sido sugerido que, quando os coelhos recebem uma dieta deficiente em fibras ou se ocorre estase gástrica por alguma outra razão, os tricobezoares poderiam tornar-se um problema clínico ao obstruir o efluxo do trato pilórico e do duodeno proximal.[28,29] Apesar de os tricobezoares terem sido descritos como um problema clínico, hoje é aceito que a presença de um tricobezoar é normal em coelhos e que a doença não é diretamente relacionada com a presença daquela massa de pelos e de fibras. Os coelhos que apresentam sinais de anorexia, letargia e distensão abdominal leve e que têm evidência radiográfica de uma bola de pelos comumente estão doentes por outras razões, mais provavelmente íleo (adinâmico) gastrintestinal. Historicamente, coelhos com tricobezoar eram tratados por gastrotomia para remover a bola de pelos. A maioria deles não sobrevivia, porque a massa de pelos não estava causando a doença e dava-se pouca atenção para o tratamento do íleo e da desidratação subjacentes. Hoje é aceito que uma bola de pelo é um achado incidental e que aquela síndrome é denominada mais acuradamente de estase gástrica. Ela é mais bem tratada medicamente e não cirurgicamente.

Em coelhos com doença dentária, o desconforto associado ao mastigar da comida faz com que eles rapidamente diminuam o consumo diário de alimento, o que parece ser uma causa comum do íleo adinâmico. O íleo adinâmico também é comumente associado a uma dieta com alto conteúdo de carboidratos e baixo conteúdo de fibras, a estresse, à dor e à falta de exercício.

Sinais clínicos

A síndrome da estase gástrica (íleo) é comum em coelhos e é caracterizada clinicamente por anorexia, diminuição ou ausência de fezes e estômago grande, tipicamente contendo massa de fibra e de pelos junto com fluido gástrico.[26] Se houver doença subjacente, os sinais clínicos associados àquela condição devem ser avaliados e tratados ao mesmo tempo em que se trata a estase gástrica.

Diagnóstico

História detalhada da dieta do animal é uma parte importante da investigação diagnóstica de coelho com íleo gastrintestinal. Devem ser feitos hemograma completo, painel bioquímico do soro e urinálise em busca da causa do íleo. Exame odontológico também deve ser feito. Se houver indicação, devem ser feitas radiografias e ultrassonografia do abdome.

Tratamento

Os aspectos mais importantes do manejo médico de coelhos com estase gastrintestinal são suporte de fluidos, introdução de fibras no trato GI para estimular a peristalse, administração de drogas que intensifiquem a motilidade e suporte nutricional para minimizar o risco de lipidose hepática secundária. O manejo médico, em geral, inclui suporte intravenoso de fluidos, porque coelhos com estase GI tipicamente estão desidratados. Apesar de a maioria dos pacientes ter apetite diminuído, muitos vão comer vegetais folhosos verdes frescos. A ingestão desse material vai proporcionar fluidos adicionais, ao contrário de feno seco ou de *pellets*, e também fibra. Se o paciente recusar-se a comer, pode ser necessária a intubação nasogástrica. Analgésicos frequentemente são benéficos para melhorar paliativamente o desconforto abdominal e aumentar o nível de atividade do coelho, o que pode estimular a motilidade do trato GI.

A condição pode ser complicada pela presença de lipidose hepática secundária à anorexia. As dietas peletizadas são relativamente altas em proteínas e carboidratos, resultando em obesidade e predispondo à lipidose hepática. A correção do desequilíbrio nitrogênico diminui a acidose e a cetose e contrabalança os efeitos negativos da hepatopatia lipídica.

Mecanismo da doença do corpo estranho gastrintestinal

As fibras de carpete são causa comum de obstrução por corpos estranhos em coelhos. Outra causa de corpo estranho intestinal é um pedaço de uma bola de pelos que se quebra e migra para o duodeno. Os coelhos com obstrução GI por corpos estranhos podem apresentar sinais clínicos semelhantes àqueles do íleo (adinâmico) e ambas as condições podem ocorrer simultaneamente. O processo da doença associado a corpos estranhos GI geralmente é uma condição aguda que não provê tempo ao coelho de se adaptar sistemicamente. A distensão aguda do estômago por gás e por fluido, a inabilidade dos coelhos em vomitar e a dor associada à obstrução por corpo estranho fazem com que essa doença em coelhos é uma emergência que rapidamente ameaça a vida do paciente.

Sinais clínicos

Coelhos com obstruções gastrintestinais por corpos estranhos comumente apresentam depressão aguda e distensão abdominal grave e rápida. Tipicamente, eles estão mais criticamente doentes do que os coelhos com íleo GI somente.

Diagnóstico

Devem ser feitos hemograma completo, painel bioquímico do soro e urinálise. Radiografias abdominais e ultrassonografia são úteis para a determinação da presença de obstrução por corpo estranho. A presença de massa de pelos no estômago é considerada normal em coelhos e não confirma o diagnóstico de obstrução. A obstrução pode causar um padrão de íleo adinâmico nas radiografias, mas, se a obstrução estiver no piloro ou no duodeno proximal, somente o estômago estará dilatado.

Tratamento

Coelhos sistemicamente doentes devem ser estabilizados com fluidos intravenosos e com analgésicos, antes que se faça a cirurgia definitiva. A descompressão gástrica por intubação nasogástrica ou orogástrica ou por trocarte é vital em pacientes criticamente doentes. Em coelhos com corpo estranho gástrico causando obstrução do efluxo pilórico devem ser feitas laparotomia exploratória e a gastrotomia de rotina, com fechamento em duas camadas, como as feitas em cães e gatos. Para obstrução intestinal, fazem-se enterotomia, ressecção e anastomose intestinal, conforme necessário. O intestino delgado de coelhos tem uma parede muito mais fina do que a de cães e gatos. Para a cirurgia, usam-se magnificação cirúrgica e material de sutura, bem como agulhas atraumáticas de tamanho apropriado. No pós-operatório, os coelhos devem ser tratados com analgésicos e para a estase gastrintestinal, conforme descrito anteriormente.

Prognóstico

Coelhos com obstruções GI por corpos estranhos apresentam mau pós-operatório e têm alta mortalidade pós-operatória em comparação com cães e gatos. Os coelhos devem ser estabilizados rapidamente e descomprimidos já na apresentação. Manter curto o tempo de anestesia e de cirurgia e empregar analgesia agressiva, fluidoterapia e suporte nutricional e de motilidade GI no pós-operatório são ações vitais.

Timoma

Em coelhos, o timo persiste na vida adulta. Ele localiza-se ventralmente ao coração e estende-se até a entrada do tórax.[2] Os timomas são descritos infrequentemente em coelhos, mas compreendem até 8% de todos os neoplasmas nesses animais.[8,30] Dois grupos etários parecem ser afetados. Os timomas com base genética ocorrem em coelhos com 1 a 4 anos de idade e têm sido associados a uma imunopatia sistêmica e à anemia hemolítica.[6,8] Coelhos mais velhos, com 7 a 9 anos de idade, são afetados com timoma primário. A maioria desses tumores é diagnosticada *post mortem*.

Mecanismo da doença

O timo é responsável pelo desenvolvimento normal e pela regulação do sistema imune.[31] Timomas são tumores incomuns em coelhos, cães e gatos.[8,30,32,33] Em cães, gatos e seres humanos, as síndromes paraneoplásicas associadas ao timoma incluem *miastenia gravis*, citopenia, tireoidite, hipogamaglobulinemia e polimiosite.[32,33] As síndromes paraneoplásicas potencialmente associadas a timomas em coelhos incluem hipercalcemia, imunopatia sistêmica e anemia hemolítica.[6,8]

Sinais clínicos

Os sinais clínicos são variáveis e relacionados com a massa ocupadora de espaço no mediastino cranial ou relacionados com o processo paraneoplásico. Os coelhos podem apresentar sinais clínicos que incluem distresse respiratório e síndrome da cava anterior (inchaço da cabeça, exoftalmia de prolapso das terceiras pálpebras).[34-36]

Diagnóstico

Devem ser feitos hemograma completo, painel bioquímico do soro e urinálise. Radiografias torácicas de coelhos com timoma revelam massa mediastinal cranial (Figura 119.5). Devido à densidade da massa ser a mesma do coração, é difícil distinguir as duas estruturas.[34-36] Aspiração transtorácica por agulha fina guiada por ultrassonografia e biopsia por agulha *core* são úteis para avaliar a extensão da massa e para eliminar a possibilidade de outras causas de uma massa mediastinal cranial. Apesar de áreas císticas e necróticas serem comumente associadas a timomas, geralmente, é possível um diagnóstico por aspiração com agulha fina ou por biopsia de agulha *core* guiada por ultrassonografia.

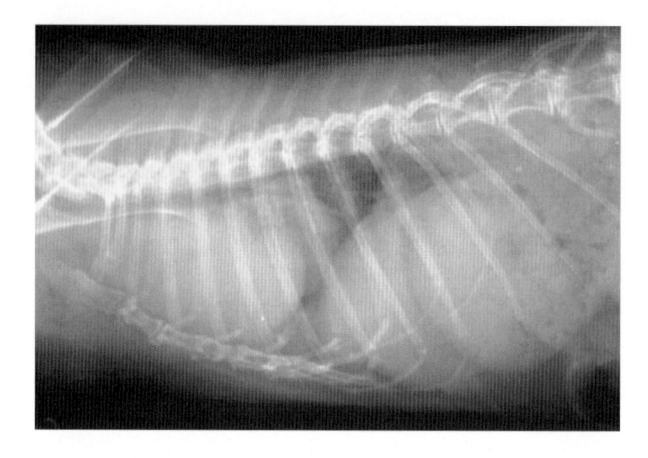

Figura 119.5 Radiografia torácica lateral de coelho com timoma. As bordas craniais do coração estão obscurecidas por uma opacidade de tecido mole no mediastino cranial.

TC ou ressonância magnética (RM) são muito úteis para avaliar a invasividade da massa e sua associação com estruturas torácicas vitais. Isso pode ter muito valor ao planejar a cirurgia e ao oferecer um prognóstico.

Tratamento

Os timomas são removidos cirurgicamente através de uma abordagem na linha média ventral (Figura 119.6). As esternebras dos coelhos são muito estreitas para ser seccionadas longitudinalmente. Assim, é melhor desarticular as costelas das esternebras em um lado, permitindo a abertura do tórax. A invasão da cápsula do timo, da veia cava, do pericárdio, da pleura e do parênquima pulmonar pode tornar a ressecção completa difícil em alguns casos.[31] Deve-se cuidar para evitar importantes estruturas neurológicas e vasculares no tórax cranial. As complicações da remoção do timoma incluem hemorragia fatal, pneumotórax e dano acidental a estruturas torácicas vitais.[8,34-36]

Prognóstico

Se a massa for removida completamente e os coelhos sobreviverem o período pós-operatório, o prognóstico é bom. Recomendam-se radiografias de controle a cada três a 4 meses durante o primeiro ano, em busca de evidência de recorrência. Recorrência após a remoção completa de um timoma não foi relatada.

Fratura, subluxação ou luxação vertebral

As causas mais comuns de paraparesia ou paraplegia em coelhos são fratura, subluxação ou luxação do corpo vertebral.[37] As fraturas são mais comuns do que as luxações, sendo que o local mais comum da lesão são os corpos vertebrais lombares caudais.

Mecanismo da doença

A lesão pode resultar do manuseio inadequado, de pisar acidentalmente no coelho ou de quando um coelho engaiolado se assusta dentro da gaiola. Os quartos posteriores altamente musculares provocam torção na junção lombossacral, que age como um fulcro, fazendo uma alavanca com a coluna vertebral lombar caudal.[38] Também os ossos dos coelhos são duros e quebradiços em comparação com os ossos de cães e gatos. Os ossos dos coelhos compreendem apenas 8% do seu peso corporal, comparando-se com 13% em gatos.[39] A medula espinal dos coelhos estende-se até o sacro; assim, mesmo fraturas lombares baixas resultam em sinais de neurônio motor superior.

Sinais clínicos

Os sinais clínicos dependem da localização e da gravidade da lesão na medula espinal. Em adição à paraparesia ou à paraplegia, a perda das continências fecal e urinária, a retenção de urina e a mielomalacia podem ocorrer. Novamente, é importante notar que, uma vez que a medula espinal termina no sacro, a neurolocalização é diferente daquela de cães e gatos.

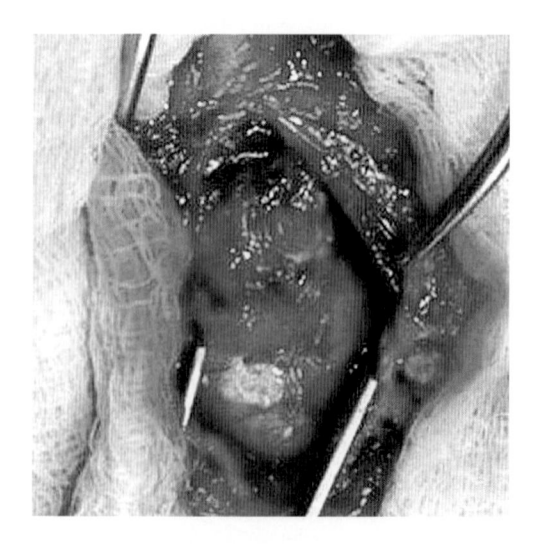

Figura 119.6 Foi feita abordagem ventral para a cavidade torácica em um coelho. As esternebras dos coelhos geralmente são estreitas demais para serem seccionadas longitudinalmente. Portanto, é melhor desarticular as costelas de cada esternebra em um lado, permitindo que o tórax seja aberto. Nota-se massa mediastinal cranial, com aderências ao pericárdio, à raiz da aorta e ao aspecto cranial do coração.

Diagnóstico

O diagnóstico é baseado em exame neurológico completo e radiografias de triagem da coluna vertebral. A RM, a mielografia e/ou a TC são úteis para definir a natureza da lesão e o prognóstico para recuperação neurológica em preparação para a cirurgia. A RM é preferível, se disponível.

Tratamento

Tanto o tratamento médico quanto a intervenção cirúrgica foram empregados em coelhos com lesão da medula espinhal. O tratamento médico inclui repouso absoluto em gaiola, manejo da retenção urinária (lesão do neurônio motor superior) ou gotejamento de urina (lesão do neurônio motor inferior), analgésicos, anti-inflamatórios não esteroides e fisioterapia. As opções cirúrgicas dependem da localização da lesão e do fato de a lesão envolver fratura, instabilidade ou ambas. A fixação de fraturas ou instabilidades do corpo vertebral pode ser feita com placas metálicas, pinos e polimetilmetacrilato, parafusos e polimetilmetacrilato ou por grampeamento espinhal.

Prognóstico

O prognóstico depende da gravidade dos déficits neurológicos presentes durante o período perioperatório e do grau de deslocamento da fratura e/ou da luxação. Os proprietários devem ser informados de que os cuidados de enfermagem serão intensivos, independentemente da opção por tratamento médico ou cirúrgico. A perda da percepção de dor profunda nos membros, em geral, é considerada indicador de mau prognóstico para o retorno da função neurológica em coelhos com fratura ou luxação do corpo vertebral.

Referências bibliográficas

1. Jenkins JR: Soft tissue surgery. In Ferrets, Rabbits, and Rodents: Clinical Medicine and Surgery, 2nd ed. Quesenberry KE, Carpenter JW (eds). Philadelphia: WB Saunders, 2004, pp. 221-230.
2. Donnelly TM: Basic anatomy, physiology, and husbandry. In Ferrets, Rabbits, and Rodents: Clinical Medicine and Surgery, 2nd ed. Quesenberry KE, Carpenter JW (eds). Philadelphia: WB Saunders, 2004, pp. 136-146.
3. Popesko P, Raijtova V, Horak J: A colour atlas of the anatomy of small laboratory animals. Vol. 1. London: Wolfe Publishing, 1992.
4. Mason DE: Anesthesia, analgesia, and sedation for small mammals. In Hillyer EV, Quesenberry KE (eds). Ferrets, Rabbits, and Rodents: Clinical Medicine and Surgery. Philadelphia: WB Saunders, 1997, pp. 378-391.
5. Kozma C, Macklin W, Cummins LM, et al: Anatomy, physiology, and biochemistry of the rabbit. In Weisbroth SH, Flatt RE, Kraus AL (eds). The Biology of the Laboratory Rabbit. New York: Academic Press, 1974, pp. 50-72.
6. Weisbroth S: Neoplastic disease. In Manning P, Ringler D, Newcomer C (eds). The Biology of the Laboratory Rabbit, 2nd ed. San Diego: Academic Press, 1994, pp. 259-292.
7. Harkness J, Wagner J: The Biology and Medicine of Rabbits and Rodents, 4th ed Philadelphia: Williams & Wilkins, 1995.
8. Heatley JJ, Smith AN: Spontaneous neoplasms of lagamorphs. Vet Clin Exotic Anim 7:561-577, 2004.
9. Baba N, von Haam E: Animal model for human disease: spontaneous adenocarcinoma in aged rabbits. Am J Pathol 68:653-656, 1972.
10. Pare JA, Paul-Murphy J: Disorders of the reproductive and urinary systems. In Ferrets, Rabbits, and Rodents: Clinical Medicine and Surgery, 2nd ed. Quesenberry KE, Carpenter JW (eds). Philadelphia: WB Saunders, 2004, pp. 183-193.
11. Kraus AL, Weisbroth SH, Flatt RE, et al: Biology and Disease of Rabbits. In Laboratory Animal Medicine. Fox JE, Cohen BJ, Loew FM (eds). New York: Academic Press, 1984, pp. 207-237.
12. Hillyer EV: Pet rabbits. Vet Clin North Am Small Anim Pract 24:25-65, 1994.
13. Sommerville L: Treatment of uterine adenocarcinoma in a domestic rabbit by ovariohysterectomy. Vet Rec 142:550-551, 1998.
14. Flatt R: Pyometra and uterine adenocarcinoma in a rabbit. Lab Anim Care 19:398-401, 1969.
15. Raftery A: Uterine adenocarcinoma in pet rabbits. Vet Rec 142(245):704, 1998.
16. Jenkins JR: Surgical sterilization in small mammals. Vet Clin North Am 3:617-627, 2000.
17. Kertesz PA: Colour atlas of veterinary dentistry and oral surgery. London: Wolfe Publishing, 1993.
18. Crossley DA: Oral biology and disorders of lagomorphs. Vet Clin North Am 6:629-659, 2003.
19. Tyrrell KL, Citron DM, Jenkins JR, Goldstein EJ: Periodontal bacteria in rabbit mandibular and maxillary abscesses. J Clin Micro 40:1044-1047, 2002.
20. Tobias KM, Schneider RK, Besser TE: Use of antimicrobial-impregnated polymethyl methacrylate. J Am Vet Med Assoc 208:841-844, 1996.
21. Ethell MT, Bennett RA, Brown MP, et al: In vitro elution of gentamicin, amikacin, and ceftiofur from polymethylmethacrylate and hydroxyapaptite cement. Vet Surg 29:375-382, 2000.
22. Ramos JR, Howard RD, Pleasant RS, et al: Elution of metronidazole and gentamicin from polymethylmethacrylate beads. Vet Surg 32:251-261, 2003.
23. Adams K, Couch L, Cierny G, et al: In vitro and in vivo evaluation of antibiotic diffusion from antibiotic-impregnated polymethylmethacrylate beads. Clin Orthop Rel Res 278:244-252, 1992.
24. Nelson CL, Hickmon SG, Skinner RA: Treatment of experimental osteomyelitis by surgical debridement and the implantation of bioerodable, polyanhydride-gentamicin beads. J Orthop Res 15:249-255, 1997.
25. Wahlig H, Dingeldein E, Bergmann R, Reuss K: The release of gentamicin from polymethylmethacrylate beads. An experimental and pharmacokinetic study. J Bone Joint Surg 60:270-275, 1978.
26. Jenkins JR: Gastrointestinal diseases. In Ferrets, Rabbits, and Rodents: Clinical Medicine and Surgery, 2nd ed. Quesenberry KE, Carpenter JW (eds). Philadelphia: WB Saunders, 2004, pp. 161-171.
27. Brooks DL: Nutrition and gastrointestinal physiology. In Ferrets, Rabbits, and Rodents: Clinical Medicine and Surgery, 2nd ed. Quesenberry KE, Carpenter JW (eds). Philadelphia: WB Saunders, 2004, pp. 155-160.
28. Brooks DL: Rabbit gastrointestinal disorders. In Kirk's Current Veterinary Therapy VIII. Kirk RW, Bonagura JD (eds). Philadelphia: WB Saunders, 1983, pp. 654-657.
29. Harkness JE, Wagner JE: The Biology and Medicine of Rabbits and Rodents, 3rd ed. Philadelphia: Lea & Febiger, 1989.
30. Greene H, Strauss J: Multiple primary tumors in the rabbit. Cancer 2:673-91, 1949.
31. Aronsohn M: Pathophysiology of the thymus gland. In Disease Mechanisms in Small Animal Surgery. Bojrab MJ, Smeak DD, Bloomberg MS (eds). Philadelphia: Lea & Febiger, 1993, 626-629.
32. Aronsohn MG: Clinical and pathologic features of thymoma in 15 dogs. J Am Vet Med Assoc 184:1355, 1984.
33. Carpenter JL, Holzworth J: Thymoma in eleven cats. J Am Vet Med Assoc 181:248, 1982.
34. Clippinger TL, Bennett RA, Alleman R, et al: Removal of a thymoma via median sternotomy in a rabbit with recurrent appendicular neurofibrosarcoma. J Am Vet Med Assoc 213:1140-1143, 1998.
35. Kostolich M, Panciera R: Thymoma in a domestic rabbit. Cornell Vet 82:125-129, 1991.

36. Vernau K, Grahn B, Clarke-Scott H, Sullivan N: Thymoma in a geriatric rabbit with hypercalcemia and periodic exopthalmus. J Am Vet Med Assoc 206:820-822, 1996.
37. Deeb BJ, Carpenter JW: Neurologic and musculoskeletal diseases. *In* Ferrets, Rabbits, and Rodents: Clinical Medicine and Surgery, 2nd ed. Quesenberry KE, Carpenter JW (eds). Philadelphia: WB Saunders, 2004, pp. 203-210.
38. Gentz E, Carpenter JW: Neurologic and musculoskeletal diseases. *In* Hillyer EV, Quesenberry KE (eds). Ferrets, Rabbits, and Rodents: Clinical Medicine and Surgery. Philadelphia: WB Saunders, 1997, pp. 220-226.
39. Redrobe S: Surgical procedures and dental disorders. *In*: Flecknell PA (ed). BSAVA Manual of Rabbit Medicine and Surgery. Quedgeley: BSAVA, 2000, pp. 117-133.

Índice Alfabético

A

Abdominocentese, 7
Abscessos
  apical, 172f
    agudo, 171
  dentários
    coelhos, 989
    diagnóstico, 990
    mecanismo, 989
    prognóstico, 991
    tratamento, 990
  esplênicos, 651
  hepáticos, 230
  prostáticos, 572
Absorciometria por raios X de dupla energia, 665
Acidemia metabólica, 554
Ácido
  araquidônico, 961f
  biliares, 234, 245
  gama-aminobutírico, 242
  gástrico, secreção, 201
  graxos, 40
    ômega-3, 34
Acoplamento capacitivo, 683
Acromegalia, 797, 899
Acupuntura, 54
Adenocarcinoma, 219f
  uterino, 987f
    coelhas, 986
    diagnóstico, 987
    mecanismo, 986
    prognóstico, 988
    sinais clínicos, 987
    tratamento, 987
Adenosina difosfato, 22
Administração epidural, 61
Adrenalectomia, 639
Adriamicina, 266
Afastamento periosteal em cães, 770
Agentes
  antineoplásicos, cicatrização, 266q
  de osteoartrite modificadores de doenças, 937
  fibrinolíticos, 160
  imunossupressores, 74
  mielotóxicos, 74
  modificadores de doenças, osteoartrite, 937, 962

Alfa-2 Agonistas, 59
Alimentação
  enteral
    complicações metabólicas, 43
    fórmulas, 38
    pós-operatória, cicatrização, 263
  opções, 41
Aloenxertos, 77, 689
  corticais, 693
    processados, incorporação, 694
  mecanismo da resposta imune, 68
  ósseos, 693
  rejeição, 72
Alterações osteoartríticas, 371
Amelia, 781
Amido, 40
Aminoácidos, desequilíbrios, 243
Amônia, 242
  concentração no plasma, 245
Analgésicos não opioides, 56, 57t
Análise
  bioquímica, piotórax, 422
  da marcha, 923
    cinemática, 927
    plataforma de força, 926
  de fluido, 421
    pleural, 421
    sinovial, 955
  histomorfométrica, 666
Andrógeno, desequilíbrio, 92
Anel
  de LaCroix, 709, 895
  fibroso, 345, 347f, 349f, 895
Anemia, 19, 263, 503
  da queimadura, 481
  hemolítica imunomediada, 157, 649
Anestésicos locais, 60
  doses, 61t
Angiogênese, 64
Angiotensina, 640
Angulação
  do membro, 763
  valga, 762f
  vara, 762f
Ângulo Q, 858, 860
Anisocoria, 328f
Anlagen, 834

As letras *f*, *t* e *q* que se seguem aos números de páginas significam, respectivamente, *figura*, *tabela* e *quadro*.

Anomalias
    articulares, 767t
    do desenvolvimento, meato acústico, 446
    vasculares em anel, 188
Anorexia, 503
Anormalidades
    colorretoanais, 96
    do desenvolvimento, vagina, 606
    esqueléticas induzidas nutricionalmente, 931f
    laboratoriais, encefalopatia hepática, 244
    musculoesqueléticas, luxação patelar medial, 861q
    penianas, adquiridas e congênitas, 583
    prepuciais, adquiridas, 583
    tecidos moles, 592
    uretrais, 547
    vascular em anel, 187
Antebraço, fraturas, 884
Antidepressivos tricíclicos, 60
Antimicrobiano
    seleção, 85t
    tempo da primeira dose, 84
Antioxidantes, 937
Antitrombina, 156
Antro pilórico, 217
Aparelhos
    de fixação esquelética externa circulares, 771
    de gesso cilíndricos completos, 886
    Ilizarov, 772
Apetite, estimulação, 41
Apexificação, procedimento, 172
Apoptose, 297
    celular, compressão da medula espinal, 297
Aposição mineral, taxa, 666
Arame ortopédico, 888
Arco
    aórtico
        direito, persistência, 187
        duplo, 188
        esquerdo, 188
    palatofaríngeos, 174
    reflexo, 317
Arginina, 40
Arritmias
    dilatação gástrica, 143
    fatores de risco, 135
    instrumentação, 143
    monitoramento, 143
    perioperatórias, abordagem, 136
    procedimentos cirúrgicos específicos, 143
    ventriculares perioperatórias, 135
Artéria maxilar, ramos terminais, 175f
Arteriocinesiografia, 12
Arteríolas, 168
Articulação
    coxofemoral, 909
    do joelho, 911
        do ombro, 904f
            anatomia, 903
        incongruência, 825
        normal, 950
        talocrural, 913
Artralgia, fluxograma da avaliação clínica, 971f
Artrite séptica, 730, 731
Artrocentese, 968f-970f
Artrodese, 696
Artrografia contrastada, 818
Artroplastia por abrasão, 945
Atelectasia, 425
Atlas, 338f
Atonia gástrica, 43
Atrofia testicular, 579

Autoenxertos, 68, 689
    corticais
        não vascularizados, 692
        vascularizados, 693
    de cartilagem esternal, 946
    esponjosos, 692, 696f
Avaliação
    histopatológica, 225
    nutricional, 37
Áxis, 338f, 339
Axônio, 315
Axonotmese, 318, 328
Axoplasma, 315
Azoospermia, 579

B

Baço
    abscessos, 651
    anatomia, 647
    doenças, 648
    fisiologia, 647
    função, 647
        imune, 648
    hematoma, 650
    hiperplasia, 650
    infarto, 651
    neoplasias, 650
    torção, 649
    traumatismos, 651
Bactérias, translocação, 254
Bainha tendínea, 915
Barreira, 212q
    anatômicas, 549
    da mucosa gástrica, 201, 210, 211f
    defensivas, 550
Bexiga
    colo, posição, 542
    retroflexão, 93
    urinária, distensão crônica, 555
Bicarbonato, secreção, 206
Bile, 218, 234
Bilirrubina, 235
Biomarcadores, 956
Biomateriais, 701
Biopsia
    hepática, 238
    músculo, 319
    nervo, 319
Biovidro, 702
    particulado, 685
Bloqueio atrioventricular, 135
Botão ureteral, 533f, 534f
Bradiarritmias perioperatórias, 143
Broncoscopia, 409
Bula
    osteotomia lateral, 454
    timpânica, 458f
Bursas, 921
Bursite, 921

C

Cães
    afastamento periosteal, 770
    deficiência de adesão leucocitária, 757
    doador
        de sangue, 17
        renal, critérios, 561
    esqueleto, 801

Cães (*cont.*)
   feto, apresentação, 593
   transplante renal clínico, 564
   tumores mamários, 609
Calcificação
   crônica da bolsa sobre o grande trocânter do fêmur, 922
   do supraespinhoso, 815
      etiopatogênese, 814
   do tecido pulpar, 172
Calcineurina, 75
Cálcio
   baixa ingestão, 930
   cerâmicas de fosfato, 701
   homeostasia, 938
   oxalato, 515*f*
      urolitíase, 516
Calcitonina, 795
Cálculos, 515*f*
   císticos, 988
   do volume de sangue a transfundir, 19*q*
   nutrição parenteral, formulação, 49*q*
   supersaturação relativa, 513
   vesicais, 988*f*
      remoção, 514
Campos
   eletromagnéticos pulsados, 683
   magnéticos combinados, 683
Canal
   auditivo, 447*f*, 450*f*
      ablação total, 454
      anomalias de desenvolvimento, 448
      cirurgia, 451
      doenças adquiridas, 448
      externo, 445
      função auditória após ablação, 456
      nervos periféricos, 446
   de Havers, 667
   dente, tratamento, 172
   do parto, obstrução, 592
   medular
      radiodensidade, 753*f*, 754*f*
      radiolucência, 753
      radio-opacidade, 753
   pélvico estreito, 592
Cápsula articular fibrosa, 950
Carboplatina, 267
Carcinoma
   da tireoide, 617
   uterino metastático, 987*f*
Cárdia, 217
Carga
   combinadas, 881
   -deformação, 875*f*
      capacidade, parâmetros, 874
Carpo
   anatomia, 908
   biomecânica, 909
   em filhotes, síndrome da frouxidão, 779
   extensor radial, inflamação da bolsa associada, 922
   tendinite da inserção do flexor ulnar, 921
   tratamento, 909
Cartilagem
   articular, 943*f*, 944*f*, 946*f*, 950, 952*f*
      defeitos, reparação natural, 941
      -epifisária, complexo, 802
   aurais, 446*f*
   auricular, 445
   epifisária, 804
   esternal, autoenxertos, 946
   hialina, 942, 950
   proteína oligomérica da matriz, 957

Cascata metastática, 64
Cateter central, colocação, 48
Cauda equina, 374
   deformação mecânica, 386
   doença, 380
   síndrome, 364, 810
Cavidade peritoneal, 117
Célula
   epitelial gástrica, 205
      membrana, 206
   condrocíticas, 349
   de Kupffer, 226
   parietal, 203*f*
   progenitoras adultas multipotentes, 684
   secretoras de gastrina e de somatostatina, 204*f*
   tipo enterocromafins, 202, 204*f*
   -tronco mesenquimais, 684
   pluripotenciais, transplantação, 948
   tumorais disseminadas, 65
Cemento de CaP, 701
Cerclagem, 888
Cesariana, critérios, 594
Cetamina, 59
Choque
   circulatório, 5
   classificação, 9
   distributivo, causas, 10
   monitoramento, 11
   ondas, terapia, 683
   tratamento, 11
Cicatrização, 262
   agentes antineoplásicos, 266*q*
   câncer, 265
   ferimentos viscerais, 263, 267
   óssea, 664*f*, 684
      avaliação, 664
      defeitos circulares, 663
      drogas anti-inflamatórias não esteroides, 676
      estimulação física, 681
      estudos clínicos, 677*t*
      modulação biológica, 675
      primária, 662*f*, 665*f*
      secundária, 672*f*
         estágios, 670
         fases, 670*f*
   osso esponjoso, 689
   primária, fratura, 661
   quimioterapia, 265
   tendão, 916
Ciclo de Cori, 30
Ciclofosfamida, 266
Ciclosporina, 75, 77
   imunossupressão, 76
Cinomose, 748
Cirurgia
   intracraniana, 289
   torácica, 144
Cisalhamento, 881
Cisplatina, 267
Cistina, 518
Cistos
   biliares, 228
   ósseo, 782
   paraprostáticos, 572
   parenquimais, 572
   pericárdicos, 130
Cistotomia, 989
Citocina, 5, 350
   inibidores, 77
Citoproteção, 209

Citoprotetores, 213
Classificação
   baseada no suprimento sanguíneo, 715
   de Ogden, 714
   de Salter-Harris, 713
Claudicação, 364, 748, 751, 752, 806
Clitóris, 605f
Coagulação, 23f, 24f
   ativada, tempo, 26
   avaliação, 26
   intravascular disseminada, 25, 27, 227, 501
   mecanismos, 156
   modelo celular, 25f
   novo modelo, 23
   zona de, 478
Coagulopatia, 19
Coelhos, 986
   abscessos dentários, 989
   fratura, subluxação ou luxação vertebral, 994
   sistema urinário, 988
Coifa rotadora, 814
Colagenase, 958
Colágeno, 351, 873, 950, 951
Colangite, 228
Colapso
   laríngeo, tratamento cirúrgico, 400
   traqueal, 408f
      diagnóstico, 409
      fisiopatologia, 407
      graduação, 410f
      graus, 409
      tratamento, 409
Colecistectomia, 238
Colecistojejunostomia, 237
Colecistotomia, 238
Colelitíase, 237
Colestase, 236
Colesteatoma, 457f, 458f
Colesterol, 235
Cólon, 274
   fisiopatologia, 275
Coluna vertebral, 864
   lombossacral, anatomia, 378
Cominuição, 881
Complexo
   cartilagem articular-epifisária, 804
   protrombinase, 25
   pulpo-dentinário, 168
Componentes
   celulares do sangue, 15
   ocupadores de espaço, 103
Compósitos
   de polímeros, 702
   experimentais, 79
Compressão
   da medula espinal, 296, 353
      apoptose celular, 297
      descompressão, 304
      extradural, 298f-300f
      intradural extramedular, 301f
      lesão por, 865f
      nervosa, 386f
Comprometimento respiratório, alívio precoce, 400
Concentrações bactericida, inibitória e letal mínimas, 84
Condrócitos, 895, 950
   implantação autógena, 947
Condrodisplasias, 900
Condroitina, 958
Condroitinase, 942
"Condron", 950
Condroplastia, 944

Condrossarcoma, 439
Condução
   neuronal, distúrbios, 298
   saltatória, 316f
Congelamento, 483
Contaminação, fontes, 81
Contratura
   da cicatriz, 479
   do infraespinhoso, 816f
Controle
   dor, 52
   neuromuscular, 541f
   taquiarritmias, 136, 138t
Convulsões, tratamentos cirúrgicos, 294
Corpos
   cavernoso, 582
   estranhos, 220
      gastrintestinais
         diagnóstico, 981
         furões, 981
         mecanismo, 981, 992
         prognóstico, 982
         sinais clínicos, 981
         tratamento, 982
   livre, 804
Corpúsculos de Howell-Jolly, 649
Corticosteroides, 264
Cotovelo
   anatomia, 906
   displasia, 822, 827
      hereditariedade, 826
   luxação
      adquirida, 906
      congênita, 784-786f
Craniectomia, 286
Craniotomia, 286
Crescimento
   assíncrono do rádio e da ulna, 776
   bacteriano excessivo, 252
   esquelético, 929
   fatores, 674, 705, 948
      inibidores, 77
      transportadores, 706
   hormônio
      deficiência, 797
      excesso, 796
   placa, 713f
      anatomia, 894
      estados patológicos, 898
      fisária, 803, 805
      fisiologia, 896
      fraturas, 712, 897
      oclusão, 710
      resultados histológicos, 715
      síntese da matriz, 896
Crioprecipitado, 18
Cripta exposta, 205f
Criptorquidismo, 574
Cristalúria, 513
Culturas
   bacterianas quantitativas, 511
   diagnóstica, urina, 509, 510
   quantitativas de urina, 512t
Curva de Frank-Starling, 150

D

Dano articular, 766
DEA, 16
Débito cardíaco, 9, 10, 15, 131

Defeitos
  articular microfraturado, 945f
  cardíacos congênitos, 146
  ósseos circulares, cicatrização, 663
  palatal, 177f
    causas, 176q
  palatinos, 176
  pericárdicos, 130
  septal, 148
    ventricular, 147
Déficit
  de base, 13
  de comprimento radial, 765
Deformações antebraquiais, 769f
Deformidades
  adquiridas, 438
  angulares dos membros, 762
  antebraquial
    clássicas, 766t
    manejo pós-operatório, 774
    tratamento
      cirúrgico, 769f
      conservador, 768
  congênitas, 438
  estruturais, 438
  radial angular bifocal, 765f
  valga, 765f
Degeneração, 349
  axônica, 318
  walleriana, 317
Deglutição, fase
  esofágica, 185
  gastresofágica, 185
  orofaríngea, 183
Dentículos, 172
Dentina, 169
Dentinogenesis imperfecta, 790
Depleção nutricional, 263
Dermatose auricular marginal, 461
Derrame
  inflamatório, 429
  neoplásico, 430
  pericárdico, 130, 503
  pleural, 113, 413, 423, 425, 427t
    sinais clínicos, 430
  quiloso, 429
  sanguíneo, 428
  serossanguíneo, 428
Desequilíbrio hormonal, 92
  hérnia, 100
Desestabilização, 682
Desmielinização, 298, 318
Desnutrição, causas, 30
Dextrose, 47
Diabetes melito, 623
  avaliação pré-operatória, 624
  fisiopatologia, 624
  transplante pancreático, 626
Diafragma, 108
  hérnia
    complicações da reparação, 114
    consequências, 112
    congênita, prognóstico, 115
    crônica, 109f, 113f
    fisiopatologia, 112
    mortalidade, 113
    tipos, 108
    traumática, 109
      prognóstico, 115
    ventral crônica, 110f
  hiato, 190
  pélvico, oclusão, 93

Dietas
  de só carne, síndrome, 794
  líquidas, 38
  monoméricas, 39
  poliméricas, 39
Digestão, alterações fisiológicas, 236
Di-iodotirosina, 615
Dilatação
  gástrica, arritmias, 143
  gástrica-vólvulo
    fisiopatologia
      circulatória, 196
      gastrintestinal, hepática e esplênica, 198
      respiratória, 197
    síndrome, 195
  globoide da câmara ventricular, 153
Dinamização, 681
Disautonomia, 323
Discoespondilite, 365f, 366f
  aspectos terapêuticos, 367f
  diagnóstico, 364
Disco intervertebral, 344, 345f
  anatomia, 343
  composição macromolecular, 345
  doença, 352, 355
  fisiologia, 345
  função, 348
  irrigação sanguínea, 347
  nutrição, 347
Disfagia
  causas, 184q
  cricofaríngea, 184
  faríngea, 183
Disfunção
  de múltiplos órgãos, síndrome, 4
  uretral, 550
    neurogênica, 551
  vascular, 480
Disgenesia epifisária, 899f
Displasia
  coxofemoral, 835, 840f
    ambiente, 836
    diagnóstico, 837
    efeitos maternal/ninhada, 836
    epidemiologia, 835
    etiologia, 833
    hereditariedade, 836
    patogênese, 835
    prevenção, 837
    prognóstico, 841
    radiografias, 837
    tratamento, 841
  da valva tricúspide, 149
  do cotovelo, 822, 827
    hereditariedade, 826
  epifisária múltipla, 789, 900
  óculo-esquelética, 900
  pseudoacondroplásica, 900
Dispneia, 193
Distocia, 587, 589, 590
  causas, 589t, 591
Distração
  índice (PennHip), 839
  ulna, 936
Distraction cubiti, 936
Distúrbios
  condução neuronal, 298
  fluido cerebroespinal, 303
  glândula mamária, 608
  hepáticos biliares, 228

Distúrbios (cont.)
    ósseos
        endócrinos, 797f
        metabólicos, 789f
    pâncreas, 623
    parenquimais, 228
    pró-trombóticos específicos, 157
    timo, 656
Doença
    adquiridas, meato acústico, 448
    adrenal
        diagnóstico, 980
        furões, 979
        mecanismo, 979
        prognóstico, 981
        sinais clínicos, 979
        tratamento, 980
    cardíaca, 157
    da cauda equina, 380
    de Legg-Calve-Perthes
        diagnóstico, 830
        estágios, 829
        etiologia, 830
        patogênese, 829
        tratamento, 831
    de Osggod-Schlatter, 787f
    degenerativa do disco, 352
    do baço, 648
    do disco intervertebral, 352
        patogênese da dor, 355
        sinais clínicos, 353
    do nervo periférico, 321
    do neurônio motor, 321
    do Wobbler, 381
    endodôntica, 165, 168
        causas, 169
        sinais clínicos, 170
    gastresofágica, tratamento, 400
    hepática
        classificação, 228
        identificação, 225
    imunomediada, 181
    inflamatórias, 293
    lombossacral, 384t
        degenerativa, 381q
        fisiopatologia da dor, 385
        patologia, 380
        sinais clínicos, 383
    metabólicas do esqueleto, 789
    neurológica ou médica, megacólon secundário a, 276
    pericárdicas, 130
    periodontal, 165
        progressão, 167
    prostáticas
        apresentação clínica, 569
        diagnóstico, 570
    retais, 92
    uretrais, 547
    tromboembólica, 155
Dog erythrocyte antigens, 16
Dor
    acupuntura, 54
    avaliação, 55
    controle, 52
    definições, 52
    discogênica, 385
    doença lombossacral, 385
    drogas adjuntas, 60t
    íleo adinâmico induzido por, 259
    manejo, 55

Dor (cont.)
    mecanismos, 52
    medula espinal, 307
    neuropática, 323
    queimaduras, 482
    radicular, 385
Doxorrubicina, 266
Drenagem venosa abdominal, anatomia, 240
Drogas
    adjuntas, dor, 60t
    anti-inflamatórias não esteroides, 264
        cicatrização óssea, 676
    antissecretórias, 213
    íleo adinâmico induzido por, 259
    insuficiência renal induzida por, 500
Ducto
    arterioso patente, 146
    biliar, 234
    excretor comum, extrofia, 533f
    incisivos, 174
    mesonéfrico, 533, 534f, 581

E

Ectopia ureteral, 534
    apresentação clínica, 535
    diagnóstico, 536
    tratamento, 537
Ectrodactilia, 779, 780f
Edema, 281
    pulmonar, 480
Effleurage, 774
Efluxo gástrico, obstrução, 218
Eixo
    hipotálamo-pituitária-
        adrenal, 29
        tireoide, 32
    tireoidiano, 29
Eletrofisiologia, 319
Eletrólitos, 47
    obstrução uretral, 554
    perda, 252
Eletromiografia, 319, 928
Eletromiograma, 331
Embolia fibrocartilaginosa, 355
Êmbolo, 155
Empalamento, 437
Encarceramento, 104
Encefalite, 293
Encéfalo, herniação, 285
Encefalopatia hepática, 228
    anormalidades laboratoriais, 244
    fatores precipitantes, 243
    fisiopatologia, 241
    tratamento, 243
Endometrite, 597
Endotendão, 915
Endotoxina, 5
Energia cinética, 437
Enostose, 748
Entesiófitos, 955
Envelhecimento, 349
Enxerto, 68
    composto, 689
    corticais, 697
    corticoesponjoso, 697f
    em concha, 694
    esponjosos, 695

Enxerto (cont.)
  maciços, 694
  ósseos, 689, 691
  osteocondrais, 689, 694, 697, 947
Episioplastia, 604f
Episiotomia, 604, 606f
Epitendão, 915
Equilíbrio ácido-base, irrigação sanguínea, 207
Ereção, 582
Eritrócitos, 15
  armazenamento, 647
  concentrado, 17
  maturação, 648
  remoção, 648
Escala análoga visual, 56
Escápula, fraturas, 883
Escore de
  condição corporal, 37
  subluxação dorsolateral, 839
Esfíncter, 541
Esofagite de refluxo, 193
Espaço pleural, 425, 434
Espermatocele, 576
Espinha
  estruturas anatômicas, 343
  lombossacral, anatomia, 378
Esplenectomia, 144
Esplenomegalia, 649
  furões, 981
Espongialização, 945
Estados de hipercoagulabilidade, 155
Estase
  área, 478
  gástrica, 992
Estenose, 383
  aórtica subvalvar, 147
  pilórica congênita, 218
  pulmonar, 146
  vestibulovaginal, 543
Estereolitografia, 772
Esterno, 432
Estômago, 217
Estrangulamento, 104
Estresse
  ativação da resposta, 29f
  -deformação, 875-877f
  desnutrição, 30
  respiratório agudo, síndrome, 199
Estrógeno, 799
Estromelisina, 1, 837, 958
Estruvita, 514, 515f
Exostoses cartilaginosas múltiplas, 785, 786f
Expressão genética, perfil, 66

F

Falopexia, 584
Fator
  ativador de plaquetas, 22
  de crescimento, 674, 705, 948
    inibidores, 77
    transportadores, 706
  depressor do miocárdio, 196
  tissular, 22
Felino
  doador ideal, 17
  hipertireoidismo, 617
  imunodeficiência, 16
  leucemia, 16
  tumores mamários, 610

Fenda de Ranvier, 709
Fenômeno dos dois golpes, 4
Fenótipo metastático, 66
Feocromocitoma, 144, 642
Ferimento
  categorias, 82
  contração, 479
  perineal, infecção, 96
  viscerais, 262
    cicatrização, 263, 267
Fetos
  grandes demais, 593
  mal-apresentações, manejo, 593
  retenção, 595
Fibra, 40
Fibrilação atrial, 136, 137f, 141f, 149
Fibrina, 22
Fibrocartilagem, 672
  de reparação, 942
Fíbula, fraturas, 885
Fígado, 225
  alterações morfológicas, 236
  considerações metabólicas, 226
  respostas à lesão, 226
  risco de
    hemorragia, 227
    sepse, 226
    ulceração gastrintestinal, 227
  torção, 230
  vasculatura, anatomia, 240
Filtração glomerular, taxa, 553
Fimose, 583
Fises, 894
Fisite bacteriana, 898
Fissuras
  da margem da orelha, 461
  palatinas, 175
Fístula, 181
  arteriovenosas, 246
  oronasal, 177
Fixação
  de Ilizarov, 772
  esquelética externa, aparelhos circulares, 771
  fratura biomecânica, 869
  interna rígida, 667, 668t
  por pino intramedular, 886
Fixadores
  esquelético externo, 890
  externos circulares, 771
  lineares, 770
  SBF, 773
Flexão, 881
Fluido
  acúmulo, 251
  cristaloides, 11
  exsudativo, 421
  peritoneal, 117
  pleural, 421, 426f
    análise, 422
    classificação laboratorial dos tipos, 427t
  prostático, 570f
  sinovial
    análise, 955
    características, 731t
Fluoroscopia, 409
5-fluorouracila, 266
Flutter atrial, 136, 137
Fluxo sanguíneo intraneural, 387
Forame
  incisivo, 176
  palatino, 175

Força
  de reação do solo, 923
  vertical, picos, 926
Fratura, 938, 995
  antebraço, 884
  apendiculares, 883
  avaliação, 885
    histológica, 666
  biomecânica, 864
    fixação, 869
  cervicais, 868
  cicatrização primária, 661
  coelhos, 994
  de Salter
    anatomia microscópica, 709
    diagnóstico, 716
    -Harris, 897
    irrigação sanguínea, 709
    prognóstico, 716
    sistemas de classificação, 713
  escápula, 883
  espinais, 867
  estabilização, aumento, 682
  estimulação com corrente contínua, 682
  fíbula, 885
  -luxação, 867
  óssea, biomecânica, 879
  má união, 723-725
  não união, 806
    diagnóstico, 722
    do processo ancôneo, 822
    etiologia, 721
    não viáveis, 720f
    terminologia, 719
    tratamento, 723
    viáveis, 719, 720f
  pelve, 884
  placa de crescimento, 712, 897
  sacrococcígeas, 868
  sequestro, 736f
  tíbia, 885
  torácicas e lombares, 868
  tratamento, 886
  úmero, 883
  união retardada, 719
Frênulo persistente, 583
Frostbite, 483
Fumaça, inalação, 479
Fundo gástrico, 217
Furões, 977
  corpos estranhos gastrintestinais, 981
  derivados de sangue, 983
  doença adrenal, 979
  esplenomegalia, 981
  insulinoma, 977
  neoplasia gastrintestinal, 982
  urolitíase obstrutiva, 982

G

Gás, acúmulo, 251
Gastrina, 227, 631
  células secretoras, 204f
Gastrinoma
  diagnóstico, 632
  fisiopatologia, 631
  prognóstico, 633
  tratamento, 632
Gastropatia antral pilórica adquirida, 218
Gatos
  doador renal, critérios, 561
  transplante renal clínico, 560

Gengiva, 166
Gengivite, 165
Gestação, 587
Gigantismo, 898
Glande, 582
Glândula
  adrenais, 637
  gástrica, 202f
  mamária, 608
    neoplasia, 609
  mandibular, 179
  oxíntica, 202
  parótida, 179
  salivar, 179
    neoplasias, 181
    tumores, 182t
  sublingual, 179
  zigomática, 179
Glicocorticoides, 75, 637
Glicoproteínas, 69
Glicosaminoglicano, 346f
  polissulfatado, 962
Glucagon, 623
Glucagonoma, 634
  diagnóstico, 633
Glutamato, 242
Glutamina, 33, 40, 242
  depleção, 34
Grampeamento cirúrgico, 770
Grandes vasos, embriologia, 187
Granuloma espermático, 576

H

Hastes bloqueadas, 887
Hematomas
  aurais, 459, 460
  esplênico, 650
Hematopoese, 648
Hemimelia, 781
Hemodinâmica renal, 553
Hemoglobina oxigenada, 15
Hemoglobinúria, 500
Hemogramas, 244
  completo, piotórax, 422
Hemorragia, 282
  intracraniana, 286, 293
  pós-parto, 595
  risco, fígado, 227
  tímica, 656
Hemostasia, 22, 503
Heparina de baixo peso molecular, 159
Hepatite, 228
Hepatócitos, 226
Hérnia
  abdominal, 98
  causas, 99, 110
    da recorrência, 102
  de desenvolvimento, 99
  diafragmática
    complicações da reparação, 114
    consequências, 112
    fisiopatologia, 112
    mortalidade, 113
    congênita, prognóstico, 115
    crônica, 109f, 113f
  tipos, 108
  traumática, 109
    prognóstico, 115
  ventral crônica, 110f

Hérnia (cont.)
  fisiopatologia, 99
  hereditárias, 99
  hiatal, 190, 192f
    consequências, 193
    predisposição, 192
    processos mórbidos, 192
    prognóstico, 193
    sinais clínicos, 191f
  incisionais, causas, 101
  perineal, 91
    graduação, 93
    regras para a reparação, 94q
    tratamento, 93
  peritoneopericárdica, 111f
    congênita, 109
  pleuroperitoneal congênita, 109
  por desequilíbrios hormonais e metabólicos, 100
  sequelas, 103
  traumáticas, 100
Herniação, 98
  encéfalo, 285
  inguinal do útero, 592
Hiato diafragmático, 190
Hidrocefalia, 292
Hidromielia, 291
Hidroterapia, 936
Hidroxiapatita, 685, 873
  coralina, 702
Hiperadrenocorticismo, 157, 637, 722, 979f
  achados clinicopatológicos, 638
  cirurgia, 639
  complicações, 638
  diagnóstico, 638, 980
  exame físico, 638
  terapia médica, 639
  testes de função adrenal, 639
Hiperaldosteronismo, 640
Hipercalcemia, 619
Hipercalcitoninemia, 933
Hipercalcitoninismo nutricional, 795
Hipercoagulação, diagnóstico laboratorial, 158
Hiperemia, zona de, 478
Hiperestesia, 364
Hiperglicemia, 630
Hiperparatireoidismo, 619, 722
  primário, 620
  secundário alimentar, 794
Hiperplasia
  adenomatosa da tireoide, 144
  da mucosa, 399
  do baço, 650
  do palato mole, 399
  endometrial cística-piometra, 598
  fibroadenomatosa mamária felina, 611
  prostática benigna, 571
  vaginal, 604
Hipertensão portal, 228
Hipertrofia
  cardíaca, 152, 153f
  ligamentos, 371
  prostática benigna, 571
Hipervitaminose
  A, 791, 934
  D, 793
Hipoadrenocorticismo, 640, 641
Hipofisectomia, 639
Hipoglicemia, 627, 628, 630
Hipoparatireoidismo, 620, 621

Hipoperfusão renal, 499
Hipoplasia testicular, 578
Hipospádia, 583
Hipótese de Key, 722
Hipotireoidismo, 615, 798
  congênito, 899f
  diagnóstico, 616
  sinais clínicos, 616
Hipovitaminose D, 793
Hipovolemia, 480
  peritonite, 119
Hipoxia, 284
Histocompatibilidade, 68
  genes, 69
Homeostasia, 29
  cálcio, 938
Hormônio
  adrenocorticotrófico, 637
  da paratireoide, 619, 794
  da tireoide, 798
  do crescimento
    deficiência, 797
    excesso, 796
  estimulante da tireoide, 797
  foliculoestimulante, 797
  glico-contrarregulatórios, 32
  liberador de corticotrofina, 637
  luteinizante, 797
  sexuais, 798
    deficiência, 799

I

Íleo, 992
  adinâmico
    causas, 258q
    etiologia, 257
    induzido por dor e/ou drogas, 259
    mecanismos neuro-hormonais, 257
    progressão, 258q
    sinais clínicos, tratamento, 259
    terapia farmacológica, 260
Implante, biointegração, 703
Imunossupressão
  ciclosporina, 76
  específica, 74
  terapia combinatória, 79
Inapetência, 36
  consequências, 37
Incompetência
  do mecanismo esfincteriano
    aplicações práticas, 544
    uretral, 541-543
  uretral, 550
    consequências, 551
Índice de
  distração (PennHip), 839
  Youden, 926
Infartos esplênicos, 651
Infecção
  bacterianas, 507q
  do trato urinário, 508q
    classificação diagnóstica, 506
    não complicadas, 507
  ferimento perineal, 96
  parede torácica, 439
  periodontal, 166
  uterina, 597

Inflamação, 3, 922
  peritonite, 118
Ingestão
  calórica restrita, 930
  energia
    alta, 932
    em excesso, 935
  minerais
    alta, 932
    em excesso, 935
  vitamina
    A, em excesso, 935
    D, insuficiente, 935
Insuficiência
  adrenocortical, 640
  cardíaca
    causas, 150
    congestiva, 152
    de baixo débito, 151
    resposta, 151
    teoria neuroendócrina da progressão, 153
  renal, 499q
    aguda, 481, 497
    anestesia, 502
    crônica, 497, 502
    efeitos, 502
    etiologia, 498
    fatores de risco, 498
    induzida por drogas, 501
Insulina, 622
Insulinoma, 978f
  diagnóstico, 628, 978
  fisiopatologia, 626
  furões, 977
  mecanismo, 977
  prognóstico, 631, 979
  sinais clínicos, 977
  tratamento, 629, 978
Intestino
  adaptação, 269
  curto, síndrome, 269
    terapia cirúrgica, 271
    tratamento, 270
  obstrução, 250
  pseudo-obstrução, 255
  trato, motilidade, 261
  vasoativo, polipeptídio, 634
  viabilidade, 253
Iodo radioativo, 617
Isoenxertos, 68
Isquemia, 284
  -reperfusão, lesão, 199

J

Joelho
  anatomia, 911
  mecânica, 846
  subluxação, 912
Joint mouse, 804
Junção
  gastresofágica, 190
  lombossacral, 382f
    anatomia, 378f

L

Lábio leporino, 176
Lactato sanguíneo, 12
Laparotomia, 93

Laringe
  anatomia, 404f
    funcional, 402
  paralisia, 402
    adquirida, 403
    complicações cirúrgicas, 405
    diagnóstico, 403
    prognóstico, 405
    tratamento, 403
Lavagem peritoneal, 7
Lei de
  Poiseuille, 404f
  Wolff, 683, 776, 877
Lesão
  císticas, próstata, 572
  de contato, 824
  de isquemia-reperfusão, 199
  dos nervos, 328
  endodôntica periodontal, 165
  fígado, 226
  fiseal, fechamento prematuro, 777
  intracranianas, 285
    traumática, 293
  mecânica primária, 281
  medula espinal, 307
  meniscal, 850
    fisiopatologia, 850
    mecânica, 852
  mucosa gástrica, 210
  osteocondrite dissecante, 806
  penetrantes, parede torácica, 432
  periodontal-endodôntica, 165
  plexo braquial, 328, 332
  por compressão, 865f
  por hiperflexão e hiperextensão, 865
  pulmonar aguda associada à transfusão, 20
  tendão, 916, 917
    de Aquiles, 918
  timpânica, 451
Leucócitos, 15
Leucopenia, 263
Ligamento
  colateral, 903
  cruzado cranial
    anatomia, 845
    epidemiologia, 847
    histologia, 846
    histopatologia, 846
    mecânica, 846
    patogênese, 847
    ruptura, 845, 847
  extrínsecos, 344f
  flavo, hipertrofia, 371
  glenoumeral medial, 903
  intrínsecos, 344f
  longitudinal, 344f
    dorsal, hipertrofia, 371
  meniscais, 911f
  periodontal, 166
Linfócito T, ativação, 70f, 71f
Linfoma tímico, 656
Linfopenia, 264
Lipídios, 47
Líquido cerebroespinal, 302
  distúrbios, 303
Lobectomia pulmonar, 413
Lobo
  acessório, 412
  pulmonar, 412
    torção, 412, 413

Lomustina, 267
Lubrificação hidrostática, 953
Luxação, 903, 995
  adquirida do cotovelo, 906
  congênita
    do cotovelo, 784-786f
    do ombro, 783, 784f
  craniodorsal, 909
  do tendão
    do músculo bíceps braquial, 917
    flexor digital superficial, 918
  fratura-, 867
  intertarsal proximal, 913
  lateral, tratamento, 905
  medial, tratamento, 905
  metatarso, 912
  patelar, 856
    lateral, 858, 861
    medial, 856, 857
      anormalidades musculoesqueléticas, 861q
      classificação, 862
      fisiopatologia, 858
      sinais clínicos, 862
  talocalcânea, tratamento, 914
  tarso, 912
  tarsometatársica, tratamento, 914
  umerorradial distal, 767f
  ventral, 910
  vertebral, coelhos, 994

M

Malformação/má articulação vertebral cervical caudal, 369
Manejo nutricional, 929
Manutenção esquelética, 934
Marca da maré, 951
Marcha
  análise
    cinemática, 927
    plataforma de força, 924
    observação visual, 923
Mastite, 609
Meato acústico externo, 446
Mecloretamina HCL, 267
Mediação vagal, 196
Mediadores
  da resposta inflamatória, 5
  inflamatórios, 674
Medicina tradicional chinesa, 54
Medula
  adrenal, fisiologia, 642
  canal
    radiodensidade, 753f, 754f
    radiolucência, 753
    radio-opacidade, 753
  espinal, 379, 380f
    compressão, 296, 353
      apoptose celular, 297
      descompressão, 304
    diagnóstico, 866
    dor, 307
    espasticidade, 306
    lesão, 307
    traumatismo, 866
Megacólon, 273
  idiopático, 275
  secundário a doença neurológica ou médica, 276
Membrana
  basal, 210
  sinovial, 951f
  timpânica, 447

Membro, cosmese, 763
Meningioma, 290f
Meningite, 293
Meniscectomia, 854
Menisco, 853f, 854f
  anatomia, 851
  função, 852
  lesões, 850
Mesotendão, 915
Metabolismo
  energético, 31f
  proteico, 30f
Metáfise, 803
Metaloproteinases, 350
  matriciais, 958
Metástases, 64
Metatarso, luxações, 912
Método de Ilizarov, 771
Metotrexato, 266
Miastenia *gravis*, 655
Micromoção induzida, 681
Micturição, 548
Mielina, 298, 316
Mielográficos, 365
Mielopatia degenerativa, 374, 376
  descobertas histopatológicas, 375
Migração epitelial, 447
MIK, 16
Mineralocorticoides, 640
Miocárdio
  choque por queimadura, 481
  fator depressor, 196
Mioglobina, 500
Mitoxantrona, 267
Módulo de elasticidade de Young, 876
Monoiodotirosina, 615
Mononeuropatias, 321t
Motilidade
  do trato intestinal, 261
  redução, 252
Muco gástrico, secreção, 208
Mucometra, 601
Mucosa
  gástrica, 207f, 212q
    barreira, 201, 210, 211f
    irrigação sanguínea, 207
    lesão, 210
    oxíntica, 208f
  hiperplasia, 399
Músculos
  abdutor longo do primeiro dígito, tenossinovite
    estenosante, 921
  bíceps braquial, luxação do tendão, 917
  biopsia, 319
  extensor digital longo, avulsão do tendão proximal, 918
  intercostais, 433
  supraespinhoso, mineralização do tendão de inserção, 920

N

Nanismo, 779, 898
  acondroplásico, 780f
  pituitário, 781f
Narinas
  estenóticas, 399
  tratamento cirúrgico, 400
Necrose
  pina, 456
    idiopática, 461f
  pulpar, 171
Nefrectomia doadora, 562

Nefropatia diabética, 624
Nefroureterectomia, 538
Neoplasia, 181, 289
  aural, 462
  baço, 650
  esplênica, 650
  gástrica, 219
  gastrintestinal, furões, 982
  glândula
    mamária, 609
    salivar, 181
  hepática, 229
  parede torácica, 439
  pênis, 585
  prostática, 573
  testicular, 575
  tireoide, 617
  uterina, 601
Neoureterostomia, 538
Nervo
  biopsia, 319
  craniais, neuropatia periférica, 324
  craniais, tratamento cirúrgico, 294
  hipogástrico, 583
  lesão, 328
  periférico, 315f, 380f
    meato acústico, 446
    doença, 321
Neurônio, 315
  motor, doença, 321
Neuronopatias motoras, 321
Neuropatia
  autonômica, 323
  cranianas, diagnósticos diferenciais, 324t
  motora, 321
  periférica, 314
    fisiopatologia, 317
    nervos craniais, 324
  sensorial, 323
Neuropraxia, 328
Neurotmese, 318, 328
Neutropenia, 263
Nocicepção, 385
Norepinefrina, 31
Núcleo
  cartilaginoso, retenção, 778, 901f
  pulposo, 345, 347f, 349f
Nutrição, 929, 934, 935, 938
  disco intervertebral, 347
  enteral, benefícios, 37
  papel, 936
  parenteral
    complicações, 50
    componentes, 46
    consequências, 37
    formulação, cálculo, 49q
    parcial, 50
    soluções, 48
    total, 46
Nutrientes
  necessidades, 929t
  parenterais, 47
  total, mistura, 48

O

Obesidade, 193, 960
Obstrução
  biliar, 235
    extra-hepática, 236q

Obstrução (cont.)
  canal do parto, 592
  com estrangulação, 253
  da saída, 276
  do canal do parto, 592
  efluxo gástrico, 218
  extra-hepáticas, 235
  intestinal, 250
    pseudo-, 255
  intra-hepáticas, 235
  mecânicas
    fisiopatologia, 251f
    simples
      etiologia, 250
      fisiopatologia, 254
    tipos, 250f
  uretral, 551, 554
    completa aguda, 553
    consequências, 553
    crônica, 555
    funcional, 552
    mecânica, 552
  trato respiratório superior, 192
  ventricular, 282
Occipício, 338f
Ombro
  anatomia, 903
  biomecânica, 904
  instabilidade, 819, 821
    medial, 819
      tratamento, 820f
  luxação, 783, 784f
Opioides, 56, 59t
Orelha, 445
  interna, 446f, 448
  fissuras da margem, 461
  média, 446f, 447f
    abordagens cirúrgicas, 458
  ressecção aural lateral, 452
Órgão
  múltiplos
    falência, 255
    síndrome da disfunção, 4
  transplante, 73
    nomenclatura, 68
  vômero-nasal, 174
Orifício ureteral, 534f
Orquite, 577
Ossificação
  endocondral, 802
  incompleta
    da placa epifisária intercondilar umeral distal, 811
    do côndilo umeral, 810, 811f
Osso, 929
  aloenxertos, 693
  alogênico, 685
  alveolar, 166
  aspectos gerais, 661
  calo, 725, 882
    duro, 672
    macio, 671
  cicatrização, 664f, 684
    avaliação, 664
    defeitos circulares, 663
    drogas anti-inflamatórias não esteroides, 676
    estimulação física, 681
    estudos clínicos, 677t
    modulação biológica, 675
    primária, 662f, 665f
    secundária, 672f
      estágios, 670
      fases, 670f

Osso (*cont.*)
  cistos, 782
  comportamento mecânico, 877
  cortical, 689
  corticoesponjoso, 689
  distúrbios
    endócrinos, 797f
    metabólicos, 789f
  endocondral, 743
  enxerto, 691, 689
  esponjoso, 689
    cicatrização, 663
  estrutura, 873
  fratura biomecânica, 879
  função, 873
  histomorfometria dinâmica, 666
  lamelar, 662
  longos, desenho estrutural funcional, 878
  matriz desmineralizada, 685, 702
  placas, 770
  pontes epifisárias, 715
  proliferação, 759
  propriedades biomecânicas, 873
  proteínas morfogenéticas, 705
    materiais carregadores, 707t
  subcondral, microfratura, 945
  substitutos, 700
    incorporação, 703
  tecido, porosidade, 702
  união, 719
  viscoelasticidade, 877f
Osteíte condensante, 171
Osteoartrite, 822, 825, 826, 833, 835, 950, 954
  agentes modificadores de doença, 937, 962
  diagnóstico por imagem, 959
  fisiopatologia, 953
  genética, 959
  marcadores moleculares, 957t
  patologia, 953
  tratamento, 960
Osteoartropatia hipertrófica pulmonar, 787
Osteoartrose, 935, 936
Osteoblastos, 662, 663, 929
Osteócitos, 929
Osteoclastos, 662, 663, 929
Osteocondrite dissecante, 801, 822, 823
  lesões específicas, 806
Osteocondrodisplasia, 790
Osteocondrose, 801, 804, 808, 822, 901, 933, 934, 936
  patogênese, 805
Osteocondução, 684, 690
Osteodistrofia hipertrófica, 744, 933
  diagnóstico, 744
  etiologia, 741
  patologia, 744
  predisposições, 743t
Osteófitos, 955, 959
Osteogênese, 684, 689
Osteogênese imperfeita, 790, 938
Osteoindução, 684, 690
Osteointegração, 703
Osteomalacia, 782
Osteomielite, 695
  aguda, 172
  crônica, 736f
  diagnóstico, 736
  esclerosante focal, 171
  etiologia, 734
  fisiopatologia, 734
  juvenil, 748
  prognóstico, 738

Osteomielite (*cont.*)
  resultados clínicos, 735
  tratamento, 737
Ósteons, 663, 873, 874
Osteopatia craniomandibular
  diagnóstico, 758
  etiologia, 757
  hipertrófica, 787
  patologia, 758
  prognóstico, 760
  tratamento, 760
Osteopenia adaptativa, 668
Osteosclerose periapical, 171
Osteossarcoma, 439, 898
Osteossíntese, 661
  biológica, 670
Osteotomia, 459, 681, 823
  corretivas, 726f
  diafisária, 661
  lateral, bula, 454
Otite
  externa, 448, 450f
  média, 455, 457
Otolitíase, 462
Ovariectomia, 543
Ooforoisterectomia, 543, 625
Oxigênio, distribuição, 9
Oximetria de pulso, 12

P

Palato, 174
  mole
    alongado e hiperplásico, tratamento, 400
    hiperplasia, 399
Pâncreas
  anatomia, 622
  distúrbios específicos, 623
  enzimas, 222
  fisiologia, 622
  polipeptídio, 623, 634
  polipeptidoma, 634
  transplante, 626
Pancreatite, 157, 222, 223, 624, 630
Panosteíte, 752f-755
  diagnóstico, 750
  etiologia, 748
  patologia, 750
  prevalência, 749t
Papila incisiva, 174
Parafimose, 583, 584
Paralisia
  facial, 455
  laringe
    adquirida, 402, 403
    complicações cirúrgicas, 405
    diagnóstico, 403
    etiologia, 402
    prognóstico, 405
    tratamento, 403
Paratendão, 915
Paratireoide, 619
  hormônio, 619, 794
Paratormônio, 619
Parto normal, trabalho, 589
Parturição normal, 588
Patela, 856f
  função, 857
  luxação, 856
    lateral, 858, 861

Patela
　luxação (cont.)
　　medial, 856, 857
　　　anormalidades musculoesqueléticas, 861q
　　　classificação, 862
　　　fisiopatologia, 858
　　　sinais clínicos, 862
Pelve
　canal estreito, 592
　diafragma, oclusão, 93
　fraturas, 884
Pênis, 581, 585
　anormalidades, adquiridas e congênitas, 583
　cavernograma, 584
Perda
　da função de barreira, 481
　de domínio, 103
　de eletrólitos, 252
Pericárdio, 129, 130
　derrame, 130, 503
Pericardite constritiva, 131, 132f
Periodontite, 165, 167f, 168q
　apical, 171
Periodontopatógenos, 166
Periósteo, 685, 946
Peritônio, 117
Peritonite, 117
　diagnóstico, 120
　hipoproteinemia, 119
　hipovolemia, 119
　inflamação, 118
　química, 557
　secundária, etiologia, 118
　sinais clínicos, 120
　séptica, 123
　　manejo, 121
Piloro, 217, 218
Piloroplastia, 218
Pina, 446f, 451
　necrose, 456
　　idiopática, 461f
Pino de Steinmann, 721
Piometra, 500, 599f, 600
　coto uterino, 601
Piotórax, 421q, 422
　etiologia, 420
　prognóstico, 423
Placa
　de crescimento, 713f
　　anatomia, 894
　　estados patológicos, 898
　　fisária, 803, 805
　　fisiologia, 896
　　fraturas, 712, 897
　　oclusão, 710
　　resultados histológicos, 715
　　síntese da matriz, 896
　epifisária intercondilar umeral distal, ossificação incompleta, 811
　fisárias, 713t
　ósseas, 770
Plaqueamento, 870
Plaquetas, 15, 22
　plasma rico em, 18
Plasma, 18
　concentração de amônia, 245
　fisiologia, 15
　transfusão, critérios, 19q
Plasminogênio, 23

Plexo braquial
　anatomia, 327
　avulsão, 332f
　exploração, 335f
　função, 327
　lesões, 328, 332
　métodos diagnósticos, 330
　tratamento, 334f
　tumores, 329, 333
Pneumomediastino, 418
Pneumonia intersticial, 503
Pneumotórax, 416
　espontâneo, 417
　fisiologia, 415
　fisiopatologia, 415
　iatrogênico, 417
　infeccioso, 418
　pneumomediastino, 418
Poliartrite
　imunomediada, 971f
　　apresentação clínica, 967
　　categorização, 966
　　diagnóstico, 967
　　formas erosivas, 972
　　patogênese, 966
　　prognóstico, 972
　　terapêutica, 970
　progressiva, 966
Polimetilmetacrilato, 870
Polineuropatias, 321
　diagnósticos diferenciais, 322t
Polipeptídio
　intestinal vasoativo, 634
　pancreático, 623, 634
Pólipos inflamatórios, 458
Potencial de ação, 316
　da unidade motora, 331
Prega
　palatina, 174
　palatoglossal, 174
　vaginal, prolapso, 604
Prepúcio, 581
Prepucioplastia, 584
Prepuciotomia, 584
Pressão
　intra-abdominal, 196
　intracraniana, 281, 289
　　aumento, 282
　　efeitos clínicos das alterações, 283
　intraluminal, 252
　passarelas, 924
　plataforma, 924
　sanguínea, medida oscilométrica, 12
　sobrecarga, 151
　wedge, 132
Priapismo, 584
Processo
　ancôneo, fratura, não união, 822
　coronoide, fragmentação, 808
　　medial, 823
　　da ulna, 822
　frontonasal, 174
　nasais, 174
Profilaxia antimicrobiana
　duração, 85
　princípios farmacológicos, 83
Progesterona sérica, 587
Prolapso
　prega vaginal, 604
　uretral, 556
　uterino, 597
　vaginal, 605

Pronação, 764
Prostaglandinas, 209, 264
Próstata, 92, 569
  lesões císticas, 572
Prostatite, 571
Proteína, 41, 47
  morfogenéticas ósseas, 705
    materiais carregadores, 707t
  muscular, 31
  oligomérica da matriz da cartilagem, 957
Proteoglicanos, 346, 952
Pseudoartrose, 721
Pseudogestação, 608
Pseudo-hermafrodita masculino, 605
Pulpite, 171

Q

Queimaduras, 481, 484
  dor, efeito, 482
  lesões
    classificação, 477
    resposta
      local, 478
      sistêmica, 479
    térmicas, 477
  tratamento, 483
Queratano, 958
Quilotórax, 429
Química sérica, 244

R

Raças braquicefálicas, 397
Radiação, 265
Radianos, 876f
Radiculopatia, 321
Radiografia, incidência "skyline", 815f, 818f
Radius curvus, 776
Raízes nervosas, deformação mecânica, 386
Raquitismo, 782, 932
Reação
  do solo, força, 923
  endosteal, cortical e periosteal, 754
  hemolíticas
    aguda, 20
    tardias, 21
  transfusão, 20
Receptores
  benzodiazepínicos, 243
  transplante renal
    critérios, 560
    cuidado pós-operatório, 563
    manejo, 564
    preparação pré-operatória, 561
Reflexo
  de Branham, 247
  gastresofágico, 186, 190, 193
  gastrintestinal, 399
Regurgitação, 185, 189, 193
Reinfecções, 508, 510q
Rejeição
  ao aloenxerto, 69
  ritmo, 72
  tipos clínicos, 72
Relação Frank-Starling, 150
Relapsantes, 508
Remielinização, 298
Renina, 29, 640

Reparação
  fibrocartilagem, 942
  hérnia
    complicações, 114
    regras, 94f
  indireta, 882
  natural, cartilagem articular, 941
  tendão, 917
Resposta
  de estresse, ativação, 29f
  de rejeição
    ao aloenxerto, 69
    modificação, 73
  inflamatória, 3
    definições, 4q
    mediadores, 5
    sistêmica, síndrome, 199
      epidemiologia, 3
  neural de emergência, sistema, 208
  neuroendócrina, 152
  neuro-hormonal, 4
Ressecção aural
  lateral da orelha, 452
  vertical, 453
Restituição, 205
Restos epiteliais de Malassez, 168
Retenção
  de cones cartilaginosos, 933f
  de placentas/fetos, 595
  do núcleo cartilaginoso, 778, 901f
Retrator Lone Star, 977f
Reumatismo do deserto, 966
Rima *glottidis*, 397, 402, 404
Ritmo idioventricular acelerado, 141
Rizotomia, 870
Rotação, 764

S

Saliva, 180
  glândula, 179
    neoplasias, 181
    tumores, 182t
Sangue
  classificação baseada no suprimento, 715
  coleta e processamento, 16
  componentes celulares, 15
  derivados, furões, 983
  doador, cães, 17
  derrame, 428
  fisiologia, 15
  fluxo intraneural, 387
  grupos e tipos, 16
  irrigação
    cerebral, alterações, 284
    disco intervertebral, 347
    equilíbrio ácido-base, 207
    fratura de Salter, 709
    mucosa gástrica, 207
  lactato, 12
  pressão, medida oscilométrica, 12
  total fresco, 17, 17f
  transfusão, 15
    cálculos do volume, 19q
Saúde gastrintestinal, 36
Sepse, 157, 199, 499
  monitoramento, 7
  risco, fígado, 226
  tratamento, 7

Shunts portossistêmicos, 241
   congênitos, 241
   múltiplos adquiridos, 246
Sialoadenite, 181
Sialocele, tratamento, 180
Sialolitíase, 181
Sialometaplasia necrosante, 181
Sílica, 519
   urolitíase, 518
"Sinal de raiz quadrada", 132f
Síndrome
   braquicefálica, 193
   C1-C5, sinais clínicos, 354t
   C6-T2, sinais clínicos, 356t
   da cauda equina, 364, 810
   da dieta de só carne, 794
   da dilatação gástrica-vólvulo, 195
   da disfunção de múltiplos órgãos, 4
   da estase gástrica, 992
   da frouxidão do carpo em filhotes, 779
   da hiperostose calvária, 757
   da realimentação, 43
   da resposta inflamatória sistêmica, 199
      epidemiologia, 3
   de Cushing, 637
   de Horner, 328f
   de Osgood-Schlatter, 801
   de Zollinger-Ellison, 631
   do estresse respiratório agudo, 199
   do eutireoideo doente, 33
   do intestino curto, 269
      terapia cirúrgica, 271
      tratamento, 270
   L4-S3, sinais clínicos, 356t
   nefrótica, 157
   neuropática, 329
   paraneoplásica, 577f
   respiratória superior, 397
   T3-L3, sinais clínicos, 357t
Sinostose, 777, 778f
Sinoviócitos, 950
Sínus urogenital embrional, 581
Siringomielia, 291, 304f
Sistema
   biliar, 234
   de Havers, 873, 874f
   de placas e parafusos, 889
   de resposta neural de emergência, 208
   esquelético, 873
   fibrinolítico, 26, 156
   His-Purkinje, 140
   nervoso, 314
   neuroendócrino, 29
   porta, desenvolvimento embriológico, 240
   renina-angiotensina, 640
      -aldosterona, 29
   resposta neural de emergência, 208
   urinário, coelhos, 988
   urogenital, 532
Sítios placentários, subinvolução, 597
Somatostatina, 623
   células secretoras, 204f
Somatostatinoma, 634
Sondas, 42
   jejunostomia, 42
Subalimentação, 930
Subluxação
   articular, 766
   atlantoaxial, 339f, 340f
      anatomia, 337
      descobertas clínicas, 338

Subluxação
   atlantoaxial (*cont.*)
      fisiopatologia, 337
      prognóstico, 341
   coelhos, 994
   do joelho, 912
   dorsolateral, escore, 839
   e luxação intertarsal proximal, 913
   umeroulnar distal, 767f
Suco gástrico, 201
Sulco palatino, 175
Superinfecções, 509
Supinação, 764
Suporte
   mecânico, 691
   nutricional
      glutamina, 33
      objetivos, 36

T

Tamponamento cardíaco, 131
Taquiarritmias
   controle, 136, 138t
   perioperatórias comuns, 136
   ventriculares, 140
Taquicardias
   supraventriculares, 140f
      paroxísticas, 138
   ventricular sustentada, 141f
Tarso, luxações, 912
Tecido
   conjuntivo, 671, 929
   de granulação, 671
   moles, anormalidades, 592
   ósseo, porosidade, 702
   pulpar, calcificação, 172
   transplante, nomenclatura, 68
Tempo
   de coagulação ativada, 26
   de protrombina, 23, 26, 158
   de tromboplastina parcial ativada, 23, 26, 158
Tendão, 915, 916, 920
   de Aquiles, mecanismo de lesão, 918
   de inserção do músculo supraespinhoso,
      mineralização, 920
   do músculo bíceps braquial, 917
   lesão, 916, 917
   flexores digitais superficial e profundo, 918
   proximal do músculo extensor digital longo, avulsão, 918
   reparação, 917
Tendinite, 817, 920, 921
Tendinose, 817
Tenodese, 819
Tenossinovite, 818f
   bicipital, 920, 922
   diagnóstico, 817
   etiopatogênese, 817
   estenosante do músculo abdutor longo do primeiro
      dígito, 921
Tenotomia, 817, 819
Tensão, 880
Teoria do portão de controle, 54
Terapia
   anticoagulante e antitrombótica, 159
   antimicrobiana profilática pré-operatória, 81
   combinatória, imunossupressão, 79
   genética, 706
   por ondas choque, 683
Teste
   da beliscada, 253
   de sentar, 923
   função adrenal, hiperadrenocorticismo, 639

Testículos, 574
Testosterona, 799
Tetraiodotironina, 615, 798
Tetralogia de Fallot, 148
Tíbia, 851f
  fraturas, 885
Timo, 654, 656
Timoma, 655, 993, 994f
Tímpano, 447
Tipoia de Velpeau, 907
Tireoide
  anatomia, 615
  carcinoma, 617
  eixo hipotálamo-pituitária-, 32
  hiperplasia adenomatosa, 144
  hormônio, 798
    estimulante, 797
  metabolismo hormonal, 615
  neoplasia, 617
Tireoidectomia, 144
Tireotrofina, 615
Tiroxina, 615
Tonometria gástrica, 13
Tonsilas palatinas, 174
Toracocentese, 7, 422
Tórax
  caixa
    anatomia, 433
    fisiologia, 434
  cirurgia, 144
  empiema, 420
  escavado, 438
  fratura, 868
  instável, 436
  parede
    anatomia, 433
    deformações, 432
    infecção, 439
    lesões penetrantes, 432
    neoplasia, 439
    traumatismo, 432
Torção, 881
  baço, 649
  cordão espermático, 578
  fígado, 230
  lobo pulmonar, 412, 413
  útero, 592
Tranquilizantes, 60
Transfusão
  administração, 20
  de plasma, critérios, 19q
  indicações, 18
  lesão pulmonar aguda associada, 20
  reações, 20
  sanguínea, 15
    cálculos do volume, 19q
Translação, 765
Transplantação
  células-tronco pluripotenciais mesenquimais, 948
  condrócitos, 947
  procedimentos, 946
Transplante
  órgãos, 73
    nomenclatura, 68
  pancreático, 626
  renal
    cirurgia, 562
    clínico
      cães, 564
      gatos, 560
    critérios, 561
    cuidado pós-operatório, 563

Transplante
  renal (cont.)
    educação do cliente, 565
    manejo, 564
    preparação pré-operatória, 561
  tecidos, nomenclatura, 68
Transposição ureteral, 537
Transudato puro, 428
Traqueia
  anatomia funcional, 407
  colapso, 408f
    diagnóstico, 409
    fisiopatologia, 407
    graduação, 410f
    graus, 409
    tratamento, 409
Tratamento
  endodôntico, 172
  obstétrico, 594
Trato
  intestinal, motilidade, 261
  respiratório superior, obstrução, 192
  sinusais periaurais, 455
  urinário, infecção, 508q
    classificação diagnóstica, 506
    não complicadas, 507
Traumatismo
  baço, 651
  esplênico, 651
  hepático, 231
  medula espinal, 866
  parede torácica, 432
  penetrante, 436
  rombo, 435
  uretral, 556
  vagina, 606
  vulva, 606
Tríade de Virchow, 155
Tricobezoares, mecanismo, 992
Tri-iodotironina, 615, 798
Trombo, 155
Trombocitopenia, 20
Trombomodulina, 25
Tromboplastina, 26
  parcial ativada, tempo, 23, 26, 158
Trombose, 155
Trombospondina, 957
Tubérculo genital, 581
Tumor
  células disseminadas, 65
  dormência, 65
  encefálicos, 289
  glândula salivar, 182t
  hepatocelulares, 229
  mamários
    caninos, 609
    felinos, 610
  pituitários, 290
  plexo braquial, 329, 333
  testiculares, 575
  vaginais, 605

U

Ultrassonografia de baixa intensidade, 683
Úmero, fraturas, 883
Unidade
  motora, 317
    potencial de ação, 331
  multicelular básica, 666

Uratos, 517, 518
Ureter, 532
Uretra
  anatomia, 547
  anormalidades, 547
  comprimento, 542
  disfunção, 550
    neurogênica, 551
  doença, 547
  fisiologia, 548
  incompetência, 541-543, 550
    consequências, 551
  obstrução, 551-554
    crônica, 555
  peniana, 581
  prolapso, 556
  reconstrução, 538
  tônus, 542
  traumatismo, 556
Uretrite, 551
Urina
  amostras, 510
  continência, 541f, 548
  cultura
    diagnóstica, 509, 510
    quantitativas, 512t
  gotejamento, 96
  incontinência, 550
  supersaturação, 513
Urinálise, 245
Urolitíase
  cistina, 518
  diagnóstico por imagem, 513
  estruvita, 514, 515
  obstrutiva, 982, 983
  oxalato de cálcio, 516
  sílica, 518
  uratos, 517, 518
Urólitos, 513
Útero
  adenocarcinoma, 986, 987f
    prognóstico, 988
  carcinoma metastático, 987f
  coto, piometra, 601
  inércia, manejo, 591
  infecção, 597
  neoplasia, 601
  prolapso, 597
  ruptura, 592

V

Vagina, 603
  anormalidades do desenvolvimento, 606
  citologia esfoliativa, 603
  exame, 603
  hiperplasia, 604
  prega, prolapso, 604
  prolapso, 605
  traumatismo, 606
  tumor, 605
Vasoconstrição hipóxica, 416
Vasoparalisia dissociativa, 284
Vasopressina, 258
Veia porta, 240
Ventrículo direito com dupla câmara, 147
Vértebra transicional, 381
Vesículas, 479
  biliar, 234, 236
Vestíbulo, 603
Vias respiratórias superiores
  anatomia, 397
  comprometimento, 398
Vidro bioativo, 685, 702
Vimblastina, 266
Vincristina, 266
VIPoma, 634
Vitamina, 48
  A, excesso, 934, 935
  D
    baixa ingestão, 932, 935
    excesso, 934
    hidroxilação, 792q
Volume
  sistólico, 10
  sobrecarga, 151
  ventricular, 15
Vômitos, 253
Vulva
  anatomia, 603
  traumatismo, 606

X

Xenoenxertos, 68, 689

Z

Zimogênio, 222

Impressão e Acabamento:
Geográfica editora

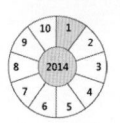

2014